Säuglingsfürsorge und Kinderschutz

in den europäischen Staaten

Ein Handbuch
für Ärzte, Richter, Vormünder, Verwaltungsbeamte und
Sozialpolitiker, für Behörden, Verwaltungen und Vereine

Herausgegeben von

Professor Dr. Arthur Keller
Berlin

Professor Chr. J. Klumker
Frankfurt a. M.

I. Band: Spezieller Teil

Bearbeitet von

I. Andersson-Stockholm, E. Ausset-Lille, E. Basenau-Amsterdam, N. Berend-Budapest, A. von Bonsdorff-Helsingfors, I. P. Cardamatis-Athen, A. Dingwall-Fordyce-Edinburgh, G. A. Dotti-Florenz, G. Dufort-Laeken, S. Engel-Budapest, J. A. af Forselles-Helsingfors, St. Friis-Kopenhagen, Ed. Geudens-Antwerpen, J. Graanboom-Amsterdam, S. Graçoski-Bukarest, E. Hagenbach-Burckhardt-Basel, P. Heiberg-Kopenhagen, J. van Heusde-Amsterdam, G. Horn-Paris, F. Hueber-Wien, A. Johannessen-Kristiania, I. E. Johansson-Stockholm, J. W. S. Johnsson-Kopenhagen, J. I. Jundell-Stockholm, A. v. Karsai-Budapest, A. Keller-Berlin, E. Keller-Schwangart-Berlin, D. Kiroff-Sofia, R. Kündig-Basel, J. Meier-München, R. Meister-Frankfurt a. M., L. Moll-Wien, A. Newsholme-London, A. L. Nuñez-Madrid, A. Nyborgh-Helsingfors, S. Nystedt-Stockholm, H. P. P. Oerum-Kopenhagen, F. Philips-Antwerpen, W. Pipping-Helsingfors, L. Rabenius-Stockholm, Chr. Riise-Kopenhagen, P. Sangro y Ros de Olano-Madrid, J. Scharffenberg-Kristiania, W. Schiller-Zürich, A. af Schultén-Helsingfors, Ch. v. Schwanebach-St. Petersburg, T. J. Stafford-Dublin, N. Thomescu-Bukarest, M. Tolosa Latour-Madrid, R. Ulecia y Cardona-Madrid, A. Ulrik-Kopenhagen, A. Ulveling-Luxemburg, A. S. Umanetz-St. Petersburg, B. Violi-Konstantinopel, de Vries-Feyens-Amsterdam, R. Wawrinsky-Stockholm, G. Wiesener-Kristiania, O. Ziegler-Wien.

Mit 79 in den Text gedruckten Figuren

Erste Hälfte

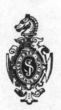

Springer-Verlag Berlin Heidelberg GmbH
1912

ISBN 978-3-642-52536-0   ISBN 978-3-642-52590-2 (eBook)
DOI 10.1007/978-3-642-52590-2

Vorwort.

Vielfache Hilfsbestrebungen für die schutzbedürftige Jugend sind während des vorigen Jahrhunderts in allen Kulturstaaten zutage getreten und haben in letzter Zeit in überraschend schnell ansteigender Entwicklung immer größere Bedeutung in der gesamten sozialen Fürsorge erlangt. Um so mehr macht sich bemerkbar, daß diesen vielerlei Arbeiten der nötige Zusammenhang fehlt und daß kaum in einem einzigen Staate eine einheitliche, alle Schädigungen und Gefährdungen berücksichtigende Fürsorge für das Kindes- und Jugendalter besteht. Soll das besser werden, dann bedürfen wir einer guten Übersicht über das, was vorhanden ist, und noch mehr darüber, wie es entstanden ist.

Dieses Bedürfnis besteht auf internationalem Gebiete in ähnlicher Weise wie auf nationalem. Eine Eigentümlichkeit unsrer Tage, die durch das erfreuliche Wachsen internationaler Beziehungen gefördert wird, ist die Nachahmung ausländischer Einrichtungen. Wenn dies mit Erfolg geschehen soll, so gilt es, die betreffende Einrichtung nicht nur für sich allein, sondern in ihrem Verhältnis zu den anderen, ähnlichen Zwecken dienenden Einrichtungen und das Gesamtsystem der Fürsorge jedes fremden Landes in seinem Werden und Bestehen zu studieren. Nur so lassen sich fremde Einrichtungen an das heimische System anpassen und organisch eingliedern, nur so läßt sich ein bloßes Nachahmen vermeiden.

Als wir in dieser Absicht, und zwar von der Säuglingsfürsorge ausgehend, jedes Land in dem Bestande und der Geschichte seiner Fürsorge dargestellt sehen wollten, wurden unsre Mitarbeiter mit uns dahin gedrängt, weitere Gebiete der Fürsorge in die Betrachtung hineinzuziehen, und so wuchs die Arbeit in den Rahmen einer Darstellung des gesamten Kinderschutzes hinein. Die Arbeit mußte als erster Versuch der Art noch recht ungleich ausfallen; immer aber war unser Bestreben, die Einrichtungen zum Schutze von Mutter und Kind nicht nur in ihrem gegenwärtigen Bestande darzustellen, sondern auch auf ihr geschichtliches Werden in Verbindung mit Armenwesen und Sozialpolitik einzugehen. Wir hoffen, bei diesem Versuch, der einmal gewagt werden mußte, auf eine nachsichtige Beurteilung aller Lücken und Unzulänglichkeiten rechnen zu dürfen; wir selbst sind uns ihrer bewußt, bewußt aber auch, daß wir nach Kräften versucht haben, ihrer Herr zu werden.

Während der allgemeine Teil des Werkes die allen Kulturvölkern gemeinsamen Fragen zu behandeln hat, soll der spezielle Teil das aus den verschiedenen Ländern vorliegende Tatsachenmaterial liefern. Mit Rücksicht darauf haben wir auch auf möglichste Vollständigkeit der einschlägigen Gesetzessammlung besonderen Wert gelegt.

Zum Schlusse ist es uns eine angenehme Pflicht, unsern Mitarbeitern für die mühsame Sammlung des Materials, Frau Emmy Keller-Schwangart für die Übersetzungsarbeit, die bei einem derartigen internationalen Werk von großer Wichtigkeit ist und bei der Natur des Stoffes (z. B. der Gesetze) beträchtliche Schwierigkeiten aufweist, und dem Verlage für die stets bereite Unterstützung unsrer Arbeit verbindlichsten Dank zu sagen.

Berlin und Frankfurt a. M.
im September 1912.

Die Herausgeber.

Inhaltsverzeichnis.

I. Sozial-hygienische Einrichtungen.

Herausgegeben von Arthur Keller.

Belgien.

Von Dr. Firmin Philips, Médecin à la Maternité d'Anvers. — Ed. Geudens, Membre titulaire de l'Académie royale d'archéologie de Belgique. Archiviste aux hôspices civils d'Anvers. — Dr. G. Dufort, Médecin de l'Etat civil de Laeken.

Bulgarien.

Von Dr. med. D. Kiroff, Chef du service d'enfants à l'hôpital Alexandre, Sofia.

Dänemark.

Von Dr. Axel Ulrik, Vizestadtarzt von Kopenhagen. — Dr. J. W. S. Johnsson, Kopenhagen. — Dr. med. Pool Heiberg, Kreisarzt, Kopenhagen. — Dr. med. H. P. P. Örum, Sekundärarzt am „Dronning Louises Bornehospital", Kopenhagen. — Stefan Friis, Stabstierarzt, Kopenhagen.

Deutschland.

Von Prof. Dr. Arthur Keller, Berlin. — Hofrat Dr. Josef Meier, München.

Frankreich.

Von Dr. Eduard Ausset, Professeur agrégé, Lille.

Griechenland.

Von Dr. Jean P. Cardamatis, Professor für Kinderheilkunde an der Universität Athen.

Großbritannien.

A. England und Wales.

Von M. D. A. Newsholme, Principal Medical Officer, London.

B. Schottland.

Von M. D. A. Dingwall-Fordyce, F. R. C. P., Edinburgh

C. Irland.

Von M. D. T. J. Stafford, Local Governement Board, Dublin.

Inhaltsverzeichnis.   VII

Italien.

Von Dr. A. A. Dotti, Assistente della Clinica Pediatrica di Firenze.

Luxemburg.

Von Dr. jur. Auguste Ulveling, Président de la Chambre des Comptes, Luxemburg.

Niederlande.

Von Dr. med. J. Graanboom, Direktor der Kinderklinik Amsterdam. — Dr. jur. J. v. Heusde, wissenschaftlicher Mitarbeiter beim Bureau für Statistik, Amsterdam. — Dr. med. E. Basenau, Privatdozent für Hygiene an der Universität in Leiden, Amsterdam.

Norwegen.

Von Dr. Axel Johannessen, Professor für Kinderheilkunde an der Universität Kristiania. — Dr. Joh. Scharffenberg, Kristiania. — G. Wiesener, Sekretär im Justizministerium, Kristiania.

Österreich.

Von Landesrat Dr. Hueber, Wien. — Dr Leopold Moll, Privatdozent für Kinderheilkunde, ärztlicher Leiter des Oragnisationsamtes des Kaiser-Jubiläums-Fonds für Kinderschutz und Jugendfürsorge und Primarius der Reichsanstalt für Mutter- und Säuglingsfürsorge, Wien.

Ungarn.

Von Privatdozent Dr. Nicolaus Berend, Vorstand des Weißen-Kreuz-Kinderkrankenhauses, Budapest. — A. Karsai, Sekretär im k. ungarischen Ministerium des Innern, Budapest.

I. Sozial-hygienische Einrichtungen

in den

europäischen Staaten.

Herausgegeben

von

Arthur Keller.

Belgien.[1]

Von

F. Philips,

unter Mitwirkung von

E. Geudens und G. Dufort.

Historische Einleitung.

Von

E. Geudens.

Entwicklung des Armenwesens.

Die öffentliche Wohlfahrtspflege in Belgien ist nach den grundlegenden Gesetzen des Jahres 1796 eine kommunale. Die öffentlichen Behörden organisieren, kontrollieren und subventionieren sie. Die Wohlfahrtspflege begreift alle Kategorien von Bedürftigen und Unglücklichen in sich, ohne Unterschied der Partei und der Konfession. Neben ihr besteht außerdem noch die private Wohltätigkeit, die in ältester Zeit die einzige Form der Nächstenhilfe war. Als ein Beweis der Ausdehnung damaliger Armenpflege kann das Altarblatt gelten, welches im Jahre 1518 die Aumôniers (Almosenpfleger) von Antwerpen durch den berühmten Maler Bernhard van Orley ausführen ließen, um es in ihrer Privatkapelle in der Kathedrale anzubringen. Dieses Altarblatt stellte „das jüngste Gericht und die sieben Werke der Barmherzigkeit, welche durch die Almosenpfleger ausgeübt werden", dar. Sie hielten sehr viel auf dieses Bild, da es das Symbol ihrer Institution war und ihre wohltätige Arbeit detailliert zur Darstellung brachte.

Obwohl man einerseits das Hauptgewicht auf die Unterstützung der Armen und Unglücklichen legte, verlor man doch das zweite Ziel nicht aus den Augen: die Beseitigung des Pauperismus. Aus diesem Grunde ließen sich seit Philipp von Burgund die Herrscher und die Behörden die Armenpflege angelegen sein. Zuerst unterstützten sie nach Kräften die private Wohltätigkeit, mit der Zeit jedoch gingen sie direkt mit präventiven und sogar repressiven Maßregeln vor. Dieser Teil der Frage ist rein politischer Natur, wir werden versuchen, dem historischen Ursprung nachzugehen.

Im Jahre 1458 gliederte sich der Magistrat von Antwerpen gewissermaßen die Almosenpfleger (oder Sammler und Verteiler von Almosen) an. Aus den Annalen geht hervor, daß die Almosenpfleger eine Institution waren, der in unserer heutigen Zeit nichts vergleichbar ist. Wir wollen uns mit dem Ursprung dieser Institution und dann mit ihrem Wirken beschäftigen: so wird

[1] Übersetzt von Emmy Keller-Schwangart.

1*

es verständlich werden, daß eigentlich durch sie die ganze öffentliche Armenpflege repräsentiert war.

Was man auch behaupten mag, es wird doch nicht zu leugnen sein, daß vor Ausbreitung der christlichen Religion die Unterstützung der Armen eine Sache der reinen Philanthropie war. Erst nachdem der Stifter der christlichen Religion Gebote dieser Art gegeben hat: „Liebe deinen Nächsten wie dich selbst", „Alle Menschen sind Brüder", wurde sie dem Gebiete der reinen Philanthropie entrückt. Wir sehen, daß die ersten Christen ihr Besitztum vereinigten. Als die christliche Kirche sich ausgebreitet und an Macht gewonnen hatte, hörte diese Gütervereinigung auf. Gegen die Mitte des vierten Jahrhunderts bestand noch die Sitte, aus den Gaben der Gläubigen vier Teile zu machen: der erste Teil gehörte dem Bischof und seinen Untergebenen, der zweite Teil dem Kultus, der dritte Teil den Armen, den Gefangenen, den Sklaven und der Erziehung der ausgesetzten Kinder und der vierte Teil der Erhaltung der Kirche. Die Marguilliers waren die ersten Verteiler des dritten Teiles, der Almosen, welche an die Armen an den Türen gegeben wurden. Man nannte diese Armen, weil sie besonders eingeschrieben wurden, „Matriculaires". Dieser Name ging später auf die Verwalter über, welche die Verzeichnisse aufbewahrten und die daher Marguilliers genannt wurden, doch ist diese Ableitung des Wortes nicht allgemein anerkannt.

Im Jahre 1239 übergab Guichard, der Bischof von Cambrai, die Verwaltung des Kirchenvermögens einem Priester und einem Laien und regelte die Verteilung der Almosen. Diese Arbeit ging auf den Verwalter der „Table des Pauvres", einen Laien über und führte allgemeiner den Namen „Table du St. Esprit". Letztere entwickelte sich zu einer Einrichtung des Kirchspiels. Im dreizehnten und vierzehnten Jahrhundert hatte eine „Table du St. Esprit" 4—6 Verwalter oder „Maîtres du St. Esprit". Diese wurden ausgesucht aus den Marguilliers, den früheren Verwaltern des Kirchenvermögens und wohlhabenden, geachteten Bürgern. Die Gaben, die früher unsichere Einnahmen gewesen waren, wurden allmählich auch feststehende Einnahmen, das heißt, sie wurden von Stiftungen gedeckt.

Neben den Maîtres du St. Esprit arbeiteten die Almosenpfleger, welche Almosen sammelten und austeilten und oft von ihrem eigenen Gelde das Fehlende ersetzten. Sie kamen täglich mit den Maîtres du St. Esprit zusammen und wurden mehr und mehr ihre öffentlichen Mithelfer. Dadurch wird wohl vollkommen erklärt, daß sie in der Folgezeit mehr und mehr mit den letzteren identifiziert wurden und sich fusionierten. Die Almosenpfleger wurden im Jahre 1458 durch den Magistrat in eine öffentliche Behörde verwandelt, und dieser gab ihnen auch wie jeder anderen Behörde Statuten, in denen u. a. auch die Art der Wahl und des Abgangs der Mitglieder bestimmt war.

Karl V. gab den Armenverwaltungen durch seine Dekrete vom 3. Juli 1521 und vom 3. Juli 1525 die „Personification civile". Am 7. Oktober 1531 zentralisierte er die Verwaltung der „Tables du St. Esprit", der Hospize und der Hospitäler.

Am 15. November 1540 wandte die Stadt Antwerpen diese Dekrete auch auf die Almosenpfleger an und vereinigte ihr Kollegium mit der Verwaltung der „Tables du St. Esprit". Dies war ein weiterer Schritt zur Zentralisierung der öffentlichen Wohlfahrtspflege, und diese Zentralisation wurde durch die Verordnung vom 5. Mai 1558 noch mehr betont. Die „Chambre du St. Esprit" und diejenige der Almosenpfleger unterstanden einer einzigen Verwaltung und zwar derjenigen der Almosenpfleger, sie behielten aber, was die Art der Unterstützung betraf, jede ihre eigene Richtung bei. Die „Chambre du St. Esprit" wurde seitdem aus den austretenden Almosenpflegern gebildet, das heißt, aus denjenigen, welche ihre zweijährige Dienstzeit hinter sich hatten. Sie arbeiteten dann noch drei Jahre als „Maîtres du St. Esprit". Wir brauchen hier nicht auf die besonderen Funktionen der beiden Verwaltungen einzugehen, wir wollen nur bemerken, daß den Almosenpflegern die Almosen jeder Art unterstanden ebenso wie die Stiftungen, welche darauf Bezug hatten. So gingen also die Dienste, welche zuerst die Marguilliers, später die „Tables du St. Esprit" geleistet hatten, im Jahre 1540 auf die Almosenpfleger über. Wenn auch das Recht auf Unterstützung ein allgemeines war, so wurden doch mit der Zeit die Unwürdigen abgewiesen und man beschränkte das Recht auf das jus nativitatis, später auf das jus incolatus, das heißt auf das Recht, das auf die Geburt, und auf das Recht, das auf den Wohnsitz begründet ist. Die Folge davon war besonders im achtzehnten Jahrhundert, daß das Recht auf Unterstützung durch viele Dekrete, Gesetze und Verordnungen, ja sogar durch Verträge zwischen den Kommunen geregelt wurde. Die Behörden wahrten so ihre Interessen, ohne den Bedürftigen ihre Unterstützung zu entziehen.

Fürsorge für Mütter und Neugeborene.

In Antwerpen wurden die Mütter im Falle der Bedürftigkeit in ihrem eigenen Heim durch die Chambre des pauvres oder die der Almosenpfleger unterstützt. Durch diese wurde ihnen der Arzt, die notwendigen Speisen und Getränke, die Windeln für das Kind, kurz die Unterstützung gewährt, die durch ihren Zustand bedingt war.

An dieser Stelle wollen wir noch bemerken, daß die Frauen der Almosenpfleger die Arbeit ihrer Gatten teilten. Der Almosenpfleger mußte verheiratet und 25 Jahre alt sein; er konnte erst 1 Jahr nach seiner Eheschließung gewählt werden. War ein Almosenpfleger nicht mündig, so mußte er seit 4 Jahren verheiratet und seine Frau 24 Jahre alt sein. Das Ableben der Frau hatte die Zurückziehung des Mandates ihres Gatten zur Folge. Man wird die Rücksicht und Verständigkeit dieser Verordnungen verstehen, wenn man weiß, daß die Frau des Almosenpflegers gewisse Funktionen im Amte ihres Gatten übernahm, welche ihr nach ihrem Geschlecht und ihrer Stellung als Hausfrau zukamen, z. B. den Besuch und die Hilfe, welche sie den Gebärenden zu gewähren hatte. Für die Wöchnerinnen gab es eigene Wohltäter, welche durch Vermächtnisse die Möglichkeit schafften, sie sowohl wie auch schwangere arme Frauen zu unterstützen.

Die Krankenbesuche und besonders die Besuche bei eben Entbundenen hatten für den Almosenpfleger oder seine Frau die Verpflichtung zur Folge, alles bereitzustellen, was der Gesundheitszustand ihrer Patientin erforderte. Die Ausübung der Wohltätigkeit war in früheren Zeiten sehr geschickt organisiert, aber von einer Maternité publique (Entbindungsanstalt) war unter dem Ancien régime noch keine Rede. Vor der Revolution waren die Hospitäler gewöhnlich klösterliche Privatanstalten. Man braucht sich also nicht zu wundern, wenn gewisse Kranke von der Aufnahme ausgeschlossen waren; ein Beispiel dafür waren die schwangeren Frauen, welche unter keinen Umständen aufgenommen wurden.

Im Jahre 1805 richtete die französische Regierung verschiedene neue
Abteilungen in den Hospitälern ein, z. B. Entbindungsabteilungen mit einer
beschränkten Bettenzahl. Man fing damit an, den Neugeborenen nur die erste
Pflege in den Hospitälern zu geben, erkannte dann aber, daß man die Kinder
den Müttern nicht zurückgeben könne, ohne sie Gefahren auszusetzen. Man
übergab sie daher den Hospices civils, welche für eine Pflegestelle auf dem
Lande sorgten.

Die Findlinge.

Den Namen „Findling" im gewöhnlichen Sinne des Wortes behält derjenige bei und in die Kategorie der Findlinge gehört derjenige hinein, dessen
Herkunft nicht durch die einzig mögliche Art sichergestellt worden ist, nämlich durch das Zugeständnis der Mutter oder der Eltern oder durch deren Auf-
findung durch die Gerichte. Gewöhnlich wurde der Findling an einem einsamen
Orte ausgesetzt oder mit Hilfe der Drehlade heimlich ins Findelhaus gebracht.
Dies ist die moderne Art ein Kind los zu werden, wenn nicht die Eltern, unwürdig dieses Namens, sich in der Art von ihm befreien, wie es die Heiden
im Altertum taten. Rom duldete trotz seiner intellektuellen Kultur und seiner
raffinierten Zivilisation den Kindesmord und die Kindesaussetzung. „Maxima
debetur puero reverentia" sagte Juvenal, aber diese Vorschrift wurde
durchaus nicht überall anerkannt.

Wir wollen noch einmal wiederholen, daß es das Christentum war, welches
die Kinder unter seinen Schutz nahm. Konstantin (315) und Justinian (527
bis 565) schufen Gesetze gegen die Kindesaussetzung. Durch diese Gesetze
bekamen die Kinder ein Recht auf Schutz, wie die mit Kindern überbürdeten
Eltern ein Recht auf Hilfe bekamen. In Belgien, speziell in Antwerpen, war
als System des Mittelalters, bis zum sechzehnten und siebzehnten Jahrhundert,
herrschend der Unterhalt des Findlings in dem Kirchspiel, in dem er ausgesetzt worden war. Die „Maîtres du St. Esprit" sorgten für den Unterhalt und
die Erziehung der Findlinge; sie legten sogar zugunsten ihrer Schützlinge selbst
Geld zu. Die „Maîtres du St. Esprit" hatten die Pflicht der Überwachung
der Findlinge und unterhielten sie in dem Kirchspiel, in dem sie gefunden
waren. In der Zeit von 1452—1458 wurde die Fürsorge für Kinder eine offiziel-
lere: Als die „Chambre des pauvres" eingerichtet wurde, wurden die Almoseniere
verpflichtet, für die Findlinge zu sorgen, nachdem die „Chambre du St. Esprit"
ihnen vorher Kleidung und Erziehung gegeben hatte. Dies war das salomo-
nische Urteil, welches im Jahre 1511 ausgesprochen wurde.

In weniger wie 30 Jahren (1531—1558) schuf die „Chambre des pauvres"
drei Asyle für die Kinder, in welche zunächst, provisorisch und vorübergehend
alle unmündigen Waisen, Findlinge und verlassenen Kinder aufgenommen
wurden, bis sie später auf dem Lande zu Handwerkern oder Landarbeitern
in Pflege und Erziehung gegeben wurden. Es gab sogar eine besondere Station
für rachitische und andere kranke Kinder.

Anfangs machte man keinen Unterschied zwischen Findlingen, verlassenen
Kindern und Waisen. Allerdings trifft es zu, daß die „Chambre des pauvres"
sich nach Kräften über die unehelichen Kinder orientierte. Die Hebammen
hatten nach einer Polizeivorschrift beruflich die Pflicht, von der die Ausübung
ihres Berufes abhängig war, diese Geburten anzuzeigen. Die Chirurgen und
Geburtshelfer waren nicht dieser Vorschrift unterworfen, da sie für sich die

Pflicht der Berufsverschwiegenheit anführen konnten. Der Name des Vaters wurde geheim gehalten, aber der der Mutter wurde in die Register eingetragen. Dieses Vorgehen machte es den Almosenpflegern möglich, die Kinder ihren Müttern zurückzusenden, da sie sonst durch die Menge der Verlassenen „überschwemmt" worden wären. Später wurden die Waisenhäuser für die Ehelichen reserviert.

Das Findelhaus war nur Durchgangsstation für die Kinder, die entweder in Pflege oder in die Lehre gegeben wurden. Die Almosenpfleger suchten die pflichtvergessenen Mütter auf und sorgten dafür, daß diese bestraft wurden. Infolge ihrer stetigen Klagen über Aussetzung und Verlassen der Kinder sprach sich die Stadt am 13. Juli 1569 dahin aus, daß die Schuldigen mit Pranger und anderen exemplarischen Strafen belegt werden sollten. Die zunächst vom Schöffen (échevin) erlassene Bestimmung wurde am 7. April 1573 durch Frédéric Pérénot Seigneur de Champigny, den Gouverneur der Stadt, bestätigt. Den Bürgern von Antwerpen wurde mitgeteilt, daß sie sich an die Almosenpfleger wenden sollten, wenn sie nicht imstande seien ihre Kinder selbst aufzuziehen. Am 28. April 1728 wurde von der Stadt für das Verbrechen der Kindesaussetzung Verbannung bis zu 12 Jahren verordnet. Die Stadt setzte eine Prämie von 100 Gulden für die Denunzianten solcher Verbrechen aus und verpflichtete sich, die Namen derselben geheim zu halten. Der Findling wurde auf den Armen eines Dieners der „Chambre" in Begleitung der städtischen Herolde (tropettes communaux) durch die ganze Stadt getragen und vorgezeigt. Die Hebammen wurden für die Delikte, welche sie nicht anzeigten, verantwortlich gemacht.

Diese behördlichen Anordnungen blieben bis zur französischen Revolution bestehen. Was nun die Findlinge, die auf dem Lande untergebracht waren, anbetrifft, so verordnete am 16. Februar 1645 der Rat von Brabant, daß die Notare und Gerichtsbeamten in Abwesenheit des „huissier" gegen Pflegeeltern, die sich einer Kindermißhandlung schuldig gemacht hatten, vorgehen sollten. Die „Chambre des Aumôniers" ließ übrigens periodisch die Pflegestellen kontrollieren, und oft taten dies die Mitglieder der „Chambre" privatim und auf eigene Kosten.

Zuletzt erließ auf Ersuchen der Almosenpfleger am 16. Dezember 1705 der Bischof von Antwerpen, Réginald Cools, an alle Pfarrer den Befehl, über die in ihrer Kommune in Pflege gegebenen Findlinge zu wachen und der „Chambre des pauvres" Unfälle, Krankheiten und Todesfälle unter diesen Kindern zu melden. Aus Mitleid für die verlassene Kindheit wendete sich dieser Prälat sogar an die nicht zu seiner Diözese gehörende Geistlichkeit, damit sie die Schutzmaßnahmen unterstütze, welche er den Almosenpflegern auszuüben versprochen hatte. Am 6. Februar 1732 wurde den letzteren das Recht erteilt, mit Gewalt gegen die Eltern vorzugehen, welche ihre Kinder verlassen oder sie aussetzen lassen.

Um dem Kindesmord und der Kindesaussetzung vorzubeugen, dekretierte Napoleon am 19. Januar 1811 (Art. 31), daß die Drehlade vor den für Kinder bestimmten Findelhäusern angebracht werden sollte.

Unter dem Einfluß des Dekretes von 1811 stieg die Zahl der Findlinge, welche im Jahre 1800 im Kaiserreiche 55 700 gewesen war, auf 84 000 im Jahre 1815. Frankreich allein zählte im Jahre 1823 111 460 und im Jahre 1833 164 000 Findlinge. Während des Kaiserreiches stieg der Zuschuß der Regierung für die Verwaltung der Findelhäuser von 4 Millionen auf 10 Millionen Franken. Man nannte die Kinder „Enfants de la patrie", da das Vaterland auch die volle Bestimmung über und ein volles Recht an diese Kinder hatte.

Die Statistik gibt die Todesfälle dieser Kinder auf 52% im ersten Lebensjahre und auf 78% vor Erreichung des 12. Lebensjahres an. Solange Belgien mit Frankreich vereint war, unterstanden die Findlinge denselben Gesetzen und demselben Erziehungsgesetz wie dort.

In Antwerpen wurden die verlassenen Kinder und die Findlinge von den Waisenhäusern ausgeschlossen:
1. durch die Bestimmung des „Directoire" vom 30. ventôse des Jahres V (20. März 1797), welche das Gesetz vom 27. frimaire (17. Dezember 1796) in dieser Weise auslegte;
2. durch das Gesetz vom 15. pluviôse des Jahres XIII (4. Februar 1805) und
3. durch das Napoleonische Dekret des Jahres 1811.

Weder in Frankreich noch bei uns brachte dieses Dekret eine wirkliche Neuerung mit sich, indem es die Drehlade einführte; bei uns war die Drehlade seit dem fünfzehnten Jahrhundert in Gebrauch. Hier wie dort ging diese Einrichtung von der privaten Initiative aus. Sie war außer Gebrauch gekommen durch den Schimpf, welchen das Volk durchschnittlich auf die uneheliche Geburt wirft. Der Erfolg des „tour" war in Belgien derselbe wie in Frankreich: auch in Belgien hat sich die Anzahl der Findlinge nach Einführung der Drehlade mehr wie verdoppelt.

Am 30. Juli 1834 erschien ein Spezialgesetz für die Findlinge. Dieses Gesetz, dem ähnliche in demselben Geiste gefolgt sind, ist rein administrativer Natur. Eine gewisse Anzahl der Findlinge wurde, ehe sie ihr 15. Lebensjahr erreicht hatten, ihren Müttern, ihren Eltern oder ihren Kommunen, in denen sie ihren Unterstützungswohnsitz hatten, zurückgegeben. Das war natürlich nur möglich, wenn die Eltern bekannt waren. Es war jedoch allgemein Regel. die Kinder „unwürdigen" Eltern nicht zurückzugeben, andererseits aber gab das Gesetz das Recht, von solventen Eltern die Ausgaben zurückzufordern, die durch die Erziehung der Kinder entstanden waren.

„Verlassene" Kinder im Sinne des kaiserlichen Dekrets vom 19. Januar 1811 (Art. 3) waren diejenigen, deren Vater und Mutter bekannt waren und welche zunächst von ihnen oder von anderen Leuten auf Kosten der Eltern erzogen, jedoch später von ihnen verlassen waren, ohne daß man wußte, was aus Vater und Mutter geworden war und ohne daß man sie heranziehen konnte. Es sind darunter auch diejenigen zu verstehen, welche man in der Praxis „Enfants moralement abandonnés" (moralisch verlassene Kinder) nennt, Vorübergehend kann sich ein verlassenes Kind, wie wir schon gesagt haben, auch in der Lage eines Findlings befinden, eine Lage, die sofort aufhört, wenn man seinen Zivilstand oder seine Eltern festgestellt hat.

Anfangs machte man keinen Unterschied. Später wurden sie durch die Gesetze der ersten Republik, welche sie als Waisen bezeichneten (28. Juni 1793), von den Findlingen (20. brumaire des Jahres XI) unterschieden.

Das Dekret vom 4. Juli 1793 entschied, daß sie „Enfants de la patrie" genannt werden sollten. Der Name war wohl berechtigt, wenn man die großen Regierungszuschüsse, die für sie gewährt wurden, in Betracht zieht. Das öffentliche Budget stellte die Kinder gleich. Teilweise wurde das Budget durch Beiträge der Kommunen gedeckt. Beim französischen System waren die Lasten sehr schwere, doch wurden die Kinder nur bis zum 12. Jahre unterstützt, dann fielen sie ihrem Unterstützungswohnsitz zur Last. Mehr und mehr stellte der Gesetzgeber die Kinder dieser Kategorie den gewöhnlichen Armen gleich, wenigstens was den Unterstützungswohnsitz oder den Ort, der für ihre Unterstützung aufzukommen hat, anbetrifft.

Schlußbetrachtungen.

Wie wir gesehen haben, hat die „Chambre des pauvres" ihren Ursprung in der privaten Wohltätigkeit; im Jahre 1458 bekam sie dann einen offiziellen Charakter. Im Prinzip sollte sie die Bedürftigen und hauptsächlich die Kinder dem Vagabundentum entziehen. Den Erwachsenen verschaffte sie Arbeit und einstweilen Unterstützung. Den Kindern ermöglichte sie die Teilnahme an dem Unterricht in den öffentlichen Schulen, die sie mit ihrem Gelde unterhielt. Schon in der ersten Zeit ihrer Existenz kamen ihr Wohltäter zu Hilfe. Im sechzehnten Jahrhundert gründete sie die Waisenhäuser. Nach der Errichtung dieser Waisenhäuser organisierte sie die Aufsicht über die heranwachsende Jugend und sorgte für die Unterbringung derselben in Lehrstellen.

Ohne engherzig zu sein, machte man die Gewährung öffentlicher Unterstützung von dem Heimatsrechte und manchmal auch von dem des Unterstützungswohnsitzes abhängig. Durchschnittlich unterstützte jeder Ort seine Armen, d. h. nicht nur diejenigen, welche dort geboren waren, sondern auch diejenigen, die seit einem Jahre dort wohnten. Das war der Gedankengang der Verordnungen Karls V. vom 7. Oktober 1531 und vom 3. Januar 1538, sowie eines Ediktes von Philipp II. vom 24. März 1562. Fremde, welche sich nicht selbst erhalten konnten, wurden ausgewiesen; dies war die allgemeine Regel. Positive Maßregeln wurden jedoch erst im achtzehnten Jahrhundert (von Maria Theresia) getroffen.

Was die ausgesetzten Kinder und die Findlinge anbetrifft, so haben wir gesehen, daß die Almosenpfleger die Mütter ausfindig zu machen suchten. Die schwierigen Fälle wurden durch Rechtsgelehrte untersucht, welche gewöhnlich für den Wohnsitz der Mutter als Unterstützungswohnsitz stimmten.

Es war also die erste Arbeit, den Unterstützungswohnsitz zum Zwecke der Feststellung des Unterstützungsrechtes zu suchen. Dieses Prinzip ist auch in den heutigen Gesetzen noch das herrschende ebenso wie das zweite Prinzip: „Jeder Bedürftige hat die öffentliche Unterstützung an dem Ort zu erhalten, an dem die Notwendigkeit dafür sich zeigt."

Die praktische Durchführung der gesetzlichen Bestimmungen ist nicht immer die gleiche gewesen, sondern hat mehrfach Wandlungen durchgemacht; noch heute werden die Bestimmungen öfters verschieden ausgelegt.

Statistischer und dynamischer Stand der Bevölkerung im ersten Kindesalter.

Von

G. Dufort.

I. Ursprung der belgischen Bevölkerung. Dynamischer Stand.

Ziehen wir eine Linie von Osten nach Westen, von Wervicq nach Visé, so haben wir heute ebenso wie früher die Sprachgrenze zwischen den charakteristischen Komponenten des belgischen Volkes: den Flämen und den Wallonen.

Diese beiden Rassen, die eine sehr verschiedene anthropologische Vergangenheit haben, sind auch heute noch in ethnischer, moralischer und sozialer Beziehung verschieden.

Eine der ethno-sozialen Verschiedenheiten, durch die sich diese beiden Völkerstämme hauptsächlich unterscheiden, ist die der Volksvermehrung, wie wir später näher ausführen werden, und ebenso verschieden ist die landesübliche Art der Kinderaufziehung bei beiden Stämmen.

Die belgische Bevölkerung vermehrt sich hauptsächlich durch sich selbst, wie es uns die Zählungen von 1890 und 1900 gezeigt haben, die uns einen Durchschnitt von 97,05% Bewohner belgischer Nationalität gaben[1]). Somit hat also die fremde Einwanderung keinen Einfluß in Belgien.

Anders stellen sich die Verhältnisse, wenn wir die Bevölkerungsverschiebung innerhalb Belgiens in Betracht ziehen. Nach dem Durchschnitt der Zählungen von 1890 und 1900 sind 63,35% Einwohner in der Kommune geboren, in der die Zählung stattgefunden hat[2]). Eine durchschnittliche Einwohnerverschiebung von 36,65% muß natürlich die Natalität ebenso wie die Kindersterblichkeit und die Totgeburtenziffer wesentlich beeinflussen.

Ein anderer sehr wichtiger Faktor zum Studium der physiologischen Entwicklung eines Volkes ist die Kenntnis der Verteilung auf die verschiedenen Arten der Kommunen. Wir finden in Belgien nach Edm. Nicolai, daß die ländlichen Kommunen 38,59%, die industriellen 31,81%, und die städtischen 29,60% der Bevölkerung stellen.

Die ethnische Verschiedenheit zwischen Flämen und Wallonen muß natürlich die Säuglingssterblichkeit sehr stark beeinflussen und dies um so mehr, als zu ihr die Verschiedenheit des orographischen Milieus hinzutritt. Die von den Flämen bewohnten Landesteile sind die Niederungen (0—200 m), die von den Wallonen bewohnten sind die höher gelegenen Teile des Landes (zwischen 200 und 672 m). Nach der belgischen Volkszählung vom 31. Dezember 1900 ist Belgien von 2 692 725 Flämen und 2 483 357 Wallonen bewohnt.

In unserm Bericht wollen wir die belgische Bevölkerungsbewegung nur insofern betrachten, als sie sich auf die Kinder bezieht, und zwar in Beziehung zu gewissen sozialen Umständen und Morbiditätsverhältnissen, nach den detaillierten Statistiken der letzten neun Jahre von 1901—1909. Um die Wichtigkeit der Letalität der Kinder zu begreifen, müssen wir vorher den statistischen Stand der belgischen Bevölkerung, ihre Natalität, Mortinatalität und Mortalität betrachten.

Natalität von 1876—1909.

Jährlicher Durchschnitt: 1876—1880 174 245, auf 1000 Einwohner 32,1, 1900—1909 182 918, auf 1000 Einwohner 24,9[3]).

Wenn wir die Jahre betrachten, die uns zeitlich am nächsten liegen, so bemerken wir, daß in einem Zeitraum von 30 Jahren (von 1880—1909) der Niedergang der Geburtenhäufigkeit 7,49⁰/₀₀ betragen hat. Bis zum Jahre 1890 (Jacquart) ist die Natalitätsbewegung in allen Provinzen die gleiche gewesen und seitdem finden wir die größte Verminderung in den wallonischen Provinzen und in der Provinz Brabant (gemischte Bevölkerung).

Aber die Natalität darf nicht für sich allein betrachtet werden, sondern ist mit der ehelichen Fruchtbarkeit zu vergleichen oder wenigstens mit der

---

[1]) Exposé de la situation du Royaume de 1876 à 1900, 5e fasc., p. 8.
[2]) Migration intérieure par Edm. Nicolai, Congrès d'hygiène de Bruxelles de 1903, p. 23.
[3]) Mit Ausschluß der Totgeburten.

möglichen Fruchtbarkeit der Frauen, welche sich im Alter der Gebärfähigkeit
befinden (das heißt im Alter von 15—55 Jahren). Wenn wir die Natalität unter
diesem Gesichtspunkte betrachten, so finden wir, daß die Zahl der ehelichen
Geburten in Belgien in den Jahren von 1881—1885 auf 1000 verheiratete
Frauen im Alter von 15 bis zu 55 Jahren **225** betragen hat, und daß sie von
1886—1900 bis auf **197** gefallen ist und im Jahre 1909 auf **130**. Die flämischen
Provinzen: Antwerpen, Westflandern, Ostflandern, Limburg und das Arron-
dissement von Louvain der Provinz Brabant hatten eine über den Durchschnitt herausgehende Geburtenzahl.

Der Vergleich zwischen den Geburtenzahlen am Anfang und am Ende des
Zeitraumes von 1876—1900, sagt Jacquart, zeigt deutlich die Divergenz
zwischen den flämischen und wallonischen Provinzen.

Der Nachweis der Abnahme der ehelichen Fruchtbarkeit wirkt um so
stärker, als der Prozentsatz der Eheschließungen, welcher in den Jahren 1876
bis 1880 69,3 betrug, in den Jahren 1896—1900 auf 84,3 gestiegen ist[1]. Die
Eheschließungen haben also zugenommen, während die Geburten abgenommen
haben.

Illegitime Natalität.

Die illegitime Natalität hat seit 1881 etwas abgenommen, denn während
der fünfjährigen Periode von 1881—1885 betrug sie 18,5 auf 1000 unverheiratete Frauen vom 15. bis zum 55. Lebensjahre, während die in den Jahren
1896—1900 nur 17,2$^0/_{00}$, also 1,3$^0/_{00}$ weniger betrug.

Was nun die verschiedenen Landesteile anbetrifft, so zeigt in den Teilen
mit wallonischer Bevölkerung, in denen bereits die legitime Natalität am meisten abgenommen hat, auch die illegitime Natalität die stärkste Abnahme.

Die illegitime Natalität ist am geringsten in den ländlichen Bezirken und
erscheint am stärksten in den Bezirken, in denen die Einwanderung die Auswanderung überwiegt (Jacquart)[2].

Wenn man die illegitimen Geburten in Prozente umrechnet, so findet man
für das Königreich einen jährlichen Durchschnitt von 6,93 auf 100 Geburten
für die Jahre 1891 bis 1900; in den agrarischen Bezirken von Luxemburg
sind es 2—3%; in den industriellen Bezirken von Hainaut sind es nach Jacquart[3] dreimal so viel; in den Bezirken Brüssel und Antwerpen viermal so
viel. In den Jahren 1901 bis 1909 beträgt der jährliche Prozentsatz 6,56 der
Gesamtzahl der Geburten, also ein geringerer Satz.

Mortinatalität.

Der Durchschnitt der Zunahme an Totgeburten und an nicht lebend gemeldeten Kindern ist im ganzen Königreich ungefähr um 1$^0/_{00}$ von 1876 bis 1900
gestiegen. Diese Zunahme scheint sich (nach Jacquart)[4] hauptsächlich auf
die sogenannten falschen Totgeburten zu beziehen, das heißt auf die Kinder,
die einige Stunden oder einige Tage gelebt haben. Der jährliche Durchschnitt
der wirklichen Totgeburten ist seit 1881 nicht gestiegen, er scheint in diesem
Zeitraum sogar schneller als die Geburtenzahlen abgenommen zu haben, denn
die Zahl der wirklich Totgeborenen ist in den Jahren 1881—1900 von 40 auf
37$^0/_{00}$ der Geburten gesunken. 1902 betrug der Prozentsatz der wirklich Tot-

---

[1]) Op. cit. 325.
[2]) Op. cit. 361.
[3]) Op. cit. 363.
[4]) Op. cit. 369.

geborenen 3,81 und im Jahre 1909 3,87 der Lebendgeburten; wir haben also wieder eine kleine Zunahme, die sich auch bei den falschen Totgeburten zeigt.

In den wallonischen Bezirken ist die Verhältniszahl der wirklich Totgeborenen am meisten gestiegen; in den flämischen Bezirken hat sie dagegen abgenommen. So zeigt sich hier das umgekehrte Verhältnis wie bei der Natalität und dies ist sicher soziologisch interessant.

Kindersterblichkeit.

Wir haben in Belgien große Anstrengungen gemacht, um die allgemeine Mortalität herabzudrücken und haben damit im allgemeinen Erfolg erzielt, von dem allerdings für das Kindesalter wenig zu merken ist.

Die allgemeine Sterblichkeit[1]) beträgt in den Jahren 1841—1850 2,42 und im Jahre 1909 1,51 auf 1000 Einwohner. In den Jahren 1891—1900 finden wir 1,91% und im Jahre 1901 1,71.

Wenn wir den Prozentsatz der Kindersterblichkeit unter einem Jahre ausrechnen, so finden wir für 1841—1850 0,45 Sterbefälle auf 100 Einwohner und im Jahre 1909 0,33 %, d. h. 0,12% weniger. Für den Zeitraum vom 1891—1900 finden wir 0,47, für 1901 0,41%. Das Verhältnis zwischen den Sterbefällen unter einem Jahre und den allgemeinen Sterbefällen war 1841—1850 5,38%, im Jahre 1909 4,78%. Wenn wir berücksichtigen, daß der Unterschied in der Gesamtsterblichkeit zwischen den Jahren 1841 und 1909 0,91 und der Unterschied in der Säuglingssterblichkeit nur 0,12 beträgt, so ersieht man daraus, daß für die Kinder unter einem Jahr die Abnahme eine kaum merkliche ist.

Rechnet man die Zahlen auf den Durchschnitt der Lebenden aus, so findet man, daß die in den letzten Jahren des neunzehnten Jahrhunderts unternommenen Versuche, die Kindersterblichkeit herabzudrücken, kaum einen Nutzen gezeitigt haben.

Ehe wir weiter gehen wollen, habe ich noch die Kindersterblichkeit zwischen dem ersten und zweiten Lebensjahre zu betrachten, da diese Periode mit der vorher betrachteten Säuglingsperiode die Zeit der ersten Kindheit ausmacht. Im Verhältnis zur Gesamtsterblichkeit haben wir 0,17% in den Jahren 1841 bis 1850; 0,10% 1891—1900; 0,07% im Jahre 1901 und 0,07% im Jahre 1909. Daraus ersehen wir, daß wir eine Verringerung von 0,10% haben, die etwa der der Säuglingssterblichkeit entspricht.

Das Verhältnis der Sterbefälle dieses Alters zu den Gesamtsterbefällen auf 100 Einwohner ausgerechnet beträgt für die Jahre 1841—1850 1:14,20, im Jahre 1909 1:22,60, im Jahre 1901 1:24,20. Wir entnehmen daraus, daß die Mortalität gegen das Ende der ersten Dekade des zwanzigsten Jahrhunderts eine höhere geworden ist. Also auch bei den Kindern des zweiten Lebensjahres können wir keinen Einfluß der Abnahme der allgemeinen Sterblichkeit konstatieren[2]).

Wenn wir nun auf die Kindersterblichkeit in Beziehung zur Geburtenzahl (die Geburtenzahl mit Ausschluß der Totgeburten und der andern nicht lebend gemeldeten Kinder gerechnet) eingehen, so wollen wir zunächst die Säuglingssterblichkeit im engeren Sinne zum Vergleich heranziehen.

---

[1]) Annuaire statistique de la Belgique 1911, T. XLI, p. 115.
[2]) Es ist rationeller das Verhältnis der Kindersterblichkeit zu deren natürlichem Vergleichsfaktor: der Natalität festzustellen.

In den Jahren 1841—1850 betrug die Letalität auf 100 Geburten 15,0%; 1871—1880 13,4%; 1881—1890 16,2%; 1891—1900 16,1%; um in der Folge auf 14% zu fallen und sich bis 1909 mit leichten Schwankungen auf dieser Höhe zu halten:

1901	14,1
1902	14,5
1903	15,4
1904	15,2
1905	14,6
1906	15,3
1907	13,2
1908	14,7
1909	13,7

Wenn wir die Sterblichkeit vom ersten bis zweiten Lebensjahre betrachten, finden wir zwischen dem Zeitraum 1841—1850 und dem Jahre 1909 einen größeren Unterschied, als für das Säuglingsalter. Wir finden für die Jahre 1841—1850 5,9 Sterbefälle auf 100 Geburten und im Jahre 1909 nur 3,1%, also 2,8% weniger. Die Änderung zum Bessern für dieses Alter findet sich hauptsächlich zwischen 1881 und 1890; dauernd bemerkt man sie seit 1901.

Zieht man die beiden Altersstufen von 0—1 und von 1—2 Jahren zusammen, so kann man sagen, daß, wenngleich das Verhältnis der Kindersterblichkeit zur Gesamtsterblichkeit in ziemlich engen Grenzen bleibt, sich eine leichte Erhöhung der Kindersterblichkeit in den letzten zwanzig Jahren des vergangenen Jahrhunderts zeigt, während seitdem die Sterblichkeit deutlich geringer geworden ist. Betrachtet man jedoch die Sterblichkeit im Verhältnis zur Geburtenzahl, so findet man eine sehr deutliche Erhöhung der Kindersterblichkeit in den letzten zwanzig Jahren des vorigen Jahrhunderts; und nachdem sich dann im Jahre 1901 ein ziemlich energischer Rückgang gezeigt hat, bleibt die Sterblichkeit ungefähr auf gleicher Höhe. Seit dem Anfang dieses Jahrhunderts zeigt sie jedoch glücklicherweise keine Neigung, wieder in die Höhe zu gehen, wie man dies in den Jahren 1903, 1904, 1905 und 1906 befürchtete.

Man muß sich wundern über das Mißverhältnis, welches zwischen der dem Kinderschutz und der Kinderhygiene zugewendeten Arbeit und den erreichten Resultaten besteht. Vielleicht finden wir eine Erklärung, wenn wir die Kindersterblichkeit unter einem Jahre zergliedern. Wir werden die Sterblichkeit in den verschiedenen Perioden des ersten Lebensalters im Verhältnis zur Totalsterblichkeit im ersten Lebensjahre betrachten.

Betrachten wir die Sterblichkeit in den ersten fünf Lebenstagen, so finden wir nach den am Schluß dieses Berichtes angefügten Tabellen, daß der Durchschnitt für die Jahre 1881—1890 6,8%[1]) beträgt und derselbe Prozentsatz auch für die ersten neun Jahre unseres Jahrhunderts bestehen bleibt. (6,9%) Vom fünften bis zum zehnten Lebenstage finden wir in den Jahren 1881—1890 4,4%; in den Jahren 1901—1909 4,5%. Vom zehnten bis zum zwanzigsten Lebenstage ist der Durchschnitt in den Jahren 1881—1900 8,8%; in den Jahren 1901 bis 1909 8,7%.

Vom zwanzigsten bis dreißigsten Lebenstage finden wir einen Durchschnitt von 6,2% für die Jahre 1881—1900, in den nächsten Jahren finden wir 5,8%; ein merkliches Sinken findet sich erst im Jahre 1908.

---

[1]) Diese und die folgenden Prozentzahlen sind so berechnet, daß die Gesamtzahl der Todesfälle im ersten Lebensjahre = 100 gesetzt ist.

Die Gesamtsterblichkeit der Kinder unter einem Monat zeigt für die Jahre
1881—1900 26,2%, zwischen 1901 und 1909 25,9%, im Jahre:

$$
\begin{array}{llll}
1901 & \text{sind es} & 26,7\% \\
1902 & ,, & ,, & 26,0\% \\
1903 & ,, & ,, & 26,2\% \\
1904 & ,, & ,, & 26,2\% \\
1905 & ,, & ,, & 25,8\% \\
1906 & ,, & ,, & 25,5\% \\
1907 & ,, & ,, & 26,8\% \\
1908 & ,, & ,, & 25,2\% \\
1909 & ,, & ,, & 26,3\% \\
\end{array}
$$

Die Sterblichkeit im zweiten Lebensmonat zeigt in beiden Zeitperioden
einen gleichen Prozentsatz. Im Jahre 1909 12,2%, zwischen 1881 und 1900
12,2%. Ebenso verhält es sich für die Sterblichkeit im dritten Lebensmonat
(1881—1900 10,7%).

Zwischen 3 und 6 Lebensmonaten haben wir in den Jahren 1881—1900
22,1% und zwischen 1901 und 1909 23,2%.

Zwischen 6 und 12 Lebensmonaten finden wir im Durschschnitt 27,2%
(1881—1890) und 27,4% (1891—1900) und 27 für die Jahre 1901—1909.

Die Abnahme der Kindersterblichkeit ist in den flämischen und wallonischen
Provinzen verschieden. Zwischen 1878 und 1880 ist die Letalität der Kinder
unter einem Jahr in den wallonischen Bezirken 12,91 auf 100 Geburten; in
den Jahren 1896 bis 1900 10,82%. In den flämischen Bezirken finden wir
für die Jahre 1878 bis 1880 18,20% und für die Jahre 1896—1900 15,72%.
Das gibt für die wallonischen Gemeinden einen Unterschied von 2,09% (ein
Durchschnitt, welcher sehr nahe an den Durchschnitt des ganzen Königreiches
herankommt — 2% —). Für die flämischen Gemeinden beträgt der Unterschied 2,48%.

Es ergibt sich aus allem diesen die Notwendigkeit, die Ursachen der Kindersterblichkeit genau zu ergründen, um so mehr, als sie unglücklicherweise mit
einer beängstigenden Abnahme der Geburtenzahlen zusammenkommt. Man
kann es nicht ruhig hinnehmen, daß 300 086 Säuglinge während des ersten und
zweiten Lebensjahres sterben (1901—1909 inkl.).

Wenn wir den Durchschnitt der Säuglingssterblichkeit von Schweden oder
Norwegen bei uns hätten (8 oder 7%), so würden wir 7,12% Kinder am Leben
erhalten, das heißt 150 000 für die Zeit von 1901—1909, das wären etwa 16 671
pro Jahr.

Der Geburtenüberschuß betrug im Jahresdurchschnitt zwischen 1891 und
1900 63 327, zwischen 1901 und 1909 48 038, im Jahre 1909 58 860. Wenn
unsere Mortalität ebenso hoch wäre, wie die von Schweden, so hätten wir im
Jahre 1909 einen Überschuß von 74,200 Geburten gehabt. Der Überschuß
würde für die ersten neun Jahre dieses Jahrhundert 783 384 statt 633 384 betragen haben.

Eine gewisse Mortalitätszahl wird durch die morbiden Einflüsse immer
bestehn, was man auch dagegen mache. Diese wird von den sanitären Zuständen
des Landes abhängig sein. Aber was Belgien anbetrifft, sind es wieder nicht
diese Einflüsse, welche man für die Kindersterblichkeit verantwortlich machen
könnte. Wenn wir die Ursachen der Kindersterblichkeit genau betrachten,
so finden wir nur wenige, die tatsächlich berechtigt sind. So sind z. B. unter
den verantwortlichen Ursachen der Kindersterblichkeit die Infektionskrankheiten, die die Sterblichkeit im ersten Lebensjahre verursachen.

Leider ist die belgische Statistik nicht derart gestaltet, daß sie es möglich macht, die Höhe der Sterblichkeit an Infektionskrankheiten in den verschiedenen Lebensaltern zu fixieren.

Wenn wir das Verhältnis der Sterblichkeit an Infektionskrankheiten (Variola, Masern, Scharlach, Diphtheritis, Keuchhusten und Krupp) in den Jahren 1906, 1907, 1908 und 1909 zur Gesamtsterblichkeit betrachten, finden wir folgende Prozentsätze:

$$
\begin{array}{ll}
1906 & 6,08\% \\
1907 & 5,79\% \\
1908 & 7,01\% \\
1909 & 6,31\%.
\end{array}
$$

Die Statistik der fünf Jahre vor 1905 macht es möglich, die Mortalität der Kinder unter einem Jahr an anderen Krankheiten zu fixieren. Indem wir sie auf die Gesamtsterblichkeit unter einem Jahr prozentuell ausrechnen, finden wir die folgenden recht interessanten Zahlen:

Tuberkulose (Lungentuberkulose, tuberkulöse Meningitis usw.) 1,96%
Meningitis und andere Hirnkrankheiten 4,73%
Krankheiten der Brustorgane 17,6%
Nicht spezifizierte Ursachen 24,4%
Diarrhöe, Enteritis 28,2%

das ist also mehr als $\frac{1}{4}$ der Kindersterblichkeit unter einem Jahr (Sterbefälle 22 612).

Wir finden für 1900 (Anzahl der Todesfälle 15 870):
für die Brustkrankheiten 17,9%
andere Ursachen 36,4%
Diarrhöe und Enteritis . . . . 24,2%.

Aus diesen Zahlen sehen wir, daß gewisse Krankheiten, welche vom Milieu, vom Klima oder vom Mangel an hygienischen Maßregeln abhängen, nach einem Zeitraum von 5 Jahren einen ungefähr gleichen Durchschnitt aufweisen.

Und da in dieser Beziehung, außer für die Infektionskrankheiten, nichts getan worden ist, um das Publikum dazu zu erziehen, diese häufigen Krankheiten zu vermeiden, so können wir gewissermaßen die obenangeführten Zahlen als normale Durchschnittszahlen ansehen, welche auch heutzutage noch Geltung haben.

Haben wir dies erkannt, so sehen wir weiter, daß die Menge der Todesfälle eine Folge der Ausbreitung der hauptsächlichsten Krankheiten ist, welche fast ganz unabhängig von äußeren Ursachen das Kind betreffen können, nämlich der Enteritis und der Diarrhöe. Als Beweis sind wohl die Zahlen 24,2% vom Jahre 1900 und 28,2% vom Jahre 1905 anzusehen.

Wenn man außerdem die Untersuchungen auf die Verstorbenen unter 2 Jahren erstreckt, so finden wir für:

$$
\begin{array}{ll}
1903 & 22,2\% \\
1904 & 25,1\% \\
1905 & 28,2\% \\
1906 & 27,2\% \\
1907 & 24,3\% \\
1908 & 23,8\% \\
1909 & 23,2\%
\end{array}
$$

das heißt also, daß weit über $\frac{1}{5}$ der Kinder im frühesten Lebensalter in Belgien durch die Unvorsichtigkeit und Nachlässigkeit derjenigen sterben, welchen sie anvertraut sind.

Durchschnitt	1841—1850	1871—1880	1881—1890	1891—1900
der Bevölkerung	4 337 196	5 336 185	5 794 665	6 381 570
der Gesamttodesfälle	104,049	120 398	119,691	123,217
der Todesfälle auf 100 Einwohner	2,42	2,25	2,04	1,91
der Todesfälle auf 100 Geburten.	80,06	70,10	68,07	66,05
der Geburten	129,968	171 760	175,828	186,544
der Geburten auf 100 Einwohner	3,03	3,21	3,00	2,90
der Geburten auf 100 Todesfälle.	124,91	142,66	146,90	151,39
der legitimen Geburten auf 100 Geburten	92,57	92,80	91,53	91,60
der illegitimen Geburten auf 100 Geburten	7,43	7,20	8,47	8,40
der legitimen Geburten auf 100 Einwohner	2,80	2,98	2,74	2,55
der illegitimen Geburten auf 100 Einwohner . . .	0,23	0,23	0,25	0,23
der legitimen Geburten auf 100 verheiratete Frauen	19,67	19,62	17,93	14,94
der illegitimen Geburten auf 100 nicht verheiratete Frauen im Alter von 15—55 Jahren	1,62	1,84	2,13	1,91
der Geburten auf 100 verheiratete Frauen im Alter von 15—55 Jahren	13,42	14,49	13,54	11,90
Totgeborene auf 100 lebende Kinder	4,37	4,54	4,80	4,70
davon wirkliche Totgeburten	—	—	—	—

Aufgestellt nach den jährlichen Statistiken des Königreiches.

Jährlicher Durchschnitt der Todesfälle im Alter von	1841—1850		1881—1890		1891—1900		1901		1902	
weniger als 5 Tagen . . .	6727	34,4[1]	1974	6,9[1]	2027	6,7	2055	7,0	1997	7,1
von 5—10 Tagen			1279	4,4	1343	4,4	1375	4,8	1227	4,3
von 10—20 Tagen			2471	8,6	2700	9,0	2561	8,8	2512	8,9
von 20—30 Tagen			1814	6,3	1886	6,2	1742	6,1	1601	5,7
insgesamt von weniger als 1 Monat	—		7538		7956		7733		7337	
Durchschnittszahlen auf 100 Todesfälle.										
von 0—1 Monat	—	—	—	26,2	—	26,3	—	26,7	—	26,0
von 1—2 Monaten	2284	11,7	3469	12,2	3734	12,5	3627	12,8	3414	12,1
von 2—3 Monaten	1646	8,4	3040	10,6	3274	10,9	3192	11,2	2951	10,5
von 3—6 Monaten	3515	18,0	6222	21,8	6789	22,1	6808	23,8	6411	24,8
von 6—12 Monaten	5356	27,4	7754	27,2	8254	27,4	7085	24,8	8070	28,6
insgesamt von weniger als 1 Jahr	19528		28523		30007		28447		28182	
Durchschnitt der Todesfälle auf 100 Geburten . . .	—	15,0	—	16,2	—	16,1	—	14,1	—	14,3
Gesamtzahl der Todesfälle von 1—2 Jahren.	7686		7392		6772		5184		6493	
Mittelzahlen auf 100 Geburten	—	5,9	—	4,2	—	3,6	—	2,5	—	3,3
Gesamtzahlen der Todesfälle in den beiden ersten Jahren	27214		35915		36779		33631		34675	
Durchschnitt auf 100 Geburten	—	20,9	—	20,4	—	19,7	—	16,6	—	17,3
Durchschnitt der Todesfälle von 0 Tag bis 1 Jahr auf 100 Einwohner	—	0,45	—	0,49	—	0,47	—	0,41	—	0,40
Durchschnitt der Todesfälle von 1—2 Jahren auf 100 Einwohner	—	0,17	—	0,12	—	0,10	—	0,07	—	0,09

[1]) Mittelzahlen auf 100 Todesfälle unter einem Jahre berechnet. Die Totgeburten nicht mitgerechnet.

Die absoluten Zahlen sind den jährlichen Statistiken des Königreiches entnommen.

1901	1902	1903	1904	1905	1906	1907	1908	1909
6 799 999	6 896 079	6 985 219	7 074 910	7 160 547	7 238 622	7 317 561	7 386 444	7 451 903
116,077	119,330	118 675	119 506	118 343	118 884	115 347	121 964	117 571
1,71	1,73	1,70	1,69	1,65	1,64	1,58	1,65	1,58
58,02	60,92	61,73	62,33	63,14	63,82	62,30	66,34	66,64
200,077	195,871	192 301	191 721	187 437	186 271	185 138	183 884	176,431
2,94	2,84	2,75	2,71	2,62	2,57	2,53	2,49	2,37
172,37	164,14	162,04	160,43	158,38	156,68	160,51	150,73	150,06
92,93	93,07	93,30	93,42	93,38	93,59	93,52	93,84	93,85
7,07	6,93	6,70	6,59	6,62	6,41	6,48	6,16	6,15
2,73	2,64	2,57	2,53	2,44	2,41	2,37	2,33	2,22
0,21	0,20	0,18	0,18	0,17	0,16	0,16	0,15	0,14
16,01	15,47	15,03	14,82	14,31	14,10	13,80	13,67	13,01
1,70	1,60	1,50	1,45	1,41	1,34	1,34	1,25	1,18
12,55	12,12	11,75	11,56	11,17	10,98	10,80	10,62	10,10
4,63	4,58	4,46	4,49	4,58	4,57	4,49	4,66	4,69
--	3,81	3,72	3,72	3,85	3,77	3,69	3,83	3,87

1903		1904		1905		1906		1907		1908		1909		1901—1909
1998	6,7	1956	6,7	1787	6,5	1887	6,6	1864	7,6	1924	7,1	1871	7,4	6,9
1356	4,5	1320	4,5	1249	4,5	1255	4,4	1180	4,8	1223	4,5	1069	4,2	4,5
2728	9,1	2669	9,1	2440	8,9	2484	8,7	2097	8,5	2260	8,1	2054	8,1	8,7
1769	5,9	1736	5,9	1621	5,9	1671	5,8	1455	5,9	1551	5,5	1405	5,5	5,8
7851		7681		7097		7297		6596		7958		6399		
—	26,2	—	26,2	—	25,8	—	25,5	—	26,8	—	25,2	—	25,2	25,9
3768	12,5	3601	12,4	3401	12,4	3509	12,3	3027	12,4	3338	11,9	2772	11,0	12,2
3264	10,9	3140	10,8	2987	10,8	3086	10,8	2649	10,8	2885	10,6	2651	10,5	10,7
6877	23,1	6764	23,2	6388	23,2	6654	23,2	5663	23,0	6352	23,4	5658	22,4	23,2
8032	26,8	7899	27,0	7537	27,4	7974	28,0	6587	26,8	7620	28,2	6789	26,8	27,0
29792		29185		27410		28518		24522		27053		25269		
—	15,4	—	15,2	—	14,6	—	14,7	—	13,2	—	14,7	—	14,3	14,5
6192		6137		5509		5861		5038		5825		5468		
—	3,2	—	3,2	—	2,9	—	3,1	—	2,7	—	3,1	—	3,1	3,0
35984		35323		32919		34379		29560		32879		30737		
—	18,6	—	18,4	—	17,5	—	17,8	—	15,9	—	17,8	—	17,4	17,5
—	0,39	—	0,41	—	0,38	—	0,39	—	0,33	—	0,37	—	0,33	0,35
—	0,08	—	0,08	—	0,07	—	0,08	—	0,06	—	0,07	—	0,07	

und andere Kinder, welche als nicht lebend gemeldet sind, sind in der Zahl der Geburten

Wenn es auch noch so traurig ist, eine solche Tatsache zu konstatieren, so gehen doch aus den obenstehenden Zahlen die Resultate hervor, welche wir durch unsere Mühe und unseren Eifer während der letzten Jahre errungen haben, insofern als wir die Mortalität, welche durch die schlechte und fehlerhafte Ernährung bedingt wird, heruntergedrückt haben.

Es sind wichtige Gründe da, warum ein lebhafter Kampf in Belgien gegen diese Krankheiten geführt werden muß.

Jedoch muß in Belgien bei der Führung des Kampfes auf die ethnischen, sozialen und orographischen Verschiedenheiten Rücksicht genommen und verschiedenartig vorgegangen werden, denn die Ernährung des Säuglings ist nicht überall in Belgien die gleiche. Jacquart behauptet[1]), daß in den Bezirken, welche gegen die Nordsee hin liegen, die Kindersterblichkeit um 20 und manchmal um 30% die Geburtzahl überwiegt. Nun ist dies die agrarische Region von Belgien, in der am wenigsten gestillt wird. In unserem Bericht an die Liga[2]) haben wir bemerkt, daß die Brusternährung, je nach dem Bezirk zwischen 4,3 und 100% schwankt. Der allgemeine Durchschnitt ist ungefähr 56,6%. In der Provinz Luxemburg und besonders in den Bezirken der Ardennen sind die Sterbefälle an Enteritis sehr gering (20 im Jahre 1900), dort ist das Stillen noch sehr häufig (95% der Mütter stillen dort)[3]). Im Zentrum unseres Landes finden wir nurmehr einen Durchschnitt von 55% stillender Mütter[4]), während in den industriellen Bezirken von Lüttich und Hainaut die Anzahl noch weit geringer ist.

Zu der Verschiedenheit der Ernährung kommt noch das Milieu hinzu, welches auch durchaus nicht ohne Einfluß auf die Pathologie des Säuglings ist. So finden wir, daß die Diarrhöe und die Enteritis bei uns hauptsächlich in den niedrig gelegenen Regionen vorkommen und ganz besonders in denjenigen, in denen das Klima feucht ist, wie Flandern oder an den kleineren (Yser, Sambre) oder an den größeren Flüssen (Escaut, Meuse). In den höher gelegenen Teilen des Landes finden wir diese Krankheiten sehr wenig, außer im Grunde von schmalen und feuchten Tälern. In den industriellen Bezirken der flämischen Landesteile (niedriggelegenen Regionen) ist die Sterblichkeit an Diarrhöe und Enteritis am größten (Bezirke von Gand-St. Nicolas, Ostende), dann käme der Bezirk von Antwerpen und der von Termonde. In den wallonischen Landesteilen haben wir viel weniger Sterbefälle an diesen Krankheiten. Aber wie auch anderswo sind es die industriellen Bezirke von Charleroi und Verviers, in denen die Frauen an der Arbeit des Mannes teilnehmen, welche den größten Prozentsatz in diesen Gebieten zeigen. Das Verbot der Frauenarbeit in den Minen hat es der Frau möglich gemacht, sich ihrer Wirtschaft zu widmen und hauptsächlich für ihre kleinen Kinder zu sorgen[5]). Das Resultat ist, daß eine geringere Mortalität an Enteritis in den industriellen Bezirken, welche an der Sambre und Meuse liegen, fühlbar wird. Die Heimarbeit scheint auch nicht ohne Einfluß auf diese Art der Mortalität zu sein.

Im allgemeinen ist das Stillen auch bei der ländlichen Bevölkerung zurückgegangen[6]). Je mehr eine Frau sich von der Arbeit zurückzieht, je mehr sie in ihrer sozialen Stellung steigt, um so mehr vergißt sie oder vernachlässigt

---

[1]) La mortalité infantile dans les Flandres. Bruxelles 1907, p. 106.
[2]) Rapport de la commission statistique etc. in Bulletin de la Ligue Nationale Belge. Nr. I, Mai 1910, p. 17.
[3]) Topographie médicale du Royaume. Région ardennaise par le Dr. Dufort.
[4]) Procès verbal de la réunion du Corps médical Belge tenu devant la société Royale de médecine publique et de typographie du Royaume an 1910. Bruxelles, p. 54.
[5]) Typographie médicale du Royaume. Bassins Houillers Dr. Kuborn.
[6]) Le Problème de la natalité en Belgique par le R. P. Vermeersch.

sie die Erfüllung ihrer ersten und wichtigsten Pflicht oder wird dazu unfähig. Das Kind nimmt dann gewöhnlich am allgemeinen Tische teil. In den wohlhabenderen Familien bekommt das Kind noch bis zum Anfang des zweiten Lebensjahres im wesentlichen Milchnahrung; in den minderbemittelten Kreisen im Norden des Landes wird das Kind bereits im fünften oder sechsten Monat auf allgemeine Kost gesetzt, während im Zentrum des Landes dies erst gegen den neunten bis zehnten Monat und in den höher gelegenen Distrikten gewöhnlich erst gegen den zwölften Monat geschieht. Die großen belgischen Städte besonders sind es, die diese Art der Ernährung sehr früh einführen; die Folge davon ist, daß in unseren Konsultationen[1] ein Durchschnitt von 42,9% Kinder der unbemittelteren Kreise in schlechtem Gesundheitszustand präsentiert werden. In den Bezirken mit dichter Bevölkerung ist die kongenitale Debilität am häufigsten. Es darf nicht übersehen werden, daß, wenn die flämischen Regionen des Nordwestens und die Regionen von Hainaut und Lüttich die größte Anzahl von Lebensunfähigen (Atrepsie, Rachitis, Ödem, Sklerem, Bildungsfehler) aufweisen, es ebenso wie bei den flämischen Industriestädten die Umgebung der großen Industriezentren ist, die den Prozentsatz in die Höhe schraubt. Wenn auch die ländliche Bevölkerung von Hainaut und Lüttich nur ein kleines Kontingent von Debilität stellt, so zeigt die der flämischen Bezirke, wenigstens heutzutage, eine sehr hohe Zahl.

Wenn man neben die Debilität noch die Mortinatalität setzt, so findet man einen ziemlich parallelen Stand in den letztgenannten Regionen und einen etwas weniger gleichen in den ersten. Was wohl beweist, daß ganz ähnliche Ursachen in beiden Fällen vorliegen.

Andererseits darf man nicht vergessen, daß aus anderen Gründen (z. B. krimineller Abort) die großen Zentren eigentlich von der Berechnung eines allgemeinen Durchschnitts der Mortinatalität ausgeschlossen werden sollten. Denn wir haben gefunden[2], daß unter den reichen Kreisen und den guten Bürgerfamilien von Brüssel 8,6 Totgeburten auf 100 Geburten zu verzeichnen waren, während in den niederen Schichten derselben Stadt nur 7,4 vorhanden waren, was wohl zu der Betrachtung führen muß, daß eine andere Ursache vorliegt, als der physiologische Zustand der Mutter. Wenn man die Mortinatalität monatweise studiert, so findet man, daß eine Anzahl von moralischen Faktoren vorhanden sind, die noch stärker auf den Stand einwirken.

Maßnahmen
zur Bekämpfung der Säuglingssterblichkeit.
Von
F. Philips.

Fürsorge und Wohlfahrtspflege.

Die Statistik zeigt unzweideutig, daß jährlich in Belgien 27 000 Kinder vor Erreichung des ersten Lebensjahres sterben. Die meisten dieser Kinder sterben an einfachen oder durch Infektion komplizierten Ernährungsstörungen, einige wenige an kongenitaler Debilität.

---

[1] Rapport sur la consultation de Laeken in Bulletin de la Ligue 1910, p. 37.
[2] Réunion du corps médical Belge, cité p. 64.

Daraus geht hervor, daß eine große Anzahl von gesunden und wohlgebildeten Kindern dem Tode anheimfällt, welche leicht leben bleiben könnten.
Wenn auch ein Teil von kleinen Wesen in frühem Alter durch fehlende
vitale Resistenz stirbt, so gibt es andererseits doch eine große Menge von
Kindern, die wir erhalten könnten, und diese Zahl ist zu groß, als daß wir achtlos daran vorübergehen dürften und nicht versuchen müßten, auf irgendeine
Art die Gesundheit den Neugeborenen zu erhalten. Dies ist um so notwendiger,
als der Rückgang der Mortalität im Säuglingsalter bei uns in Belgien nicht
dem Rückgang der Mortalität der älteren Kinder vergleichbar ist.

Die **Ursachen der Kindersterblichkeit** sind viele und verschiedene. Man kann
sie aber trotzdem in zwei Kategorien einteilen. Die sozialen Ursprungs haben
ihre Ursache in dem Milieu, welches von Anfang an für das Kind bedrohlich
ist. Man muß versuchen, diese Gefahr durch soziale Mittel zu beheben, die öffentliche oder private Unterstützung zu Hilfe zu rufen, Komitees für öffentliche
Hilfe zu gründen oder legislative und administrative Maßnahmen von Staats
wegen oder von seiten der Kommunen zu diesem Zwecke zu treffen. Unter diese
Maßnahmen zählen: die Wohnungs- und Ernährungshygiene, die Kontrolle
der Milch, sowie der Frauenarbeit, die Vormundschaft der Kinder, welche nicht
unter dem Schutz der Familie stehen, Maßnahmen, welche alle wohl verdienen
von den Behörden gewürdigt zu werden. Die anderen sind Gefahren, welche
durch die ärztlichen Maßnahmen individuell zu bekämpfen sind. Unter diese
Gefahren gehören: Mangel an Pflege, schlechte oder fehlerhafte Ernährung. Die
ärztlichen Maßnahmen, welche da zu treffen sind, sind die dem kranken Kinde
zugute kommenden und diejenigen, welche das gesunde Kind vor der Krankheit
behüten. Die Prophylaxe hat hier durch Stillpropaganda und Säuglingsmilchverteilung eine sehr wichtige Rolle zu spielen. Die Zweckmäßigkeit der
letzteren Maßnahme ist noch sehr umstritten.

Nicht immer ist jedoch eine Unterscheidung zwischen sozialen und ärztlichen Gefahren und Maßnahmen möglich.

Eine große Anzahl von Einrichtungen wie die Hospitäler, die Asyle für
verlassene Kinder, die Asyle für Schwangere, die Entbindungsanstalten, die
Krippen und die Überwachung der Pflegekinder gehören beiden Gebieten an.
Man darf nicht aus dem Auge verlieren, daß die Maßnahmen zur Minderung
der Säuglingssterblichkeit so vielfältig und vielseitig sein müssen, wie es die
Ursachen sind, die die Säuglingssterblichkeit hervorrufen.

Der Wert jeder einzelnen Maßnahme wird so lange schwer zu bestimmen
sein, als wir nicht umfangreichere, genauer detaillierte Statistiken besitzen,
an welchen wir den Nutzen dieser oder jener Maßnahme zum Schutze des Säuglings studieren können. Das aber wird erst dann möglich sein, wenn jede
Stadt und jeder belgische Bezirk die Ursachen und die Art der Kindersterblichkeit und ebenso die Maßnahmen, welche in dem Bezirk oder in der Stadt
getroffen worden sind, studiert haben wird.

Solange dies noch nicht geschehen ist, wird die öffentliche oder private
Säuglingsfürsorge sehr oft von geringem Nutzen sein. Dr. Dufort, mein Mitarbeiter, hat am Anfang dieses Berichtes gezeigt, daß die Art der Kindersterblichkeit in jedem Ort verschieden ist. Wer nun Fürsorgeeinrichtungen für
Säuglinge treffen will, muß zuerst die Art der Bevölkerung, mit der er zu tun
hat und die Besonderheiten des Ortes, in dem er wirken will, studieren. Eine
Fürsorgemaßnahme, die in einer Stadt gute Resultate zeitigt, kann für eine
andere durchaus nutzlos sein und die Verallgemeinerung einer bestimmten Maßnahme muß notwendigerweise einen Mißerfolg an vielen Orten zeitigen. Für

jeden einzelnen Ort muß man auf die verschiedenen Faktoren, welche die Ursachen der Mortalität sind, achten: das Klima, die Art der Bevölkerung, die Art der Beschäftigung, die Art der Lebensführung, die Höhe der Kultur, die Häufigkeit der Legitimität und Illegitimität der Geburt, die allgemeine Hygiene, besonders die Wohnungs- und Ernährungshygiene, die Hygiene der Geburt und der Geburtsfolgen. Wenn man die Art und die Höhe der Säuglingssterblichkeit einmal kennt, so werden die zu treffenden Maßnahmen sich von selbst ergeben. Auf diese Weise wird es möglich sein zu entscheiden, ob man das Hauptgewicht auf die Erziehung der Bevölkerung in bezug auf die Säuglingspflege und -ernährung zu legen hat.

Dieses Programm der **Erziehung der Massen** und der Verbreitung von Begriffen über Säuglingshygiene zeigt sich in verschiedenem Lichte, und ich möchte wenigstens für Belgien nähere Ausführungen darüber bringen. Nach dem Art. 17 der belgischen Konstitution wird der Unterricht auf Staatskosten erteilt. Er ist also frei, aber unglücklicherweise nicht obligatorisch. 200 000 Kinder (Levoz) zwischen 6 und 14 Jahren besuchen keine Schule. Man kann also ungefähr beurteilen, wie viele Mütter es gibt, welche keinen Unterricht genossen haben und welche infolgedessen wohl auch zu einem späteren Unterricht in Kinderhygiene unfähig sind. Die wichtigste Maßnahme, welche also vorzuschlagen ist, ist der obligatorische Unterricht. Er schafft überhaupt erst die Möglichkeit, daß die „Ratschläge für Mütter", welche vom Standesamt in fast allen unseren Kommunen ausgegeben werden, die Belehrungen, welche die Ligue Nationale Belge pour la Protection du premier âge massenweise ausgibt, die hygienischen Vorträge, welche die private Initiative oder das Ministerium in vielen Bezirken organisiert, die Artikel in der Presse und in den Revuen, von allen und voll ausgenutzt werden können. Durch den obligatorischen Unterricht werden die Mütter bereits Kenntnisse in bezug auf Kinderhygiene in der Schule bekommen. Dieser Unterricht ist allerdings in wenigen unserer städtischen Schulen organisiert. In einigen größeren Städten, in Antwerpen z. B., werden die Schülerinnen der höheren Klassen in Form von Plaudereien durch die Lehrerinnen, welche alle einen Kursus in einer Art Mutterschule durchgemacht haben, in der Säuglingspflege unterrichtet. In den Haushaltungsschulen wird ebenfalls ein Kursus über Hygiene des Kindesalters gehalten. Ebenso wird die Sache in den höheren Volksschulen und in den höheren Töchterschulen gehandhabt. In Antwerpen nehmen die Schülerinnen der höheren Töchterschule regelmäßig an der Fürsorgesprechstunde der Gebäranstalt teil.

Neben den Lehrerinnen hat auch der Arzt eine Hauptaufgabe als Verbreiter rationeller Begriffe über Säuglingshygiene. Ihm stehen zur Seite die Krankenpflegerinnen, die Hebammen, die Wochenpflegerinnen und die Damen, welche die Hausbesuche machen.

Aber der Unterricht und die Erziehung dieser Helfer in Physiologie, Pathologie und Hygiene des Neugeborenen und des Säuglings muß ein genügender sein, um wirklich mit Nutzen den Kampf gegen die Unwissenheit und die Vorurteile führen zu können. Ist dem auch wirklich so?

In den **Staatsuniversitäten** (Gent und Lüttich) wie in den freien Universitäten (Brüssel und Löwen) sind Professoren dazu angestellt, den Studenten der Medizin **Unterricht in Kinderheilkunde** zu geben; die dafür bestimmte Zeit sind einige Stunden in der Woche. Der Unterricht ist fakultativ und untersteht keinem Examen. Da während des Studienganges der Lernenden viele Stunden den eigentlichen Kinderkrankheiten gewidmet werden, so muß natürlich der Unterricht in Säuglingspflege und -Ernährung (die ersten zwei Jahre) vernachlässigt werden[1]). Der klinische Unterricht wird außerdem noch dadurch erschwert, daß wir keine stillenden Mütter mit ihren Säuglingen in unseren Universitäts-Kliniken haben; so kennen unsere zukünftigen Ärzte das Stillen nur aus den Büchern.

Das vollständige Fehlen gesunder Säuglinge in den Hospitälern macht es den jungen Ärzten unmöglich, die Physiologie des Neugeborenen und des Säuglings genügend zu studieren, während doch das Studium am gesunden Säugling[2]) logischerweise der des kranken Säuglings vorangehen sollte.

Dieser Mangel an Muttermilch in unseren Hospitälern schädigt nicht nur den klinischen Unterricht, sondern auch die Kinder mit schweren Ernährungsstörungen sowie die Frühgeborenen und die Debilen, welche man heutzutage noch nicht ohne Muttermilch aufziehen kann.

Diese Gefahr wird dadurch noch größer, daß die Kuhmilch, welche für die Säuglinge in Hospitälern bestimmt ist, in der Regel durchaus nicht genügende Garantien in bezug auf ihre bakteriologischen Eigenschaften bietet. Gewöhnlich ist es eine Milch, welche für das ganze Hospital gebraucht wird, sowohl für die Erwachsenen wie für die Säuglinge; die letzteren bekommen das oft zu ihrem Schaden zu fühlen.

Nach dem Vorhergesagten ist es wohl nicht zu verwundern, daß eine große Zahl von Ärzten sich nur von der Empirie leiten läßt und nur symptomatische Therapie anwendet. Für sie kommt es darauf an, eine Anzahl von Untersuchungsmethoden zu „versuchen" und zwar solange bis man diejenige gefunden hat, die das Baby verträgt. Bei ihnen gibt es kein leitendes Prinzip in der künstlichen Ernährung, ihre verschiedenen Versuche hängen von der kleineren oder größeren Anzahl der Produkte ab, welche die Industrie auf den Markt wirft. Andere dagegen stehen auf dem Boden der Biedertschen Theorie und sind der Meinung, daß es bei der künstlichen Ernährung hauptsächlich darauf ankommt, dem Säugling eine Kuhmilch zu verabreichen, welche in Quantität und Qualität so viel wie möglich der Frauenmilch gleichkommt. Sie geben den Säuglingen jene Serien von Produkten, welche durch all die Modifikationen der Milch entstanden sind.

Ich will nicht all die Ernährungsformen aufführen, welche durch die spekulativen Ideen der einen und die alten Erfahrungen der anderen in Betrieb gesetzt worden sind; es genügt mir zu bemerken, daß die klinischen und experimentellen Versuche, welche in den letzten 15 Jahren die deutsche Pädiatrie dazu gebracht haben, die Säuglinge nicht mehr auf gut Glück mit einer Reihe von verschiedenen Ernährungsmethoden, bis der Zufall die richtige Art entdecken ließ, sondern nach strikten und präzisen Indikationen zu ernähren, in Belgien noch nicht den Anklang gefunden haben, welchen sie verdienen. Wir müssen zunächst und vor allem zugeben, daß wir die künstliche Ernährung der Kinder nicht kennen, sondern nur diejenige des Kindes, da die Kinder sich vom ersten Tage an durch die Heredität in normale und anormale Kinder im Sinne Czerny-Kellers scheiden.

---

[1]) Durch Königliches Dekret vom 29. Oktober 1908 ist an den Staatsuniversitäten der wissenschaftliche Grad und das Diplom des „médecin-hygiéniste" eingeführt worden. Die Kinder- und Schulhygiene gehört zu den Unterrichtsgegenständen.

[2]) Es ist uns passiert, daß wir eine Fürsorgesprechstunde besuchten, in der alle Säuglinge künstlich genährt waren und uns den Eindruck machten, als ob sie alle an Ernährungsstörungen litten, während der leitende Arzt uns stolz und mutig ankündigte, daß er sehr selten kranke Kinder zu sehen bekäme.

Unglücklicherweise scheint diese Idee weder in Belgien noch in Frankreich allgemeinen Anklang gefunden zu haben, da fortwährend Arbeiten über bestimmte Ernährungsmethoden, z. B. über Buttermilch, erscheinen, ohne daß der pathologischen und hereditären Vergangenheit der Versuchskinder auch nur Erwähnung getan wird.

Wenn man aber Kinder mit verschiedenen hereditären Veranlagungen und verschiedenen Ernährungsstörungen mit ein und derselben Nahrung ernährt, so müssen natürlich gute und schlechte Resultate die Folge sein, welche nur vom Zufalle bestimmt werden. Außerdem lassen sich die Indikationen für diese oder jene Untersuchungsmethoden nicht ohne das Studium der Pathogenese „der Ernährungsstörungen" bestimmen. Der Begriff der „Ernährungsstörungen", welcher die Störung nicht im Verdauungstrakt, sondern im intermedären Stoffwechsel lokalisiert, wird auch bei uns nicht so recht verstanden: Die Bezeichnungen Dyspepsie, Gastroenteritis, Athrepsie werden immer noch angewandt, und solange diese Einteilung beibehalten wird, wird das Verständnis der wichtigsten Prinzipien über moderne künstliche Ernährung zwischen Deutschen und Franzosen meines Erachtens unmöglich sein.

Diese Divergenz der Ansichten ist sehr bedauerlich; denn die Pädiatrie, die Säuglingsfürsorge und der Unterricht der Mütter sind es, die zunächst darunter leiden. Unmöglich scheint es, daß die Pädiatrie der verschiedenen Länder sich über Anzahl der Mahlzeiten, über Nahrungsmenge, über das Alter, in dem man Kohlehydrate und Gemüse zufüttern soll, verständigt. Unmöglich ebenfalls erscheint es, die Gründe der Kindersterblichkeit in den verschiedenen Ländern zu vergleichen. Was man auf der anderen Seite des Rheins „Ernährungsstörungen" nennt, nennt man Diarrhöe, Enteritis, Athrepsie, Krämpfe, kongenitale Debilität auf dieser Seite.

Der ungenügende Universitätsunterricht in Physiologie, Pathologie und Hygiene des Säuglings und die Divergenz der Ansichten, welche über die Prinzipien der Ernährung und der Pflege des Säuglings existieren, ziehen die Unannehmlichkeit nach sich, daß die rationelle Erziehung und Belehrung der Massen in bezug auf Pflege und Ernährung des Kindes sehr beeinträchtigt wird.

Noch schlimmer steht es um die **Belehrung unserer Krankenpflegerinnen,** vor allem derjenigen, welche ihre Beschäftigung in Krippen, Asylen für verlassene Kinder, in Hospitälern und in Säuglingsheimen haben, oder welche in irgendeiner Weise einer Fürsorgeinstitution angehören. In unseren öffentlichen Anstalten arbeiten entweder gewöhnliche Dienstmädchen oder Kindermädchen, Nonnen oder weltliche Krankenpflegerinnen, welche alle keinen besonderen Unterricht in Kinderpflege erhalten haben. Man trifft zwar fast in jeder größeren Stadt eine Privatinstitution, welche sich um die Belehrung, besonders um die theoretische Belehrung der Kindermädchen und Pflegerinnen bekümmert. Das Bureau de bienfaisance in Gent hat Kurse über theoretische und praktische Säuglingspflege für junge Mädchen organisiert. Die Ligue Nationale Belge pour la Protection des Enfants du premier âge hat eine Ecole de Puériculture in Brüssel eröffnet. Außerdem existieren noch Kurse im Säuglingsheim zu Ixelles, in der Elisabeth-Krippe in Antwerpen, in der ärztlichen Krippe von Charleroi usw. Ich bin der Meinung, daß die Ausbildung der Kindermädchen (nurses) und die der weltlichen Krankenpflegerinnen in Säuglingspflege in Belgien eine ungenügende ist und dadurch wird die Arbeit des Arztes, welcher ein Hospital, eine Krippe, ein Kinderasyl oder ein Säuglingsheim zu leiten hat, sehr erschwert. In unseren Fürsorgesprechstunden finden wir, wenn überhaupt, nur sehr selten, Krankenpflegerinnen, welche eine genügende Ausbildung in Kinderpflege besitzen und welche bei genügendem Gehalt die Säuglinge in deren Domizil zu besuchen und in der Konsultation zu überwachen haben.

Dagegen haben wir fast immer ein Damen-Komitee. Die Damen, welche meist von dem Wunsche, Gutes zu tun, durchdrungen sind, geben sich dem Werke hin und opfern Zeit und Geld. Es ist übrigens den Fürsorgestellen, welche den durch das Ministerialschreiben vom 17. Februar 1908 gewährten Zuschuß erhalten wollen, durch das Zirkular des Ministers des Innern und der Landwirtschaft vom 27. Januar 1909 vorgeschrieben, sich ein Damenkomitee anzugliedern. Es heißt im Zirkular: „Es ist nötig, daß eventuelle Hausbesuche bei den Müttern gemacht werden können, um sich zu überzeugen, daß sie die Vorschriften, welche sie in der Fürsorgesprechstunde erhalten haben, zu Hause auch wirklich durchführen."

Diese Ministerialbestimmung ist sehr richtig, weil sie die Notwendigkeit einer häuslichen Überwachung der Kinder, welche in der Fürsorgesprechstunde vorgestellt werden, bestimmt ausspricht. Aber ist das Damenkomitee wirklich geeignet, die schwierige Mission auszuführen, welche das Ministerium ihm übertragen hat?

Die Arbeit des Fürsorgearztes ist eine rein prophylaktische: er verhindert nach Möglichkeit das Entstehen von Krankheiten, indem er den Müttern Vorschriften über die Pflege des Kindes gibt und Stillpropaganda treibt. Er führt das Stillen und die künstliche Ernährung in richtiger Weise durch. Er sorgt im letzteren Falle für die Beschaffung von „Säuglingsmilch", entweder im Rohzustande oder sterilisiert. (Goutte de Lait.) Wenn das Kind krank wird, so behandelt er es selbst, wenn er das kann, oder er übergibt es sofort einem Hospital oder einem Arzte des Bureau de bienfaisance. Er belehrt die Krankenpflegerinnen oder die Damen, welche die Hausbesuche übernommen haben. Der Nutzen einer Fürsorgestelle hängt fast ganz von der Arbeit der letzteren ab; sie sind in gewisser Beziehung die Exekutivgewalt der Fürsorgesprechstunde. Sie haben im Hause des Kindes die Ratschläge des Arztes zu detaillieren, sie haben bei der Ausführung seiner Bestimmungen anwesend zu sein und eventuelle Mißverständnisse auszuschalten. Sie müssen immer über den Gesundheitszustand ihrer Pfleglinge Bescheid wissen, damit sie zur rechten Zeit den Arzt zum Eingreifen veranlassen können. Nun ist aber die Basis dieser Arbeit unbedingt eine theoretische und besonders eine praktische Ausbildung, welche wir schwerlich von den Damen verlangen können, welche wir jedoch von einer genügend besoldeten Pflegerin mit Recht verlangen dürfen. Die Damen andererseits werden durch den Trost einer wirklichen Sympathie und durch den moralischen Beistand, welchen sie ins Haus bringen, viel schneller das Vertrauen der Mütter erringen. Eine Dame, welche ihre Sache gut versteht, welche mit dem Unglück anderer Mitgefühl hat, wird sich oft schneller und mit mehr Takt über die wirklichen Bedürfnisse einer Familie orientieren und wird auf diese Weise für den Fürsorgearzt ein ebenso wertvolle Hilfe wie die Pflegerin sein.

Man wird wohl die eine oder die andere zuziehen müssen, wenn man nicht Personen hat, welche alle notwendigen guten Eigenschaften in sich vereinen. Wie dem auch sei, die Wichtigkeit der Hausbesuche scheint mir eine zu große zu sein, um sie unerfahrenen, in der Pflege der Neugeborenen und der Säuglinge ungenügend ausgebildeten Personen zu überlassen. Durch die Hausbesuche bringen wir die notwendigsten Begriffe elementarer Hygiene im ersten Kindesalter in den armen Haushalt, durch sie vermeiden wir das vorzeitige Abstillen (wozu nicht nur schöne Reden, sondern auch tätiges Eingreifen und Ausübung aller Dinge nötig ist, mit denen man die Milchsekretion fördern kann), durch sie können wir Kinderpflege demonstrieren lassen, wenn die Mütter nichts davon verstehen.

Die Krankenpflegerin wird also die Stellvertreterin, ja vielleicht sogar die Gegnerin der Hebamme sein, welche ebenfalls durch Ausübung ihrer Funktionen diese Rolle für sich in Anspruch nimmt. Aber auch die **Hebammen** müssen eine sorgfältige **Ausbildung** haben, damit sie uns in der Säuglingsfürsorge unterstützen können. Ist diese Ausbildung in Belgien vorhanden?

Das Gesetz vom 12. März 1818 legt den Provinzial-Ärzte-Kommissionen die Pflicht auf, die Fähigkeit der Hebammen zu prüfen und denjenigen Zeugnisse auszustellen, welche in ihrer Provinz oder in ihrem Distrikt ihr Gewerbe ausüben dürfen. Das Königliche Dekret vom 31. Mai 1880 setzt die Zusammenstellung der Prüfungskommission fest. Das Königliche Dekret vom 30. Dezember. 1884 verfügt, das jede Person, welche zwei Jahre in einer Hebammenschule (letztere sind definitiv durch das Königliche Dekret vom 15. Februar 1908 eingeführt) oder die zwei Jahre bei einem Arzt oder einer Hebamme zugebracht hat (in den beiden letzteren Fällen muß die Schülerin mindestens fünf Entbindungen gemacht haben), sich zum Examen melden kann, wenn sie ein Leumundszeugnis ihrer Heimatsbehörde vorweist. Endlich bringt das Königliche Dekret vom 1. Juli 1908 ein Programm für das Examen, welches auch die Hygiene des Neugeborenen als Prüfungsgegenstand bezeichnet. Dieses Programm ist sehr genau ausgeführt. Die Instruktionen der Königlichen Dekrete und der Ministerialerlasse sind sehr empfehlenswert.

Die gesetzlichen Bestimmungen, welche die Ausübung des Berufes als Hebamme betreffen, räumen seit 1908 den zuständigen Verwaltungen größere Befugnisse ein. Wenn sie wirklich befolgt würden, so würden sie das intellektuelle Niveau unserer Geburtshelferinnen beträchtlich heben und sie in dem Kampf gegen die Kindersterblichkeit zu sehr schätzbaren Hilfstruppen machen. Der Unterricht würde dann auf die Direktorialärzte der Hebammenschulen an den Gebäranstalten übergehen. Eine Stelle zeichnet sich heut schon vor den anderen aus: der Hebammenunterricht des Professors Dr. Charles, welchen eine große Anzahl von Hebammen in den wallonischen Landesteilen besuchen, enthält nicht nur wichtige Ratschläge für die Pflege des Kindes im ersten Lebensalter, sondern führt zu gleicher Zeit die Hebammen in den sozialen Teil ihrer Pflichten ein: in die Säuglingsfürsorge. Die Prinzipien dagegen, welche der Professor Van Cauwenberghe in seinem ,, handboek voor verloskunde voor vroedvroewen bewerkt ‘‘, welches bei den flämischen Hebammen in Gebrauch ist, aufstellt, sind einfach jammervoll. Wenigstens was die Ernährung der Neugeborenen und Säuglinge anbetrifft. In einer Abhandlung von 550 Seiten sind 10 Seiten der Kinderpflege gewidmet. Von der ,,Syphilis‘‘ und der ,,Säuglingsfürsorge‘‘ spricht er nicht. Hingegen drückt er sich folgendermaßen über die künstliche Ernährung aus:

,,Die künstliche Ernährung kann auf verschiedene Weise durchgeführt werden: zunächst mit Kuhmilch, Ziegenmilch, Eselinnenmilch oder Schafsmilch, sogar mit in Büchsen aufbewahrter, kondensierter Milch; dann mit allen Arten von Panaden oder Kindermehlen: Nestle, Staufer, Mellin Delacre, Renaux Theyssedris Mortan oder Viol, mit Weizen-, Hafer-, Gerstenmehl, Racahout, phosphatine Fallière, Liebig und allen Arten von Biskuit.‘‘ Dann weiter: ,,die einfachste und sicherste künstliche Ernährung ist die mit Kuhmilch. Man soll, wenn es geht, eine Milch nehmen, die der

Frauenmilch möglichst gleich ist, so wie die Eselinnenmilch oder die Backhausnahrung. Aus demselben Grunde nehme man keine säuerliche Milch.''

Endlich:

„Wenn die Kuh gesund und das Melken aseptisch durchgeführt wird, gebe man rohe Milch, welche die verdaulichste und nahrhafteste ist. Aber da eine solche Milch selten ist, sterilisiere man sie nach Soxhlets Methode, welche alle Mikroben in ihr tötet und ihre Fermentation vermeidet.'' Und endlich: „Wenn das Kind die Milch nicht verträgt, so gebe man ihmein Mehl (siehe oben), vor allem aber Nestles Mehl.''

Diese Schrift wimmelt von Irrtümern und ist geeignet, in den Köpfen der Hebammen die ärgsten Verwirrungen anzurichten. Sie ist eine schöne Reklame für alle fraglichen Produkte, welche durch die moderne Industrie auf den Markt geworfen werden, und schädigt den Säuglingsschutz, da sie die Mütter durch eine skrupellose Reklame irreführt und da die Säuglinge zum größten Teil natürlich darunter zu leiden haben. Die Ausbildung einer großen Anzahl von Hebammen läßt also zu wünschen übrig und es scheint doch etwas gefährlich, sein ganzes Vertrauen in das Wissen dieser Frauen und in ihre Hilfe im Kampfe gegen Unwissenheit und Vorurteil zu setzen. Sie könnten jedoch sehr eifrige Verbreiter der kindlichen Hygiene werden, und das hat die Ligue Nationale Belge pour la Protection des Enfants du premier âge sehr wohl verstanden. Seit 1900 hat die Ligue die Hebammen gebeten, Stillpropaganda zu treiben, und hat sich entschlossen, ihnen Prämien zu gewähren in dem Verhältnis zu den Resultaten, welche sie erreicht haben. Man sagt, daß dieser Versuch sehr günstig ausgefallen sei, wenigstens in den Bezirken von Brügge, Furnes, Dixmude und Ostende, in denen der Versuch gemacht wurde (Rapport de la Ligue — Mai 1910), weil in diesen Bezirken die Sterblichkeit eine sehr große war (Dufort).

Wenn ich mich so über die Belehrung der Massen und über die Verbreitung der Hygiene verbreitet habe, so habe ich das getan, weil diese Maßnahmen hauptsächlich die Fürsorgeärzte in Belgien beschäftigen.

Seitdem auf Vorschlag von Lust und Wibo hin die Société Royale de Médecine Publique et de Topographie Médicale de Belgique im Oktober 1903 die Ligue Nationale Belge pour la Protection de l'enfance du premier âge gegründet hat, hat sich letztere fast ausschließlich um die Belehrung der Massen und die Verbreitung vernünftiger Anschauungen über Säuglingshygiene bekümmert und hat versucht, diese Aufgabe durch Traktate, Vorträge und Kurse auszuführen. Sie hat in ganz Belgien „Merkblätter für Mütter'' verteilt; eine Maßnahme, welche isolierte Vereine mit beschränktem Wirkungskreis, wie z. B. die erste Goutte de Lait belge, welche im Jahre 1897 von Dr. Lust in Brüssel gegründet worden ist, nicht hatten ausführen können. Die Liga hat eine Reihe von **Fürsorgestellen** und Milchküchen gegründet, deren belehrender Charakter mir so wichtig und vorherrschend erscheint, daß ich mich nicht scheue, in diesem Kapitel von ihnen zu sprechen. Die Fürsorgesprechstunden bilden bei uns die Hauptform, wenn nicht sogar die allervorherrschendste Form und für einzelne Bezirke die einzige Form des Säuglingsschutzes. Sie sind im Verhältnis zu den anderen Fürsorgeeinrichtungen sehr zahlreich.

In Brüssel mit Vorstädten (650 000 Einwohner) existieren 16, ohne die sehr zahlreichen zu zählen, welche in der Hauptstadt wie auch anderswo den öffentlichen oder privaten Kliniken angeschlossen sind. Es sind die Fürsorgestellen des Dispensaire

„Prince Charles", des Minimes, des Sablons-Chapelle, de la Maternité, des Enfants assistés, de la Maison du Peuple, von St. Josse-ten Node, von Molenbeeck St. Jean, von Cureghem, von Anderlecht (an eine Krippe angeschlossen), von Etterbeeck (an eine Krippe angeschlossen), von Ixelles (angegliedert an ein Säuglingsheim), von St. Gilles, von Laekn, vom Stadtviertel Nordost von Schaerbeeck, von Forest, von denen nur die der „Enfants assistés", die von Ixelles und von Schaerbeeck nicht der Ligue Nationale Belge angegliedert sind. In der Provinz Brabant haben wir die Fürsorgestelle mit Mutualité maternelle von Braine-l'Alleud (9097 Einwohner), die Goutte de Lait von Vilvorde (16 030 Einwohner) und von Louvain (41 960 Einwohner), die Fürsorgestelle von Zuensous-Leeuw St. Pierre, welche der Ligue Nationale Belge angegliedert sind. In Antwerpen (317 171 Einwohner) existieren, ebenfalls der Liga angeschlossen, die Fürsorgestellen der Crèche Elisabeth, die Goutte de Lait in der Avenue Isabelle, die Fürsorgestelle in der Gebäranstalt und fünf Fürsorgestellen des Bureau de bienfaisance. In der Provinz Namur werden in kurzer Zeit zu funktionieren anfangen: die Einrichtung der Milchküche und der Fürsorgesprechstunde in Namur selbst. In der Provinz von Hainaut finden wir eine Consultation in Charleroi (27 396 Einwohner), die einer Krippe angeschlossen ist; eine andere ist in Jumet (76 218 Einwohner) in Betrieb und eine in Marcinelle (13 979 Einwohner). In der Provinz Lüttich existieren in Lüttich (176 893 Einwohner) selbst sechs Fürsorgestellen, welche den sechs kommunalen Krippen angegliedert sind. Es existieren dort auch noch die Fürsorgesprechstunden der Gebäranstalt und die der Poliklinik; die beiden letzteren sind der Liga angeschlossen. Ferner je eine in Seraing (42 893 Einwohner), in Verviers-Hodimont (48 084 Einwohner), in Huy (14 289 Einwohner); die beiden letzteren sind ebenfalls der Liga angeschlossen.

Im westlichen Teil von Flandern die Goutte de Lait von Blankenberghe (6279 Einwohner), von Brügge (53 995 Einwohner), von Ostende (42 759 Einwohner) und von Heyst sur Mer. Im östlichen Teil von Flandern: die Goutte de Lait von St. Nicolas (34 037 Einwohner), die Fürsorgestellen des Service d'assistance maternelle in Gent (164 659 Einwohner), welche der Liga angeschlossen sind.

Der größte Teil der Fürsorgestellen, unter denen auch diejenigen sich befinden, die der Liga angeschlossen sind, verdanken ihren Ursprung der Privatinitiative.

Die Ligue Nationale Belge ist ebenfalls eine Gründung, die von der Privatinitiative organisiert ist, verwaltet wird und Zuschuß bezieht. Die Liga hat den Zweck, die Säuglingshygiene zu verbreiten, die Vereine, welche sich um die Säuglinge bekümmern, zu zentralisieren, um die gemeinsame Arbeit zu erleichtern, alles, was sich auf den Säuglingsschutz bezieht, zu sammeln und alle Fürsorgemaßnahmen zu suchen und zu prüfen, um sie dann Wohlfahrtsinstitutionen, öffentlichen Behörden usw. vorschlagen zu können, welche die Absicht haben, irgend etwas zum Schutze der gefährdeten Kinder zu tun. Bis jetzt besitzt sie nur die vorher aufgezählten Fürsorgestellen. Sie hat deren Gründung veranlaßt und sie dann durch Zuschüsse unterstützt. Trotzdem wird aber jede Konsultation durch ihre Mitglieder oder ihre Vereine unterstützt und organisiert, welche manchmal die pekuniäre Unterstützung der öffentlichen Behörden für ihre Bestrebungen erbitten und erreichen. Die ärztliche Leitung ist einem dirigierenden Arzt anvertraut. Sie hat zum Zweck: die Belehrung der Mütter, die Beförderung des Stillens durch Prämien in Naturalien, Milchverteilung an künstlich genährte Kinder und die ständige Überwachung der in ihr vorgestellten Kinder durch das Damenkomitee (Bulletin de la Ligue — 1909).

Andere Konsultationen sind durch die städtischen Behörden der großen Städte organisiert, so z. B.: Brüssel, welches seine Fürsorgesprechstunden in der Gebäranstalt und bei den Enfants assialés abhält; Antwerpen, welches seine Fürsorgesprechstunden in der Gebäranstalt abhält und fünf Konsultationen des Bureau de bienfaisance besitzt.

Der Service „d'assistance maternelle" des Bureau de bienfaisance von Gent muß besonders erwähnt werden. Es sind dort drei Fürsorgestellen von ihm gegründet worden, welche den stillenden Müttern Beihilfen in Naturalien gewähren, Trockenmilch an die Kinder, welche nicht von ihrer Mutter gestillt werden können, verteilen und außerdem noch Müttern, welche regelmäßig die Fürsorgesprechstunden besuchen, Prämien in Naturalien austeilen. Junge Mädchen, welche theoretisch und praktisch einen Kinderpflegekursus durchgemacht und ihr Diplom erlangt haben, übernehmen die häusliche Pflege und vertreten auch eventuell während einiger Stunden am Tage die Mutter. Die unbemittelten Kinder unter $1^1/_2$ Jahren haben das absolute Recht auf Unterstützung durch diese Institution. Arbeiter haben das Recht darauf, wenn sie sich in der Mutualité infantile für 15 Centimes pro Woche einschreiben. Hinzuzufügen ist noch, daß die Pflege der Kinder, deren Eltern beide in Fabriken arbeiten und die der Mutualité infantile angehören, obligatorisch ist, daß eine monatlich erscheinende Propagandaschrift „Het Wiegje" (3000 Exemplare) an die Unbemittelten unentgeltlich verteilt wird, daß populäre Kurse, Ausstellungen, ein Vermietungsbureau für Kinderpflegerinnen bestehen und daß außerdem die Einrichtung noch eine „Tag- und Nachtkrippe" besitzt, von der ich später sprechen werde. Die „assistance maternelle" hat sich eine besondere Unterstützung für Tuberkulose angegliedert mit einer speziellen Abteilung für tuberkulöse Diagnostik, Cutireaktion, Morosche Probe usw., Impfung gegen Tuberkulose der schwächlichen oder gefährdeten Kinder und außerdem eine Poliklinik für Tuberkulöse. Die Unbemittelten erhalten die Hilfe gratis, die Arbeiter schreiben sich in einen „bond" ein. Das Zusammentreffen dieser prophylaktischen Einrichtungen scheint mir das vollkommenste Werk in Belgien zu sein. Es hat einen öffentlichen Charakter, ist aber ganz und gar durch den Dr. Miele, welcher es noch leitet, eingerichtet worden.

Die Stadt Lüttich hat in sechs städtischen Krippen Fürsorgesprechstunden eingerichtet, andere Städte (siehe oben) haben es ebenso gemacht.

Einige Städte, die nicht selbst Fürsorgesprechstunden einrichten wollen, gewähren ihnen Zuschüsse, einige Provinzialbehörden, z. B. die von Brabant, Hainaut, Lüttich haben sich sogar für diese Einrichtungen verwandt. Der belgische Staat gewährt ihnen eine Unterstützung als Unterrichtsanstalt, wenn sie richtig organisiert sind, unter ärztlicher Leitung stehen und sich der Inspektion unterwerfen.

Die Säuglingsfürsorge, welche durch Fürsorgestellen und Milchküchen betrieben wird, hat also unstreitbar in Belgien viel Sympathie, besonders was die Privatinitiative anbetrifft. Trotzdem findet man sie ausschließlich in den Städten, während in ganz Belgien auf dem Lande nicht eine ähnliche besteht. So ist es z. B. in den Provinzen Limburg, Luxemburg, Namur und Antwerpen.

Gewöhnlich sind diese Einrichtungen unabhängig und handeln für sich selbst in der Art, wie es durch die Ursachen ihrer Gründung motiviert ist. Sie haben wenig Zusammenhang sowohl unter sich selbst wie auch mit anderen Säuglingsfürsorgeeinrichtungen, wie auch mit den öffentlichen Behörden. In keiner Stadt, in keinem Dorf existiert eine Zentralisation oder eine methodische Verständigung zwischen ihnen. Es gibt keine Einrichtung, in der die verschiedenen Formen der öffentlichen oder privaten Säuglingsfürsorge in Kontakt gebracht oder gruppiert werden können oder wo die Mütter Ratschläge bekommen und der Fürsorgestelle zugewiesen werden können, die für sie oder das Kind am besten paßt.

Da die Konsultationen nicht Teile eines Ganzen sind und da es, um ein einziges Kind zu retten, nötig ist, es derjenigen Institution zuzuweisen, die für das Kind paßt, oder sogar eine ganze Reihe von Fürsorgeeinrichtungen auszunutzen, so ist auch ihre Hilfe oft null und nichtig und eine ganze Anzahl von Müttern, welche sich ihnen zuwenden, verlassen die Einrichtung wieder, sobald es sich zeigt, daß diese außerstande ist, ihnen die Hilfe zukommen zu lassen, welche sie von ihr erwarteten. Tatsächlich ist auch die Unregelmäßigkeit der Frequenz das Hauptcharakteristikum unserer Konsultationen.

Die Wirksamkeit dieser Institutionen erstreckt sich in Belgien nur auf eine gewisse Kategorie von Müttern: diejenigen, welche die Möglichkeit oder den Willen haben, sich führen zu lassen und welche zu diesen Institutionen entweder durch den Wunsch sich zu belehren oder durch die Anziehungskraft der Prämien angezogen werden.

Diesen Müttern kann man helfen, wenn die Fürsorgesprechstunden so funktionieren, wie wir es vorher beschrieben haben. Ist dies in Belgien der Fall? Gewöhnlich prosperieren diese Werke gut und haben die Sympathie des Volkes für sich. Die Frequenz ist groß, aber unregelmäßig. Nach einem Briefe von Dufort sind alle belgischen Konsultationen im Jahre 1910 von ungefähr 4000 Kindern besucht worden, von denen nur die Hälfte regelmäßig dieselben frequentierte. (Dufort versteht unter „regelmäßig frequentieren": 24 mal die Institution besucht haben.) Die Anzahl der kranken Kinder, welche ein erstes Mal dorthin gebracht wurden (42,9% nach Dufort) ist eine sehr hohe. Die prophylaktische Bedeutung der Institutionen scheint noch zu wenig erkannt worden zu sein, obgleich ja unsere Konsultationen sich in dieser Beziehung in den letzten Jahren etwas geändert haben. Die Mütter bringen jetzt ihre Säuglinge etwas früher, und die Anzahl der gesunden Brustkinder ist gestiegen. Diese Resultate sind teilweise durch die Ärzte hervorgerufen, welche eine Auswahl unter den eingebrachten Kindern der Fürsorgestellen treffen (Bericht der Ligue Nationale Belge). In jeder der Einrichtungen ist die Stilldauer der Kinder eine verschiedene. Ich will nicht wissen, ob diese merkwürdige Tatsache auf den verschiedenen Wert der Mütter oder auf den verschiedenen Wert der Fürsorgesprechstunden und besonders des Arztes, der Pflegerin und der ehrenamtlich tätigen Damen zurückzuführen ist. (Budin.) Ich will nicht näher auf diesen Punkt eingehen, welchen ich bereits in den vorangegangenen Seiten behandelt habe, will auch nicht auf die Art der Belehrung, welche oft zu kompliziert für die Mütter ist, näher eingehen. Durchschnittlich kann man sagen, daß eine Gleichmäßigkeit fehlt, da jeder Arzt die Mutter nach seinem Gutdünken belehrt.

Es gibt Fürsorgesprechstunden, welche nur Belehrung und Stillpropaganda treiben; aber der größte Teil der Fürsorgestellen besitzt eine Milchküche und dieselben tragen oft auch den Charakter einer **Milchküche**. Ihre Aufgabe ist es, ihren Besuchern eine ideale „Kindermilch" zur Verfügung zu stellen (man spricht so oft von guter Milch und es gibt so wenig bei uns[1]), diese Milch zu sterilisieren — das tun alle —, sie dann nach der Sterilisation sofort zu kühlen und sie in der Abgabestelle, während des Transportes und bei den Abnehmern auf dieser niedrigen Temperatur zu erhalten, was sehr selten, wenn überhaupt je in Belgien, geschieht.

In Anbetracht dieser Betriebsfehler, der üblichen Überernährung, der unausgebildeten Organisation der Hausbesuche (siehe oben) bezweifele ich die Nützlichkeit des größten Teiles dieser Milchküchen für kranke, an Ernährungsstörungen leidende Kinder und ich füge hinzu, daß es auch welche gibt, die gefährlich für die gesunden Kinder sind.

Dieser Zustand ist ein sehr ernster, weil ein großer Teil der Kinder (42,9% nach Dufort) bei ihrer Vorstellung infolge künstlicher Ernährung schon krank ist und weil ihr Zustand trotz des Milchküchenbesuches sich nicht bessern kann, ja sich sogar eventuell verschlimmern muß. Da die Fürsorgestellen sehr oft weder in Verbindung mit einem Hospital noch auch mit einem service d'assistance médicale à domicile stehen, stirbt der größte Teil der kranken Kinder, nachdem sie plötzlich die Sprechstunden verlassen haben oder nachdem sie dort vorher fortgeschickt worden sind.

Diese Kritik über unsere Fürsorgestellen ist eine allgemeine und findet mehr oder weniger auf jeden einzelnen Fall Anwendung. Gewisse Einrichtungen wie

---

[1] Es gibt Milchküchen, welche 25 Centimes und weniger für den Liter Rohmilch bezahlen, und es gibt solche, die ihre Milch bei den Industriellen beziehen, wo sie mehr als verdächtig ist.

die „Assistance Maternelle" in Gent, die Fürsorgestellen mit Milchverteilung, welche Krippen angegliedert sind, von denen einige Abteilungen für kranke Säuglinge besitzen, bilden kleine „Zentralen", welche unleugbar für gesunde und kranke Kinder verschiedenen sozialen Ranges nützlich sind; die Aufopferung und das Wissen des Arztes vereinigt mit der materiellen, moralischen und wissenschaftlichen Unterstützung der ehrenamtlich tätigen Damen, haben auch anderswo überraschende Resultate in mancher Konsultation gezeitigt. Immerhin vernachlässigen in den meisten Fürsorgestellen die Ärzte und die Verwaltung das entfernt liegendere soziale Ziel dieser Einrichtungen, um sich nur um den momentanen Vorteil des laufenden Jahres zu bekümmern. Daher kommt es, daß es unmöglich ist, eine Konsultation mit den anderen zu vergleichen oder ein allgemeines Urteil über sie zu fällen. Daher auch der geringe wirkliche Wert der Zahlen, welche wir in den Berichten dieser Einrichtungen vorfinden. In unseren Konsultationen schwankt die Mortalität um 5% herum, aber sie ist auf alle Kinder, welche lebend während eines Jahres aus der Einrichtung ausgeschieden sind, berechnet, wenn auch diese Kinder nur drei- oder viermal in der Fürsorgesprechstunde vorgestellt worden sind. So werden sowohl Kinder, welche sterben, nachdem sie aus der Konsultation weggeblieben sind, als auch die, welche am Leben bleiben, als durch die Konsultation gerettet betrachtet, obgleich die Fürsorgestelle im ersten Falle gar keinen Nutzen und im zweiten Falle nur einen sehr zweifelhaften gezeitigt hat.

Es ist sicher, daß es Kinder gab, welche ein guter Ratschlag hätte retten können, aber es gibt auch eine große Anzahl von jenen — und gerade sie sind am meisten gefährdet —, welche nur durch die verschiedenen koordinierten Formen der Fürsorge für Mutter und Kind gerettet werden können, ohne von jenen zu sprechen, welchen weder Unterstützung noch Belehrung, sondern nur die Aufsicht der öffentlichen Behörden zu teil wird.

Diese beiden letzten Kategorien muß man besonders im Auge behalten und auf diese vor allem die Sorgfalt der öffentlichen und privaten Fürsorge richten, wenn eine wirkliche und große Anstrengung zum Schutze des Säuglings gemacht werden soll.

Wir bestreiten nicht den Nutzen der Organe, welche es sich zur Aufgabe gemacht haben, die Säuglingshygiene zu verbreiten. Sie werden in Belgien von unleugbarem Nutzen im Kampfe gegen die Unwissenheit und das Vorurteil sein, besonders wenn ihnen die Einrichtung des obligatorischen Schulbesuches zur Seite steht ebenso wie eine größere Mithilfe der Lehrer und Lehrerinnen in der Belehrung der Massen, eine Universitätsausbildung in Kinderheilkunde und Belehrung der Krankenpflegerinnen, Kindermädchen und Wochenpflegerinnen usw. Das alles müßte komplettiert werden, und unsere Behörden müßten sich darum kümmern.

Säuglingsschutz durch Gesetzgebung und Verwaltung.

Wir haben gesehen, daß die Maßnahmen ärztlicher Prophylaxe: Belehrung der Mütter, Stillpropaganda, Verteilung von Säuglingsmilch, ihren Ursprung der privaten Initiative verdanken, durch sie unterhalten und unterstützt werden. In gleicher Weise lassen sich die öffentlichen Behörden den Säuglingsschutz angelegen sein.

Bis zur französischen Revolution (vgl. Geudens) waren fast alle Summen, welche für die Wohltätigkeit verwendet wurden, in den Händen der Geistlichkeit, welche einen Teil derselben zum Zwecke des Almosengebens verwandte. Die französische Revolution zog diese Güter ein, und sie führte die öffentliche Wohlfahrtspflege auf den Verwaltungsweg, welchem sie auch heutigen Tags noch angehört. Die zugunsten der Armen bestimmten Maßnahmen folgen in kurzen Abständen aufeinander. Die Konstituante (1789—1790), die Erklärung der Menschenrechte, die Konstitution vom 24. Juni 1793 betrachtet die „Unterstützung der Armen als eine heilige Pflicht. Die Gesellschaft hat die Verpflichtung, ihren unglücklichen Mitbürgern die Existenz zu ermöglichen, entweder indem sie ihnen Arbeit verschafft oder, falls dies nicht möglich ist und Arbeitsunfähigkeit der betreffenden Personen besteht, indem sie ihnen die Mittel zu Existenz bereitstellte."

Dieses System, welches die Unterstützung und die Organisation der Arbeit als Pflicht der Nation aufstellte, wurde als unanwendbar erkannt. Die Gesetze vom 16. vendémaire und vom 17. frimaire des Jahres V führen die Wohltätigkeitsgründungen wieder ein, zentralisieren aber die Verwaltung derselben in den Händen der Verwaltungsbeamten der Zivilhospize und der Wohlfahrtsbureaus (bureaux de bienfaisance).

Den Zivilhospizen sind zugewiesen: die Hospitäler, die Hospize, der Unterhalt und die Unterbringung der Waisen, der Irren und Schwachsinnigen, der Kranken und der Greise. Den Wohlfahrtsbureaus sind alle Unterstützungen im Domizil zugewiesen, sowohl die Geldunterstützungen wie auch die Unterstützungen in Naturalien, die ärztliche Hilfe im Hause und in den Konsultationen, der Unterhalt der verlassenen Kinder, das Begräbnis der Unbemittelten. Es ist ihnen sogar das Recht verliehen, Arbeiterhäuser aufführen zu lassen.

Nach ihren organischen Gesetzen stehen die Administrationen der Hospize und der Wohlfahrtsbureaus autonom unter der Kontrolle der Behörden, welche das Gesetz vorgeschrieben hat. Sie sind vollkommen getrennt in bezug auf ihre Mittel, ihre Verwaltung und auf ihr Tätigkeitsfeld. Die Kommunen, im Notfalle sogar die Provinzen kommen ihnen im Falle des Fehlens von Geldmitteln zu Hilfe. Sie bilden in Belgien die beiden Elemente der öffentlichen, kommunalen Wohltätigkeit und erstrecken sich auf alle Kategorien von Unbemittelten ohne Unterschied der Meinungen und der Konfession.

Das **Gesetz über den Unterstützungswohnsitz** (27. November 1891) verfolgt das Ziel, unter die verschiedenen Kommunen die Lasten der öffentlichen Wohltätigkeit zu verteilen, und hat den Zweck, die Unterhaltungskosten für die unbemittelten Kinder zwischen Staat und Kommune zu teilen.

Jeder Belgier muß ein Zivildomizil haben (Zivilgesetzbuch 102, 103, 108). Art. 1 bestimmt:

Die Wohlfahrtshilfe wird den Unbemittelten durch die Kommunen erteilt, auf deren Territorium diese sich in dem Moment befinden, in welchem die Hilfe notwendig wird. Nur die moralische Verpflichtung der Kommunen entscheidet unwiderruflich, ob ein Unbemittelter unterstützt wird und in welcher Weise dies zu geschehen hat.

Artikel 2 bestimmt, daß bei Unmündigen der Unterstützungswohnsitz des Vaters oder der Mutter maßgebend sein soll. Dies trifft für die ehelichen und legitimierten Kinder und für die Kinder, welche unter Vormundschaft stehen, zu. Wenn Vater und Mutter unbekannt sind, wenn das Kind verlassen oder Waise ist und sein Unterstützungswohnsitz unauffindbar, so gilt die Kommune, in der das Kind gefunden worden ist, als zur Unterstützung verpflichtet.

Wenn eine Kommune für folgende Zwecke Geld vorgeschossen hat, so wird ihr dieses wieder zurückgezahlt (Art. 2):

1. Die Kosten der Unterhaltung und der Behandlung der Unbemittelten in Hospitälern.
2. Die Unterstützung von deren Familien während des Aufenthaltes des Betreffenden im Hospital.

3. Die Unterstützung der Kinder unter 16 Jahren, welche entweder väterlicher- oder mütterlicherseits Waisen sind.

4. Die Hilfe, welche den unehelichen Kindern gewährt wird, wenn sie nicht durch ihren Vater unterstützt werden. (Gesetz vom 19. Mai 1898.)

5. Die Unterstützung, welche Greisen von mehr als 70 Jahren gewährt wird.

Dieser Kostenersatz wird bezahlt:

a) Durch die Kommune, in welcher der Unbemittelte seinen Unterstützungswohnsitz hat, wenn diese Kommune eine andere ist als diejenige, welche die Kosten vorgeschossen hat.

b) Durch den Staat, wenn der Unbemittelte überhaupt keinen belgischen Unterstützungswohnsitz hat.

Wie die allgemeine Wohlfahrt, so sind auch die Verpflichtungen der öffentlichen Behörden gegen **die unglücklichen Kinder** noch heute durch die kaiserlichen Dekrete geregelt.

Die Convention Nationale hat zuerst ausgesprochen, daß „der Nation die physische und moralische Erziehung der verlassenen Kinder zur Last fällt" (Dekret vom 28. Juni bis 8. Juli 1793). Der erste Artikel des Kaiserlichen Dekretes vom 14. Januar 1811 bestimmt: „Die Kinder, deren Erziehung auf Kosten der öffentlichen Wohltätigkeit zu geschehen hat, sind: die Findelkinder, die verlassenen Kinder und die armen Waisen." Um diesen drei Kategorien von Kindern, welche Geudens definierte, die Unterstützung zu sichern, haben die Kommunen und Provinzen einzutreten. Es hängt von den Ortsbehörden ab, die Ursachen der Häufigkeit der Kinderaussetzung zu vermindern, indem sie Institutionen gründen, die sich dazu eignen, den Unglücklichen beizustehen, ohne die öffentliche Moral zu verletzen: Gebäranstalten, Wohlfahrtskomitees für die Mütter, Kleinkinderbewahranstalten, Asyle für die erste Kindheit. (Ministerialerlaß vom 23. August 1834.) Die Kommunen und die Provinzen können also eigene Asyle für die unbemittelten Kinder haben.

Aber wer wird die Verwaltung der Wohltätigkeit übernehmen, wer wird die Lasten, die diese Kinder verursachen, tragen?

Die Frage ist strittig und in der Praxis wird sie auf verschiedene Weise, je nach dem Ort, gehandhabt. Es scheint jedoch, daß die Unterhaltskosten für die verlassenen Kinder den Wohlfahrtsbureaus zukommen und die Lasten für die Findelkinder und für die unbemittelten Waisen den Hospizen. Diese so wichtige Frage wird leider etwas willkürlich entschieden, denn die Gesetzgebung, welcher diese Kinder unterstehen, ist eine ganz verschiedene, je nachdem, ob sie den Hospizen oder den Wohlfahrtsbureaus zugehören.

Das Gesetz vom 15. pluviose des Jahres XIII gibt die Spezialregeln in bezug auf die Vormundschaft der Kinder, welche in den Hospizen aufgenommen worden sind; alle unterstehen diesem Gesetz, ob sie nun Findelkinder, verlassene Kinder oder Waisen sind, ob Vater oder Mutter bekannt oder unbekannt sind. (Pandectes Belges V° Conseil de tutelle Nr. 795ff.) Die Kinder in den Hospizen, unter welchem Namen und aus welchem Grunde sie auch aufgenommen sein mögen, unterstehen der Aufsicht der Verwaltungskommission dieser Häuser. Es ist kein Unterschied gemacht zwischen den Kindern, welche in der Anstalt selbst aufgezogen werden oder durch die Hospize bei Privatleuten untergebracht worden sind, zwischen den Kindern, die Vermögen oder Besitz haben und denjenigen, welche arm sind. Alle sind der öffentlichen Vormundschaft (tutelle administrative) unterworfen[1]).

---

[1]) Die Eltern haben immer das Recht, ihre Kinder aus den Hospizen zurückzuholen unter der Bedingung, daß sie, wenn es ihnen möglich ist, die Ausgaben, welche bis dahin gemacht worden sind, vergüten und außerdem ein Leumundszeugnis beibringen, in dem auch erwähnt ist, daß sie imstande sind, ihre Kinder aufzuziehen.

Was die Kinder anbetrifft, welche den Wohlfahrtsbureaus angehören, so wendet man auf diese die gewöhnlichen Regeln an, da das Gesetz sich nicht speziell mit ihnen beschäftigt. Wenn das Kind noch seinen Vater hat, so übt dieser die väterliche Gewalt aus und alle übrigen Rechte, die damit zusammenhängen. Ist kein Vater da, so stehen diese Rechte der Mutter zu. Hat das Kind weder Vater noch Mutter, oder ist es unehelich und weder vom Vater noch von der Mutter anerkannt, so wird die Vormundschaft nach den Regeln, welche im Code civil angegeben sind, bei dem Kinde in Kraft treten. Die Mitglieder des Wohlfahrtsbureaus haben über diese Kinder keine Rechte, außer denjenigen, die ihnen als Vormünder oder stellvertretende Vormünder zukommen und außerdem natürlich das einfache Recht der Überwachung, welches im Reglement der Wohlfahrtsbureaus ausgesprochen ist.

Diese Regeln finden ebenfalls auf diejenigen Kinder Anwendung, deren Vater oder Mutter sie nicht aufziehen wollen oder können und welche durch die Sociétés d'enfants martyrs et de protection de l'enfance in deren Asyle und Krippen aufgenommen worden sind.

Dieser Unterschied, der zwischen den Kindern, die den Hospizen unterstehen, und denjenigen, welche den Wohlfahrtsbureaus zugehören, ist ebenso unbegründet wie unzweckmäßig. Die Findelkinder, die verlassenen Kinder und die Waisen haben ein gleiches Anrecht auf Interesse und es ist gar kein Grund vorhanden, sie in bezug auf materielle Versorgung, auf Erziehung und Vorsorge für ihre Zukunft verschieden zu behandeln. Es existiert eine wirkliche Anomalie, um nicht zu sagen, Ungerechtigkeit in der Behandlung, die ihnen je nachdem, ob sie den Hospizen oder den Wohlfahrtsbureaus zugehören, zuteil wird. Im allgemeinen werden die ersteren in den Waisenhäusern auferzogen, wo sie 1,50—2 Fr. pro Tag kosten; die zweite Kategorie wird bei Privatleuten untergebracht, wofür man 50 Cent. pro Tag bezahlt, wenn nicht gar noch weniger (Levoz). Die Gesetzgebung, welche die unglücklichen Kinder betrifft, sollte ganz in dem Sinne umgearbeitet und vervollständigt werden, daß die Kinder ohne Unterschied der Herkunft auf gleiche Weise behandelt würden und daß sie während der ganzen Zeit, während der sie der öffentlichen Wohlfahrt oder der privaten Wohltätigkeit unterstehen, unter die Vormundschaft der öffentlichen oder privaten Wohlfahrt gestellt werden, mit vollständigem Ausschluß der elterlichen Gewalt[1]). Die Vorteile dieser Maßnahmen müßten auf die verwahrlosten Kinder ausgedehnt werden, d. h. auf diejenigen, welche nach der Definition des Internationalen Kongresses von Antwerpen im Jahre 1890 durch die Nachlässigkeit, die Laster ihrer Eltern oder durch andere Ursachen sich selbst überlassen und jeder Erziehung beraubt sind (Levoz). Außer bei den Kindern, welche in den Zivilhospizen untergebracht sind und unter deren Vormundschaft stehen, sieht das Strafgesetzbuch bis jetzt nur in sehr seltenen Fällen den Verlust der väterlichen Gewalt vor (Art. 378 bis 382; 19 und 31 des Strafgesetzbuches), ferner in den Fällen notorisch schlechter Aufführung (Art. 444 des Code civil — siehe A. Levoz: La protection de l'enfance en Belgique, Goemaere Imprimeur Bruxelles).

Der **neue Gesetzesvorschlag** (siehe Abschnitt III „Gesetze und Verfügungen") verbessert die gegenwärtige Lage. Er steht auf dem Standpunkt, daß die

---

[1]) Dies würde eine vollständige Umarbeitung aller Gesetze der öffentlichen Wohlfahrtspflege in Belgien voraussetzen. Die vollständige Fusion oder wenigstens das Zusammenarbeiten der Waisenbehörden: Hospiz und Wohlfahrtsbureau, ist unerläßlich im Interesse des Säuglingsalters, dessen Schutz man nur durchführen kann, wenn man alle Maßnahmen, die für die Säuglinge in Frage kommen, zentralisiert.

Findlinge, die verlassenen Kinder und die unbemittelten Waisen in unserem Gesetz genügenden Schutz finden. Er bekümmert sich darum auch hauptsächlich um das moralisch verlassene Kind und sieht im Interesse des Kindes, der Familie und der Gesellschaft eine wirksamere Abwehr der Mißbräuche vor, denen die moralisch verlassenen Kinder ausgesetzt sind.

Der Art. 3 Nr. 2 ist für den Säuglingsschutz besonders interessant. Er sieht den Verlust der väterlichen Gewalt für den Fall vor, daß die Eltern durch schlechte Behandlung, Mißbrauch ihrer Autorität oder bewußte Nachlässigkeit in der Erfüllung ihrer gesetzlichen Pflichten die Gesundheit, die Sicherheit oder die Moral ihres Kindes gefährdet haben. Es handelt sich um die gesetzlichen Verpflichtungen, welche im Art. 385, 2 des Zivilgesetzbuches ausgeführt sind, und welche nach dem Wortlaut dieses Artikels der väterlichen Gewalt obliegen. Aber nach dem Zivilgesetzbuch besteht die Verpflichtung zur Erziehung und Pflege nur bei den ehelichen und bei den anerkannten Kindern. Der Vorteil aus diesen Bestimmungen wird dieser letzteren Kategorie von Kindern noch dazu nur durch die Rechtsprechung, aber nicht durch das Code civil zugebilligt (siehe Levoz).

Aber der Fall liegt anders, wenn es sich um uneheliche, nicht anerkannte Kinder handelt, außer wenn sie als Findelkinder oder als Waisen zu betrachten sind (Vormundschaft der Zivilhospize). Diese Kinder haben nach unserem Gesetz weder Vater noch Mutter. Bei ehelicher Abstammung beweist die Geburtsurkunde die Abstammung. Das uneheliche Kind jedoch hat nur dann eine Abstammung, wenn es in seiner Geburtsurkunde oder durch eine authentische Urkunde anerkannt wird, oder wenn es seine Abstammung durch Mutter- oder Vaterschaftsklage (recherche de la maternité ou de la paternité) nachweist, falls dieses erlaubt ist (siehe Abschnitt III „Gesetze und Verfügungen"). Die Nennung des Namens der Mutter, welcher notwendigerweise in der Geburtsurkunde des unehelichen Kindes eingetragen sein muß, ist nicht gleichwertig mit einer Anerkennung, ebensowenig wie an sich die Heirat des Mannes und der Frau, welche vorher ein Kind gehabt haben, genügt, dieses Kind zu legitimieren. Weder der Vater noch die Mutter kommen als rechtlicher Vormund in Betracht. Es folgt daraus, daß von Geburt an die Vormundschaft offen steht und daß ein gesetzlicher Vertreter für das Kind ernannt werden muß. Einige lassen sogar diese Regeln für die unehelichen Kinder, welche durch ihren Vater oder ihre Mutter anerkannt worden sind, zu.

Levoz ist der Meinung, daß die Ernennung eines Vormundes oder eines stellvertretenden Vormundes durch einen Familienrat vorgenommen werde, welcher aus Freunden zusammenzusetzen ist, wenn keine Verwandten vorhanden sind. Um diesen Familienrat zusammen zu bringen, hat man sich an den kompetenten Richter zu wenden, welcher der Friedensrichter des Domizils des Unmündigen ist (Art. 406). Beim nicht anerkannten unehelichen Kind, das kein gesetzliches Domizil, sondern nur einen Aufenthaltsort hat, liegt diese Pflicht dem Friedensrichter seines Aufenthaltsortes ob, welcher in bezug auf alles, was die Organisation der Vormundschaft anbetrifft, kompetent ist; an ihn hat man sich in diesem Falle zu wenden. Um den Familienrat zusammenzubringen (Art. 406 des Code civil), können die Verwandten des Unmündigen, die Gläubiger oder andere interessierte Personen eingreifen. Der Artikel setzt noch hinzu: „Jede Person kann dem Friedensrichter die Tatsache mitteilen, welche die Ernennung des Vormundes veranlaßt." Es würde also sehr wichtig sein, daß die Behörden der öffentlichen Wohlfahrt oder aller kompetenten Stellen, welche energisch eingreifen möchten, um in einer Kommune die Sterblichkeit der Säuglinge unter den Unehelichen herabzudrücken, oder daß die Gesellschaften, welche Säuglingsfürsorge in Belgien treiben, die Aufmerksamkeit des Friedensrichters oder der Gerichte auf die unehelichen Kinder, deren Vormundschaft nicht organisiert ist, lenken, daß sie außerdem im Interesse des unehelichen Kindes mehr Gebrauch von dem Gesetz betreffend die Anerkennung und die Unterhaltung der unehelichen Kinder machten (siehe Abschnitt III), und daß sie schließlich sich den Behörden für den Familienrat zur Verfügung stellten. Es würde auch ihre Sache sein, sich der Vormundschaft oder Ersatzvormundschaft zu unterziehen, besonders bei Kindern, welche von den Gesellschaften aufgenommen worden sind, denen sie selbst angehören (Campioni). Leider wird die freiwillige Vormundschaft, wie sie im Gesetz vorgesehen ist, sehr selten in Belgien ausgeübt, da die Verpflichtungen, die der freiwillige Vormund in bezug auf sein Mündel auf sich nehmen muß, zu streng sind und seine Rechte auf das Kind zu sehr begrenzen (Levoz).

Aus dem vorangehenden ergibt sich, daß der Wortlaut des Gesetzes betreffend den Kinderschutz, welches in der Zentralsektion der Abgeordnetenkammer votiert wurde, tatsächlich nicht alle Säuglinge beschützt, besonders nicht die Unehelichen. Diese besitzen in Wirklichkeit keine Familie, keinen Vormund, der in bezug auf die gesetzlichen Verpflichtungen des Art. 385, 2 des Code civil herangezogen werden kann.

Außerdem ist die Aufzählung der Fälle, welche unter den Art. 3, 2 des Gesetzesvorschlags fallen, zu vag, um tatsächlich den Säuglingen als Schutz dienen zu können. Der Gesetzgeber hat dem Richter das Recht übertragen, die durch die Rechtsprechung festgelegten Prinzipien zu erweitern. Das Projekt gewinnt an Elastizität, aber es verliert an Wirksamkeit.

Die Verbrechen gegen die Kinder beginnen mit der Schwangerschaft und werden bei der Geburt und nach der Geburt fortgesetzt. Das Gesetzbuch sieht Strafen gegen den kriminellen Abort vor (Strafgesetzbuch Art. 348—353), ebenso gegen die Aussetzung und das Verlassen des Kindes (Art. 354—360). Dagegen entgehen gewisse Verbrechen, eigentlich Kindesmorde, oft jeder Strafe, weil der Beweis der Schuld unmöglich zu erbringen ist. Gedoels erwähnt als Beispiel dafür: die Ernährung mit Zuckerwasser, das absichtliche oder zufällige Ersticken, das absichtliche Erkälten des Kindes. Levoz erwähnt noch das Geben von Narkotika, die Unterernährung oder Überfütterung, den Mangel an Pflege. Wir wollen nicht alle Praktiken nachlässiger oder unwissender Eltern hier aufzählen. Aber es wäre wichtig zu wissen, ob trotz des vorgeschlagenen Gesetzes die unwissenden und armen Mütter wie bis jetzt, so auch in Zukunft, ungestraft die gefährlichsten Irrtümer begehen dürfen, ob sie das Recht haben, ihren Kindern die frische Luft zu entziehen, sie durch die unsauberen Trinkflaschen oder durch schlechte Milch zu vergiften, ob sie mit ihren Säuglingen machen dürfen, was ihnen paßt, nach eignem Wunsch und eigener Laune und ohne irgendjemand verantwortlich zu sein, nicht einmal in dem Falle, daß das Kind stirbt oder sonst zu Schaden kommt. Diese Betrachtungen beziehen sich nicht nur auf die Mütter, sondern hauptsächlich auch auf die Pflegefrauen. Heute existiert bei uns noch kein gesetzlicher Schutz der Pflegekinder; in dem neuen Gesetzesvorschlag finden wir auch nichts darüber, und trotzdem wird niemand die Gefahr leugnen, welcher diese Kinder in Belgien ausgesetzt sind. Auch manche andere Frage läßt der Gesetzesvorschlag ungelöst und überläßt es dem Richter, sie nach seinem Gutdünken zu regeln. Dieser wird oft genug machtlos und seine Intervention wird oft von geringem Nutzen sein, selbst dann, wenn er den Verlust der väterlichen Gewalt ausspricht.

Der Gesetzesvorschlag hat bestimmte Strafen für den Fall, daß die schlechte Behandlung, der Mißbrauch der Autorität oder die Nachlässigkeit der Eltern in Ausübung ihrer gesetzlichen Pflichten die Sicherheit, die Moralität oder die Gesundheit der Kinder in Gefahr gebracht **haben**. Damit sind jedoch die Forderungen der heutigen Säuglingsfürsorge nicht erfüllt. Unser Hauptprinzip ist heute die Prophylaxe. Wenn man erst eingreift, wenn der Säugling bereits krank ist, so bedeutet dies nichts anderes, als das Kind von Anfang an einem fast gewissen Tode aussetzen.

Wir sind also, was das neue Säuglingsfürsorgegesetz anbetrifft, ziemlich skeptisch, wenigstens soweit es das Säuglingsalter anbetrifft, und wir hoffen, daß das Gesetz im Interesse der Säuglinge noch umgearbeitet wird. Denn die Unbemittelten, die Unehelichen und die Pflegekinder werden nach diesem Gesetz ebensowenig Schutz genießen wie vorher.

Die Erziehung des **verlassenen Kindes**, dessen Eltern die väterliche Gewalt aberkannt worden ist, wird nur in seltenen Fällen den städtischen Behörden übertragen.

Der Staat übernimmt nur die Kinder, welchen Gesetzesübertretungen nachgewiesen sind und die er in die Wohlfahrtsschulen (écoles de bienfaisance) schickt. Allerdings ist es sehr wichtig, daß die Kinder, deren Eltern die väterliche Gewalt aberkannt worden ist, nicht mit diesen letzteren Kindern vermischt werden; denn diese sind nicht Schuldige, sondern Unglückliche, welche man aufnehmen und schützen muß. In dem neuen Gesetz wird allerdings der Staat für die Hälfte der Kosten des Schutzes der verlassenen Kinder herangezogen.

Die Provinz und hauptsächlich die städtischen Behörden werden also in gewissen einzelnen Fällen des Recht der Erziehung oder der Aufsicht haben und sie werden dieses Recht in der Weise ausüben, daß sie die Kinder in einer öffentlichen oder privaten Wohlfahrtsanstalt oder auch in Einzelpflege unterbringen. Es wird also allein den städtischen Behörden zukommen, darüber zu entscheiden, in welcher Form dem Kinde der Schutz gewährt wird, und ferner die Ausübung desselben zu kontrollieren. Die Zukunft wird uns lehren, ob diese Art und Weise Erfolg hat.

Wir werden auch sehen, ob durch das neue Gesetz Verbesserungen in der Organisation des Schutzes der verlassenen Säuglinge Platz greifen werden. Heutzutage funktioniert der Schutz der Säuglinge in der größten Zahl der Städte, aber nicht auf dem Lande. Oft organisieren die beiden Organisationen der öffentlichen Wohlfahrtspflege: die Hospize und die Wohlfahrtsbureaus (siehe oben) diesen Schutz, oft auch intervenieren nur die Hospize. Wenn die beiden Behörden diesen Schutz auf sich nehmen, so ist es unerläßlich, daß sie bei dieser Organisation zusammen arbeiten, und daß die Wohlfahrtsbureaus, ebenso wie die Zivilhospize die Vormundschaft der verlassenen Kinder übertragen bekommen. Heutzutage werden die Säuglinge in einem Hospiz oder bei Privatleuten untergebracht, wie es in den vagen und jede Präzision entbehrenden Bestimmungen angeordnet ist, die in jeder Kommune verschieden sind. Es ist mir vollkommen unverständlich, warum nun gerade dieses Kind im Hospiz, jenes in Privatpflege untergebracht wird. Bei diesem ganzen Säuglingsschutz und der Stillpropaganda ist niemals die Heranziehung der Mutter für diese Kinder vorgesehen, niemals wird die Mutter mit ihrem Kinde zusammen in einem Hospiz aufgenommen oder mit ihm zusammen in einer Privatfamilie untergebracht. Weder in Anstalts- noch in Familienpflege stehen dem Kinde Ammen zur Verfügung. Das absolute Fehlen der natürlichen Ernährung, die oft durchaus nicht korrekt durchgeführte künstliche Ernährung, das Fehlen richtiger Pflege (die Gefahr des Hospitalismus), die bei den Kindern, welche im Privathause untergebracht sind, fast vollkommen fehlende ärztliche Überwachung bedrohen das Leben der Säuglinge, ob diese nun in Anstalten oder bei Privatleuten untergebracht sind. Man muß also radikale Änderungen in dieser Beziehung durchführen, wenn man wirklich will, daß dem Säuglinge damit gedient ist, und dies wird um so notwendiger sein, da der Säuglingsschutz durch das neue Gesetz eine sehr große Ausbreitung bekommen wird.

Neben dem Schutz der Kinder aus Familien, welche unfähig sind, ihnen die nötige körperliche Pflege angedeihen zu lassen, existiert noch die Reglementation der **Frauenarbeit**. Heutzutage ist es nötig, die Frauen vor, während und nach ihrer Niederkunft zu beschützen. Die belgische Regierung sieht keine Ruhezeit vor der Entbindung vor.

Das Gesetz vom 23. Dezember 1889 Art. V über die Frauen- und Kinderarbeit in der Industrie[1]) setzt eine Ruhezeit von vier Wochen nach der Entbindung fest. Das Gesetz ist unvollständig, da es sich nicht auf Mütter bezieht, welche im eigenen Hause arbeiten, ebensowenig auf Dienstboten oder Arbeiterinnen der Kleinindustrie usw. Außerdem sieht das Gesetz keine Entschädigung für diese vorgeschriebene Ruhezeit vor. In Belgien existieren keine gesetzlichen Arbeiterkrankenversicherungen. Die private Initiative hat durch die Mutterschaftsversicherung eingegriffen, jedoch nur in geringem Maße. Die „mutualités maternelles", welche den Zweck haben, für ihre Mitglieder während des Wochenbettes die notwendige Entschädigung aufzubringen, sind in Belgien sehr selten. Wir haben einige von ihnen bei den Consultations de nourrissons aufgezählt. Man müßte alles tun, um die Mutterschaftskassen und die mutualités maternelles zu erweitern und einen großen Zuschuß von seiten des Staates, der Provinz und der Kommunen herbeizuführen.

Besonders in den großen Städten greift die öffentliche und private Wohlfahrtspflege vor, während und nach der Entbindung ein. Wir kennen jedoch leider in Belgien keine Schwangerenheime, in denen die Frauen vor ihrer Entbindung Aufnahme finden könnten, außer den Schwangerenasylen, die den neuen Gebäranstalten angeschlossen sind (z. B. Antwerpen, Lüttich).

Wir haben in Brüssel, Mons, Tournai, Lüttich, Namur, Gent, Brügge, Malines und Hasselt **Gebäranstalten**. Sie sind dazu bestimmt, unbemittelte Frauen zu ihrer Entbindung und für die nachfolgende Zeit aufzunehmen und zu behandeln, und in dieser Eigenschaft stehen sie unter der Leitung der Zivilhospize (kommunalen). Jede von diesen Gebäranstalten besitzt eine Hebammenschule (siehe oben), welche von den Provinzbehörden abhängt. Die Gebäranstalten von Gent und Lüttich dienen auch dem Universitätsstudium und stehen in dieser Eigenschaft unter der Kontrolle des Staates. Diese Organisation, welche oft unter den drei interessierten Behörden Konflikte auslöst, ist fehlerhaft. Sie ist, was Lüttich anbetrifft, geändert worden, Einige Städte, wie Antwerpen, haben ebenfalls Gebäranstalten eingerichtet. Auf dem Lande jedoch und sogar in Städten von mehr als 50 000 Einwohner existiert keine solche Anstalt. In diesen Kommunen müssen die Hospize oder die Wohlfahrtsbureaus nach den bestehenden Vorschriften die Frauen, welche der Entbindung nahe sind, in die Gebäranstalten anderer Städte schicken. An anderen Stellen ist es noch schlimmer. Die Verwaltungen schließen mit den Hebammen der Stadt Verträge ab, nach denen dieselben die unbemittelten Frauen zur

---

[1]) Der Minister für Handel und Industrie hat eben der Kammer einen Gesetzesvorschlag über das Verbot der Nachtarbeit von Frauen in der Industrie unterbreitet.

Entbindung bei sich aufnehmen müssen. Wir wollen, ohne die betreffenden Orte zu erwähnen, einige Tarife hierfür angeben: Entbindung 7.50, 7.— und 5.— Franken; Unterhaltungskosten pro Tag: 2.75, 2.50 und 1.50 Franken. Diese Art und Weise ist höchst verwerflich, um so mehr als diejenigen Kommunen, die zu klein sind, um eigene Gebäranstalten zu besitzen, vom Gesetze vom 6. August 1897 Gebrauch machen können. Dieses Gesetz gestattet, daß zwei oder mehrere Kommunen sich zusammen tun, um Hospitäler oder andere einschlägige Anstalten zu gründen gemäß gewissen Bedingungen, welche aufgezählt sind (Levoz).

Die Gebäranstalten hängen von der Verwaltung der Zivilhospize ab. Die Wohlfahrtsbureaus oder oft auch private Initiative haben Organisationen ins Leben gerufen, welche sich die **Hausunterstützung** der Wöchnerinnen und Neugeborenen zum Ziele setzten. Die Sociétés de St. Vincent de Paul, die „filles de charité" usw. unterstützen auf diese Weise katholische Frauen. Eine ähnliche Rolle spielt das Wohlfahrtsbureau von Antwerpen, der Mutterschutz von St. Josse ten Noode und einige andere Gesellschaften für Mutterschutz in Lüttich, Verviers und anderen Städten. In Brüssel gibt es noch das Mutterasyl, welches Wöchnerinnen aufnimmt, die nicht mehr in der Gebäranstalt bleiben können, aber noch Pflege brauchen. Dies ist das einzige derartige Mutterasyl, das wir in ganz Belgien kennen.

Das Problem der unbemittelten Mütter, welche entweder im eigenen Hause oder in einem Hospize Ruhe und Pflege brauchen; das Problem der verheirateten Frauen, welche gezwungen sind, ihren Lebensunterhalt außerhalb des Hauses zu verdienen; das Problem der Mütter ohne Unterkunft und Mittel, welche nicht nur vor und während der Entbindung, sondern auch noch nachher ein Asyl nötig haben, wenn man sie nicht nach dem Verlassen der Gebäranstalt auf die Straße setzen will; das Problem der unverheirateten Mütter, welche moralische und materielle Unterstützung und Wiederaufrichtung nötig haben; der Schutz durch das Anerkennungsgesetz; die Alimentation der unehelichen Kinder, alle diese Probleme sind in Belgien noch lange nicht gelöst.

Wir wollen jedoch nicht mit Stillschweigen über eine Art von Anstalten hinweggehen, die zur Hilfe der Frauen gegründet sind, die gezwungen sind, außerhalb ihres Hauses zu arbeiten. Wir sprechen von den **Krippen**. Diese sind entweder durch öffentliche Behörden oder durch private Initiative gegründet worden. In Belgien sind diese Anstalten sehr beliebt.

In Lüttich sind die Krippen städtisch. Meistens werden sie von den städtischen Behörden mehr oder weniger subventioniert.

Nach dem Wortlaut des Gesetzes und besonders nach einem Zirkular des Ministers des Innern und des Unterrichts vom 20. Januar 1885 sollen die Krippen als Wohlfahrtsanstalt angesehen werden und fallen seitdem in das Ressort der Wohlfahrtsbureaus. Manche behaupten aber trotzdem, daß diese Asyle den Kindergärten zugehören und also eigentlich dem Elementarunterricht unterstehen. Zum großen Schaden der Krippen ist die Frage strittig. Jedenfalls sieht die belgische Gesetzgebung ein Eingreifen des Staates in die Organisation der Krippen bisher nicht vor[1]).

Nach der Enquete der Frau E. Plasky würde es im Jahre 1910 etwa 50 Krippen im Lande gegeben haben. Brüssel mit allen Vorstädten besitzt 17, Lüttich 6, Antwerpen 5,

---

[1]) Die Regierung wird sich bald mit einem Vorschlag zum neuen belgischen Gesundheitsgesetz befassen müssen. Dieser Vorschlag ist durch den oberen Gesundheitsrat in der Sitzung vom 30. Juni 1910 angenommen worden. Art. 6 dieses Gesetzesvorschlages sieht die Intervention der Regierung bezüglich der gesundheitlichen Verhältnisse der verschiedenen Anstalten (Gebäranstalten, Krippen, Kindergärten usw.) vor.

Gent (mit den vier kleinen Krippenschulen des Dr. Miele) 8, Louvain 2 und Mons 2. Ostende, Huy, Namur, Charleroi, Boitsfort besitzen je eine Krippe. Die Krippen sind in der Regel durch die städtischen Behörden subventioniert. Das gilt für Brüssel und seine Vorstädte, sowie für Antwerpen, Gent, Mons, Louvain und Boitsfort.

Was die Stadt Lüttich anbetrifft, so ist dort zu erwähnen, daß die Krippen städtisch sind. Die Stadt verwaltet sie und nimmt alle Ausgaben derselben auf sich. 1909 kosteten sie der Stadt Lüttich mehr als 100 000 Franken. Die Krippen dort unterstehen auch der städtischen öffentlichen Inspektion.

Belgien besitzt drei industrielle Krippen: die Krippe von Naeyer in Willebroeck, die Krippe von Cockerill in Lize-Seraing, die Krippe Warocqué in Mariement. Diese Krippen wurden von den Besitzern eingerichtet und werden von ihnen erhalten.

Die Pouponnière von Heusy (jetzt in Verviers) ist eine Kolonie der lobenswerten und verdienstlichen Organisation „Les Petites Familles“; es werden dort moralisch verlassene Kinder erzogen.

Es ist schwer, über diese Anstalten[1]) im großen und ganzen zu urteilen. Ihre sanitären Einrichtungen sind mehr oder weniger der modernen Hygiene entsprechend.

Die eigentlichen Krippen dienen als vorübergehende Depots für Babies, welche morgens dorthin gebracht und abends wieder abgeholt werden. Die anderen sind mehr als Heime anzusehen, denn sie geben den Kindern Tag und Nacht Unterkunft. Es gibt Krippen, die man medizinische Krippen nennt; solche, die ein Externat und ein Internat besitzen, das heißt eine eigentliche Krippe und eine Krankenabteilung. Es gibt Krippen, denen eine Consultation des nourrissons angeschlossen ist. Es gibt Krippen, die nur gesunde Kinder aufnehmen; andere nehmen auch kranke Kinder auf. Es gibt solche, in denen der Arzt die Aufnahme des Kindes zu bestimmen hat; dies fällt wiederum bei anderen Krippen ganz fort. Manche nehmen alle Kategorien von Kindern auf; andere weisen die unehelichen Kinder ab oder nehmen nur Kinder einer bestimmten Konfession auf. Einige nehmen die Kinder vom fünfzehnten Lebenstage an; andere weisen Kinder unter drei Monaten oder unter einem Jahre zurück. Gewöhnlich können die Kinder bis zum dritten Lebensjahre in der Krippe bleiben. Die Mütter müssen allgemein Beitrag bezahlen. Die Höhe dieses Beitrages ist in jeder Krippe verschieden, aber immer sehr gering.

Es sind ein oder mehrere Ärzte in der Krippe angestellt. Da diese Anstalten fast alle privater Initiative ihre Entstehung verdanken, so wird der Arzt nicht bezahlt. Sein Dienst ist mehr oder weniger regelmäßig. Der Betrieb wird von einer mehr oder weniger gut ausgebildeten Vorsteherin geleitet, welcher mehr oder weniger hochstehende Pflegerinnen oder Dienstmädchen zur Seite stehen. Oft ist deren Anzahl unzureichend.

Wir haben Krippen, in denen die Meinung einer Patronesse so ausschlaggebend ist, daß der gesundheitliche Dienst wesentlich darunter leidet.

Gewöhnlich dürfen die Mütter zum Stillen ihrer Kinder in die Krippe kommen; die Regelung der künstlichen Ernährung geschieht manchmal durch den Arzt, sehr oft durch die Vorsteherin oder durch eine Angestellte. Die Milch, welche für die künstliche Ernährung der Kinder bestimmt ist, ist oft nicht einwandsfrei.

Wenn man alle diese Verschiedenheiten bedenkt, so ist es schwer ein Urteil in Bausch und Bogen abzugeben; die Resultate sind außerdem sehr verschieden in den Krippen. Trotzdem herrscht in Belgien ein gewisser Optimismus in bezug auf die Krippen, dem man mit Mißtrauen begegnen muß. Die Gefahren des Hospitalismus (die Ausbildung des Pflegepersonals ist

---

[1]) Siehe Philips, Referat über „Krippen in Belgien“ auf dem III. Internationalen Kongreß für Säuglingsschutz, Berlin 1911.

zumeist für die Pflege und Beobachtung gesunder und kranker Kinder nicht
ausreichend) und die Gefahren der Infektion sind in dem größten Teil der
Krippen durchaus nicht genügend vermieden, um so mehr als in ihnen die
Tendenz vorherrscht, die Kinder, sobald sie krank werden, abzuschieben, ohne
daß man sich darum kümmert, was aus ihnen weiter wird. Auch hier trifft
die Bemerkung zu, welche wir bei den Consultations de nourrissons machten, und
an welche wir die Betrachtung anschlossen, daß die Zentralisation der Säuglingsfürsorge unbedingt notwendig sei.

Die Krippen bilden in Belgien die einzigen Anstalten, wo gesunde Kinder
aufgenommen werden, wenn wir nicht einige wenige Heime in Anschlag bringen
wollen, die die Kinder Tag und Nacht aufnehmen. Die frühgeborenen und
debilen Kinder, oft auch die Kinder mit hereditärer Syphilis, die in den Gebäranstalten geboren sind, werden meist dort aufgenommen und künstlich ernährt,
da keine Ammen vorhanden sind. Die anderen werden den Eltern überlassen.

Der Schutz der kranken Säuglinge, abgesehen von jenen, welche wir
eben schon erwähnt haben, geschieht durch die Hospitäler, deren Errichtung
und Erhaltung meistens den Kommunen (Zivilhospizen) unterstehen. Der
Wert der Hospitäler in dem Kampfe gegen die Kindersterblichkeit hängt von
ihren sanitären Einrichtungen, von ihrer inneren Organisation (Dauer des
Aufenthaltes im Hospital; Zusammenhang mit einer Zentralanstalt für Säuglingsfürsorge), von der Qualität der Ärzte und des Pflegepersonals und von dem
Vorhandensein oder Fehlen von Ammen ab. Wir haben in unsern Ausführungen
wiederholt die Wichtigkeit des einen oder des anderen dieser Faktoren erwähnt,
so daß wir wohl nicht darauf zurückzukommen brauchen.

Wir haben jetzt nur mehr über einige allgemeine oder spezielle Einrichtungen zu sprechen, welche in Belgien gegen die Infektionskrankheiten
getroffen worden sind, z. B. die Schutzpockenimpfung, welche fast allgemein in
Belgien angewendet wird, obwohl sie noch nicht obligatorisch ist. Die Prophylaxe der Ophthalmia purulenta der Neugeborenen kommt nur für die Gebäranstalten in Betracht, da sie in Belgien durchaus nicht allgemein ist. Ferner
kommt noch der Schutz der abnormen, der debilen, der tuberkulösen, anämi-
schen und rachitischen Kinder in Betracht, in welchen Staat, Provinz, Kommunen und Private sich teilen. Zu erwähnen wäre noch die Intervention der
Behörden in bezug auf die Verbesserung der Arbeiterhäuser und die **Kontrolle
des Milchhandels.**

Die Intervention des Staates beim Handel mit Eßwaren ist durch die allgemeinen Rechtsprinzipien geregelt, welche auf alle Dinge und infolgedessen
auch auf die Eßwaren anwendbar sind, sowohl was das Zivil- als auch was das
Strafgesetz anbetrifft. (Strafgesetzbuch Art. 454—457, 561, 498—503.) Diese
Bestimmungen verfolgen den Zweck, alle gesundheitsschädlichen und alle be-
trügerischen Manipulationen zu unterdrücken.

Aber neben dieser allgemeinen Gesetzgebung haben wir noch eine spezielle,
welche dem Zweck dient, die Verordnungen des allgemeinen Gesetzes zu vervollständigen und für den Verkehr mit Eßwaren noch besondere Regeln aufzustellen. Das Gesetz vom 4. April 1890 in bezug auf die Verfälschungen von
Eßwaren, die königlichen Dekrete vom 27. November 1898 (1894), 23. Oktober
1898 und 9. Januar 1899 kommen gegenwärtig durch die Behörden, welchen
die Überwachung des Milchverkehrs obliegt, zur Anwendung. Wir können hier
nicht noch auf eine Erörterung der Gesetzestexte uns einlassen. Wenn sie buch-
stäblich befolgt würden, so könnten sie der Säuglingsfürsorge große Dienste
leisten. Es existiert leider kein Gesetz, welches ganz speziell darauf eingeht,

die Milch von den Ställen an bis zum Konsumenten zu kontrollieren. Es existiert in keiner Stadt eine Maßnahme oder ein Spezialreglement in bezug auf die Säuglingsmilch. Diese Lücke muß ausgefüllt werden; um so mehr, da die Industrie ein Produkt auf den Markt wirft, welches unter dem Titel „Säuglingsmilch" geht, welches jedoch keine Garantien bietet und bei dem eine gesetzliche Kontrolle und Beaufsichtigung sehr nötig wäre. Damit würde manche unrechtmäßige Reklame auf einen Schlag verschwinden, und die Aufgaben des Arztes in der Verbreitung vernünftiger Anschauungen über Kinderhygiene würden wesentlich erleichtert werden.

Bulgarien.[1]

Von

D. Kiroff.

Die politische **Geschichte** Bulgariens beginnt eigentlich erst vor einigen dreißig Jahren. Bis zu dem Tage, an dem es seine Freiheit erlangte, war das Land auch vor den Schäden der Zivilisation bewahrt. Die ökonomischen Verhältnisse waren zwar nichts weniger als glänzend, aber sie gewährleisteten jedem Bürger eine bescheidene und friedliche Existenz. Die Familie ging jedem einzelnen über alles, und die alten Sitten und Gebräuche beherrschten das bürgerliche Leben. Die Industrie stand noch in ihren Uranfängen, und daher gab es kein Proletariat im wahren Sinne des Wortes, keine Fabriken, keinen Bergbau und keine Arbeitslosen. Da die Lebensführung nicht teuer war, so begnügten sich die bezahlten Arbeiter mit ihrem Lohn, denn dieser reichte aus, um die wirklich notwendigen Lebensbedürfnisse der Familie zu decken. Auch der Alkoholismus war in seinem eigentlichen Sinne nicht vorhanden, denn man trank die leichten Naturweine, die der Weinbau, welcher über das ganze Land verbreitet war, lieferte; ebensowenig kannte man die Prostitution.

Diese patriarchalischen Zustände sind sicher der größte Hinderungsgrund der unehelichen Geburten und der Kindesaussetzung. Die Mutter stillte ihr Kind selbst. Die künstliche Ernährung existierte so gut wie gar nicht, da die Mütter ja nicht genötigt waren, in der Werkstatt zu arbeiten, und daher auch nicht gezwungen waren, den Säugling frühzeitig abzustillen. Im Falle des Todes der Mutter wurde der Säugling künstlich ernährt, oder sehr oft fand sich in diesem Falle eine Nachbarin oder eine Verwandte, welche die kleine Waise in ihr Haus nahm, um sie zu stillen. So war weder Staat noch Wohltätigkeit genötigt, den Säugling und die Mutter in irgendeiner Weise zu unterstützen. Die öffentliche Fürsorge war im allgemeinen in Bulgarien überhaupt nicht organisiert bis zu dem Tage seiner politischen Befreiung. Die Türken kümmerten sich höchst wenig um den Gesundheitszustand ihrer Untertanen. Ärzte und Hospitäler (nur Militärhospitäler), ebenso auch Apotheken waren sehr selten.

Wir haben keine öffentliche Statistik, mit welcher wir sicher belegen könnten, daß uneheliche und Findelkinder in jenen Zeiten höchst selten waren. Aber die Versicherungen der älteren Ärzte, wie die des Dr. Pavlovitch, und die Traditionen über die strengen Sitten, welche damals geherrscht haben, geben uns wohl das Recht, die Kindesaussetzung und die Kindesverlassung in der Zeit der türkischen Oberherrschaft in Bulgarien als Ausnahme anzusehen. So können wir also sagen, daß vor der Befreiung des Landes eine Organisation der Säuglingsfürsorge bei uns nicht erforderlich war. Aber sobald Bulgarien in politischer Beziehung frei war, sobald die Zivilisation des Westens in das Land

---

[1] Übersetzt von Emmy Keller-Schwangart.

eindrang, in welchem bis dahin die Licht- wie die Schattenseiten dieser Zivilisation unbekannt waren, trat im ökonomischen Leben und in den Sitten der Bevölkerung ein großer Umschwung ein. Langsam aber sicher traten in den größeren Städten mehr und mehr diejenigen Umstände in Erscheinung, welche die unehelichen Geburten und mit ihnen auch die Kindesaussetzung begünstigen. Die Fabriken, die großen Werkstätten, die Vergnügungslokale, die Arbeit der Mütter außerhalb des Hauses, um zum Unterhalt der Familie beizutragen, die Prostitution, der Alkoholismus, das sind kurz zusammengefaßt die Ursachen, die in Bulgarien wie anderswo die Anzahl der Findelkinder und der unehelichen Geburten herbeiführen, die den Kindern die Muttermilch entziehen, und die dazu geführt haben, daß die Behörden und die private Wohltätigkeit sich der Fürsorge für den Säugling widmen müssen. Allerdings sind diese Übelstände nicht sehr verbreitet; in der Hauptsache beschränken sie sich auf die großen Städte (Rustschuck, Warna, Philipopel usw.), und natürlich hat man in der Hauptstadt Sofia selbst anfangen müssen, das Findelwesen zu organisieren und dadurch den ersten Säuglingsschutz ins Leben zu rufen. Die städtischen Behörden kommen für den Unterhalt der Findelkinder auf. Sie übergeben sie stillenden Pflegefrauen, welche unter der Kontrolle eines Arztes des städtischen Gesundheitsamtes stehen. Die meisten größeren Städte haben dieses System angenommen, um die verlassenen Säuglinge zu schützen. Trotz allem kann man von einer systematisch organisierten Säuglingsfürsorge bei uns nicht sprechen, weder von einer staatlichen noch von einer städtischen Fürsorge. Nur in Sofia sind die ersten Schritte getan worden, um durch einen Versuch die Lösung der schwierigen Frage der Kinderfürsorge herbeizuführen.

Welches ist nun die **Sterblichkeitsziffer** der Säuglinge in Vergangenheit und Gegenwart in Bulgarien? Es fehlt uns jede Statistik über diese Frage aus der Vergangenheit; für die letzten Jahre besitzen wir allerdings genügende Aufzeichnungen. Dr. Al. Nedelkoff aus Warna hat auf dem letzten Kongreß der bulgarischen Ärzte (1910) einen gründlichen und gut durchgearbeiteten Bericht „Über die Kindersterblichkeit in Bulgarien und die Maßnahmen, welche gegen sie ergriffen sind", erstattet. Diese Arbeit, die gegenwärtig in Druck ist, wird sehr viel dazu beitragen, die systematische Organisation des Säuglingsschutzes in Bulgarien zu fördern. Ich habe es Herrn Kollegen Nedelkoff zu verdanken, daß ich hier seine statistischen Daten, welche bis jetzt noch nicht veröffentlicht worden sind, benutzen kann. Die Sterblichkeit der Säuglinge im ersten Lebensjahre beträgt für eine Periode von 10 Jahren (1884—1893) 109,5$^0/_{00}$ (Bodio zitiert durch Nedelkoff). Nach dieser Zahl würde Bulgarien unter den Ländern mit geringer Säuglingsmortalität an vierter Stelle stehen. Die ersten drei Stellen werden von Norwegen mit einer Säuglingssterblichkeit von 96,3$^0/_{00}$, von Irland mit 96,4$^0/_{00}$ und von Schweden mit 108,1$^0/_{00}$ eingenommen. Für die Jahre 1897 bis 1902 ist die nach den Lebensmonaten zusammengestellte Sterblichkeit im Durchschnitt folgende:

Monate	Sterbefälle im Alter von 0 bis 1 Jahr in Prozenten ausgedrückt
0—1	38,11%
1—3	21,29%
3—6	15,51%
6—9	14,75%
9—12	10,34%

Die Ausrechnungen von Nedelkoff und die Ausrechnungen der Statistik decken sich nicht mit den Zahlen von Bodio über die Sterblichkeitsziffer der

Säuglinge in Bulgarien. Nach Nedelkoff wäre diese Sterblichkeit eine größere. Man darf nicht vergessen, sagt Nedelkoff, daß die Tatsache einer höheren Natalität und einer hohen allgemeinen Mortalität nicht zu leugnen ist und darum scheint vielleicht die Säuglingssterblichkeit eine geringere. Die Zahl der Todesfälle der Säuglinge im ersten Lebensjahre auf 100 Lebendgeborene beträgt:

Jahr	Eheliche	Uneheliche
1897	14,67	29,52
1898	14,27	20,20
1899	15,76	23,18
1900	13,12	20,94
1901	14,29	23,76
1902	14,24	25,92

Der Durchschnitt der Sterbefälle im ersten Lebensjahre ist 140 auf 1000 Lebendgeborene. Die Sterblichkeit der Unehelichen ist doppelt so groß, als die der ehelichen Säuglinge.

Die Säuglingssterblichkeit in Bulgarien zeigt keine Tendenz abzunehmen, wie das in vielen anderen Ländern der Fall ist. Man kann sich davon aus folgender Tabelle überzeugen:

Alter	1900		1901		1902	
	Knaben	Mädchen	Knaben	Mädchen	Knaben	Mädchen
0—1 Jahr	177,2	156,9	210,8	183,4	222,4	191,2

Die Sterblichkeit der Säuglinge stellt sich für dieselben Jahre in absoluten Zahlen ausgedrückt folgendermaßen:

Alter	1900	1901	1902
0—1 Jahr	20645	20264	21262

Die allgemeine Sterblichkeit in absoluten Zahlen ausgedrückt ist für dieselben Jahre folgende:

1900	1901	1902
83667	87239	91093

Dr. Nedelkoff hat die Sterblichkeit der Säuglinge in den verschiedenen Monaten des Jahres folgendermaßen berechnet:

Alter	I.	II.	III.	IV.	V.	1901—1902. VI.	VII.	VIII.	IX.	X.	XI.	XII.
0—1	1739	1873	2117	1776	1381	1154	1456	1807	1813	1906	1934	1934

Die geringste Sterblichkeit haben wir danach im Juni mit 1154, das Maximum im März mit 2117. Die Sterblichkeit verteilt sich auf Jahreszeiten in folgendem Verhältnis ($^0/_{00}$):

Alter	Frühling	Sommer	Herbst	Winter
0—1	254	213,2	265,7	267,1

Das Maximum dieser Sterblichkeit fällt also in den Herbst und Winter, während das Minimum in die Sommermonate fällt. Es ist interessant zu bemerken, daß für die Säuglinge in der Stadt die Sterblichkeit während des Sommers und während des Winters am höchsten ist ($262,4^0/_{00}$, $263,6^0/_{00}$), während unter den Säuglingen auf dem Lande die Sterblichkeit im Sommer am niedrigsten ($210,4^0/_{00}$) und im Herbst und Winter am höchsten ist. Unter den Hauptursachen der Säuglingssterblichkeit zählen wir folgende auf:

	1900	1901
Verdauungsstörungen	$260,54^0/_{00}$	$256,92^0/_{00}$
Respirationskrankheiten	$174,39^0/_{00}$	$174,15^0/_{00}$
Debile	$267,12^0/_{00}$	$241,87^0/_{00}$

Es ist bemerkenswert, daß die Sterblichkeit der Kinder im zweiten Lebensjahre an Verdauungsstörungen größer ist, als diejenige der Säuglinge im ersten Lebensjahre. Sie beträgt 298,2⁰/₀₀ für die Kinder vom ersten bis zweiten Lebensjahre (1900) und 375,7⁰/₀₀ für dasselbe Alter im Jahre 1901. Diese Zahlen sind höher als diejenigen, die wir weiter oben für die Säuglinge im ersten Lebensjahre genannt haben. Dr. Nedelkoff macht darauf aufmerksam, daß die eben erwähnten Tatsachen, welche doch im Widerspruch mit den in anderen Ländern statistisch nachgewiesenen Tatsachen stehen, sich dadurch erklären, daß die Frauen ihre Kinder während des ersten Lebensjahres selbst stillen, während nach dem ersten Lebensjahre die abgestillten Kinder mit allem möglichen gefüttert werden, wodurch schnell der Gesundheitszustand dieser noch jungen Kinder erschüttert und ihr Leben gefährdet wird. Wir erinnern daran, daß in der pädiatrischen Sektion des Internationalen Kongresses in Budapest (1909) Dr. Nazmy-Bey dieselben Bemerkungen über die Säuglingssterblichkeit in Ägypten machte.

Die unehelichen Geburten sind in Bulgarien verhältnismäßig selten, wie wir dies bereits erwähnt haben, aber sie zeigen eine progressiv aufsteigende Tendenz. Von Jahr zu Jahr nehmen sie in den Städten zu.

Uneheliche Geburten	1897	1898	1899	1900	1901	1902
Stadt:	7,43	8,11	8,53	9,05	11,25	11,59
Land:	1,70	1,89	3,36	3,11	3,25	3,22

Man sieht, daß die Zahl der unehelichen Geburten 7,43⁰/₀₀ im Jahre 1897 und im Jahre 1902 bereits 11,59⁰/₀₀ für die Stadt betrug. Der Fortschritt für die Dörfer ist geringer, wenn auch ganz deutlich. Im Jahre 1897 waren es dort 1,70⁰/₀₀, im Jahre 1902 3,22⁰/₀₀.

Dieser kurze Bericht über die Säuglingssterblichkeit in Bulgarien, welchen wir nach der Arbeit des Dr. Nedelkoff hier gegeben haben, wird zeigen, daß, obgleich Bulgarien unter die Staaten gehört, die eine relativ geringe Säuglingssterblichkeit haben, diese doch nur scheinbar ist und daß sie immerhin noch hoch genug ist, um die Organisation des Kampfes gegen diese Sterblichkeit zu rechtfertigen.

Unglücklicherweise fehlt diese Organisation des Säuglingsschutzes noch bis jetzt in Bulgarien. Der Staat hat nichts getan, um den Säuglingsschutz durch das Gesetz zu fördern. Nur einige städtische Behörden haben sich um diese so wichtige Frage gekümmert und diese haben im wesentlichen nur die **Findelkinder** berücksichtigt. Das Resultat dieser Arbeit ist aber durchaus nicht befriedigend. Die Findelkinder, welche Pflegefrauen anvertraut waren, hatten in Sofia, wo ihre Anzahl eine sehr große ist, die erschreckende Sterblichkeitsziffer von 50—60% aufzuweisen und manchmal eine noch höhere. Es war höchste Zeit, gegen dieses Unglück anzukämpfen. Die Wohlfahrtsgesellschaft „Eudoxia" half den städtischen Behörden von Sofia, die Säuglingsfürsorge für die Findelkinder der Hauptstadt zu organisieren. Die Gesellschaft „Eudoxia" wurde im Jahre 1903 durch die Frau des früheren russischen Gesandten in Bulgarien, Frau Bachmetieff, gegründet und hatte den Zweck, den Arbeiterinnen zu helfen, damit sie ihre Kinder vom zweiten bis sechsten Lebensjahre aufziehen könnten, indem sie sie in einer Anstalt während des Tages aufnahmen. Im Jahre 1907 hat die Gesellschaft ihr Arbeitsfeld erweitert, indem sie dieser Fürsorge für das zweite Kindesalter die Säuglingsfürsorge anschloß und einerseits zu diesem Zwecke Gouttes de lait gründete, andererseits aber die Findelkinder der Stadt Sofia unter ihren Schutz nahm. Es ist zwischen der

städtischen Behörde und der Gesellschaft „Eudoxia" ein Vertrag geschlossen
worden, durch welchen die städtischen Behörden sich verpflichten, der Gesellschaft für jedes Findelkind, welches der Gesellschaft übergeben wird, 25 Fr. monatlich zu zahlen. Im Anfang dieses Unternehmens wurde der größte Teil der verlassenen Säuglinge künstlich ernährt und in dem nicht allzu gesunden Anstaltsgebäude der Gesellschaft untergebracht. Das Resultat war ein geradezu schreckliches: die Sterblichkeit überstieg 50—60%. Darum hat das Komitee der Gesellschaft „Eudoxia", welchem der Schreiber dieser Zeilen angehört, sich entschlossen, den größten Teil der Kinder stillenden Pflegefrauen in der Stadt
unter der Aufsicht des Krippenarztes anzuvertrauen und in der Anstalt nur
Kinder zu behalten, welche zum mindesten 7 Monate alt sind. Wir haben die
Freude gehabt, die Sterblichkeitsziffer bereits herabgehen zu sehen.

$$
\begin{array}{ll}
1908 & 58\% \\
1909 & 28\% \\
1910 & 33\%
\end{array}
$$

oder vielmehr 12%, wenn wir die debilen Kinder und diejenigen, die kaum mehr
lebend in die Krippe gebracht werden,. nicht zählen.

Die Anzahl der Findelkinder steigt von Jahr zu Jahr. So sind im Jahre
1907 etwa 20 Kinder der Krippe der Gesellschaft „Eudoxia" übergeben worden, im Jahre 1908 betrug ihre Anzahl schon 72, im Jahre 1909 73 und 1910
sogar 117.

Nach den Bestimmungen der Gesellschaft „Eudoxia" über die Findelkinder werden diese in der Krippe bis zum Alter von drei Jahren auferzogen.
Nach dieser Zeit werden die überlebenden Kinder, welche nicht adoptiert
worden sind, in der Anstalt bis zum Alter von 6—7 Jahren behalten und dann
einem anderen Wohltätigkeitsinstitute übergeben, z. B. einem Waisenhause
usw. In manchen Fällen werden in der Krippe mittellose Säuglinge aufgenommen, deren Mutter sie aus irgendeiner Ursache nicht selbst stillen kann
(Krankheit, Überbürdung mit Arbeit außerhalb des Hauses usw.). Außerdem
werden auch Waisen aufgenommen. Die verlassenen Säuglinge unterstehen
der Aufsicht der Behörden. Bei Unterbringung dieser Säuglinge werden diejenigen Pflegemütter bevorzugt, welche ihre Kinder entweder bereits abgestillt haben oder deren eigene Kinder wenigstens 5—6 Monate alt sind und so
ohne Gefahr auf allaitement mixte gesetzt werden können. Die Kinder, welche
stillenden Pflegefrauen in der Stadt übergeben werden, werden durch den Arzt
der Krippe untersucht und gewogen und oft im Hause ihrer Pflegemutter
durch Aufsichtsdamen oder durch das Personal der Krippe besucht. Die zur
Bekleidung der Säuglinge notwendigen Gegenstände werden von der Gesellschaft „Eudoxia" unentgeltlich den Pflegefrauen gegeben.

Der Betrieb der Gouttes de lait spielt sich ungefähr folgendermaßen ab:
1. Die sterilisierte Milch wird unentgeltlich an die sehr Armen verteilt,
und zwar an Waisen und an diejenigen, deren Mutter absolut ihr Kind nicht
stillen kann. Als Gründe zum Nichtstillen gelten Krankheit der Mutter oder
der Zwang außer dem Hause zu arbeiten, um den Unterhalt für die Familie
herbeizuschaffen.

2. Zweimal pro Woche wird eine unentgeltliche Konsultation durch den
Arzt der Krippe für die unbemittelten Säuglinge abgehalten; der Arzt versucht
die Mütter zum Stillen zu bringen oder wenigstens das allaitement mixte durchzusetzen.

3. Die Säuglinge des Instituts werden durch den Arzt der Krippe einmal
pro Woche untersucht und gewogen.

Das ist die Organisation der Krippe und der Gouttes de lait in Sofia, welche durch die Wohltätigkeitsgesellschaft „Eudoxia" gegründet wurden und durch die städtischen Behörden aufopfernd unterstützt werden.

Die Gesellschaft verfügt, wie wir bereits oben gesagt haben, über ein Gebäude, welches weit entfernt davon war, die berechtigten hygienischen Anforderungen, die man an eine Säuglingskrippe stellen muß, zu erfüllen. Darum hat die Gesellschaft sich die größte Mühe gegeben, die Mittel aufzutreiben, um ein Gebäude, wie es für ihre Zwecke notwendig ist, errichten zu können. Dank der Unterstützung Ihrer Majestät der Königin Elionora und der Hilfe der städtischen Behörden von Sofia ist das Projekt schnell vorwärts geschritten. Die Stadt hat ein schönes Terrain unentgeltlich zu diesem Zwecke abgetreten und gleichzeitig der Gesellschaft 50 000 Fr. zwecks Errichtung des neuen Gebäudes überwiesen. Die Gesellschaft gab ebenfalls aus ihren eigenen Mitteln 50 000 Fr. und nun ist der Betrieb der Anstalt seit drei Monaten eröffnet; der Bau kostete mehr als 100 000 Fr. Die Anstalt wurde feierlich in Gegenwart des Königs, der Königin, der Minister, des Bürgermeisters von Sofia, des Kammerpräsidenten und der Gesundheitsbehörde von Bulgarien eingeweiht.

Das neue Gebäude dient der Erfüllung der drei Zwecke der Gesellschaft „Eudoxia":

1. Krippe für die Findelkinder,
2. Gouttes de lait,
3. Tagesasyl für die Kinder von 2—5 Jahren, welche von unbemittelten und tagsüber auswärts beschäftigten Müttern stammen.

Mit diesem Unternehmen der Gesellschaft „Eudoxia" hat die Organisation des Säuglingsschutzes in Bulgarien angefangen, feste Gestalt zu gewinnen, aber unglücklicherweise ist dies die einzige Gesellschaft, welche sich um die Lösung dieser wichtigen Frage der sozialen Hygiene kümmert.

Teilweise tragen auch die Kinderabteilungen des Alexander-Hospitals der Entbindungsanstalt dazu bei, die Organisation des Kampfes gegen die Kindersterblichkeit in gute Wege zu leiten.

So kann man sagen, daß die systematische Organisation des Säuglingsschutzes in Bulgarien erst geschaffen werden muß.

Das bulgarische Nationalkomitee für den III. Internationalen Kongreß für Säuglingsschutz, Berlin 1911 hat die Absicht, sich in ein Nationalkomitee für Säuglingsschutz in Bulgarien umzugestalten, indem es der Internationalen Union beitritt. Das Komitee hat die Absicht, die Union bulgarischer Frauen aufzufordern, bei der Organisation des Kampfes gegen die Säuglingssterblichkeit ihr Beistand zu leisten und den Säuglingsschutz in Bulgarien zu unterstützen.

Aber irgendeine Art von sogenannten „Mutterschulen", wie sie in anderen Ländern existieren, besteht bei uns nicht.

Kontrolle der **Milchproduktion** und des **Milchhandels**. Diese Kontrolle wird nach den Ausführungsbestimmungen über die gesundheitliche Kontrolle der Milch seit 1907 ausgeübt. Diese Ausführungsbestimmungen basieren einerseits auf dem Gesetz über tierärztlichen Dienst vom Jahre 1906 und andererseits auf dem Gesetz über die gesundheitliche Kontrolle der Getränke und Nahrungsmittel vom Jahre 1905.

Die wichtigsten Punkte der Ausführungsbestimmungen über die sanitäre Kontrolle der Milch sind folgende:

1. Die Kontrolle der Produktion und des Verkaufs von frischer, gekochter, sterilisierter und gesäuerter Milch liegt den städtischen Behörden und der städtischen Gesundheitspolizei ob (§ 2 des Gesetzes über die sanitäre Kontrolle der Milch).

2. Die Erlaubnis zu freiem Verkauf wird nach Untersuchung des Viehs von seiten der tierärztlich-sanitären Behörden gegeben. Diese kontrollieren auch die Art der Aufzucht des Viehs und den Zustand der Ställe. Die Personen, welche zur Versorgung und zum Melken des Viehs oder zu sonstigen Manipulationen mit dem Vieh angestellt sind, haben sich einer ärztlichen Untersuchung zu unterziehen, welche von den Distrikts- oder städtischen Ärzten unentgeltlich ausgeführt wird.

3. Die Untersuchung des Viehs und der Ställe wird durch den Distrikts- und städtischen Tierarzt obligatorisch und unentgeltlich ausgeführt.

4. Alle Kühe, welche für die Produktion der zum Verkauf kommenden Milch verwendet werden sollen, müssen alle sechs Monate die Tuberkulinprüfung bestehen (§ 225 des Gesetzes über den tierärztlichen Dienst).

Das tuberkulöse Vieh wird getötet (§ 221 desselben Gesetzes).

5. Die Milch muß in Gefäßen aus weißem Metall, die gut verzinnt sind, aufbewahrt werden. Das Zinn darf nicht mehr als 1% Blei enthalten.

6. Die Viehbesitzer müssen den Tierärzten jeden Krankheitsfall unter ihren Tieren sofort anzeigen. In diesem Falle wird der Milchverkauf verboten. Ebenso wird der Verkauf von Milch verboten, wenn ein Fall von Infektionskrankheiten auf einem Landgut konstatiert wird.

Die Desinfektion der Lokalitäten ist obligatorisch.

7. Die Tierärzte sind verpflichtet, mindestens sechsmal im Jahre das Vieh und die Ställe zu kontrollieren.

8. Die städtischen Gesundheitsbehörden und die Distriktsärzte, ebenso wie die städtischen Tierärzte besitzen eine Liste aller Milchproduzenten.

8. Der Milchverkauf findet statt:

a) In eigenen Lokalitäten, in denen nur Milch und Milchprodukte verkauft werden dürfen;

b) die Milch wird in das Haus des Konsumenten gebracht.

10. Die Gesundheitspolizei hat häufige Revisionen in den Milchverkaufs- und Milchproduktionsstellen vorzunehmen. Sie hat den Verkauf der Milch zu verbieten, wenn diese nicht den nötigen Fettgehalt besitzt (mit dem Laktometer von Bischoff gemessen) oder wenn sie einen anormalen Geschmack hat.

In den §§ 11 und 12 des Gesetzes für die sanitäre Kontrolle der Getränke und der Nahrungsmittel sind die in diesem Falle zu ergreifenden Maßnahmen und die zulässigen Strafen vorgesehen.

11. Milch, welche von kranken Tieren stammt (Charban, Rinderpest, Tollwut, Variola, Tuberkulose usw.) und von solchen, die mit giftigen Medikamenten behandelt werden, Milch, welche eine gelbe, blaue oder rote Farbe zeigt, welche fremde Substanzen enthält, ist vom Verkaufe ausgeschlossen.

Dies sind die wichtigsten Punkte des Reglements über die sanitäre Kontrolle der Milch. Das Reglement ist sehr gut, aber leider wird es nicht immer durch die städtischen Gesundheitsbehörden streng durchgeführt. Der Verkauf sterilisierter Milch wird durch das Reglement unter der Bedingung gestattet, daß die Sterilisation nach den Vorschriften der Wissenschaft gemacht wird. Die humanisierte Milch wird in Bulgarien nicht angewendet und daher ist sie auch im Reglement nicht genannt.

Dänemark.

Von

Axel Ulrik,

unter Mitwirkung von

J. W. S. Johnsson, Pool Heiberg, H. P. T. Örum, St. Friis.

Geschichtlicher Überblick.

Von

J. W. S. Johnsson.

Der Reichtum an Gedenkzeichen aus Dänemarks Vorzeit gewährt nur in geringem Grade nähere Auskunft über die Stellung der Kinder bei den Ureinwohnern. Einzelne Gräberfunde zeigen jedoch, daß die Kinder mit den Familien eng verknüpft gewesen sind, indem man schon von der Steinzeit her Gräber kennt, die neben den Skeletten Erwachsener solche von Kindern enthalten. Eine Schilderung der Entwicklung der Kinderpflege in Dänemark hat naturgemäß mit der historischen Zeit zu beginnen, und wir befinden uns in der glücklichen Lage, daß uns die alten dänischen Volkslieder eine reichlich fließende Quelle bieten, aus der wir Auskunft schöpfen können, welche Stellung im Mittelalter die neugeborenen Kinder einnehmen. A. L. Faye hat das diesbezügliche Material, das zum Teil für den skandinavischen Norden gemeinsam ist, gesammelt. Später hat auch F. Grön die gleiche Frage angeregt, doch basieren die nachstehenden Zeilen im wesentlichen auf der Arbeit des ersteren.

Die ausführliche Auskunft, welche die Volkslieder bezüglich der Schwangerschaft bieten, zeigt, daß das Kind mit großem Interesse umfaßt wurde. Man kannte nicht allein die normale Dauer der Schwangerschaft, sondern man wußte auch, daß der Fötus nach der 20. Woche Leben zeigte. Die Zeichen der Schwangerschaft sind ebenfalls in den Volksliedern angegeben. Die Fürsorge für die Schwangere wurde auf das Kind übertragen, das erwartet wurde. Die Kinder waren ein Gut, Knaben das größte, größer als wenn es Mädchen waren, die nicht Waffen trugen und auch nicht den Geschlechtsnamen fortpflanzten. Der Wert von Knaben im Vergleich mit dem der Mädchen findet sich in beredter Weise in der historischen Sage über Asger Ryg wiedergegeben, dessen Gemahlin einen Turm auf der Kirche in Fjenneslevlille (auf Seeland) errichten lassen sollte, sofern sie während der Abwesenheit ihres Gatten eines Knaben genesen würde, dagegen, wenn es sich um die Geburt eines Mädchens handelte, die Kirche turmlos belassen sollte. Bei Asger Rygs Rückkehr bemerkte er, daß die Kirche zwei Türme hatte, und zwar aus dem Grunde, weil seine Gattin

Zwillinge, die beide Knaben waren, geboren hatte. Das Volkslied findet seine
Bestätigung in den noch vorhandenen Kalkmalereien der genannten Kirche.

Der eigentlichen Kinderpflege wird auch Erwähnung getan, sowohl derjenigen, die seitens der Mutter ausgeübt, als auch derjenigen, welche Stiefkindern zuteil wurde. Immerhin sind es nur spärliche Nachrichten, die uns
vorliegen, aus denen einiges Erwähnung verdient. Bei Streitigkeiten um die
Erbberechtigung verlangte das Gesetz als Beweis, daß ein Kind gelebt hatte,
den Nachweis, daß es geatmet und sich bewegt hatte. In diesem Falle war
es erbberechtigt. Die Südgermanen forderten in ähnlicher Weise, daß das
Kind die Augen aufgeschlagen und die vier Wände beschrien hatte, wie der
juridische Ausdruck lautet. Das Gesetz stellte auch Regeln auf zugunsten
der Wöchnerin. Die ihr zur Seite stehenden Frauen durften sie nicht verlassen, bevor das Kind an die Brust gelegt war. Es war nämlich allgemein,
daß die Mutter selbst dem Kinde Brust gab. Künstliche Ernährung war allerdings nicht unbekannt — dieselbe geschah in der Weise, daß das Kind Kuhmilch aus einem mit einem Loch versehenen Ochsenhorn oder durch einen
Federkiel erhielt; indessen wurde es als ein Verbrechen angesehen, wenn eine
Mutter nicht selbst ihre Kinder stillte. Das Stillen erstreckte sich oft über
einen unvernünftig langen Zeitraum, ein Vorkommen, das noch heutzutage
bei der Landbevölkerung sowie unter der städtischen Arbeiterbevölkerung
gang und gäbe ist, bei der das langandauernde Brustgeben als antikonzeptio-
nelles Mittel gilt.

Wenn auch bisweilen des Kindesmordes in den Volksliedern Erwähnung
geschieht, scheint das Aussetzen nicht genannt zu werden. Es unterliegt
jedoch kaum einem Zweifel, daß man sich mit dem Aussetzen von Kindern
befaßt hat; indessen haben auch dieser Sitte gegenüber gewisse Regeln Anwendung gefunden, diktiert durch die allgemeine Moral und nach und nach
nahezu mit gesetzlicher Kraft wirkend. Mädchen wurden öfters als Knaben
ausgesetzt. Übrigens war das Aussetzen von Kindern etwas, dessen man sich
schämte. Im allgemeinen geschah solches wohl infolge von Armut, oder wenn
das Kind außerehelich geboren war. Das Aussetzen wurde dem Morde gleichgestellt, wenn es geschah, nachdem Wasser auf das Kind gegossen und demselben ein Name beigelegt war. Dasselbe Verhältnis blieb bestehen, nachdem
die christliche Taufe an Stelle des heidnischen Namengebens getreten war.
Nach Einführung des Christentums legte man diejenigen Kinder, deren man
sich entledigen wollte, bei der Kirchentür nieder. An vielen Stellen waren
Krippen oder Mulden eingerichtet, in welche die Kinder hineingelegt werden
konnten. Nahm dann jemand ein solches Kind zu sich, so ging dieses völlig
in seinen Besitz über.

In der katholischen Zeit existierten Krankenhäuser, teils St. Jürgens
Höfe, zur Aufnahme von Aussätzigen, teils Heiligengeisthäuser, zur
Aufnahme armer Wanderer und Siecher bestimmt. Es war selbstredend, daß
das Krankenhauswesen später durch die ständigen Kriege, in welche das
Land verwickelt wurde, und durch die Seuchen, welche sich über Stadt und
Land verbreiteten, beeinflußt wurde. Wir sehen daher auch, daß Militär-
krankenhäuser eingerichtet und daß die St. Jürgens Höfe zu Pesthäusern
umgewandelt wurden. Die Heiligengeisthäuser bilden jedoch die Grundlage,
auf welcher sich das allgemeine Krankenhauswesen, einschließlich der Kinderkrankenhäuser entwickelt hat.

Zum erstenmal erfahren wir über Veranstaltungen zugunsten kleiner
Kinder aus der Regierungszeit des dänischen Königs Christian I. (1448 bis 1481).

Die Stadt Kopenhagen besaß damals ein großes Heiligengeistkrankenhaus, das im Jahre 1296 durch den Bischof Johannes Krag gegründet war
und welchem der König in mehrfacher Weise Wohlwollen zeigte. Im Jahre
1474 unternahm der König eine Reise nach Rom, die in mancher Beziehung
für die Hauptstadt und das Reich von sehr großer Bedeutung war. Während
seines Aufenthaltes in Rom hatte der König Gelegenheit zur Besichtigung
des dem Heiligen Geist geweihten Klosters und Krankenhauses Saxia de Urbe,
welches augenscheinlich sein lebhaftes Interesse in Anspruch nahm, weil er
Verhandlungen mit dem damaligen Papste Sixtus VI. anknüpfte und ihm gegenüber den grellen Gegensatz, der unter den verschiedenen Gesellschaftsklassen
seiner Heimat herrschte, hervorhob. Obwohl die Hauptstadt des Reiches
oft die Großen, den Adel und die Fürsten in ihren Mauern versammelt sah,
war dennoch nirgends in der Stadt ein Ort, wo Arme, Findelkinder oder außereheliche Kinder erzogen und unterhalten werden konnten. Der Besuch des
Königs verlief nicht resultatlos, indem Sixtus VI. unterm 13. April 1474 eine
Bulle erließ, in welcher derselbe eine wohlwollende Haltung zur Sache ein-
nahm. In der Bulle wird das Krankenhaus als vom König gegründet und
errichtet genannt. Wie erwähnt, ist dieses nicht richtig. Das neue, was auf
Veranlassung Christian I. geschah, war die Errichtung einer Abteilung für
Findelkinder und Waisen, und die Anordnung, daß die Kranken, die sich
früher in verschiedenen, an mehreren Stellen der Stadt belegenen Gebäuden
aufgehalten hatten, jetzt in einem besonderen, dem einzigen bis auf unsere
Zeit bewahrten Teil des eigentlichen Klosters untergebracht wurden.

Die Mittel zum Betrieb des Krankenhauses wurden durch Kollekten und
Gaben geschaffen. Die Königin Dorothea schenkte 1495 ein Kopenhagener
Grundstück mit Gebäuden sowie eine Anzahl auf der Insel Seeland belegener
Güter. Dieses große Geschenk bewirkte, daß 12 Patienten vollständig unter-
halten werden konnten. Neue Einnahmen wurden dadurch geschaffen, daß
den zum Augustinerorden gehörenden Mönchen die Erlaubnis erteilt wurde,
Ablaßzettel verkaufen zu können, eine Erlaubnis, die erst im Jahre 1515
zurückgezogen resp. sehr stark beschränkt wurde.

Die Stadt Malmö in der damals dänischen Provinz Schonen besaß auch
ein Heiligengeisthaus, doch läßt sich nicht mit Bestimmtheit nachweisen, ob
in diesem Findelkinder Aufnahme gefunden haben. Christian I. stellte eine
Verbindung her zwischen diesem und dem in Kopenhagen befindlichen Hause,
was u. a. daraus hervorgeht, daß dieses Brüder aus Kopenhagen empfing.
Die Regeln der Augustinermönche wurden auch in Malmö eingeführt, und
zwar etwas später, nachdem sie in Kopenhagen zur Einführung gelangt waren.

Inwieweit das Kopenhagener Heiligengeisthaus sich als Kinderkrankenhaus betätigt hat, darüber weiß man nichts, obgleich aus der damaligen Zeit
Berichte über die inneren Vorgänge im Krankenhaus vorhanden sind. Die
Kinder waren zugunsten der Alten und Schwachen, die den Hauptbestand-
teil der Insassen ausmachten, in Vergessenheit geraten. Soviel steht jedoch
fest, daß das Heiligengeisthaus als Findelkinderkrankenhaus bis zum Jahre 1600
diente.

Christian III. (1534 bis 1559) bestätigte die Verpflichtung zur Aufnahme
von Findelkindern, und erst die Verordnung vom 17. März 1600, durch welche
eine neue Fundation geschaffen wurde, annullierte diese Verpflichtung. Die
Patientenzahl wurde jetzt auf 50 festgesetzt und durften nicht mehr Aufnahme finden, auch nicht die Findelkinder, da man beabsichtigte, ein besonderes Krankenhaus für die letzteren zu errichten.

Das zweite Mal, wo von Findelkindern die Rede ist, handelt es sich um
das neue St.-Annen-Krankenhaus, das von Claus Jensen Denne gegründet wurde. Während der Regierung des Königs Hans hatte Claus Denne
im Gefängnis gesessen, und es war höchst unwahrscheinlich, daß er jemals
dasselbe verlassen würde. Er gelobte nun, wenn er seine Freiheit wieder
erlangen würde, Gott und St. Annä zu Ehren eine Kapelle zu errichten, wozu
ein Gast- und Krankenhaus für bedürftige Kranke und Pockenpatienten gehören sollte. Mit dem Bau wurde im Jahre 1516 begonnen und die Anstalt
wurde so reich, daß sie in Schweden mehrere Güter besaß. Nach dort ent-
floh — von Christian II. vertrieben — Claus Denne. Derselbe geriet in politische Zwistigkeiten, indessen wehte für ihn unter Friedrich I. (1523 bis 1533)
ein günstigerer Wind, und im Jahre 1524 gestattete ihm der König, die St. Ger-
trudskapelle in ein neues St. Annenkrankenhaus umzuwandeln. Das Krankenhaus wurde massiv gebaut, erhielt eine Badestube, und jedes Krankenbett
bekam eine Kiste, die zur Aufbewahrung der Kleidungsstücke des Kranken
dienen sollte.

Denne hatte klein angefangen, doch war der Gedanke der, daß das Krankenhaus allmählich fünfzig Kranken Platz gewähren sollte, aber obendrein
„Priestern, Sängern und Findelkindern", außer solchen weiblichen Angestellten,
welche die Kranken und die Kinder pflegten. Die Fundation enthält ausführliche Bestimmungen über freie Mahlzeiten, Nachtaufenthalt, Verpflegung
der Patienten, Reinlichkeit usw. Auch dieses Krankenhaus, das der Aufsicht
der Stadtobrigkeit unterstand, wurde durch milde Gaben aufrecht erhalten.

Das neue St. Annenkrankenhaus muß in befriedigender Weise gewirkt
haben, da der Begründer desselben später ein Privilegium zur Errichtung
eines ähnlichen Krankenhauses in Aahus in der damals dänischen Provinz
Blekinge erhielt. Im Jahre 1527 wurden die beiden Krankenhäuser miteinander vereinigt. Einem königlichen Befehle vom Jahre 1576 zufolge wurde
in Odense eine Stube für Findelkinder nach Kopenhagener Muster eingerichtet.

In den über Kinderkrankenhäuser und Kinderhäuser in der darauf
folgenden Zeit vorhandenen Nachrichten ist es unmöglich zu unterscheiden,
was auf Säuglinge und was auf größere Kinder Bezug hat. Nachdem das
Verbot der Aufnahme von Kindern ins Heiligengeistkrankenhaus im Jahre
1600 in Kraft getreten war, erwies es sich recht bald als notwendig, Ersatz
zu schaffen. Einen solchen fand man im Armenkinderhaus, in welchem
nicht allein Findelkinder, sondern gleichzeitig auch andere elternlose Kinder
Aufnahme fanden. Das Datum der Errichtung dieses Hauses ist nicht bekannt, wahrscheinlich jedoch geschah dieses im Jahre 1619. Es liegt indessen
kaum ein Grund vor, die Geschichte dieses Kinderhauses weiter zu verfolgen,
und zwar um so weniger, weil es sich aus einem ursprünglich rein philantropischen Unternehmen, wo die Kinder ein Handwerk lernten, allmählich zu
einem industriellen Etablissement entwickelte. Die Aufnahmebedingungen
wurden auch dahin abgeändert, daß die Kinder bei der Aufnahme 6 Jahre
oder darüber alt sein mußten; es war infolgedessen stets die umherstreifende
Straßenjugend, welche die Hauptmenge der Insassen ausmachte, und die
Findelkinder mußten sich selbst ihren Weg suchen.

Ursprünglich lag das Kinderhaus im Innern der Stadt und wurde im
Jahre 1650 nach dem Peblingesee, nahe dem städtischen Pesthaus, verlegt.
Es lag somit außerhalb der eigentlichen Stadt, und die Folge war, daß es
im Jahre 1658 während des Krieges mit den Schweden niedergerissen werden

mußte. Es erstand wiederum als eine neue Institution auf Kristianshavn im Jahre 1660.

Unter der Regierung Christian IV. (1596 bis 1648) trat das Interesse der Hilfe für die Kinder lebhaft zutage. Im Rezeß vom Jahre 1643 fordert der König die Städte auf, aus eingehenden Liebesgaben nebst anderen freiwilligen Geschenken „gemeine" Kinderhäuser zu errichten. In diesen sollten arme, hilflose und insbesondere Findelkinder Kleider und Nahrung haben und zu Handwerkern herangebildet werden; andererseits sollten die Kinder dazu verpflichtet sein, für das Genossene bei ihrem Tode dem Kinderhaus ein Drittel ihres Vermögens zu vermachen, es sei denn, daß sie sich zu Lebzeiten hiervon loskauften. Arme Kinder, welche bei Handwerksmeistern Aufnahme gefunden und ohne Vergütung Kleider und Nahrung bei diesen erhalten hatten, mußten ihnen mit einer bestimmten Summe jährlich helfen, wenn diese in Not gerieten und wenn sie selbst erwachsen waren und das Handwerk ausübten, das sie gelernt hatten. Die Kinder trugen einen Friesanzug in zwei Farben und die Erziehung war eine derartige, daß die Schriftsteller damaliger Zeit sie in hohem Grade priesen.

Bei der Errichtung des sog. Christian IV. Kinderhauses war der König bemüht, dem Schaden abzuhelfen, den das Verbot, ins Heiligengeistkrankenhaus Findelkinder aufzunehmen, verursacht hatte. Der König selbst nennt die Institution ein Zucht- und Kinderhaus für Knaben und Mädchen. Im Jahre 1605 wurde es benutzt, doch ist das Jahr der Errichtung nicht bekannt. Ursprünglich war es als eine Anstalt für Landstreicher und Bettler errichtet, eine Anstalt, die auch Kinder aufnahm, was aus den Berichten über eingetretene Krankheitsfälle hervorgeht. Wie groß die Anzahl von Plätzen für Kinder war, weiß man nicht. Die Zahl der Knaben schwankt sehr, wogegen diejenige der Mädchen unbekannt ist, da in dem Berichte nur von weiblichen Personen die Rede ist. Die große Zahl der Kranken deutet darauf hin, daß die Anstalt kaum als mustergültig angesehen werden konnte, doch scheint es, als ob man die Anstellung eines festen Arztes nicht als nötig erachtet hat.

Während des Pestjahres 1619 wurde Christian IV. Kinderhaus geschlossen und im Jahre 1621 wieder eröffnet. Dasselbe war in zwei Teile geteilt, und zwar in ein Zuchthaus und ein Kinderhaus. Die Gebäude dieser beiden Anstalten lagen nebeneinander, doch hatte jedes seine eigene Verwaltung.

Das Kinderhaus wurde in seiner neuen Gestalt wohl zunächst eine Korrektionsanstalt für solche, die sich umhertrieben, die ein Handwerk erlernen mußten, indessen bedeutete die neue Ordnung in einer Hinsicht einen kolossalen Fortschritt, indem die Kinder nicht mehr unter den Gefangenen lebten. Die Absonderung war auch aus praktischen Gründen dringend notwendig gewesen, da die Anstelligkeit der Kinder auch von den Gefangenen ausgenutzt worden war. Die Ordnung der inneren Verhältnisse des neuen Kinderhauses wurde durch die königliche Verordnung vom 2. November 1622 geregelt, in welcher ausdrücklich bestimmt war, daß das Kinderhaus für elternlose Kinder sowie für solche, die von ihren Eltern nicht erzogen werden konnten, bestimmt war. Sie sollten neben der Erlernung eines Handwerks in Religion, Lesen und Schreiben unterrichtet werden, so daß sie sich später selbst versorgen konnten. Die Kinder erhielten Kleidung, Beköstigung und ein Bett; an der Anstalt waren außer den Handwerksmeistern, die Unterricht erteilten, ein Prediger, ein Medikus und ein Bartscher angestellt. Ebenfalls standen die nötigen Heilmittel zur Verfügung. Sobald die Kinder 12 Jahre alt waren, begann der Unterricht im Handwerk; der Verordnung gemäß wird auch ge-

bührende Rücksicht auf die jüngeren Kinder genommen, indessen scheint
es, als ob Säuglinge nicht genannt sind.

Obgleich der Bartscher sich jeden Morgen regelmäßig und außerdem,
sobald es notwendig erschien, einfand, war der Gesundheitszustand kein guter.
Der Medikus verordnete die verschiedenen Kuren, die vom Bartscher ausgeführt wurden, dessen Gebiet sich sonst auf Haarschneiden, Aderlassen und
Baden erstreckte. Die Kuren oder die sonstigen Verhältnisse in der Anstalt
müssen verschiedene Mängel gehabt haben, da die Kinder in großer Menge
starben. Hierzu hat natürlich gegenseitige Ansteckung vielfach und gewiß
auch der Mangel an Reinlichkeit nicht wenig beigetragen. Oft lagen 3 bis
4 Kinder in einem Bett. Im Jahre 1638 mußte eine Anzahl kranker Kinder
nach dem Bootsmannskrankenhaus übersiedeln, und dasselbe scheint im Jahre
1640 wiederum der Fall gewesen zu sein.

Das Kinderhaus bildete einen Gegenstand der ständigen Fürsorge Christian IV. Immer wieder und wieder kommt er in seinen Briefen hierauf zurück,
doch zeigte es sich bald, daß sich der ursprüngliche Plan der Ausnutzung
der Arbeitskraft der Kinder zu Nutz und Frommen ihrer selbst sowie zur
Wiederaufrichtung der Industrie des Landes nicht durchführen ließ, und das
um so mehr, weil zwei Anstalten der gleichen Art zur selben Zeit bestanden.
In den letzten Lebensjahren des Königs verfiel das Kinderhaus mehr und
mehr und nach seinem Tode (1648) wurde der Betrieb eingestellt. Frederik III.
überließ der Kopenhagener Armenbehörde einen Platz im Kinderhaus für fremde
Bettler, die zur Arbeit gezwungen werden sollten. Im Jahre 1650 wurden sämtliche Gebäude und Grundstücke verkauft.

Bald begann man jedoch zu spüren, daß man die Neugeborenen nirgends
unterbringen konnte, zumal die sittlichen Verhältnisse bei weitem nicht befriedigend waren. Im Jahre 1664 wurde eine nackte verkrüppelte Frau von der
Straße aufgenommen, wo sie lag, um unter freiem Himmel zu gebären; im
Jahre 1668 fand man neugeborene Kinder mehrfach ermordet, teils auf den
Straßen, teils beim Zuchthaustor, teils auch auf dem neuen Kirchhof. Öfters
mußte ein Wachposten an den offenen Brunnen postiert werden, da bisweilen
Kinderleichen in denselben gefunden wurden. Abtreibung der Leibesfrucht
war ganz allgemein und die Anzahl außerehelicher Geburten nahm enorm zu.
Die Gemeinde der Garnisonkirche konnte sich dessen rühmen, daß die außer-
ehelichen Geburten den vierten Teil sämtlicher Geburtsfälle ausmachten.

Man bemühte sich diesen skandalösen Verhältnissen durch Strafen entgegenzuwirken, was selbstverständlich keine Besserung zur Folge hatte.
Augenscheinlich mußte man ganz andere Wege beschreiten: Der Gedanke an ein Waisenhaus tauchte wieder auf, denn die Ereignisse des
täglichen Lebens mahnten wiederholt und eindringlich an den Nutzen, den
ein solches Haus schaffen konnte. Die Kinder würden es ohne Zweifel bedeutend besser haben als wenn sie für 2 Mark wöchentlich bei Privaten in
Kost und Pflege gesetzt würden, wie solches mit einem Kinde geschah, welches
im Jahre 1704 in einem Torwege gefunden wurde. Es steht fest, daß die
Armenbehörde in den Jahren 1709 und 1711 verschiedene Häuser zur Einrichtung von Kinderhäusern erworben hat.

Wie man sich die Einrichtung eines Waisenhauses gedacht hat, geht aus
dem königlichen Erlaß vom 3. Mai 1713 hervor, der an das damalige Polizei-
amt und Kommerzkollegium gerichtet wurde. In diesem heißt es, daß, um
der traurigen und schlechten Behandlung abzuhelfen, die Säuglingen dadurch
widerfuhren, daß sie in die Kanäle geworfen oder an öffentlichen Orten in

Kopenhagen gefunden wurden, was teils auf die Verzweiflung der Mütter, teils auf die Armut und Leichtfertigkeit derselben zurückgeführt werden müsse, ein Waisenhaus oder Findelhaus errichtet werden sollte, worin die Kinder behufs Verpflegung Aufnahme finden konnten, ohne daß die Mutter sich zu legitimieren brauche. An der Tür des Hauses sollte eine Art Krippe (Drehlade) zur Aufnahme neugeborener Kinder nebst einem Glockenzug vorhanden sein. Wenn man den Glockenzug anfaßte, wurde die Krippe ins Haus gedreht, während die Mutter sich ruhig entfernen konnte. Um zu vermeiden, daß das Kind zweimal getauft würde, hatte die Mutter die Verpflichtung, durch einen Boten den Pastor davon in Kenntnis zu setzen, ob das Kind bereits getauft war oder nicht.

Vorstehendes war geplant, doch wurde die Sache aufgegeben, da man einen Bericht der Armenbehörde darüber abwartete, was sich behufs Verhinderung des Kindermordes machen ließe und wie die bereits vorhandenen Findelkinder großgezogen werden konnten. Dazu kam, daß eine solche Anstalt, wie ein Findelkinderkrankenhaus sein sollte, von Rechts wegen der Armenbehörde unterstehen müßte. Später kam der Plan wieder zur Sprache. Der Polizeiherr in Kopenhagen brachte einen Vorschlag betreffs eines Findelhauses, im wesentlichen wie oben angegeben, vor, jedoch mit einer Leichenhalle versehen, die zur Aufnahme der auf offener Straße aufgefundenen toten Kinder dienen sollte. In diesem Findelhaus sollten eine Amme und eine Frau angestellt werden, die die Kinderpflege übernehmen sollten. Die langen Verhandlungen hin und her ergaben schließlich doch ein Resultat. Im Jahre 1720 beschaffte König Frederik IV. die Mittel zur Errichtung eines Waisenhauses, indem er für diesen Zweck die Gebäude der früheren Ritterakademie hergab und das Haus mit verschiedenen Privilegien, die die ökonomische Seite des Betriebes sichern sollte, ausstattete.

Erst im Jahre 1750 wurde ein Findelkinderkrankenhaus im Kinderhause auf Christianshavn eingerichtet und gleichzeitig wurde das freie Hebammenhaus errichtet, das den ersten Anfang der jetzigen Entbindungsanstalt bildete. Diese beiden Anstalten verfolgten den früher so oft genannten Zweck der Verhinderung heimlicher Geburten, Abtreibung der Leibesfrucht und des Hinlegens neugeborener Kinder auf öffentliche Straßen und Plätze.

Es ist jedoch zweifelhaft, ob das Findelhaus das gewesen ist, was man heutzutage unter diesem Namen versteht; es nahm nämlich die Kinder erst nach zurückgelegtem Alter von sechs Jahren auf. Vor dieser Zeit wurden sie vom Armenwesen beköstigt und erhielten ihren Unterricht in Armenschulen. Nach der Konfirmation kamen die Kinder bei Handwerkern in die Lehre. Die Anzahl der vorhandenen Plätze betrug 24, diese dürfte kaum hinreichend für die Stadt gewesen sein; es läßt sich übrigens auch wahrnehmen, daß die Zahl der Kinder in ständigem und schnellem Wachsen begriffen war. Bereits drei Jahre nach Errichtung mußte die für den Betrieb anfänglich ausgeworfene Summe dank der wachsenden Kinderanzahl verdoppelt werden, und im Jahre 1761 erhöhten sich die Schulden auf Grund wiederholter Anleihen auf 30 000 Reichstaler, eine Summe, die auf Order des Königs aus der Staatskasse gedeckt wurde.

Die andere gleichzeitige Institution, das freie Hebammenhaus, wurde unter recht primitiven Verhältnissen in einigen kleinen Häusern in der Gotersgade am 1. Juli 1750 eröffnet, ein Anfang, der nicht auf die Glanzperiode dänischer Entbindungskunst, die hierdurch eingeleitet wurde, schließen ließ. Das freie Hebammenhaus wirkte als eine Entbindungsanstalt für solche,

„welche entweder aus Schamgefühl ihre Schwangerschaft nicht zugeben wollten oder keinen anderen Rat wußten, da sie unvermögend waren". Das Prinzip, das bei sämtlichen dänischen Entbindungsanstalten das leitende gewesen ist, d. h., daß die Namen der Gebärenden geheim gehalten wurden, ist gleich von vornherein festgelegt worden und die Leiterin, die Hebamme Inger Pedersdatter, hatte einen Eid abzulegen und wurde mit Landesverweisung bedroht, falls sie das Verschwiegenheitsgelübde brechen würde. Auf öffentliche Kosten waren Geldmittel zur Verpflegung der Wöchnerinnen während ihres Aufenthaltes im Hebammenhaus zur Verfügung gestellt. Hinterließen die Mütter die Kinder, so kamen diese in den Gewahrsam der Armenbehörde, welche sie zum Aufenthalt ins Findelhaus auf Kristianshavn überwies, und gerade diese Bestimmung war schuld an der ökonomischen Misere der letztgenannten Institution. Die Misere erklärt sich einigermaßen, wenn man sieht, wie viele Kinder in dem freien Hebammenhaus geboren wurden. Die erste Patientin wurde am 11. Juli 1750 aufgenommen, in diesem Jahre betrug die Anzahl der Geburten 28; im darauffolgenden Jahre erhöhte sich die Zahl auf 190, im dritten Jahre auf 300, im vierten auf 370. Im ganzen wurden während des Zeitraumes 1750 bis 1759 nicht weniger als 2841 Kinder geboren, eine sehr erhebliche Zahl, wenn man die primitiven Verhältnisse berücksichtigt, unter denen man arbeitete. Der Betrieb ergab auch keine Befriedigung weder für die eine noch die andere der beiden interessierten Parteien. Der Klagen seitens der Armenbehörde wurden immer mehr, und das Publikum klagte über inhumane und harte Behandlung. Es ist ja recht erklärlich, daß die Armenbehörde mit mißtrauischen Augen auf die verschiedenen Mißbräuche sah, die vorkamen, von denen einer der geringsten war, daß arme Eheleute die ausgezeichnete Gelegenheit benutzten, um sich der Kinder zu entledigen und sie kostenlos erziehen zu lassen; schlimmer war es schon, daß Personen, die heimlich geboren hatten, ihre toten Kinder nach dem freien Hebammenhaus brachten. Ein Versuch zur Verminderung der Anzahl solcher Kinder, die der Fürsorge der Gemeinde anheimfielen, wurde im Jahre 1758 gemacht, wo man die Bestimmung traf, daß die Mütter 20 Reichstaler zahlen, andernfalls die Kinder mit sich nehmen sollten, das führte jedoch nur dahin, daß die Schwangeren sich vom Hebammenhaus fern hielten und daß die heimlichen Geburten und solche unter freiem Himmel an Zahl wieder zunahmen.

Daß die Armenbehörde unter solchen Verhältnissen bestrebt war, sich ihrer Verpflichtungen möglichst zu entledigen, war selbstverständlich, und es bot sich ihr ein Ausweg im Jahre 1759, um welche Zeit Inger Pedersdatter starb. Ein neuer Zeitabschnitt für die medizinische Entwicklung des Landes war damals eingetreten, dadurch, daß das königliche Frederiks Hospital im Jahre 1757 eröffnet wurde. Dieses bestand aus einem quadratischen Krankenhausgebäude, das einen großen Hof und vier Pavillons umschloß, von denen je zwei an der nördlichen resp. südlichen Seite des Hauptgebäudes gelegen waren. Auf diese neu errichtete Anstalt hatte das Armenwesen sein Auge gerichtet. In einem Schreiben vom 3. Februar 1759 äußerte sich der Vorstand des freien Hebammenhauses dahin, daß die Direktion des königlichen „Frederiks Hospitales" die Entbindungsanstalt übernehmen möchte. Man würde nicht in Widerspruch mit der Fundation kommen, welche gerade bekundete, daß die Geburtshilfe auch zu den Aufgaben gehörte, zu deren Erfüllung das Krankenhaus berufen wäre. Der Krankenhausvorstand nahm demgegenüber eine wohlwollende Haltung ein. Im Jahre 1759 wurde die Übersiedelung vollzogen und die Abteilung für Geburtshilfe in dem südlichen

Querflügel des Hauptgebäudes des Krankenhauses eingerichtet. Die Platz-
verhältnisse machten inzwischen bald eine Vergrößerung erforderlich, und man
richtete sich dann im südlichen Pavillon ein, der vollständig für die geburtshilfliche Abteilung in Gebrauch genommen wurde. Das Gebäude hatte zwei
Stockwerke außer Keller und Hauptgeschoß, geteilt durch einen langen Gang,
der die eigentliche Geburtsabteilung bildete. Auf der einen Seite des Ganges
hatte man Platz geschaffen für 17 Wöchnerinnen, in zwei Stuben verteilt,
zwischen denen der Entbindungsraum lag; auf der anderen Seite befanden
sich einige Einzelstuben und eine gemeinschaftliche Stube von 6 Betten. Die
Abteilung für Geburtshilfe bildete gewissermaßen einen Staat im Staate und
war von dem übrigen Teile des Krankenhauses durch einen Bretterzaun abgetrennt; sie hatte ihre eigene Verwaltung und Ökonomie und stand unter
dem Armenwesen bis zum Jahre 1771, wonach es dem Frederiks Hospitale
unterstellt wurde. Die Direktion des Krankenhauses wollte jedoch nichts
mit der späteren Versorgung der Kinder zu schaffen haben, die nach wie vor
durch das Armenwesen oder durch das von Christian VII. im Jahre 1770
errichtete Pflege- und Waisenhaus (Opfostringsstiftelsen) zu geschehen hatte,
das zur Aufnahme von 600 Kindern berechnet war, die bis zum 6. Lebensjahre an Pflegeeltern gegen eine Geldvergütung übergeben wurden.

Bei der Übernahme im Jahre 1771 erhielt das Gebäude den offiziellen
Namen: „Den nye Stiftelse for frugtsommelige Kvinder i Frederiks Hospital"
(Die neue Anstalt für schwangere Frauen im Frederiks Hospitale), und infolge
einer Aufforderung von „Opfostringsstiftelsen" wurde ein Kasten für Findelkinder in einem der Kellerfenster des Gebäudes angebracht. Über demselben
befand sich die Inschrift: „Ulykkelige Börns Frelse" (Zur Rettung unglücklicher Kinder) und daneben eine Glocke ganz nach dem Muster früherer Zeiten.
Infolge Mißbrauchs wurde der Kasten im Jahre 1774 wieder entfernt. Nun
kam jedoch das „Frederiks Hospital" in dieselbe Lage, in der sich früher die
Armenbehörde befunden hatte. Der Mangel an Platz machte sich geltend und
die Schwierigkeiten im Betrieb waren bedeutend. Die Hilfe nahte indessen
dadurch, daß die verwitwete Königin Juliane Marie im Jahre 1782 ein Haus,
das unmittelbar an das Krankenhaus stieß, kaufte, und nun siedelte die Entbindungsanstalt daselbst hinüber, wo Platz für 50 Wöchnerinnen geschaffen
wurde. Die Entbindungsanstalt wurde gleichzeitig völlig vom Frederiks Hospitale getrennt, indem jede der Institutionen ihren besonderen Vorstand erhielt.

Das Pflege- und Waisenhaus (Opfostringsstiftelsen) blieb indessen als
besondere Anstalt bestehen, auch nach Errichtung (1783) einer „Pleje-
stiftelse for nyfödte Börn" (Pflegeanstalt für neugeborene Kinder) in
einem neuaufgeführten Gebäude neben dem von der verwitweten Königin
Juliane Marie angekauften Grundstück. Der Zweck dieser Pflegeanstalt war
der, daß die Kinder eine Zeitlang unter geeigneter Leitung in Pflege sein
konnten, bevor sie der Pflege nach den Bestimmungen von „Opfostrings-
huset" übergeben wurden. Die verwitwete Königin ließ unterm 23. Januar
1785 die Schenkungsurkunde über das Grundstück ausstellen, und am 23. März
1787 wurde die Fundation auf den Namen der „Födsels- og Plejestiftelsen"
(Entbindungs- und Pflegeanstalt) eingetragen. Sie wurde am 31. März 1787
eröffnet. Zu Anfang hatten die beiden Anstalten jede für sich ihren besonderen
Vorstand trotz des gemeinsamen Namens, und erst im Jahre 1804 wurde die
Verwaltung eine gemeinschaftliche, nachdem die Pflegeanstalt das Jahr
zuvor die obengenannte „Opfostringsstiftelse" (Pflege- und Waisenhaus) in
sich aufgenommen hatte. Das Jahr 1803 bedeutete überhaupt eine weitere

Konsolidation der Pflegeanstalt; sie erhielt ihr eigenes Gebäude, unmittelbar an die Entbindungsanstalt grenzend, und diejenigen Räume, die früher von ihr benutzt worden waren, wurden zum Gebrauch der Gebärenden abgegeben. Kaum 100 Jahre später mußte die Pflegeanstalt wieder in das benachbarte Gebäude hineinziehen, und zum zweitenmal nahm die Entbindungsanstalt die Lokalitäten in Gebrauch. Im August 1910 wurde die Entbindungs- und Pflegeanstalt nach den neu aufgeführten Gebäuden beim Reichskrankenhaus verlegt.

Diese Verlegung hat jedoch bisher keinen Einfluß auf die Regulative, die sich auf die Gebärenden oder auf die Pflegeverhältnisse beziehen, gehabt. Ebenso wie früher nimmt auch heute noch die Entbindungsanstalt unverheiratete weibliche Personen auf, die gebären sollen, wenn sie sich eine Zeit vorher angemeldet haben. Der Aufenthalt und die Geburtshilfe sind kostenlos. Verheiratete Frauen können auch Aufnahme finden, wenn die Lage in ihrem Heim so schlecht ist, daß es als unverantwortlich angesehen werden muß, sie im Hause gebären zu lassen. Die Pflegeanstalt nimmt die Patienten aus der Entbindungsanstalt sowie deren Kinder auf, sofern sie schwächlich sind und es unverantwortlich sein würde, diese mit den betreffenden Müttern zur Entlassung gelangen zu lassen, oder auch sofern die Mütter so schwach sind, daß sie nicht ihrem täglichen Berufe nachgehen können, ohne daß jedoch Aufenthalt im Krankenhause notwendig ist.

Um außerdem die Lage der Mütter etwas günstiger zu gestalten, erhalten unverheiratete kostenlos aufgenommene Personen, die zum ersten Male geboren haben, einen Pflegebeitrag für die in der Anstalt geborenen Kinder. Dieser Beitrag beträgt 1,40 K wöchentlich und wird alle 13 Wochen, von der Geburt des Kindes an gerechnet, ausgezahlt, jedoch mit Abzug für die Zeit, welche es in der Entbindungsanstalt zugebracht hat. Diejenigen Mütter, welche einen Pflegebeitrag für ihre Kinder erhalten, können ferner für die Zeit, für welche ein Pflegebeitrag eingeräumt ist, gratis Arznei für die Kinder erhalten, sofern diese sich in Kopenhagen befinden.

In dem Vorhergehenden ist nur gelegentlich und in sehr kurzgefaßter Form etwas über die Verhältnisse in den übrigen Landesteilen angeführt worden. Es wäre nämlich unmöglich, auf dem hier eingeräumten Raum eine Darstellung der Entwickelung der Fürsorge für Kinder außerhalb Kopenhagens zu geben. Die Materialien zu einer solchen Schilderung dürften kaum leicht zugänglich sein, und der kurze Zeitraum, der für die Ausarbeitung dieser kleinen Übersicht vorhanden gewesen ist, hat keine Archivuntersuchung gestattet. Hier mag denn nun zum Schluß angeführt sein, daß sich die private Initiative sowohl innerhalb als außerhalb der Hauptstadt im Laufe der letzten 75 Jahre stark entfaltet hat und teils durch Freigebigkeit einzelner Personen, teils durch Verbände und Vereine eine sehr bedeutende und in hohem Grade anerkennenswerte Arbeit zu Nutz und Frommen schwangerer Frauen und für Säuglinge ausgeführt hat.

Unter vielen anderen Vereinen, die einen ähnlichen Zweck verfolgen, mögen an dieser Stelle erwähnt sein: „Späde Börns Ernäring" (Ernährung von Säuglingen), ein Verein, dessen Hilfe der Anschaffung sterilisierter Milch dient, und „Smaabörns Vel", der notleidende Kinder unter zwei Jahren durch Gewährung von Essen, Kleidungsstücken und durch Pflege der Gesundheit unterstützt.

Schwangere Mädchen erhalten Hilfe durch das Geburtsheim „Bethesda" in Aarhus (Jütland), das sich solcher Personen annimmt, die außerehelich

zum erstenmal gebären sollen. Die Mutter wird einige Monate vor ihrer Niederkunft aufgenommen und hat ein Jahr in der Anstalt zu bleiben, während
der Aufenthalt des Kindes zwei Jahre dauern kann. Kann die Mutter dann nicht
selbst für das Kind sorgen, so geschieht dessen Unterbringung in einem Kinderheim oder in einer Familie. Der Aufenthalt ist frei.

„Mödrehjemmet" (Das Mutterheim) in Valby bei Kopenhagen hat
12 Plätze und nimmt solche Personen ein Jahr auf, die zum erstenmal gebären.

Zwei ähnliche Mutterheime werden vom Verein „til Hjälp for ulykkelig
stillede Mödre" (zur Hilfe in unglücklicher Lage befindlicher Mütter) unterhalten, der ebenfalls zwei Kinderheime besitzt. Der Zweck des Vereins ist, jede
alleinstehende und unglücklich gestellte Person, die gebären soll, unter so
günstige Verhältnisse zu bringen, daß ihre Gesundheit oder die ihres Kindes
keinen Schaden leidet.

Zu diesen Institutionen kommt noch die im Jahre 1910 errichtete staatliche Entbindungsanstalt in Aarhus, die Schwangere ohne Rücksicht
auf ihren Heimatsort aufnimmt. Sie finden einige Monate vor ihrer Niederkunft Aufnahme. Die in der Anstalt geborenen Kinder können daselbst ein
Jahr verweilen. Der Aufenthalt ist kostenfrei für Unverheiratete, Witwen und
verlassene Ehefrauen.

Literatur.

A. L. Faye: Oplysninger om Forhold og Skikke vedrörende Svangerskab og Födsel hos
    de gamle Nordboere. Norsk Mag. f. Laegevid. XV. Hefte 10.
F. Grön: Altnordische Heilkunde, Janus 1908.
O. Nielsen: Kjöbenhavns Historie og Beskrivelse I—VI, Kbhvn. 1877—1892.
C. Bruun: Kjöbenhavn I—III, Kbhvn. 1887—1901.
V. Jngerslev: Danmarks Laeger og Laegevaesen I—II, Kjöbenhavn 1873.
D. H. O. Cold: Laegevaesenet og Laegerne under Christian IV's Regiering (1588—1648),
    Kbhvn 1858.
C. J. Kayser: Den kongelige Födselsstiftelse i Kjöbenhavn. Kbhvn. 1845.
A. Stadfeldt: Kjöbenhavns Födselsstiftelse som Humanitets og Undervisnings-Anstalt
    1787—1887. Kbhvn. 1887.
E. Ingerslev: Födselsstiftelsen i Amaliegade, Saertryk af „Tidsskrift for Jordemödre".
    1910—1911.
Cordt Trap: Velgörenheden i Köbenhavn i Aaret 1903. Kbhvn. 1906.
A. Krieger: Assistance et prévoyance sociale en Danemark, Copenhague 1910.
J. P. Trap: Kongeriget Danmark, 3die Udgave. 1 (Köbenhavn), Kbhvn MCMVI.

Statistik der Säuglingssterblichkeit in Vergangen-
heit und Gegenwart in Dänemark.

Von
Pool Heiberg.

Aus den Untersuchungen Gustav Bangs geht hervor, daß am Schlusse
des 17. Jahrhunderts eine viel höhere Säuglingssterblichkeit in Dänemark
vorhanden war als heutzutage, wahrscheinlich 400 pro Mille in Kopenhagen
und 260 pro Mille in den übrigen Teilen des Reiches.

Man kann jedoch die Säuglingssterblichkeit (d. h. die Sterblichkeit in der Altersklasse 0 bis 1 Jahr) des ganzen Landes nicht länger als bis 1835 zurück genauer verfolgen.

Als Hintergrund der nachfolgenden Untersuchungen über die Säuglingssterblichkeit mögen hier einige Details über die Geburtenhäufigkeit sowie über die allgemeine Sterblichkeit in Dänemark in den letzten 100 Jahren dienen.

Die Geburtenhäufigkeit hat sich etwa um 31 pro Mille der Bevölkerung bis auf die letzten 20 Jahre bewegt, von welcher Zeit an sie Tendenz zum Sinken zeigt. Gleichzeitig ist die allgemeine Sterblichkeit von 23 auf ungefähr 15 pro Mille herabgesunken.

Die Säuglingssterblichkeit im Verhältnis zur Anzahl der lebendgeborenen Kinder betrug von 1835 bis 1849 145 pro Mille. Dann hielt sie sich ungefähr auf 135 pro Mille bis sie im letzten Jahrzehnt wiederum gesunken ist und sich jetzt um 120 pro Mille bewegt (vgl. die Tabellen 1 und 2).

Tabelle 1.

	Von 1000 lebendgeborenen Kindern starben als Säuglinge (im Alter von 0—1 Jahr) in Dänemark
1840—1849	144
1850—1859	134
1860—1869	135
1870—1879	136
1880—1889	136
1890—1900	135
1901—1905	119
1906—1908	113

Der genannte Stillstand der Säuglingssterblichkeit in den Jahren 1850 bis 1900 beruht indessen zum Teil darauf, daß bei der Wende des Jahrhunderts ein größerer Teil der Bevölkerung in den Städten mit ihren für den Kinderorganismus so ungünstigen Wohnungsverhältnissen lebte. Wenn die Verteilung der Geburten zwischen der Stadt- und der Landbevölkerung in den Jahren 1890 bis 1900 die gleiche gewesen wäre wie in den Jahren 1840 bis 1849, würde die Säuglingssterblichkeit auf 1000 lebendgeborene Kinder berechnet 129 ausgemacht haben, während sie tatsächlich 135 war.

Die Säuglingssterblichkeit wird öfters als ein fein anzeigendes Reagens der Beschaffenheit der Wohnungsverhältnisse angeführt. In bezug auf Dänemark scheint sich dieses zu bestätigen, indem die Großstadt Kopenhagen eine weit größere Säuglingssterblichkeit als die anderen Städte Dänemarks hat, die ihrerseits wiederum eine bedeutendere Säuglingssterblichkeit als die Landbezirke (vgl. Tabelle 2) zeigen.

Tabelle 2.
Die Säuglingssterblichkeit (0 bis 1 Jahr) 1835 bis 1905.
Zahl der Sterbefälle auf 1000 lebendgeborene Kinder.

		1835 bis 1839	1840 bis 1844	1845 bis 1849	1850 bis 1854	1855 bis 1859	1860 bis 1864	1865 bis 1869	1870 bis 1874	1875 bis 1879	1880 bis 1884	1885 bis 1889	1890 bis 1894	1895 bis 1900	1901 bis 1905
Hauptstadt Kopenhagen	Knaben .	206	228	254	235	229	228	217	247	244	231	209	219	193	163
	Mädchen	182	208	217	213	201	201	190	205	220	200	181	189	158	134
Provinzstädte	Knaben .	153	142	161	156	165	165	167	163	171	172	152	158	168	151
	Mädchen	128	126	144	143	137	135	142	139	138	147	124	132	135	119
Landbezirke	Knaben .	153	138	151	132	132	132	131	127	130	129	121	133	130	115
	Mädchen	121	117	127	110	109	109	113	104	108	108	100	109	106	93

Obgleich die Säuglingssterblichkeit in Kopenhagen sich während des letzten Menschenalters recht erheblich vermindert hat (von 230 auf 130 pro Mille), ist sie dennoch um ein Drittel höher als diejenige auf dem Lande und gar nicht so wenig höher als diejenige der übrigen Städte des Landes. Dieses ist der Fall, obgleich die Säuglingssterblichkeit an den beiden letzteren Stellen seit dem Jahre 1850 bis zur Wende des Jahrhunderts fast unverändert geblieben ist und erst in dem letzten Jahrzehnt abzunehmen begonnen hat.

Ein Vergleich der Zahlen für die beiden Geschlechter zeigt, daß die Säuglingssterblichkeit während des ganzen Zeitraumes sowohl hinsichtlich der Stadt- und Landbevölkerung am bedeutendsten bei den Knaben (1 bis 4% höher) ist. Hier mag in diesem Zusammenhange gesagt sein, daß von 1000 totgeborenen Kindern 560 Knaben, während von 1000 lebendgeborenen nur 514 Knaben (in dem Zeitraum von 1880 bis 1905) sind.

Selbstverständlich sind neben den unhygienischen Wohnungsverhältnissen der Städte auch andere Momente vorhanden, die zur Erhöhung der Säuglingssterblichkeit in den Städten beitragen. Hier soll nur auf die häufigere Anwendung künstlicher Ernährung der Säuglinge und in bezug auf die Hauptstadt Kopenhagen auf die relativ sehr große Anzahl unehelicher Kinder hingedeutet werden. Dieses letztere Verhältnis ist zum Teil dadurch hervorgerufen, daß unverheiratete Personen weiblichen Geschlechts aus dem ganzen Reiche die Hauptstadt aufsuchen, um in der Entbindungsanstalt daselbst zu gebären.

Hier mag daran erinnert werden, daß die unehelichen Kinder stets eine größere Sterblichkeit aufweisen, und daß somit eine relative Erhöhung ihrer Zahl die gesamte Säuglingssterblichkeit vergrößern wird. Aus nachstehender Tabelle ist ersichtlich, ein wie großer Bruchteil sämtlicher Säuglinge unehelich geboren ist (vgl. Tabelle 3).

Tabelle 3.

| | Die unehelich Geborenen bezifferten sich, in Prozent sämtlicher Geborenen ausgedrückt, auf: | | | |
	Kopenhagen	Provinzstädte	Landbezirke	Das ganze Land
1860—1869	22	11	10	11
1870—1879	21	10	9	11
1880—1889	20	8	8	10
1890—1900	22	8	7	10
1901—1905	21	9	7	10

Die folgende Tabelle zeigt, daß in der letzteren Zeit die Säuglingssterblichkeit unter den unehelichen Kindern ungefähr doppelt so groß als die der ehelich geborenen Kinder ist (vgl. Tabelle 4).

Tabelle 4.

| | | Die jährliche Anzahl der Sterbefälle auf 1000 lebendgeborene Kinder | |
		eheliche	uneheliche
Kopenhagen	Knaben	146	242
	Mädchen	112	213
Provinzstädte	Knaben	140	263
	Mädchen	109	217
Landbezirke	Knaben	107	220
	Mädchen	85	191
Das ganze Land	Knaben	120	236
	Mädchen	95	204

Wenden wir uns nun der Frage zu, wie sich die Sterbefälle innerhalb des ersten Jahres verteilen, so ist dieses Verhältnis aus der Tabelle 5 für die Jahre 1860 bis 1905 zu ersehen.

Tabelle 5.

Die tägliche Sterblichkeit unter Säuglingen (0 bis 1 Jahr) in Dänemark während der Jahre 1860 bis 1905.

| | | Von 10000 lebenden Kindern im Anfang jeder Altersklasse starben durchschnittlich täglich während des Verlaufes dieses Alters | | | | | |
		1860 bis 1869	1870 bis 1879	1880 bis 1889	1890 bis 1894	1895 bis 1900	1901 bis 1905
Knaben	In den ersten 24 Stunden	110,2	108,4	106,4	112,1	133,0	125,2
	In 2 bis 30 Tagen	15,9	14,1	12,4	11,5	11,5	10,8
	Im 2. Monat	6,2	6,4	6,5	6,9	6,5	5,7
	Im 3. Monat	4,2	4,6	4,9	5,2	5,4	4,9
	Im 4., 5. und 6. Monat	3,2	3,5	3,7	3,8	3,6	3,2
	Im 7., 8. und 9. Monat	2,3	2,5	2,6	2,8	2,6	2,2
	Im 10., 11. und 12. Monat	1,9	1,9	2,0	2,0	1,8	1,6
Mädchen	In den ersten 24 Stunden	83,5	79,2	80,4	83,5	101,5	97,3
	In 2 bis 30 Tagen	12,9	11,2	9,8	9,7	8,9	8,4
	Im 2. Monat	5,5	5,5	5,5	5,5	5,2	4,4
	Im 3. Monat	3,8	3,9	4,0	4,2	4,3	3,6
	Im 4., 5. und 6. Monat	2,7	2,9	3,1	3,1	2,9	2,5
	Im 7., 8. und 9. Monat	1,9	2,2	2,3	2,3	2,1	1,8
	Im 10., 11. und 12. Monat	1,7	1,7	1,9	1,9	1,6	1,4

Neben dem, was sich direkt aus der Tabelle entnehmen läßt, dürfte die Hervorhebung berechtigt sein, daß das Wachsen der Sterblichkeit in den ersten 24 Stunden nach der Geburt, wie aus den Jahren 1890 bis 1900 hervorgeht, von einer entsprechenden Abnahme in der Zahl der Totgeborenen begleitet wird, so daß sich die relative Anzahl der Kinder, die vor und unmittelbar nach der Geburt sterben, im ganzen betrachtet, nicht wesentlich in der betreffenden Periode verändert hat.

In einer Arbeit von Th. Sörensen betreffs Sterblichkeit der Kinder in den verschiedenen sozialen Klassen findet man für die Jahre 1820 bis 1879 interessante Auskünfte über den Unterschied der Säuglingssterblichkeit in den Arbeiterklassen und den anderen sozialen Schichten. Die Säuglingssterblichkeit in den wohlsituierten bürgerlichen Klassen der Städte erweist sich als ebenso groß wie diejenige in der Arbeiterklasse auf dem Lande.

In Rubins und Westergaards Ehestatistik und in der neueren offiziellen Ehestatistik sind Untersuchungen über das Verhältnis zwischen Kinderproduktion und Kindersterblichkeit vorhanden. Aus diesen Untersuchungen geht hervor, daß sich auch die Säuglingssterblichkeit in nicht geringem Grade vermehrt, wenn die Kinderproduktion zunimmt.

In den Städten sind in den letzten 50 Jahren alle Totenscheine durch Ärzte ausgestellt. In der vorliegenden Altersklasse wird jedoch eine detaillierte Statistik über die Todesursachen aus vielen Gründen recht unsicher. Die in den ersten Lebensjahren des Kindes vorzugsweise eintretenden Todesursachen bilden Krankheiten der Verdauungs- und Atmungsorgane. Dagegen spielen die gewöhnlichen Kinderkrankheiten (Tussis convulsiva, Morbilli, Diphtheria und Scarlatina) eine geringere Rolle, und dasselbe gilt von der Tuberkulose.

Hinsichtlich der Stadt Kopenhagen sind die Todesursachen, etwas mehr detailliert, für die Jahre 1882 bis 1909 in nachstehender Tabelle 6 angegeben.

Aus derselben geht hervor, daß sich die Anzahl der Sterbefälle an „Atrophia et Rachitis" in diesen Jahren stark vermindert hat.

Tabelle 6.

	Von 1000 lebendgeborenen Kindern starben in Kopenhagen von 1882—1909 im ersten Lebensjahre an nachstehenden Todesursachen					
	1882—1886	1887—1891	1892—1896	1897—1901	1902—1906	1907—1909
Cholerine	41	39	40	46	38	27
Atrophia et Rachitis	43	33	26	21	13	9
Vitia et Debilitas congenita .	26	24	23	26	29	29
Influenza, Pleuritis . . . . . ⎱ Bronchitis, Pneumonia . . . ⎰	24	26	29	28	21	20
Enteritis, Ileus	8	7	8	8	4	3
Tussis convulsiva	6	7	7	6	6	6
Tuberculosis	5	6	7	4	3	2
Morbilli	4	6	3	3	2	2
Syphilis congenita	3	3	2	3	3	3
Diphtheria et Croup	1	3	2	1	1	1
Trismus et Tetanus	2	1	1	1	2	2
Aliae causae mortis	47	38	35	29	24	22
Omnes causae mortis	211	193	183	177	144	126

Literatur.

Gustav Bang: Den gamle Adels Forfald 1897, S. 93. — Kirkebogsstudier 1906.

Danmark Statistik: Statistisk Aarbog for Danmark 1907—1910. Statistisk Tabelvaerk V R. Litra A. No. 5. Statistisk Tabelvaerk V R. Litr. A. No. 6. Statistiske Meddelelser IV R. 18 B I H. 1905.

Denmark, its medical Organisation, Hygiene and Demography 1891, S. 424.

Einer Fabricius - Bjerre: Börnedödeligheden (0—1 Aar) i Danmark statistisk behandlet. Maanedsskrift for Sundhedspleje 1907, S. 311.

F. Ingerslev: Börnedödeligheden, dens Aarsager og dens Bekaempelse. Samfundets Krav 1910.

Ad. Jensen: Den aftagende Dödelighed. Nationalökon. Tidsskrift 1908, S. 303.

Rubin og Westergaard: Aegteskabsstatistik 1890, S. 112.

H. C. Sager: Dödeligheden blandt nyfödte. 1877.

Stadslaegens Aarsberetning angaaende Sundhedstilstanden i Köbenhavn 1882—1909.

Sörensen Th.: Börnedödeligheden i forskellige Samfundslag i Danmark 1883.

J. Warming: Danmarks Statistik 1909, 1 Haefte, S. 53.

H. P. T. Örum: Epidemiologiske Studier over Börnekolerine. Maanedsskrift for Sundhedspleje 1910, S. 145.

Gesetzliche Maßnahmen zum Schutze des Kindes und der Mutter in Dänemark.

Von

Axel Ulrik.

Die gegenwärtige Ordnung des Kinderschutzes in Dänemark stützt sich u. a. auf Paragraphen des **Armengesetzes** vom 9. April 1891. Die Eltern sind verpflichtet, ihre Kinder bis zum 18. Jahr zu versorgen, und dieselbe Pflicht besteht für die Mütter ihren unehelichen Kindern gegenüber (§ 3). Für den Beitrag des Vaters eines oder mehrerer unehelicher Kinder bestehen

besondere Regeln, die später zu nennen sind. Sind die Versorger nicht imstande, das Notwendige für den Lebensunterhalt ihrer Angehörigen zu schaffen,
so sind diese aus öffentlichen Mitteln zu unterstützen, entweder in ihrer Familie,
in privaten Pflegestellen oder in Versorgungsanstalten (§§ 28, 29, 30). Für
Kinder ist die Unterbringung in privaten Pflegestellen die gewöhnliche Form
der öffentlichen Hilfe; doch können Kinder nur durch das Einschreiten des
Vormundschaftsrates, nach dem Gesetze vom 14. April 1905 (siehe unten),
von den Eltern entfernt werden. Die vom Armenwesen einer Gemeinde in
private Pflege gegebenen Kinder sind außer der Pflegeaufsicht auch der Aufsicht des Armenwesens unterstellt. Die meisten Pflegekinder des Armenwesens von Kopenhagen und Frederiksberg sind auf dem Lande untergebracht
und stehen unter regelmäßiger Überwachung der ausgebenden Kommunen.

Die gesetzlichen Bestimmungen über **Mutterschutz** sollen bei Besprechung
des Gesetzes vom 27. Mai 1908 über uneheliche Kinder und ihre Eltern berücksichtigt werden. Außerdem sind sie in einer Klausel (§ 18) des Gesetzes
vom 11. April 1901 über die Arbeit in Fabriken und gleichgestellten
Gewerben enthalten. Keine Frauensperson darf in den ersten 4 Wochen
nach ihrer Niederkunft in einem fabriksmäßig getriebenen Gewerbe beschäftigt
sein, wenn nicht von einem Arzte bescheinigt wird, daß solches ohne Gefahr
für die Gesundheit der Mutter oder des Kindes geschehen kann. Die aus
öffentlichen Mitteln in der genannten Zeit geleistete Unterstützung ist nicht
als Armenhilfe zu betrachten.

Eine Aufsicht über alle in offener Pflege untergebrachten
Ziehkinder wurde durch das Gesetz vom 20. April 1888 angeordnet und
dieses wurde durch ein neues Gesetz vom 1. März 1895 (siehe. Abteilung
„Gesetze und Verfügungen") wiederholt und ergänzt. Zwar waren vorher
die in privaten Pflegestellen versorgten Ziehkinder des Armenwesens
und die von der Gebäranstalt Kopenhagens in gleicher Weise untergebrachten Kinder einer gewissen Kontrolle unterworfen. Auch bestand in
der Hauptstadt seit 1870 eine „Prämiengesellschaft für Pflegemütter", die,
mit erheblichen Geldmitteln ausgerüstet, sich dem Wohl der Ziehkinder widmete. Diese Gesellschaft, die auch jetzt noch neben der obligatorischen Aufsicht tätig ist, zahlt den Pflegemüttern, die sich ihrer Aufsicht unterstellt
haben, wenn ihr Betragen den Kindern gegenüber sich als lobenswert und
gewissenhaft herausstellt, Prämien von 20 bis 50 Kr. An dieser Aufsicht beteiligen sich 70 Damen unter 10 Vorsteherinnen, und nur Pflegestätten, in
denen Kinder im Alter von 0 bis 5 Jahr untergebracht sind, werden beaufsichtigt. In Krankheitsfällen der Kinder haben 35 Ärzte sich unentgeltlich zur Disposition der Gesellschaft gestellt; auch freie Medizin wird gewährt. Ähnliche Gesellschaften haben sich nach diesem Vorbilde in Aarhus
und Odense gebildet. Freilich kann einer solchen privaten und freiwilligen
Aufsicht der Vorwurf gemacht werden, daß eben die schlechtesten Pflegestellen
sich ihr entziehen.

Nach dem Gesetze vom 1. März 1895 sind alle Kinder bis zum erfüllten
14. Jahr, wenn sie gegen Entgelt in Pflege untergebracht sind, unter Aufsicht
gestellt (§ 1). In Gemeinden mit über 30 000 Einwohnern kann diese Aufsicht
der Gesundheitskommission des Ortes anvertraut werden, sonst wird ihre Ausübung von dem Gemeinderat einer oder dazu geeigneten Personen
übertragen (§§ 1, 3). Die Erlaubnis, ein Ziehkind anzunehmen, soll jedesmal
eingeholt werden; sie darf nicht Personen, die Armenunterstützung bekommen,
erteilt werden (§ 2). Sind Mängel der Pflege vorhanden, und sind Warnungen

erfolglos, so kann die Erlaubnis zurückgezogen werden (§ 5). Die Aufsicht kann nötigenfalls auf Kinder, welche die Pflegeeltern als eigene Kinder angenommen haben, sowie auf Adoptivkinder, die gegen Entgelt angenommen sind, ausgedehnt werden (§ 7). Eine Ergänzung erhielt das Gesetz vom 1. März 1895 durch das Gesetz vom 14. April 1905 über Maßnahmen zur Bekämpfung der Tuberkulose, wo es in § 8 heißt, daß Erlaubnis zur Annahme eines Ziehkindes nicht erteilt werden darf, bevor es von einem Arzte bescheinigt ist, daß Tuberkulose in ansteckender Form nicht in der Pflegestelle vorkommt, sowie daß das betreffende Kind, wenn andere Kinder in der Pflegestelle vorhanden sind, nicht mit der genannten Krankheit behaftet ist.

In Kopenhagen wird die Beaufsichtigung der Ziehkinder von einem im Dienste der Gesundheitskommission angestellten Ärztepersonal unter Mitwirkung der Polizei geleitet. Neun Kreisärzte — und für die Milch und Fleischkontrolle zwei Tierärzte — sind mit der Überwachung der sanitären Verhältnisse nach den in dem Gesundheitsstatut von Kopenhagen enthaltenen Regeln beauftragt und unter diesen Regeln finden sich auch die gesetzlichen Maßnahmen für die Aufsicht der Ziehkinder wiederholt. Zur Lösung dieser Aufgabe sind 12 Aufsichtsdamen, die für diesen Zweck, jede mit einem jährlichen Gehalt von 600 Kr. angestellt sind, den Kreisärzten behilflich. Die Konzessionen der Pflegemütter werden nur nach sowohl polizeilicher als ärztlicher Untersuchung erteilt. Ist die Erlaubnis der Gesundheitskommission erreicht, wird die Aufsicht von einer der 12 Damen unter Leitung des betreffenden Kreisarztes übernommen. Die Damen führen ein Journal für jede von ihnen beaufsichtigte Pflegestätte, sie haben wöchentliche Konferenzen mit den Kreisärzten, denen ihre Notizen zugänglich sind. Ziehkinder im Alter von 0 bis 9 Monaten sollen wenigstens einmal wöchentlich besucht werden, Kinder von 9 Monaten bis 2 Jahr wenigstens einmal in 14 Tagen, ältere Kinder seltener.

Die Zahl der Ziehkinder von Kopenhagen schwankt von Jahr zu Jahr; am 31. Dezember 1910 waren in der Stadt 1950 Kinder unter Aufsicht der Gesundheitskommission gestellt und von diesen waren 283 im Alter von 0 bis 1 Jahr. In dem Gedeihen dieser letzteren ist der Maßstab für den Erfolg der obligatorischen Aufsicht zu suchen. Zwar läßt sich, wie es sich bald herausstellt, eine zuverlässige Sterblichkeitsstatistik für Ziehkinder im Säuglingsalter, die in offener Pflege angebracht sind, wegen der Unstetigkeit des Pflegeverhältnisses nicht aufstellen. Jedoch läßt sich aus den Zahlen ersehen, wenn man die Sterbeziffer von Jahr zu Jahr miteinander vergleicht, daß die Sterblichkeit in steter Abnahme begriffen ist; sie ist jetzt kaum halb so groß wie in den nächsten Jahren nach 1888, dem Jahre der in Kraft tretenden Kontrolle. Wenn auch Abnahme der Epidemien und Besserung der sozialen Lage, auch bessere Wohnungen, dazu mitgewirkt haben, ist doch anzunehmen, daß die genaue Sichtung der Pflegestätten und die stetige Aufsicht derselben ihren Anteil daran haben. Durch das Aufsichtspersonal werden Kenntnisse zur zweckmäßigen Ernährung der Säuglinge in die breiten Schichten der Bevölkerung getragen und die in dieser Beziehung waltenden Vorurteile werden dadurch erfolgreich bekämpft. Bei Erteilung der Konzession wird dafür gesorgt, daß niemals mehr als ein Kind im Alter von 0 bis 1 Jahr in einer Pflegestelle geduldet wird. Die Wirkung dieser einfachen Maßnahme, die vor Einführung der gesetzlichen Aufsicht vielfach überschritten wurde, ist gewiß nicht zu unterschätzen.

In bezug auf die Todesursachen waren die Sterbefälle unter den Ziehkindern von Kopenhagen im Alter von 0 bis 1 Jahr in den letzten 5 Jahren
folgendermaßen verteilt:

Todesursachen 0—1 Jahr	1906	1907	1908	1909	1910	Zu- sammen	Durch- schnittlich jährlich
Krankheiten der Verdauungs- organe	46	11	39	11	21	128	26
Rachitis, Atrophie, Skrophulose	7	7	0	7	3	24	5
Krankheiten der Respirationswege	20	17	24	23	13	97	19
Gehirnkrankheiten, Konvulsionen	12	9	12	13	6	52	10
Infektionskrankheiten	7	0	2	6	1	16	3
Andere und unbekannte Todes- ursachen	11	5	7	9	10	42	8
	103	49	84	69	54	359	72

Die Zahl der zu jeder Zeit vorhandenen Ziehkinder unter 1 Jahr war in
diesen 5 Jahren durchschnittlich auf reichlich 290 zu veranschlagen. Die
Zahl der Sterbefälle an Verdauungskrankheiten betrug durchschnittlich 36%
der gesamten Mortalität; in den Jahren 1901 bis 1905 39%, 1896 bis 1900
aber 42%.

Die obligatorische Aufsicht der Ziehkinder wird in der Hauptstadt von
verschiedenen wohltätigen Vereinen gestützt. Unter ihnen ist zu nennen
,,Wohl der Kleinkinder'', ein Verein, der an dürftige Kinder, nicht bloß Zieh-
kinder, unter zwei Jahren Nahrungsmittel und Kleider verteilt; ferner der
Verein ,,Ernährung der Säuglinge'', der nach ärztlicher Empfehlung sterilisierte
Milch in Einzelportionen unentgeltlich oder zu gemäßigtem Preise gewährt.
Auch verschiedene lokale Vereine mit ähnlichem Zweck sind in Vierteln der
Stadt tätig. Für die Ziehkinder allein wirkt eine Institution ,,Das philanthropische Pflegebureau'' (mit einem ebenfalls unentgeltlich wirkenden Adoptions-
bureau verbunden), eine Zweigabteilung des Vereins zur Unterstützung hilfsbedürftiger Mütter und ihrer Kinder. Das Bureau dient für die Mütter als An-
zeigestelle guter und zuverlässiger Pflegestätten, die ihre Konzession in Ordnung haben und von dem Bureau der Gesundheitskommission auf Anfrage
aufgegeben werden. Den Pflegemüttern gegenüber dient diese Institution als
Bürgschaft des Pflegegeldes, sie zahlt es vorschußweise aus und erhält es,
wenn möglich, von den Müttern zurückgezahlt; im Falle von Ausbleiben des
Pflegegeldes wird die Pflege gekündigt. Jedes Kind wird vor der Unterbringung in die Pflege ärztlich untersucht, um die Pflegemütter möglichst
gegen den Empfang kränklicher oder mit ansteckender Krankheit behafteter
Kinder zu schützen. Den in gewinnsüchtiger Absicht stetig auftauchenden
Anzeigebureaus für Ziehkinder wird in dieser Weise entgegengewirkt. Wenn
eine unverheiratete Mutter, die ihr neugeborenes Kind noch nicht entwöhnt
hat, in dem Bureau eine Pflegestelle sucht und es sich möglich zeigt, das Kind
an der Brust zu erhalten, kann der Mutter, wenn sonst die Verhältnisse dafür
sprechen, auf ärztliche Empfehlung eine monatliche Unterstützung von 20 Kr
für 3 bis 4 Monate erteilt werden. Verhältnismäßig selten wird dieses Angebot
benutzt, denn wenn die Mütter sich in dem Bureau einfinden, sind die Kinder
in der Regel bereits entwöhnt.

Außerhalb der Hauptstadt ist man in den Städten mit dem Erfolge der
obligatorischen Pflegeaufsicht im allgemeinen zufrieden. In Fredriksberg
sind 2 besoldete Aufseherinnen für Ziehkinder angestellt; ebenfalls sind in

Aarhus 5 besoldete Damen, von denen die eine als Oberaufseherin fungiert, im Dienste der Gesundheitskommission tätig. In Odense hat man sich noch mit einem freiwilligen Aufsichtspersonale begnügt. In den kleineren Städten ist die Aufsicht von der Kommunalbehörde einer oder mehreren Manns- oder Frauenspersonen anvertraut. Von einer Besserung der Ziehverhältnisse wird hier überall berichtet. Oftmals werden die Kinder von lokalen Kinderpflegevereinen mit Nahrungsmitteln, Kleidern und in Krankheitsfällen mit Medizin unterstützt.

Auf dem Lande sind, meistens in der Nähe der Hauptstadt, die Ziehkinder der Armenverwaltung von Kopenhagen zurzeit in der Zahl von etwa 580 in privater Pflege untergebracht. Nach kürzerem oder längerem Aufenthalt in der Aufnahmeabteilung der Johannesstiftung von Kopenhagen werden die Kinder an einem Orte angebracht, wo ein in der Nähe wohnender „Aufsichtsvormund" die Zuverlässigkeit der Pflegestelle garantiert und sie überwacht. Außer dieser Kontrolle, die gewöhnlich von einem Pfarrer, einem Lehrer oder, wie es in den späteren Jahren häufiger wird, von einem Arzte ausgeübt wird, findet auch eine jährliche Inspektion von einem Beamten des Magistrats von Kopenhagen statt. Für ein Kind unter zwei Jahren in ländlicher Pflege wird von der Armenverwaltung ein Pflegegeld von jährlich 140 Kr gezahlt.

Die Aufsicht der privaten Pflegekinder auf dem Lande ist, in manchen Orten nur wenig wirksam, öfters von dem Gemeinderat in die Hände von Krankenpflegerinnen oder Hebammen gelegt. Das Verständnis für die Aufgabe ist manchmal nur gering und die Vorurteile der Bevölkerung sind schwer zu besiegen. Da die Leichenschau auf dem Lande nur teilweise von Ärzten ausgeübt wird, sind besonders unter den Kleinkindern oftmals Sterbefälle zu verzeichnen, wo die eigentlichen Todesursachen nicht bekannt werden. Der Mangel einer obligatorischen ärztlichen Leichenschau scheint auch mit sich zu führen, daß ärztliche Hilfe bei Krankheiten der Ziehkinder auf dem Lande nicht in gebührendem Maße in Anspruch genommen wird.

Während die große Mehrheit der unter Aufsicht sich befindenden Ziehkinder außerhalb der Ehe geboren sind, besteht eine gesetzliche Kontrolle aller **unehelicher Kinder** in Dänemark nicht. Auch ist Wahl eines Vormundes im Falle einer unehelichen Geburt nicht gesetzlich geboten. Dennoch wird diesen Kindern von seiten der Öffentlichkeit ein weitgehender Schutz gewährt.

Der Aufenthalt in den Gebäranstalten in Kopenhagen und in Aarhus ist für unverheiratete Mütter frei, und die ihnen geleistete Hilfe ist nicht als Armenunterstützung zu rechnen. Auch wird die Verheimlichung der Geburt noch auf Verlangen überwacht; doch wird der Name der Mutter von der Gebäranstalt registriert. Unverheirateten erstgebärenden Müttern wird, wenn sie ihre Kinder zu sich nehmen, nach ihrer Entlassung aus der Anstalt eine wöchentliche Unterstützung von 1,50 Kr 13 Wochen lang gezahlt.

Weitzielende Maßnahmen sind in dem Gesetz betreffend die unehelichen Kinder und die Eltern derselben vom 27. Mai 1908 getroffen. Nach diesem soll die Versorgung des unehelichen Kindes, den Lebensverhältnissen der Mutter entsprechend, zu $^3/_5$ durch den Alimentationsbeitrag des Vaters bestritten werden. Dieser Beitrag ist voraus zu zahlen und soll in den ersten 2 Lebensjahren höher sein als in dem späteren Alter; die Beitragspflicht dauert bis zum 18. Lebensjahre des Kindes. Besondere Beiträge können dem Vater auferlegt werden, z. B. im Falle von Krankheit des Kindes (§ 1). Der Vater soll zum Unterhalt der Mutter beitragen und zwar in einem Monat

vor und einem Monat nach der Niederkunft und außerdem zu den von der
Geburt veranlaßten Ausgaben (§ 2). Der Anspruch der Mutter an den Vater
kann schon in der Schwangerschaft gestellt werden und zwar, wenn nach
Bescheinigung eines autorisierten Arztes oder einer Hebamme der 6. Monat
der Schwangerschaft zurückgelegt ist. Wenn der Antrag eingeliefert ist, hat
die Obrigkeit für das in der Sache nötige zu sorgen: die Einrufung des Vaters
vors Gericht, die Übersendung der Akten nach seinem Aufenthaltsort usw.
(§§ 13 bis 15).

Wenn die Vaterschaft endgültig entschieden ist, wird von der Oberbehörde eine Resolution ausgefertigt, welche die näheren Angaben über die
Größe des Beitrages und die Regeln für die Zahlung desselben enthält. Zeigt
es sich nach dem Verkünden der Resolution mit Schwierigkeiten verbunden,
die Zahlung des Beitrages einzutreiben, so können verschiedene Zwangsmittel
(§§ 15, 16 bis 18, 19) dem Vater gegenüber angewendet werden; jedoch steht
es der Mutter frei, wenn ihre Verhältnisse ihr nicht gestatten, für den Unterhalt und die Erziehung des Kindes zu sorgen, den Beitrag alsbald, und zwar
vorschußweise wenigstens für ein halbes Jahr aus öffentlichen Mitteln ausbezahlt zu fordern (§§ 4, 5, 10) — auch in Fällen, wo sie den Aufenthaltsort
des Vaters nicht kennt. Sie braucht nur einen mündlichen oder schriftlichen
Anspruch an die Öffentlichkeit zu richten, die Resolution vorzuzeigen und
die Bestätigung, daß das Kind lebt, beizubringen. Ist das Kind als Ziehkind
untergebracht, muß auch eine Erklärung der Pflegeeltern vorliegen, daß sie
die Zahlung des Beitrages gestatten. Weigern sich die Pflegeeltern dieses
zu tun, kann die Mutter nur den Beitrag erhalten, insofern sie durch Quittungen
darlegen kann, daß sie das Pflegegeld und die sonstigen Ausgaben für das
Kind bezahlt hat. Der Beitrag ist nicht als Armenunterstützung für die
Mutter zu betrachten. Besondere Regeln sind zu befolgen, falls für das Kind
eine Vormundschaft beschickt ist oder falls das Kind von Adoptiveltern angenommen ist (§§ 9, 10).

Die aus öffentlichen Mitteln gewährte Unterstützung, der Normalbeitrag
genannt, ist in verschiedenen Teilen des Landes von ungleicher Größe (§§ 4, 5, 8).
Sie soll nach $^3/_5$ sämtlicher Ausgaben, die mit dem Unterhalt eines Kindes
in einer guten Pflegestätte des betreffenden Landesteiles verbunden sind, berechnet werden. Die Oberbehörde bestimmt für je 5 Jahre voraus, wie hoch
der Normalbeitrag für jeden Landesteil in den Städten und auf dem Lande
zu setzen ist. Aus einer tabellarischen Zusammenstellung der für die 5 Jahre
vom 1. Juli 1908 bis zum 30. Juni 1913 geltenden Normalbeiträge kann beispielsweise erwähnt werden, daß, während der Beitrag in Kopenhagen für
Kinder in den ersten 2 Lebensjahren 144 Kr jährlich, in späteren Jahren
120 Kr jährlich und für Mütter vor der Niederkunft 20 Kr, im Wochenbette
12 Kr und nach der Niederkunft 20 Kr beträgt, die betreffenden Zahlungen
für die meisten ländlichen Gemeinden des Landes auf bzw. 72, 60, 12, 12
und 12 Kr berechnet sind.

Ein Urteil über die Wirkung des hier in großen Zügen referierten Gesetzes
von 1908 ist noch nicht möglich zu fällen; der kommenden Zeit muß es
vorbehalten sein zu entscheiden, ob es in dieser Weise gelingen wird, die
Vernachlässigung der unehelichen Kinder wirksam zu bekämpfen. Günstige
Erfolge sind zu verzeichnen, aber es sind auch Stimmen laut geworden über
Mißbräuche seitens der Mütter, die das aus öffentlichen Mitteln vorschußweise bezahlte Geld nicht immer zugunsten der Kinder verwenden. Der Aufwand von kommunalen Mitteln zu diesem Zwecke ist nicht gering; in dem

Finanzjahre 1909 bis 1910 wurden in sämtlichen Gemeinden des Landes 1 125 000 Kr ausbezahlt, und diese Summe ist nach Abzug des von den Vätern im Laufe des Jahres zurückerstatteten Geldes berechnet. Für Kopenhagen allein ist für das kommende Jahr 1911 bis 1912 eine Ausgabe von 560 000 Kr für außereheliche Kinder budgettiert. Auch ist die Arbeit in den Bureaus der Administration infolge dieses Gesetzes erheblich gesteigert. Hoffentlich wird es gelingen, die nicht zu vermeidenden Mißbräuche durch geschärfte Kontrolle innerhalb gebührender Grenzen zu beschränken.

An das Gesetz über uneheliche Kinder von 1908 schließt sich ein gleichzeitiges Gesetz über die Rechtstellung verheirateter Frauen und der in der Ehe geborenen Kinder. Nach diesem Gesetze kann eine Mutter, wenn die Ehe aufgelöst ist, sich an die öffentliche Behörde wenden, um Beiträge zum Lebensunterhalt der in der Ehe geborenen Kinder zu erhalten. Die Regeln für Zahlung, Refusion des Beitrages usw. sind konform mit denen des vorgenannten Gesetzes. Die hieraus resultierenden Ausgaben sind für Kopenhagen allein für ein Jahr auf 130 000 Kr veranschlagt.

Während die schon besprochenen Gesetze eine weitere Entwicklung der früheren Gesetzgebung darstellen, ist das Gesetz vom 14. April 1905 über die Behandlung verbrecherischer und verwahrloster Kinder und junger Personen als eine Neubildung zu bezeichnen. Das Gesetz ist zwar nicht auf Kinder, die außerhalb der Ehe geboren sind, beschränkt, ist auch nur gelegentlich auf Säuglinge verwendbar, hat sich aber schon als ein vielversprechendes und nicht zu umgehendes Glied der dänischen Kinderfürsorge eingebürgert. Es hat als neue Institutionen eine Reihe von Vormundschaftsräten und einen Obervormundschaftsrat ins Leben gerufen. Die ersteren sind gemeindeweise organisiert; in Städten mit über 10 000 Einwohnern wird ihre Zahl durch justizministeriellen Beschluß bestimmt; über ihre Zusammensetzung siehe das betreffende Gesetz, §§ 3, 4, 5. Der Obervormundschaftsrat hat seinen Sitz in Kopenhagen; er besteht aus einem Oberinspektor sämtlicher Kindererziehungsanstalten des Landes und zwei anderen Mitgliedern, von denen der eine vom Justizministerium, der andere vom Kultusministerium ernannt ist (§§ 8, 24). Ein Vormundschaftsrat ist zum Einschreiten berechtigt, nicht nur, wenn ein Kind verbrecherische Anlagen darbietet oder schon strafbare Handlungen begangen hat, sondern auch, wenn es in sittlicher Beziehung gefährdet erscheint, Not leidet oder in körperlicher Beziehung mißhandelt oder ernstlich vernachlässigt wird (§ 1). Die dem Vormundschaftsrate zu Gebote stehenden Mittel sind, nächst Warnungen und Beschickung eines persönlichen Aufsichtsvormundes (§ 10), die Entfernung des Kindes von seiner Familie und das Unterbringen desselben in einer Pflegestelle, wo es beaufsichtigt wird (§ 11), oder in einer geschlossenen Anstalt. Eine vorläufige Entfernung des Kindes von seiner Familie kann der Vormundschaftsrat selbst bewerkstelligen, die endgültige Entscheidung soll vom Obervormundschaftsrat genehmigt werden. Eine Reihe von Kinderheimen und Erziehungsanstalten hat, als für das Unterbringen solcher Kinder geeignet, öffentliche Anerkennung erhalten. Die zum Handhaben des Gesetzes nötigen Ausgaben sind teils aus Mitteln der privaten Fürsorge (§ 48), teils aus öffentlichen Mitteln des Staates und der Gemeinden nach recht verwickelten Regeln (§§ 44 bis 47, 50) zu decken.

In Kopenhagen sind zurzeit infolge des Gesetzes 13 Vormundschaftsräte, jeder in einer Bevölkerung von durchschnittlich 35 000 Einwohnern tätig, die Städte mit über 10 000 Einwohnern haben je zwei solche. In den Jahren

1906 bis 1908 wurden in der Hauptstadt mit nahezu einer halben Million Einwohnern durchschnittlich jährlich 216 Kinder, in den Provinzstädten mit wenig mehr als einer halben Million Einwohner durchschnittlich jährlich 196 Kinder und in den ländlichen Gemeinden mit ca. 1 700 000 Einwohnern jährlich 192 Kinder mit Genehmigung des Obervormundschaftsrates aus dem Elternhause entfernt. Die Kinder der Städte und besonders der Großstadt scheinen demnach besonders gefährdet zu sein. Zum Unterbringen der Kinder hat man sich nach großem Maßstabe der „dänischen Kinderpflegevereine" bedient, einer aus 36 selbständigen Vereinen bestehenden Organisation, die von einem Direktor in Kopenhagen, der zugleich Vorsitzender des Obervormundschaftsrates ist, geleitet wird. Ungeachtet dieser Benutzung von wohltätigen Vereinen ist der Aufwand von öffentlichen Mitteln nicht gering, die Ausgaben wurden allein für Kopenhagen für das Jahr 1911 bis 1912 auf 200 000 Kr budgettiert.

Einrichtungen im Dienste des Kinder- und Mutterschutzes in Dänemark.

Von

H. P. T. Örum.

Kinderfürsorgestellen.

Am 1. Oktober 1908 eröffneten die zusammenwirkenden Gemeindepflegen (Vorsteher: Lic. theol. Alfred Th. Jörgensen) 6 Kinderfürsorgestellen in verschiedenen Vierteln der Stadt. Seit der Zeit ist die Zahl auf 8 vermehrt worden.

Bis zum 1. Januar 1911 sind dieselben von 989 Kindern besucht gewesen, im ersten Jahre fanden sich 367 Mütter, im zweiten 423 Mütter ein.

Die Kinderfürsorgestellen sind geleitet von Dr. Vilh. Asmund, dem ein paar Diakonissinnen in jeder Fürsorgestelle, welche Hausbesuche abstatten, beistehen. Alle Kinderfürsorgestellen finden sich in den Armenvierteln, und kein Armenviertel entbehrt nun seiner Kinderfürsorgestelle.

Das nächste Vorbild bilden die Berliner Kinderfürsorgestellen, von denen sie sich doch dadurch unterscheiden, daß sie nur Kinder von stillenden Müttern aufnehmen. Es sind also ärztlich geleitete Unterrichts- und Unterstützungsanstalten für stillende Mütter.

Die Unterstützung besteht aus 1 Liter Milch täglich nebst Mittagsessen für die dürftigsten. Die Mütter sollen das Kind wenigstens alle 14 Tage vorstellen, sonst werden sie nachgesucht.

Von 423 Kindern starben 8 (1910).

Bisher waren die Kinderfürsorgestellen für Kinder bis zum erreichten 1. Jahre offen, man beabsichtigt aber die Grenze auf den 9. Lebensmonat herabzusetzen.

Der Brauch des Stillens wird auch in unserem Lande von der Zunahme weiblicher industrieller Arbeiter, sowohl verheirateter als unverheirateter, bedroht, und die chronische Arbeitslosigkeit vieler männlicher Arbeiter zwingt viele Mütter, Arbeit außerhalb des Hauses zu nehmen.

Milchküche.

Eine Austeilung von Milch in Verbindung mit Unterricht für Mütter („Mjölkdroppen" in Schweden genannt) existiert nicht, dagegen gibt es einen wohltätigen Verein „Die Wehr der Säuglinge", der sterilisierte Milch in Mischung und trinkfertigen Portionen unter armen Müttern austeilt. Die Milch wird von der Milchversorgung Kopenhagens geliefert.

Säuglingskrippen.

Mit Bezug auf Säuglingskrippen nimmt Dänemark eine Sonderstellung ein, indem Kopenhagen mit solchen Anstalten wohlversehen ist, welche teils von der privaten Wohltätigkeit, teils von einzelnen Personen, teils von Fabriken eingerichtet worden sind. Die von einer einzelnen Person geführten Anstalten dieser Art, d. h. eine erweiterte Tagespflege, die mehrere Kinder umfaßt, verschwinden immer mehr gegenüber den von Wohltätigkeit erhaltenen. Als eine der größten Säuglingskrippen möchte ich die Krippe der „Weiberheimat in Laessöegade" und die der „Marthaheimat-Brohusgade", nennen, aber in der ganzen Stadt zerstreut haben die verschiedenen Gemeindefürsorgen Säuglingskrippen, die Heilsarmee verfügt über einige solche Anstalten usw.

In den allerletzten Jahren haben große Fabriken freiwillig Säuglingskrippen für ihre Fabrikarbeiterinnen in Verbindung mit einem Fröbelschen Kindergarten eingerichtet. Eine der jüngst eingerichteten ist die der Zündholzfabriken auf Islands Brygge.

Eine Säuglingskrippe für Brustkinder gibt es nicht, und es kommt selten vor, daß die Mutter sich in der Mittagspause einfindet, um das Kind zu stillen.

Die Zahlung für jedes Kind beträgt durchschnittlich 30 Öre pro Tag Die meisten Säuglingskrippen haben einen privaten Arzt, der in Zweifelsfällen konsultiert wird. Es existiert keine hygienische Aufsicht über die Säuglingskrippen, eine neue Gesundheitsvorschrift für die Hauptstadt wird aber wahrscheinlich eine solche Aufsicht gewährleisten. Eine Mutter, die eine Säuglingskrippe für ihr Kind sucht, wird in Kopenhagen nach vorhergehender Einschreibung selten Platz für das Kind vermissen, und augenblicklich ist wegen der herrschenden Arbeitslosigkeit die weibliche Arbeit im starken Zunehmen begriffen. Viele Ärzte betrachten jedoch mit Mißtrauen die große Reihe von Säuglingskrippen, indem sie diese für den Herd vieler Epidemien halten und Einzeltagespflegen für die Kinder vorziehen. Ein kommunaler Betrieb der Säuglingskrippen würde gewiß hygienischer sein, würde aber gleichzeitig den großen Vorteil der vielen Säuglingskrippen in der Nähe der Wohnung der Mütter aufheben, da die Säuglingskrippen wegen der zu großen Unkosten zentralisiert werden müßten.

Mütterheime.

Die älteste und größte dieser Anstalten ist das „Kinderheim von 1870" das mit 5 Kindern anfing.

Es hat nun sein eigenes Gebäude in Helgesensgade 2, nach den schönen Seen in Kopenhagen gelegen.

Dasselbe nimmt Säuglinge mit ihren Müttern als Ammen nebst mutterlosen Kindern auf. Das Heim kann ungefähr 55—60 Kinder und etwa 20 Mütter aufnehmen. Bei der Aufnahme der Mutter verpflichtet sie sich im ersten Lebensjahr des Kindes im Heime zu bleiben, wie sie sich auch nach dem Gutachten des Arztes dazu verpflichtet, außer ihrem eigenen Kinde noch ein anderes Kind zu stillen; auch an der übrigen Kinderpflege und an der täglichen Hausarbeit des Heimes hat sie teilzunehmen. Solange Mutter und Kind in der Anstalt Aufenthalt haben, fällt die Hälfte des Beitrags des Vaters des Kindes dem Heim zu. Wenn die Mutter nach dem Verlaufe des festgesetzten Jahres das Heim verläßt, verpflichtet dasselbe sich dazu, das Kind noch ein Jahr zu behalten, in diesem Falle fällt aber der ganze Beitrag des Kindesvaters für dieses Jahr dem Heime zu. Solange das Kind in dem Heime ist, entsagen Eltern oder Vormünder schriftlich dem Recht zur Einmischung in die Verhältnisse des Heimes, die Kinder können aber, sobald die Eltern es wünschen, aus der Anstalt herausgenommen werden, wie auch jede Mutter, die sich in derselben aufhält, zu jedem beliebigen Zeitpunkte dieselbe verlassen kann, wenn sie ihr Kind mit sich nimmt. Das Heim hat einen festangestellten besoldeten Arzt.

Eine Art Mütterheim ist die Entbindungsanstalt „Bethesda" bei Aarhus die erstgefallene Mädchen nebst ihrem Kinde aufnimmt. Die Mutter wird vor ihrer Niederkunft in die Anstalt gebracht und bleibt nach derselben 1 Jahr mit dem Kinde da, das letztere kann da 2 Jahre bleiben.

Andere Heime für Mütter mit kleinen Kindern sind das Weiberheim Laessöegade, das Mütterheim Lyngby und Gl. Kjöge Landevej und mehrere andere.

Unter diese Anstalten muß auch das vom „Dänischen Verein zur Bekämpfung der Geschlechtskrankheiten" in Taastrup (ein paar Meilen von Kopenhagen) betriebene Kindersanatorium „Lillehjem" gezählt werden. Es besteht seit 7 Jahren und beherbergt 10 syphilitische Kinder. Die jährlichen Ausgaben betragen ungefähr 5000 Kr, da die sehr sorgfältige Pflege und Reinlichkeit dieser Kinder eine ziemlich große Hilfe beansprucht. Einmal jährlich machen alle Kinder eine antisyphilitische Kur durch.

Findelhäuser.

In der Entbindungsanstalt (nunmehr in den Geburtsabteilungen des Reichshospitals) kann jede unverheiratete Wöchnerin ohne Ansehung der Nation oder der Zahlungsfähigkeit als „Heimlichgebärende" ein Kind zur Welt bringen. Verheiratete Patienten werden gegen Zahlung oder in schwierigen Fällen unentgeltlich aufgenommen.

Im Jahre 1909—1910 gab es 1950 unverheiratete Gebärende und 387 verheiratete Gebärende. In allem wurden 2234 Kinder geboren. Der durchschnittliche Aufenthalt war 10 . 71 Tage für jede Frau.

Ins Pflegehaus wurden 107 Kinder und 103 Mütter mit einem durchschnittlichen Aufenthalt von 24 Tagen übergeführt.

Unverheiratete, zum erstenmal Gebärende bekommen eine Unterstützung von 1,50 Kr. pro Woche für die Dauer von 13 Wochen. Insgesamt ist im Jahre 1909—1910 1135 Kindern eine Hilfe von 15549 Kr. geleistet worden. Diese Pflegehilfe wird nun nach königlicher Resolution vom 25. Mai 1894 den von unverheirateten Müttern geborenen Kindern ausgezahlt. Vom Herbste 1910 an wird diese Hilfe nur Kindern in Kopenhagen ausgezahlt, wenn sie persönlich den Kinderspezialisten im Reichshospital vorgestellt werden. Die sich in Kopenhagen aufhaltenden und Pflegehilfe erhaltenden Kinder haben in Krankheitsfällen zugleich Recht auf freie Arznei.

Entgeltlich übernahm das Pflegehaus auch früher die Fürsorge der Kinder, dies ist aber nun nur der Fall mit einem einzigen Kinde.

Die Entbindungsanstalt (jetzt Geburtsabteilung B) dient als Unterrichtsanstalt für Hebammen.

Die Entbindungsanstalt in Aarhus nimmt Gebärende ohne Ansehung des Heimatsorts auf. Schwangere Weiber können bis zu ein paar Monaten vor der erwarteten Geburt aufgenommen werden. Die in der Anstalt geborenen Kinder können da bis zu dem erreichten ersten Jahre bleiben. Unentgeltlich werden Witwen, unverheiratete und verlassene Frauen aufgenommen.

Hebammen und Pflegerinnen.

Es werden jährlich in der Entbindungsanstalt (Geburtsabteilung B des Reichshospitals) 32 Hebammenschülerinnen ausgebildet. Der Kursus dauert ein Jahr und ist sowohl praktisch als theoretisch; er schließt mit einer Prüfung ab.

Die Schülerinnen wohnen im Krankenhause. Die Zahlung ist ungefähr 50 Kr für den Unterricht und 1 Kr täglich für den Aufenthalt. Es gibt keine Freistellen. Ungefähr einen Monat nach der Ankunft zur Schule werden die Schülerinnen einer Prüfung im Lesen, Rechtschreiben, Rechnen und Verstandesübung mit der Wirkung unterworfen, daß diejenigen, die diese Prüfung nicht bestehen, unverzüglich heimgesandt werden.

Es wird nicht mehr gefordert, daß sie verheiratet sind oder geboren haben.

Außer den Hebammen haben jährlich etwa 40 private Krankenpflegerinnen in einem Monat die Gelegenheit, sich in der Pflege von Wöchnerinnen und Säuglingen auszubilden.

Eine spezielle Ausbildung von Kinderpflegerinnen findet nur im Kinderkrankenhaus der Königin Louise statt, wo die Ausbildung zwei- bis dreijährig ist. Außer praktischer und theoretischer Ausbildung bekommen die Schülerinnen Zimmer, freie Station, Wäsche und Dienstanzüge. Nach der Lehrzeit eines Jahres wird ein Lohn von 15 Kr monatlich gewährt. Nach der Ausbildung kann die Schülerin im Krankenhaus bleiben, und nach der Lehrzeit von 3 Jahren bekommt sie 20 Kr monatlich, kann aber bei Vakanz als Assistent mit einem Gehalt von 440 Kr jährlich angestellt werden.

Feste Anstellung erhält sie nur, sofern sie Ausbildung in der allgemeinen Krankenpflege ein Jahr außerhalb des Krankenhauses gesucht hat.

Nach befriedigendem Dienste als Assistent kann sie „Pflegemutter" werden, d. h. Leiter einer der Abteilungen des Krankenhauses (in allem 8). Das Gehalt kann zu 840 Kr jährlich steigen.

Außer diesen Schülerinnen nimmt das Krankenhaus Schülerinnen 3 Monate zu praktischer Ausbildung gegen Bezahlung auf.

Es gibt also Möglichkeiten einer sehr gründlichen Ausbildung, und jährlich gehen 12 Schülerinnen nach einer 2 bis 3jährigen Lehrzeit unter sehr günstigen Bedingungen vom Krankenhause ab.

Krankenhäuser.

Von Kinderkrankenhäusern war das gegenwärtige „Kinderkrankenhaus der Königin Louise" in einer langen Reihe von Jahren das einzige.

Am 11. November 1850 wurde das erste Kinderkrankenhaus in Kopenhagen „das Krankenhaus in Rigensgade für kranke Kinder" gegründet, das mit 12 Betten anfing, aber schon 1851 sich auf 18 Betten erweiterte; schon 1877 wurde der Grundstein des jetzigen Kinderkrankenhauses der Königin Louise gelegt. Dieses Krankenhaus wurde am 16. Juni 1879 in Gebrauch genommen und liegt in Österfarimagsgade (jetziger Oberarzt Dr. med. S. Monrad).

Das Gebäude ist ein schöner stilvoller Bau in nordalpinischem Renaissancestil, von roten Ziegelsteinen aufgeführt und mit Schieferdach gedeckt. Es hat 3 Stockwerke außer Keller und Mansarde. Vor jedem Stockwerke sind Altane in den Giebeln. Insgesamt bot es bei der Einweihung Platz für 56 Kinder. In 1891 wurde ein besonderes Poliklinikgebäude aufgeführt.

Die nächste große Erweiterung wurde 1910 ausgeführt, sie betraf außer Krankenzimmern für etwa 45 Kinder einen modern eingerichteten Operationsraum, Laboratorium, Milchküche und Zimmer für Oberarzt und Krankenpflegerinnen.

Vom Januar 1910 an hat das Krankenhaus normal Platz für 112 Patienten, welche Anzahl durch Extrabetten auf 118 vermehrt werden kann. Eine für 17 Patienten berechnete Reserveabteilung ist immer leer, so daß nur 7 Abteilungen von den 8 Abteilungen des Krankenhauses belegt sind. (Die eine Abteilung besteht teilweise aus Einzelzimmern, für welche 5 Kr. täglich bezahlt werden, während die tägliche Bezahlung in gemeinsamem Zimmer 3 Kr. beträgt. Für einen sehr großen Teil der Patienten entrichtet die Gemeinde die Zahlung, es gibt aber auch einige ganze oder teilweise Freistellen.)

Das Krankenhaus nimmt Kinder bis zu dem 15. Jahre auf, die Anzahl der Säuglinge ist aber im beständigen Zunehmen.

	Kinder unter 1 Jahr	Sämtliche Kinder
1879—1888	1072	3989
1889—1898	1274	3725
1899—1908	1978	4659

Außer dem Kinderkrankenhaus gibt es in Kopenhagen zur Zeit des Abschlusses dieses Berichts kein Kinderkrankenhaus oder Abteilung in einem Krankenhause ausschließlich für Kinder, am 1. Mai 1911 wird aber wahrscheinlich das neue Reichshospital eine Kinderabteilung von 62 Betten (Oberarzt Dr. med. C. E. Bloch) eröffnen, die künftig als Unterrichtskrankenhaus für die Pädiatrie fungieren soll.

Die Gemeinde Kopenhagen verfügt über eine ziemlich große Anzahl Privatkliniken, welche nur Kinder aufnehmen, und die 1909 in allem 519 Kinder behandelt haben. Die Belegung mit Säuglingen ist so überwiegend, daß sie als Säuglingskrankenhäuser bezeichnet werden können.

Im Jahre 1909 hat die Gemeinde Kopenhagens in ihren Krankenhausabteilungen in allem 4148 Kinder unter 15 Jahren behandelt, von denen die Säuglinge einen sehr großen Teil betragen. Die großen Abteilungen des Gemeindehospitals verfügen über besondere Kinderstuben für Säuglinge und haben eine durchschnittliche Belegung in jeder der 7 Abteilungen von 20—30 Kindern unter 1 Jahr.

Im Epidemienkrankenhause „Blegdamshospitalet" (Oberarzt Prof. Dr. med. Sörensen), wo Scharlach und Diphtheritis auch . für Wohlhabende unentgeltlich behandelt werden, sind 1909 3 289 Kinder unter 15 Jahren behandelt worden.

Kopenhagen bietet so im Verhältnisse zur Anzahl der Säuglinge (1909: 12 270 Geburten) sehr günstige Bedingungen dar.

Die Nachbargemeinde Kopenhagens, Frederiksberg, hat seit ein paar Jahren ihre eigene Kinderabteilung (26 Betten) in dem kommunalen Krankenhause (Oberarzt Dr. med. Vermehren).

In der Provinz finden sich besondere kleine Kinderkrankenhäuser in den größten Städten, Odense und Aarhus.

Die Regelung der Milchkontrolle in Dänemark.

Von

St. Friis.

Die hochentwickelte Viehzucht und der ausgedehnte Molkereibetrieb Dänemarks haben die besten Bedingungen zur Beschaffung einer vorzüglichen Milch- und Molkereiproduktenversorgung für menschliche Nahrung im Gefolge.

Die hygienischen Veranstaltungen, die der Viehzucht und dem Meiereibetrieb Nutzen bringen, schaffen auch in ihren Hauptzügen die besten Verhältnisse für die Produktion guter, gesunder Milch für die Nahrung des Menschen.

Da nun sowohl dänische Viehzucht als dänischer Molkereibetrieb von der allergrößten Bedeutung für das ökonomische Gedeihen unseres Landes ist, müßte es von vornherein als wenig schwierig angesehen werden, bei der Bevölkerung das volle Verständnis für die Bedeutung der Milchkontrolle zu erzielen. Man kann jedoch nicht sagen, daß dies der Fall gewesen ist. Es hat sich in Dänemark wie in den meisten anderen Ländern gezeigt, daß wenige hygienische Veranstaltungen größere Schwierigkeiten durchzumachen gehabt haben als gerade die Milchkontrolle. Während die Fleischkontrolle sich immer mehr und mehr Eingang verschafft und vervollkommnet hat, so daß sie jetzt soweit ist, daß der letzte Schritt hoffentlich vorgenommen wird, daß wir, gleich wie unser Nachbarland Deutschland, Staatskontrolle über das ganze Land einführen, hat die Frage betreffs einer hygienischen, nach festen Regeln geordneten Aufsicht über Milch seitens der Behörde bis in die letzten Jahre hinein, mit Ausnahme einer verschwindend geringen Anzahl von Gemeinden, eine verhältnismäßig recht geringe Beachtung gefunden, jedenfalls wenn man die außerordentliche Bedeutung berücksichtigt, die man mit Recht der Milch, welche doch wohl als das wichtigste Nahrungsmittel des Menschen angesehen werden darf, beilegt.

Dies eingehend zu begründen, dürfte in einer Abhandlung wie der vorliegenden unnötig sein; ebenfalls sollen an dieser Stelle die Forderungen nicht näher spezifiziert werden, die an eine wohlgeordnete Milchversorgung und an die sich hieran anschließende Milchkontrolle gestellt werden müssen. Nur soviel sei gesagt, daß die Prinzipien, die bisher für die Ausübung der Milchkontrolle in Dänemark maßgebend gewesen sind, folgendes betreffen:

1. Krankheiten der milchgebenden Tiere;
2. Krankheiten derjenigen Personen, die auf die eine oder andere Weise mit der Milch in Berührung kommen;
3. die Reinlichkeitsverhältnisse sowohl in den Stallungen als während des Melkens, Transportes, in der Molkerei und beim Verkauf;
4. das Futter;
5. die verschiedenen Pasteurisierungsmethoden u. ähnl., sowie die verschiedenen Zubereitungsmethoden der Milch;
6. die Beimischung fremder Stoffe usw.

Bei jeder dieser Abteilungen lassen sich wiederum mannigfache Verhältnisse anführen, die sämtlich mehr oder minder für die Anwendbarkeit der Milch als gesundes und gutes Nahrungsmittel für Menschen von Bedeutung sind. Hat man sich die Bedeutung eines jeden einzelnen dieser Punkte klar vor Augen gestellt, so sind damit auch in den Hauptzügen die Veranstaltungen festgelegt, welche die Milchkontrolle treffen soll, und die Wege, die sie zu beschreiten hat, um das bestmögliche Resultat zu erzielen.

Da die Milchkontrolle in Dänemark eigentlich ihren Anfang zur gleichen Zeit nahm, in der die Kopenhagener Gesundheitsvorschrift vom 15. Juni 1886 in Kraft trat, geschah dieses auf Grundlage der in derselben getroffenen Bestimmungen. Diese enthielten nur wenige und ganz einfache Vorschriften, so z. B.

§ 31, daß die Milch, gleichwie Nahrungsmittel im allgemeinen, der Aufsicht der Gesundheitskommission in bezug auf gesundheitswidrige Beschaffenheit und Fälschungen, welche den Nahrungs- und Nutzwert der Milch beeinträchtigen, unterstellt war, ferner daß Nahrungsprodukte nicht feilgeboten werden durften, wenn sie sich in einem Verwesungszustand befinden, der äußerlich oder durch Geruch wahrnehmbar ist.

§ 38. Die Gesundheitskommission kann den Verkauf von .... Milch an solchen Stellen verbieten, die hierfür als ungeeignet angesehen werden müssen, sowie einstweilen an solchen Stellen, wo vorhandene ansteckende und gefährliche Krankheiten Anlaß zur Verbreitung der Ansteckung geben können. Einfuhr von Milch aus Orten, wo ansteckende Krankheiten bei Menschen oder Tieren aufgetreten sind, kann die Gesundheitskommission ebenfalls verbieten.

Bis zur Annahme eines Regulativs für den Milchhandel mit einer Ergänzung vom 3. Mai 1904 zu den Gesundheitsbestimmungen, bildeten die
genannten Vorschriften die einzige Grundlage in Kopenhagen für die Ausübung der Kontrolle der Milch seitens der Behörde. In der gleichen Weise
verhielt es sich im großen ganzen mit der Kontrolle, die seitens der Behörde
hinsichtlich des Milchhandels in dem übrigen Teile Dänemarks ausgeübt
wurde, soweit überhaupt eine Richtschnur für eine solche Kontrolle vor
handen war.

Das Kopenhagener Milchregulativ vom 3. Mai 1904 geht in den Hauptzügen, ganz kurz wiedergegeben, auf folgendes hinaus, das unter Hinweisung
auf die Paragraphen des Regulativs angeführt wird:

§ 1, 2 und 3. Buchführen und Aufsicht mit der Zahl und dem Namen der einzelnen
Händler und Viehbesitzer in der Stadt. § 4, 5, 6, 7. Festsetzen der Fettmenge, 2,75%
für frische Milch, 0,75% für abgerahmte Milch, 3% für Kindermilch. Nähere Bestimmungen
über den Verkauf kontrollierter Milch, Kindermilch, pasteurisierter, sterilisierter Milch
usw. § 9, 10, 11. Bestimmungen über die Reinlichkeitsverhältnisse während des Melkens
im Stalle, während des Transportes, beim Verkauf usw. § 12. Einrichtung der Verkaufs-
räume usw. § 13. Aufsicht über den Gesundheitszustand des Personals, das während
der Produktion und des Verkaufes usw. mit der Milch in Berührung kommt.

Im Anschluß an das Regulativ existieren besondere gedruckte Bestimmungen,
die für solche Viehstallungen gelten, die sich in Kopenhagen befinden, sowie
Regeln für solche Viehbestände, die laut Regulativ Aufsicht eines Tierarztes
erforderlich machen. Diese letzteren Regeln sind recht eingehender Art sowohl hinsichtlich der Forderungen, die an den Gesundheitszustand und an
die Reinlichkeitsverhältnisse als auch an die Fütterung gestellt werden.

Nach diesen Regeln ist die Kontrolle seit 1904 ausgeübt worden und
scheint im großen ganzen in einer recht befriedigenden Weise gewirkt zu
haben. Das die Kontrolle wahrnehmende Personal besteht aus 2 Tierärzten,
dem Personal des Laboratoriums, der Gesundheitskommission und 1 Polizei-
beamten, wobei jedoch zu bemerken ist, daß die Betreffenden neben der Milchkontrolle mit mannigfachen anderen sanitären Untersuchungen beschäftigt
sind, weswegen zu erwarten ist, daß in einer nicht zu fern liegenden Zeit die
Anzahl des Personals erhöht werden wird.

Nach Kopenhagen gelangt die Hauptmenge der Milch aus Seeland und
den am nächsten liegenden größeren und kleineren Inseln mittels der Eisenbahn; ein Teil der Milch kommt aus Schweden per Dampfschiff, während ein
anderer Teil per Wagen eingeführt wird, und endlich wird noch in der Stadt
selbst eine geringe Menge Milch von etwa 1100 bis 1200 in Stallungen befindlichen Kühen produziert.

Im Jahre 1903 von verschiedenen Seiten angestellte Berechnungen zeigen,
daß die tägliche Zufuhr nach Kopenhagen

per Eisenbahn . . . . ca. 130 000 kg Milch
,, Wagen . . . . ,,   44 000 ,,   ,,

beträgt, wozu noch die Produktion in der Stadt selbst, etwa 6500 kg betragend,
kommt. Das wären im ganzen ca. 180 500 kg resp. pro Kopf der Bevölkerung
ungefähr 0,38 kg täglich.

Der jährliche Milchverbrauch der Stadt beträgt demgemäß etwa 70 Mill. Liter.

Seit Mitte des vorigen Jahrhunderts bildete die Milch, die in der Stadt
selbst produziert wurde, den wesentlichsten Teil sämtlicher konsumierter
Milch, so daß man wohl damit rechnen darf, daß mehr als die Hälfte von den
in der Stadt aufgestellten Milchkühen herrührte, während solche Kühe jetzt
kaum mehr als 3 bis 4% des ganzen Konsums liefern dürften.

Der Vertrieb der Milch geschieht in Kopenhagen vorzugsweise durch feste Verkaufsstellen, von denen ungefähr 1500 vorhanden sind; ferner erfolgt der Verkauf durch Wagen, die zum großen Teil die Milch für große Milchlieferungsgeschäfte vertreiben, von denen hier die Kopenhagener Milchversorgungsanstalt, die Dänische Milchkompagnie, Trifolium, die Kopenhagener Molkerei, die Einigkeit („Enigheden") u. a. genannt sein mögen; auch die sog. „Milchbauern" oder Milchpächter spielen für die Lieferung von Milch eine Rolle. Während die Wagen der erstgenannten geschlossen und durchgehends entsprechend gut eingerichtet sind, sind die Wagen der letzteren offen oder höchstens mit Segeltuch oder Persenning verdeckt. Die in den geschlossenen Wagen befindliche Milch wird aus Behältern verzapft oder aus geschlossenen Metalleimern oder auch in Flaschen verkauft, wogegen die Milch in den offenen Wagen vermittels Umgießens in größere dem Käufer gehörige Behälter in den Handel gebracht wird. Der auf der Straße geschehende Verkauf durch Abzapfen oder Umgießen ist stets wenig empfehlenswert, und ganz besonders in einer Stadt wie Kopenhagen, wo ruhiges Wetter selten, dagegen viel Wind die Regel ist.

Durch recht eingehende vergleichende Untersuchungen, die den Zweck verfolgten, festzustellen, ob Milch von Wagen an Tagen, wo die Witterung besonders windig, bezogen, mehr Schmutz oder eine größere Anzahl Bakterien als Milch aus festen Verkaufsstellen enthielt, wurde indessen kein besonderer Unterschied konstatiert.

Die Kontrolle muß infolge der geringen Zahl des Kontrollpersonales in ganz unbestimmten Intervallen vorgenommen werden. Die etwa 1500 festen Verkaufsstellen werden in der Regel 4 bis 5 mal jährlich im Durchschnitt kontrolliert. Im Jahre 1900 sind beispielsweise 6172 Kontrollen vorgenommen. Eine ähnliche Kontrolle wird hinsichtlich der Kuhstallungen ausgeübt. Es liegt indessen in der Natur der Sache, daß Verkaufsstellen und Stallungen existieren, wo die Kontrolle weit häufiger geschieht, als die Durchschnittszahl der vorstehend genannten Kontrollen angibt; auch sind Stallungen vorhanden, die beispielsweise eine ständig wirkende tierärztliche Kontrolle erfordern, die mit Ausstellung einer Bescheinigung 2 mal monatlich verbunden ist. Es hat sich gezeigt, daß die Kontrolle sowohl in bezug auf die Verkaufsstellen als auch auf die Stallungen von erheblicher Bedeutung sind. Wesentliche Mängel zeigen sich verhältnismäßig selten. Selbstverständlich handelt es sich in dieser Beziehung meistens um den älteren Stadtteil und kleinere Stallungen, die am häufigsten Anlaß zur Rüge geben, indessen vermindert sich die Anzahl sowohl der genannten Verkaufsstellen als auch namentlich der Stallungen der inneren Stadt; von den letzteren sind nur noch wenige übrig.

Die Milchprüfung ist in den verflossenen Jahren, während welcher die Gesundheitsvorschriften bestanden haben, in der Weise geschehen, daß ein seitens der Gesundheitspolizei speziell hiermit betrauter Polizeibeamter Proben von Milch eingekauft hat. Diese Proben werden nach einer sorgfältig vorgenommenen Mischung der gesamten Milch des betreffenden Behälters entnommen. Die Milchproben werden möglichst rasch im Laboratorium der Gesundheitskommission abgeliefert, wo eine eingehende Prüfung stattfindet. Diese hat entweder den Zweck, den chemischen Gehalt der Milch zu bestimmen, oder es wird eine bakteriologische Untersuchung, eine Bestimmung des Schmutzgehaltes usw. der Milch eingeleitet. Über alles weitere, dem Prüfungsergebnis des Laboratoriums gemäß bestimmt dann die Gesundheitskommission und veranlaßt, was weiter zu geschehen hat. Um in der betreffenden Sache zu einem ganz sicheren Urteil zu gelangen, kann es sich bisweilen als notwendig erweisen, daß zum zweiten Male Milch bei demselben Händler gekauft wird resp. bei dem Lieferanten des Händlers bei Ablieferung der Milch an den Händler, eventuell an der Bahn oder Anlaufsstelle des Dampfers; nötigenfalls werden auch Stallproben entnommen. Dieses letzte Verfahren ist recht oft angewandt worden trotz der nicht selten beschwerlichen Reisen, die hiermit verknüpft sind, indessen hat das erzielte Resultat bewiesen, daß solche Reisen ihre Berechtigung haben, und man hat durchaus nicht selten durch solche Reisen nach der Produktionsstelle Mängel festgestellt, die sonst nicht zur Kenntnis gelangt wären. Je entfernter von Kopenhagen die Stallungen der Lieferanten liegen, um so schwieriger lassen sich die Stallprobenentnahmen ins Werk setzen, da die Stallproben, um zweckentsprechend zu sein, möglichst bald nach dem Prüfungsergebnis entnommen werden müssen. Namentlich stellt sich jedoch die Probenentnahme aus den Ställen schwierig — um nicht gerade herauszusagen, daß sie unmöglich ist —, insbesondere was die großen Milchversorgungsanstalten anbetrifft, indem es sich nicht konstatieren läßt, aus welchen Beständen die mangelhafte Milch herrührt, weil die Milch in derartigen Engrosgeschäften in große Behälter getan wird, u. a. schon aus dem Grunde, um ein möglichst gleichartiges Produkt in den Handel zu bringen. Die Stallproben bilden in vielen Fällen einen beachtenswerten Punkt im Dienste der Milchkontrolle, doch läßt die Stallprobe in bezug auf die großen Milchversorgungsanstalten des öftern in Stich. Andererseits ist man berechtigt, davon auszugehen, daß gerade diese Engrosgeschäfte im eigensten Interesse selbst Proben der aus den verschiedenen Viehbeständen gelieferten Milch regelmäßig nehmen, um den Fettgehalt, die Haltbarkeit, den Schmutzgehalt usw. zu konstatieren. Je nachdem sich somit die Resultate nach vollendeter Prüfung stellen, trifft die Gesundheitskommission ihre Bestimmung über das Verhalten den konstatierten Übertretungen des Milchregulativs gegenüber.

Die Untersuchung betrifft eine Begutachtung der Qualität, eine bakteriologische Untersuchung, eine Untersuchung des Grades der Verunreinigung, eine Pasteurisierungs- und Sterilisierungsprobe, den Gehalt an Konservierungsstoffen usw.

Was die Begutachtung der Qualität anbetrifft, so handelt es sich der Hauptsache nach um den Fettgehalt. Dieser hat sich bei Vollmilch während des Zeitraumes von 1888 bis 1909, wie aus nachstehender Tabelle ersichtlich, herausgestellt:

Fett %	1888	1889	1890	1891	1892	1893	1894	1895	1896	1897	1898	1899	1900	1901	1902	1903	1904	1905	1906	1907	1908	1909	Im ganzen
Unter 1,5	1	1	4	3	1	2	—	1	1	—	2	1	2	4	3	1	1	—	1	1	—	1	31
1,5—2,0	4	3	5	2	10	1	5	2	4	5	4	10	6	8	11	4	8	10	9	7	—	12	130
2,0—2,5	30	14	19	13	73	17	22	12	38	24	25	43	34	21	20	19	29	49	27	33	30	39	631
2,5—3,0	74	67	76	46	269	121	128	133	211	193	195	269	401	259	329	432	368	280	205	226	261	328	4871
3,0—3,5	77	45	81	38	328	261	198	223	344	336	395	575	572	522	566	632	686	448	326	424	403	741	8221
3,5—4,0	31	23	38	15	106	115	90	144	169	158	174	230	197	185	266	252	200	149	93	116	93	139	2983
4,0—4,5	7	5	7	1	20	35	17	32	36	52	32	59	28	48	62	44	47	23	15	19	13	24	626
4,5—5,0	6	—	1	—	8	2	7	13	10	15	11	11	4	7	11	4	4	8	5	2	4	6	139
Über 5,0	4	—	3	—	3	2	9	5	14	10	16	17	7	7	9	2	4	3	4	2	—	1	122
Anzahl Analysen	234	158	234	118	818	556	476	565	827	793	854	1215	1251	1061	1277	1390	1347	970	685	830	804	1291	17754

Die Regelung der Milchkontrolle. 79

Seit Inkrafttreten des Milchregulativs gegen Schluß des Jahres 1904, ist in den Jahren 1905—1909 im ganzen folgende Anzahl Proben Vollmilch mit einem Fettgehalt, der unter der festgesetzten Minimumgrenze 2,75% liegt, nachgewiesen: Im Jahre 1905 109 Proben, 1906 67 Proben, 1907 67 Proben, 1908 61 Proben, 1909 69 Proben. Prozentweise berechnet im Verhältnis zu der untersuchten Anzahl Vollmilch sind 11% der eingekauften Proben Vollmilch unter 2,75% Fett im Jahre 1905, 10% im Jahre 1906, 8% im Jahre 1907, 8% im Jahre 1908 und 5,3% im Jahre 1909 gewesen.

Es scheint somit ein recht bedeutender und ständiger Fortschritt in dem Fettgehalt der Kopenhagener Milch seit dem Inkrafttreten des Milchregulativs vom Jahre 1904 vorhanden zu sein, indessen liegt die Möglichkeit vor, daß diese Aufbesserung nur eine scheinbare ist, da die statistische Berechnung nicht dieselbe Zahlengröße ausmacht und daher nicht ganz gleichartig ist.

Fälschungen und verminderter Fettgehalt sind im Zeitraume von 1888 bis 1909 laut nachstehender Tabelle nachgewiesen worden:

Anzahl der Übertretungsfälle des Milchregulativs.

(Verminderter Fettgehalt und Fälschungen während der Jahre 1888—1909).

Jahreszahl	Anzahl Proben frischer Milch	Anzahl Proben halbabgerahmter und abgerahmter Milch	Anzahl Proben von Rahm	Fälschungen
1888	234	65	1	3
1889	158	19	252	30
1890	234	3	3	10
1891	118	3	3	25
1892	818	13	0	26
1893	556	155	2	11
1894	476	475	1	4
1895	565	419	14	7
1896	827	85	30	11
1897	793	45	30	9
1898	854	28	29	11
1899	1215	32	35	13
1900	1251	69	32	17
1901	1061	30	13	28
1902	1277	8	6	26
1903	1390	8	9	9
1904	1347	33	8	6
1905	970	215	23	10
1906	685	195	58	42
1907	830	213	7	46
1908	804	169	4	64
1909	1291	279	3	47
Im ganzen	17754	2561	563	455

An solchen Stellen, wo der Fettgehalt unter 2,5% war, ist im Laufe der Jahre eine große Anzahl von Stallproben, wie zuvor erwähnt, vorgenommen worden. Das Resultat der chemischen Untersuchung dieser Proben in bezug auf Fettgehalt ergibt vom Jahre 1892 bis dato folgendes:

Prozent des Fettgehalts	1892—1900	1900—1904	1. März 1904 bis 15. März 1911
Unter 2,5	17	5	11
2,5—2,75	31	30	29
2,75—3,0	66	63	90
3,0—3,5	205	174	275
3,5—4,0	142	49	90
4,0 und darüber	41	12	17
Im ganzen	502	333	512

Das Minimum an Fettgehalt hat 1,72% betragen, das Maximum 7,4%. Nachdem man mittels der Paraphenylendiaminprobe in die Lage versetzt ist, festzustellen, ob Milch, die als pasteurisierte Milch verkauft worden ist, auch wirklich auf 80 bis 85° C erhitzt worden ist, sind seit 1899 ständige Untersuchungen über die hierselbst in der Stadt in den Handel gebrachte Milch angestellt worden.

Das Resultat ist aus der nachstehenden Tabelle ersichtlich:

Untersuchungen über pasteurisierte Milch 1899 bis 1909.

Jahrgang	Anzahl eingekaufter Proben				Der Paraphenylen-diaminprobe entsprachen nicht
	Frische Milch	Abgerahmte Milch	Sahne	Im ganzen	
1899	350	39	36	425	25
1900	245	24	12	281	6
1901	505	27	21	553	38
1902	649	—	19	668	12
1903	523	—	20	543	27
1904	572	—	24	596	21
1905	572	—	20	592	21
1906	384	—	11	395	21
1907	401	—	13	414	63
1908	405	—	9	414	30
1909	320	—	6	326	21
	4926	90	191	5207	285

Untersuchung auf Schmutz.

In allen Fällen, wo nach Ablauf von zwei Stunden nach dem Hinstellen merklicher Bodensatz von Schmutz gefunden wurde, ist ein derartiges Vorkommen entweder gerichtlich oder polizeilich zum Austrag gebracht worden, und wurde nebenher teils eine Untersuchung des Reinlichkeitszustandes in der Molkerei oder Milchverkaufsstelle ins Werk gesetzt, teils wurde immer eine tierärztliche Untersuchung des Viehbestandes, aus dem die Milch herrührte, insofern es gelungen, dieses zu konstatieren, gefordert. In der fraglichen tierärztlichen Erklärung wurde eine Äußerung über die Reinlichkeitszustände an der Produktionsstelle verlangt und nötigenfalls wiederholt tierärztliche Untersuchung und Erklärung gefordert.

Außer den genannten Untersuchungen haben auch bakteriologische Untersuchungen stattgefunden, namentlich Keimzählungen und insbesondere solche von pasteurisierter und sterilisierter Milch. Es zeigte sich hierbei, daß, wenn die Milch auf Flaschen pasteurisiert oder sterilisiert war — und dieses war beispielsweise der Fall mit der von der Kopenhagener Milchversorgungsanstalt verkauften, gemischten Kindermilch — die Keimanzahl eine ganz minimale war, oder daß man einen Keimgehalt von 0 bis 20 fand, während der Gehalt jeder anderen pasteurisierten oder sterilisierten Milch von 5000 bis über 10 Millionen Keime pro Kubikzentimeter variierte. Es hat sich hier öfters kein Unterschied in der Beobachtung gezeigt, ob nun die Milch pasteurisiert gewesen ist oder nicht.

Dem § 10 gemäß ist, teils entsprechend dem oben angeführten, doch namentlich mit Bezug auf die Milchversorgungsanstalten, die damit Reklame gemacht haben, daß die Milch von Viehbeständen herrührt, die unter tierärztlicher Kontrolle stehen, eine recht erhebliche Anzahl tierärztlicher Bescheinigungen verlangt worden. Namentlich sind es die großen Milchversorgungsanstalten gewesen, die tierärztliche Untersuchungen bei allen derartigen Viehbeständen durchgesetzt haben, von denen Vollmilch nach der Stadt geliefert wird, und es sind hierdurch anerkennenswerte und bedeutungsvolle Schritte zur Verbesserung früherer oft sehr zweifelhafter Fälle, in denen die Reklame öfters verschiedenes über die Wirklichkeit hinaus versprach, gemacht worden. Eine Anzahl Milchverkaufsstellen, die die verlangten tierärztlichen Bescheinigungen nicht beschaffen konnten, haben sich veranlaßt gesehen, mit dem Reklamemachen aufzuhören. Hierdurch ist doch jedenfalls der Fortschritt erzielt, daß dem Publikum auf diesem Gebiete nicht geradezu falsche Vorspiegelungen gemacht werden.

Die eingesandten tierärztlichen Bescheinigungen, welche für gewöhnliche Milch jeden Monat und für Kindermilch zweimal monatlich auszustellen sind, beziffern sich auf mehrere Hunderte im Monat. Diese Bescheinigungen werden seitens der Gesundheitspolizei der Gesundheitskommission zur Revision zugestellt.

Konservierungsmittel sind eigentlich fast nie in der Kopenhagener Handelsmilch konstatiert worden.

Über die Reinlichkeitsverhältnisse usw. der Milchverkaufsstellen ist eine recht scharfe Kontrolle geführt worden, — vgl. die letzten §§ 11 bis 16 des Regulativs. Die Raumverhältnisse gestatten an dieser Stelle keine nähere Darlegung dieser Angelegenheit, so wichtig dieselbe auch sein mag. Nur die Tatsache sei hervorgehoben, daß, abgesehen von einer Typhusepidemie in Kopenhagen im Jahre 1900, keine Übertragung ansteckender Krankheiten bei Menschen in größerem Umfange durch die Milch nachgewiesen ist.

Die Kontrolle, die seit dem Jahre 1904 an dem Milchverkauf in Kopenhagen ausgeübt wird, hat, wie dieses später dargelegt werden soll, als Vorbild der Kontrolle in den meisten anderen dänischen Städten, die überhaupt Milchkontrolle eingeführt haben, gedient. Jedoch soll an dieser Stelle nicht unerwähnt bleiben, daß es für die Kopenhagener Milchkontrolle von der allergrößten Bedeutung gewesen ist, daß vor Einführung derselben eine so exemplarische, mittels privater Initiative durchgeführte Kontrolle vorhanden gewesen ist, wie diejenige, welche seit einer langen Reihe von Jahren gegenüber einer unserer größten Milchversorgungsanstalten, und zwar der Kopenhagener Milchversorgungsanstalt („Kjöbenhavns Mälkeforsyning") angewendet worden ist. Diese Anstalt, die bahnbrechend und in ihren Hauptprinzipien normgebend für die gesamte dänische Milchkontrolle gewesen ist und deren Name und Betrieb ohne Zweifel zum großen Teil in der ganzen zivilisierten Welt bekannt sein dürfte, wurde mit einem philanthropischen Zweck vor Augen durch den Großkaufmann G. Busck im Jahre 1878 gegründet. Näher auf den großzügig angelegten Betrieb einzugehen, der von „Kjöbenhavns Mälkeforsyning" ins Werk gesetzt ist, ist hier nicht angängig. Aus geringen Anfängen hat der noch immer nicht salarierte Leiter des Geschäftes dasselbe emporgebracht, dem Prinzipe ständig treu, die größtmögliche Reinlichkeit durchzuführen von dem Momente ab, wo die Milch die Kuh verläßt, bis zu dem, wo sie in den Besitz des Publikums übergeht, und gleichzeitig daran festzuhalten, daß eine eingehende tierärztliche Aufsicht über den Viehbestand und ärztliche Aufsicht über das gesamte Personal, das in irgend einer Weise zu der Milch in Beziehung steht, stattfindet.

In hervorragendem Grade hat dieser Betrieb auf die Herstellung einer vollkommen gesunden Kindermilch Gewicht gelegt. Eine Pasteurisierung

der Milch, die zumeist als ein notwendiges Übel angesehen werden muß, hat
die Kopenhagener Milchversorgungsanstalt (Kjöbenhavns Mälkeforsyning) stets
vermeiden können, wenn man von gemischter Kindermilch absieht, die laut
Molkereiregulativ pasteurisiert gefordert wird. Dieses ist auf die genannten Veranstaltungen zurückzuführen, aber auch nicht minder auf die erheblichen und
sehr kostspieligen Kühleinrichtungen, worauf nicht Gewicht genug gelegt
werden kann, um haltbare Milch zu beschaffen. Als eines Gliedes in der
Reihe dieser Veranstaltungen mag hier eines Milcheimers Erwähnung getan
werden, der von G. Busck konstruiert ist.

Dieser besteht aus einem zylindrischen Eimer aus verzinntem Stahl, in dessen Boden
sich ein birnenförmiger, kupferner Behälter befindet, dessen Boden durch einen Deckel
verschließbar ist. Der kupferne Behälter wird mit einer Kältemischung gefüllt, die aus
einem Teil Salz und drei Teilen Eis oder Schnee besteht. Wenn die Milch in den Eimer
hineingemolken wird, kühlt sie sofort in erheblichem Grade ab, so daß die während des
Melkens von außen her hiermit in Berührung kommenden Bakterien geringere Chancen
haben werden, sich zu entwickeln. Gleichzeitig hiermit hat G. Busck besondere Räume
zum Melken einrichten lassen, wo die Kühe außerhalb der Stallungen gemolken werden.

In dem vorstehend Gesagten sind die Verhältnisse, wie sie in Kopenhagen
auf dem Gebiete des Milchhandels und der Milchkontrolle den Umständen
nach liegen, dargestellt, weil, wie bereits erwähnt, Kopenhagen in dieser Beziehung wie auf so manchen anderen sanitären Gebieten, bahnbrechend gewesen ist und dem übrigen Teil des Landes als Vorbild gedient hat.

Vor dem Jahre 1904, als die Bestimmungen über die Gesundheitsvorschriften Kopenhagens betreffs der Milchkontrolle angenommen wurden,
existierten eigentlich keine ähnlichen Bestimmungen von wesentlicher Bedeutung, welche die Milchkontrolle im Auge hatten. Nur in zwei kleineren
Städten wurden ungefähr gleichzeitig ganz kurzgefaßte Bestimmungen über
Milchkontrolle getroffen, die im wesentlichen darauf hinausgingen, daß die
Aufsicht über die Milch der Gesundheitskommission unterstellt war und daß
diese besondere Bestimmungen treffen konnte. Die beiden Städte waren Ribe
und Rudköbing, und die Bestimmungen wurden in der ersteren Stadt am
28. September 1903, in der letzteren am 28. Januar 1904 angenommen. Ähnliche Bestimmungen waren in einigen einzelnen Landgemeinden, wie Gladsaxe-
Herlöv im Jahre 1903 und Gentofte im Jahre 1904 getroffen.

Wie zu ersehen, waren die Verhältnisse also im großen ganzen be-
hördlicherseits sehr mangelhaft geordnet. Wie aber die private Initiative
sich in der Hauptstadt in Bewegung gesetzt hatte, verdient es erwähnt zu
werden, daß man auch in einzelnen Städten der Provinz, wenn auch in recht
unvollkommener Weise, bestrebt war, dem allenthalben vorhandenen Drang
zur Beschaffung gesunder Milch, nicht am wenigsten aus Rücksicht auf die
Säuglinge, abzuhelfen.

Ungefähr um diese Zeit wurde ein Gesetz zur Bekämpfung der Tuberkulose beim Rindvieh und bei den Schweinen vom 5. Februar 1904 angenommen, demgemäß Milch und Buttermilch, die zum Viehfüttern dienen
sollen, sowie Sahne, aus der Butter zum Export hergestellt werden soll, auf
80° C zu erhitzen sind.

Der geschäftsmäßige Betrieb der dänischen Molkereiwirtschaft, wonach
die Behandlung der Milch der einzelnen ländlichen Betriebe zu Molkerei-
produkten allmählich völlig in die Hände von Anteils- und Genossenschafts-
molkereien überging, verursachte in stets vermehrtem Grade den Leuten und
insbesondere den kleinen Leuten auf dem Lande, die nicht selbst Kühe hielten,
Schwierigkeiten, sich durch Kauf die nötige Milch zu verschaffen. Nur ab-

gerahmte Milch und Buttermilch waren in den Molkereien erhältlich, und das diesbezügliche Gesetz, das allerdings nur die Rücksicht auf die Tiere galt, hat denn doch auch vermutlich die Bedeutung gehabt, daß die Milch, welche die Molkereien zur Nahrung für die Bevölkerung auslieferte, auch pasteurisiert war.

Im ganzen waren am Schluß des Jahres 1910 in Dänemark Milchkontrollen unter der einen oder der anderen Form in 23 Provinzstädten und in 10 Landgemeinden vorhanden. Eine verhältnismäßig geringe Anzahl, wenn man berücksichtigt, daß die Gesamtanzahl der Städte und Handelsplätze (mit Ausnahme von Kopenhagen) 76 und die der Landgemeinden 1143 ausmacht.

Betrachtet man nun die einzelnen Bestimmungen über die Milch außer denjenigen der bereits früher erwähnten 2 Stadt- und 2 Landgemeinden, die schon gewisse Bestimmungen eingeführt hatten, so wird man gewahr, daß ein Teil der Stadtgemeinden nahezu wörtlich das Kopenhagener Milchregulativ in Anwendung gebracht hat. Hier mögen beispielsweise genannt sein: Struer (1904), Esbjerg (1905), Frederiksberg (1906), Aarhus (1907), Vejle (1907), Holbäk (1907), Horsens (1907), Nyborg teilweise (1908), Slagelse (1908), Aalborg (1908), Silkeborg (1908), Nästved (1909), Herning teilweise (1909), Varde (1910), Roskilde (1910), Rönne (1910).

Einzelne Änderungen von weniger eingreifender Bedeutung haben die genannten Gemeinden allerdings eingeführt, doch haben die Kopenhagener Bestimmungen sämtlichen als Vorbild gedient, und es ist daher kein Grund vorhanden, näher auf die Details einzugehen.

Einen Passus, den das Kopenhagener Milchregulativ nicht enthält, hat ein großer Teil sowohl der genannten Stadt- als auch Landgemeinden in die Bestimmungen aufgenommen, und zwar eine besondere Bestimmung über den Fettgehalt der Sahne, wonach Sahne, außer als Schlagsahne, nur in zwei Qualitäten in den Handel kommen darf, nämlich als Sahne erster Klasse mit einem Gehalt von mindestens 18% Milchfett und als Sahne zweiter Klasse mit einem Gehalt von mindestens 13% Milchfett.

Einzelne Städte wie beispielsweise Aalborg haben einen höheren Fettgehalt — 3% bei Vollmilch und 1,20% bei halbabgerahmter Milch — gefordert.

Die Stadt Aalborg hat die Bestimmung getroffen, daß die Gesundheitskommission die Namen derjenigen Händler veröffentlichen kann, die sich wiederholt gröblicher Verstöße gegen die Bestimmungen schuldig machen.

Eine Anzahl Städte verlangt, daß die Milch nicht auf offenen Wagen vertrieben werden darf.

Eine Stadt — Sorö, auf Seeland belegen — deren Bestimmungen übrigens nicht allzu detailliert sind, stellt eine bisher hier in Dänemark einzig dastehende Forderung auf und zwar, daß „sämtliche Kühe, deren Milch zum Vertrieb in der Stadt dient, unter ständiger, tierärztlicher Kontrolle stehen müssen", eine Bestimmung, die hoffentlich im Laufe der Jahre bei jeder wohlgeordneten Milchkontrolle zur Einführung gelangen wird.

Im übrigen läßt es sich betreffs der anderen nicht angeführten Gemeinden sagen, daß die Kontrollbestimmungen sich in der Regel im wesentlichen auf die Bestimmung beschränken, daß die betreffende Gesundheitskommission besondere Regeln für den Milchvertrieb anordnen kann, eine überaus weitgehende Bestimmung, die in ihren Konsequenzen sehr dehnbar ist, sofern diejenigen, welche die Ausführung der sanitären Bestimmungen überwachen, sich des ihnen gewährleisteten Rechts bedienen würden.

Die Kontrolle liegt, wie bereits wiederholt erwähnt, in Händen der Gesundheitskommission. In den kleineren Gemeinden sind allerdings in der Regel nicht speziell Sachkundige zur Ausübung der Kontrolle angestellt, dagegen sind in den Städten, wo dieses der Fall ist, überall Tierärzte ansässig, denen die Kontrolle übertragen ist. In den größeren Städten und ganz besonders in Frederiksberg, dann aber auch in verschiedenen anderen Städten wie z. B. in Aarhus, Aalborg, Vejle und anderen Orten sind besondere Laboratorien errichtet, in denen die Tierärzte die chemische, bakteriologische Kontrolle usw. vornehmen.

Deutschland.

Von

Arthur Keller,

mit einem Beitrag von **Josef Meier.**

Die Fürsorge für Mutter und Kind in der Vergangenheit.

Geschichte der Armenpflege.

Die Entwicklung des Fürsorgegedankens und die praktischen Einrichtungen zur Besserung der Lage von Mutter und Kind lassen sich nicht schildern, ohne daß man auf die Entwicklung der Armenpflege des näheren eingeht.

Von organisierter Armenpflege in den germanischen Ländern erfahren wir erst etwas mit dem Eindringen der christlichen Kultur. Als Vorbild konnte nur die in den christlichen romanischen Ländern bestehende Armenpflege dienen, welche in den Händen der Kirche lag, daneben aber der Privatwohltätigkeit breiten Raum ließ. Die geschichtlichen Darstellungen der Armenpflege im christlichen Altertum lauten sehr verschieden — je nachdem, ob ein kritischer Historiker oder ein begeisterter Anhänger der Kirche den Bericht schreibt. Darüber sind sich beide einig, daß die Armenpflege der ersten christlichen Gemeinde in Jerusalem, in welcher das Gebot der Bruderliebe zur Gemeinschaft aller Güter führte, und in welcher das Gebot der Hilfe von Mensch zu Mensch in seiner einfachsten Form zur Ausführung gelangte, auch heute noch für einfache Verhältnisse vorbildlich ist. Nach ihrem Muster wurde die Armenpflege der christlichen Gemeinden organisiert und durch den Bischof unter Mitwirkung von Diakonen ausgeübt. Diese Form der Armenpflege, welche übrigens von den Gründern der reformierten Kirche wieder zur Wirksamkeit gebracht wurde, ließ sich nur unter einfachen Verhältnissen durchführen; sie mußte sich ändern, sobald an die Stelle der kleinen Gemeinschaften große Massengemeinden traten, deren Umfang eine weitgehende Individualisierung unmöglich machte. In dieser Zeit war es, daß die Anstaltspflege zur Versorgung der Armen mehr und mehr in den Vordergrund trat, und daß die offene Fürsorge sich allmählich in verschiedenartigem Almosengeben auflöste. Ebenso natürlich trat aber auch der Folgezustand derartigen Almosengebens ein, der zu allen Zeiten unter denselben Verhältnissen sich einzustellen pflegt, nämlich das Überhandnehmen des Bettelwesens.

Da in den germanischen Reichen die gesamten Lebensverhältnisse ganz andere waren als in den romanischen Ländern, so mußte sich diesen veränderten Verhältnissen auch die kirchliche Armenpflege anpassen. In den letzteren

war sie vor allen Dingen auf städtische Verhältnisse berechnet, und die höchsten
Anforderungen wurden naturgemäß in den größeren Städten an die kirchliche
Armenpflege gestellt. Die Germanen jedoch lebten nicht in Städten, sondern
in einzelnen Gehöften verstreut; die Folge davon war, daß viele verstreute
Kirchen entstanden, und daß damit auch eine Dezentralisation der Kirchen-
armenpflege eintrat. Ursprünglich hat dem Bischof die Pflicht obgelegen,
die Armen, Kranken und Hilfsbedürftigen seines ganzen Sprengels zu unterstützen, und die Mittel für die kirchliche Armenpflege flossen aus dem unter
seiner Verwaltung stehenden Kirchengut. Diese Art der Zentralisation löste
sich in Gallien schon in der ersten Hälfte des 6. Jahrhunderts auf, und die fränkische Kirche hat sich später wiederholt in ihren Concilien mit der Organisation
der Armenpflege beschäftigen müssen. Es wurde bei diesen Gelegenheiten
immer wieder die Art der Armenpflege, wie sie in der ersten christlichen Gemeinde
geübt worden war, als Vorbild hingestellt, und vielfach trat die Neigung hervor,
diese alte christliche Gemeindearmenpflege wieder aufleben zu lassen. Aber
der Verfall der fränkischen Kirche, das Überhandnehmen der Simonie sowie
auch die Minderung des Kirchengutes hinderten eine gesunde Entwicklung
in dieser Richtung, und schließlich blieb von der kirchlichen Armenpflege
außer einigen Anstalten, die gleichzeitig der Pflege der Kranken wie der Aufnahme der Obdachlosen und Fremden dienten, nichts anderes übrig, als ein
vollkommen unorganisiertes Almosengeben.

Eine feste Ordnung gab der Armenpflege erst **Karl der Große** in dem bewußten Bestreben, eine den sozialen Verhältnissen des Reiches angepaßte
Armenpflege zu schaffen. Die Grundlage dafür war eine Neuordnung und Festi-
gung des Kircheneigentums, dessen Eigenschaft als Armengut aber gleichzeitig
energisch betont wurde. Das Betteln wurde ausdrücklich verboten. Als ein
Beispiel dafür, wie sehr Karl der Große das Kirchengut als Armengut und die
Armenpflege als Pflicht der Kirche ansah, sei angeführt, daß er im Notjahre
779 nicht nur den Grafen und Vasallen, sondern auch den Bischöfen und Äbten
eine förmliche Armensteuer auferlegte.

Als erstes schuf Karl der Große eine feste finanzielle Grundlage. Mit Hilfe
des Zehnten, welcher der Kirche entrichtet werden mußte, wurden die Pfarr-
kirchen dotiert. Im Umfang des fränkischen Reiches wurde bei der Verwendung
des Kirchengutes wiederum die römische Vierteilung eingeführt, wonach der
erste Teil dem Bischof, der zweite dem übrigen Klerus, der dritte den Armen
und der vierte der Kirchenfabrik zufiel. Aber die Pflicht, von dem gesamten
Kirchengut den vierten Teil den Armen zu geben, wurde auf die reichen Kathe-
dralkirchen beschränkt; bei den ärmeren Landeskirchen wurde das Viertteil
für die Armen nur von dem Zehnten genommen. Die Aufsicht über die Verwaltung führte der Bischof. In der Verteilung des Armenteiles an die Bedürftigen wurde der in der alten Kirche geltende Gebrauch wieder aufgenommen,
daß die Bischöfe wie die Pfarrer die Armen persönlich in ihren Häusern aufzusuchen und deren Bedürfnisse zu erforschen hätten. Wenn auch für die Instand-
setzung der Hospitäler Sorge getragen wurde, so beruhte doch die durch Karl
den Großen geschaffene Armenpflege ausschließlich auf offener Fürsorge und
auf Hausarmenpflege.

Nicht nur auf die Neuordnung des Kirchengutes und seine Verwendung
als patrimonium pauperum beschränkte sich Karl der Große, sondern er bestimmte gleichzeitig, daß jeder Hausvater für seine Familie zu sorgen hatte.
Zur Familie wurde aber gerechnet, wer nur immer auf dem Allode eines anderen angesessen war. Die Fürsorge für die Waisen und Findlinge, für die

Verlassenen und Fremden fiel aber unter allen Umständen der kirchlichen Armenpflege zu.

Die Organisation der Armenpflege, wie sie Karl der Große geschaffen hatte, überdauerte seine Regierung nur kurze Zeit; sie ging in dem einen Staate früher, in dem anderen später zugrunde. Wie weit in Deutschland im Laufe der nächsten Jahrhunderte die Armenpflege und besonders die kirchliche Armenpflege zugrunde ging, darüber scheinen die Meinungen der Historiker verschiedener Richtungen sehr auseinander zu gehen. Soviel aber steht jedenfalls fest, daß nach den Karolingern die Armenpflege aufhörte, Gegenstand der kirchlichen Gesetzgebung zu sein, und daß während des ganzen Mittelalters eine andere Organisation an die Stelle der kirchlichen Armenpflege nicht gesetzt wurde.

Von den Historikern der katholischen Kirche wird die Zeit der sächsischen Könige als eine Blüteperiode bezeichnet, in welcher mit der Rückkehr von Ruhe und Ordnung auch die kirchliche Armenpflege wieder neu organisiert wurde. Auch in dieser Zeit war das herrschende System im wesentlichen die Hausarmenpflege, ergänzt durch die Tätigkeit der Hospitäler, welche bis ins 12. Jahrhundert hinein den verschiedensten Zwecken dienten und denen u. a. auch die Fürsorge für die Waisen und die Findelkinder zufiel.

Von der Hohenstaufenzeit, welche von der katholischen Kirche bereits als Ende der Blüteperiode der allgemeinen (kirchlichen) Armenpflege bezeichnet wird, gibt Friedrich von Raumer in seiner „Geschichte der Hohenstaufen" folgende Schilderung:

„Zu keiner Zeit ist die Sorgfalt und Mildtätigkeit für Arme, Kranke, Witwen, kurz für Hilfsbedürftige aller Art, wohl so groß gewesen, als in jenen Jahrhunderten. Es war ein allgemein ausgesprochener und meist geglaubter Grundsatz: daß Almosen hundertfältige Frucht trügen und die Sünden auslöschten, wie Wasser das Feuer. Umgekehrt belegte man die, welche das den Armen überwiesene Gut verkümmerten, mit den ärgsten Flüchen: „sie sollen Genossen des Verräters Judas sein, die Erde sie verschlingen wie Sodom und Gomorra, es sollen sie verfluchen alle Engel, Erzengel und Heiligen des Herrn." Klöster, Stifter, Prälaten, Päpste, Fürsten, Könige, Städte, alle wetteiferten und überboten sich in Austeilung von Speisen und Kleidern, in Anlegung von Armenhäusern, Krankenhäusern und milden Stiftungen aller Art. Die Zahl der letzten wurde mit so großer Freigebigkeit vermehrt, und man sorgte so verständig für die innere Einrichtung, daß es in der Tat Erstaunen und Bewunderung erregt. Gewöhnlich suchte man die Aufseher und Wärter, nachdem sie eine Zeitlang zur Probe gedient hatten, durch geistliche Gelübde zu binden und ihrem Beruf einen heiligeren und höheren Charakter zu geben; bloß die Verwaltung mancher Güter blieb in den Händen kundiger Laien. Für mehrmalige Untersuchung und Rechnungsabnahme durch bürgerliche oder geistliche Obere war gesorgt. In das Krankenhaus zu Brüssel nahm man nur solche auf, die außerstande waren, durch sich selbst oder andere Hilfe zu finden. Der Eintretende beichtete und lieferte sein Besitztum ab. Wurde der Kranke wieder gesund, so erhielt er alles zurück; er durfte über das, was nach Abzug der Kosten übrig blieb, letztwillig verfügen; starb er ohne Testament, so erbte die Stiftung. Dreimal in der Woche erhielten die Kranken Fleisch, und wenn es die Gesundheit erforderte, auch besondere Speisen. Schwangere und Findelkinder wurden aufgenommen, jedoch mit Vorsatz nicht alle, damit leichtsinnige Mütter sich nicht darauf verließen. Dem Armenhause in Brüssel brachte jeder Aufgenommene ebenfalls sein Eigentum und seine Gerechtsame zu und legte die gesetzliche, braune oder graue Kleidung an. Verheiratete wurden nicht angenommen, kein

Handel oder Gewerbe in der Anstalt getrieben und keinem erlaubt, ohne erheblichen Grund in die Stadt zu gehen."

„Nur selten finden wir Beispiele, daß die für Hilfsbedürftige bei Klöstern und Stiftern ausgesetzten Summen nicht gewissenhaft, sondern parteiisch verteilt oder gar zu anderen Zwecken verwandt wurden; welchen Übelständen aber Kirchenversammlungen und geistliche Obere sogleich ein Ende zu machen suchten. Eher muß man bezweifeln, ob die Art und Weise der Unterstützung immer die rechte gewesen sei und nicht zur Bettelei geführt habe, statt sie zu vertilgen. Auf jeden Fall ging es den Bettlern oft besser, als man dem äußern Ansehen nach vermuten konnte. So ließ Ezelin einst alle aus der Gegend zusammenkommen und kleidete sie neu. Als man aber ihre alten Lumpen, schon der Reinlichkeit wegen, verbrennen wollte, weigerten sie sich dessen, obgleich vergeblich. Es fand sich in der Asche so viel Gold und Silber, daß Ezelins Auslage für die neuen Kleider mehr als ersetzt wurde. Selten scheint man die Armen zur Arbeit angehalten und ihnen Beschäftigung nachgewiesen zu haben."

Bemerkenswert ist übrigens dabei, daß die Art der Unterstützung und die Verführung zur Bettelei auch bei Raumer bei aller Anerkennung der damaligen Armenpflege Mißbilligung findet.

Selbst wenn wir anerkennen wollen, daß in der Zeit der sächsischen und salisch-fränkischen Könige die kirchliche Armenpflege noch einmal eine Art von Blütezeit durchgemacht hat, so erreicht diese Periode mit der Hohenstaufenzeit jedenfalls ihr Ende. Das Kirchenvermögen verfiel und war nicht mehr imstande die Armenlasten zu tragen. Das Elend würde unter diesen Umständen noch viel größer geworden sein, wenn nicht einen großen Teil der Armen- und Krankenpflege nunmehr die Orden und Klöster übernommen hätten. Namentlich die letzteren wurden vielfach durch besondere Schenkungen in den Stand gesetzt, Gaben an die Armen zu verteilen. Sie wurden die Mittelpunkte christlicher Liebestätigkeit und hatten sich vielfach auch Hospize und Hospitäler angegliedert. Als ein Beispiel dafür, wie umfangreich die Liebestätigkeit der Klöster war, erwähnt von Schubert[1]), daß jährlich ca. 17 000 Arme vom Kloster Clugny unterstützt wurden, denen man allein im Kloster jährlich 150 Schweine schlachtete. Da die Klöster größtenteils auf dem Lande gegründet wurden, so kam die von ihnen geübte Armenpflege der Landbevölkerung in erster Linie zugute. Die Tätigkeit der Orden beschränkte sich vielfach auf die Unterhaltung von Hospitälern und den Hospitaldienst. Allmählich begannen jedoch nunmehr auch die städtischen Einrichtungen für die Versorgung der Armen und Kranken an Bedeutung zu gewinnen. Ein gewisser Schutz wurde durch die Genossenschaften und Brüderschaften für die verarmten Angehörigen derselben geschaffen. Aber auch diese städtischen Einrichtungen dürfen unter keinen Umständen in ihrer Bedeutung überschätzt werden.

Das, was vor allem der mittelalterlichen Armenpflege fehlte, war Einheitlichkeit. Sie war nicht imstande, obgleich von den Wohlhabenden viel Gutes getan wurde, obgleich viele Spenden und Almosen gewährt wurden, obgleich an manchen Orten von Kirchen und Klöstern auskömmliche Unterstützungen gegeben und von seiten der Hospitäler viel Arbeit aufgewendet wurde, die wirklich bestehende Not auch nur einigermaßen zu beseitigen; und wenn auch zu der kirchlichen Pflege allmählich sich eine Fürsorge der Städte für ihre verarmten Bürger und die der Zünfte und Gilden für ihre bedürftigen Genossen hinzugesellte, so reichte das nicht im entferntesten aus, den Armen tatsächlich

---

[1]) Hans von Schubert, Kurze Geschichte der christlichen Liebestätigkeit, 2. Auflage. Hamburg 1905.

zu helfen; durch das planlose Almosengeben ohne jede nähere Prüfung wurde jedoch die Ausbreitung der Bettelei nur unterstützt. Geist und Art der Armenpflege im deutschen Mittelalter kennzeichnet Münsterberg treffend mit folgenden Ausführungen:

„Zu einer organisierten Armenpflege, die den Zweck verfolgte, der drohenden Armut vorzubeugen und die vorhandene zu bekämpfen, alle wirklich Armen zu versorgen, kommt es nicht. Nirgends macht man auch nur einen Versuch, einen Überblick über das Bedürfnis zu gewinnen und eine richtige Verteilung der vorhandenen Mittel zu ermöglichen. Man gibt, ohne die Verhältnisse der Bittenden eingehend zu prüfen, ohne sich zu fragen, wie ihnen gründlich und auf die Dauer zu helfen sei. Eine Verbindung der verschiedenen Wohltätigkeitsanstalten besteht nicht. Jedes Kloster, jedes Spital, jede Kirche teilt Almosen aus oder übt die ihm sonst stiftungsmäßig obliegende Barmherzigkeit, ohne sich um die andern zu kümmern. Irgendwelche gemeinsamen Ordnungen, die auch nur für einen kleineren Kreis, eine einzelne Stadt oder Gemeinde, die vorhandenen Mittel zusammengefaßt und die Versorgung der Armen geregelt hätten, sind nicht vorhanden. So ist es denn, von denen, die etwa an einer Genossenschaft im Falle der Not einen Rückhalt hatten, abgesehen, ganz zufällig, ob ein Notleidender Hilfe findet, oder es hängt davon ab, wie weit er die Kunst des Bettelns versteht. Fanden Hunderte in den Spitälern freundliche Aufnahme und gute, oft üppige Pflege, so öffnete sich andern Hunderten keine Tür, und während die einen, und meist die ausgelernten Bettler, an den Pforten der Klöster nicht bloß Brot, sondern auch nach der freundlichen Weise des Mittelalters einen Trunk Bier oder Wein, ja wohl gar Kuchen und Braten empfingen, mußten andere hungern. Was an Stiftungen und Anstalten vorhanden war, beschränkte sich fast ganz auf die Städte oder einzelne kirchliche Mittelpunkte, Stifte, Klöster, Wallfahrtsorte, für das flache Land war nur sehr kümmerlich gesorgt.“

„Auf der einen Seite zu viel, auf der anderen zu wenig, das ist die Signatur der Armenpflege des Mittelalters und das Zuviel war im Grunde ebenso schädlich wie das Zuwenig; denn eben dieses ungeregelte Almosenwesen begünstigte das Bettelwesen, das gegen Ende des Mittelalters in allen christlichen Ländern zu einer wahren Landplage wurde und zu Gegenmaßregeln drängte.“

Diese Maßregeln gegen das Überhandnehmen der **Bettelei**, welche bis in das 18. Jahrhundert sich fortsetzten, waren zum Teil äußerst streng. So erzählt z. B. Friedländer in seinem „Entwurf einer Geschichte der Armen“ (Leipzig 1804) von den mittelalterlichen Bettelverboten in Frankreich. Keine Strafe ist so hart, die man nicht anzuwenden versucht hätte. Ein Bettler, der zum dritten Male getroffen ward, wurde gebrandmarkt und zuletzt verbrannt. Als die Bettler zwischen 1443—1447 sogar zum Tode verurteilt wurden, wenn sie dem Gebot, Paris zu verlassen, nicht folgten, und als dieses Gesetz streng durchgeführt wurde, gab es zu dem sogenannten Bettlerkrieg Veranlassung. Um dieselbe Zeit wie in Frankreich begannen auch in Deutschland die strengen Maßregeln gegen die Bettelei. Man suchte durch Polizeigebote und Bettlerordnungen, wie wir sie in der zweiten Hälfte des 15. und im 16. Jahrhundert z. B. in Augsburg, Nürnberg, Frankfurt am Main finden, das Überhandnehmen der Landplage einzuschränken und deren Lästigkeit zu mindern.

Auch bezüglich der Kinder enthielten manche Bettlerordnungen Bestimmungen, z. B. die von Augsburg und Nürnberg. Von ihren eigenen Kindern durften die Bettler nur diejenigen bei sich haben, welche nicht über acht (Augsburg) oder nicht über zehn Jahre (Nürnberg) alt waren. Den älteren Kindern von Bettlern sollten in Nürnberg[1]) die Almosenherren einen Dienst in der Stadt oder auf dem Lande verschaffen. Durch dieselbe Bettlerordnung wurde übrigens auch das Betteln armer Schulkinder geregelt. Danach durften nur solche Schüler, welche von dem Lehrer ein gutes Zeugnis ihres Fleißes und ihrer Sitten erhalten hatten, „um das Almosen gehen oder singen". In Augsburg wurden ihnen für diesen Zweck besondere Abzeichen gegeben.

Wir haben gesehen, wie im Laufe des Mittelalters die kirchliche Armenpflege allmählich verfiel, und doch blieb noch lange Zeit hindurch die Form eine kirchliche. Die Privatwohltätigkeit schloß sich insofern an die Kirche an, als man ein testamentarisch gestiftetes Almosen gern in einem gottesdienstlichen Gebäude und bei kirchlichen Jahresgedächtnissen verteilen ließ. Auch die zu gegenseitiger Unterstützung gegründeten Brüderschaften gliederten sich an eine bestimmte Kirche an.

Neben dieser kirchlichen Armenpflege begann sich gegen Ende des Mittelalters mehr und mehr eine **gemeindliche oder bürgerliche Armenpflege** zu entwickeln. Die Anfänge gehen bis in das 12. und 13. Jahrhundert zurück. Kriegk erwähnt, daß schon im 13. Jahrhundert eine förmliche Armensteuer vorkommt, indem der Rheinische Städtetag in seiner am 15. August 1256 zu Würzburg gehaltenen Sitzung u.a. den Beschluß faßte, daß jeder Einwohner einer Bundesstadt, welcher wenigstens 5 Mark besitzt, alljährlich an einem bestimmten Sonntage einen Pfennig dieser Münze entrichten solle, welches Almosen von den vier Geschworenen bis zum Gründonnerstag einzusammeln und am Karfreitage nach bestem Ermessen an die Armen zu verteilen ist.

Die Stadtbehörden suchten sich in der Ausübung ihrer gemeindlichen Armenpflege von der kirchlichen Aufsicht zu befreien. Es entstanden sogenannte Almosenkasten, deren Verwaltung und Verwendung ganz in der Hand der weltlichen Behörden lag, und in Zusammenhang damit entstanden bürgerliche Almosen- und Armenordnungen. Die Begründung eines bürgerlichen Almosenkastens oder einer durch Laien geleiteten Armenpflege datiert in Frankfurt am Main vom Jahre 1428 respektive 1437. Der Stifter dieser Armenpflege bestimmte in dem Schenkungsbriefe, daß fromme Hausarme, welche mit Kindern überladen sind und dieselben nicht ernähren können, und fromme hausarme Frauen, welche Kindbetterinnen sind oder ihrer Entbindung entgegensehen, mit Geld oder Korn, Kleidern, Schuhen, wie es dem Rat am zweckmäßigsten erscheint, unterstützt werden sollten[2]). Verwaltet und ausgeteilt wurden jene Gelder ursprünglich durch den Rat selbst. Später wurde ein besonderes Almosenamt geschaffen, dessen Mitglieder die sogenannten Almosenherren oder Almosenpfleger waren. Übrigens bestanden die von den Almosenkasten gewährten Unterstützungen in der Regel in Naturalien.

Eine grundsätzliche Änderung in der Armenpflege brachte für viele Städte erst die Zeit der Reformation und die ihr vorangehende Periode, in der die Handlungen des Klerus mehr und mehr einer strengeren Kritik unterzogen wurden. Der Gedanke, daß die ganze Leitung der Armenpflege der weltlichen Behörde überlassen werden sollte, entstand zu jener Zeit. Infolge der Mißbräuche, welche mit den Stiftungen zum Teil getrieben worden waren, wurde die Forderung gestellt, daß die Vermächtnisse nicht mehr zu prunkenden Gottesdiensten oder für unwürdige Geistliche verwendet werden sollten, sondern, außer für

---

[1]) G. L. Kriegk, Deutsches Bürgertum im Mittelalter. Frankfurt a. M. 1868.
[2]) Alle diese Angaben über Frankfurt a. M. entstammen den Schilderungen G. L. Kriegks.

die einfache Regelung des Gottesdienstes, auch zur Ernährung des armen Mannes, und daß nicht nur alles, was von jenen Vermächtnissen für den letzteren Zweck übrigblieb, sondern auch alle künftigen frommen Vermächtnisse in „einen gemeinen Kasten gelegt und durch Laien verwaltet und ausgeteilt werden sollten.‘‘

Diese **Armenordnungen,** welche an die Stelle der bisherigen Bettelordnungen traten und die nunmehr nicht nur die Bettelei, sondern in Wirklichkeit die Armenpflege regelten, bezeichnen den Anfang einer organisierten Armenpflege, deren Entwicklung wohl durch ungünstige Zeitverhältnisse, namentlich während der Kriege, aufgehalten, aber in der Folgezeit nicht mehr ganz unterbrochen wurde. Im Jahre 1522 wurden in Nürnberg und Augsburg, 1523 in Straßburg und Breslau, 1524 in Regensburg und Magdeburg, 1530 in Frankfurt am Main rein weltliche Almosenkasten gestiftet, die einerseits eine Reaktion gegen das Bettlerwesen bedeuten, andererseits einen Ersatz für die kirchliche Armenpflege bieten sollten. Die Fonds der Almosenkasten bestanden nicht nur aus den in der Hand der weltlichen Behörden befindlichen Armengeldern, sondern man wandte den Almosenkasten auch andere Besitzungen, Stiftungen, Spenden zu. Ebenso wurden die meisten Kirchengüter, welche durch die Reformation in weltliche Hände kamen, sowie die Einlagen in die Kirchenstöcke und die Klingelbeutelsammlungen den Almosenkasten überwiesen. Aus diesen Mitteln, welche durch freiwillige Beiträge und Legate in der Folgezeit erheblich vermehrt wurden, wurden die Kosten für die städtische Armenpflege aufgebracht. Als Grundsatz für die Verwendung der Mittel galt, daß nicht Bettler und Müßiggänger, sondern nur die wirklich Armen unterstützt werden sollten. In der Regel erfolgten wöchentliche Abgaben an Brot und an Geld. Die Absicht, alle für die Armen bestimmten Fonds und Almosen, auch die der Kirche, in den Almosenkasten zu vereinigen, konnte nicht verwirklicht werden, weil die Geistlichkeit sich zur Ablieferung ihrer Armengelder nicht bewegen ließ und weil vielfach die alten Stiftungen neben den Almosenkasten selbständig bestehen blieben.

Die Neuordnung der Armenpflege, wie sie von den größeren Städten selbständig geschaffen war, fand in den Reichspolizeiverordnungen von 1530, 1548 und 1577 ihre Bestätigung. Durch sie wurde eine öffentlich rechtliche Verpflichtung zur Versorgung der Armen festgestellt und zwar in dem Sinne, daß jede Stadt und Kommune ihre Armen selbst ernähren und erhalten solle, und seit dieser Zeit ist in Deutschland die Gemeinde die Trägerin der öffentlichen Armenpflege geblieben.

Der Übergang der Armenpflege in die weltliche Verwaltung fällt mit der Einführung der **Reformation** zusammen. Bezüglich der Bedeutung der Reformation für diese Entwicklung gehen wiederum die Meinungen der Historiker weit auseinander, je nachdem, ob sie vom Standpunkt des Katholizismus oder von dem des Protestantismus die Sache ansehen. Aber es steht fest, daß in der Reformationszeit eine weltliche Organisation des Armenwesens entstand. Kirchenfond und Armenfond wurden getrennt und die Fürsorge für die Armen wurde der weltlichen Gemeinde überwiesen. Das, was wir heut als einen wesentlichen Fortschritt anerkennen müssen, daß das Almosengeben möglichst eingeschränkt und gewissermaßen in eine Armensteuer umgewandelt wurde, daß die Armenpflege Aufgabe der weltlichen Gemeinden wurde, das ist für die Anhänger des Katholizismus ein Vorwurf.

Die Grundgedanken für die Art, wie die Armenpflege in Zukunft zu handhaben sei, entwickelte Luther in seiner Schrift „An den Adel deutscher Nation‘‘:

„Wer arbeitsfähig ist, soll arbeiten. Die Arbeitsunfähigen sowie die Witwen und Waisen sind zu versorgen. Armenpflege ist auf das Notwendigste zu beschränken und tritt erst nach sorgfältiger Prüfung der Verhältnisse des Hilfesuchenden ein. Bettel ist verboten.‘‘

Damit hatte sich auch gleichzeitig eine Änderung im Geiste der Armenpflege vollzogen. Denn das für die alte christliche Kirche geltende Motiv, durch Almosen sein eigenes Seelenheil zu fördern, trat zurück und dagegen der Wunsch, dem Nächsten um des Nächsten willen zu helfen, in den Vordergrund.

Die Durchführung der von Luther aufgestellten Grundsätze und der Armenordnungen war schon zu Ende des 16. Jahrhunderts dadurch in Zweifel gestellt, daß die nötigen Organe und Einrichtungen vielfach fehlten. Zwar hatten die Städte Armenkommissionen eingesetzt, zwar hatte die Kirche ihrerseits für die in ihrem Besitz befindlichen Armengelder neue Ordnungen geschaffen, aber, wie oben bereits erwähnt, gelang es doch nicht, die für die Armenpflege vorhandenen Mittel tatsächlich zusammen zu halten und in geregelter Weise zur Verteilung zu bringen. Und schließlich waren die Mittel immerhin nur in einigen Städten, in denen größere Stiftungen den Almosenkasten zugewiesen worden waren, vorhanden, während sie in anderen ärmeren Städten fehlten. Das alles würde aber wohl schließlich einen Ausgleich gefunden haben, wenn nicht die für Deutschlands Kulturentwicklung in jeder Hinsicht verderblichen Jahre des Dreißigjährigen Krieges auch die so viel versprechenden Anfänge einer geregelten Armenpflege vernichtet hätten.

Im Laufe des 17. Jahrhunderts verfiel die Armenpflege mehr und mehr und das Bettelwesen, das durch gewaltsame Maßnahmen zum Rückgang gebracht worden war, trat wieder hervor. Es kam eine Zeit, in der kaum noch in einigen Städten von einem geregelten Armenwesen die Rede ist und in der die Tätigkeit der Gemeinden auf diesem Gebiet im wesentlichen auf einer Abwehr der Bettelei und überhaupt weiterer Belastung der Gemeinden bestand. Erst gegen Ende des 17. Jahrhunderts begannen die Städte wieder der Armenpflege ihre besondere Aufmerksamkeit zuzuwenden. Die Überhandnahme des Bettelwesens zwang sie zunächst dazu, ihre Unterstützungspflicht zu umgrenzen. Gleichzeitig versuchte man die Armenlast durch Beschränkung der Freizügigkeit und der Freiheit der Eheschließung zu verringern.

Mit der Erstarkung der städtischen Gemeinden mehrten sich im Laufe des 18. Jahrhunderts die Reformbestrebungen zur Verbesserung des Armenwesens, deren Entwicklung in der Begründung der Allgemeinen Armenanstalt in Hamburg im Jahre 1788 einen vorläufigen Abschluß fand. Wenige Jahre später wurde durch das preußische Landrecht vom Jahre 1794 der Anstoß zu der ganzen neueren deutschen Armengesetzgebung gegeben.

Als das Geburtsjahr der modernen Armenpflege, auf deren Entwicklung schließlich auch die französische Revolution nicht ohne Einfluß geblieben ist, haben wir jedoch das Jahr der Begründung der allgemeinen Armenanstalt in Hamburg anzusehen. Hier fand zuerst der Grundsatz „Arbeit statt Almosen‘‘ im großen Stile praktische Verwirklichung. Jeder arbeitsfähige Arme hatte in den von der Armenanstalt errichteten Fabriken Lohnarbeit zu verrichten und nur, was er durch eigne Arbeit nicht erwerben konnte, wurde ihm als Almosen gewährt. Der volle Notbedarf wurde nur den erwerbsunfähigen Personen zuteil. Die Bewilligung der Gaben erfolgte nach individualisierender Prüfung durch armenamtstätige Pflegeorgane.

Jene Zeit am Ausgang des 18. Jahrhunderts, mit der ich die geschichtliche Entwicklung der Armenpflege in der Vergangenheit abschließen will, jene

Zeit, welche den Einfluß der französischen Revolution auf die sozialen Anschauungen in jeder Hinsicht erkennen läßt, ließ auch in Deutschland eine Literatur über die Ursachen der Armut und die Mittel zu ihrer Bekämpfung entstehen, welche von ganz neuen Ideen beherrscht war.

Besondere Fürsorge für Kinder in der Vergangenheit.

Mit einigem Staunen lesen wir in der Kulturgeschichte der Vergangenheit von Sitten und Bräuchen, die in früherer Zeit nicht den geringsten Anstoß erregten, die heute aber im höchsten Maße anstößig erscheinen würden. Auf keinem Gebiet der Kulturgeschichte haben sich die Anschauungen dermaßen gewandelt, wie auf dem der ethischen Kultur. Die Stellung des Kindes, die der Mutter in der Familie, der Wert des Menschenlebens, insbesondere eines Kindeslebens, die sogenannte sexuelle Moral das sind Dinge, über die wir heute ganz anders zu denken gewohnt sind als unsere Vorfahren.

Verfolgen wir die Geschichte der **Fruchtabtreibung**, so finden wir in den altgermanischen Volksrechten, die noch nicht vom Christentum beeinflußt waren, durchgehend die Auffassung, daß der Fruchtabtreibung rechtliche Bedeutung nur dann beizumessen ist, wenn sie von Dritten ausgeübt wird; und dann genügt zur Sühne eine Geldbuße. Die Strafbestimmungen betreffend Fruchtabtreibung entsprangen in den germanischen Volksrechten lediglich materiellen Gesichtspunkten. Sie war straflos, wenn sie durch die Schwangere selbst oder mit ihrer Einwilligung erfolgte. Andererseits sehen wir, daß der Wert eines Kindes von der Familie nicht gering eingeschätzt wird. So betrug das Wergeld einer gebärfähigen Frau nach fränkischem Recht das Dreifache von dem einer anderen Frau oder eines Mannes, da die Familie auf mindestens 4 Kinder rechnete, deren jedes ein halbes Wergeld hätte einbringen können.

Am längsten hat sich die Anschauung, nach welcher die Fruchtabtreibung lediglich als Familien- oder persönliche Angelegenheit betrachtet und als Vermögensschädigung bestraft wurde, im Longobardenrecht erhalten, welches erst im 12. Jahrhundert außer Anwendung kam. Die Longobarden waren aber das einzige germanische Volk, welches auch im Zeitalter christlicher Kultur noch an seinen volksrechtlichen Anschauungen über Abtreibung festgehalten hat. Bei allen übrigen Volksstämmen hatte mittlerweile der Einfluß der Kirche einen Wandel der Rechtsauffassung in dem Sinne herbeigeführt, daß von einer bestimmten Zeit nach der Empfängnis an (in der Regel vom vierzigsten Tage an) die Abtreibung der Frucht als Mord angesehen wurde. Die Kirchenlehrer haben stets daran festgehalten, daß der Fötus beseelt und infolgedessen Mensch sei. Als erschwerend für die Beurteilung der Fruchtabtreibung kommt für die katholische Kirche noch dazu, daß nach der Lehre von Erbsünde und Taufe jede Frucht und Frühgeburt, die nicht lebend zur Welt kommt und nicht getauft ist, von der ewigen Seligkeit ausgeschlossen ist.

Während des ganzen Mittelalters gab es in Deutschland für die Abtreibung nur Kirchenstrafen, und weder im Sachsen- noch im Schwabenspiegel, noch in den Stadtrechten wird die Abtreibung erwähnt; sie wurde als sündhafte, aber nicht als verbrecherische Tat angesehen. Das erste deutsche Partikulargesetz, welches die Abtreibung unter den Verbrechen anführt, ist die Bambergische Halsgerichtsordnung vom Jahre 1507: Aus Achtung vor dem römischen Recht und vor der Kirche fand fremde Anschauung in das deutsche Recht Eingang und wurde die Abtreibung der belebten Frucht als Menschenmord mit dem Tode bestraft.

Daß diese ganze Anschauung dem Rechtsbewußtsein des Volkes fremd war, geht auch daraus hervor, daß bis weit in die christliche Zeit hinein dem Vater die Entscheidung darüber vorbehalten blieb, ob das neugeborene Kind am Leben bleiben sollte oder nicht. Aber auch in Zeiten schwerer Kriegs- und Hungersnot überlegte man sich, ob man das Kind aufziehen oder ob man es aussetzen sollte, und gar gegenüber Krüppeln war auch im mittelalterlichen Volk noch etwas von einer Anschauung geblieben, die von Humanität nicht angekränkelt war. Wir lesen, daß noch im Jahre 1012 im Dorfe Kochstedt bei Aschersleben ein mißgestaltetes Zwillingspaar auf Beschluß der Bürgerschaft kurz nach der Geburt getötet wurde. Ebenso liegen aus Schleswig, dem früheren Geltungs- bereich der Lex frisionum, welche zur Zeit Karls des Großen den Müttern das das Recht gab, ihre Kinder gleich nach der Geburt zu töten, noch aus dem 10. und 11. Jahrhundert Nachrichten vor, daß Neugeborene ins Meer geworfen wurden.

Die Änderung in den sittlichen Anschauungen, wie wir sie im Laufe der Jahrhunderte auf so verschiedenen Gebieten finden, betreffen auch den Ge- schlechtsverkehr und die **Stellung des unehelichen Kindes.** Zu allen Zeiten hat die Kirche, wenn sie auch die Sorge für die Kinder nicht abwies, einen erheblich strengeren Standpunkt eingenommen als der Volksbrauch. Zur Zeit der Hohen- staufen wandte die Kirche viele Mittel an, um Fleischesvergehen zu verhüten und Sünderinnen zu bekehren. Klöster wurden zu ihrer Aufnahme gestiftet und wie weit man in den Bekehrungsversuchen ging, geht aus einem Beispiel hervor, das Friedrich von Raumer[1] erzählt. Fulko von Neuilly, der sich auch sonst wegen seiner erfolgreichen Bekehrungspredigten einen Namen gemacht hatte, brachte es dahin, daß die Stadt Paris 1000 und die Studenten 250 Pfund gaben, um diejenigen auszustatten, welche eine ordentliche Ehe schließen wollten. „Wer will", spricht ein andermal ein Minorit, „dies durch meine Predigt zur Reue bewegte Mädchen heiraten? Ich sorge für zehn Pfund Mitgabe." Das Geld wurde von den Gegenwärtigen durch Sammlungen aufgebracht, und nun fand sich ein Mann, der sie ehelichte. Dies galt nach damaliger Ansicht keines- wegs für schändlich oder für Folge bloßen Eigennutzes, denn Papst Innozenz II. erklärte: „Wer eine Hure heiratet, handelt lobenswert, denn er rettet sie vom Irrwege und es dient zur Vergebung der Sünden."

Zur Zeit der Hohenstaufen waren uneheliche Kinder in der Regel vom Erbe ausgeschlossen und Adoption sowie Legitimation war dem Rechte fremd. Selbst wenn die Eltern eines unehelichen Kindes sich später heirateten, so erhielt dieses trotzdem häufig nicht volles Erbrecht.

Gegen Ende des Mittelalters waren die Anschauungen, trotz des Eiferns der Kirche, den unehelichen Kindern gegenüber häufig auffallend milde. So wurden Kinder, welche vom Vater in ledigem oder Witwerstande mit einer Konkubine erzeugt waren, zur Familie gerechnet und führten meist den Namen des Vaters, der auch für die Erziehung und Verpflegung zu sorgen hatte. Daß ein unehelicher Verkehr zuzeiten in keiner Weise für unsittlich galt, das beweist uns die Art und Weise, wie mancher angesehene Mann, z. B. Hermann von Weinsberg, in seinen für seine Familie bestimmten Aufzeichnungen von seinen eigenen unehelichen Kindern spricht.

Das Konkubinat war bis zum Ende des Mittelalters gewissermaßen geduldet und brachte den aus dem Verhältnis hervorgegangenen Kindern keine Unehre. Das änderte sich mit der Reformation. In der folgenden Zeit durften die aus

---

[1] Friedrich von Raumer, Geschichte der Hohenstaufen. VI. Band. 1842.

Konkubinat hervorgegangenen Kinder weder in Zünften aufgenommen, noch mit einem Angehörigen derselben verheiratet werden. Bemerkenswert ist aus näherliegender Zeit eine Bestimmung in der Augsburger Hebammenordnung von 1750, welche es den Hebammen zur Pflicht machte, vor der Entbindung lediger Frauenspersonen den Namen des Vaters aus denselben herauszupressen, mit Andeutung, daß sie, bevor sie dieses nicht wüßten, nicht Hand anlegen dürften.

Im 14. und 15. Jahrhundert gibt es in allen Städten Frauenhäuser (Bordelle), die, unter der Obhut einer Äbtissin stehend, von den städtischen Behörden überwacht wurden. Im Laufe des 16. Jahrhunderts wurden sie in vielen Städten wieder geschlossen.

Die Sorge für uneheliche Kinder fiel zeitweilig mit der Gründung und Erhaltung von **Findelhäusern** zusammen, deren Geschichte in Deutschland — wenn wir von dem Findelhaus in Trier absehen, welches bereits im 7. Jahrhundert erwähnt wird —, mit dem Ende des 13. resp. mit dem 14. Jahrhundert beginnt, ohne daß sie zu irgendeiner Zeit jemals die Rolle gespielt hätten, wie z. B. in den romanischen Ländern. Eines der ältesten Findelhäuser[1] in Deutschland ist das Nürnberger, dessen Gründung in das Ende des 13. Jahrhunderts fallen dürfte. Nach Ratzinger wird das Findelhaus in Ulm 1386 und etwa zu derselben Zeit das zu Freiburg erwähnt. 1489 wurde in München im Heiligen Geistspital ein Saal zur Aufnahme von Findelkindern eingerichtet. In der Folgezeit mehrten sich auch in Deutschland die Gründungen von besonderen Häusern für Findlinge, die gleichzeitig für verwaiste und verwahrloste Kinder dienten.

Die Aufgaben der Gemeinde auf dem Gebiete der Findlingsfürsorge wurden durch den Notstand des dreißigjährigen Krieges in einem solchen Maße gesteigert, daß die Gemeinden kaum imstande waren, ihren Pflichten nachzukommen. Die Versorgung der Kinder erfolgte zu der Zeit jedoch in anderer Form, als durch Aufnahme in Findelhäusern. So macht Petersen[2] über die Hamburger Verhältnisse jener Zeit folgende Angaben:

„Das Aussetzen der Kinder, eine Folge der Überschwemmung der Stadt mit Landstreichern aller Art, des Müßigganges vieler Einheimischer und zahlreicher leichtsinniger Eheschließungen mit darauf folgenden Trennungen, gegen die der Rat am 19. Januar 1640 ein allerdings ziemlich unwirksames Mandat erließ, nahm einen beängstigenden Umfang an. Die Zahl der Findelkinder wurde so groß, daß 1651 eine besondere Verordnung des Oberaltenkollegiums erlassen werden mußte, wonach die Fürsorge für Findelkinder den Gotteskasten auferlegt wurde, und die Gotteskasten für jeden von ihnen dem Waisenhause überwiesenen Findling 12 Taler jährlich zu zahlen hatten."

In der Folgezeit erhielt die Findelfürsorge besondere Anregung aus dem Streben, die Volksvermehrung zu steigern. Mit dem ausgesprochenen Zweck, die Arbeitskraft des Landes zu vermehren, errichtete man im 18. Jahrhundert Findelhäuser in Straßburg, Dresden, Kassel, Berlin, welche indes fast sämtlich nach kurzer Zeit wieder eingingen.

Wenn wir als charakteristisches Zeichen des Findelhauses die Drehlade ansehen, so hat es Findelhäuser in Deutschland eigentlich nur in der Zeit vor

---

[1] Schück („Schlesische Gesellschaft für vaterländische Kultur", philosophisch-historische Abteilung. 1862. S. 10) gibt an, daß in Breslau das Kinderhospital in der Neustadt 1214 als Findelhaus gestiftet wurde. Alwin Schultz („Das häusliche Leben der europäischen Kulturvölker". München und Berlin 1903) erwähnt, daß in Einbeck im Jahre 1275 ein Findelhaus gegründet wurde.

[2] Die Hamburgische öffentliche Jugendfürsorge. Hamburg 1911. — Dort auch eine große Zahl von sonstigen Angaben über die ältere Geschichte des Hamburger Armenwesens.

der Reformation gegeben. Denn die Versuche aus späterer Zeit, die Versorgung
der Findlinge, wie sie in den romanischen Ländern üblich war, in Deutschland
einzuführen, waren vergeblich. Das Findelhaus in Mainz, welches durch das
napoleonische Edikt im Jahre 1811 geschaffen worden war, hörte bereits im
Jahre 1815 wieder auf zu existieren. Noch lehrreicher ist das Beispiel von
Hamburg. Hamburg hat zwar niemals, wie vielfach in der Literatur angegeben
wird, ein Findelhaus besessen, aber im Jahre 1709 wurde im Waisenhause
eine Drehlade (Torno) angebracht mit folgender Inschrift:

> „Auf daß der Kindesmord nicht künftig werd verübet,
> Der von tyrann'scher Hand der Mutter oft geschieht,
> Die gleichsam Molochs Wuth ihr Kindlein übergiebet,
> Ist dieser Torno hier auf ewig aufgericht!   Anno 1709."

Das „auf ewig" hat nur kurze Zeit, 5 oder 6 Jahre, gewährt, dann wurde
die Drehlade kassiert.

Die Findelhäuser haben ja auch in den romanischen Ländern nur selten
und nur kurze Zeit ausschließlich dem Zweck gedient, die Gefahr der Aussetzung zu beseitigen und so Menschenleben, die sonst zugrunde gegangen
wären, zu erhalten. Aber wenn auch einzelne Findelhäuser in Deutschland
existiert haben, so ist doch zu allen Zeiten die Fürsorge für die Kinder eine
andere gewesen, als in den romanischen Ländern. Die Häuser, welche zum
Teil noch heute, wie z. B. in Dresden und Nürnberg, den Namen „Findelhaus"
führen, haben nichts mit dem romanischen Findelhause gemein und sind schon
seit langer Zeit lediglich Heime für alle Klassen gefährdeter Kinder oder aber
Durchgangsstationen.

Es ist bedauerlich, daß wir in der Literatur so wenig Nachrichten über die
Entwicklung der soge nanntenFindelhäuser in Deutschland finden, und es
wäre zu wünschen, daß das in den Archiven vorhandene Material nicht nur
gelegentlich bei Festschriften hervorgeholt, sondern systematisch zusammengestellt würde. Über das Nürnberger Findelhaus finden wir in der Geschichte
der Reichsstadt Nürnberg folgende Angaben[1]):

Wann das Findel- und Waisenhaus in Nürnberg gegründet ist, ist unbekannt.
Ursprünglich war eine besondere Anstalt für die Knaben und eine andere für
die Mädchen. Letztere wird bereits 1364 urkundlich erwähnt; im Jahre 1365
wird urkundlich beider Anstalten gedacht. Im Jahre 1560 werden beide in dem
säkularisierten Barfüßer-Kloster vereinigt, doch führten noch bis zum Jahre
1623 beide Anstalten getrennten Haushalt. Pfleger der Findelanstalten war
stets ein Patrizier, der mit seiner Ehefrau gleichfalls im Barfüßer-Kloster wohnte.
In die Anstalt sollten vor allen Dingen die eigentlichen Findlinge aufgenommen
werden, aber auch sonst Kinder, die hilflos verlassen waren und schließlich auch
Waisen. Über die Aufnahme verfügte der Rat, der bei seinen Entschließungen
nicht immer nur die Bedürftigkeit berücksichtigt haben soll. Die Zahl der
Kinder betrug im Jahre 1550 bis 115, 1561 bis 212, 1574/75 bis 371 und 1634/35
bis 425. Von 1644 ab hat die Zahl der Kinder aus Mangel an Mitteln nur selten
100 überstiegen.

Die Findelkinder erhielten bis zum Jahre 1852 ihren Unterricht in der
Anstalt selbst. Schon 1484 hatte ein Nürnberger Bürger eine Stiftung für die
beiden Findelhäuser ausdrücklich zu dem Zwecke bestimmt, „ein vernünftige
und geschickte Person, Mann oder Frau, die da wohl lesen und schreiben könne,
zu bestellen, um den Unterricht in der Religion und in diesen Dingen zu erteilen".

---

[1]) Emil Reicke, Geschichte der Reichsstadt Nürnberg. Nürnberg 1896.

Zu diesen Unterrichtsgegenständen kam erst im Jahre 1756 das Rechnen hinzu. Die Beschäftigung der Kinder bestand hauptsächlich in Handarbeiten und zwar wesentlich im Dienste des Hauses selbst. Mit dem 13. Jahre kamen die Knaben in der Regel zu einem Handwerker in die Lehre, auch dort noch von der Anstalt vielfach weiter unterstützt. Die Mädchen blieben nach ihrer Konfirmation noch ein bis zwei Jahre in der Anstalt, um sich in häuslichen Arbeiten zu vervollkommnen, und wurden dann als Dienstboten vermietet.

Alles, was wir aus dem deutschen Mittelalter erfahren, steht im Gegensatz zu der anonymen Aufnahme des romanischen Findelhauses. In Übereinstimmung mit anderen Schriftstellern gibt uns K r i e g k eine Schilderung der Kinderfürsorge in Frankfurt a. M.

„Wurde ein Kind gefunden, so suchte man vor allem dessen Eltern zu ermitteln, und gelang dies, so nötigte man die letzteren, ihre Schuldigkeit zu tun, wobei auffallenderweise nie von einer Bestrafung des Vaters oder der Mutter die Rede ist. Dasselbe geschah natürlich auch, wenn die Eltern erst später entdeckt wurden. War Vater oder Mutter nicht zu entdecken, so sorgte man für die Erhaltung und Erziehung des Kindes auf dreierlei Arten, für deren jede entweder die Gelder des h. Geistspitals (einmal auch die des Marthaspitals) oder die vom Rate verwalteten Almosen oder auch beide zusammen in Anspruch genommen wurden. Man ließ das Kind im Spital verpflegen und erziehen, oder man gab es einer Familie in Kost, oder man schickte es in eine auswärtige Anstalt. Das erstere war dasjenige Auskunftsmittel, welches am häufigsten ergriffen wurde. Die Verpflegung des Kindes in einer Familie scheint besonders bei Neugeborenen stattgefunden zu haben und meistens nur so lange, bis man dieselben anderweitig versorgen konnte. Die uns erwähnt werdenden Fälle dieser Art von Fürsorge mögen übrigens ebenso, wie die Überbringung ins Spital, nicht immer eigentliche Findlinge betroffen haben, sondern auch Waisen oder von ihren Eltern verwahrloste Kinder. Zur auswärtigen Versorgung eines Kindes wählte man nicht etwa das Findelhaus einer anderen Stadt, in welches übrigens wohl auch schwerlich ein fremdes Kind aufgenommen worden sein würde. Man schickte vielmehr die Findelkinder immer in das bei Straßburg gelegene Kloster Steßfeld oder Staßfeld, das sich vorzugsweise der Pflege und Erziehung verlassener oder verwahrloster junger Wesen gewidmet zu haben scheint."

Wie sehr man sich die Fürsorge für die jüngsten Kinder angelegen sein ließ, geht z. B. auch daraus hervor, daß man neugeborenen Kindern die natürliche Ernährung zu verschaffen suchte. In Frankfurt a. M. ließ im Jahre 1490 der dortige Rat in zwei Fällen, in denen es sich um neugeborene Kinder handelte, eine Amme anwerben, welche aus den Almosengeldern bezahlt wurde.

Die Fürsorge für die Findelkinder fiel in Deutschland stets mit der gesamten Fürsorge für gefährdete Kinder zusammen, sei es nun, daß es sich um verlassene, verwahrloste oder verwaiste Kinder handelt, und die Art der Versorgung war die offene Fürsorge. Wir wissen, daß im Mittelalter die W a i s e n vielfach in fremden Familien aufgenommen wurden. Höherstehende nahmen sich der Waisen ihrer Diener an, aber auch sonst war es üblich, Kinder, die von ihren Eltern hilflos zurückgelassen waren, in einer anderen Familie unterzubringen, und ebenso suchten die Obrigkeiten für die Kinder zu sorgen. Es sind aus Leisnig und Straßburg Dokumente erhalten, aus denen hervorgeht, daß die Städte auf Gemeindekosten die Erziehung armer verlassener Kinder übernahmen und sogar bei Kindern, welche besondere Anlagen zeigten, auch besondere Aufwendungen für die Erziehung machten.

Wir haben bereits früher erwähnt, daß die Bekämpfung der Bettelplage auch besondere Maßnahmen für die Bettelkinder veranlaßte. Da es den Bettlern verboten war, Kinder, die ein bestimmtes Alter erreicht hatten, bei sich zu behalten, übernahm die Stadt die Unterbringung der Kinder in fremden Familien und zwar zumeist auf dem Lande. So geschah es z. B. in Nürnberg. Wir wissen ferner, daß die Bettelkinder in Danzig auf Kosten des Rats gekleidet wurden, desselben Rats, welcher im Jahre 1551 eine Bestimmung erließ, nach welcher die Bettelkinder die Schule besuchen sollten.

Aus all dem geht hervor, daß die Kinder, falls sie von städtischen Behörden aus irgend einem Grunde in Obhut genommen werden mußten, in fremden Familien untergebracht wurden oder aber, daß die Behörden es vorzogen, die Familie durch Gewährung einer Unterstützung in den Stand zu setzen, ihr Kind selbst zu versorgen. So erzählt gleichfalls Kriegk von einem Falle, in welchem der Rat von Frankfurt a. M. im Jahre 1379 den hinterlassenen Sohn eines städtischen Werkmannes auf Kosten der Stadt einem Schneider zur Verpflegung und zur Erlernung seines Handwerkes übergab. Ebenso spendete man auch sonst manchmal für bedürftige oder verwahrloste Kinder, selbst für bloße Halbwaisen, ein wöchentliches Almosen, und mitunter wurde ein solches Kind zur Verpflegung und Erziehung auf das Land gegeben. Doch behielt sich, wenn eines der Eltern noch lebte, der Rat die Einziehung der Unkosten von diesem vor und verfuhr in gleicher Weise mit unehelichen Kindern, deren Vater abwesend war und deren Mutter das zur Erziehung des Kindes Nötige nicht aufzutreiben vermochte.

In einzelnen großen Städten wurden im Laufe des 17. Jahrhunderts Waisenanstalten gegründet, die allerdings vielfach, selbst in Städten von der Bedeutung Frankfurts a. M., mit der Armen- und Arbeitsanstalt verbunden waren. (In Frankfurt wurde diese Verbindung erst 1810 aufgehoben.) Eine der bekanntesten ist das im Jahre 1604 gegründete hamburgische Waisenhaus, auf dessen Geschichte ich später noch eingehender zurückkomme, und ferner das von August Hermann Francke in einer Vorstadt von Halle gegründete Waisenhaus, zu dessen Gründung er die Anregung gelegentlich eines Aufenthaltes in Hamburg erhalten hatte. Neben einer Armenschule gründete er im Jahre 1695 eine Waisenanstalt, welche später einen Teil der berühmten Franckeschen Stiftungen bildete. Historische Bedeutung hat auch das Waisenhaus in Potsdam erlangt, das im Jahre 1697 gegründet wurde.

Mit der fortschreitenden Entwicklung der Kinderfürsorge traten in der Zeit des 18. Jahrhunderts zwei Fragen von großer praktischer Bedeutung hervor. Das eine ist die Frage der Erziehung und zum anderen wurde die auch heut noch strittige Frage erörtert, ob und in welchem Falle Familienfürsorge, in welchem Anstaltsfürsorge vorzuziehen sei. Die erste Frage wurde praktisch in Angriff genommen durch August Hermann Francke, welcher bewußt neben der pflegerischen Fürsorge die pädagogische Seite der helfenden Tätigkeit in den Vordergrund stellte. Diese Bestrebungen um die Volkserziehung wurden zu einem gewissen Abschluß durch Pestalozzi gebracht, dessen Tätigkeit in mancher Hinsicht den Beginn der modernen Kinderfürsorge bedeutet. Mit der anderen Frage haben sich die Waisenhäuser in Potsdam und Hamburg beschäftigt und zwar bot in beiden Fällen die Überfüllung des Waisenhauses den direkten Anlaß zu der Erörterung. Bei dem Potsdamer Waisenhaus kam noch der Wunsch des großen Königs dazu, den durch den Krieg entvölkerten Gegenden neue Arbeitskräfte zuzuführen. Wir erfahren von Schück, daß für die Verpflegung der Waisenkinder ein zuerst auf 10 Taler, dann auf 18 Taler normiertes Pflegegeld gezahlt wurde und daß über diese Kinder eine besondere Aufsicht eingeführt war, zu der mit Hilfe der Konsistorien die Prediger und Lehrer herangezogen wurden. Wir wissen aus einem Bericht des Kuratoriums an den König, welchen Erfolg die Unterbringung der Waisenkinder auf dem Lande hatte: „Die Behandlung dieser Kinder, die Pflege und Erziehung derselben sei den angewandten Maßregeln und den gegebenen Vorschriften nicht entsprechend. Ein großer Teil der Pflegeeltern habe diese Kinder nur zur Befriedigung ihrer eigennützigen Absichten aufgenommen und nehme auf das Wohl der Waisen keine Rücksicht. Sie wären schlecht genährt, die Kleider so zerlumpt, daß sie die Kirche nicht besuchen könnten, zur Schule wurden sie nicht geschickt. Manche beuteten die von den Kindern im Waisenhause erworbene Fertigkeit des Strickens so aus, daß sie Tag und Nacht dazu angehalten würden, und deshalb der Zweck, Erlernung der Landwirtschaft, nicht erreicht werde. Wieder andere aber hielten sie so früh zu den schwersten und anstrengendsten Arbeiten, denen sie körperlich noch gar nicht gewachsen seien, an, daß sie im Wachstum zurückblieben, verkrüppelten. Wären sie endlich konfirmiert, hielten sie ihnen das Dienstlohn zurück. Hiernach zeige sich körperliche und geistige Verwahrlosung der Pfleglinge durch die Pfleger, die Absicht sei verfehlt, und die Kommission müsse der Erziehung im Waisenhause selbst den Vorzug zusprechen."

Auch in Hamburg war es wegen der Baufälligkeit des Hauses und wegen des vorhandenen Raummangels im Jahre 1779 zu Verhandlungen über den Bau eines neuen Hauses gekommen. Aus diesem Anlaß wurde in mehreren Schriften die Frage eingehend behandelt. Der eine empfahl, weil Massenerziehung für Kinder unzweckmäßig sei, Aufhebung des Waisenhauses; der andere stimmte im Prinzip zu, wollte aber die Anstalt beibehalten, weil er befürchtete, das Interesse des Volkes an der Waisenfrage werde nachlassen; der Dritte trat für die Anstaltspflege ein, weil er meinte, daß man schwerlich gute Koststellen in genügender Zahl finden werde. Wir ersehen also, daß alle drei Richtungen, die auch heute noch gelten, im Streit der Meinungen zum Wort kamen.

Wir finden in früheren Zeiten wohl allerhand Einrichtungen, durch welche für die Kinder, namentlich für die Waisen, verlassenen und Findelkinder, gesorgt werden sollte. Das Wenige, was außer den berühmt gewordenen Anstalten an geregelter Fürsorge für Waisenkinder vorhanden war, dürfen wir uns nur sehr dürftig vorstellen. Auf dem Lande, wo allerdings noch bis heut die Fürsorge fürs arme Kind unzulänglich ist, begnügte man sich mit den primitivsten Maßregeln, mit der Verdingung an den Mindestfordernden, mit Verpflegung im sogenannten Reihenzuge, und in den kleineren Städten wurden auch die Kinder in allgemeinen Armenhäusern untergebracht, in denen sie mit allerlei landstreicherischem Gesindel zusammengesperrt wurden. Von dem Zustand der Waisenhäuser in Deutschland wird, wie Münsterberg hervorhebt, eine wenig verlockende Schilderung gemacht: „Die Kinder sind vielfach in dumpfen Räumen eingesperrt, schlecht genährt, mit Arbeit überbürdet, bei jeder Gelegenheit grausam gezüchtigt, viele mit Krätze und anderen Krankheiten behaftet und verkrüppelt. Die Sterblichkeit ist durchweg sehr groß."

So blieb es doch erst der Neuzeit vorbehalten, eine Fürsorge fürs Kind zu schaffen, welche neben der Beseitigung der äußersten Not auch auf die Verhütung der Verwahrlosung und auf die Erziehung der Kinder Rücksicht nahm.

Besondere Fürsorge für Schwangere und Wöchnerinnen in der Vergangenheit.

Aus der Städtegeschichte des Mittelalters sind uns eine Reihe von einzelnen Nachrichten erhalten, aus denen die besondere Fürsorge für die Schwangeren und Wöchnerinnen hervorgeht. Nach der Spitalordnung von Pfullendorf aus dem 13. Jahrhundert[1]) sollten in dem Spitale arme Wöchnerinnen, Frauen von Tagelöhnern usw. sechs Wochen unentgeltlich verpflegt werden. Den Schenkungsbrief aus dem Jahre 1428, nach welchem in Frankfurt a. M. arme Frauen, welche Kindbetterinnen sind oder ihrer Entbindung entgegensehen, in ihrem Hause unterstützt werden sollten, habe ich bereits erwähnt.

Von Nürnberg wird bereits bei der Gründung des Spitals im Jahre 1339 erwähnt, daß dort arme Wöchnerinnen zum Zwecke ihrer Niederkunft aufgenommen werden sollten. Außerdem war schon im 14. Jahrhundert in Nürnberg für eine Unterstützung im eigenen Hause und für eine Art Hauspflege gesorgt. Arme Wöchnerinnen erhielten von den „ehrbaren Frauen", welche dem Hebammenwesen vorstanden und denen die Hebammen von der Armut Mitteilung machen mußten, ein Bett, Geld, Schmalz usw[2]). Die ehrbaren Frauen suchten auch die armen Wöchnerinnen in ihrem Hause auf, erkundigten sich nach ihrem Befinden und sorgten für ihre Verpflegung. Alljährlich legten sie dem Rat Rechnung ab und erhielten Ersatz ihrer Auslagen. Aus dem Jahre 1495 wird gleichfalls in Nürnberg eine besondere Stiftung für Kindbetterinnen erwähnt, zu der außer .dem Notstand der Wöchnerinnen noch eine besondere Unsitte Veranlassung gab. Damals pflegten arme Wöchnerinnen vor den Kirchentüren zu betteln, wozu allerdings die Erlaubnis der ehrbaren Frauen notwendig war. Auf Grund der Erlaubnis wurden sie mit einem Zeichen versehen, das sie nach Schluß des Wochenbettes wieder abliefern mußten.

Stiftungen und Schenkungen zu Gunsten armer Kindbetterinnen, von denen ich nur einige bekannte Beispiele angeführt habe, sind uns aus allen Zeiten deutscher Vergangenheit bekannt, sie lassen uns annehmen, daß die gemeindliche und die Kirchenfürsorge ebenso wie die Privatwohltätigkeit von jeher besondere Anstrengungen gemacht haben, das Los der Wöchnerinnen zu bessern.

In engem Zusammenhang damit steht die Entwicklung des Hebammenwesens. Schon 1302 wird in der Geschichte von Frankfurt a. M. eine Hebamme erwähnt. In Nürnberg waren, wie sich aus den ältesten Stadtrechnungen ergibt, gegen Ende des 14. Jahrhunderts sogar eigene Stadthebammen gegen feste Besoldung angestellt. Etwa um die Mitte des 15. Jahrhunderts wurde es in Nürnberg üblich, daß Patrizierinnen die Mühe übernahmen, der Wöchnerin in ihren Nöten beizustehen und die Hebammen mit Rat und Tat zu unterstützen. Neben diesen „ehrbaren Frauen", welche in der Wohlfahrtspflege Nürnbergs bis ins 18. Jahrhundert hinein eine große Rolle gespielt haben, und deren Tätigkeit schon frühzeitig so große Anerkennung fand, daß in anderen Städten, z. B. in Basel und in Regensburg, eine ähnliche Aufsicht über die Hebammen eingeführt wurde, standen in Nürnberg die sogenannten „geschworen

---

[1]) Hauser, „Die Fürsorge für Wöchnerinnen". Schriften des deutschen Vereins für Armenpflege und Wohltätigkeit. 30. Heft. 1897.
[2]) Hans Bösch, „Kinderleben in der deutschen Vergangenheit". Monographien zur deutschen Kulturgeschichte. Fünfter Band. 1900.

Weiber", die dem Handwerkerstande angehörten und denen gleichzeitig besondere Aufgaben in der Fürsorge für die Wöchnerinnen zufielen.

Gleichfalls aus der Mitte des 15. Jahrhunderts stammt eine Stiftung, welche Johann Leidermann seiner Vaterstadt Frankfurt a. M. vermachte, aus deren Erträgnissen Hebammen entschädigt werden sollten, damit sie den Weibern der Armen bei der Entbindung unentgeltliche Hilfe leisteten. Infolge dieses Legates wurde 1456 zum ersten Male eine Hebamme angestellt und mit vier Gulden jährlich besoldet. Im Jahre 1479 war die Zahl der angestellten Hebammen bereits auf vier und 1488 auf fünf gestiegen.

Neben den beamteten Hebammen gab es auch private Hebammen. Sie bedurften zur Niederlassung einer besonderen Erlaubnis der städtischen Behörden. Von einer besonderen Prüfung war früher nicht einmal bei den besoldeten Hebammen die Rede. Im 15. Jahrhundert finden wir zum ersten Male Prüfungen erwähnt, die allerdings in der Regel nur von erfahrenen Bürgersfrauen vorgenommen wurden. Eine förmliche Prüfung der anzustellenden Hebammen durch die Stadtärzte wird im Jahre 1491 erwähnt, doch fehlen Angaben darüber, daß zu jener Zeit schon in irgend welcher Weise für die Ausbildung der Hebammen Sorge getragen wurde. Die ersten Hebammenbücher stammen aus dem 16. Jahrhundert, währenddessen auch mehr und mehr in den deutschen Städten der Brauch sich ausbildete, daß die Anstellung der Hebamme von der Ablegung einer Prüfung vor Ärzten abhängig gemacht wurde. Die ersten Anfänge eines praktischen Unterrichtes scheinen auf das Ende des 16. Jahrhunderts zurückzugehen. Von einem geregelten Unterricht ist allerdings erst viel später, im 18. Jahrhundert die Rede.

In Preußen datiert die Regelung des Hebammenwesens von einem Edikt des Großen Kurfürsten aus dem Jahre 1685 her, das die Aufsicht über die Hebammen dem Collegium medicum übertrug; durch die Medizinalordnung von 1693 wurden Vorschriften über die Prüfung der Hebammen erlassen. Im 18. Jahrhundert wurde die Ausbildung der Hebammen besonderen Lehranstalten übertragen.

Statistik der gegenwärtigen Verhältnisse.

Die Statistik der Bevölkerungsverhältnisse, welche für unsere Frage von Bedeutung sind, wird im allgemeinen Teil dieses Handbuches ausführlich besprochen; dorthin gehören alle systematischen Fragen, welche sich aus der Statistik ergeben und mit ihr in Zusammenhang stehen. Hier an dieser Stelle will ich nur das Material anführen, welches notwendig ist, um den gegenwärtigen Stand der Verhältnisse im Deutschen Reiche durch Zahlen zu charakterisieren; ich verzichte auf jeden Vergleich der Verhältnisse in Deutschland mit denen im Auslande und beschränke mich auch in der deutschen Statistik auf diejenigen Zahlen, welche für das praktische Vorgehen in der Fürsorge für Mutter und Kind tatsächlich von Bedeutung sind.

Säuglingsverhältnisse in Deutschland.

Um zunächst eine Übersicht zu geben, habe ich in der folgenden Tabelle 1 die Zahlen für das letztvergangene Jahrzehnt zusammengestellt.

Tabelle 1.
Sterblichkeit im ersten Lebensjahre im Deutschen Reiche.

Jahr	Gestorben unter 1 Jahr (ohne Totgeborene)		Unter 1 Jahr alt gestorben auf 100 Lebendgeborene	
	absolute Zahl	auf 100 Lebendgeborene	ehelich	unehelich
1901	420 223	20,7	19,4	33,9
1902	370 799	18,3	17,3	29,3
1903	404 529	20,4	19,3	32,7
1904	397 781	19,6	18,6	31,4
1905	407 999	20,5	19,4	32,6
1906	374 636	18,5	17,5	29,4
1907	351 046	17,6	16,6	28,0
1908	359 022	17,8	16,8	28,5
1909	335 436	17,0	16,0	26,8
1910	311 462	16,2	15,2	25,7

Übrigens ist dazu zu bemerken, daß die Säuglingssterblichkeit erst in jüngster Zeit eine Abnahme zeigt, während im Gegensatz dazu in den drei Jahrzehnten 1876—1906 die Gesamtsterblichkeit im Deutschen Reiche um nicht weniger als 29% zurückgegangen ist. Es unterliegt keinem Zweifel, daß der Rückgang der Säuglingssterblichkeit nicht entfernt mit dem Rückgang der Gesamtsterblichkeit Schritt gehalten hat.

Zahlen, die ein so großes Gebiet wie das Deutsche Reich insgesamt umfassen, gewinnen an praktischem Interesse erst dann, wenn wir dieses große Gebiet in seine einzelnen Teile zerlegen (Tabelle 2).

Wir sehen, daß in den Verhältniszahlen der Säuglingssterblichkeit zwischen den einzelnen **Bundesstaaten** außerordentlich große Unterschiede bestehen. In der Gesamtsäuglingssterblichkeit des Jahres 1910, die im Mittel für ganz Deutschland 16,2% der Lebendgeborenen beträgt, zeigt

Schaumburg-Lippe . . . . mit 9,8% das Minimum,
Mecklenburg-Strelitz . . . . . . mit 22,5% das Maximum.

Aber sogar innerhalb eines einheitlichen Verwaltungsbezirkes wie Preußen finden wir solche Unterschiede:

Provinz Hessen-Nassau 10,1%
Provinz Westpreußen . . . . 20,1%.

So einfach diese Konstatierung ist, so schwer ist die Frage zu beantworten, warum der eine Bezirk höhere, der andere niedrigere Zahlen aufweist. Um sie zu beantworten, reichen Zahlen allein nicht aus, sondern dazu gehört außer den statistischen Zahlen eine genaue Kenntnis der wirtschaftlichen, hygieni- und klimatischen Verhältnisse, soweit sie nur irgend wie auf die Säuglingssterblichkeit Einfluß haben können. Wir sehen z. B. in Bayern, daß die Gebiete mit hoher Säuglingssterblichkeit einen fast völlig zusammenhängenden Herd bilden, an den sich beinahe ringförmig diejenigen Gebiete mit mittlerer und weiter diejenigen mit geringer Säuglingssterblichkeit anschließen. Wir sehen ferner geschlossene Gebiete mit größerer Säuglingssterblichkeit in Schlesien mit dem Kreise Landeshut als Kern, im Königreich Sachsen um die Kreise Chemnitz, Glauchau und Annaberg herum und schließlich findet sich, abgesehen von kleineren Bezirken wie z. B. Danzig und andererseits Heydekrug, Memel und Tilsit, ein Gebiet erhöhter Säuglingssterblichkeit in einem zusammenhängenden Teil der Provinzen Brandenburg und Pommern.

Tabelle 2.

Die Säuglingssterblichkeit in den deutschen Bundesstaaten 1910.

Verhältniszahlen.

Staaten und Landesteile	Auf 100 Lebendgeborene trafen unter 1 Jahr alt Gestorbene		
	überhaupt	ehelich[1]	unehelich[1]
Prov. Ostpreußen	18,9	17,6	31,2
„ Westpreußen	20,1	18,9	36,9
Stadt Berlin	15,7	14,2	21,4
Prov. Brandenburg	17,8	16,4	29,4
„ Pommern	19,3	18,3	28,2
„ Posen	17,8	16,8	35,2
„ Schlesien	19,1	18,2	27,5
„ Sachsen	17,1	16,0	25,1
„ Schleswig-Holstein	13,8	12,3	27,8
„ Hannover	11,7	11,1	19,6
„ Westfalen	12,5	12,0	27,8
„ Hessen-Nassau	10,1	9,5	18,8
„ Rheinland	13,4	12,8	25,6
Hohenzollern	18,3	18,2	20,5
Königreich Preußen	15,7	14,8	26,9
Bayern rechts des Rheins	21,1	20,2	27,5
Bayern links des Rheins (Pfalz)	13,9	13,2	24,1
Königreich Bayern	20,2	19,2	27,2
Königreich Sachsen	17,4	16,4	23,1
Württemberg	16,6	16,0	22,5
Baden	15,7	15,2	21,8
Hessen	11,3	10,6	19,3
Mecklenburg-Schwerin	17,6	16,0	27,7
Großherzogtum Sachsen	14,2	13,7	17,3
Mecklenburg-Strelitz	22,5	21,1	30,7
Oldenburg	11,9	11,2	23,1
Braunschweig	13,8	13,0	19,4
Sachsen-Meiningen	12,9	12,1	19,6
Sachsen-Altenburg	19,6	18,9	24,9
Sachsen-Coburg-Gotha	13,5	12,8	18,4
Anhalt	15,4	14,5	22,0
Schwarzburg-Sondershausen	13,3	13,4	12,6
Schwarzburg-Rudolstadt	13,1	13,1	13,6
Waldeck	10,0	9,7	14,3
Reuß ältere Linie	16,9	16,6	19,8
Reuß jüngere Linie	20,4	19,6	25,9
Schaumburg-Lippe	9,8	9,1	25,5
Lippe	10,2	9,7	21,4
Lübeck	15,4	14,2	25,2
Bremen	13,0	11,9	23,7
Hamburg	14,7	13,0	25,3
Elsaß-Lothringen	14,2	13,5	24,6
Deutsches Reich	**16,2**	**15,2**	**25,7**
Davon			
Knaben	17,6	16,6	27,6
Mädchen	14,7	13,8	23,6

[1] Da von den gestorbenen ehelichen Kindern einige unehelich geboren wurden, so sind die hier berechneten Sterblichkeitszahlen bei den ehelichen Kindern etwas zu groß und bei den unehelichen Kindern etwas zu klein.

Im Gegensatz dazu finden wir zusammenhängende Gebiete mit niedriger Sterblichkeit in einem großen Teil Westdeutschlands, welcher Hannover, Oldenburg, Teile von Westfalen und die Provinz Hessen-Nassau umfaßt. Ein weiteres zusammenhängendes Gebiet mit niedriger Sterblichkeit ist Schleswig.

Interessant ist zu beobachten, wie sich die Verhältnisse der Säuglings-sterblichkeit innerhalb desselben Bundesstaates oder sogar innerhalb derselben Provinz im Laufe der Zeit verschieben. Erich Peiper[1]) hat zwei Karten der Provinz Pommern nebeneinander gestellt, in deren einer die Säuglingssterblich-keit nach Kreisen im Durchschnitt der Jahre 1881—1885 und in deren anderer im Durchschnitt der Jahre 1901—05 markiert ist. Gewiß haben sich in dieser Zeit die Verhältnisse nicht vollkommen umgekehrt, aber es hat sich doch eine wesentlich andere Gruppenbildung vollzogen.

Kommen wir nun wieder auf unsere Tabelle 2 zurück, so möchte ich wenig-stens noch kurz hervorheben, daß noch größere Unterschiede als auf dem Ge-biete der Gesamt-Säuglingssterblichkeit in der Sterblichkeit der unehelichen Kinder zwischen den einzelnen Bundesstaaten bestehen. Einzelne Staaten fallen durch die, auch im Vergleich zur Sterblichkeit der ehelichen Säuglinge, überaus hohen Zahlen der Sterblichkeit der Unehelichen auf:

Westpreußen . . . . . . mit 36,9% (Sterbl. d. ehel. 18,9%),
Posen . . . . mit 35,2% (Sterbl. d. ehel. 16,8%),
Mecklenburg-Strelitz . . . mit 30,7% (Sterbl. d. ehel. 21,1%),
übrigens auch
Schaumburg-Lippe . . . . mit 25,5% (Sterbl. d. ehel. 9,1%).
Auffallend niedrige Sterblichkeit der unehelichen Säuglinge weisen auf:
Stadt Berlin . . . . . . mit 21,4% (Sterbl. d. ehel. 14,2%),
Sachsen-Coburg-Gotha . . mit 18,4% (Sterbl. d. ehel. 12,8%),
Reuß ältere Linie . . . . mit 19,8% (Sterbl. d. ehel. 16,6%).

Am bemerkenswertesten sind aber die beiden Schwarzburg, in denen die Sterblichkeit der Unehelichen der der Ehelichen ungefähr gleich, in Schwarzburg-Sondershausen sogar niedriger ist. Die Verschiedenheit der einzelnen Gebiete in den Verhältnissen der Säuglingssterblichkeit zeigt sich auch darin, daß inner-halb Preußens z. B. die Sterblichkeit der unehelichen in der Provinz Hessen-Nassau niedriger ist, als die der ehelichen Säuglinge in Westpreußen.

Ebenso interessant wie ein Vergleich der Säuglingssterblichkeitszahlen in den verschiedenen Bundesstaaten ist auch ein Vergleich der **deutschen Großstädte** unter einander (Tabelle 3).

Auch hier dieselben Unterschiede wie zwischen den Bundesstaaten. So beträgt die Gesamt-Säuglingssterblichkeit in Cassel 12,06%, in Chemnitz 26,38%.

Es beträgt die Sterblichkeit der Unehelichen:

in München 22,25%
in Dortmund . . . 43,21%.

Auffallend hohe Zahlen der Sterblichkeit der Unehelichen, bei übrigens zumeist niedriger Sterblichkeit der Ehelichen, zeigen:

Schöneberg 35,12% (12,09)
Rixdorf 38,55% (16,04)
Bremen 31,26% (14,85)
Dortmund 43,21% (16,53)
Duisburg 37,14% (16,78)
Frankfurt a. M. 30,48% (12,38)
Posen 38,85% (18,75)

---

[1]) Korrespondenzblatt des Ärztevereins des Reg.-Bez. Stralsund. 1909, Nr. 71.

Tabelle 3.

Die Säuglingssterblichkeit in den deutschen Großstädten 1904—1908.
(Fünfjähriger Durchschnitt.)

Stadt	Mittlere Einwohnerzahl	Gestorbene im 1. Lebensjahr auf 100 Lebendgeborene		
		überhaupt	ehelich	unehelich
Berlin	2 047 300	18,25	16,71	25,51
Charlottenburg	243 300	14,35	12,78	26,09
Schöneberg	145 200	14,25	12,09	35,12
Rixdorf	167 500	18,10	16,04	38,55
Aachen	148,300	19,65	19,08	29,54
Altona	169 200	17,88	15,93	29,90
Barmen	157 200	12,10	11,43	32,87
Bochum	121 700	15,83	15,43	22,76
Braunschweig	137 500	17,95	16,23	27,87
Bremen	216 500	16,18	14,85	31,26
Breslau	475 200	22,21	20,41	30,38
Cassel	136 400	12,06	10,44	30,47
Chemnitz	251 100	26,38	25,62	31,01
Cöln	437 100	20,95	19,35	33,05
Crefeld	115 100	15,35	14,45	33,33
Danzig	162 000	21,56	20,34	30,76
Dortmund	181 800	17,98	16,53	43,21
Dresden	520 800	17,69	16,90	21,08
Duisburg	182 600	17,34	16,78	37,14
Düsseldorf	257 600	17,90	16,60	33,54
Elberfeld	164 800	13,57	12,46	24,83
Erfurt	100 500	18,12	17,26	24,07
Essen	231 700	15,54	14,70	39,05
Frankfurt a. M.	340 000	14,99	12,38	30,48
Gelsenkirchen	151 500	16,31	15,89	31,98
Halle	172 300	21,05	19,33	29,66
Hamburg	813 600	16,01	14,21	27,65
Hannover	256 700	15,55	13,80	24,39
Karlsruhe	116 200	17,85	16,62	26,30
Kiel	167 200	17,24	15,29	28,74
Königsberg	216 300	19,93	17,30	34,24
Leipzig	508 700	20,37	18,40	28,93
Magdeburg	242 300	22,70	20,92	34,10
Mannheim	168 800	20,29	18,87	32,71
München	542 100	21,00	20,53	22,25
Nürnberg	298 100	23,30	21,01	33,85
Plauen	106 800	20,87	18,82	29,69
Posen	139 300	20,95	18,75	38,85
Stettin	229 400	24,66	23,11	35,86
Straßburg	169 200	18,96	18,18	22,37
Stuttgart	245 500	18,02	17,30	22,35
Wiesbaden	101 300	14,69	13,03	27,30

Umgekehrt ist bei relativ hoher Sterblichkeit der ehelichen die Sterblichkeit der unehelichen Säuglinge niedrig in:

München 22,25% (20,53)
Straßburg 22,37% (18,18)
Stuttgart 22,35% (17,30)
Chemnitz 31,01% (25,62)
Dresden . . . . 21,08% (16,90).

Allein aus dieser tabellarischen Übersicht der Säuglingssterblichkeit in den Großstädten könnte man wichtige Anhaltspunkte für die Organisation des praktischen Vorgehens in der Bekämpfung der Säuglingssterblichkeit ableiten; zum mindesten erkennen wir doch soviel daraus, ob in dieser oder jener Stadt eine Verstärkung des Schutzes der gefährdeten Kinder notwendig ist oder nicht.

Falkenburg hat in seinen Tabellen, die er für den III. Internationalen Kongreß für Säuglingsschutz, Berlin 1911, zusammengestellt hat, auch sechs deutsche Bundesstaaten berücksichtigt. Wir sehen, wie sich innerhalb eines Zeitraums von beinahe 40 Jahren die **Geburtenhäufigkeit**, die **Gesamt-** und die **Säuglingssterblichkeit** verändert haben (Tabelle 4).

Tabelle 4.

I. Natalität in einigen deutschen Bundesstaaten in den Jahren 1871—1908.

(Berechnet auf 10 000 der Bevölkerung.)

	1871—1875	1876—1880	1881—1885	1886—1890	1801—1895	1896—1900	1901—1905	1906	1907	1908
Bayern	401	406	376	359	363	367	359	345	337	336
Preußen	388	392	374	373	370	365	349	338	330	328
Württemberg	446	425	374	342	341	343	341	331	323	322
Baden	391	379	337	302	327	337	340	330	321	322
Sachsen	423	435	420	416	400	390	346	319	305	298
Elsaß-Lothringen	338	339	315	297	299	303	299	285	277	273

II. Mortalität in einigen deutschen Bundesstaaten in den Jahren 1871—1908.

(Berechnet auf 10 000 der Bevölkerung.)

	1871—1875	1876—1880	1881—1885	1886—1890	1891—1895	1896—1900	1901—1905	1906	1907	1908
Bayern	319	298	286	280	265	242	228	222	218	217
Württemberg	319	298	267	244	248	220	218	203	197	198
Elsaß-Lothringen	276	255	247	235	225	205	196	194	189	193
Baden	291	270	240	232	230	212	213	200	194	189
Sachsen	297	286	288	272	253	227	200	186	184	181
Preußen	277	254	254	240	228	210	196	179	178	179

III. Säuglingssterblichkeit in einigen deutschen Bundesstaaten in den Jahren 1871—1908.

(Berechnet auf 1000 Geburten.)

	1871—1875	1876—1880	1881—1885	1886—1890	1891—1895	1896—1900	1901—1905	1906	1907	1908
Bayern	320	298	287	280	272	257	240	227	220	217
Sachsen	287	—	282	282	280	265	246	214	208	201
Württemberg	329	302	280	257	254	233	217	200	187	184
Preußen	—	205	207	208	204	201	190	177	168	173
Elsaß-Lothringen	—	—	—	—	—	—	185	181	162	172
Baden	278	245	234	225	222	212	202	193	175	168

Der Rückgang der Natalität in den angeführten Bundesstaaten während des Zeitraumes 1871—1908 ist am größten (30,5%) im Königreich Sachsen, dann folgt Württemberg mit 26%, Elsaß-Lothringen mit 19,2%, während der Rückgang der Natalität in Bayern, Preußen und Baden ungefähr gleich ist und zwar in dem Zeitraum 1871—1908 16—17% beträgt.

Der Rückgang der Gesamtmortalität in den in der Tabelle angeführten deutschen Bundesstaaten ist, wenn wir ihn mit dem Auslande vergleichen, außerordentlich gleichmäßig. Er beträgt für die angeführten Staaten und für die Jahre 1871—1908 27 bis etwa 37%.

Der Rückgang der Säuglingssterblichkeit ist am höchsten in Württemberg (41,6%) und Baden (35,7%), doch bleiben auch Bayern mit 29,7% Rückgang und Sachsen mit 30,0% nur wenig zurück, während allerdings Preußen in dem genannten Zeitraum nur 15,6% aufweist.

Es ist selbstverständlich, daß der Rückgang dieser Verhältniszahlen in hohem Grade davon abhängig ist, wie hoch die Relativzahlen beim Beginn

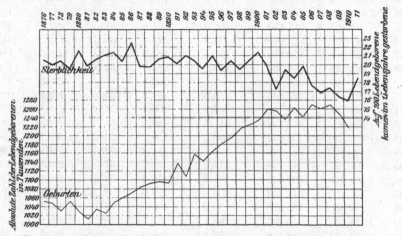

Fig. 1. Säuglingssterblichkeit (absolute Zahlen) und Geburtenhäufigkeit (Verhältniszahlen) in Preußen von 1876—1911.

des Zeitraumes waren. So war z. B. die Säuglingssterblichkeit 1871, wie wir ja aus der Tabelle ersehen, in Preußen erheblich niedriger als in den anderen Bundesstaaten.

Wenigstens für einen Bundesstaat will ich alle auf die Säuglingssterblichkeit bezüglichen absoluten und relativen Zahlen anführen (Tabelle 5).

Auf die Zahlen in der Tabelle komme ich später zurück. Hier will ich nur auf die Veränderungen der Säuglingssterblichkeit im Vergleich zu der Geburtenhäufigkeit hinweisen. In Fig. 1 habe ich zwei ungleichwertige Größen, nämlich die Verhältniszahlen der Säuglingssterblichkeit und die absoluten Zahlen der Geburtenhäufigkeit, graphisch dargestellt. Wir sehen, daß die Zahl der Geburten in den Jahren 1876 bis 1883/84 etwa auf einer Höhe bleibt und zwar 1 Million beträgt, daß dann ein ziemlich gleichmäßiger Anstieg der Geburtenzahl erfolgt bis zum Jahre 1901. In den Jahren 1901 bis 1908 bleibt die Geburtenzahl im großen und ganzen unverändert auf etwa $1^1/_4$ Million pro Jahr stehen, dann aber beginnt sie abzusinken. Die relative Säuglingssterblichkeit bleibt etwa bis zum Jahre 1900 auf gleicher Höhe, um 20% herum, von da an sinkt die

Tabelle 5.
Säuglingssterblichkeit in Preußen von 1876—1910.

Jahre	Zahl der Lebendgeborenen	Zahl der im 1. Lebensjahre Gestorbenen	Auf 1000 Lebendgeborene kommen im 1. Lebensjahre Gestorbene	davon waren			
				ehelich	unehelich	aus Stadtgemeinden	aus Landgemeinden
1876	1 053 070	216 399	205,3	193,9	351,7	230,4	192,5
1877	1 047 752	209 558	200,0	188,8	340,0	221,0	189,0
1878	1 031 282	210 944	204,5	192,8	349,9	228,3	192,0
1879	1 051 142	205 562	195,6	184,0	336,3	217,2	184,3
1880	1 028 577	223 338	217,1	204,5	366,6	245,0	202,5
1881	1 012 564	201 793	199,3	187,0	346,2	221,4	187,3
1882	1 035 557	215 212	207,8	195,7	347,1	228,0	197,1
1883	1 028 514	217 231	211,2	198,5	358,3	232,9	199,6
1884	1 050 850	223 991	213,2	200,2	359,0	239,0	199,2
1885	1 064 401	217 160	204,0	191,6	345,2	222,9	193,8
1886	1 074 298	242 009	225,3	211,6	380,5	250,9	211,3
1887	1 084 995	216 316	199,4	187,0	339,9	216,3	190,1
1888	1 091 218	216 263	198,2	185,6	345,6	212,7	190,0
1889	1 094 504	226 862	207,3	193,8	365,1	229,3	194,4
1890	1 092 158	229 205	209,9	197,5	359,3	225,7	200,6
1891	1 138 163	228 452	200,7	188,0	355,5	216,8	191,1
1892	1 106 503	233 752	211,3	198,5	365,9	224,5	203,2
1893	1 156 250	238 637	206,4	194,2	354,2	223,1	196,6
1894	1 143 044	223 718	195,7	183,6	338,4	204,9	190,2
1895	1 167 927	247 138	211,6	198,1	374,8	226,5	202,9
1896	1 185 284	226 842	191,4	179,7	328,5	200,2	186,1
1897	1 193 860	244 463	204,8	191,9	358,8	213,9	199,2
1898	1 219 360	235 529	193,2	180,9	340,5	205,4	185,5
1899	1 225 454	250 163	204,1	191,5	361,6	212,8	198,6
1900	1 235 714	262 550	212,5	199,3	381,5	224,3	204,8
1901	1 260 379	251 712	199,7	187,8	355,6	210,9	192,3
1902	1 255 686	215 661	171,7	162,4	296,1	175,2	169,5
1903	1 235 213	239 858	194,2	183,5	337,4	197,2	192,2
1904	1 264 534	233 842	184,9	174,8	320,0	192,9	179,4
1905	1 241 620	246 004	198,1	187,0	343,8	199,2	197,4
1906	1 269 611	224 764	177,0	167,3	303,1	180,5	174,6
1907	1 259 636	212 031	168,3	158,8	287,3	166,0	170,0
1908	1 269 399	218 993	172,5	162,3	297,9	170,3	174,1
1909	1 249 040	204 314	163,6	154,1	277,8	158,5	167,1
1910	1 219 447	191 901	157,4	148,0	268,9	153,0	160,4
1911		221 182	186,5				

relative Säuglingssterblichkeit deutlich ab, steigt allerdings in dem gefürchteten Jahre 1911 wiederum deutlich an.

Übrigens lassen sich die Zahlen der Säuglingssterblichkeit in Preußen bis zu Anfang des 19. Jahrhunderts zurückverfolgen. Sie zeigen, daß damals die Sterblichkeit im ersten Lebensjahre niedriger war wie im Anfang des 20. Jahrhunderts.

Von größter praktischer Bedeutung sind Vergleichszahlen, wie sie z. B. Robert Behla[1]) für den Rückgang der Säuglingssterblichkeit in Preußen zusammengestellt hat. In einer kleinen Tabelle vergleicht er den Rückgang der Säuglingssterblichkeit in Preußen mit dem in Berlin.

Von 1000 Lebendgeborenen starben im 1. Lebensjahre:

Jahr	im Staate	in Berlin	Jahr	im Staate	in Berlin
1875/1880	206	304	1904	185	200
1881/1885	207	278	1905	198	206
1886/1890	208	263	1906	177	177
1891/1895	205	242	1907	168	163
1896/1900	201	218	1908	173	168
1901	200	224	1909	164	157
1902	172	181	1910	157	157
1903	194	198			

Im Jahre 1910 war die Sterblichkeit in Gesamt-Preußen wie auch in Berlin 157 auf 1000 Lebendgeborene und 35 Jahre vorher betrug diese selbe Sterblichkeit in Preußen 206⁰/₀₀, in Berlin 304⁰/₀₀. Noch stärker als in Berlin ist

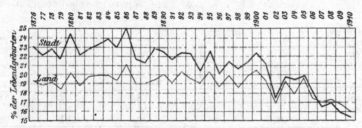

Fig. 2. Säuglingssterblichkeit (1876—1910) in Stadt und Land in Preußen.

der Rückgang in Charlottenburg, denn in der gleichen Zeit, in der die Sterblichkeit in Berlin von 30,3 (1876—1880) auf 16,6 (1906—09) zurückgegangen ist, ist die Säuglingssterblichkeit in Charlottenburg von 29,4 (1876—1880) auf 12,9 zurückgegangen.

Mit Recht wird heute in der Statistik der Bundesstaaten die Zerlegung der Gesamt-Säuglingssterblichkeit in Sterblichkeit auf dem Lande und Sterblichkeit in der Stadt durchgeführt. Dagegen fehlt und zwar mit ebensoviel Recht in den statistischen Berichten des Deutschen Reiches eine Gegenüberstellung von **Stadt** und **Land** vollständig. Sie würde für ein so großes Gebiet weder in den gegenwärtigen Zahlen noch in der Verschiebung der Zahlen praktisch irgendwie Bedeutung haben, da gerade das, was in der Statistik der einzelnen Bundesstaaten charakteristisch ist, bei der Zusammenziehung der Zahlen fürs ganze Reich sich verwischt.

Wenn wir zunächst auf **Preußen** eingehen, so können wir in der Fig. 2 den Verlauf der Kurve der Säuglingssterblichkeit in den Städten und auf dem Lande verfolgen. Im Anfang des Zeitraumes (1876) besteht eine beträchtlich hohe Differenz zugunsten der Landbevölkerung. Aber während die Säuglings-

---

[1]) Festschrift zum III. Internationalen Kongreß für Säuglingsschutz. Berlin 1911.

sterblichkeit auf dem Lande bis etwa zur Jahrhundertwende in gleicher Höhe bleibt, geht die Sterblichkeit in den Städten langsam herunter. Wir sehen, wie sich die beiden sehr unregelmäßigen Kurven doch allmählich nähern. Sie bleiben dann von 1901—1906 einander nahe, um sich dann zu scheiden: vom Jahre 1907 ab ist die Säuglingssterblichkeit in den Städten niedriger als auf dem Lande.

Eine ähnliche Kreuzung der Kurve würden wir beobachten, wenn wir die Zahlen der Säuglingssterblichkeit für Stadt und Land in Bayern graphisch darstellen würden. Nur würde der Schnittpunkt der Kurve nicht erst in die Jahre 1906/07 fallen, sondern in das Jahrfünft 1880/85. Aus den Zahlen der folgenden Tabelle sehen wir, daß vom Jahre 1805 ab die Sterblichkeit in der Stadt in Bayern stets niedriger ist als auf dem Lande. Wir sehen ferner, daß es auch heute noch in Bayern Bezirke gibt, z. B. die Pfalz, in denen die Sterblichkeit in der Stadt höher ist als auf dem Lande.

Säuglingssterblichkeit nach Stadt und Land in Bayern 1910.

Regierungsbezirk	Auf 100 Lebendgeborene treffen im 1. Lebensjahr Gestorbene				
		in Gemeinden mit			
	überhaupt	unter 2000	2000 bis 20000	20000 bis 100000	über 100000
		Einwohnern			
Oberbayern . . .	21,1	23,2	22,3	21,8	17,0
Niederbayern . .	27,8	28,1	25,3	27,9	—
Pfalz	13,9	12,4	14,1	16,9	—
Oberpfalz . . .	24,9	25,4	23,9	22,9	—
Oberfranken . .	15,6	16,1	14,8	14,4	—
Mittelfranken . .	19,6	21,5	18,8	17,2	18,2
Unterfranken . .	15,3	15,5	16,6	13,0	—
Schwaben	21,9	21,9	22,5	22,1	20,4
Königreich . .	20,2	21,2	19,4	17,6	17,8

Ein anderes Bild zeigen die Zahlen der Säuglingssterblichkeit im Großherzogtum Hessen:

Zeitraum	Auf 100 Lebendgeborene kommen gestorbene Säuglinge		
	überhaupt	Stadt	Land
1863—1865	20,7	23,7	19,2
1866—1870	20,7	23,1	19,3
1871—1875	20,4	23,4	18,4
1876—1880	18,7	21,6	16,6
1881—1885	18,1	20,8	16,0
1886—1890	18,1	21,0	15,5
1891—1895	17,1	19,3	15,0
1896—1900	16,5	18,7	14,1
1901—1905	15,4	17,3	13,0
1906	14,3	16,0	11,7
1807	13,0	14,3	11,1
1908	12,6	13,9	10,6

Im Großherzogtum Hessen finden wir einen Rückgang der Säuglingssterblichkeit, der beinahe vollkommen gleichmäßig Stadt und Land betrifft. Die Säuglingsmortalität ist jetzt wie vor 50 Jahren in der Stadt höher als auf dem Lande.

Wiederum ganz andere Verhältnisse zeigt uns der Vergleich von Stadt und Land in Mecklenburg-Schwerin. Die folgende Fig. 3 stellt die durchschnittliche Säuglingsmortalität für je fünfjährige Fristen des Zeitraumes von 1876—1905 nach Gesamtsumme der Städte und der Landgemeinden in Prozenten der Lebendgeborenen dar. Auch hier finden wir eine Kreuzung der beiden Kurven und zwar in den Jahren 1895/96. Aber es ist ein ganz wesentlicher Unterschied zwischen Preußen und Berlin einerseits und Mecklenburg

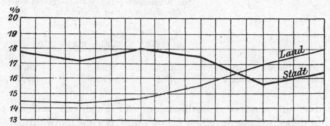

Fig. 3. Säuglingssterblichkeit (1876—1905) in Stadt und Land
in Mecklenburg-Schwerin.

andererseits. In den beiden Erstgenannten kreuzen sich beide Kurven zu einer Zeit, in der sie beide absteigende Tendenz zeigen, und die Kreuzung der Kurve entsteht dadurch, daß die Säuglingssterblichkeit in der Stadt schneller absinkt als auf dem Lande. In Mecklenburg-Schwerin dagegen entsteht die Kreuzung der Kurve dadurch, daß die Säuglingssterblichkeit auf dem Lande, welche zunächst erheblich niedriger ist als in der Stadt, ständig in die Höhe geht und so allmählich größer wird, als die Sterblichkeit in der Stadt, welche ihrerseits einen Rückgang erkennen läßt.

Noch interessanter wird das Verhalten der Kurven für Mecklenburg-Schwerin (Fig. 4), wenn wir, wie es Brüning getan hat, jede der beiden Kurven für Stadt und Land in eine Kurve für eheliche und für uneheliche Kinder auflösen. Es zeigt sich dann die Kreuzung der Kurve nur durch die ehelichen Kinder, deren Sterblichkeit auf dem Lande zeitweilig höher ist als in der Stadt, während die Sterblichkeit der unehelichen Kinder auf dem Lande bis heute niedriger ist als in der Stadt.

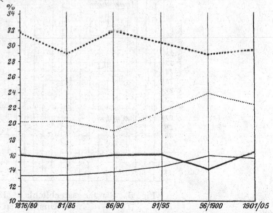

Fig. 4. Säuglingssterblichkeit (1876—1905) unter Ehelichen und Unehelichen, nach Stadt und Land in Mecklenburg-Schwerin.

—— ehelich in Stadt   ..... unehelich in Stadt
—— ehelich in Land   unehelich in Land

Ähnlich wie Brüning die Kurve für Stadt und Land aufgelöst hat in je zwei Kurven für eheliche und uneheliche Kinder, haben Groth und Hahn um einen tieferen Einblick in die Ursachen der Verschiedenheit der Sterblichkeitsverhältnisse zu bekommen, gleichzeitig mit der Trennung in Stadt und Land die Ernährungsverhältnisse als weitere Faktoren aufgenommen. Aus der kleinen Tabelle ergibt sich eine Tatsache, auf die insbesondere Tugendreich stets großen Wert gelegt hat, nämlich die, daß die Ernährung der Säuglinge an der Mutterbrust heute noch in der Bekämpfung der Säuglingssterblichkeit ein mächtigerer Faktor ist als das Maß der hygienischen Fürsorge und des geistigen Besitzes, dessen sich die Bevölkerung unserer Städte zu erfreuen in der Lage ist, und daß die natürlichen Ernährungsverhältnisse einen größeren Einfluß haben, als soziale und wirtschaftliche Verhältnisse.

	Die Säuglingssterblichkeit beträgt bei einem Prozentverhältnis der nichtgestillten Kinder zur Zahl der Erstimpflinge von			
	Prozent			
	unter 25,0	25,0 bis 49,9	50,0 bis 749,	75,0 u. mehr
in den unmittelbaren Städten .	15,5	24,0	28,8	28,0
auf dem Lande (Bezirksämter) .	17,6	25.8	29,2	30,5

Wieder eine andere Kombination von Faktoren, welche die Säuglingssterblichkeit beeinflussen, haben Groth und Hahn[1]) gewählt, indem sie gleichzeitig mit der Säuglingssterblichkeit die Geburtenhäufigkeit berücksichtigen.

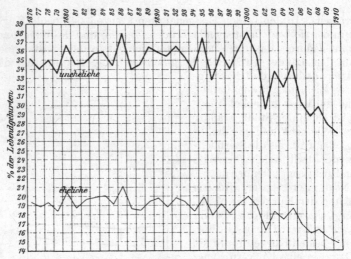

Fig. 5. Säuglingssterblichkeit (1876—1910) unter Ehelichen
und Unehelichen in Preußen.

Sie weisen darauf hin, daß bei der Beurteilung der Unterschiede in den bevölkerungsstatistischen Merkmalen von Stadt und Land nicht so sehr die Frage, welchem von beiden Teilen die höhere Geburtenziffer, welchem die größere Säuglingssterblichkeit zukommt, von Bedeutung ist, sondern die aus beiden resultierende Aufwuchsziffer. Diese Aufwuchsziffer ist, ebenso wie bei einer Betrachtung der allgemeinen Ziffer der Geburtenüberschuß, viel eher geeignet, bei einem Vergleiche von Stadt und Land die Entscheidung zugunsten des einen oder anderen herbeizuführen, als die Geburtenhäufigkeit oder die Sterblichkeit allein. Nach den Untersuchungen von Groth und Hahn kann zum mindesten für Bayern kein Zweifel bestehen, daß die Städte in dem be-

---

[1]) Die Säuglingsverhältnisse in Bayern. München 1910.

völkerungsvermehrenden Erfolg — zum mindesten im Verhältnis zur Zahl der Einwohner und ohne Rücksicht auf die Höhe der absoluten Zahlen des Aufwuchses — nicht unbeträchtlich hinter dem flachen Lande zurückstehen müssen.

Schon oben habe ich auf den Vergleich der Sterblichkeitsverhältnisse unter **ehelichen** und **unehelichen** Kindern und auf die Differenzen zwischen den verschiedenen Staaten und den verschiedenen Städten hingewiesen. Für Preußen habe ich die Verhältnisse in Fig. 5 graphisch dargestellt. Wenn wir von den steten Schwankungen beider Kurven von einem Jahre zum anderen absehen, so bleibt die Sterblichkeit sowohl der ehelichen wie der unehelichen Kinder im Laufe des Zeitraumes von 1876 bis etwa 1900/01 ungefähr in gleicher Höhe; von da an gehen beide Kurven nach abwärts, die der Unehelichen aber entschieden erheblich stärker als die der Ehelichen. Ähnlich sind die Verhältnissen auch in den anderen Bundesstaaten[1]), wie sich aus der nachfolgende Tabelle ergibt.

Tabelle 6.

Jahr	Von 100 Lebendgeborenen starben im ersten Lebensjahre			Von 100 Lebendgeborenen waren unehelich
	ehelich	unehelich	überhaupt	
Bayern:				
1901	22,7	32,5	23,9	12,84
1902	22,1	31,1	23,3	12,70
1903	23,9	33,2	25,0	12,39
1904	22,7	31,9	23,9	12,55
1905	23,0	31,7	24,1	12,49
1906	21,7	29,7	22,7	12,31
1907	21,0	29,6	22,0	12,08
1908	20,6	29,6	21,7	12,22
Württemberg:				
1901	21,1	31,5	22.1	9,62
1902	20,1	26,9	20,8	9,27
1903	21,6	28,0	22,2	8,85
1904	21,4	29,1	23,1	8,49
1905	20,7	28,8	21,4	8,56
1906	19,3	27,9	20,0	8,29
1907	18,1	26,5	18,7	8,19
1908	17,7	25,8	18,4	8,44
Elsaß-Lothringen:				
1901	16,1	31,5	17,2	7,29
1902	17,0	29,9	17,9	7,05
1903	18,0	32,0	18,9	6,88
1904	18,5	33,9	19,6	6,82
1905	17,9	31,9	18,9	7,08
1906	17,1	31,4	18,1	6,76
1907	15,3	27,3	16,2	7,04
1908	16,4	27,7	17,2	7,10
Baden:				
1901	19,7	30,6	20,5	7,67
1902	18,7	30,5	19,6	7,41
1903	19,9	30,3	20,7	7,23
1904	20,0	29,0	20,6	7,21
1905	19,1	28,3	19,7	7,10
1906	18,7	27,2	19,3	7,21
1907	16,9	24,5	17,5	7,25
1908	16,3	23,1	16,8	7,60

[1]) Beilage zum Monatsbericht des statistischen Amtes der Stadt Charlottenburg vom Mai 1910.

Jahr	Von 100 Lebendgeborenen starben im ersten Lebensjahre			Von 100 Lebend-geborenen waren unehelich
	ehelich	unehelich	überhaupt	
	Hessen:			
1901	13,9	27,7	14,9	6,99
1902	14,6	24,9	15,3	7,28
1903	14,9	28,2	15,8	7,05
1904	14,9	26,5	15,7	7,20
1905	14,5	27,4	15,4	6,87
1906	13,5	24,3	14,3	6,93
1907	12,3	22,1	13,0	7,01
1908	11,9	21,0	12,6	7,48
	Sachsen:			
1901	24,4	35,0	25,7	12,52
1902	21,2	30,4	22,4	12,57
1903	23,4	33,8	24,7	12,41
1904	23,2	32,3	24,4	12,90
1905	24,6	33,1	25,7	13,26
1906	20,3	28,3	21,4	13,33
1907	19,7	27,8	20,8	13,88
1908	19,1	26,1	20,1	14,32
	Deutsches Reich:			
1901	19,4	33,9	20,7	8,48
1902	17,3	29,3	18,3	8,39
1903	19,3	32,7	20,4	8,24
1904	18,6	31,4	19,6	8,31
1905	19,4	32,6	20,5	8,43
1906	17,5	29,4	18,5	8,41
1907	16,6	28,0	17,6	8,60
1908	16,8	28,5	17,8	8,77

Der wesentlich stärkere Rückgang der Sterblichkeit unter unehelichen Kindern tritt noch sehr viel deutlicher hervor, wenn wir statt der Staaten die einzelnen Städte heranziehen. Betrachten wir z. B. die Veränderungen der Säuglingssterblichkeit in Berlin und zwar in fünfjährigen Durchschnitten, so erhalten wir ein wesentlich anderes Bild, als es uns Fig. 5 für Preußen angibt. In Berlin sinkt die Sterblichkeit der ehelichen sowohl wie der unehelichen Kinder regelmäßig ab, aber die der Unehelichen im letzten Jahrzehnt erheblich stärker als die der Ehelichen.

Säuglingssterblichkeit in Berlin.

Jahr	Auf 100 Lebendgeborene kamen Sterbefälle im 1. Lebensjahre		
	eheliche	uneheliche	überhaupt
1876—1880	27,10	47,99	30,30
1881—1885	26,05	45,37	28,63
1886—1890	24,11	41,55	26,32
1891—1895	21,78	40,17	24,23
1896—1900	19,21	36,65	21,87
1901—1905	18,27	30,63	20,19
1906—1909	15,14	23,15	16,62

Außerordentlich wichtig ist es, die Sterblichkeit der ehelichen wie der unehelichen Kinder unter dem Einfluß der verschiedenen Faktoren zu betrachten. Wir sehen schon eine ganz wesentliche Differenz in den Zahlen der ehelichen und unehelichen Totgeburten. Wie aus den nachfolgenden, von Behla zusammengestellten Zahlen[1]) hervorgeht, ist die Zahl der unehelichen Totgeburten in Preußen sowohl im Staate wie auch in den Städten und auf dem Lande jederzeit höher, als die der ehelichen Totgeburten.

Zahl der Totgeburten in Preußen.

Jahre	im Staate		in den Städten		auf dem Lande	
	ehelich	unehelich	ehelich	unehelich	ehelich	unehelich
1902	3,00	4,48	2,89	4,76	3,07	4,19
1903	3,99	4,51	2,91	4,75	3,04	4,24
1904	2,97	4,51	2,89	4,85	3,02	4,14
1905	2,90	4,25	2,83	4,51	2,95	3,96
1906	2,90	4,32	2,88	4,67	2,91	3,90
1907	2,86	4,37	2,88	4,53	2,85	4,18
1908	2,86	4,37	2,86	4,71	2,86	3,96
1909	2,84	4,33	2,83	4,63	2,84	3,96
1910	2,84	4,31	2,91	4,53	2,80	4.03

Auf die Verteilung der Sterblichkeit auf die einzelnen Lebensmonate brauche ich hier im allgemeinen nicht einzugehen, da die charakteristische Kurve, welche den Verlauf der Sterblichkeit im ersten Lebensjahre betrifft und die am ersten Tage mit einem hohen Gipfel anfängt, in den nächsten Tagen steil abfällt und vom ersten Monat bis zum Ende des ersten Lebensjahres ständig heruntergeht, allgemein bekannt ist (Fig. 6). Im allgemeinen Teil unseres Handbuches wird gerade auf den Verlauf der Säuglingssterblichkeit in den verschiedenen Lebensmonaten besonders einzugehen sein. Mich interessiert auch hier wieder die Kombination verschiedener Faktoren

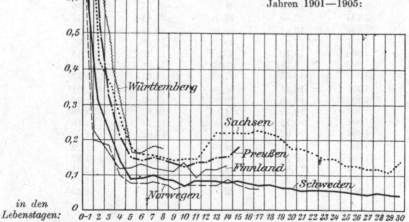

Fig. 6. Säuglingssterblichkeit im ersten Lebensmonat (nach Rösle).

Von je 100 Lebendgeborenen starben in den Jahren 1901—1905:

in den Lebenstagen: 0—1 2 3 4 5 6 7 8 9 10 11 12 13 14 15 16 17 18 19 20 21 22 23 24 25 26 27 28 29 30

[1]) Zeitschrift für Säuglingsschutz, Band III, S. 410.

8*

und es scheint mir das Richtige, wenn ich hier im speziellen Teil auf die Zahlen eines eng umgrenzten Gebietes eingehe. Ich beschränke mich im folgenden auf die statistischen Zahlen von Charlottenburg. Wir sehen in der folgenden Tabelle[1]) die Veränderungen der Sterblichkeit im ersten Lebensjahre und andererseits die im ersten Lebensmonat in den Zeitraum von 1876—1910. Wenn wir auch von allen Einzelheiten absehen, so können wir soviel wohl daraus erkennen, daß die Sterblichkeit im ersten Lebensmonat nicht mit dem Rückgang der Sterblichkeit im ersten Lebensjahre gleichen Schritt gehalten hat. Die Folge, die sich für die Praxis daraus ergibt, ist selbstverständlich die, daß die praktische Fürsorge nicht mit der wünschenswerten Energie ihre Maßnahmen auf die Verbesserung der Verhältnisse der Neugeborenen gerichtet hat, daß die Fürsorge für Wöchnerinnen und Neugeborene hinter der Fürsorge für das erste Lebensjahr zurückgeblieben ist.

Tabelle 7.
Säuglingssterblichkeit in der Stadt Charlottenburg.

| Jahr | Auf 100 Lebendgeborene kamen Sterbefälle im | | | |
| | 1. Lebensjahre | | | 1. Lebensmonat |
	ehelich	unehelich	überhaupt	
1876	32,17	65,22	36,14	10,86
1877	27,68	59,17	30,65	7,88
1878	28,89	51,92	30,84	6,75
1879	25,34	56,31	27,95	8,20
1880	31,75	51,18	33,67	7,72
1881	28,99	53,15	31,05	8,07
1882	29,34	51,64	31,40	7,80
1883	27,67	53,68	29,46	7,26
1884	29,95	57,55	31,93	7,66
1885	27,15	49,09	28,75	7,24
1886	30,14	36,88	30,71	6,91
1887	26,23	46,45	27,96	7,71
1888	22,30	47,50	24,23	6,53
1889	27,71	48,21	29,40	7,00
1890	23,46	44,29	25,08	5,75
1891	23,35	43,88	24,98	5,35
1892	21,95	39,76	23,39	6,30
1893	23,69	39,48	24,64	7,25
1894	19,55	38,28	21,08	6,56
1895	20,35	47,01	22,61	6,37
1896	17,64	40,16	19,44	5,59
1897	17,67	35,24	19,26	5,58
1898	15,10	39,51	17,32	5,53
1899	16,71	31,22	18,06	5,43
1900	16,05	47,13	18,81	5,33
1901	16,21	36,54	18,18	6,01
1902	12,60	29,89	14,26	4,72
1903	16,20	34,45	18,13	5,68
1904	15,73	28,80	17,14	5,18
1905	14,02	28,02	15,62	4,78
1906	12,84	24,06	14,16	4,22
1907	10,73	26,22	12,57	4,57
1908	11,07	24,54	12,79	3,91
1909	10,65	20,27	12,12	4,81
1910	10,16	22,78	12,18	4,43

[1]) Charlottenburger Statistik 24. Heft. Stand und Bewegung der Bevölkerung in den Jahren 1909 und 1910. Herausgegeben vom Statistischen Amt der Stadt. 1912.

Ein Vergleich der Sterblichkeit der ehelichen und der unehelichen Kinder ergibt gerade im ersten Lebensmonat besonders ungünstige Verhältnisse für die Unehelichen.

Mit Rücksicht auf die hohe Sterblichkeitszahl im ersten Lebensmonat muß sich naturgemäß der Erfolg unserer Maßnahmen ganz besonders deutlich an diesen Zahlen bemerkbar machen. Im Kapitel „Erfolge" werde ich einiges Zahlenmaterial anführen, um den Einfluß der Anstaltspflege auf die Sterblichkeit im ersten Lebensmonat nachzuweisen.

Mir bliebe zur Ergänzung meiner Zahlen nur noch eine Frage von größter Wichtigkeit zu besprechen, nämlich die Frage der Sommersterblichkeit. Zur Beobachtung extremer Gegensätze haben uns gerade die letzten Jahre die beste Gelegenheit gegeben. Wir haben in Deutschland Jahre wie 1909 gehabt, in denen ein Sommergipfel überhaupt fehlt; wir haben andererseits Jahre gehabt wie 1904 und 1911, in denen wohl in allen Teilen Deutschlands ein charakteristischer Sommergipfel in der Kurve der Säuglingssterblichkeit sich zeigte. Da mir gegenwärtig abschließende Zahlen über die Säuglingssterblichkeit im Jahre 1911 noch nicht vorliegen, denke ich mich mit einem erneuten Hinweis auf den allgemeinen Teil mit wenigen Worten zu begnügen. Die vor 1911 liegenden Jahre mit ihrer niedrigen Gesamtsterblichkeit, ihren niedrigen Sommertemperaturen und dem Fehlen des Sommergipfels hatten bei uns in Deutschland da und dort die Meinung aufkommen lassen, als ob nicht nur das Sinken der Gesamtsterblichkeit, sondern auch das der Sommersterblichkeit bereits als ein Erfolg der Fürsorgemaßnahmen aufzufassen sei. Wenn auch ohne Frage ein Einfluß der Fürsorgemaßnahmen auf die Säuglingssterblichkeit nicht zu verkennen ist, so ist er doch nicht groß genug, um den Einfluß ungünstiger klimatischer Verhältnisse auszugleichen. Eine hohe Sommersterblichkeit übt einen so erkennbaren Ausschlag auf die Gesamt-Säuglingssterblichkeit aus, daß trotz aller Fürsorgemaßnahmen in ungünstigen Jahren eine mehr oder weniger beträchtliche Steigerung der Säuglingsmortalität erfolgt.

Frauenarbeit in Deutschland.

Unter Mutterschutz ist nach Alice Salomon[1]) die Gesamtheit der Maßnahmen zusammenzufassen, welche die Frauen in ihrer Eigenschaft als Mutter zu schützen versuchen. Es ist darunter die Hilfe zu verstehen, die den Müttern zur Beseitigung eines Notstandes gebracht wird, der durch den Zustand der Mutterschaft, also durch Schwangerschaft, Niederkunft und Stillzeit, hervorgerufen wird. Eine wesentliche Ursache des heute bestehenden Notstandes, der mit der Mutter das Kind in Mitleidenschaft zieht, ist die zunehmende Erwerbsarbeit der Frauen, die in Deutschland Dimensionen angenommen hat, welche nur noch von Österreich-Ungarn übertroffen, in den übrigen Kulturstaaten aber nicht annähernd erreicht werden. Eine zahlenmäßige Grundlage für die praktischen Maßnahmen in der Mutterfürsorge und besonders für die den Mutter- und Säuglingsschutz in der sozialen Gesetzgebung betreffenden Bestimmungen wird durch die Statistik der weiblichen Arbeit geschaffen, über welche ich dem Artikel von Julius Piefstorff (im Handwörterbuch der Staatswissenschaften, Band VIII, S. 679) die folgenden Angaben entnehme:

Die Ergebnisse der wiederholten Berufszählungen zeigen für Deutschland eine ständige Zunahme der weiblichen Erwerbstätigkeit, besonders in den letzten Zählungsperioden von 1895—1907. Es beruht das Wachstum zum Teil,

[1]) Handwörterbuch der Staatswissenschaften, Band VI, S. 860.

namentlich bei der landwirtschaftlichen Bevölkerung auf einer schärferen statistischen Erfassung der berufsmäßigen Tätigkeit. Die Zahl der erwerbstätigen Frauen stieg:

> 1882—1895 auf 5,26 Millionen oder um 23,64%,
> 1895—1907 auf 8,24 Millionen oder um 56,79%.

Rechnet man die Dienstboten zu den erwerbstätigen Frauen hinzu, so erhöht sich die Gesamtzahl auf 9,49 Millionen im Jahre 1907.

Bemerkenswert ist die Art, wie sich die Verteilung der erwerbstätigen Frauen auf die einzelnen Berufsabteilungen gestaltet. Nicht in der Industrie, im Handel und Verkehr erscheinen sie mit den größten Ziffern; ihr Haupttätigkeitsgebiet bildet vielmehr die Landwirtschaft. In Land- und Forstwirtschaft waren im Jahre 1907 4,6 Millionen Frauen tätig. Rechnet man der Kategorie der Erwerbstätigen die Dienstboten hinzu, scheidet aber andererseits die Berufslosen aus, so entfallen 1907 nach einer Tabelle von Pierstorff:

> auf Landwirtschaft 48,4%
> auf Industrie 22,2%
> Handel und Verkehr 9,8%
> Häusliche Dienste (Dienstboten, die nicht im
>   Hause der Herrschaft wohnen) 3,4%
> Öffentliche Dienste und freie Berufe 3,0%
> Dienstboten usw. . . . . 13,2%.

Im ganzen Handwerk fehlt, außer im Bekleidungsgewerbe, Frauenarbeit fast ganz. Dagegen wuchs von Jahr zu Jahr die Zahl der Fabrikarbeiterinnen. Nach den Berichten der Gewerbeaufsichtsbeamten wurden in den Fabriken beschäftigt:

| | Alter | | überhaupt |
	bis zu 21 Jahre	über 21 Jahre	
1902	419 252	545 463	964 715
1908	606 930	699 146	1 306 076

Was eine Zunahme um 35,5% im Zeitraum von sechs' Jahren ergibt.

Charakteristisch für die weibliche Erwerbstätigkeit ist die Art der Beteiligung der Frauen am Nebenerwerb. Seltener üben Frauen, die einen Hauptberuf haben, noch einen Nebenberuf aus. Ganz überwiegend wird die Gelegenheit von den Angehörigen, Ehefrauen und erwachsenen Töchtern ergriffen. Im ganzen wurden für das weibliche Geschlecht 1907 3,4 Millionen Nebenberufe festgestellt. In Wirklichkeit dürfte aber die Zahl der Nebenberufsfälle größer sein als die, welche statistisch ermittelt werden kann.

Besonders stark ist der Anteil des weiblichen Geschlechts an der hausindustriellen Tätigkeit.

Die einzelnen Berufsabteilungen zeigen bemerkenswerte Unterschiede in dem Maße, in welchem die Altersklassen an der Erwerbstätigkeit beteiligt sind. Von 100 weiblichen Erwerbstätigen standen 1907 im Alter von Jahren:

	unter 30	30 bis unter 50	50 und mehr
A. Landwirtschaft	46,3	31,9	21,8
B. Industrie.	61,9	26,9	11,2
C. Handel und Verkehr	50,2	31,9	13,2
A.—C zusammen:	51,1	30,5	18,4
D. Häusliche Dienste, Lohnarbeit wechselnder Art	44,0	30,7	25,3
E. Öffentliche Dienste, freie Berufe	45,1	39,4	15,5
G. Häusliche Dienstboten	84,4	11,4	4,2
A.—G.:	55,0	28,3	16,7

Die jugendlichen Altersklassen unter 30 Jahren bilden demnach in den drei großen Berufsabteilungen etwas über die Hälfte; das bedeutendste Übergewicht haben sie in der Industrie.

Die Bedeutung der weiblichen Erwerbsarbeit für das Familienleben geht aus dem Familienstand hervor. Von den erwerbstätigen Frauen — einschließlich der häuslichen Dienstboten 9,49 Millionen — waren 1907 2,82 Millionen oder 29,7% verheiratet. Mit den kleinsten Ziffern erscheinen die Verheirateten unter den Dienstboten. Am meisten Verheiratete (45,8%) finden sich in der Landwirtschaft, während in der Industrie 21,3 und im Handel und Verkehr 28,0% der in dem betreffenden Gebiet tätigen Frauen verheiratet sind.

Die Fürsorge für Mutter und Kind in der Neuzeit.

Arbeiterschutz- und Versicherungs-Gesetzgebung. Mutterschaftsversicherung.

In der Heilung und Verhütung sozialer Schäden ist der öffentlichen Armenpflege eine kräftige Unterstützung in der sozialen Gesetzgebung erwachsen, welche bestimmt und in der Lage ist, für den weiten Kreis der Versicherten die Ursachen der Verarmung zu einem wesentlichen Teile zu beseitigen und so die Armenpflege zu entlasten. Die Arbeiterschutz- und Versicherungsgesetzgebung schafft für wesentliche Zweige der Kinderfürsorge und des Mutterschutzes einen Kern, an den sich weitergehende Maßnahmen der Wohlfahrtspflege anzuschließen vermögen.

Die zunehmende Ausbreitung der industriellen Arbeit der Frau war zunächst von einer übermäßigen Ausnutzung begleitet, deren verhängnisvolle Folgen nicht zu verkennen waren und den Staat nötigten, zum mindesten in der Fabrikindustrie für Kinder und jugendliche Arbeiter besondere Schutzmaßregeln zu treffen, dann aber auch weiter den Müttern im Interesse der Frau und des Kindes einen ausreichenden Schutz zu schaffen. Die **Gewerbeordnungsnovelle** vom Jahre 1878 bedeutet den ersten Schritt in der Richtung des Mutterschutzes; denn sie verbot die Beschäftigung von Frauen in Fabriken für 21 Tage nach ihrer Niederkunft. Aber es war nur eine höchst unvollkommene Maßregel, da die erzwungene Arbeitsruhe gleichzeitig den Fortfall des Verdienstes für die Wöchnerin bedeutet. Es erscheint uns heute als selbstverständlich, daß diesem Arbeitsverbot gerade unter den besonderen Umständen der Wöchnerin ein Ersatz des Lohnausfalls an die Seite gestellt werden mußte. Dies geschah durch das Gesetz vom 15. Juni 1883 betreffend die Krankenversicherung der Arbeiter.

Auch die in der Gewerbeordnungsnovelle enthaltenen Schutzmaßregeln konnten auf die Dauer nicht genügend erscheinen. Jahr für Jahr wurden im Reichstag immer neue Anträge eingebracht[1]), welche eine Erweiterung der Arbeiterschutzgesetzgebung, insbesondere im Hinweis auf die Arbeitszeit und auf die Frauen- und Kinderarbeit, erstrebten. Eine Beschränkung der

---

[1]) v. Landmann, „Arbeiterschutzgesetzgebung", im Handwörterbuch der Staatswissenschaften. Band I. 1909. S. 614.

Arbeitszeit der Frau mußte um so dringender notwendig erscheinen, als auf den Frauen, zum mindestens auf den verheirateten, außer der Erwerbsarbeit auch die notwendige Fürsorge für Haus und Familie lastet. Die Forderungen zum Schutze der Arbeiterinnen waren zu jener Zeit Gegenstand internationaler Diskussionen und, nachdem England mit seiner Gesetzgebung auf diesem Gebiete vorangegangen war, entschloß sich Deutschland im Jahre 1891 zu einer beträchtlichen Erweiterung des Arbeiterschutzes.

Bis dahin enthielt die Gewerbeordnung für Arbeiterinnen über 16 Jahre nur die oben erwähnte Vorschrift aus dem Jahre 1878, daß Wöchnerinnen während drei Wochen nach ihrer Niederkunft nicht zur Arbeit herangezogen werden dürften; ferner die Ermächtigung des Bundesrates, für gewisse Fabrikationszweige die Verwendung von Arbeiterinnen gänzlich oder während der Nachtzeit zu untersagen oder von besonderen Bedingungen abhängig zu machen und endlich eine Untersagung unterirdischer Bergwerksarbeit. Die Novelle von 1891 bringt den weiblichen Arbeitern einen wesentlich erweiterten Schutz und motiviert dies ausdrücklich damit, daß auf der Gesundheit des weiblichen Geschlechts noch mehr wie auf der des männlichen die Zukunft der Nation ruht.

Durch die Novelle von 1891 wurde für die verschiedenen weiblichen Fabrikarbeiter — nur für diese Kategorie von Arbeiterinnen gelten diese Bestimmungen der Reichsgewerbeordnung — die Nachtarbeit verboten und ein Maximalarbeitstag eingeführt: sie dürfen nicht länger wie 11 Stunden täglich, an den Vorabenden der Sonn- und Feiertage nicht länger wie 10 Stunden, beschäftigt werden. Zwischen den Arbeitsstunden muß den Arbeiterinnen eine mindestens einstündige Mittagspause gewährt werden. Haben die Arbeiterinnen ein Hauswesen zu versehen, so sind sie auf ihren Antrag $^1/_2$ Stunde vor der Mittagspause zu entlassen, sofern diese nicht mindestens $1^1/_2$ Stunden beträgt. Wichtig ist die Einschränkung der Arbeitszeit nicht nur im gesundheitlichen Interesse, sondern auch mit Rücksicht auf die Förderung des Familienlebens, und weiter deswegen, weil durch sie der Hausfrau und Mutter eine besondere Stellung in der Arbeiterschutzgesetzgebung zugewiesen wurde. Das Arbeitsverbot für Wöchnerinnen wurde dahin erweitert, daß Wöchnerinnen während vier Wochen nach ihrer Niederkunft überhaupt nicht und während der folgenden zwei Wochen nur dann beschäftigt werden dürfen, wenn das Zeugnis eines approbierten Arztes dies für zulässig erklärt.

Durch die Novelle vom 28. Dezember 1908 wurde der Maximalarbeitstag auf 10 Stunden herabgesetzt, und der Schluß der Arbeit am Samstag um 5 Uhr festgesetzt, eine Mindestruhezeit von 11 Stunden und für die Wöchnerinnen eine Ruhezeit von 8 Wochen eingeführt.

Der § 137 der Reichsgewerbeordnung, welcher die wesentlichsten Bestimmungen zum Schutze der Arbeiterinnen enthält, lautet in seiner heutigen Fassung folgendermaßen:

„I. Arbeiterinnen dürfen nicht in der Nachtzeit von acht Uhr abends bis sechs Uhr morgens und am Sonnabend, sowie an Vorabenden der Festtage nicht nach fünf Uhr nachmittags beschäftigt werden.

II. Die Beschäftigung von Arbeiterinnen darf die Dauer von zehn Stunden täglich, an den Vorabenden der Sonn- und Festtage von acht Stunden nicht überschreiten.

III. Zwischen den Arbeitsstunden muß den Arbeiterinnen eine mindestens einstündige Mittagspause gewährt werden.

IV. Nach Beendigung der täglichen Arbeitszeit ist den Arbeiterinnen eine ununterbrochene Ruhezeit von mindestens elf Stunden zu gewähren.

V. Arbeiterinnen, welche ein Hauswesen zu besorgen haben, sind auf ihren Antrag eine halbe Stunde vor der Mittagspause zu entlassen, sofern diese nicht mindestens ein und eine halbe Stunde beträgt.

VI. Arbeiterinnen dürfen vor und nach ihrer Niederkunft im ganzen während acht Wochen nicht beschäftigt werden. Ihr Wiedereintritt ist an den Ausweis geknüpft, daß seit ihrer Niederkunft wenigstens sechs Wochen verflossen sind.

VII. Arbeiterinnen dürfen nicht in Kokereien und nicht zum Transporte von Materialien bei Bauten aller Art verwendet werden."

Den Neuerungen, welche durch die Gewerbeordnung geschaffen wurden, mußte naturgemäß die Krankenversicherungsgesetzgebung folgen. Nachdem einmal im ersten Gesetz von 1883 die gesetzliche Verpflichtung zur Gewährung einer Wöchnerinnenunterstützung anerkannt war, mußte die Unterstützung mit Ausdehnung der Arbeitsverbote gleichzeitig ausgedehnt werden. So war in dem **Krankenversicherungsgesetz** vom 10. April 1892 die Bestimmung enthalten, daß die Wöchnerinnenunterstützung[1]) für diejenige Zeit, für welche die Gewerbeordnung die Arbeit untersagt, zu erfolgen hat, mindestens aber für vier Wochen. Das Krankenversicherungsgesetz in seiner Fassung von 1903, welches nunmehr durch die Reichsversicherungsordnung aufgehoben ist, bestimmte, daß allen in Orts-, Betriebs-, Bau- und Innungskassen versicherten Frauen, die mindestens sechs Monate hindurch Mitglied einer solchen Kasse gewesen sind, Unterstützung in der Höhe des Krankengeldes für die Dauer von sechs Wochen nach der Entbindung zu zahlen ist. Das Krankengeld beträgt in der Regel die Hälfte bis zu Dreiviertel des ortsüblichen Tagelohnes. Über diese Pflichtleistungen herausgehend, konnten die Krankenkassen auch Frauen wegen ihrer durch die Schwangerschaft verursachten Erwerbsunfähigkeit für die Gesamtdauer von sechs Wochen eine Schwangerenunterstützung sowie Schwangeren freie Hebammendienste und ärztliche Behandlung der Schwangerschaftsbeschwerden zubilligen. Ja, das Gesetz von 1903 enthielt auch bereits Bestimmungen zur Fürsorge für Ehefrauen, die selbst nicht erwerbstätig sind. Es war den Kassen gestattet, diesen nicht erwerbstätigen Ehefrauen ihrer Mitglieder im Wege der fakultativen Familienversicherung die Vorteile der Versicherung zugänglich zu machen; abgesehen davon, daß denjenigen Frauen, welche früher als erwerbstätig Kassenmitglieder gewesen waren, das Recht gegeben wurde, freiwillig Mitglied der Kasse zu bleiben. Wenn die im Gesetz gebotene Gelegenheit, über die Pflichtleistungen herauszugehen, so wenig ausgenützt worden ist, so trifft daran nicht allein die Kassen die Schuld, sondern vielfach hat sich gezeigt, daß die Frauen selbst über die ihnen nach dem Gesetz zustehenden Rechte viel zu wenig unterrichtet waren.

Einen weiteren Fortschritt auf dem mit den Krankenversicherungsgesetzen beschrittenen Wege bedeutet die **Reichsversicherungsordnung** — einen großen Fortschritt für unser Gebiet, wenn auch das neue Gesetz im Hinblick auf die schwerwiegende Kostenfrage den Forderungen des Mutterschutzes nur im bescheidenen Umfang Rechnung getragen hat. Die Reichsversicherungsordnung vom 19. Juli 1911 ist die Kodifikation der bisher in Deutschland geltenden sozialen Versicherungsgesetze. Die uns an dieser Stelle interessierenden Bestimmungen gehören in die Abteilung Krankenversicherung. Der Zwang zur Krankenversicherung erstreckt sich, ohne Rücksicht auf die Betriebszugehörigkeit, auf alle Arbeiter, Gehilfen, Lehrlinge, Dienstboten und Hausgewerbetreibende und bestimmte Personen der Schiffsbesatzung, sowie weiter, sofern deren regelmäßiger jährlicher Arbeitsverdienst 2500 Mark nicht übersteigt, auf gewisse Gruppen von Angestellten. Eine wesentliche Neuerung, die auch besonders für uns von Wichtigkeit ist, liegt in der beträchtlichen Erweiterung des Kreises der versicherungspflichtigen Personen; sie ist

---

[1]) Die Wochenbettunterstützung betrug 50% des zu Grunde zu legenden Lohnes.

für uns von Interesse, weil durch die Neuordnung auch Dienstboten, Haus
gewerbetreibende und in der Landwirtschaft tätige Personen unter dem Ver-
sicherungszwange stehen.

Gegenstand sind die Leistungen der Krankenkassen an Krankenhilfe,
Wochenhilfe und Sterbegeld. Die Wochenunterstützung ist entsprechend
dem durch die Gewerbeordnungsnovelle erweiterten Arbeitsverbot auf acht
Wochen festgesetzt worden, von denen ebenfalls mindestens sechs Wochen
auf die Zeit nach der Niederkunft fallen müssen. Allerdings ist den neu geschaffenen Landkrankenkassen gestattet worden, den Wochengeldbezug bis auf
vier Wochen zu beschränken. Das Wochengeld wird in Höhe des Krankengeldes gewährt. Mit Zustimmung der Wöchnerin kann die Kasse an Stelle des
Wochengeldes Kur und Verpflegung in einem Wöchnerinnenheim treten lassen,
auch Hilfe und Wartung durch Hauspflegerinnen gewähren, doch muß im
letzteren Fall der Wöchnerin mindestens die Hälfte des Wochengeldes belassen
werden. Über die Regelleistungen heraus steht es den Kassen zu, Mehrleistungen zu gewähren. Unter diese gehören:

1. Ein Schwangerengeld in Höhe des Krankengeldes bis zur Gesamtdauer
   von sechs Wochen, falls die Schwangere infolge der Schwangerschaft
   arbeitsunfähig wird.
2. Hebammendienste und ärztliche Behandlung für diese Schwangerschaftsbeschwerden.
3. Hebammendienste und ärztliche Geburtshilfe für alle weiblichen Versicherungspflichtigen.
4. Ein Stillgeld an Wöchnerinnen, solange diese ihre Neugeborenen stillen.
   Das letztere kann bis zur Höhe des halben Krankengeldes betragen
   und bis zum Ablauf der zwölften Woche nach der Niederkunft dauern.
5. Wochenhilfe für versicherungsfreie Ehefrauen der Versicherten.

Die Reichsversicherungsordnung hat unstreitig mit der Erweiterung
des Kreises der Versicherungspflichtigen und mit der Ausdehnung der Wochenunterstützung auf acht Wochen eine wesentliche Verbesserung der Mutterfürsorge gebracht. Über den Wert der fakultativen Kassenleistungen gehen
jedoch die Meinungen außerordentlich auseinander. Die einen betrachten
Leistungen, deren Erfüllung in das Belieben der Kassen gestellt ist, von vornherein überhaupt nicht als Leistungen, die in Betracht kommen. Die anderen
wiederum möchten es schon außerordentlich hoch einschätzen, daß Stillgelder,
Zubilligung von ärztlicher Behandlung bei Schwangerschaftsbeschwerden und
Schwangerenunterstützung überhaupt in der Versicherungsordnung Platz gefunden hat. Die Zukunft wird lehren, wie weit die Kassen von den ihnen
anheim gestellten Befugnissen zum Schutze ihrer weiblichen Kassenmitglieder
und zum Schutze von deren Ehefrauen Gebrauch machen werden.

Eine Kritik der durch die Reichsversicherungsordnung geschaffenen Fürsorge für Mutter und Kind kann ich wohl am objektivsten geben, wenn ich den
„Antrag der Deutschen Vereinigung für Säuglingsschutz betreffend Mutter-
und Säuglingsfürsorge in der Reichsversicherungsordnung" anführe, der seiner
Zeit nach sorgfältiger Beratung dem Reichstage übergeben worden ist. Dort
heißt es:

„Wir beantragen daher, die Wochenhilfe in der Reichsversicherungsordnung entsprechend den folgenden Vorschlägen zu regeln:

I. Als Wochenhilfe muß (unter den bekannten Voraussetzungen) gewährt werden:

obligatorisch { 1. Ein Wochengeld in der Höhe des Krankengeldes für 8 Wochen (von
denen mindestens 6 auf die Zeit nach der Niederkunft fallen müssen)
(§ 232 des Entwurfs).

2. Die erforderlichen Hebammendienste und ärztliche Behandlung der Schwangerschaftsbeschwerden (§ 234 Abs. 2 des Entwurfs).

3. Eine Schwangerschaftsunterstützung bei Arbeitsunfähigkeit der Schwangeren im Betrage des Krankengeldes bis zur Gesamtdauer von 6 Wochen (die auf das Wochengeld vor der Niederkunft angerechnet werden kann) (§ 234 Abs. 1 des Entwurfs).

obligatorisch

4. Ein Stillgeld in Höhe des Krankengeldes, das neben dem Wochengelde bis zum Ablaufe der zwölften Woche nach der Niederkunft an Wöchnerinnen der bezeichneten Art zu zahlen ist, so lange sie ihre Neugeborenen stillen. Der Betrag des Stillgeldes ist entsprechend zu kürzen, wenn Wochengeld und Stillgeld zusammen den Betrag des Grundlohnes überschreiten.

II. Als Wochenhilfe **kann** die Satzung gewähren:

1. Stellung einer Hauspflegerin (deren Vergütung von der Hälfte des Stillgeldes bis zur Dauer von 21 Tagen in Abzug gebracht werden kann).

2. Unterbringung der Schwangeren oder der Wöchnerinnen mit ihrer Zustimmung in einer unter ärztlicher Leitung stehenden Anstalt (Schwangerenheim, Entbindungsanstalt, Wöchnerinnenheim) unter analoger Anwendung der Vorschrift über Angehörigen-Unterstützung bei Krankenhauspflege. Während der Unterbringung in einer Anstalt ruht die übrige Wochenhilfe mit Ausnahme von Stellung einer Hauspflegerin.

fakultativ:

3. Freie oder leihweise Lieferung der bei der Entbindung erforderlichen Wäsche und Bettstücke, Unterlagen, Binden u. dgl. in sterilisiertem Zustande.

4. Säuglingsunterstützung (freie ärztliche Beratung der Mütter, Stillunterstützung an stillende Mütter in Form von Milch, Lebensmitteln oder Stillgeldern über die vorgeschriebene Zeit hinaus; Abgabe von Säuglingsmilch auf ärztliche Verordnung; pflegerische Überwachung der Säuglinge).

5. Wochenhilfe an versicherungsfreie Ehefrauen der Versicherten (§ 239 Abs. 1 Ziff. 2 des Entwurfs)."

Ich selbst habe nicht zu denen gehört, die der Meinung sind, daß alles, was wir in absehbarer Zeit von gesetzlichen oder staatlichen Maßregeln zum Schutze von Mutter und Kind zu erwarten haben, in diese Reichsversicherungsordnung hereingebracht werden mußte. Es ist ganz gewiß zu bedauern, daß viele der Leistungen als fakultativ angeführt werden, welche unbedingt hätten obligatorisch sein müssen. Aber ich hoffe, daß diese Reichsversicherungsordnung nicht für lange Zeit das einzige Reichsgesetz auf unserem Gebiete bleiben wird, sondern daß auch wir, ebenso wie England oder Frankreich, für Deutschland ein allgemeines Kinderschutzgesetz erhalten werden.

Alle diese gesetzlichen Bestimmungen, wie sie durch die Reichsgewerbeordnung und die Reichsversicherungsordnung jetzt geschaffen sind, bedeuten eine Erweiterung und eine Kräftigung des Schutzes für Mutter und Kind. Aber sie erstrecken sich doch immer nur auf versicherte Frauen und nur in einzelnen fakultativen Leistungen auf die Ehefrauen der Kassenmitglieder, während Millionen von Frauen und Müttern eines organisierten Schutzes, soweit Armenpflege nicht in Betracht kommt, entbehren müssen. Henriette Fürth schreibt: „Nicht nur die erwerbstätige Frau ist schutzbedürftig. Ihr gesellen sich die Millionen der nur hauswirtschaftlich tätigen Ehefrauen, die mit einem kleinen Einkommen zu rechnen haben, zu. Es sind die Hunderttausende von Arbeiterehefrauen, die bei einigermaßen ausreichendem Verdienst des Mannes die Versorgung von Haus und Kindern der außerhäuslichen Erwerbstätigkeit vorziehen. Da sind die Hausiererinnen und Inhaberinnen kleinster Ladengeschäfte, da sind die Frauen der kleinen Beamten, mit einem Wort: alle jene, die vielleicht mit Aufbietung aller physischen und moralischen Kräfte sich eben durchbringen, niemals es aber soweit bringen können, für die doch so natürlichen Zufälle des Lebens, wie sie in Wochenbett und Krankheit gegeben sind, irgendwelche Vorsorge zu treffen."

Daraus ergibt sich die Notwendigkeit, für diese natürlichen Zwischenfälle und für die besonderen Ausgaben, die durch sie bedingt werden, eine anderweitige Deckung zu suchen. Bei aller Anerkennung dessen, was durch die Reichsversicherungsordnung, durch die Armenpflege und, in ihrer Ergänzung, durch die Wohlfahrtspflege auf dem Gebiete des Mutterschutzes geschaffen ist, wird von weiten Kreisen eine allgemeine staatliche **Mutterschaftsversicherung** gefordert, welche über den Kreis der Versicherten und über die Leistungen der Arbeiterversicherung wesentlich herausgeht. An einen Mutterschutz, der diesen Namen wirklich verdient, stellt Henriette Fürth folgende Anforderungen:

„1. Eine auskömmliche Arbeitsruhe, das heißt ein Aufhören der Erwerbsarbeit mindestens 4 Wochen, im Bedarfsfalle bis zu 6 Wochen und mehr, vor der Niederkunft. Dann eine Ruhe- und Erholungszeit von mindestens 6, wenn nötig aber bis 8, 12 und mehr Wochen nach der Geburt. Die Entscheidung über die Notwendigkeitsfrage ist dem Arzt zu übertragen.

2. Eine sorgsame Verpflegung während des Wochenbettes und während dieser Zeit die Aufrechterhaltung und Besorgung des Hauswesens durch die Hauspflege.

3. Schadloshaltung für etwaigen Lohnausfall durch Gewährung eines Krankengeldes in der vollen Höhe des regelmäßigen Arbeitsverdienstes.

4. Aufhebung der gesetzlichen Ausnahmebestimmungen, Gleichstellung der unehelichen mit den ehelichen Kindern und alle die Maßnahmen, die notwendig sind, um das Recht und Interesse der außerehelichen Mütter und der unehelichen Kinder dauernd und umfassend wahrzunehmen.

5. Eine Reihe von Veranstaltungen zu Schutz, Fürsorge und Pflege der Säuglinge im allgemeinen."

Den Versicherungszwang will Henriette Fürth auf alle Ehefrauen, die mit einem unzureichenden Einkommen zu rechnen haben, ausgedehnt wissen.

Von Mayet in erster Linie, dann aber auch von den anderen Vorkämpfern und Vorkämpferinnen der Mutterschaftsversicherung sind mehr oder weniger detaillierte Berechnungen aufgestellt worden, wie hoch die für die Mutterschaftsversicherung notwendigen Beträge sein werden, wie groß der Kreis der Versicherten sein würde, wie die Mutterschaftsversicherung eingerichtet, wie sie verwaltet werden soll. Da die Vorschläge insgesamt bisher nur Vorschläge geblieben sind, will ich nicht näher darauf eingehen. Jedenfalls wird diese ganze Frage bei uns in Deutschland nicht mehr zur Ruhe kommen. Vorläufig fällt der Wohlfahrtspflege die Aufgabe zu, die gesetzlichen Leistungen zu erweitern und zu ergänzen, und der Selbsthilfe bleibt es überlassen, über den Kreis der gesetzlichen Versicherten heraus ein Anrecht auf Schutz in besonderen Notfällen sich zu schaffen.

Wie dies zu geschehen hat, das hat uns das französische Beispiel der Mutualité maternelle gelehrt. In ähnlicher Weise sind auch bei uns in Deutschland, im Jahre 1909 auf Anregung von Dr. Alfons Fischer in Karlsruhe, in dem folgenden Jahre in Heidelberg und Baden-Baden, **Mutterschaftskassen** begründet worden, welche staatlich genehmigt und dem Versicherungsgesetz unterstellt sind. Die Ziele und Aufgaben dieser Mutterschaftskassen gehen am besten aus der Satzung der Mutterschaftskasse zu Heidelberg hervor, deren einleitende Paragraphen im folgenden im Wortlaut angeführt werden. Die weiteren nicht wörtlich zitierten Paragraphen beschäftigen sich mit der Leitung und Organisation der Kasse, mit Vorstand, Mitgliederversammlung usw.:

Satzung der Mutterschaftskasse Heidelberg vom März 1910.

§ 1. Die von der Propaganda-Gesellschaft für Mutterschaftsversicherung, Sitz Heidelberg, gegründete „Mutterschaftskasse Heidelberg" hat den Zweck, die bei ihr versicherten Wöchnerinnen nach Maßgabe dieser Satzung zu unterstützen, um die Gesunderhaltung von Mutter und Kind zu erstreben. Die Kasse ist ein kleiner Versicherungsverein auf Gegenseitigkeit im Sinne des § 53 des Reichsgesetzes vom 12. Mai 1901; ihr Sitz ist in Heidelberg. Ihre Bekanntmachungen erfolgen durch unmittelbare Mitteilung an die Mitglieder; weitergehende Bekanntmachung steht im Belieben des Vorstands.

§ 2. Die Leistungen bestehen in der Gewährung von Wöchnerinnengeld und Stillprämien. Zugleich verfolgt die Kasse den Zweck der Belehrung und Aufklärung.

§ 3. Berechtigt zum Anspruch auf die in § 2 genannten Leistungen ist jedes Kassenmitglied ohne Rücksicht auf den Familienstand, wenn es wenigstens 1 Jahr der Kasse angehört hat. Die Mitgliedschaft wird durch Anmeldung (Ausfüllen eines Fragebogens) bei dem Kassenvorstand nach Zahlung einer Einschreibegebühr von 50 Pfg. und des ersten Monatsbeitrags erworben. Jedes Mitglied erhält einen Abdruck der Satzung ausgehändigt.

Der Vorstand ist berechtigt, die Zahl der Aufzunehmenden nach Lage der Kassenverhältnisse zu beschränken.

Für die bis längstens 15. April 1910 eintretenden Mitglieder wird die Wartezeit des Absatz 1 auf 9 Monate herabgesetzt.

§ 4. Mitglied der Kasse können nur solche in Heidelberg und in den benachbarten Landgemeinden bis zu 15 Kilometer Entfernung wohnende oder beschäftigte Personen werden, deren eigenes oder Familieneinkommen in dem der Anmeldung zuletzt vorangegangenen Jahr den Betrag von 3000 Mark nicht übersteigt. Im übrigen ist jeder weiblichen Person ohne Rücksicht auf Beruf, Konfession, politische Anschauung, Alter, Familienstand, die Möglichkeit gegeben, die Mitgliedschaft zu erwerben. Mitglieder, die aus dem Kassenbezirk fortziehen, jedoch innerhalb des Deutschen Reiches wohnen bleiben, behalten ihre Ansprüche an die Kasse, vorbehaltlich der Bestimmungen in den §§ 8 und 10, bis zur nächsten Inanspruchnahme der Kasse.

Eine Erhöhung des Einkommens über den obengenannten Betrag bildet keinen Grund, die Mitgliedschaft zu entziehen.

§ 5. Jedes Mitglied ist verpflichtet, jede während der Mitgliedschaftsdauer eintretende Änderung im Familienstande, sowie jeden Wohnungswechsel dem Vorstand mitzuteilen.

Ferner ist baldmöglichst die eingetretene Schwangerschaft unter Angabe des mutmaßlichen Zeitpunkts der Entbindung dem Vorstand anzuzeigen.

Die Kassenmitglieder sind verpflichtet, den Ausschußmitgliedern der Kasse oder deren Beauftragten den Zutritt zur Wohnung zu gestatten und jede Auskunft, welche sich auf die Wöchnerin und das Kind bezieht, zu erteilen.

Das Wöchnerinnengeld beträgt nach einjähriger ununterbrochener Mitgliedschaft 20 Mk., nach 1¹⁄₂jähriger 25 Mk., nach 2jähriger 30 Mk., nach 2¹⁄₂jähriger 35 Mk., nach 3jähriger 40 Mk., davon wird die Hälfte des Betrags sogleich nach Anzeige der Entbindung, je ¹⁄₄ des Betrags nach Verlauf von 7 bzw. 14 Tagen ausgezahlt. Der Vorstand ist berechtigt, aus wichtigen Gründen, insbesondere bei Inanspruchnahme einer Entbindungs- oder Krankenanstalt, den Gesamtbetrag sogleich und auf einmal auszuzahlen. — Sobald eine Wöchnerin eine von einem Arzt oder einer Hebamme ausgestellte Geburtsbescheinigung oder ein behördliches Geburtszeugnis beim Kassenvorstand vorweisen läßt, wird ihr die erste Rate überbracht. Der Anspruch auf die Kassenleistungen erlischt, wenn die Anzeige nicht spätestens 3 Monate nach der Geburt erfolgt ist.

Der Wöchnerin werden die genannten Beträge ausgezahlt, ohne Rücksicht, ob das neugeborene Kind lebt oder nicht.

Bei Zwillingsgeburt erhält die Wöchnerin noch einen Zuschlag von 10 Mk. zu dem ersten Betrag.

Bei einer Fehl- oder Frühgeburt erhält die Entbundene die gleichen Beträge wie bei einer normalen Geburt, sobald sie die Bescheinigung eines Arztes über die stattgehabte Fehl- oder Frühgeburt vorweisen läßt.

Stirbt die Mutter im Wochenbett, so erhält das Kind die Unterstützungen, die die Mutter, wenn sie noch lebte, empfangen hätte. Stirbt auch das Kind bei oder nach der Geburt, bevor die fälligen Beträge ausgezahlt sind, so erhält die noch ausstehenden Unterstützungen der Vater des Kindes, jedoch nur dann, wenn das Kind ehelich geboren ist.

§ 6. Kassenmitglieder, die erwiesenermaßen noch 6 Wochen nach der Entbindung stillen, erhalten eine Stillprämie, und wenn sie das Stillen nachweislich noch über den dritten Monat fortsetzen, eine weitere Stillprämie. Die Höhe der Stillprämie wird unter Berücksichtigung der verfügbaren Mittel alljährlich von der Mitgliederversammlung festgesetzt;

sie soll nicht unter 5 Mk. betragen und wird bis zu anderweitiger Beschlußfassung in diesem Betrage gewährt.

§ 7. Mit Inanspruchnahme der Kassenleistung gilt die für die Höhe des Wöchnerinnengeldes maßgebende Mitgliedschaftsdauer (§ 5 Abs. 4) für unterbrochen; d. h. das unterstützte Mitglied erhält bei einer weiteren Geburt das einfache Wöchnerinnengeld ohne Rücksicht auf die seit der Entbindung abgelaufene Zeit, das erhöhte Wöchnerinnengeld aber nur, wenn zwischen den beiden Geburten volle $1^1/_2$, bzw. 2, bzw. $2^1/_2$, bzw. 3 Jahre liegen.

Öfter als 2 Mal innerhalb von 12 Monaten hat das Mitglied keinen Anspruch auf die Leistungen der Kasse.

§ 8. Der Monatsbeitrag ist zur Zeit auf 50 Pfg. festgesetzt.

§ 9. Die Einnahmen der Kasse bestehen aus den Mitgliederbeiträgen, den Zuschüssen der Propagandagesellschaft und etwaigen sonstigen Zuwendungen. Die Höhe der Beiträge wird alljährlich von der Mitgliederversammlung festgesetzt; jede Abänderung der Beitragshöhe bedarf jedoch der Genehmigung der Aufsichtsbehörde.

Die Propagandagesellschaft für Mutterschaftsversicherung, Sitz Heidelberg, hat der Mutterschaftskasse Heidelberg einen nicht rückzahlbaren Fonds von 2000 Mark zur Verfügung gestellt.

Über die Erfolge der Heidelberger Mutterschaftskasse berichtet Bruno auf dem vorjährigen III. Internationalen Kongreß für Säuglingsschutz in Berlin. Nach $1^1/_2$ jährigem Bestehen zählte die Kasse 72 Mitglieder. Sie hat in 8 Monaten 22 Wöchnerinnen ausgezahlt; davon stillen ihre Kinder 21 Frauen, eine nicht. An Wöchnerinnengeldern wurden ausgegeben in den 8 Monaten bei 22 Geburten: 440 Mk; eingekommen an Versicherungsgeldern: 478 Mk.; und ausgezahlt an Stillgeldern: 300 Mk.

Ein höchst interessanter Versuch, eine **kommunale Mutterschaftsversicherung** zu schaffen, ist mit Genehmigung des Sächsischen Ministeriums in der kleinen Stadt Sebnitz gemacht worden. Das am 6. März 1911 genehmigte Ortsgesetz hat folgenden Wortlaut:

I. Teil.
Ortsgesetz über die Errichtung einer Mutterschaftskasse in Sebnitz.
Wöchnerinnen- und Säuglingsfürsorge.

Zweck der Kasse.

§ 1. Die Sebnitzer Mutterschaftskasse ist eine städtische Wohlfahrtseinrichtung mit dem Bestreben, unbemittelte oder wenig bemittelte Mütter und ihre Kinder gesund zu erhalten.

Die Verwaltung der Kasse untersteht dem in § 28 des Ortsgesetzes für die Stadt Sebnitz vom 20. Januar 1906 vorgesehenen Gesundheitsausschusse unter Beaufsichtigung des Stadtrates.

Erwerbung der Mitgliedschaft.

§ 2. Der Mutterschaftskasse können in Sebnitz wohnende weibliche Personen aller Stände ohne Rücksicht auf Beruf, Religion, politische Partei und Alter — insbesondere Fabrik- und Hausarbeiterinnen — angehören, deren eigenes oder Familieneinkommen in dem der Anmeldung vorangegangenen Jahre den Betrag von 1900 Mk. nicht übersteigt.

Mitglieder, die von Sebnitz fortziehen, jedoch innerhalb des Deutschen Reiches oder im Bezirke des K. K. österreichischen Bezirksgerichtes Hainspach Wohnung nehmen, behalten ihre Ansprüche an die Kasse vorbehaltlich der Bestimmungen in den §§ 7, 8 bis zur nächsten Inanspruchnahme der Kasse.

Die Mitgliedschaft kann weiter bestehen, wenn das Einkommen die Höchstgrenze von 2500 Mk. nicht übersteigt.

§ 3. Die Mitgliedschaft wird durch schriftliche Anmeldung oder durch eine an Ratsstelle abzugebende verhandlungsschriftliche Erklärung erworben. — In der Anmeldung, zu der am besten das dazu bestimmte Formular verwendet wird, sind Name, Alter, Wohnung, Einkommen und Arbeitsverhältnis anzugeben. Jedem Mitgliede wird ein Abdruck des Ortsgesetzes ausgehändigt. Die Anmeldung erfolgt gebührenfrei.

Verpflichtung des Mitgliedes.

§ 4. Jedes Mitglied hat monatlich einen Beitrag von mindestens 50 Pf. zu entrichten.

Der Beitrag ist am Monatsersten und erstmalig für den Monat des Eintritts fällig, letztmalig für den Monat zu entrichten, in dem das Ausscheiden aus irgend einem Grunde (Ableben, Austritt, Ausschluß) erfolgt.

Die Beiträge werden von den in Sebnitz wohnenden Mitgliedern, wenn diese einer Ortskrankenkasse oder einer Betriebs- oder Hilfskrankenkasse angehören, von diesen Kassen, im übrigen an Ratsstelle eingehoben; Vorauszahlung ist statthaft. Die auswärtswohnenden Mitglieder (§ 2 Abs. 2) haben die Beiträge kostenfrei an die Mutterschaftskasse abzuführen.

Leistungen der Kasse.

§ 5. Die Kasse zahlt bei der Entbindung eines Mitgliedes gegen Vorzeigung einer durch einen Arzt oder eine Hebamme ausgestellten Geburtsbescheinigung oder eines behördlichen Geburtszeugnisses außer den eingezahlten Monatsbeiträgen

    a) nach einjähriger ununterbrochener Mitgliedschaft ein Wöchnerinnengeld von 14 Mk.,
    b) nach zweijähriger ununterbrochener Mitgliedschaft ein Wöchnerinnengeld von 18 Mk.
    c) nach dreijähriger ununterbrochener Mitgliedschaft ein Wöchnerinnengeld von 22 Mk.

so daß das Mitglied mindestens Beiträge von 20, 30 und 40 Mk. erhält.

Bei Zwillingsgeburten wird außerdem ein Zuschlag von 10 Mk. gewährt.

Besondere Kassenleistung beim Selbststillen.

§ 6. Um die Verbreitung des Selbststillens zu fördern, hat jedes stillende Kassenmitglied ein Recht auf Gewährung von Milch und Stillprämien im Umfange der durch besondere Bekanntmachung festgelegten, jeweilig hierfür geltenden Bestimmungen —[1) siehe nachstehende Bekanntmachung über Säuglingsfürsorge. —

Auszahlungsbestimmungen.

§ 7. Von vorstehend aufgeführten Beträgen werden die Spargelder sogleich nach Anzeige der Entbindung, das Wöchnerinnengeld nach Verlauf von 14 Tagen ausgezahlt.

Bei Aufnahme in eine Entbindungs- oder Krankenanstalt kann der gesamte Betrag sogleich und auf einmal ausgezahlt werden, auch kann auf Ansuchen in der letzten Woche vor der Entbindung eine Teilzahlung bis zur Höhe der gezahlten Beiträge im voraus bewilligt werden.

Bei Totgeburten, oder falls das Kind innerhalb einer Woche nach der Geburt stirbt, werden dem Mitgliede nur die Spargelder ausgezahlt.

Stirbt die Mutter im Wochenbett, so erhält das Kind die aus Spar- und Wöchnerinnengeld bestehende volle Unterstützung; stirbt auch das Kind, bevor der fällige Betrag zur Auszahlung gekommen ist, so erhält die noch ausstehende Barunterstützung der Vater des Kindes, falls das Kind in der Ehe geboren oder bereits vom Vater standesamtlich anerkannt ist.

Der Anspruch auf die Rückzahlung der Monatsbeiträge und Kassenleistungen überhaupt erlischt, wenn die Anzeige und die vorgesehenen Nachweise nicht spätestens 2 Monate nach der Geburt an Kassenstelle geliefert werden.

Weiterbestehen der Mitgliedschaft nach Inanspruchnahme der Kasse.

§ 8. Sind nach einer Entbindung die fälligen Beträge ausgezahlt worden, so beginnt, sofern das Mitglied nicht seinen Austritt aus der Kasse beantragt hat, mit dem Monat nach der Auszahlung die Mitgliedschaft von neuem. Bei den folgenden Entbindungen und Totgeburten, bei bestätigter Fehl- oder Frühgeburt kommt die in § 5 vorgesehene einjährige Wartezeit in Wegfall.

Austritt, Erlöschen der Mitgliedschaft und Ausschluß.

§ 9. Der freiwillige Austritt ist jederzeit gestattet; er ist der Kasse schriftlich anzuzeigen.

Bleibt das Mitglied mit der Zahlung von 2 Monatsbeiträgen trotz schriftlicher Zahlungsaufforderung länger als 14 Tage im Rückstande, so erlischt die Mitgliedschaft.

Den Ausschluß hat zu gewärtigen, wer die Ziele der Kasse durch falsche Angaben oder sonst in grober Weise verletzt. Über den Ausschluß entscheidet der Ausschuß.

Von dem Erlöschen und dem Ausschlusse erhält das Mitglied schriftliche Mitteilung.

Mit dem Austritte, dem Erlöschen der Mitgliedschaft oder dem Ausschlusse erlöschen die Ansprüche an die Kasse, nur die geleisteten Beiträge werden zur Hälfte zurückvergütet.

Beschwerderecht.

Jedem Mitgliede steht das Recht der Beschwerde an den Stadtrat als letzte Instanz zu.

Geschäftsführung.

§ 10. Das Geschäftsjahr der Kasse ist das Kalenderjahr. Die Prüfung und Richtigsprechung der Rechnung erfolgt durch den Rat und die Stadtverordneten.

[1) Bei der Mutterschaftskasse nicht versicherten Personen können künftighin Milch- und Stillprämien nur, soweit Mittel verfügbar sind, auf Ansuchen bewilligt werden.

Auflösung der Kasse.

§ 11. Die Beschlußfassung über die Kassenauflösung und das hierbei zu beobachtende Verfahren steht den städtischen Kollegien zu.

Die Auflösung kann jederzeit erfolgen, insbesondere wenn
  a) der Kasse nicht mehr als 10 Mitglieder angehören,
  b) die Zwecke und Einrichtungen der Kasse Gegenstand reichs- oder landesrechtlicher Regelung werden,
  c) der alljährlich aus städtischen Mitteln zu bewilligende Zuschuß im Mindestbetrage von 3000 Mk. samt den der Kasse sonst zur Verfügung stehenden Geldern nicht annähernd mehr ausreicht, um die Ansprüche an die Kasse zu befriedigen.

Im Falle der Auflösung ist die Kasse verpflichtet, allen Kassenmitgliedern, welche die Kassenleistungen nicht in Anspruch genommen haben, die gezahlten Beiträge voll zurückzuerstatten. Hat ein Mitglied die Kasse in Anspruch genommen, so umfaßt die Erstattung nur die seit der zuletzt nach § 8 des Ortsgesetzes von neuem begonnenen Mitgliedschaft gezahlten Beiträge.

Sebnitz, den 28. Februar 1911.

Der Stadtrat.   Die Stadtverordneten.

(L. S.) Dr. Steudner,   (L. S.) Leonhardt,
        Bürgermeister.   Vorsteher.

II. Teil.

Bekanntmachung, die Säuglingsfürsorge betr.

Unter Aufhebung der bisherigen, die Säuglingsfürsorge betreffenden Bekanntmachungen wird folgendes bestimmt.

Um das Verständnis für die gesundheitliche Bedeutung des Stillens zu fördern und das Stillgeschäft unbemittelten Müttern zu erleichtern und dadurch in weitem Umfange wieder einzubürgern, ist beschlossen worden:
  1. Durch Verteilung von Merkblättern an alle erst Entbundenen Aufklärung über den Wert des Selbststillens für Mutter und Kind zu verschaffen,
  2. Auf Ansuchen stillenden Müttern außer täglich 1 Liter Vollmilch (Milchgutschein) eine Stillprämie von 1 Mk. wöchentlich auf die Dauer von 5 Monaten zu gewähren, falls im letzten Jahre ihr eigenes oder Familieneinkommen
  bis mit 800 Mk. bei einem oder mehr lebenden noch nicht schulentlassenen Kindern,
  bis mit 950 Mk. bei zwei oder mehr lebenden noch nicht schulentlassenen Kindern,
  bis mit 1100 Mk. bei drei oder mehr lebenden noch nicht schulentlassenen Kindern,
  bis mit 1250 Mk. bei vier oder mehr lebenden noch nicht schulentlassenen Kindern,
  bis mit 1400 Mk. bei fünf oder mehr lebenden noch nicht schulentlassenen Kindern.
beträgt.

Bei Wöchnerinnenunterstützung durch eine Kasse fällt für die Zeit der Kassenunterstützung die Gewährung der Stillprämie weg.

Außerdem wird nach sechsmonatigem Stillen eine besondere Stillprämie von 8 Mk. bewilligt.

Milchgutscheine und Stillprämien gelten nicht als Armenunterstützung.

3. Das Ansuchen um Gewährung von Milch und Stillprämien ist mündlich in der Polizeiexpedition (z. Zt. Rathaus Zimmer Nr. 5), und zwar regelmäßig Montag nachmittag anzubringen. Hierbei ist eine von der Wöchnerin unterzeichnete Erklärung abzugeben dahingehend, daß sich die Ansucherin des Betruges schuldig bekennt, falls sie die Milch oder Prämien in Empfang nimmt, ohne ihr Kind ununterbrochen selbst gestillt zu haben.

In der Polizeiexpedition werden auch wöchentlich die Milchgutscheine und Stillprämien gegen Bescheinigung einer Hebamme oder eines Arztes für das ununterbrochene Selbststillen der betreffenden Wöchnerin während der vergangenen Woche verabreicht.

4. Wöchnerinnen, die Stillprämien und Milchgewährung in Anspruch nehmen, haben das Stillen, wenn irgend möglich, 4—6 Monate fortzusetzen.

5. Dem Kinde in den ersten drei Monaten nebenher irgendwelche andere Nahrung zu reichen, ist nur auf Anordnung eines Arztes statthaft.

6. Die Kontrolle über die stillenden Mütter wird den Hebammen übertragen, welche für jede ihrer Wöchnerinnen, die nachweislich 4 Wochen lang ununterbrochen ihr Kind gestillt hat, eine Prämie von 50 Pf. erhalten.

7. Wöchnerinnen, die Prämien und Milch in Empfang nehmen, ohne inzwischen ihr Kind ununterbrochen selbst gestillt zu haben, ebenso Hebammen, die diese Tatsachen wissentlich oder fahrlässig zu Unrecht bestätigen, haben strafrechtliche Verfolgung wegen Betruges zu gewärtigen.

8. Am Anfang eines jeden Jahres wird im Amtsblatt bekannt gegeben, wieviel Prozent der von jeder Hebamme Entbundenen ihre Kinder selbst gestillt haben.

Sebnitz, den 28. Februar 1911.

Der Stadtrat.

Dr. Steudner, Bürgermeister.

Selbst unter den Anhängern einer Erweiterung des Mutterschutzes gehen die Meinungen über die Vorzüge derartiger Mutterschaftskassen auseinander. Die einen glauben, daß die Einführung der staatlichen Versicherung durch diese privaten und kommunalen Kassen womöglich verzögert werde; die anderen dagegen sehen in den privaten Kassen eine Vorbereitung und gewissermaßen ein Versuchsfeld für die allgemeine staatliche Versicherung. Die letzteren haben die praktischen Erfolge für sich und werden mit diesen Erfolgen sicher das Ziel der staatlichen Versicherung erreichen, als mit aller theoretischen Propaganda.

Kinderprivileg und Junggesellensteuer.

Außer den Bestimmungen der Arbeiterschutz- und Versicherungsgesetzgebung kommen auch die unserer Einkommensteuergesetze dem Kinde zustatten, und zwar das sog. **Kinderprivileg.** In Preußen wird bei Einkommen bis zu 6500 Mk. bei der Festsetzung der Steuerstufe berücksichtigt, wie vielen Kindern oder anderen Familienangehörigen der Steuerpflichtige auf Grund gesetzlicher Verpflichtung Unterhalt zu gewähren hat; bei Einkommen bis zu 3000 Mk. wird für jedes derartige Familienmitglied der Betrag von 50 Mk. vom steuerpflichtigen Einkommen mit der Maßgabe abgezogen, daß beim Vorhandensein von drei oder vier Familienmitgliedern eine Ermäßigung um eine und beim Vorhandensein von fünf oder mehr Familienmitgliedern um zwei Stufen stattfindet. Bei einem Einkommen von mehr als 3000—6500 Mk. wird der Steuersatz um eine Stufe ermäßigt, wenn der Steuerpflichtige drei oder vier, und um zwei Stufen, wenn er fünf oder mehr Kindern oder Familienangehörigen Unterhalt gewährt.

Eine eigenartige Ausgestaltung hat das Kinderprivileg in Württemberg erfahren: Steuerpflichtige, welche verheiratet sind und einen gemeinsamen Haushalt führen oder welche verwitwet sind, mit einem Einkommen bis zu 2000 Mk. werden um eine Stufe ermäßigt, wenn sie ein oder zwei nicht selbständig einzuschätzende Kinder unter 15 Jahren unterhalten, um zwei Stufen bei drei oder mehr Kindern; bei einem Einkommen von 2000—3200 Mk. tritt bei Unterhaltung von drei oder mehr solchen Kindern Ermäßigung um eine Stufe ein.

Der Gedanke einer **Junggesellensteuer** hat auch bei uns in Deutschland viele Anhänger. Es bestehen in unserer Steuergesetzgebung Bestimmungen, welche die verheirateten Steuerpflichtigen unter Umständen mehr als Ledige belasten. Erst jüngst wieder wurde die Frage einer besonderen Junggesellenbesteuerung bei den Beratungen über die Einführung eines Einkommensteuergesetzes im Fürstentum Reuß ältere Linie erörtert. Der auf das Kinderprivileg bezügliche § 19 des Regierungsentwurfes lautete:

,,Gewährt ein Steuerpflichtiger, dessen Einkommen den Betrag von 3000 Mk. nicht übersteigt, Kindern oder anderen Familienangehörigen auf Grund gesetzlicher Verpflichtung (§ 1601 fg. BGB.) Unterhalt, so wird ihm von dem steuerbaren Einkommen für jedes derartige Familienmitglied der Betrag von 50 Mk. in Abzug gebracht mit der Maßgabe, daß bei dem Vorhandensein von fünf oder mehr derartigen Familienmitgliedern eine Ermäßigung um mindestens zwei der in dem Tarife vorgeschriebenen Steuerstufen stattfindet.''

9

„Bei der Feststellung der für die Ermäßigung maßgebenden Personenzahl (Abs. 1) werden nicht mitgerechnet die Ehefrau des Steuerpflichtigen und diejenigen Kinder und Angehörigen, welche das 14. Lebensjahr überschritten haben und entweder im landwirtschaftlichen oder gewerblichen Betriebe des Steuerpflichtigen dauernd tätig sind oder ein eigenes Einkommen von mehr als der Hälfte des ortsüblichen Tagelohnes nach ihrer Altersklasse und nach ihrem Geschlechte haben."

Auf Antrag des Abgeordneten Scheinpflug schlug die Kommission folgende Einschiebung vor:

„Von unverheirateten Steuerpflichtigen über 25 Jahre und verheiratet gewesenen Steuerpflichtigen ohne Kinder wird ein Steuerzuschlag erhoben, welcher beträgt in den Einkommensteuerstufen von mehr als 3000—6000 Mk. 5%, in den Einkommensteuerstufen von über 6000 Mk. 10% der zu entrichtenden Steuer. Diese Bestimmung findet keine Anwendung auf Personen, welche unterstützungsbedürftigen Angehörigen Unterstützung gewähren, welche insgesamt mehr als 10% des Gesamteinkommens beträgt. Darüber, ob die Voraussetzungen des Steuerzuschlages vorliegen, ist bei der Veranlagung zu befinden. Gegen die Entscheidung finden die örtlichen Rechtsmittel statt."

Bei der Beratung im Landtag wurde der Antrag dahin geändert, daß der Steuerzuschlag von unverheirateten Steuerpflichtigen über 30 Jahre erhoben werden soll, dagegen nicht von den verheiratet gewesenen Steuerpflichtigen ohne Kinder.

Armenpflege.

Als das Geburtsjahr moderner Armenpflege habe ich in der historischen Einleitung das Jahr 1788, das Jahr der Begründung der Allgemeinen Armenanstalt in Hamburg, bezeichnet. Wir müssen uns vergegenwärtigen, welche Wandlung innerhalb christlicher Kultur in den Anschauungen über das Wesen der Armenpflege im Laufe der Jahrhunderte sich vollzogen hat: Zuerst ein Almosengeben aus christlicher Nächstenliebe, dann ein Almosengeben um des eigenen Seelenheiles willen; weiter ein Almosengeben um des Armen willen; nun greift die weltliche Organisation, allerdings unter dem Einfluß der Reformation, ein, und an die Stelle des Almosens tritt die Unterstützung nach sorgfältiger Prüfung der Verhältnisse; und den Abschluß dieser Entwicklung bringt die Hamburger Armenanstalt mit ihrem: „Arbeit statt Almosen".

Das Beispiel Hamburgs fand in vielen Städten, namentlich Norddeutschlands, Nachahmung. Aber bald wurde die weitere Entwicklung der Armenpflege durch die Fremdherrschaft und durch die Kriege am Anfang des 19. Jahrhunderts unterbrochen, und die mit der Herstellung des Friedens beginnende Zeit trägt auch auf dem Gebiete der Armenpflege und der Armengesetzgebung den Charakter der Reaktion. Die Überzeugung, daß die „Hilfe durch Arbeit" die beste Art ist, weil sie gleichzeitig den Menschen am meisten fördert, ist, soweit ich es zu beurteilen vermag, auch bei uns in Deutschland heute noch keineswegs so weit in praktische Wirklichkeit umgesetzt worden, wie es im Interesse der Armen notwendig wäre. Der Gedanke liegt anscheinend dem Praktiker näher, als den Behörden.

Daß die Ideen der Hamburger Armenordnung auf weite Kreise gewirkt haben, lehrt uns die Geschichte des Aachener Vereins zur Beförderung der Arbeitsamkeit,[1] die auch um deswillen in den Rahmen unseres Handbuches

---

[1] Festschrit zum 75 jährigen Jubiläum des Aachener Vereins zur Beförderung der Arbeisamkeit.

hereingehört, weil der Verein insbesondere die Gründung von Bewahranstalten und Kindergärten zu seinen Aufgaben gemacht hat. Die Geschichte des Vereins ist ein sprechender Beweis dafür, wie praktischer Bürgersinn den Armen zu Hilfe zu kommen sucht und eine Verbindung gemeinnütziger Absichten mit geschäftlichen Bestrebungen zum Nutzen aller herzustellen weiß.

Im Jahre 1824 wurde unter dem Namen „Aachener Feuerversicherungs-Gesellschaft" eine Aktiengesellschaft errichtet und mit dieser ein Verein zu wohltätigen Zwecken verbunden, der den Namen „Aachener Verein zur Beförderung der Arbeitsamkeit" führen sollte. Der § 1 der Statuten, die durch Kabinettsordre vom 24. Juni 1825 landesherrlich bestätigt wurden, lautet:

„Der Zweck des Vereins ist, durch Beförderung der Arbeitsamkeit unter der ärmeren Bevölkerungsklasse und durch Herbeiführung von Gelegenheiten zur Erwerbung ihres Unterhalts einen Quell der Armut zu verstopfen, Bettelei und Hilfsbedürftigkeit in Abnahme zu bringen; die Kinder der geringeren Volksklasse, bei moralischer Erziehung, zur Arbeit anzuhalten, ihnen Liebe zu derselben beizubringen und sie dadurch geschickt und geneigt zu machen, sich ihr Brot auf ehrliche Weise zu verdienen."

Wenn man die Bedeutung dieser von David Hansemann, dem Schöpfer des Vereins, formulierten Gedanken: „Erziehung zur Arbeit" und „Hilfe durch Arbeit" erfassen will, muß man sich die Verhältnisse der arbeitenden Bevölkerung in den zwanziger Jahren des 19. Jahrhunderts vorstellen. Die Arbeit in den Fabriken stockte; durch die Einführung der Maschinenarbeit war Frauen- und Kinderarbeit möglich und üblich geworden, die Arbeitsgelegenheit der Männer vermindert. So entwickelten sich Zustände einer Massenarmut, die wir heute, wenigstens in Deutschland, nicht mehr kennen. Es blieb damals scheinbar kaum etwas anderes übrig, als den Armen wiederum durch Almosen zu helfen. Hansemann aber ging von der Überzeugung aus, daß jede Unterstützung an Hilfsbedürftige nur Preis irgendeiner Arbeit oder Leistung sein müsse, und ferner stellte er neben die Pflege der Armen vollkommen bewußt die Verhütung der Verarmung. Er ging darauf aus, „die Arbeitsamkeit bei den handarbeitenden Klassen in der Weise zu fördern, daß diejenigen Menschen, welche nicht hilfsbedürftig sind, arbeitsam bleiben oder es noch mehr werden". Von den mannigfachen Plänen (Arbeiterkolonien, Unterricht an hilfsbedürftige Kinder, Einrichtung von Sparkassen und Unternehmung von Arbeiten, um Arbeitslosen Unterhalt zu schaffen) kam zunächst die Gründung von Sparkassen zur Ausführung und dann schlossen sich umfangreiche gemeinnützige Veranstaltungen und Einrichtungen an, auf die ich, soweit sie die Kinderfürsorge speziell betreffen, an späterer Stelle zurückkomme. Hier war es mir nur darum zu tun, das System moderner Armenpflege zu kennzeichnen, wie es sich im Kopfe eines hervorragenden Mannes, der selbst die Arbeit und den Segen der Arbeit kennt, entwickelt.

Auch die **Armengesetzgebung** hat im Laufe des letzten Jahrhunderts bei uns in Deutschland eine feste Form angenommen. Schon seit den Reichspolizeiverordnungen des 16. Jahrhunderts ist in Deutschland die Gemeinde die Trägerin der öffentlichen Armenlast. Die Verpflichtung des Staates zur Versorgung seiner Armen erfaßte schärfer, als es vor ihm geschah, Friedrich der Große. Das preußische Gesetz vom Jahre 1748 gab durch Einführung des später so genannten Unterstützungswohnsitzes den Anstoß zur neuen Armengesetzgebung. Ungefähr zu derselben Zeit, in welcher von den Bürgerschaften der großen Stadtgemeinden (Hamburg) die öffentliche Armenpflege reorganisiert wurde, wurde in Preußen durch das Allgemeine Landrecht, in Weiterentwicklung des Gesetzes von 1748, die Armenpflege auf Grundlage der Freizügigkeit und unter Anerkennung einer öffentlich rechtlichen Unterstützungspflicht neu geordnet.

Die Aufgaben des Staates gegenüber seinen fürsorgebedürftigen Staatsbürgern formulierten die in den §§ 1—3 im Teil II, Titel 19 des Allgemeinen Landrechtes vom 5. Februar 1794 gestellten „Grundsätze" in folgender Weise:

„1. Dem Staate kommt es zu, für die Ernährung und Verpflegung derjenigen Bürger zu sorgen, die sich ihren Unterhalt nicht selbst verschaffen und denselben auch von anderen Privatpersonen, welche nach besonderen Gesetzen dazu verpflichtet sind, nicht erhalten können.

2. Denjenigen, welchen es nur an Mitteln und Gelegenheit, ihren und der Ihrigen Unterhalt selbst zu verdienen, ermangelt, sollen Arbeiten, die ihren Kräften und Fähigkeiten gemäß sind, angewiesen werden.

3. Diejenigen, die nur aus Trägheit, Liebe zum Müßiggange oder anderen unordentlichen Neigungen die Mittel, sich ihren Unterhalt selbst zu verdienen, nicht anwenden wollen, sollen durch Zwang und Strafen zu nützlichen Arbeiten unter gehöriger Aufsicht angehalten werden."

Die Ausübung dieser Armenpflege verweist das Landrecht an engere Verbände, Korporationen und Gemeinden, welche verpflichtet sind, auch die Ehefrauen, Witwen und unversorgten Kinder des Verarmten zu ernähren. Arme, deren Versorgung einzelnen Personen, Korporationen oder Kommunen nicht obliegt oder von denselben nicht bestritten werden kann, sollen durch die Vermittelung des Staates in öffentlichen Landarmenhäusern untergebracht werden. Träger der Armenlast ist die Gemeinde unter aushilfsweiser Heranziehung größerer Verbände (Kreis, Provinz).

In der preußischen Gesetzgebung vom 31. Dezember 1842 und vom 21. Mai 1855 wurden diese Bestimmungen anerkannt und weitergeführt. Mit der Bestätigung der Niederlassungsfreiheit wurde der Grundsatz des Unterstützungswohnsitzes in dem Sinne festgelegt, daß der Unterstützungswohnsitz án den fortgesetzten gewöhnlichen Aufenthalt im Bezirke eines örtlichen Armenverbandes — ein Jahr nach erfolgter polizeilicher Anmeldung — geknüpft ist. In den übrigen Bundesstaaten (außer Preußen) war dagegen das im alten deutschen Recht ausgebildete Heimatsrecht die Grundlage der Armengesetzgebung geblieben. Mit Einführung des Reichsgesetzes über den Unterstützungswohnsitz vom 6. Juni 1870 trat für ganz Deutschland — mit Ausschluß von Bayern und Elsaß — eine einheitliche Armengesetzgebung auf Grund des Unterstützungswohnsitzes in Kraft.

Nach dieser ist jeder Inländer auf Kosten desjenigen örtlichen Verbandes zu unterstützen, innerhalb dessen Grenzen er seinen Unterstützungswohnsitz hat. Die erste Hilfe leistet derjenige örtliche Armenverband, innerhalb dessen Grenzen die Unterstützungsbedürftigkeit eintritt.

Der Unterstützungswohnsitz wird erworben:

1. durch ununterbrochenen Aufenthalt von zwei Jahren,

2. durch Verehelichung insofern, als die Ehefrau den Unterstützungswohnsitz des Mannes teilt, und

3. durch Abstammung insofern, als die ehelichen Kinder den Unterstützungswohnsitz des Vaters teilen.

Das deutsche Recht erkennt allerdings ein erzwingbares Recht des Armen auf öffentliche Unterstützung nicht an und entlastet auch nicht andere zur Unterstützung Verpflichtete.

In Bayern bildet auch heute noch das Heimatsprinzip die Grundlage der Unterstützungspflicht und ist seit 1868 einheitlich geregelt. ' In Elsaß-Lothringen blieb zunächst die aus der französischen Armenpflege hervorgegangene freiwillige, nicht obligatorische Armenpflege bestehen, welche auf dem Grundsatz beruht, daß ohne staatlichen Zwang die gesamten Mittel der Armenpflege aus freiwilligen Leistungen aufgebracht werden sollten. Die Sonderstellung Elsaß-Lothringens ist durch das Reichsgesetz vom 30. Mai 1908 aufgehoben, denn durch dieses ist vom 1. April 1909 an das Prinzip des Unterstützungswohnsitzes auch für Elsaß-Lothringen eingeführt.

Das Wesen der öffentlichen Armenpflege in Deutschland charakterisiert Manes in folgender Weise: „Nach wie vor tritt die öffentliche Armenpflege nur höchst subsidiär ein, sofern nicht anderweit primär Verpflichtete vorhanden sind. Nach wie vor beschränkt sie sich auf den Fall gegenwärtiger oder unmittelbar bevorstehender Hilfsbedürftigkeit und auf die Gewährung des absolut Notwendigen und Unentbehrlichen; nach wie vor ist ein klagbarer Anspruch des Hilfsbedürftigen nicht anerkannt. Dagegen ist der Bezug von Armenunterstützung mit dem Verlust politischer, kommunaler und kirchlicher Wahlrechte und anderen Minderungen der öffentlichen Rechtsstellung verknüpft."

Armenpflege und Fürsorge.

Die öffentliche Armenpflege wird von öffentlichen Körperschaften im Rahmen ihrer gesetzlichen Verpflichtungen vermittelst öffentlicher, nötigenfalls mit im Steuerzwang aufgebrachter Mittel ausgeübt; die Leistungen geschehen auf Grund der bestehenden Gesetze.

Die öffentliche Armenpflege, welche in gewissem Sinne als ein zweifelhaftes Heilmittel zu bezeichnen ist, weil sie vielfach erst eingreifen kann, wenn die Hilfsbedürftigkeit bereits besteht, findet eine Ergänzung in der sozialen Gesetzgebung, deren Aufgaben im wahren Sinne des Wortes prophylaktische, d. h. vorbeugende sind. Sie räumt den wirtschaftlich Schwachen, um diese vor Verarmung zu schützen, im Wege der Versicherung einen Rechtsanspruch auf staatliche Fürsorge im Falle von Krankheit, Invalidität oder Alter ein.

Wenn auch die soziale Gesetzgebung immer weitere Gebiete in ihren Bereich hineinzieht, so reicht sie doch nicht annähernd aus, um alle sozialen Schäden zu mindern oder zu beseitigen. In einzelnen Fällen bietet die Gesetzgebung dazu überhaupt keine Handhabe. Es muß zur Ergänzung die Wohlfahrtspflege mit ihrer freien Fürsorgetätigkeit eingreifen.

Die soziale Gesetzgebung gibt ihren Organen das Recht, in bestimmten Fällen über die gesetzlich vorgeschriebenen Leistungen herauszugehen, schreibt aber gleichzeitig auch für diese fakultativen Leistungen genaue Grenzen vor.

So eng sind der Armenpflege die Grenzen nicht gezogen. Von den fortgeschrittneren Armenverwaltungen wird der Begriff der armenrechtlichen Hilfsbedürftigkeit heute beträchtlich weiter gefaßt als früher. Es gibt ein Gebiet von Leistungen, zu denen z. B. die Bereitstellung des Erziehungsminimums gehört, die heut vielfach als Pflichten der Armenpflege angesehen und ausgeübt werden, während dies früher nicht geschah.

Abgesehen von diesem strittigen Gebiet geht aber die Armenverwaltung über das Maß dessen, was ihr gesetzlich vorgeschrieben ist, mit ihrer ergänzenden Fürsorge in einer großen Zahl von Fällen spontan und bewußt heraus. Geschicht dies, so unterscheidet sie selbst diese Leistungen von ihren Pflichtleistungen insofern, als mit der ergänzenden Fürsorge die Folgen, welche die

öffentliche Armenunterstützung nach sich zieht, nicht verbunden sind, insbesondere nicht der Verlust des Wahlrechtes.

Der Unterschied zwischen den Pflichtleistungen der öffentlichen Armenpflege und den Leistungen der ergänzenden Fürsorge kann nicht scharf
genug betont werden, weil er für die praktische Organisation der Fürsorge
von allergrößter Wichtigkeit ist. Mit Recht umgibt sich die Armenpflege mit
allen möglichen Schutzmaßregeln, um die richtige Art und das richtige Maß
von Unterstützung anzuwenden und um gleichzeitig eine unrechte Ausnutzung
und falsche Anwendung zu verhüten, welche direkt den Aufgaben der Armenpflege entgegenwirken würde.

In der Wohlfahrtspflege besteht heute vielfach die Neigung, die Fürsorgeeinrichtungen einem möglichst weiten Kreise zugänglich zu machen, ohne die
Benutzung der Einrichtung von irgendwelchen Bedingungen abhängig zu
machen. Ich halte das nur insoweit für richtig, als es sich um abstrakte Leistungen, z. B. Belehrung der Mütter, handelt. Die Einrichtungen der Wohlfahrtspflege sind dazu bestimmt, soziale Schäden zu mindern oder zu beseitigen;
sie sind aber auch nur bestimmt für Menschen, deren soziale oder wirtschaftliche Stellung ein bestimmtes Niveau nicht überschreitet. Wenn auch die
Prüfung der Verhältnisse naturgemäß nicht so eingehend stattzufinden braucht,
wie vor der Gewährung einer Armenunterstützung, so sind doch auch die Verhältnisse derjenigen zu prüfen, welche unsere Fürsorgeeinrichtungen besuchen.
Wir stehen da vor einer Schwierigkeit. Auf der einen Seite möchten wir im
Interesse der Allgemeinheit darauf hinwirken, daß die Fürsorgeeinrichtungen
so vollkommen als möglich ausgenutzt werden; auf der anderen Seite aber
müssen wir verhüten, daß sie falsch ausgenutzt werden. Darin liegt wohl
eine Schwierigkeit, jedoch kein Widerspruch.

Es besteht der Unterschied zwischen der Wohlfahrtspflege und der nicht
organisierten Wohltätigkeit, daß die erstere in dem Bestreben, soziale Schäden
als Massenerscheinungen zu bekämpfen, den Ursachen derselben nachgeht und
sie mit den Mitteln zu bekämpfen sucht, die sich aus einer genauen Kenntnis
der Verhältnisse ergeben. Es muß auch ein Unterschied in der Art des Gebens
und Empfangens der Leistungen bestehen. Ich halte es für richtig und für notwendig, daß diejenigen, denen die Wohlfahrtspflege zugute kommt, nach Möglichkeit zu den Leistungen dieser ergänzenden Fürsorge beitragen, gleichgültig
ob diese von einer Armenverwaltung oder von der privaten Wohlfahrtspflege
geboten werden. Wenn von einer derartigen Beitragsleistung der Empfänger
abgesehen wird, so müssen andere Gegenleistungen an ihre Stelle treten. Als
solche ist z. B. die Verpflichtung aufzufassen, die Kinder regelmäßig in den
ärztlichen Beratungsstunden vorzustellen, die Hausbesuche der kontrollierenden
Pflegerinnen zu dulden usw.

Alle diese Maßregeln, welche die Benutzung der Fürsorgeeinrichtungen an
Bedingungen knüpfen, haben einen doppelten Zweck. Es wird einmal vermieden,
daß die ergänzende Fürsorge von Nichtbedürftigen ausgenutzt wird und es
wird andererseits vermieden, daß das bedingungslos Gebotene gering geachtet
wird. Der Erfolg unserer ganzen Fürsorgeeinrichtungen beruht aber darauf,
daß das Gebotene — sei es nun Säuglingsnahrung oder sei es ein ärztlicher
Rat — nicht gering geachtet wird, weil es nur dann richtig angewendet wird.

Nun haben wir allerdings die Aufgabe, die Fürsorgeeinrichtungen populär
zu machen. Darüber vergeht einige Zeit, und für diese Übergangszeit sind
vorübergehend besondere Lockmittel notwendig. Als solche sind z. B. alle
Stillunterstützungen aufzufassen, welche in Fürsorgestellen ohne eingehende

Prüfung der Verhältnisse gezahlt werden. Es ist ein Unterschied zwischen den Stillgeldern, welche einen Ersatz des verlorengehenden Arbeitsverdienstes darstellen und welche der Mutter überhaupt erst die Möglichkeit verschaffen, ihr Kind in eigener Pflege zu behalten, und zwischen den Stillgeldern, welche im wesentlichen dazu dienen, die Mütter zu dem Besuch der Beratungsstellen anzuregen. Darüber, daß alle diese Lockmittel so beschaffen sein müssen, daß sie an sich im Sinne unserer Fürsorge wirken, ist kein Zweifel. Darum sind als Lockmittel z. B. Stillprämien oder Bons auf gute Kindermilch geeignet, nicht aber Malztropon oder irgendwelche anderen Nährpräparate.

Der Umfang der ergänzenden Fürsorge, soweit sie unser Gebiet betrifft, ist in den verschiedenen Bezirken und in den verschiedenen Städten unseres Vaterlandes sehr verschieden groß. In manchen Städten ist noch alles, was außerhalb der absoluten Pflichtleistungen der Armenpflege liegt, privaten Vereinen überlassen; in anderen beschränkt sich die städtische Behörde auf Unterstützung des einen oder anderen Vereins; in wieder anderen geht die Verwaltung Schritt für Schritt vorwärts, um einen immer engeren Zusammenhang mit den Wohlfahrtsvereinen und dadurch einen immer größeren Einfluß auf deren Tätigkeit zu erreichen. In einigen Städten scheuen sich die städtischen Behörden nicht vor der Initiative und vor der Gründung eigener Anstalten, die nur den Zwecken ergänzender Fürsorge dienen. Immerhin werden in diesen letzteren Fällen wohltätige Stiftungen zur Aufbringung der Mittel nach Möglichkeit herangezogen.

Es ergibt sich aus dem Vorhergehenden schon, in welcher Weise sich die Aufgaben und schließlich auch die Lasten der gesamten Fürsorge auf die verschiedenen Träger verteilen. Das Reich erfüllt einen wesentlichen Teil der Aufgaben, die es anerkennt, mit Hilfe der sozialen Gesetzgebung. Die Bundesstaaten haben gesetzliche Schutzmaßregeln für die gefährdeten Kinder oder für einzelne Gruppen derselben geschaffen und die Ausbildung der berufenen Träger der Volksbelehrung in Kinderfürsorge, der Ärzte und Hebammen, gebessert. Außerdem erwarten wir noch manche andere wesentliche Förderung unserer Bestrebungen von der staatlichen Initiative.

Den Gemeinden fällt heute bei uns in Deutschland der wesentlichste Anteil an den Kosten und an den Leistungen der Fürsorge für Mutter und Kind zu. Ich werde an späterer Stelle an einem Beispiel zeigen, was heute alles in unseren modernen Großstädten für Mutter und Kind geschieht. Ich muß aber leider auch ebenso darauf hinweisen, wie wenig in kleinen Gemeinden, wie wenig vor allen Dingen auf dem Lande getan wird. Dürfen wir uns dann wundern, daß die ergänzende Fürsorge fehlt, wenn von Armenpflege nicht die Rede ist? Der Besserung der Verhältnisse auf dem Lande muß ein genaues Studium der Besonderheiten vorangehen, denn die Maßnahmen müssen je nach den besonderen Verhältnissen der Bezirke ganz verschieden sein. Darüber ist heute schon kein Zweifel mehr. Die Not auf dem Lande ist zum Teil erst in neuerer Zeit hervorgetreten und zwar mit dem Aufhören des alten patriarchalischen Verhältnisses der armen Landbevölkerung zur Gutsherrschaft. Wohl kommt es auch heute noch, besonders in den Gegenden, in denen dieses alte patriarchalische Verhältnis sich in der ursprünglichen Form noch erhalten hat, vor, daß in allen den Fällen, in denen eine besondere Notlage an die armen Leute herantritt, die Gutsherrschaft als natürliche Helferin angegangen wird, in denen der Gutsherr, z. B. im Falle von Erkrankungen oder im Falle für die Kinder irgend etwas Besonderes zu geschehen hat, seine Unterstützung nicht verweigert. Aber die Fälle, in denen noch dieses alte patriarchalische Verhältnis vorhanden ist, dürften bei uns in Deutschland mittlerweile selten geworden sein, und etwas anderes ist an seine Stelle, außer in Industriegegenden, nicht getreten.

Neben Staat und Gemeinde ist die organisierte Wohlfahrtspflege tätig, welche sich im großen und ganzen auf dem Boden der privaten Vereinstätigkeit entwickelt hat, zum Teil unter dem Beistande und der finanziellen Unterstützung des Staates und der Gemeinden. Heute, wo vielfach für die modernen Bestrebungen der Säuglingsfürsorge eine neue Organisation neben die alten Vereine gesetzt wird, vergißt man leicht, wie viel von der kirchlichen Armenpflege und von Wohlfahrtsvereinen für Kinder und besonders für Schwangere und Wöchnerinnen getan worden ist und getan wird. Wir werden, wenn wir auf einzelne Einrichtungen eingehen, das weite Gebiet der organisierten Wohltätigkeit kennen lernen. Je weniger Neigung kirchliche Armenpflege und private Wohlfahrtspflege haben, lediglich die Kasse der öffentlichen Armenpflege zu entlasten, um so mehr konzentrieren sie ihre Bestrebungen auf vorbeugende und ergänzende Fürsorge.

Wenn ich von der freien Liebestätigkeit von einzelnen Personen, die trotz aller Pflichtleistungen der Armenpflege und trotz sozialer Gesetzgebung auch heute noch einen großen Umfang hat, absehe, so möchte ich doch noch im besonderen hier auf die **Fürsorgeeinrichtungen der Industrie** für ihre Arbeiter eingehen.

Es ist mir leider nicht gelungen, das ganze Material zusammenzubringen, um eine Übersicht über das geben zu können, was heute von der Großindustrie — selbstverständlich über ihre Verpflichtung hinaus — zugunsten ihrer Arbeiter geschaffen ist. Der Zeitpunkt ist auch deswegen ungünstig gewählt, weil die Fürsorge der Arbeitgeber, die in besonders hohem Maße von der sozialen Gesetzgebung abhängig ist, sich erst wieder auf die durch die Reichsversicherungsordnung neuerdings geschaffenen Verhältnisse einstellen muß. Im Vergleich zu dem, was die Großindustrie zur Besserung der allgemeinen Lage ihrer Arbeitnehmer, z. B. durch Wohnungsfürsorge im größten Stile, geschaffen hat, mag die besondere Fürsorge für Kind und Mutter nicht besonders reich bedacht erscheinen. Immerhin halte ich es für lohnend genug, an einigen Beispielen[1]) den Umfang dieser Fürsorge zu zeigen.

Die **Farbenfabriken vormals Friedr. Bayer & Co.** in Elberfeld-Leverkusen haben unabhängig von der Lohnfrage eine stets wachsende Reihe von Wohlfahrtseinrichtungen zur Besserung der wirtschaftlichen und sozialen Lage ihrer Werksangehörigen geschaffen. Die Entwicklung begann 1880 mit Hebung der wirtschaftlichen Lage der Arbeiter durch Bezahlung der Feiertage, durch Jubiläumsprämien und weiter mit Einrichtung von Unterstützungskassen. In den Jahren 1893—1897 entstanden Wohnungen für Arbeiter und Beamte, die Konsumanstalt und die Beamtenpensionskasse. In die Zeit von 1898—1902 fallen Stiftungen zur Verbesserung der gesundheitlichen Verhältnisse der Werksangehörigen und ihrer Familien, ferner Einrichtung der Sparkasse und der Bücherei. In den Jahren nach 1903 kommen als weitere hygienische Einrichtungen hinzu: der Frauenverein für die Krankenpflege der Familien der Arbeiter, das Wöchnerinnenheim, die Fürsorgestelle für Lungenkranke und Säuglinge; für den Unterricht: die Schulen, Fortbildungsschule mit Lehrlingswerkstätte, Haushaltungsschule, Handfertigkeitsschule, Gartenbauschule und zur Förderung der Geselligkeit: Gründung von Vereinen, das Gesellschaftshaus und Erholungshaus. Als gegenwärtig letztes Glied kommt die Organisation der Jugendpflege in Betracht.

Der Umfang der Wohlfahrtseinrichtungen machte die Einrichtung einer besonderen Wohlfahrtsabteilung erforderlich, welche gemeinsam mit Ausschüssen aus Arbeitern und Beamten die Verwaltung der verschiedenen Einrichtungen führt.

---

[1]) An späterer Stelle (S. 157) spreche ich noch von den Wohlfahrtseinrichtungen der Firma Friedrich Krupp.

Das, was die Farbenfabriken für ihre gesetzlichen Verpflichtungen bezüglich ihrer Arbeitnehmer (Krankenversicherung, Invaliden- und Altersversicherung, Unfallversicherung) im Jahre 1910 ausgegeben haben, betrug insgesamt 261,046,29 Mk.; dagegen betrug die Gesamtsumme dessen, was die Firma über ihre gesetzlichen Verpflichtungen heraus freiwillig für die Wohlfahrt ihrer Arbeiter aufgewendet hat: 1 772 983,80 Mk.

An besonderen Einrichtungen für Mutter und Kind kommen in Betracht: das Wöchnerinnenheim, die Vergünstigung in der Hebammenlehranstalt, Fürsorgestelle und Mutterberatung sowie einzelne Bestimmungen bezüglich des Arbeiterunterstützungsfonds. Das **Wöchnerinnenheim,** am 1. August 1905 eröffnet, enthält außer den Verwaltungs-, Wohn- und Küchenräumen ein Zimmer mit 4 Betten und fünf Zimmer mit je 2 Betten. Im Jahre 1910 betrug die Zahl der Entbindungen 255, die daraus erwachsenden Unkosten etwa 20 000 Mk.

Das Wöchnerinnenheim gewährt den Frauen sämtlicher Werksangehörigen, welche wenigstens ein Jahr ununterbrochen im Dienste der Farbenfabriken in Elberfeld, Leverkusen oder Barmen beschäftigt gewesen sind, kostenlose Aufnahme zur Entbindung und zur Abhaltung des Wochenbettes. In den Fällen, in denen für die Zeit des Aufenthaltes der Frau im Wöchnerinnenheim zur Aufrechterhaltung und geregelten Fortführung des Haushaltes eine Hilfe im Haushalt unerläßlich ist, kann dieselbe beim Frauenverein der Farbenfabriken beantragt werden. Dieser ist gehalten, für die Herbeischaffung einer geeigneten Haushaltsstütze zu sorgen und deren Tätigkeit zu beaufsichtigen. Acht Wochen vor der erwarteten Niederkunft ist die Aufnahme ins Wöchnerinnenheim zu beantragen. Bei normalem Wochenbett werden die Wöchnerinnen am 9. oder 10. Tage entlassen.

Für die Frauen der in Elberfeld beschäftigten Beamten sind besondere Vereinbarungen mit der Provinzial-Hebammenlehranstalt in Elberfeld getroffen. Die Aufnahme und der Aufenthalt zum Zweck der Entbindung und des Wochenbettes erfolgt auf Kosten des Beamtenunterstützungsfonds der Farbenfabriken. Bedingung ist, daß der Ehemann wenigstens ein Jahr im Dienst der Farbenfabriken beschäftigt gewesen ist.

Die am 1. Oktober 1908 errichtete **Säuglingsfürsorgestelle** stellte sich die Aufgabe: Förderung des Stillens, Ausgabe von Säuglingsmilch und Unterstützung der Mütter durch Belehrung vor und nach der Entbindung. Nach § 3 der Satzungen können selbstnährenden Müttern Stillprämien und Stärkungsmittel gewährt werden. Neuerdings werden die Stillprämien auch denjenigen Müttern gewährt, welche im zweiten Halbjahr stillen, wenn sie ihre Kinder einmal bzw. zweimal dem Fürsorgearzte vorstellen. Außerdem finden im Interesse der Fürsorge Hausbesuche statt. Im Jahre 1910 wurden an Stillprämien 4135 Mk. ausgezahlt.

Der **Arbeiterunterstützungsfonds,** welcher durch Überweisungen der Generalversammlung im Jahre 1910 auf 3 020 451,63 Mk. angewachsen war, umfaßt u. a. auch eine Witwen- und Waisenunterstützung sowie Unterstützungen im Falle von Erkrankung Familienangehöriger. Im Falle des Todes eines Arbeiters kann der Witwe oder den Waisen eine Unterstützung gewährt werden, deren Höhe sich lediglich nach dem Dienstalter des verstorbenen Arbeiters richtet, und wenn einem Arbeiter durch Krankheit, Sterbefall oder Geburt in seiner Familie erhebliche Auslagen erwachsen, so können ihm einmalige wie auch wöchentliche Unterstützungen bewilligt werden. Auch die Höhe dieser Unterstützungen richtet sich nach dem Dienstalter.

Außerdem kommen die zur Hebung der Erziehung und Bildung bestimmten Anstalten in Betracht, so z. B. die Lehrlings- und Fortbildungsschule in Leverkusen, eine Handfertigkeitsschule für Knaben und Mädchen in Wiesdorf, eine Haushaltungsschule in Wiesdorf, eine Handarbeitsschule für Frauen, erwachsene Töchter der Werksangehörigen und die weiblichen Werksangehörigen und schließlich eine Handarbeitsschule für Schulkinder.

Beim Studium dieser von den Farbenfabriken getroffenen Einrichtungen wird es dem Leser ebenso wie mir auffallen, daß die besonderen Vergünstigungen für Schwangere und Wöchnerinnen nur für die Frauen der Arbeiter und Beamten bestimmt sind. Es ist aber, wenigstens in den Satzungen, von ledigen oder verheirateten Arbeiterinnen nicht die Rede. Daß aber Frauen und zwar auch ledige Frauen in den Fabriken beschäftigt werden, geht aus der Existenz eines Mädchenheimes hervor, welches den weiblichen Angehörigen der Farbenfabriken Unterkommen und Beköstigungen gewährt. Ferner dürfte auffallen, daß der Aufenthalt im Wöchnerinnenheim auf 9—10 Tage beschränkt wird.

Ähnlich sind die Einrichtungen, wie sie von den **Farbwerken vormals Meister, Lucius & Brüning** in Höchst am Main geschaffen sind. Es sei besonders hervorgehoben, daß zugunsten der Familienfürsorge mit den Kassenärzten ein Vertrag geschlossen ist, wonach diese die Familien der Kassenmitglieder zu einem festen Satze von nur 8 Mk. pro Jahr behandeln. Die Bestimmungen für das Wöchnerinnenheim, welches in der Kolonie Seeacker im Jahre 1899 errichtet und am 1. Mai 1900 eröffnet worden ist, sind im allgemeinen mit denen der Farbenfabriken vormals Friedr. Bayer & Co. übereinstimmend. Die Frauen der Arbeiter, welche mindestens ein Jahr in der Fabrik beschäftigt sind, finden kostenfreie Aufnahme und Verpflegung; die Aufnahme erfolgt 1—2 Tage vor, die Entlassung durchschnittlich 10 Tage nach der Entbindung. Ist eine Aushilfe im Haushalt notwendig, so tragen die Werke zwei Drittel der hieraus entstehenden Kosten. Im Jahre 1909 wurden im Wöchnerinnenheim, welches für 14 Wöchnerinnen Platz hat, 259 Frauen mit 2814 Tagen verpflegt. Die entstandenen Kosten betrugen 18 900 Mk., zu denen noch 1200 Mk. für häusliche Hilfe hinzukommen.

Kinder- und Mutterfürsorge der Röchlingschen Eisen- und Stahlwerke, Völklingen an der Saar.

Im Jahre 1881 wurde die damals brachliegende Völklinger Hütte von Herrn Karl Röchling erworben; mit der stets zunehmenden Belegschaft, welche jetzt über 5000 Mann beträgt, wuchsen die Anforderungen an die Fürsorge. Zunächst wurden Näh- und Kochschulen für die heranwachsende weibliche Jugend gegründet. Bald aber trat das Bedürfnis zutage, die körperliche Pflege der gesundheitlich bedürftigen Kinder zu unterstützen. Zu dem Zweck wurde im Jahre 1896 eine Walderholungsstätte gegründet, in welcher jeden Sommernachmittag, ausschließlich Sonntags, die mit ärztlicher Bescheinigung ausgestatteten schwachen und erholungsbedürftigen Kinder von $1^1/_2$—15 Jahre Aufnahme finden.

Zu den bereits bestehenden Einrichtungen kam im Jahre 1907 ein Fröbelkindergarten, in welchem bis zu 140 Kinder im Alter von 3—6 Jahren Beschäftigung finden; ferner eine Beratungsstunde für Mütter und die Abgabe von Milch an Schwangere sowie an stillende Wöchnerinnen. Mit der Mutterberatungsstelle ist auch eine Milchküche verbunden, welche nach dem Muster der in der Luisenheilanstalt zu Heidelberg bestehenden Milchküche eingerichtet ist. Die eigentliche Wöchnerinnenpflege übernimmt der Vaterländische Frauenverein vom Roten Kreuz, dem von der Firma für die Frauen der Hüttenarbeiter eine jährliche Spende bis zu 1000 Mark zur Verfügung steht.

Die Wohlfahrtseinrichtungen der Rheinischen Gummi- und Celluloid-Fabrik in Mannheim-Neckarau.

Die ersten Anfänge reichen auf etwa 12 Jahre zurück. Am 31. August 1900 wurde eine Landkrankenpflegerin angestellt, die den Arbeitern bzw. deren Frauen kostenfrei zur Verfügung stand. Ihre Tätigkeit setzte erst nach der Entbindung ein und bestand im wesentlichen in Hauspflege, d. h. die Pflegerin besorgte die Wöchnerin sowie den Säugling und zugleich die Haushaltung. Im Mai 1910 mußte bereits die dritte Landkrankenpflegerin angestellt werden.

Jeder dieser Pflegerinnen steht ein kleiner Fonds zur Verfügung, aus dem Nahrungsmittel und sonstige kleine Einrichtungsgegenstände ohne vorherige Genehmigung beschafft werden können. Außerdem ist ein großer Fonds vorhanden, der vom Arbeiterausschuß verwaltet wird und aus dem in außerordentlichen Fällen Unterstützungen gewährt werden.

Zur Herabminderung der Säuglingssterblichkeit, die in der Mannheimer Gegend außerordentlich hoch ist, wurde zunächst der Versuch gemacht, einwandsfreie sterilisierte Milch zu einem geringen Preise oder zu demselben Preise abzugeben, als sonst von Händlern gewöhnliche Milch gehandelt wird. Die Fabrik errichtete eine Milchküche, die im Oktober 1906 in Betrieb genommen wurde und die imstande ist, täglich 100—300 l sterilisierte Milch zu liefern. In Verbindung mit dem Großbetrieb der Fabrik war die Milchküche imstande, billig zu arbeiten und stellte daher die sterilisierte Milch nicht nur den eigenen Arbeitern zur Verfügung, sondern der ganzen Stadtgemeinde Mannheim-Neckarau und Umgebung. Es wird keine Milch verabreicht außer auf ärztliche Verordnung, welch letztere unentgeltlich erfolgt.

Obgleich man sich von vornherein bei der geringen Neigung zum Stillen, welche bei der Bevölkerung in der Gegend vorherrscht, wenig Erfolg versprach, wurde doch auch die Stillpropaganda energisch betrieben. Ihr soll eine Kinderkrippe dienen, die im Jahre 1910 errichtet wurde. In der Kinderkrippe werden Kinder bis zum vollendeten 4. Jahre aufgenommen. Soweit es sich um Säuglinge handelt, wird an die Mutter die Bedingung gestellt, daß sie das Kind stillt, wenn sie irgend dazu in der Lage ist. Für diesen Zweck steht ein besonderes Stillzimmer zur Verfügung; außerdem aber werden den stillenden Müttern besondere Vergünstigungen gewährt, die über die gesetzlichen Verpflichtungen herausgehen und die, was besonders erwähnenswert ist, nicht nur für die verheirateten Arbeiterinnen, sondern auch für die ledigen Mütter in gleicher Weise gelten. Zu dem Wochengeld, welches der Hälfte des normalen Tagesverdienstes entspricht, legt der Arbeitgeber so viel zu, daß der ganze Lohn ausgezahlt wird, so daß die Wöchnerinnen keinen Ausfall an Verdienst erleiden. Geschieht auch dies schon um der Stillpropaganda willen, so ist die folgende Bestimmung speziell nur für die Arbeiterinnen bestimmt, welche selbst stillen. Diesen wird bis zum vollendeten 4. Monat nach der Entbindung eine Verlängerung der Arbeitspausen und unter Zahlung des vollen Arbeitsverdienstes gewährt.

Schließlich wurde im Jahre 1911 ein Wöchnerinnenasyl eröffnet, welches den Arbeiterfrauen und den Arbeiterinnen zur Verfügung steht und über 16 Betten verfügt. Die Entbindung im Asyl kann unentgeltlich erfolgen; die Verpflegung und Beköstigung erfolgt zu einem sehr geringen Preise.

Besondere Einrichtungen zum Schutze der Mutter.

Mutterschutz ist der beste Säuglingsschutz; Mutterfürsorge und Säuglingsschutz sind untrennbar verbunden. Wie eng dieser Zusammenhang ist, erkennen wir, wenn wir den Versuch machen, wie ich es jetzt um der Übersichtlichkeit der Darstellung willen tue, die zum Schutze der Mütter bestehenden Einrichtungen von der Säuglingsfürsorge abzutrennen und gesondert zu besprechen. Die gesamten Bestrebungen des Mutterschutzes bei uns in Deutschland haben eine wesentliche Förderung durch das impulsive Einsetzen der Bewegung zur Bekämpfung der Säuglingssterblichkeit und zur Besserung der Säuglingsverhältnisse erfahren. Denn ein wesentlicher Teil dessen, was als „Mutterfürsorge" bezeichnet wird, alles das, was den Müttern nach der unmittelbaren Zeit des Wochenbettes an Wohlfahrtspflege zugewendet wird, geschieht nicht um der Mutter, sondern im wesentlichen um des Kindes willen, und im Interesse der Frau ist es ein Segen, daß praktisch Mutterfürsorge und Säuglingsfürsorge sich nicht trennen lassen.

Die Bestrebungen des Mutterschutzes, wie er zumeist aufgefaßt wird, gehen über das mich zunächst beschäftigende Gebiet heraus. So schreibt z. B. die Deutsche Gesellschaft für Mutter- und Kindesrecht alles, was zur Besserung der wirtschaftlichen, rechtlichen und sozialen Stellung von Mutter und Kind gehört, auf ihr Programm und teilt ihr Arbeitsgebiet in drei Sektionen:

„Die erste Sektion dient der praktischen Arbeit für eheliche und uneheliche Mütter und Kinder. Im Anschluß an bestehende Heime und durch Neugründungen will sie die immer noch darniederliegende Fürsorge für Schwangere, Entbindende und Wöchnerinnen verbessern. Weitgehendste Berücksichtigung soll den notleidenden überlasteten Ehefrauen zuteil werden, deren Mutterschaft oft ein noch fast unbeachtetes Martyrium ist. Die Sektion will ferner Krippen, Stillstuben, Auskunftsstellen für Mütterberatung, Rechtsschutz und Arbeitsnachweis einrichten und ihr Augenmerk auf die Verbesserung des Pflegestellenwesens richten."

„Die zweite Sektion will der praktischen Arbeit durch sozialpolitische und gesetzgeberische Reformen festen Boden schaffen. Ihre Hauptaufgabe ist Mitarbeit am Ausbau von Mutterschaftsversicherung und Mutterschaftsrente. Auf dem Wege der Gesetzgebung soll dem unehelichen Kinde sein Recht gesichert werden. Für die Reform der Gesetzgebung, die sich der wirtschaftlichen und kulturellen Wandlung in der Stellung der Frau noch nicht angepaßt hat, will der Verein sich besonders einsetzen, wie er denn überhaupt Änderung all jener Gesetze befürwortet, die eheliche wie uneheliche Mütter und Kinder benachteiligen."

„Der pädagogischen und aufklärenden Tätigkeit dient die dritte Sektion. In ernster Forschung und in fruchtbarem Meinungsaustausch gilt es die schwierigen und wichtigen Probleme auf sexuellem Gebiet zu klären, deren Verständnis als Grundlage für soziale und gesetzgeberische Maßnahmen unerläßlich ist — wie z. B. die Frage der Vererbung, der Prostitution, des Bevölkerungsproblems u. a. Ohne Dogmen aufzustellen, ohne Intoleranz nach rechts und links sollen die gegenwärtigen Mißstände erörtert werden, ausgehend von der Erkenntnis, daß praktische und sozialpolitische Arbeit unvollkommen bliebe, würde sie nicht ergänzt durch die wichtige erzieherische und aufklärende Einwirkung sowohl auf die

Jugend wie auf die Eltern. Einheitliche Moralanschauungen für beide Geschlechter durch Hebung des Verantwortlichkeitsgefühls von Mann und Frau gegeneinander und insbesondere gegenüber dem Kinde, das ist eine Kulturforderung, für die Menschen der verschiedensten Richtungen gemeinsam arbeiten können."

Eine präzise Definition des Begriffs „Mutterschutz", welche gleichzeitig auch für das mir zur Besprechung vorliegende Gebiet die Grenzen festlegt, gibt Alice Salomon[1]): „Unter Mutterschutz ist die Gesamtheit der Maßregeln sowohl der auf gesetzlicher Grundlage ruhenden als auch der von der Wohlfahrtspflege geschaffenen Einrichtungen zusammenzufassen, die die Frauen in ihrer Eigenschaft als Mutter zu schützen versuchen, die verheiratete sowohl wie die ledige Mutter. Es ist darunter die Hilfe zu verstehen, die den Müttern zur Beseitigung eines Notstandes gebracht wird, der durch den Zustand der Mutterschaft, also durch Schwangerschaft, Niederkunft und die Periode des Stillens hervorgerufen wird."

Mit vollem Recht bezeichnet Alice Salomon die Forderung nach einem Schutz der Mutter durch die Gesellschaft als ein Problem unserer Zeit. Gewiß hat zu allen Zeiten eine Schutzbedürftigkeit der Frau in Zeiten der Schwangerschaft und des Wochenbettes bestanden und insbesondere für alle diejenigen Frauen, bei denen die Mutterschaft durch Armut kompliziert wird. Aber außerhalb des durch die Armut verursachten Notstandes genügte auch für die Zeit der Schwangerschaft und des Wochenbettes der Schutz der Familie, soweit nicht eine Besserung der Wochenbetthygiene in Betracht kam. Das hat sich mit der Änderung der wirtschaftlichen Verhältnisse, mit der Umwandlung der Hausindustrie in Großindustrie und mit der Zunahme der weiblichen Erwerbsarbeit geändert, so daß heute besondere Schutzmaßregeln notwendig sind, die den geänderten Verhältnissen Rechnung tragen.

Soweit es sich um eine Verbesserung der ärztlich-hygienischen Verhältnisse handelt, hat es die Wissenschaft an Fortschritten nicht fehlen lassen; sie hat den Weg gewiesen, um die Sterblichkeit der Frauen im Wochenbett herabzusetzen. Aber noch fehlen uns auch in dem modernsten Staat die Maßnahmen, durch welche die Errungenschaften der geburtshilflichen Wissenschaft in vollem Umfange, soweit es überhaupt möglich ist, auch den Müttern der ärmeren Bevölkerungsklassen zugänglich gemacht werden. Es würde dies eine der wesentlichsten Aufgaben des Mutterschutzes sein.

In einem früheren Kapitel habe ich die Schutzmaßregeln, welche für die Frau in der Arbeiterschutz- und Versicherungsgesetzgebung[2]) geschaffen sind, sowie die bisher vorliegenden Bestrebungen der Mutterschaftsversicherung, diesen Schutz zu erweitern und zu ergänzen, besprochen. Schon ehe sich die Gesetzgebung mit dem Schutze der Mütter beschäftigte, hat die Wohlfahrtspflege sich die Fürsorge für Schwangere und Wöchnerinnen angelegen sein lassen. Wenn auch die aus der Vergangenheit[3]) vorliegenden Nachrichten nicht gar so zahlreich sind, so zeigen sie uns doch, daß — zum mindesten in den Städten — eine beträchtliche Anzahl von Stiftungen und Schenkungen zugunsten armer Wöchnerinnen bestanden hat. Der Notstand einer Wöchnerin in bedürftigen Verhältnissen ist zu offenbar, als daß die Notwendigkeit einer Hilfe nicht frühzeitig hätte erkannt werden sollen. Der Notstand ist aber schon um der Anzahl der in Betracht kommenden Personen willen so ungeheuer groß, daß alle Organisationen der staatlichen Gemeinschaft darauf hinarbeiten müssen, ihn zu beseitigen oder wenigstens zu lindern.

[1]) Alice Salomon. Handwörterbuch der Staatswissenschaften. Band VI. S. 860.
[2]) Seite 119.
[3]) Seite 100.

Das, was die Arbeiterschutzgesetzgebung an Prohibitivmaßregeln zum Schutze der Mutter, und das, was die Versicherungsgesetzgebung für sie an positiven Leistungen geschaffen hat, reicht aber zur Beseitigung des bestehenden Notstandes nicht annähernd aus und bedarf nach jeder Richtung einer Ergänzung. Dazu ist, soweit es ihr zukommt, auch die Armenpflege berufen. Aber das, was von seiten der öffentlichen Armenpflege für den Schutz der Mütter geschieht, ist im großen und ganzen nicht allzuviel. Ähnlich wie der Gewährung des Erziehungsminimums bei Kindern stellen sich manche Stadtverwaltungen der Wöchnerinnenunterstützung gegenüber; sie vertreten den Standpunkt, daß zu der Pflege in Krankheitsfällen, zu der die Armenpflege[1]) verpflichtet ist, die Fürsorge für das normale Wochenbett nicht gehört. Andere wieder leiten aus den Bestimmungen des preußischen Einführungsgesetzes zum Unterstützungswohnsitzgesetz die Forderung ab, daß die Leistungen der Armenpflege, ohne Rücksicht auf die Höhe der Kosten, alles zur Wiederherstellung der Gesundheit Erforderliche für die Bedürftigen zu umfassen haben (Buehl und Flemming).

Vor dem berufensten Forum, das wir in Deutschland haben, vor dem Deutschen Verein für Armenpflege und Wohltätigkeit hat Alice Salomon die Forderungen, welche an die öffentliche Armenpflege zu richten sind, erörtert und darauf hingewiesen, daß die öffentliche Armenpflege dem mit der Mutterschaft verbundenen eigenartigen Schutzbedürfnis der Frau in stärkerem Umfang als bisher Rechnung tragen müsse, mit Überwindung des Prinzips, daß nur der Notbedarf bewilligt werden darf. Die an die Armenpflege zu richtenden Forderungen müssen sich natürlich nach den Leistungen der sozialen Gesetzgebung und Versicherung richten, da ja die eine die andere zu ergänzen hat. Von der öffentlichen Armenpflege forderte Alice Salomon 1908 — es war vor dem Inkrafttreten der Reichsversicherungsordnung — folgendes:

„1. Unentgeltliche Bereitstellung der Geburtshilfe für alle bedürftigen Mütter, im Bedarfsfalle Verabreichung von Wäsche, falls erforderlich, auch freier Hauspflege oder Verpflegung in einem Wöchnerinnenheim, ohne daß diese Hilfe die mit anderen Unterstützungen verbundenen öffentlich-rechtlichen Folgen nach sich zieht."

„2. Unterstützung von Schwangeren und Wöchnerinnen durch die offene Armenpflege mit Beträgen, die ihnen die zur Wiederherstellung ihrer Gesundheit notwendige Schonung und Pflege ermöglichen; ferner Unterstützung von arbeitenden Müttern, falls ihre Erwerbsfähigkeit durch das Stillen eines Kindes beeinträchtigt wird."

„3. Errichtung oder ausreichende Unterstützung von Schwangeren- und Wöchnerinnenheimen, Subventionierung von Hauspflegevereinen, Mütterberatungsstellen sowie von Krippen und Kindergärten."

Von der Erfüllung dieser Forderungen sind wir heute noch weit entfernt; auf dem Lande ist überhaupt noch nicht daran zu denken, und auch die meisten Städte bleiben weit dahinter zurück. Gerade darum kann das Vorgehen mancher Städte nicht genug gerühmt werden, welche in ihren praktischen Leistungen dem von den Anhängern der Mutterschaftsversicherung erstrebten Ziele nahekommen. „Es beschränken sich einzelne Stadtverwaltungen", schreibt Alice Salomon, „nicht darauf, freie Hebammendienste an Armenunterstützte zu gewähren, sondern sie stellen diese jeder Frau, die sie nachsucht, zur Verfügung. Sie gehen weiter über die Unterstützung mit Barmitteln an Wöchnerinnen,

---

[1]) Ich verweise auf meine späteren, darauf bezüglichen Ausführungen in dem Abschnitt „Offene Fürsorge für Entbindung und Wochenbett" (S. 154).

denen es am notwendigsten Lebensunterhalt fehlt, hinaus, indem sie die Kosten
für Hauspflegerinnen übernehmen, Wöchnerinnenheime errichten, Stillunterstützungen verabfolgen, die es den Wöchnerinnen ermöglichen sollen, sich zu
schonen und ihrer Erwerbsarbeit, die das Stillen unmöglich macht, fernzubleiben."

Von diesen rühmlichen Ausnahmen abgesehen, ist die Mutterfürsorge,
soweit sie nicht durch die Gesetzgebung geregelt ist, im wesentlichen der
organisierten Wohlfahrtspflege überlassen, die allerdings gerade auf diesem
Gebiet außerordentlich viel geschaffen hat. Es gibt heute wohl kaum eine Stadt
in Deutschland, in der nicht irgendein Frauenverein oder die kirchliche Gemeinde in irgendeiner Form für arme Wöchnerinnen sorgt. Aber ebenso unzweifelhaft ist es, daß trotz all der Bestrebungen der Wohlfahrtspflege der
Notstand nicht annähernd beseitigt ist, und daß im Interesse der Mütter wie
der Kinder ein weiterer Ausbau des Mutterschutzes unbedingt erforderlich ist.

Bevor ich auf die verschiedenen Formen eingehe, in denen Armenpflege
und ergänzende Fürsorge der durch die Mutterschaft bedingten Hilfsbedürftigkeit der Frau vorzubeugen oder ihre Folgen zu beseitigen suchen, muß ich
eines Mannes gedenken, dessen gesamte Lebensarbeit der Ausarbeitung und
Durchführung großzügiger Reformpläne zur Beseitigung des Notstandes gewidmet ist; ich meine Brennecke - Magdeburg. Er selbst sagt: ,,Das sozial
geschärfte Gewissen unserer Zeit kann es nicht mit ansehen, daß jährlich viele
Tausende von Müttern bei der Geburt und im Wochenbett infolge ungenügender
Hilfe zugrunde gehen oder krank und siech werden, und daß noch viel mehr
Neugeborene und Säuglinge ebendiesen sozial-hygienischen Mißständen erliegen. So erwuchs aus der uns alltäglich in der geburtshilflichen Praxis ent-
gegentretenden Not die Aufgabe, sozial-hygienische Verhältnisse zu schaffen,
die es ermöglichen, daß jeder — auch der ärmsten — Frau bei der Geburt und
im Wochenbett der volle von der Wissenschaft (insbesondere von der Antiseptik) gebotene Schutz für Leben und Gesundheit gewährleistet werden kann.
Und von Anfang an — schon im Jahre 1882 — stand es mir klar vor Augen,
daß diese Riesenaufgabe nur gelöst werden könne, wenn sie zugleich nach
zwei Richtungen hin in Angriff genommen werde. Es galt einmal, eine Umge-
staltung des Hebammenwesens anzubahnen in dem Sinne, daß der Hebammenberuf reiferen und besser vorgebildeten Persönlichkeiten erschlossen werde, die
wirklich fähig sind, die mit der Antiseptik so enorm erhöhte Verantwortlichkeit ihres Berufes zu begreifen und zu tragen. Es galt zum anderen, zum Schutze
der ärmeren Volkskreise den bisher fast rein häuslichen Betrieb der Geburtshilfe allmählich mehr und mehr in einen klinischen Betrieb überzuführen durch
Gründung zahlreicher Wöchnerinnenasyle — d. h. öffentlicher Entbindungsanstalten rein sozial-hygienischen Gepräges — und zu dem Zweck die Frauenhilfe, die sich bis dahin der Wöchnerinnenfürsorge nur in patriarchalisch-
charitativem Sinne angenommen hatte, zu sozial-hygienischer Betätigung wach-
zurufen."

Die Frauenhilfe denkt sich Brennecke auf gesetzlicher Grundlage orga-
nisiert und als ihre Aufgabe das Bestreben, mit Anstellung von Hauspflegerinnen,
Wochen-, Säuglings- und Krankenpflegerinnen sowie ehrenamtlich wirkenden
Helferinnen, eventuell auch mit Gründung von Asylen aller Art sich im Dienst
der Wöchnerin, des Familien-, Mütter- und Kinderschutzes zu betätigen. Die
Bewegung zur Gründung von Wöchnerinnenasylen ist einzig und allein auf
Brenneckes Initiative zurückzuführen. Seit 1880 tritt Brennecke unermüdlich
in Wort und Schrift für die Errichtung von Wöchnerinnenasylen ein, die er
nicht nur für die Großstädte, sondern auch für kleinere Städte und fürs Land

— etwa für je 50—100 000 Einwohner ein Heim von 25—30 Betten — fordert. Diese Wöchnerinnenheime sollen in erster Linie Gebär- und Wochenbettasyle für 15—20% unserer Bevölkerung sein, in zweiter Linie eine Art Mutterhäuser für Hebammen und schließlich Ausbildungsstätten für Ärzte, Schwestern und Pflegerinnen.

Hier, wo es sich um den Schutz der Frau und um den Schutz der Mutter handelt, ist aber in der Organisation und in der Ausführung Ausgezeichnetes auch von den Frauen selbst geleistet worden.

Groß ist heute die Zahl der Frauen, die sich mit der Organisation des Mutterschutzes beschäftigen, die in durchaus sachlicher Weise den Notstand schildern und die Wege zur Abhilfe des Notstandes erörtern. Wir alle freuen uns daran, wenn eine Frau bei der Besprechung dieser Frauenfrage κατ' ἐξοχήν so ruhig und objektiv urteilt, wie es z. B. Alice Salomon in der Tagung des Deutschen Vereins für Armenpflege und Wohltätigkeit in Hannover getan hat; und ein frischer Zug von Energie und Arbeitsfreudigkeit weht uns an, wenn Frauen von der Art Marie Baums unter dem Eindrucke eines gesunden Optimismus für eine Verbesserung der sozialen Lage ihrer Geschlechtsgenossinnen eintreten.

In ihrer jüngsten Schrift schreibt Marie Baum: „Auf dem Umwege über Statistik, ärztliche und volkswirtschaftliche Wissenschaft gelangen wir zu der einfachen Wahrheit, daß Mutter und Kind zusammengehören, daß jeder Schutz des Kindes gesellschaftlichen Schutz der Mutter voraussetzt, und finden uns in der Verwirklichung dieser einfachen Wahrheit vor einem gewaltigen Problem."

„Unsere Kultur hat Mutter und Kind vielfach auseinandergerissen. Unsere Kultur, die durch die beispiellose Entwicklung der Technik dem auf Naturalwirtschaft bauenden Einzelhaushalt einen großen Teil seiner Aufgaben nahm, fordert die außerhäusliche Arbeit der Frau, entfremdet somit schon das kaum der Schule entwachsene kindliche Mädchen dem Kreise der Familie und zwingt gerade die kinderreiche Hausfrau und Mutter, dem Verdienste nachzugehen. Dadurch wird die traditionelle Übermittlung hauswirtschaftlicher und hauserzieherischer Kenntnisse von der Mutter auf die Tochter durchlöchert, zerrissen. Und wie schon die Gefahr allgemein falscher oder unzulänglicher Volksernährung dazu gezwungen hat, die Kinder in der Schule mit den Grundbegriffen des Hauswirtschaftlichen vertraut zu machen, taucht hier die Frage auf, ob Gleiches nicht auch für die Behandlung und Verpflegung des Kindes eintreten müsse. Das ist das eine brennende Problem: die Erziehung der heranwachsenden weiblichen Jugend, aus der die Mütter gebildet werden sollen."

„Das andere berührt die Mutter selbst: Was treibt sie, die kinderreiche, dem außerhäuslichen Erwerbe zu? Was stellt sie — sei es wenige Tage, sei es einige Wochen nach der Geburt des Kindes — vor den schweren Gewissenskonflikt, entweder das hilfsbedürftige Kind fremden Händen, falscher Pflege, der lebenraubenden künstlichen Ernährung zu überlassen, oder die übrigen Kinder, die von ihrem Verdienst mitleben, hungern zu sehen? Es ist lediglich die materielle Not! Diese Not kann ihre Wurzeln in Verwitwung, Eheverlassenheit oder Pflichtlosigkeit des Ehemanns haben, rührt aber in der Regel davon her, daß in weiten Schichten der Bevölkerung Deutschlands der Lohn des Mannes für die Ernährung der Familie nicht ausreicht, so daß, bis später erwachsene Kinder mithelfen, die Mutter zum Verdienste beisteuern muß."

„Auf welche Weise, mit welchen Mitteln halten wir die Mutter bei ihrem Kinde zurück, um diesem die mütterliche Pflege und Ernährung möglichst lange unverkürzt zu sichern? So lautet die zweite, nicht minder wichtige Frage."

„Und die dritte: Wie gewinnen wir Mütter, die stillen könnten, es aber aus irgendwelchen Gründen unterlassen, zur natürlichen Ernährung zurück?"

Schließlich möchte ich noch eine Frage besprechen, auf die ich später immer wieder zurückkommen werde, nämlich die Frage, wie sich der Schutz für eheliche Mütter von dem für uneheliche Mütter unterscheidet. Alice Salomon war es, welche der Propaganda des Bundes für Mutterschutz gegenüber, dessen Programm insbesondere auf das Schutzbedürfnis der ledigen Mutter Rücksicht nimmt, betonte, daß auf seiten der verheirateten Frau ein ebenso großer, wenn auch anders gearteter, Notstand besteht. Auch die Mittel zur Abhilfe sind verschieden, je nachdem, ob es sich um ledige oder verheiratete Mütter handelt. Es liegt in der Natur der Verhältnisse, daß für den Schutz der verheirateten Frau in erster Linie die offene Fürsorge in Betracht kommt. „Der keineswegs zu unterschätzende Einwand, der gegen die Errichtung von Heimen vielfach geltend gemacht wurde, daß die Frau in der Zeit ihrer Niederkunft ins Haus gehöre, daß durch „ihre Abwesenheit Familienbande zartester Natur gelockert würden", daß durch die Entfernung jeglicher Störung aus dem Haushalt erziehliche Momente für die ganze Familie verloren gehen, dem Manne die mit der Geburt eines Kindes verbundenen Lasten zu restlos abgenommen werden, enthält viel Wahres. Es ist sicherlich im Interesse der proletarischen Frauen, die oft vom Manne brutalisiert werden, die gegen eine rohe Geschlechtssklaverei ankämpfen müssen, die trotz schwächlichster Konstitution und völliger Entkräftung alle zehn Monate ein Kind zur Welt bringen, daß ihre Männer es wenigstens empfinden und etwas davon spüren, wenn ihnen ein Kind geboren wird; daß nicht nur die Frau, sondern auch der Mann dadurch Lasten oder Unbequemlichkeiten zu tragen hat, damit dem Mann die Konsequenzen seines Handelns wenigstens einige Zeit in der Erinnerung bleiben. Es sind das sicherlich keine sentimentalen Ideen, sondern Erwägungen, deren reale Bedeutung die Frau aus dem Volke selbst kennt, die sie den Aufenthalt in der eigenen Familie oft einer besseren Pflege im Wöchnerinnenasyl vorziehen läßt." (Alice Salomon.)

Umgekehrt ist die Fürsorge für ledige Mütter in erster Linie auf die Anstaltsversorgung angewiesen; das Bestreben unserer modernen Fürsorge geht darauf aus, durch die Anstalt einen Ersatz für das fehlende Heim zu schaffen und der Anstalt die Aufgaben zu übertragen, welche unter normalen Verhältnissen der Familie zukommen.

Besondere Berücksichtigung unter den ledigen Müttern verlangen diejenigen, die dem Mittelstande entstammen. „Sie können schwer in den Rettungshäusern Schutz und Hilfe finden, schon weil sie meist körperlich den dort an sie gestellten Ansprüchen, die eben auf die Mädchen der handarbeitenden Klassen berechnet werden, gar nicht gewachsen sind. Dann auch, weil sie dort durch das ganze Milieu, durch das Zusammensein mit Frauen, die einer viel niedrigeren Bildungssphäre angehören, in geistiger und beruflicher Beziehung völlig deklassiert, heruntergezogen würden. Solche Mädchen zu schützen und zu versorgen ist eine neue Aufgabe, der die Wohlfahrtspflege bisher nicht gerecht geworden ist. Der Bund für Mutterschutz versucht durch Gründung von Beratungsstellen für Mütter (es besteht bis jetzt erst eine Mutterschutz-

stelle in Berlin) zu helfen und plant die Gründung von Schwangeren- und
Mütterheimen. Auf Grund der in der praktischen Arbeit gewonnenen Erfahrungen hat der Bund wiederholt darauf hingewiesen, daß den ledigen Müttern
der proletarischen Kreise meist relativ leicht zu helfen war, daß sie sich überhaupt nicht in großer Zahl an den Bund wendeten. „Den gebildeten, aus höheren
Kreisen stammenden Müttern war dagegen meist außerordentlich schwer zu
helfen", heißt es in einem Bericht; und an anderer Stelle: „Zunächst hat sich
herausgestellt, daß fast noch notwendiger als die Hilfe für Dienstmädchen und
Verkäuferinnen eine solche für gebildete Frauen ist, da diese viel schwerer
für sie passende Wohnung und Unterkunft und ebenso viel schwerer hernach
ausreichende Beschäftigung finden, um für ihr Kind zu sorgen, da sie ihren
Beruf meist aufgeben müssen." Das sind Erfahrungen, die alle in der privaten
Armenpflege stehenden Personen, insbesondere auch die in Rechtsschutzstellen
arbeitenden Frauen bestätigen werden." (Alice Salomon.)

Die Erziehung zur Mutter.

Um die Frage sofort auf unser eigenstes Gebiet zu beschränken, stelle
ich an die Spitze der Erörterung die Forderungen, welche Tugendreich
auf Grund der mannigfaltigen vorangegangenen Erhebungen aufstellt. Er
fordert im Interesse der Mütter- und Säuglingsfürsorge:

1. daß jedes Mädchen obligatorisch Haushaltungsunterricht erhalte;
2. daß in dem Haushaltungsunterricht die Hygiene der Mutterschaft und
   die Hygiene des Säuglingsalters einen ihrer gewaltigen nationalen und
   persönlichen Bedeutung entsprechenden Raum einnehme.

Was zunächst den **Haushaltungsunterricht** anbetrifft, der als die Grundlage der Erziehung zur Mutter angesehen wird, so ist die Notwendigkeit
eines derartigen Unterrichtes längst erkannt worden, ohne daß es darum gelungen wäre, einheitlich Abhilfe zu schaffen. Das zur Zeit vorliegende Material
hat die Zentralstelle für Volkswohlfahrt, welche die Frage der hauswirtschaftlichen Unterweisung für die gesamte weibliche Jugend zum Verhandlungsgegenstand ihrer zweiten Konferenz im Jahre 1908 in Karlsruhe gemacht hatte,
zusammengestellt. Im großen und ganzen scheint die Organisation des Haushaltungsunterrichtes in den süddeutschen Staaten weiter gediehen zu sein als
in Preußen. Dort ist er für einen großen Teil der Volks- und Fortbildungsschülerinnen obligatorisches Schulfach. In Preußen wird der hauswirtschaftliche Unterricht in der Regel in die letzte Volksschulklasse gelegt und wird
für deren Schülerinnen obligatorisch gemacht. Da wir in Preußen Zwangsfortbildungsschulen für Mädchen vorläufig nicht kennen, kann auch der Haushaltungsunterricht für die schulentlassenen Mädchen nicht obligatorisch gemacht werden. Die Zentrale für Volkswohlfahrt faßt in ihrer Flugschrift die
an den hauswirtschaftlichen Unterricht zu stellenden Anforderungen in folgenden Leitsätzen zusammen:

„I. Die obligatorische Ausbildung aller Mädchen in der Haushaltsführung ist als Endziel anzustreben.

„Diese Aufgabe kann von der Volksschule, Fortbildungsschule und den höheren Mädchenschulen unter weitgehender Mitwirkung privater Organisationen in folgender Weise
gelöst werden:

1. In den städtischen und ländlichen Mädchenvolksschulen ist bereits mit der theoretischen und praktischen hauswirtschaftlichen Unterweisung zu beginnen und
zu diesem Zwecke auch der naturwissenschaftliche Unterricht, besonders in hygienischer Beziehung, so zu gestalten, daß er die für den Haushaltungsunterricht
notwendige Grundlage bietet.

2. Auch in den Mittelschulen und höheren Töchterschulen soll dieser hauswirtschaftliche Unterricht größere Berücksichtigung finden. Zu dessen Abschluß empfiehlt sich die Einführung eines einjährigen hauswirtschaftlichen Unterrichts oder die Aufnahme des hauswirtschaftlichen Unterrichts in eine zweijährige Frauenschule.

3. In den verschiedenen Arten von Fortbildungsschulen ist theoretischer und praktischer Haushaltungsunterricht in Stadt und Land sicherzustellen.

In letzterer Beziehung empfehlen sich:

a) für die städtischen und ländlichen Industriegemeinden durch Ortsstatut auf Grund der Gewerbeordnung und ergänzender Landesgesetze entweder die Einrichtung eines zweijährigen Pflichtunterrichts mit wöchentlich mindestens vierstündiger, tunlichst zusammenhängender Unterweisung in besonderen Haushaltungsschulen oder im Rahmen einer gewerblichen oder Fachschule, wobei die tägliche Gesamtbeschäftigung in der Regel nicht über zehn Stunden ausgedehnt werden soll, oder noch besser die Einführung von halbjährigen Pflichthaushaltungskursen mit wöchentlich etwa 32 Unterrichtsstunden, an deren Stelle bei günstigen Verhältnissen Halbtagsunterricht und Halbtagsschicht im Berufe für die Dauer eines Jahres treten könnte;

b) für die rein ländlichen Gemeinden auf landesgesetzlicher Grundlage die Ermöglichung der Errichtung von Pflichtfortbildungsschulen mit vier- bis fünfmonatlichem Tagesunterrichte während zweier Winter durch Gemeinden und Kreise; wo dies unmöglich, die Einführung von Wanderhaushaltungskursen mit mindestens zweimonatlicher Dauer und die Anstellung von Landpflegerinnen, als ständiger Beraterinnen in Haushaltungsfragen, durch Landkreise, Bezirksämter, Gemeindeverbände und Vereine;

II. Der Haushaltungsunterricht soll tunlichst nur durch fachlich geschulte und staatlich geprüfte oder wenigstens staatlich anerkannte Lehrerinnen erteilt werden, für deren Heranbildung durch Errichtung staatlicher oder staatlich anerkannter Seminare Sorge zu tragen ist.

III. Die Verwirklichung dieser oder ähnlicher Vorschläge wird von den Städten, Gemeinden und Kreisen wie auch von den gleichen Aufgaben dienenden Vereinsorganisationen große Opfer erfordern, deren unabweisliche Notwendigkeit die Regierungen jedoch durch weitgehende materielle Unterstützung bekunden sollten."

Die Wichtigkeit der Haushaltungsschulen ist insbesondere von der Großindustrie erkannt worden, und wir sehen daher, daß unter den Wohlfahrtseinrichtungen, die von Arbeitgebern für ihre Arbeitnehmer geschaffen werden und die über einen gewissen beschränkten Raum herausgehen, selten die Haushaltungsschulen fehlen. Das Bedürfnis dazu ist am dringendsten dort, wo zu der Fabrikarbeit junge Mädchen herangezogen werden; denn diese, die aus der Schulzeit unmittelbar zur Fabrikarbeit übergehen, haben nie Gelegenheit, sich im Haushalt der Familie in einer Weise zu betätigen, daß sie später imstande wären, ihren eigenen Haushalt in verständiger Weise zu führen.

Da, wo ein Haushaltungsunterricht eingerichtet ist, wird bisher vielfach auf die **Mutter- und Säuglingshygiene als Lehrfach** noch zu wenig Wert gelegt. Einige anerkennenswerte Versuche sind praktisch schon seit einiger Zeit ausgeführt. Viel zitiert wird die auf freiwilligem Beitritt beruhende Fortbildungsschule in Zeitz, deren Leiter einen Unterricht in Säuglingspflege eingerichtet hat. Der Unterricht wird von einem Arzt erteilt, und die praktische Unterweisung geschieht in der Weise, daß der Arzt die Schülerinnen an der Ziehkindersprechstunde teilnehmen läßt. Sehr verständigerweise sind die Ziehkindermütter, welche übrigens für das jedesmalige Erscheinen mit dem Säugling 75 Pfennig erhalten, beim Unterricht anwesend. Marie Baum erwähnt des weiteren, daß die Fortbildungsschülerinnen in München Unterricht in Säuglings- und Kinderpflege erhalten, und ein sehr bemerkenswerter Versuch ist schließlich vom Verein für Säuglingsfürsorge im Regierungsbezirk Düsseldorf gemacht worden, insofern als dieser den Kreis-Wanderhaushaltungsschulen Kurse für Säuglings- und Kinderpflege angliedert, die durch eine eigens hierzu vom Verein angestellte Wanderlehrerin gehalten werden. Jm Jahre 1909/10 fanden 24 Kurse mit 285 Teilnehmerinnen, im Jahre 1910/11 29 Kurse mit 377 Teilnehmerinnen statt.

Oft diskutiert worden ist die Frage, ob der hauswirtschaftliche Unterricht in die Volksschulen oder in die Fortbildungsschulen zu verlegen ist. Wir sehen, daß in den Leitsätzen der Zentralstelle für Volkswohlfahrt die Frage dahin entschieden ist, daß der Unterricht sowohl in den Volksschulen wie in den Fortbildungsschulen und in den höheren Mädchenschulen zu erfolgen hat, und dasselbe gilt für den Unterricht in Mutter- und Säuglingshygiene. Langstein, der in jüngster Zeit sich mit der Frage, wie die Bevölkerung über Säuglingspflege und Säuglingsernährung zu belehren sei, beschäftigt hat, faßt seine Meinung in folgender Weise zusammen:

„Die Frau muß für die Mutterschaft die Kenntnisse bereits mitbringen, die notwendig sind, um ihr Kind sachgemäß aufzuziehen. Die Belehrung, die sie als Mutter empfängt, soll für sie nichts weiter bedeuten als eine Wiederholung desjenigen, was sie als Mädchen und Kind gelernt hat; wir brauchen obligatorischen Unterricht in der Schule. Die Volksschule müßte die Aufgabe haben, die Grundbegriffe der Säuglingshygiene zu geben. Aufgabe der Fortbildungsschule wäre es, dem erwachsenen Mädchen im Rahmen des hauswirtschaftlichen Unterrichts eine gründliche theoretische und praktische Ausbildung in Säuglingsernährung und Pflege zu verschaffen und es auf die Ethik des mütterlichen Berufes im schönsten Sinne des Wortes vorbereiten. Die Fortbildungsschulpflicht muß deswegen auf die gesamte weibliche Jugend ausgedehnt und in den Lehrplan der Pflicht-fortbildungsschule die Säuglingspflege aufgenommen werden."

Die Art der Belehrung muß sich selbstverständlich dem Verständnis der Schülerinnen anpassen; sie wird verschieden sein, je nachdem, ob Mutter- und Säuglingshygiene in der Volksschule oder vor älteren Mädchen besprochen wird.[1]) Außerordentlich praktisch und eindrucksvoll ist mir immer die Art und Weise erschienen, wie die englischen Mutterschulen das Thema behandeln, und deren geschickte Auswahl von Demonstrationen. Bei uns in Deutschland ist wohl am besten erprobt der

Lehrplan
für einen Kursus in Säuglingspflege und -ernährung, aufgestellt vom Verein für Säuglingsfürsorge im Regierungsbezirk Düsseldorf.

12 Unterweisungen zu je einem Nachmittag oder Abend.

1. Stunde. **Das Bett und die Kleidung des Säuglings.**
a) Das Bett des Säuglings: Besprechung der einzelnen Teile, Bettstelle (insbesondere der einfache, billige Korb) die verschiedenen Matratzen und Kopfkissenfüllungen; Matratzen, die leicht im Hause selbst gefüllt werden können; Nachteile der schweren Federbetten; Betonung des täglichen Lüftens und der Sauberhaltung.
b) Die Kleidung des Säuglings: Besprechung der einzelnen Teile und der dazu verwendeten Stoffe; Verwerflichkeit des Wickelns.
Praktische Übungen: Bettmachen, Zuschneiden und Zusammensetzen einer auffüllbaren Matratze.

2. Stunde. **Das Baden des Säuglings.** Hygiene des täglichen Badens; Besprechung des zum Baden und Abtrocknen erforderlichen Materials: Temperatur des Badewassers; Schädlichkeit des Mundauswaschens.
Praktische Übungen: Vorbereitung des Bades; Baden, Abtrocknen; Ankleiden.

3. Stunde. **Das Trockenlegen und Einfetten.** Die Haut und ihre Funktionen; die Nägel; das Trockenlegen; das Pudern; die verschiedenen Puder und Salben; Benutzung des Salbenspatels zum Einfetten.
Praktische Übungen: Trockenlegen; Einfetten. Wiederholung: Baden und Ankleiden.

4. Stunde. **Die Pflege des Neugeborenen.** Schutz vor Kälte und Temperatur-Schwankungen; die Benutzung von Wärmflaschen; Pflege der Nabelschnur; Nabelverband, Pflege der Augen.
Praktische Übungen: Nabelverband, Zuschneiden von Säuglingswäsche.

---

[1]) Langstein hat in einer Broschüre (Berlin 1911) eine Anzahl Lehrpläne von Kursen über Säuglingspflege zusammengestellt.

5. Stunde. **Die natürliche Ernährung.** Bedeutung der natürlichen Ernährung und ihre Vorteile 1. für das Kind, 2. für die Mutter; Widerstand der natürlich ernährten Kinder gegen Krankheit und Schädigungen aller Art; Vorsorge vor der Geburt; Pflege der Brust.

Praktische Übungen: Wiederholung: Bettmachen; Baden; Ankleiden.

6. Stunde. **Die natürliche Ernährung** (Fortsetzung). Zahl der Mahlzeiten; Dauer jeder Mahlzeit; das Wägen des Kindes vor und nach der Mahlzeit; regelmäßiges Einhalten der Pausen; Kost der stillenden Mütter.

Praktische Übungen: Benützung der Kinderwage; Zuschneiden und Nähen von Erstlingswäsche.

7. Stunde. **Die künstliche Ernährung.** Unrichtige Ernährung als Ursache des Todes und der Erkrankung von Säuglingen; Tiermilch einziger zweckmäßiger Ersatz für fehlende Muttermilch.

Praktische Übungen: Milchproben, Abkochen von Milch in einem einfachen Kochtopf.

8. Stunde. **Die künstliche Ernährung** (Fortsetzung). Die Milchmischungen und die hierzu nötigen Zusätze; der Soxhletapparat, Milchflasche und Sauger.

Praktische Übungen: Herstellung von Kindernahrung im Soxhletapparat; Reinigen und Aufbewahren der Sauger und Flaschen.

9. Stunde. **Die Ernährung des Säuglings, Übergang zur festen Kost.** Die Beikost (Gemüse, Obst, Mehlspeisen); das Entwöhnen.

Praktische Übungen: Die Zubereitung von einzelnen Gemüsen und Obstkompotten; Wiederholung: Baden, Wiegen, Ankleiden usw.

10. Stunde. **Die Ernährung des Kindes im zweiten Lebensjahre.** Zusammenstellung einer Tageskost; Gefahren des Alkoholgenusses, Schädlichkeit von Kaffee, Tee usw.; Gewichtszunahme des Kindes in den ersten zwei Lebensjahren.

Praktische Übungen: Kochen von Hafergrütze und verschiedenen Breiarten; Wiederholung früherer Übungen.

11. Stunde. **Die Entwicklung des Kindes in den zwei ersten Lebensjahren.** Die Verdauung; das Zahnen; der Schnuller; das Impfen; Wichtigkeit des frühen Zuziehens des Arztes bei regelwidrigem Verhalten des Kindes; Behandlung des Kindes vor Ankunft des Arztes; Behandlung des Kindes bei Stuhlverstopfung und Durchfall.

Praktische Übungen: Zuschneiden eines Priesnitzschen Umschlages; Wiederholung früherer Übungen.

12. Stunde. **Die Entwicklung des Kindes in den zwei ersten Lebensjahren** (Fortsetzung). Das Herumtragen und Schaukeln des Kindes; Einfluß schlechter Wohnverhältnisse auf den Säugling; Beginn der Erziehung von der ersten Lebenswoche an; das erste Spielzeug.

Praktische Übungen: Wiederholung früherer Übungen; Anfertigung von einfachem Spielzeug.

Die Notwendigkeit eines bestimmten Wissens im Haushalt und in der Mutter- und Säuglingshygiene wird im Ernst heute niemand bestreiten. Über die daraufhin gerichteten Forderungen gehen aber diejenigen noch hinaus, welche diese Ausbildung zu einer „weiblichen Dienstpflicht" erweitert wissen wollen. Doch darüber später.

Rechtsschutzstellen.

Seitdem im Jahre 1894[1]) die erste deutsche Rechtsschutzstelle in Dresden vom Rechtsschutzverein für Frauen gegründet worden ist, hat sich ihre Zahl außerordentlich vermehrt. Tugendreich gibt an, daß sie im Jahre 1908 72 betrug. Wenn diese Zahl den offiziellen Stellen entspricht, so dürfte sie doch in Wirklichkeit größer sein; denn eine außerordentlich große Zahl von Frauenvereinen hat neben anderen Aufgaben auch die auf ihr Programm geschrieben, hilfsbedürftigen Müttern in allen Lagen des praktischen Lebens Auskunft und Rat zu erteilen. Es gehören dazu die Beratung in Angelegenheiten der Armen- und Waisenpflege und des Vormundschaftswesens; alle Fragen, welche den Rechtsschutz für Mutter und Kind betreffen; Auskunft

---

[1]) Tugendreich, Die Mutter- und Säuglingsfürsorge. Stuttgart 1910. S. 215.

über das Verhalten in der Schwangerschaft sowie über die Vorbereitung des Wochenbettes; Nachweis von Anstalten und Vereinen, welche Hilfe für Mutter und Kind gewähren; Vermittlung von Beschäftigung für die Mütter usw. In der Festschrift „Säuglingsfürsorge in Groß-Berlin" sind z. B. für Berlin eine ganze Reihe von Vereinen namhaft gemacht, welche diesen Aufgaben im speziellen sich widmen. In der gleichen Festschrift befindet sich auch folgende Beschreibung einer Rechtsschutzstelle:

„Die Rechtsschutzstelle für Frauen besteht seit sieben Jahren, sie ist im Cecilienhaus Charlottenburg, Berlinerstraße 137, 2. Hof, in den Räumen der Wohlfahrtsbestrebungen untergebracht. Ihre soziale Tätigkeit ist, von Jahr zu Jahr anwachsend, zu einer unentbehrlichen Notwendigkeit geworden. Zweck des Vereins ist,

a) durch Errichtung einer Rechtsschutzstelle unentgeltlich Rat und Auskunft an Frauen und Mädchen zu gewähren;

b) die Kenntnis der gesetzlichen Bestimmungen über die rechtliche Stellung der Frau zu verbreiten und für die gesetzlichen Rechte derselben einzutreten."

„Jeder Ratsuchende erhält kostenlos die gewünschte Auskunft, die Anweisung an einen Anwalt oder die unentgeltliche Anfertigung von Schriftstücken, Eingaben, Klagen Gnadengesuchen und Briefen. Es wird mit den Klienten die Sachlage eingehend besprochen und es werden ihnen die Schritte, die zu unternehmen sind, genau angewiesen. Mit den 90 im übrigen Deutschland bestehenden Rechtsschutzstellen für Frauen besteht enge Fühlung, und Rechtsfragen, die an anderen Orten ein Weiterarbeiten nötig machen, werden dort verfolgt. Dies ist besonders bei Alimentenklagen und Geldforderungen der Fall. Die Stadt Charlottenburg gibt außer den Räumen einen jährlichen Zuschuß. Die übrigen Ausgaben werden durch Mitgliedsbeiträge gedeckt."

„Im Jahre 1910 wurden 1733 neue rechtsuchende Personen in die Listen eingetragen. Die Zahl der einzelnen Rechtsfälle ist eine weit größere, da sich dieselben Personen oft mit den verschiedensten Angelegenheiten, die ihnen im Laufe des Jahres begegnen, an die Rechtsschutzstelle wenden."

„An der Spitze stehen zwei Vorsitzende und ein Arbeitsausschuß. Die Sprechstunden werden dreimal wöchentlich von $5^1/_2$—$7^1/_2$ Uhr abgehalten."

Es ergibt sich schon aus den Aufgaben, daß die Rechtsschutzstellen gezwungen sind, mit einer Reihe von Behörden, z. B. der Armenpflege und Berufsvormundschaft, Fühlung zu halten, und daß es in ihrem Interesse ist, auch mit allen Organisationen, welche Mutterschutz und Säuglingsfürsorge betreiben, in steter Verbindung zu bleiben, da sie ja doch zumeist sich auf die Raterteilung beschränken und das praktische Eingreifen den anderen Organisationen überlassen. Nach Angabe von Tugendreich hat sich im Jahre 1900 eine Zentrale deutscher Rechtsschutzstellen und im Jahre 1904 in Dresden ein Rechtsschutzverband gebildet, der die wirksame Vertretung gemeinsamer Interessen bezweckt und sich die Errichtung weiterer Rechtsschutzstellen angelegen sein läßt. Die Notwendigkeit einer derartigen Beratung geht schon daraus hervor, daß die überwiegende Mehrzahl der Frauen über den Umfang der ihnen zustehenden Rechte nicht unterrichtet und noch weniger in der Lage ist, diese Rechte zu vertreten.

Offene Fürsorge für Schwangere.

Von dem gesamten Gebiet der Fürsorge für Mutter und Kind ist kaum ein Teil so rückständig, wie die Fürsorge für Schwangere. Die Reichsversicherungsordnung bestimmt zwar im § 195 ein Wochengeld für 8 Wochen, von denen allerdings höchstens 2 auf die Zeit der Schwangerschaft fallen, und nach § 199 kann die Satzung, falls infolge der Schwangerschaft Arbeitsunfähigkeit eintritt, ein Schwangerengeld bis zur Gesamtdauer von 6 Wochen sowie für Schwangerschaftsbeschwerden Hebammendienste und ärztliche Behandlung bewilligen; aber diese letztere Leistung der Krankenkassen ist eben nur fakultativ.

Das was § 199 angibt, ist das mindeste, was wir an Pflichtleistungen zum Schutze der Schwangeren verlangen müßten.

Ebensowenig reichen zum Schutze der Schwangeren die in der Reichsgewerbeordnung enthaltenen Bestimmungen auch nur annähernd aus. Ganz abgesehen davon, daß die Beschäftigung schwangerer Frauen in solchen Betrieben, deren gesundheitsschädliche Wirkungen auf die Schwangerschaft bereits bekannt ist, durch Gesetz verboten werden sollte, hält es schwer, in der Beschränkung der Arbeitszeit das richtige Maß einzuhalten. Wir müssen immer fürchten, daß die Arbeitgeber, denen wir in dieser Hinsicht zu große Lasten auferlegen, nach Möglichkeit die Beschäftigung von Arbeiterinnen in ihren Betrieben vermeiden. Daß diese Gefahr nicht allzu groß ist, ersehen wir allerdings daraus, daß eine Reihe von Arbeitgebern über das ihnen gesetzlich vorgeschriebene Maß von Schwangerenschutz herausgehen. Vorbildlich ist die Rheinische Gummi- und Zelluloidfabrik in Neckarau mit ihrer Bestimmung: „Die Krankenkasse leistet 3 Wochen vor der Entbindung Unterstützung in der Höhe des vollen Krankengeldes unter folgenden Bedingungen:

1. die betreffende Arbeiterin muß sich darum durch Antrag bei der Krankenkasse bewerben;
2. die betreffende Arbeiterin muß mindestens 9 Monate der Krankenkasse angehört haben.

Damit die Frauen in allen Fällen, in denen es nötig ist, von dieser Einrichtung Gebrauch machen können, gewähren wir soviel als Zulage zu diesem Krankengeld, daß während der ganzen Zeit der volle Lohn gezahlt wird."

Andere Arbeitgeber sorgen in anderer Weise. So geben z. B. die Röchlingschen Eisen- und Stahlwerke in Völklingen an der Saar bereits vor der Entbindung den schwangeren Müttern Milch zu ermäßigten Preisen und zwar je nach Bedarf 1—2 Liter täglich zum Preise von 10 Pfennig für das Liter.

Leider kommen die von besonders sozial denkenden Arbeitgebern gewährten Vergünstigungen doch immer nur einem äußerst kleinen Teil von Frauen zustatten. Für die Allgemeinheit bedeuten die letzten Monate der Schwangerschaft — abgesehen von einer durch Schwangerschaftsbeschwerden geminderten Arbeitskraft — eine wesentliche Herabsetzung der Arbeitsmöglichkeit. Frauen und Mädchen, die in den verschiedensten Stellungen ihren Lebensunterhalt zu suchen gezwungen sind, müssen zumeist viel früher ihre Arbeit niederlegen, als die in den Fabriken Beschäftigten, denn sie werden vielfach aus ihren Stellungen entlassen, sobald die Schwangerschaft sichtbar ist.

Das, was von seiten der Kommunen zur Unterstützung der Schwangeren geschieht, ist wohl nur äußerst wenig. Die Stadt Charlottenburg mit ihrer Einrichtung der sog. Vorernährung[1]) der Mütter, d. h. einer Unterstützung der Schwangeren in Naturalien, steht wohl ziemlich vereinzelt da. Und so bleibt der Schwangerenschutz im wesentlichen der privaten Wohlfahrtspflege überlassen, die aber ihrerseits ihre Aufmerksamkeit auch im wesentlichen der Zeit nach der Entbindung zuwendet.

Für die ledige Mutter bedeutet die Schwangerschaft mit einem Verlust der Arbeitsgelegenheit gleichzeitig eine Obdachlosigkeit, und es ist doch nur eine sehr beschränkte Zahl von ihnen, die wenigstens für die letzten Wochen der Schwangerschaft in einer der Entbindungsanstalten oder Heime Unterkunft findet.

---

[1]) Die Vorernährung ist als Vorbereitung der Mutter für das Stillen gedacht. Sie wird vom Hauspflegeverein im Auftrage und auf Rechnung der Stadt gewährt. Im Jahre 1910 wurden 299 Schwangere mit dieser Form der Unterstützung bedacht.

Offene Fürsorge für Entbindung und Wochenbett.

Die Zahl der Kongresse ist nicht gering, die in den letzten Jahren die Fürsorge für Wöchnerinnen zum Gegenstand eingehender Verhandlungen gemacht haben. Die großen Vereine: Deutscher Verein für öffentliche Gesundheitspflege, Deutscher Verein für Armenpflege und Wohltätigkeit und neuerdings die Deutsche Vereinigung für Säuglingsschutz haben wiederholt mit aller Energie auf die Notwendigkeit von Reformen gerade auf diesem Gebiet hingewiesen. Im Jahre 1897, in der Tagung des Deutschen Vereins für Armenpflege und Wohltätigkeit, faßte Hauser die Erfahrungen der vorangegangenen Zeit in folgender Weise zusammen:

„Die Mittel und Wege, die bisher zur Linderung der Not auf dem Gebiete der Wochenbettspflege im engeren Sinne des Wortes ergriffen und betreten wurden, sind nicht minder mannigfach und teilweise, wie bereits angedeutet, in alte Zeiten zurückreichend: Spitäler und Stiftungen, Ordenskorporationen und Vereine, kurz die Privatwohltätigkeitspflege war es wesentlich allein, die sich der armen Wöchnerinnen annahm. In richtiger Erkenntnis der vorhandenen Not sowohl wie ihrer eigenen Aufgabe haben bis heute insbesondere die Frauenvereine auf dem Gebiete der Wochenbettspflege Ersprießliches geleistet und sich auf demselben — ich möchte sagen, naturgemäß — als das berufenste und unentbehrlichste Element der Hilfe erwiesen. Und wenn ich heute mit meinem Appell an die breiteren Schichten der Allgemeinheit und Öffentlichkeit um Gewährung von weiterer Hilfe für die Wochenbettpflege herantrete, so geschieht es nicht, um das von den Frauenvereinen bisher Geleistete als ungenügend zu erkennen und zu verwerfen, sondern nur, um unter die Fahne derselben alten und erprobten Führung neue und frische Hilfstruppen aufzurufen."

„Was bis heute positiv auf dem Gebiete der Hebung der Wochenbetthygiene — abgesehen von der bekannten prophylaktischen gesetzlichen Maßregel: dem Verbote der zu frühen Wiederbeschäftigung von Wöchnerinnen in Fabriken — geschehen ist, das läßt sich in die wenigen Worte zusammenfassen: Förderung der zweckentsprechenden Ernährung und der primitivsten Pflege durch Gewährung von Nahrungsmitteln (Suppe, Fleisch, Eier) und Getränken (Milch, Wein), sowie von Ausstattungsgegenständen für Wöchnerinnen und Neugeborene (Wäsche, Kinderkleidchen u. dgl.); Gewährung der Möglichkeit besserer Schonung und Ruhe durch Übernahme des Haushalts der Wöchnerin durch eine Pflegefrau; ferner Stellung wirklicher persönlicher Pflege für Mutter und Neugeborene in kranken Tagen durch geschulte Krankenwärterinnen bzw. ad hoc ausgebildete Wochenpflegerinnen; schließlich aber: Leistung voller Geburts- wie Wochenbettpflege in sog. Wöchnerinnenasylen."

„Die Verabreichung von Beköstigung an arme Wöchnerinnen, sowie die Stellung ungeschulter und geschulter Pflegerinnen — letzteres, das ist die Stellung geschulter Wochenpflegerinnen, nur erst vereinzelt und im ganzen noch selten — für die Dauer der ersten 14 Tage des Wochenbettes, oder auch während der Zeit der Erkrankung einer Wöchnerin, lag bis heute wesentlich im Pflichtkreise der Frauen bzw. sonstiger zu diesem Zweck gebildeter Vereine: Der unter Führung und Hohem Protektorat Ihrer Königlichen Hoheit der Großherzogin stehende Badische Frauenverein hat seit mehr denn 30 Jahren mit Unterstützung armer Wöchnerinnen sich beschäftigt. Von den 237 Zweigvereinen desselben nehmen sich eine große Zahl der armen Wöchnerinnen an; nur 6 derselben haben indessen, abgesehen von der Abgabe von Kost und

Weißzeug, noch Wochenpflegerinnen in ihren Dienst gestellt, von denen wiederum nur erst zwei spezielle Schulung in Hebammenschulen bzw. einem Wöchnerinnenasyl genossen haben. Was der rühmlichst bekannte Hauspflegeverein zu Frankfurt a. M. auf dem gleichen Gebiete in alljährlich gesteigertem Maße leistet, ist zu bekannt, als daß es längeren Rühmens noch bedürfte. Ähnliches, wenn auch nicht in gleichem Maße, leisten, soweit mit bekannt, auch andere Frauen- und sonstige Vereine, ein zweifelloser Beweis an sich schon, wenn es noch eines solchen bedürfte, nicht nur dafür, daß die Unterstützung und Förderung der Wochenbettpflege überall ein Bedürfnis ist, sondern auch dafür, nach welchen Richtungen dieselbe, falls sie ihren Zweck erfüllen soll, sich zu bewegen habe: Als wesentlichste Aufgabe derselben wurde stets neben der Sorge für zweckentsprechende und genügende Ernährung diejenige für hinreichende Schonung und Ruhe erkannt. Das Hauptverdienst, nicht nur auf die gesundheitlich-somatische, sondern auch auf die sozial-gesundheitliche Seite der Gewährung einer hinreichenden Schon- und Ruhezeit für die Wöchnerinnen erfolgreich hingewiesen zu haben, gebührt in erster Linie Löhlein, und wenn auch die erste Frucht seines Mahnrufes, die Gründung des Wöchnerinnen-Rekonvaleszentenheims zu Blankenfelde bei Berlin insofern wieder verloren ging, als dieses Heim aus Mangel an Arbeit schon nach zweijährigem Bestande sich wieder auflöste, so blieb derselbe doch nach anderer Seite hin fruchtbar, nach jener der Erkenntnis von der Notwendigkeit der Errichtung von Gebär- und Wöchnerinnenasylen einerseits, sowie der Hebung und Förderung der sog. Hauspflege andererseits, zwei Bestrebungen, welche beide, jede nur auf anderem Wege, zu demselben Ziele hinführen. Welcher von diesen Wegen der sicherste und gangbarste ist, ist eine Frage der noch ausstehenden Entscheidung durch längere Praxis und Erfahrung. Brennecke, der bereits mehrfach erwähnte, unermüdliche und verdienstvolle Vorkämpfer für Wöchnerinnenasyle, hält die Erstrebung letzterer für den richtigeren, weil er auf ihm viel weitere Ziele, die nach ihm einzig Erfolg versprechende Umänderung nicht nur unserer Wochenbetts-, sondern auch der ganzen Geburtshygiene, zu erreichen hofft. Zurzeit mag die Anzahl der in Deutschland bestehenden Asyle etwa 30 betragen, meine engere Heimat Baden besitzt allein deren 3 — in Karlsruhe, Mannheim und Baden — und, sofern eine sich Jahr für Jahr steigernde Frequenz allein schon für die segensreiche Wirkung derartiger Anstalten sprechen kann, scheint dieser Beweis für unsere badischen Asyle wenigstens als hinlänglich erbracht."

„So sehen wir auf dem Gebiete freiwilliger charitativer Wochenbettpflege ein reich pulsierendes Leben in verschiedenen Formen und edlem Wetteifer, und wenn wir uns beim Überblick über das Ganze die Frage vorlegen: was ist damit erreicht? so ist die Antwort, je nachdem unser Standpunkt rückwärtsblickend oder vorwärtsschauend ist: vieles oder wenig; vieles im Vergleiche zu früheren Zeiten, vor allem vor Löhleins und Brenneckes Mahn- und Weckrufen, fraglos zu wenig aber im Hinblick auf die vorhandene Not und im Ausblick auf das weite noch unbeackerte Land."

Hauser unterscheidet zwei Richtungen: die eine, welche die Errichtung von Gebär- und Wöchnerinnenasylen; die andere, welche die Hebung und Förderung der sog. Hauspflege anstrebt. Er sagt von diesen beiden Richtungen, daß beide, jede nur auf andere Weise, zu denselben Zielen hinführen. Ich bin jedoch der Meinung, daß die beiden Richtungen nicht nur miteinander arbeiten, sondern ineinander aufgehen müssen, wenn tatsächlich ein voller Erfolg erreicht werden soll. Das war auch der Gedanke Brenneckes, dessen Ziel ja nicht nur die Begründung von Wöchnerinnenasylen ist, sondern eine Reform der Hebammenfrage, der geburtshilflichen Ordnung und schließlich der gesamten Frauenfrage. Gerade Brennecke wehrt sich immer wieder dagegen, daß irgendein Teil seiner Reformpläne aus der Gesamtheit herausgenommen und gefördert werde, sei es selbst die von ihm gewünschte gesetzliche Regelung des Hebammenwesens:

„Diese Befürchtung (vor Schematisieren) wird stets zutreffen, solange man sich in Halbheiten bewegt, solange man die Hebammenfrage als eine Sache für sich betrachtet und sie nicht mit ihrem natürlichen und selbstverständlichen Zusammenhange mit dem hier vorliegenden, weit größeren legislatorischen Probleme der ‚Organisation der Frauenhilfe zum Schutze der Mütter und Säuglinge" zu erfassen lernt. Man wird sich endlich darüber klar werden müssen, daß es die „Frauenfrage κατ' ἐξοχην'" ist, die mit der Hebammenfrage und mit der jetzt so mächtig in der Säuglingsfürsorge erwachten sozialen Bewegung an die Pforten der Gesetzgebung klopft. Ist doch das ganze jetzt endlich dem Volke und den Behörden zum Bewußtsein gelangende Elend der Wöchnerinnen und Säuglinge nichts anderes als ein gellender Notschrei der Frauen und Mütter, die in der Kulturentwicklung der letzten Jahrzehnte in ihren natürlichen Rechten so unterdrückt und in eine derartige Not- und Zwangslage versetzt worden sind, daß sie oft gar nicht mehr in der Lage waren, sich der Erfüllung ihrer nächstliegenden Pflichten als Mütter und Hausfrauen widmen zu können. Diesem erschreckenden Elend der Mütter und Kinder in den Wochenstuben und Familien der ärmeren Volkskreise steht das Hebammenwesen in seiner hergebrachten Verfassung und Isolierung völlig machtlos und leider auch meist verständnislos gegenüber. Diese Not verlangt eine viel weitergehende, gesetzlich zu regelnde Fürsorge und eine Hilfe der gesamten Frauenwelt, welch letztere sich darauf zu besinnen hat, daß es ihr Beruf und ihre Pflicht ist, für die Erstarkung und Pflege des Familienlebens, für den Schutz der Mütter und Kinder einzutreten, und daß sich ihr in Erfüllung dieses Frauenberufes — auch über den engeren Kreis der eigenen Familie hinaus — ein unendlich weites Feld sozialer Betätigung im öffentlichen Leben erschließt. Wir stehen in der Morgendämmerung einer neuen großen Kulturepoche, in der es gilt, die noch vielfach schlummernden Kräfte der Frauenwelt mobil zu machen zum Schutze aller notleidenden Familien, Mütter und Kinder, in der es gilt, die zum Heile der Familie — als der Grundzelle des Staates — organisierte Frauenhilfe im öffentlichen Leben zu einem Kulturfaktor ersten Ranges heranreifen zu lassen."

Wenn man die Schriften der vielen Frauen liest, welche in eindringlicher und überzeugender Weise den Notstand schildern, der aus der Mutterschaft so vielen Frauen und insbesondere den Frauen aus den ärmeren Bevölkerungsschichten, aber nicht etwa nur den ledigen Müttern, erwächst, so muß man sich unbedingt bewußt werden, daß hier eines der schwierigsten, wenn nicht das schwierigste Problem sozialer Fürsorge vorliegt: ganz abgesehen davon, daß der Rückgang der Geburtenhäufigkeit bei den Kulturvölkern eine ernste Mahnung bedeutet, heischt die Größe des Notstandes an und für sich eine ungewöhnliche Größe der Hilfe. Wir kommen mit kleinen Mitteln nicht aus, sondern es wird wohl zur Beseitigung des Notstandes etwas in der Art notwendig sein, wie es in den Plänen Brenneckes enthalten ist oder wie es die Verfechterinnen des Mutterdienstes wünschen. Wie dieser letztere insbesondere für Mütterfürsorge mobil zu machen ist, zeigt Marie v. Schmid mit folgenden Worten:

„Gleich nach der Geburt muß die Pflege intensiv einsetzen; dazu ist aber eine von der Geburtsleitung angestrengte oft übernächtigte Hebamme nicht imstande. Auch ihre täglichen Pflegebesuche sind absolut unzureichend zu einer gründlichen Versorgung von Mutter und Kind. Damit jede Wöchnerin für sich und ihren Säugling ausgiebige Pflege habe, bedarf es eines Heeres von geschulten Pflegerinnen, das dadurch geschaffen werden kann, daß eine allgemeine Ausbildung des weiblichen Teils der Bevölkerung auf diesem Gebiet herbeigeführt wird. Dies ist der ‚Mutterdienst‘, die Gesamtheit der Tätigkeit im Dienste der Mutterschaft, im besonderen die weibliche Dienstpflicht. Wie dem Vaterlande ein Männerheer dient, so sollte ihm ein Frauenheer dienen, Leben zu geben und Leben zu hegen und zu pflegen. Wie es den Männern gut tut, so kann es auch den Frauen nicht schaden, während einer Zeitspanne ihrer kräftigsten Jugend ‚der Dienstzeit‘, dem Zwange unterworfen zu sein. Die Organisation könnte sich an bestehende Einrichtungen beim Militär an-lehnen. Die Frau soll nur ein Jahr dem Vaterlandsdienst hergeben, dieser Pflicht sollte zwischen dem 18. bis 21. Jahre genügt werden. Spätere Übungen müssen für Auffrischung und Befestigung des in dieser Zeit Gelernten sorgen. Die Hebammenlehranstalten werden ,,Mutterdiensthäuser‘‘, ihre Zahl muß be-deutend vermehrt und auch das platte Land damit versorgt werden. Ärzte und Ärztinnen vertreten darin die höchsten Stellen, die Zwischenstellen werden von bleibenden Pflegerinnen ausgefüllt, für diese Stellen könnten während der Übergangzeit die heutigen Hebammen die geeigneten Persönlichkeiten sein. Die Ausbildung der Pflegerinnen wäre ungefähr dieselbe, wie die der preußischen Hebammen von heute. Das letzte Vierteljahr der Dienstzeit ist zur Erlernung der Säuglingspflege bestimmt.‘‘

Es wird niemand leugnen, daß unsere Arbeiterschutz- und Sozialgesetz-gebung Schritt für Schritt vorwärts geht, um eine feste gesetzliche Grundlage für die Fürsorge bei Entbindung und Wochenbett zu schaffen. Aber der Kreis der Schutzbedürftigen ist so außerordentlich groß, daß auch die kleinste Zu-wendung das Budget ganz außerordentlich belasten würde. Die Reichsver-sicherungsordnung ist aus einer Reihe von Kompromissen hervorgegangen, und daher kommt es, daß man sie vielfach als eine Halbheit, allerdings als eine gigantische Halbheit bezeichnet.

Es ist ebensowenig zu leugnen, daß die Wohlfahrtspflege und die private Wohltätigkeit, die große Zahl der Frauenvereine, in der Fürsorge für Wöchne-rinnen unermüdlich tätig sind, aber das reicht nicht aus.

Von den bisherigen Leistungen der Armenpflege sagt Münsterberg selbst im Jahre 1897: ,,Im großen und ganzen hat das Wochenbett als ein be-sonderer Zustand der Bedürftigkeit mit seinen ganz eigentümlichen Folgen für die Wöchnerin und ihre Familie bisher in der öffentlichen Armenpflege wenig Beachtung gefunden. Selbst in den best geleiteten Armenverwaltungen be-gnügt man sich mit der Bereitstellung der Geburtshilfe und gewährt allenfalls die Ausstattung der Hebammen mit einigem neuen Bettzeug. Auch ist, ebenso wie für Krankheitsfälle, den Armenärzten unbenommen, Stärkungsmittel zu verschreiben; auch werden die Hebammen wohl verpflichtet, gegen Gewäh-rung eines etwas höheren Entgelts eine gewisse Wartung der Wöchnerinnen und eine gewisse Aufsicht über das neugeborene Kind zu übernehmen. Aber man weiß, was hierunter praktisch verstanden wird, und kann aussprechen, daß von seiten der öffentlichen Armenpflege in eigentlich pflegerischer Beziehung für die Wochenpflege fast nichts geschieht. Diese Sorge ist vielmehr ganz über-wiegend der privaten Liebestätigkeit überlassen geblieben.‘‘

Aber er sagt an anderer Stelle: ,,Im großen und ganzen sind Entbindungen nicht als Krankheiten zu betrachten, sondern als Entwicklungszustände, die ihren normalen Verlauf haben, Zustände, die als Naturnotwendigkeiten zu den Freuden und Leiden einer normalen Familie gehören, Sorgen und Schwierigkeiten, die in Millionen und aber Millionen Fällen Frauen aller Stände und Berufe zu überwinden haben. Millionen und aber Millionen müssen sich mit diesem Naturereignis abfinden; die öffentliche Gewalt sorgt nur, daß dabei gute Organe in Ärzten und Hebammen zur Verfügung stehen und behandeln die Wöchnerinnenfrage unter diesen Gesichtspunkten als allgemeine hygienische Frage."

Wenn damit Münsterberg einen weitergehenden Anspruch nur dann anerkennt, wenn Bedürftigkeit vorliegt, d. h. wenn beispielsweise die Mittel zur Bezahlung von Arzt und Hebamme nicht vorhanden sind oder wenn es an einer Persönlichkeit fehlt, die während des Wochenbettes der Frau zur Hand geht oder sie nötigenfalls pflegt, so wird damit die Grenze der Armenpflege nicht gerade weit gezogen. Aber Münsterberg — ich brauche wohl nicht hervorzuheben, daß ich ihn als einen der Führer auf dem Gebiete des Armenwesens und der Armenpflege schätze und verehre — hat stets zu denen gehört, die sich immer nur schwer entschlossen haben, die Grenzen etwas weiter herauszuschieben, und was den zuerst von mir zitierten Satz anbetrifft, so dürfte es eine recht große Zahl von vernünftigen Frauen, die Entbindung aus eigener Erfahrung kennen, geben, die etwas anderer Meinung sind als Münsterberg.

Es gibt so mancherlei Ursachen für die Herabminderung der Geburtenhäufigkeit, und es gibt so mancherlei Schädigungen, die der Frau aus der Geburt und der Familie aus einer großen Zahl von Geburten erwachsen, daß meines Erachtens alle Veranlassung vorliegt, zum mindestens die Schädigungen nach Möglichkeit zu beseitigen, für deren Beseitigung wir Angriffspunkte haben. Es handelt sich dabei einmal um die Bereitstellung der notwendigen Hebammen- und ärztlichen Dienste, sowie der notwendigen Pflege, um einigermaßen wenigstens den als notwendig erkannten hygienischen Anforderungen gerecht zu werden. Dann aber kommt dazu eine Unterstützung für die Zeit des Arbeitsverbotes respektive verminderter Arbeitsfähigkeit und gleichzeitiger gesteigerter Ausgaben. Schließlich ist die Zahl der Entbindungsanstalten und Entbindungsheime in Deutschland unbedingt nicht groß genug; insbesondere ist die Zahl der Entbindungsheime für Mütter, welche eines Heimes entbehren, zu vermehren.

Wie auf allen Gebieten der Armenpflege ist auch hier der Streit, ob offene oder geschlossene Fürsorge den Vorzug verdient. Nicht mit Unrecht weist Münsterberg darauf hin, „daß die Entfernung der Wöchnerin aus der Familie für alle Beteiligten auch ihre schweren Gefahren hat. Gerade vom Standpunkt der Armenpflege und Wohltätigkeit müssen wir daran festhalten, daß, trotz aller Geneigtheit zur Hilfe, die Hilfe nicht zu leicht erreichbar sein darf, und daß, wenn irgend möglich, der Familienzusammenhang aufrecht zu erhalten ist. Dabei wird, wie leider so häufig bei Entscheidungen dieser Art, vielfach zwischen zwei Übeln zu wählen sein und man unter Umständen das kleinere Übel der kostenfreien Entbindung und Wochenpflege in einer guten Anstalt den Zuständen, die sich in gewissen Wohnungen entwickeln, vorziehen müssen."

Die geschlossene Fürsorge für Wöchnerinnen darf der Verbindung mit der offenen nicht entbehren, schon darum nicht, weil in vielen Fällen für Haus und Familie der Wöchnerin während ihres Aufenthaltes im Heime oder in der Entbindungsanstalt Sorge getroffen werden muß. Ebenso notwendig ist die offene Fürsorge, wenn die Frau in ihrem eigenen Haus die Entbindung durchmacht, wenn sie der Pflege bedarf und wenn an ihrer Stelle eine andere die Sorge für den Haushalt übernehmen muß. Das sind die Aufgaben der so-genannten **Hauspflege,** die immer mehr an Bedeutung gewinnt und für die tatsächlich im Sinne von Maria von Schmid ein Heer von geschulten Pflege-rinnen notwendig wäre, damit jede Wöchnerin für sich und ihren Säugling ausgiebige Pflege habe. Vorbildlich für die Organisation der Hauspflege ist der rühmlichst bekannte Hauspflegeverein zu Frankfurt am Main, der im Jahre 1892 gegründet wurde und bereits im ersten Jahre seines Bestehens (1893) 264 Fami-lien mit Hauspflege zu versorgen in der Lage war. Nach dem Beispiel von Frankfurt am Main haben sich an zahlreichen anderen Orten Vereine für Haus-pflege gebildet, die sich 1908 zu einem Verbande deutscher Hauspflegevereine zusammengeschlossen haben.

Die verschiedenen Formen der Hilfe können wir am besten an konkreten Beispielen zeigen. In gewisser Hinsicht ist das Land mit der Einführung der Hauspflege vorangegangen, wenn auch heut noch die hygienische und soziale Seite des Wöchnerinnenschutzes auf dem Lande in weiten Bezirken Deutsch-lands so gut wie alles vermissen läßt. Vom Badischen Frauenverein berichtet Hauser bereits im Jahre 1897, daß er seit mehr als 20 Jahren mit Unterstüt-zung armer Wöchnerinnen sich beschäftige; einzelne der Vereine hatten Wochen-pflegerinnen in ihren Dienst gestellt. Eine ganz besondere Ausgestaltung hat der Gedanke der Wochenbettpflege auf Anregung der Fürstin Karl Egon von Fürstenberg unter Hausers eigener Leitung im Bezirk Donaueschingen er-halten. Das Ziel war ein doppeltes: Einmal durch tatsächliche Übernahme der Führung des Haushaltes es den armen Frauen zu ermöglichen, sich die notwendige Ruhe und Schonung zu gönnen, die Wochenpflegerin sollte demgemäß nach Vorbild etwa des Frankfurter Hauspflegevereins Haushälterin sein. Anderer-seits sollte die Hauspflege in Fällen der Erkrankung der Wöchnerin für eine sachgemäße Pflege durch geschulte Pflegerinnen Sorge tragen.

Die Hauspflege wird sich in den einfacheren Verhältnissen der Land-bevölkerung vereinfachen, in der Stadt und insbesondere in der Großstadt dagegen spezialisieren müssen. Clara Birnbaum[1]) gibt vom Berliner Hauspflegeverein, welcher im Jahre 1897 von Jeanette Schwerin ge-gründet wurde, folgende Schilderung:

„Die Hauspflege verfolgt nach ihrer Satzung den Zweck, unbemittelten Familien Hilfe zur Aufrechterhaltung ihres Haushaltes in solcher Zeit zu gewähren, in welcher die Ehefrau, vorübergehend außerstande ist, ihrem Hauswesen vorzustehen. Zu diesem Zwecke werden gegen angemessene Bezahlung tagsüber in diese Familien Frauen entsandt, welche die Besorgung des Hauswesens statt der erkrankten Hausfrau übernehmen.“

„Die der Pflegerin zu leistende Vergütung wird aus den Vereinsmitteln bezahlt, so-weit nicht die Familie in der Lage ist, einen Teil der Kosten zu ersetzen.“

„Die Mittel des Vereins setzen sich aus Mitgliederbeiträgen und Zuschüssen des Ma-gistrats und der Landesversicherungsanstalt der Stadt Berlin zusammen. Ferner tragen Behörden, Großbetriebe und Fabriken ganz oder teilweise zu den Kosten bei. Es sind zur-zeit 90 Betriebe angeschlossen, welche durch die Hauspflege ihre Arbeiter und Angestellten pflegen lassen; es bestehen unter anderem Kontrakte mit der königlichen Eisenbahndirek-tion, Siemens und Halske und Schultheiß. Die Gesamtzahl der Pflegen aus diesen Betrieben betrug im Jahre 1908: 805. Die erstatteten Kosten 11 396,90 Mark, d. i. 26,5% der Ge-samtkosten für Hauspflegen, welche 43 016,80 Mark im Jahre 1908 ausmachten.“

„Die Hauspflege hat sich in den 12 Jahren ihres Wirkens in erfreulicher Weise ent-wickelt, indem sie von 478 Fällen im 1. Jahre bis auf 5346 Fälle im letzten Jahre stieg, also

---

[1]) Aus der Berliner Säuglingsfürsorge. Ergebnisse der Säuglingsfürsorge. V. Heft.

sich mehr als verzehnfachte. In der gleichen Zeit ist die Zahl der Wochenpflegen von 212 auf 2953 gestiegen."

„Die Organisation der Hauspflege ist folgende:

„Jeder der 9 Hauspflegebezirke hat eine Bezirksleiterin, der eine Anzahl von freiwilligen Mitarbeiterinnen (es sind zurzeit 112 Frauen verschiedener Gesellschaftsklassen) zur Seite steht; diese leiten die Pflege ein und beaufsichtigen sie. Die Aufsichtsdamen wohnen im Bezirke, und ihre Adresse ist den Pflegebedürftigen bekannt. Bei ihnen suchen die Ehemänner oder Nachbarinnen der Wöchnerinnen unmittelbar nach der Entbindung eine Hauspflege nach. Es wird von der Aufsichtsdame dann eine Pflegerin beauftragt, die ihre Stelle gewöhnlich innerhalb 24 Stunden, meist jedoch in kürzerer Zeit, antritt; bald darauf, am nächsten Tage oder auch an demselben, besucht die Aufsichtsdame die Familie, um an der Hand eines Formulars ihre Verhältnisse zu ermitteln."

„Nach Einsicht in die wirtschaftliche Lage bestimmt sie, wieviel Stunden am Tage die Pflegerin sich bei den Verpflegten aufzuhalten hat, und erwägt, wieviel Tage die Pflege sich voraussichtlich hinziehen wird. Sie bestimmt ferner, ob die Verpflegten dem Verein eine Zuzahlung zu den Kosten der Hauspflege zu leisten haben und ob sie der Pflegerin das Essen zu geben haben; kann die Pflegerin nicht mitessen, so bezahlt der Verein der Pflegerin ein Kostgeld. Die Aufsichtsdame zieht ferner in Betracht, ob besondere Umstände noch zu irgendwelchen Maßnahmen Anlaß geben. Kurz vor Schluß der Pflege macht sie einen zweiten Besuch, um die Beendigung der Pflege einzuleiten."

„Bietet eine Pflege Schwierigkeiten, denen sie nicht selbständig steuern kann, so zieht die Aufsichtsdame ihre Bezirksleiterin zu Rate; niemals darf eine Wöchnerin hilflos liegen bleiben."

„Bei wirtschaftlicher Not setzt sie sich mit zuständigen Vereinen und Behörden in Verbindung."

„Der Verein hat einen Stamm von 350 Pflegefrauen, der zum Teil seit Jahren für ihn tätig ist. Die Pflegerin steht in keinem festen Verhältnis zum Verein. Ihre Entlohnung ist nur eine mäßige. Sie erhält 1,25 Mark für den ganzen Tag und 0,75 Mark für den halben Tag, wenn die Verpflegten ihr zu essen geben. Sind diese hierzu nicht in der Lage, so erhält sie vom Verein das Kostgeld, 0,50 Mark für den ganzen, 0,25 Mark für den halben Pflegetag."

Übrigens unterläßt Clara Birnbaum nicht darauf hinzuweisen, daß die Ausbildung dieser Hauspflegerinnen des Vereins in der Wochenbett- und Säuglingspflege gar mancherlei zu wünschen übrig läßt, und daß in Zukunft eine bessere Ausbildung zu wünschen, in erster Linie aber für die Aufsichtsdamen, welche die Pflegerinnen auswählen, unbedingt erforderlich ist.

Wie ich auch an anderer Stelle ausführe, sieht unsere Großindustrie soziale Wohlfahrtseinrichtungen jeder Art, insbesondere aber solche zur Förderung der Gesundheitspflege, unter ihren Arbeitern und deren Familien als ein nobile officium an, und die von ihr geschaffenen Einrichtungen können unseren öffentlichen vielfach als Muster dienen. Vorbildlich ist z. B. die Hauspflege für die Werksangehörigen der Aktiengesellschaft Friedr. Krupp geordnet.

Im Jahre 1910 wurde im Anschluß an die Errichtung der Erholungshäuser für Frauen und Kinder auf dem Altenhofe durch eine Stiftung von Frau F. A. Krupp eine „Hauspflege" ins Leben gerufen, welche der Arbeiterstiftung angegliedert ist und deren Geschäftsführung dem Bureau für Arbeiterangelegenheiten übertragen ist. Die Stiftung für Hauspflege übt ihre Tätigkeit aus:

durch Pflegen von kranken Frauen unter gleichzeitiger Besorgung des Haushaltes;

durch Besorgung des Haushaltes für Familien, wo die Frau sich im Krankenhause oder im Erholungshause befindet;

durch Pflegen von Wöchnerinnen und Besorgung des Hauswesens.

Es stehen hierzu eine Anzahl geeigneter, zum Teil als Krankenpflegerinnen ausgebildeter Personen zur Verfügung, die neben der Wartung der Kranken sämtliche der Hausfrau obliegenden Arbeiten, also Kinderpflege, Bereitung des Essens, Besorgung der Wäsche usw. zu übernehmen haben. Hierbei ist ihnen eine sparsame Wirtschaftsführung zur besonderen Pflicht gemacht. Der Dienst der Pflegerinnen dauert von 7 Uhr morgens bis 7 Uhr abends, im Winter von 7½ Uhr morgens ab. Sonntags und an gesetzlichen Feiertagen ist eine frühzeitigere Dienstbeendigung zugestanden, wenn die Art des Pflegefalles dies erlaubt. Die Pflegerinnen sollen möglichst in der Familie zu Mittag essen, damit eine längere Unterbrechung der Tätigkeit in einer für die Haushaltsführung besonders wichtigen Zeit vermieden wird.

Die Überwachung der Pflegetätigkeit erfolgt durch zwei Schwestern des Vaterländischen Frauenvereins. Diese erteilen in Fragen der Krankenpflege usw. sachgemäße Auskunft; in sehr dringenden Fällen übernehmen sie auch selbst Pflegen. Sie wohnen in dem Frauenerholungshause auf dem Altenhofe.

Hinsichtlich der Zeitdauer der Gestellung einer Pflegerin ist festgesetzt, daß sie in der Regel höchstens 28 Tage bei Kranken- und Hauspflegen und höchstens 9 Tage bei Wochenpflegen gewährt werden soll. Die Kosten der Pflege werden im allgemeinen aus Stiftungsmitteln bestritten. In geeigneten Fällen ist von den Beteiligten ein Beitrag zu leisten, der nach Beendigung der Pflege in kleinen Raten vom Lohn eingezogen werden kann. Auch werden solchen Familien, die mit Rücksicht auf ihre Verhältnisse die Stiftungsmittel nicht in Anspruch nehmen möchten, aber der Hilfe einer Pflegerin bedürfen, auf Wunsch Pflegerinnen gegen Bezahlung der Auslagen in Höhe von 2 Mark täglich gestellt, deren Dienstleistungen ebenfalls von den Aufsichtsschwestern überwacht werden.

Die bei der Ausführung der Pflege etwa notwendigen kleinen Krankenpflegeartikel werden kostenlos gestellt; im Bedürfnisfalle erfolgt auch die leihweise Abgabe von größeren Krankenpflegeartikeln, wie Wasser- und Luftkissen, Irrigatoren, Stechbecken usw. Bei besonders bedürftigen Verhältnissen kann auch Bett- und Leibwäsche leihweise überlassen werden. In Notlagen wird Krankenkost aus der Haushaltungsschule auf dem Schederhof unentgeltlich verabreicht.

Eine Pflege soll in der Regel nicht übernommen werden, wenn erwachsene Töchter sich im Haushalte befinden oder Verwandte die Pflege übernehmen können, sowie wenn Kost- oder Schlafgänger gehalten werden. Bei ansteckenden Krankheiten wird in jedem Falle besonders entschieden, ob eine Pflegerin gestellt werden kann.

Anträge auf Gestellung einer Pflegerin sind mündlich oder schriftlich zu bestellen, und zwar zur Wochenpflege möglichst vier Wochen vorher. Bei Krankenpflegen ist ein Attest des behandelnden Arztes über die Art der Krankheit und die voraussichtliche Zeitdauer der Pflegestellung vorzulegen.

Dem letzten Bericht, welcher über den Zeitraum vom 4. November 1910 bis 31. Dezember 1911 vorliegt, entnehme ich folgende Angaben über den Umfang der Hauspflege bei den Kruppschen Werken. Im genannten Zeitraum betrug die Anzahl der Pflegefälle 891, das heißt durchschnittlich monatlich etwa 64, die Zahl der täglich laufenden Pflegen durchschnittlich etwa 30. Dabei handelte es sich um Wochenpflegen in 488 Fällen (54,77%) und um Pflegen nach Fehl- bzw. Totgeburten in 70 Fällen (7,86%). Die weiteren Angaben beziehen sich auf die Gesamtheit der 891 Pflegefälle. In beinahe der Hälfte der Fälle erfolgte die Pflegerinnenstellung kostenfrei, in den anderen gegen Zahlung des Beitrages, der in Teilbeträgen vom Lohn eingezogen wird.

Zur Durchführung der Pflegen mußte in vielen Fällen durch Gewährung besonderer Beihilfen eingegriffen werden. Es wurden für 61 Familien zusammen 815 Mark in bar und für 67 Familien Milchgutscheine im Werte von zusammen 335 Mark aus dem Dispositionsfonds des Krankenkassenvorstandes gewährt. Aus der Küche der Haushaltungsschule wurden 1430 Portionen Kranken- und Mittagskost gereicht.

In 118 Fällen wurde wegen Mangels an Bett- und Leibwäsche solche leihweise aus einem den Schwestern übergebenen Vorrat zur Verfügung gestellt.

Die Ausgaben für Schwestern, Pflegerinnen und allerlei Beschaffungen beliefen sich auf 28 317,99 Mark, wovon durch Zahlungen aus den verpflegten Familien 6 137,44 Mark wieder eingingen.

Während in all den bisher genannten Fällen die Hauspflege als eine Unterstützung gewährt wird, ist an anderen Orten, namentlich unter organisierter Arbeiterbevölkerung, die Hauspflege auf dem Prinzip gegenseitiger Hilfe organisiert. Ein echtes Beispiel einer auf Selbsthilfe beruhenden Hauspflege hat uns Frau Professor Schönflies in der Organisation der Bergwerkskolonie Penzburg in Bayern gezeigt. Die Arbeiterfrauen haben in diesem Ort einen Verein „Mutterschutz" wesentlich für Hauspflege gegründet. Gegen einen monatlichen Beitrag von 30 Pfennig hat der Verein im ersten Jahre seines Bestehens — Juli 1910 bis Juli 1911 — 50 Hauspflegen von zehntägiger Dauer mit einem Aufwande von 580 Mark gestellt. Ich möchte mich dem Wunsche von Frau Schönflies, daß dieses Beispiel einer Hauspflegeeinrichtung auf dem Prinzip der Selbsthilfe mit Ausschaltung der Wohltätigkeit möglichst weite Verbreitung finden, und daß die Mutterschaftskassen gerade diesem Zweige des Mutterschutzes ihre ganz besondere Aufmerksamkeit zuwenden möchten, anschließen.

Die Hauspflege bedarf in mannigfacher Beziehung einer Ergänzung. Da sind in erster Linie die Hebammendienste und die ärztliche Geburtshilfe zu nennen. Es dürfte kein Zweifel bestehen, daß im Falle der Bedürftigkeit die Armenverwaltung einzutreten hat. In den Geschäftsanweisungen der Armenverwaltungen, von denen Alice Salomon einige Beispiele anführt, wird die Gewährung von Geburtshilfe durch die Armenhebammen und nötigenfalls durch dem Armenarzt vorgesehen. Sie erwähnt rühmend die Wöchnerinnenfürsorge der hamburgischen Armenverwaltung:

„Außer Bezahlung der Hebamme, die nötigenfalls den Arzt zuziehen kann, ist auch hier Überweisung in die Entbindungsanstalt zulässig. In jedem Fall kann auf Kosten der öffentlichen Armenpflege eine Hauspflege gestellt werden. Arzneien und Heilmittel können auf Anweisung des Armenarztes bewilligt werden. Die Armenhebammen werden von der Armenanstalt mit Wäsche versehen oder können solche beim Bezirksvorsteher für ihre Pfleglinge beantragen. Findet die Hebamme, daß es einer Wöchnerin oder einem Neugeborenen an der unentbehrlichen Nahrung und Pflege gebricht, so hat sie davon dem zuständigen Bezirksvorsteher Mitteilung zu machen, der in dringlichen Fällen auch ohne Antrag des Familienhauptes die zur Abwendung des Mangels notwendigen Maßnahmen treffen muß."

In den Geschäftsanweisungen wird gleichfalls auf die unter Umständen notwendige Unterbringung in geschlossenen Anstalten hingewiesen. Die Entscheidung darüber, ob sie offene oder geschlossene Fürsorge in Anspruch nehmen wollen, bleibt den Müttern überlassen.

Aber selbst abgesehen von den Fällen äußerster Not, in denen die Armenpflege eintritt, erfordert die Hauspflege vielfach eine Ergänzung durch Gewährung von Unterstützungen in Form von Materialien oder Geld, die auch von den Vereinen in anerkennenswertem Umfang zur Verfügung gestellt werden. Einer besonderen Erwähnung bedarf die Einrichtung der sogenannten **Wanderkörbe** oder **Wanderhilfe,** von deren Ausbreitung das Ergebnis einer Rundfrage, welche Stadtrat von Frankenberg im Jahre 1907 an 56 große und mittlere deutsche Städte richtete, ein unzureichendes Bild gibt. Er berichtet, daß im Jahre 1906 17 von diesen Städten eine Wanderhilfe eingerichtet hatten. Jedenfalls hat das Beispiel heut schon viel weitere Nachahmung gefunden und erfreulicherweise auch in einzelnen Landbezirken. Meist ist die Einrichtung von einem Wohlfahrtsverein getroffen, an einzelnen Stellen aber auch von der Stadt oder vom Bezirk. Der Zweck der Einrichtung ist, armen Wöchnerinnen, welche zu Hause entbinden, die notwendigen ergänzenden Ausrüstungsgegenstände für die Wochenstube zu verschaffen. In welcher Weise dies geschieht, schildert von Frankenberg speziell von Braunschweig, wo er 1907 nach dem Muster von Elberfeld eine Wanderhilfe geschaffen hat. Ein Teil der Ausrüstungsgegenstände wird leihweise überlassen: Ein Eimer, zwei Waschschüsseln, ein Stechbecken, ein Näpfchen, eine sackartige Umhüllung der gesamten Sachen, ein Bettuch, ein Bettbezug, drei Handtücher, vier Unterlagen, eine Gummiunterlage und eine Nachtjacke. Geschenkt wird: Ein Hemd, 250 g Watte, sowie eine Büchse mit Seife. Die Verabfolgung geschieht auf Antrag der Hebamme von einer der fünf Ausgabestellen aus. Von der Gewährung der Wanderhilfe wird umgehend dem Magistrat Mitteilung gemacht, dem dadurch die Möglichkeit gegeben wird, seitens der städtischen Waisenpflege dem Fall sogleich seine Aufmerksamkeit zuzuwenden und etwa nötige fernere Hilfe zu gewähren. Durch diesen Anschluß an die städtische Waisenpflege hat die ganze Einrichtung, deren Kosten verhältnismäßig gering sind, an Bedeutung gewonnen.

Zum Schluß möchte ich einer Einrichtung gedenken, welche überall da in Betracht kommt, wo die geschlossene Fürsorge nicht einmal für die dringendsten Notfälle ausreicht. Bereits im Jahre 1902 hat Zimmer[1]) angeregt, die ledigen Mütter, welche ihre Kinder stillen, bei Privatleuten auf öffentliche Kosten einzumieten und amtlich zu überwachen. Es ist aber zunächst bei dieser Anregung geblieben, bis Hugo Neumann den Plan der **Familienpflege für obdachlose Wöchnerinnen und ihre Kinder** verwirklicht hat[2]). Wie dies geschieht, erzählt er selbst mit folgenden Worten:

„In unserem ‚Kinderhaus' kam es häufiger vor, daß die Aufnahme in die Unterkunft wegen Überfüllung nicht möglich war; wir gaben dann, seit dem Jahre 1906, wohl einer der uns aus der Säuglingsfürsorgestelle in ihren Verhältnissen genauer bekannten Frauen, die gerade anwesend war, die Obdachlose zur vorläufigen Versorgung mit. Hieraus entwickelte sich die planmäßige Familienpflege, so daß wir überhaupt nicht mehr gezwungen waren, obdachlose Mütter, die das Kinderhaus aufsuchten, abzuweisen. Es wurde dies allmählich allen interessierten Anstalten und Vereinen bekannt. Allerdings konnte von vornherein dieser Zweig der Fürsorge für Wöchnerinnen nur unter zwei Bedingungen ausgeübt werden. Erstens mußte, was keiner weiteren Begründung bedarf, Mutter und Kind im wesentlichen gesund sein und zweitens mußte die Mutter das Kind mit der Brust ernähren und bereit sein, dies auch weiter in unserer Fürsorge zu tun."

„Die Aufnahme in Familienpflege und ihr weiterer Verlauf gestaltet sich in folgender Weise. Im Bureau der Säuglingsfürsorgestelle findet mit der Wöchnerin eine gewisse Aussprache statt, es wird ihr Nationale aufgenommen und es wird von ärztlicher Seite oberflächlich die Mutter, besonders auf die Stillfähigkeit, und genau das Neugeborene untersucht. Erscheint Anstaltspflege sehr erwünscht, so muß allerdings ein gewisses Gewicht auf erstmalige Entbindung und eine gewisse Höhe des moralischen Niveaus gelegt werden (Prostituierte und Personen ähnlicher Art meiden übrigens meist an und für sich die Anstaltszucht); außerdem ist es zur Vermeidung einer Ansteckung unerwünscht, daß sich die Mutter nach der Entbindung, die fast immer in Entbindungsanstalten erfolgt ist, schon einige Zeit bei Privatleuten aufgehalten hat. Vor allem kommt aber oft schon deswegen Anstaltspflege nicht in Frage, weil die Wöchnerinnenunterkunft im Kinderhaus ebenso wie die telephonisch angereihten ähnlichen Anstalten besetzt sind. Unter Umständen treten die Mütter nach einer vorläufigen Familienpflege noch in die Unterkunft ein, sobald ein Platz frei wird."

„Die Dauer der Familienpflege hängt von sehr verschiedenen Umständen ab. Jedenfalls sollte das Kind mindestens bis zu einem Alter von 6—8 Wochen die Brust bekommen; eine Entwöhnung in der heißen Jahreszeit ist möglichst zu vermeiden. Etwas über die Hälfte der Mütter (60%) kommt unmittelbar aus den Entbindungsanstalten, so daß ihre Kinder 1—2 Wochen alt zu sein pflegen; die übrigen 40% sind zwar ebenfalls mit wenigen Ausnahmen in öffentlichen Anstalten entbunden, erbitten aber erst unsere Hilfe, nachdem sie mehr oder weniger lange sich unter schwierigen Verhältnissen durchgeschlagen haben; hier sind die Kinder schon älter — in einer Hälfte sind hier die Kinder 2—3 Wochen, in einer anderen Hälfte 3—6 Wochen alt. Sollte die Entlassung aus der Familienpflege eigentlich bei einem Alter der Säuglinge von 6—7 Wochen erfolgen, so liegen die Verhältnisse oft schon deswegen anders, weil kein Schema unser Handeln beeinflußt, sondern nur der Wunsch auf jede mögliche Weise für die Gesundheit des Kindes nicht nur im Augenblick, sondern überhaupt nach Möglichkeit zu sorgen."

„Die Kosten der Verpflegung betrugen für den Monat zuerst 30 Mark, jetzt 35 und werden sich in Zukunft auf 40 Mark steigern."

Geschlossene Fürsorge für Schwangerschaft, Entbindung und Wochenbett.

In einem Kongreßreferat hat von Franqué versucht, ungefähr die Zahl der Frauen zu berechnen, welche für die Aufnahme in Entbindungsanstalten

---

[1]) Blätter für Volksgesundheitspflege 1902. Zweiter Jahrgang. Heft 17 und 18.
[2]) In jüngster Zeit hat auch die Armen- und Waisenverwaltung von Charlottenburg diese Art der Versorgung für obdachlose Wöchnerinnen den städtischen Pflegerinnen wiederholt dringend empfohlen.

in Betracht kommen. Dahin gehören seiner Ansicht nach die große Mehrzahl der ledigen Mütter; von den Ehefrauen rechnet er als anstaltsbedürftig diejenigen, die nur einen einzigen Wohnraum für sich und ihre gesamte Familie zur Verfügung haben und denen es außerdem an den nötigen Subsistenzmitteln fehlt. Zu diesen beiden Kategorien von Frauen, die aus sozialen Gründen als anstaltsbedürftig anzusehen sind, kommen weiter diejenigen, bei denen eine ärztliche Indikation zur Aufnahme in eine Entbindungsanstalt besteht, und so kommt von Franqué zu dem Schluß, daß 10% aller Gebärenden anstaltsbedürftig sind, das wären im Jahre 1906 208 000 gewesen.

Es ist kein Zweifel, daß die heut in Deutschland bestehenden Anstalten, in denen Schwangere und Wöchnerinnen Aufnahme finden können, nicht annähernd ausreichen, um einer solchen Anzahl von Aufnahmen zu genügen.

Die Zahl der dafür in Betracht kommenden Anstalten und die Zahl der in ihnen stattfindenden Entbindungen vermag ich aus dem mir vorliegenden Material nicht genau festzustellen. Von Franqué schätzt die Zahl der Entbindungen in deutschen Anstalten für das Jahr 1906 auf 40 000. Für Preußen steht die Zahl genau fest: Im Jahre 1909 kamen auf eine Gesamtzahl von 1 219 447 Lebendgeborenen 29 314 Lebendgeburten, die in Anstalten erfolgt sind.

Die letzte Statistik, die für die Entbindungsanstalten in Preußen existiert und eine Übersicht über diese gestattet, betrifft das Jahr 1908. Die medizinalstatistischen Nachrichten geben für dieses Jahr folgende Zahlen an:

Die Entbindungsanstalten während des Jahres 1908.

Art der Anstalten	Zahl der		überhaupt	Neugeborene	
	Anstalten	eingerichteten Betten		darunter	
				totgeboren	gestorben
Entbindungsanstalten überhaupt	61	2393	27808	1798	913
Private Entbindungsanstalten	9	161	1094	47	37

Größe amtlicher Entbindungsanstalten[1]) während des Jahres 1908.

	Zahl der Anstalten	Betten	Verpflegte
Königliche Universitäts-Institute für Geburtshilfe	10	738	10584
Hebammenlehr- und Entbindungsanstalten im Besitze der Provinzialverbände	17	1063	13718
Öffentliche Entbindungsanstalten städtischer Gemeinden	6	94	1467
Entbindungsanstalten gegründet durch milde Stiftungen und von Vereinen zur Unterstützung armer Wöchnerinnen	18	425	5801

Es wäre wünschenswert, daß diese Zahlen für Preußen ergänzt würden, und daß außerdem für alle deutschen Bundesstaaten festgestellt würde, wie viele Entbindungen in staatlichen, wie viele in privaten Entbindungsanstalten und wie viele bei Hebammen stattfinden. Es dürfte auch nicht schwer fallen, für jede dieser Kategorien die Todesfälle und zwar sowohl bei den Müttern wie bei

---

[1]) Ohne die Entbindungsanstalten mit 10 und weniger Betten im Privatbesitze und unter Leitung von Hebammen.

den Kindern festzustellen und so ein wichtiges Zahlenmaterial für die Beurteilung der Erfolge geschlossener Fürsorge zu gewinnen.

Alice Salomon hat den Versuch gemacht, die in Deutschland bestehenden Anstalten zusammenzustellen und zu gruppieren. Sie sagt aber selbst: „Es ist schwer, eine vollständige Übersicht über alle bestehenden Anstalten zu erhalten, da die Aufnahmebedingungen und Zwecke sehr verschiedenartig sind, viele Anstalten gleichzeitig dem Schutze lediger Mütter dienen, und daher eine Unterscheidung zwischen Wöchnerinnenasylen, Entbindungsanstalten und Zufluchtsstätten für ledige Mütter nicht immer durchzuführen ist." Die von Alice Salomon aufgestellte Tabelle habe ich nach Möglichkeit zu ergänzen versucht, bin jedoch der Vollständigkeit nicht sicher.

Die Anstalten, welche für geschlossenen Mutterschutz in Betracht kommen, verdanken ihre Gründung sehr verschiedenen Bestrebungen und zeigen in der Zusammensetzung ihres Wöchnerinnenmaterials ebenso große Unterschiede wie in der Tendenz ihrer Aufgaben. Die Anstalten, die in erster Linie sozialen Aufgaben dienen, treten an Zahl der Betten und an Bedeutung ganz wesentlich hinter den **öffentlichen Entbindungsanstalten** zurück, die in erster Linie Unterrichtszwecken, sei es nun als Universitätsinstitute oder als Hebammenlehranstalten, dienen. (Für Preußen sind die Zahlen in der obigen Tabelle Seite 161 enthalten.) Die Zahl der Hebammenlehranstalten beträgt in Preußen 17, in Bayern 4, in Elsaß-Lothringen und Baden je 3, in Hessen 2, in Württemberg, Mecklenburg, Braunschweig, Thüringen, Lippe, Lübeck und Hamburg je 1 Anstalt. Wenn auch diese Anstalten in erster Linie anderen Zwecken dienen, so spielen sie doch auch in der sozialen Fürsorge eine außerordentlich große Rolle. Die Schwangeren werden zumeist schon einige Wochen vor der Entbindung aufgenommen und die Mütter werden in der Regel 8 oder 9 oder 10 Tage nach der Entbindung aus der Anstalt entlassen. Die Klientel der Entbindungsanstalten besteht in der weitaus größten Mehrzahl aus ledigen Müttern und stammt aus der ganzen Provinz oder aus einem weiten Umgebungsbezirk. Während in früherer Zeit in allen diesen Anstalten neben den Lehrzwecken das Interesse ganz ausschließlich der ärztlichen Versorgung der Mütter und nur nebenbei der ärztlichen Versorgung der Kinder zugewendet war, haben sich diese Anstalten in jüngster Zeit gezwungen gesehen, der Sorge fürs Kind mehr und mehr ihre Aufmerksamkeit zuzuwenden und auch den sozialen Bestrebungen Rechnung zu tragen. Es hängt zum Teil mit den Versuchen, die Hebammenausbildung zu bessern, zusammen, wenn den preußischen Entbindungsanstalten durch Ministerialerlasse empfohlen wird, sich eine Krippe oder ein Mütterheim anzugliedern, oder wenn sie, um die Kinder länger in Beobachtung zu behalten, für die aus der Anstalt entlassenen Säuglinge eine Beratungsstunde einrichten. Bisher ist in dieser Beziehung nicht allzuviel geschehen. Einige Entbindungsanstalten, z. B. die in Cöln, Elberfeld und Dresden, sind mit Heimen in Verbindung getreten, um den aus der Anstalt entlassenen Müttern mit ihren Kindern, die ein anderweitiges Obdach zunächst nicht haben, wenigstens für diesen Notfall eine Unterkunft zu verschaffen. Es ist dringend wünschenswert, daß die Entbindungsanstalten neben dem Lehrzweck die ihnen aus der sozialen Lage ihrer Pfleglinge erwachsenden Aufgaben nicht ganz außer acht lassen.

Wenn wir auf dem ganzen Gebiet eine möglichste Zentralisation aller gleichgerichteten Bestrebungen in der Stadt oder im Landbezirk erreichen wollen, so fällt den öffentlichen Anstalten, auch wenn sie von Hause aus nur für Unterrichtszwecke bestimmt sind, unbedingt die Aufgabe zu, die eigene Anstalt nicht aus der Organisation auszuschließen, sondern die letztere nach Möglichkeit zu unterstützen. In dieser Hinsicht sind die Verhältnisse bei uns in Deutschland ganz entschieden verbesserungsbedürftig. Ich weiß wohl, daß so mancher Universitätslehrer, falls man ihm zumuten wollte, neben der ärztlichen auch die soziale Fürsorge zu berücksichtigen, eine derartige Zumutung von sich abweisen würde. Ich will aber eine derartige Zumutung gar nicht stellen. Wenn auch das Beispiel B u d i n s uns beweist, daß ein Mann gleichzeitig ein hervorragender Gelehrter und Führer in seiner Fachwissenschaft sein und doch auch soziales Interesse praktisch betätigen kann, so möchte ich unseren Universitätsprofessoren am allerwenigsten eine derartige Pflicht zumuten. Aber es wird ohne große Schwierigkeiten und ohne jede Schädigung der Unterrichtszwecke der Anstalt möglich sein, den Schwangeren und Wöchnerinnen sowohl wie den Neugeborenen die Vorteile sozialer Fürsorge zugänglich zu machen, die Zeit des Aufenthaltes im Institut auch in dieser Hinsicht auszunutzen und für das weitere Schicksal von Mutter und Kind nach der Entlassung aus der Anstalt im voraus Sorge zu tragen. Schließlich muß doch jeder Geburtshelfer so viel Interesse an den Kindern haben, daß er nicht nur fragt, ob sie geboren sind und ob sie die Anstalt nach 10 Tagen lebend verlassen haben, sondern auch danach fragt, wie sie sich weiter entwickeln.

Zu diesen Lehrinstituten kommen die öffentlichen Entbindungsanstalten städtischer Gemeinden, welche im großen und ganzen unter denselben Bedingungen arbeiten und von denselben Bevölkerungskreisen aufgesucht werden wie die städtischen Krankenanstalten. Die städtischen Entbindungsanstalten, mit denen vielfach Abteilungen für Säuglinge und kleine Kinder verbunden sind, sind von vornherein mehr als die staatlichen Anstalten gezwungen, sich auch um die soziale Wohlfahrt von Müttern und Kindern zu kümmern, und sie sind wohl überall an die Organisation der städtischen Fürsorge, falls ein solche am Orte überhaupt besteht, fest angegliedert.

In der nachfolgenden Tabelle A habe ich, soweit ich es feststellen konnte, die Unterrichtszwecken dienenden und die städtischen Entbindungsanstalten zusammengestellt.

A. Entbindungsanstalten.

Stadt	Name der Anstalt	Grün-dungs-jahr	Betten für Säug-linge	Mütter	Bemerkungen
Altona	Städt. Entbindungsanstalt	1714			
Bamberg	Hebammenlehr- und Entbindungsanstalt	1789			
Berlin, Schumann-str. 21—22	Hebammenlehranstalt in der Kgl. Charité	1854	68	94	
Berlin, Artillerie-str. 18	Kgl. Universitäts-Frauenklinik	1882	55	55	
Berlin, Amrumstr.	Städt. Rudolf-Virchow-Krankenhaus	1907			
Blomberg	Hebammenlehranstalt	1792			
Bochum	Hebammenlehranstalt	1906			
Bonn	Univ.-Frauenklinik				
Braunschweig	Hebammenlehranstalt	1760			
Breslau	Univ.-Frauenklinik				
Breslau	Hebammenlehranstalt	1791			

Stadt	Name der Anstalt	Grün-dungs-jahr	Betten für Säug-linge	Betten für Mütter	Bemerkungen
Cassel	Hebammenlehranstalt	1803	10	17	
Celle	Hebammenlehranstalt	1784			
Charlottenburg¹). Kirchstraße	Städt. Krankenhaus	1905	10	10	
Colmar	Hebammenlehranstalt	1803			
Cöln a. Rhein	Hebammenlehranstalt	1808	100	100	
Danzig	Hebammenlehranstalt	1804			
Donaueschingen	Hebammenlehranstalt	1802			
Dresden	Kgl. Frauenklinik und Heb-ammenlehranstalt	1814			
Elberfeld	Hebammenlehranstalt	1904			
Erfurt	Hebammenschule	1788			
Erlangen	Univ.-Frauenklinik und Heb-ammenlehranstalt				
Frankfurt a. Main	Städt. Entbindungsanstalt	1857			
Frankfurt a. Oder	Hebammenlehranstalt	1816			
Freiburg i. Br.	Univ.-Frauenklinik und Heb-ammenlehranstalt				
Gießen	,,	1814			
Göttingen	,,				
Greifswald	,,				
Gumbinnen	Hebammenlehranstalt	1790			
Halle	Univ.-Frauenklinik				
Hamburg	Staatliche Entbindungsanstalt	1795			
Hamburg	Hebammenlehranstalt	1839			
Hamburg	Entbindungsanstalt im all-gemeinen Krankenhause Eppendorf	1889	58	114	
Hamburg	Entbindungsstation des Hafen-krankenhauses	1900			
Hannover	Hebammenlehranstalt	1780			
Heidelberg	Univ.-Frauenklinik und Heb-ammenlehranstalt	1850			
Jena	,,	1778			
Kiel	,,				
Königsberg i. Pr.	,,	1793			
Leipzig	,,				
Lübeck	Hebammenlehranstalt				
Lübben	,,	1793			
Magdeburg	,,	1777			
Mainz	,,	1806			
Marburg	Univ.-Frauenklinik und Heb-ammenlehranstalt				
Metz	Hebammenlehranstalt	1887			
München	Univ.-Frauenklinik und Heb-ammenlehranstalt				
Oldenburg	Hebammenlehranstalt	1821	30	30	
Oppeln	,,	1791			

¹) Eine neue städtische Entbindungsanstalt ist im Bau begriffen.

Stadt	Name der Anstalt	Grün-dungs-jahr	Betten für Säug-linge	Mütter	Bemerkungen
Osnabrück	Hebammenlehranstalt	1824			
Paderborn	„	1833			
Posen	„	1806			
Rostock	Universitäts-Frauenklinik und Hebammenlehranstalt	1858			
Stettin	Hebammenlehranstalt	1803			
Straßburg	Univ.-Frauenklinik				
Straßburg	Hebammenlehranstalt	1728			
Stuttgart	„	1863			
Tübingen	Univ.-Frauenklinik				
Würzburg	Univ.-Frauenklinik und Heb-ammenlehranstalt	1805			

Als nächste Gruppe kommen die Anstalten in Betracht, welche von der organisierten Wohlfahrtspflege, von Vereinen und Stiftungen mit der Bestimmung, sozialen Zwecken zu dienen, gegründet sind. Ich will aber vorher kurz die Entbindungsanstalten in Privatbesitz und unter Leitung von Hebammen besprechen. Die Zahl der Geburten, die in diesen Anstalten stattfinden, ist nicht einmal gering, sie ist z. B. in Preußen größer als die der in kommunalen Entbindungsanstalten stattfindenden Geburten. Nach einigen Erfahrungen, die ich in der praktischen Fürsorge gemacht habe, würde ich es für richtig halten, wenn den Hebammen absolut verboten wäre, in ihrer Wohnung Entbindungen vorzunehmen. Wenn dies nicht zu erreichen ist, so sollte wenigstens außer der Konzession, die schon gefordert wird, eine strengere Überwachung dieser Privatanstalten als bisher stattfinden. Es ist bekannt, daß in solchen kleinen Anstalten die Schwangeren vielfach zu Unrecht ausgenutzt werden, insofern als sie nicht nur eine Gebühr zu zahlen haben, die erheblich höher ist als in den öffentlichen Entbindungsanstalten, sondern außerdem noch zu allen möglichen Dienstleistungen herangezogen werden, und es ist ferner bekannt, daß die in diesen Anstalten geborenen Kinder mit Vorliebe auf dem Lande untergebracht werden, wo die Kontrolle der Pflegekinder weniger streng gehandhabt wird als in der Stadt.

Es blieben nunmehr die Anstalten zu besprechen, welche sozialen Bestrebungen ihre Entstehung verdanken. Eine Gruppe für sich bilden die sogenannten Wöchnerinnenasyle, welche ich nach dem Vorschlage Tugendreichs als **„Entbindungsheime für verheiratete Mütter"** bezeichne. So wie diese Anstalten heut funktionieren, bilden sie einen Übergang von den Entbindungsanstalten zu den bestimmten sozialen Zwecken dienenden Heimen. Die Entbindungsheime für verheiratete Mütter, von denen ich in der nachfolgenden Tabelle B eine wohl kaum vollständige Liste aufstelle, finden ihre Klientel im wesentlichen in den Kreisen des minderbemittelten Mittelstandes. Die ganz hervorragende Rolle, die Brennecke ihnen als Mittelpunkt der Mütterfürsorge und des Hebammenwesens zugedacht hat, ist nicht verwirklicht worden.

Aber auch ohne dies ist das Feld ihrer Tätigkeit außerordentlich groß, und einzelne der Anstalten haben die Grenzen ihrer Aufgaben weit herausgeschoben, insbesondere dadurch, daß sie sich auch der offenen Fürsorge annahmen. Brennecke selbst hat die Aufgaben des Magdeburger Wöchnerinnenasyls, in dessen

B. Entbindungsheime für verheiratete Mütter (Wöchnerinnenasyle).

Stadt	Name der Anstalt	Grün-dungs-jahr	Betten für		Bemerkungen
			Säug-linge	Mütter	
Aachen	Marianneninstitut	1830	26	32	
Baden-Baden	Wöchnerinnenasyl d. Frauen-vereins	1895			
Barmen	Wöchnerinnenheim d. vaterl. Frauenver.	1895	23	23	
Bremen	Wöchnerinnenasyl d. Ver-eines z. Pflege armer Wöch-nerinnen	1889	54	51	
Bromberg	Wöchnerinnenasyl d. Ver-eins „Wöchnerinnenasyl"	1897			
Cöln a. Rhein, Seve-rinstr. 158	Wöchnerinnenasyl d. Asyl-vereins	1889	20	20	
Dortmund	Städt. Wöchnerinnenheim	1893			
Düsseldorf, Adler-straße 45	Wöchnerinnenasyl d. Frauen-vereins	1882			
Elberfeld	Städt. Wöchnerinnenheim	1890			
Essen	Städt. Wöchnerinnenheim	1888			
Essen-Rüttenscheid	Arnoldhaus f. Wöchnerinnen. Stiftung für Frauen von Angehörigen der Krupp-schen Werke	1912	15	15	
Frankfurt a. Main	Dr. Christs Kinderhospital u. Entbindungshaus	1855		13	
Hamburg, Bundes-straße 12	Wöchnerinnenheim	1909	4	4	
Höchst a. Main	Wöchn.-Asyl d. Farbwerke	1900	14	14	
Karlsruhe	Wöchnerinnenasyl d. Asyl-vereins	1902			
Konstanz	Städt. Wöchnerinnenasyl	1907			
Magdeburg	Wöchnerinnenasyl d. Asyl-vereins	1888	27	27	
Mannheim	Wöchnerinnenasyl Luisen-heim	1887			
München-Gladbach	Wöchnerinnenasyl d. Asyl-vereins				
Saarbrücken	Wöchnerinnenheim d. Knapp-schaftsvereins d. Burbacher Hütte	1907			
Ulm	Wöchnerinnenasyl d. Asyl-vereins	1894			
Wangen i. Algäu	Wöchnerinnenheim der Baumwollspinnerei	1909			
Wiesbaden	Wöchnerinnenasyl d. Asyl-vereins	1893			
Wiesdorf	Wöchnerinnenheim d. Far-benfabriken vorm. Friedr. Bayer & Co.	1904	14	14	
Wohlen	Wöchnerinnenheim d. A.-G. f. Anilinfabrikation	1910	6	6	
Worms	Wöchnerinnenheim der Firma C. Heyl	im Bau			

Organisation er seine Ideen soweit als möglich zu verwirklichen suchte, einmal in folgender Weise festgelegt: Es dient

1. als Entbindungsanstalt für Ehefrauen, und will als solche allen irgend bedürftigen Frauen zur Zeit der Niederkunft und des Wochenbetts unentgeltliche oder nahezu unentgeltliche — je nach Umständen auch voll entgeltliche — Aufnahme und Verpflegung gewähren. Es will

2. dem in den letzten Jahrzehnten in den oberen Volkskreisen immer lebhafter hervorgetretenen Verlangen nach zuverlässig geschulten Wochenpflegerinnen entgegenkommen und bietet zu dem Zweck Frauen und Jungfrauen, die gewillt sind, sich der Wochenpflege berufsmäßig zu widmen, Gelegenheit zur Ausbildung und zum Zusammenschluß zu einem im Dienste der Anstalt arbeitenden Pflegerinnenverbande. Es will

3. armen und minderbemittelten Wöchnerinnen — sei es, daß dieselben daheim oder im Asyl ihre Niederkunft abwarteten — durch Entsendung sog. „Hauspflegerinnen" in der Führung des Haushalts, während der ersten Zeit des Wochenbettes, zu Hilfe kommen und will damit den wirtschaftlichen und hygienischen Notständen entgegentreten, die sich anderenfalls fast notwendig in ärmeren Familien zur Zeit des Wochenbettes zu ergeben pflegen. Auch stellt das Wöchnerinnenasyl besonders bedürftigen Wöchnerinnen, welche trotz der Ungunst ihrer häuslichen Verhältnisse dem Asyl fernbleiben und die Entbindung daheim abwarten, die notwendigen Vorräte an Leib- und Bettwäsche in sog. „Wanderkörben" für die Zeit des Wochenbettes leihweise zur Verfügung. Das Wöchnerinnenasyl dient mithin keineswegs allein den Armen und wirtschaftlich Schwachen, es kommt vielmehr den Bedürfnissen aller Volksschichten in mannigfacher Weise entgegen.

Wenn wir die Tabelle B durchsehen, so finden wir unter den Entbindungsheimen für verheiratete Mütter neben den Wöchnerinnenasylen im Sinne Brenneckes, die fast ausnahmslos in den 80er und 90er Jahren des vorigen Jahrhunderts entstanden sind, eine zweite Gruppe von Anstalten, welche der Wohlfahrtspflege unserer Großindustrie ihre Entstehung verdankt; sie sind ausschließlich für verheiratete Frauen bestimmt. Ich habe an anderer Stelle einige Angaben über eines dieser Heime, nämlich das der Höchster Farbwerke, gemacht und kann daran noch einige Notizen über das „Arnoldhaus für Wöchnerinnen" in Essen-Rüttenscheid anschließen, welches von Herrn und Frau Krupp von Bohlen und Halbach im Laufe des Sommers 1912 eröffnet werden soll.

Das Heim ist nur für Frauen von Werksangehörigen bestimmt, steht unter Leitung der Wohnungsverwaltung, unter Aufsicht eines Spezialarztes und ist in Unterordnung unter diese einer Oberhebamme unterstellt. Es bietet Raum zur Aufnahme von 15 Wöchnerinnen (in 3 Zimmern zu 1 Bett und 6 Zimmern zu 2 Betten) und enthält außerdem 2 besondere Entbindungszimmer nebst Sterilisierraum, eine Infektionsabteilung zu 2 Betten, Aufnahme- und Wartezimmer, ein besonderes Säuglingszimmer, 2 Teeküchen, Tagesräume für die nicht bettlägerigen Frauen, Wohnräume für das Personal, sowie die sonst für einen Anstaltsbetrieb erforderlichen Nebenräume. Ein Garten bietet den Wöchnerinnen, soweit ihnen dies möglich ist, Gelegenheit zu kleineren Spaziergängen. Die erforderlichen Speisen und Getränke werden von dem in unmittelbarer Nähe des Heimes liegenden Kaiserin Auguste Viktoria-Erholungshause geliefert, von dem aus auch die Reinigung der Wäsche sowie die Beheizung des Heimes erfolgt.

Wenn ich oben gesagt habe, daß die „Wöchnerinnenasyle" einen Übergang zwischen den Entbindungsanstalten und den Heimen bilden, so beruht dies darauf, daß die bisher besprochenen Anstalten lediglich der Entbindung und den ersten Tagen des Wochenbettes dienen; daß sie wohl Schwangere einige Tage oder Wochen vor der Entbindung aufnehmen, aber 8—10 Tage nach der

Entbindung Mutter und Kind entlassen. Einen anderen Charakter tragen die
Wöchnerinnen- und Mütterheime, die ich nunmehr besprechen will,
schon insofern als sie um ihrer ganzen sozialen Aufgaben willen die Dauer des
Aufenthaltes nicht in dieser Weise beschränken dürfen. Es sind dies:

1. Die speziell für ledige Mütter bestimmten Anstalten und
2. die Anstalten, welche ledigen wie verheirateten Müttern nicht nur für
die Entbindung, sondern auch für einen mehr oder weniger langen Zeitraum
nachher vollständige Fürsorge in einem Heim bieten wollen. Beide Gruppen von
Anstalten haben das eine gemeinsam, daß sie ihre Unterstützung den Müttern
bieten, die entweder ein Heim überhaupt nicht besitzen, oder deren Heim aus
ärztlich-hygienischen und aus sozialen Gründen für Entbindung und Wochenbett nicht in Betracht kommt. Es liegt in der Natur dieser Aufgaben, daß es
sich bei diesen Anstalten um einen längeren Aufenthalt der Mütter im Heim
handelt, und dadurch wiederum wird es bedingt, daß ihre Klientel im wesentlichen
aus ledigen Müttern, eheverlassenen und geschiedenen Frauen besteht.

Das Wöchnerinnen- und Säuglingsheim Frankfurt am Main, das nach
seinen Satzungen ausdrücklich für verheiratete und für ledige Mütter bestimmt
ist, hatte im Jahre 1909 unter 109 Müttern nur 6 verheiratete oder verheiratet
gewesene Frauen.

Wir dürfen diese in den Tabellen C und D zusammengestellten Anstalten
nicht als Entbindungsheime bezeichnen; denn einerseits finden in vielen dieser
Anstalten Entbindungen überhaupt nicht statt, sondern die Mütter werden
prinzipiell zur Entbindung den an dem gleichen Orte bestehenden Entbindungsanstalten überwiesen, nachdem sie die letzten Wochen der Schwangerschaft
im Heim durchgemacht haben; nach der Entbindung kehren sie wieder ins
Heim zurück. Andrerseits stellt sich eine Reihe von Anstalten, wie z. B. die
Wöchnerinnenunterkunft in Berlin, Blumenstraße und das städtische Heim
in Blankenburg bei Berlin, speziell die Aufgabe, die Mütter mit ihren Kindern
überhaupt erst nach der Entbindung aus Entbindungsanstalten aufzunehmen.
Es entspricht dies dem tatsächlich vorhandenen Bedürfnis, das ich nicht besser
zu schildern vermag, als mit den Worten von Alice Salomon: ,,Am zehnten
Tage spätestens steht sie mit ihrem Kind auf der Straße, ohne Heim; denn zu
den Angehörigen kann sie nicht zurückkehren. Meist sogar ohne Unterkunft;
denn die Schlafstelle hat sie vor Aufnahme in die Anstalt aufgegeben; einmal,
um den Mietszins zu sparen, da in dieser Notlage kein Pfennig umsonst verausgabt werden kann; dann auch, weil sie mit einem Kind die Schlafstelle nicht
behalten dürfte. Sie steht auf der Straße, ohne Geld, um für Wohnung und
Nahrung zu sorgen (denn ihre Ersparnisse sind schon vor der Geburt des Kindes
aufgezehrt, sofern sie überhaupt jemals Ersparnisse gemacht hatte); ohne Geld,
wenn nicht gerade ein glücklicher Zufall ihr rechtzeitig einen Berater in den
Weg geführt hätte, der für Hinterlegung der ihr auf Grund des § 1716 des BGB.
zustehenden Summe vor der Geburt ihres Kindes gesorgt hat; oder wenn —
trotz solcher Bemühungen — der Vater ihres Kindes nicht zu finden oder selbst
mittellos ist, oder wenn er etwa erfolgreiche Einwände gegen den Zahlungs-
anspruch geltend machen konnte (§ 1717 exceptio plurium). Sie steht auf der
Straße; ohne Unterkunft und ohne Geld — aber auch mit völlig geschwächter
Gesundheit, in einem pflegebedürftigen Zustand, arbeitsunfähig für Wochen
(selbst im Sinne des Gesetzes, der Reichsgewerbeordnung) — und sofern sie
nicht an einem außergewöhnlichen Gefühlsmangel leidet, nicht nur wirtschaftlich und körperlich geschwächt, sondern auch seelisch gebrochen, verzweifelt,
stumpf — vielleicht mit Gott und den Menschen zerfallen. Wiegt doch gerade

für die Besten von diesen Frauen schwerer noch als alle äußere Not, über die ihnen schließlich Menschen hinfort helfen können, das Gefühl, für das es keinen Trost gibt, der Schmerz, der mit allen Tränen nicht wegzuwaschen ist, daß sie betrogen, getäuscht, verlassen wurden, wo sie geglaubt und vertraut und auf Glück gehofft hatten. Mag man die Gefühlssphäre der Frauen besitzloser Kreise für enger halten als die des beschützten Mädchens der besitzenden Klassen, das Zeit hat, um die Regungen seines Herzens zu beobachten, zu pflegen, zu nuanzieren; mag man ohne alle übertriebenen Sentimente das Schicksal einer ledigen Mutter jener Kreise verfolgen; darüber täusche man sich nicht, daß „betrogen zu werden" für jede Frau das Schwerste und Traurigste ist, was ihr zustoßen kann; doppelt schwer und traurig, wenn sie durch das „Betrogensein" noch in eine schwere äußere Notlage versetzt, von Angehörigen und Freunden verlassen wird."

Die **Heime für ledige Mütter** lassen sich nach ihrer Tendenz in zwei Gruppen teilen, und die ihnen erwachsenden Aufgaben lassen sich von der besonderen Art des Notstandes der ledigen Mutter ableiten[1]). „Deren Notstand gegenüber kann die Hilfe der öffentlichen Armenpflege naturgemäß nicht ausreichen. Die von dieser zur Beseitigung von Notständen aufgewandten Mittel sind rein materieller Art. Die ledige Mutter aber braucht nicht nur Geld, Nahrung und Pflege, sondern auch ein Heim und Rat, oft noch Erziehung und Beeinflussung. Ihre Not beruht nicht auf dem Mangel an Geld, und die Ursache ihres Notstandes liegt nicht in der Geburt eines Kindes. Sondern die Geburt des Kindes selbst ist ein Notstand, dessen Ursachen häufig in mangelhafter Erziehung, fehlender Berufstüchtigkeit, manchmal auch in Leichtsinn, in einem ungebändigten Triebleben, in geistigen oder moralischen Defekten zu suchen sind. Die Fürsorgebestrebungen für ledige Mütter sind daher, abgesehen von der Hilfeleistung öffentlicher Körperschaften fast immer durch Erwägungen prinzipieller Natur, durch die sittlichen Werturteile der helfenden Faktoren stark beeinflußt. Auf der einen Seite bestehen Fürsorgeheime und Zufluchtsstätten für ledige Mütter, die von konfessionellen Vereinen errichtet sind. Sie nehmen die Mütter auf und versorgen sie unter dem Gesichtspunkt, daß durch die Hilfe jene Besserung und Rettung erzielt werden soll, die die ledigen Mütter für die Zukunft schützt und stark macht. Auf der anderen Seite sind in den letzten Jahren humanitäre Einrichtungen entstanden, die ähnlichen Charakter tragen, aber anstelle der religiösen oder konfessionellen Einwirkung lediglich eine wirtschaftliche Stärkung und ethische Beeinflussung der Mütter herbeiführen wollen. Sie alle machen die Hilfeleistung von einem längeren Aufenthalt der Mütter abhängig, um diese nicht nur gesundheitlich zu kräftigen, sondern um auch in ihnen das Gefühl der Verantwortung gegen ihre Kinder lebendig zu machen, um sie in den Stand zu setzen, fortan der Verführung zu widerstehen. Das kann man einmal tun, indem man ihre wirtschaftliche Tüchtigkeit steigert, indem man sie etwas lernen läßt. Daneben aber müssen auch innere, geistig-seelische Kräfte lebendig gemacht werden, damit sie ihre Willenskraft, die Fähigkeit der Selbstbeherrschung entwickeln. Wo die uneheliche Mutterschaft auf Erziehungsfehler zurückzuführen ist, muß die Therapie zugleich Prophylaxe sein. Da muß eine Erziehung einsetzen, die zu geregelter Lebensführung, geordneter Arbeit, Vertiefung des religiösen Empfindens führt."

Die „Versorgungshäuser", als deren Vorbild die Lungstraßsche Anstalt in Bonn galt, und welche dem ersten von Alice Salomon geschilderten

---

[1]) Alice Salomon.

Typus entsprechen, haben früher den Fehler gemacht, daß sie über der Fürsorge für die Mutter die Fürsorge fürs Kind vollständig vergessen haben. Dieser Mangel ist gegenwärtig wohl allenthalben beseitigt, nachdem auch die hygienischen Einrichtungen, die in mancher dieser Anstalten recht viel zu wünschen übrig ließen, mittlerweile modernisiert worden sind. Als Typus der zweiten Art von Anstalten, die die wirtschaftliche Stärkung und ethische Beeinflussung der Mütter als ihre wesentlichste Aufgabe auffassen, möchte ich das Säuglingsheim Westend hinstellen, welches gleichzeitig den Vorzug einer ausgezeichneten ärztlichen Leitung und fürsorgerischen Organisation hat.

Eine Erweiterung, aber in finanzieller Hinsicht doch auch eine Erleichterung, haben die Heime für ledige Mütter durch das Inkrafttreten des Fürsorgeerziehungsgesetzes gefunden. Pfarrer Berendt schreibt darüber: „Bis zum Jahre 1900 wurden nun allerlei Mädchen in schwangerem Zustande aufgenommen, welche keinen Dienst oder Arbeit mehr finden konnten und sich dadurch in der größten Not befanden, so daß auch von den meisten Mädchen kein Pfennig für ihre Aufnahme und monatelange Verpflegung gezahlt wurde. Gleichwohl schien dem Begründer der Rettungsarbeit gerade die Aufnahme dieser Mädchen in den letzten Monaten vor der Entbindung von besonderer Bedeutung, wie dies auch von dem Bonner Versorgungshaus erkannt war. Gerade in dieser letzten schwersten Zeit der Mädchen, wo sie vor allen Türen fortgewiesen werden, kann die erwiesene Hilfe und kostenlose Aufnahme am meisten und überzeugendsten auf sie einwirken und ihr Herz gewinnen. Dazu aber kommt der wichtigste Umstand, daß die leibliche und geistige Pflege in den letzten Monaten der Schwangerschaft nicht nur für die Mütter, sondern noch mehr hinsichtlich der zu erwartenden Kinder von der größten Bedeutung ist. Je weniger diese Pflege vorangegangen, je mehr die Mädchen die ganze Zeit ihrer Schwangerschaft umhergestoßen wurden und womöglich betteln mußten, um so schwächlicher und weniger lebensfähig ist das neugeborene Kind, zumal es ja vielfach sogar unter Mitteln der Abtreibung zu leiden hatte."

C. Heime für ledige Mütter.

Stadt	Name der Anstalt	Gründungsjahr	Betten für Säuglinge	Betten für Mütter	Bemerkungen
Aachen	Zuflucht, städt. Anstalt	1901			
Berlin, Drontheimerstraße 39	Heimstätte in Berlin, wohltätige Stiftung	1889			1910 fanden 225 Mütter Aufnahme, die Mütter zahlen für die Entbindung 40—50 Mk.
Berlin, Kastanienallee 11	Wöchnerinnenheim der Heilsarmee	1897	14	22	speziell zur Aufnahme gefallener Mädchen f. die Dauer von 10 Tagen, Kosten 27 Mk.
Charlottenburg-Westend	Säuglingsheim Westend	1904			
	Säuglingsheim		40	40	
	Mütterheim		56	46	
	Kinderabteilung		30	30	
Bonn a. Rhein	Versorgungshaus (Lungstraß-Stiftung)	1873		48	Aufnahme erstgefallener Mädchen
Bonn a. Rhein	Säuglingsheim des kathol. St. Magdalenenstiftes	1885	100	70	Aufnahme erstgefallener Mädchen

Stadt	Name der Anstalt	Gründungs-jahr	Betten für Säuglinge	Betten für Mütter	Bemerkungen
Cöln-Bayenthal	St. Josefs-Zufluchtshaus d. kath. Früsorgevereins	1904	35	82	
Cöln-Sülz	Zufluchtsstätte für uneheliche Mütter und Kinder der Ortsgruppe Cöln d. deutsch - evangelischen Frauenbundes	1905	20	12	
Colmar i. Elsaß, Baselerstraße 63a	Christl. Versorgungshaus	1885	12	20	speziell für erstgefallene Mädchen
Detmold	Versorgungshaus Zoar	1903	10	8	für erstgefallene Mädchen mit ihren Kindern
Dortmund	Säuglingsstation im St.-Vinzenzheim	1903	35	40	speziell für erstgefallene Mädchen
Dresden-Oberlößnitz	Ermelhaus (Stiftung)	1885	16		Verpflegung unehelicher bedürftiger Mütter u. ihrer Kinder
Düsseldorf	Mütterheim des evangelischen Frauen-Asylvereins	1907	10	10	Aufnahme lediger Mütter mit ihren Kindern
Elberfeld, Schleswigerstraße 73	Evangelisches Fürsorgeheim	1907			Aufnahme lediger Mütter nach der Entlassung aus der Hebammenanstalt
Essen-Rüttenscheid	Versorgungshaus d. Magdalenenvereins	1891	15	15	für erstgefallene Mädchen
Frankfurt a. Main	Heim des Frankfurter Mutterschutzes	1907	6	8	
Halle, Weidenplan 3	Frauen-Zufluchtsheim mit Vorasyl f. Säuglinge, gegründet v. d. Stadtmission	1906			
Hamburg-Eppendorf	Luisenhof, gegründet vom Verein	1887	35	20	speziell für erstgefallene Mädchen und deren Kinder
Hamburg	Mütterheim des Bundes für Mutterschutz	1910	15	18	
Hamburg	Rettungsheim der Heilsarmee	1909			
Hannover, Jungfernplan 7	Versorgungshaus d. Ortsgruppe Hannover des deutsch-evangelischen Frauenbundes	1903	20	20	für erstgefallene Mädchen und ihre Kinder
Kirchheim-Unterteck (Württemberg)	Versorgungshaus (Stiftung)	1894	30	30	für erstgefallene Mädchen
Leipzig-Connewitz	Kinder- und Wöchnerinnenheim Martinsstift d. Vereins f. innere Mission	1889			
Magdeburg	Säuglingsheim u. Versorgungshaus d. deutsch-evangelischen Frauenbundes				
Magdeburg	Schwangerenheim des Vereins Jugendschutz			30	
Marburg	Versorgungshaus	1889	35	30	f. erstgefallene Mädchen
München	Fürsorgeheim d. kath. Fürsorgevereins				

Stadt	Name der Anstalt	Gründungs-jahr	Betten für Säuglinge	Betten für Mütter	Bemerkungen
München	Mütterheim d. Vereins Mutterschutz	1910	6	6	
Münster i. Westf.	Kath. St. Antoniushaus	1906			
Pankow bei Berlin, Neue Schönholzerstraße 14	Heim für werdende Mütter, gegründet v. d. Deutschen Gesellschaft f. Mutter- u. Kindesrecht, jetzt in Privatbesitz	1910			Kosten 1 Mk. täglich
Rostock	Haus Elim (Stiftung)	1901	14	14	für erstgefallene Mädchen
Soest	Evangelisches Versorgungshaus (Stiftung)	1904	40	35	für erstgefallene Mädchen
Tenever bei Bremen	Wöchnerinnen- und Säuglingsheim	1910	25	30	
Vluyn bei Mörs, Rhld.	Versorgungshaus f. Wöchnerinnen	1892			
Weißensee, Parkstr. 15	Versorgungshaus Beth-Elim	1884	25	25	
Wilmersdorf, Düsseldorferstr. 14	Heim für werdende Mütter d. Deutschen Gesellschaft f. Mutter- u. Kindesrecht	1908			

„Ganz anders aber wurde diese Rettungsarbeit seit dem Jahre 1900 durch Inkrafttreten des Fürsorgeerziehungsgesetzes. Mehr und mehr sah sich der Leiter der Rettungsarbeit genötigt, die vorhandenen Plätze den Fürsorgezöglingen zu eröffnen, zumal nicht nur die Stadt Berlin, sondern auch die Landeshauptleute, namentlich die Provinzen Pommern und Sachsen, seine Hilfe in Anspruch nahmen."

Das Versorgungshaus Beth-Elim ist, auch nachdem es sich in den Dienst der Fürsorgeerziehung gestellt hat, zwar seinem ursprünglichen Charakter treu geblieben, aber es tritt unter den Gesamtaufgaben ein anderer Teil der Fürsorge mehr in den Vordergrund, als es bisher geschehen ist. Es werden nicht mehr wie früher fast ausschließlich ledige Mütter vor oder nach der Entbindung aufgenommen, sondern die Mehrzahl der Aufnahmen betrifft verwahrloste Mädchen jüngeren Alters.

Eine starke Umwandlung bedeutet es, wenn sich z. B. ein Versorgungshaus, wie das in Solingen-Haan, von einem Rettungshaus in ein Heim für ledige Mütter und deren Säuglinge verwandelt, das im wesentlichen nach ärztlich-hygienischen Gesichtspunkten weiter geführt wird.

Als Beispiel für die Gruppe C: Heime für ledige Mütter, schildere ich

das Versorgungshaus Beth-Elim, Berlin[1]).

Pfarrer Berendt, der schon im Jahre 1878 die Bethabara - Stiftung zur Rettung prostituierter, bestrafter oder gefährdeter Mädchen ins Leben gerufen hatte, wurde durch die stete Zuweisung schwangerer Mädchen zur Schaffung einer besonderen Hilfe gedrängt, zumal in Berlin zu damaliger Zeit keine Möglichkeit irgend einer Versorgung der unehelichen Mütter, am allerwenigsten in geschlossener Fürsorge, — abgesehen von den Entbindungsanstalten — bestand. Bei der Einrichtung der Fürsorge- und Rettungsarbeit war ihm die Tätigkeit des Fräulein Bertha Lungstraß in Bonn vorbildlich.

In einem längeren Artikel, betitelt: „Zur Magdalenensache", der im März 1884 in den größten Berliner Blättern erschienen ist, heißt es: „Auf diese Weise ist es unserer Stif-

---

[1]) Aus einem Artikel des Begründers und Vorsitzenden, Pfarrer Ernst Berendt.

tung möglich, auch auf jene Unglücklichen ihr Auge mehr als bisher zu richten, welche die
traurige Aussicht haben, in Zukunft ein Kind ihrer und anderer Schuld ernähren zu müssen.
Derartige Mädchen haben bereits Rat und Hilfe erfahren, werden aber nun in ausgedehnter
Weise ihre gesonderte Pflege finden." Pfarrer Ernst Berendt, der Hausgeistliche des
Berliner Hausvogtei-Frauengefängnisses, schuf für die Aufnahme im Jahre 1887 zwei Pflegestellen in Privathäusern; 1889 wurde das Versorgungshaus Beth - Elim in Weißensee
eingerichtet.

Anfangs wurden die Mädchen 2—3 Monate vor der Entbindung in den Pflegestellen
aufgenommen, dann zur Entbindung der Charité oder der Frauenklinik überwiesen und
nachher wieder zurückgenommen; vielfach wurden auch hier die Mütter überhaupt erst nach
der Entbindung aufgenommen. Seit 1897 werden die Entbindungen im eigenen Versorgungshaus gehalten, in welchem für eine gute Pflege der Säuglinge gesorgt ist. Seit
dem Inkrafttreten des Fürsorgeerziehungsgesetzes hat sich das Material der Anstalt
geändert. Im Jahre 1889 wurden freiwillig 40 Mütter in der Pflegestätte und 50 Mütter,
sowie 52 Kinder im Versorgungshaus Beth-Elim aufgenommen. Nach dem letzten Jahresbericht vom Jahre 1910 waren unter 96 Mädchen nicht weniger wie 63 Fürsorgezöglinge.
Die Zahl der verpflegten respektive in Beth-Elim geborenen Kinder betrug im ersten Halbjahr 1910 69.

Das Versorgungshaus Beth-Elim hat sich seit 1900 in seinem Charakter etwas geändert insofern, als seine Bedeutung als Entbindungsheim mehr und mehr zurückgetreten
ist gegenüber seiner Bedeutung als Heim für verwahrloste Mädchen. Es sind jetzt meist
16jährige, aber auch 15-, 14- und selbst 13jährige Mädchen, die nicht freiwillig, sondern
infolge Fürsorgeerziehung in das Versorgungshaus kommen, um dann auch sobald als möglich den Fürsorgeerziehungsanstalten wieder zugeführt zu werden, aus denen sie gekommen
oder die für sie zuständig sind. Infolge dieser neuen Aufgaben muß Beth-Elim seine Kinderfürsorge auch bis zu einem gewissen Grade einschränken. Es behält und pflegt jetzt die
Kinder nur noch bis höchstens zum Ablaufe des ersten Lebensjahres, während früher die
Kinder oft noch längere Zeit im Hause gehalten wurden. Das Säuglingsheim des Hauses
bietet für 20—25 Säuglinge Raum, die nach Möglichkeit von den eigenen Müttern gestillt
werden.

Einen Typus ganz anderer Art bildet das Säuglingsheim Charlottenburg - Westend, das mir in seiner Art die reinste Form sozialer Fürsorge
darzubieten scheint und dessen Einrichtungen wohl von Vertretern aller Richtungen als zweckmäßig anerkannt werden.

Besonders hinweisen möchte ich auf die Bestimmungen des Säuglingsheimes Westend, nach welchen jeder Schwangeren eine Beraterin zur Seite
gegeben wird, an welche sie sich während ihres Aufenthaltes im Heim und nachher jederzeit wenden kann. Den Heimen, welche von Vereinen gegründet sind
und unterhalten werden, dürfte — oder sollte es wenigstens — nicht schwer
fallen, unter der Zahl ihrer Vereinsmitglieder eine genügende Zahl von Frauen
zu finden, die bereit und geeignet sind, die spezielle Fürsorge für eine Mutter
und deren Kind zu übernehmen. Viel Elend könnte heutzutage vermieden werden, wenn jede besser situierte Familie sich einer armen Familie annehmen, und
wenn jede Frau in sicheren Verhältnissen eine in Not befindliche Frau auswählen
würde, der sie in ihrer Not mit Rat und Tat zur Seite steht. Ein derartiges,
persönliches Eintreten im einzelnen Falle würde in sehr vielen Fällen nützlicher
sein als die heut so beliebte Betätigung mancher Frauen in der Wohlfahrtspflege, und da in diesen einzelnen Fällen eine genaue Orientierung über die
Verhältnisse erfolgen kann, so würde auch der Einwand, den man sonst gegen
Wohltätigkeit macht, wegfallen.

Säuglingsheim Charlottenburg-Westend.

Das Heim war vom März 1904 bis zum Herbst 1908 in gemieteten Räumen in der
Akazienstraße 7 zu Schöneberg untergebracht und ist seit September 1908 in das eigene
neue Haus verlegt. Die Anstalt[1]) hat den Zweck, Müttern, ehelichen sowie unehelichen,

---

[1]) Festschrift „Die Säuglingsfürsorge in Groß-Berlin" zum III. Internationalen
Kongreß für Säuglingsschutz, Berlin 1911, und die eigene Festschrift des Heims vom
September 1911.

nach ihrer Entbindung auf ein Vierteljahr ein Heim zu bieten, in welchem sie sich körperlich erholen können und angehalten werden, ihren Säuglingen die Brust zu reichen; diese Abteilung ist das eigentliche Säuglingsheim. Nach Ablauf des Vierteljahres können die Mütter mit ihren Kindern noch für ein Jahr im Mütterheim Aufnahme finden, das, an das Säuglingsheim angegliedert, in einem besonderen Flügel des Hauses untergebracht ist.

Während das Säuglingsheim eine Wohltätigkeitsanstalt ist, in der die Mütter unentgeltlich, lediglich gegen Verpflichtung häuslicher Mitarbeit aufgenommen werden, ist das Mütterheim als eine Wohlfahrtseinrichtung gedacht. Hier wohnen die Mütter und, während

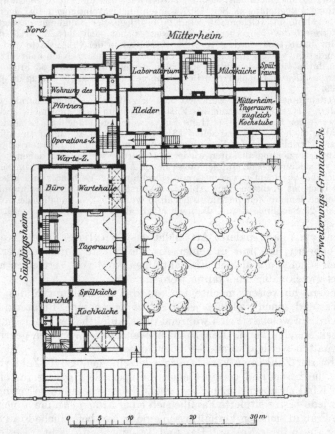

Fig. 7. Säuglingsheim Charlottenburg-Westend.
Grundriß des Erdgeschosses.

sie ihrer Berufstätigkeit außerhalb des Hauses nachgehen, befinden sich ihre Kinder unter der Obhut der Schwestern. Von ihrem Verdienst zahlen die Mütter für ihr Kind (Verpflegung und Bekleidung) 20 Mark, außerdem für sich selbst 5 Mark monatlich für Wohnung, Heizung, Licht und Wäsche. Für Kost und Kleidung für sich müssen sie selbst sorgen.

Dem Säuglingsheim und dem Mütterheim haben sich im Laufe der letzten Jahre des weiteren angegliedert: eine Abteilung für Mütter vor der Entbindung, die unentgeltlich gegen Hausarbeit aufgenommen werden, ferner eine Abteilung für Kinder ohne Mütter zur Verfügung der städtischen Armenverwaltung Charlottenburg und schließlich eine Abteilung für zahlende Kinder, welche als Pensionäre für einen Pflegesatz von 3 Mark täglich Unterkunft finden.

Das Säuglingsheim beherbergt zurzeit 40 Mütter mit ihren Säuglingen, das Mütterheim 46 Mütter mit ihren Kindern, ferner 10 Schwangere, 20 Pensionäre und 10 Kinder, die von der städtischen Armenverwaltung überwiesen sind.

Was nun die bauliche Anordnung anbetrifft, so sind Säuglingsheim und Mütterheim in zwei getrennten Flügeln untergebracht. Zwischen beiden befindet sich die Wohnung des Arztes, die der Oberin und der Schwestern, sowie des Pförtners. Die Kinder- und Mütterzimmer sind nach Südosten gelegen. Jedes Kinderzimmer hat neben sich eine Liegehalle, hinter der sich das Mütterzimmer befindet; je zwei Kinder- und Mütterzimmer befinden sich in jeder Etage nebeneinander, an die am Ende des Korridors ein Schwesternzimmer angrenzt. Auf der anderen Seite des Flügels liegen die Waschräume der Mütter, Windelspülraum, Teeküche, Klosett, Badezimmer. Außerdem ist ein Schwesterntagesraum vorhanden, ein Operationszimmer, ein Tagesraum für die Mütter, eine Kochküche für das Säuglingsheim und ein Speiseraum für das Mütterheim; ferner Wäscherei, Milchküche und Wohnzimmer für das gesamte Personal.

Die Kosten des Hauses belaufen sich auf rund 320 000 Mark. Hierin sind nicht enthalten die Grunderwerbskosten, dagegen sämtliche Installationen, Gartenanlagen, Anschlüsse, Bauleitungskosten, Möbel und Wäsche. Die ganze Anlage mit Gartenherrichtung

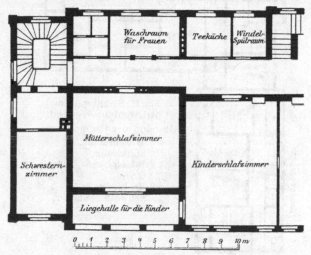

Fig. 8. Säuglingsheim Charlottenburg-Westend.
Grundrißausschnitt. Räume für eine Gruppe Mütter mit ihren Kindern.

und beweglicher Einrichtung, jedoch ohne Grunderwerb, kostet nach der für Krankenhäuser üblichen Berechnung bei 80 Müttern und Kinder, also insgesamt 160 Betten, für das Bett rund 2000 Mark. Rechnet man Grund und Boden mit 80 000 Mark, so würde sich die Summe pro Bett auf 2500 Mark erhöhen. Eine Erweiterung des Baues ist für die allernächste Zeit in Aussicht genommen und zwar soll der Neubau weiteren 40 Müttern und Kindern des Mütterheims Aufnahme gewähren, auch größere Räume für Pensionäre und städtische Kinder enthalten und gleichzeitig die Abteilung der Schwangeren vergrößern.

Der Betrieb der Anstalt.

Abteilung für Schwangere: Jede Schwangere muß sich bei der Aufnahme verpflichten, Hausarbeit zu verrichten. Zur Niederkunft wird sie in die städtische Entbindungsanstalt überführt, in welcher sie in der Regel die ersten acht Tage des Wochenbettes bei normalem Verlauf verbringt. Der Aufenthalt im Heim ist kostenlos, die Entbindung selbst muß an die Stadt gezahlt werden. Die Schwangeren werden mit leichter Hausarbeit und in der Nähstube beschäftigt.

Das Säuglingsheim: Im Säuglingsheim finden Mütter mit ihren Säuglingen unentgeltliche Aufnahme. Sie müssen sich verpflichten, drei Monate in der Anstalt zu bleiben und ihr Kind zu stillen. Es wird ihnen während dieser drei Monate Wohnung, Pflege, Kleidung und Kost für sich und ihr Kind gegen Hausarbeit gewährt. Ein großer Teil der Mütter des Säuglingsheimes stammt aus der Zahl der Mädchen, die schon vor der Entbindung als Schwangere aufgenommen waren.

Vielfach überweist auch die Stadt Charlottenburg Mütter mit ihren Kindern aus der städtischen Entbindungsanstalt, die sonst der Armenverwaltung zur Last fallen würden.

Die Arbeit der Mütter wird individuell verteilt. Starke kräftige Mädchen erhalten ihre Arbeit auf dem Waschboden, wer Plätterin gewesen, wird in der Plättstube, frühere Köchinnen in der Küche beschäftigt, Näherinnen und Schneiderinnen können ihre Tätigkeit in der Nähstube fortsetzen. Saubere und intelligente Mütter werden der Milchküche zugeteilt oder werden bei der Kinderpflege beschäftigt. Sämtliche Hausarbeit im Hause wird von den Müttern verrichtet, nur die Köchin und zwei Wäscherinnen, die die Maschinen bedienen, sind fest angestellt.

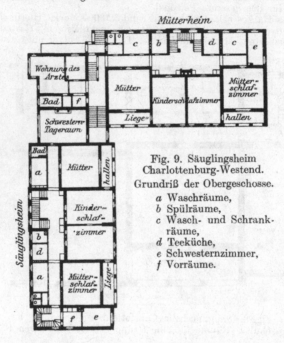

Fig. 9. Säuglingsheim
Charlottenburg-Westend.
Grundriß der Obergeschosse.

a Waschräume,
b Spülräume,
c Wasch- und Schrank-
  räume,
d Teeküche,
e Schwesternzimmer,
f Vorräume.

Fürsorge für die Mütter: Die jungen Mütter des Heimes sind, wenn sie mit ihrem Kinde in die Anstalt eintreten, zumeist völlig mittellos und bedrängt von den Sorgen um ihre und ihres Kindes Zukunft. Es kommt hinzu, daß sie noch völlig ratlos dem gegenüberstehen, wie sie sich ihre Zukunft gestalten sollen. Deshalb erhält jede Mutter, sobald sie in das Säuglingsheim eintritt, eine Beschützerin, die sie mit Rat und Tat unterstützt. Verläßt die Mutter das Heim, so weiß sie, an wen sie sich in Not und Sorge um Hilfe wenden kann.

Eine besondere „moralische" Einwirkung von seiten des Heimes erfolgt nicht. Durch den täglichen Umgang mit dem Kinde, durch die sorgsame Pflege, vor allem durch die Sorge, die jedes Kind der Mutter bereitet, pflegt sich von Tag zu Tag das Band zwischen Mutter und Kind fester zu knüpfen.

Die meisten Mütter stehen dem Kampf ums Dasein ohne jede Unterstützung gegenüber, da sie keine Ausbildung für einen Beruf erhalten haben. Um eine gewisse Ausbildung zu ermöglichen, sind im Heim Kurse im Schneidern und Nähen eingerichtet, in denen eine städtische Lehrerin den Unterricht übernommen hat.

Ferner werden die Mütter, welche später als Kinderpflegerinnen ihr Brot sich verdienen sollen, ganz besonders zur Pflege der Säuglinge und Kinder herangezogen und von den Schwestern belehrt. Gelegenheit zur Ausbildung in Haushaltung, im Kochen und in der Behandlung der Wäsche ist im Heim zur Genüge vorhanden. Die Anstalt sucht nach

Möglichkeit, für die Mütter, welche das Heim verlassen, eine passende Stellung und für das Kind eine geeignete Pflegestelle nachzuweisen, und steht in enger Verbindung mit der städtischen Generalvormundschaft, um mit dieser gemeinsam, so gut es möglich ist, die Interessen von Mutter und Kind wahrzunehmen.

Das Mütterheim: Um das Ziel, welches sich das Heim vom ersten Tage an gesteckt hat, nämlich die Trennung des Kindes von der Mutter zu verhüten und der Mutter durch die Sorge fürs Kind ein Lebensziel zu geben, zu verwirklichen, dazu dient in erster Linie das Mütterheim. Die Mütter gehen tagsüber ihrer Beschäftigung nach, abends kehren sie zu ihren Kindern zurück, die inzwischen von einer Schwester gepflegt und beaufsichtigt werden.

Die Arbeit wird den Müttern vom Heim zugewiesen und richtet sich selbstverständlich nach den Fertigkeiten und Kenntnissen der Mütter. Der größte Teil der Mütter geht als Aufwärterin für einzelne Tage und Monate, andere gehen als Fabrikarbeiterinnen; zur Beschaffung geeigneter Stellen steht das Heim in ständiger Verbindung mit Arbeitgebern. Endlich werden für die im Heim selbst vorhandenen Stellungen geeignete Persönlichkeiten aus der Zahl der Mütter des Mütterheimes ausgesucht.

Die Dauer des Aufenthaltes im Heim ordnet sich nach folgenden Gesichtspunkten: Bisher hat man versucht, mindestens 1—1½ Jahre lang Mutter und Kind ein gemeinsames Heim zu gewähren; ein großer Teil findet dann, wenn das Kind aus dem gröbsten heraus ist, Aufnahme im Hause der Großeltern, ein anderer Teil der Mütter heiratet usw. Nach Vollendung des Erweiterungsbaues wird damit gerechnet, die Mütter so lange im Hause zu behalten, bis die Kinder das sechste Lebensjahr erreicht haben.

Die Stadtkinder: Die Stadt Charlottenburg hat das Recht, eine Anzahl von Kindern ohne Mütter dem Heim zu übergeben. Es handelt sich zumeist um eheliche Kinder, deren Mütter ein Krankenhaus oder eine Heilstätte aufsuchen müssen. Während der Zeit, in welcher die Mütter dem Haushalt fern bleiben müssen, findet das Kind im Säuglingsheim Aufnahme. Außerdem dient das Heim für die Stadt Charlottenburg als Durchgangsstation für die städtischen Pflegekinder. Alle in städtische Pflege zu nehmenden Säuglinge und alle, bei denen ein Wechsel der Pflegestelle notwendig wird, werden zunächst dem Säuglingsheim Westend überwiesen und erst dann in Pflege gegeben, wenn der leitende Arzt die Familienpflege für sie als unbedenklich bezeichnet.

Die Pensionäre: Das Heim ist in der Lage, eine größere Anzahl von Kindern (20) als zahlende Pensionäre aufzunehmen. Dabei ist besonders an jene Fälle gedacht, in denen die Eltern sich aus irgend einem Grunde von ihrem Kinde für längere oder kürzere Zeit trennen müssen und es in zuverlässige Pflege zu geben wünschen. Außerdem kommen Kinder in Betracht, für welche mit Rücksicht auf ihren Gesundheitszustand eine besonders sorgfältige Pflege notwendig ist.

Hausordnung für die Mütter des Säuglingsheims Charlottenburg-Westend.

½6 Uhr: Aufstehen, die Betten auslegen, sich waschen, dann die Kinder trocken legen und nähren.
¾7 „ Kaffeetrinken.
7 „ Beginn der Arbeit.
9 „ Frühstück.
½10 „ Nähren.
¼11 „ Wiederbeginn der Arbeit.
12 „ Mittagessen, dann Ruhepause.
¼2 „ Nähren.
2 „ Wiederbeginn der Arbeit.
½4 „ Kaffeetrinken.
¾4 „ Wiederbeginn der Arbeit.
½6 „ Nähren.
¼7 „ Wiederbeginn der Arbeit.
8 „ Abendbrot und Ruhepause.
9 „ Nähren.
10 „ Zu Bett gehen.

Allgemeine Vorschriften.

1. Die angegebenen Tisch- und Arbeitsstunden sind mit großer Pünktlichkeit einzuhalten.
2. Jede Arbeit ist in möglichster Stille auszuführen.
3. Wird die Arbeit auf eine Zeitlang unterbrochen oder ist sie beendet, muß jedes Handwerkszeug an Ort und Stelle geräumt werden.

4. Nach dem Essen hat jede ihren Stuhl ordentlich hinzustellen und ihr Eßgeschirr in die Küche an den bestimmten Ort zu bringen.

5. Diejenige, welche den Tischdienst hat, säubert nach dem Essen Tisch und Fußboden.

6. Es wird davor gewarnt, untereinander Geld zu borgen.

7. Ein freundlicher Verkehr untereinander, bescheidenes, gesittetes Betragen wird von jeder gefordert.

8. Mitgebrachte Eßwaren dürfen nur mit Genehmigung der Oberin angenommen werden. Kaufen von Eßwaren ist verboten.

9. Die Besuchsstunde ist Sonntag von 4—$^1/_2$6 Uhr; Kinder haben wegen Ansteckungsgefahr keinen Zutritt.

10. Kein Besuch außerhalb der Besuchsstunde darf ohne Erlaubnis der Oberin angenommen werden.

11. Zu jedem Ausgang ist die Erlaubnis der Oberin einzuholen.

Nur wer diese Vorschriften befolgt, kann Aufnahme im Mütterheim finden oder auf gute Empfehlung und Vermittlung beim Verlassen des Heimes rechnen.

Wer wiederholten Anlaß zu Klagen gibt, verliert alle diese Vorteile.

Hausordnung für die Mütter des Mütterheims Charlottenburg-Westend.

Um den Müttern die Möglichkeit zu gewähren, auf Jahre hinaus mit ihrem Kinde zusammen bleiben zu können, sind die Mütterheime gegründet worden. Auf Aufnahme können nur diejenigen Mütter des Säuglingsheims rechnen, die sich tadellos geführt haben. Die Entscheidung hierüber liegt in den Händen des Arztes und der Oberin.

$^1/_2$6 Uhr: Aufstehen und das Bett auslegen.

6 „ Kinder trocken legen und die Flasche geben.

$^1/_2$7 „ Fertig ankleiden. Bett in Ordnung bringen. Jede Mutter hat abwechselnd wöchentlich das Fegen der Schlafstuben sorgsam zu verrichten.

7 „ Die Mütter, welche erst später zur Arbeit gehen, haben sich mit Ausbessern, Nähen usw. ihrer eigenen Sachen oder mit sonstigen Arbeiten ruhig zu beschäftigen; ebenso am Abend oder bei freier Zeit am Tage.

9 „. abends muß jede Mutter zu Haus sein; kommt sie später, so hat sie vorher die Erlaubnis der Oberin einzuholen, bei der sie sich beim Nachhausekommen zu melden hat.

$^1/_2$10 „ abends hat jede Mutter ihr Kind trocken zu legen und ihm die Flasche zu geben; ist sie daran verhindert, so hat sie die Schwester um Vertretung zu bitten.

$^3/_4$10 „ muß in den Kinderzimmern vollständige Ruhe und Dunkelheit herrschen,

11 „ in den Mütterzimmern.

Allgemeine Vorschriften.

1. Jede Mutter hat zu zahlen: Für das Kind monatlich 20 Mark, für sich monatlich 5 Mark.

2. Die Zahlung hat pünktlich zu erfolgen.

3. Die Kündigung ist vierwöchentlich.

4. Die ärztlichen Anordnungen sind streng zu befolgen.

5. Der Arzt entscheidet, ob Mutter oder Kind der Aufnahme in ein Krankenhaus bedürfen; eine Weigerung ist unstatthaft.

6. Jede Mutter hat sich innerhalb und außerhalb des Hauses eines streng moralischen Lebenswandels zu befleißigen und hat ein bescheidenes und freundliches Wesen zu zeigen.

7. Jede Mutter hat, wenn sie abends ausgehen will, die Oberin um Erlaubnis zu bitten und hat auf Wunsch der Oberin über die außerhalb des Heimes verbrachte Zeit Bescheid zu geben.

8. Besuch außerhalb der hierfür angesetzten Zeit (Sonntags $^1/_2$5—7 Uhr) ist verboten; Ausnahmen sind nur nach Rücksprache mit der Oberin gestattet.

9. Jede Mutter hat am Freitag früh ihre Leibwäsche gezählt und aufgeschrieben der Schwester abzugeben. Luxuswäsche ist auf eigene Rechnung außer dem Hause zu waschen. Die Wäsche wird nur gerollt, nicht geplättet; das Plätten hat jede Mutter selbst zu besorgen.

10. Jede Mutter erhält ihre Beschäftigung durch die Oberin nachgewiesen.

Kurse zur Erlernung der Säuglingspflege.

Im Säuglingsheim Charlottenburg-Westend werden Kurse für junge Mädchen abgehalten, die sich in der Säuglingspflege auszubilden gedenken. Der einzelne Kursus dauert drei Monate. Die Zahl der Schülerinnen ist eine beschränkte, um eine gründliche Ausbildung zu gewährleisten. Die Schülerinnen müssen das 18. Lebensjahr vollendet haben.

Der Unterricht zerfällt in einen praktischen Teil, den die Oberin leitet, und einen theoretischen, den der Anstaltsarzt abhält; die praktischen Übungen finden täglich von $^1/_4$8—$^1/_2$12 Uhr und von 4—8 Uhr statt. Am Dienstag und Freitag nachmittags von $^1/_2$6—7 Uhr wird der theoretische Unterricht erteilt. Am Schluß des Quartals wird ein Zeugnis über Fähigkeiten und erworbene Kenntnisse ausgestellt.

Mit diesem Zeugnis finden die Schülerinnen leicht gutbezahlte Stellen in Familien, oder weniger gutbezahlte und seltener Stellen in Anstalten. Diese Stellen weist je nach der Fähigkeit des einzelnen die Anstalt nach.

Es wird ein Honorar von 100 Mark zu gunsten der Anstalt erhoben.

Im Heim selbst können die Schülerinnen nicht wohnen, doch kann in der Nähe der Anstalt gute Pension nachgewiesen werden.

Eine bestimmte Tracht ist nicht vorgeschrieben; es wird aber gefordert, daß jede Schülerin zwei weiße Ärmelschürzen mitbringt.

Weitere Auskunft erteilt die Oberin.

Daneben werden auch Monatskurse für junge Frauen, die sich mit den Grundzügen der modernen Säuglingspflege vertraut machen wollen, abgehalten. Das Honorar beträgt 30 Mark.

Nicht ohne Grund habe ich die Einrichtungen des Säuglingsheims Charlottenburg-Westend so ausführlich geschildert. Das konkrete Beispiel erspart mir eine theoretische Erörterung der speziellen Fragen, welche Organisation, Einrichtung und Betrieb der Heime betreffen. Nur auf eins möchte ich noch hinweisen, für welches die Bestimmungen des Säuglingsheimes Westend ein gutes Vorbild geben.

In allen Heimen muß der zweckmäßigen Beschäftigung der Mütter im Heim die größte Aufmerksamkeit zugewendet werden. Das was heut in den Fortbildungsschulen und Haushaltungsschulen erstrebt wird, soll in der Beschäftigung im Mütterheim eine Ergänzung finden, und die Mütter sollen das Heim nicht verlassen, ohne in Haushaltung, in Verständnis für Hygiene im allgemeinen und für Ernährung und Pflege ihres Kindes im besonderen weiter gekommen zu sein. Schließlich muß dafür gesorgt werden, daß nicht nur das Kind in einer geeigneten Pflege, sondern auch die Mutter nach der Entlassung in einer geeigneten Stelle untergebracht wird.

D. Entbindungs- und Wöchnerinnenheime für verheiratete und ledige Mütter.

Stadt	Name der Anstalt	Gründungs-jahr	Betten für		Bemerkungen
			Säug-linge	Mütter	
Augsburg	Wöchnerinnenheim	1906	22	22	
Berlin, Müllenhoffstr. 17	Wöchnerinnenheim am Urban, unterhalten vom Verein mit städtischer Unterstützung	1897			
Berlin, Elsasserstr. 85	Wöchnerinnenheim d. Frauenvereins d. Berliner Logen U. O. B. B.				
Berlin, Blumenstr. 78	Wöchnerinnenunterkunft d. Vereins f. hilfsbedürftige Wöchnerinnen und deren Säuglinge	1900			
Blankenburg b. Berlin	Heimstätte f. genesende Wöchnerinnen d. Stadt Berlin	1887			
Bremen	Zufluchtsstätte für Frauen und Mädchen	1908			

Stadt	Name der Anstalt	Gründungs- jahr	Betten für Säuglinge	Betten für Mütter	Bemerkungen
Breslau-Gräbschen	Kaiserliches Kinderheim	1879			
Breslau	Mütterheim d. Deutschen Bundes f. Mutterschutz	1910			
Charlottenburg	Kaiserin Auguste Victoria-Haus	1909			
Coblenz	Städt. Wöchnerinnenasyl	1890			
Dresden	Zufluchtsstätte d. Vereins z. Fürsorge f. d. weibliche Jugend	1892	13	17	
Düren	Wöchnerinnenasyl des freiwilligen Armenvereins	1898	8	8	
Erfurt	Wöchnerinnenheim	1909			
Frankfurt a. M., Böttcherstraße	Kinderheim	1904	36		ledige Mütter mit ihren Kindern nur zu oder nach der ersten Entbindung, sonst verheiratete Mütter
Frankfurt a. M.	Dr. Neubürgers Entbindungsanstalt				
Frankfurt a. M., Battonstraße	Wöchnerinnen- u. Säuglingsheim	1907	30	24	
Fürth	Nathanstift	1909	19	14	
Heidelberg	St. Paulinenheim	1907	15	22	
Hildesheim	Wöchnerinnenheim	1826			
Jena	Wöchnerinnen- und Säuglingsheim	1910			
Lankwitz b. Berlin	St. Monikastift d. Vereins Wöchnerinnenzuflucht	1899			
Leipzig	Säuglings- u. Wöchnerinnenheim	1889	80	30	
Ludwigshafen	Wöchnerinnenasyl d. Badischen Anilin- und Sodafabrik	1893	11	11	
Magdeburg	Säuglingsheim d. deutschen evangelischen Frauenbundes	1905	50	20	
Mannheim-Neckarau	Wöchnerinnenasyl d. Rhein. Gummi- u. Celluloid-Fabrik	1911	16	16	
Mülheim a. Ruhr	Kath. Fürsorgeheim St. Josefshaus	1909	19	9	
München-Gladbach	Luisenhaus d. kathol. Fürsorgevereins	1907			
Nürnberg	Wöchnerinnenheim d. Vereins „Frauenwohl"	1898	28	32	
Rheydt	Kinderheim	1903	6	2	
Stettin	Säuglings- u. Mütterheim	1907	25	20	
Straßburg	Säuglingsheilstätte	1901	20	3	
Stuttgart	Wöchnerinnenheim	1904	25	25	
Tübingen	Säuglingshort	1907	10	4	
Winterhude	Mütter- u. Säuglingsheim	1910			

Es bleiben zum Schluß noch die Anstalten, welche ich in der Tabelle D angeführt habe, zu besprechen, welche nicht wie die Wöchnerinnenheime oder wie die Versorgungshäuser für ledige Mütter ihrer Unterstützung einen bestimmt ausgeprägten Charakter geben, sondern die nur darauf ausgehen, dem bestehenden tatsächlichen Notstand abzuhelfen, indem sie **ledigen und verheirateten** Müttern in bedürftigen Verhältnissen für die Zeit des Wochenbettes oder auch der Schwangerschaft ein Heim bieten und gleichzeitig nach Möglichkeit für die weitere Versorgung von Mutter und Kind Sorge tragen. Das beste Beispiel für diese Anstalten ist die Wöchnerinnen-Unterkunft des Vereins für hilfebedürftige Wöchnerinnen und deren Säuglinge in Berlin, welche eine Abteilung von Professor Neumanns Kinderhaus bildet und mit all den übrigen Abteilungen und Einrichtungen des Hauses zusammen zum Schutze von Mutter und Kind arbeitet.

Überblicken wir nun das, was von der Wohlfahrtspflege für die Wöchnerinnen geschieht und was noch eine wesentliche Ergänzung durch die speziell für den Säuglingsschutz bestimmten Einrichtungen erhält, so müssen wir sagen, daß die Summe der Fürsorgemaßnahmen nicht gering ist. Das, was aber zunächst nottut, um das Bestehende tatsächlich in richtiger Weise zu verwenden, das ist eine Organisation, durch welche vermieden wird, daß in derselben Stadt und in demselben Bezirk eine Familie von verschiedenen Seiten Unterstützungen bekommt, eine andere aber leer ausgeht, und durch welche gleichzeitig eine Verbindung zwischen der Armenpflege, Waisenpflege, Hauspflege, den Rechtsschutzstellen, kurz all den Einrichtungen, welche überhaupt irgendwie für die Mütterfürsorge in Betracht kommen, hergestellt wird. Nur so läßt es sich erreichen, daß über die Wahl der Unterstützungsart richtig und daß über die Verteilung der Unterstützungen einigermaßen gerecht entschieden werden kann. Es wird von der Art der schon bestehenden Einrichtungen abhängen, welche von ihnen zum Mittelpunkt gemacht wird. An dem einen Ort wird es ein Wöchnerinnenasyl sein, an anderen die Fürsorgestelle, immer unter der Voraussetzung, daß vor allen Dingen die Verbindung mit der öffentlichen Armenpflege besteht. Mir erscheint es wünschenswert, daß schon um des Zusammenhanges mit der Fürsorge für das ältere Kind willen, soweit nicht eine organisierte Fürsorgezentrale in der Stadt besteht, die Säuglingsfürsorgestellen als Mittelpunkt dienen. Neumann führt dafür an, daß diese an und für sich geeignet sind, die Familienpflege obdachloser Wöchnerinnen und ihrer Kinder zu übernehmen und sich auch nachher weiter um die Kinder zu bekümmern. Sie sind auch ihrerseits in der Lage, mit Geld und Naturalien die Leistungen der Hauspflege zu verbessern.

Um mit den vorhandenen Mitteln den denkbar größten Nutzen zu erzielen, ist es notwendig, daß Mutterschutz und Kindesfürsorge, die ihrem Wesen nach untrennbar sind, auch in der praktischen Ausführung zusammengehalten werden, und daß wir eine ununterbrochene Kette von Einrichtungen für Schwangere und Wöchnerinnen, für Neugeborene, Säuglinge und kleine Kinder haben, die alle miteinander in Zusammenhang stehen.

Umfang der Mutterfürsorge.

Für einen Bundesstaat, nämlich das Königreich Bayern, liegt uns jetzt eine Zusammenstellung für die Jahre 1908, 1909 und 1910 der verschiedenen Einrichtungen der Säuglingsfürsorge und auch des Mutterschutzes vor. Wenn auch die Verhältnisse in den Bundesstaaten und in den verschiedenen Bezirken große Unterschiede aufweisen, so dürfte die damit gebotene Übersicht doch von besonderem Interesse sein.

In Bayern bestehen zurzeit vier Wöchnerinnenheime (Ludwigshafen, Fürth, Nürnberg, Augsburg) und ein Mütterheim (München).

Geldunterstützung an schwangere Arbeiterinnen, denen bisher ein gesetzlicher Anspruch auf Unterstützung nur bei Erwerbsunfähigkeit und nur insoweit zustand, als Krankenkassen eine solche Unterstützung freiwillig in ihren Kassen vorgesehen hatten, wurden 1910 von 521 Krankenkassen (449 Betriebs-, 47 Orts- und 25 Innungskassen) gewährt. Die hierfür verausgabten Summen betrugen 481 000 Mark (1909: 455 000, 1908: 439 700).

Besonders verdient um den Mutterschutz machen sich die örtlichen Frauenvereine, indem sie namhafte Beträge für Wöchnerinnen und Schwangere — für letztere bereits mehrere Wochen vor der Entbindung — aufwenden.

Daneben werden auch aus einigen Stiftungen Wöchnerinnenunterstützungen gewährt; eine Gemeinde gibt auch Schwangerenunterstützung.

Die durch Frauenvereine und Stiftungen verausgabten Mittel für Wöchnerinnenpflege beliefen sich 1910 auf 63 641 Mark (1909: 55 364, 1908: 52 422), die für Schwangere verwendeten auf 1281 beziehungsweise 823 beziehungsweise 580 Mark. Die Unterstützungen werden teils in Geld, teils in Naturalien, teils in Gebrauchsgegenständen, in der Regel jedoch auf alle drei Arten abgegeben.

Unterstützt wurden insgesamt 1910: 5054 (1909: 4282; 1908: 3802) Wöchnerinnen und 56 beziehungsweise 46 beziehungsweise 28 Schwangere. Durch Frauenvereine wurden Wöchnerinnen unterstützt in 90, Schwangere in 20 Verwaltungsbezirken (in einem gleichzeitig auch durch Stiftung und Gemeinde); Stiftungsgelder wurden Wöchnerinnen in 5 Verwaltungsbezirken zugewendet. In 6 Verwaltungsbezirken erfolgte die Unterstützung von Wöchnerinnen durch Frauenvereine und durch Stiftungen.

Die Hauspflege, die sich teils auf die Pflege der Wöchnerin, teils auf die Versorgung ihres Hauswesens erstreckt, liegt im wesentlichen in Händen von Vereinen, was in 187 Gemeinden der Fall ist. Als Kommunaleinrichtung besteht sie in 10 Gemeinden.

Die meisten Gemeinden mit Hauspflege befinden sich in Schwaben: (90) und in Oberfranken (44). Versorgt wurden 1910: 1416 (1909: 1126, 1908: 1023) Wöchnerinnen.

Von der Einrichtung der Wanderkörbe wird in 43 Verwaltungsbezirken berichtet.

Auskunftsstellen für Wöchnerinnen sind insgesamt in 194 Gemeinden errichtet.

Besondere Einrichtungen zum Schutze des Kindes.

Entwicklung der Kinderfürsorge im 19. Jahrhundert.

Auf dem Gebiet der Armenpflege bedeutete die Errichtung der Allgemeinen Armenanstalt in Hamburg (1788) den Abschluß der früheren Entwicklung und den Eintritt in moderne Zeit. In der Geschichte der deutschen Kinderfürsorge gibt es nicht ein einzelnes Ereignis, das wir als den Beginn der neuen Epoche bezeichnen können; wohl aber ist für ein großes und weites Gebiet die Tätigkeit eines einzelnen Menschen epochemachend gewesen, nämlich die von Joh. Heinr. Pestalozzi, dessen Arbeiten und Ideen der Jugenderziehung eine neue Richtung gegeben haben[1]). Wie Pestalozzi bestrebt war, durch Erziehung und Unterricht die Lage der ärmeren Bevölkerungsklassen zu bessern, so hat

---

[1]) In meinen Ausführungen folge ich, vielfach wörtlich zitierend, der Darstellung Münsterbergs im Handwörterbuch der Staatswissenschaften. Supplementband I. 1895.

die Verbreitung seiner Anschauungen den Anlaß dazu gegeben, daß man sich nicht mehr damit begnügte, den bedürftigen Kindern Almosen zu geben oder notdürftig für Obdach und Nahrung zu sorgen, sondern daß man der pädagogischen Seite der helfenden Tätigkeit Aufmerksamkeit zu schenken begann.

Aber auch nach einer anderen Richtung erweiterten sich die Aufgaben der Kinderfürsorge mit der fortschreitenden Erkenntnis von den Ursachen der besonderen Hilfsbedürftigkeit des Kindes. Man erkannte, daß die Armut nicht allein leibliche Mängel zur Folge hat, sondern auch geistige und sittliche Verwahrlosung. Man erkannte die engeren Zusammenhänge zwischen Armut, Verwahrlosung und Verbrechen.

Der Einsicht in diesen Zusammenhang verdanken auf dem Gebiet der Kinderfürsorge die Rettungs- und Erziehungsanstalten neben den mannigfachen anderweitigen Einrichtungen für sittliche und geistige Bildung ihre Entstehung. Das letzte Glied der Entwicklung bei uns in Deutschland ist in dieser Hinsicht die Gesetzgebung über Zwangserziehung Jugendlicher.

Wie man in der medizinischen Wissenschaft immer mehr die Überzeugung gewann, daß Vorbeugen besser sei als Heilen, und so die Hygiene ihre außerordentliche Bedeutung gewann, so mußte auch bei der Bekämpfung der moralischen Krankheiten des Volkskörpers, deren Symptome im Verbrechertum zutage treten, die vorbeugende Fürsorge durch Erziehung der sittlich Gefährdeten mehr und mehr zu ihrem Rechte kommen. Der Staat mußte es sich angelegen sein lassen, diese vorbeugende Fürsorge in seine Hand zu nehmen.

Die feinere Unterscheidung der Bedürfnisse der verschiedenen Altersklassen führt zu besonderen Veranstaltungen für Säuglinge, für das Spielalter und für das Schulalter, denen sich Einrichtungen anschließen, welche das soeben der Schule entwachsene Kind schützen und fortbilden wollen. Es entstehen die Krippen zur Aufnahme der Säuglinge, die Kinderbewahranstalten, die Knaben- und Mädchenhorte, die gewerblichen Fortbildungsschulen, deren größte und von der Armenfürsorge längst losgelöste blühende Anstalten sich meist auf einen kleinen, aus armenpflegerischer Tätigkeit erwachsenen Anfang zurückleiten lassen, die Haushaltungsschulen für Mädchen, Lehrlingsheime usw.

Auch dem besonderen körperlichen Zustande der Kinder wird Rechnung zu tragen gesucht, und zwar durch besondere Kinderhospitäler zur Aufnahme kranker Kinder, Anstalten zur Aufnahme schwachsinniger und idiotischer Kinder, Heilstätten in Seebädern u. dgl. Zur Ergänzung der häuslichen, durch die Eltern vielfach nur mangelhaft geleisteten Körperpflege werden die Ferienkolonien gegründet, wird die Speisung bedürftiger Kinder in den Schulen oder in besonderen Speiseanstalten eingerichtet. Kurz es entfaltet sich eine höchst mannigfache Tätigkeit. Nach und nach folgt der auf diesem Gebiete sich entwickelnden Liebestätigkeit die staatliche Tätigkeit nach. Die Erkenntnis, daß die beste Vorbeugung gegen künftige Armut die Ausstattung der heranwachsenden Jugend mit Kenntnissen sei, führt zur Einführung allgemeiner, staatlicher Schulen und allmählich zum absoluten Schulzwang. Die Armenschulen lösen sich auf oder werden vom Staate übernommen.

Immerhin hat man von neuester Zeit zu sprechen, wenn man von wesentlichen Fortschritten auf dem Gebiete der Kinderfürsorge berichten will. Die Bestrebungen, abgesehen von allgemeinen armenpflegerischen Maßregeln, die die besondere Natur und Eigentümlichkeit des Kindes würdigen, setzen erst lange nach der Gründung des Reiches ein; ja gewisse Fürsorgebestrebungen wie die um den Säuglings- und Mutterschutz, um schulärztliche Tätigkeit und

Schulspeisung, wie die Fürsorge für die schulentlassene Jugend sind kaum älter als 10—15 Jahre.

Wenn auch die Fürsorge für die Schuljugend (schulärztliche Tätigkeit, Hilfsschulen, Schulspeisung, Waldschulen, Erholungsstätten aller Art) auf der einen Seite und die Fürsorge für die verwahrlosten Kinder (Fürsorgeerziehung, Jugendgericht) auf der anderen Seite erst der neuesten Zeit angehören, so hat doch im letzten Dezennium unter allen Bestrebungen der Kinderfürsorge keine die Öffentlichkeit so beschäftigt wie die Fürsorge für die Säuglinge und allenfalls noch die von ihr nicht zu trennende Fürsorge für die Mütter. Wenn wir heute auf die Vergangenheit zurückschauen, darf es uns wundernehmen, daß sich die Öffentlichkeit so lange Zeit der Tatsache gegenüber gleichgültig verhalten hat, daß Deutschland bezüglich der Säuglingssterblichkeit unter den Kulturstaaten — wenigstens nach dem Ausweis der offiziellen Statistik — einen außerordentlich ungünstigen Stand hat, der dem sonstigen Stand seiner Volkshygiene so gar nicht entspricht, und daß diese Säuglingssterblichkeit in Deutschland hoch geblieben ist zu einer Zeit, in der die allgemeine Sterblichkeit ganz wesentlich zurückgegangen ist.

Nachdem aber einmal der tatsächlich bestehende Notstand erkannt war, wurde zur Bekämpfung desselben so energisch mobil gemacht, daß — wenigstens vorübergehend — neben der Säuglingsfürsorge kaum ein anderes Gebiet der Kinderfürsorge Beachtung fand. Diese Zeit der Begeisterung, die zu einem kleinen Teil übrigens auch Modesache war, scheint jetzt vorüber zu sein. In der Öffentlichkeit macht sich wieder intensiveres Interesse an den Einrichtungen für das vorschulpflichtige und für das Schulalter bemerkbar.

Unabhängig aber von den wechselnden Strömungen, welche ein Mal diese, ein anderes Mal jene Bestrebungen an die Oberfläche bringen, sehen wir auf dem gesamten Gebiet der Kinderfürsorge eine höchst mannigfache Tätigkeit zugunsten des Kindesalters, deren einzelne Zweige als die bemerkenswertesten Bildungen der Gegenwart nunmehr im einzelnen zu besprechen sind. Ich behalte mir vor, bei den verschiedenen Kapiteln die spezielle Geschichte der Frage kurz zu besprechen.

Bestehende Einrichtungen zur Fürsorge fürs Kind.

Die verschiedenen Einrichtungen lassen sich am besten in der Weise gliedern, daß wir nach dem Alter, für welches die Einrichtungen bestimmt sind, Gruppen bilden, so daß wir zuerst die Einrichtungen der Säuglingsfürsorge, dann die für das vorschulpflichtige Alter und schließlich die für das Schulalter besprechen. Voranschicken aber muß ich die Besprechung solcher Einrichtungen, welche allen Altersstufen des Kindes in gleicher Weise zugute kommen: die Fürsorge für gefährdete und dann die Fürsorge für kranke Kinder.

Fürsorge für gefährdete Kinder.

„Hilflos wie ein Kind", sagt man, und das menschliche Kind ist hilfloser wie jedes tierische Kind. Es kann überhaupt nur existieren als Glied einer Familie und unter dem Schutz der Familie. Die Altersstufe, bis zu der ein derartiger Schutz notwendig ist, rückt um so höher herauf, je höher die Kultur entwickelt ist.

Als gefährdet bezeichne ich alle diejenigen Kinder, welche aus irgendeinem Grunde des natürlichen Schutzes durch die Familie entbehren zu einer Zeit,

in der dieser Schutz unbedingt notwendig ist. Mit dem Alter des Kindes ändert
sich das Maß und die Form der Schutzbedürftigkeit. Die Schutzbedürftigkeit
ist aber andererseits auch davon abhängig, inwieweit der natürliche Schutz
der Familie fehlt. Um es hier nur mit wenigen Worten zu sagen: es ist ein
Unterschied, ob das Kind überhaupt keine Familie besitzt (Findelkinder) oder
nur eine unvollständige Familie (uneheliche Kinder), ob es vorübergehend dem
Schutz einer fremden Familie anvertraut ist (Haltekinder) oder ob die natürliche Familie nicht in der Lage oder nicht gewillt ist, für das Kind zu sorgen
(arme — verwahrloste Kinder).

Da ich besonders bei kleinen Kindern das Wesen jeder Gefährdung in dem
Fehlen oder Versagen des natürlichen Schutzes durch die Familie sehe, geht
schon allein daraus zur Genüge hervor, welche außerordentliche Bedeutung
im Schutze der gefährdeten Kinder der Vormundschaft zufällt. Ich verweise
bezüglich ihrer auf den rechtlich-sozialen Teil unseres Handbuches und begnüge
mich mit einem einzigen Zitat: „Das ist die große sozialpolitische Mission der
Berufsvormundschaft: neben der bisher fast allein betriebenen Arbeiterwohl-
fahrtspolitik eine auf Erziehung und Familie gerichtete Sozialpolitik auszubilden[1]."

Kind und Armenpflege.

Die Armenpflege hat einzuschreiten, wenn eine Person der zum notwendigen Lebensunterhalt erforderlichen Mittel entbehrt und ohne Gewährung
von Hilfe zugrunde gehen würde. Armenrechtlich hilfsbedürftig ist jeder, der
weder eigenes Vermögen besitzt noch durch Arbeit erwerben kann, noch die
Mittel zum Lebensunterhalt von anderer Seite erhält. Demgemäß besteht für
solche Kinder, die nicht eigenes Vermögen haben, armenrechtliche Hilfsbedürftigkeit, wenn sie seitens ihrer zum Unterhalt verpflichteten Angehörigen die
zum Lebensunterhalt erforderlichen Mittel nicht erhalten, weil diese dazu unfähig oder nicht willens sind oder wenn diese Angehörigen tot sind (J. Petersen). [2]
Die Unterstützung ist seitens derjenigen Gemeinde zu gewähren, welche auch
die Eltern zu unterstützen haben würde, falls diese hilfsbedürftig wären oder
geworden wären. Sind die Angehörigen nicht bekannt oder können sie nicht ermittelt werden, so wird die Fürsorge von dem größeren Armenverband übernommen.

Über das Maß dessen, was die öffentliche oder Zwangsarmenpflege auf
Grund ihrer gesetzlichen Verpflichtung zur Armenfürsorge in der Kinderfürsorge zu leisten hat, gehen die Ansichten auseinander. Unzweifelhaft ist, daß
den Kindern Nahrung, Kleidung, Obdach und Behandlung in Krankheitsfällen
zu gewähren ist. Darin stimmt die Fürsorge fürs Kind mit derjenigen für den
Erwachsenen überein. Es gelten aber für das Kind noch besondere Verhältnisse, die ihm in der Armenpflege eine Sonderstellung begründen. Man sagt:
„hilfsbedürftig wie ein Kind." Das Kind ist eben an und für sich hilfsbedürftig.
Kommt nun noch dazu, daß die zu seinem Unterhalt verpflichteten Angehörigen
nicht mehr am Leben sind oder seinen Unterhalt nicht leisten wollen oder
leisten können, so entsteht eine doppelte Hilfsbedürftigkeit: Die primäre, das
heißt die in der Eigenart des Kindes liegende Hilfsbedürftigkeit bedingt

---

[1] Othmar Spann, Die Erweiterung der Sozialpolitik durch die Berufsvormundschaft. Tübingen 1912.

[2] J. Petersen, Die öffentliche Fürsorge für die hilfsbedürftige Jugend. Leipzig
1907.

aber für sich allein besondere Leistungen der gesetzlichen Armenpflege zum Schutze des Kindes.

Es ist ein Mangel, wenn von den Aufsichtsbehörden bei der Fürsorge für die Kinder und insbesondere für die „gefährdeten Kinder", in der Regel fast ausschließlich auf die Erhaltung des körperlichen Wohles der Kinder Wert gelegt wird. Denn „die dem Kinde notwendige Hilfe", schreibt Reicher,[1] „ist die Erziehung, das ist die zielbewußte Entwicklung der leiblichen, geistigen und sittlichen Kräfte des Kindes. Das Kind bedarf der unentbehrlichen Hilfe, sich zu nähren und seinen Körper zu pflegen; es bedarf der Bildung seines Geistes durch den Unterricht; es bedarf der Aufsicht und damit des Schutzes vor Gefahren und schädlichen Einflüssen; es bedarf aber auch weiter der erziehlichen Leitung, um es an Gehorsam und Arbeit zu gewöhnen, um Pflicht- und Selbstverantwortlichkeitsgefühl in ihm zu erwecken und wach zu erhalten." Soweit die körperliche Existenz ein Existenzminimum voraussetzt, dessen absoluter Mangel den leiblichen Untergang zur Folge hat, so erfordert auch das geistig und sittlich selbständige Wesen ein **Erziehungsminimum.** Die Kinderfürsorge hat neben der Aufgabe, die hohe Sterblichkeit im Kindesalter zu verhüten, Krankheiten und körperlichen Schädigungen der Kinder vorzubeugen, in gleicher Weise die Pflicht, die Verwahrlosung der Kinder zu verhüten. Wohl hat die Armengesetzgebung für das leibliche Wohl und die Schulgesetzgebung für die zum Erwerb unentbehrlichen elementaren Kenntnisse gesorgt, das Erziehungsminimum in sittlicher Beziehung aber entbehrt der Sicherstellung durch das Gesetz.

Nur in Staaten, deren Armengesetzgebung bestimmt, daß die Armenversorgung der Kinder auch deren Erziehung umfaßt, bedingt der Zustand armenrechtlicher Hilfsbedürftigkeit eines Kindes auch die Abhilfe seiner Erziehungsbedürftigkeit. Das deutsche Reichsgesetz betreffend den Unterstützungswohnsitz trägt dem Erziehungsbedürfnis armer Kinder keine Rechnung. Dagegen haben die Landesgesetze einer Reihe von Einzelstaaten die Erziehung armer Kinder in die Unterstützungspflicht der Armenverbände einbezogen; es gilt dies für Sachsen, Württemberg, Baden, Oldenburg, Anhalt, Lippe und Hamburg.

Auch in Preußen wird, wenn auch eine Erziehungspflicht der Armenverbände im Gesetz nicht ausdrücklich vorgeschrieben ist, tatsächlich den Kindern neben der Notdurft des Lebens die erforderliche Erziehung gewährt, welche durch Aufnahme in Anstalten oder in Familienpflege sichergestellt wird. Aber doch besteht ein Unterschied. Das Kind hat ein gesetzliches Recht auf Unterstützung und kann, wenn ihm die Unterstützung versagt wird, seinen Anspruch geltend machen. Der Anspruch wird ohne weiteres anerkannt werden, sobald es sich um eine offenbare Gefährdung seines leiblichen Wohles handelt; nicht aber in demselben Umfang, wenn es sich um die Gefahr sittlicher Verwahrlosung handelt.

Man kann ziemlich allgemein die Beobachtung machen, daß bei den fortgeschritteneren Armenverwaltungen der Begriff der armenrechtlichen Hilfsbedürftigkeit heute weiter gefaßt wird als früher, daß die Armenpflege sich nicht mehr nur auf die Gewährung von Nahrung, Kleidung, Obdach und Krankenpflege beschränkt, sondern darüber hinaus unter Umständen auch besondere Leistungen als zum Lebensunterhalt des Kindes unbedingt notwendig anerkennt. Aber viele von denen, welche in der Praxis eine weitherzige Auffassung beweisen, wollen unter keinen Umständen zugeben, daß zu diesen

---

[1] Reicher, Das Mindestmaß an Erziehung. Wien 1909.

Mehrleistungen die Armenbehörde etwa irgendwie verpflichtet werden könnte. Zu den Mehrleistungen gehören außer der Erziehungspflicht weiter alle prophylaktischen Maßnahmen, welche dem Eintreten einer Hilfsbedürftigkeit in dem einen oder anderen Sinne vorbeugen sollen.

Münsterberg faßt die Fälle, wo öffentliche Armenpflege für Kinder einzutreten hat, folgendermaßen zusammen:

a) Vollwaisen, deren Eltern bzw. deren uneheliche Mutter verstorben;

b) Findlinge, deren Herkunft unbekannt ist und die den Vollwaisen gleich stehen;

c) Kinder, die von ihren Angehörigen bzw. den Personen, in deren Obhut sie sich befinden, verlassen sind;

d) Kinder, bei denen zwar der Aufenthalt der Eltern bekannt ist, aber aus besonderen Gründen die Trennung von ihnen im Interesse des Kindes hat erfolgen müssen, wie z. B. im Falle der Geisteskrankheit der verwitweten Mutter;

e) Kinder, deren Eltern der öffentlichen Armenpflege bedürfen, die aber mit Rücksicht auf besondere häusliche und persönliche Momente nicht in der Gestalt der offenen Armenpflege, sondern in Form der Übernahme in die Waisenpflege erfolgen muß. Dies namentlich dann, wenn die bedürftigen Eltern zur Erziehung des Kindes unfähig sind, die Mutter einen liederlichen Lebenswandel führt u. dgl.

Zur Aufnahme in die öffentliche Armenpflege bedarf es eines Antrages des Vaters, der Mutter oder des Vormundes oder wenigstens der Einverständniserklärung dieser Personen. Sollte diese in Notfällen ohne Grund verweigert werden, so bleibt die Möglichkeit, das Vormundschaftsgericht anzurufen und es zum Einschreiten zu veranlassen; denn die Fürsorge fürs Kind muß unter allen Umständen — auch gegen den Widerstand der zur Fürsorge Verpflichteten — zur Ausführung gebracht werden. Der Widerstand der Eltern findet darin seine Erklärung, daß mit der armenrechtlichen Unterstützung, die dem Kinde gewährt wird, der Verlust des Wahlrechts für den Vater verbunden ist, sowie daß die Armenbehörde die eventuelle Rückerstattung der Kosten des Unterhaltes sich vorbehält. Diese Bedenken hemmen vielfach unsere ganze Fürsorgetätigkeit, besonders auch die ärztliche. Wenn z. B. der Fürsorgearzt die Aufnahme eines Kindes in Anstaltspflege für notwendig hält und der Mutter vorschlägt, die Aufnahme auf Kosten der Armenpflege zu bewirken, so erhält er in vielen Fällen die Antwort, daß der Vater des Kindes damit nicht einverstanden sei, weil er eine Verpflichtung gegenüber der Armenverwaltung nicht eingehen wolle. Nun ist zwar durch Reichsgesetz vom Jahre 1909 die Bestimmung getroffen worden, daß Krankenunterstützung von seiten der Armenverwaltung nicht als eine Armenunterstützung in dem Sinne zu gelten hat, daß mit ihr ein Verlust der bürgerlichen Rechte verbunden ist, und eine Reihe von Armenverwaltungen hat diese Bestimmung, noch bevor sie in die Landesgesetze aufgenommen ist, übernommen. Es bleibt aber doch die Verpflichtung der Eltern bestehen, die aus der Armenunterstützung des kranken Kindes erwachsenen Kosten zurückzuerstatten. Bei den allerärmsten Familien werden in der Regel diese Kosten von vornherein niedergeschlagen. Bei anderen aber bedeutet die Rückerstattung doch eine empfindliche Belastung des Familienbudgets. So manches kranke Kind bleibt zwei, auch drei Monate im Krankenhaus. Die Armenverwaltung zahlt drei Mark pro Tag; der Arzt hält oft eine Entlassung nicht für so unbedingt dringend, da ja die Armenverwaltung für die Kosten aufkommt. Es laufen also im Laufe der Zeit unter Umständen 180 resp.

240 Mk. an Kosten auf, und die Familie soll diese nun eventuell zurückerstatten. Wenn auch die Armenverwaltung der Armut der Familie entgegenkommt und sehr geringe Abzahlungssummen von wenigen Mark pro Monat verlangt, so wird diese Abzahlung darum für die Familie nicht weniger empfindlich und ist vielfach im Falle erneuter Erkrankung desselben Kindes oder eines anderen Kindes der Familie der Grund, die Aufnahme auf Kosten der Armenverwaltung rundweg abzulehnen. Es täte dringend not, daß ebenso wie der Verlust des Wahlrechtes auch der Anspruch der Armenverwaltung auf eventuelle Rückerstattung der Kosten zum Wegfall kommt, sobald durch ein ärztliches Attest das Eintreten einer besonderen Fürsorge für ein krankes Kind als notwendig erwiesen wird. Es sollte in dieser Beziehung ein Unterschied zwischen der Armenunterstützung Erwachsener und der von Kindern gemacht werden.

Nun wird dagegen allerdings mit Recht der Einwand gemacht werden, daß die Behörden ebenso wie sie Widerstände gegen die Annahme der Kinder finden, auf der anderen Seite einer allzugroßen Geneigtheit mancher Eltern begegnen, sich der Sorge für ihre Kinder zu entledigen und daß sie auch dagegen anzukämpfen haben. Aus diesem Grunde besteht ja auch die Vorschrift, daß in allen Fällen von Hilfsbedürftigkeit die vorhandene Notlage sorgfältig zu prüfen und eine Hilfe überall da unbedingt abzulehnen ist, wo die Eltern an und für sich fähig wären, allein und ohne öffentliche Hilfe für ihre Kinder ausreichend zu sorgen.

Ein anderes Dilemma besteht für die Armenbehörde ebenso wie für unsere gesamte Kinderfürsorge: sie hat in jedem Falle den rechten Weg zu wählen, um einerseits nicht ohne triftigen Grund natürliche Familienbande zu lösen und um andererseits zu verhüten, daß ein Kind in seiner Familie sittlich oder körperlich verwahrlost.

Aus alledem ergibt sich, wie mannigfaltige Überlegungen vorangehen müssen, bevor ein Kind in öffentliche Armenpflege übernommen wird. Es gehört eine gute Kenntnis der Verhältnisse dazu, um gegebenenfalls das Richtige zu treffen.

Die der Behörde erwachsenden Aufgaben sind jedenfalls in größeren Städten so mannigfaltig, daß schon dies eine spezielle Organisation notwendig macht. Die Kinderpflege hat sich daher in diesen vielfach von der offenen Armenpflege losgelöst und sich unter dem Namen „Waisenpflege" als ein eigener Zweig der öffentlichen Fürsorge selbständig entwickelt. Nur in kleineren Städten vollzieht sich die Kinderfürsorge noch heute im Rahmen der offenen Armenpflege.

Münsterberg ebenso wie Petersen unterscheiden bezüglich der Kinderpflege zwischen vollständiger und ergänzender Fürsorge. Die vollständige Fürsorge, welche technisch als Waisenpflege bezeichnet wird, umfaßt alle Bedürfnisse des Lebens: Wohnung, Nahrung, Kleidung und Erziehung mittelst einer einheitlichen Fürsorgetätigkeit. Die ergänzende Fürsorge beschränkt sich dagegen auf einzelne Hilfeleistungen, welche dem Lebensalter oder der besonderen Beschaffenheit des Kindes angepaßt sind, und bei deren Empfang das Kind in dem Verbande der elterlichen Pflege verbleibt.

In jedem Falle hat die Armenverwaltung die Befugnis, die Form ihrer Unterstützung zu bestimmen. Sie wird unter Umständen dazu gelangen, verwahrlosten Eltern die Kinder abzunehmen und in vollständige Fürsorge aufzunehmen, um eine Verwahrlosung zu verhüten.

In ländlichen Gemeinden ist die Unterbringung in Armenhäusern zusammen mit allen Altersklassen und ohne Unterschied der Geschlechter wohl auch heute noch in Gebrauch; in kleineren Städten findet man Waisenhäuser, in denen sogenannte Hausväter und Hausmütter die Aufsicht führen. Die großen Städte verfügen wohl ohne Unterschied heute über Waisenhäuser, die allen Anforderungen gerecht werden; ja es werden heute sogar schon Stimmen laut, die vor einem Übermaß, z. B. in den hygienischen Einrichtungen, glauben warnen zu müssen.

Es bedarf wohl keiner Erläuterung, wenn ich hinzufüge, daß die Pflegestellen, in denen die Kinder der Armenpflege untergebracht werden, sorgfältig auszuwählen und ständig zu überwachen sind. Es gilt dies in demselben Maße für die städtischen Pflegestellen wie für die privaten. Ich möchte aber hier schon kurz darauf hinweisen, daß die Waisenverwaltungen unter keinen Umständen zögern dürfen, alle Vorteile irgendwelcher Art, welche den Kindern aus den Einrichtungen privater Fürsorge erwachsen, diesen möglichst nutzbar zu machen. Es ist leider bei uns in Deutschland noch viel zu wenig Brauch, daß die Aufsicht über die städtischen Kostkinder in der gleichen Weise organisiert und von den gleichen Organen ausgeführt wird, wie die Aufsicht über die unehelichen Kinder und über die privaten Haltekinder.

Für die Versorgung gefährdeter Kinder ist die Frage, ob die Unterbringung in Anstalten oder die in Privatfamilien vorzuziehen ist, von besonderer Wichtigkeit, sie ist namentlich in der öffentlichen Waisenpflege immer wieder Gegenstand eingehender Erörterungen gewesen.

.Gegenwärtig, nachdem die Diskussionen seit mehr als hundert Jahren fast ununterbrochen geführt sind, wird im großen und ganzen der Familienpflege der Vorzug gegeben. Der Deutsche Verein für Armenpflege und Wohltätigkeit, der sich wiederholt mit der Frage beschäftigt hat, hat seinen Standpunkt im Jahre 1880 in folgender Weise fixiert: ,,Die Familienpflege ist die natürlichste und zweckentsprechendste. Sie verdient aus sittlichen wie praktischen Rücksichten den Vorzug vor Unterbringung der Waisen in geschlossenen Anstalten. Die letzteren sind nur für besondere Fälle beizubehalten.'' Wenn aber auch der Familienpflege und zwar deswegen, weil sie nun einmal für das normale Kind der beste Ersatz der natürlichen Fürsorge in seiner eigenen Familie ist, der Vorzug gegeben wird, so ist damit die Anstaltspflege keineswegs verschwunden. Es kann sich überhaupt nicht darum handeln, daß ein für allemal für die Waisenpflege über das Prinzip entschieden wird: Anstaltspflege oder Familienpflege. Diese Frage kann nur für das einzelne Kind gestellt werden. Für die gesamte Organisation kann die Lösung nur lauten: Familienpflege und Anstaltspflege.

Abgesehen davon, daß die Aufhebung einer Reihe von Waisenanstalten, ähnlich wie es bei manchen Findelanstalten im Ausland der Fall ist, schon darum untunlich ist, weil erhebliche Stiftungen an die Voraussetzung der Anstaltspflege geknüpft sind, ist die Anstaltspflege für gewisse Kategorien von Kindern unentbehrlich. Das Prinzip der Unterbringung für normale Kinder ist die Familienpflege, und es sind nur diejenigen Kinder für die Anstaltspflege herauszusuchen, welche aus irgendeinem Grunde für die Familienpflege nicht geeignet sind. Ich möchte mich über die prinzipielle Frage an dieser Stelle nicht ausführlich äußern.

In der deutschen Waisenpflege steht man heute im großen und ganzen auf dem Standpunkt, daß in Anstaltspflege Kinder gehören, welche, zum mindesten zunächst, der strengeren Zucht und Aufsicht bedürfen, ferner die Kinder, die wegen körperlicher Erkrankungen oder Gebrechen der ärztlichen oder wegen verbrecherischer und lasterhafter Neigungen der erziehlichen Aufsicht unbedingt bedürfen. Nicht einmal diesen Satz kann man allgemein ausdrücken, denn es gibt unter den schwer erziehbaren und schon auf der Grenze der Verwahrlosung stehenden Kindern solche, für die eine geeignete Familienpflege besser ist, wie jede Anstaltspflege.

Aber auch wenn die ganze Waisenpflege auf dem System der Familienpflege aufgebaut ist, so ist die Anstalt, zum mindesten in großen Gemeinden, schon um deswillen als Ergänzung notwendig, weil sie als Durchgangsstation für die neu in Waisenpflege aufzunehmenden Kinder dient und als vorläufiger Aufenthaltsort für diejenigen Kinder, die aus irgendeinem gleichfalls vorübergehenden Grunde (z. B. Inhaftierung der Eltern) aufgenommen werden müssen.

Zu der Frage, ob Anstalts- oder Familienpflege für die praktische Ausübung der Waisenpflege vorzuziehen sei, haben sich die hervorragendsten Vertreter praktischer Armenpflege geäußert (Böhmert, Münsterberg und Petersen). Der letztere faßt seine Erfahrungen folgendermaßen zusammen: „Sowohl Anstalts- als Familienpflege haben ihre Vorzüge und Nachteile. Die einseitige Bevorzugung einer der beiden wäre unrichtig. Jede Art der Erziehung findet ihr besonderes Gebiet der Betätigung. Bei der Zuweisung der Zöglinge an Anstalten oder Familien muß tunlichst individualisiert werden; eines schickt sich nicht für alle. Die Familie wird vorzugsweise für das körperlich, geistig und moralisch gesunde Kind den für die Erziehung geeigneten Boden bilden, vorausgesetzt, daß auch sie durchaus in jeder Beziehung gesund ist. — Die Anstalt wird namentlich an dem verwahrlosten oder geistig oder körperlich zurückgebliebenen Kinde ihre besonderen Erziehungs- und Pflegemittel in Anwendung bringen können. Und wiederum, auch viele normale Kinder entwickeln sich in Anstalten tadellos, und viele gewissenhafte Pflegefamilien werden mit besten Erfolgen auch bei der Erziehung verwahrloster Kinder in Anspruch genommen. Wenn irgendwo, so ist hier soviel wie möglich das Schematisieren zu vermeiden und die Individualisierung anzustreben. Eins allerdings steht fest: eine schlecht geleitete und organisierte Anstalt wirkt geradezu gefährlich. Gewissenloses Erziehungspersonal verdirbt in einer Anstalt unendlich viel mehr, als in einer Familie etwa ein nicht tadelsfreies Familienmitglied. Wenn eine ganze Anzahl von Kindern einem Erzieher unterstellt ist, so wird er natürlich von allen scharf beobachtet. Was der eine nicht bemerkt, sieht der andere und teilt es seinem Freunde mit. Kinder sind scharfe Kritiker. Läßt der Erzieher oder die Erzieherin sich gehen, so macht sich der Einfluß des schlechten Beispiels auf viele Kinder geltend. In der Familie leidet nun ein einziges Kind oder wenige Kinder. Deshalb ist eine Vorbedingung für gute Anstaltserziehung ein gutes Erziehungspersonal, und rücksichtslose Strenge in der Ausscheidung solcher Erzieher, die den Kindern irgendwelchen Anstoß geben, notwendig."

Diese Frage, ob Anstaltspflege oder Familienpflege vorzuziehen ist, spielt übrigens nicht nur in der Armenfürsorge eine Rolle, sondern sie begegnet uns ebenso auch bei der Fürsorge für Kinder wohlhabender Familien. Ich denke an alle die Fälle, in denen man sich aus irgendeinem Grunde entschließt, ein Kind bei Fremden unterzubringen. Vor diese Entscheidung werden ja z. B. viele Familien gestellt, die am Lande wohnen und ihr Kind in eine Stadt geben wollen, wo es das Gymnasium besucht. Auch da fragt man sich, ob es besser ist, ein Alumnat zu wählen oder eine Familienpension. Dieselbe Frage entsteht ferner, wenn wir z. B. ein körperlich schwaches oder ein nervös veranlagtes Kind aus Gründen der Prophylaxe in gesündere Verhältnisse bringen wollen. Arzt und Familie müssen sich in solchen Fällen wohl überlegen, ob die Unterbringung in einer Familie oder in einer Anstalt bessere Bedingungen zur Erreichung des gewünschten Zweckes bieten. Im allgemeinen werden wir in den einfacheren Fällen die Familie der Anstalt vorziehen, ohne daß wir aber darum die Möglichkeit der Unterbringung in Anstalten vermissen möchten.

Was die Pflege und Erziehung anbetrifft, so sind unsere öffentlichen Anstalten für arme Kinder zum Teil so ausgezeichnet organisiert, daß sie den Erziehungsanstalten für Kinder wohlhabender Familien als Muster dienen könnten. Der Leiter eines bekannten Sanatoriums für Kinder machte mich darauf aufmerksam, daß er für die Einrichtung seiner Anstalt die besten Anregungen aus dem Besuch moderner Anstalten zur Erziehung schwer erziehbarer oder verwahrloster Kinder erhielte. Es ist dies dasselbe, wenn heute noch manche Mutter aus wohlhabenderen Kreisen eine arme Mutter um alles das beneidet, was ihr heute in Beratungsstunden, Vorträgen usw. geboten wird oder wenn in England z. B. heute noch vielfach die Erziehung in Industrial Schools als besser gilt, als die der Normalschulen.

Um zu zeigen, wie eine Waisenpflege in Deutschland vorbildlich eingerichtet ist, kann ich kein besseres Beispiel auswählen als die Hamburger Waisenpflege, welche im ganzen wie im einzelnen geradezu musterhaft organisiert ist. Hamburg ist eine Stadt resp. ein Staat, in welchem die Kinderfürsorge sich zusammen mit der Armenpflege entwickelt hat und aus ihr herausgewachsen ist. An dem Beispiel Hamburgs sehen wir, wie weit sich unter günstigen Bedingungen eine Waisenpflege entwickeln kann; dies ist aber auch wahrscheinlich der Grund für die auffallende Erscheinung, daß in Hamburg neben dieser weit ausgebreiteten Waisenpflege die Fürsorge- und Wohlfahrtspflege im Kindesalter nur wenig entwickelt ist.

Dem Beispiel von Hamburg möchte ich die Entwicklung der Fürsorge in Charlottenburg entgegenstellen, die, wenn sie auch ursprünglich von der Armenpflege und Waisenverwaltung angeregt war, eine völlig selbständige Entwicklung genommen hat. Erst in allerjüngster Zeit, nachdem die gewissermaßen selbständig entstandene Säuglingsfürsorge nach den verschiedensten Richtungen ausgebaut war, ist diese in engere Beziehung zu der von alters her bestehenden Waisenpflege getreten.

Vergleichen wir Hamburg und Charlottenburg miteinander, so sehen wir in Hamburg von dem Geschwisterpaar, der Waisenpflege und der Säuglingsfürsorge, die erstere in bester Form entwickelt, dagegen die Säuglingsfürsorge verkümmert; während in Charlottenburg umgekehrt die Säuglingsfürsorge in glänzender Weise entwickelt und die Waisenpflege zurückgeblieben ist. So groß in beiden Fällen die Leistungen der Stadtverwaltungen fürs Kind sind, so wird ein voller Erfolg dieser Bestrebungen da wie dort erst dann zu erzielen sein, wenn beide Organisationen gleichmäßig entwickelt sind.

Entwicklung der öffentlichen Jugendfürsorge in Hamburg[1]).

Am 16. August 1527 beschlossen Bürger des Nikolai-Kirchspiels die Errichtung eines Gotteskastens, um unverschuldet in Armut geratene Angehörige des Kirchspiels zu verpflegen. Die Gotteskastenordnung enthält Vorschriften über die Versorgung hilfsbedürftiger Kinder. „Storven in unszen Carspell Vader edder Moder, vnmündighe Kynder nalatende, de van Frunden kene Hülpe hebben konnen, ock arme Weduven, in dusszem Carspell, de man trostloes vnd van Frunden verlathen befunde, deszuluen schollen allenthaluen

---

[1]) Petersen, Die Hamburgische Öffentliche Jugendfürsorge. Hamburg 1911.

van den Vorstanderen in acht ghenomen werden, szo dat de Unmundhige offte
Junckbaren, de Infant ghenomet werden, tho Gootlyker Vnderholdinge, vnd
thor Lere des gennen, darmyth sze syck erlycken erneren moghen, van den
Vorstanderen gheholden vnd bestellet werden, vnd de armen Weduven och
thor Nottrofft vorszorghen." Solche Gotteskastenordnungen wurden auch für
die anderen Kirchspiele eingeführt.

Ein Mittelpunkt für die gesamte Jugendfürsorge wurde durch die Gründung des hamburgischen Waisenhauses im Jahre 1604 geschaffen. Die
Fundationsakte des hamburgischen Waisenhauses bezeichnet Petersen als ein
für die Kulturgeschichte Hamburgs bedeutungsvolles Dokument. Nicht nur
die Gründung der Anstalt und die Angaben über die Verwaltung des Hauses
sind darin enthalten, sondern ein Bild der gesamten Fürsorge für die Armen,
wie sie in jener Zeit geübt wurde, wird auf den einleitenden Seiten entrollt.
Wir erkennen, wie unsere Vorfahren für die unverschuldet in Armut und Elend
Geratenen sorgten, wie gegen die durch Faulheit und Liederlichkeit Verkom-
menen verfahren wurde.

In dem Waisenhaus sollten in erster Linie Aufnahme finden „ehrliche,
dieser Stadt Bürger und Einwohner Kinder, under zehen Jahren; die Kinder
deren unehrliche Geburt bekanndt, sollen keines wegs hierein genommen werden; under die ehrliche sollen auch die gerechnet werden, die durch folgende
Heyrath der Eltern, nach Besage der Rechte, ehrlich gemacht oder legitimiert
worden seien."

„Wann sie von ihren Eltern 150 Thaler Nachlaß haben, sollen sie nicht
angenommen werden, auch sol man sie nicht einnehmen, sie sein denn vier
Jahr alt, sein sie aber under vier Jahren, so sollen sie bey ehrliche Leute, umb
dieselben zu seugen und aufzuziehen, auf des Hauses Kosten bestellet werden."

„ . . . die Vorsteher wol Macht haben, Kinder in Kost und Unterweisung
anzunehmen, ob derselbigen Umstände nicht allerdinge den erforderlichen
Puncten dieser Ordnung gemes wären, jedoch daß dem Hause davor die ge-
nuchsame Erstattung wiederfahre . . ."

„ . . . Were ess aber, daß mehr Waysen alss die Rente aussbringen müchte,
praesentieret würden, alssdann sol man die eingeborene Bürgerkindere den
Frembden vorziehen. Würden aber auch der Bürgerkindere zuviel, und das
Haus nicht mehr haben konte, so sol den Vorstehern, auf vorhergehende Be-
willigung eines Ehrbaren Raths frei stehen, vor den Kirchthüren die Becken
zu setzen, und etwass zu samblen, damit die Kinder bey anderen ehrlichen
Bürgern konten auferzogen werden, biss so lange und viel ein Platz im berührten
Hause ledig würde."

„ . . . . . soll kein Kind aus dem Hause gethan werden, es habe denn,
neben seinem Catechismo, fertig lesen, auch rechnen und schreiben gelernt.
Ueberdies sollen die Mädchen im Spinnen und Nähen etwas geübet seyn.

Man soll erst zusehen, daß man ein Kind nicht bestätige bei jemandem,
der unrichtiger Religion ist, oder da sie arge Haus-Exempel sehen, und zum
besten nicht gehalten werden.

Auch soll man darnach trachten, daß die Kinder, so viel möglich, bey
solchen Leuten geraten mögen, die sie künftig befördern können.

Die Jahrverwalter sollen alle Jahre diejenigen, so in und vor der Stadt
bestätiget sind, in ihren Häusern visitiren und erkundigen, wie sich die Kinder
halten und gehalten werden.

Ist jenig Mangel an der Kinder Frömmigkeit oder Fleiß, so sollen sie die
zur Besserung vermahnen. Wäre aber etwas schwereres begangen, das mit

solcher schlichter Vermahnung nicht zu bessern stünde, so sollen sie das den sämmtlichen Vorsteheren vortragen, daß beschlossen werde, was zu thun sey, damit man das verirrte Schaf zu recht bringen und gewinnen möge."

Wir sehen also, daß schon in dem Gründungsakte die Familienpflege vorgesehen ist und daß die Unterbringung in Familien für alle Kinder unter vier Jahren Vorschrift ist.

Übrigens sollte die Tätigkeit des Waisenhauses eine Ergänzung in den Gotteskasten finden, denn diese sollten für die seitens des Waisenhauses nicht aufgenommenen Kinder sorgen. Diese Gotteskasten scheinen aber ihre Pflicht nicht ausreichend erfüllt zu haben und gerieten namentlich in der Zeit des Dreißigjährigen Krieges dermaßen in Verfall, daß die Sorge für die zahlreichen Witwenkinder und Kinder verlassener Ehefrauen dem Waisenhause überlassen wurde. In diesem Falle erfolgte zwar die Erstattung der Kosten seitens der Gotteskasten, doch in so ungenügender Weise, daß das Waisenhaus aus seinen Mitteln bedeutende Zuschüsse machen mußte. Es erhielt für jedes Kind 15 Taler für das Jahr, mußte aber in der Familienpflege, von der bei dem großen Andrange von Kindern viel Gebrauch gemacht wurde, fast das Doppelte zahlen. Mit dem allgemeinen Sinken des Wohlstandes zu jener Zeit nahm das Aussetzen der Kinder einen großen Umfang an. Die Zahl der Findelkinder wurde so groß, daß 1651 eine besondere Verordnung erlassen werden mußte, wonach die Fürsorge für Findelkinder den Gotteskasten auferlegt wurde, welche für jeden von ihnen dem Waisenhause überwiesenen Findling 12 Taler jährlich zu zahlen hatten. Gerade diese Zahlungen für Findlinge gaben zu wiederholten Schwierigkeiten Anlaß, bis im Jahre 1683 ein Abkommen getroffen wurde, nach welchem jedes Kirchspiel eine Pauschalsumme von 300 Talern zahlte, wofür das Waisenhaus alle innerhalb der Stadt aufgefundenen Kinder ohne weitere Vergütung aufnehmen mußte.

Ein eigenartiger Versuch, dem dauernden Geldmangel zu begegnen, wurde 1699 gemacht, indem im Waisenhause eine Spitzenfabrik errichtet wurde. Mädchen von 9—11 Jahren sollten in der Anstalt in der Spitzenklöppelei unterrichtet werden und für den Unternehmer, der einen Teil des Reingewinnes der Anstalt zusicherte, arbeiten; das Unternehmen scheiterte schon nach zwei Jahren.

Um den immer mehr um sich greifenden Kindesmord einzuschränken, stiftete im Jahre 1709 ein Hamburger Patrizier ein Kapital, von dessen Zinsen Findlinge, die dem Waisenhause durch die Drehlade überliefert wurden, unterhalten werden sollten. Im Jahre 1713 waren von 1173 Zöglingen 473 sog. Torno-Kinder, d. h. solche, die mittelst der Drehlade aufgenommen waren. Im 18. Jahrhundert mehrten sich die finanziellen Schwierigkeiten der Anstalt. Im Jahre 1778 erhielt das Waisenhaus, dessen Vorstand bis dahin meistens allein für die Beschaffung der erforderlichen Mittel hatte sorgen müssen, zuerst einen regelmäßigen Staatszuschuß.

Eine feste Grundlage erhielt das gesamte öffentliche Armenwesen in Hamburg mit der Begründung der Allgemeinen Armenanstalt im Jahre 1788. Die Armenordnung vom 1. November 1788 spricht davon, daß für die arbeitsfähigen Kinder Werkstätten zum Unterricht im Spinnen, Weben und Stricken errichtet werden sollen. Hilflose Kinder sollten gegen Kostgeld innerhalb und außerhalb der Stadt untergebracht werden. Für die Kinder der Armen wollte man mit Arbeitsstätten verbundene Schulen errichten. Im Jahre 1800 erbaute das Arbeitskollegium eine große Schule und ein Arbeitshaus, das damals etwa 1800 Kinder aufnahm.

Im Anschluß an die Armenpflege wurde das Kostkinderwesen organisiert, von welchem eine „Nachricht über den Geschäftsgang bei der Armenpflege" von 1867 Kenntnis gibt. Die Überweisung der Kinder an das sog. Kostkinder-Institut erfolgte, wenn sie ganz oder teilweise verwaist waren und im Waisenhause keine Aufnahme finden konnten; wenn die Verhältnisse der Eltern eine bare Unterstützung nicht anwendbar erscheinen ließen, namentlich wenn beim Verbleiben im Hause der Eltern körperliche oder moralische Verwahrlosung zu befürchten war, und schließlich, wenn die Kinder unehelich geboren waren und weder Vater noch Mutter für sie sorgen konnten. Die Unterbringung der Kostkinder auf dem Lande, welche schon seit den zwanziger Jahren des vorigen Jahrhunderts Gebrauch geworden war, wurde später als Regel vorgeschrieben. Ebenso war verordnet, daß die Kinder regelmäßig von Vorstandsmitgliedern und anderen Aufsichtsbeamten zu kontrollieren waren.

Bis 1892 blieben die Bestimmungen der Fundationsakte des Waisenhauses maßgebend. In diesem Jahre wurde ein Gesetz über die öffentliche Waisenpflege im hamburgischen Staate zugleich mit einem anderen über das Armenwesen, das völlig neu organisiert wurde, erlassen. Nach diesem Gesetz wurde die praktische Ausübung der Fürsorge für alle armenrechtlich hilfsbedürftigen Kinder aus dem Gebiete der Stadt Hamburg einer einzigen Behörde und zwar dem Waisenhaus-Kollegium übertragen, dem gleichzeitig auch die Vormundschaft über die ihm anvertrauten Kinder übertragen wurde. Die Vorschriften der Fundationsakte vom Jahre 1604 wurden insofern aufrecht erhalten, als das Waisenhaus-Kollegium ermächtigt wurde, ohne Mitwirkung der Armenpflege 200 hilfsbedürftige Kinder von Hamburger Bürgern und Staatsangehörigen aufzunehmen und in der Anstalt zu erhalten.

Das Gesetz über die öffentliche Waisenpflege von 1892 traf ferner Vorschriften über die Anwendung der Anstalts- und Familienpflege. Es sollten in der Regel im Waisenhause solche Kinder verbleiben, die voraussichtlich dauernd der öffentlichen Waisenfürsorge bedurften, ferner Kinder, die besondere ärztliche Pflege benötigten, und solche, bei denen mit Rücksicht auf ihre geistige Veranlagung und bisherige Ausbildung besonders günstige Resultate von der Anstaltserziehung zu erwarten standen. Die Überwachung der Pflegestellen wurde fester organisiert. Im Waisenhause wurde eine Aufnahmestation eingerichtet, ferner eine Säuglingsstation und eine Warteschule. Im Jahre 1905 traten an Stelle der bisherigen ehrenamtlich tätigen Damen besoldete Kinderpflegerinnen zur Beaufsichtigung der im Säuglingsalter befindlichen Kinder, und gleichzeitig wurde eine systematische regelmäßige ärztliche Untersuchung der dem Waisenhaus-Kollegium anvertrauten Kinder bis zum zweiten Lebensjahr in fünf über die Stadt verteilten Untersuchungsstationen eingeführt.

Die gesamte öffentliche Fürsorge für Minderjährige in Hamburg wurde durch das Gesetz vom 11. September 1907 zusammengefaßt und im einzelnen die Aufgaben des Waisenhaus-Kollegiums festgesetzt. In dem Waisenhaus-Kollegium, dessen Name seit dem 1. März 1910 in den: „Behörde für öffentliche Jugendfürsorge" umgeändert worden ist, sind heute alle auf gesetzlichen Vorschriften beruhenden, mit öffentlichen Mitteln durchgeführten Aufgaben der Fürsorge für hilfsbedürftige — als arme, verwahrloste, gefährdete, kriminelle, uneheliche, bevormundete — Kinder vereinigt.

Die Organisation der öffentlichen Jugendfürsorge in Hamburg ist wohl zurzeit die beste, welche wir innerhalb der Grenzen des Deutschen Reiches besitzen, so daß es gerechtfertigt erscheint, auf die Einzelheiten näher einzugehen. Die der Behörde für öffentliche Jugendfürsorge zustehenden Obliegenheiten lassen sich in drei Gruppen einteilen:

1. **Vollständige Fürsorge.** Sie umfaßt Erziehung, Ernährung, Aufenthaltsbestimmung, Berufsbildung; sie erfolgt auf öffentliche Kosten und erstreckt sich im wesentlichen auf arme, der Waisenpflege überwiesene Kinder, auf vorläufig durch die Polizeibehörde in Schutz genommene Kinder, auf zur vorläufigen Unterbringung durch die Behörde vom Vormundschaftsgericht überwiesene Minderjährige, auf der Zwangserziehung überwiesene Minderjährige, auf solche Minderjährige, die von der Behörde für öffentliche Jugendfürsorge auf Antrag der Eltern oder Vormünder in Erziehung genommen sind. Zum Teil auch begründet sich die vollständige Fürsorge auf Berufsvormundschaft, nämlich dann, wenn die Kinder bis zur Vollendung der Schulzeit in öffentlicher Waisenpflege waren;

2. Eine **Aufsichtstätigkeit** als Gemeindewaisenrat und ferner über das Halten von Kostkindern nach Maßgabe des Gesetzes betreffend die Beaufsichtigung des Kostkinderwesens (siehe Abschnitt III „Gesetze und Verfügungen"); und

3. Eine **Berufsvormundschaft**, welche sich im engen Anschluß an die im vorhergehenden genannte gesamte Fürsorge und Aufsichtstätigkeit vollzieht.

Neben diesen durch gesetzliche Vorschriften festgelegten Obliegenheiten hat die Behörde für öffentliche Jugendfürsorge noch andere Aufgaben in Vereinbarung mit der Justizverwaltung übernommen. Im Interesse der Jugendgerichtshilfe läßt sie durch ihre Organe die persönlichen Verhältnisse straffällig gewordener Jugendlicher aufklären, in der Regel auf Ersuchen der Staatsanwaltschaft, hin und wieder auch auf Ersuchen des Strafgerichts.

Im folgenden gebe ich an Hand der Petersenschen Darstellung und immer erneut auf sie verweisend eine Übersicht über die praktischen Einrichtungen der Hamburger Jugendfürsorge, wie sie heute in Hamburg bestehen.

Im Verwaltungsgebäude der Behörde befindet sich eine Aufnahme- und Beobachtungsstation, welcher alle der Behörde überwiesenen oder von ihr aufgenommenen Kinder, mit Ausnahme der Säuglinge, zugeführt werden. Sie bleiben zunächst behufs Prüfung des Überweisungsbeschlusses und genauer Feststellung der Personalien in der Aufnahmestation und kommen dann in die Beobachtungsstation, deren Aufgabe es ist, die Aufgenommenen eine gesundheitliche Quarantäne durchmachen zu lassen und ein Urteil über ihren Charakter zu gewinnen, auf Grund dessen die Entscheidung getroffen wird, ob die Betreffenden in Familienpflege kommen, ins Waisenhaus versetzt werden oder einer Besserungsanstalt überwiesen werden sollen. Die Station wird von einem Lehrer und Oberhelfer geleitet. Ihm unterstehen neben den erforderlichen Dienstboten vier männliche und zwei weibliche Personen als Erziehungsgehilfen. Am 31. Dezember befanden sich in der Beobachtungsstation 124 Zöglinge.

Zur Ausübung der **vollständigen** Fürsorge stehen der Behörde zur Verfügung:

a) Das Waisenhaus;

b) Die Erziehungsanstalt für Knaben in Ohlsdorf;

13*

c) Die Erziehungsanstalt für Mädchen in Alsterdorf;

d) Die Familienpflege-Organisation mit Pflege-, Lehr- und Dienststellen.

In das Waisenhaus kommen in der Regel diejenigen Kinder, deren Verbleiben in der Fürsorge der Behörde voraussichtlich nur von kurzer Dauer ist, z. B. solche Kinder, die auf Krankheitsdauer der Mutter oder wegen Obdachlosigkeit der Eltern überwiesen sind, ferner alle diejenigen, die wegen körperlicher oder moralischer Gebrechen sich nicht für Familien eignen, ohne daß sie einer Besserungsanstalt überwiesen werden müßten. Es wird darauf gehalten, daß tunlichst auch ein kleiner Stamm gutartiger Kinder, gewissermaßen als lebendige Verkörperung der Hausordnung, in der Anstalt vorhanden sind. Die Zöglinge werden nach Alter und Geschlecht in verschiedene Gruppen eingeteilt; ungefähr bis zum achten Jahre werden die Geschlechter nicht getrennt. In denkbar vollkommenster Weise ist für Unterricht und Beschäftigung, für Erziehung und Ausbildung der Kinder im Waisenhause Sorge getragen, und gleichzeitig wird der Körperpflege und Gesundheitspflege die größte Aufmerksamkeit zugewendet.

Die Erziehungsanstalt für Knaben in Ohlsdorf und die für Mädchen in Alsterdorf dienen zur Unterbringung solcher Zöglinge, schulpflichtiger und nicht mehr schulpflichtiger Kinder, bei denen eine strengere Anstaltserziehung notwendig ist.

Im Waisenhause werden aber nur bestimmte Gruppen von Kindern zurückgehalten; alle Kinder, welche körperlich, geistig und moralisch gesund sind, werden der Familienpflege überwiesen. Auch Kinder, die diese drei Bedingungen nicht alle erfüllen, können für Familienpflege geeignet sein, z. B. werden schwächliche Kinder unter Umständen auf dem Lande oder an der See besser gedeihen als in der Anstalt; auch Kinder mit moralischen Defekten pflegen sich in Familienpflege günstig zu entwickeln, sofern diese gut ausgewählt wird. Die Auswahl erfolgt in Hamburg auf Grund des Berichtes der Waisenpflege bzw. Helferinnen; außerhalb Hamburgs auf Grund der Gutachten von Vertrauensmännern.

Ende 1910 befanden sich im Waisenhaus 611 Zöglinge, in Familien dagegen und zwar in vollständiger Fürsorge der Behörde, in Hamburg selbst: 821 Kinder, außerhalb Hamburgs: 1710. Die Kinder außerhalb Hamburgs sind in 629 Kolonien untergebracht, die sich übrigens auf ein weites Gebiet Deutschlands verteilen, denn wir sehen, daß von diesen Familienpflegekolonien z. B. in der Provinz Brandenburg 15, in Westfalen 46, im Rheinland 3, in Mecklenburg-Schwerin 82 Kolonien liegen. Gewisse Orte sind mit Kindern stark besetzt und tragen den Charakter abgeschlossener Kolonien, in anderen sind nur einzelne Kinder untergebracht.

Im Gebiet der Stadt Hamburg werden meist nur Säuglinge oder in den ersten Lebensjahren stehende Kinder untergebracht.

Das Kostgeld ist mit Rücksicht auf die verschiedenen Teuerungsverhältnisse verschieden. In auswärtigen Pflegestellen beträgt der Kostgeldsatz:

im 1. Lebensjahre . . . . . Mk. 220.—
im 2. Lebensjahre . . . . . „ 180.—
im 3.—6. Lebensjahre . . . . „ 180.— für Knaben,
                              „ 160.— für Mädchen,
bis zum 10. Lebensjahre . . . „ 140.— für Knaben,
                              „ 120.— für Mädchen,
dann . . . . „ 100.— im Jahre.

In Hamburg zahlt die Behörde pro Jahr:

    im 1. Lebensjahre . . . . . Mk. 250.—
    im 2. Lebensjahre . . . . . ,, 200.—
    vom 3.—6. Lebensjahre . . . ,, 180.—
    vom 7.—10. Lebensjahre . . ,, 140.—
    vom 11. Lebensjahre an . . . ,, 120.—.

Für das Kostgeld haben die Eltern den gesamten Lebensunterhalt einschließlich der Kleidung zu gewähren.

Dieselbe Sorgfalt wird bei den schulentlassenen Zöglingen auf die Auswahl geeigneter Lehr- und Dienststellen verwendet. Die Knaben gehen in der Regel zum Handwerk über, die Mädchen treten in einen Dienst. Auch die in Dienst- und Lehrstellen befindlichen Zöglinge stehen unter dauernder Aufsicht der Behörde. Der verdiente Lohn wird, soweit er nicht zur Bestreitung von notwendigen Bedürfnissen dient, von der Kasse der Behörde eingezogen, zinstragend auf der Sparkasse des Waisenhauses angelegt und nach Eintritt der Volljährigkeit dem Zögling zur Verfügung gestellt.

Die Aufsicht über die Zöglinge der Hamburger öffentlichen Jugendfürsorge wird zum Teil von ehrenamtlich tätigen Vertrauensmännern, zum Teil von angestellten Beamten geführt. Der Aufsicht der Vertrauensmänner — auf 629 Gesamtzahl kommen allein 469 Geistliche und 99 Lehrer — unterstehen die außerhalb der Stadt Hamburg untergebrachten Zöglinge. In der Stadt Hamburg sind ehrenamtlich tätige Bezirksvorsteher, Waisenpfleger und Pflegerinnen, Helferinnen, ferner besoldete Kinderpflegerinnen und Ermittlungsbeamte angestellt. Gegenwärtig ist das Stadtgebiet in 12 Kreise eingeteilt, deren jeder von einem Mitgliede der Behörde für öffentliche Jugendfürsorge geleitet wird. Die Kreise wiederum zerfallen in Bezirke, deren Vorsteher den Verkehr der Zentralstelle mit den Waisenpflegern und Pflegerinnen des Bezirkes vermittelt. Die Zahl der in der Stadt tätigen ehrenamtlichen Organe der Behörde für öffentliche Jugendfürsorge betrug Anfang des Jahres 1911:

    Bezirksvorsteher 90
    Waisenpfleger 1077
    Waisenpflegerinnen 45
    Helferinnen 325

Die ehrenamtliche Aufsicht arbeitet gleichmäßig für alle Schutzbefohlenen der Behörde: Zöglinge, Privatkostkinder, Mündel, die der Gemeindewaisenrat zu beaufsichtigen hat, Jugendliche, die straffällig geworden sind, Minderjährige, gegen die ein Zwangserziehungsverfahren schwebt.

Bei der amtlichen, besoldeten Arbeit der Organe handelt es sich um Erfüllung von Obliegenheiten, welche zu erfüllen nicht Sache der ehrenamtlich tätigen Organe sein kann. Die Beamten: Inspektoren, Kinderpflegerinnen und Ermittlungsbeamten, sind in den ehrenamtlichen Organismus nicht eingegliedert. Die Inspektoren sind pädagogisch gebildet und sollen vor allem erzieherisch tätig sein; ihnen fällt in den Kolonien die Inspektion der Pflege-, Lehr- und Dienststellen zu. Sie arbeiten unter Leitung eines Oberinspektors, der die allgemeinen Anordnungen trifft, über die Wahl der Lehr- und Pflegestellen definitiv entscheidet, die Berichte der Inspektoren entgegennimmt und in besonderen Fällen, falls es ihm notwendig erscheint, eingreift. Die Inspektoren stellen das lebende Bindeglied zwischen der Behörde und ihren Zöglingen dar und unterstützen nötigenfalls auch die Lehr- und Dienstherren und die Erzieher gegenüber unbotmäßigen Zöglingen. In dieser Weise werden sie auch in der Stadt Hamburg gelegentlich tätig sein, wenn auch der Schwer-

punkt ihrer Wirksamkeit in den Kolonien, außerhalb der Stadt, liegt. Jeder
Zögling wird etwa einmal im Jahre besucht.

Die 12 Kinderpflegerinnen sind nur im Gebiete der Stadt Hamburg tätig.
Sie haben die kleineren, bis zwei Jahre alten Kinder regelmäßig (durchschnittlich alle 14 Tage, bei kranken oder bei besonders pflegebedürftigen Kindern
häufiger) zu besuchen und sind in gleicher Weise Helferinnen des Arztes wie
Beraterinnen der Mütter und Pflegemütter.

Die Ermittlungsbeamten schließlich dienen zu tatsächlichen Feststellungen
und Ermittlungen aller Art, die sich in allen Arbeitsgebieten der Behörde als
notwendig erweisen.

Einer besonderen Besprechung bedarf schließlich noch

die öffentliche Säuglingsfürsorge in Hamburg,

soweit sie zu den Aufgaben der Behörde für öffentliche Jugendfürsorge gehört,
denn diese treibt Säuglingsfürsorge nur innerhalb des Rahmens der gesetzlichen Vorschriften.

Die öffentliche Säuglingsfürsorge betrifft:

1. die armenrechtlich hilfsbedürftigen, in Waisenpflege befindlichen
   Säuglinge;
2. die in Gefahr körperlicher Verwahrlosung stehenden Säuglinge;
3. die unehelich geborenen Säuglinge:
   a) alle Mündel der Berufsvormundschaft,
   b) alle bevormundeten, unter Aufsicht des Gemeindewaisenrates ste-
      henden Säuglinge,
   c) alle Privatkostkinder;
4. die bei Fremden untergebrachten, im Säuglingsalter stehenden ehelichen
   oder unehelichen Kostkinder.

Alle der öffentlichen Waisenpflege überwiesenen Säuglinge, die in der
überwiegenden Mehrzahl unehelich geboren sind, werden in die Säuglingsstation des Waisenhauses aufgenommen, deren Belegungszahl durchschnittlich 90—100 Kinder beträgt. Nur dann werden sie sofort in Familienpflege
gegeben, wenn sie gesund sind. Kranke und pflegebedürftige Kinder bleiben
in der Abteilung, aus der sie erst dann entlassen werden, wenn ihr Gedeihen
in der Außenpflege zu erwarten ist. Bestätigt sich diese Erwartung nicht oder
wird ein Waisensäugling in der Familienpflege krank, so wird das Kind sofort
auf die Säuglingsabteilung des Waisenhauses zurückgebracht. Besondere Vorsichtsmaßregeln sind getroffen, um eine Übertragung von Syphilis in der
Familienpflege zu verhüten. So kommt überhaupt kein Kind in einem Alter
unter 2—3 Monaten in Familienpflege und diejenigen, bei denen eine Erb-
syphilis konstatiert ist, wurden früher erst dann in Familienpflege gegeben,
wenn bei gutem Gedeihen die in langen Intervallen ausgeführte Wassermann-
sche Probe dauernd negativ ausfiel. Manche der Kinder mußten aus diesem
Grunde bis ins zweite, selbst bis ins dritte Lebensjahr und länger im Waisenhause bleiben. Um diesen Übelstand zu beseitigen und um dabei doch auch
Infektionen der Pflegemütter und ihrer Angehörigen zu vermeiden, werden die
Kinder in neuester Zeit bei solchen Frauen untergebracht, von denen sicher
feststeht, daß sie selbst Syphilis gehabt haben, die zur Zeit aber in geordneten
Verhältnissen leben und kinderlos sind. In gleicher Weise wie die armenrechtlich hilfsbedürftigen, in Waisenpflege befindlichen Säuglinge werden diejenigen
behandelt, bei denen ein staatliches Einschreiten erfolgte, weil Verwahrlosung
infolge schuldhaften Verhaltens der Eltern vorliegt. Die Überweisung erfolgt

in diesem Falle auf Grund des Zwangserziehungsgesetzes von 1908 durch das Vormundschaftsgericht.

Alle unehelich geborenen Kinder stehen unter Berufsvormundschaft des Direktors der öffentlichen Jugendfürsorge und werden beaufsichtigt. In der Fürsorge für die beaufsichtigten unehelichen Säuglinge gegenüber den in vollständiger öffentlicher Fürsorge und in Familienpflege untergebrachten Säuglingen besteht tatsächlich nur der Unterschied, daß beobachteten Übelständen in verschiedener Weise abgeholfen wird. Die Machtbefugnisse der Behörde, insbesondere auch bezüglich der ärztlichen Behandlung der Kinder, gehen bei den in Waisenpflege befindlichen Kindern erheblich weiter.

Für die bei Fremden untergebrachten Säuglinge gelten die Vorschriften des Kostkindergesetzes (siehe Abteilung „Gesetze und Verfügungen"). Auch für diese wird die Aufsicht durch die Kinderpflegerinnen und den Arzt in der gleichen Weise ausgeübt, wie für die vorher genannte Gruppe von Kindern.

Die in Hamburg bestehende Zentralisation der öffentlichen Jugendfürsorge erweist sich, wie aus dem Vorhergehenden hervorgeht, besonders bei der Säuglingspflege als vorteilhaft. Die verantwortliche Behörde hat die Möglichkeit, auf den verschiedensten Wegen einzugreifen. Namentlich auch ist die schnelle Hilfe, die gerade bei dem Säugling erforderlich ist, durch die gesetzlich gegebene Zuständigkeit der Behörde für öffentliche Jugendfürsorge gewährleistet. Da alle unehelichen Kinder der gesetzlichen Fürsorge unterstehen, ist für die am stärksten gefährdete Gruppe von Kindern das nach Lage der Gesetzgebung zur Zeit nur Denkbare geschehen. Der Direktor der öffentlichen Jugendfürsorge, Dr. Petersen, fügt in seinem Bericht noch hinzu: „Daß damit freiwillige Säuglingsfürsorge, namentlich zugunsten der ehelichen Kinder und allgemein solche Maßnahmen, die sich der Fürsorge der Behörde für öffentliche Fürsorge entziehen (Verbesserung der allgemeinen hygienischen Verhältnisse, Förderung des Stillens, Aufklärung über Säuglingsernährung und Pflege usw.) nicht überflüssig werden, braucht nicht gesagt zu werden."

Das, was auf Grund bestehender Gesetzgebung zum Schutze des Kindes geschehen kann, ist in Hamburg in vorbildlicher Weise geschehen. Das, was wir in den anderen deutschen Bundesstaaten zum größten Teil vermissen, namentlich die Möglichkeit, alle Gruppen gefährdeter Kinder auf Grund gesetzlicher Bestimmungen unter Aufsicht der Behörde zu stellen, das ist in Hamburg vorhanden. Es ist wohl nur eine Frage der Zeit, daß an diese musterhafte Organisation öffentlicher Fürsorge sich eine ebenso vorbildliche ergänzende Fürsorge von seiten der Wohlfahrtspflege und Wohltätigkeit anschließt.

Die französische Gesetzgebung auf dem Gebiete des Kinderschutzes hat stets die Bewunderung der Sachverständigen hervorgerufen. Wir wissen, daß diese Gesetzgebung langsam, in stets fortschreitender Erfahrung weiter entwickelt worden ist. Das einzige, was wir ihr in Deutschland an die Seite zu stellen haben, das sind die hamburgischen Gesetze, und das einzige, was wir den französischen Ministerialerlassen, die alle Fragen der Jugendfürsorge berühren und besprechen, an die Seite stellen können, das ist das Buch des Direktors der öffentlichen Jugendfürsorge über die hamburgische öffentliche Jugendfürsorge. Und die Vortrefflichkeit der Organisation — in Frankreich wie in Hamburg — findet ihre Erklärung darin, daß in beiden Fällen die Organisation aus sich heraus langsam entwickelt ist und daß den heute bestehenden Einrichtungen eine jahrhundertlange Erfahrung zugrunde liegt.

Haltekinder.

Mit dem Namen „Haltekinder" werden bei uns gleichbedeutend die Bezeichnungen „Ziehkinder" und „Pflegekinder" gebraucht. Auch in der Gesetzgebung wird ein Unterschied zwischen diesen Bezeichnungen nicht gemacht, und wir finden sogar in preußischen Ministerialerlassen bald den Ausdruck „Haltekinder", bald den anderen „Ziehkinder". Unter Haltekindern versteht man im allgemeinen solche Kinder, welche bei Lebzeiten der beiden Eltern oder eines Elternteils oder, falls das Kind unehelich geboren, seiner Mutter außerhalb der elterlichen Wohnung in einer anderen Familie in Kost und Pflege untergebracht sind.

Von den Haltekindern im allgemeinen trennt sich eine Gruppe ab, und zwar die Kinder, welche auf Kosten der öffentlichen Armenpflege oder auf Kosten von Stiftungen außerhalb ihrer natürlichen Familie in Familienpflege untergebracht sind. Diese Kinder werden als „Kostkinder" oder, besonders bei Unterbringung durch die städtische Verwaltung, als „städtische Waisenkinder" bezeichnet. Die verschiedenen Bezeichnungen werden keineswegs einheitlich gebraucht, so z. B. nennt Effler in seinem Referat vor der ersten preußischen Landeskonferenz für Säuglingsschutz die von Armenverwaltungen und wohltätigen Stiftungen untergebrachten Kinder „Pflegekinder". Die Verwirrung in der Nomenklatur ist darauf zurückzuführen, daß die Namen etymologisch sich mit dem Begriff nicht decken, entweder über ihn herausgehen oder nur einen Teil bezeichnen. Zu den städtischen Waisenkindern z. B. gehören nicht nur Waisen, und an und für sich bezeichnet der Ausdruck „Ziehkinder" dasselbe wie Pflegekinder oder Kostkinder. Ich selbst werde im folgenden, wie schon oben gesagt, für die große Gruppe der Kinder, welche auf Kosten von Mutter oder Vater oder überhaupt auf Kosten der zu ihrer Fürsorge verpflichteten Privatpersonen untergebracht sind, den Namen „Haltekinder" brauchen und mit „Kostkinder" diejenigen bezeichnen, welche von der Armenverwaltung oder von Stiftungen untergebracht sind.

Zu dem Wesen des Haltekindes gehört der Begriff: Unterbringung in einer fremden Familie. In der deutschen Gesetzgebung, sowie in den Verfügungen und Verordnungen wird der Begriff „fremd" in der Regel nicht genau definiert, wie es z. B. im englischen Gesetz geschieht (§ 11: „Die Bestimmungen finden keine Anwendung auf Verwandte oder auf gesetzliche Vormünder, welche das Kind in Kost und Pflege haben").

Die deutsche Gesetzgebung hat aber in ihre Bestimmungen noch den weiteren Begriff der Unterbringung gegen Entgelt aufgenommen. Es unterliegt keiner Frage, daß im großen und ganzen die Kinder, die ohne jede Entschädigung von einer anderen Familie aufgenommen, verpflegt und erzogen werden, weniger eines öffentlichen Schutzes bedürfen als diejenigen, welche gegen Entgelt untergebracht sind. Die Praxis hat aber gelehrt, daß es durchaus nicht ausreicht, nur diejenigen Kinder, welche gegen Entgelt in fremder Pflege untergebracht sind, unter öffentlichen Schutz zu stellen; sondern alle Kinder in fremder Pflege sind schutzbedürftig, gleichgültig ob die Pflege entgeltlich oder unentgeltlich übernommen wird. So sehen wir denn, daß z. B. das auf dem in Rede stehenden Gebiet neueste, das württembergische, Gesetz die Einschränkung gegen Entgelt vollkommen fallen läßt. Aber damit nicht genug; es müssen unbedingt noch weitere Schranken fallen.

Wir wissen aus der praktischen Erfahrung nur zu gut, daß die Kinder bei Pflegefrauen, welche Haltekinder lediglich um des Erwerbes willen aufnehmen und daraus ein Gewerbe machen, im allgemeinen besser untergebracht sind, als man es annehmen möchte, daß dagegen viele Kinder, die in der mütterlichen resp. großmütterlichen Familie auferzogen werden, so schlecht versorgt sind, daß sie eines öffentlichen Schutzes dringend bedürftig werden. Das Haltekinderwesen ist in allen Teilen Deutschlands, zum mindesten in den größeren Städten, so gut organisiert, daß das Gewerbe der Engelmacherinnen, zu dessen Unterdrückung die ersten gesetzlichen Bestimmungen getroffen worden sind, wohl kaum noch irgendwo gedeihen kann. Die Aufsicht über die Ziehkinder ist immerhin so streng, daß es wohl kaum der Aufmerksamkeit der Behörden entgehen könnte, wenn von einer Pflegestelle des öfteren Todesfälle von Haltekindern gemeldet werden würden. Wenn eine Verschärfung der Aufsicht heute notwendig ist, so kämen dafür vor allen Dingen die großstädtischen Vermittlungsstellen in Betracht, welche Kinder, an deren Schicksal niemand etwas gelegen ist, irgendwo bei möglichst geringer Kontrolle unterbringen; die Pflegestellen in der Stadt mit ihrer regelmäßigen Kontrolle sind dafür nicht geeignet.

Es ist auffallend genug, daß die Gesetzgebung der deutschen Bundesstaaten, aber auch die des Auslandes einen besonderen Schutz nur für die Kinder, welche gegen Entgelt in fremder Pflege untergebracht sind, für notwendig hält. Die Praxis des täglichen Lebens, die Erfahrung des Fürsorgearztes und der Fürsorgeschwester lehrt uns etwas anderes. Die Pflegefrauen sind im allgemeinen viel besser als ihr Ruf, und wir sehen sowohl in unseren Beratungsstunden wie auch bei den Hausbesuchen eine große Anzahl — ich kann wohl sagen die überwiegende Mehrzahl — von Haltekindern, deren körperliche Pflege, deren Erziehung, wenn wir die ärmlichen Verhältnisse berücksichtigen, wenig zu wünschen übrig läßt. Auf der anderen Seite aber finden wir nur zu oft Kinder, die in Obhut der Mutter entweder in deren eigenem Haushalt oder aber bei den Großeltern untergebracht sind, recht mangelhaft versorgt. Das ist eine Tatsache, auf die namentlich von ärztlicher Seite wiederholt aufmerksam gemacht worden ist und die auch aus dem Wesen der Sache leicht erklärlich ist. Für die Pflegefrauen ist die entgeltliche Aufnahme und Verpflegung von Haltekindern ein Erwerb, mit dem sie sich ihren Lebensunterhalt verdienen. Sie kennen die gesetzlichen Bestimmungen und Polizeiverordnungen genau und wissen, daß ihnen bei mangelhafter Erfüllung ihrer Obliegenheiten die polizeiliche Erlaubnis entzogen wird und daß sie auf diese Weise ihren Erwerb verlieren. Anders ist es bei den unehelichen Kindern in der mütterlichen oder großmütterlichen Familie, welche vielfach für diese nichts als eine Last und zudem noch eine Schande darstellen. Von manchem dieser Kinder kann man wirklich sagen: wenn es erkrankt oder wenn es stirbt, kräht kein Hahn danach.

Die Organisation des Haltekinderwesens hat überall in Deutschland Erfolge gebracht; das lehrt uns die Statistik. Der Haltekinderaufsicht haben wir es zu verdanken, wenn die Sterblichkeit der unehelichen Kinder, welche doch bei weitem das größte Kontingent zu den Haltekindern stellen, in den letzten Jahrzehnten wesentlich schneller zurückgegangen ist als die der ehelichen Kinder. Es geht heute sogar so weit, daß in Städten mit gut organisiertem Haltekinderwesen die Haltekinder vermöge der ihnen zuteil werdenden besonderen Fürsorge besser gestellt sind und eine geringere Mortalität aufweisen als eheliche Kinder armer Arbeiterfamilien.

Bei keiner Gruppe von Kindern ist der günstige Einfluß der Fürsorge mit solcher Sicherheit zu konstatieren wie bei den Haltekindern, und darum erscheint es als eine natürliche Forderung, daß dieselbe Fürsorge einem möglichst weiten Kreise von Kindern zugänglich gemacht wird und daß die behördliche

Aufsicht auf alle Kinder ausgedehnt wird, die nur irgendwie als gefährdet anzusehen sind. Es muß daher im Gesetz bei den Haltekindern die Einschränkung „gegen Entgelt" wegfallen, und es muß Aufsicht und Fürsorge ausgedehnt werden auf alle unehelichen Kinder, gleichgültig ob sie in der natürlichen Familie oder in fremder Familie untergebracht sind. Es bleiben noch genug gefährdete Kinder übrig, welche dringend des öffentlichen Schutzes bedürfen würden, deren Gefährdung aber nur in den besonderen individuellen Verhältnissen der Familie liegt. Es gibt auch eheliche Kinder, die von den Eltern nur als eine Last angesehen werden, bei denen die öffentliche Fürsorge zumeist aber erst dann eintreten kann, wenn die mangelhafte Fürsorge der Eltern bereits zu einer Verwahrlosung geführt hat.

Im Abschnitt III „Gesetze und Verfügungen" habe ich die in Deutschland geltenden **Gesetze** und Verfügungen zusammengestellt und auch eine Reihe von Beispielen städtischer Polizeiverordnungen angeführt. Eine reichsgesetzliche Regelung besteht nicht, doch ist insofern eine gesetzliche Grundlage gegeben, als die Novelle zur Reichsgewerbeordnung vom 27. Juli 1878 die Erziehung von Kindern gegen Entgelt von den Bestimmungen der Gewerbeordnung ausnimmt und dadurch die Möglichkeit schafft, diese Frage einer polizeilichen Aufsicht zu unterstellen. Auf dieser Grundlage haben die verschiedenen Bundesstaaten Gesetze und Verordnungen erlassen, durch welche das Haltekinderwesen geregelt wird. Am umfassendsten ist das neue württembergische Gesetz vom 16. August 1909, welches zum erstenmal in Deutschland oder wohl überhaupt in Europa die Einschränkung gegen Entgelt fallen läßt und in seinem Art. 1 bestimmt: „Wer ein fremdes Kind unter 13 Jahren, und wer ein solches Kind über 13 Jahre, das noch zum Besuch der Volksschule verpflichtet ist, in Kost und Pflege nimmt, hat hierzu die vorgängige Erlaubnis der Ortspolizeibehörde einzuholen."

Die Erkenntnis, daß die Beschränkung auf die in fremder Pflege befindlichen Kinder zu eng ist, hat zuerst die Stadt Leipzig veranlaßt, die Fürsorge und Aufsicht auf alle unehelichen Kinder, gleichviel ob sie von der Mutter oder von fremden Personen verpflegt werden, sowie auf die zusammen mit unehelichen Kindern in einer Pflegestelle untergebrachten ehelichen Kinder auszudehnen. Sie hat ebenso den Senat der Stadt Bremen veranlaßt, die Vorschrift betreffend die Aufsicht über die Pflegekinder durch eine Verordnung vom 13. März 1909 ausdrücklich auch auf uneheliche Kinder, die in der mütterlichen Familie erzogen oder verpflegt werden, auszudehnen; auch das Ortsgesetz für Meiningen vom 17. Mai 1907 bestimmt in seinem § 6: „Die Ziehkinder und außerdem alle hier befindlichen unehelichen Kinder sind bis zur Vollendung ihres sechsten Lebensjahres unter die Mitaufsicht des Magistrats gestellt." Auch aus den Hamburger Bestimmungen, die ich an anderer Stelle ausführlich bespreche, geht hervor, daß allenthalben das Bestreben besteht, den Kreis der gefährdeten Kinder, auf die sich die öffentliche Fürsorge zu erstrecken hat, möglichst zu erweitern.

Die Altersgrenze für die Überwachung der Haltekinder ist in Deutschland meist auf den Beginn des Schulbesuches festgesetzt, also auf das sechste oder siebente Lebensjahr; vielfach endet sie aber auch erst mit der Entlassung aus der Schule.

Wenn wir das Gesamtgebiet des Deutschen Reiches betrachten, so finden wir so außerordentliche Unterschiede in der **Organisation des Haltekinder-**

wesens, daß es beinahe notwendig wäre, jeden einzelnen Staat für sich zu besprechen. Da dies mich aber hier zu weit führen würde, beschränke ich mich auf einige allgemeine Angaben und auf eine Besprechung speziell der preußischen Verhältnisse. Die Fürsorge, bei der es sich einmal um die Erteilung und Entziehung der Erlaubnis zum Halten von Kindern und dann um die Aufsicht über diese Kinder handelt, ist in der Regel den Polizeibehörden übertragen, welche die Beaufsichtigung vielfach durch ihre eigenen Organe, in neuerer Zeit allerdings häufig unter Heranziehung besoldeter Haltekinderärzte und von Frauen besorgen. So weit bei den betreffenden Verwaltungen Pflegerinnen tätig sind, sind diese an der Aufsicht beteiligt; wo dies nicht der Fall ist, haben zumeist Frauenvereine diese Fürsorge übernommen. Die der ehrenamtlichen Aufsicht anhaftenden Mängel haben in den letzten Jahren mehr und mehr dazu geführt, die ehrenamtlichen Kräfte durch besoldete zu ersetzen oder zu ergänzen. Vorbildlich ist in dieser Beziehung die Stadt Leipzig mit ihrer Organisation.

Bereits 1858 wurden in Leipzig ein Ziehkinderarzt und eine besoldete Pflegerin angestellt, denen die bei der Polizei angemeldeten Kostkinder innerhalb 14 Tagen gemeldet wurden[1]). Die Kinder wurden untersucht, die Pflegeverhältnisse geprüft. Aufgabe des Arztes war auch die Behandlung aller unehelichen Kinder. Als im Jahre 1882 Taube die Stellung des Ziehkinderarztes übernahm, beantragte er folgende Änderungen: „Neben der polizeilichen Anmeldung sind alle Einwohner, welche uneheliche Kinder in Pflege nehmen, verpflichtet, das Kind am nächsten Freitag nachmittag unter Vorlegung der notwendigen Papiere betreffend die Herkunft des Kindes an Armenamtsstelle anzumelden. Erlaubt es das Wetter und der Gesundheitszustand der Kinder, so sind dieselben mitzubringen. Arzt und Pflegerin sind an diesem Nachmittage zugegen ... Die Behandlung der bei Ziehkindern vorkommenden akuten Erkrankungen wird den Armenärzten übertragen; sämtlichen Zieheltern ist die Verpflichtung aufzuerlegen, das Kind zwei Monate in Pflege zu behalten." Diese Anträge wurden genehmigt, und damit war das Aufsichtssystem geschaffen, das bis heute vorbildlich geblieben ist. Der Kreis der beaufsichtigten Kinder wurde später noch erweitert. Es wurden die bei Verwandten untergebrachten Kinder und schließlich alle in Leipzig befindlichen unehelichen Kinder, gleichviel ob sie von der Mutter oder von fremden Personen verpflegt werden, der öffentlichen Aufsicht unterstellt. Das Leipziger oder Taubesche System wird dadurch gekennzeichnet, daß die Kinder durch einen angestellten Arzt und besoldete, fachlich ausgebildete Frauen beaufsichtigt, daß sie regelmäßig vorgestellt und durch Hausbesuche in ihrer Pflege kontrolliert werden.

In Preußen[2]) ist gemäß dem Ministerialerlaß vom 20. März 1896 die polizeiliche Überwachung in fast allen Landesteilen durch Polizeiverordnungen geregelt, welche sich auf das Gesetz vom 11. März 1850 über die Polizeiverwaltung berufen und welche die entgeltliche Annahme von Kindern unter sechs Jahren von vorheriger Erlaubnis der Polizeibehörde abhängig machen. Diese Erlaubnis soll nur auf Widerruf und nur solchen Personen weiblichen Geschlechts erteilt werden, welche nach ihren persönlichen Verhältnissen und nach der Beschaffenheit der Wohnungen geeignet erscheinen, eine solche Pflege zu übernehmen. Den Beamten der Polizei und den von dieser beauftragten Personen ist von der Kostgeberin der Zutritt zu ihrer Wohnung zu gestatten, auf alle die Pflegekinder betreffenden Fragen Auskunft zu erteilen; auch sind

---

[1]) Zeitschrift für Säuglingsschutz. IV. Band, S. 80.
[2]) Recke, Das Haltekinderwesen in Preußen. Berlin 1911.

die Kinder auf Verlangen vorzuzeigen. Die einzelnen in Pflege zu nehmenden Kinder sind bei der Ortspolizeibehörde anzumelden und nach Beendigung des Pflegeverhältnisses wieder abzumelden. Von einem etwaigen Wohnungswechsel hat die Kostgeberin der Polizei Anzeige zu erstatten. Die Polizeiverordnungen finden keine Anwendung auf solche Kinder, die im Wege der öffentlichen Armenpflege untergebracht sind.

Die Erteilung der Erlaubnis, fremde Kinder in Pflege zu nehmen, und die Entziehung dieser Erlaubnis, sowie die Aufsicht über die Ziehkinder gehört in Preußen zu den Obliegenheiten der Polizei. In den älteren ministeriellen Erlässen ist auf die Erteilung und Entziehung der Erlaubnis anscheinend mehr Wert gelegt als auf die Pflicht der Aufsicht über die Haltekinder, während doch tatsächlich die Aufsicht das Wesentlichste einer Fürsorge für Haltekinder ist. Eine Trennung der beiden Pflichten kommt in Preußen nur in den Städten in Frage, in denen die Polizeiverwaltung königlich und so von den Fürsorgepflichten der Stadtverwaltung abgetrennt ist. In diesen Städten wird in der Regel die Erlaubnis zur Annahme von Haltekindern von der Polizei erteilt und entzogen; die Aufsicht dagegen wird in einer Reihe von Städten von der Stadt allein ausgeübt.

Sehen wir uns nun die Art der Aufsicht, wie sie von der königlichen Polizei ausgeübt wird, des näheren an, so wird in den Städten, in denen Stadtverwaltung und königliche Polizei die Aufsicht nebeneinander ausüben, die ärztliche und pflegerische Überwachung der Ziehkinder den städtischen Behörden überlassen, soweit nicht von seiten der Polizei der Kreisarzt zu gewissen Obliegenheiten herangezogen wird. Die Unkosten der Aufsicht trägt die Stadtverwaltung. Da, wo die Aufsicht ausschließlich von der königlichen Polizei gehandhabt wird, sind in den Großstädten neben den beamteten Ärzten besondere Pflegerinnen tätig. In den kleineren Städten sind vielfach besondere Organe für die Ziehkinderaufsicht nicht angestellt.

Am besten organisiert ist die Aufsicht des Haltekinderwesens entschieden in den Städten, in welchen sie auf Grund einer Vereinbarung mit der königlichen Polizei die Stadtverwaltung übernommen hat. In fast allen diesen Städten sind für die Zwecke der Aufsicht besoldete Ärzte und besoldete Pflegerinnen angestellt, die zumeist gleichzeitig auch in der allgemeinen Säuglingsfürsorge tätig sind. Schon dadurch ist eine organische Verbindung zwischen der besonderen Haltekinderaufsicht und der allgemeinen Fürsorge hergestellt. Diese Verbindung wird noch inniger dadurch, daß alle Einrichtungen der offenen wie der geschlossenen Fürsorge den Zwecken der Haltekinderfürsorge nutzbar gemacht werden. Übrigens ist bemerkenswert, daß die Kosten der Haltekinderaufsicht, auch wenn sie von der Stadt nur namens der königlichen Polizeiverwaltung geführt wird, aus dem Stadtsäckel bestritten werden.

Einfacher liegen die Verhältnisse in den Städten, in denen die Polizei von der kommunalen Selbstverwaltung ausgeübt wird. In den kleineren Städten[1]), in denen sich das Bedürfnis nach einer besonderen Kontrolle durch pflegerische Organe noch nicht als dringend erwiesen hat, finden wir meist noch ein Überwiegen der Polizeiverwaltung, welche sich zu diesem Zweck ihrer eigenen Organe, vereinzelt unter Zuziehung ehrenamtlich tätiger weiblicher Kräfte, bedient. Bei der Überwachung des Haltekinderwesens hat der beamtete Arzt nach Maßgabe der bestehenden Vorschriften mitzuwirken. Ihm ist seitens der Ortspolizeibehörde ein Verzeichnis derjenigen Personen, bei welchen fremde, noch nicht sechs Jahre alte Kinder gegen Entgelt in Kost und Pflege unter-

---

[1]) Recke, Das Haltekinderwesen in Preußen. Berlin 1911. S. 21.

gebracht sind, mitzuteilen und fortlaufend zu ergänzen. Andererseits hat der Kreisarzt die Pflegestellen nach Bedarf zu kontrollieren, von dem Ergebnis seiner Beobachtungen der Ortspolizeibehörde Mitteilung zu machen und bei erheblichen Mängeln die Zurückziehung der Erlaubnis zur Aufnahme von Haltekindern zu veranlassen. In den größeren Städten ergab sich von selbst, daß die das Ziehkinderwesen betreffenden Funktionen dem Leiter der Armen- und Waisenverwaltung übertragen wurden. Dies geschah einmal, um eine naturgemäß zu Mißständen führende Doppelaufsicht und andererseits um die Einstellung neuer Aufsichtsorgane zu vermeiden. Die Beaufsichtigung geschieht dann, soweit bei den betreffenden Armenverwaltungen Waisenpflegerinnen tätig sind, durch diese oder, falls dies nicht der Fall ist, in der Regel durch Frauenvereine. So ist es gekommen, daß in diesen Städten mit städtischer Polizeiverwaltung vielfach schneller als in denen mit königlicher Polizeiverwaltung eine Einheitlichkeit der Aufsicht über die verschiedenen Gruppen gefährdeter Kinder erreicht wurde.

Auf dem Lande ist heute mit wenigen Ausnahmen von einer besonderen Fürsorge für die Haltekinder überhaupt nicht die Rede. Wir dürfen uns darüber nicht wundern, da auf dem verwandten Gebiet der Armen- und Waisenpflege die Verhältnisse auf dem Lande nicht besser sind. Ein so vollständiges Versagen der doch auch fürs Land geltenden Bestimmungen wäre nicht denkbar, wenn nicht die An- und Abmeldung von Haltekindern so viel nachlässiger gehandhabt würde als in der Stadt. Es fehlt die Organisation der Aufsicht, es fehlt aber zunächst die Vorbedingung für diese Aufsicht: die Anmeldung der der Aufsicht zu unterstellenden Kinder. Eine Reihe von Landkreisen und Landbezirken ist in der Organisation selbständig vorgegangen, hat es erreicht, daß mit Hilfe der Ärzte und Hebammen sowie der Ortspolizeibehörde die im Kreise untergebrachten Haltekinder angemeldet werden, und hat dann eine Aufsicht über dieselben angeordnet. In anderen Landbezirken haben Vereine, entweder selbständig oder im Anschluß an provinziale Verbände, die Organisation in die Hand genommen. Eine Besserung der Verhältnisse für das Ziehkinderwesen auf dem Lande ist aber erst dann zu erwarten, wenn die allgemeine Säuglingsfürsorge auf dem Lande weitere Fortschritte gemacht haben wird.

Uneheliche Kinder.

Wie stark das Schutzbedürfnis für die unehelichen Kinder im allgemeinen ist, geht daraus hervor, daß sie eine besonders hohe Sterblichkeit zeigen, daß sie ein starkes Kontingent zu den armenrechtlich hilfsbedürftigen und zu den verwahrlosten Kindern stellen. Dem Schutzbedürfnis der unehelichen Kinder wird einerseits durch die gesetzlichen Bestimmungen über vormundschaftliche Fürsorge, welche in dem zweiten Abschnitt des Handbuches ,,Sozial-rechtliche Einrichtungen" ausführlich besprochen wird, Rechnung getragen; andererseits macht die allgemeine Lage der unehelichen Kinder, die ich hier im Anschluß an die Darstellung Petersens kurz besprechen möchte, besondere Maßnahmen ärztlich-hygienischer Natur erforderlich, so daß in der Organisation der Fürsorge für gefährdete Kinder die unehelichen Kinder besonders zu berücksichtigen sind.

Systematische Untersuchungen über die allgemeine Lage der Unehelichen haben Aufschlüsse darüber gegeben, wie der Hebel an die besondere, ihnen nötige Fürsorgetätigkeit anzusetzen ist. Es sei hier namentlich auf die Arbeiten von Neumann und Spann hingewiesen. Neumann untersuchte die Verhältnisse der Unehelichen in Berlin und machte besonders auf die große Ver-

schiedenheit der einzelnen Kategorien unehelicher Kinder aufmerksam. Das
Kind der Brautleute steht vielfach dem ehelichen Kinde gleich und genießt
die gleiche Fürsorge wie dieses. Die ungünstige Stellung des unehelichen
Kindes tritt erst dann hervor, wenn es einem Verhältnis entsprossen ist, das
von vornherein nicht auf die Dauer berechnet war.

Neumann verfolgte im einzelnen die Schicksale der im Jahre 1896 in
Berlin geborenen unehelichen Kinder und konstatierte unter 7229 Kindern
nicht weniger wie 166, die nach außerhalb abgemeldet waren, an dem angeblichen Wohnort jedoch polizeilich nicht zu ermitteln waren. Es ist also eine
bessere Organisation des Meldewesens notwendig, um die Verheimlichung
und Verschleppung von Säuglingen zu verhüten.

Von den Neumannschen Feststellungen sind weiter von besonderem
Interesse die Zahlen über die Umgebung, in der die Kinder aufwachsen. Nur
ein Fünftel der unehelichen Kinder befand sich in entgeltlicher Pflege bei sog.
Haltefrauen, die sehr große Mehrzahl der Kinder ist bei Angehörigen untergebracht. Im ganzen kamen nur 5,3% der unehelichen Kinder in Waisen-
hauspflege, derart, daß die Armenverwaltung die ganze Fürsorge übernahm.
Die günstigsten Lebensaussichten boten die in entgeltlicher Privatpflege befindlichen Kinder, demnächst die in Haltepflege befindlichen und zuletzt die
Waisenkinder.

Eine wichtige Ergänzung der Neumannschen Untersuchungen bieten
diejenigen Spanns, welche sich mit der weiteren Entwicklung der Unehelichen
befassen. Spann unterscheidet formale und funktionelle Unehelichkeit und
weist die Bedeutung dieses Unterschiedes für das Schicksal der unehelichen
Kinder nach. Die formale Unehelichkeit, deren Merkmal das Fehlen der Eheschließung seitens der Eltern ist, braucht noch keine spezifischen Nachteile
für das Kind zu haben. Eine Gefährdung für das Kind ergibt sich dagegen
aus der funktionellen Unehelichkeit, weil das Kind bei dieser tatsächlich der
Familie entbehrt. Die typische Form der funktionellen Unehelichkeit nach
Spann ist die, bei der das Kind unter alleiniger Obhut der alleinstehenden
Mutter, also in einer nur rudimentären Familie aufwächst. Eine Bestätigung
dieser Anschauung ist die Feststellung der Tatsache, daß jene unehelichen
Kinder, welche in einer Stiefvaterfamilie groß werden, das heißt in einer
Familie, wo der Ehemann der Mutter nicht der Vater des Kindes ist, sich wenig
oder gar nicht schlechter in der Entwicklung stehen als die ehelichen Kinder,
und praktisch für unsere Fürsorge von größter Bedeutung ist ferner die Feststellung, daß die unehelichen Waisen in ihrer körperlichen Entwicklung und
in ihrer Ausbildung eine Mittelstellung zwischen den eigentlichen unehelichen,
d. h. denjenigen, deren Mütter am Leben und unverehelicht bleiben, und den
Stiefkindern einnehmen, so daß es danach für die unehelichen Kinder besser
ist, ihre Mutter stirbt, als sie bleibt unverehelicht am Leben. Es geht aus diesen
wenigen Angaben schon hervor, daß das Entscheidende für das Schicksal der
unehelichen Kinder die Lage ist, in der das Kind aufwächst.

In einer anderen Untersuchungsreihe konnte Spann den nachteiligen
Einfluß des häufigen Pflegewechsels feststellen; der Nachteil ist erklärlich,
weil bei häufigem Wechsel das Kind nicht in die Pflegefamilie hineinwächst
und so des Schutzes entbehrt, den auch die Pflegefamilie dem längere Zeit in
ihr verweilenden Kinde gewährt. Die Untersuchungen Spanns wurden an
dem Material des Frankfurter Vormundschaftsgerichtes ausgeführt und haben
in ihrem Ergebnis infolgedessen auch nur Geltung für Frankfurt am Main.
Spann stellt fest, daß die unehelichen Kinder von frühester Jugend an einem

intensiven Pflegewechsel ausgesetzt sind und daß dieser bis zum Eintritt in
die wirtschaftliche Selbständigkeit dauert. Es ergab sich, daß von den unehelichen Kindern, deren Mutter nur einmal unehelich geboren hatte, im ersten
Jahre 56,7% in ständiger Pflege geblieben waren, im Alter von sechs Jahren
aber kaum noch der fünfte Teil dieser Kinder, im Alter von 12—14 Jahren
kaum noch der zehnte Teil; alle anderen fielen wenigstens einmaligem, sehr oft
aber öfterem Wechsel in der Pflege anheim, und die Kinder, an denen die
eben genannten Zahlen erhalten waren, waren die am Leben gebliebenen, also
die günstiger gestellten. Bei den gestorbenen Säuglingen dagegen zeigte sich,
daß schon im ersten Vierteljahr zwei Drittel, im zweiten Vierteljahr über 70%
und im zweiten Halbjahr drei Viertel die Pflege einmal oder öfters gewechselt
hatten. Spann kommt zu dem Schluß, daß der Pflegewechsel im zarten
Jugendalter eine Ursache der Sterblichkeit und im höheren Alter eine Ursache
der Verwahrlosung der unehelichen Kinder ist.

Soweit dürften die Untersuchungen Spanns allgemeine Gültigkeit haben.
Wenn er aber auf Grund seiner Untersuchungen feststellt, daß die ungünstigste
Verpflegungsform die bei fremden Pflegeeltern, daß die nächst ungünstigste
die bei der alleinstehenden Mutter ist; daß dagegen die günstigste Verpflegungsart die Unterbringung der Mutter mit dem Kinde bei Verwandten, die nächst
günstigste die Unterbringung ohne Mutter bei Verwandten ist, so lassen sich
diese Verhältnisse nicht ohne weiteres verallgemeinern. Ich selbst — und mit
mir andere Fürsorgeärzte — bin durchaus nicht der Meinung, daß die günstigste
Verpflegungsart der Fall ist, in welchem das uneheliche Kind mit oder ohne
Mutter bei Verwandten aufwächst, und ich beurteile die Erfolge der Unterbringung in entgeltlicher Pflege bei Fremden erheblich günstiger als Spann.
Meine Erfahrungen und die anderer Fürsorgeärzte stammen aus Städten, in
denen die Aufsicht über die Haltekinder in fremder Pflege streng gehandhabt
wird; es ist möglich, daß dies für Frankfurt am Main und für die Zeit, in der
die Kinder, welche zu den Untersuchungen Spanns herangezogen wurden,
aufgewachsen sind, nicht zutrifft. Weiter muß ich allerdings zugeben, daß
meine Erfahrungen nicht zahlenmäßig festgelegt sind, sondern daß es Ein-
drücke aus der praktischen Tätigkeit in der Fürsorge sind. Aber selbst wenn
Spann recht haben sollte, daß im Durchschnitt die unehelichen Kinder bei
Fremden schlechter untergebracht sind als in der mütterlichen Familie, so
würde ich bei dem Widerspruch, der zwischen statistischen Zahlen und praktischen Erfahrungen besteht, annehmen, daß dies einer der Fälle ist, in welchem
Durchschnittszahlen nicht berechnet werden dürfen. Jeder von uns weiß,
daß die unehelichen Kinder, die in der mütterlichen Familie untergebracht
sind, zum großen Teil in ebenso günstigen Verhältnissen leben wie die ehelichen,
aber ebenso gewiß ist, daß für viele dies Verhältnis die allerungünstigste Verpflegungsart ist. Bei so großen Differenzen zwischen den beiden Extremen
ergeben Durchschnittszahlen höchst unsichere Resultate, und darum bleibe
ich trotz der Spannschen Untersuchungen auf meinem Standpunkt stehen,
daß die öffentliche Fürsorge ihre Aufsicht nicht nur den in fremder Pflege befindlichen Kindern, sondern ebenso den bei der Mutter oder in deren Familie
untergebrachten Kindern zuwenden sollte.

Das besondere Schutzbedürfnis der unehelichen Kinder, das in den verschiedenen sozial-rechtlichen Maßnahmen deutlich in Erscheinung tritt, hat
auch dazu Veranlassung gegeben, daß — wie ich früher schon erwähnte — die
Schutzbestimmungen, welche für Haltekinder getroffen werden, auch auf die
Gesamtheit der unehelichen Kinder ausgedehnt worden sind. Allerdings gibt

es bisher nur ein einziges Landesgesetz, das von Hamburg, welches diese Erweiterung der Fürsorge auf die Gesamtheit der unehelichen Kinder ausdrücklich ausspricht. Im übrigen sind es nur Ortspolizeiverordnungen und Anweisungen, welche in dieser Weise über die staatlichen Vorschriften hinausgegangen sind (Aachen, Düsseldorf, Bonn). Die bestorganisierte Aufsicht über die unehelichen Kinder hat wohl heute noch die Stadt Leipzig, von der der eigentliche Begründer Taube in seinem Referat auf dem III. Internationalen Kongreß für Säuglingsschutz, Berlin 1911, folgende Einzelheiten berichtet:

„Schon im Beginn des 19. Jahrhunderts wurde in Leipzig eine Einrichtung zum Schutze der unehelichen Kinder getroffen: es wurden durch die Armendirektion und freiwillige Hilfe die in fremder Pflege untergebrachten unehelichen Kinder nicht nur überwacht, sie erhielten auch freie ärztliche Behandlung und freie Medizin. Im Jahre 1857 wurde die freiwillige Hilfe durch Einstellung einer besoldeten Pflegerin und eines Arztes ersetzt. Auf dieser Basis hat Taube im Beginn der achtziger Jahre weiter gebaut. Er erkannte, daß der Mangel des Ziehgeldes die Hauptursache der ungünstigen Verhältnisse war und daß für die Besserung der Verhältnisse die schleunigste Heranziehung des Vaters notwendig ist. Taube schlug deshalb Abschaffung des Einzelvormundes und Wahl eines auf diesem Gebiet erfahrenen Generalvormundes vor, welcher sofort nach der Geburt des Kindes seine Tätigkeit beginnt. Gleichzeitig befürwortete er die Ausdehnung der Bevormundung auf alle unehelichen Kinder, da gerade die bei der Mutter oder bei Verwandten untergebrachten Kinder die schlimmsten Zustände darbieten. In der Folgezeit wurde das System immer weiter ausgebaut. Das Einführungsgesetz zum Bürgerlichen Gesetzbuch schuf die Möglichkeit, daß jedes uneheliche Kind, wo es sich auch befinden mag, bei Beaufsichtigung durch einen Beamten in einer ausgewählten Familie von diesem bevormundet wird. Gegenwärtig werden in Leipzig über 10 000 uneheliche Kinder beaufsichtigt und zum größten Teile bevormundet. Das System zerfällt in einen amtlichen und in einen hygienischen Teil. Das Fürsorgeamt zieht die Väter zu ihrer Pflicht heran, die Beiträge zu zahlen; die Prozesse werden von dem Amt selbst geführt, Verträge von Abfindungssummen und Adoptionen werden abgeschlossen, die Mütter werden an ihre Pflicht erinnert und der Leumund der Pflegeeltern untersucht. Währenddessen tritt auch der hygienische Teil in Wirksamkeit. Ein leitender Arzt, drei Assistenten und vierzig besoldete, amtlich angestellte Pflegerinnen beaufsichtigen die Kinder und richten ihr Hauptaugenmerk auf die Säuglinge.

In Leipzig steht auch in engster Beziehung zum Armenamt der Hauspflegeverein."

Schlußbemerkungen.

Wir sehen, daß wir in Deutschland noch weit von einer einheitlichen Regelung der Fürsorge für gefährdete Kinder entfernt sind. Vielfach ist der dringende Wunsch ausgesprochen worden, daß diese Fürsorge reichsgesetzlich geregelt werde. Notwendig ist, daß die behördliche Aufsicht auf alle Gruppen gefährdeter Kinder ausgedehnt wird, zum mindesten auf alle unehelichen und alle außerhalb der natürlichen Familie untergebrachten Kinder; daß die Aufsicht über all diese Kinder, gleichviel von welcher Behörde sie angeordnet ist, von denselben Organen ausgeführt wird, und zwar von sachverständigen, fachlich ausgebildeten Beamten (Ärzten, Pflegerinnen, ev. Hebammen); daß die Aufsicht nicht nur in den Städten, sondern in gleicher Weise auf dem Lande besteht und daß sie im Zusammenhang mit allen Einrichtungen der allgemeinen

Kinderfürsorge arbeitet, um alle Vorteile der Fürsorge für die gefährdeten Kinder nutzbar zu machen.

Mit meinen Forderungen, die ich wiederholt in früheren Aufsätzen und Vorträgen begründet habe, decken sich die von Samter aufgestellten Leitsätze:

1. Pflegekinder im Säuglingsalter, wie uneheliche Säuglinge überhaupt, bedürfen einer ständigen und sorgfältigen Überwachung. Sie erfolgt am besten durch berufsmäßig tätige, mit den Anschauungen der modernen Säuglingspflege vertraute weibliche Personen, wo Säuglingsfürsorgestellen vorhanden sind, tunlichst durch die dort tätigen Schwestern.

2. Durch die Verbindung mit den unter ärztlicher Leitung stehenden Säuglingsfürsorgestellen ist zugleich eine ärztliche regelmäßige Überwachung gesichert. Wo diese Verbindung nicht möglich ist, ist für eine fortlaufende ärztliche Überwachung durch Säuglings- oder Armenärzte Sorge zu tragen.

3. Eine mehrfache gleichzeitige Überwachung durch verschiedene Stellen (Polizei, Waisenpflege usw.) ist tunlichst zu vermeiden. Wo sich die Mitwirkung der verschiedenen Organe nach Lage der Gesetzgebung nicht ganz ausschließen läßt, ist auf möglichste Einschränkung der Aufsichtsführung der übrigen Stellen hinzuwirken.

4. Alle zum Schutze der Säuglinge vorhandenen Einrichtungen sind Pflegekindern, wie unehelichen Säuglingen überhaupt, nutzbar und leicht erreichbar zu machen. Wo Säuglingsfürsorgestellen vorhanden sind, ist, nötigenfalls im Wege des polizeilichen oder sonstigen Zwangs, auf die regelmäßige Vorstellung der Kinder in ihnen hinzuwirken.

5. Für Krankheitsfälle ist die Erlangung ärztlicher Hilfe tunlichst zu erleichtern. Von allen sie verzögernden Förmlichkeiten ist nach Möglichkeit abzusehen. Es empfiehlt sich insbesondere, alle in Betracht kommenden Krankenanstalten zu ermächtigen, kranke Säuglinge nötigenfalls für Rechnung der Armenverwaltung ohne weiteres aufzunehmen und die Aufnahme nicht von der vorherigen Regelung der Kostenfrage abhängig zu machen.

6. Bei der Unterbringung von Pflegekindern bedarf es der sorgfältigsten Prüfung und Auswahl der Pflegestellen; sie erfolgt am zweckmäßigsten durch geschulte weibliche Kräfte. Dabei ist, insbesondere durch Verbindung mit etwa bestehenden Fürsorgestellen für Lungenkranke, darauf zu achten, daß sich in den Familien keine an einer ansteckenden Krankheit, insbesondere Tuberkulose, leidenden Personen befinden. Kinder, bei denen Zweifel bestehen, ob sie sich für Familienpflege eignen, sind tunlichst zunächst in einer geeigneten Anstalt zu beobachten.

7. Die Aufsicht über uneheliche Säuglinge muß so früh als möglich einsetzen und die unehelichen Säuglinge so vollzählig als möglich erfassen. Dazu bedarf es einer Verbindung der überwachenden Stellen mit den Standesämtern und Entbindungsanstalten, um tunlichst sofort von den Geburten, und mit den Einwohnermeldeämtern, um möglichst bald vom Zuzuge unehelicher Säuglinge Kenntnis zu erlangen.

8. Einer der wichtigsten Punkte bei der Fürsorge für uneheliche Kinder ist die möglichste Sicherstellung des Unterhalts. Als besonders wirksam hat sich in dieser Richtung überall die Einführung der General- oder Berufsvormundschaft erwiesen. Soweit und solange von dem unehelichen Vater Unterhalt nicht zu erlangen ist, empfiehlt sich eine möglichste Erleichterung der Inanspruchnahme der öffentlichen Armen- und Waisenpflege, wenn auch die Mutter und ihre Angehörigen zur Unterhaltsgewährung außerstande sind. Der General- oder Berufsvormund wird zweckmäßig zu ermächtigen sein, bis zum Eintritt der öffentlichen Fürsorge nötigenfalls für Rechnung der Armenverwaltung seinerseits mit Unterstützungen einzugreifen.

Fürsorge für kranke Kinder.

Die Fürsorge für kranke Kinder liegt an der Grenze des Gebietes, das den Gegenstand unseres Handbuches bildet. Ich will daher auch nur einige allgemeine Bemerkungen machen, um über die Entwicklung und den gegenwärtigen Stand der Frage bei uns in Deutschland zu orientieren. Es gibt kein Kinderkrankenhaus in Deutschland, das auf eine so langjährige Geschichte zurückblicken könnte wie manches im Ausland. Auch heute noch ist die Zahl der Krankenhäuser, welche speziell der Aufnahme von Kindern dienen, im Vergleich zu der Zahl der allgemeinen Krankenanstalten einerseits und im Ver-

gleich zu der Zahl der Heime andererseits durchaus nicht groß. Aber es ist
wenigstens so viel erreicht, daß in den größeren allgemeinen Krankenhäusern
die Kinder in einer Abteilung vereinigt sind, während sie früher meist auf den
Erwachsenen-, besonders auf den Frauenabteilungen untergebracht waren.
Es steht dies im engen Zusammenhang mit der Entwicklung der Kinderheilkunde und mit ihrer Anerkennung als Spezialfach.

Manchen Ausländer dürfte es überraschen, wenn er eines unserer größten
Krankenhäuser in Deutschland besucht und dort die mangelhaften Einrichtungen zur Aufnahme kranker Kinder sieht. Wir finden heute musterhaft
eingerichtete Kinderkrankenhäuser in Deutschland, und zwar nicht nur als
staatliche und Universitätsinstitute, sondern auch als kommunale Anstalten.
Daneben allerdings gibt es auch noch große und berühmte allgemeine Krankenanstalten, in denen die jüngsten Kinder kümmerlich untergebracht und
kümmerlich versorgt werden.

Außerordentlich schlecht war es aber in früheren Zeiten mit der Anstaltsfürsorge für kranke Säuglinge bestellt. Die ganzen Einrichtungen in den allgemeinen Krankenhäusern — die Ausrüstung mit Pflegepersonal, die Einrichtungen zur Herstellung der Säuglingsnahrung, die Beschaffung einer einigermaßen einwandfreien Milch — waren vollkommen unzureichend. Dazu kam
das geringe Interesse der meisten Ärzte für die kranken Säuglinge, und so darf
es nicht wundernehmen, daß die Sterblichkeit unter den kranken Säuglingen
im Krankenhause hohe Zahlen aufwies, die nun wieder für die Krankenhaus-
direktionen der Grund waren, weitere Aufnahmen von Säuglingen nach Möglichkeit zu vermeiden oder die Säuglinge bei Verschlimmerung ihres Zustandes
vor dem Eintreten des Todes zu entlassen.

Die letzten Jahrzehnte haben eine gründliche Änderung in der Anstaltsversorgung kranker Säuglinge gebracht. Die Kinderheilkunde hat in Deutschland größere Fortschritte gemacht als in irgendeinem anderen Lande. Sie hat
Jahre hindurch ihre Hauptkraft der Erforschung der Säuglingskrankheiten
und insbesondere der Säuglingsernährung zugewendet. Die Verbesserung der
Ausbildung des ärztlichen und pflegerischen Personals sowie der hygienischen
Einrichtungen haben es dahin gebracht, daß heute das alte Mißtrauen gegen
die Krankenhausbehandlung der Säuglinge, welches früher wohl berechtigt war,
nicht mehr begründet ist und daß jede Mutter ihren kranken Säugling ohne
Scheu einem gut geleiteten Krankenhause übergeben kann. Um dies Ziel zu
erreichen, war allerdings eins notwendig, nämlich die Verfügung über Frauenmilch. So notwendig die Beobachtungen an Brustkindern für die wissenschaftliche Fortentwicklung waren, ebenso notwendig war die Versorgung mit
Frauenmilch in praktischer Hinsicht, um den Ärzten überhaupt erst einmal
die Sicherheit in der Behandlung der Säuglinge zu geben: nur so konnte die
alte Furcht vor dem Hospitalismus überwunden werden. Das werden selbst
diejenigen Anstaltsärzte zugeben, welche in unberechtigter Überhebung der
Meinung sind, für die Krankenhausbehandlung der Säuglinge heute die Frauenmilch wieder vollständig entbehren zu können.

Einer besonderen Erwähnung bedarf die Fürsorge für syphilitische
Kinder, welche im letzten Jahre in der deutschen Literatur Gegenstand lebhafter Erörterungen gewesen ist. Es ist wohl kein Zweifel, daß die Machtbefugnisse der Ärzte gerade im Hinblick auf die syphilitischen Kinder nicht
weit genug gehen, um eine Übertragung auf andere Personen unter allen Umständen zu verhüten. Eine besondere Rolle spielt die Frage bei der Unter-

bringung syphilitischer Ziehkinder. Da ich diese ganze Frage jedoch im allgemeinen Teil des Handbuches bespreche, beschränke ich mich hier auf die Anführung der in Dresden bestehenden Bestimmungen über die Beaufsichtigung und Behandlung syphilitischer Kinder. Wie Rietschel, der an der Ausarbeitung dieser Vorschriften beteiligt war, selbst sagt, entsprechen diese Bestimmungen nicht allen Anforderungen. Seiner Ansicht nach müßten die Säuglinge öfters als gefordert durch die Pflegerinnen besucht und häufiger ärztlich untersucht werden. Aber Rietschel weist selbst darauf hin, daß eine Verschärfung dieser Bestimmungen eine Vermehrung der Zahl der Ziehkinderärzte nach sich gezogen und die Gemeinde pekuniär stark belastet hätte. Immerhin sind die Dresdener Anordnungen ein beachtenswerter Versuch zur Lösung der Frage, wie bei der Unterbringung von Haltekindern die Gefahr der Übertragung von Syphilis nach Möglichkeit einzuschränken ist.

Bestimmungen über die Beaufsichtigung und Behandlung syphilitischer Kinder in Dresden.

Zur Bekämpfung der Syphilis wird für die nach der Bekanntmachung über das Ziehkinderwesen der Stadt Dresden vom 19. Oktober 1909 der Aufsicht des Fürsorgeamts unterstehenden Kinder folgendes bestimmt:

1. Die Ziehkinder- und Armenärzte sowie die städtischen Krankenhäuser haben in den Fällen, wo bei solchen Kindern Syphilis festgestellt wird oder dringender Verdacht auf Syphilis besteht, dem Fürsorgeamt Mitteilung von der Diagnose zu geben.

2. Um die gleichen Mitteilungen werden die hiesigen Polikliniken und die nicht unter städtischer Verwaltung stehenden Kranken- und Entbindungsanstalten ersucht.

Beim Fürsorgeamt wird über diese syphilitischen und syphilisverdächtigen Kinder eine Liste geführt.

Um möglichst zeitig die angeborene Syphilis festzustellen, haben die aufsichtführenden Pflegerinnen Säuglinge bis zum Alter von 3 Monaten alle 14 Tage zu besuchen und bei verdächtigen Anzeichen die unverzügliche Untersuchung durch den Ziehkinderarzt zu veranlassen.

Säuglinge sind im ersten Vierteljahr mindestens zweimal, und zwar das erstemal innerhalb der ersten 6 Lebenswochen zur ärztlichen Musterung zu bringen.

Ebenso sind die als syphilisverdächtig gemeldeten Kinder vom Fürsorgeamt sofort zur nächsten Musterung heranzuziehen.

3. Falls die Diagnose zweifelhaft ist, ist das Kind zur Blutuntersuchung dem Säuglingsheim oder dem Stadtkrankenhause schriftlich zu überweisen, die über den Ausfall der Untersuchung das Fürsorgeamt zu benachrichtigen haben.

4. Syphilitische Kinder sind einer antisyphilitischen Behandlung zuzuführen.

5. Fälle offener Syphilis sind einem Krankenhause zur Kur zu überweisen. Eine Ausnahme ist nur zulässig, wenn das Kind von seiner eigenen Mutter verpflegt wird und andere Kinder in dieser Familie nicht vorhanden sind.

6. Außerhalb des Krankenhauses wird die Behandlung von den Ziehkinderärzten ausgeführt, deren Vergütung nach den Mindestsätzen der ärztlichen Gebührenordnung erfolgt.

Eine Behandlung durch andere Ärzte ist mit Genehmigung des Fürsorgeamtes zulässig.

Für die Behandlung, insbesondere die Art und Aufeinanderfolge der vorzunehmenden Kuren werden einheitliche Grundsätze aufgestellt.

7. Der Erziehungsberechtigte wird durch das Fürsorgeamt von der Erkrankung des Kindes und von der eingeleiteten Behandlung benachrichtigt. Widerspricht er der Behandlung, so ist die Entschließung des Vormundschaftsgerichts herbeizuführen.

8. Die Ziehkinderärzte sind ein für allemal beauftragt und ermächtigt, die Ziehmutter oder selbstpflegende Mutter von der Syphilis des Kindes zu unterrichten. Dabei sind diese mit den nötigen Verhaltungsmaßregeln zu versehen, auch ist die Ziehmutter zur Geheimhaltung der Diagnose ausdrücklich zu veranlassen.

Ferner ist nach Möglichkeit darauf hinzuwirken, daß sich auch die Eltern des syphilitischen Kindes einer Behandlung unterziehen.

9. Syphilitische Kinder dürfen während der in Ziffer 11 festgesetzten 3jährigen Behandlungsdauer nicht bei Ziehmüttern untergebracht werden, in deren Pflege sich andere gesunde Kinder befinden.

14*

10. Die Erziehungsberechtigten sind anzuhalten, die in die Liste eingetragenen Kinder nicht nach auswärts in Pflege zu geben. Geschieht dies dennoch, so hat das Fürsorgeamt die auswärtigen Pflegeeltern oder die je nach den Umständen sonst geeignete Stelle (Gemeindewaisenrat usw.) von der Krankheit des Kindes zu benachrichtigen.

11. Die in die Liste eingetragenen syphilitischen Kinder sind dem Ziehkinderarzt 3 Jahre hindurch regelmäßig, und zwar etwa alle 3 Monate vorzustellen.

12. Die durch die Behandlung syphilitischer Kinder auf Grund dieser Bestimmungen entstehenden Kosten werden von der Stadtgemeinde — zunächst versuchsweise auf 2 Jahre — getragen.

Die Frage, wie die Gefahr der kongenitalen Syphilis am besten zu verhüten ist, hat naturgemäß auch die Waisenpflege unserer Großstädte beschäftigt. So werden z. B. von der Berliner Waisenpflege die syphilitischen Säuglinge dem Waisenhause in Rummelsburg überwiesen, in welchem sie in besonderen kleinen Stationen auf längere Zeitdauer verpflegt und behandelt werden. Sie bleiben hier zunächst während des ganzen ersten Lebensjahres, um dann von dort, auch nicht etwa in Außenpflege, sondern auf eine Station für ältere luetische Kinder derselben Anstalt verlegt zu werden, in welcher sie bis zur Vollendung des dritten Lebensjahres bleiben. Die Behandlung wird in der Weise gehandhabt, daß das Kind wenn möglich im ersten Lebensjahre drei Quecksilberkuren erhält, im zweiten Lebensjahre zwei und im dritten Jahre eine Kur.

Nach dem Vorgange Welanders (Stockholm) ist eine Pflegeheim für syphilitische Kinder in Berlin-Friedrichshagen im Jahre 1909 gegründet worden mit der Bestimmung, hereditär-syphilitische Kinder aufzunehmen, um sie während der ersten vier Lebensjahre einer sachgemäßen Behandlung und Fürsorge zu unterwerfen. Der Verein nimmt die Kinder bald nach der Geburt unentgeltlich oder gegen geringes Entgelt von seiten der Mütter (10 Mk. pro Monat) oder gegen einen mäßigen Verpflegungssatz von seiten der überweisenden Gemeinden (30 Mk. pro Monat) auf. Bedingung ist, daß die Verpflichtung eingegangen wird, die betreffenden Kinder die ersten vier Lebensjahre in der Anstalt zu lassen. Der Betrieb der Anstalt ist in der Weise geordnet, daß in jedem Jahre zehn Kinder in ihrem ersten Lebensjahre aufgenommen werden.

Über die Zweckmäßigkeit derartiger Anstalten sind die Meinungen sehr geteilt. Von vornherein hat sich Schloßmann sehr energisch dagegen ausgesprochen, den Welanderschen Plan in Berlin zu verwirklichen, und zwar weil er besondere Heime für syphilitische Kinder weder für notwendig, noch für erwünscht hält. Er ist der Meinung, daß da, wo Säuglingsfürsorge vernünftig durchgeführt wird, auch für die syphilitischen Säuglinge vollkommen gesorgt und die Gefahr, die sie für ihre Umgebung bilden, soweit es in Menschenkraft steht, ausgeschaltet ist. Auf einen anderen Standpunkt gegenüber dem Welanderschen Plan stellt sich Rietschel. Er kommt zu dem Schluß, daß das Welandersche System an sich sehr gut ist, daß es aber nicht den Gemeinden aufgebürdet werden kann. So wie die Verhältnisse heute liegen, ginge es zu weit, wollte man ärztlicherseits die Forderungen Welanders als die allein richtigen hinstellen, und nur um der Kostenfrage willen lehnt Rietschel das Welandersche System ab.

Ich selbst bin der Meinung, daß die syphilitischen Kinder zur Behandlung unbedingt ins Krankenhaus gehören, halte aber nur in Ausnahmefällen dafür einen dreijährigen Aufenthalt in einem Heim für notwendig. Dagegen ist die offene Fürsorge für syphilitische Kinder mit Rücksicht auf die Kinder selbst und mit Rücksicht auf die Umgebung in besonderer Weise auszubauen: einen ersten Versuch in dieser Hinsicht stellen die Dresdener Bestimmungen dar.

Fürsorge für die verschiedenen Altersstufen.

Während in älterer Zeit für alle hilfsbedürftigen Kinder, welches auch die Ursachen ihrer Hilfsbedürftigkeit sein mochten, die gleichen Schutzeinrichtungen bestanden, wird in neuerer Zeit mit der fortschreitenden Erkenntnis von den Ursachen des Kindernotstandes den verschiedenen Arten von Gefährdung der Kinder die Art der Hilfe angepaßt. Eine weitgehende Differenzierung ist naturgemäß nur in unseren größeren Städten möglich, während man am Land und in den kleineren Städten vielfach heute noch gezwungen ist, aus Mangel an ausführenden Organen möglichst viele gleichgerichtete Bestrebungen zusammen zu fassen. So ist in bewußter Absicht in einzelnen Kreisen, z. B. in Kreuznach, die Krankenpflege, Tuberkulosefürsorge und die Kinderfürsorge denselben Organen (Kreispflegerinnen) übertragen. Das, was sich unter einfachen Verhältnissen als selbstverständlich ergibt, muß unter komplizierteren Verhältnissen absichtlich herbeigeführt werden. In unseren Großstädten hat sich die Kinderfürsorge in eine große Anzahl von verschiedenen Zweigen aufgelöst, und es bestand wenigstens eine Zeitlang sichtlich die Neigung, diese Differenzierung immer weiter auszubilden. Dem tritt das Bestreben nach Zentralisation entgegen, dessen praktische Bedeutung gar nicht hoch genug eingeschätzt werden kann.

Wie die verschiedenen Arten von Gefährdung im Kindesalter, so haben auch die verschiedenen Bedürfnisse der verschiedenen Altersklassen zu besonderen Veranstaltungen für Säuglinge, für das Spielalter und für das Schulalter geführt. Auch auf diesem Gebiet macht sich bereits eine energische Gegenströmung bemerkbar, die in der Praxis darauf hinstrebt, daß z. B. die Säuglingsfürsorge nicht, wie es eine Zeitlang geschehen ist, ausschließlich dem Säuglingsalter ihre Arbeit widmet, sondern daß sie mit allen übrigen Bestrebungen der Jugendfürsorge gemeinschaftlich arbeitet. In demselben Sinne wirken Anstalten, welche unter einem Dach Fürsorgeeinrichtungen für die verschiedensten Lebensalter vereinen, besonders wenn diese Anstalten in einer Stadt mit weitgehendster Differenzierung der sozialen Arbeit bestehen. Als ein Beispiel führe ich an:

Das Charlottenburger Jugendheim.[1])

Das Charlottenburger Jugendheim wurde 1883 von Frau Hedwig Heyl begründet. Frau Heyl erkannte die Notwendigkeit einer besseren Volkserziehung als Gegengewicht der Nachteile, welche die großstädtische Entwicklung dem Familienleben des Volkes zuzufügen vermag. Sie wollte den Kindern ihrer Fabrikarbeiter ein Heim eröffnen, das womöglich ein Ersatz des durch Großstadtnot und Elternarbeit zerstörten Familienheims wäre und wollte im Jugendheim eine Erziehungsstätte im weitesten Sinne des Wortes schaffen. Dieses erste, aller späteren Arbeit zum Vorbild dienende Jugendheim wurde einem weiteren Kreise von Kindern zugängig gemacht, als 1894 auf Wunsch der Stadtgemeinde Charlottenburg sich ein Verein „Jugendheim" bildete. Dieser Verein übernahm das Heylsche Jugendheim und hat dann von Jahr zu Jahr sein Arbeitsgebiet erweitert. Ein Nachmittagsheim für Mädchen wurde geschaffen, ein Kindergarten, ein Knabenheim, die an verschiedenen Stellen untergebracht waren.

Vom Jahre 1908 ab vollzog sich allmählich eine Umwandlung und Neuorganisation der Vereinstätigkeit dadurch, daß die Stadt Charlottenburg in enge Beziehung zu der Tätigkeit des Vereins trat.

Die Stadt Charlottenburg stellte in ihren Etat eine Summe zur Speisung bedürftiger Schulkinder ein und betraute mit der Organisation und Ausführung den Verein „Jugendheim"

---

[1]) Festschrift zur Eröffnung des Charlottenburger Jugendheims. Meine Angaben sind nichts als eine Kürzung der vorzüglichen Ausführungen von Anna von Gierke, welche den Verein „Jugendheim" leitet.

Ebenso übertrug sie ihm einen Teil der Arbeitsstunden für Schulkinder, denen es zu Hause an Platz und Ruhe zur Anfertigung ihrer Schularbeiten mangelte.

Die Notwendigkeit, bei dem großen Andrang, zumal zu diesen beiden Einrichtungen, die richtige Auswahl unter den gemeldeten Kindern zu treffen, schuf das Bedürfnis nach einer Erweiterung und Vertiefung des Erkundigungswesens. Wenn man auch die wirtschaftliche Entwicklung, das Eingreifen der Allgemeinheit überall dort fordert, wo die Familie außerstande ist, ihren Pflichten gerecht zu werden, so liegt doch andererseits eine große Gefahr in jeglicher Übernahme von Familienpflichten ,durch die Gesellschaft. Die Erhaltung und Stärkung des Familiensinnes und der Familienverantwortlichkeit bleibt für das gesunde Volksleben einer der wichtigsten Faktoren; sie werden gefährdet durch die Abwälzung von Elternpflichten auf die Allgemeinheit. Das darf über der Not des einzelnen Kindes nicht vergessen werden.

Diese Gesichtspunkte verdoppeln aber die Schwierigkeiten der Auswahl der Kinder und stellt die ganze Aufgabe in ein neues Licht. Zu ihrer Erleichterung wird vom Verein

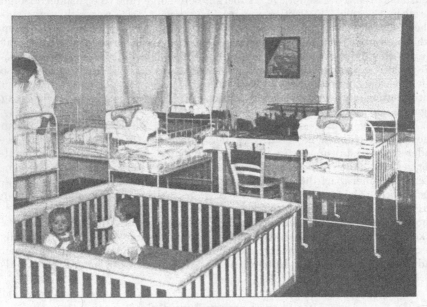

Fig. 10. Charlottenburger Jugendheim.
Tageskrippe für die jüngsten Geschwister der Heimkinder.

angestrebt, an jeder Schule eine der Schule eingegliederte Persönlichkeit anzustellen, deren Hauptberuf das Erkundigungswesen ist: die Schulschwester oder Schulpflegerin. Sie sucht durch Besuche bei den Familien und durch Verbindung mit der Schule und den übrigen in Betracht kommenden Instanzen die Verhältnisse der betreffenden Familie, insbesondere die Bedürftigkeit der Kinder einerseits und die Möglichkeit elterlicher Erziehung und Verpflegung andererseits, festzustellen.

Weiter stellte sich bei der Erweiterung der Vereinsarbeit durch Übernahme der Speisung und der Arbeitsstunden als notwendig heraus, die gesamte Fürsorge für die Schulkinder einzelnen Schulen anzugliedern. Das Ziel in dieser Hinsicht ist, möglichst an jeder Gemeindedoppelschule Schulspeisung, Arbeitsstunden und Jugendheim zu einem Tagesheim zu vereinen[1]).

Zugleich mit diesen Dezentralisationsplänen tauchte der mit ihnen wohl vereinbare Gedanke der festeren Form der Zentralisation auf.

---

[1]) Dieser Gedanke ist in ähnlicher Weise, wenn auch nicht annähernd so vollkommen wie in Charlottenburg, bei der Einrichtung der neuen Krippe samt Tagesheim in Antwerpen zur Ausführung gebracht worden. Auch dort ist das Tagesheim für Schulkinder und für deren jüngere Geschwister mit der Gemeindeschule verbunden.

Die Stadt Charlottenburg schenkte dem Verein „Jugendheim" ein Grundstück zum Bau eines eigenen Hauses. Die Lage des Grundstückes schien besonders geeignet, hier zur Schaffung eines gemeinsamen Zentralheims die Organisation zu vereinfachen und zugleich die Möglichkeit zur Heranbildung der Lehr- und Erziehungskräfte zu gewinnen. Im August 1909 wurde der Grundstein gelegt und im November 1910 konnte das Heim bereits eröffnet werden.

Die Aufgaben des Charlottenburger Jugendheimes sind außerordentlich umfangreich, denn es will ein wirtschaftlicher, organisatorischer und geistiger Mittelpunkt für alle Gebiete, denen der Verein seine Tätigkeit widmet, sein; daneben eine Ausbildungsschule und eine Musteranstalt. Es ist der wirtschaftliche Mittelpunkt für alle Heime, in welchem in der Zentralküche Mittagessen und Nachmittagsvesper für alle bereitet und von hier in die verschiedenen Heime befördert wird. Es ist der organisatorische Mittelpunkt durch sein Bureau, in welchem alle Erkundigungsergebnisse gesammelt werden und katalogisiert zur Einsicht bereit liegen. Zum geistigen Mittelpunkt wird das neue

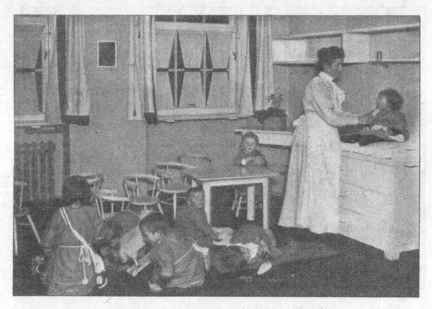

Fig. 11. Charlottenburger Jugendheim.
Spielzimmer für die Ein- und Zweijährigen.

Haus, weil hier alle Beratungen und Versammlungen für Leiterinnen und Helferinnen stattfinden, einschlägige Fragen besprochen, schwierige Fälle beraten werden; vor allem aber, weil sich hier die Ausbildungsschule befindet.

Die Ausbildungsschule will durch theoretische und praktische Kurse jungen Mädchen Gelegenheit geben, sich beruflich zur Schulpflegerin und Hortleiterin auszubilden oder sich auf einzelnen Gebieten der Kinderfürsorge zu vervollkommnen. Außerdem will sie den Schülerinnen der allgemeinen Frauenschulen eine Einführung in die praktische Arbeit: in Kinderfürsorge und Wirtschaftskosten vermitteln.

Den Ausbildungszwecken dienen auch die verschiedenen Abteilungen des Jugendheims, in denen praktische Fürsorge getrieben wird, insbesondere kommt das Tagesheim mit seinen Einrichtungen für alle Stufen des Kindesalters in Betracht.

Früh am Morgen können die noch nicht schulpflichtigen Kinder von den ihrer Arbeit nachgehenden Müttern gebracht werden. In der unter ärztlicher Leitung stehenden Krippe, in welcher neben einer Schwester eine pädagogisch gebildete Dame und eine in der Kinderpflege erfahrene Wärterin tätig sind, finden die jüngsten Kinder Aufnahme. Vom 3. Lebensjahre ab kommen die Kinder in den Kindergarten. Nach Schluß des Schulunterrichtes finden sich die Schulkinder ein, die bis zum Abend im Hause alles finden, was der geordnete Familienhaushalt ihnen bieten würde. Zunächst wird an kleinen Tischen in

einzelnen Gruppen das Mittagessen eingenommen; es folgt das Spielen im Freien, dann
eine Ausruh- oder Schlafenszeit im Saal, darauf die Anfertigung der Schularbeiten. Um
3 Uhr beginnt das eigentliche Jugendheimleben. Solche Beschäftigungen und Arbeiten
werden geübt und geleitet, wie sie der einfache Volkshaushalt verlangt. Knaben und
Mädchen stricken und nähen, flicken die eigenen zerrissenen Sachen und die der Geschwister.
Schürzen fürs Heim werden angefertigt, Brotbretter gesägt, Körbe geflochten, Nähkästen
gezimmert, Bilder aufgezogen. Täglich sind die Zimmer aufzuräumen und abzustauben,
die Blumen zu pflegen, die Vesperbecher zu waschen; daneben allerlei Hausarbeit zu tun,
wie Schlösser zu putzen, Blechlöffel zu scheuern, Kartoffeln zu schälen. Den ganzen Sommer
hindurch wird Gartenarbeit getrieben, im Winter fleißig spazieren gegangen. Alle Beschäftigung aber geht in kleinen Zimmern vor sich. Je zehn Kinder, Knaben und Mädchen verschiedenen Alters, bilden eine Art Familie. In der Heimfamilie hat jedes Kind
seine Pflichten und Rechte und fühlt sich mitverantwortlich für das Gedeihen des Ganzen.

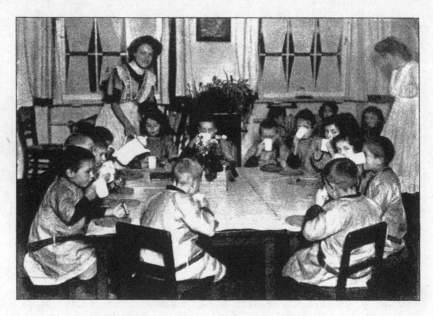

Fig. 12. Charlottenburger Jugendheim.
Eins der vier Gruppenzimmer des Kindergartens.

Erreicht kann der Familiencharakter nur werden durch die große Zahl der freiwilligen
Helferinnen, die sich den Leiterinnen der Heime zur Seite stellen.

Um 5 Uhr gibt es für jede Gruppe in ihrem Zimmer die Vespermahlzeit, meist Hafer-
kakao. Eine Stunde wird noch dem Spielen gewidmet, dann beschließt gemeinsamer
Gesang den Tag und alle Kinder wandern mit ihren kleineren Geschwistern heim.

Aber auch dann schließt das Leben im Jugendheim noch nicht. Am Abend bietet es
zwei Räume als Klubzimmer jungen Mädchen, welche im Erwerbsleben stehen, und bietet
auch diesen ein Heim, in welchem sowohl für die Fortbildung der Mädchen als auch für
ihre gesellige Unterhaltung gesorgt wird. So umfaßt der Verein „Jugendheim" und seine
Anstalt die verschiedensten Zweige des Kinderschutzes und der Volkswohlfahrt und sucht
allen seinen Schützlingen einen Ersatz für den fehlenden Familienschutz zu bieten.

Aus dem Grundriß (Fig. 13) und den Erläuterungen zum Grundriß geht zur Genüge
hervor, wie die verschiedenen Abteilungen im Hause untergebracht sind. Es bleibt nur
hinzuzufügen, daß gegenwärtig in der Anstalt selbst 20 Kinder in der Krippe, 60 im
Kindergarten, 126 zur Speisung und 120 im eigentlichen Jugendheim in Pflege und
Aufsicht sind.

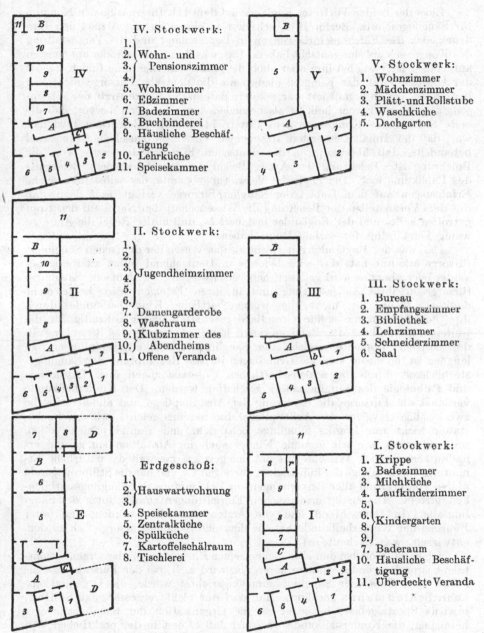

IV. Stockwerk:
1.
2. Wohn- und
3.   Pensionszimmer
4.
5. Wohnzimmer
6. Eßzimmer
7. Badezimmer
8. Buchbinderei
9. Häusliche Beschäftigung
10. Lehrküche
11. Speisekammer

V. Stockwerk:
1. Wohnzimmer
2. Mädchenzimmer
3. Plätt- und Rollstube
4. Waschküche
5. Dachgarten

II. Stockwerk:
1.
2.
3.
4. Jugendheimzimmer
5.
6.
7. Damengarderobe
8. Waschraum
9. Klubzimmer des
10.   Abendheims
11. Offene Veranda

III. Stockwerk:
1. Bureau
2. Empfangszimmer
3. Bibliothek
4. Lehrzimmer
5. Schneiderzimmer
6. Saal

Erdgeschoß:
1.
2. Hauswartwohnung
3.
4. Speisekammer
5. Zentralküche
6. Spülküche
7. Kartoffelschälraum
8. Tischlerei

I. Stockwerk:
1. Krippe
2. Badezimmer
3. Milchküche
4. Laufkinderzimmer
5.
6.
8.   Kindergarten
9.
7. Baderaum
10. Häusliche Beschäftigung
11. Überdeckte Veranda

A Vorderes Treppenhaus   B Hinteres Treppenhaus   C Toilette   D Durchfahrt

Fig. 13. Grundriß des Jugendheims Charlottenburg.

Säuglingsfürsorge.

Einer der beiden Vertreter Englands auf dem III. Internationalen Kongreß für Säuglingsschutz, Berlin 1911, schildert in einem kurzen Artikel den Eindruck, den die Fürsorgeeinrichtungen in Deutschland und die Veranstaltung des Kongresses auf ihn gemacht haben. Das, was ihm als Ausländer am meisten aufgefallen ist, was bei ihm aber auch die größte Anerkennung findet, das ist der Umstand, daß der Kongreß ebenso wie die deutsche Fürsorge nicht von beamteten Ärzten organisiert war, sondern daß an der Spitze Ärzte der Wissenschaft standen. Ferner hebt er als besonders bemerkenswert hervor, daß die erste Sektion des Kongresses dem Unterricht und der Belehrung gewidmet war, daß der Inhalt des ersten allgemeinen Vortrages denselben Gegenstand behandelte, daß überhaupt in der deutschen Fürsorge das erste Wort die Belehrung ist: Belehrung der Ärzte, Belehrung der Hebammen, Belehrung des Publikums usw. Der englische Verwaltungsbeamte, der selbst über reiche Erfahrungen auf dem Gebiet der Säuglingsfürsorge verfügt, sagt dazu, daß mit dem Voranstellen der Belehrung die Wissenschaft den Nagel auf den Kopf getroffen habe, und der Engländer bedauert es, daß in der Regel die Ärzte zu wenig Verständnis für soziale Dinge haben.

Das, was der Engländer mit Recht als das Wesen der deutschen Säuglingsfürsorge erkannt hat, das wird bei uns in Deutschland selbst zu wenig beachtet oder aber: es wird geflissentlich verschwiegen. Die deutsche Säuglingsfürsorge in ihrer Ausgestaltung und in ihren Erfolgen wäre heute nicht denkbar, wenn ihr nicht die wissenschaftliche Kinderheilkunde durch ihre Forschungen die solide Grundlage geschaffen und gleichzeitig für die weitere Entwicklung die Bahn gewiesen hätte. So wenig die Bedeutung all der sozialen Momente, welche die Säuglingssterblichkeit beeinflussen, zu leugnen ist, so sicher sind die Grundlagen für die Bekämpfung der Säuglingssterblichkeit durch die wissenschaftlichen Untersuchungen über Physiologie und Pathologie des Säuglingsalters geschaffen worden. Der Kinderheilkunde verdankt die Fürsorge die Sanierung der Anstaltspflege und andererseits die zweckmäßige Hygiene der Außenpflege. Sie hat uns gelehrt, wie wir in Anstalten nicht nur kranke Säuglinge behandeln und gesund pflegen sollen, sondern weiter wie wir gesunde Kinder auch im Anstaltsmilieu gesund erhalten können. Die Wissenschaft hat uns gezeigt, wie weit die natürliche Ernährung des Säuglings der künstlichen überlegen ist, und hat die Stillpropaganda in den Vordergrund aller Bestrebungen zur Bekämpfung der Säuglingssterblichkeit gestellt. Die ersten erfolgreichen Einrichtungen zum Schutze des Säuglingsalters in Deutschland sind von Ärzten geschaffen worden, und unter Führung der Kinderheilkunde hat die deutsche Säuglingsfürsorge sich zu dem entwickelt, was sie heute ist.

Ich habe so oft bei den Erfolgen einzelner Einrichtungen das Organisationstalent ihrer Begründer rühmen hören. So wird z. B. bei der Fürsorge, wie sie zuerst vom Dresdener Säuglingsheim eingerichtet wurde, die Organisationskunst Schloßmanns gerühmt. Man darf nur nicht vergessen, daß Schloßmanns Spezialgebiet, bevor er an die Organisation der Säuglingsfürsorge heranging, die Kinderheilkunde war, und daß er erst in der praktischen Vorarbeit seine Erfahrungen gesammelt hat, ehe er die größere Organisation schuf. Mir will scheinen, als ob heute auch bei uns in Deutschland sich viele mit der Organisationsfrage beschäftigen, die in der praktischen Arbeit selbst nicht tätig gewesen sind. Wir befinden uns in Deutschland in der Gefahr, daß die erfolgreichen Bestrebungen, welche wir der Initiative einzelner Personen verdanken, nachträglich bureaukratisch verwässert werden.

Als der Geburtstag gewissermaßen der Säuglingsfürsorge in Deutschland gilt vielfach der Zeitpunkt, an dem die deutsche Kaiserin durch das an den Vaterländischen Frauenverein gerichtete Handschreiben vom 15. November 1904 auf die Notwendigkeit hingewiesen hat, daß alle wohltätigen Kreise sich mit den Behörden vereinigen möchten, um die Fürsorge für die kleinsten Kinder durch praktische Maßnahmen und durch stets erneute eingehende Belehrung der Bevölkerung zu fördern. Tatsächlich bedeutet dieses Handschreiben einen wichtigen Wendepunkt für den deutschen Säuglingsschutz, und wir können unserer Kaiserin nicht genug Dank dafür wissen, daß sie in dieser Weise die Initiative ergriffen hat; denn erst von da an haben die darauf gerichteten Bestrebungen die Beachtung im öffentlichen Leben, die ihnen die notwendige breite Basis gibt, und die wohlwollende Förderung von seiten der Behörden gefunden, die für die Beseitigung eines so ausgebreiteten Notstandes notwendig ist.

Aber ehe die Bureaukratie von diesen Bestrebungen Notiz genommen hat, war bereits von der Kinderheilkunde der wesentlichste Teil der Vorarbeit geleistet, und unsere großen Wohlfahrtsvereine, wie der Deutsche Verein für Armenpflege und Wohltätigkeit, hatten längst der Förderung des Problems eingehende Aufmerksamkeit geschenkt.

Wenn ich auch die Verdienste der Kinderheilkunde um die Bekämpfung der Säuglingssterblichkeit in Deutschland so ausdrücklich betone und in den Vordergrund stelle, so vergesse ich darum doch nicht, daß der heutige Stand der Fürsorge nicht zu erreichen gewesen wäre ohne die Mitarbeit unserer großen Wohlfahrtsvereine, ohne die Mitarbeit von Verwaltungsbeamten, Juristen und ohne die werktätige Hilfe der Frauen. Einen wesentlichen Anteil an den erreichten Erfolgen hat aber insbesondere der Ausbau unseres Vormundschaftswesens und der verwandten Bestrebungen, die im Archiv Deutscher Berufsvormünder verkörpert sind.

Einen wesentlichen Anstoß, um nicht zu sagen: die Anregung zu seiner modernen Entwicklung, hat der Kinderschutz in Deutschland durch die vorangegangenen gleichgerichteten Bestrebungen in Frankreich erhalten. Die Berichte über die Erfolge der Consultations des Nourrissons und der Gouttes de Lait haben die Veranlassung gegeben, daß ähnliche Einrichtungen in Deutschland getroffen wurden, und wiederum war es der Hochstand der deutschen Kinderheilkunde, welcher es uns ermöglichte, die vom Ausland übernommenen Einrichtungen in erfolgreichster Weise weiter zu entwickeln, so daß die Fürsorgestellen unter Leitung sachverständiger Ärzte und in Verbindung mit der wiederum von Ärzten geschaffenen Organisation des Haltekinderwesens heute den festen Rückhalt für die gesamte offene Säuglingsfürsorge bilden.

Die Fürsorge hat sich in verschiedenen Zeitperioden nacheinander verschiedenen Aufgaben zugewendet. Eine Übersicht über den Gang der Bewegung gibt die nachstehende kleine Tabelle, deren Zahlen trotz allen Sammeleifers wohl auf absolute Richtigkeit keinen Anspruch haben, die aber trotzdem im großen und ganzen ein richtiges Bild von der Entwicklung gibt.

Neubegründet wurden in den Jahren:

	vor 1810	1811 bis 1830	1831 bis 1850	1851 bis 1870	1871 bis 1890	1891 bis 1900	1901 bis 1910	1901 bis 1902	1903 bis 1904	1905 bis 1906	1907 bis 1908	1909 bis 1910
Milchküchen	—	—	—	—	3	1	58	1	6	22	15	14
Fürsorgestellen . . .	—	—	—	—	2	2	251	—	9	45	122	75
Krippen	—	—	2	7	33	36	70	13	18	12	15	12
Säuglingsheime und Krankenhäuser . .	1	1	1	1	10	5	82	4	13	19	17	29
Wöchnerinnenasyle u. Entbindungsanstalten[1]	4	2	—	3	12	17	18	1	3	2	2	10

In den ersten Jahrzehnten des vorigen Jahrhunderts bestand in Deutschland eine einzige Anstalt zur Unterbringung von Säuglingen, und bestanden — abgesehen von den Hebammenlehranstalten und den Universitätsfrauenkliniken — nur einige wenige Anstalten zur Aufnahme von Schwangeren und Wöchnerinnen. In der Mitte des vorigen Jahrhunderts wendete sich die Wohltätigkeit der Gründung von Krippen zu, und diese Bewegung, die bei uns niemals auffallend in Erscheinung getreten, die nie Modesache geworden ist, aber auch niemals einen großen Rückschritt erfahren hat, ist bis in die jüngste Zeit hinein ununterbrochen tätig gewesen. In den siebziger und achtziger Jahren wendete sich das Interesse der Allgemeinheit der Gründung von Säuglingsheimen, sowie von Wöchnerinnenasylen und Entbindungsanstalten zu; und, nachdem diese Anstaltsfürsorge bereits lange Anerkennung gefunden hatte, begann erst spät die moderne Organisation der offenen Fürsorge für Säuglinge. In den Jahren 1903 und 1904 finden wir die ersten größeren Zahlen von Milchküchen und Fürsorgestellen, und sehen aus den folgenden Jahren, wie sich diese beiden Bestrebungen nebeneinander entwickelt haben: sehr schnell hat in dieser Konkurrenz die Bewegung zugunsten der Fürsorgestellen die der Milchküchen überflügelt.

Belehrung und Unterricht.

Genaue Zahlen über den gegenwärtigen Stand des Unterrichts der Ärzte verdanken wir Heubner, welcher auf Grund einer Rundfrage über den Unterricht in der Säuglingsheilkunde in der Plenarsitzung des III. Internationalen Kongresses für Säuglingsschutz, Berlin 1911, berichtete. Drei von den zwanzig deutschen Universitäten haben noch nicht einmal einen pädiatrischen Lehrer. Die übrigen siebzehn Universitäten sind für den Unterricht in der Säuglingskunde zur größeren Hälfte noch ungenügend ausgestattet. Mit Säuglingskliniken gibt es nur acht; kleine, notdürftig ausgestattete Säuglingsabteilungen stehen an vier Universitäten dem Lehrer zur Verfügung, während noch fünf pädiatrische Lehrer über kein einziges Säuglingsbett zu verfügen haben. Hier muß der gesamte Unterricht in der Säuglingskunde im Ambulatorium sich abspielen. Solche stehen übrigens auch dort, wo Kliniken vorhanden sind, überall dem Unterricht offen. An acht dieser Universitäten gibt es auch Gelegenheit, Säuglinge in den Familien aufzusuchen. Dies wird aber nur in ganz verschwindendem Maße von den Studenten benutzt. Von elf Lehrern wird — vielfach alle zwei bis drei Semester — eine theoretische

---

[1] Mit Ausnahme der Hebammenlehranstalten und der Universitätsfrauenkliniken.

Vorlesung über Säuglingskunde gehalten. Der Besuch seitens der Studierenden ist an der Mehrzahl der einigermaßen ausgestatteten Hochschulen gut. Ein Semester Praktizierens ist obligatorisch. Prüfungsgegenstand ist die Kinderheilkunde in Deutschland nicht.

Sehr gut mit Klinik, Laboratorium und Poliklinik ausgestattet sind die beiden deutschen Akademien für ärztliche Fortbildung.

Wir sehen jedenfalls, daß die Kinderheilkunde im Unterricht an den deutschen Universitäten noch nicht die Stellung einnimmt, welche ihr nach dem Stand ihrer wissenschaftlichen Entwicklung einerseits und nach ihrer Wichtigkeit für die Praxis andererseits zukommt. Die im Interesse des Unterrichts und des Faches notwendigen Forderungen hat die Deutsche Gesellschaft für Kinderheilkunde im Jahre 1910 in einer Petition an den Reichskanzler und an die verschiedenen Bundesstaaten in folgender Weise formuliert:

I.

Es ist dringend notwendig, daß jede Universität eine Kinderklinik mit moderner Säuglingsabteilung (mindestens 16 Betten und einige Ammen), desgleichen eine vom Dienst für Erwachsene getrennte Kinderpoliklinik (Ambulanz) besitzt. Diese Institute sollen unter der Leitung eines etatsmäßigen besonderen Professors stehen, der, Pädiater von Fach, im Professorenkollegium in Angelegenheiten des Faches von der Fakultät zu hören ist.

II.

Für den Besuch der Kinderklinik bzw. Poliklinik, an der sich der Studierende nach der Prüfungsordnung vom 28. Mai 1901, § 25, als Praktikant beteiligen muß, erscheinen zwei Stunden und nur ein Semester nicht genügend.

III.

Die Wichtigkeit der Kinderheilkunde in der Praxis macht eine obligatorische Prüfung über dieses Fach im Staatsexamen erforderlich, die durch den etatmäßigen Fachprofessor zu erfolgen hat und eine mit der Prüfung für innere Medizin gleiche Bewertung findet.

Es ist im kleinen Kreise und wiederholt auch bei großen Kongressen den deutschen Ärzten der Vorwurf gemacht worden, daß die Bestrebungen sozialer Fürsorge bei den Ärzten nicht die Unterstützung finden, welche man gerade an dieser Stelle unbedingt erwarten müßte. Besonders die Einrichtung der Fürsorgestellen ist vielfach von den ärztlichen Standesvereinen nicht gerade wohlwollend beurteilt worden. Die Bewegung zugunsten des Kindesalters ist aber zu stark, als daß sie durch einseitige, vielleicht egoistische Interessen hätte aufgehalten werden können, und wir sehen heute, wie die Zahl der Ärzte immer größer wird, welche in der sozialen Fürsorge aktiv mitarbeiten. Die Gewinnung dieser Mitarbeit und die Hereinziehung immer weiterer ärztlicher Kreise in unsere Bestrebungen ist aber von entscheidender Wichtigkeit für die Erfolge in der Bekämpfung der Säuglingssterblichkeit.

Die Zentrale für Säuglingsfürsorge in Bayern hat sich mit dieser Frage besonders beschäftigt und ist zu folgenden Entschließungen gekommen:

„Besonders in den kleineren Gemeinden und auf dem Lande möchte die Zentrale die Ärzte zu eifriger Betätigung bei der Sanierung dieses an den Wurzeln des Volkes nagenden Krebsschadens anregen.

„Gewiß sind manchenorts schon erfreuliche Erfolge zu verzeichnen, doch steht die Mehrzahl der Ärzte der jungen Bewegung noch ziemlich interesselos gegenüber, — während wir doch alle Ärzte als Mitstreiter in dem Kampf gegen die hohe Säuglingssterblichkeit zu sehen wünschten.

„Zur wirksamen und erfolgreichen Mitarbeit auf diesem Gebiete bedarf es allerdings einer Vertiefung des Verständnisses für die Fragen der Säuglingsfürsorge und der Kenntnisse auf dem Gebiete der Kinderheilkunde.

„Die durchschnittlichen Kenntnisse der heutigen Ärztegeneration in der Kinderheilkunde, im besonderen auf dem Gebiete der Erkrankungen im Säuglingsalter, müssen

— um es offen zu sagen — als nicht ausreichend bezeichnet werden. Diese Tatsache wird durch die bisherige Verkennung der Wichtigkeit des Lehrfaches der Pädiatrie auf den Hochschulen erklärt, — war es doch bis vor kurzem möglich, die ärztliche Approbation zu erlangen, ohne ein Kolleg über Kinderkrankheiten gehört zu haben und ist die Kinderheilkunde noch kein obligatorisches Prüfungsfach im ärztlichen Staatsexamen. — Die Kenntnisse vieler praktischer Ärzte auf dem Gebiet der Säuglingsheilkunde sind teils autodidaktisch durch Lehrbuchstudium, teils durch Beobachtung in der eigenen Familie oder in der Praxis erworben, nicht aber im klinischen Hörsaal am Krankenbett unter Anleitung eines Fachhochschullehrers.

„Fehlten bis vor kurzem an den Hochschulen Einrichtungen für den klinischen Unterricht in der Säuglingsheilkunde völlig, so besteht noch heute ein fühlbarer Mangel in der Unmöglichkeit für den Studierenden und jungen Arzt, sich über die Physiologie der natürlichen Ernährung des gesunden Säuglings, die Grundlage aller weiteren Kenntnisse auf diesem Gebiete zu unterrichten. Die Angliederung moderner Säuglingsabteilungen an die Universitätskinderkliniken sowie die Errichtung von Säuglingsheimen als Bildungsstätten für Studierende und Ärzte ist daher nicht nur vom humanitären, sondern auch vom didaktischen Standpunkte aus aufs freudigste zu begrüßen.

„In Berücksichtigung der vorliegenden Verhältnisse und in Anerkennung der großen Fortschritte der wissenschaftlichen Pädiatrie hält es die Zentrale für Säuglingsfürsorge in Bayern für wichtig, den praktischen Ärzten Gelegenheit zu geben, sich auf dem Gebiete der Säuglingsheilkunde zu vervollkommnen und fortzubilden, damit die Ärzte als berufenste Lehrer in hygienischen Fragen aufklärend auf die breiten Schichten der Bevölkerung einzuwirken vermögen. Neben der ärztlich-medizinischen Seite soll auch die soziale entsprechend zu Wort kommen — endlich auch durch Führungen und Demonstrationen einschlägiger Mustereinrichtungen belehrend und anregend einwirken.

„Die Durchführung dieser von der Zentrale für Säuglingsfürsorge zu veranstaltenden Fortbildungskurse für Ärzte nimmt sich im großen und ganzen die Organisation des Reichsausschusses für das ärztliche Fortbildungswesen bzw. des Landesverbandes für das ärztliche Fortbildungswesen in Bayern zum Vorbild. Eine Fühlungnahme oder ein Anschluß an den bayrischen Landesverband — bei völliger Wahrung der Selbständigkeit der Zentrale — ist wegen der daraus erwachsenden leicht ersichtlichen Vorteile beabsichtigt.

„Programm der Kurse: Die abzuhaltenden Kurse sollen sich auf das gesamte Gebiet der Physiologie, Pathologie und Hygiene des Säuglingsalters erstrecken, auch sollen Prophylaxe und Therapie die ihrer praktischen Bedeutung entsprechende Berücksichtigung finden.

„Als Lehrgegenstände kommen ferner in Betracht: Milchkunde, Wochenbettpflege, Biologie und Bakteriologie, Stoffwechsellehre, Statistik sowie seminaristische Übungen in Mutter- und Säuglingsfürsorge. Praktische Übungen in den Laboratorien und in der Milchküche. Besichtigung kommunaler und privater Fürsorge- und Wohlfahrtseinrichtungen, Teilnahme an den Beratungsstunden der Säuglingsfürsorgestellen.

„Als Dozenten dieser Kurse sind in erster Linie die Hochschullehrer und Dozenten der Pädiatrie heranzuziehen. Daneben sollen die Leiter von Säuglingsheimen, Säuglingsheilstätten oder Kinderkrankenhäusern, sowie Fachärzte als Dozenten berufen sein. Für spezielle Gebiete der Fürsorge können auch Nichtärzte als Dozenten herangezogen werden. Die Kurse, welche unentgeltlich abgehalten werden, sind in der Zeitdauer auf eine Woche beschränkt. Hörer dieser Kurse kann jeder praktische Arzt sein gegen eine Einschreibegebühr von 5 Mk. zur Deckung sachlicher Auslagen."

Der erste Fortbildungskursus dieser Art fand im Oktober 1910 statt.

Eine wichtige Rolle in der Säuglingsfürsorge neben dem Arzt kommt den **Hebammen** zu. Die Ausbildung der dem Hebammenberuf sich widmenden Frauen findet heute in staatlichen Hebammenschulen statt; die Dauer der Lehrkurse, an deren Schluß eine Prüfung abzulegen ist, beträgt im allgemeinen 9 Monate, ausnahmsweise 6 Monate.

Für eine Reform des Hebammenwesens sind immer von neuem bis in die allerjüngste Zeit mehr oder weniger begründete und mehr oder weniger weitgehende Vorschläge gemacht worden. Ich verweise auf meine früheren Ausführungen (S. 153). Von allen Seiten wird als dringend wünschenswert bezeichnet, das ganze Niveau des Standes, seine Vorbildung und seine Ausbildung zu heben. Das ist aber nur möglich, wenn die Stellung der Hebamme in materieller und sozialer Hinsicht gebessert wird. In jüngster Zeit haben wiederholt Diskussionen zwischen Geburtshelfern und Pädiatern über die Frage stattgefunden, inwieweit die Hebammen in die Bekämpfung der Säuglingssterblichkeit hereinzuziehen sind, wie weit ihre Ausbildung dazu ausreicht und wie weit sie eventuell zu verändern ist. Die Forderungen einer gemäßigten Richtung der Geburtshelfer faßt Freund in folgenden Sätzen zusammen:

1. Eine Säuglingsabteilung ist ein unentbehrlicher Bestandteil für eine Hebammen-Lehranstalt.
2. Der Unterricht, theoretisch und praktisch, wird vom Direktor und womöglich von einem spezialistisch gebildeten Abteilungsarzt erteilt. Die gynäkologisch-geburtshilfliche Sprechstunde und Poliklinik ist neben der stationären Abteilung nötig.
3. Der Hebamme kommt die Pflege von Säuglingen lediglich in den ersten 2 bis 4 Wochen zu. Sie soll nur eine sachverständige Helferin sein.
4. Die Hebamme soll hauptsächlich die natürliche Ernährung gesunder Säuglinge erlernen. Die Belehrung der Mütter gehört dazu.
5. Nur die Grundzüge der künstlichen Ernährung gesunder Säuglinge soll die Hebamme beherrschen.
6. Kranke Säuglinge hat die Hebamme nicht zu behandeln, sondern dem Arzte zuzuführen. Prinzipielle hygienische Maßnahmen allein soll sie kennen.
7. Eine „Fortbildung" von Hebammen in der Säuglingspflege besteht nur in der Wiederholung obiger Grundsätze während der Repetitionskurse.

Die Forderungen der Pädiater gibt am besten die Petition der Münchener Gesellschaft für Kinderheilkunde wieder, welche diese an das Bayerische Ministerium für die neue Bearbeitung der Vorschriften für Hebammen-Ausbildung gerichtet hat:

1. Das heutige Ausbildungssystem, das die Hebammen nicht hinreichend in den Stand setzt und ihnen nicht eindringlich genug zur Pflicht macht, die Ärzte im Kampf gegen die Säuglingssterblichkeit zu unterstützen, bedarf dringend einer Reform.
2. Die Hebammenschülerinnen müssen:
   a) in der Art, wie die Frauen zum Stillen anzuleiten und anzuhalten sind;
   b) in der Pflege des gesunden Säuglings;
   c) in der rechtzeitigen Erkennung kindlicher Gesundheitsstörungen praktisch und theoretisch unterrichtet werden.
3. Dieser Unterricht soll durch einen Kinderarzt in einem während der geburtshilflichen Ausbildung einzurichtenden Vortragszyklus an einer hierzu geeigneten Anstalt erteilt werden.
4. Nach diesem Kursus sollen die Schülerinnen durch den ausbildenden Kinderarzt (als Mitglied der Prüfungskommission) einem Examen über den Gegenstand unterzogen werden, dessen günstiger Ausfall eine Bedingung für Erteilung der Approbation bildet.
5. Bei Gelegenheit der übrigens obligatorisch einzuführenden Repetitionskurse soll den Hebammen auch eine entsprechende Auffrischung ihrer Kenntnisse in obengenannten Gegenständen zuteil werden.

Die ganze Hebammenfrage ist aber auch von dem Gesichtspunkte erörtert worden, ob es überhaupt zweckmäßig ist, die Hebammen zur Mithilfe in der Säuglingsfürsorge heranzuziehen. Mein Standpunkt ist der, daß wir auf diese Mithilfe unter keinen Umständen vollständig verzichten können. Einmal ist in einer unendlich großen Anzahl von Fällen die Hebamme die einzige fachlich ausgebildete Person, welche überhaupt in die Lage kommt, der Wöchnerin einen Rat über die Ernährung des neugeborenen Kindes zu geben, und dann wird unbedingt, was wir auch tun mögen, die Hebamme, welche der Mutter in der schweren Zeit der Geburt beisteht, ihren Einfluß auf deren Entschließungen behalten. Wir tun darum gut, den Einfluß der Hebamme im Interesse einer vernünftigen Säuglingsfürsorge auszunutzen.

Ich brauche an dieser Stelle kaum hervorzuheben, daß die Hebamme in erster Linie selbstverständlich die Pflicht hat, mit ihrem ganzen Einfluß darauf hinzuwirken, daß die Wöchnerin ihr Kind stillt. Um aber diese wichtige Aufgabe vollkommen erfüllen zu können, muß die Hebamme auch durch ihre Ausbildung mit all dem Rüstzeug ausgestattet werden, das ihr zur Erfüllung der Aufgabe hilft. Sie muß die Vorzüge der natürlichen Ernährung des Kindes theoretisch und praktisch in einer solchen Weise kennen lernen, daß sie selbst vollkommen davon überzeugt wird. Sie muß weiterhin alles das kennen lernen, was wir heute auf Grund pädiatrischer Arbeiten und auf Grund der Erfahrungen aus Säuglings- heimen und Mütterheimen über Nahrungsmenge des Brustkindes, über die Ver- änderungen der Milchsekretion, über die Ernährung der Stillenden usw. wissen, und sie muß auch praktisch und theoretisch erfahren, in welcher Weise sie den mannigfachen Schwierigkeiten, welche sich beim Stillen einstellen können, zu begegnen hat. Die Ernährung des gesunden Brustkindes ist für sich allein schon ein großes Gebiet. Es wird jeder Hebammenschülerin nur nützlich sein, wenn sie möglichst viele gesunde Kinder in ihrer Entwicklung beobachtet. Aber es reicht nicht aus, daß sie sie nur während der 10 oder 12 Tage, die sie in der Hebammenlehranstalt verbringen, beobachtet, sondern sie muß über die ersten Lebenswochen und Monate hinweg mit ihnen in Berührung bleiben. Wie notwendig es ist, das sehen wir am besten an den Geburtshelfern, die in den Fragen der Säuglingsernährung zu manchen Trugschlüssen nur deswegen gekommen sind, weil sie die Kinder nur während der ersten Tage beobachteten. Zur Ausbildung der Hebamme gehört also unbedingt dauernde klinische Be- obachtung gesunder Kinder bis zum Abschluß der Säuglingszeit, und diese klinische Erfahrung muß noch ergänzt werden durch einen Unterricht an mög- lichst großem ambulanten Material, wie dies am besten in einer gut besuchten Fürsorgestelle geboten wird. Was die Frage nach dem geeigneten Lehrer anbetrifft, so kann meiner Ansicht nach kaum ein Zweifel darüber bestehen, daß diese für den Unterricht notwendige Säuglingsabteilung und die Säuglings- fürsorge unter die Leitung eines Pädiaters gehört und daß ebenso naturgemäß der Unterricht, soweit er den Säugling betrifft, einem Pädiater zu übertragen ist.

Nun wäre es theoretisch ganz gewiß wünschenswert, daß die Hebammen mit der künstlichen Ernährung des Säuglings überhaupt nichts zu tun haben. Das läßt sich aber in der Praxis nicht durchführen. Die Hebamme muß infolge- dessen von künstlicher Ernährung so viel wissen, daß sie im Notfalle der Mutter einen vernünftigen Rat geben kann.

In der Stadt, wo Ärzte und Fürsorgestellen sich der Belehrung und Be- ratung der Mütter widmen, könnten wir ohne weiteres von der Hebamme ver- langen, daß sie jeden Rates bezüglich künstlicher Ernährung sich enthält und die Mütter an die kompetentere Stelle verweist. Auf dem Lande aber ist das ausgeschlossen, und darum müssen alle Hebammen einen elementaren Unter- richt über die Technik der künstlichen Ernährung, über Zubereitung der Nah- rung, über hygienische Sauberkeit beim Kochen erhalten. Das, was in einem vernünftigen Merkblatt, wie wir sie heute doch schon haben, den Müttern und Pflegemüttern über künstliche Ernährung gesagt wird, das muß den Heb- ammen im Unterricht gesagt und erläutert werden. In diesen Merkblättern wird angegeben, wie die Nahrung für das neugeborene Kind hergestellt wird, es wird darin gewarnt vor ausschließlicher Mehlernährung, und es werden Rat- schläge gegeben, wie sich die Mütter im Falle plötzlicher Verdauungsstörungen zu verhalten hätten; und alles das muß die Hebamme nicht nur wissen, sondern auch erklären können.

Vielfach hat man bei Anstellung von Pflegerinnen und Helferinnen in der Säuglingsfürsorge die Befürchtung ausgesprochen, daß eine Kollision zwischen diesen Pflegerinnen und den Hebammen entstehen könnte. Die Gelegenheit zu Kollisionen ist bei Hebammen und Säuglingspflegerinnen genau ebenso gegeben wie bei Geburtshelfern und Kinderärzten. Es werden aber an den Takt nicht zu hohe Anforderungen gestellt, wenn es sich darum handelt, solche Kollisionen zu vermeiden. In den meisten Fällen genügt eine Verständigung zwischen den beiden Beraterinnen der Mutter, eine Verständigung, die zweckmäßig von der vorgesetzten Behörde herbeizuführen ist. Ernsthafte Kollisionen werden immer nur dann entstehen, wenn die Anschauungen über Säuglingspflege und -ernährung, in denen die Pflegerin und die Hebamme erzogen worden sind, gar zu weit voneinander verschieden sind, und das sollte in Zukunft durch die Organisation des Unterrichtes unter allen Umständen vermieden werden.

Was nun schließlich die Ausbildung des Pflege- und Aufsichtspersonals anbetrifft, das wir in der geschlossenen wie in der offenen Fürsorge gebrauchen, so befinden wir uns da gegenwärtig noch mitten in der Diskussion. Zunächst handelt es sich um die Frage, inwieweit eine fachliche Ausbildung notwendig ist. Handelt es sich um Anstaltspflege, wie auch immer die Anstalt beschaffen sei, so wird heute kaum jemand bestreiten, daß für die Ausübung der Pflege eine fachliche Ausbildung notwendig ist. Tatsächlich ist an allen Anstalten für Kinder ein mehr oder weniger gut ausgebildetes Pflegepersonal angestellt. Man weiß heute nur zu gut, daß die Erfolge der Anstaltspflege wesentlich von der Güte der Pflege abhängig sind.

Der Streit um die fachliche Ausbildung bewegt sich auch viel mehr auf dem Gebiete der offenen Fürsorge, das bis in die jüngste Zeit herein ausschließlich der ehrenamtlichen Tätigkeit von Frauen überlassen war. Zugunsten der letzteren wird geltend gemacht, daß die Zahl der ehrenamtlich tätigen Helferinnen und Pflegerinnen naturgemäß eine viel größere sein kann als die der angestellten Pflegerinnen, und daß sie infolgedessen sich viel intensiver des einzelnen Falles annehmen können als die letzteren. Es wird weiter darauf hingewiesen, daß die Erfahrungen, welche die Frau in ihrem eigenen Haushalt, an ihren eigenen Kindern gemacht hat, nicht nur einen Ersatz für die fachliche Ausbildung bieten, sondern sie auch für die Tätigkeit in der offenen Fürsorge ganz besonders befähigen. Dem gegenüber wird bei aller Anerkennung dessen, was die Frauenvereine in ehrenamtlicher Tätigkeit Jahrhunderte hindurch der Fürsorge geleistet haben, in der modernen Fürsorge doch den weiblichen Beamten der Vorzug gegeben, welche eine fachliche Ausbildung durchgemacht haben. Die amtliche Tätigkeit der Helferinnen kann durch die ehrenamtliche ergänzt werden; aber sie muß in Zukunft den Kern der pflegerischen Tätigkeit in der offenen Fürsorge bilden.

In der offenen Fürsorge fallen den Pflegerinnen mannigfache Aufgaben zu, für die allein die Ausbildung in der Krankenpflege, auch die in der Kinderkrankenpflege, nicht ausreicht. Die ärztlich-pflegerische Ausbildung bedarf einer Ergänzung nach der Richtung, in der unsere modernen sozialen Frauenschulen heutzutage arbeiten. Solange die fachliche Ausbildung für die Fürsorge noch nicht geregelt ist, sind wir vielfach gezwungen, der praktischen Tätigkeit und der Anleitung durch eine erfahrene Pflegerin die praktische Ausbildung der Schülerinnen zu überlassen.

Wir sehen, daß die Säuglingsfürsorge in Deutschland mit aller Energie darauf hinstrebt, für die Bekämpfung der hohen Sterblichkeit einerseits und für die Verhütung der Verwahrlosung andererseits ein möglichst großes und möglichst tüchtiges Heer von Mitarbeitern zu gewinnen. Es genügt aber nicht, nur die bereits ausgebildeten Hilfskräfte heranzuziehen, sondern vor allem kommt es darauf an, weitere Hilfskräfte in der richtigen Weise fachlich auszubilden. Dazu gehört Zeit, und darum dürfen wir nicht erwarten, daß die Bestrebungen zur Bekämpfung der Säuglingssterblichkeit heute schon an ihrem Ziel angelangt sind.

Offene Fürsorge für Säuglinge.

Mehr als bei der geschlossenen Fürsorge tritt bei der offenen hervor, daß das Wesen der Fürsorge, wie es auch der Name sagt, „Vorbeugung" ist, und darum ist es notwendig, daß die Fürsorgebestrebungen sich an die große Masse des Volkes wenden. Eine Beschränkung des Kreises der Klientel ist nur da notwendig, wo es sich um besondere Einrichtungen für gefährdete und bedürftige Kinder handelt; dagegen sollen die Aufklärung und die Belehrung den weitesten Kreisen unseres Volkes zugänglich gemacht werden.

Die **Belehrung**: Die Verbreitung vernünftiger Anschauungen über Säuglingsernährung, die Bekämpfung der auf diesem Gebiet herrschenden Unsitten, insbesondere aber die Propaganda für das Selbststillen, ist neben der Aufgabe, die geschlossene Fürsorge zu ergänzen, wohl die wichtigste ärztlich-hygienische Aufgabe der offenen Fürsorge. Dieser Aufgabe, welcher der hygienische Unterricht in den Volksschulen und in den Fortbildungsschulen (vgl. die Ausführungen S. 146) bereits vorzuarbeiten hat, dient die mündliche oder schriftliche Belehrung.

Am wirksamsten ist ganz entschieden die mündliche Belehrung der einzelnen Mutter durch dazu berufene und dafür ausgebildete Menschen. Diese individuelle Belehrung bedarf aber einer Ergänzung, und zwar durch eine allgemeine Belehrung, wie sie in Vorträgen und Kursen geboten wird. Die Zahl der Vorträge, welche jährlich in Deutschland über Fragen der Säuglingshygiene und Säuglingsfürsorge gehalten werden, ist außerordentlich groß, und fast alle Heime und Anstalten beteiligen sich in irgendeiner Weise an der Veranstaltung von Unterrichtskursen und Mütterkursen.

Ein Teil der populären Belehrung bedarf bei uns noch des weiteren Ausbaues: die Belehrung durch soziale Museen. Die Zentrale für Säuglingsfürsorge in Bayern hat im Jahre 1910 mit staatlicher Unterstützung ein Museum für Säuglingswohlfahrt eingerichtet, in welchem bildlich die Säuglingsbehandlung demonstriert wird, und in dem zugleich die besten Hilfsmittel zur Säuglingspflege ausgestellt sind. Auch der Kinematograph ist mit Erfolg in den Dienst populärer Belehrung gestellt worden und dürfte künftig noch mehr als bisher dazu verwendet werden.

Neben der mündlichen Belehrung kommt die populäre Belehrung durch Zeitschriften, Bücher, Merkblätter in Betracht. Die Zahl der populären Zeitschriften auf dem Gebiet der Säuglingsfürsorge ist schnell gewachsen und anscheinend heute noch im weiteren Wachsen begriffen. Wir haben:

die Zeitschrift für Säuglingsschutz,
die Zeitschrift für Säuglingsfürsorge,
die Blätter für Säuglingsfürsorge (herausgegeben von der Zentrale für Säuglingsfürsorge in Bayern),
Medizinische Reform (Halbmonatsschrift für soziale Hygiene und Medizin),
Mutter und Kind,
Unser Weg,

und zu dieser Reihe, für deren Vollständigkeit ich nicht hafte, kommt noch eine weitere Anzahl von Zeitschriften der Jugendfürsorge und der allgemeinen Hygiene. Neben den Fachzeitschriften werden für die populäre Belehrung heute mehr und mehr auch die Tageszeitungen ausgenutzt. Ist dies auch schon früher geschehen, so haben wir in jüngster Zeit eine Änderung in dem Sinne zu konstatieren, daß diese populären Artikel heute in den Zeitungen zum großen Teil von Sachverständigen geschrieben sind.

Von den populären Schriften über Säuglingsernährung würde es sich fast lohnen, eine besondere Ausstellung zu machen, so groß ist ihre Zahl. Wir haben in deutscher Sprache populäre Schriften über diese Frage in jeder Form und in jeder Güte. Auch da wieder können wir es als einen Fortschritt begrüßen, daß wir jetzt unter den Verfassern dieser populären Bücher Namen begegnen, die in der Wissenschaft einen guten Klang haben. Daneben aber existieren Bücher, die einer vernünftigen Belehrung direkt entgegenwirken, und die daher von einer im Interesse der Volkswohlfahrt arbeitenden Zensur ohne weiteres verboten werden müßten. Manche dieser Schriften sind nichts anderes als Reklameschriften für irgendeine Nährmittelfabrik.

Weiter verbreitet aber als die Zeitschriften, Bücher und Reklameschriften sind die Merkblätter, die von den verschiedensten mehr oder weniger öffentlichen Stellen aus zur Belehrung der Mütter oder Pflegemütter ausgegeben werden. Form und Inhalt der bei uns in Deutschland üblichen Merkblätter habe ich nach eingehendem Studium einer Kritik unterzogen[1]), die für dieses Merkblätterwesen nichts weniger als günstig ist. Es ist unbedingt notwendig, daß das heute schon bestehende Bestreben, für größere Bezirke offizielle Merkblätter zu schaffen, vollkommen zur Ausführung gelangt. Weit verbreitet ist das Merkblatt des Vaterländischen Frauenvereins in Bayern, ferner hat man im Königreich Sachsen, sowie im Regierungsbezirk Düsseldorf ein einheitliches Merkblatt eingeführt. Aber selbst da, wo eine rührige Zentrale die Belehrung der Mütter einheitlich organisiert, bestehen neben dem offiziellen Merkblatt noch allerhand Merkblätter, deren Lehren häufig zu dem offiziellen Merkblatt in Widerspruch stehen.

Die Säuglingsfürsorge hat die Ergebnisse ärztlicher Forschung in die Praxis umzusetzen und der großen Masse des Volkes zugänglich zu machen. Ihre Aufgabe ist es, in der populären Belehrung Einheitlichkeit zu schaffen und strenge Zensur zu üben.

Am wichtigsten ist aber die individuelle mündliche Belehrung der Mütter: durch den Arzt in den **Fürsorgestellen** und Beratungsstunden und durch das ärztliche Hilfspersonal bei Hausbesuchen. Die Consultations de Nourrissons, welche ursprünglich für Budin eine Ergänzung der geschlossenen Fürsorge darstellten, haben sich bei uns in Deutschland vielfach in den Fürsorgestellen zu vollständigen Zentralen der offenen Fürsorge ausgebildet, denen die Belehrung der Mütter, die Aufsicht über die gefährdeten Kinder und die Ergänzung der geschlossenen Fürsorge als wichtigste Aufgaben zufallen. Über ganz Deutschland ist heute ein Netz von derartigen Fürsorgestellen ausgebreitet, das in den Großstädten, aber auch in einzelnen Landbezirken erfreulicherweise sehr engmaschig geworden ist und immer engmaschiger wird. Es ist heute fast nicht mehr möglich, eine Liste aller Fürsorgestellen, die in Deutschland existieren, aufzustellen. Ein Beweis für den Umfang dieser Bewegung

---

[1]) Die Lehre von der Säuglingsernährung. Ergebnisse der Säuglingsfürsorge. Sechstes Heft. Leipzig und Wien 1911.

sind z. B. die Zahlen, die für Bayern feststehen. Es waren 1908 93, 1909 129 und 1910 169 derartige Fürsorgestellen vorhanden. Am unvollkommensten und nur für Landbezirke geeignet ist die Form der Fürsorgestelle, in welcher ein Arzt eine unentgeltliche Sprechstunde für Mütter armer Säuglinge einrichtet oder in welcher mehrere Ärzte im Turnus die Beratungsstunde abhalten. Vielfach haben sich Vereine oder einzelne Großindustrielle entschlossen, Beratungsstunden einzurichten, oder es haben bereits bestehende Anstalten der Säuglingsfürsorge, Heime usw., ihr Tätigkeitsgebiet durch Einrichtung einer Fürsorgestelle erweitert. Immer größer wird aber die Zahl der Fürsorgestellen, die von den Kommunen eingerichtet und in den Dienst der gesamten kommunalen Säuglingsfürsorge gestellt wird.

Die äußere Aufmachung ist denkbar verschieden. Bald ist der Ort der Beratungsstunde das Sprechzimmer eines praktischen Arztes, bald irgendein Raum, der zu anderen Zeiten anderen Zwecken dient (Schulzimmer), bald sind ein oder zwei leerstehende Räume für die Zwecke der Beratungsstunde primitiv hergerichtet worden, bald sind besondere Gebäude aufgeführt, die nur den Zwecken der Fürsorge und allenfalls poliklinischer Tätigkeit dienen. Da wir in der Belehrung die bei weitem wesentlichste Aufgabe der Fürsorgestelle sehen, und da infolgedessen der Erfolg der Fürsorgestelle fast ausschließlich von dem Wissen und von der Lehrgeschicklichkeit des betreffenden Arztes abhängig ist, so kann eine Fürsorgestelle mit primitivsten Einrichtungen beste Erfolge erzielen.

Die äußere Form ist aber dem Zweck naturgemäß da am besten angepaßt, wo für den Zweck der Fürsorgestelle ein besonderes Gebäude aufgeführt und eingerichtet ist. Als ein Beispiel dafür sei im folgenden die Fürsorgestelle des Kaiserin Auguste Victoria-Hauses und des Nathanstiftes in Fürth angeführt.

Die Fürsorgestelle des Kaiserin Auguste Victoria-Hauses zur Bekämpfung der Säuglingssterblichkeit im Deutschen Reich.

Fast alle Fürsorgestellen in Deutschland sind in Räumen untergebracht, die ursprünglich anderen Zwecken bestimmt waren und erst nachträglich den neuen Zwecken angepaßt worden sind. Das Fürsorgegebäude des Kaiserin Auguste Victoria-Hauses ist von vorn-

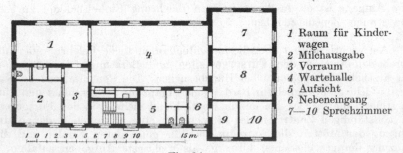

1 Raum für Kinderwagen
2 Milchausgabe
3 Vorraum
4 Wartehalle
5 Aufsicht
6 Nebeneingang
7—10 Sprechzimmer

Fig. 14.
Grundriß des Fürsorgehauses im Kaiserin Auguste Victoria-Hause.

herein speziell für diesen Zweck bestimmt, und es sind für sein Bauprogramm meine Erfahrungen aus Polikliniken einerseits und aus der Fürsorgetätigkeit andererseits nutzbar gemacht worden.

Die Räume gruppieren sich um die Wartehalle herum, deren Dimensionen, um der Gefahr der Übertragung ansteckender Krankheiten willen, möglichst groß bemessen worden sind. Der Wartesaal ist von dem Aufenthaltsraum der Schwester, in welchem eine Vorrichtung zur Erwärmung von Säuglingsnahrung sich befindet, zu übersehen, und andererseits ist von der Wartehalle aus der Raum für Kinderwagen zu kontrollieren. Unmittelbar am Eingang des Gebäudes befindet sich die Milchausgabestelle, damit die Abholer die übrigen Räume nicht zu betreten brauchen; und ferner ist ein besonderer Eingang für ein Sprech- und Wartezimmer (9 und 10) vorgesehen, welche nur zur Untersuchung infektionsverdächtiger Fälle dienen, die von der Wartehalle direkt in diese Zimmer hereingewiesen werden und durch den Nebeneingang das Haus verlassen können, ohne mit den anderen Besuchern in Berührung zu kommen.

Die Wände sämtlicher dem Publikum zugänglichen Räume sind bis zur Höhe von 2 m mit Kacheln bekleidet.

Säuglingsfürsorgestelle und Milchküche des Nathanstiftes in Fürth.

Die Säuglingsfürsorge, eine Einrichtung der Stadtgemeinde Fürth, ist auf dem Grundstück des Nathanstiftes in einem besonderen Gebäude zusammen mit der Milchküche untergebracht. Für die Zwecke der Fürsorgestelle enthält der Bau, dessen Einteilung aus Fig. 15 ersichtlich ist:

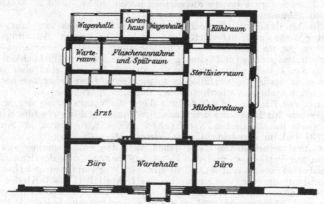

Fig. 15. Grundriß des Fürsorgegebäudes im Nathanstift zu Fürth.

a) einen Vor- und Warteraum von etwa 16 qm Fläche;
b) einen Amtsraum für den Beamten der Fürsorgestelle von der nämlichen Größe;
c) einen Oberlichtraum von rund 20 qm Fläche und
d) ein Sprechzimmer des Arztes von 20 qm Fläche und Nebenräume.

Die Räume der Milchküche schließen sich an die Fürsorgestelle unmittelbar an, so daß in diesem Gebäude, abseits vom Hauptgebäude, der ganze Außendienst des Nathanstiftes vereinigt ist.

So verschieden die äußere Form der Fürsorgestellen, so verschieden ist auch die Einrichtung ihres Betriebes an den verschiedenen Stellen. Vielfach ist es tatsächlich nichts anderes als eine unentgeltliche ärztliche Beratung, die den Müttern über Ernährung und Pflege ihres Kindes gegeben wird. Von dieser primitivsten Beratung gibt es alle möglichen Übergänge bis zu der komplizierten Einrichtung, die im Dienste einer wohl organisierten kommunalen Fürsorge arbeitet.

Als Beispiel einer modernen kommunalen Fürsorge, in deren Rahmen als Teil des Ganzen die Fürsorgestellen bestimmte Funktionen haben, wähle ich die

Säuglingsfürsorge in Charlottenburg.

Die Säuglingsfürsorge in Charlottenburg mit ihren von der Stadt getroffenen Einrichtungen, an die sich Vereinstätigkeit im weitgehendsten Maße anschließt, stellt ein in sich abgeschlossenes System dar, das schon vor der Geburt des Kindes einsetzt, die Geburt überwacht und nach ihr mit verständiger Fürsorge eingreift.

Ihr wird nachgerühmt, daß die Inanspruchnahme der Einrichtungen dem Publikum in weitgehendstem Maße erleichtert wird. So sind alle in Betracht kommenden Anstalten ermächtigt worden, jedes aufnahmebedürftige Kind ohne weiteres, ohne vorherige Anfrage und ohne Vorschußzahlung nötigenfalls für Rechnung der Armenverwaltung aufzunehmen. Die Armenverwaltung prüft ihrerseits nachher, ob ein wirklicher Armenpflegefall vorliegt und ob eine Wiedereinziehung der Kosten möglich ist. So kann ferner zur Entbindung auf Grund des vom Armenkommissionsvorsteher ausgestellten Scheines nicht nur die Hilfe jeder beliebigen Hebamme in Anspruch genommen werden, sondern der Schein kann auch nachträglich innerhalb 14 Tagen nach der Entbindung nachgesucht werden, damit keine hilfsbedürftige Frau ohne Hilfe bei der Entbindung bleibe. Ferner ist der städtische Generalvormund ermächtigt, wenn augenblickliche Hilfe geboten ist, aus einer ihm zur Verfügung stehenden Handkasse sofort kleine Unterstützungen für Rechnung der Armenverwaltung zu zahlen, bis die Organe der Armenpflege eintreten. Und er ist weiter ermächtigt, jedes seiner Vormundschaft unterstehende Kind ohne weiteres für Rechnung der Stadt in einer städtischen Pflegestelle unterzubringen, wenn und solange von anderer Seite Mittel zur Zahlung nicht zu erlangen sind. So sind auch die Säuglingsfürsorgestellen, wenn sie einer Familie ihre Fürsorge angedeihen lassen wollen, nicht an bestimmte Einkommensgrenzen gebunden.

Die Vorschriften der Stadt Charlottenburg, so wie ich sie eben angeführt habe, kommen in liberalster Weise der Hilfsbedürftigkeit der Armen entgegen. Allerdings erscheinen mir — nicht etwa nur im Falle der Stadt Charlottenburg, sondern überhaupt — die Vorschriften bezüglich Armenpflege und Fürsorge oft liberaler, als sie in Wirklichkeit ausgeführt werden. Die in den betreffenden Ressorts angestellten Beamten sind eher geneigt, Ersparnisse zu machen, als im Bedarfsfalle bis an die Grenze ihrer Befugnisse heranzugehen.

Im einzelnen bestehen in Charlottenburg folgende Einrichtungen:

Dem Schutz des Kindes vor der Geburt dient die Vorernährung der Mutter durch den Hauspflegeverein für Rechnung der Stadt, ihm sowie der Fürsorge fürs Kind die Aufnahme Schwangerer im städtischen Krankenhaus in der Kirchstraße, im Säuglingsheim Westend (S. 173) und im Kaiserin Auguste Victoria-Haus (S. 275).

Für die Geburt selbst stehen die gleichen Anstalten mit Ausnahme des Säuglingsheimes Westend zur Verfügung, und der Hauspflege nehmen sich der Hauspflege-Verein sowie der Elisabeth-Frauenverein an. 1910 sind 899 Wochenpflegen geleistet worden.

Der Generalvormundschaft unterstanden am 1. April 1911 1561 Kinder, von denen sich 499 bei der Mutter, 443 in städtischer Kostpflege und 557 in Haltepflege befanden. An Alimenten und Abfindungen sind von der Generalvormundschaft 1910 mehr als 96 000 Mk. von den Vätern eingezogen worden. In den drei oben genannten Anstalten, in denen Schwangere Aufnahme finden, können die Mütter mit ihren Kindern auch nach der Geburt verbleiben.

In den Fürsorgestellen erhalten stillende Mütter Stillunterstützungen, in der Regel in Gestalt von Milch und anderen Nahrungsmitteln, nur ausnahmsweise auch in Geld, und zwar meist für 13 Wochen, in besonderen Fällen auch darüber hinaus.

Schwächliche Säuglinge werden durch Vermittlung der Fürsorgestelle in der Kindererholungsstätte Eichkamp untergebracht; kranken Säuglingen dient außer der Kinderstation des städtischen allgemeinen Krankenhauses das Kaiserin Auguste Victoria-Haus und eine Säuglingsklinik, die von der Stadt Zuschuß erhält.

Alle Pflegestellen, in denen Säuglinge gegen Entgelt untergebracht sind, werden durch besoldete weibliche Aufsichtsbeamten kontrolliert. Alle in städtische Kostpflege zu nehmenden Säuglinge werden — auch bei jedem Wechsel der Pflegestelle — zunächst zur Beobachtung dem Säuglingsheim Westend überwiesen und erst dann in Pflege gegeben, wenn der leitende Arzt die Familienpflege als unbedenklich bezeichnet.

Alle Haltekinder und alle unter Generalvormundschaft stehenden Säuglinge werden seit dem 1. Juli 1910 durch die Säuglingsfürsorgestellen beaufsichtigt, und zwar bis zur Vollendung des zweiten Lebensjahres. Jede der sechs Säuglingsfürsorgestellen bildet für ihren Stadtbezirk eine Zentrale für die gesamte Säuglingsfürsorge. Sie stehen im Mittelpunkt der offenen Fürsorge und gleichzeitig in Verbindung mit der geschlossenen. Drei der Fürsorgestellen sind mit Milchküchen verbunden und eine mit einer Säuglingskrippe.

In neuester Zeit haben die Fürsorgestellen ihre Tätigkeit auch auf die kleinen Kinder ausgedehnt, für die in jeder Fürsorgestelle eine besondere Sprechstunde eingerichtet ist.

Es schließt sich praktisch an die Säuglingsfürsorge die Kleinkinderfürsorge und dann die Fürsorge für Schulkinder (S. 308) in der Weise an, daß eine große Anzahl von Kindern jetzt tatsächlich von den ersten Lebenstagen an bis zum Ende der Schulzeit unter dauernder ärztlicher Beobachtung bleibt.

Die Gesamtkosten der Fürsorgestellen einschließlich der Unterstützungen an stillende Mütter, der Vorernährung Schwangerer und der Kosten der Verpflegung der Säuglinge in der Kindererholungsstätte haben betragen:

1. der Jahreszuschuß an das Säuglingsheim Westend von . . . . 10 000 M.
2. der Zuschuß an die Säuglingsklinik von . . . . 3 000 „
   und die für 200 in sie aufgenommene Säuglinge von der Armenverwaltung
   bezahlten Kosten von rund . . . . 30 000 „
3. die Zahlung der Armenverwaltung für Mütter und Säuglinge an das Kaiserin
   Augusta Victoria-Haus mit rund . . . . 9 000 „
4. der dem Hauspflegeverein gewährte Beitrag von . . . . 3 000 „
   sowie die an diesen Verein für Stellung von Hauspflegerinnen für städtische
   Unterbeamte und Arbeiter bezahlten rund . . . . 450 „
5. die Kosten der Generalvormundschaft mit etwa . . . . 21 000 „

Die Gesamtsumme der Aufwendungen der Stadt für Mutter- und Säuglingsschutz hat hiernach etwa . . . . 199 000 „ betragen. Zu dieser Summe müssen noch die Kosten der Entbindungsanstalt und des Wöchnerinnen-, Mütter- und Säuglingsheims im Krankenhaus Kirchstraße hinzugerechnet werden, die nach den Gesamtausgaben des Krankenhauses Kirchstraße auf mindestens . . . . 100 000 „ zu schätzen sind, sowie die an die hiesigen Hebammen für Armenentbindungen gezahlten rund . . . . 9 000 „

Im ganzen ergibt sich somit eine Ausgabe von etwa . . . . 308 000 M.

Erst in dieser komplizierten Form kommt die volle Bedeutung der Fürsorgestelle zur Geltung. Die Beratung steht allen fürsorgebedürftigen Kindern frei; möglichst bald nach der Entbindung, wenn es nicht schon vorher geschehen ist, wird die Mutter von der Fürsorgeschwester aufgesucht, welche ihr einen ersten Rat bezüglich des Stillens gibt und sie gleichzeitig auf den Besuch der Fürsorgestelle hinweist. Vorbedingung für jede Unterstützung ist der regelmäßige Besuch der Beratungsstunde. Die mündliche Stillpropaganda wird durch die Gewährung von Stillunterstützungen wirksamer gemacht, und diese Stillunterstützungen wirken gleichzeitig als ein Anreiz zum regelmäßigen Besuch der Beratungsstunde. Das Bestreben aller Beteiligten: der Behörde, des Arztes und der Fürsorgeschwester ist das eine, einen möglichst großen Teil aller fürsorgebedürftigen Kinder des betreffenden Bezirks zum regelmäßigen Besuch der Fürsorgestelle zu bewegen. Daneben aber dienen die Fürsorgestellen der Ergänzung der geschlossenen Fürsorge durch Auswahl und Überweisung des Kindermaterials für die geschlossene Fürsorge, ferner der weiteren Beobachtung der Kinder nach ihrer Entlassung aus der geschlossenen Fürsorge, und schließlich kommen als letzte wichtigste Aufgaben der Fürsorgestellen ihre Dienste in der Fürsorge für gefährdete Kinder in Betracht.

Ich habe schon wiederholt darauf hingewiesen, daß alle Vorteile der Fürsorge insbesondere und in erster Linie den gefährdeten Kindern zugänglich gemacht werden müssen. Es ist unbedingt dahin zu streben, daß alle gefährdeten Kinder zu regelmäßigem Besuch der Fürsorge gezwungen sind. Es reicht nicht aus, daß alle Vergünstigungen irgendwelcher Art als Unterstützungen von dieser einen Bedingung abhängig gemacht werden, sondern es müssen alle Machtbefugnisse, die der Behörde in irgendeiner Form zur Verfügung stehen, zu dem Zweck ausgenützt werden, damit diejenigen, welche gefährdete Kinder in Pflege haben, gezwungen werden, diese Kinder regelmäßig vorzustellen. So selbstverständlich der Gedanke ist, daß wir darauf hinstreben, eine einmal bestehende Wohlfahrtseinrichtung möglichst vielen zuteil werden zu lassen, und so zweckmäßig es erscheint, fachlich ausgebildeten Organen, welche für eine Gruppe von Kindern bestimmte Funktionen ausüben, auch für alle anderen Gruppen dieselben Funktionen zu übertragen, so sind wir doch von einer derartigen Einheitlichkeit in unseren kommunalen Betrieben noch weit entfernt.

Es sind immerhin doch nur einzelne Städte, die in dieser Weise die Säuglingsfürsorge vereinheitlicht haben. In der überwiegenden Mehrzahl der Städte besteht, wenn auch eine ärztliche Fürsorgesprechstunde und pflegerische Hausbesuche eingerichtet sind, daneben eine besondere Kontrolle und Aufsicht über
die Haltekinder durch die Polizei und ihre Organe, daneben eine Aufsicht über
die städtischen Waisenkinder durch die Armenärzte und daneben noch eine
von Vereinen organisierte Hauspflege ohne jeden Zusammenhang untereinander und mit der Fürsorgestelle. Außerordentlich wichtig im Interesse der
genannten Kinderfürsorge ist die Erweiterung der Tätigkeit der Fürsorgestelle
auf die kleinen Kinder; eine Einrichtung, mit deren praktischer Durchführung
wiederum die Stadt Charlottenburg vorangegangen ist.

Die Erfolge der Fürsorgestellen und der pflegerischen Überwachung der
Kinder im Schutz der gefährdeten Kinder werden wohl kaum von jemand bestritten. Zweifelhaft sind schon die Erfolge in der **Stillpropaganda** und sie
bleiben auch zweifelhaft trotz aller Stillunterstützungen und sonstiger pekuniären Vorteile, die den stillenden Müttern gewährt werden. Die Abnahme der
Stilltätigkeit in Deutschland gibt uns ein Problem auf, dessen Lösung nicht leicht
ist. Wir wissen, daß nicht Zunahme der physischen Unfähigkeit zum Stillen
der Grund dieser Erscheinung ist; selbst die Zunahme der Erwerbstätigkeit
der Frau ist nicht der wesentlichste Grund, und darum kann auch der Ersatz
des Lohnverlustes und Stillunterstützungen keine gründliche Abhilfe schaffen,
denn wir haben es mit einer Abnahme des Stillwillens zu tun, der heut schon
weite Kreise unserer Bevölkerung ergriffen hat.

Um so größere Bedeutung gewinnen aber deswegen auch alle Einrichtungen
und Bestimmungen, welche in der Stillpropaganda die Belehrung und Beratung
praktisch in irgendeiner Form unterstützen. In diesem Sinne bemüht man sich
neuerdings, vor allen Dingen durch Einrichtung von sogenannten **Stillstuben,**
welche den Fabrikarbeiterinnen, die den Willen haben, ihre Kinder zu stillen,
durch Bewahrung der Kinder in der Nähe der Arbeitsstelle die Möglichkeit
schaffen sollen, ihre Kinder in den Arbeitspausen zu stillen. Es ist bekannt,
daß die Arbeitgeber sich lange Zeit gerade gegenüber dieser Einrichtung
ablehnend verhalten haben, und von besonderem Interesse ist die Antwort der
Aachener Handelskammer auf eine Eingabe, die Professor Wesener auf Veranlassung des städtischen Ausschusses für Säuglingsfürsorge im Interesse der
Errichtung von Stillstuben an sie gerichtet hatte:

„Gegen das Stillen durch die Mütter zur Bekämpfung der Säuglingssterblichkeit ist
an sich nichts einzuwenden, und es wäre sicher sehr wünschenswert, wenn den Müttern,
welche den arbeitenden Klassen angehören, Gelegenheit hierzu geboten würde. Die Anregung des Herrn Professor Dr. Wesener an sich ist daher gewiß anerkennenswert. Es
handelt sich nur darum, ob und in welcher Weise ein geeigneter Weg sich finden läßt,
insbesondere, ob die vorgeschlagene Maßnahme
    a) für Säuglinge,
    b) für Mütter,
    c) für die Industrie
brauchbar ist bzw. annehmbar erscheint.

„Nach den bisherigen Erfahrungen muß diese Frage für die drei beteiligten Gruppen
verneinend beantwortet werden, und zwar aus folgenden Gründen:

„a) Der Vorschlag ist für das gesundheitliche Interesse von Säuglingen nicht brauchbar:
    1. Die Arbeitszeit beginnt in Aachen durchschnittlich um 7 Uhr morgens; die Mütter
müssen also, je nach Zeitdauer des Weges — gegebenenfalls über Land — die im zartesten
Lebensalter stehenden Säuglinge um 6 oder $6^{1}/_{2}$ Uhr zur Fabrik, nach beendigter Arbeitszeit um 7 oder $7^{1}/_{2}$ Uhr abends wieder nach Hause bringen, und das in jeder Jahreszeit
und bei jeder Witterung. Die Kinder würden also sehr häufig der rauhen Morgen- und
Abendluft, dem Regen und dem Unwetter, kurz allen Unbilden der Witterung ausgesetzt sein.

2. Die Entwicklung von Staub und oft großer Wärme in den Arbeitsräumen ist nicht zu vermeiden. Auch ist die Arbeit gewöhnlich derart, daß Kleider und Hände der Arbeiterinnen verstaubt und schmutzig werden. Nicht selten tragen sie der Hitze wegen ausgeschnittene Blusen, so daß auch der Körper dem Staub ausgesetzt ist; dazu kommen unvermeidliche Schweißbildungen u. a.

Kann es aus hygienischen Gründen zugelassen werden, daß die Arbeiterinnen in solchem Zustande an ihre Kinder zum Stillen herantreten?! Jeder mit den Betriebs- und Arbeitsverhältnissen Vertraute wird einräumen müssen, daß ohne Umkleiden und Reinigen die Mutter in der Fabrik ihr Kind nicht stillen kann; zu den Vorbereitungen aber fehlt, besonders bei der Frühstücks- und Nachmittagskaffeepause die Zeit, oder diese Pausen müßten erheblich verlängert werden.

3. Die Stillstuben müssen ruhig und gesund gelegen sein, die Nachbarschaft geräuschvoller Arbeitsräume aber wird schwerlich zur Erfüllung dieser Bedingung beitragen. Bei den in der Stadt gelegenen Fabriken, welche ohnehin räumlich beengt sind, werden für die Stillstuben geeignete Räumlichkeiten nicht zu schaffen sein.

4. Die Wartung der Säuglinge müßte durch eine in der Säuglingspflege erfahrene Person geschehen; eine pensionierte Arbeiterin ist zu diesem Zwecke nicht geeignet, die Portiersfrau dürfte zur Ausübung dieser Tätigkeit ebenfalls nicht in der Lage sein, weil sie sowohl dem Portier in seinen Diensten helfen muß, als auch ihren eigenen Haushalt zu besorgen hat oder irgendwo in Arbeit steht. Selbst wenn die Portiersfrau für den in Rede stehenden Zweck abkömmlich wäre, müßte dann auch die Stillstube bei der Portierstube liegen, also im Fabrikeingang. Das aber wird sich aus mancherlei Gründen, u. a. auch den vorgenannten, nicht einrichten lassen.

5. Auf die Gefahr von Krankheitsübertragungen bei einer Ansammlung von Säuglingen, die doch wohl kaum unter ständiger ärztlicher Überwachung stehen und für Infektionen besonders empfänglich sind, besonders wenn sie in größerer Zahl in einem Raum vereinigt werden, soll hierdurch nur hingewiesen werden.

„b) Für das Wohlbefinden der Mütter ist der Vorschlag ebenfalls nicht geeignet:

1. Die Arbeitszeit in den Fabriken dauert, ausschließlich Frühstücks- und Nachmittagspausen, 10 Stunden. Die Arbeiterin, welche mittags nicht nach Hause geht, ist zwölf Stunden in der Fabrik. Wenn sie dann nach Hause kommt, sind häufig noch Hausarbeiten zu besorgen. Sollte sie nun neben bzw. während der Fabrikarbeit noch einen Säugling stillen und verpflegen, so wäre dies wohl eine zu große Anstrengung, welcher eine Frau kaum gewachsen sein dürfte.

2. Dazu kommt noch die Mühe, die der Mutter, falls sie in der Fabrik ihr Kind stillen sollte, durch das erforderliche Umkleiden, Reinigen usw. erwächst. An eine Erholung, zu welchem Zwecke die Pausen dienen sollen, ist also gar nicht zu denken.

Aus all diesem dürfte sich ergeben, daß die Einrichtung von Stillstuben weder für den Säugling eine zweckentsprechende Einrichtung ist, noch der arbeitenden Mutter zuträglich sein kann, und es steht sehr in Frage, ob die Stuben überhaupt Benutzung finden würden.

„c) Für die Industrie endlich ist der Vorschlag gleichfalls nicht annehmbar, und zwar aus folgenden Erwägungen:

Wenn Stillstuben eingerichtet werden sollen, so müßten der nährenden Mutter weitestgehende Konzessionen zugebilligt werden. Sie kann das im zartesten Alter stehende Kind nicht im Winter, wenn es noch finster, kalt und nebelig ist, auf die Straße bringen; sie muß später kommen und ev. früher gehen können. Die Mittagspause und ebenso die Frühstücks- und Nachmittagskaffeepausen muß sie verlängern dürfen, um ihr Kind stillen zu können, denn sie muß sich zuvor umkleiden und waschen. Die Mutter selbst muß sich durch Nahrung kräftigen und ausruhen und dann wieder ihr Arbeitskleid anziehen. Dieser Zeitverlust, der durchschnittlich auf mindestens 2 Stunden täglich zu schätzen ist, dürfte für die Industrie sehr erheblich ins Gewicht fallen, denn die Produktionskosten würden durch die geplante Einrichtung eine allzu große Steigerung erfahren, da nicht nur die Arbeitskraft der Frau ausfällt, sondern auch die hochwertigen Maschinen, die durch die Arbeiterin bedient werden, würden während des Ausfalls der Arbeit, der durch die Vorschläge der Denkschrift unumgänglich ist, stillstehen. Überdies würde die Ordnung und Organisation des Fabrikbetriebes empfindlich durchbrochen werden und dadurch viele Unannehmlichkeiten im Gefolge haben. Es stehen also auch für den Arbeitgeber der Einrichtung von Stillstuben zu große Schwierigkeiten im Wege.

Nachdem jedoch, wie eingangs erwähnt, eine Bekämpfung der Säuglingssterblichkeit wünschenswert erscheint, so bliebe zu erwägen, ob sich dies nicht in einer Weise erreichen ließe, die für alle Beteiligten annehmbar ist. Da der Wöchnerin vor und nach der Niederkunft eine bestimmte Schutzfrist (§ 37, Abs. 6 G.O.) und ein entsprechender Betrag aus der Krankenkasse garantiert ist, ließe sich wahrscheinlich ein zweckdienlicher Modus schaffen, derart, daß die stillenden Mütter die Fabrikarbeit meiden müßten und wöchentliche Bezüge erhielten, sei es von der Krankenkasse oder einem besonders für diese Zwecke gegründeten Institut.

Was die in der Denkschrift des Herrn Professor Dr. Wesener als Beispiele angezogenen Stillstuben Spaniens und Portugals anbelangt, so gestattet sich die Kammer in der Anlage das Gutachten eines Augenzeugen (eines deutschen Industriellen in Portugal) zu überreichen, das die Brauchbarkeit jener ausländischen Einrichtungen hinreichend charakterisiert. Mit Bezug auf die Stillstuben in Spanien, die ebenfalls in der Denkschrift Erwähnung gefunden haben, beehrt sich die Kammer noch darauf hinzuweisen, daß zufolge des von einem Augenzeugen in der Gesamtsitzung der Kammer erstatteten Berichts jene Einrichtung in Spanien nicht im Verwaltungswege, um besondere Stillstuben zu schaffen, getroffen wurde, sondern daß lediglich infolge der ärmlichen Verhältnisse des Landes unter stillschweigender Zustimmung des Unternehmers die Arbeiterinnen ihre Kinder mit zur Fabrik bringen. Die Säuglinge finden dort nicht in geschlossenen, besonders eingerichteten Lokalen, sondern im Betriebsraum der Fabrik, an mehr oder weniger geeigneter, zumeist aber recht ungeeigneter Stelle während der Arbeitszeit der Mutter Platz. Daß die Bestimmungen der sozialpolitischen Gesetzgebung Italiens nicht in dem Maße von der italienischen Industrie Beachtung finden, wie die einschlägigen Bestimmungen in Deutschland, dürfte Eingeweihten nicht unbekannt sein.

„Es dürfte somit von einem Vorsprung des Auslandes nach dieser sozialen Seite hin wohl kaum gesprochen werden dürfen."

In einigen Städten ist auch der Versuch gemacht worden, auf Kosten der Stadt derartige Stillstuben einzurichten, so z. B. in Magdeburg und in Weißensee. Von der Magdeburger Einrichtung berichtet Thiemich (Zeitschrift für Säuglingsschutz, Bd. II, S. 349) folgendes:

Die sehr einfach für etwa zehn Kinder eingerichtete Krippe war ursprünglich als reine Stillkrippe gedacht. Im einzelnen spielte sich der Betrieb so ab, daß die Kinder im Sommer vor 6, im Winter vor 7 Uhr, nachdem sie vorher zu Hause gestillt waren, in die Krippe gebracht wurden. Während der Frühstückspause zwischen 8 und 9 Uhr kamen die Mütter das erstemal zum Anlegen, mittags das zweitemal und nachmittags um 4 Uhr zum drittenmal; nach 6 resp. 7 Uhr wurden die Kinder abgeholt. Das Prinzip der reinen Stillkrippe ließ sich auf die Dauer nicht durchführen, da es sich als notwendig erwies, auch die im allaitement mixte ernährten Kinder zu behalten. Die Pflegekosten in der Magdeburger Stillkrippe stellten sich pro Kopf und Tag auf 50–60 Pfennig.

Milchversorgung und Milchküchen in Deutschland.

Drei gefährliche Feinde der Volkshygiene sind es, welche nacheinander die allgemeine Aufmerksamkeit auf eine Besserung der Milchversorgung hingelenkt haben: Die Tuberkulose, der Alkoholismus und die Säuglingserkrankungen. Die Furcht vor der Übertragung von Tuberkulose durch Milch hat einen wesentlichen Einfluß auf die Auswahl der Milchtiere gehabt und die deutsche Milchwirtschaft zu außerordentlichen Anstrengungen veranlaßt, die Tuberkulose unter den Milchtieren selbst einzuschränken. Einen wesentlichen Einfluß auf die Milchgewinnung aber hat die Bekämpfung der Tuberkulosegefahr nicht ausgeübt, wohl aber auf die Behandlung der Milch im Hause. Es wurde von neuem vor der Verwendung roher Milch gewarnt, außer wenn diese von tuberkulosefreien Kühen herstammen sollte. Es sind einzelne Milchwirtschaften entstanden, welche nach Möglichkeit bestrebt sind, nur tuberkulosefreie Milchtiere in ihren Ställen einzustellen.

Der Bekämpfung des Alkoholismus ist es zu verdanken, daß die Milch als Volksnahrungsmittel heute bei uns erheblich größere Verbreitung gefunden hat als früher. Er war die Veranlassung, daß eine große Zahl von Wohlfahrtsvereinen und von Kommunen es sich angelegen sein ließ, der Bevölkerung eine gute Milch zu beschaffen. Wenn man hoffen wollte, die Milch als Volksnahrungsmittel einzuführen und durch sie den Alkohol zu verdrängen, dann mußte aber auch der Milch eine größere Sorgfalt zugewendet werden. Daß Milch ein nahrhaftes, erfrischendes, durstlöschendes Getränk auch für Erwachsene ist, diese Erkenntnis kam uns erst mit dem Sport aus England und Skandinavien. Ihre guten Eigenschaften verliert sie aber durch eine schlechte Behandlung. Will man den Milchgenuß steigern, so muß man eine frische, reine Milch in den Handel bringen und sie zu billigem Preise in bequemer Form darbieten. Dieser Aufgabe hat sich eine Reihe von Vereinen, so z. B. die gemeinnützigen Vereine für Milchausschank in Berlin, Kassel und Breslau, unterzogen. Die Bestrebungen sind von Behörden und von der Großindustrie in allerweitestem Maße unterstützt worden und haben wohl allenthalben gute Erfolge zu verzeichnen. Sie haben einen Einfluß auf unsere Milchwirtschaft insofern gehabt, als sie dem Volke demonstrieren, wie wohlschmeckend eine Milch ist, die sauber gewonnen ist, als sie ferner ihre Lieferanten zur Erfüllung ganz bestimmter Bedingungen verpflichten und auf diese Weise auch auf weitere Kreise ihren Einfluß ausüben.

Ein neuer Impuls zu Verbesserungen auf dem Gebiete der Milchwirtschaft wurde von außen hereingebracht durch die Bekämpfung der Säuglingssterblichkeit. Wohl hatten die Ärzte längst darauf hingewiesen, daß für die künstliche Ernährung des Säuglings eine sauber gewonnene und gut behandelte Milch notwendig ist, wohl hatte Soxhlet die Erfahrungen der damals jungen bakteriologischen Wissenschaft auf die Bereitung der Säuglingsnahrung übertragen, aber einen nennenswerten Einfluß auf die Milchproduktion und auf den Milchhandel haben diese Erfahrungen nicht gehabt. Die deutsche Milchwirtschaft hat einen schweren Stand aus dem Grunde, weil der Wert der Milch als Nahrungsmittel trotz aller Aufklärungsversuche vom großen Publikum viel zu wenig erkannt ist. Das Publikum widersetzt sich jeder Steigerung der Milchpreise und hemmt so die Entwickelung der Milchwirtschaft. Bei allen Vorschlägen zur Verbesserung der Milchhygiene müssen wir daran denken, daß unsere Forderungen an die Milchwirtschaft durch sich selbst eine Steigerung der Milchpreise hervorrufen.

Seit Jahrzehnten arbeitet die deutsche Pädiatrie an der Vervollkommnung der künstlichen Ernährung. Sie lehrte die schon vorher praktisch bekannte Bedeutung der Milchverunreinigungen für die Entstehung der Säuglingserkrankungen, besonders im Sommer, kennen und wurde so die Veranlassung, daß von ärztlicher Seite der Milchgewinnung, dem Milchhandel und der Milchbehandlung größere Aufmerksamkeit geschenkt wurde. Aber die Fortschritte, die sich auf diese Weise anbahnten, waren gering und vollzogen sich sehr langsam.

Der Anstoß zu schnellerem Fortschreiten kam auch hier wiederum von Frankreich und ging von der Gründung der Gouttes de lait aus. Die Geschichte dieser Gründung ist heute so bekannt, daß man sie kaum von neuem zu erzählen brauchte, wenn nicht um die Geschichte der Anfänge moderner Säuglingsfürsorge sich bereits Legenden gesponnen hätten und wenn nicht gar so viele subjektive Schilderungen der Vorgänge existierten.

In demselben Jahre, in welchem Budin die erste Consultation de nourrisson gründete mit dem ausgesprochenen Zweck, die in seiner Anstalt geborenen Kinder auch nach der Entlassung aus derselben weiter zu überwachen und den Müttern bei der Ernährung und Pflege ihrer Kinder ratend zur Seite zu stehen, wurde von Variot in Paris eine Einrichtung geschaffen, um den Müttern armer Kinder eine gute Kindermilch zu mäßigem Preise abzugeben. Die Idee wurde von Dufour in Fécamp aufgenommen, dem die Einrichtung ihren heute allgemein üblichen Namen „Goutte de lait" verdankt. Die Aufgabe dieser Institute ist, wie schon der Name sagt, in erster Linie die Beschaffung und Verteilung von Säuglingsmilch. Wenn daneben auch eine ärztliche Überwachung der Kinder durchgeführt wurde, so ist dies von vornherein nur als ein Nebenzweck angesehen worden, und von Anfang an bestand — eingestanden oder nicht eingestanden — ein Gegensatz zwischen den Consultations de nourrissons und den Gouttes de lait, der nicht etwa nur auf einem Wettkampf um die Gunst des Wohlfahrtpflege übenden und Wohlfahrtspflege genießenden Publikums beruhte, sondern auf prinzipielle Unterschiede zurückzuführen war und der schließlich auch heute noch allenthalben in den Meinungsdifferenzen ausklingt, welche zwischen den verschiedenen Parteien über den Wert der Milchküchen existieren.

Zwischen Consultations de nourrissons und Gouttes de lait bestand ursprünglich ein prinzipieller Unterschied in ihren Zielen; die ersteren stellten sich die Aufgabe, in jedem einzelnen Falle die Mutter zum Stillen anzuhalten. Sie dienten der Belehrung der Mütter und der ärztlichen Kontrolle der Kinder. Die Gouttes de lait dagegen bekämpften durch Beschaffung einwandfreier Kindermilch die Gefahren der künstlichen Ernährung. Weiter bestand ein Unterschied in der Art des Kindermaterials, welches beiden Instituten zugeführt wurde. In den Consultations, wie sie von den Geburtshelfern begründet waren und geführt wurden, wurden im wesentlichen nur die Kinder behandelt, welche in der Anstalt geboren und von Anfang an an der Brust genährt waren. Die Mutter hatte während ihres Aufenthaltes in der Anstalt eine gewisse Unterweisung über die weitere Ernährung des Kindes bereits erhalten. Die Gouttes de lait dagegen wurden zumeist erst dann aufgesucht, wenn die Kinder bereits abgestillt und wenn sie erkrankt waren. Diese beiden verschiedenen Typen von Fürsorgeeinrichtungen fürs Kind haben sich in Frankreich längere Zeit rein erhalten als bei uns. Aber allmählich verwischten sich doch die Unterschiede zwischen den beiden Richtungen mehr und mehr, und es traten allmählich Übergänge auf. Abgesehen davon, daß in den kleineren Städten eine so weitgehende Spezialisierung von Fürsorgemaßnahmen überhaupt schwer durchführbar ist, sahen sich auch in den Großstädten die Consultations unter dem Zwange der tatsächlichen Verhältnisse genötigt, sich auch derjenigen Kinder anzunehmen, deren Mütter aus diesem oder jenem Grunde vom Stillen ablassen mußten, und so richteten sie auch für ihre Klientel eine Verteilung von Säuglingsmilch ein. Auf der anderen Seite erkannten die Ärzte, welche an der Leitung von Gouttes de lait beteiligt waren, immer deutlicher, daß eine Verteilung von Säuglingsmilch an sich zur Bekämpfung der Säuglingssterblichkeit nicht ausreicht, und daß ärztliche Belehrung und Propaganda für die natürliche Ernährung in den Vordergrund zu stellen ist.

Einen Wendepunkt in der Entwicklung der Säuglingsfürsorge in Frankreich bedeutet der erste internationale Kongreß der Gouttes de lait im Jahre 1905. Damals bestand der Gegensatz zwischen den Consultations de nourrissons und den Gouttes de lait noch, und der Kongreß wurde von den Begründern der Gouttes de lait, Variot und Dufour, einberufen — gewiß doch in der Überzeugung, daß ihre Grundidee auf diese Weise weitere Verbreitung finden würde. Es ist höchst bemerkenswert, daß dieser Kongreß, an dem Budin selbst nicht teilgenommen hat, unter dem Druck der praktischen Erfahrungen die folgende Resolution faßte:

„La Goutte de lait est une œuvre qui lutte contre la mortalité infantile par tous les moyens possibles:

1. Elle donne des conseils aux mères;
2. Elle encourage l'allaitement maternel;
3. Elle distribue du lait quand le sein fait défaut ou est insuffisant."

Diese Resolution definiert in ausgezeichneter Weise die Aufgaben der offenen Fürsorge und weist unter diesen Aufgaben der Verteilung von Milch auch die richtige, das heißt die letzte Stelle an.

Noch bevor sich aber in Frankreich selbst die Meinungen soweit geklärt hatten, wie es in der Resolution des Kongresses zum Ausdruck kommt, wurden die von Budin und Variot gegebenen Anregungen vom Auslande übernommen und fanden bald auch in Deutschland Anhänger.

Wohl hatten sich bei uns in einzelnen Städten bereits vor 1894, dem Geburtsjahre der ersten Goutte de lait in Fécamp, einzelne Personen oder Vereine mit der Verteilung von Kindermilch beschäftigt, aber es war dies nur in der Weise geschehen, wie auch sonst Arme mit Nahrungsmitteln versehen werden. Der erste gut organisierte Versuch wurde im Jahre 1889 von Pastor Manchot in Hamburg gemacht, welcher im Hause der St.-Gertrud-Gemeinde eine Milchküche einrichtete, um arme Kinder des Bezirkes mit einwandsfreier Säuglingsmilch zu versorgen. Aber dieser Versuch wurde wenig bekannt und fand jedenfalls keine Nachahmung.

Die Anregung zur Gründung moderner Milchküchen ist tatsächlich von Frankreich ausgegangen, wenn auch die dortigen Einrichtungen bei uns lange genug unbeachtet geblieben sind; denn die Gründung der ersten wirklichen Milchküchen bei uns fällt in die Jahre 1903, 1904 und 1905.

Es ist ganz auffallend, wie schnell die Idee der Milchküchen in Laienkreisen Anklang findet, und die Ursache dieser Erscheinung mag wohl zum Teil in Äußerlichkeiten, zum Teil aber auch im Wesen der Milchküche und in der Natur der in der Wohlfahrtspflege tätigen Menschen liegen. Selbstverständlich ist für alle Säuglinge, welche künstlich ernährt werden müssen, eine einwandsfreie Kindermilch notwendig, selbstverständlich hat unser Milchhandel auch heute noch außerordentlich viele Mängel, die dem Laien und in erster Linie den Hausfrauen nur allzu gut bekannt sind. Es findet also der Gedanke, in einer Stadt die Versorgung armer Kinder mit guter Kindermilch in die Hand zu nehmen, sofort Anhänger. Daran schließen sich dann angenehme Ideenverbindungen von sauberen Milchwirtschaften, von weißen Kachelwänden, weißem Mobiliar, von weißgekleideten Mädchen usw. Es gibt kaum eine so reinliche und saubere Art der Wohltätigkeit wie die, zu der die Milchküche Veranlassung gibt. Es ist also kein Wunder, wenn sich Wohlfahrtsvereine, wenn sie etwas für die armen Kinder tun wollen, mit Vorliebe dazu entschließen, eine Milchküche einzurichten.

Aber auch bei den Ärzten hat der Gedanke, eine einwandfreie Kindermilch zu beschaffen, schnell Anerkennung gefunden. Nur kam von dieser Seite sehr bald die Forderung, daß die Milchküche in Verbindung mit einer ärztlichen Beratung stehen müsse.

An der Gründung der Milchküchen, über welche Tabelle E eine Übersicht gibt, haben sich alle die Faktoren beteiligt, welche sich an der Fürsorge überhaupt beteiligen: ein Teil der Milchküchen, z. B. in Cöln, Bonn, Magdeburg, ist aus städtischen Mitteln gegründet worden und wird mit städtischem Zuschuß unterhalten; andere Milchküchen sind von Wohlfahrtsgesellschaften und Vereinen, wieder andere von Großindustriellen für die Kinder ihrer Arbeiter geschaffen worden.

Nur an ganz wenigen Stellen besteht heute noch eine Milchküche für sich allein ohne Zusammenhang mit anderen Fürsorgeeinrichtungen. Fast ohne Ausnahme sind sie entweder Adnex einer Fürsorgestelle oder aber Be-

E. Milchküchen.

Stadt	Name der Anstalt	Gründungsjahr
Aachen	Milchküche	1905
Aachen	Städt. Milchküche	1908
Ansbach	Säuglingsmilchküche	1909
Augsburg	Milchküche	1908
Barmen	Milchküche des Säuglingsheimes	1907
Bayreuth	Städt. Milchküche	1909
Bergisch-Gladbach	Städt. Säuglingsmilchanstalt	1904
Biebrich am Rhein	Milchküche des Vaterl. Frauenvereins	1907
Bochum	Milchküche	1906
Bonn am Rhein	Städt. Milchküche	1906
Breslau	Städt. Milchküche I	1906
Breslau	„ „ II	1908
Breslau, Lohestr.	„ „ IIa	
Brieg	Milchküche des Vaterl. Frauenvereins	1909
Cannstatt	Milchküche	
Cassel	Milchküche des Vereins „Milchküche"	1904
Charlottenburg	Städt. Milchküche I und II	1906
Charlottenburg	Milchküche im Kaiserin Auguste Victoria-Haus	1909
Cöln am Rhein	Säuglingsmilchanstalt	1905
Czarnikau, R.-B. Bromberg	Milchküche d. Diakonissenstation d. Vaterl. Frauenvereins	1906
Danzig	Milchküche im Säuglingsheim	1903
Darmstadt	Milchküche des Eleonoren-Säuglingsheimes	
Delmenhorst	Milchküche der Norddeutschen Kammgarnspinnerei und Weberei	1909
Dresden	Milchküche d. Städt. Säuglingsheimes	1898
Dresden	Milchküche im Städt. Säuglingsheim	1904
Duisburg	Milchküche	
Dülken	Städt. Säuglingsmilchanstalt	1909
Düren	Milchküche des Komitees zur Bekämpfung der Säuglingssterblichkeit	1903
Elberfeld	Milchküche	1882
Essen a. Ruhr	Städt. Milchküche	1909
Eupen im Rhld.	Städt. Kinder- und Kurmilchanstalt	1906
Feuchtwangen	Säuglingsmilchküche	1910
Frankfurt am Main	Milchküche im Städt. Krankenhaus	1910
Frankfurt am Main	Milchküche in der Krippe Frankenallee	1910
Frankfurt am Main	Säuglingsmilchküche	1907
Fürth	Städt. Milchküche	1909
Glogau	Milchküche (Gräfin Poninskasche Stiftung)	1903
Göppingen	Milchküche mit Krippe	1904
Graudenz	Milchküche des Säuglingsfürsorgevereins	1906
Hamburg	Milchküche der St. Gertrud-Gemeindepflege	1885
Hamburg	Milchküche im Elisenheim	1901
Hamburg	Milchküche I der Patriotischen Gesellschaft	1904
Hamburg	Milchküche II der Patriotischen Gesellschaft	1905

Stadt	Name der Anstalt	Gründungsjahr
Hamburg	Milchküche III der Patriotischen Gesellschaft	1906
Hamburg	2 Milchküchen der Winterhuder Gemeindepflege	1905
Herne	Säuglingsmilchküche d. Vaterl. Frauenvereins	1905
Hohensalza	Milchküche d. Vaterl. Frauenvereins	1906
Ingolstadt	Städt. Milchküche	1909
Immenstadt	Milchküche	1910
Karlsruhe	Milchküche	1906
Kiel	Milchküche des Frauenbildungsvereins	1906
Landsberg a. W.	Säuglingsmilchküche d. Vaterl. Frauenvereins	1905
Leobschütz	Milchküche	1909
Mannheim	Milchküche des Frauenvereins	1908
Mannheim-Neckarau	Milchküche der Rheinischen Gummi- und Zelluloid-Fabrik	1906
Marburg a. d. Lahn	Milchverein	1889
Melsungen	Milchküche	1910
Memmingen	Milchküche	1909
Metz	Städt. Säuglingsmilchanstalt	1906
Mülheim a. Ruhr	Städt. Milchküche	1909
München	Milchküche im Prinzessin Arnulf-Haus f. Säuglinge	1905
München	Milchküche d. Vereins Säuglingsmilchküche Neuhausen	1905
München	Milchküche Westend	1905
München	Milchküche der Königlichen Universitäts-Kinderklinik	
München	Milchküche des Gisela-Kinderspitals	
München-Gladbach	Kindermilchanstalt	1904
Neunkirchen	Säuglingsmilchküche d. Vaterl. Frauenvereins	1907
Bad Niederbronn	Milchküche (unterhalten v. Grunelius und de Dietrich & Cie.)	1909
Ostrowo	Säuglingsmilchküche des Vaterl. Frauenvereins	1907
Posen	Städt. Milchküche	1906
Potsdam	Säuglingsmilchküche d. Vaterl. Frauenvereins	1906
Recklinghausen	Städt. Säuglingsmilchanstalt	1908
Roth bei Nürnberg	Milchküche in der Fürsorgestelle	1908
Saarbrücken	Milchküche d. Wöchnerinnenheims d. Knappschafts-vereins d. Burbacher Hütte	1907
Schweinfurt	Säuglingsmilchanstalt	1909
Stendal	Städt. Milchküche	1908
Stettin	Städt. Milchküche	1909
Stuttgart	Kindermilchküche	1905
Treptow a. T.	Milchküche d. Vaterl. Frauenvereins	1909
Uerdingen, Rhld.	Städt. Milchanstalt	1906
Ulm	Kindermilchküche des Vereins „Säuglingsschutz"	1907
Viersen	Städt. Säuglingsmilchanstalt	1906
Völklingen a. d. Saar	Milchküche d. Röchlingschen Eisen- und Stahlwerke G. m. b. H.	1907
Wiesbaden	Städt. Säuglingsmilchanstalt	1907
Zabrze O.-S.	Kindermilchküche	1911

standteil einer geschlossenen Anstalt, der sich gleichzeitig in den Dienst der Außenpflege stellt.

Den höchsten Grad der Vervollkommnung — als soziale wie als technische Einrichtung — haben die Milchküchen dort erreicht, wo sie geschlossener wie offener Fürsorge in gleicher Weise dienen und über alle technischen Vorteile verfügen, welche der Anschluß an einen Großbetrieb bietet. In einem großen Teil der Anstalten für kranke Säuglinge befinden sich heute Milchküchen, welche einmal die Nahrung für die in der eigenen Anstalt untergebrachten Kinder zubereiten und schon darum so ausgerüstet sein müssen, daß jede Art der Nahrung, die für einen kranken Säugling notwendig werden kann, herzustellen ist, und die weiter der Abgabe von Säuglingsnahrung

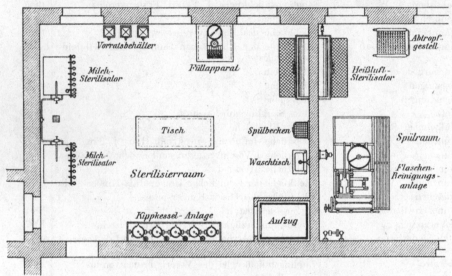

Fig. 16. Kaiserin Auguste Victoria-Haus zu Charlottenburg.
Milchküche und Flaschenspülraum.

in der Poliklinik oder in der Außenfürsorge dienen. In dieser Weise arbeiten z. B. die bereits oben (S. 229) erwähnte Milchküche im Nathanstift zu Fürth, die im Kaiserin Auguste Victoria-Haus zu Charlottenburg und die der Universitäts-Kinderklinik zu München.

Die Milchküche des Kaiserin Auguste Victoria-Hauses zur Bekämpfung der Säuglingssterblichkeit im Deutschen Reich.

Die Milchküche liegt im Erdgeschoß des Wirtschaftsgebäudes und besteht aus zwei Räumen, welche ihrer ganzen Bestimmung nach vollständig voneinander getrennt und nur durch den Heißluft-Sterilisator miteinander in Verbindung sind. In dem Flaschenspülraum vollzieht sich alle unsaubere Arbeit. Die Flaschen werden dort eingeweicht, gebürstet, gespült und zum Abtropfen in das Gestell eingestellt, mit welchem sie in den Heißluft-Sterilisator eingebracht werden. Von dort aus werden sie nach der Sterilisation (bis zu 150°C) durch die andere Tür des Apparates in die Milchküche aufgenommen.

In der Milchküche selbst werden alle Mischungen nach ärztlicher Angabe hergestellt; die Zusätze werden in den Kippkesseln bereitet. Zur Sterilisation dienen zwei Sterilisationsapparate, von denen in der Regel nur einer in Gebrauch ist. Nach der Sterilisation werden die Flaschen durch den Aufzug in die unter der Küche gelegene Kühlanlage gebracht, in welcher sie bis zur Verwendung bleiben, und in welcher auch die Milch unmittelbar nach dem Melken bis zur Verwendung in der Milchküche aufbewahrt wird.

Die Milchküche des Kaiserin Auguste Victoria-Hauses, deren gesamte bauliche Ausstattung (glasierte Ziegeln an Wänden und Decken, Fliesenfußboden, abgerundete Ecken und Kanten, verdecktes Licht) an die modernen Operationssäle erinnert, ist in ihren Apparaten, die von der Firma F. & M. Lautenschläger geliefert worden sind, und in ihren Ausmaßen für die Herstellung von täglich 3000 Flaschen ausreichend. Die dort

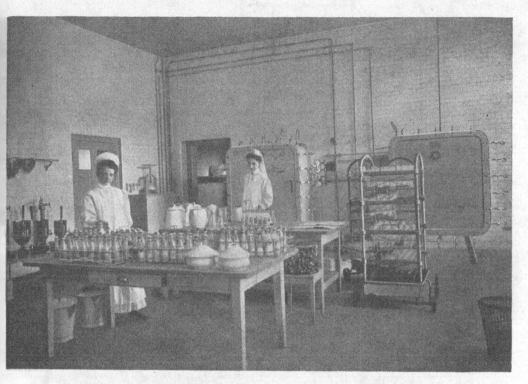

Fig. 17. Kaiserin Auguste Victoria-Haus zu Charlottenburg. Milchküche.

hergestellte Nahrung wird zum Teil für die im Hause befindlichen Kinder, zum anderen Teil für die Besucher der Fürsorgestelle verwendet. Der Ausgaberaum für die letzteren befindet sich in dem besonderen Fürsorgegebäude der Anstalt.

Milchküche der Königlichen Universitäts-Kinderklinik zu München.[1]

Die Milchküche der Königlichen Universitäts-Kinderklinik zu München in dem soeben fertiggestellten Neubau dient für die auf den Spitalsabteilungen befindlichen Säuglinge wie auch für die in ambulanter Behandlung stehenden Kinder.

Den Zwecken der Milchküche (siehe Fig. 18) dienen sechs Räume: der Flaschenwaschraum, der Zubereitungsraum, der Sterilisierraum, der Kühlraum, der Abgaberaum und die Vorratskammer. Sämtliche Räume, deren Verteilung aus der Planskizze zu ersehen ist, sind mit Terrazzoboden und mit einem 1,9 m hohen Belag von weißen Mettlacher Wandfliesen versehen.

[1] Die folgenden Angaben sind der von dem Direktor der Klinik, Professor Dr. Pfaundler, im Jahre 1911 herausgegebenen Beschreibung der Klinik (Verlag von R. Müller & Steinicke, München) entnommen.

Der Milchabgaberaum (Fig. 19) steht mit dem Flaschenwaschraum (Fig. 20) durch ein Schubfenster in Verbindung, durch welches die von den Außenparteien und von der Säuglingsabteilung zurückkommenden gebrauchten Milchflaschen in den Flaschenwaschraum befördert werden. Der Flaschenwaschapparat stellt ein anderes Modell dar als das im Kaiserin

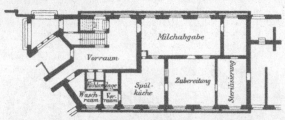

Fig. 18.   Universitäts-Kinderklinik zu München.
Milchküche.

Auguste Victoria-Haus verwendete. Es ist der von der Firma Orthmann & Herbst konstruierte „Automat". Auch dieser Apparat besorgt Einweichen, Außen- und Innenwaschung und Nachspritzen selbsttätig auf mechanischem Wege. Die Vorbedingung für die Verwendung des Apparates, dessen Leistung nahezu 1000 Flaschen pro Stunde beträgt, ist die, daß alle Flaschen ein gleiches Format haben. Die in der Münchener Milchküche verwendete Milchflasche ist konisch geformt, mit

verstärktem Halse sowie Halskröpfung versehen. Nach dieser Flasche richten sich alle übrigen Dimensionen der Milchküchenapparate; „um unsere Flaschen wurden die Flaschenständer, um die Flaschenständer der Sterilisator, die Flaschenwagen, die Etagen der Kühlanlage usw. gebaut". Die gereinigten Flaschen werden zur Trocknung in die Flaschenträger

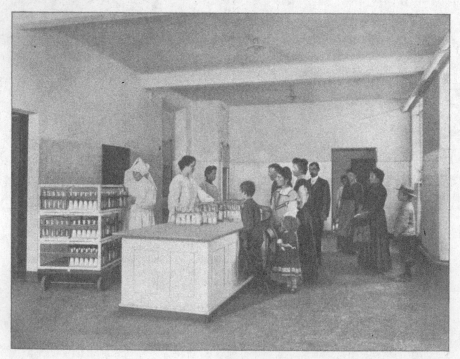

Fig. 19.   Universitäts-Kinderklinik zu München.   Abgaberaum der Milchküche.

gesetzt. Diese von Pfaundler konstruierten Flaschenträger ermöglichen es, alle weiteren Prozeduren bis zur Verfütterung der Nahrung im gefüllten Träger selbst vorzunehmen: „Im Träger werden die Flaschen getrocknet, im Träger gefüllt, sterilisiert, gekühlt, verschlossen, transportiert." Im Sterilisierraum (Fig. 22) der Milchküche dient zur Sterilisierung ein von der Firma F. & M. Lautenschläger konstruierter und ausgeführter Milchsterili-

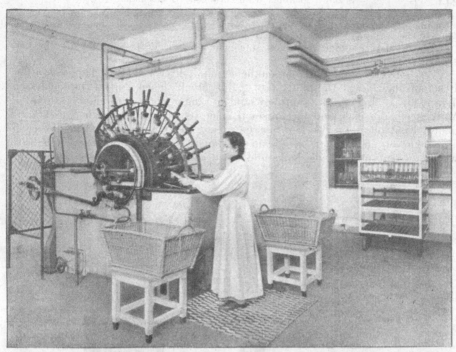

Fig. 20. Universitäts-Kinderklinik zu München. Flaschenwaschraum der Milchküche.

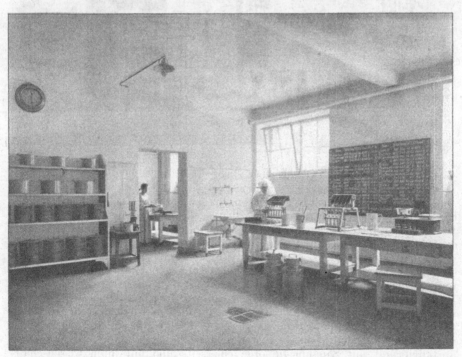

Fig. 21. Universitäts-Kinderklinik zu München. Zubereitungsraum der Milchküche.

sator mit Rückkühlung, der nur den einen Nachteil hat, daß die vollständige Ausnutzung
der Kühlung jedesmal 75 Minuten in Anspruch nimmt.

Die Kühlanlage wird von einer Ammoniak-Eismaschine (System Linde) mit tief-
gekühlter Sole gespeist.

Die Zuverlässigkeit der Milchküchen und ihrer Produkte hängt von der
Beschaffenheit der Rohmilch ab. Die Milchküchen haben infolgedessen
dieser Frage ihre größte Aufmerksamkeit zugewendet und mit bestimmten
Molkereien, die sich und ihr Personal einer strengen tierärztlichen und ärztlichen Kontrolle unterwerfen müssen, feste Verträge für die Milchlieferung
abgeschlossen, oder aber sie haben sich nicht gescheut, noch einen Schritt
weiter zu tun und eigene Kuhställe einzurichten.

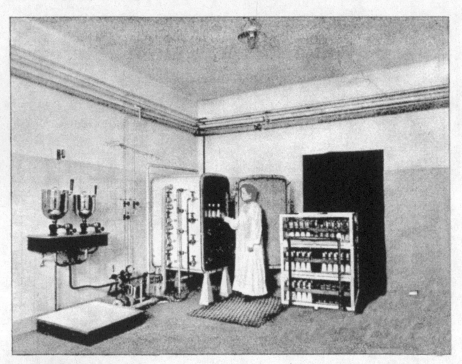

Fig. 22. Universitäts-Kinderklinik zu München. Sterilisierraum der Milchküche.

Mit eigenem Kuhstall in Verbindung stehen z. B. die Milchküchen des Säuglings-Krankenhauses der Gemeinde Weißensee, die im Kaiserin Auguste Victoria-
Haus zu Charlottenburg und die der Akademischen Kinder-Klinik in Düsseldorf. Für diesen Entschluß, der wegen der Kostenfrage recht schwerwiegend
ist, waren verschiedene Gesichtspunkte maßgebend: in Weißensee wohl ausschließlich der Wunsch, für die Milchküche eine vollkommen einwandsfreie,
unter eigener Regie gewonnene Milch zu haben; im Kaiserin Auguste Victoria-
Haus und in der Düsseldorfer Klinik kam dazu die Rücksicht auf die wissenschaftlichen Aufgaben der Anstalt und schließlich in Düsseldorf insbesondere
noch die Absicht, die ganze Einrichtung nach Möglichkeit Lehrzwecken
dienstbar zu machen. Diese Musterkuhställe in Verbindung mit Säuglingsanstalten und mit Säuglingsfürsorge einerseits und mit ihren wissenschaft-

lichen Zielen andererseits haben somit einen Teil der Aufgaben übernommen, welche der längst geplanten, leider immer noch nicht verwirklichten Reichs-Milchanstalt zugedacht sind.

Musterkuhstall des Kaiserin Auguste Victoria-Hauses.

Es gibt in der Milchwirtschaft wohl wenige Fragen, über die die Meinungen so absolut verschieden sind wie über die Einrichtung der Stände für die Milchtiere. Die einen erklären die holländische Aufstallung für die einzige gute Lösung der Frage, sobald es sich

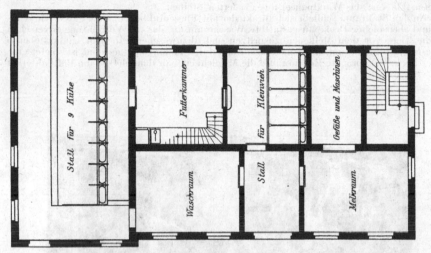

Fig. 23. Kaiserin Auguste Victoria-Haus zu Charlottenburg.
Stallgebäude für Milchtiere.

um die Gewinnung einer einwandfreien Säuglingsmilch handelt. Ich habe mich nicht davon überzeugen können, daß die holländische Aufstallung, welche für Holland selbst ausgezeichnet geeignet ist, auch anderswo überall zweckmäßig ist. In Holland sind die Kühe 5—7 Monate auf der Weide, während dies vielfach bei uns nicht möglich ist oder aber nicht ausgeführt wird. Ich halte die holländische Aufstallung für die Gesundheit

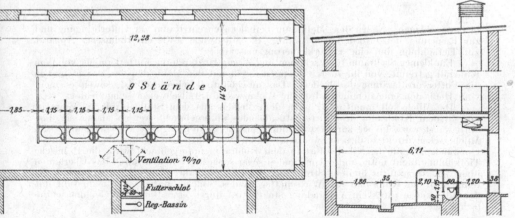

Fig. 24 u. 25. Kaiserin Auguste Victoria-Haus zu Charlottenburg.
Stallraum für Küche. Grundriß und Querschnitt.

der Milchtiere nur dann für unschädlich, wenn während eines großen Teiles des Tages die Kühe sich im Freien befinden. Mit Rücksicht auf diese Erfahrungen wurde bei Einrichtung des Musterstalles im Kaiserin Auguste Victoria-Hause die holländische Aufstallung nicht gewählt. Dagegen wurden alle Einrichtungen getroffen, welche notwendig sind, um die Tiere gesund zu erhalten, eine möglichst keimarme Milch zu gewinnen und die Milch während der Dauer der Behandlung möglichst keimarm zu erhalten.

Das Stallgebäude ist für 9 Kühe eingerichtet. Für die Größe eines Standes sind die Abmessungen 1,10—1,20 m gewählt; alle 9 Tiere stehen nebeneinander in einer Reihe, mit den Köpfen den Fenstern abgekehrt. Die Einrichtung der Stände ist aus Fig. 24 und 25 ersichtlich. Die Fußböden der breiten Gänge bestehen aus hierfür besonders geeigneten Fliesen; das Wandpaneel aus glasierten Steinen.

An den Stallraum schließt sich direkt der mit Fliesenfußboden, weiß glasierten Wänden und ebensolcher Decke ausgestattete Waschraum an, der mit Vorrichtungen versehen ist, die Tiere vor dem Melken abzuspritzen und abzuwaschen. In dem baulich ebenso ausgestatteten Melkraum, der vom Waschraum durch einen Gang getrennt ist, bietet eine an der Decke angebrachte Regenbrause die Möglichkeit, vor dem Melken die Luftbakterien

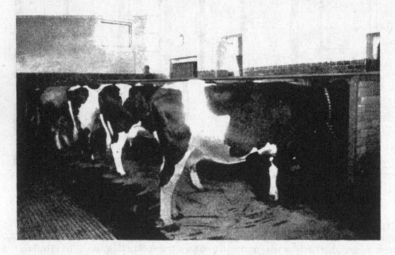

Fig. 26. Kaiserin Auguste Victoria-Haus zu Charlottenburg.
Stallgebäude für Milchtiere.

niederzuschlagen. Neben dem Melkraum befindet sich ein Raum zur Unterbringung und zur Reinigung der erforderlichen Geräte, die Milchwage sowie ein Helmscher Apparat zur Tiefkühlung und eine Eiszerkleinerungsmaschine.

Ein kleiner Stallraum für Eselinnen und Ziegen ist durch die Futterkammer von dem Kuhstall getrennt, von ihr führen Treppen direkt auf den Heuboden des Daches und in die Futtervorratsräume des Kellers. Das ausgebaute Dachgeschoß ist, soweit es nicht vom Heuboden eingenommen wird, für Wohnzwecke (Stallschweizer) eingerichtet.

Die Milch soll unmittelbar nach dem Melken aus dem Stallgebäude weggebracht und in dem Kühlraum des Wirtschaftsgebäudes untergebracht werden, damit sie dort aufbewahrt wird, bis sie zur Verwendung kommt. Bakteriologische Untersuchungen der Milch, welche direkt zu diesem Zwecke ausgeführt wurden, haben ergeben, daß unter diesen Umständen, wenn die Milch sofort in dem Kühlraum untergebracht wird, die Helmsche Tiefkühlung nicht nötig, unter Umständen sogar schädlich ist, weil durch das Überlaufen über den Apparat in breitem Strom die Milch zuerst bakterienreicher wird. Die Lufttemperatur im Kühlraum des Wirtschaftsgebäudes, welcher durch einen Fahrstuhl mit der Milchküche direkt in Verbindung steht, wird durch eine Borsigsche Kühlmaschine (schweflige Säure) kühl erhalten.

Musterkuhstall des Säuglingskrankenhauses der Gemeinde Weißensee.[1]

Als Abnehmer der produzierten Milch kommt zunächst das Krankenhaus selbst in Betracht; ferner soll Säuglingsmilch nach außen abgegeben werden.

Auch bei der Anlegung dieses Stalles blieb der Gesichtspunkt maßgebend, daß der eigentliche Stall nur als Aufenthaltsraum für das Vieh zu betrachten ist, und daß alle Geschäfte, die nicht unbedingt an den Stallraum gebunden, in besondere Räume zu verlegen sind.

Für die Einrichtung des Stalles (Fig. 27) wurde das holländische Aufstallverfahren erwählt. Er bietet Raum für $4 \times 9 = 36$ Kühe, welche in zwei Doppelreihen senkrecht zu

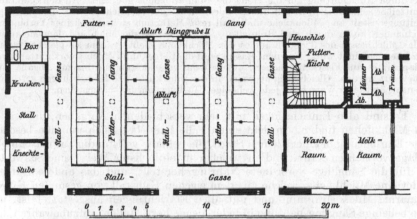

Fig. 27. Säuglingskrankenhaus der Gemeinde Weißensee. Kuhstall.

den Längsumfassungen aufgestellt sind. In einer Ecke befindet sich außerdem ein Boxstand. Die Länge des in allen Teilen massiven und teilweise unterkellerten Stalles beträgt 20 m, die Breite 15 m, die lichte Höhe etwa 4 m; auf das Tier kommen also etwa 33 cbm Luftraum. Die Stände der Milchtiere haben eine Länge von 1,75 m und eine Breite von 1,20 m. Fig. 28 gibt einen Querschnitt durch den Stallfußboden und zeigt die für Stallgasse, Jaucherinne, Stand, Krippe und Futtergang gewählten Abmessungen. In der einen Doppelreihe

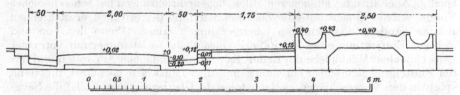

Fig. 28. Säuglingskrankenhaus der Gemeinde Weißensee. Kuhstall.

ist jeder Stand vom Nachbarstand durch kurze Trennungsstände geschieden, während in der anderen nur je 3 Stände eine Trennungswand erhalten haben. Die zuerst erwähnten Stände haben Einzelkrippen und kommen insbesondere für Gewinnung von Säuglingsmilch in Betracht; die Stände der zweiten Gattung haben durchlaufende Krippen.

Bei der Ausgestaltung des Innenraumes wurde auf möglichst glatte Durchbildung aller Teile und Vermeidung aller Ecken besonderes Gewicht gelegt, ebenso selbstverständlich auf die Entlüftung des Stalles. Die natürliche Lüftung wird durch eine künstliche unterstützt, und zwar durch fünf quadratische, diagonal halbierte Schächte, welche in der Mittelachse des Stalles liegen und durch den Heuboden bis über das Dach hinausgeführt sind. An den Stall schließt sich der Wasch- und Melkraum an, die in der üblichen Weise

---

[1] Nach dem gleichnamigen Artikel des Erbauers Carl James Bühring, Gemeindebaurat, in der Zeitschrift für Säuglingsschutz, III. Jahrgang, Heft 8.

ausgestattet sind. In der Futterküche wird das Futter des Viehes zubereitet und mittels Schwebebahn den einzelnen Krippen zugeführt.

Vom Hauptstall völlig abgetrennt ist ein Krankenstall, welcher zuerst als Quarantäne dienen soll für Vieh, welches behufs Einstellung in den Musterstall einer genauen Prüfung seines Gesundheitszustandes unterzogen werden soll. Ferner soll er für kurze Zeit die Kühe aufnehmen, die krankheitsverdächtig erscheinen.

Bei den dem holländischen Aufstallverfahren charakteristischen kurzen Ständen ist es nicht zu vermeiden, daß das Vieh nach kurzer Zeit fußlahm wird. Um diesem Übelstande vorzubeugen, ist mit dem Kuhstall ein geräumiger Laufhof verbunden, der dem Vieh Gelegenheit zu freier Bewegung gibt. Er ist rund 1700 qm groß und ist an der Stallseite durch Aufschüttung auf die Höhe des Stallfußbodens gebracht. An den Melkraum unmittelbar schließt sich die Milchküche oder, wie sie dort bezeichnet wird, die Nahrungsbereitungsanstalt an. Milchküche und Stall resp. Melkraum stehen in keiner Verbindung miteinander, außer durch eine Rohrleitung, durch welche die Milch aus dem Melkraum in das Milchbassin des Tiefkühlraumes der Milchküche fließt, in dem sie gleichzeitig auf 1—2° herabgekühlt wird. Aus dem Bassin wird die tiefgekühlte Milch sofort mittels eines Füllapparates auf Flaschen gehebt, welche dann verschlossen und bis zur Abgabe kühl aufbewahrt werden. Gleichzeitig aber sind in der Milchküche alle Einrichtungen getroffen, um nach ärztlicher Vorschrift jede beliebige Säuglingsnahrung herzustellen.

Es sind also Einrichtungen mit sehr verschiedenen Aufgaben, die wir in den Michküchen finden. In dem einen Falle handelt es sich um eine bescheidene Einrichtung in einer kleinen Stadt, die beinahe vollständig auf maschinelle Anlage verzichten kann, und in welcher in einfachster Weise eine Schwester die für die Säuglinge verordnete Nahrung herstellt, und das andere Extrem bildet eine Milchküche, welche aus dem eigenen Kuhstall von gesunden Kühen keimarme Milch entnimmt und mit allen Einrichtungen ausgestattet ist, um jede beliebige Säuglingsnahrung in jeder Menge herzustellen, aufzubewahren und zu verteilen. Es gibt eben nicht ein Modell, nach dem alle Milchküchen eingerichtet werden könnten, sondern in jedem einzelnen Falle ist zu erwägen, welche Einrichtung unter den bestehenden Verhältnissen am zweckmäßigsten ist. Die Entscheidung hängt einmal von den vorhandenen Mitteln und dann von der Einrichtung des Betriebes und von der Art der Klientel ab. Milchkücheneinrichtungen, wie die im Kaiserin Auguste Victoria-Haus und im Säuglingskrankenhaus Weißensee, sind in der Anlage wie im Betrieb kostspielig. Aber auch bei einfacheren Milchkücheneinrichtungen hat schon mancher Verein, sobald es sich um eine Zusammenstellung der wirklich erwachsenden Kosten handelt, unangenehme Überraschungen erlebt. Wenn der Vorstand sich zur Einrichtung einer Milchküche entschließt, so ist immer nur von einer ganz einfachen Milchküche die Rede. Es wird mit einfachen Apparaten und mit der Einstellung zahlreicher ehrenamtlich tätiger Hilfskräfte gerechnet, und dann spielt in den Voranschlägen vielfach folgende Überlegung eine Rolle: die Säuglinge erhalten verdünnte Kuhmilch, etwa $^1/_3$ Milch, $^1/_2$ Milch; sie erhalten in der Regel nur fünf Flaschen pro Tag und häufig Mengen von 500 oder 750 g täglich; die Versorgung des Säuglings mit Nahrung kann also pro Tag nicht einmal den Preis eines Liters Milch betragen. Diese Art der Rechnung ist selbstverständlich falsch, denn bei den gesamten Betriebsunkosten der Milchküche spielt die Ausgabe für Milch eine relativ geringe Rolle. Wenn die Milchküche alle ihre Ausgaben, abgesehen von Miete und Steuern, aus eigenen Mitteln zu bestreiten hat, so kostet die fertige Säuglingsnahrung pro Kind etwa 35 Pfg., und von diesen 35 Pfg. kommt nur $^1/_3$ auf den Ankauf von Milch. Sooft ich von Vereinen oder Kommunen zu Rate gezogen worden bin, habe ich nie unterlassen darauf hinzuweisen, daß Einrichtung und Betrieb einer Milchküche kostspielig ist und daß man daher sehr genau erwägen müsse, ob die vorhandenen Mittel ausreichen und ob diese Mittel nicht, in anderer Weise verwendet, dem Säuglings- und Kinderschutz besser dienstbar gemacht werden können.

Das, was heute in der Regel als Milchküche bezeichnet wird, sind Einrichtungen, in denen fertige Säuglingsnahrung in Einzelportionen abgegeben wird, daneben natürlich auch Vollmilch. Die Frage wird oft gestellt, ob es denn nicht ausreicht, eine einwandfreie Vollmilch den Müttern zu übergeben und diesen die Zubereitung der Säuglingsnahrung zu Hause zu überlassen. Eine Entscheidung dieser Frage ist nur mit Rücksicht auf die besonderen Umstände zu fällen. Die Milchküche eines Kinderkrankenhauses und ebenso eine Milchküche, welche an eine Poliklinik für kranke Kinder angeschlossen ist, muß so ausgestattet sein, daß alle Nahrungsmischungen, welche der Arzt für notwendig hält, hergestellt werden können. Diese Art Milchküchen müssen eigentlich genau so sicher arbeiten wie die amerikanischen Milchlaboratorien, in denen nach dem Rezept des Arztes jede Säuglingsnahrung von bestimmtem Prozentgehalt an Fett, Eiweiß, Kohlehydraten und Salzen hergestellt wird. Anders ist es mit einer Fürsorgestelle, in welcher ausschließlich gesunde Kinder vorgestellt werden, da kommen wir mit einigen wenigen Nahrungsgemischen und drei Flaschengrößen aus. Bei uns in Deutschland arbeiten einige Milchküchen im Rheinland noch nach den Vorschlägen von Biedert und stellen nach dessen Angaben eine Reihe von Nahrungsgemischen her. In allen übrigen Milchküchen werden in der Regel folgende Mischungen hergestellt: $^1/_3$ Milch, $^1/_2$ Milch, $^2/_3$ Milch mit Wasser und Schleim oder Mehlabkochungen; ferner Malzsuppe und Buttermilch, zu Sommerzeiten wird häufig noch Eiweißmilch ausgegeben. Mit diesen beliebig zu kombinierenden Mischungen und mit Flaschengrößen von 100, 150 und 200 g kann der Fürsorgearzt vollkommen auskommen.

Für das Zweckmäßigste in der Fürsorge halte ich es überhaupt, nicht fertige Säuglingsnahrung auszugeben, sondern nur eine tadellose Kindermilch und die Mütter genau darüber zu belehren, wie sie die Milch im Hause zu behandeln und wie sie für ihr Kind die Nahrung herzustellen haben. Rein ärztlich können wir noch dazu bei einem gesunden Kinde auf diese Weise mit derselben Sicherheit gute Resultate erhalten, als wenn die Nahrung in einem Milchlaboratorium hergestellt wäre. Sozial betrachtet ist es aber vom Standpunkt der Volkserziehung unter allen Umständen falsch, wenn wir der Mutter oder der Pflegerin wieder eine wichtige Arbeit fürs Kind abnehmen. Es ist nicht die Aufgabe der öffentlichen Fürsorge, der Mutter die Fürsorge für ihr Kind vollständig abzunehmen. Im Gegenteil wir wollen der Mutter möglichst viel von der Fürsorge überlassen und sie dabei nur beraten und unterstützen.

Die Entwicklung der Milchküchen in Deutschland ist weniger von der Wissenschaft als vielmehr von den Behörden und Vereinen, welche die Kosten zu tragen haben, und von der Laienklientel bestimmt worden. Unsere Wissenschaft hat nur das eine von vornherein betont, daß Milchküchen ohne ärztliche Leitung und ärztliche Beratung ohne Erfolg arbeiten werden. Das Schicksal mancher Milchküche ist lediglich durch die finanziellen Rücksichten bestimmt worden, aber auch das Publikum hat Stellung zu der Frage genommen.

Die Milchküchenbewegung hat — zum mindesten bei uns in Deutschland und anscheinend auch im Ausland — ihren Höhepunkt überschritten. Es werden in Zukunft weiter komfortable Milchküchen in Säuglingsanstalten gegründet werden, die ihre Einrichtungen naturgemäß auch der Außenfürsorge nutzbar machen. Es werden dagegen alle die Milchküchen, welche lediglich der Außenfürsorge dienen, sich vollständig von den Interessen der Beratungsstellen abhängig machen, ihren Betrieb so weit vereinfachen, als es nur möglich ist, und nach Möglichkeit sich in die allgemeine Milchversorgung der Stadt oder des Bezirkes einpassen. Nur unter ganz besonderen Umständen, z. B. bei sehr ungünstigen Wohnungs- und Wasserverhältnissen, ist auch in der Außenfürsorge die Abgabe fertiger einwandfreier Säuglingsnahrung in Einzelportionen notwendig. In allen anderen Fällen erreichen wir mit geringeren Mitteln dieselben Erfolge auf dem Gebiete des Kinderschutzes und der Säuglingsfürsorge, wenn die gesamte Milchversorgung der Stadt oder des Bezirkes einheitlich organisiert wird, und schaffen damit gleichzeitig nicht nur für die Säuglinge, sondern für die gesamte Bevölkerung Nutzen.

Wie diese Pläne zu verwirklichen sind, das zeigt uns das Beispiel von Posen und von Dortmund.

Die Milchversorgung von Posen.

Die Sanierung der Milchverhältnisse in Posen geht auf die Initiative der städtischen Verwaltung zurück und ist eng mit der städtischen Milchversorgungsanstalt verbunden, für deren Errichtung und Unterhaltung die städtischen Körperschaften bei Gelegenheit der silbernen Hochzeit des deutschen Kaiserpaares 50 000 Mark bewilligten. Die Anstalt war von vornherein als gemeinnützige, allen Kreisen der Bevölkerung zugute kommende Einrichtung gedacht. Durch Abstufung der Preise ihrer Erzeugnisse, die sich nach dem Einkommen der Abnehmer richteten, sollte nach Möglichkeit erreicht werden, daß die Anstalt sich ohne wesentlichen städtischen Zuschuß selbst erhält.

Der Hauptzweck der Stiftung war zunächst, die Lieferung einwandfreier Säuglingsnahrung. Aber der Kreis der Aufgaben wurde sehr bald erweitert, teils mit Rücksicht auf die Rentabilität, teils neuen Anforderungen entsprechend, denen die privaten Molkereien und Milchhandlungen nicht genügend gerecht werden konnten. So wurden eigene städtische Trinkhallen (Milchhäuschen) errichtet, um die Verbreitung guter Milch als Volksnahrungsmittel zu fördern und dem Alkoholismus entgegen zu wirken, um den Kleinhandel mit Milch und den Milchausschank vorbildlich zu beeinflussen und um schließlich für die Säuglingsmilch einwandfreie Abgabestellen zu schaffen. So sind jetzt an den verkehrsreichsten Punkten der Stadt fünf Milchhäuschen aufgestellt.

Mit der Milchküche eine städtische Milchzentrale in Verbindung zu bringen, welche für den gesamten Milchhandel als Untersuchungs- und Kontrollstelle einerseits dienen kann und andererseits musterhafte Einrichtungen zur Behandlung der Verkaufsmilch besitzt, dieser Plan konnte bisher wegen der Beschränktheit der zur Verfügung stehenden Mittel nicht verwirklicht werden.

Dagegen hat die städtische Anstalt, welche vorläufig in den Gebäuden des städtischen Schlachthofes untergebracht ist, für die Milchversorgung der städtischen Anstalten immer weitergehende Bedeutung gewonnen. So wird ein Teil der Schulen mit Milch versorgt, welche zu geringem Preise an die Schulkinder abgegeben wird. Ferner wird ein Teil der Anstalt aus die Milch für die Armenverwaltung und das städtische Krankenhaus geliefert.

Für die Organisation derartiger Milchanstalten ist jedenfalls das eine von Interesse, daß die Posener Anstalt bisher von finanziellen Schwierigkeiten verschont geblieben ist, und der Grund dafür wird darin gesehen, daß die Säuglingsmilchanstalt dort nur als Teil einer Zentralmilchküche dient. Die für die Herstellung trinkfertiger Säuglingsmilch entstehenden hohen Kosten werden ausgeglichen durch die Einnahmen, welche in den anderen Betrieben der Anstalt sich erzielen lassen.

Milchversorgung der Stadt Dortmund.

Seit einer Reihe von Jahren hat sich die Stadtverwaltung mit dem Plan beschäftigt, Einrichtungen zur Gewinnung einwandfreier Säuglingsmilch zu treffen. Der ursprüngliche Plan, eine sog. Säuglingsmilchküche zu schaffen, wurde zunächst zurückgestellt, zumal Zweifel über die Zweckmäßigkeit ähnlicher Anstalten entstanden waren. Neben der Behandlung einer von außen gelieferten Milch tritt die Bedeutung der Milchproduktion mehr und mehr hervor. Die städtischen Behörden kamen zu der Erkenntnis, daß der Allgemeinheit am meisten mit der Beschaffung einer einwandfreien, keimarmen Milch gedient sei und um dies zu erreichen, wurde der Bau eines städtischen Kuhstalles mit Milchhaus beschlossen. Die Stadt Dortmund befolgt damit einen doppelten Zweck. Einmal will sie selbst auf ihrem eigenen Gute einwandfreie Milch gewinnen, um sie für ihre Krankenanstalten, für Zwecke der Säuglingsfürsorge und für die Bevölkerung zur Verfügung zu haben, andererseits will sie die Landwirte der Umgebung zu ähnlichen Anlagen anregen, um so mittelbar einen Einfluß auf die Milchversorgung der Stadt im allgemeinen auszuüben.

Die gesamte Anlage auf dem städtischen Gute Renninghausen bei Dortmund besteht aus einem Stall und einem darüber befindlichen Stroh- und Futterboden, einem ausgebauten Rübenkeller, einem Milchhaus, das im Dachgeschoß Wohnräume enthält und aus den erforderlichen Nebenanlagen. Die Behandlung der Milch beschränkt sich darauf, daß sie nach dem Melken durch Filter gereinigt, sofort aus dem Stall entfernt, gekühlt und in gutgereinigte Gefäße gefüllt und in diesen in den Kühlraum gebracht wird.

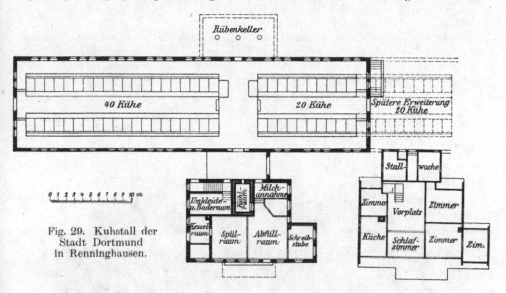

Fig. 29. Kuhstall der Stadt Dortmund in Renninghausen.

Der Stall ist vorläufig für 60 Kühe gebaut, kann aber leicht für 80 und mehr erweitert werden. Der Melk- oder Düngergang liegt in der Mitte des Stalles. Die Stände sind vom Freßgitter bis zur Jaucherinne 1,70 m tief. Die Jaucherinne ist im Stande nur 12 cm tief, hat aber ein starkes Quergefälle und nach den Abflüssen zu reichlich Längsgefälle. Eine Selbsttränke ist nicht angelegt. Dafür sind an den Futtertrögen mehrere Wasserzuläufe angebracht, aus denen das Trinkwasser in die Futtertröge gelassen werden kann. Zur Verteilung des Futters dienen zwei eiserne Kippwagen, die auf einer Hängebahn an die Futterstellen gefahren werden können. Die Decken und Wände des Stalles sind mit Kalkmörtel geputzt; der Wandmörtel ist mit glasierten Ziegeln belegt.

Das Milchhaus liegt vom Stall getrennt. Um auch das Stallpersonal von dem eigentlichen Milchraum fernzuhalten, ist ein besonderer Raum für die Abgabe der frischgemolkenen Milch vorhanden. Hier wird die Milch in das Annahmebecken gegossen, aus dem eine Leitung durch die Trennungswand in den Abfüllraum, und zwar direkt auf den Kühler führt, von dem die Milch weiterhin durch die Abfüllmaschine in die Flaschen oder Blechkannen gelangt. Die verschiedenen Räume im Milchhause: Kühlraum, Abfüllraum, Schreibstube und Milchannahme sind voneinander nur durch Glaswände getrennt. Die Einrichtung des Milchhauses besteht vorläufig aus einem Flaschen-Einweichtrog mit elektrisch angetriebener Flaschenbürstmaschine und einer Flaschenspülmaschine, einem Annahmebecken für die frischgemolkene Milch, einem Milchkühler und einem Flaschenfüllapparat.

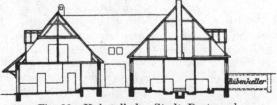

Fig. 30. Kuhstall der Stadt Dortmund in Renninghausen.

Am Äußeren des Baues ist jede Architektur vermieden. Man hat versucht, mit den einfachsten konstruktiven Mitteln dem Gebäude einen seinem Zweck entsprechenden ländlichen Charakter zu geben. Die Kosten betragen für den Stall mit Milchhaus, einschließlich der inneren Einrichtung, etwa 55 000 Mark. Hierin sind nicht eingeschlossen die Kosten des Erdabtragens, Hofregulierung und Hofpflasterung, der Einfriedungen und der Entwässerung.

Die Sorge für Beschaffung einer guten Kindermilch und die Bestrebungen zur Errichtung von Milchküchen sind nicht ohne Einfluß auf die gesamte Milchwirtschaft gewesen, und es ist zu hoffen, daß demnächst auch die Gesetzgebung bezüglich Aufsicht über Milchgewinnung und Milchverkehr in Deutschland weiter ausgebaut wird.

Die Grundlage für die Regelung des Verkehrs mit Milch ist in Deutschland durch das Reichsgesetz betreffend den Verkehr mit Nahrungsmitteln, Genußmitteln und Gebrauchsgegenständen vom 17. Mai 1879 gegeben. Außerdem kommen die Bestimmungen des Reichsgesetzes betreffend die Abwehr und

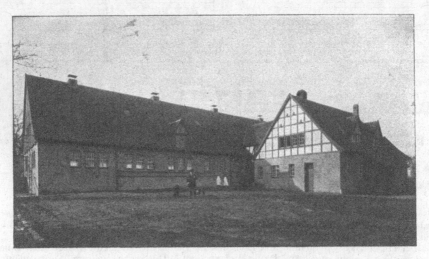

Fig. 31. Kuhstall der Stadt Dortmund in Renninghausen.

Unterdrückung von Viehseuchen in Betracht. Bereits im Oktober 1882 trat eine besondere Kommission zusammen, um eine kaiserliche Verordnung betreffend Milchkontrolle vorzubereiten, und seit beinahe ebenso langer Zeit liegt ein Entwurf des preußischen Ministeriums vor, in welchem Grundsätze für die Regelung des Verkehrs mit Kuhmilch ausgegeben sind. An diesem Entwurf sind zwar mehrfach Änderungen und Verbesserungen vorgenommen worden, aber endgültige Gestalt haben die Grundsätze noch nicht erhalten.

Fast alle Großstädte und auch die meisten Mittelstädte haben besondere Polizeivorschriften für den Verkehr mit Milch, insbesondere mit Kindermilch erlassen. Der Milchverkehr ist der polizeilichen Kontrolle unterstellt. Wer die Verhältnisse des Milchkleinhandels, die Beschaffenheit der Räumlichkeiten, wer die Transportmittel kennt, in denen, auch in den heißen Stunden der Sommertage, die Milch in den Straßen herumgefahren wird, der wird wohl Zweifel hegen, ob diese Art der Versorgung mit Milch jemals den Anforderungen genügen kann. Wenn wir tatsächlich eine Besserung der Milchverhältnisse erreichen wollen, wie wir sie im Interesse der Bekämpfung der Säuglingssterblichkeit erreichen müssen, dürfte kaum etwas anderes übrig bleiben als eine Ausschaltung des Kleinhandels, und bis dieses Ziel erreicht ist, wird es darauf ankommen, den Verkehr mit Milch einer möglichst genauen Kontrolle zu unterwerfen.

Es genügt aber nicht, die Kontrolle nur auf den Milchhandel auszudehnen, sondern ebenso wie die Milchverkaufsstellen oder überhaupt alle die Stellen innerhalb der Stadt, welche irgend wie mit dem Milchhandel zu tun haben, kontrolliert werden, müssen auch die Produktionsstellen einer vernünftigen ärztlichen und tierärztlichen Kontrolle unterstellt werden. Die Besitzer großer Milchwirtschaften, besonders die, welche sich bemühen, eine wirklich einwandfreie Kindermilch auf den Markt zu bringen, sind fast ausnahmslos bereit, allen Anforderungen der Hygiene betreffs Gesundheit der Milchtiere, Stallhygiene, Milchgewinnung und Milchbehandlung nachzukommen, und gehen in ihren eigenen Anforderungen vielfach über die der Polizei hinaus. Sie tun dies schon mit Rücksicht auf die Aufzucht gesunden Viehs und deswegen, weil alle Maßregeln zur Verbesserung der Milchgewinnung und der Stallhygiene gleichzeitig auch der Gesundheit der Tiere und der Erhöhung ihrer Milchergiebigkeit dienen, also die Wirtschaftlichkeit des Betriebes bessern. Etwas anderes ist es aber mit der Willfährigkeit der kleinen Milchwirtschaften. Solange nicht eine einheitliche Aufsicht der Milchproduktion, des Milchtransportes und Milchverkaufes durch eine Behörde möglich ist, werden die Milchhändler die Schuld an der unzureichenden Beschaffenheit der Milch auf die Produzenten schieben und umgekehrt. Die Milchproduktion gehört aufs Land; die Machtbefugnisse der Ortspolizei hören aber an den Grenzen des Stadtbezirkes auf. Der Mangel in der gesetzlichen Regelung des Milchverkehrs bei uns besteht darin, daß die speziellen Anordnungen der Ortspolizei überlassen sind, also nur für den Bezirk der Stadt Geltung haben. In neuerer Zeit wird auch darin Wandel geschaffen insofern, als an die Stelle der ortspolizeilichen Vorschriften Verfügungen der übergeordneten Behörden treten, die nicht nur für den Stadtbezirk, sondern auch für den umgebenden Landbezirk Geltung haben.

Geschlossene Fürsorge für Säuglinge.

Die Zahl der Anstalten, welche der geschlossenen Fürsorge für Säuglinge dienen, ist in Deutschland größer als in irgendeinem anderen Staat. In dem Jahrzehnt 1901—1910 sind nach meiner Tabelle S. 220 82 solche Anstalten gegründet worden. Auch bei diesen Anstalten begegnen wir derselben Mannigfaltigkeit in der äußeren Gestalt und im Betrieb, wie wir sie bei den Mütterheimen gefunden haben. Bevor ich jedoch auf die Anstalten eingehe, welche für mehr oder weniger lange Zeit die Kinder in dauernde Pflege, das heißt Tag und Nacht in Pflege nehmen, will ich einer Einrichtung gedenken, die gewissermaßen den Übergang von der offenen zur geschlossenen Fürsorge darstellt, nämlich der Erholungsstätten, die in neuester Zeit ebenso wie für ältere Kinder und für Erwachsene, auch für Säuglinge eingerichtet werden. Als Beispiel sei angeführt die

Erholungsstätte in Eichkamp des Vaterländischen Frauen-Vereins Charlottenburg.

Vor einigen Jahren ist in der vom Vaterländischen Frauenverein, Zweigverein Charlottenburg (E. V.) eingerichteten und seit Jahren betriebenen Erholungsstätte in Westend eine Wohnbaracke zur Unterbringung von 10 Kindern errichtet worden, um namentlich rachitische, aber auch sonst bedürftige Kinder nicht nur tagsüber in der Erholungsstätte aufzunehmen, sondern dieselben auch wegen der Unzulänglichkeit der heimischen Schlaf-gelegenheit über Nacht dort zu lassen.

Nach der Verlegung der Erholungsstätte von Westend nach Eichkamp im Jahre 1909, und zwar an die Stelle, wo bereits eine kleine Kolonie von Erholungsstätten — zwei vom Roten Kreuz und eine vom Verein zur Bekämpfung der Tuberkulose in Schöneberg — bestand, wurden 4 Wohnbaracken errichtet, so daß zurzeit 40 zumeist rachitische Kinder, darunter 10 Säuglinge, auch des Nachts in der Erholungsstätte verbleiben können; sie schlafen zu je 10 in einer Baracke. Weitere 200 kränkliche, guter Pflege und frischer Luft bedürftige Kinder bringen nur den Tag draußen zu.

Die Gesamtzahl der im letzten Sommer (1910) in der Erholungsstätte verpflegten Kinder betrug 671 mit insgesamt 29 168 Verpflegungstagen, darunter für Tag- und Nacht-aufenthalt 65 Kinder (25 Knaben und 40 Mädchen) und endlich 19 Säuglinge mit insgesamt 1353 Verpflegungstagen.

Zur Deckung der Unkosten werden — von einigen Freistellen abgesehen — für Kind und Tag ein Verpflegungssatz von 80 Pfennig und für die auch des Nachts in der Erholungs-stätte verbleibenden Kinder je 1,40 Mark berechnet. Da es sich in den meisten Fällen um Kinder aus bedürftigen Familien handelt, wird der größere Teil der Kinder von der Charlottenburger Stadtverwaltung überwiesen.

Bei Besprechung der geschlossenen Fürsorge für Mütter habe ich bereits erwähnt, daß es eine feste Grenze zwischen Mütterheim und Säuglingsheim überhaupt nicht gibt. Die Extreme nach der Seite der Mütterfürsorge stellen die Schwangerenheime und die Entbindungsanstalten dar; die Extreme nach der Richtung der Säuglingsfürsorge die Heime, in denen nur Säuglinge, aber nicht Mütter aufgenommen werden. Dazwischen gibt es Übergänge der ver-schiedensten Art. So gibt es Anstalten, wie z. B. das Säuglingsheim West-end in Charlottenburg, die zwei getrennte Abteilungen, ein Mütterheim und ein Säuglingsheim, beherbergen. Etwas anders geartet ist der Betrieb z. B. des Nathanstiftes in Fürth, das zwar auch ein Mütterheim und ein Säuglingsheim enthält, dessen Säuglingsheim aber in erster Linie als Krankenhaus für Säug-linge gedacht ist.

Das Nathanstift in Fürth.

Das Nathanstift, welches am 28. November 1909 eingeweiht und dem Betrieb über-geben worden ist, ist gleichzeitig Wöchnerinnen- und Säuglingsheim und steht in Ver-bindung mit den städtischen Einrichtungen der Säuglingsfürsorge. Das Wöchnerinnen-

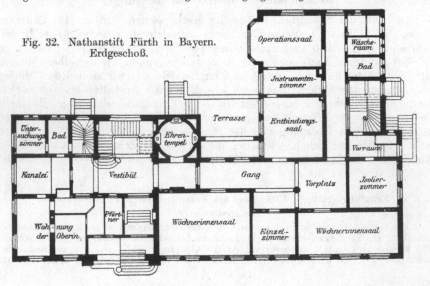

Fig. 32. Nathanstift Fürth in Bayern. Erdgeschoß.

heim hat die Aufgabe, Schwangere kurze Zeit vor der Entbindung aufzunehmen, die Entbindung durchzuführen und Mutter wie Kind die erforderliche Zeit zu pflegen. Das Wöchnerinnenheim befindet sich im Erdgeschoß des Nathanstiftes und besitzt außer dem Aufnahmezimmer, dem Untersuchungszimmer und den Bädern 2 Wöchnerinnensäle zu 6 resp. 4 Betten, 2 zweibettige Einzelzimmer, einen Entbindungssaal und einen Operationssaal mit den notwendigen Nebenräumen.

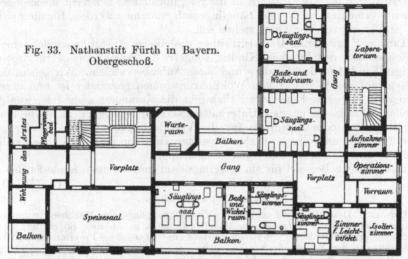

Fig. 33. Nathanstift Fürth in Bayern.
Obergeschoß.

Das Säuglingsheim, welches im ersten Obergeschoß untergebracht ist, umfaßt:
a) einen Säuglingsraum zu 31 qm, sieben Betten;
b) einen zweiten zu 20 qm, fünf Betten;
c) einen dritten zu 36 qm, sieben Betten;
d) einen vierten zu 30 qm mit sechs Betten und zwei Brutschränken.

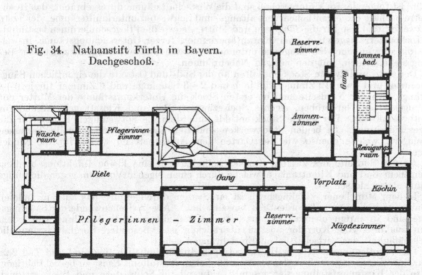

Fig. 34. Nathanstift Fürth in Bayern.
Dachgeschoß.

Je zwei Säle haben einen Liegebalkon sowie einen Bade- und Wickelraum gemeinsam. Außerdem sind zwei kleinere Säuglingszimmer und ein Isolierzimmer vorhanden. und es stehen zur Verfügung: ein Aufnahmezimmer mit Balkon, ein kleines Operationszimmer, ein Laboratorium mit den notwendigen Sälen. Dazu kommen noch die Räume für das Personal.

Das Säuglingsheim soll in erster Linie ein Krankenhaus für Säuglinge sein; von gesunden sollen in der Regel nur arme Pfleglinge und die Kinder der als Ammen verwendeten Mütter im Säuglingsheim gehalten werden.

Zu dem Nathanstift gehört die an anderer Stelle (S. 229) besprochene Fürsorgestelle mit Milchküche.

Die Aufnahme von Müttern in die Säuglingsheime läßt sich insbesondere da nicht vermeiden, wo kranke Säuglinge aufgenommen werden, für die natürliche Ernährung zur Verfügung stehen soll.

Tabelle F gibt eine Übersicht über diejenigen Anstalten, welche nicht die Behandlung des kranken Kindes, sondern die Anstaltspflege fürsorgebedürftiger Kinder in den Vordergrund ihrer Aufgaben stellen. Wir sehen, daß die Mehrzahl dieser Heime von Wohlfahrtsvereinen gegründet ist und unterhalten wird. In einer Reihe von Fällen gibt die Kommune mehr oder weniger erhebliche Zuschüsse zu den Unterhaltungskosten, entweder in Form einer Pauschalsumme oder indem sie für die Verpflegungskosten der Kinder aus armen Familien aufkommt. Einige Anstalten sind von den Kommunen selbst gegründet und stehen in städtischer Verwaltung.

Das typische Beispiel für ein Säuglingsheim im modernen Sinne ist das

Säuglingsheim München.

Der am 3. Dezember 1903 gegründete Verein „Säuglingsheim München" nahm von vornherein verschiedene Aufgaben der Säuglingsfürsorge in Angriff. So richtete er in München die erste Milchküche mit Beratungsstelle ein und schuf als Provisorium ein Heim für Säuglinge in der Metzstraße, welches allerdings nur bescheidenen Anforderungen genügte. Durch eine Schenkung wurde der Verein in die Lage versetzt, eine neue Anstalt in Neuwittelsbach bei München (Ecke Lachner- und Aiblingerstraße) zu errichten, welche am 8. Mai 1909 eröffnet wurde und nunmehr 75 Säuglingen, 12 Müttern und dem entsprechenden Pflegepersonal eine mustergültige Unterkunft bietet. Das Äußere des Gebäudes ist im italienischen Barockstil gehalten.

Die allgemeine Disposition in dem aus drei Stockwerken bestehenden Gebäude (Fig. 35 und 36) ist folgende: im Untergeschoß sind die Wirtschaftsräume untergebracht, das Hochparterre enthält die eigentlichen Verwaltungs- und Schwesternunterkunftsräume, der erste und zweite Stock ist für die Säuglinge und Mütter, sowie die Pflegeschülerinnen bestimmt. Im Hochparterre liegen u. a. zwei Quarantänezimmer, ferner Untersuchungsräume, in welchen die aufzunehmenden Säuglinge untersucht werden und welche gleichzeitig der Beratungsstelle dienen, mit den nötigen Nebenräumen.

Der erste und zweite Stock enthalten an der Süd- und Ostseite die eigentlichen Säuglingsräume, und zwar 12 Zimmer für je 1 und 2—3 Säuglinge und 6 Zimmer für je 6—8 Säuglinge. An der Nordseite sind im ersten Stock die Unterkunftsräume der Mütter mit den zugehörigen Garderoben, eigenes Speisezimmer, Bad und Klosett gelegen und für sich abgeschlossen. Der zweite Stock enthält außerdem die notwendigen Räume für die Pflegeschülerinnen. In beiden Stockwerken sind den Säuglingsräumen breite Terrassen vorgelagert, welche ebenso wie der Garten dem Aufenthalt im Freien für die Kinder dienen.

An der Südseite des zweiten Stockes befindet sich eine kleine Infektionsabteilung mit eigenem Bad und Klosettanlage, welche durch einen eigenen Vorraum gegen die übrige Anstalt abgeschlossen ist.

In dem Münchener Säuglingsheim ist ein System durchgeführt, das auch in anderen Anstalten sich bereits außerordentlich bewährt hat. Alle Zwischenwände der Säuglingsräume sind in ihrem oberen Teil aus Glas, so daß die gesamte Abteilung von jedem Raum aus und vom Korridor aus zu überblicken ist. Besondere Sorgfalt ist auf die Zweckmäßigkeit der wirtschaftlichen Einrichtungen gelegt.

Die Verpflegungskosten im Hause betragen durchschnittlich für Kind und Tag 2,22 Mark, sind also geringer, als in den meisten ähnlichen Anstalten. Es ist zu berücksichtigen, daß in der Kostenaufstellung der gesamte Aufwand für Schwestern und Pflegepersonal, für ärztliche Assistenz, Wäsche, Heizung, Miete und sämtliche Lasten inbegriffen ist und daß das Säuglingsheim neben der Aufnahme hilfsbedürftiger Kinder noch eine Reihe anderer Aufgaben hat: Pflegerinnenschule, Wöchnerinnenheim, Ammenvermittlung, Milchküche und Fürsorgestelle.

F. Säuglingsheime.

Stadt	Name der Anstalt	Gründungs-jahr	Betten für Säuglinge	Betten für Mütter	Bemerkungen
Altona-Ottensen	Auguste-Viktoria-Stiftung	1876	52		
Augsburg	Säuglingsheim d. Spinnerei am Stadtbach				
Barmen	Säuglingsheim (Verein)	1907	60	5	
Bäumenheim i. Bayern	Säuglingsheim				
Berlin, Kürassierstraße 21—22	Kinderasyl (Schmidt-Gallisch-Stiftung)	1901	80	8	
Berlin	Kinderasyl d. Deutschen Vereins f. Kinderasyle	1903			
Bochum	Städtisches Säuglingsheim	1910			
Bonn am Rhein	Säuglingsheim d. katholischen St. Magdalenen-Stiftes	1909	100	70	
Bonn am Rhein	Heimstätte f. uneheliche Säuglinge	1905			
Bremen	Säuglings- u. Kleinkinderheim d. Jutespinnerei u. Weberei	1907	40		
Bremen	Säuglings- u. Mütterheim	1906	50	20	
Breslau	Städt. Säuglingsheim	1911	120		
Bromberg	Auguste Victoria-Heim d. Vaterländischen Frauenvereins	1909	20—26		
Cassel	Kinderheim d. deutsch-evangelischen Frauenbundes	1906	80	6	
Christianstadt a. B.	Kinderheim d. schles. Textilwerke Methner & Frahne A.-G.	1908	15		
Coburg	Marienhaus	1902			
Cöln am Rhein	Säuglingsheim	1906	19	2—3	
Cöln am Rhein	Säuglingsheim d. Fürsorgevereins	1910			
Cöln-Merheim	St. Antoniusheim	1909	120	1	
Cuxhaven	Landesversorgungsheim f. das Amt Ritzebüttel	1910	10		
Danzig	Säuglingsheim	1903	42	5	
Darmstadt	Eleonorenheim	1910			
Delmenhorst	Kinderheim d. Norddeutschen Wollkämmerei u. Kammgarnspinnerei	1893 u. 1909			
Dillingen	Säuglingsheim	1910			
Dresden	Findelhaus	1614			
Dresden	Städt. Säuglingsheim	1897	50		
Eisenach	Kinderheim	1907	20		
Elberfeld	Evangelisches Fürsorge- und Säuglingsheim	1906			
Elberfeld	Säuglingsheim d. Elberfeld-Barmer Zufluchtshauses				
Essen a. Ruhr	Evangelisches Kinderheim	1898			
Frankfurt a. O.	Säuglingsheim	1910			
Fürth	Nathanstift	1909	19	14	

Stadt	Name der Anstalt	Grün-dungs-jahr	Betten für Säug-linge	Betten für Mütter	Bemerkungen
Gießen	Säuglingsheim d. Vereins für Säuglingsfürsorge				
Glogau	Säuglingsheim E. V. (Gräfin Poninskasche Stiftung)	1903	30		
Görlitz	Säuglingspflegeheim (privat)	1911			
Gotha	Viktoria-Adelheid-Pflege	1910	10		
Greiz	Ernst und Lina Arnold-Kinder-heim (Stiftung)	1898			
Halberstadt	Städt. Säuglingsheim, mit Krip-pe verbunden				
Halle	St. Elisabeth-Säuglingsheim d. Kongregation der grauen Schwestern	1903	30		
Halle	Säuglingsheim des Diakonis-senhauses	1911			
Hamburg-Groß-Bor-stel	Säuglingsheim Marienruh	1898	36		
Hamburg	Säuglingsheim d. Vereins „Säug-lingsheim"	1912			
Hamburg	Säuglingsheim Harvestehude	1900			
Hamburg-Eisenbüt-tel	Freies Kinderheim	1910	6		
Hannover	Privates Säuglingsheim				
Hannover	Henriettenstift	1860	8		
Iserlohn	Säuglingsheim „Elisabethkrip-pe"				
Karlsruhe	Säuglingsheim der Firma Vogel & Schurmann				
Kiel	Städt. Kinderheim	1908			
Kreuzburg, O.-S.	Kinderheim Ber-Saba	1893			
Landeshut i. Schl.	Kinderheim d. schles. Textil-werke Methner & Frahne A.-G.	1901	14		
Landsberg a. W.	Säuglingsheim d. Max Bahr A.-G. f. Jutespinnerei u. We-berei	1907			
Lankwitz b. Berlin	Säuglingsheim	1910			
Leipzig-Connewitz	Kinderheim d. Vereins „Leip-ziger Kinderheim"	1889			
Lennep i. Rhld.	Säuglingsheim	1910			
Liegnitz	Auguste Victoria-Heim d. Va-terländ. Frauenvereins	1907	16		
Luckenwalde	Säuglingsheim d. Vereins für Säuglingspflege	1910	15		
Ludwigshafen	Säuglingsheim	1909			
Mainz	Säuglingsheim	1910			
Mannheim	Städt. Säuglingsheim	1905			
Meiningen	Säuglingsheim d. Vaterl. Frau-envereins	1905	30		
Memel	Säuglingsheim	1906	12		
Mühlhof (Bayern)	Säuglingsheim d. Firma Stieber & Sohn	1908			

Stadt	Name der Anstalt	Grün-dungs-jahr	Betten für Säug-linge	Mütter	Bemerkungen
München-Gladbach	Säuglingsheim	1907	15		
München	Prinzessin Arnulf-Haus f. Säug-linge	1905	25	8	
München-Neuwit-telsbach	Säuglings- u. Mütterheim des Vereins „Säuglingsheim"	1909	75	12	
Münster i. Westf.	Säuglingsheim d. kath. Für-sorgevereins	1910			
Nieder-Schönhausen	Kinderheim d. Fürsorgevereins f. hilflose jüd. Kinder E. V.	1906	30	6	
Nürnberg-Lichten-hof	Säuglingsheim in Verbindung mit Klein-Kinderheim u. Ta-geskrippe				
Nürnberg	Säuglingsheim in Verbindung mit d. Pflege- u. Krippenan-stalt				
Oppeln	Säuglingsheim d. Prov.-Heb-ammen-Lehranstalt	1910			
Petersdorf	Säuglingsheim	1910			
Posen	Säuglingsheim d. Prov.-Heb-ammen-Lehranstalt	1806			
Regensburg	Städt. Säuglingsheim	1909	12	2	
Remscheid	Säuglingsheim d. Bergischen Stahlindustrie G. m. b. H.				
Röthenbach i. Bay-ern	Säuglingsheim d. Kommerzien-rates Conradty				
Schwelm	Kinderheim	1892			
Spandau	Evangelisches Johannesstift	1904	30		
Spremberg, Lausitz	Kinderheim	1910	20		
Stendal	Säuglingsheim	1912			
Stuttgart, Stuttgar-terstr. 42	Säuglingsheim		70		
Swinemünde	Heyse-Nitzsche-Stiftung	1906	15		
Waiblingen b. Stutt-gart	Säuglingsheim d. Vereins der Kinderfreunde	1877	35		
Weimar	Kinderheim	1910	10		
Wiesbaden	Säuglingsheim d. Diakonissen-Mutterhauses Paulinenstift	1910	40	2	
Wismar	Säuglingsheim	1911			
Wüstegiersdorf, Kr. Waldenburg	Julius Kauffmannsches Kinder-heim	1890	7		

Ein großer Teil der Heime hat auch die **Ammenvermittlung** in den Bereich ihrer Aufgaben gezogen: einmal um die Gefahren, die aus der Ammen-vermittlung eventuell der Amme - suchenden Familie erwachsen können, möglichst einzuschränken und dann, um die Interessen der Ammenkinder, die unter den gefährdeten Kindern eine besondere Gruppe repräsentieren, möglichst wirksam zu vertreten. Bei uns in Deutschland wird zurzeit noch die Ammenvermittlung im wesentlichen von Ammenbureaus betrieben. Es geht aber das Bestreben dahin, sie immer mehr ausschließlich den Säuglings-

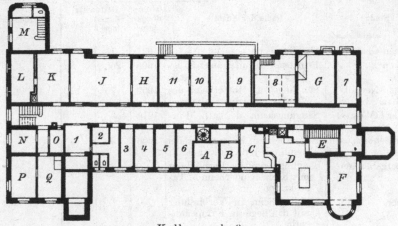

Kellergeschoß.

1-6 Wirtschaftskeller	E Geschirraum
7 Kohlenraum	F Refektorium
8 Zentralheizung	G Koksraum
9 Desinfektion	H-J Milchküche
10 Leichenraum	K Milchabgabe
11 Sektionsraum	L Kühlraum
A Speisezimmer für das Dienstpersonal	M Kinderwagenraum
	N Ärztebad
B Speise	O-Q Hausmeister
C Spülküche	

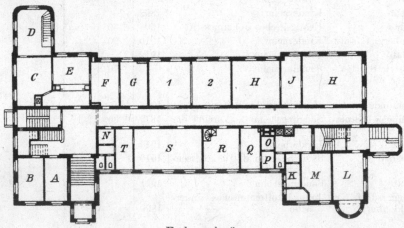

Erdgeschoß.

1-2 Quarantänzimmer	J Gard. f. d. Schwestern
A u. B Assistentenzimmer	K Bad für die Schwestern
C Aufnahme	L Hauskapelle
D Wartezimmer	M Oberschwester
E Bureau	N O P Kammern
F G } Leitende Ärzte	Q-R Laboratorium
	S Unterrichtsraum
H Schwestern	T Garderobe

Fig. 35. Säuglingsheim München.

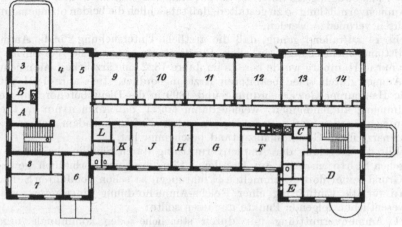

1. Obergeschoß.

3-14 Säuglingsräume	*F* Mütterspeisezimmer
A Bad für die Säuglinge	*G* Mütterschlafzimmer
B Teeküche	*H* Hausapotheke
C Teeküche	*J-K* Operationsräume
D Mütterschlafzimmer	*L* Kammer
E Mütterbad	

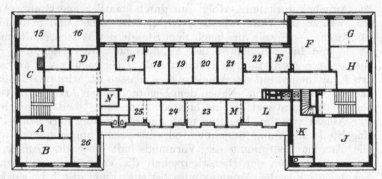

2. Obergeschoß.

15-16 Isolierzimmer	*G* Nähzimmer
17-22 Säuglingsräume	*H* Bügelzimmer
23-26 Pflegeschülerinnen	*J* Waschküche
A-B Nachtwache	*K* Vorwäsche
C Teeküche	*L* Speisezimmer für die
D Bad f. d. Isolierabteilung	Pflegeschülerinnen
E Bad für die Säuglinge	*M* Badezimmer
F Dienstboten	*N* Kammer

Fig. 36. Säuglingsheim München.

heimen und Säuglingsanstalten zu überweisen, weil diese allein in der Lage sind, die Ammenvermittlung so zu gestalten, daß tatsächlich die beiden obengenannten Gefahren vermieden werden.

Es ist auffallend genug, daß die ärztliche Untersuchung für die Ammenvermittlung nicht bereits in allen Bundesstaaten gesetzliche Vorschrift ist. Aber nur in Hamburg wurde bereits im Jahre 1822 eine ärztliche Untersuchung der Ammen durch einen beamteten Arzt angeordnet. Im Jahre 1881 wurde in die Hamburger Gewerbeordnung und 1899 in die Dienstbotenordnung eine Bestimmung aufgenommen, welche dahin lautet, daß Ammen nur in Dienst genommen werden und nur in Dienst treten dürfen, nachdem der amtliche Ammenarzt ihren Gesundheitszustand bescheinigt hat.

Für die Regelung der Ammenvermittlung durch Säuglingsheime ist das Vorgehen Schloßmanns am Dresdener Säuglingsheim vorbildlich gewesen. Auf Grund seiner dort gesammelten Erfahrungen ist schon vor Jahren Schloßmann für die Einführung einer Reichs-Ammenordnung eingetreten, welche im wesentlichen folgende Punkte umfassen sollte:

1. Ammenvermittlung nur durch staatliche oder kommunale organisierte Anstalten, in denen Amme und Kind beobachtet werden.
2. Versorgung und ärztliche Beaufsichtigung des Ammenkindes durch Vermittlung dieser Anstalten auf Kosten der Dienstherrschaft.
3. Haftpflicht und Strafbarkeit der Dienstherrschaft, falls zu einem syphilitischen Kinde eine Amme engagiert wird.
4. Keine Person darf vor Ablauf von drei Monaten nach der letzten Entbindung als Amme eintreten oder als solche angenommen werden.

Zu den Forderungen Schloßmanns habe ich noch zwei weitere Punkte hinzuzufügen, nämlich eine stärkere Verantwortlichkeit des Hausarztes und dann vor allem einen Schutz des Ammenkindes gegen die eigene Mutter und deren Familie, und die Forderungen, die wir an eine Neuregelung des Ammenwesens stellen müssen, fasse ich in folgender Weise zusammen:

1. Die Ammenvermittlung erfolgt nur durch staatlich anerkannte Anstalten, welche die Verantwortung für die Gesundheit und Stillfähigkeit der Amme — soweit dies nach dem Stande der Wissenschaft möglich ist — und für den Schutz des Ammenkindes übernehmen.
2. Nur wenn nach ärztlichem Gutachten die Übertragung von ansteckenden Krankheiten auf die Amme ausgeschlossen ist, wird eine Amme an die Familie abgegeben. Neben dem begutachtenden Arzt ist die Dienstherrschaft verantwortlich und haftbar, wenn eine Übertragung eintritt.
3. Vor Ablauf von drei Monaten nach der Entbindung darf keine Person eine Stelle als Amme annehmen oder als solche angenommen werden.
4. Die Anstalt übernimmt die Vormundschaft über das Ammenkind, sowie auf Kosten der Dienstherrschaft die Versorgung und ärztliche Beaufsichtigung des Ammenkindes bis zum Ende des 2. Lebensjahres.
5. Über das Schicksal der Ammenkinder hat jede Anstalt der Aufsichtsbehörde eine einwandsfreie Statistik vorzulegen, deren Ergebnis für die weitere Erteilung der Vermittlungserlaubnis maßgebend ist.

Als Beispiel für die Art, wie heut vielfach das Ammenwesen in Säuglingsheimen geordnet ist, führe ich an:

Bestimmungen über das Ammenwesen beim städtischen Säuglingsheim zu Dresden.

§ 1.

Junge, auf Erwerb angewiesene Mütter, welche gesonnen sind, eine Ammenstellung anzunehmen, finden mit ihrem Kinde im städtischen Säuglingsheim zur Beobachtung,

Feststellung ihrer Tauglichkeit und Zuweisung in eine Ammenstelle Aufnahme. Das Säuglingsheim gewährt für die Mutter und das Kind freie Verpflegung, Anstaltskleidung und Wohnung.

Kosten werden der Mutter nur in folgenden Fällen berechnet:

a) wenn eine zur Amme geeignete Mutter die Anstalt freiwillig verläßt und auf die Besorgung einer Ammenstelle verzichtet oder die ihr angetragene Ammenstelle ablehnt, für Mutter und Kind auf die Dauer des Aufenthalts im Säuglingsheim nach dem Tagessatze von 1,50 Mark,

b) wenn das Kind allein in der Anstalt zurückbleibt, nach dem Tagessatze von 0,75 Mark;

c) wenn das von der Anstalt aus in Ziehpflege gegebene Kind wegen Erkrankung oder aus einem sonstigen Grunde in die Anstalt wiederaufgenommen wird, nach dem Tagessatze von 0,75 Mark vom Tage der Wiederaufnahme ab;

d) wenn das Kind in der Anstalt verbleibt, nachdem die Mutter als Hausamme in den Dienst der Anstalt getreten ist, für das Kind vom Tage des Diensteintritts der Mutter an nach dem Tagessatze von 0,75 Mark.

Bei Ablehnung oder Auflösung des Ammendienstverhältnisses ist in jedem Falle der volle Tagessatz von 1,80 Mark für das in der Anstalt verbleibende Kind zu entrichten.

Die Verpflichtung des Vaters, seinerseits für den Unterhalt des Kindes auch dann aufzukommen, wenn die Mutter dem Säuglingsheim gegenüber befreit ist, wird hierdurch nicht berührt.

§ 2.

Die aufzunehmenden Mütter sollen unbescholten, gesund und von freundlichem und bescheidenem Wesen sein.

Die Anstalt nimmt hierzu die erforderlichen Erörterungen vor und prüft den Gesundheitszustand der Mutter mit den der ärztlichen Wissenschaft zu Gebote stehenden Hilfsmitteln (Blutuntersuchung nach Wassermann usw.) sowie die Abgabe ausreichender Milchmenge. Eine Gewähr für die Gesundheit der Amme kann nicht übernommen werden.

Durch den Eintritt in das städtische Säuglingsheim übernehmen die Mütter die Verpflichtung, die ihnen zugewiesene Stellung als Amme anzunehmen und alsbald anzutreten. Sie haben in dieser Stellung so lange als nötig zu verbleiben, Wäsche, Kleidungs- und Ausstattungsstücke für ihren eigenen Bedarf und für das Kind zu beschaffen, sowie sich eines tadellosen Verhaltens zu befleißigen und auf Erfordern leichten häuslichen Arbeiten zu unterziehen (Waschen der Kinderwäsche u. dgl.).

Das Säuglingsheim beschäftigt die Mütter entweder als Ammen im eigenen Betriebe oder gibt sie auf Antrag an Familien ab. Der Antrag ist an die Verwaltung oder an die ärztliche Leitung der Anstalt zu richten.

Für das Rechtsverhältnis zwischen Anstalt, Amme und Dienstherrschaft sind die vorliegenden Bestimmungen zugrunde zu legen; im übrigen gelten die einschlagenden reichs- und landesgesetzlichen Vorschriften. Eine Haftung für die Bewährung der Amme wird von der Anstalt in keinem Falle übernommen.

Mütter, welche sich für den Ammendienst nicht eignen, sind samt dem Kinde ohne Anspruch auf Entschädigung alsbald zu entlassen.

§ 3.

Zur Auswahl einer geeigneten Amme sind Gewicht, Alter und die sonstigen Eigenschaften des zu stillenden Kindes der Anstalt mitzuteilen.

§ 4.

Für die Zuweisung einer Amme ist an die Kasse des Säuglingsheims eine Gebühr von 60 Mark vor Abgabe der Amme zu entrichten. Werden besondere Bedingungen an die Amme gestellt (zweitstillende, verheiratete Frau usw.) oder wird die Amme außerhalb Dresdens abgegeben, so ist die Gebühr angemessen zu erhöhen und kann bis auf 100 Mark festgesetzt werden. Die Zuweisungsgebühr gilt als Entgelt für die Verpflegung der Amme im Säuglingsheim, für ärztliche Untersuchung (insbesondere Blutuntersuchung nach Wassermann), ärztliche Überwachung und Feststellung des Milchgehaltes.

In besonderen Ausnahmefällen und bei vorliegender Bedürftigkeit kann von der Verwaltung des Säuglingsheims eine Ermäßigung der Gebühr bis auf 45 Mark bewilligt werden.

§ 5.

Der einer Amme zu gewährende Lohn unterliegt freier Vereinbarung.

Hat die Amme ihr Kind selbst in fremder Pflege untergebracht, so soll der Monatslohn bei einem Kinde nicht unter 42 Mark, bei Zwillingen nicht unter 52 Mark betragen.

Wird das Kind der Amme nicht von ihr selbst in geeigneter Weise untergebracht, so übernimmt es die Anstalt, das Kind im Auftrage der Mutter einer geeigneten Ziehmutter in Pflege zu geben. Die Anstalt vertritt in diesem Falle, und zwar auf solange, als die Mutter in der ihr von der Anstalt zugewiesenen Ammenstelle verbleibt, die Mutter sowohl der Ziehmutter als auch der das Ziehkinderwesen beaufsichtigenden Behörde gegenüber.

Die Dienstherrschaft hat sich zu verpflichten, für Vermittelung der Ziehpflege und zur Deckung des Ziehgeldes bzw. für Aufnahme des Kindes in die Anstalt an die Kasse des Säuglingsheims monatlich 22 Mark und bei Berechnung des Ziehgeldes nach Tagen 0,75 Mark täglich kostenfrei abzuführen. Dafern die Amme ungeachtet einer an sie zu richtenden Aufforderung die zur Unterbringung des Kindes bei einer Ziehmutter erforderlichen Ausstattungsgegenstände nicht beschafft, hat die Dienstherrschaft der Anstalt gegenüber auch diese Kosten zu übernehmen.

Der in diesem Falle der Amme von der Dienstherrschaft zu gewährende Lohn soll nicht unter 20 Mark und bei Zwillingen nicht unter 30 Mark betragen.

Die Zahlungsverpflichtung der Amme gegenüber dem Säuglingsheim bleibt durch die Vereinbarungen mit der Dienstherrschaft unberührt.

Neben dem Lohne hat die Dienstherrschaft der Amme in jedem Falle freie Wohnung und Beköstigung zu gewähren.

Die Dienstherrschaft soll die Amme auch hinsichtlich ihrer Führung und der Erhaltung einer ausreichenden Milchmenge überwachen.

§ 6.

Wird eine Amme außerhalb Dresdens in Dienst genommen, so hat die Dienstherrschaft die Reisekosten für die Hinfahrt und die spätere Rückfahrt nach Dresden zu tragen. Die Kosten der Hinfahrt sind vorher an die Kasse der Anstalt einzusenden; für Deckung der Kosten der Rückfahrt kann Sicherheit gefordert werden.

§ 7.

Von Entlassung der Amme hat die Dienstherrschaft zur Vermeidung des Fortbestehens ihrer Zahlungsverbindlichkeit unverzüglich und bei bevorstehender Auflösung des Dienstverhältnisses möglichst 14 Tage vor dessen Beendigung die Verwaltung des Säuglingsheims in Kenntnis zu setzen. Ist das Kind der Amme von der Anstalt untergebracht, so bleibt die Dienstherrschaft bis zur unverzüglich einzuleitenden Auflösung der Unterbringung zur Zahlung des Ziehgeldes verpflichtet.

Die Abgabe eines Urteils über die Führung und die Leistungen der Amme und über das Gedeihen des Kindes ist erwünscht.

§ 8.

Mit dem Ausscheiden einer Amme aus dem ihr von der Anstalt überwiesenen Ammendienste erledigen sich alle Verpflichtungen der Anstalt gegenüber der Amme und ihrem Kinde.

§ 9.

Soll eine bestimmte Amme für eine Dienstherrschaft für einen späteren Zeitpunkt in der Anstalt zurückbehalten werden, so hat die Dienstherrschaft außer der Zuweisungsgebühr vom Tage der Vereinbarung ab noch eine tägliche Verpflegungsgebühr von 2 Mark an die Anstaltskasse zu entrichten.

§ 1o.

Für vorübergehende Abgabe einer Amme aus dem Säuglingsheim ist außer dem der Amme zu gewährenden Lohne nebst freier Beköstigung und Wohnung dem Säuglingsheim der Betrag von täglich 3 Mark, bei Abgabe außerhalb Dresdens von 4 Mark, vorauszahlungsweise auf die Dauer der Abgabe zu vergüten.

Wird die Amme dauernd behalten, so kann die Zuweisungsgebühr in geeigneten Fällen ermäßigt werden.

§ 11.

Es empfiehlt sich, die Amme nach Eintritt in den Dienst dem Hausarzt oder dem behandelnden Frauenarzt vorzustellen. Sollten diesem irgendwelche Bedenken in bezug auf die getroffene Auswahl beigehen, so kann unter Einsendung einer ärztlichen Bescheinigung innerhalb 4 Tagen der Umtausch der Amme beantragt werden.

Wird die Amme innerhalb dieser Frist unter triftigen Gründen abgelehnt, ohne daß eine andere Amme dafür beansprucht wird, so kann auf Ansuchen die Zuweisungsgebühr zurückerstattet werden, wenn dafür die in § 10 festgesetzte Gebühr, der Ammenlohn und die Auslagen bezahlt werden.

§ 12.

Die angefügte Belehrung, die Amme und das von ihr zu stillende Kind betreffend, wird den Dienstherrschaften zur Beachtung empfohlen.

Dresden, am 10. Februar 1911.

Der Rat zu Dresden.

Bürgermeister Dr. Kretzschmar.

Unter den Einrichtungen der geschlossenen Fürsorge nehmen eine besondere Stellung ein: Anstalten, welche zumeist den Namen „Asyl" tragen, die im engsten Zusammenhang mit der offenen Fürsorge und als eine Ergänzung derselben wirken. Sie haben die besondere Aufgabe, vorübergehend die Kinder in Obhut zu nehmen, solange ihnen aus irgendeinem Grunde, z. B. wegen Erkrankung oder Inhaftierung der Eltern oder eines Elternteiles, die Versorgung des Kindes obliegt, und andererseits dienen sie als Durchgangsstation für diejenigen Säuglinge, welche auf Kosten der städtischen Verwaltung in Pflegestellen untergebracht werden sollen. In diesem Sinne wirken z. B. das Waisenhaus in Hamburg und das Kinderasyl der Stadt Berlin. In diesen Durchgangsstationen bleiben die Kinder nur so lange, als sie nach dem Urteil des Arztes der Anstaltspflege bedürfen. Sobald dieser Grund wegfällt, werden sie in kontrollierter Familienpflege untergebracht. Die Erfolge, die mit diesem System, der Kombination von offener und geschlossener Fürsorge, in der städtischen Waisenpflege in Hamburg sowohl wie in Berlin gemacht worden sind, sind im Vergleich zu einer ausschließlichen Familienpflege, aber ebenso auch im Vergleich zu einer ausschließlichen Anstaltspflege ausgezeichnet. Auch die Stadt Charlottenburg benützt als eine derartige Durchgangsstation das Säuglingsheim Westend und gibt überhaupt keine Säuglinge mehr in Pflegestellen, bevor nicht ihr Gesundheitszustand geprüft ist.

Schließlich bleibt mir noch die **Fürsorge für kranke Säuglinge,** soweit sie in unser Gebiet hereingehört, zu besprechen. Wie ich schon oben erwähnte, hat die Krankenhausbehandlung für Säuglinge in den letzten Jahrzehnten, dank den Fortschritten der pädiatrischen Wissenschaft, außerordentliche Fortschritte gemacht. Die Zeiten, in denen man sich vor dem Hospitalismus fürchtete, in denen Säuglinge am liebsten von der Aufnahme ins Krankenhaus ausgeschlossen wurden, sind vorüber, und wir wissen heut mit großer Sicherheit zu unterscheiden, welche Krankheitsfälle der Anstaltspflege bedürfen, für welche sie als alleinige Verpflegungsart in Betracht kommt. So sind in einer Reihe von Säuglingsheimen und andererseits in einer Anzahl von allgemeinen Krankenhäusern besondere Abteilungen für kranke Säuglinge eingerichtet worden, die in der Gesamtheit der Fürsorgeeinrichtungen eine wichtige Rolle zu erfüllen haben. Die Tabelle G gibt eine Übersicht über diese Anstalten, und als Beispiel sei das Säuglingskrankenhaus Weißensee angeführt, das auch um deswillen Erwähnung verdient, weil es das erste kommunale Krankenhaus ist, das wir in Deutschland besitzen.

Säuglingskrankenhaus Weißensee bei Berlin.

Das erst vor wenigen Monaten eröffnete Säuglingskrankenhaus, das vorläufig Platz für 65 Säuglinge bietet, nimmt alle Kinder bis zu $1\frac{1}{2}$, höchstens bis zu 2 Jahren, ohne irgendeine durch die Krankheitsursache bedingte Beschränkung, auf. Das Haus besitzt Spezialabteilungen für Haut, Augen, Ohren, Hals und chirurgische Patienten, sowie Pavillons für ansteckende Krankheiten. Ganz besondere Sorgfalt wurde den Vorkehrungen zur Vermeidung von Hausinfektionen zugewendet; so muß jeder Kranke zunächst die Quarantänestation passieren.

Die ganze Krankenhausanlage besteht aus:
1. dem Hauptgebäude;
2. dem Hörsaalgebäude;
3. dem Isolierpavillon;
4. der Leichenhalle;
5. dem Wirtschaftsgebäude;
6. dem Pferdestall.

G. Säuglingskrankenhäuser und Säuglingskrankenabteilungen.

Stadt	Name der Anstalt	Gründungs-jahr	Betten für Säuglinge	Mütter	Bemerkungen
Aachen	Säuglingsabteilung des städt. Elisabeth-Krankenhauses	1903	46	14	
Altenburg	Kinderhospital d. Vereins f. Armen- und Krankenpflege	1886			
Altona	Kinderhospital eines Privatvereins	1859	36		
Berlin, Blumenstr.78	Kinderhaus	1897	6		
Berlin, Alte Jakobstraße 33—35	Säuglingsabteilung im städt. Waisenhaus		130	9	
Berlin-Rummelsburg	Säuglingsabteilung d. Waisenhauses der Stadt Berlin		132	16	
Berlin, Schumannstr. 22	Universitäts-Kinderklinik	1830	18		
Berlin, Reinickendorferstr. 32	Städt. Kaiser und Kaiserin Friedrich - Kinder - Krankenhaus	1890	80		
Berlin, Invalidenstr. 147	Säuglingsklinik des Vereins Säuglingskrankenhaus	1905	24	3	
Brandenburg	Kaiser Wilhelm-Kinderheim	1904	25		
Braunschweig	Städt. Krankenhaus	1907	12 –16		
Bremen	Kinderkrankenhaus des Vereins für Kinder-Heilanstalten	1846			
Breslau	Städtisches Wilhelm-Augusta-Hospital				
Bromberg	Kinderkrankenhaus St. Florian	1898			
Cassel	Kinderhospital zum „Kind von Brabant" (Frauenverein)	1846			
Celle	Kinderhospital	1850	10		
Charlottenburg	Säuglingsklinik Christstraße	1907	33	3	
Colmar	Säuglingsabteilung im Bürgerspital				
Cöln am Rhein	Städt. Abr. von Oppenheimsches Kinderhospital	1883	30	4	
Cöln am Rhein	Säuglingsstation im Städt.Waisenhaus	1897	15—20		
Cöln am Rhein	Kinderklinik d. Städt. Krankenanstalt Lindenburg	1908	50	7	
Crefeld	Kinderabteilung im städtischen Krankenhaus				
Dortmund	Säuglingsstation im städt. Waisenhaus	1901	12		
Dortmund	Säuglingsstation d. katholischen St. Vinzenz-Heimes	1903			
Dresden	Kinderheilanstalt	1905	18		
Dresden	Maria-Anna-Kinderhospital				
Düsseldorf	Klinik für Kinderheilkunde	1907			
Erlangen	Universitäts-Kinderklinik	1905			
Frankfurt a. Main	Dr. Christs Kinderhospital	1845	16	2	
Frankfurt a. Main	v. Neufvillesches Kinderhospital	1898	10		

Stadt	Name der Anstalt	Grün-dungs-jahr	Betten für		Bemerkungen
			Säug-linge	Mütter	
Frankfurt a. Main	Kinderklinik im städt. Kran-kenhaus	1908	55	4	
Frankfurt a. Main	v. Rothschildsches Kinderhos-pital	1870			
Frankfurt a. Oder	Kinderkrankenhaus	1910			
Frankfurt a. Oder	Kinderstation im städt. Kran-kenhaus				
Freiburg i. Breisgau	Universitäts-Kinderklinik (frü-her Hilda-Kinderhospital)	1886	20	3	
Fürth	Kinderspital d. St. Johannes-Zweigvereins f. freiwillige Ar-menpflege	1889	6		
Gotha	Kinderkrankenhaus d. Vereins Marienpflege, gegr. 1854, be-sondere Säuglingsabteilung seit	1911			
Göttingen	Universitäts-Kinderklinik	1911	12	1	
Guben	Kinderabteilung im städtischen Krankenhaus				
Hagenau	Säuglingsabteilung im städt. Bürgerspital	1877			
Hamburg	Säuglingsabteilung i, Kranken-haus St. Georg	1823	65		
Hamburg	Säuglingsabteilung im Waisen-haus	1893	90		
Hamburg	Kinderhospital (Verein)	1840			
Hannover	Kinderheilanstalt	1893	28	2	
Heidelberg	Luisen-Heilanstalt, Universi-täts-Kinderklinik	1902	40		
Hildesheim	Kinderhospital				
Kattowitz	Säuglingsstation	1911			
Kiel	Heinrich-Kinderhospital	1905	32	5	
Kiel	Kinderstation im städt. Kran-kenhaus				
Leipzig	Kinderkrankenhaus, Universi-täts-Kinderklinik	1891			
Lörrach-Stetten	Kinderhospital	1869	16		
Lübeck	Kinderhospital	1852			
Lüneburg	Kinderhospital	1870	8		
Magdeburg	Säuglingsstation der Kranken-anstalt Altstadt	1906	60	10	
Marburg	Säuglingsabteilung d. Medizi-nischen Klinik	1905	15	2	
Metz	Säuglingsstation in der Hebam-menschule	1910			
München	Universitäts-Kinderklinik	1846	20	3	
München	Gisela-Kinder-Spital	1899	20	2	
München	Säuglingsabteilung im Reisinge-ranum	1910			
Münster i. Westf.	Säuglingsh im u. Kinderkran-kenhaus	1910	46	30	
Nürnberg	Knopfsches Kinderspital	1907	25		

Stadt	Name der Anstalt	Grün-dungs-jahr	Betten für Säug-linge	Mütter	Bemerkungen
Offenbach a. Main	Kinderabteilung im städt. Versorgungshaus				
Offenbach a. Main	Kinderabteilung im Stadtkrankenhaus				
Offenbach a. Main	Städt. Kinderheim	1908	25		
Osnabrück	Kinderhospital	1879			
Pforzheim	Kinderspital Siloah	1884			
Posen	Säuglingsstation im Stadtkrankenhaus	1906	42		
Regensburg	Städt. Mathilden-Margarethen-Kinderspital	1860			
Reutlingen	Kinderkrankenhaus	1908			
Schöneberg	Säuglingsabteilung im städt. Auguste Victoria-Krankenhaus				
Speyer	Kinderkrankenhaus d. evangelischen Diakonissenanstalt	1900	15		
Stettin	Kinderheil- und Diakonissenanstalt	1854	30		
Stralsund	Kinderhospital	1856			
Straßburg	Universitäts-Kinderklinik				
Thorn	Kinderabteilung im städt. Krankenhaus				
Thorn	Kinderabteilung im Diakonissenkrankenhaus				
Wandsbek	Kinderabteilung im städtischen Krankenhaus				
Wangerooge	Elisabeth-Kinderkrankenhaus	1870			
Weißensee	Säuglingskrankenhaus	1906	16	3	
Würzburg	Säuglingsabteilung in der Rotkreuzklinik	1909	9		

Im Obergeschoß des Hauptgebäudes (Fig. 38) sind die Krankensäle mit 45 Betten, und zwar 2 Räume zu je 10 Betten und 5 Räume zu je 5 Betten, im Erdgeschoß die Aufnahme und Quarantäne, Ärzte- und Wirtschaftsräume und die Laboratorien, im Mansardengeschoß die Schwesternzimmer und Mütterabteilungen mit 8 Säuglingsbetten, im Dachgeschoß die Ammenwohnräume und zu ebener Erde die Pförtnerwohnung untergebracht. In einem

Fig. 37. Säuglingskrankenhaus Weißensee.
Erdgeschoß des Hauptgebäudes.

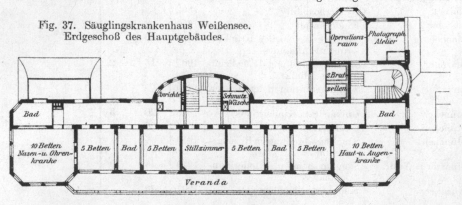

Anbau des Obergeschosses befinden sich außer dem Couveusenraum, der Operationssaal mit Vorbereitungszimmer, ein photographisches Atelier, das Wäschezimmer und alle erforderlichen Nebenräume. Hier wie im Münchener Säuglingsheim besitzt jeder Krankensaal Wandschränke für reine Wäsche, die vom Flur aus gefüllt und vom Krankensaal

Fig. 38. Säuglingskrankenhaus Weißensee.
Obergeschoß des Hauptgebäudes.

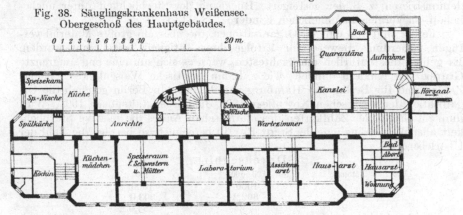

aus geleert werden. Im Anschluß an die größeren Säuglingsräume befinden sich durch Glaswände getrennte geräumige Badezimmer.

Im Erdgeschoß des Hörsaalgebäudes ist die öffentliche Fürsorgestelle untergebracht. Der Isolierpavillon besteht aus zwei getrennten Abteilungen: der Abteilung für Krank-

Fig. 39. Säuglingskrankenhaus Weißensee.
Mansardengeschoß des Hauptgebäudes.

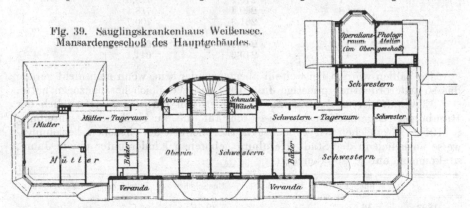

heiten der Atmungsorgane mit 5 Betten in einem Raum und einer zweiten Abteilung mit 6 Betten in 4 Räumen.

Im unmittelbaren Anschluß an das Wirtschaftsgebäude befindet sich ein Kuhstall (siehe S. 247).

Erfolge der Säuglingsfürsorge.

Die Statistik der Erfolge von Fürsorgemaßnahmen ist in den letzten Jahren mehrfach Gegenstand der Erörterung gewesen. Landsberg und Tugendreich haben auf dem III. Internationalen Kongreß für Säuglingsschutz, Berlin 1911 über diese Frage von neuem berichtet und mit wünschenswerter Deutlichkeit ausgesprochen, welche Anforderungen an eine zuverlässige Statistik zu stellen sind. Es muß jenen Statistiken ein Ende gemacht werden, die so häufig in den Berichten der Vereine paradieren, manchmal aber auch sich in die offiziellen Berichte verirren; jenen Statistiken, deren Unvollkommenheit — dem

Sachverständigen ohne weiteres erkennbar — auch dem Laien bei einigem Nachdenken nicht verborgen bleiben kann.

Es gibt Tatsachen, die den Erfolg moderner Säuglingsfürsorge ohne weiteres demonstrieren, z. B. der gesteigerte Rückgang der Sterblichkeit unter unehelichen, im Vergleich zu ehelichen Kindern. (S. 113.)

Ferner sind von einigen Organisationen, die über ein großes Material verfügen, neuerdings Beweise für Erfolge ihrer Tätigkeit beigebracht worden. Es gelingt dies natürlich am leichtesten, wenn es sich um eine eng umgrenzte Gruppe von Kindern handelt, wie z. B. um städtische Waisenkinder. Solche Zahlen sind für Berlin und Hamburg beigebracht. In Berlin geschah die Organisation der städtischen Kostpflege 1898, die der Anstaltspflege 1901. Wird nun auf Grund der Zählkarten des statistischen Amtes die relative Sterblichkeit aller Waisensäuglinge der Stadt Berlin berechnet, so beträgt die Zahl der Überlebenden:

Durchschnitt.

Monat:	1896—1900	1902
0	1000	1000
1	692,2	903,0
2	449,4	855,0
3	368,6	820,4
4	328,9	784,8
5	305,9	770.5
6	285,1	749,7
7	279,7	728,5
8	269,4	718,1
9	261,3	700,7
10	256,8	683,3
11	253,5	653,5
12	249,6	644,1

Die Zahlen würden bei weitem überzeugender sein, wenn man nicht gerade das so außerordentlich günstige Jahr 1902 zum Vergleich herangezogen hätte.

Einwandfreier erscheinen mir die Zahlen von Hamburg. (Bezüglich der Hamburger Organisation verweise ich auf die ausführliche Beschreibung S. 191). Vergleichen wir zunächst die Sterblichkeit der ehelichen, beziehungsweise unehelich in der Stadt Hamburg geborenen Kinder unter einem Jahre, so kommen auf je 100 bei den

	Ehelichen	Durchschnitt	Unehelichen	Durchschnitt	Kurvenpunkt
1893	16,51		39,78		
1894	14,10	15,96	35,88	38,44	a
1895	17,28		39,67		
1896	14,76		33,20		
1897	15,54	15,56	34,65	34,86	b
1898	16,38		36,73		
1899	16,78		33,22		
1900	16,59	17,10	31,57	32,91	c
1901	17,94		33,95		
1902	13,65		25,90		
1903	15,60	14,73	32,75	29,06	d
1904	14,95		28,54		
1905	15,46		29,54		
1906	14,58	14,03	30,23	28,57	e
1907	12,05		25,94		
1908	13,08		26,46		
1909	12,36	12,86	25,24	25,81	f
1910	13,14		25,74		

In graphischer Darstellung (Fig. 40) ergibt sich folgendes Bild:

I. stellt die Bewegung der Mortalität bei den unehelichen,

II. bei den ehelichen Säuglingen dar,

die ausgezogene Kurve zeigt die jährlichen Schwankungen,

die gestrichelte Kurve zeigt die durchschnittliche Bewegung, gemessen an den dreijährigen Durchschnitten.

Bemerkenswert ist der große Unterschied in dem Fallen der Kurven. Das allgemeine Fallen darf der allgemeinen Besserung der hygienischen Verhältnisse zugeschrieben werden. Wenn die Sterblichkeit der Unehelichen aber so stark abnimmt, wie es tatsächlich der Fall ist, so kann ein Einfluß der diesen Kindern speziell entgegengebrachten Fürsorge nicht bestritten werden; auch dann nicht, wenn man sich vergegenwärtigt, daß von der Verbesserung der allgemeinen hygienischen Verhältnisse diese an sich größere Vorteile haben werden als die übrigen.

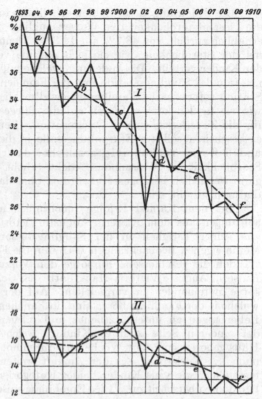

Fig. 40. Säuglingssterblichkeit in Hamburg 1893—1910 in Prozent der Lebendgeborenen. I. Uneheliche. II. Eheliche.

Noch zu einer anderen überaus wichtigen Frage liefert uns die Hamburger Statistik Material. Die Gesamtsterblichkeit aller in vollständiger öffentlicher Fürsorge (Waisenpflege) befindlichen Kinder im ersten Lebensjahre, die sich zusammensetzt aus den Todesfällen in den Krankenhäusern (akute Infektionskrankheiten), in der Säuglingsstation des Waisenhauses und der Familienpflege betrug in Hamburg:

1901	48, 7%	1906	19,57%
1902	34, 6%	1907	11,21%
1903	32,16%	1908	10,77%
1904	26,16%	1909	12,59%
1905	20,43%	1910	14,85%

Im Durchschnitt der letzten drei Jahre 12,74%.

In der Familienpflege allein betrug die Sterblichkeit 1901 noch 17,3% der Gesamtzahl der Aufgenommenen, in den Jahren 1907—1909 nur noch 1,85% der Gesamtzahl.

Die Sterblichkeit unter den weniger als ein Jahr alten Säuglingen in der Station betrug:

1904	27,5 %	1908	11,7 %
1905	12, 5%	1909	10,85%
1906	12,15%	1910	13,33%.
1907	9,14%		

Die Bedeutung dieser Zahlen erhellt aus folgenden Tatsachen. Einmal geht die Gesamtsterblichkeit der Waisensäuglinge im Laufe von zehn Jahren ganz erheblich zurück, von 48,7% auf 14,8%. Dann aber verändert sich das Verhältnis der Sterblichkeit, wie sie sich auf die verschiedene Unterbringungsweise der Kinder verteilt. Die Änderung, welche mit dem Jahre 1904, mit der Reorganisation der Säuglingsstation und der Familienpflege zusammenfällt, tritt in der Station sofort, in der Familienpflege allmählich ein. Die Minimalsterblichkeit, wie sie in den letzten Jahren auf die Pflegestellen fällt, ist der beste Beweis für die Zuverlässigkeit der Organisation. Denn sie zeigt, daß die Kinder, wie es geschehen soll, im Erkrankungsfalle in die Anstalt zurückgegeben werden; und daß dies rechtzeitig geschieht, dafür spricht der Umstand, daß die Sterblichkeit im Waisenhause nicht erhöht ist. Die Außensterblichkeit ist ganz wesentlich herabgesetzt worden, ohne daß die Sterblichkeit in der Anstalt dadurch erhöht wird.

Bei dem Kapitel Erfolge möchte ich auch noch meine eigenen Beobachtungen aus dem Kaiserin Auguste Victoria-Hause und die von Schelble aus seiner Tätigkeit in der Säuglingsfürsorge in Freiburg i. B. anführen. Meine eigenen Beobachtungen betreffen die Frage, ob und unter welchen Umständen die geschlossene Fürsorge den Vorzug vor der offenen verdient. Im Kaiserin Auguste Victoria-Haus hatte ich Gelegenheit, beide Formen der Fürsorge miteinander zu vergleichen. Auf der einen Seite stehen die Kinder, welche in der Familie geboren sind, in Familienpflege bleiben und von den ersten Lebenstagen an unter ärztlicher und pflegerischer Überwachung stehen; auf der anderen Seite sind es Kinder, welche im Kaiserin Auguste Victoria-Haus geboren sind, dort Wochen hindurch mit ihrer Mutter verbleiben und auch nach der Entlassung aus der Anstalt weiter überwacht werden. Ich konnte feststellen, wie viele Kinder beider Kategorien das erste, respektive zweite Lebensjahr überschritten. Die Ergebnisse unserer Beobachtungen dürften von allgemeinem Interesse sein, wenn auch die Zahl der Beobachtungen nicht allzu groß ist: Von den 159 Kindern, welche vom 1. Juni 1909 bis zum 1. Juli 1910 in der Anstalt geboren waren, sind im Laufe des ersten Lebensjahres nicht mehr als 18 gestorben, das entspricht einer Mortalität von 11,3%. Die Zahlen gewinnen an Bedeutung, wenn man bedenkt, daß das Kindermaterial aus den niedersten Schichten der Bevölkerung stammt, und sie gewinnen weiter an Bedeutung, weil sie absolut zuverlässig sind. Allerdings ist auch die Tatsache zu berücksichtigen, daß die Pflegeverhältnisse in der Anstalt ausnehmend günstige sind. Dieselben Gesichtspunkte gelten auch für die weiteren Zahlen, welche ich noch mitteilen möchte, die sich auf die Sterblichkeit im ersten Lebensmonat beziehen. Von den 267 Kindern, die bis zum 31. März 1911 im Hause geboren waren, sind im Laufe des ersten Lebensmonats nur zwei Kinder gestorben.

Diese Zahlen im Vergleich zu den Zahlen anderer Anstalten, im Vergleich zu der Sterblichkeit der Neugeborenen in der Außenpflege sind so außerordentlich günstig, daß zum mindesten für den Neugeborenen die Überlegenheit der Anstaltsfürsorge gegenüber der offenen nachweisbar ist.

Die Erfahrungen Schelbles, über die er auf dem III. Internationalen Kongreß für Säuglingsschutz berichtet hat, betreffen die Notwendigkeit der Kombination der offenen Fürsorge mit der geschlossenen und sind am kürzesten in Fig. 41 auf S. 273 zum Ausdruck gebracht. Sie zeigt, daß mit Einführung der ärztlichen Kontrolle über die Armen-Säuglinge die Gesamtmortalität der Unehelichen zu sinken begann, und daß diese nach Einführung der

Kontrolle über alle Haltekinder auf das Niveau der Sterblichkeit der Ehelichen herabgestiegen ist und sich dort während der letzten Jahre gehalten hat. Das wesentliche der Verbindung von offener mit geschlossener Fürsorge sieht Schelble darin, daß beide Stellen unter die Leitung eines Arztes gestellt werden, der dadurch in der Lage ist, die Vorteile beider Versorgungsformen je nach der besonderen Lage des einzelnen Falles auszunutzen.

Schlußbemerkungen.

Wenn wir die Gesamtheit der Einrichtungen auf dem Gebiete der Säuglingsfürsorge in Deutschland überblicken, so finden wir eine außerordentliche Mannigfaltigkeit der Formen, in denen die Wohlfahrtspflege die vorhandenen Übelstände zu beseitigen respektive ihnen vorzubeugen sucht. Für den Erfolg ist vor allem eins notwendig, daß in der Säuglingsfürsorge die geschlossene Fürsorge mit der offenen Hand in Hand arbeitet, daß aber die Grundlage, auf welcher alles sich aufbaut, die offene Fürsorge ist. Sie dient der Gesamtheit der fürsorgebedürftigen, sie entscheidet darüber, welche Kinder der Anstaltspflege zu überweisen sind, und sie nimmt sie wieder unter ihre Obhut, sobald sie aus der Anstalt entlassen sind.

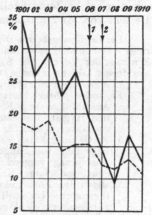

Von je 100 ehelichen und unehelichen Säuglingen starben in Freiburg i. B. in den Jahren 1901—1910:

Fig. 41.
1. Einsetzen der Kontrolle über die Armensäuglinge.
2. Einsetzen der Kontrolle über alle gegen Entgelt in Pflege Gegebenen.

In dieser Weise arbeitet bereits eine Reihe von Fürsorgestellen mit bestem Erfolg. Ferner ist notwendig, daß alle die Stellen, welche mit der Säuglingsfürsorge zu tun haben, untereinander in Verbindung stehen, und daß die Säuglingsfürsorge wiederum nur als ein Glied der gesamten Jugendfürsorge arbeitet. Die Erkenntnis von der Wichtigkeit dieser Tatsache hat in der Praxis dahin geführt, daß in einer Reihe deutscher Städte alle gleich gerichteten Bestrebungen einheitlich zusammengefaßt sind, und daß die verschiedenen Stellen, welche sich mit der Fürsorge für Kinder beschäftigen, zu einem Jugendfürsorgeamt zusammengefaßt sind; wie es z. B. in Hamburg, Magdeburg, Breslau und Leipzig geschehen ist. Auf diese Weise ist die notwendige Verbindung zwischen Säuglingsfürsorge, Kleinkinderfürsorge und allgemeiner Jugendfürsorge, die Verbindung zwischen Armenpflege und Wohlfahrtspflege, zwischen der ärztlichen Fürsorgetätigkeit und den sozial-rechtlichen Einrichtungen hergestellt worden, ohne die ein voller Erfolg überhaupt nicht denkbar ist.

Ganz besonders wichtig aber wird die Organisation der **Fürsorge für das Land.** Immer drängender wird darauf hingewiesen, wie ungünstig die Verhältnisse auf dem Lande sind und wie wenig zu ihrer Abhilfe bisher geschehen ist. Ein Beweis dafür sind die Zahlen der preußischen Statistik, aus denen hervorgeht, daß die Sterblichkeit der Kinder auf dem Lande, wo doch sicherlich im allgemeinen günstigere hygienische Bedingungen vorhanden sind, ungünstigere Zahlen aufweist als die Säuglingssterblichkeit in der Stadt. Es sind bisher nur die Anfänge einer Organisation fürs Land vorhanden und nur da, wo von einer Zentrale die Organisation und die Beschaffung der Mittel in die Hand genommen ist. Besonders betätigt haben sich auf diesem Gebiet die Zentralen für Säuglingsfürsorge im Regierungsbezirk Düsseldorf und im

Großherzogtum Hessen. Außerdem aber haben sich einzelne Kreise, so z. B. die Kreise Westerburg, Kreuznach, Hamm, eine einheitliche Organisation der Säuglingsfürsorge für ihren ganzen Bezirk angelegen sein lassen. Über die Art, wie eine solche Zentralstelle in ihrem Bezirk arbeitet, belehrt uns am besten der Bericht von Marie Baum über die Tätigkeit der Düsseldorfer Zentrale.

Der Regierungsbezirk Düsseldorf umfaßt 13 Stadt- und 15 Landkreise, mit insgesamt rund 3 Millionen Einwohnern. Seit November 1907 besteht in der Stadt Düsseldorf eine Zentrale, der Verein für Säuglingsfürsorge im Regierungsbezirk Düsseldorf, aus dessen Arbeit wir das, was die ländlichen Bezirke allein oder mitberührt, herausheben.

I. Aus- und Fortbildung von Organen der Säuglingsfürsorge.

Es finden jährlich statt:

1. Ausbildungs- und Fortbildungskurse für Ärzte in der Physiologie, Pathologie und Hygiene des Säuglingsalters und in der Säuglingsfürsorge;
2. Ausbildungskurse für Tierärzte in der Milchhygiene;
3. Fortbildungskurse für die in der Praxis stehenden Hebammen in Säuglingspflege und Säuglingsfürsorge;
4. Ausbildung vorgeschulten Pflegepersonals für die besonderen Zwecke der Säuglingsfürsorge (Kreisfürsorgerinnen, kommunale Säuglingsfürsorgerinnen);
5. allgemeine Fürsorgekurse, insbesondere für die ehrenamtlich tätigen Helferinnen (Lehrstoff: Vormundschaftsrecht, Sozialversicherung, Hygiene des Kindesalters, Ziehkinderwesen usw.).

Zur Durchführung dieser Aufgaben ist die Verknüpfung mit einem modernen Säuglingsheim — hier die akademische Kinderklinik Düsseldorf — erforderlich.

II. Belehrung der Mütter und künftigen Mütter in den von einer Wanderlehrerin abgehaltenen Kursen für Säuglingspflege.

Die Wanderlehrerin wird insbesondere in die kleinen Städte und Landgemeinden entsendet.

III. Belehrung und Propaganda durch Wort und Schrift. Für das Land kommt hier in erster Linie die an alle Hebammen des Regierungsbezirks kostenlos verteilte Monatsschrift „Mutter und Kind" in Betracht, ferner Abgabe belehrender Schriften durch die Wanderlehrerin; gelegentliche Vorträge.

IV. Belebung der lokalen, praktischen Fürsorgetätigkeit durch materielle Zuschüsse an Kreise, Kommunen, Vereine, durch Auswahl und Ausbildung fachlich geschulten Personals, durch Mitbeteiligung an der technischen Überwachung in der praktischen Arbeit.

Auf Anregung und nach den Vorschlägen dieser Zentralstelle aus erfolgt nun weiterhin die kreisweise Organisation der Fürsorgearbeit im engeren Sinne. Der Kreis stellt in der Kranken- und Säuglingspflege gut geschulte, gebildete Frauen als Kreisbeamtinnen an, zum Teil schon jetzt mit Beamtenqualität und Pensionsberechtigung. Diesen liegt es ob, in sämtlichen Gemeinden ihres Bezirkes die offene Fürsorge zu organisieren. Die Mittel hierfür im einzelnen sind: ärztlich geleitete Mutterberatungsstellen möglichst in allen geschlossenen Ortschaften; zahlreiche Hausbesuche; scharfe Überwachung der unehelichen und Ziehkinder. Ihre Aufgabe ist es ferner, die Arbeit der Frauenvereine für die ihnen zufallenden, besonderen Aufgaben — insbesondere Haus- und Wöchnerinnenpflege — zu beleben.

Außer den Zentralen, welche für eine Stadt oder für einen kleineren Bezirk gelten und wirken, ist aber für größere Landesteile eine Zentralisation aller gleich gerichteten Bestrebungen der Säuglingsfürsorge oder noch besser des Kinderschutzes notwendig, und dies um so mehr, so lange eine staatliche Organisation fehlt. Wir haben heut z. B. in Preußen Provinzialzentralen für Säuglingsschutz (Sachsen, Rheinprovinz, Westfalen und Schleswig-Holstein); wir haben Landeszentralen für das ganze Gebiet eines Bundesstaates, so z. B. in Preußen, Bayern, Hessen, Hamburg und haben schließlich in der Deutschen Vereinigung für Säuglingsschutz den Zusammenschluß aller im Deutschen Reiche zur Bekämpfung der Säuglingssterblichkeit und zum Schutze der Kinder im Säuglingsalter bestehenden Organisationen. Je kleiner der Bezirk ist, in dem eine solche Zentrale besteht, um so intensiver nimmt sie selbst an der praktischen Arbeit unmittelbar teil; je größer der Bezirk wird, um so mehr beschränkt sie ihre Tätigkeit auf Anregung, Rat und Auskunftserteilung in dem bewußten Bestreben, die Zentralen für kleinere Bezirke in ihrer Selbständigkeit nicht zu beeinflussen. Da die Deutsche Vereinigung und alle größeren Organisationszentralen erst wenige Jahre bestehen, so sind die Erfahrungen darüber, welche Organisation den praktischen Bedürfnissen am besten entspricht, noch nicht abgeschlossen. Immerhin haben sich aber die Landeszentralen für Bayern, die für Hessen und die Zentrale dür den Regierungsbezirk Düsseldorf um die Fürsorge in ihrem Gebiet ganz außerordentliche Verdienste bereits erworben.

In der großen Organisation der Säuglingsfürsorge für das gesamte Reich sind besonders wichtige Aufgaben einem Institut zugedacht, das unter dem Protektorat der deutschen Kaiserin steht, dem

Kaiserin Auguste Victoria-Haus zur Bekämpfung der Säuglingssterblichkeit im Deutschen Reich.

Einen Mittelpunkt für alle Bestrebungen auf dem Gebiete der Säuglingsfürsorge soll neben der Deutschen Vereinigung für Säuglingsschutz die Anstalt bilden, welche ihre Entstehung der Initiative Ihrer Majestät der Kaiserin verdankt. Die Idee zur Gründung einer Zentralanstalt geht auf Biedert zurück, welcher in Wort und Schrift wiederholt für die Begründung einer Versuchsanstalt für Säuglingsernährung eingetreten ist. Der Plan wurde von Althoff aufgenommen und in eingehenden Beratungen mit den hervorragendsten Pädiatern Deutschlands erörtert. Nicht mit Unrecht wurde geltend gemacht, daß das Studium der Physiologie und Pathologie des Kindes und speziell seiner Ernährung Aufgabe der Universitäts-Kinderkliniken sei, und daß diese, falls sie dieser Aufgabe bisher nicht gerecht wurden, besser auszustatten und an Zahl zu vermehren seien. Von anderer Seiten wiederum wurde die Idee der Zentralanstalt kritisiert, und zwar besonders im Hinblick auf die praktischen Aufgaben der Anstalt bezüglich Bekämpfung der Säuglingssterblichkeit. Man hielt es für zweckmäßiger, nicht eine Zentrale, sondern eine Reihe von Anstalten, über das Land verteilt, einzurichten, welche als Mittelpunkt der Bewegung in ihrem Bezirke gelten könnten, die theoretisch und praktisch sich an den Arbeiten beteiligen, und deren Tätigkeit in einem Institut zentralisiert werden sollte, das aber lediglich organisatorische Aufgaben hatte.

Nach den Vorschlägen der Sachverständigen, aus denen ich nur die angeführt habe, die nicht verwirklicht worden sind, hat Althoff seine letzte Ziel aus den Augen zu verlieren, eine physiologische Forschungsanstalt für Säuglingsernährung mit klinischer Behandlung zu schaffen. Neben diesen Aufgaben trat jedoch mit der fortschreitenden Entwicklung der Säuglingsfürsorge mehr und mehr die Notwendigkeit einer festen Organisation und Zentralisation der Bestrebungen zur Bekämpfung der Säuglingssterblichkeit in den Vordergrund, und so wurde mit dem Plan, ein wissenschaftliches Institut zu gründen, der einer Zentralstelle für Säuglingsfürsorge verbunden.

Beide Richtungen kommen in den Stiftungssatzungen des Kaiserin Auguste Victoria-Hauses zur Bekämpfung der Säuglingssterblichkeit im Deutschen Reich nebeneinander vollkommen zur Geltung. Die Satzungen des Hauses stellen — mit dem Ziel „Bekämpfung der Säuglingssterblichkeit im Deutschen Reich" vor Augen — als besondere Aufgaben der Anstalt folgende fest:

1. Die auf die Ernährung und Pflege der Säuglinge sowie auf die Fürsorge für die Mütter bezüglichen Fragen an der Hand entsprechender Einrichtungen wissenschaftlich und praktisch zu erforschen;
2. Material über die Säuglingssterblichkeit sowie über die Einrichtungen und Organisationen der Säuglingsfürsorge im Deutschen Reiche und in den ausländischen Kulturstaaten zu sammeln;
3. die Ergebnisse der eigenen wissenschaftlichen und praktischen Forschungen sowie der Sammeltätigkeit auf dem Gebiete der Fürsorge für Säuglinge und Mütter durch Veröffentlichungen der Allgemeinheit in vorbildlicher Weise nutzbar zu machen, auch Behörden, öffentlichen und privaten Verbänden sowie Einzelpersonen Auskunft und Rat zu erteilen.

Organisation: Die Stiftung wird von einem Kuratorium verwaltet, die Anstalt selbst von einem Ausschuß, welcher zwei Kuratoren, einen für die Verwaltung und einen für die wissenschaftliche Forschung erwählt. An der Spitze des Hauses stehen zwei Dirigenten, von denen einer sich speziell den Fürsorgeaufgaben des Hauses widmet, während der andere die physiologische Forschungsanstalt leitet. Der Anstalt steht ein zahlreiches Hilfspersonal für den klinischen Dienst und die wissenschaftlichen Arbeiten zur Verfügung: 2 Oberärzte, 4 Assistenzärzte, 1 chemischer Assistent, 1 Präparatorin und sonstiges Personal.

Das Kaiserin Auguste Victoria-Haus besitzt eine eigene Schwesternschaft, welche sich in Zukunft mehr und mehr aus den eigenen Schülerinnen ergänzen soll. Ferner ist eine Pflegerinnenschule angegliedert, deren Einrichtungen und Ausbildungsmethode sich im wesentlichen an die der bekanntesten englischen Institute anlehnt. Es bestand der Wunsch, einen Ersatz für die englische Lady-Nurse zu schaffen und in der Auswahl des Schülerinnenmaterials sowie in der Ausbildung die in England üblichen Fehler zu vermeiden. Da ich an anderer Stelle auf die Ausbildung von Pflegepersonal zu sprechen komme, so sei hier nur hervorgehoben, daß im Kaiserin Auguste Victoria-Haus zwei Klassen von Pflegerinnen vorgebildet werden: sogenannte Pflegedamen und Säuglingspflegerinnen. Die Ausbildung dauert 1 Jahr.

Die Unterhaltungskosten der Anstalt betragen jährlich ungefähr 250 000 M. und werden zum Teil durch Zuschüsse vom Reich und den Bundesstaaten, von Kommunen und einer besonderen Vereinigung der Gönner gedeckt, zu einem anderen Teil durch die eigenen Einnahmen aus Kur- und Verpflegungskosten.

Was die bauliche Ausgestaltung des Hauses anbetrifft, so läßt sich aus dem beigefügten Lageplan (Fig. 42) die Verteilung der einzelnen Gebäude ersehen. Den mittleren Teil des Grundstückes nimmt das Hauptgebäude ein. An der südlichen Nachbargrenze sind das Fürsorgehaus und das Maschinenhaus in angemessenem Abstand voneinander gelegen. An der nördlichen Seite ist das Stallgebäu. für Milchtiere errichtet und in dessen nächster Nähe ein Stall für Versuchstiere.

Das Hauptgebäude setzt sich aus drei miteinander durch überdachte Bogengänge verbundene Teile zusammen: den rechten (südlichen) und den linken (nördlichen) Flügelbau und den Mittelbau. Dieser Mittelbau besteht wiederum aus drei Teilen. An der Straße gelegen ist das Verwaltungsgebäude mit dem Haupteingang, den Verwaltungs und Bureauräumen, den ärztlichen Sprech- und Wohnzimmern und mit der in der ersten Etage gelegenen Privatabteilung. Nach dem Charlottenburger Schloßpark zu gelegen ist dagegen das Wirtschaftsgebäude, welches in seinem Erdgeschoß die Kochküche und Milchküche, im Obergeschoß die Waschküche, im Keller die dazugehörigen Nebenräume und im Dachgeschoß die Wohnräume des Wirtschaftspersonals enthält. Verwaltungsgebäude und Wirtschaftsgebäude werden verbunden durch einen Bautrakt, welcher als Versammlungssaal ausgestattet ist, unter welchem ein großer Raum für Ausstellungszwecke liegt. Im rechten Flügelbau befinden sich die Abteilungen für Entbindungen, für Schwangere und Wöchnerinnen sowie für frühgeborene Kinder, die Wohn- und Schlafräume der Schwestern und die der Schülerinnen. Der linke Flügelbau umfaßt ein Mütter- und Säuglingsheim für natürlich ernährte Kinder und Abteilungen für künstlich ernährte und kranke Kinder sowie die Laboratorien der Anstalt.

Da in den beiden Festschriften, deren eine bei der Eröffnung und deren andere bei Gelegenheit des III. internationalen Kongresses für Säuglingsschutz, Berlin 1911, herausgegeben ist, genaue Beschreibungen der Anstalt enthalten sind, und da vor allen Dingen die zweite Festschrift durch den Kongreß weite Verbreitung gefunden hat, so kann ich mich kurz fassen und will, nachdem an anderer Stelle die Milchküche, das Fürsorgegebäude und der Stall besprochen werden, nur auf einige Besonderheiten hinweisen. Jeder Besucher wird überrascht von der Weitläufigkeit der Korridore und Hallen, welche so angeordnet, daß alle Räume gut durchlüftbar sind. Bemerkt sei, daß im Säuglings- und Mütterheim die Schlafräume der Mütter von denen der Kinder getrennt sind. Innerhalb der Säuglingsräume liegen besondere Baderäume, die nur von diesen aus zugänglich sind. Die Badewannen sind entweder feststehende aus Fayence oder aber nickelplatierte fahrbare Wannen mit Kippvorrichtung nach Schloßmann. Für sämtliche Räume, welche längerem Aufenthalt dienen, also für alle für die Säuglinge und Mütter bestimmten Räume, ist Linoleumfußboden gewählt, während die Entbindungsräume nach der Art moderner Operationssäle ausgestattet sind und auch sonst in allen Nebenräumen, die es irgendwie wünschenswert erscheinen lassen, z. B. in den Baderäumen, in den Räumen für schmutzige Wäsche, in den Waschräumen für Mütter, Fußboden und Wände, nötigenfalls auch die Decken, mit Fliesen und Kacheln gedeckt sind. Einer besonderen Erwähnung bedarf die Frühgeborenenabteilung.

Die Frühgeborenenabteilung, welche in der Entbindungsstation gelegen ist, besteht aus drei Räumen. Der Mittelraum dient dem dauernden Aufenthalt der Mütter und des Pflegepersonals und enthält einige Betten für solche frühgeborene Kinder, welche besonderer Schutzmaßregeln nicht mehr bedürfen und deshalb entweder in die allgemeine Abteilung oder nach außen entlassen werden sollen. Aus dem Mittelraum gelangt man, nicht direkt, sondern erst durch einen Vorraum, in die beiden Räume für Frühgeborene, welche von dem Mittelraum nur durch eine Spiegelglaswand getrennt sind, damit von dort aus eine ständige Beobachtung möglich ist. Beide Räume, die wieder vollständig mit Fliesen und

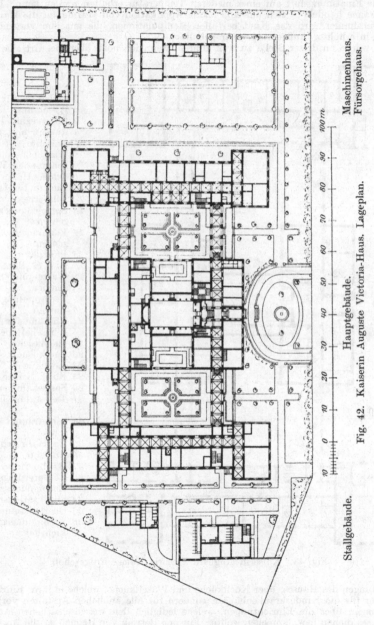

Maschinenhaus.
Fürsorgehaus.

Hauptgebäude.

Fig. 42. Kaiserin Auguste Victoria-Haus. Lageplan.

Stallgebäude.

Kacheln ausgekleidet sind, repräsentieren zwei verschiedene Arten von Couveusen. Der eine ist ein Couveusenzimmer (Fig. 45) nach Escherich-Pfaundler, dessen Lufttemperatur und Luftfeuchtigkeit auf konstante Höhe automatisch einzustellen ist. Der zweite Raum (Fig. 46) enthält Wärmewannen, welche dem von Siegert angegebenen Muster nachgebildet sind. Sie werden durch ständig zirkulierendes Wasser erwärmt, dessen Temperatur wiederum automatisch zu regeln ist. Der Unterschied zwischen beiden Methoden besteht darin, daß bei den Wärmewannen der Umgebung des Kindes beliebig Wärme zugeführt und dabei die Einatmungsluft auf einer niederen Temperatur erhalten werden kann. Bei der Wärmewanne handelt es sich um eine lokale Applikation von Wärme auf die Haut. Im Couveusenzimmer wird das Kind bei allen Manipulationen, die mit ihm vorgenommen werden, in erhöhter Außentemperatur gehalten.

Es würde an dieser Stelle zu weit führen, wenn ich noch über die wirtschaftlichen

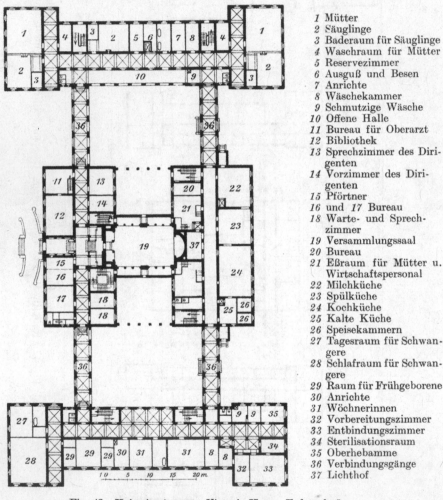

1 Mütter
2 Säuglinge
3 Baderaum für Säuglinge
4 Waschraum für Mütter
5 Reservezimmer
6 Ausguß und Besen
7 Anrichte
8 Wäschekammer
9 Schmutzige Wäsche
10 Offene Halle
11 Bureau für Oberarzt
12 Bibliothek
13 Sprechzimmer des Dirigenten
14 Vorzimmer des Dirigenten
15 Pförtner
16 und 17 Bureau
18 Warte- und Sprechzimmer
19 Versammlungssaal
20 Bureau
21 Eßraum für Mütter u. Wirtschaftspersonal
22 Milchküche
23 Spülküche
24 Kochküche
25 Kalte Küche
26 Speisekammern
27 Tagesraum für Schwangere
28 Schlafraum für Schwangere
29 Raum für Frühgeborene
30 Anrichte
31 Wöchnerinnen
32 Vorbereitungszimmer
33 Entbindungszimmer
34 Sterilisationsraum
35 Oberhebamme
36 Verbindungsgänge
37 Lichthof

Fig. 43. Kaiserin Auguste Victoria-Haus. Erdgeschoß.

Einrichtungen des Hauses, über Kochküche und Waschküche, welche in ihrer Einrichtung nicht nur für die Kinderkrankenhäuser, sondern für alle ähnlichen Anstalten vorbildlich sein können, über die Einrichtungen, welche lediglich den wissenschaftlichen Aufgaben des Hauses dienen usw., sprechen wollte. Für den Betrieb von Heimen ist die Anordnung der Eßräume von Wichtigkeit: im Kaiserin Auguste Victoria-Haus sind, ähnlich wie ich es auch im allgemeinen Kinderhaus in Stockholm gesehen habe, die Eßräume im Küchengebäude untergebracht, so daß alle Frauen, die nicht bettlägerig sind, ihre Mahlzeiten dort einnehmen und so der Essensgeruch auf den Mütter- und Säuglingsabteilungen nach Möglichkeit vermieden wird. Ich möchte diesen Teil nicht schließen, ohne noch auf die Flickstube und auf die Lehrkochküche und Waschküche hinzuweisen.

Für die Beheizung des Gebäudes ist eine Fernwarmwasserpumpenheizung gewählt. Die Räume selbst erhalten ihre Wärme durch eine Warmwasserheizung, welche ihrerseits durch den Dampf der im Maschinenhause untergebrachten Hochdruckdampfanlage erwärmt wird, die gleichzeitig der Warmwasserversorgung und allen Apparaten im Hause dient, die Dampf brauchen. Nachträglich ist eine Zentrale für Elektrizität und für die Wasserversorgung des Hauses geschaffen worden.

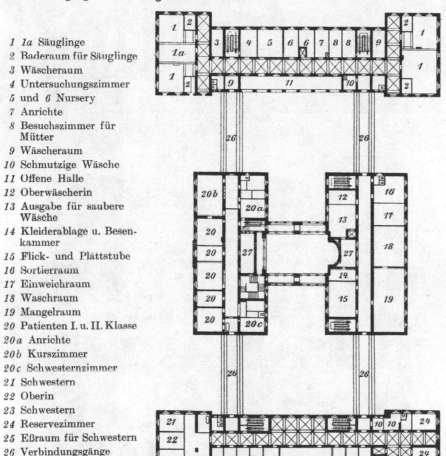

1 1a Säuglinge
2 Baderaum für Säuglinge
3 Wäscheraum
4 Untersuchungszimmer
5 und 6 Nursery
7 Anrichte
8 Besuchszimmer für Mütter
9 Wäscheraum
10 Schmutzige Wäsche
11 Offene Halle
12 Oberwäscherin
13 Ausgabe für saubere Wäsche
14 Kleiderablage u. Besenkammer
15 Flick- und Plättstube
16 Sortierraum
17 Einweichraum
18 Waschraum
19 Mangelraum
20 Patienten I. u. II. Klasse
20a Anrichte
20b Kurszimmer
20c Schwesternzimmer
21 Schwestern
22 Oberin
23 Schwestern
24 Reservezimmer
25 Eßraum für Schwestern
26 Verbindungsgänge
27 Lichthof

Fig. 44. Kaiserin Auguste Victoria-Haus. Obergeschoß.

Betrieb der Anstalt. Auf der Entbindungsabteilung, welche für die Aufnahme von 15 Schwangeren und 9 Wöchnerinnen Platz bietet, bleiben die Mütter mit ihren Kindern 12—14 Tage lang und werden dann in das Mütter- und Säuglingsheim verlegt. In der Regel müssen sich bei der Aufnahme die Mütter verpflichten, mindestens 6 Wochen in der Anstalt zu bleiben, ihr Kind und eventuell noch ein anderes zu stillen. Sobald die Mütter nicht bettlägerig sind, haben sie in erster Linie ihr eigenes Kind zu versorgen und werden auch zu Hilfeleistungen im Wirtschaftsbetriebe und in der Nähstube herangezogen, wenn möglich in der Weise, daß sie bei der Arbeit auch selbst etwas lernen.

Die zur Anstalt gehörige städtische Fürsorgestelle, welche im Zusammenhang mit allen Fürsorgemaßnahmen der Stadt Charlottenburg arbeitet, bietet die Möglichkeit, die Kinder auch nach der Entlassung unter Beobachtung zu behalten; sei es, daß sie in der Beratungsstunde vorgestellt oder von den Fürsorgeschwestern zu Hause besucht werden. Außerdem bemühen sich die Schwestern, für die Mütter, wenn es notwendig ist, nach der Entlassung eine Arbeitsstelle und für die Kinder eine geeignete Pflegestelle ausfindig zu machen. Ein Teil der Mütter wird durch Vermittlung der Anstalt in Ammenstellen untergebracht. Unter

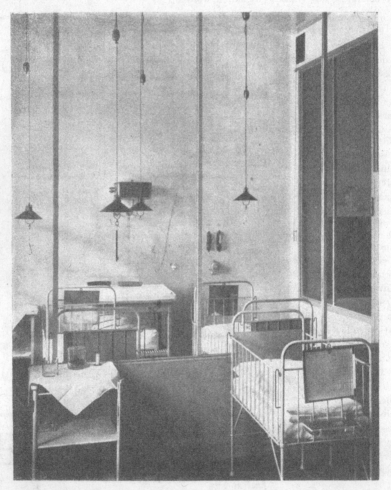

Fig. 45. Kaiserin Auguste Victoria-Haus. Couveusenzimmer.

den im Hause verpflegten kranken Kindern befinden sich stets solche, die im Hause geboren und nach der Entlassung draußen erkrankt sind. Bezüglich des Betriebes der Milchküche, Fürsorgestelle und des Musterstalles verweise ich auf die besonderen Ausführungen (S. 228, 240, 245).

Den Aufgaben der Stiftung entsprechend, bietet das Haus die Möglichkeit zu wissenschaftlichen Arbeiten über Physiologie und Pathologie des Säuglingsalters in jeder Richtung und bietet ferner die Möglichkeit zu praktischer Mitarbeit auf dem Gebiete der Säuglingsfürsorge. Die Anstalt vereinigt in ihren Räumen: Säuglingsheim, Mütterheim, Entbindungsanstalt, Kinderkrankenhaus und Fürsorgestelle und ist mit ihren Einrichtungen an die mustergültige Organisation der städtischen Säuglingsfürsorge von Charlottenburg angegliedert. Allerdings liegen die Verhältnisse in Charlottenburg beinahe zu günstig. Die Säuglingssterblichkeit ist niedrig; auch die ärmeren Bevölkerungsschichten, unter denen schwere Armut selten ist, sind einer Belehrung zugänglich, die Wohnungsverhältnisse, auch bei diesen, im großen und ganzen günstig. Wenn das Fürsorgeamt sich tatsächlich mit Erfolg und auf Grund eigener Erfahrungen an den praktischen Arbeiten zur Bekämpfung der Säuglingssterblichkeit beteiligen will, so wäre es dringend wünschens-

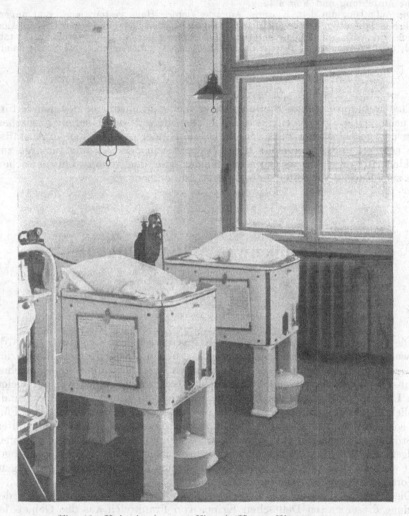

Fig. 46. Kaiserin Auguste Victoria-Haus. Wärmewannen.

wert, daß der Anstalt Versuchsstationen in weniger günstig gelegenen Bezirken angegliedert würden.

Dem Fürsorgeamt des Hauses kommt zustatten, daß es mit der Deutschen Vereinigung und der Preußischen Landeszentrale für Säuglingsschutz in Verbindung steht, und daß es in all seinen Maßnahmen, besonders soweit diese sich auf Materialsammlung und auf Belehrung beziehen, von den Zentralbehörden des Reiches und Preußens unterstützt wird. Durch mehrjährige Arbeit, durch verschiedene Rundfragen im Inland und Ausland, durch Studium der Literatur und durch Studienreisen ist ein Material über Säuglingsfürsorge und Säuglingssterblichkeit im Organisationsamt zusammengetragen worden, welches gegenwärtig wohl einzig dasteht, und das vielfach, den Satzungsbestimmungen entsprechend, zur Auskunftserteilung verwendet und in Publikationen der Allgemeinheit zugänglich gemacht worden ist. Gleichzeitig ist die Anstalt bemüht, sich in den Dienst des Unterrichts und der Belehrung über alles, was mit Säuglingsfürsorge in Verbindung steht, zu stellen. Ärzte, Hebammen, Schwestern, Pflegerinnen und Mütter finden Gelegenheit zur Ausbildung und Fortbildung.

Die Aufgaben, die dem Kaiserin Auguste Victoria-Haus gestellt sind, sind außerordentlich mannigfalt. Ob das Institut mit seinen Einrichtungen und seiner Organisation imstande sein wird, auf dem Gebiete der „Bekämpfung der Säuglingssterblichkeit" tatsächlich den Aufwendungen entsprechende Leistungen aufzuweisen, wird die Zukunft lehren.

Fürsorge für Kinder jenseits des Säuglingsalters.

Eine außerordentliche Stellung unter den Einrichtungen der Kinderfürsorge nehmen die Krippen ein; denn sie bilden einerseits den Übergang zwischen offener und geschlossener Fürsorge, da sie die Kinder nur tagsüber in Anstaltspflege nehmen und andererseits den Übergang von der Säuglingsfürsorge zur Kleinkinderfürsorge, da sie zumeist Kinder von den ersten Lebenswochen an bis zum Ende des zweiten Lebensjahres aufnehmen.

Das Krippenwesen Deutschlands.

Von

Josef Meier.

Die Geburtsstätte des Deutschen Krippenwesens ist Lippe-Detmold; dort wurde schon im Jahre 1802 durch die Fürstin Pauline eine Krippe ins Leben gerufen. Das Werk dieser edel gesinnten Frau blieb aber zunächst ohne Einfluß auf die Fürsorgetätigkeit Deutschlands. Es ging damit wie mit vielen neuen Unternehmungen in der Fürsorge, die Idee, die diesem Werke zugrunde lag, blieb der Allgemeinheit fremd. Die Vertreter einer neuen Idee in der Fürsorge sollten nicht nur in stiller Werktätigkeit diese verwirklichen, sie sollten ihre Stimme erheben, um aufmerksam zu machen auf den guten Zweck, den sie verfolgen, um Vorurteile zu verscheuchen, die jeder neuen Sache entgegengebracht werden, und um auch solchen, die ihrem Wirkungskreise ferne liegen, die Vorteile ihrer Fürsorgeidee zuzuwenden.

Die Idee des Krippenwesens eroberte erst mehrere Jahrzehnte nach der Gründung dieser ersten Deutschen Krippe von Frankreich aus das Gebiet der deutschen Fürsorgetätigkeit. Marbeau hatte damals in Paris nicht nur die erste Krippe errichtet, er hatte vor allem auch in Wort und Schrift den Zweck seiner Schöpfung wirksam darzulegen gewußt. Bald gewann er auf diese Weise seiner Sache in allen Kreisen Anhänger, und bald folgten seinem Beispiele neue Krippengründungen, nicht nur in seinem Heimatlande, sondern weit über Frankreichs Grenzen hinaus in den meisten Großstädten Europas.

Über ein halbes Jahrzehnt seit Marbeaus Krippengründung war vergangen, als auch in Deutschland die ersten Krippenvereine entstanden: 1851 in Dresden, 1852 in Berlin, Frankfurt und Hamburg, 1854 in München, 1857 in

Nürnberg. Alle Kreise brachten jetzt auch in Deutschland dieser neuen Fürsorgemaßnahme ihr regstes Interesse entgegen. Nur ein Beispiel will ich anführen, um zu zeigen, welch eines großen Ansehens sich diese Vereinsgründungen damals in Deutschland erfreuten. Bei der Gründung des Münchener Krippenvereins finden wir nicht nur die Mitglieder des Bayerischen Königshauses vertreten, sondern auch die Königinnen von Preußen und Sachsen, sowie ein Mitglied des Österreichischen Kaiserhauses. Dem Gründungsausschusse gehörten neben hohen Staatsbeamten die hervorragendsten ärztlichen Mitglieder des Lehrkörpers der Universität an.

Die Aufgabe, welche sich die Krippen jener Zeit stellten, war eine doppelte: Einerseits wollten sie die Kinder vor den Gefahren, die ihr Leben bedrohten, schützen, anderseits ihnen aber auch eine geistige und sittliche Fürsorge zuteil werden lassen. Vielfach wurde mehr die sittliche wie die gesundheitliche Aufgabe der Krippe in den Vordergrund gestellt und insbesondere auf die Abstammung der Kinder Rücksicht genommen. Wir treffen deshalb bei fast allen Krippen in jener Zeit die Aufnahmebeschränkung auf eheliche Kinder; in der Frankfurter Krippe wurden überhaupt nur Kinder von Bürgern aufgenommen.

Die Betonung der sittlichen Aufgabe des Krippenwesens hat in Deutschland vor allem die konfessionellen Fürsorgeunternehmungen veranlaßt, Krippenanstalten, meist mit konfessioneller Beschränkung, ins Leben zu rufen, und auch heute noch finden sich bei uns viele Krippenvereine, die auf konfessioneller Basis tätig sind.

Die oben genannten ersten deutschen Krippenvereine bestehen zum Teil noch, z. B. in Dresden und Hamburg. In den Anstalten dieser beiden Vereine wird heute noch als Aufnahmebedingung eheliche Abkunft und Nachweis der Taufe verlangt. In Nürnberg hat der Verein seinen Wirkungskreis wesentlich erweitert und dadurch so verändert, daß er seine Aufgabe als Krippe nur mehr im Nebenzweck verfolgt. Der Krippenverein in München nahm ebenfalls in der ersten Zeit seines Bestehens nur eheliche Kinder in Pflege; seit langer Zeit aber sind bei ihm alle Schranken der Aufnahme gefallen. Der Verein hat den stets wachsenden Bedürfnissen entsprechend seine Tätigkeit wesentlich ausgedehnt und verpflegt jetzt in 6 Krippenanstalten jährlich über tausend Kinder. Das Hauptbestreben des Vereins in den letzten Jahren war darauf gerichtet, die Errungenschaften der Anstaltshygiene auf seine Anstalten anzuwenden. Er konnte im Jahre 1909 in seiner neuerbauten St. Peterkrippe eine Anstalt dem Betriebe übergeben, die allgemein als eine Musteranstalt für das Krippenwesen in Deutschland bezeichnet wird. Die Krippenvereine in Berlin und Frankfurt waren nicht von so langer Lebensdauer wie die vorgenannten. In Berlin haben sich in den fünfziger Jahren und später verschiedene Freunde der Krippensache betätigt und entsprechende Einrichtungen gegründet. Trotzdem konnte sich das Krippenwesen dort nicht recht entwickeln. Als der eigentliche Begründer der Krippen Berlins ist Dr. Albu anzusehen, der Ende der siebziger Jahre einen Krippenverein gründete. Wie der Berliner Krippenverein selbst berichtet, blieb aber auch jetzt noch die ersten zwanzig Jahre seine Tätigkeit klein und unscheinbar und seine Bestrebungen haben wenig Verständnis gefunden. Kaum konnten die spärlichen Mittel für eine Tageskrippe mit nicht mehr als 30 Kinder aufgebracht werden. Jetzt ist auch dieser Verein stattlich herangewachsen und unterhält 6 ansehnliche Krippen in Berlin, von denen besonders die Auguste Viktoria-Krippe, die mit einer Tag- und Nachtkrippe und einer Pflegerinnenschule verbunden ist, als eine modern eingerichtete und geführte Krippenanstalt allgemein bekannt ist. — Auch in Frankfurt wurde schon ein Jahr nach Gründung der ersten Anstalt, im Jahre 1853, eine zweite Krippe errichtet, die aber 1864 wieder einging. Erst 1888 folgte die Gründung einer weiteren Krippenanstalt, und erst 1902 nahm das Krippenwesen in Frankfurt einen bedeutenden Aufschwung durch die Gründung des Krippenvereins, dessen Anstalten in Einrichtung und Betrieb zu den besten Krippen Deutschlands gerechnet werden können.

Die kurze Geschichte dieser ältesten deutschen Krippenvereine gibt ein Bild der Entwicklung der Krippen in Deutschland überhaupt. Nur wenige der damals gegründeten Vereine sind den Wandlungen der Zeit entsprechend in ihren Leistungen und in der Ausgestaltung ihres Betriebes gewachsen, ein Teil ist wieder eingegangen, ein großer Teil ist stehengeblieben auf dem Standpunkte, der Geltung hatte zur Zeit ihrer Gründung. Gerade aber in den letzten Jahren haben auch einige dieser ältesten Pioniere des deutschen Krippenwesens sich ausgerüstet mit den Waffen moderner Anstaltsführung, um erfolgreich miteinzutreten in den allgemeinen Kampf gegen die Säuglingssterblichkeit in Deutschland.

Wir haben schon darauf hingewiesen, daß in der ersten Zeit der Entwicklung des Krippenwesens in Deutschland mehr die sittliche Aufgabe der Krippen Interesse fand. Diese Betonung des sittlichen Moments führte bald dazu, daß die Krippen mehr als Erziehungsanstalten, wie als Kinderpflegeanstalten betrachtet wurden. Man beschränkte sich bei der Aufnahme der Kinder nicht mehr auf das frühe Kindesalter, sondern setzte die Altersgrenze wesentlich höher hinauf; deshalb finden wir auch jetzt noch in vielen Krippen Kinder im Alter bis zu 14 Jahren.

Die hygienische Seite des Krippenwesens wurde über diese erzieherische Aufgabe fast ganz vergessen. So kam es, daß die Krippenanstalten ihrer Mehrzahl nach nicht Schritt hielten mit den Errungenschaften der ärztlichen Wissenschaft und insbesondere der Anstaltshygiene. Viele Krippen wurden auf diese Weise ihren Pflegebefohlenen eine Stätte gesundheitlicher Gefahr. Die schlechten Erfolge solcher Anstalten mußten im Laufe der Jahre das ganze deutsche Krippenwesen in seinem Ansehen schädigen. Vor allem bei den Ärzten bildete sich eine allgemeine Abneigung gegen diese Fürsorgeanstalten heraus. In der bekannten Veröffentlichung von Emil Pfeiffer (Wiesbaden 1884) fand diese Abneigung ihre drastischste Darstellung.

Pfeiffer versuchte in seiner Schrift alle, die Krippen zu gründen beabsichtigen, vor einem derartigen Unternehmen dringend zu warnen. Er schreibt in der Vorrede: „In dieser verallgemeinerten Fassung hat das Schriftchen nunmehr die Absicht, den Frauenvereinen ans Herz zu legen, welch gewichtige Bedenken der Gründung von Säuglingskrippen entgegenstehen." An einer anderen Stelle sagt er: „Alle Gründungen von sogenannten Säuglingskrippen sind aufs Geratewohl unternommene Versuche. Das statistische Ergebnis war bei diesen Versuchen allenthalben ein solches, daß die Säuglingskrippe als Mittel, die Kindersterblichkeit günstig zu beeinflussen, entschieden verworfen werden muß. Diese Erkenntnis, welche mit vielen Opfern an Menschenleben erkauft worden ist, soll aber für die Zukunft von ähnlichen aufs Geratewohl unternommenen Versuchen abschrecken."

Pfeiffer zeigt dann an den Resultaten der Wiesbadener Krippe, daß diese Anstalt ihr Ziel, die Säuglingssterblichkeit in Wiesbaden und besonders die Sterblichkeit der Pflegekinder zu vermindern, nicht nur nicht erreicht, sondern im Gegenteil eine beträchtliche Erhöhung der Sterblichkeit veranlaßt, und verfällt in den Fehler, das angeführte Beispiel zu verallgemeinern, mit der Krippe

Wiesbadens zugleich das Krippenwesen als solches zu verwerfen. Die schlechten Resultate dieser Anstalt veranlaßten ihn nämlich zu folgendem Schlusse: „Es war diese große Sterblichkeit nicht etwa das Verschulden irgendeines bei der Anstalt Beteiligten: unsere Krippe teilte vielmehr nur das Schicksal aller nach denselben Prinzipien eingerichteten Anstalten. Alle derartigen Anstalten sind eingegangen oder stehen auf dem Aussterbeetat."

Diese polemische Schrift Pfeiffers mußte natürlich in Ärztekreisen Aufsehen erregen und den schon bestehenden Gegnern der Krippensache neue Anhänger zuführen. Tatsächlich fanden sich auch unter den Ärzten nur sehr wenige, die dieser Anklage gegenüber als Verteidiger der Krippen auftraten.

Professor Gönner aus Basel war einer dieser wenigen, der alsbald im Korrespondenzblatt für Schweizer Ärzte im Jahre 1885 auf die Angriffe Pfeiffers einging. Er weist auf die in Frankreich und Wien bestehenden Krippen hin, die zeigen, daß durchaus nicht alle Krippen auf dem Aussterbeetat sind. Zur Entkräftung der Schlüsse, die Pfeiffer aus den schlechten Erfolgen der Wiesbadener Krippe zieht, berichtet er über die Krippenanstalt St. Alban zu Basel, deren Resultate viel besser waren als die in der Anstalt Wiesbadens. Gönner hält im Gegensatze zu Pfeiffer die Krippen nicht nur nicht für schädliche, sondern sogar für außerordentlich zweckmäßige und notwendige Einrichtungen.

Pfeiffers Prophezeihung, daß die Krippen aussterben würden, fand in Wiesbaden selbst durch den zu Anfang dieses Jahrhunderts gegründeten Krippenverein und die Leistungen seiner im Jahre 1906 dem Betriebe übergebenen Krippe die beste Widerlegung. Die Berichte des dortigen Krippenarztes, Dr. Wilhelm Koch zeigen, daß sich die Pflegekinder dieser Krippe gesundheitlich gut entwickeln und die Anstaltspflege auf ihr Gedeihen nur von vorteilhafter Einwirkung ist. Er schreibt im ärztlichen Berichte des Jahres 1910: „Ein Rückblick zeigt uns, daß auch in gesundheitlicher Beziehung, vor allem was die fortschreitende Entwicklung unserer Pfleglinge anbetrifft, wir von erheblichen Schwankungen frei geblieben sind. In den meisten Fällen sehr elend und zurückgeblieben traten die Kinder in die Krippenhut und Pflege ein, langsam, aber sicher, vorausgesetzt, daß nicht durch irgend welche äußere Umstände der Krippenaufenthalt wieder unterbrochen wird, setzt dann eine allmähliche Besserung ein, das Körpergewicht hebt sich, die Hautfarbe verliert mehr oder weniger ihre große Blässe ... Die durchschnittliche Gewichtszunahme für die Säuglinge berechnet betrug in diesem Jahre pro Woche und Kind 106 g, ein Resultat, das als günstig in Anbetracht der Verhältnisse zu bezeichnen ist."

Die Erfahrungen an dieser Krippe Wiesbadens, welche im schroffen Gegensatze zu den am gleichen Orte gewonnenen stehen, die Pfeiffer seiner Zeit zu seiner Veröffentlichung veranlaßten, zeigen, daß es nur auf die Führung und ärztliche Überwachung einer Krippe ankommt, wenn sie erfolgreich wirken soll.

Die Erfolge dieser Krippe gehören aber auch erst der jüngsten Zeit an. Als in Deutschland gegen Ende des neunzehnten Jahrhunderts die große Bewegung der Säuglingsfürsorge einsetzte, stand das Krippenwesen noch vollständig unter dem Einflusse der allgemeinen Abneigung, die sich widerspiegelte in der angeführten Schrift Pfeiffers und die sich gründete auf das Bestehen vieler der ehemaligen Wiesbadener Krippe ähnlicher, hygienisch schlecht geführter Anstalten. Die Krippen galten deshalb nicht nur als ungeeignete Institute zum Kampfe gegen die Säuglingssterblichkeit, sondern sie wurden sogar als gefürchtete Schädlinge des frühen Kindesalters von der Säuglingsfürsorge bekämpft.

Nur einige Vorkämpfer für die Krippensache als unentbehrliche Einrichtung zum Schutze junger Kinder arbeitender Mütter waren schon gegen Ende des neunzehnten Jahrhunderts für dieselben eingetreten. Vor allem hat Neumann im Handbuch der Hygiene, Band VII, 1895, das Krippenwesen ausführlich behandelt und seine Stellung in der Hygiene des frühen Kindesalters gewürdigt. Er kam dabei zu einer weit besseren Einschätzung des Krippenwesens als zehn Jahre vorher Pfeiffer. Neumann schreibt: „Die Sterblichkeitszahlen, welche für die Krippenpflege der Säuglinge angegeben werden, bleiben hier unerwähnt. Da die Kinder einen wechselnd großen Teil des Jahres, nie aber während des ganzen Tages durch die Krippe verpflegt werden, so kann die Sterblichkeit der Krippe nicht mit sonst bekannten Sterblichkeitszahlen verglichen werden, zumal die Krippen kranke Kinder der Regel nach von der Aufnahme ausschließen müssen. — Aber auch ohne Berücksichtigung dieser Zahlen und ohne Kenntnis der Pflegeresultate kann man zu einem Urteil über den hygienischen Wert der Krippe gelangen. So wenig wir geneigt sind, die Tatsache zu verdunkeln, daß ein Teil der bestehenden Krippen den hygienischen Forderungen, die wir kurz angedeutet haben, nicht in allen Punkten entspricht, ebensowenig kann man verkennen, daß unter voller Berücksichtigung aller Regeln der Gesundheitspflege die Krippe nicht nur in der Lage ist, das ihr anvertraute Kind ebenso gesund zu erhalten, wie es außerhalb in gegebenem Falle möglich wäre, sondern noch weit darüber hinaus den Gesundheitszustand des Kindes zu heben. Die Berichte einzelner Krippen geben dieser Meinung genügend Stütze."

Vier Jahre später (1899) veröffentlichte der Schweizer Universitätslehrer Professor Hagenbach-Burckhardt seine bekannte Schrift: „Die Krippen und ihre hygienische Bedeutung." Er schreibt im Vorwort seiner Veröffentlichung: „Als langjähriger Freund des Krippenwesens konnte ich mich zur Genüge überzeugen, welcher Nutzen durch diese Institute für die Säuglingswelt kann gestiftet werden. Die sehr abweichenden Anschauungen, die basieren auf schlimmen Resultaten infolge von ungenügenden Einrichtungen und unzweckmäßiger Pflege und die ganz besonders in Deutschland verbreitet sind, veranlaßten mich mit meiner Ansicht nicht zurückzuhalten und hochgeehrten Fachgenossen und befreundeten Kollegen, mit denen ich in so vielen sonstigen Fragen übereinstimme, diesmal entgegenzutreten.

Es ist für mich eine wichtige Angelegenheit, die heutigen Krippen gegen unverdiente Angriffe zu schützen und denselben Freunde zu gewinnen."

Aber auch die ausgezeichnete und viel gelesene Veröffentlichung Hagenbach-Burckhardts vermochte noch nicht in dem Kreise der deutschen Ärzte der Krippensache eine größere Zahl von Anhängern zu gewinnen, auch jetzt noch blieben auf Jahre hinaus die Ärzte den Krippen gegenüber teils gleichgiltig, teils ablehnend.

Erst das Studium der Ursachen der großen Säuglingssterblichkeit in Deutschland und vor allem die praktische Säuglingsfürsorgearbeit führte den Säuglingsschutz wieder auf das Gebiet des Krippenwesens zurück. Die Erkenntnis, daß die Notlage der Eltern sowie die Stillungsnot des Kindes die Hauptursachen der Säuglingssterblichkeit bilden, und die Erfahrung, daß diese Ursachen bei der arbeitenden Mutter am folgenschwersten zur Geltung kommen, weil sie dort beide zusammenwirken, zeigten bald, daß die bestehenden Einrichtungen des Säuglings- und Mutterschutzes bei uns nicht ausreichen, um diesem Notstand Abhilfe zu tun. Notgedrungen wurde der Säuglingsschutz deshalb wieder hingelenkt auf diejenigen Einrichtungen, welche schon in der ersten Hälfte des vorigen Jahrhunderts zur Linderung dieser Notlage von Mutter und Kind ins Leben gerufen worden waren, auf die Krippen, die, obwohl vergessen und vielfach entartet, trotzdem sich gehalten hatten bis in unsere Zeit und damit den Beweis erbrachten, daß sie unentbehrlich blieben in der Kette der Fürsorgemaßnahmen für das frühe Kindesalter.

Erst in den allerletzten Jahren hat also dieses wichtige Fürsorgegebiet auch im Säuglingsschutze Deutschlands seinen Platz gefunden, erst jetzt zeigte sich ein regeres Interesse für das Krippenwesen und erst jetzt nahm die Säuglingsfürsorge die Krippenfrage in ihr Programm auf. Wenn wir heute eine der deutschen Zeitschriften für Säuglingsschutz zur Hand nehmen oder die Verhandlungen der großen Zentralen für Säuglingsfürsorge in Deutschland verfolgen, so werden wir das Thema Krippen dort häufig vertreten finden.

Am häufigsten und eingehendsten hat sich in der jüngsten Zeit die deutsche Säuglingsfürsorge mit der Frage der Fabrikkrippen und Stillstuben beschäftigt.

Die erste Fabrikkrippe auf deutschem Boden wurde schon im Jahre 1872 in der Mechanischen Weberei zu Linden in Hannover errichtet. Ein ausführlicher Bericht über Entstehung, Einrichtung und Betrieb dieser Anstalt erschien 1903 im Drucke bei Friedrich Culmann, Hannover; ein ärztlicher Bericht über die Säuglingspflege dieser Krippe folgte 1906. Der Verfasser dieses Berichtes, Dr. Bayer, hebt darin besonders hervor, daß, während in Linden in den Jahren 1900 bis 1905 von 13 006 Säuglingen 1145, d. i. 8,8 an Brechdurchfall starben, im gleichen Zeitraume von den in der Fabrikkrippe verpflegten 273 Säuglingen nur 6, d. i. 2,2 an Brechdurchfall verloren wurden; immerhin ein beachtenswerter Erfolg dieser Anstalt.

Die Fabrikkrippe in Linden blieb lange Zeit als vereinzeltes Beispiel für Deutschland bestehen, und auch heute noch finden sich bei uns nur wenige derartige Fürsorgeanstalten für in Fabriken arbeitende Mütter. Der deutsche Säuglingsschutz ist aus diesem Grunde in den letzten Jahren mit besonderem Nachdrucke für die Schaffung solcher Anstalten eingetreten. Klara Linzen-Ernst veröffentlichte im Auftrage des deutschen Bundes für Mutterschutz im Jahre 1908 in Kultur und Fortschritt einen Artikel, der mit den Worten schließt: „Im Kampfe gegen die Säuglingssterblichkeit müssen nebeneinander viele Mittel angewendet werden, eines der Besten ist fraglos die natürliche Ernährung des Säuglings. Die Stillstuben sind in hohem Maße geeignet, das Selbststillen der Frauen zu fördern, die Schwierigkeiten, die der Errichtung von Stillstuben im Wege stehen, sind keineswegs unüberwindlich."

Im gleichen Jahre erschien ein Erlaß des Preußischen Ministeriums des Innern, der den Gemeinden nahelegte, die Errichtung von Stillstuben in Fabriken zu fördern. Damals bestanden in Deutschland außer in Linden, noch in der Jutespinnerei zu Bremen ein Säuglings- und Kinderheim und in den Städten Straßburg und Breslau Stillstuben.

Im 15. Jahresbericht des Breslauer Armenpflegerinnenvereins finden sich folgende Angaben über die Erfolge der dortigen Stillkrippe: „Der Gesundheitsbericht über die in der Stillkrippe des Armenpflegerinnenvereins versorgten Kinder muß zunächst die erfreuliche Tatsache hervorheben, daß im Laufe des Jahres 1910 nicht ein einziges Kind gestorben ist und zwar nicht nur von den in der Krippe selbst befindlichen, sondern auch von den Entlassenen. Seit diesem Jahre ist nämlich die Einrichtung getroffen, daß von allen neu aufgenommenen Kindern ein Zählblatt an das statistische Amt gegeben wird, welches das Schicksal derselben nach der Entlassung weiter verfolgt und über eventuelle Todesfälle der Krippe Mitteilung macht. — Dieses Resultat ist um so bemer-

kenswerter, weil sich das Material der Kinder aus den ärmsten Bevölkerungs-
schichten rekrutiert und weil dasselbe häufig genug minderwertig zu sein scheint.
Dieser Erfolg ist lediglich der Einrichtung zu danken, daß nur Kinder in die
Krippe aufgenommen werden, die wenigstens teilweise die Brust erhalten."

Auf dem ersten deutschen Kongreß für Säuglingsschutz, Juni 1909, wurde
bei dem Referate: Maßnahmen zur Förderung des Stillens, der Fabrikkrippen
oder Stillstuben eingehend gedacht. Stadtrat Hofmann-Leipzig nannte in
seinem Referate die Errichtung der Stillstuben ein dringendes Erfordernis und
bedauerte, daß die Bewegung für die Stillstuben in den Fabriken so wenig Fortschritte mache. In der Diskussion trat insbesondere Tugendreich für die Bedeutung der Stillstuben ein.

Einen besonderen Gegenstand der Verhandlungen bildeten die Fabrik-
krippen auf der Mitgliederversammlung der Zentrale für Säuglingsfürsorge in
Bayern zu Nürnberg, Mai 1911. Der Verfasser als Referent stellte folgende
Schlußsätze auf:

1. Die Fabrikkrippen sind zurzeit das wirksamste Mittel, um die Fabrikarbeiterinnen
zum Stillen anzuhalten. Damit sind sie zugleich auch das wirksamste Mittel, um der besonders hohen Sterblichkeit der Kinder dieser Mütter erfolgreich entgegenzutreten.

2. Zur Aufnahmebedingung der Säuglinge in diese Anstalten muß deshalb die Ernährung an der Mutterbrust gemacht werden, vorausgesetzt, daß nicht ein ärztliches Stillverbot vorliegt.

3. Von der Fabrikleitung soll den Müttern die zum Stillen nötige Zeit ohne Lohn-
abzug freigegeben werden.

4. Die großen sozialen und gesundheitlichen Vorteile der Fabrikkrippen müssen
alle, die dazu berufen sind, veranlassen, für die Schaffung dieser wichtigen Arbeiterfür-
sorgeeinrichtungen mit voller Energie einzutreten. Insbesondere sollte der Staat in allen
Betrieben, in denen er eine größere Zahl von Arbeiterinnen beschäftigt, Fabrikkrippen
errichten.

5. In der Erkenntnis des heilsamen Einflusses dieser Anstalten auf das Familienleben
der Arbeiterfrauen und im besonderen auf das Leben ihres Kindes, sollte überall, wo ein
Bedürfnis besteht und seitens der Fabrikunternehmungen keine entsprechende Einrichtung getroffen wird, durch Bereitstellung öffentlicher Mittel die Schaffung solcher
Anstalten gefördert werden.

Dieses eifrige und vielseitige Eintreten für die Fabrikkrippen ist aber bis
jetzt noch von geringem Erfolge begleitet gewesen. Der Errichtung solcher Anstalten werden insbesondere von den Fabrikleitungen selbst viele Bedenken
entgegengebracht. Wesener hat in einem Artikel: „Zur Einrichtung von
Stillstuben in Fabriken" (Zeitschrift für Säuglingsschutz 1910, Heft 8) ein
Schreiben der Aachener Handelskammer veröffentlicht, das diese Bedenken
treffend wiedergibt (S. 232). — Thiemich schildert ebenfalls in seinem Aufsatze:
„Die städtische Stillkrippe in Magdeburg" (Zeitschrift für Säuglingsschutz 1911,
Heft 11) diese Schwierigkeiten. Er schreibt: „Ebensowenig erfolgreich erwiesen
sich die von mir angestellten mündlichen Verhandlungen mit den Inhabern und
Leitern einiger großer Fabriken, welche zahlreiche weibliche Arbeitskräfte, verheiratete wie unverheiratete, beschäftigen. Überall wurde mir zugestanden,
daß es durchaus wünschenswert sei, den arbeitenden Müttern durch Bewahrung
ihrer jungen Säuglinge in der Nähe der Arbeitsstelle die Möglichkeit zu schaffen,
ihre Kinder in den Arbeitspausen zu stillen, dagegen fand sich niemand bereit,
in seiner Fabrik eine Stillstube einzurichten und die Kosten für deren Ausstattung und Betrieb zu übernehmen."

Auch seitens der Arbeiterschaft selbst wird den Fabrikkrippen Widerstand entgegengebracht; so berichtet Tugendreich aus Dresden, daß dort
von der Arbeiterschaft gegen die Errichtung einer Stillstube agitiert wurde,
weil dadurch die Arbeiterinnen in eine zu große Abhängigkeit von den Arbeit-

gebern kämen, die Furcht vor einer plötzlichen Entlassung der Kinder könnte ihre Unabhängigkeit gefährden.

Der wesentliche Grund dafür, daß bisher in Deutschland nur wenig Fabrikkrippen errichtet wurden, ist zweifellos in den nicht unerheblichen Kosten zu suchen, die den Fabrikunternehmungen durch Einrichtung solcher Anstalten erwachsen.

Reine Stillstuben sind allerdings in Einrichtung und Betrieb nicht teuer, es ist aber sehr schwierig, eine Krippe lediglich als Stillkrippe durchzuführen. Die älteren Kinder der Fabrikarbeiterinnen müssen ebenfalls während ihrer Arbeitszeit beaufsichtigt und verpflegt werden. Dieses Bedürfnis, das sich überall geltend macht, führt gewöhnlich dazu, daß aus der Stillkrippe mit der Zeit eine Vollkrippe wird, und der Vollkrippe wird schließlich auch noch ein Kindergarten und ein Kinderhort angegliedert, und so entsteht ein großes Kinderheim, das erst jetzt allen Bedürfnissen genügt.

In dem Berichte über die Stillkrippe in Breslau (1910) heißt es: „Sehr störend und unangenehm machte es sich bemerkbar, daß für die im Alter von 1 Jahr entlassenen Kinder nicht weiter gesorgt werden konnte. Wenn auch für diese die Lebensgefahr vorüber, das ärztliche Ziel der Krippe also erfüllt war, so waren diese Kinder doch zumeist sehr schlecht daran, weil die Mutter ja, um sie zu beaufsichtigen, ihre Arbeit außerhalb des Hauses hätte aufgeben müssen, und weil sie deshalb zumeist in mangelhafte Tagespflege kamen."

Auch das Prinzip der reinen Stillkrippe läßt sich schwer aufrecht erhalten. Thiemich hat es in der Magdeburger Stillkrippe erfahren. Er schreibt darüber: „Das Prinzip der reinen Stillkrippe mußte gegen meine Absicht und Erwartung schon nach kurzem Bestand der Krippe in einzelnen Fällen durchbrochen werden, wenn wir nicht, um das Prinzip zu wahren, vielen Kindern den Segen der Krippe und damit wenigstens der teilweisen Ernährung an der Mutterbrust versagen wollten." Das eine Hindernis, das sich in der Magdeburger Stillkrippe entgegenstellte, bestand in den zu wenigen oder nicht genügend langen Arbeitspausen, die den Arbeiterinnen gewährt wurden, ein Hindernis, das dort, wo die Fabrik selbst eine Stillkrippe unterhält, wohl wenig in Betracht kommt. Aber ein anderes Moment gilt für alle Stillkrippen und bedingt ein Abgehen von dem Prinzip einer reinen Stillkrippe. Thiemich berichtet darüber: „Ferner erwies es sich als notwendig, Kinder, welche von den ersten Wochen oder Monaten an als ausschließliche Brustkinder in der Krippe verpflegt waren, allmählich unseren sonstigen Anschauungen entsprechend auf ein Allaitement mixte überzuführen, wenn sie etwa 7 bis 8 Monate alt geworden waren."

Diese angeführten Umstände führten bei den meisten Fabrikkrippen dazu, daß sie mindestens als Vollkrippen, wenn nicht als noch umfassendere Kinderfürsorgeanstalten geführt werden mußten, wozu natürlich Mittel nötig sind, die nur von großen industriellen Unternehmungen bereitgestellt werden können.

Als besonders erwähnenswerte Anstalten dieser Art möchte ich folgende zwei Fabrikkrippen anführen:

Die Kinderkrippe der Rheinischen Gummi- und Celluloid-Fabrik in Mannheim-Neckarau (Fig. 47) ist eine der neuesten und schönsten Fabrikkrippen Deutschlands. Im Jahre 1909 eröffnet, dient sie der täglichen Aufnahme von durchschnittlich 70 Kindern in einem Alter bis zum vollendeten dritten Lebensjahre; die Anstalt ist in einem eigenen Hause, das Keller, 2 Stockwerke und ein ausgebautes Dachgeschoß umfaßt, untergebracht und mit allen Anforderungen der modernen Anstaltspflege junger Kinder versehen. Auf das Stillen wird großer Wert gelegt; im Jahre 1909 wurden nur 48,57 % der Säuglinge aus-

schließlich mit künstlicher Ernährung großgezogen. Ein eingehender Bericht
über diese vorbildliche Fabrikkrippe findet sich in der Zeitschrift für Säuglingsschutz, II. Jahrg. Heft 10.

Die Baumwollspinnerei am Stadtbach in Augsburg hat in der Mitte ihrer
Arbeiterwohnhäuserkolonie eine Kinderfürsorgeanstalt (Fig. 49) erbaut; diese
umfaßt: Eine Krippe für Kinder unter einem Jahr, eine Bewahranstalt für
Kinder bis zu drei Jahren, einen Kindergarten für Kinder von 3 bis 6 Jahren,
einen Kinderhort für schulpflichtige Kinder und eine Haushaltschule für
schulentlassene Mädchen. Die Anstalt, die unter der täglichen Überwachung
eines besoldeten Arztes steht, ist in Betrieb und Einrichtung nach modernen

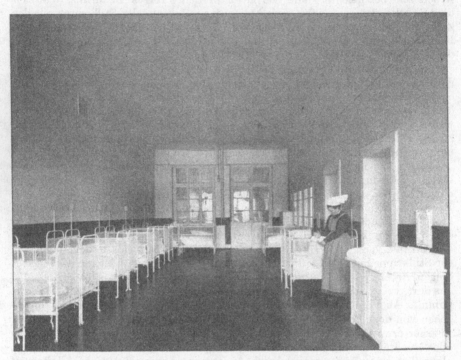

Fig. 47. Kinderkrippe in Mannheim-Neckarau.

Prinzipien geführt. Der Bau und die Einrichtung dieser mustergültigen Anstalt
kamen auf 140000 M., der Betrieb derselben kostet der Fabrik jährlich 18000 M.

So viel Interesse in den letztvergangenen Jahren der Frage der Fabrikkrippen und Stillstuben von verschiedenen Vertretern der Säuglingsfürsorge-
bestrebungen entgegengebracht wurde, so wenig hat sich die deutsche Säuglingsfürsorge mit dem Krippenwesen im allgemeinen beschäftigt. Einzelne
Autoren, wie Oppenheimer, München, Keller und Tugendreich, Berlin,
Nordheim, Hamburg, und der Verfasser selbst haben in den letzten Jahren
Veröffentlichungen über das Krippenwesen gebracht. Aber von der Behörde
und von seiten der großen Vereinigungen für Säuglingsschutz in Deutschland
wurde bisher nur in Bayern die Krippenfrage aufgegriffen.

Die Bayerische Zentrale für Säuglingsfürsorge hat von Anfang an die
Krippenfrage in ihr Arbeitsprogramm aufgenommen. Als sie im Jahre 1910

im Einvernehmen mit der Bayerischen Staatsregierung Leitsätze zur Bekämpfung der Säuglingssterblichkeit herausgab, wurde in denselben das Krippenwesen eingehend behandelt. Da diese Leitsätze bisher die erste und einzige offizielle Kundgebung in Deutschland über das Verhältnis des Säuglingsschutzes zur Krippenfrage und über die Anforderungen, die an diese Einrichtungen von der Säuglingsfürsorge gestellt werden müssen, sind, so haben sie allgemeines Interesse und habe ich daher dieselben im Anhange zu meinen Ausführungen zum Abdrucke gebracht.

Wenn wir den gegenwärtigen Stand des Krippenwesens in Deutschland überblicken, so müssen wir zugestehen, daß dieses Fürsorgegebiet eines Aus-

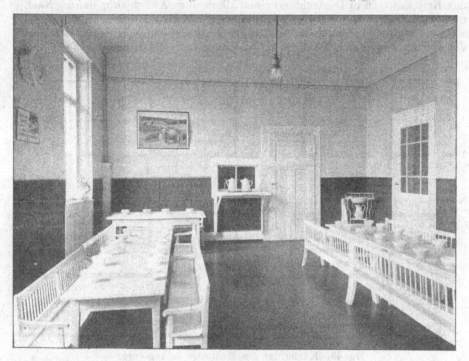

Fig. 48. Kinderkrippe in Mannheim-Neckarau.

baues und einer Reform noch dringend bedarf. Wir besitzen zwar eine nicht unbeträchtliche Zahl von Krippenanstalten; eine genaue Zahl derselben läßt sich allerdings nicht angeben. In der Zeitschrift für Säuglingsschutz, 3. Jahrg. Heft 1 u. 3, wurde der Versuch gemacht, die Krippen Deutschlands zusammenzustellen. Danach gäbe es bei uns etwa 130 derartige Anstalten. Diese Zahl ist sicher nicht zutreffend und viel zu gering. Der Name Krippe wird bei uns immer noch für die verschiedensten Anstaltsbegriffe gebraucht, so kommt es, daß in der angeführten Zusammenstellung Anstalten mitaufgeführt werden, die gar keine Krippen sind. Sehr häufig finden wir aber auch in Deutschland die Krippe als einen Bestandteil einer umfassenderen Kinderfürsorgeanstalt. Die Existenz solcher Krippen wird dann erst bekannt, wenn man diesen Kinderfürsorgeanstalten genauer nachgeht. Eine Umfrage, die der Verfasser bei den ihm bekannten Krippen Deutschlands anstellte, zeigte, daß der Begriff „Krippe" bei uns

noch keineswegs ein streng begrenzter ist. Eine verlässige Angabe über Zahl
und Beschaffenheit der Krippen Deutschlands läßt sich nur auf Grund einer behördlichen Erhebung gewinnen, wie sie zurzeit in Bayern über alle Fürsorgeeinrichtungen des Säuglingsalters im Gange ist und auch für die übrigen deutschen Bundesstaaten zu erwarten steht.

Immerhin bringt uns die erwähnte Zusammenstellung das beachtenswerte
Resultat, daß über die Hälfte aller in derselben aufgeführten Krippenanstalten
erst nach dem Jahre 1900 gegründet wurden, es zeigt sich demnach auch in
dieser Zusammenstellung, daß erst mit Beginn des zwanzigsten Jahrhunderts
das Krippenwesen in Deutschland einen allgemeinen Aufschwung nahm. Nachdem nach den ersten Krippengründungen ein gewisser Stillstand eingetreten
war, machte sich, besonders zu Anfang der Säuglingsfürsorgebewegung, zunächst
ein literarisches Eingehen auf die Krippenfrage geltend, das hauptsächlich einen

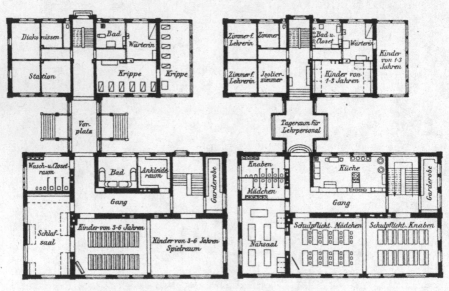

Fig. 49. Kinderhort am Stadtbach in Augsburg.

kritischen Charakter gegenüber den bestehenden Anstalten und ihren Einrichtungen zeigte. Bald aber folgte ein praktisches Vorgehen, das die verschiedensten neuen Krippen ins Leben rief. Wir finden in Deutschland jetzt neben
den bisherigen Tageskrippen für Kinder der ersten Lebensjahre auch Tag- und
Nachtkrippen zur vorübergehenden vollständigen Anstaltspflege; es entstanden Krippen ausschließlich für Säuglinge und darunter solche, die nur als
Stillkrippen geführt werden. Man hat nicht nur für Kinder der Fabrikarbeiterinnen Fabrikkrippen errichtet, man hat auch sogenannte Erntekrippen geschaffen, die nur während der Erntezeit den Kindern der landwirtschaftlichen
Arbeiterschaft offen stehen. Man hat in Frankfurt versucht, die bisherigen,
großen, alle Übelstände der Anstaltspflege mit sich bringenden Krippen durch
kleine Familienkrippen zu ersetzen. Freiluftkrippen, wie sie der Berliner Krippenverein und die Gemeinde Weißensee errichtet haben, wollen den Kindern den
Aufenthalt in frischer Luft in weitgehendstem Maße ermöglichen.

Wir sehen, das Krippenproblem wird in Deutschland auch praktisch von den verschiedensten Seiten in Angriff genommen. Noch ist zwar das Bild ein recht buntes, und unter vielen Unternehmungen sind die wirklich guten in der Minderheit. Aber diese wenigen mustergültigen werden ihres Einflusses auf das deutsche Krippenwesen nicht entbehren. Noch fehlt aber von seiten der großen Zentralen für Säuglingsschutz die Aufmerksamkeit, die die Stellung des Krippenwesens zur Säuglingsfürsorge beansprucht, noch fehlt eine behördliche Verordnung und Überwachung, die überall verhindert, daß Anstalten entstehen und betrieben werden, die nicht nur ihre Schutzbefohlenen, sondern die ganze Krippensache schädigen, noch fehlt vor allem den deutschen Krippen die finanzielle Förderung durch die zuständigen Behörden, denn nur ausreichende Mittel können einen erfolgreichen Betrieb dieser Anstalten gewährleisten.

Anhang.

Amtsblatt der kgl. Staatsministerien, des kgl. Hauses und des Äußern und des Innern, Nr. 5, 28. Januar 1910.

Leitsätze zur Bekämpfung der Säuglingssterblichkeit.

B. Leitsätze für geschlossene Säuglingsfürsorge.

I. Krippenwesen.

a) Im allgemeinen.

1. Die Krippen sollen gegen mäßiges Entgelt Kinder der ersten drei Lebensjahre ohne Ansehen des religiösen Bekenntnisses und der Abstammung in Tagespflege aufnehmen. Das Entgelt soll die Kosten der verabreichten Nahrung nicht übersteigen.

Bei der großen Zahl von Frauen, die zum Erwerbe außer Haus gehen müssen, ist die Einrichtung der Krippen ein vielfach, namentlich in Fabrikorten bestehendes Bedürfnis. Die Erkenntnis dieses Bedürfnisses hat denn auch verhältnismäßig früh an zahlreichen Orten zur Schaffung solcher Anstalten geführt, die allerdings zum Teil veraltet sind und weder in der Einrichtung, noch im Betriebe den hygienischen Anforderungen entsprechen.

2. Die Krippen müssen unter Aufsicht eines Arztes stehen und sollen von diesem täglich besucht werden. Zur Pflege ist ein ausreichendes geschultes Personal einzustellen. Wünschenswert wäre, daß auf eine Pflegerin nicht mehr als 6 Säuglinge oder 20 größere Kinder treffen und daß zu den hauswirtschaftlichen Arbeiten eigene Arbeitskräfte zur Verfügung stehen.

3. Besondere Aufmerksamkeit ist der Ernährung der Kinder, vor allem der Säuglinge zuzuwenden. Den Müttern muß in der Anstalt die Möglichkeit zum Stillen gegeben sein; Erniedrigung der Verpflegssätze für die Kinder stillender Mütter, Gewährung billiger oder freier Mahlzeiten an stillende Mütter und ähnliche Vergünstigungen werden zur Verbreitung der Ernährung an der Mutterbrust beitragen.

Künstliche Nahrung ist nach Anordnung des Anstaltsarztes zu verabreichen; im übrigen sind die für die Milchküchen aufgestellten Leitsätze entsprechend zu beachten. Künstlich ernährten Säuglingen soll, soweit irgend möglich, die in der Anstalt verordnete Nahrung auch zu Hause verabreicht werden; es wäre deshalb Vorsorge zu treffen, daß diese Nahrung aus der Krippe für den häuslichen Bedarf der Kinder, auch an Sonn- und Feiertagen, bezogen werden kann.

4. Bezüglich des Baues und der Einrichtung der Anstalten wird auf die Ziffer 4 der Leitsätze für Säuglingspflege- und Krankenanstalten verwiesen und noch folgendes bemerkt: Die Anstalten sollen keine zu große Ausdehnung haben und tunlichst in der Nähe von Bewahranstalten für ältere Kinder, in Fabrikorten in der Nähe des Arbeitsortes der Mutter errichtet werden, damit die Verbringung der Kinder in die Krippen, sowie das Stillen der Mütter erleichtert wird.

Mit Rücksicht auf die Möglichkeit der Einschleppung von Krankheiten sollen die Krippen sich nicht in dem gleichen Hause mit einer Anstalt befinden, in der Kinder zu ständiger Tag- und Nachtpflege gehalten werden. Aus dem gleichen Grunde empfiehlt es sich, einen Absonderungsraum bereitzuhalten, in dem das kranke oder krankheitsverdächtige Kind bis zur Abholung untergebracht werden kann.

Die größeren (über ein Jahr alten) Kinder sollen nicht in dem gleichen Raume wie die Säuglinge untergebracht werden.

5. Die Krippen stellen sich nach ihrem Zwecke und in dem überwiegenden Berufs-
stande der Eltern der untergebrachten Kinder hauptsächlich als eine Arbeiterwohlfahrts-
einrichtung dar.

Zur Errichtung und zum Betriebe der Krippen sollen hiernach diejenigen Faktoren
zusammenwirken, in deren Interesse eine Fürsorge für die örtliche Arbeiterbevölkerung
liegt, oder die sich eine solche Fürsorge freiwillig zur Aufgabe gestellt haben.

Als Unternehmer werden deshalb neben Wohltätigkeitsvereinen zunächst Gemeinden
mit Arbeiterbevölkerung, dann größere Fabrikbetriebe berufen sein.

Durch Zuschüsse aus den vom Staate für Säuglingsfürsorge bereitgestellten Mitteln
und aus den Überschüssen der Versicherungsanstalten wird sich die Schaffung der segensreich wirkenden Einrichtungen auch in kleineren Industriegemeinden ermöglichen lassen.

b) Stillkrippen und Stillräume.

1. Betriebe, die eine größere Anzahl von Arbeiterinnen beschäftigen, sollen den
Müttern Gelegenheit bieten, ihre Kinder auch nach Ablauf der sechswöchentlichen Schutz-
zeit weiter zu stillen.

Zu diesem Zwecke wäre eine Stillkrippe innerhalb oder in nächster Nähe des Betriebes herzustellen. Die Benützung der Krippen soll nur für die Ernährung des Säuglings an der Mutterbrust zulässig sein. Nur wenn ein ärztliches Stillverbot vorliegt, soll
künstliche Ernährung erlaubt sein.

Die Betriebsleitung soll den Müttern die für das Stillen benötigte Zeit ohne Lohn-
abzug freigeben.

Während der Arbeitszeit der Mütter sind die Säuglinge durch ausgebildete Wärterinnen
zu pflegen. Die Stillkrippen müssen unter fortlaufender ärztlicher Aufsicht stehen. Für
diejenigen Mütter, welche ihre Kinder selbst stillen, soll die Benützung der Stillkrippe
unentgeltlich sein.

2. Wo die Verhältnisse die Errichtung von Stillkrippen nicht gestatten, soll den
Müttern wenigstens eine Stillstube, d. i. ein Raum, in den die Säuglinge zum Zwecke des
Stillens gebracht werden, innerhalb des Betriebes oder in nächster Nähe zur Verfügung
stehen.

Auch die Stillräume müssen einer fortlaufenden ärztlichen Aufsicht unterstehen,
insbesondere muß für ständige Reinigung und öftere Desinfektion des Raumes Sorge
getragen werden.

Fürsorge für Kleinkinder.

Es ist das Verdienst der Deutschen Zentrale für Jugendfürsorge, durch die
Verhandlungen ihrer 8. Konferenz die allgemeine Aufmerksamkeit auf ein Gebiet gerichtet zu haben, dessen „Öde man erst jetzt wahrzunehmen beginnt,
wo man links und rechts die reicheren Gefilde der Säuglingsfürsorge und der
Schulkinderfürsorge erblickt". Die Fürsorge für die Kleinkinder ist tatsächlich
lange vernachlässigt gewesen. Über Säuglingsfürsorge ist im Laufe der letzten
Jahre bei allen möglichen Gelegenheiten, bei Kongressen und Versammlungen
in Tageszeitungen und Zeitschriften so viel diskutiert und geschrieben worden,
daß beinahe jedem gebildeten Menschen im großen und ganzen die Tatsache
der hohen Säuglingssterblichkeit ebenso bekannt ist wie die Mittel zu ihrer Bekämpfung, und ebenso ist die Fürsorge für Schulkinder populär; dagegen nicht
die Fürsorge für Kleinkinder. Wohl weiß man, daß es Kinderbewahranstalten,
Kleinkinderschulen und Kindergärten gibt. Man benutzt auch die Kindergärten, um die Kinder vor dem Schulalter einigermaßen an die geregelte Form
eines Schulbetriebes zu gewöhnen oder um einzigen Kindern Kameraden
und Spielgefährten zu schaffen, aber über die große soziale Bedeutung der gesamten Fürsorge für Kleinkinder sind nur wenige unterrichtet.

In der Konferenz der Deutschen Zentrale für Jugendfürsorge haben
Tugendreich, dessen praktische und literarische Tätigkeit auf dem Gebiet
der sozialen Medizin wohlbekannt ist, und Frau Klara Richter, die Vorsteherin des Pestalozzi-Fröbelhauses I (Berlin) in eingehenden Referaten die
Lage der Kleinkinder in der Großstadt, die vorhandenen Einrichtungen und

die Notwendigkeit einer weiteren Ausbildung derselben besprochen. Die von beiden Referenten gemeinsam aufgestellten Leitsätze geben eine so vortreffliche Übersicht über den Stand der Frage, daß ich sie im folgenden wörtlich anführe:

„Im Gegensatz zu der sich rege entwickelnden Fürsorge für das Säuglings- und Schulpflichtalter befindet sich die Fürsorge für das dazwischenliegende Kleinkinderalter noch in einem ganz unzulänglichen Zustand. Gerade diese Altersklasse ist aber durch manche Erkrankungen, z. B. die Tuberkulose, besonders gefährdet, und gerade diese Altersklasse legt auch den Grund für die geistige und moralische Entwicklung. Die Vernachlässigung der Kleinkinder ist oft die letzte Ursache für die moralische und körperliche Minderwertigkeit des Erwachsenen.

„Die mangelhafte Fürsorge für die Kleinkinder hat zur Folge, daß die Resultate der mit großen Kosten betriebenen Säuglingsfürsorge zum Teil vernichtet, und daß der Schule Rekruten zugeführt werden, die zu erheblichem Prozentsatz zurückgestellt und zu einem weiteren, nicht kleinen Prozentsatz den Anforderungen des Unterrichts nicht andauernd gewachsen sind.

„Ohne den Zusammenhang zu verkennen, der zwischen der Not der Kleinkinder und anderen sozialen Nöten, z. B. dem Wohnungselend oder der mütterlichen Erwerbsarbeit, besteht, fordern wir dringend den Ausbau der unmittelbaren Fürsorge für die Kleinkinder.

„Soweit als möglich ist die Familienerziehung zu wahren. Hierbei ist fortlaufende Überwachung, Belehrung und gegebenenfalls eine Unterstützung der Mutter erforderlich. Die Säuglingsfürsorgestellen sollen sich zu Kinderfürsorgestellen entwickeln, in denen die Kinder in regelmäßigen Zeitabständen bis zur Einschulung vorgestellt werden. Ihre Hauptaufgabe erblicken die Fürsorgestellen darin, gesunde Kinder gesund zu erhalten. Die Fürsorgestelle soll aber auch die Mutter bei Erkrankungen des Kindes auf die Instanzen hinweisen, die am geeignetsten für die Behandlung sind, und ihr auch die Stellen empfehlen, die sie um Rat und Unterstützung bei der Erziehung angehen kann.

„Die Trennung von Mutter und Kind durch Übernahme des Kindes in Tagesheime usw. soll nur erfolgen, wenn die Mutter durch außerhäusliche Erwerbsarbeit, anstrengende Heimarbeit, durch Krankheit usw. verhindert oder infolge moralischen und geistigen Tiefstandes unfähig ist, selbst ihr Kind zu pflegen und zu erziehen. Um die Trennung zu mildern und den ethischen Wert des Zusammenseins von Mutter und Kind nach Möglichkeit zu erhalten, empfiehlt es sich, für die Kinder der außerhäuslich erwerbstätigen Mutter die Kindergärten und Bewahranstalten im Bezirk der Betriebsstätte selbst zu errichten, für die Kinder der in der eigenen Wohnung beschäftigten Mutter inmitten des Häuserblockes nach Vorgang gemeinnütziger Baugesellschaften.

„Kinderbewahranstalten, Kindergärten usw. sollen durchaus den Charakter von Erziehungsanstalten mit familienhaftem, nicht schulhaftem Gepräge tragen. Um der in diesem Alter so notwendigen individuellen Erziehung und Überwachung zu genügen, müssen die Anstalten von gut vorgebildeten Kindergärtnerinnen oder Schwestern geleitet werden. Die Zahl der Kinder, die einer Erzieherin anvertraut werden, soll 30—40 nicht übersteigen.

„An Einrichtung und Betrieb der Anstalten ist ein strengerer hygienischer Maßstab zu legen als vielfach bisher. Wie allgemein bekannt ist, befindet sich ein großer Teil dieser Anstalten in durchaus unhygienischem Zustand. Die zuständigen Behörden werden aufgefordert, nur dann die Erlaubnis zum Betrieb solcher Anstalten zu erteilen, wenn sie allen hygienischen und pädagogischen Anforderungen entsprechen. Jede Anstalt soll über mehrere Räume und einen Spielplatz oder Garten verfügen. Die Anstalten sollen regelmäßig, die Kinder so oft als möglich, jedenfalls aber vor der Aufnahme, von einem Arzt inspiziert werden.

„Die Fürsorge für schwächliche Kleinkinder ist besonders dürftig entwickelt. Es fehlt, mit vereinzelten Ausnahmen, ganz an Heil- und Erholungsstätten für solche Kinder, die für Krankenhausbehandlung ungeeignet sind, in der Familie aber hinreichende Pflege oder Erziehung nicht finden können. Für das Heer der mit englischer Krankheit, Skrofulose, Tuberkulose behafteten Kinder stehen geeignete Anstalten kaum zur Verfügung. Die Ferienkolonien, die Seehospize usw. nehmen in der Regel Kinder erst im schulpflichtigen Alter auf. Wir fordern dringend Abhilfe.

„Da die private Fürsorge an der Grenze ihrer Hilfsmöglichkeiten angelangt ist, ohne auch nur den dringendsten Anforderungen der Kleinkindernot genügen zu können, so ruft sie die Gemeinden zu kräftiger Unterstützung auf. Insbesondere haben die Vereine die größten Schwierigkeiten, für ihre Anstalten geeignete Unterkunft zu finden. Die Stadt Berlin wird gebeten, nach dem Beispiel anderer Städte den Vereinen wenigstens hygienisch einwandsfreie Räume zur Verfügung zu stellen.

„Wir halten es für wünschenswert, daß sich Zentralstellen für Kleinkinderfürsorge bilden. Um dadurch keine weitere Zersplitterung der sozialen Fürsorge herbeizuführen, wäre es zweckmäßig, wenn die Zentralen für Säuglingsfürsorge auch die Fürsorge für die Kleinkinder in ihr Programm aufnähmen."

Ein charakteristischer Unterschied zwischen der Fürsorge fürs jüngste
Alter und der für das vorschulpflichtige und Schulalter ist der, daß nach
dem Säuglingsalter die geschlossene Fürsorge an Bedeutung zurücktritt gegenüber der offenen und vor allen Dingen in den Vordergrund alle jene Einrichtungen treten, die nur tagsüber die Kinder in ihre Obhut nehmen und nach der
ganzen Art ihrer Funktionen nur als eine Ergänzung der Familienfürsorge
dienen.

Eine Ausnahme bilden alle jene Anstalten, welche die vollständige Fürsorge für gefährdete Kinder übernehmen, wie z. B. die Waisenhäuser, die Ret-
tungshäuser und die für körperlich und geistig minderwertige Kinder bestimmten Anstalten.

Kinderbewahranstalten und Kindergärten.

An die Tätigkeit der Krippe schließt sich die der Kinderbewahranstalten
und Kindergärten an. Beide sind für Kinder der ärmeren Bevölkerungsschichten und zwar für die Zeit vom dritten Lebensjahre bis zum Schulalter bestimmt
und unterscheiden sich insofern, daß die Kinderbewahranstalten den Haupt-
wert auf das Bewahren und die körperliche Pflege der Kinder legen, während
die Kindergärten im Sinne Pestalozzi-Fröbels der Gesamtentwicklung des
Kindes, insbesondere seiner Erziehung, ihr Interesse widmen.

Die Kinderbewahranstalten führen ihre Entwicklung in Deutschland
auf Oberlin zurück, welcher in Steinthal im Elsaß im Jahre 1779 die erste
derartige Anstalt gründete. Um die Kinder vor den Gefahren der Straße und
vor Verwahrlosung zu beschützen und um ihnen die mangelnde Erziehung
zu ersetzen, ließ Oberlin auf seine Kosten geräumige Zimmer mieten und einrichten, in denen solche Kinder unter Leitung von Aufseherinnen, die er selbst
mit Hilfe seiner Gattin ausgebildet hatte, Aufnahme fanden. Aus der ganzen
Beschäftigung der Kinder geht hervor, daß Oberlin bei seiner Anstalt nicht nur
die Bewahrung, sondern auch Erziehung und Unterricht als Ziel vor Augen
hatte.

Im Jahre 1802 schloß sich die Gründung der Krippe in Detmold an, welche
Kinder vom zweiten bis zum vierten Lebensjahre aufnahm. Die Haupttätigkeit dieser Anstalt fiel in die Sommer- und Herbstmonate, solange die Mütter
ihrer ländlichen Beschäftigung nachgingen. Im Jahre 1819 wurde dann durch
Wadzeck in Berlin eine Kinderbewahranstalt für Kinder von $^3/_4$ bis 5 Jahren
eröffnet, welche des besonderen Schutzes der königlichen Familie sich erfreute
und mit dem Alexandrinenstift verbunden war, von welchem es auch die Kinderwärterinnen erhielt. Erst von den dreißiger Jahren des vorigen Jahrhunderts
an breiteten sich die Kinderbewahranstalten über ganz Deutschland aus, so
daß auch in kleinen und kleinsten Städten solche Anstalten entstanden, die
zumeist von der kirchlichen Gemeinde erhalten oder unterstützt wurden.

In Groß-Berlin bestehen etwa 90 Bewahranstalten, in denen 12—14 000
Kinder untergebracht sind. Damit wird für die Berliner Bevölkerung wohl
eine dankenswerte Hilfe geleistet; sie reicht aber nicht aus. Im Februar 1908
wurde dem Berliner Magistrat ein Antrag eingereicht betreffend die Errichtung
städtischer Krippen und Kinderhorte. Dieser Antrag aber wurde mit der Begründung abgelehnt, daß man nicht verkennen könne, wie manche Verhält-

nisse der ärmeren Bevölkerung der Verbesserung bedürfen, und daß es auch zahlreiche Familien gäbe, deren Verhältnisse zur Abnahme der Kinder zwängen; es genüge aber für solche der Ausbau der schon bestehenden privaten Kinderbewahranstalten und Kindergärten. Es entspricht diese Begründung nur der Tatsache, daß alles, was überhaupt auf dem Gebiet der Kleinkinderfürsorge geschaffen ist, ohne Ausnahme von Vereinen oder Einzelpersonen geschaffen worden ist. Einen Begriff von dem Betrieb einer solchen Anstalt gibt der Bericht über die vom Geheimen Kommerzienrat Otto Allendorff begründete

Kinderbewahranstalt zu Groß-Salze.

Der Plan für den Bau wurde im Jahre 1892 nach Besichtigung anderer Kinderbewahranstalten entworfen. Die Größe des Gebäudes sollte zur Aufnahme von 60—80 Kindern im Alter von 3—6 Jahren dienen. Im Erdgeschoß wurden der Spielsaal für die Kinder, ein Zimmer, in welchem die kleinsten Kinder abgesondert von den anderen ihre Mittagsruhe halten können, Küche, Speisekammer und Zimmer für drei Schwestern eingerichtet. Im Dachgeschoß befinden sich drei Schlafzimmer und ein Bodenraum. Ein geräumiger Spielhof mit großer Veranda schließt sich an die Kinderbewahranstalt an. Der Bau wurde mit einem Kostenaufwand von 25 000 M. aufgeführt.

Der Zuschuß von seiten des Begründers hat in den verflossenen 19 Jahren eine Summe von 58 000 M. betragen. Aus denselben Gründen, die ich oben beim Pestalozzi-Fröbel-Haus ausgeführt habe, wird von allen Eltern ein Kostgeld von 5 Pf. pro Kind und Tag erhoben.

Die Kinderbewahranstalten, deren Zahl unendlich groß ist, denen aber insgesamt jede einheitliche Organisation fehlt, haben immer das Ziel vor Augen gehabt, die Kinder nicht nur zu nähren und zu warten, sondern sie auch vor Verwahrlosung zu bewahren und an Ordnung zu gewöhnen. Noch über dieses Ziel hinaus gehen die sogenannten **Kindergärten,** welche im Sinne Fröbels das Kind nicht nur vor Schaden zu bewahren, sondern auch fortzuentwickeln suchen. Während die Bewahranstalten mehr eine Fortsetzung der Krippen bilden, sind die Kindergärten die Vorbereitung der Schule.

Den Zweck des ersten in Blankenburg bei Rudolstadt begründeten Kindergartens gibt Fröbel selbst mit folgenden Worten an: „er soll Kinder des vorschulpflichtigen Alters nicht nur in Aufsicht nehmen, sondern ihnen auch eine ihrem ganzen Wesen entsprechende Betätigung geben, ihre Kräfte kräftigen, ihre Sinne üben und den erwachenden Geist beschäftigen und sie sinnig mit der Natur bekanntmachen, besonders auch Herz und Gemüt richtig leiten und zum Urgrunde alles Lebens, zur Einigkeit mit sich, hinführen."

Fröbel ging bei der Begründung der Kindergärten von der Meinung aus, daß die Einzelerziehung der vorschulpflichtigen Kinder in der Familie, wie sie gegenwärtig ist und unter den bestehenden Verhältnissen sein kann, für die Forderungen der Zeit nicht mehr ausreicht. An die Bildung des Kindes in der Familie und Kinderstube soll sich seiner Meinung nach die des Kindergartens als die zweite Hauptstufe des Kindeslebens anschließen.

Während im vorigen Jahrhundert das Volksschulwesen und die höheren Unterrichtsanstalten in Preußen sich in mustergültiger Weise entwickelt haben, ist die Ausgestaltung des Kleinkinderschulwesens nicht in gleich wünschenswertem Maße vorangeschritten[1]). Die preußische Unterrichtsverwaltung hat diesem wichtigen Zweige der Volkserziehung gegenüber eine beobachtende Haltung eingenommen. Als Privatanstalten unterliegen die Warte- oder Klein-

---

[1]) Die folgenden Angaben sind zum großen Teil der Festschrift zum 75jährigen Jubiläum des Aachener Vereins zur Beförderung der Arbeitsamkeit, Aachen, entnommen.

kinderschulen den Vorschriften der Staatsministerial-Instruktion vom 31. Dezember 1859 § 11. Abschnitt 1 dieser Instruktion bestimmt: „Die Warteschulen, welchen Kinder, die das schulpflichtige Alter noch nicht erreicht haben, anvertraut werden, sind als Erziehungsanstalten zu betrachten und stehen als solche unter der Aufsicht der örtlichen Schulbehörde. Die Anlegung solcher Warteschulen ist nur verheirateten Personen oder ehrbaren Witwen zu gestatten, welche von unbescholtenen Sitten und zur ersten Erziehung der Kinder geeignet und deren Wohnungen gesund und hinlänglich geräumig sind. Die Ortsschulbehörde erteilt die Erlaubnis zur Errichtung der Warteschule und hat dahin zu sehen, daß in denselben die Kinder nicht länger als bis zum gesetzlichen schulpflichtigen Alter verbleiben." Die Beschränkung, daß die Anlegung von Warteschulen nur verheirateten Personen oder ehrbaren Witwen zu gestatten ist, hat sich im Laufe der Jahre als unzureichend erwiesen und ist daher durch Erlaß vom 22. August 1866 beseitigt worden. Die weiter bekannt gewordenen Erlasse und Verordnungen sind mehr vorbeugender Natur; sie betonen als Grundsatz, daß jede den eigentlichen Elementarunterricht berührende Beschäftigung der Kinder von diesen Schulen fernzuhalten ist.

Die den Kindergärten zugrunde liegende Idee ist von Fröbel von vornherein in vollem Umfang erfaßt und später eigentlich nur unwesentlich verändert worden. Die Anschauungen der modernsten Kinderheilkunde decken sich vielfach mit Aussprüchen und Ansichten Fröbels. Wir finden in seinen Schriften so manches, was uns in anderer Form, z. B. in der Schrift Czernys, „Der Arzt als Erzieher" wieder begegnet.

Die Anhänger Friedrich Fröbels sehen in ihm einen denkbar weitsichtigen Pädagogen, der das ganze Gebiet der Menschenentwicklung und dann der Erziehung, der körperlichen und geistigen Entwicklung des Individuums sowohl als der Gesamtheit als ein großes einheitliches Ganze auffaßte, nach einer befriedigenden Lösung der großen Menschheits- und Erziehungsfragen sein Leben lang suchte und nur deshalb zu den frühesten Entwicklungsstufen der Kindheit herabstieg, um desto sicherer den Weg zu den höheren Stufen zu finden.

Wunderbar mutet es uns heute an, wenn wir lesen, daß in einem Erlaß des preußischen Kultusministers von Raumer vom 7. August 1851 das Kindergartenwesen als schädlich bezeichnet und von der preußischen Unterrichtsbehörde verboten wurde. Durch diesen Eingriff wurde der ständige Zusammenhang zwischen der Erziehungsarbeit im vorschulpflichtigen Alter und im Schulwesen unterbrochen. Daran hat auch die Wiederaufhebung des Verbotes im Jahre 1860 nichts ändern können. Der Kindergarten als solcher fand nach 1860 auf preußischem Boden wieder Eingang; aber Kindergartenwesen und Schulwesen blieben seitdem vollständig getrennte Gebiete, und an einer Verständigung zwischen beiden fehlt es fast gänzlich. Während das Schulwesen unter dem Schutz und der Aufsicht des Staates eine umfassende und fest gegliederte Gestaltung bekam, war das Kindergartenwesen, von jeder Staatsaufsicht losgelöst, der Willkür seiner Vertreter anheimgegeben. Im Gegensatz zu den österreichischen Ländern, in denen eine Verordnung des Ministers für Kultus und Unterricht vom 22. Juni 1872 die Kindergärten empfahl und zugleich ihre Einrichtung und die Heranbildung von Kindergärtnerinnen regelte, entbehren in Preußen die Grundlagen des Kindergartenwesens: Vorbildung und Befähigungsnachweis der Lehrpersonen, äußere und innere Einrichtung, Unterhaltungspflicht dieser Schulen noch der allgemeinen Regelung. Diese Fragen sind im wesentlichen dem Ermessen der Körperschaften und der Wirksamkeit der gemeinnützigen Vereine überlassen.

Die Anschauungen und Ideen Fröbels, die Jahrzehnte lang bekämpft worden sind, werden von den Vorkämpfern einer modernen Schulreform neuerdings wieder aufgenommen, so daß zu erwarten ist, daß der Kindergarten in Zukunft die Stelle im Erziehungssystem einnehmen wird, welche ihm Fröbel zugedacht hat. Auch äußerlich hat dies seinen Ausdruck darin gefunden, daß in den Bestimmungen für die Neuordnung des höheren Mädchenschulwesens vom 18. August und 12. Dezember 1908 zum erstenmal in einem ministeriellen Erlaß in Preußen Hinweise auf die Fröbelsche Erziehungslehre erschienen. Die Einrichtung eines Kindergartens und die Beschäftigung mit Fröbelschen Schriften werden als Forderung für die Frauenschule, teilweise auch für das Lehrerinnenseminar, aufgestellt, und so dürfte der wünschenswerte Zusammenhang zwischen Kindergarten und Schule hergestellt werden.

Ebenso wie die Krippen und Bewahranstalten, so verdanken auch die Kindergärten fast ausschließlich ihre Entstehung privater Wohlfahrtspflege. Die größte Förderung hat aber die Bewegung durch große gemeinnützige Vereine erfahren, deren Leiter mit klugem Blick die soziale Bedeutung der Kleinkinderfürsorge erkannten. Ein klassisches Beispiel dafür ist die Tätigkeit des Aachner Vereins zur Beförderung der Arbeitsamkeit und eines ähnlichen Vereins in Lübeck.

Die Kleinkinderschulen in Lübeck.

Die im Jahre 1789 gegründete Gesellschaft zur Beförderung gemeinnütziger Tätigkeit hat im Laufe der Zeit sechs Kleinkinderschulen, die erste davon im Jahre 1833, ins Leben gerufen, in denen in erster Linie die noch nicht schulpflichtigen Kinder tagsüber Aufnahme, Unterkunft und Verpflegung erhalten sollten. Eine der Kleinkinderschulen ist zugleich mit einer Krippe verbunden. Seitens der Eltern sind für die Unterbringung in der Kleinkinderschule für ein nicht schulpflichtiges Kind wöchentlich 40 Pf., für zwei Kinder 70 Pf., für drei Kinder 90 Pf., für vier Kinder 1 Mk. und für ein schulpflichtiges Kind 60 Pf. zu zahlen. Die Kinder erhalten dafür ein Mittagessen sowie Milch zum Frühstück und zum Vesper. An der Spitze jeder Schule steht ein Vorstand, dem auch ein Arzt angehört, während in der Schule selbst als Leiterin eine Frau mit einer Gehilfin tätig ist. Die Kinder werden morgens im Sommer um 7 Uhr, im Winter um 8 Uhr zur Schule gebracht und abends um 6 Uhr abgeholt.

Der Besuch der einzelnen Kleinkinderschulen schwankt zwischen 60 und 100 Kindern.

Wir sehen in diesem Falle, daß die Kleinkinderschulen in Lübeck den Kindern nicht nur Unterkunft, Erziehung und Beschäftigung schaffen, sondern daß sie ihnen auch tagsüber beinahe die volle Verpflegung geben.

Die Kindergärten des Aachener Vereins zur Beförderung der Arbeitsamkeit.

Bereits im Jahre 1893 hat der Aachener Verein, dessen Geschichte ich schon an anderer Stelle (S. 130) kurz erzählt habe, die Errichtung von Kleinkinderbewahranstalten in den Kreis seiner auf das Wohl der arbeitenden Klassen gerichteten Bestrebungen gezogen. In Übereinstimmung mit den für den Verein geltenden maßgebenden Hansemannschen Prinzipien, aber im Gegensatz zu der damals sonst üblichen Praxis wurde von Anfang an beschlossen, die Kinder auch der armen Leute nicht ohne weiteres unentgeltlich aufzunehmen.

Die Wohltat der Beaufsichtigung und Erziehung der kleinen Kinder in den Bewahranstalten sollte auch wieder eine Belohnung der Sparsamkeit und Arbeitsamkeit sein.

In der Bezirksversammlung vom 29. April 1839 wurden folgende 6 Leitsätze einstimmig angenommen:

1. Bei der Errichtung von Verwahranstalten ist die höchste Ökonomie zu beachten;
2. Die Kinder werden nicht vom Verein gespeist, sondern das Essen wird denselben von ihren Angehörigen in die Anstalt gebracht.
3. Für jedes Kind wird ein von dem Vorstande nach den Lokalverhältnissen zu bestimmendes, jedoch wenigstens einen Silbergroschen betragendes Monatsgeld entrichtet.

Von der Bezahlung dieses Monatsgeldes sind jedoch für ihre Kinder diejenigen Sparer befreit, welche die Prämienkasse nachhaltig benutzen. Als nachhaltige

Sparer werden diejenigen betrachtet, welche wenigstens einen Taler im Laufe des Jahres bei der Prämienkasse einlegen.

4. Die in den Verwahranstalten aufzunehmenden Kinder müssen wenigstens 2 Jahre alt sein und können die Anstalten bis zum örtlich oder individuell schulpflichtigen Alter besuchen.

5. Die zu den Verwahranstalten nötigen Lokale sind in der Regel mietweise zu beschaffen. Nur wenn solche nicht dem Bedürfnis entsprechen oder nicht zu angemessenen Mietspreisen zu haben sind, kann der Vorstand mit Genehmigung der Bezirkskommission ausnahmsweise Gebäude errichten oder akquirieren.

6. Verwahranstalten können nur diejenigen Gemeinden erhalten, welche ein von dem Vorstande festzusetzendes Minimum an freiwilligen Beiträgen aufbringen. Über etwaige Reklamationen der Kreisausschüsse gegen die Normierung dieses Minimums entscheidet die Bezirkskommission.

Die drei ersten Bewahranstalten wurden im November 1839 in Aachen eröffnet, zu denen im folgenden Jahre noch zwei Anstalten in Eupen und eine in Erkelenz hinzutraten. Der Zeitfolge nach traten die folgenden, jetzt noch bestehenden Anstalten ins Leben:

1. **Aachen**, Adlerberg 1839.
2. **Aachen**, Königstraße 1839, im Jahre 1883 nach Johanniterstraße verlegt.
3. **Aachen**, Roßstraße 1839, im Jahre 1847 nach Mühlenberg und im Jahre 1908 nach Deliusstraße verlegt.
4. **Eupen**, Düvelscheid 1840, im Jahre 1864 nach Haasstraße verlegt.
5. **Eupen**, Gospertstraße 1840, im Jahre 1843 nach Borngasse verlegt.
6. **Erkelenz** 1840.
7. **Aachen**, Gasborn 1841, im Jahre 1885 nach Danskaulstraße verlegt.
8. **Montjoie** 1842.
9. **Jülich** 1843.
10. **Düren**, Krämergasse 1843.
11. **Stolberg** 1843.
12. **Aachen**, Franzstraße 1879, im Jahre 1881 nach Stephanstraße verlegt.
13. **Düren**, Alte Jülicherstraße 1882.
14. **Eschweiler** 1887.
15. **Aachen**, Paßstraße 1908.

Außer den genannten Anstalten hat der Verein noch einer größeren Anzahl von Bewahranstalten, die von Gemeinden oder Körperschaften unterhalten werden, Beihilfe gewährt.

Die vom Verein gegründeten und unterhaltenen Anstalten waren ursprünglich Bewahranstalten im eigentlichen Sinne des Wortes. Mit dem Jahre 1881 vollzog sich die Umwandlung der Bewahranstalten in Kindergärten im Sinne Fröbels. Zu einer Zeit, als die meisten westdeutschen Städte der Kindergartensache noch ablehnend gegenüberstanden. Gewissermaßen einen Abschluß fand die Tätigkeit des Vereins auf diesem Gebiet durch die Errichtung des Fröbelseminars, welches im Herbst 1906 seine Tätigkeit begann. Eine der neuesten Anstalten des Vereins ist der

Kindergarten in der Deliusstraße zu Aachen.

Die Anstalt ist zur Aufnahme von 180 Kindern bestimmt. Für die Grundrißgestaltung (Fig. 50) war bestimmend eine Forderung, daß die Klassenzimmer gute Besonnung erhalten und fern vom Straßenlärm und dem Geräusch benachbarter Fabriken belegen sein sollten. Um eine stattliche mittlere Flurhalle, die 32,20 m lang und 4 m breit ist und sich an einem Ende zu einer geräumigen Kleiderablage erweitert, gruppieren sich die Anstaltsräume derart, daß die Klassenzimmer alle nach Süden und nach dem Spielhofe zu belegen sind, während die Nebenräume an die Nord- und Straßenseite gerückt wurden. Die Spielsäle, welche bei festlichen Veranstaltungen zu einem großen Raum verbunden werden können, sind vom Ende der Flurhalle zugänglich und stehen mit den offenen Spielhallen auf der Ostseite des Hofes in Verbindung. Ein kleines Wohnhaus für den Kastellan an der Südwestecke des Grundstückes ist durch eine bedeckte Halle an das Hauptgebäude angeschlossen.

Im Obergeschoß (Fig. 51) des Hauptgebäudes wurden die Wohnungen für die Helferinnen und zwei Kindergärtnerinnen untergebracht und um einen der unteren Flurhalle entsprechenden Teil gelegt.

Die Anstalt besitzt Niederdruckdampfheizung, elektrische Lichtanlage und maschinelle Entstaubungsanlage.

Die Kindergärten des Aachener Vereins nehmen die Kinder nicht nur in Aufsicht, sondern es wird denselben eine ihrem Wesen entsprechende Betätigung gegeben, und es

wird nicht nur für das geistige, sondern auch für das leibliche Wohl der Kinder Sorge getragen. Den bedürftigen Kindern, die zu Hause wegen Abwesenheit der Eltern keinen
Mittagstisch finden, wird unentgeltlich Suppe und zum Frühstück und Vesperbrot warme
Milch und Brötchen gespendet. Für die Kinder, denen zu Hause oft die notwendige körperliche Pflege fehlt, sind in den neueren Kindergärten Badezellen eingerichtet.

Aus den beiden angeführten Beispielen ersehen wir, daß die Kindergärten
nicht nur als Bewahranstalten dienen, nicht nur im Sinne Fröbels der Be-

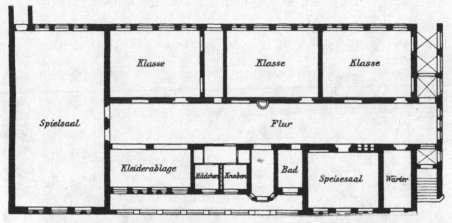

Fig. 50. Kindergarten in der Deliusstraße zu Aachen. Erdgeschoß.

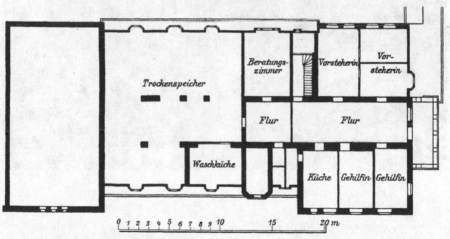

Fig. 51. Kindergarten in der Deliusstraße zu Aachen. Obergeschoß.

schäftigung und Erziehung der Kinder sich widmen, sondern daneben auch,
soweit es notwendig ist, für das körperliche Wohl der Kinder sorgen und
durch Gewährung von Unterstützungen verschiedener Art das Los der Kinder
zu bessern und die Sorge der Familie um die Kinder zu lindern suchen.

Außer gemeinnützigen Vereinen haben bei der Versorgung der Kleinkinder
vielfach auch die Arbeitgeber zugunsten wenigstens der Familien ihrer Arbeiter
eingegriffen. So beschränkt z. B. die im Jahre 1874 eröffnete Kinderpflege-
anstalt der Aktiengesellschaft Mechanische Weberei zu Linden vor Hannover,

die als Fabrik-„Krippe" allenthalben bekannt ist, ihre Aufgaben durchaus nicht nur auf das für Krippen in Betracht kommende Alter, sondern hat neben der Säuglingskrippe eine Abteilung für $2^1/_2$—6jährige Kinder, in welcher eine Kindergärtnerin die Aufsicht und Wartung führt, und schließlich eine Abteilung für schulpflichtige Kinder von 6—14 Jahren, welche Gelegenheit haben, in der Anstalt unter Aufsicht einer Lehrerin ihre häuslichen Schulaufgaben zu erledigen und danach sich der Erholung und dem Spiel zu widmen.

Eine besondere Abart der Kindergärten stellen die sogenannten **Schulkindergärten** dar, wie sie z. B. von der Stadt Charlottenburg seit einigen

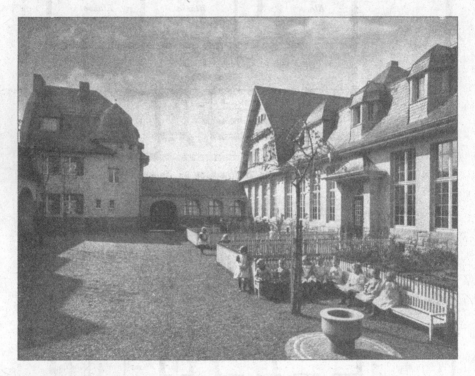

Fig. 52. Kindergarten in der Deliusstraße zu Aachen. Spielhof.

Jahren eingerichtet worden sind. Unter den von Halbjahr zu Halbjahr schulpflichtig werdenden Kindern befinden sich durchschnittlich $12^1/_2\%$, die vom Schulbesuch zurückgestellt werden müssen, weil sie körperlich und geistig noch nicht schulreif sind. Die am weitesten zurückgebliebenen Kinder werden für ein halbes, in besonderen Fällen für ein ganzes Jahr den städtischen Schulkindergärten überwiesen, um sie durch eine ihrem Zustand angepaßte pädagogisch-hygienische Erziehung schulreif zu machen[1]).

In Charlottenburg, dessen Einrichtungen auf diesem Gebiet wohl als musterhaft zu bezeichnen sind, sind zurzeit 7 Schulkindergärten errichtet, die über das ganze Stadtgebiet

---

[1]) Die gesundheitlichen Einrichtungen der Königlichen Residenzstadt Charlottenburg. Festschrift zum III. Internationalen Kongreß für Säuglingsschutz, Berlin 1911.

verteilt sind. Eine Klasse umfaßt bis zu 30 Kindern; die tägliche Unterrichtszeit beträgt 3—4 Stunden.

Die aufgenommenen Kinder unterstehen einer sorgfältigen Überwachung durch den Schularzt. Die bedürftigen Kinder erhalten täglich als Frühstück einen Viertelliter warme Milch nebst Brötchen und werden mittags zur Schulspeisung geschickt, wenn nötig, erhalten sie auch etwas Kleidung.

Die Kindergärten sind in gesunden, luftigen und freundlich ausgestatteten Zimmern in Baracken oder Schulgebäuden untergebracht. Jeder besitzt einen freien Platz zum Spielen und Turnen; die meisten auch ein Gärtchen zur Blumenpflege. Täglich machen die Kinder Atmungsübungen im Freien, wie überhaupt alles getan wird, um die körperliche Entwicklung der Kinder zu fördern.

Der Unterricht im Schulkindergarten erfolgt nach Fröbelscher Methode. Durch Spiel und Arbeit werden die geistigen Kräfte im Kinde geweckt und betätigt. Die Leitung der Kindergärten liegt in den Händen geprüfter Kindergärtnerinnen, denen je eine für Kinderpflege ausgebildete Fortbildungsschülerin beigegeben ist.

Fürsorge für das Schulalter.

Die Fürsorge für das schulpflichtige Alter gehört nicht mehr in den engeren Rahmen unseres Handbuches herein. Ich begnüge mich damit, auf die modernen Einrichtungen zum Schutze der Gesundheit des Schulkindes und zur Verhütung seiner Verwahrlosung hinzuweisen.

Auf jede Weise ist man bemüht, die Schädlichkeiten, welche für die Gesundheit der Kinder aus dem Schulbesuch erwachsen könnten, zu verhüten, und läßt besondere Fürsorge den kränklichen und schwächlichen Kindern zuteil werden; ja, man geht sogar so weit, chronisch kranke Kinder, die wegen körperlicher Gebrechen nicht imstande sind, den Schulweg zurückzulegen, in der elterlichen Wohnung unterrichten zu lassen. Ich brauche wohl kaum hinzuzufügen, daß diese Neuerung nur in einzelnen Großstädten bisher getroffen ist, und daß fast alle die Fürsorgeeinrichtungen für das Schulalter doch im wesentlichen auf die Großstädte beschränkt sind und namentlich auf dem Lande — abgesehen von den westlichen Teilen Deutschlands — so gut wie unbekannt sind.

In den Großstädten hat man sich nicht nur damit begnügt, für schwächliche und kränkliche Kinder **Tagesheilstätten** und **Walderholungsstätten** zu schaffen, in denen übrigens den Kindern ein Unterricht in beschränktem Maße zuteil wird, sondern man ist dazu übergegangen, einen vollständigen Unterricht in Waldschulen zu erteilen. Die mir bekannten Walderholungsstätten und Waldschulen habe ich in der Tabelle G zusammengestellt.

G. Walderholungsstätten und Waldschulen.

Stadt	Name der Anstalt	Gründungs-jahr
Aachen	Städt. Tagesheilstätte	1909
Altona	Erholungsgarten für schwächliche Kinder	1886
Cassel	Walderholungsstätte Kragenhof	1902
Charlottenburg	Waldschule	1904
Danzig	Walderholungsstätte	1905
Dessau	Walderholungsstätte	1903
Dortmund	Waldschule	1908
Dresden	Waldschule	
Elberfeld	Waldschule des Vereins für Gemeinwohl	1907
Forst	Walderholungsstätte	1908
Freiburg i. Breisgau	Städt. Kindersolbadstation	1905

Stadt	Name der Anstalt	Gründungs-jahr
Fürth	Waldschule des Vereins für Ferienkolonien	1911
Glauchau	Städt. Ferienheim (Waldbaracke)	1910
Glogau	Walderholungsstätte Glogischdorf	
Halberstadt	Walderholungsstätte des Vaterländ. Frauenvereins	1907
Heidelberg	Walderholungsheim	
Herne	Waldschule des Gewerkschaftsvereins Constantin der Große	1906
Lübeck	Waldschule in Wesloe	1908
Mülhausen i. E.	Waldschule	
Mülheim a. Ruhr	Waldschule des Vaterl. Frauenvereins	
München-Gladbach	Städtische Waldschule	1906
München-Gladbach	Walderholungsstätte	1905
Neu-Kölln	Walderholungsstätte Königsheide des Vaterl. Frauenvereins	1906
Nordhausen	Städtische Waldschule	1911
Quedlinburg	Walderholungsstätte d. Vaterländ. Frauenvereins	1910
Rheydt	Walderholungsstätte d. Vaterländ. Frauenvereins	1910
Schöneberg	Kinderwalderholungsstätte	
Stendal	Kinderwalderholungsstätte	

Die Waldschule in Lübeck-Wesloe.[1])

4 km von Lübeck entfernt liegt in schöner Kiefernwaldung die Waldschule Wesloe, welche durch die aus privater Initiative hervorgegangene Waldschulkommission unter weitgehender Mithilfe der Oberschulbehörde und Mitwirkung des Vaterländischen Frauenvereins vom Roten Kreuz entstanden ist. Sie liegt neben den Walderholungsstätten des Vaterländischen Frauenvereins vom Roten Kreuz und erhält aus der Erholungsstätte für Frauen und Kinder die Beköstigung gegen einen Tagessatz von 60 Pf. Die Gebäude der Waldschule beschränken sich auf das Notwendigste. Sie bestehen aus einer Anzahl Döckerscher Baracken, die teils wirtschaftlichen Zwecken, teils der körperlichen Pflege der Kinder und zur Unterkunft bei Regenwetter dienen, sowie einer Liegehalle. Von Mai bis September werden 60—70 Schüler und Schülerinnen (fast ausschließlich aus den Volksschulen), welche hierfür ärztlich ausgewählt sind, überwiesen, in drei Klassen eingeteilt und von zwei Lehrerinnen unterrichtet. Während zwei Abteilungen Unterricht haben, werden die Kinder der dritten Abteilung von der Waldschulschwester gebadet, machen Schularbeiten oder spielen.

Die Gesamtkosten für jedes Kind belaufen sich für 5 Monate auf 90 Mk.; nur in vereinzelten Fällen werden sie von den Angehörigen selbst getragen, meist leisten diese nur einen gewissen Beitrag.

Eine wichtige Rolle in der gesundheitlichen Fürsorge für das Schulalter spielen die **Ferienkolonien**, die Stadt- und Halbkolonien, sowie die **Kinderheilstätten.** Es gibt eine große Anzahl von Vereinen, die entweder für eine einzelne Stadt oder für einen größeren Bezirk oder aber wie z. B. der Verein für Kinderheilstätten an den deutschen Seeküsten den bedürftigen Kindern im Schulalter eine Erholungszeit außerhalb der Stadt und in gutem Klima zu verschaffen suchen.

Auch die großen Kommunen haben heut eigene Kindererholungsheime oder Kinderheilstätten; so z. B. die Stadt Mannheim und die Stadt Schöneberg.

---

[1]) Nach einem Bericht von Medizinalrat Dr. Riedel.

Kindererholungsheim der Stadt Mannheim. Viktoria Lenel-Stift.

Das Heim liegt in einem Seitental des Neckartales in der Nähe von Neckargemünd; es ist eine Stiftung des Geheimen Kommerzienrats Viktor Lenel, der das Haus mit seiner vollständigen Einrichtung der Stadt Mannheim geschenkt, um nach dem Wortlaut der Stiftung „erholungsbedürftigen Kindern, Knaben und Mädchen im Alter von 6—14 Jahren, deren· Eltern ihren Wohnsitz dauernd in Mannheim haben, zur Kräftigung ihrer Gesundheit in reiner Luft, bei guter Verpflegung und sorgfältiger Überwachung Aufnahme zu gewähren".

Die vollständig für den Winterbetrieb eingerichtete Anstalt enthält 90 Betten und ist mit Berücksichtigung aller hygienischen Anforderungen geradezu vorbildlich eingerichtet.

Die Auswahl der Kinder geschieht durch die Mannheimer Schulärzte; die Mindestdauer des Kuraufenthaltes beträgt 6 Wochen. Die Betriebskosten der Anstalt belaufen sich im Jahre auf ca. 32 000 Mk.

Als Verpflegungssatz wird pro Kind und pro Tag 1 Mk. erhoben.

Das erste von einer deutschen Kommune gegründete Seehospiz, das ich deswegen und um seiner guten hygienischen Einrichtungen besonders erwähne, ist das

Kindererholungsheim der Stadt Schöneberg in Boldixum auf Föhr.[1]

Die Anstalt dient der Unterbringung von Kindern, die in irgendeiner Weise von Tuberkulose gefährdet sind; ausgeschlossen sind Kinder mit offener Lungentuberkulose. Die Auswahl der geeigneten Patienten wird von der städtischen Auskunfts- und Fürsorgestelle für Tuberkulose der Stadt Schöneberg mit Hilfe der Schulärzte getroffen. Aufgenommen werden Kinder vom 5.—14. Lebensjahre. Der Verpflegungssatz beträgt einschließlich Hin- und Rückfahrt 2,50 Mk. pro Tag; für die Mehrzahl trägt die Stadt Schöneberg die Kosten.

Die Anstalt besteht aus einem Hauptgebäude mit angegliedertem Wirtschaftsgebäude, Isolierpavillon, Gärtnerhaus, Kuhstall, Luftbad mit Liegehalle und Strandhalle. Im Erdgeschoß des Hauptgebäudes (Fig. 53) befinden sich ausschließlich Räume für den Tagesaufenthalt, Spielsaal, Speisesaal, Schulsaal mit den dazugehörigen Nebenräumen, außerdem die Räume für die Verwaltung, Operations- und Untersuchungszimmer und Aufenthaltsraum für die Schwestern. Im ersten Stockwerk (Fig. 54) liegen die Schlafräume mit den erforderlichen Waschräumen; vor den Schlafsälen zwei große Veranden. Das ausgebaute Dachgeschoß (Fig. 55) enthält die Badezimmer, die Wohn- und Schlafzimmer der Schwestern, Laboratorium, Räume für den Stadtrat, sowie einen etwa 150 qm großen Turnsaal. Neben dem Hauptgebäude ist eine Liegehalle. Der Isolierpavillon hat für 10 Betten Raum.

Das Äußere der gesamten Anlage ist, den alten friesischen Bauten möglichst angepaßt, in einfacher Ziegelarchitektur ausgeführt. Die Baukosten betragen rund 208 000 Mk., die innere Einrichtung kostet 32 000 Mk.

All das sind Einrichtungen, welche in erster Linie auf die körperliche Gesundheit der Kinder bedacht sind, sei es, daß es sich darum handelt, Krankheiten fernzuhalten oder bestehende Krankheitsanlagen zu beseitigen. Zu diesen hygienischen Einrichtungen kommen soziale, welche besonders für die Kinder ärmerer Familien bestimmt sind und das Werk der Kinderbewahranstalten und Kindergärten im schulpflichtigen Alter fortsetzen.

Die **Schulspeisung** armer Kinder hat in den letzten Jahren immer weitere Verbreitung gefunden. Bei eingehender Nachforschung hatte sich herausgestellt, daß unter den Kindern der Gemeindeschulen sehr viele in die Schule kommen, ohne zu Hause ein erstes Frühstück erhalten zu haben, und daß ebenso viele

---

[1] Festschrift zum III. Internationalen Kongreß für Säuglingsschutz, Berlin 1911, „Jugendfürsorge in Schöneberg", herausgegeben von der städtischen Deputation für Wohlfahrtspflege.

zu Hause kein warmes Mittagbrot erhalten. Es wurden dementsprechend
Einrichtungen geschaffen, um den Kindern an allen Wochentagen, auch während
der Ferien, angemessene Mahlzeiten zu geben.

Mit der Fürsorge für eine zweckmäßige Ernährung der Schulkinder entwickelte sich meist gleichzeitig die Sorge für die Gesamtheit der Erziehung und

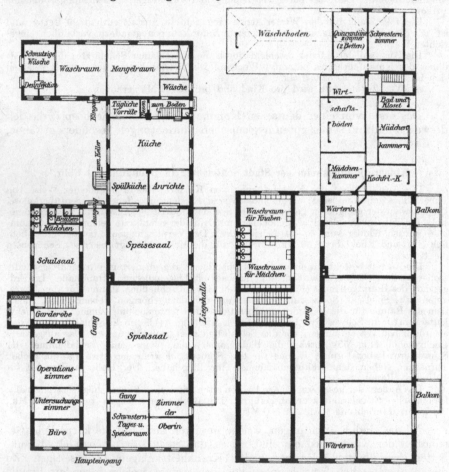

Fig. 53. Kindererholungsheim der Stadt   Fig. 54. Kindererholungsheim der Stadt
       Schöneberg. Erdgeschoß.   Schöneberg. Obergeschoß.

die Verhütung der Verwahrlosung, der die Kinderhorte und Jugendheime dienen.
Mit Recht sagt Anna von Gierke: „Wir alle kennen die heimatlosen Kinder
der Straße, denen die elterliche Stube oder auch nur elterliche Küche nicht
viel mehr bedeutet als Schlafstelle und notdürftigste Speisekammer, die Kinder unserer Tage, die unter den Mißständen unserer Tage zu leiden haben,
für deren Kinderleben alle Wohnungsreform, alle Antialkoholbewegung, alle
Versuche zur Beschränkung der Mütterarbeit zu spät kommt. Wir alle glauben,
daß hier ein reiches Arbeitsfeld sozialen Tuns liegt, dessen Bestellung nicht über

den Plänen für eine bessere Zukunft unterlassen werden darf. Wir alle wissen aber auch, daß noch unübersehbare Arbeit, noch unermüdliche Liebe, noch viel freudiger Mut wird wirken müssen, ehe die geschlagenen Wunden verbunden sind, ehe es gelingen wird, allen diesen Kindern auch nur einige frohe Kinderstunden täglich zu schaffen."

Knabenhort Sonnenblume in Erlangen[1]).

Am 31. März 1871 gründete Schmid-Schwarzenberg, damals Professor der Philosophie an der Universität Erlangen, in der Erkenntnis, daß zu jener Zeit tatsächlich das schulpflichtige Alter viel weniger mit Fürsorge bedacht war als das vorschulpflichtige Alter, für welches Krippen, Bewahranstalten, Kindergärten usw. bereits bestanden, den Verein für Volkserziehung in Erlangen und eröffnete am 27. Juli 1872 die erste Erziehungsanstalt für arme, aufsichtslose, schulpflichtige Knaben. Aufgabe der „Sonnenblume", wie er die Anstalt nannte, ist es, den schulpflichtigen Kindern derjenigen armen Eltern oder Pflegeeltern, welche durch täglichen Broterwerb gezwungen sind, den ganzen Tag über zu arbeiten, und deshalb ihre Kinder selbst beaufsichtigen und erziehen können, während der schulfreien Zeit eine Heimstätte zu bieten, in welcher dieselben im Anschluß an Familie und Schule erzogen werden.

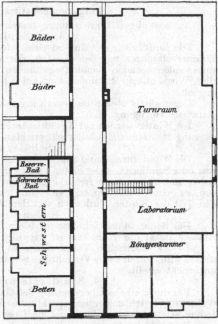

Fig. 55. Kindererholungsheim der Stadt Schöneberg. Dachgeschoß.

Der Knabenhort ist von Montag bis Freitag von 4—6 Uhr, am Sonnabend von 1 bis 3 Uhr geöffnet. Jeder Zögling erhält täglich Schwarzbrot; Beeren und Obst werden verteilt; im Winter wird den ärmsten Kindern warmes Mittagessen in der Volksküche verabfolgt. Die Zahl der Knaben beträgt zwischen 50 und 60.

Die deutsche Zentrale für Jugendfürsorge hat im vorigen Jahre den Versuch gemacht, zunächst einmal wenigstens eine Liste aller in Deutschland bestehenden Kinderhorte und Beschäftigungsanstalten aufzustellen. Wer sich nicht speziell mit dem Gegenstand beschäftigt hat, wird erstaunt sein über die große Anzahl von Anstalten, welche in allen Teilen Deutschlands bestehen, die unter den verschiedensten Gesichtspunkten gegründet sind und in den verschiedensten Formen arbeiten. Jetzt erst, nachdem bereits Hunderte von Einrichtungen bestehen, beginnt man die Arbeit der Kinderhorte zu organisieren und in den ganzen Rahmen des Kinderschutzes und der Jugendfürsorge einzupassen. Aber wir sehen jetzt bereits, wie sich ohne Lücke an die Säuglingsfürsorge die Fürsorge für die Kleinkinder und dann für die Schulkinder anschließt, wie Übergänge von der einen zur anderen existieren und wie ein Zusammenhang sich ausbildet zwischen den verschiedenen Behörden und den verschiedenen Organen, welche sich in den Dienst des Kinderschutzes stellen.

Zum Schluß seien die vorbildlichen Einrichtungen einer Kommune auf dem Gebiet der Schulgesundheitsfürsorge angeführt.

---

[1]) Nach einem Bericht des Bezirksoberlehrers Dr. Graßmüller.

Schulgesundheitsfürsorge in Charlottenburg.

An besonderen Einrichtungen bestehen:

1. Jugendspiele und Eislauf.

Die Einführung der Jugendspiele erfolgte im Jahre 1899. Sie werden während des Sommerhalbjahres mit den Kindern der Gemeindeschulen wöchentlich einmal in zwei aufeinanderfolgenden Nachmittagsstunden gepflegt; während der Sommerferien wird an allen Wochentagen 2 Stunden lang auf 3 Spielplätzen unter der Leitung je eines Lehrers gespielt.

Gegenwärtig stehen im Innern der Stadt 8 kleinere Spielplätze und ein großer Spielplatz zur Verfügung.

Im Winter werden auf 3 städtischen Spielplätzen Eisbahnen zur unentgeltlichen Benutzung für Gemeindeschüler eingerichtet.

2. Schülerwanderungen.

Die Wanderungen sind teils mehrtägige während der Sommerferien mit je 15—20 Schülern oder Schülerinnen der ersten und zweiten Klasse; teils eintägige während der Herbstferien und an sonstigen freien Tagen. Sie werden unter städtischer Beihilfe teils direkt von der Schulverwaltung, teils von dem Ortskomitee für Schülerwanderungen veranstaltet. Ein Teil der Kosten wird auch von den Angehörigen der Kinder getragen.

3. Baden und Schwimmen.

Das Baden in den Schulbrausebädern findet wöchentlich einmal für die verschiedenen Klassen statt; die Teilnahme ist freiwillig.

In der städtischen Volksbadeanstalt sowie in zwei nicht städtischen Schwimmanstalten wird, soweit es die Verhältnisse gestatten, den Volksschülern unentgeltlich Schwimmunterricht erteilt.

4. Schulärzte und Schulschwestern.

Für die ärztliche Überwachung der Gemeindeschulen und der mit ihnen verbundenen Wohlfahrtseinrichtungen sind praktische Ärzte im Nebenamt als Schulärzte angestellt. Jedem Schularzt ist in der Regel die Überwachung von 1500—1800 Kindern übertragen.

Dem Schularzte stehen Schulschwestern zur Seite, die sich der Fürsorge kranker und bedürftiger Schulkinder der Gemeindeschulen zu widmen haben. Der Schulschwester fallen in der Fürsorge für arme Schulkinder ganz ähnliche Aufgaben zu, wie der Säuglingsfürsorgeschwester in der Säuglingsfürsorge.

5. Städtische Schulzahnklinik.

Zweck der Schulzahnklinik ist es, durch Gewährung kostenloser zahnärztlicher Behandlung den Kindern der Gemeindeschulen und Kindergärten sowie solchen Schülern und Schülerinnen an höheren Lehranstalten, welche Freistellen genießen, gesunde Zähne zu erhalten und den Eintritt von Mundkrankheiten zu verhüten. Die laufenden Kosten betrugen für 1911 18 825 Mk.

6. Schulkindergärten.

Einige Angaben über die Schulkindergärten habe ich bereits oben gemacht.

7. Waldschule.

Die Waldschule ist für die Mehrzahl der Kinder, welche von den Schulärzten ausgewählt werden, von Ostern bis zu den Herbstferien, für einen kleineren Teil bis Weihnachten geöffnet. Die Kinder stellen sich morgens gegen 8 Uhr ein und kehren abends beim Dunkelwerden in die elterliche Wohnung zurück. Die Aufgabe der Waldschule ist teils eine gesundheitliche, teils eine pädagogische. Für jedes Kind haben die Eltern für den Tag 55 Pf. Verpflegungskosten zu vergüten; bei Mittellosigkeit tritt jedoch teilweise oder ganz Befreiung ein.

Die Gesamtzahl der Waldschulkinder beträgt 240, die etwa zur Hälfte den Knaben- und Mädchenschulen entnommen sind und ohne Rücksicht auf das Geschlecht zu aufstehenden Klassen vereinigt werden.

Schulkinder, die so krank sind, daß sie auch am Unterricht der Waldschule nicht teilnehmen können, finden Aufnahme in Walderholungsstätten.

8. Waldschule für höhere Lehranstalten.

Sie wurde am 25. April 1910 eröffnet und ist mit Ausnahme der großen Ferien das ganze Sommerhalbjahr geöffnet.

9. Schulspeisung.

Schon seit dem Jahre 1902 gewährt die Charlottenburger Schulverwaltung solchen Kindern, die zu Haus kein erstes Frühstück erhalten oder die sich in besonders schlechtem Ernährungszustand befinden, in der Schule Frühstück. Erst im November 1907 begann man mit der Einrichtung einer Mittagsspeisung von Schulkindern. Es wurden zunächst 70 Kinder auf städtische Kosten gespeist. Im Februar 1908 wurde beschlossen, allen Kindern, welche regelmäßig kein warmes Mittagessen und auch des Abends keinen Ersatz dafür erhalten, an allen Wochentagen, auch während der Ferien, ein warmes Mittagessen zu verabreichen, vorbehaltlich der Nachprüfung der häuslichen Verhältnisse. Damit stieg die Zahl der gespeisten Kinder sofort auf 350, und es wurde eine Organisation der gesamten Schulspeisung notwendig, die vom Magistrat in Gemeinschaft mit dem Verein „Jugendheim" durchgeführt wird.

10. Schwerhörigenschule.
11. Sprachheilunterricht.
12. Orthopädische Turnübungen.
13. Hausunterricht kranker Kinder.

Literatur.

Eine vollständige Zusammenstellung der Literatur der Säuglingsfürsorge hier zu bringen, erscheint mir unnötig, da das Handbuch von Tugendreich diesen Zweck vollkommen erfüllt. Ich verweise also auf die Literaturzusammenstellung zu den verschiedenen Kapiteln im Tugendreichschen Handbuch und erwähne in der folgenden Zusammenstellung nur die Arbeiten, die ich besonders verwendet habe. Insbesondere habe ich benutzt von Werken über Mutter- und Säuglingsfürsorge:

Tugendreich, Gustav, Die Mutter- und Säuglingsfürsorge. Kurzgefaßtes Hand-Handbuch. Stuttgart 1910;
sowie die beiden kleinen Schriften von
Hanauer, Wilhelm, Säuglings- und Jugendfürsorge. Leipzig 1910.
Baum, Marie, Grundriß der Säuglingsfürsorge. Wiesbaden 1912.
Außerordentlich reiches Material findet sich überdies in den Verhandlungen des III. Internationalen Kongresses für Säuglingsschutz, Berlin 1911.
Von allgemeinen Werken ist als Nachschlagebuch besonders zu empfehlen das Handwörterbuch der Staatswissenschaften von Conrad, Elster, Lexis und Loening, dessen dritte gänzlich umgearbeitete Auflage erschienen ist. Bezüglich der Armenpflege beziehe ich mich ganz besonders auf die zahlreichen grundlegenden Arbeiten von Emil Münsterberg.

Ascher, Das Fürsorgeamt für den Stadt- und Landkreis Hamm in Westfalen. Concordia 1910, Nr. 10.
Behla, Robert, Die Gesamtsterblichkeit und die Säuglingssterblichkeit während des Hitzevierteljahres 1911. Berliner klin. Wochenschrift 1912, Nr. 11.
— Der Rückgang der allgemeinen Säuglingssterblichkeit in Preußen und Berlin 1875 bis 1910. Vortrag auf dem III. Internat. Kongreß für Säuglingsschutz. Berlin 1911. Kongreßbericht S. 1127.
Boesch, Hans, Kinderleben in der deutschen Vergangenheit. Monographie zur deutschen Kulturgeschichte, herausgegeben von Georg Steinhausen. Leipzig 1900.
Braun, Lilly, Die Mutterschaftsversicherung. Berlin 1906.
Brennecke, Bemerkungen zur Reform des Hebammenwesens und der geburtshilflichen Ordnung. Medizinische Reform. Band XVIII, Nr. 16.
— Bemerkungen zur Reform des Hebammenwesens, zur Wöchnerinnen- und Säuglingsfürsorge. Deutsche Vierteljahrschrift f. öffentl. Gesundheitspflege 1909, S. 689.
Brüning, Hermann, Die Säuglingssterblichkeit im Großherzogtum Mecklenburg-Schwerin. Wiesbaden 1909.
Buckeley, August, Zur Frage der Mutterschaftsversicherung. Regensburg 1908.
Buehl, Artikel Armenwesen in Weyls Handbuch der Hygiene. Supplementband IV. Jena 1904.
Falkenburg, Ph., Morbilität, Mortalität und Geburtenziffer in den verschiedenen Ländern. Referat auf dem III. Internat. Kongreß für Säuglingsschutz. Berlin 1911. Kongreßbericht S. 1111.
Feld, Wilhelm, Kinderarmenpflege in Elsaß-Lothringen und Frankreich. Probleme der Fürsorge. Band IV.
Friedländer, M., Entwurf einer Geschichte der Armen und Armenanstalten nebst einer Nachricht von dem jetzigen Zustande der Pariser Armenanstalten und Hospitäler, insbesondere im November 1803. Leipzig 1804.
Fürth, Henriette, Mutterschutz und Mutterschaftsversicherung. Mannheim 1907.
Ganghofner, Friedrich und Felix Schleißner, Über Stillstuben und Stillkrippen. Prager medizinische Wochenschrift. Band XXXVII. 1912. Nr. 3.
Gerando, Baron von, Der Armenbesucher. Nach der 4. Auflage vom Jahre 1828 übersetzt und mit Bemerkungen und Zusätzen begleitet von Eugen Schelle. Quedlinburg und Leipzig 1831.

Goyke, Caroline, Staatlicher Mutterschutz für die Gebärende. Kultur und Fortschritt. Nr. 202. Gautzsch bei Leipzig 1904.

Gruß, Pauline, Einführung in die soziale Hilfe. Göttingen 1909.

Gutbrod, F. X., Die Kinderbewahranstalten in ihrem Zwecke und in den Mitteln zur Erreichung dieses Zweckes. Augsburg 1884.

Hanauer, W., Die Säuglingssterblichkeit in Frankfurt a. M. Ergebnisse der Säuglingsfürsorge. 7. Heft. Leipzig und Wien 1911.

Hanssen, P., Die Säuglingssterblichkeit der Provinz Schleswig-Holstein und die Mittel zu ihrer Bekämpfung. Kiel 1912.

Hauser, Wilhelm und Emil Münsterberg, Die Fürsorge für Wöchnerinnen und deren Angehörige. Schriften des Deutschen Vereins für Armenpflege und Wohltätigkeit. 30. Heft.

Hirtz, Arnold, Krippen, Kinderbewahranstalten, Kinderhorte. Hamm i. W. 1906.

Hoffa, Theodor, Über Kleinkinderfürsorge. Zeitschrift für Kinderschutz und Jugendfürsorge. Band IV. Nr. 2.

Jessen, Die Schulzahnklinik der Stadt Straßburg. Die deutsche Wohlfahrtspflege. Bd. I. Nr. 3.

Kaupe, Walter, Über Ferienkolonien. Zentralblatt für allgemeine Gesundheitspflege. Band 29. 1910. Separatabdruck.

Keller, Arthur und Paul Lindemann, Kommunale Säuglingsfürsorge. Ergebnisse der Säuglingsfürsorge. 1. Heft. Leipzig und Wien 1908.

— und H. Reicher, Die Fürsorge für uneheliche Kinder. Ergebnisse der Säuglingsfürsorge. 2. Heft. Wien.

Kriegk, Gl., Deutsches Bürgertum im Mittelalter. Frankfurt a. M. 1868.

Längin, Theodor, Die Fröbelschen Kindergärten in Karlsruhe. Karlsruhe 1911.

Linzen-Ernst, Klara, Stillstuben, Schriften des Deutschen Bundes für Mutterschutz. Nr. 8. Berlin 1908.

Lischnewska, Marie, Schriften des Bundes für Mutterschutz. Nr. 5. Berlin 1908.

— Weitere Ausgestaltung des praktischen Mutterschutzes. Schriften des Deutschen Bundes für Mutterschutz. Nr. 6. Berlin 1908.

Lohse, Kinderheil- und Erholungsstätten. Schriften des Deutschen Vereins für Armenpflege und Wohltätigkeit. 80. Heft. 1907.

Mayet, P., Der Schutz von Mutter und Kind durch reichsgesetzliche Mutterschafts- und Familienversicherung. Berlin 1911.

Melzer, Raimund, Geschichte der Findlinge in Österreich, mit besonderer Rücksicht auf ihre Verhältnisse in Illyrien. Leipzig 1846.

Misch, Peter, Säuglingsfürsorgestellen, wie sie sind und wie sie sein können. Medizinische Klinik 1909. Nr. 16.

Münsterberg, Artikel Kinderfürsorge im Handwörterbuch der Staatswissenschaften von Conrad, Elster, Lexis und Loenuing. Erster Supplementband. Jena 1895.

— Artikel Kinderfürsorge im Handwörterbuch der Staatswissenschaften von Conrad, Elster, Lexis und Loening. 2. Auflage. 5. Band. Jena 1900.

Neumann, Hugo, Aus der Berliner Säuglingsfürsorge. Ergebnisse der Säuglingsfürsorge. 5. Heft. Wien 1910.

Nutting und Dock, Geschichte der Krankenpflege. Übers. v. Agnes Karll. Berlin 1910.

Pappenheim, Eugen, Grundriß der Kleinkinder- und Kindergärten. Pädagogik Friedrich Fröbels. 4. Auflage. Berlin 1908.

Peiper, Erich, Die Säuglingssterblichkeit in Pommern. Vortrag in der Sitzung der Pommerschen Ärztevereine am 20. Juni 1909. Korrespondenzblatt des Ärzte-Vereins des Reg.-Bez. Stralsund 1909. Nr. 71.

Ploß, H. und M. Bartels, Das Weib in der Natur- u. Völkerkunde. 9. Aufl. Leipzig 1908.

Pütter, Ernst, Das Ziehkinderwesen. Schriften des Deutschen Vereins für Armenpflege und Wohltätigkeit. 59. Heft. Leipzig 1902.

Ratzinger, Georg, Geschichte der kirchlichen Armenpflege. 2. Aufl. Freiburg i. Br. 1884.

Raumer, Freidrich von, Geschichte der Hohenstaufen und ihrer Zeit. 2. Auflage. Leipzig 1842.

Reicher, Heinrich, Der Erziehungsnotstand des Volkes und die Beschlüsse des Herrenhauses betreffend Jugendstrafrecht und Fürsorgeerziehung. Wien 1910.

— Das Mindestmaß an Erziehung. Wien 1909.

— Kinderschutz und Kinderfürsorge in der alten und neuen Welt. Zentralblatt für Vormundschaftswesen, Jugendgerichte und Fürsorgeerziehung. Sonderbeilage zu Nr. 22. 2. Jahrgang.

Reicke, Emil, Geschichte der Reichsstadt Nürnberg. Nürnberg 1896.

Salomon, Alice, Artikel Mutterschutz im Handwörterbuch der Staatswissenschaften von Conrad, Elster, Lexis und Loening. 3. Auflage.

Salomon, Alice, Mutterschutz und Mutterschaftsversicherung. Schriften des Deutschen Vereins für Armenpflege und Wohltätigkeit. Heft 84. Leipzig 1908.

Schiller, Stillprämien und Stillbeihilfen als Mittel im Kampfe gegen die Säuglingssterblichkeit. Zeitschrift für Säuglingsfürsorge. Band 3. 1909.

Simon, Helene, Die Schulspeisung. Schriften des Deutschen Vereins für Armenpflege und Wohltätigkeit. 89. Heft. Leipzig 1909.

Spann, Othmar, Die Verpflegungsverhältnisse der unehelichen Kinder. Archiv für soziale Wissenschaft und soziale Politik. Band 27. Heft 3.

— Die unehelichen Mündel des Vormundschaftsgerichtes in Frankfurt a. M. Probleme der Fürsorge. Abhandlungen der Zentrale für private Fürsorge in Frankfurt a. M. Dresden 1909.

Schubert, Hanns von, Kurze Geschichte der christlichen Liebestätigkeit. 2. Auflage. Hamburg 1905.

Schück, Die Behandlung verlassener Kinder im Altertum und in der Zeit des Christentums. Abhandlungen der schlesischen Gesellschaft für vaterländische Kultur. Philosophisch-historische Abteilung. 1862. Heft 2.

Taube, Max, Der Schutz der unehelichen Kinder in Leipzig, eine Einrichtung zur Fürsorge ohne Findelhaus. Leipzig 1893.

Tugendreich, Die Fürsorge für die kleinen Kinder. Archiv f. soz. Hygiene. 6. Bd. S. 195.

Uhlhorn-Münsterberg, Geschichte der öffentlichen Armenpflege in dem Handwörterbuch der Staatswissenschaften von Conrad, Elster, Lexis und Loening. Band II. S. 6. 1909.

Tuma von Waldkampf, Marianne, Haushaltungsschulen, eine soziale Notwendigkeit. Kultur und Fortschritt. Nr. 145. Gautzsch bei Leipzig 1908.

Weigmann, H., Über die Organisation und Einrichtung amerikanischer milchwirtschaftlicher Lehranstalten und Versuchsstationen. Schriften des Deutschen Milchwirtschaftlichen Vereins. Nr. 36. Leipzig 1908.

Zahn, Friedrich. Säuglingsfürsorge in Bayern in den Jahren 1908, 1909, 1910. Zeitschrift des K. Bayer. Statistischen Landesamtes. Jahrgang 1912. Heft 2 u. 3.

Aufsichtslose Schulkinder. Erste deutsche Kinderhortkonferenz. Dresden 1911. Herausgegeben von der Deutschen Zentrale für Jugendfürsorge.

Blätter für Säuglingsfürsorge. Herausgegeben von der Zentrale für Säuglingsfürsorge in Bayern.

Charlottenburger Statistik. 24. Heft. Stand und Bewegung der Bevölkerung in den Jahren 1909 und 1910. Herausgegeben vom statistischen Amt der Stadt. 1909.

Das Haltekinderwesen in Preußen mit besonderer Berücksichtigung der Säuglinge und kleinen Kinder. Band I der Veröffentlichungen der preußischen Zentrale für Säuglingsschutz. Berlin 1911.

Die eheliche und uneheliche Fruchtbarkeit mit besonderer Berücksichtigung Bayerns. Heft 71 der Beiträge zur Statistik des Königreiches Bayern. 1909.

Die Ernährungsverhältnisse der Volksschulkinder. Vorbericht und Verhandlung der dritten Konferenz der Zentralstelle für Volkswohlfahrt vom 24.—26. Mai 1909 in Darmstadt. Schriften der Zentralstelle für Volkswohlfahrt. Heft 4 der neuen Folge. Berlin 1909.

Fürsorgewesen. 8 Vorträge von Josef Meier, Eugen Doernberger, Martin Vogt, von Gruber, A. Turtur, H. Kerschensteiner, Freudenberger, Karl Kopp. München.

Hauswirtschaftliche Unterweisung für die gesamte weibliche Jugend. Flugschriften der Zentralstelle für Volkswohlfahrt. Heft 2. Berlin 1909.

Kleinkinder in der Großstadt. Referate von Tugendreich und Klara Richter auf der achten Konferenz des Berliner Ausschusses der Deutschen Zentrale für Jugendfürsorge. Herausgegeben von dieser Zentrale.

Kongreßbericht des III. Internationalen Kongresses für Säuglingsschutz. Berlin 1911.

Säuglingsfürsorge der Stadt Berlin. Verfaßt im Auftrage des Magistrats von der Waisenverwaltung. Festschrift zum III. Internationalen Kongreß für Säuglingsschutz. Berlin 1911.

Säuglingsfürsorge in Bayern in den Jahren 1908, 1909 und 1910. Zeitschrift des Königlich Bayerischen Statistischen Landesamts. Jahrgang XII, Heft 2 und 3.

Säuglingsfürsorge in Groß-Berlin. Festschrift zum III. Internationalen Kongreß für Säuglingsschutz. Berlin 1911.

Schriften des deutschen Fröbelverbandes. H. 1. „In Friedrich Fröbels Bahn." Berlin 1909.

Zeitschrift für Säuglingsfürsorge.

Zeitschrift für Säuglingsschutz.

Frankreich.[1]

Von
Eduard Ausset.

I. Geschichte der Entwicklung der öffentlichen Fürsorge für Mutter und Kind und der Fürsorge für Säuglinge.

Man kann in Frankreich vier Perioden in der Geschichte der Fürsorge für Kinder unterscheiden.

Die erste Periode umfaßt die Zeit vor St. Vincent de Paul.

Mit der Zivilisation des Altertums drang in Gallien die absolute Nichtachtung des kindlichen Lebens ein. Der christlichen Barmherzigkeit muß man die ersten Bemühungen, der Kindheit zu helfen, zusprechen.

Die ersten Hospize für Findlinge wurden in Mailand durch Datheus im 7. Jahrhundert eröffnet. Im 12. Jahrhundert gründete Guy, Graf von Montpellier, den Orden de St. Esprit (Orden zum heiligen Geist), welcher sich unter anderem auch die Aufnahme und das Aufziehen verlassener Kinder zur Aufgabe stellte. Die Hospize, welche durch diesen Orden gegründet wurden, entwickelten sich in beachtenswerter Weise.

Im Jahre 1362 entstand in Paris unter Johann II. das Hôpital de St. Espriten-Grève. Später, im 15. Jahrhundert, hatten die Obergerichtsherren die Verpflichtung, sich um die verlassenen Kinder zu bekümmern.

Im Jahre 1536 gründet Franz I. in Paris das Hospice des Enfants Dieu, welches dazu bestimmt war, die Waisen, deren Mütter tot waren, im Hospiz aufzunehmen.

Im 16. Jahrhundert wurde die Maison de la Couche gegründet.

Aber alle diese Gründungen verfielen dem tiefsten Elend, als die Religionskriege begannen.

Die zweite Periode geht von St. Vincent de Paul bis zum Dekret von 1811.

In den vorhergehenden Epochen waren die Versuche der Fürsorge für Kinder unzulänglich durchgeführt; da erschien St. Vincent de Paul. Das Neue und Charakteristische in der Arbeit dieses großen Mannes ist die Einführung des Laienelementes in die Wohltätigkeitsbestrebungen und der Gedanke, die Frauen dafür zu interessieren.

Eng liiert mit dem Namen von St. Vincent de Paul ist der Name von Mme Legras (Mlle. de Marillac), welche auch eine Gründung zugunsten der Findlinge machte.

St. Vincent de Paul gründete den Orden der Lazaristen. Außerdem interessierte er alle Großen seiner Zeit für die Lage der unglücklichen Kinder,

---

[1] Übersetzt von Emmy Keller-Schwangart.

und Ludwig XIII., Anna von Österreich, Ludwig XIV. bekümmerten sich um diese armen Geschöpfe.

Ludwig XIV. führte die Zentralisation der Wohlfahrtsinstitutionen aus. Er schuf das Hôpital général, dem die Fürsorge angeschlossen wurde. Das Hospital stand unter der Oberaufsicht des Parlaments.

(Das Gesetz vom 5. Ventôse, an IX, stellte die öffentliche Fürsorge unter die allgemeine Direktion der Hospize, und das Gesetz vom 18. Januar 1849 gab ihr die jetzige Organisation.)

Nun kommt das Gesetz vom 27. Juni 1793, durch welches die Konvention dekretiert, daß die Nation die physische und moralische Erziehung der verlassenen Kinder in eigene Verantwortung nimmt.

Die dritte Periode geht von 1811—1904. Das Gesetzesdekret vom 19. Januar 1811 resümiert dann die verschiedenen, seit 1793 eingedrungenen Neuerungen und gießt sie in eine allgemeine gesetzliche Form.

Dieses Gesetz teilt die der Fürsorge anheimfallenden Kinder ein in:

1. verlassene Kinder,
2. Findlinge,
3. arme Waisen.

Diese Kinder wurden bis zum Alter von 6 Jahren Pflegefrauen anvertraut und dann zu Handwerkern und Landarbeitern gegeben.

Das Gesetz von 1811 wurde durch das vom Jahre 1869, welches sich überdies nur mit Finanzfragen beschäftigt, komplettiert und teilweise modifiziert.

Das Gesetz vom 10. August 1871 überträgt dem Conseil Général des Départements (Departementalrat) die Organisation der Fürsorge.

Die vierte Periode geht von 1904 bis heute.

Der Conseil supérieur de l'Assistance Publique, der im Jahre 1888 ins Leben gerufen wurde, bereitete einen Gesetzentwurf betreffend unterstützte Kinder vor.

Dieses Gesetz wurde im Jahre 1904 votiert und veröffentlicht. Nach diesem Gesetz richtet sich heute in Frankreich die Fürsorge für Kinder (es ist samt Ausführungsbestimmungen im Abschnitt III „Gesetze" in extenso angeführt). Das Gesetz wurde übrigens durch verschiedene Zirkulare und spätere Gesetze erweitert und abgeändert (Gesetz vom 27. Juni 1904, über Fürsorge, Zirkular vom 2. Juli 1904, betreffend die praktische Ausführung des Gesetzes, Gesetz vom 22. April 1905 und Gesetz vom 18. Dezember 1906, welche die § 44, 13, 14, 15 des Gesetzes vom 27. Juni 1904 modifizieren).

Diese beiden letzteren Gesetze haben von unserem Standpunkt aus nur sekundäre Bedeutung, denn sie beziehen sich nur auf Finanzfragen.

Wie man sehen wird, fallen folgende Gruppen von Kindern nach dem Wortlaut des Kapitels 2 des Gesetzes vom 27. Juni 1904 unter die öffentlich unterstützten Kinder:

1. Kinder, die unterstützt werden (Enfants secourus) oder im Depot sind (en dépôt);
2. Kinder, die in Bewahrung (en garde) sind, welche ebenfalls unter dem Schutze der öffentlichen Behörde stehen;
3. die verlassenen Kinder (les enfants abandonnés), Findlinge (les enfants trouvés), die armen Waisen (les orphelins pauvres), die Verwahrlosten (les enfants delaissés), die Mißhandelten (les enfants maltraités) und die moralisch verlassenen Kinder (les enfants moralement abandonnés).

Diese Kinder stehen unter der Vormundschaft der öffentlichen Armenpflege und werden Mündel der Armenpflegeverwaltung (Pupilles de l'Assistance Publique) genannt.

Dies sind kurz resümiert die verschiedenen Phasen, welche die öffentliche Armenpflege für Findlinge und verlassene Kinder in Frankreich durchlaufen hat. Aber wir müssen uns auch mit der Fürsorge für Kinder (Protection de l'Enfance) beschäftigen, welche in Frankreich auf einer hohen Entwicklungsstufe steht, und welche sich hauptsächlich um die Kinder unter 2 Jahren bekümmert, welche gegen Entgelt in Pflege oder in Aufbewahrung außerhalb des Domizils ihrer Eltern gegeben sind.

Die Geschichte der Fürsorge für Kinder im ersten Lebensjahre ist neuesten Datums, denn sie geht nicht über das 19. Jahrhundert zurück.

In der ersten Hälfte des 19. Jahrhunderts tauchen Anträge auf, damit die Regierung sich um die Fürsorge für Kinder bekümmere. Im Jahre 1835 verlangt Brodart in Tours die Reglementation des Ammen- und Pflegefrauenwesens.

Im Jahr 1845 verlangt Dr. Loir, daß die Kinder erst 40 Tage nach ihrer Geburt zur Taufe gebracht werden sollen.

Im Jahre 1866 veröffentlicht Brochart ein von der Akademie der Wissenschaften ausgezeichnetes Werk, in dem er zeigt, daß jährlich in Frankreich 100 000 Kinder durch Fehlen hygienischer Maßregeln sterben.

Am 15. März des Jahres 1870 setzte die Akademie der Medizin die Frage der Kindersterblichkeit auf ihre Tagesordnung. Die Akademie stellte die Gründe dieser Sterblichkeit folgendermaßen zusammen:

1. Fehlen einer Registrierung der Todesfälle bei Neugeborenen und Pflegekindern;
2. übermäßig früher Transport der Kinder zum Zwecke der Geburtsanzeige, der Taufe oder der Unterbringung in Pflege;
3. Fehlen von Bestimmungen über die obligatorische Impfung;
4. Fehlen eines Gesetzes über das Pflege- und Ammenwesen;
5. das Bestehen, wenigstens auf dem Lande, von schlechten Gewohnheiten und Vorurteilen in bezug auf die Ernährung der Säuglinge.

Im Jahre 1874 stellen verschiedene Conseils généraux den Antrag auf Reglementation des Pflege- und Ammenwesens.

Im selben Jahre erreichte es Théophile Roussel, daß das schöne Gesetz[1]), welches seinen Namen trägt, und welches am 8. Januar 1875 veröffentlicht worden war, votiert wurde.

Jetzt noch ist es dieses Gesetz mit den zahlreichen Zirkularen, welche ihm folgten, welches die Fürsorge für Kinder beherrscht.

II. Statistik der Säuglingsfürsorge früher und jetzt.

Die Statistik ist in Frankreich tadellos organisiert. Alle Jahre veröffentlicht das Ministerium des Innern einen großen Band, in welchem die Zahlen der Sterbefälle in allen Städten von mindestens 5000 Einwohnern gesammelt sind.

Außerdem sind die Ursachen der Todesfälle nach einer gut gewählten Nomenklatur angeführt, welche alle Bürgermeister einhalten. Außerdem wird noch eine besondere Statistik für die Kinder von 0—1 Jahr und für die Totgeborenen angefertigt. Leider existiert keine isolierte Kolonne für die Kinder von 1—2 Jahren, welche zurzeit noch mit den älteren Kindern zusammen eingetragen werden. Das ist allerdings ein bedauernswerter Mangel, und man verlangt längst in dieser Beziehung eine Modifikation. Man muß unbedingt die Sterbefälle bei Kindern von 1—2 Jahren gesondert registrieren.

---

[1]) Text des Gesetzes siehe Abschnitt III „Gesetze und Verfügungen".

Wie dem nun auch sei, so sind doch die durch die offiziellen Statistiken gegebenen Daten tatsächlich von Wert. Man mag allerdings die Angaben über die Ursachen der Todesfälle nicht allzu hoch einschätzen; denn in dieser Beziehung können Irrtümer in der Diagnose eine Rolle spielen. Aber die Zahl der Todesfälle kann in keiner Weise anders gedeutet werden.

Ein Wunsch bleibt noch auszusprechen: Manche durch ihre klimatische Lage bevorzugten Departements nehmen eine große Anzahl von Kindern, die dorthin in Pflege gegeben werden, auf. Diese Kinder kommen meist aus den Industriedepartements und den großen Städten. Die natürliche Folge davon ist, daß die Sterbefälle unter diesen Kindern zu Unrecht die Zahlen der Sterblichkeitsstatistik der in den Pflegedepartements geborenen Kinder belasten, da man den Prozentsatz der Sterbefälle nach der Geburtenzahl rechnet.

Wir wollen uns nun einige Zahlen betrachten, welche es uns ermöglichen, den wesentlichen Fortschritt, den die Hygiene der Kindheit gemacht hat, zu erkennen. Besonders seit 10 Jahren ist die Kindersterblichkeit stark gefallen, das

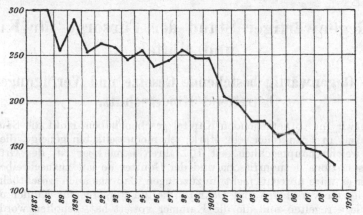

Fig. 56. Säuglingssterblichkeit in Frankreich in den
Jahren 1887—1909.

heißt seit dem Beginn des heißen Kampfes, welchen Budin und seine ganze Schule unternommen hat, also seit der Errichtung der Consultations de Nourrissons.

Während im Jahre 1887 mehr als 300 Kinder auf 1000 im ersten Lebensjahre starben, konstatieren wir, daß im Jahre 1909 (Jahr der letzten veröffentlichten Statistik) nur mehr $125^0/_{00}$ starben. Eine hier wiedergegebene sehr instruktive Kurve (Fig. 56) zeigt die Gesamtsäuglingssterblichkeit in Frankreich in Durchschnittszahlen. Es ist klar, daß es Städte gibt, deren Kindersterblichkeit diese Zahl von 125 noch bedeutend übersteigt, wie es auch solche gibt, bei denen die Sterblichkeit auf 85 und $90^0/_{00}$ gefallen ist.

Wenn man die Details für einzelne Industriestädte betrachten wollte, so würden wir dieselben tröstlichen Feststellungen machen können, nämlich daß auch dort die Kindersterblichkeit stark gesunken ist.

So ist in St. Pol sur mer durch einen Philanthropen eine Goutte de Lait gegründet worden, welcher ich während mehrerer Jahre vorstand. Wir sehen, daß dort die Säuglingssterblichkeit stets ungefähr $280—290^0/_{00}$ betrug. Seit der Gründung der Goutte de Lait, das heißt seit 10 Jahren, fällt diese Sterblichkeit, und zwar so, daß sie nur mehr $180^0/_{00}$ beträgt.

In Tourcoing, einer Industriestadt, hat Dr. Dron erreicht, daß die Kindersterblichkeit, welche etwa 180$^0/_{00}$ betrug, auf 143 % gesunken ist.

In Avesnes waren es vor 10 Jahren 207$^0/_{00}$, jetzt 117$^0/_{00}$.

In Arques bewegte sich die Säuglingssterblichkeit vor 1900 etwa um 195$^0/_{00}$ herum, jetzt steht sie auf 125$^0/_{00}$.

Ich begnüge mich mit der Anführung dieser Zahlen und verweise im übrigen auf meine Arbeit: Le Bilan des Consultations de nourrissons et des Gouttes de lait.

Ich möchte noch einmal darauf zurückkommen, daß das Sinken der Sterblichkeit in Frankreich im wesentlichen auf den teuren und vielbetrauerten Professor Budin zurückzuführen ist; und wenn man vorstehende Kurve näher betrachtet, so wird man sehen, daß die sinkende Tendenz der Kurve hauptsächlich vom Jahre 1900 an einsetzt. Zu dieser Zeit aber hat Budin mit Hilfe aller seiner Schüler mit Energie den Kampf gegen die Säuglingssterblichkeit aufgenommen.

III. Gegenwärtiger Stand der Fürsorge für Kinder und Mütter.

A. Gegenwärtig bestehende Gesetze und Verfügungen betreffend Kinderschutz.

Wie wir im vorhergehenden Kapitel gesehen haben, sinkt die Säuglingssterblichkeit in Frankreich sehr stark; ich meinerseits bin geneigt, diese Abnahme, welche hauptsächlich seit 10 Jahren bemerkbar ist, der Gründung der Consultations de nourrissons und der Gouttes de lait zuzuschreiben.

Aber es wäre unrecht, nicht hinzuzufügen, daß uns auch wesentlich durch all die Gesetzesvorschläge und Dekrete, die die Fürsorge für Kinder und die Armenpflege regelten und die die Kammer votiert hat, geholfen worden ist.

Die Loi Roussel war eine erste Wohltat und ist ein sehr großer Fortschritt, da sie die Aufsicht über die Kinder organisiert hat, welche die unglücklichen Mütter, während sie ihrer Arbeit nachgehen müssen, in Pflege oder in Aufbewahrung geben.

Dieses Gesetz muß abgeändert werden. Vor allem müssen die Worte „gegen Entgelt" entfernt werden, da offenbar dadurch alle Kinder, welche bei den Großeltern untergebracht sind und eine schlechte Pflege genießen, der Aufsicht entzogen werden.

Andere Anwendungsschwierigkeiten des Gesetzes entstehen durch verschiedene andere Artikel des Gesetzes. Abänderungsvorschläge für diese Artikel liegen übrigens momentan den Kammern vor. Aber wie es auch ist, ist dieses Gesetz eines der nützlichsten für die Kindheit gewesen, und der Urheber dieses Gesetzes, Théophile Roussel, hat ein Anrecht auf die Dankbarkeit unseres ganzen Landes.

Außer dieser Loi Roussel kommen zwei weitere ministerielle Zirkulare von ziemlicher Wichtigkeit in Betracht, und zwar das vom 27. Oktober 1894 bezüglich der Anwendung des Art. 8 der Loi Roussel und das vom 27. Juli 1901, welches ebenfalls von der Anwendung des Art. 8 handelt.

Die Loi Roussel betrifft nur die Aufsicht der Kinder unter 2 Jahren, welche gegen Entgelt in Pflege oder in Aufbewahrung gegeben sind. Aber wir haben auch bereits von den Enfants assistés gesprochen, das heißt von denjenigen, welche die Armenpflege ganz übernimmt, seien es nun Findlinge, verlassene Kinder, arme Waisen, verwahrloste oder moralisch verlassene Kinder.

Seitdem nun diese Kinder ohne Ausnahme unter die Vormundschaft der Armenpflegebehörde gestellt sind, heißen sie die Mündel der Armenpflege. Auf sie finden das Gesetz vom 27. Juni 1904 und die bezüglichen Zirkulare Anwendung.

Der Text des Gesetzes und der Zirkulare ist im Abschnitt III „Gesetze und Verfügungen" angeführt; außerdem sei auf die Ausführungen von Horn und dessen ausführlichen Kommentar des Gesetzes im Abschnitt II „Sozialrechtliche Einrichtungen" verwiesen.

B. Verschiedene Einrichtungen für Mutter und Kind.

Wir haben gesehen, was gesetzgeberisch und administrativ für die Kinder und besonders für die Säuglinge geschehen ist. Wir wollen jetzt betrachten, was die Privatinitiative, was die Wohltätigkeit geschaffen hat, um die Kinder zu retten und um die Verbreitung vernünftiger Ideen über Kinderhygiene zu fördern.

Wir haben uns infolgedessen zu orientieren über die Crèches, die Consultations de nourrissons und Gouttes de lait, die Pouponnières, die Hospices d'Enfants Assistés, die Hôpitaux pour enfants malades, die Maternités, die Mutualités maternelles, die Refuges-Ouvroirs und die verschiedenen Societés d'assistance maternelle.

Crèches (Krippen). Die Krippen sind hauptsächlich dazu bestimmt, gesunde Kinder unter 2 Jahren, deren Mütter außerhalb des Hauses ihrer Arbeit nachgehen müssen, gegen Entgelt oder unentgeltlich aufzunehmen. Die meisten dieser Krippen sind durch Privatinitiative geschaffen; einige durch die Armenpflege.

Die schweren Vorwürfe, die diesen Einrichtungen gemacht werden, sind zweifacher Art:

1. Sie bringen Kinder, welche im Inkubationsstadium von Infektionskrankheiten sich befinden, mit anderen zusammen; die Folge ist, daß die in der Krippe befindlichen Kinder von häufig wiederkehrenden Epidemien dezimiert werden. Andererseits ist das Personal, welches zur Pflege der Kinder in den Krippen bestimmt ist, oft zu wenig zahlreich, und man findet Krippen, in denen eine einzige Person 8, 10 oder mehr Kinder zu pflegen und zu überwachen hat. Man kann daher leicht annehmen, daß die Pflege mehr als ungenügend sein muß, besonders die der Kinder unter einem Jahr.

2. Die Krippen haben den schweren Nachteil, Kind und Mutter zu trennen, und infolgedessen gewissermaßen das Nichtstillen zu begünstigen.

Man muß hinzufügen, daß seit einigen Jahren eine gewisse Anzahl von Krippen das Ziel verfolgt, den in ihnen untergebrachten Kindern die Mutterbrust zu erhalten, indem sie den Müttern auferlegen, zwei- bis dreimal am Tage zum Stillen in die Krippe zu kommen. Dies ist eine vorzügliche Tendenz. Aber die Ausführung ist oft sehr schwer, denn die Krippe liegt in vielen Fällen ziemlich weit vom Arbeitsorte der Mutter entfernt.

Viel nützlicher und viel wirksamer sind die Crèches d'Usines (Fabrikkrippen). Eine Anzahl Industrieller in Paris und besonders im Norden (MM. Thiriez, MM. Motte, Mr. G. Vancauwenberghe usw.) haben in ihren Fabriken Stillstuben eingerichtet. Morgens, wenn die Mütter zur Arbeit erscheinen, deponieren sie ihre Kinder dort, und alle 3 Stunden wird ihnen eine Viertelstunde freigegeben, damit sie die Kinder stillen können.

Der Staat ist diesem Beispiel gefolgt. Die Arbeiterinnen der Tabakfabriken (auf Initiative von Senator Paul Strauß und Professor Pierre Budin), die Arbeiterinnen der Marineetablissements (auf Initiative des Chef de bureau à la Marine Dagnaud und des früheren Ministers Pelletan) können zu bestimmten Stunden während ihrer Arbeit ihre Kinder stillen, welche in naheliegenden Zimmern untergebracht sind.

Übrigens interessiert sich der Staat auch für die Privatinitiative in wirksamer Weise. Art. 47 des Finanzgesetzes vom 26. Dezember 1908 bestimmt, daß ein jährlicher Kredit im Ministerium des Innern eröffnet werde, um Subventionen für Wohlfahrtseinrichtungen für Mütter und Säuglinge verteilen zu können. Die Verwendung dieses Fonds wird durch eine besondere Kommission, welche am 5. Mai 1909 ernannt worden ist, nach allgemeinen Bestimmungen, die durch das Dekret vom 21. Juni 1909 festgesetzt worden sind, geregelt.

Im Jahre 1910 sind auf diese Weise 10750 Fr. für die Krippen und 388950 Fr. für die anderen Einrichtungen (Mutualités maternelles, Gouttes de lait usw.) zur Verteilung gelangt.

Die Krippen sind in Frankreich sehr zahlreich. Die Aufzählung würde hier viel zu lang und langweilig werden. Wir wollen nur noch sagen, daß in Paris 67 Krippen bestehen, von denen 41 Laienkrippen sind und 26 durch Ordensschwestern verwaltet werden. In den Vorstädten von Paris bestehen 39 Krippen, 32 von Laien und 7 von Kongregationen geleitete.

Consultations de nourrissons et Gouttes de lait (Fürsorgestellen und Milchküchen). Wir haben diese beiden Institutionen hier unter einem Titel vereinigt, weil wir die Trennung zwischen den Consultations de nourrissons und den Gouttes de lait, welche von manchen versucht worden ist, für undenkbar halten. Die Consultations de nourrissons, so wie Budin sie immer aufgefaßt, so wie er sie zuerst in der Charité, dann in seiner Entbindungsklinik gehalten hat, haben das Ziel, den Müttern beizubringen, wie sie ihre Kinder zu ernähren haben. Das ist die wahre Definition, die einzige, die Budin immer vertreten hat. Freilich ist das Hauptziel, welches zu verfolgen ist, das, die Mütter zum Stillen zu bringen, besser gesagt sogar, sie zu zwingen, gewissermaßen sie zu verpflichten, ihr Kind zu ernähren, wenn sie es können; aber man darf nicht vergessen, daß alle Consultations vom Typus Budin den Kindern, welche nicht gestillt werden können, Milch verteilen müssen und Milch verteilen werden, und daß sie die Verwendung dieser Milch zu überwachen haben. Das ist aber auch die wirkliche, die einzige Goutte de lait.

Gewiß wollen manche Autoren „Gouttes de lait" nur diejenigen Einrichtungen rechnen, welche sich nur um künstliche Ernährung kümmern. Wir zögern nicht zu erklären, wie wir das auch auf dem Kongreß für Pädiatrie in Rouen im Jahre 1904 getan haben und wie dies auch energisch Professor Pinard vertreten hat, daß solche Einrichtungen zweifellos und in hohem Maße gefährlich sind. Sie sind tatsächlich Aufmunterungen, gewissermaßen Prämien für künstliche Ernährung. Wie viele Mütter haben aufgehört zu stillen, trotzdem sie es gekonnt hätten, ganz einfach deswegen, weil sie wußten, daß es einen Ort gab, wo man ihnen die Milch für ihre Kinder geben würde. Wir wiederholen es: dies ist eine große Gefahr, und auf einige unzweifelhaft durch vernünftigen Gebrauch des Fläschchens gerettete Kinder kommen viele andere, die durch Entziehen der Mutterbrust getötet oder krank gemacht worden sind.

Seit dem energischen Feldzuge, welchen Budin und seine Schule geführt haben, seit der Gründung der Ligue contre la Mortalité infantile entstehen die Consultations de nourrissons-Gouttes de lait massenweise in Frankreich, sowohl in den Städten wie auch in den abgeschlossensten Landbezirken. Diese Einrichtungen von großem sozialen Wert haben nicht nur die Höhe der Säuglingssterblichkeit wesentlich herabgesetzt, sondern sie haben auch vor allem dazu beigetragen, Vorurteile zu bekämpfen; sie sind wirkliche Mutterschulen geworden, und sie haben durch die von ihnen eingeschlagenen erzieherischen Tendenzen erreicht, daß mehr und mehr eine Generation von Müttern entsteht, die von vernünftigen Begriffen über Säuglingshygiene durchdrungen sind, welche sie in diesen „cliniques de puériculture" aufgenommen haben.

Wir können des beschränkten Platzes wegen hier weder eine Liste dieser Einrichtungen geben, noch die von ihnen erreichten Resultate näher betrachten. Der Leser, welcher sich dafür interessiert, sei nur auf unsere Publikation „Le Bilan des Consultations de nourrissons et des Gouttes de lait" aufmerksam gemacht. Diese Arbeit, welche im Jahre 1909 publiziert worden ist, behandelt alle diese Einrichtungen bis zum Jahre 1907.

Wir haben jetzt in Frankreich mehr als 500 Consultations de nourrissons-Gouttes de lait. Sie haben, je nach den Lokalitäten und den Tendenzen der Gründer, verschiedene Bezeichnungen angenommen, aber ihre Ziele bleiben dieselben: die Mütter darüber zu belehren, wie sie ihre Kinder zu pflegen und zu ernähren haben.

Dem Aufruf des Professor Budin sind am schnellsten die Departements Nord und Pas de Calais gefolgt. Im Pas de Calais organisierten die Bergwerksgesellschaften in schnellster und edelmütigster Weise die zahlreichen Gouttes de lait, und in diesem Departement gibt es deren mehr als 200. Sie haben dort, dank der Aufopferung der Ärzte und der Edelmütigkeit der Bergwerksgesellschaften, alle Kinder unterstützt und tadellos überwacht.

Wir wollen uns nicht länger mit der schnellen und großen Entwicklung der Consultations de nourrissons beschäftigen. Nur noch einige Worte über diesen Gegenstand.

Wenn man die Zahlen der Säuglingssterblichkeit in gewissen großen Städten, wie z. B. Lille oder Lyon, betrachtet, in denen eine große Anzahl von gut geleiteten Consultations de nourrissons in Betrieb sind, wird man überrascht sein, zu konstatieren, daß das Sinken der Säuglingssterblichkeit, wenn es auch beträchtlich ist, doch nicht so ausgesprochen ist, wie es sein sollte, wenn man die großen Ausgaben und die Anzahl der Kinder, die die verschiedenen Einrichtungen frequentieren, betrachtet.

Die Ursache dieser überraschenden Tatsache ist, daß der größte Teil der einer Einrichtung zugehörenden Kinder von ihren Müttern nach und nach auch in die anderen gebracht werden. Wir besitzen die Namen einer großen Anzahl von Kindern, die in unsere Klinik und in unsere Consultations de nourrissons gekommen sind und die zugleich andere ähnliche Einrichtungen besuchten.

Wenig gewissenhafte Mütter erzählen z. B. einem Arzte, daß sie stillen, während sie in Wirklichkeit die Flasche geben, und dann bekommen sie von der einen Seite Milch und von der anderen eine Prämie in Lebensmitteln. Noch weniger einwandfreie Mütter lassen sich Milch von verschiedenen Seiten geben; einen Teil davon bekommt das Kind, den anderen Teil die Familie.

Ich habe z. B. Kinder gesehen, welche in einer der Einrichtungen entweder mit Allaitement mixte oder mit der Flasche ernährt wurden und deren Mütter, die kaum einige Tropfen Milch hatten, diese aufhoben, um sie vor dem Arzte dem Kinde zu geben, sich dann alle Wochen zu einer anderen Einrichtung begaben, welche jeder stillenden Mutter 20 Sous gab (ich habe diese Tatsache in Lille selbst gesehen).

So unterstützen sämtliche Einrichtungen zusammen genommen, wenn sie glauben 1200—1500 Kindern ihre Hilfe zukommen zu lassen, nicht die Hälfte davon. Der Schaden besteht darin, daß diese großen Ausgaben und diese schweren Opfer an Geld und Zeit, welche edelmütige Menschen und Ärzte, die die Einrichtungen leiten, bringen, bei besserer Organisation wirklich einer größeren Zahl von Kindern zugute kommen könnten, das heißt daß mit denselben Ausgaben an Zeit und Geld viel mehr getan werden könnte, als man wirklich tut. Aber dazu müßte man die Arbeit organisieren und koordinieren; man müßte eine administrative, nicht medizinische Oberleitung haben, oder wenigstens müßten die Einrichtungen sich gegenseitig die Namen der von ihnen unterstützten Kinder mitteilen. Man würde so große Ausgaben vermeiden, welche für die Kinder verloren sind. Aber dazu wäre nötig, daß nicht jeder sich darauf kaprizierte, seine „Goutte de lait" zu haben, seine Einrichtung zu besitzen. Man müßte von jedem Individualismus und von jeder egoistischen Philanthropie absehen (diese Contradictio in adjecto entspricht leider nur zu oft der Wirklichkeit).

Ich habe nun noch von den Consultations de nourrissons auf dem Lande zu sprechen. Man hat ihnen vorgeworfen, daß sie infolge der weiten Entfernungen, welche sie von den Wohnorten der Kinder trennten, für diese gefährlich seien, weil diese sich durch den Transport leicht erkälteten, und daß sie außerdem deswegen nicht gut seien, weil sie die Mütter zwängen, zu lange von ihrer Wohnung weg zu bleiben und ihre Zeit zu verlieren.

Für den ersten Vorwurf ist niemals der Beweis der Wahrheit durch Tatsachen geführt worden, und was die Zeitverluste anbetrifft, so ist es nötig, diese auf das Minimum zu beschränken. Es genügt die Ankunft der Mütter richtig zu verteilen, z. B. die ersten um 9 Uhr, die zweiten um $9^1/_2$ Uhr usw. zu bestellen.

Pouponnières (Säuglingsheime). Das bekannteste Säuglingsheim in Frankreich ist das von Dr. Raimondi geleitete, dessen Patronin Mme. Veil - Picard ist. Das Heim liegt in Porchefontaine bei Versailles. Es werden dort Säuglinge mit ihren Müttern aufgenommen, die gewöhnlich verlassene Mädchen sind. Dort werden die Kinder gestillt. Außerdem werden gegen ein Entgelt von 20—45 Fr. pro Monat Kinder der Arbeiterklasse von Paris aufgenommen. Bis zum Alter von 6 Monaten werden diese Kinder von einer Amme gestillt, dann werden sie künstlich ernährt.

Le Foyer Maternel in Paris, Rue de l'Abbé Grégoire 6 wurde durch Frau Mangin des Plas gegründet. Arme Frauen werden dort für die Zeit ihrer Schwangerschaft aufgenommen. Die Frauen werden nach der Geburt ihres Kindes mit demselben noch mindestens 6 Wochen behalten und stillen während dieser Zeit ihr Kind.

Das Palais des bébés in Sarcelles (Seine-et-Oise) hat 300 Betten. Während der ersten Lebensmonate erhalten die Säuglinge Brustnahrung, dann sterilisierte Milch. Aufnahmekosten 20 Fr., monatliche Zahlung 50 Fr.

Des weiteren wären noch zu erwähnen:

Die Pouponnière du Mouzet oin Montgeron (Seine-et-Oise); die Pouponnière von Auch (Gers); die Pouponnière d'Arfeuille de Villeneuve-sur-Lot (Lot-et-Garonne); die Pouponnière von Suippes (Marne) l'Ocuvre des Poupons des Brotteaux in Lyon.

Hôpitaux, Hospices, Asiles divers (Hospitäler, Hospize, verschiedene Asyle). Zur Bekämpfung der Kindertuberkulose und besonders der chirurgischen Tuberkulose sind in Frankreich zahlreiche und herrliche neue Hospize gegründet worden.

Die Armenverwaltung von Paris besitzt in Berck und in Hendaye zwei wunderbare Einrichtungen, in denen viele rachitische oder tuberkulöse Kinder in Pflege sind. Das Seehospiz von Berck nimmt alle Knochentuberkulösen auf. Das Sanatorium von Hendaye nimmt vor allem Bleichsüchtige, Debile, kurz tuberkulöse Kandidaten auf.

Auch die Privatinitiative hat sich reichlich auf diesem Gebiete betätigt. Wir müssen zunächst das Oeuvre de préservation de l'Enfance contre la tuberculose erwähnen, das in Paris, Rue de Lille 4, gelegen ist und welches durch Professor Grancher gegründet wurde. Das Hauptziel dieser Einrichtung ist, gesunde Kinder, welche in einem tuberkulösen Milieu aufwachsen, der Ansteckung zu entziehen. Sie werden auf dem Lande untergebracht, entweder bei Familien oder in eigenen Häusern. Das Kind hat 2—5 Fr. monatlich zu zahlen.

L'Oeuvre des Asiles agricoles contre la tuberculose in Montmorency, Avenue des Sycomores 10, bemüht sich ebenfalls, gegen die Tuberkulose anzukämpfen, indem es in ländlichen Asylen, von denen es augenblicklich vier besitzt, Kinder aufnimmt. Preis 30 Fr. pro Monat.

L'Oeuvre des Cures rurales de Champrosay in Paris, Rue de Maubeuge 25, nimmt nur Kinder weiblichen Geschlechts auf, und zwar debile, anämische und konvaleszente Kinder. Diese werden in einem Pavillon, welcher in Champrosay liegt, für 1 Fr. pro Tag untergebracht, wo sie in freier Luft auf dem Lande sich aufhalten können.

Die Société pour l'Enfant in Paris, Rue Serpente 28, bemüht sich, die Tuberkulose möglichst zu verhindern, indem sie Kinder aus armen Familien, welche debil oder für Tuberkulose prädisponiert sind, zwischen dem 1. Juni und 1. Oktober unentgeltlich aufs Land oder an die See schickt.

Maison spéciale de santé für Kinder beider Geschlechter, welche schwach, anämisch oder prätuberkulös sind (Arcachon, Gironde). Auch wird Lungentuberkulose und chirurgische Tuberkulose dort aufgenommen.

Hôpital Cazin - Perrochaud (Berck). Die Pflegerinnen dieser Institution sind Ordensschwestern. Lungentuberkulose wird nicht aufgenommen. Preis 50 Fr. pro Monat im Sommer, 40 Fr. im Winter.

Hôpital de Rothschild (Berck). Debile, rachitische und Tuberkuloseverdächtige werden aufgenommen. Bedingungen: israelitische Religion und vorherige Untersuchung am Donnerstag oder Sonntag im Hôpital Rothschild in Paris.

Hôpital marin de Pen - Bron (Loire-Inférieure). Pflegerinnen sind Ordensschwestern von St. Vincent de Paul. Bestimmt ist das Hospital für Rachitis, Skoliose und chirurgische Tuberkulose. Kosten: 1,80 Fr. pro Tag (einen Monat pränumerando zu zahlen).

Oeuvre de la Rue in La Rue bei Bourg-la-Reine. Hier werden Mütter mit ihren Säuglingen oder Kindern im ersten Lebensalter aufgenommen. Der Aufenthalt muß dort mindestens 3 Monate betragen. Die Institution ist kein Hospital, sondern mehr eine Art Erholungsheim. Offene Tuberkulose wird nicht aufgenommen. Unentgeltliche Aufnahme.

Oeuvre des Enfants tuberculeux in Paris, Rue Miromesnil 35, für tuberkulöse Kinder. Diese werden behandelt:
1. im Dispensaire de la rue Miromesnil;
2. im hôpital d'Ormesson;
3. im hôpital de Villiers-sur-Marne;
4. im hôpital de Noisy-le-Grand.
Alle Kinder werden unentgeltlich aufgenommen; Unterschiede in bezug auf Religion und Abstammung werden nicht gemacht.

Oeuvre des Sanatoriums maritimes pour Enfants in Paris, Rue Miromesnil 62. Diese Institution besitzt zwei Etablissements: eines in Banyuls-sur-mer (Pyrénées orientales) und eines in Saint-Trojan. Man behandelt dort debile, lymphatische, skrofulöse und rachitische Kinder. Preis pro Tag 2 Fr.

Oeuvre de Villepinte, Rue der Maubeuge 25. Es werden dort tuberkulöse oder prätuberkulöse Kinder aufgenommen und behandelt. Die Institution besitzt:
1. das Sanatorium von Champrosay für anämische und prätuberkulöse Kinder;
2. das Sanatorium Alice-Tagniez in Hyères (Var) für Tuberkulose der ersten Periode;
3. das Asyl von Villepinte für Tuberkulose in allen Stadien.
Chirurgische Tuberkulose wird nicht aufgenommen. Die Aufnahme ist unentgeltlich oder beträgt 2 Fr. pro Tag, je nach dem Fall.

Noch zu zitieren, aber nicht näher zu beschreiben sind:
Das Sanatorium von San-Salvadour (Var), das Sanatorium von Iches (Vosges), das Sanatorium von Cette (Hérault), das Sanatorium von Dax (Landes), das Sanatorium du Mouleau (Gironde), das Sanatorium von Roscoff (Finistère), das Sanatorium von Saint-Jean-de-Dieu in Cerbère (Pyrénées orientales), das Sanatorium de Saint Jean de Dieu in Croisie (Loire-Inférieure), das Sanatorium marin départemental de Cap-Breton (Landes) und das Sanatorium maritime d'Arcachon (Gironde).

Weiter sind noch zu zitieren das Asile Sainte - Hélène in Epinay-sous-Sénant, welches konvaleszente Kinder, die aus den Hospitälern entlassen sind, aufnimmt. L'Oeuvre de l'Enfant - Jésus in Paris, Rue Dombasles 30, welches ein Konvaleszentenasyl besitzt und dort für mindestens einen Monat Kinder, welche aus den Hospitälern Bretonneau, Trousseau oder des Enfants-Malades entlassen sind, aufnimmt. Die Colonies sanitaires de l'Oeuvre des Enfants tuberculeux in Noisy-le-Grand und Trémilly, welche Kinder, die aus den Hospitälern entlassen sind, aufnehmen.

Noch zu erwähnen ist, daß in jedem französischen Departement ein Depothospital für arme Pflegekinder existiert, welches den Durchgangsort für alle Findlinge, verlassenen Kinder und für alle Kinder bildet, welche der Armenpflege anvertraut sind, und welche auf dem Lande in Familien untergebracht werden sollen. Das berühmteste dieser Hospize ist das Hospice des Enfants-Assistés in Paris.

Auf die eigentlichen Kinderkrankenhäuser will ich nicht eingehen, da diese an diesem Orte nichts zu tun haben, da wir nur von Vorbeugungsmaßregeln sozialer Art zu sprechen haben. Übrigens sind auch die Kinderhospitäler unglücklicherweise sehr selten in Frankreich, ausgenommen Paris und Bordeaux. Es ist sehr bedauerlich, daß wir konstatieren müssen, daß in den größten Städten Frankreichs, wie z. B. in Lille, um nur eine derselben zu nennen, die Kinder in besonderen Sälen der allgemeinen Hospitäler verpflegt werden. Es ist dies ein großer Mangel, dem die Armenpflegebehörde abhelfen sollte.

Für den Schluß habe ich mir die Beschreibung einer herrlichen Institution vorbehalten, die in jeder Beziehung mustergültig ist und die ganz und gar durch die Edelmütigkeit eines Philanthropen geschaffen wurde. Ich meine das Seehospiz von Saint Pol-sur-Mer, welches seit einem Jahre Sanatorium von Zuydcoote heißt, und das ganz und gar der Initiative von Herrn Georges Vancauwenberghe, Präsident des Conseil Général du Nord, zu verdanken ist.

Das Sanatorium de St. Pol-sur-Mer-Zuydcoote.

Das Sanatorium wurde im Jahre 1887 durch M. Georges Vancauwenberghe, Bürgermeister von Saint-Pol-sur-Mer, Mitglied des Conseil supérieur de l'assistance publique, seitdem Präsident des Conseil Général du Nord, gegründet.

Die Anfänge waren bescheiden. 14 skrofulöse Kinder, welche das Departement du Nord Herrn Vancauwenberghe anvertraut hatte, wurden behandelt.

Die ermutigenden Resultate veranlaßten dann die Gründung des Etablissements selbst, welches an dem Ufer von Saint-Pol errichtet wurde. Die Gründung entsprach einem dringenden Bedürfnis. Der Beweis ist, daß sie sich außerordentlich schnell entwickelte; seit 1898 stehen 400 Betten für skrofulöse und rachitische Kinder des Nordens zur Verfügung.

Die Vergrößerungsarbeiten des Hafens von Dunkerque machten die Verlegung des Sanatoriums nötig, welches im Juli 1910 in ein sehr großes neues Gebäude am Strand von Zuydcoote verlegt wurde. Das neue Gebäude steht auf einem Grundstück von mehr als 100 ha, mitten auf den Dünen, welche zwischen Dunkerque und der belgischen Grenze liegen.

Die verschiedenen getrennten Pavillons nehmen gegen das Meer gewendet eine Frontfläche von 500 m und eine Tiefe von 300 m ein. Der Bauplan stammt von M. G. Vancauwenberghe, welcher seine im alten Gebäude erlangten Erfahrungen darin niederlegte. Das Sanatorium enthält 1200 Betten.

Die Krankensäle bestehen aus 10 Tagessälen und 10 Schlafsälen, verbunden sind diese miteinander durch verglaste Gänge. Im Zentrum, ganz nach Norden, liegen 2 Operationssäle mit allem, was dazu gehört: Säle für Anästhesie, Sterilisation, Radiographie, Elektrotherapie usw.

Nach hinten liegen 6 große Schlafsäle von 80 m Länge für die nahezu gesunden Kinder, denen der beständige Aufenthalt in den anderen Sälen schädlich sein könnte, und außer diesen Schlafsälen 2 Gymnases mit Bädern, Duschen, Schulräumen, Lehrerwohnungen und geschlossenen Sälen für schwedische Gymnastik usw.

Das Etablissement besitzt Niederdruckdampfheizung und elektrische Beleuchtung. Im Maschinengebäude befinden sich auch Desinfektionsapparate, Wäscherei, eine kleine Brauerei und Bäckerei, da die Anstalt Bier und Brot selbst produziert.

Zu dem Sanatorium gehört eine Farm, welche an der äußersten Südecke des Sanatoriums liegt und ganz vom eigentlichen Sanatorium getrennt ist.

Fürsorge für Schwangere und Wöchnerinnen.

Die bedürftigen Schwangeren haben in Paris und in der Provinz zahlreiche Maternités, in denen man ihnen unentgeltlich Ratschläge erteilt. Andererseits hat eine große Anzahl von Bureaux de Bienfaisance für die von ihnen Unterstützten Sprechstunden eingerichtet, welche durch Geburtshelfer abgehalten werden.

Die Armenpflege von Paris besitzt übrigens zwei sehr interessante Asyle: das Asyl Michelet, Rue de Tolbiac 225, in welchem bedürftige Frauen während der zwei letzten Schwangerschaftsmonate unentgeltlich aufgenommen werden, und das Refuge municipal Pauline Roland, Rue Fessart 35, welches 157 Betten für Erwachsene und 39 Betten für Kinder besitzt. Dort werden Schwangere während der drei letzten Schwangerschaftsmonate aufgenommen. Sie werden mit Näh- oder Wascharbeit beschäftigt.

Zu erwähnen ist außerdem noch das Asyl du Vésivet und das Asyl Ledru-Rollin in Fontenay-aux-Roses, welche die frisch entbundenen Frauen auf 2 Wochen aufnehmen.

Das ist alles, was die Armenpflege für die Schwangeren getan hat.

Es werden also nur Institutionen der Privatinitiative sein, welche wir in bezug auf den Schwangeren- und Wöchnerinnenschutz zu betrachten haben.

L'Oeuvre de l'Allaitement maternel Refuges-ouvroirs pour les femmes enceintes in der rue J. B. Dumas in Paris, begründet von Mme. Béquet. Es werden dort Frauen im Laufe der Schwangerschaft unentgeltlich aufgenommen.

Asile-ouvroir de la Société Philantropique in Paris, Rue St. Jacques 235, nimmt bedürftige Schwangere unentgeltlich während der letzten 6 Schwangerschaftswochen auf.

Asile sainte-Madeleine in Paris, Boulevard du Montparnasse 31, nimmt vom 6. Monat an uneheliche bedürftige Mütter unentgeltlich auf. Außerdem schwangere Frauen für 30 Fr. pro Monat.

Le Foyer maternel in Paris, Rue de l'Abbé-Grégoire 6. Alle schwangeren bedürftigen Frauen finden dort Unterkunft und Nahrung zu jeder Zeit während ihrer Schwangerschaft. Das Institut vereinigt alle möglichen Arten der Mütterfürsorge. Es gibt dort Beratung und Unterstützung in Rechtsfragen, Stellenvermittlung, außerdem eine tadellose Maternité.

Oeuvre de Saint Raphael in Paris, Rue de St. Jacques 297, nimmt nur bei der ersten Schwangerschaft uneheliche Mütter auf; Preis pro Tag 2 Fr.

Asile-ouvroir de Gérando in Paris, Rue Blomet 82. 42 Betten. Uneheliche Mütter werden einige Monate vor ihrer Entbindung aufgenommen.

Association des Mères de Famille in Paris, Rue de Berlin 40, unterstützt verheiratete bedürftige Frauen im Moment der ersten Entbindung durch Gaben, wie Ausstattung für das Kind, Wiegen, Bons für Nahrungsmittel und Bons für Heizung.

La Conturière in Paris, Rue Tronchet 32. Mitglieder erhalten für die Zeit des Wochenbettes 50 Fr., wenn sie sich verpflichten, ihre Arbeit erst nach 4 Wochen wieder aufzunehmen, und noch einmal eine Summe von 50 Fr., wenn sie ihr Kind bis zum Ende des 2. Monats stillen.

Le Dû aux Mères in Paris, Rue Blanche 6. Unterstützung im Domizil. Gaben in Naturalien.

Ligue Française des Mères de famille in Paris, Rue Richepanse 4. Unterstützung im Domizil. Gaben in Naturalien.

Oeuvre des soeurs de Saint Vincent de Paul. Oeuvre de la crèche à domicile in Paris, Rue de la Parcheminerie 15 und cité d'Hauteville 8. Diese Institution unterstützt nur die verheirateten Frauen, gibt zur Zeit der Entbindung 10 Fr. pro Monat, eine Kinderausstattung und eine Wiege.

Société de charité Maternelle de Paris, Rue de la Bienfaisance 48. Verheiratete bedürftige Frauen werden unterstützt.

Weiter wären noch für Paris zu nennen: L'Oeuvre de Notre-Dame de l'Assistance, Rue de Vaugirard 350; l'Oeuvre des femmes en couches, Rue Rodier 60, für verheiratete Israelitinnen; l'Assistance maternelle gratuite de Plaisance, Rue Vercingétorix 63; la Société des berceaux, Avenue d'Antin 55; l'Oeuvre des Layettes, Place des Ternes 9.

In den Provinzialdepartements gibt es ebenfalls sehr viele Institutionen, welche sich mit der Fürsorge für Mütter beschäftigen; ich glaube jedoch, daß es nicht nötig ist, dieselben hier zu nennen. In jedem Departement gibt es mehrere solche Institutionen; oft besitzt sogar eine Stadt mehrere. Aber man darf nicht übersehen, daß der größte Teil dieser Institutionen nicht weiter geht, als daß sie die Mütter besuchen und ihnen Unterstützungen in Naturalien oder in Geld geben.

Es ist bedauerlich, daß die Privatwohltätigkeit sich nicht mehr nach der Seite der refuge-ouvroir entwickelte. Dies ist eine unendlich nützliche Einrichtung, von der man wünschen möchte, daß sie sich möglichst weit ausbreitete, da sie der schwangeren Frau und ganz besonders der unehelichen Mutter gewidmet ist. Die Frauen kommen in die refuge-ouvroir, um sich auszuruhen. Sie bekommen dort gesunde Nahrung, und man beschäftigt sie mit kleinen Näharbeiten oder mit Wäscherei. Die Ruhe ist der Frau wie dem zukünftigen Kinde sehr wohltuend, und außerdem zieht man sehr viele arme Mädchen aus dem Elend und bewahrt sie vor der Verzweiflung, welche bei Mangel an gesunder Umgebung und an guten Ratschlägen die Mädchen zum kriminellen Abort oder zum Kindesmord treiben würde.

Nun haben wir noch die Mutualités maternelles zu erwähnen, eine verhältnismäßig neue Einrichtung, die sich aber in unserem Lande einer sehr schnellen und sehr großen Ausbreitung erfreut, so daß man fast den von dieser Einrichtung errungenen Erfolg mit dem der Consultations de nourrissons vergleichen möchte.

Bevor wir uns jedoch mit der historischen Entwicklung der Mutualité maternelle beschäftigen, ist es nötig, die auf Schwangere und Frischentbundene bezügliche Gesetzgebung zu verfolgen, da die schnelle Entwicklung der Mutualités maternelles der Gleichgültigkeit der Gesetzgeber in dieser Beziehung zu verdanken ist.

Während in vielen Ländern durch das Gesetz die Arbeitsenthaltung nach der Entbindung geboten ist, kümmert man sich in Frankreich um diesen Punkt gar nicht. Im Jahre 1887 reichte Mr. de Mun einen Gesetzesvorschlag ein, um die Arbeitsenthaltung durchzusetzen. Am 13. Dezember 1887 nimmt auch M. Waddington diesen Gedanken in einem neuen Gesetzesvorschlag auf; aber die Gesetze werden nicht votiert. Dr. Dron reichte im Jahre 1892, Mr. Pierre Richard im Jahre 1891 ebenfalls darauf bezügliche Gesetzesvorschläge ein. Am 12. März 1899 erscheint ein neues Gesetzesprojekt. Im Dezember 1902 erscheint ein neuer Gesetzesvorschlag von Senator Paul Strauß. Keiner dieser Gesetzesvorschläge ist votiert worden, und es gibt daher kein französisches Gesetz, welches die Arbeitsenthaltung der Wöchnerinnen festlegt. Alles ist der Privatinitiative überlassen worden, und aus dieser Gleichgültigkeit der Gesetzgeber sind die Mutualités maternelles entstanden[1]).

---

[1]) Ein kleiner Versuch ist doch in dieser Beziehung gemacht worden. Wir müssen hier ein Gesetz anführen, welches vor 2 Jahren votiert worden ist: „Gesetz, welches den Wöchnerinnen ihre Arbeit oder ihre Anstellung sichert." Der Senat und die Deputiertenkammer haben es angenommen. — Der Präsident der Republik veröffentlicht das Gesetz, dessen Inhalt folgt:

Einziger Artikel. Die Niederlegung der Arbeit von Seiten der Frauen während 8 aufeinanderfolgenden Wochen während der Zeit, die ihrer Entbindung vorausgeht und folgt, ist für den Arbeitgeber kein Grund zur Aufhebung des Arbeitsverhältnisses. Tut er es doch, so hat er der Frau Schadenersatz zu leisten. Die Frau muß dem Arbeitgeber den Grund ihrer Abwesenheit angeben.

Jede gegenteilige private Vereinbarung ist rechtlich nichtig. Das Recht auf freie Gerichtsbarkeit wird der Frau für die erste Instanz gewährt.

Gegenwärtiges Gesetz, welches durch den Senat und die Deputiertenkammer angenommen, wird als Staatsgesetz betrachtet und demnach durchgeführt.

Paris, den 27. November 1909.

Die Gründung der Mutualités maternelles ist neueren Datums. Die Société des mutualistes lyonnais, welche gegen 1830 in Lyon bestand und welche die erste Société mutuelle (Gesellschaft auf gegenseitige Hilfe) war, bekümmerte sich nicht um Schwangere. In Mülhausen wurde von Jean Dollfus im Jahre 1866 die erste Mutualité maternelle gegründet: dies war die Association des femmes en couches de Mulhouse. Sie gab den Wöchnerinnen, welche in den Fabriken arbeiteten, eine Entbindungsentschädigung.

Im Februar 1891 gründeten nach einer Konferenz mit Jules Simon Mr. Felix Poussineau und Mr. Brylinski die erste Mutualité maternelle in Paris.

Im Jahre 1893 gründete Mr. Francisque Bonnier eine Mutualité maternelle in Vienne (Isère); im Jahre 1894 Mr. Poussineau eine solche in Dammarie-les-lys. Neuerdings ist eine sehr große Anzahl von Mutualités gegründet worden, und gegenwärtig gibt es mehr als 200. Die ältesten, außer den schon vorher genannten, sind die in Lille, Roubaix, Lyon und Nizza.

Man weiß, daß es anfangs das einzige Ziel der Mutualité maternelle war, den Wöchnerinnen Hilfe in Form von Geld zu gewähren, damit es ihnen möglich gemacht würde, Arbeitsruhe zu halten und 4 Wochen lang zum Zwecke des Stillens zu Hause zu bleiben.

Schon in diesem Zustande waren die Einrichtungen sehr nützlich. Sie leisteten der Mutter den Dienst, sich vollkommen erholen zu können und nicht so früh zur Arbeit zurückkehren zu müssen. Sie schafften auch dem Kinde großen Nutzen, indem sie ihm während des ersten Monats, der so gefährlich ist, die Mutterbrust und die Pflege der Mutter erhielten.

Aber dieses enge Arbeitsfeld konnte die Säuglingssterblichkeit nicht stark beeinflussen, denn wenn die 4 Wochen vorbei waren, wurde das immer noch sehr empfindliche Kind einer Pflege anvertraut, die natürlich künstliche Ernährung gab.

Aber glücklicherweise hat man seit einigen Jahren den Vorstehern der Mutualités maternelles klarmachen können, daß es ein sehr großer Vorteil für ihre Arbeit sei, wenn diese durch eine Consultation de Nourrissons vervollständigt würde, und so ist es dahin gekommen, daß jetzt ein großer Teil der Mutualités maternelles zum großen Nutzen der Säuglinge sich eine Consultation angeschlossen hat, die alle zur Mutualité gehörenden und von ihr unterstützten Frauen besuchen müssen.

Die Kritik der Mutualités maternelles und die Schilderung der Art, wie sie sich noch verbessern können, gehört nicht hierher. Es genügt wohl zu sagen, daß sie auch so, wie sie sind, sehr großen Nutzen stiften, und daß es ein Glück wäre, wenn sie sich möglichst ausbreiteten.

Zum Schluß möchte ich noch eine Liste der Ferienkolonien in Frankreich geben. Ich habe dieser Liste die Zusammenstellung von Mme. Franck Puaux zugrunde gelegt, welche diese in ihrem Bericht auf dem internationalen Kongreß von Bordeaux im Jahre 1906 gegeben hat.

Die Ferienkolonien sind das beste Mittel der Tuberkulosebekämpfung. Während mehrerer Wochen kommen die Kinder aus ihrem ungesunden Milieu heraus; man schickt sie ans Meer, aufs Land, wo sie für das kommende Jahr neue Kräfte sammeln können. Wie viele Kinder sind durch die Ferienkolonien gerettet worden!

Verzeichnis der Ferienkolonien in Frankreich.

Name und Sitz der Kolonie:	Datum der Gründung:	Ort der Unterbringung und Dauer des Aufenthaltes:	Anzahl der dorthin gesandten Kinder:
Paris. — Kolonien der städtischen Schulen.			
Colonies municipales de la Ville de Paris, die in 20 Arrondissements funktionieren und ihren Sitz in jeder Mairie haben.	1883 bis 1890	Internate in Räumlichkeiten, die der Stadt gehören oder in Räumlichkeiten, welche für die Zeit der Ferien gemietet oder geliehen wurden.	1904: 6106 1905: 6400
Paris. — Privatkolonien.			
Oeuvre des Trois Semaines, gegründet und geleitet von M. und Mme. Lorriaux, rue Gide 51, Levallois-Perret.	1881	Unterbringung in Familien und in Räumlichkeiten auf dem Lande während drei Wochen und am Meer während eines Monats.	1904: 1988 1905: 1912 172 Mütter und Väter
Colonies de Vacances de la Chaussée du Maine, gegründet durch Mmes. de Pressensé und Louis d'Eichthal. Präsidentin ist Mme. Franck-Puaux, 11, avenue de l'Observatoire. Vorsteherin ist Mlle. Delassaux, 2, rue Gaillard.	1882	Unterbringung in Familien auf dem Lande. Internat in zwei Häusern an der See. 1, 2, 3 und 4 Monate.	1904: 1995 1905: 2320
Colonies de Vacances de la Ligue fraternelle des enfants de France. Präsidentin: Mme. Félix-Faure-Goyau. Bureau: 50, rue Saint-André-des-Arts. Kinder werden durch die Komitees von Paris, Béthune, Orléans, Troyes, Clermont-Ferrand geschickt.	1902	Unterbringung in Familien. Kinder werden aufs Land, ans Meer und ins Gebirge geschickt.	1905: 411
Oeuvre Mutuelle des Colonies de Vacances. Präsidentin: Mme. Floquet. Bureau: 128, boulevard Voltaire.	1897	Kinder werden aufs Land, ans Meer und ins Gebirge geschickt.	1904: 206 1905: 218
Maison Maternelle, gegründet durch Mme. und Mlle. Koppe. Bureau: 40, rue Manin. Präsident: M. Marguery.	1896	Internat auf dem Lande in Authon-du-Perche (Eure-et-Loir). 1 Monat.	1904: 200 1905: 200
Les Vacances des Pupilles. Präsident und Gründer: M. Léon Bailby. Bureau: 142, rue Montmartre.	1904	14 Tage auf dem Lande oder am Meer.	1904: 300 1905: 325
Oeuvre israélite des Séjours à la campagne, 81, rue de Monceau. Verwalter: M. René Dreyfous.	1899	Internat auf dem Lande. 1 Monat.	1904: 401 1905: 538
Colonie enfantile scolaire, gegründet durch Mme. Fortier-Froeschel, 58, rue Madame.	1899	Internat in Montfermeil. Mindestens 1 Monat.	1904: 40 1095: 41
Pour l'Enfant. Präsident: M. le Dr. Voisin, 24, rue Saint-Lazare.	1901	Unterbringung in Familien in Vanés, par Avranches. 2, 3 und 4 Monate.	1904: 32 1905: 21
Oeuvre des Saines Vacances. Gegründet durch M. Henri de Lassuchette. Bureau: M. Jean Dubois, 13, rue de Tournon.	1899	Internat. Kinder werden ans Meer geschickt.	1904: 76 1905: 130

Name und Sitz der Kolonie:	Datum der Gründung:	Art der Unterbringung und Dauer des Aufenthaltes:	Anzahl der dorthin gesandten Kinder:
Paris. — Privatkolonien.			
Oeuvre de la Préservation de l'enfance contre la tuberculose. Präsident und Gründer: M. le professeur Grancher. Bureau: 4, rue de Lille.	1903	Unterbringung in Familien. Unlimitierter Aufenthalt.	1904: 50 1905: 50
La Fraternelle. M. H. Chatellier, 8, rue des Saussaies. Bureau: 5, rue Cochin.		In Bourg-Dun (Seine Inférieure).	1904: 15 1905: 32
L'Air pur. Präsident: M. le Dr. Boureille, 132, rue Cardinet.	1903	Internate in den Departements Seine-et-Marne und Seine-Inférieure. 3 Wochen.	1904: 8 1905: 10
Oeuvre des Colonies scolaires de Vacances, 6, rue Louvois, gegründet durch M. A. Delobel. Präsident: M. Legoy.	1903	Internate am Meer, auf dem Lande und im Gebirge.	1904: 57 1905: 144
Oeuvre parisienne des Colonies maternelles scolaires. M. Georges Fabre, Bürgermeister des 4. Arrondissements.	1898	Internat in Mandres. 1 Monat.	1904: 110 1905: 125
Oeuvre du Soleil. Präsidentin: Mme. Dumontpallier. Bureau: 6, rue Thérèse, Paris.	1899	Familieninternat in Villars.	1904: 30 1905: 30
Oeuvre des Quatre-Semaines, Villa Belmont-Trilport (S.-et-Marne). Präsidentin: Mme. Migot, 6, rue Sedaine.	1902	Internat. 1 Monat.	1904: 140 1905: 200
Colonie d'Avon (Seine-et-Marne). Gegründet von Mme. Fouret, 22, boulevard Saint-Michel.	1904	Gruppenweise Unterbringung von Mädchen im Internat.	1904: 30 1905: 35
Oeuvre du Rayon de Soleil. Mme. Simonnet-Dutiut, 108, rue des Dames.	1903	Internat in der Haute-Marne und in den Vogesen für 14 Tage oder 1 Monat.	1904: 160 1905: 160
Oeuvre des Vacances au grand air. M. Charles Saglio, 61, rue Lafayette, im Petit Journal Illustré.	1905	Internat auf dem Lande. 1 Monat.	1905: 40
Asile Anne-Marie à Trégastel (Côtes-du-Nord). Präsidentin: Mme. d'Hauterive, 7, square Moncey.	1905	Internat für 1 oder 2 Monate.	1905: 32
Colonies de Vacances de la Maison Sociale. Bureau: 11, rue des Beaux-Arts. Präsidentin: Mme. la baronne A. Piérard.	1904	Internat für 1 oder 2 Monate in der Umgegend von Paris, in der Normandie und in der Bretagne.	1904: 70 1905: 95
Provinz. — Kolonien der städtischen Schulen.			
Bordeaux; Société de patronage Arlac-Solférino. Präsident: M. le Dr. Lamarque.	1888	Internat am Meer und auf dem Lande. 1 Monat.	1905: 75
Fédération des patronages. Athénée, rue des Trois-Conseils. Präsident: M. Bounin.	1890	Auf dem Lande und am Meer. 3 Wochen.	1904: 500 1905: 600

Name und Sitz der Einrichtung:	Datum der Gründung:	Ort der Unterbringung und Dauer des Aufenthaltes:	Anzahl der dorthin gesandten Kinder:

Provinz. — Kolonien der städtischen Schulen.

Union des patronages bordelais. Ecole, rue Dupaty. Präsident: M. Géo-Delvaille.	1903	Auf dem Lande und am Meer. 1 Monat.	1905: 162
Patronage Francin. Ecole rue Francin.		Kinder, die der Fédération des Patronages und der Union des patronages bordelais anvertraut sind.	1904: 60 1905: 60
Association Landaise.	1903	Am Meer, Cap Breton.	1905: 10
Colonie sanitaire du bureau de bienfaisance.	1899	Internat für 1 Monat in Arès.	1904: 60 1905: 60
Lyon: Colonies scolaires municipales. Direktor: Dr. Gabriel Roux, rue Bât-d'Argent 21.	1895	Internat. 3 Wochen.	1905: 150
Oeuvre municipale Lyonnaise des Enfants à la montagne. Präsident: Dr. Beauvisage, 1er adjoint à la mairie.	1901	Unterbringung in Familien im Gebirge (Ardèche).	1904: 1042 1905: 1087
Cercle d'Etudes sociales du IIe arrond. M. Duroule, cours Suchet, 44.	1902	Internat.	1904: 48 1905: 50
Colonie scolaire Jacquard. Präsident: M. Camillat.	1902	Internat.	wie vorher
Dijon: Colonie scolaire sanitaire de vacances de la Caisse des Ecoles. Bürgermeister, Hôtel de Ville.	1904	Internat in einem Etablissement der Côte-d'Or, welches der Caisse des Ecoles gehört.	1904: 100 1905: 117
Grasse: Colonies scolaires. M. le Dr. Roustan, in der Mairie.	1904	Am Meer und im Gebirge.	1904: 15 1905: 20
Argenteuil: Colonie scolaire.		In Villers-sur-Mer. Internat. 3 Wochen.	1905: 18
Cannes: Colonie scolaire de vacances. Gegründet von Präsident und Komitee des „Sou des Ecoles laiques", M. de Jarriou, 33, rue d'Antibes.	1905	Unterbringung in Familien im Gebirge.	1905: 8
Epinal: Colonies scolaires de vacances. M. Schlosser, Advokat.		Unterbringung in Familien. 1 Monat.	1905: 50

Nach der Broschüre „Les Colonies de Vacances pour enfants pauvres et chétifs" von M. Eugène Plantet existieren in Paris 40 katholische Patronagen, die jedes Jahr etwa 1000 Kinder aufs Land oder ans Meer schicken. Es ist unmöglich gewesen, genaue Mitteilungen über diese Patronagen zu erhalten.

Name und Sitz der Einrichtung:	Datum der Gründung:	Ort der Unterbringung und Dauer des Aufenthaltes:	Anzahl der dorthin gesandten Kinder:

Provinz. — Kolonien der städtischen Schulen.

Givors:
Oeuvre des Enfants.

1903 — Unterbringung in Familien im Gebirge (Ardèche). — 1904: 118   1905: 105

Valence:
Colonie de vacances de la Société des Amis de l'Instruction laique. M. Henri Chalamet, Bürgermeister, Rathaus.

1902 — Unterbringung in Familien im Gebirge (Ardèche). 40 Tage. — 1904: 91   1905: 96

Vincennes:
Colonie scolaire. Direktor: M. Ménard.

1905 — In Berck-sur-Mer. 1 Monat. — 1905: 41

Amiens:
Bourses de voyage. Bürgermeister. Rathaus.

1882 — Einwöchentliche Reisen. — 1904: 54   1905: 64

Marseille:
Colonie scolaire municipale. M. l'Adjoint délégué à l'instruction publique.

1887 — Auf dem Lande oder am Meer. 20 Tage. — 1905: 410

Grenoble:
Caravanes scolaires.

1903

Roanne:
Oeuvre des Enfants à la montagne. Dr. Cacarie, 17, rue de la Sous-Préfecture.

1902 — Unterbringung in Familien im Gebirge. — 1904: 310   1905: 245

Privat-Kolonien. — Oeuvre Stephanoise des Enfants à la montagne, gegründet durch M. Louis Comte.

Saint-Etienne:
Präsident: M. Fougerolle, Notar, Bourse du travail.

1893 — Unterbringung in Familien im Gebirge. 45 Tage. — 1905: 1169 davon 10 Kinder aus Paris, 1 aus Marseille

La Ricamarie:
Saint-Priest.

Firminy:
M. Emile Garein.

1902 — Unterbringung in Familien im Gebirge. 45 Tage. — 1904: 130   1905: 130

Rive-de-Gier:

1902 — Unterbringung in Familien im Gebirge. 45 Tage. — 1905: 105

Vienne:
Oeuvre municipale des Enfants à la montagne. M. Bresse, maire.

1905 — Unterbringung in Familien im Gebirge. 45 Tage. — 1905: 90

Name und Sitz der Einrichtung:	Datum der Gründung:	Ort der Unterbringung und Dauer des Aufenthaltes:	Anzahl der dorthin gesandten Kinder:
Privat-Kolonien. — Oeuvre Stéphanoise des Enfants à la Montagne, gegründet durch M. Louis Comte.			
Annonay: M. Emile Aymard Fils, 8, rue Sadi-Carnot.	1903	Unterbringung in Familien im Gebirge (Ardèche). 45 Tage.	1905: 120
Montélimar: M. Aymé Martin, Palais de justice.	1905	Unterbringung in Familien im Gebirge (Ardèche). 45 Tage.	1905: 36
L'Horme:		Unterbringung in Familien im Gebirge (Ardèche). 45 Tage.	1905: 37
Lyon: Colonie scolaire Jacquard. M. Camillat, mairie du IVe arrondiss.		Unterbringung in Familien im Gebirge (Ardèche). 45 Tage.	1905: 151
Crest: Oeuvre Crestoise des Enfants à la montagne, Dr. Galibert.	1905	Unterbringung in Familien im Gebirge (Ardèche). 45 Tage.	1905: 30
Beaucaire: Oeuvre des Enfants à la montagne. M. Castagné, directeur de l'Ecole supérieure.	1905	Unterbringung in Familien im Gebirge (Haute-Loire). 45 Tage.	1905: 20
Ferienkolonien. — Im Anschluß an L'Oeuvre Stephanoise des Enfants à la Montagne von M. Louis Comte.			
Aubenas: Oeuvre Albenassienne des Enfants à la Montagne. M. Joseph Roche.	1905	Unterbringung in Familien im Gebirge (Ardèche).	1905: 16
Oullins: Oeuvre laique Oullinnoise des Enfants à la Montagne. M. Cuty, 102, Grande-Rue.	1903	Wie vorstehend.	1904: 40 1905: 64
Alais: Oeuvre des petits Lozerots. Präsident: M. le pasteur Poux.	1900	Unterbringung in Familien in der Lozère.	1904: 90 1905: 98
Romans: Oeuvre Romanaise des Enfants à la Montagne. Sekretär: M. Richard, 45, rue Jacquemart.	1903	Unterbringung in Familien im Gebirge (Ardèche).	1904: 78 1905: 100
Toulouse: Les Petits Toulousains. Mme. Viguié in der Préfecture.	1900	Internate in den Sanatorien von Salies-du-Salat und Saint-Bertrand-de-Comminges.	1904: 288 1905: 304
Saint-Chamond: (Loire) M. Joanny Condamin.	1901	Unterbringung in Familien im Gebirge (Haute-Loire).	1904: 151 1905: 135

Name und Sitz der Einrichtung:	Datum der Gründung:	Ort der Unterbringung und Dauer des Aufenthaltes:	Anzahl der dorthin ge- sandten Kinder:

Ferienkolonien. — Im Anschluß an L'Oeuvre Stéphanoise des Enfants à la Montagne von M. Louis Comte.

Villefranche:

| (Rhône). Oeuvre des Enfants à la Mon- tagne. M. Victor Vermslérel. | 1904 | Unterbringung in Familien im Gebirge (Haute-Loire). | 1904: 50 1905: 75 |

Ferienkolonien. — Gegründet durch die Association pour le Développement des colonies de vacances (Gesellschaft für die Ausbreitung von Ferienkolonien) [Mme de Félice, 16, rue Dufétel, Versailles et M. Louis Comte].

Alger:

| Oeuvre des Enfants à la Montagne. Präsidentin: Mme. Gavault, boule- vard Bon-Accueil. | 1904 | Unterbringung in Familien im Ge- birge. | 1904: 35 1905: 65 |

Oran:

| Les Petits Oranais à la Montagne. Prä- sident: Dr. Gasser, 1, rue du Général- Joubert. | 1904 | Wie vorstehend. | 1905: 32 |

Avignon:

| Les Enfants à la Montagne. Präsiden- tin: Mme. de Bousquet de Florian, 15, rue Bansaterie. | 1904 | Unterbringung in Familien in der Haute-Loire. | 1904: 12 1905: 35 |

Nîmes:

| Oeuvre des Enfants à la Montagne. Präsidentin: Mme. Charles Fabre, 1, rue Plotine. | 1903 | Unterbringung in Familien im Ge- birge. | 1904: 168 1905: 269 |

Saint-Quentin:

| Oeuvre Saint-Quentinoise des enfants à la campagne. Präsident: M. Le- chantre, 1, rue de Flandre. | 1904 | Unterbringung in Familien auf dem Lande. | 1904: 54 1905: 84 |

Ferienkolonien. — Gegründet unter dem Patronat der Association pour le Développe- ment des colonies de vacances (Mme de Félice, 16, rue Dufétel, Versailles).

Brest:

| Colonies de vacances. Gegründet durch M. le professeur Gautrot, 48, rue de la Pompe. | 1904 | Internat im Departement Finistère. | 1904: 18 1905: 33 |

Carmaux:

| Colonies de vacances. Präsident: M. Mettey; Direktor: M. Fournier. | 1903 | Unterbringung in Familien im Ge- birge. | 1904: 18 1905: 89 |

Epinal:

| Colonies de vacances, gegründet durch die „Jeunesse Vosgienne". Präsi- dent: M. Léon Schlosser, 19, rue des Forts. | 1904 | Unterbringung in Familien auf dem Lande und im Gebirge. 20—30 Tage. | 1904: 15 1905: 48 |

La Grand' Combe:

| Colonies de vacances. Gründer: M. Dupuy. | 1904 | Unterbringung in Familien im Ge- birge. | 1904: 19 1905: 22 |

Name und Sitz der Einrichtung:	Datum der Gründung:	Ort der Unterbringung und Dauer des Aufenthaltes:	Anzahl der dorthin gesandten Kinder:

Ferienkolonien. — Gegründet unter dem Patronat der Association pour le Développement des colonies de vacances (Mme de Félice, 16, rue Dufétel, Versailles).

Lavaur-Graulhet:

| Colonies de vacances. M. l'Inspecteur primaire de Lavaur. M. Chaynes, directeur de l'école publique de Graulhet. | 1904 | Unterbringung in Familien im Gebirge. | 1904: 6 1905: 26 |

Lille-Roubaix:

| Colonies de vacances. Präsident: M. le Dr. Carrière, à la Faculté des Médicine. | 1904 | Unterbringung in Familien im Departement Aisne. | 1904: 27 1905: 24 |

Montbéliard:

| Colonies de vacances. Präsident: M. Edouard Sahler; Direktor: M. le pasteur Draussin. | 1904 | Unterbringung in Familien im Gebirge. | 1904: 21 1905: 42 |

Rennes:

| Colonies de vacances. Gründer: M. le professeur Chatel. | 1904 | Unterbringung in Familien am Meer. | 1904: 26 1905: 40 |

Rouen:

| Oeuvre des Enfants à la campagne. Präsidentin: Mme. de Vismes, 24, rue Lafosse. | 1904 | Internat in Tourville-la-Rivière (Seine-Inférieure). | 1904: 42 1905: 86 |

Tarbes:

| Colonies de vacances. M. Ripet, inspecteur d'Academie. | 1903 | Unterbringung in Familien im Gebirge. | 1904: 37 1905: 82 |

Pau:

| Colonies de vacances. Mlle. Yvonne Monod, 2, place Duplan. | 1905 | Internat im Seehospiz von Cap Breton (Landes). | 1905: 12 |

Alais:

| Colonies de vacances. Präsidentin: Mme. Peyre. | 1903 | Unterbringung in Familien am Meer und im Gebirge. | 1904: 80 |

Versailles:

| Colonies de vacances. Mlle. G. Rist, rue des Moulins. | 1905 | Unterbringung in Familien auf dem Lande. | 1905: 20 |

Provinz. — Privatkolonien.

Bordeaux:

| Sanatorium protestant du Moulleau (Arcachon). M. Schroeder, 21, rue Cassignol. | 1882 | Internat. 3 Wochen. | 1904: 200 1905: 200 |

Angers:

| Les petits Angevins à la campagne et à la mer. M. Léon Jacot, 1, rue d'Alsace. | 1901 | Unterbringung in Familien am Meer und auf dem Lande. | 1904: 237 1905: 300 |

Name und Sitz der Einrichtung:	Datum der Gründung:	Ort der Unterbringung und Dauer des Aufenthaltes:	Anzahl der dorthin gesandten Kinder:

Provinz. — Privatkolonien.

Agen:

Colonies scolaires des Petits Agenais. M. Monbrun, fondateur-président. | 1899 | 14tägige Reise und 14tägiger Aufenthalt auf dem Lande. | 1904: 92 1905: 86

Bayonne:

Colonies sanitaires. M. Garat, Advokat, Präsident. | 1887 | Unterbringung in Familien im Gebirge und am Meer. 3 Wochen und 1 Monat. | 1905: 65

Besançon:

L'Oeuvre des Bergers. M. l'abbé Marmier, Präsident. | 1898 | Unterbringung in Familien auf dem Lande als kleine Schäfer für $2^{1}/_{2}$ Monat. | 1904: 35 1905: 38

Section bisontine de la Ligue antituberculeuse de Franche-Comté. | 1903 | Unterbringung in Familien. 35 Tage. | 1904: 11 1905: 16

Castres:

Oeuvre des Nourrissons. Mme. Bouffé, Präsidentin. | 1901 | Internat in Anglès-de-Tarn für Säuglinge. | 1904: 103 1905: 124

Bar-le-Duc:

Ligue meusienne contre la tuberculose. Dr. Fricatier. | 1901 | Unterbringung in Familien im Gebirge, in Gérard-mer. | 1904: 102 1905: 110

Nancy:

Oeuvre de la Colonie de vacances de l'Eglise Réformée. Präsident: M. le pasteur Cleisz, 131, rue Jeanne d'Arc. | 1897 | Internat im Gebirge (Vogesen). 1 Monat. | 1904: 34 1905: 34

Oeuvre des Colonies scolaires de vacances. Präsident: M. le professeur Le Monier, 3, rue de Serre. | 1903 | Unterbringung in Familien im Gebirge (Vogesen). 1 Monat. | 1904: 84 1905: 120

Oeuvre isréalite des colonies de vacances. M. Emile Weill, administrateur, 27, rue Isabey. | | Internat auf dem Lande. | 1904: 34 1905: 29

Nantes:

Colonies de vacances de la „Ligue fraternelle des enfants en France". Mlle. Mercier, Präsidentin. | 1898 | Unterbringung in Familien am Meer und auf dem Lande. | 1904: 40 1905: 45

Montpellier:

Oeuvre des Enfants à la montagne. Präsident: M. Benoist. | | Unterbringung in Familien im Gebirge (Lozère). | 1904: 150 1905: 300

Lyon:

Oeuvre de l'Eglise Réformée des Enfants à la montagne. Place du Change. | 1890 | Unterbringung in Familien im Gebirge (Ardèche). | 1904: 230 1905: 220

Name und Sitz der Einrichtung:	Datum der Gründung:	Ort der Unterbringung und Dauer des Aufenthaltes:	Anzahl der dorthin ge- sandten Kinder:
Provinz. — Privatkolonien.			
Lyon. Oeuvre catholique des Enfants à la campagne. M. l'abbé Bruneau, vi- caire à Saint-Augustin.	1902	Internat in Douvaine. 1 Monat.	1905: 40
Oeuvre des Enfants à la montagne, de la Société de St.-Vincent-de-Paul. Directeur: abbé Vallier.	1903	Internat.	1904: 146˙
Oeuvre de la Société protectrice de l'Enfance.	1902	Unterbringung in Familien bei den Verwandten der Kinder.	1904: 100 1905: 73
Solidarité scolaire sur l'arrondisse- ment. M. Michel Garnier, 40, rue Vaulecour.	1902		1904: 250 1905: 417
Rouen: Association Rouennaise contre la tuber- culose. „La Colonie de Santé". M. Lafosse, Präsident, rue de l'Industrie, Déville-lès-Rouen.	1904	Internat in einem Etablissement in Mesnil-Esnard. 1 Monat.	1905: 48
Oeuvre Rouennaise des Enfants à la mer, 40 bis, rue Saint-Lô. Präsidentin: Mme. Maillard.	1904	Internat am Meer in Varangeville (Seine-Inférieure).	1904: 33 1905: 71
Lille. Colonie scolaire de la Caisse des Ecoles.	1897	Unterbringung in Familien. 25 Tage.	1904: 200 1905: 300
Saint-Etienne: Oeuvre catholique des vacances à la campagne. Präsident: M. Lyonnet, 13, place de l'Hôtel-de-Ville.	1903	Unterbringung in Familien im Ge- birge. 1 Monat.	1904: 238 1905: 409
Remiremont: Colonie de vacances catholique.		Internat au petit séminaire d'Antray.	
Perpignan: Oeuvre des Enfants à la montagne. Präsident: M. Peytraud, Professor.	1905	Unterbringung in Familien im Ge- birge.	1905: 35
Mont-de-Marsan: Colonie de vacances.	1904	Internat im Seehospiz Cap-Breton (Landes).	
Marseille: Oeuvre de la Jeunesse „La Penne- Saint-Marcel".	1905	Schulausflüge in die Alpen.	1905: 20
Poitiers: Colonies de vacances de la Ligue anti- tuberculeuse, 48 bis, rue de la Tranche.	1905		1905: 10
Reims: Oeuvre des Voyages scolaires. Gegrün- det durch M. André.	1897	Kinder werden ans Meer nach Berck geschickt. 3 Wochen.	1904: 10 1905: 22

Name und Sitz der Einrichtung:	Datum der Gründung:	Ort der Unterbringung und Dauer des Aufenthaltes:	Anzahl der dorthin gesandten Kinder:
Provinz. — Privatkolonien.			
Nantes: Brise de Mer nantaise. Président fondateur, M. le pasteur Diény. Mme. Bellam, secrétaire-trésorière, 19, rue Voltaire.	1899	Unterbringung in einem Sommerhäuschen in Saint-Michel. 2 und 1 Monat.	1904: 62 1905: 83
Commercy: Colonies de vacances.	1905	Internat in den Vogesen.	1905: 32
Le Havre: Les Enfants à la campagne. Présidentin: Mlle. Gascuel, 2, rue Piedfort.	1896	Unterbringung in Familien. 1, 2 und 3 Monate.	1904: 75 1905: 76
Colonies de vacances de la „Ligue des Enfants de France". Präsident: M. P. Guillard, 8, rue Caligny.	1897	Unterbringung in Familie und Internat. 1 und 2 Monate.	1904: 26 1905: 30
Colonies de vacances protestantes. Präsident: M. le pasteur Lafont, 9 bis, rue Picpus.	1900	Wie vorstehend.	1904: 88 1905: 79
Colonies scol. du Cercle havrais de la „Ligue de l'Enseignement". M. Denis Guillot, Präsident.	1902	Internat. 20 Tage.	1904: 85 1905: 120
Colonie scol. du groupe havrais de la „Ligue française de l'Enseignement". Präsident: M. Marais.	1904	Internat für Knaben und Unterbringung in Familien für Mädchen. 20 Tage für Knaben. 36 Tage für Mädchen.	1904: 12 1905: 73
Colonie „Anne-Marie". Präsident und Gründer: M. P. Guillard.	1903	Internat. 3 Wochen.	1904: 30 1905: 30
Roanne: Oeuvre Catholique. Abbé Georges Dadolle.	1904	Internat. 1 Monat.	1904: 43 1905: 43
Oeuvres de Colonies de Vacances. Gegründet durch die Société antialcoolique et antituberculeuse der Universität Toulouse.			
Toulouse: M. l'Inspecteur d'Académie.	1903	Unterbringung in Familien im Gebirge. Diese Kinder sind dem Oeuvre des Petits Toulousains anvertraut worden.	1904: 40 1905: 62
Albi: M. l'Inspecteur d'Académie.	1903	Unterbringung in Familien im Gebirge.	1904: 39
Foix: M. l'Inspecteur d'Académie.	1903	Unterbringung in Familien im Gebirge.	1904: 21
Auch: M. l'Inspecteur d'Académie.	1903	Internat.	1904: 38
Montauban: M. l'Inspecteur d'Académie.		Unterbringung in Familien im Gebirge.	1904: 28
Tarbes:			

IV. Belehrung über Säuglingshygiene.

Die besprochenen Institutionen sind unleugbar von größtem Werte und leisten im Kampfe gegen die Säuglingssterblichkeit große Dienste.

Aber leider muß man zugestehen, daß sie alle nur durch die Wohltätigkeit und die Opferfreudigkeit derjenigen bestehen können, die sie leiten. Wenn nun auch die Opferfreudigkeit keine Grenzen hat, so haben doch die Mittel Grenzen, und in einem bestimmten Moment wird man auf dem Wege zum Guten, das man vollenden möchte, durch den Geldmangel aufgehalten werden. Man kann z. B. nicht genug Kinder in die Ferienkolonien schicken, man kann nicht genug Gouttes de lait gründen, man kann nicht genug Betten haben, um die Frauen, welche ihrer Entbindung entgegensehen, aufzunehmen . . . Warum? Weil man nicht genug Geld hat.

Was soll man also tun? Man muß die Generationen, welche man zu erziehen hat, mit guten hygienischen Begriffen ausstatten. Die Gesundheit des Kindes hängt ganz von seinem ersten Lebensjahr und vor allem von der Art ab, wie es in den ersten 12 Monaten ernährt wird. Man sagt in den Statistiken, daß von 1000 Kindern im ersten Lebensjahre 100, 150 bis 200 an Gastroenteritis zugrunde gehen. Das ist richtig; aber damit ist die Zahl der Opfer, welche die Gastroenteritis fordert, nicht erschöpft. Denn die Statistik zählt nur die Fälle, in denen die Infektion die Widerstandsfähigkeit des Organismus gebrochen und durch akute oder chronische Enteritis oder durch Atrapsie zum Tode geführt hat.

Die Opfer, welche man nicht zählt, welche man außerdem nicht zählen kann, aber von denen wir Ärzte wissen, daß sie sehr zahlreich sind, sind diejenigen, welche der Enteritis zwar widerstehen, aber, wenn sie aufwachsen, anämisch, schwach, mit Knochentuberkulose behaftet und zu Erkrankungen der Drüsen, Lungen, Meningen disponiert sind. Und es sind ferner die Kinder, welche, von Diphtheritis, Masern, Scharlach und Bronchopneumonie ergriffen, der Krankheit unterliegen. weil sie nicht genug Widerstandskraft hatten, da ihr Organismus durch die Enteritis und eine schlechte Ernährung im ersten Lebensjahre geschwächt wurde. Es ist wohl nicht zu leugnen, daß die Haupttodesursache bei solchen Kindern die schlechte Ernährung in der ersten Kindheit, die damalige Gastroenteritis ist.

Die Belehrung des Laienpublikums ist also unbedingt nötig. Wem ist diese Belehrung zu erteilen, und wie hat man sie zu geben?

Es ist klar, daß die Belehrung zunächst den Studenten der Medizin und den Hebammen gegeben werden muß.

Es ist sehr bedauerlich, daß in den medizinischen Fakultäten bei uns kein Speziallehrstuhl für kindliche Hygiene und Puériculture existiert. Wir glauben, daß eine dahinzielende Belehrung ebenso die klinische wie die theoretische Ausbildung fordern sollte, das heißt, daß die Studenten und die Hebammenschülerinnen eine Art von musterhafter Consultation de nourrissons besuchen sollten, in welcher sie alles mit eigenen Augen beobachten könnten, was ihnen in den theoretischen Stunden gelehrt wird.

Die medizinische Fakultät von Lille hat als erste diese Ideen in die Praxis umgesetzt. Mit großem Erfolg hat dort Professor Oui einen derartigen theoretischen und praktischen Unterricht organisiert. Es wäre sehr wünschenswert, daß alle Universitäten diesem Beispiel folgten. Allerdings machen die Professoren in den Geburtskliniken alle Anstrengungen, um ihre Hebammenschülerinnen und ihre Studenten in die Säuglingshygiene einzuweihen. Aber es sind nur abgebrochene und gelegentliche Unterrichtsstunden, welche sich nicht mit einem gut organisierten Unterricht vergleichen können.

Wie nötig ist es aber, die Studenten und Hebammen zu belehren. Besonders die letzteren sind durch ihre Unwissenheit in Säuglingshygiene die sichersten Träger und Verbreiter alter schädlicher Vorurteile. Sie sind um so gefährlicher, als das Publikum an alles glaubt, was sie sagen, da sie diplomiert sind und dadurch das Recht zur Beratung haben.

Aber der Unterricht in Säuglingshygiene ist damit noch nicht beendet. Er muß auch den Frauen, den zukünftigen Müttern, gegeben werden, das heißt den größeren Schülerinnen, den jungen Mädchen.

Man muß unbedingt einen elementaren Unterricht der Kinderhygiene für die jungen Mädchen in den Schulen organisieren, und man wird ihnen in einigen Unterrichtsstunden alles beibringen, was sie zur Pflege und Ernährung ihrer Kinder brauchen.

Man müßte auch in den Seminaren für Lehrerinnen einen solchen Unterricht organisieren, damit diese mit hygienischen Prinzipien vertraut sind und den diesbezüglichen Unterricht ihrer Schülerinnen leiten können.

Damit der Unterricht genügenden Eindruck mache, muß er unbedingt durch ein Examen abgeschlossen werden. Denn wenn dies nicht geschieht, wird aus dem Unterricht kein Vorteil entstehen, und die Schülerinnen werden sich ganz den obligatorischen anderen Fächern hingeben.

Auch für die Patronatsdamen und freiwilligen Helferinnen der Institutionen für Mutterschutz ist ein solcher Unterricht wünschenswert. Aber es wird in diesem Falle nötig sein, daß der Arzt klug und vorsichtig sei, denn es gibt in allen Fächern nichts Schlimmeres als die Halbgebildeten, welche sich zum Schluß ebenso klug glauben wie irgendein gründlich ausgebildeter, erfahrener Fachmann, und welche infolgedessen fortwährend Gebiete beschreiten, die ihnen nicht zukommen. Was nun aber die Familienmutter, besonders die Arbeiterin betrifft, so bin ich der Meinung, daß ein theoretischer Unterricht ausgeschlossen ist. Diese Frauen sind nicht daran gewöhnt, große Reden anzuhören und ihre Aufmerksamkeit lange Zeit zu konzentrieren; man würde also in der Wüste predigen. Es ist jedoch nötig, daß der Arzt, welcher die Consultation de nourrissons leitet, Erklärungen in bezug auf die Ratschläge, welche er erteilt, gibt, daß er vor den mit ihren Kindern versammelten Müttern erklärt, warum jenes Kind krank ist und warum dieses so und so behandelt oder genährt werden soll. Es ist nötig, möglichst oft zum Anschauungsunterricht zu greifen, und ein so erteilter Unterricht wird sich am besten sämtlichen Zuhörerinnen einprägen. Übrigens ist auch für alle anderen Kategorien von Frauen, welche man belehren will, der praktische Unterricht mit Demonstrationen, der Anschauungsunterricht, der beste.

In Frankreich arbeitet man bereits seit einigen Jahren in diesem Sinne. Man muß dabei an die **Fondation Pierre Budin** in Paris, Rue Falguière 91 bis, denken. Beim Tode unseres verehrten Meisters wollten all seine Schüler, seine Freunde und Bewunderer zu seinem Gedächtnis eine Stiftung machen. Von einem Monument sah man ab. Das hätte nicht zu dem Charakter dessen gepaßt, dessen ganzes Leben Bescheidenheit und Opferfreudigkeit ausfüllte. Nichts jedoch hätte ihm eine größere Freude machen können, als zu sehen, daß die für eine Stiftung zu seinem Gedächtnis gesammelten Summen einer Gründung für kleine Kinder dienten.

Das ist nun auch die Fondation Pierre Budin geworden; sie ist eine Musterschule für Puériculture. Wir haben nicht das Wort „Institut" annehmen wollen, welches außerdem heutzutage durch eine Menge von Charlatans in ihren Reklamen auf der vierten Seite der Zeitungen gebraucht wird. Aber die Fondation ist das Zentrum geworden, um welches sich alle scharen, die sich um Säuglingshygiene und Puériculture bekümmern.

Den Hebammen, den Patronessen, den freiwilligen Helferinnen werden dort freie Kurse gehalten. Musterhafte Consultations de nourrissons, welchen das Auditorium der theoretischen Schule beiwohnt, werden dort abgehalten. Dort werden jeden Winter Vorträge über Säuglingshygiene und Säuglingspathologie gehalten, die von allen Größen von Paris und aus der Provinz gelesen werden.

Wenn solche Etablissements in allen großen Städten beständen, würde sich bald der Wunsch, den wir weiter oben ausgesprochen haben, erfüllen, das heißt, daß ein medizinischer, theoretischer und praktischer Unterricht in allen Universitäten stattfindet.

Nicht zu vergessen ist, daß in einer großen Zahl von Städten der theoretische und praktische Unterricht organisiert ist, bei dessen Einrichtung die Ärzte und die Universitätsprofessoren sich hervorgetan haben. Viele Ärzte sind durch den Rektor und die Professoren der Akademie gebeten worden, in den Schulen Unterricht zu geben, und andererseits haben die Ärzte von diesen verlangt, daß Schülerinnen in die Consultations de nourrissons gesendet werden. Wir können hier nicht alle Städte nennen, in denen dies Verfahren jetzt gang und gäbe ist. Wir begnügen uns zu erwähnen: für Paris die Vorträge des Professors Pinard; die Vorträge in Douai, welche von Rektor G. Lyon organisiert und von Professor Oui und mir selbst abwechselnd gehalten werden. In Lille Vorträge verschiedener Professoren, und zwar unter dem Vorsitz des Professors Barrois. Hörer waren bei diesem letzteren Lehrerinnen aus verschiedenen Departements. In Boulogne-sur-mer Dr. Aigre, welcher für die größeren Schülerinnen Vorträge hielt usw. Es besteht, wie gesagt, die Tendenz, dem großen Publikum die Belehrung zukommen zu lassen, und zwar besonders den jungen Mädchen durch die Consultations de nourrissons.

V. Kontrolle der Milchproduktion und des Milchverkaufes.

In Frankreich ist bisher sehr wenig zur gesetzlichen Regelung der Kontrolle der Milchgewinnung und des Milchverkaufes geschehen.

Der Milchverkauf ist, wie der aller Eßwaren, dem Gesetz vom 1. August 1905 unterworfen, welches durch ein Zirkular vom 11. April 1907, das Dekret vom 21. Oktober 1907 und das Gesetz vom 5. August 1908 vervollständigt wird.

Aber es existieren keine besonderen Vorschriften in bezug auf die Milch, und der größte Teil der Städte und der Departements hält sich an das Nahrungsmittelgesetz.

Es genügt also, daß eine Milch nicht gefälscht sei; in diesem Falle kann man sie verkaufen. Kein Dekret und kein Reglement der öffentlichen Behörden hat sich darum gekümmert, Qualität und Quantität der Milch zu definieren, damit diese als gute Kindermilch gelten könne.

In der Praxis haben die Laboratorien, die Gerichte und die Behörden folgende Definition angenommen, welche der des Genfer Kongresses entspricht:

„Milch ist das vollständige Produkt des ganzen und ununterbrochenen Melkens eines weiblichen Milchtieres, welches sich in gutem Gesundheitszustand, gut genährt und nicht überanstrengt, befindet. Die Milch muß sauber aufbewahrt werden und darf nicht kolostrumhaltig sein. Die Bezeichnung ‚Milch', ohne anderen Beisatz, bezieht sich nur auf Kuhmilch."

Die offizielle Methode für die Analyse ist im Journal officiel vom 9. März 1907 angegeben. Die Gesetzgebung fixiert an keinem einzigen Punkte die Zusammensetzung der Milch. Man hat offiziell folgende Tabelle des Conseil Supérieur d'Hygiène de la Seine angenommen.

Zusammensetzung der Milch.

	Durchschnitts-zahlen	Minimal-zahlen
Spez. Gewicht	1033	—
Cremometer	10°	—
Trockensubstanz	13%	11,50
Trockensubstanz entfettet	9%	—
Wassergehalt	87%	88,50
Fett	4%	2,70 à 3
Milchzucker	5%	4,50
Mineralsalze	0,60%	—

Man sieht, daß für viele Bestandteile die Minimalhöhe nicht fixiert ist. Dies entspricht einer Entscheidung des Brüsseler Kongresses vom Jahre 1903, welcher sich geweigert hat, Minimalsätze anzugeben, da dies in gewisser Beziehung eine Autorisation für Fälschungen wäre.

Spezialgesetzgebung in bezug auf Milch.

Ministerialerlaß vom 25. Mai 1888 untersagt den Gebrauch des doppelt kohlensauren Natriums.

Ministerialerlaß vom 28. Juli 1888 untersagt den Verkauf und den Gebrauch der Milch von tuberkulösen Kühen. Die Milch darf eventuell sofort zur Ernährung von Tieren gebraucht werden, wenn sie vorher gekocht ist.

Der Verkauf entrahmter Milch hat städtische Vorschriften hervorgerufen:

Verordnung des Bürgermeisters von Lyon vom 18. Juli 1896 (Verkauf entrahmter Milch).

Verordnungen des Bürgermeisters von Bordeaux vom 3. November und 13. Dezember 1897 (Verkauf entrahmter Milch).

Die Frage der Gesetzlichkeit dieser Verordnungen hat einen Bericht an das Comité supérieur d'hygiène publique hervorgerufen, welches dahin entschied, daß unter gewissen Vorbehalten die Verordnungen rechtsgültig seien. Diese Entscheidung ist von dem Comité consultatif am 14. März 1898 bestätigt worden. Ein zweiter Bericht an das Comité consultatif vom 22. April 1901 schließt mit den Worten: „Eine entrahmte Milch ist eine denaturierte Milch. Bei den Durchschnittsbedingungen der Ernährung kann die Hygiene den Gebrauch derselben nicht billigen." Am 22. April 1901 bestätigte das Comité consultatif diese Bestimmungen.

Außer der allgemeinen Gesetzgebung über den Verkauf der Nahrungsmittel (Gesetz vom 1. August 1905), mit welcher sich viele Departements begnügen, existieren in einigen Departements präfektorale Erlasse, welche dem folgenden ungefähr gleichen.

Präfektoraler Erlaß.

(Alpes Maritimes 1907.) Zur Begünstigung der Produktion guter Milch und zur Beförderung der Prophylaxe der Rindertuberkulose.

Dieser Erlaß autorisiert die Kuhhalter, Meier usw. ihre Kühe der Tuberkulinimpfung unter Kontrolle des Departements unterwerfen zu lassen. Es wird ihnen daraufhin ein Zeugnis ausgestellt, welches sie in ihrem Handel benutzen können.

Erlaß des Präfekten des Alpes Maritimes zur Reglementierung des Milchtransportes und Milchverkaufs vom 18. März 1907.

Erlaß des Präfekten der Charente inférieure, betreffend die Reglementation des Tuberkulingebrauchs vom 7. Dezember 1907 (ähnlich dem oben erwähnten Dekret des Präfekten des Alpes Maritimes).

Polizeiverordnung vom 17. August 1907, betreffend den Transport von Milch, welche zum Konsum bestimmt ist (17. August 1907, Polizeipräfekt von Paris).

Art. 1. Es ist verboten, auf den Wagen, auf welchen Milch zum Konsum transportiert wird, Milch zu befördern, welche als nicht für den Verkauf erlaubt betrachtet wird, z. B. die Milch, welche man „de relevage" nennt, oder entrahmte Milch, welche man „Trouvage" nennt usw. Ferner ist es verboten, auf den Wagen, auf denen Verkaufsmilch transportiert wird, Gefäße zu transportieren, in denen sich Wasser befindet.

Art. 2. Alle Zuwiderhandelnden gegen diese Bestimmungen werden durch Bericht oder Protokoll überführt.

Art. 3. Die gegenwärtige Verordnung wird gedruckt und angeschlagen.

Sitzung der Deputiertenkammer vom 8. Juli 1907. Gesetzesvorschlag von M. Paul Cornet, betreffend Verhinderung der Fälschungen im Milchverkauf.

Die beiden Hauptbestimmungen dieses Gesetzes sind:

1. Gesetzliche Definition der Milch;
2. absolutes Auseinanderhalten der Vollmilch und der abgerahmten Milch.

Dieses Gesetz ist Gesetzesprojekt geblieben.

Bevor wir schließen, müssen wir noch über die Initiative der Ligue contre la Mortalité infantile sprechen.

In der Sitzung vom 24. Februar 1908 entschied sich der Conseil d'administration der Liga dahin, die Milchfrage durch eine kompetente Kommission studieren zu lassen. Professor Marfan präsidierte in dieser Kommission, und er schlug die Ernennung von zwei Unterkommissionen vor, von denen eine versuchen sollte, eine Definition für gute Milch zu finden, während die andere die gesetzlichen und administrativen Mittel ausfindig machen sollte, um die Produktion guter Milch zu sichern.

Die zweite Unterkommission hat das Resultat ihrer Arbeiten noch nicht veröffentlicht. Aber von der ersten Unterkommission liegen sehr interessante Berichte vor:

M. Martel: Conditions hygieniques de la production du lait.

M. Porcher: Influence de l'alimentation sur composition du lait. — Du passage des substances toxiques et médicamenteuses dans le lait.

M. Moussu: Influence de l'état de santé des laitières sur la valeur du lait alimentaire.

M. de Rothschild: Traitement du lait après le traite.

M. de Brévans: La composition chimique du lait.

M. Michel: Lait de chèvre et lait d'ânesse.

M. Aviragnet: Inconvénients et dangers du lait des vaches nourries de résidus industriels.

Alle diese Berichte sind in der Sitzung diskutiert worden. Die Liga hat sie in einem Bande veröffentlichen lassen, der im Verlage von Masson in Paris erschienen ist.

Griechenland.[1]

Von

Jean P. Cardamatis.

Wenn die Frage des Schutzes für Säugling, Wöchnerin und Mutter sich bei uns im Entwicklungsstadium befindet und noch nicht so weit gediehen ist, daß sie alle Anforderungen moderner Wissenschaft erfüllt, so wird diese Lücke bei uns bald ausgefüllt sein. Das Zurückbleiben unserer Nation ist außerdem wohl jedem verständlich, der die schweren Kämpfe unseres Vaterlandes kennt und weiß, wie sehr sich unsere ganze Kraft konzentrieren mußte, um nur unsere Untertanen aus dem Joch der Tyrannei zu befreien. Obgleich diese Kämpfe auch heute noch nicht überstanden sind, so können wir doch sowohl von der Regierung als auch von Privaten Interesse und Aktivität auf dem Gebiete der Fürsorge für Mutter und Kind konstatieren. Überall bemüht man sich, notwendige Reformen zu schaffen. Ich will nicht von den Gesetzesentwürfen unseres Landes sprechen, so lange sie nicht angenommen und eingeführt sind, aber ich werde mich mit den Gesetzen beschäftigen, die heute bereits in unserem Lande bestehen.

* * *

Der Schutz der **verlassenen** oder **unehelichen** Kinder datiert bei uns aus der Zeit der Glanzperiode Athens. Außerhalb, im Osten der Stadt, bestand beim Tempel des Herkules eine Anstalt zur Unterbringung der unehelichen Kinder. Diese wurden dort für den Staatsdienst auferzogen. Seitdem aber wissen wir nichts mehr über das Schicksal dieser Kinder, weder während der folgenden Perioden des Altertums, noch während der Zeit der türkischen Herrschaft. Nach der Wiedergeburt Griechenlands finden wir unter den ersten Maßnahmen, welche die Behörden ergriffen haben, solche für die Unehelichen, die Neugeborenen und die Säuglinge. Ein eigenes Gesetz beschützt sie, und jeder Eingriff in ihre Interessen wird streng bestraft. Um die Rechte dieser illegitimen Kinder zu schützen, haben sich die griechischen Behörden überall bemüht, sogar bevor irgendwelche öffentliche Anstalten für dieselben ins Leben gerufen waren. So wurden z. B. in Athen von 1836—1859 die auf öffentlichen Wegen ausgesetzten Neugeborenen auf Kosten der städtischen Behörden in fremde Pflege gegeben und durch Stadtärzte gesundheitlich überwacht. Das ist heute auch noch allgemein üblich, wenn es an dem betreffenden Ort keine Krippe gibt. Vor einigen Jahrzehnten wurden in den Hauptstädten unseres Landes Gebäranstalten gegründet, welche teilweise durch die Kommunen und teilweise durch den Staat erhalten wurden, und in den Hospitälern wurden geburtshilfliche Abteilungen eingerichtet. In der Regel werden dann die unehelichen Kinder in Krippen

---

[1] Übersetzt von Emmy Keller-Schwangart.

untergebracht, in denen sie aufgezogen werden, während die ehelichen Kinder nur dann dorthin gebracht werden, wenn die Mutter erklärt, sie nicht behalten zu wollen.

Sobald die Polizei von einer unehelichen Schwangerschaft hört, werden sofort alle notwendigen Maßnahmen getroffen. Die Mutter wird bis zu ihrer Niederkunft überwacht, die Polizei konstatiert die Geburt und schickt das Kind in die Krippe, wenn die Mutter es aus irgendeinem Grunde nicht anerkennen kann. Die polizeiliche Überwachung der Wöchnerinnen erstreckt sich nur auf die Mütter, die in Gebäranstalten geboren haben, und nur auf die Zeit, bis sie entlassen werden.

Die Kinder, welche in Gebäranstalten geboren und die in der Hauptsache uneheliche sind, ebenso die verlassenen Kinder werden in den Hauptstädten von Griechenland, in Athen, Piräus, Patras, Syra usw., in eigenen Anstalten verpflegt, die man **Krippen** nennt. Diese Anstalten sind in erster Linie dazu bestimmt, die unehelichen Kinder zu beschützen und zu retten sowie Kindesmord und Kindesweglegung zu verhüten, und ferner die verlassenen Kinder zu erziehen. In diesen Anstalten werden aber auch ebenso Säuglinge auferzogen, die von ihren legitimen Eltern verlassen wurden, manchmal weil diese im Elend leben, oft aber auch aus anderen Gründen. Die Eltern deponieren diese Kinder in Drehladen, die an der Tür der Krippen angebracht sind und die jedermann benutzen kann. Der Betrieb dieser Anstalten ist in drei Klassen geteilt:

1. Klasse: Die Neugeborenen, welche der Drehlade entnommen werden und welche nach genauer Untersuchung keine Anzeichen von Syphilis zeigen, werden einer Amme der Anstalt zum Stillen übergeben. Die, bei denen Syphilis nachweisbar ist oder Verdacht auf Syphilis besteht, werden künstlich ernährt. Die gesunden Neugeborenen bleiben einige Tage in der Anstalt, bis man eine stillende Pflegefrau gefunden hat, welcher man dann das Kind übergibt und die es bis zu $2^1/_2$ Jahren behält. Hat das Kind dieses Alter erreicht, so kehrt es in die Anstalt zurück.

2. Klasse: Die Kinder über $2^1/_2$ Jahre, welche, wenn sie in der Krippe bleiben, dort Schulunterricht erhalten.

3. Klasse: Kranke Neugeborene, welche in einem isolierten Pavillon der Anstalt unter der Aufsicht von Spezialärzten verpflegt und zwar durch eigene Pflegerinnen und eigenes Personal bedient werden. Diese Krankenabteilung nimmt die kranken Kinder aus den beiden ersten Abteilungen auf, ebenso wie die kranken Kinder, die von stillenden Pflegefrauen gebracht werden.

Die Ärzte, die unter der Überwachung von Inspektoren und einer Damenkommission stehen, haben den Auftrag, die Gesundheit der Kinder in der Anstalt zu überwachen und ebenso auch den Gesundheitszustand der Externen. Sie behandeln die leichten Krankheitserscheinungen der Kinder bei den verschiedenen Pflegfrauen, und wenn eine Indisposition ernster wird, so werden die Kinder in die Krankenabteilung des Instituts gebracht. In der Hauptstadt ist die Klinik des städtischen Asyls eine Dependance der Universität, welche die Leitung derselben dem jeweiligen Professor der Pädiatrie an der Fakultät übergibt. Dieser wird von Hilfsärzten usw. unterstützt.

Die allgemeine Direktion liegt in den Händen eines Arztes und eines Verwaltungsrates, in dem der Bürgermeister den Vorsitz führt. Die Mittel werden hauptsächlich aus den jährlichen Subventionen der Kommunen und des Staates bestritten, dazu kommen noch die Einnahmen von Bällen, Konzerten, Vorstellungen, Lotterien usw., welche durch die Damenkommission in die Wege geleitet werden.

Die Gesellschaft ihrerseits leistet den philantropischen Bestrebungen der Asyle einen bewundernswerten Beistand, indem einige Kinder der Gesellschaft von Familien der Gesellschaft adoptiert, andere als Dienerschaft angenommen werden. In beiden Fällen wird ein notarieller Akt mit dem Direktor der Anstalt oder dem Bürgermeister abgeschlossen, und sowohl der eine wie der andere überwacht die Kinder so lange, bis sie mündig sind. So ist es selten, daß die Kinder für immer verlassen im Asyl bleiben.

* * *

Der gute Wille des Personals dieser Anstalten und alle Mühe, die sie sich geben, verhindert nicht, daß die **Mortalität** unter diesen Kindern höher ist als unter denjenigen in der Stadt, obgleich die Sterblichkeit auch hier nicht gering ist. Der Grund des Übels ist den schlechten Finanzen der Anstalten und die allgemeine Sterblichkeit im Säuglingsalter wohl hauptsächlich dem geringen Verständnis der Mütter für die Hygiene des Säuglings zuzuschreiben.

Immerhin nimmt bei uns die Sterblichkeit von 10 zu 10 Jahren deutlich ab, und dies haben wir wohl der systematischen Belehrung der Frauen zu verdanken. In Athen sind in den 10 Jahren von 1888—1897 13 753 Kinder in den ersten 10 Lebensjahren gestorben, von welchen 9133 Säuglinge im ersten Lebensjahre waren. Die Bevölkerungszahl betrug in dieser Periode 99 900 bis 122 053 Einwohner. In der nächsten zehnjährigen Periode von 1899—1908 starben 14 056 Kinder in den ersten 10 Lebensjahren, von denen 9945 Säuglinge im ersten Lebensjahre waren. Die Bevölkerung betrug in dieser Zeit 123 000 bis 167 479 Einwohner.

Wir können leider die Sterblichkeit der Säuglinge und der jungen Kinder nicht mit der Anzahl der Geburten vergleichen, weil die statistischen Daten fehlen. Wir können nur die Mortalitätszahlen bringen. Selbst diese Statistik ist unvollständig. Denn erst seit dem Jahre 1899 publiziert man monatlich die Sterblichkeit in den zwölf größten Städten von Griechenland, die nach der Volkszählung von 1896 359 016 und nach der Volkszählung von 1907 446 743 Einwohner zählten.

Tabelle 1.

Gesamtzahl der Todesfälle in den 12 größten Städten von Griechenland in den Jahren von 1899—1908.

Städte	1899	1900	1901	1902	1903	1904	1905	1906	1907	1908	Total	Einwohner nach der letzten Zählung
Athènes .	3246	3251	3240	3448	3330	3547	3766	3758	4660	3810	36056	3606	167,579
Pirée. . .	1128	1238	1281	1157	1226	1520	1580	1725	1720	1495	14070	1407	67,982
Patras. .	960	912	879	1010	945	980	1127	840	1031	971	9655	965	37,401
Syra . . .	576	532	667	599	576	608	706	544	599	587	5994	599	20,244
Tricala .	369	371	451	373	381	372	374	396	527	435	4049	405	17,809
Corfous .	662	745	778	675	787	689	744	664	652	668	7064	706	27,397
Volos . .	413	376	351	374	433	490	645	520	804	602	5008	501	23,319
Larissa .	434	353	263	252	281	361	338	475	487	446	3690	369	18,001
Zante . .	368	422	312	343	321	323	300	258	273	306	3226	323	13,501
Calamata	335	370	366	343	314	342	335	279	341	305	3330	333	13,123
Pyrgos. .	328	357	332	398	353	335	318	284	474	303	3482	348	13,690
Tripolis .	285	261	153	206	243	204	177	258	358	229	2374	237	10,789
Total	9104	9188	9073	9178	9190	9771	10410	10001	11926	10157	97998	9800	430,735

Tabelle 2.
Gesamtzahl der Todesfälle unter den Kindern bis zu 14 Jahren in den 12 größten Städten von Griechenland in den Jahren von 1899—1908.

Städte	Années	1899	1900	1901	1902	1903	1904	1905	1906	1907	1908	Total		Ein-wohner
Athènes	0—1	981	981	925	963	979	952	970	984	1252	958	9945		
	1—4	338	398	380	429	357	361	357	393	718	291	4022	=15813	167,579
	5—9	117	110	80	84	116	111	106	136	193	96	1147		
	10—14	66	52	63	61	60	78	71	77	99	72	699		
Pirée	0—1	324	342	368	315	375	397	428	387	273	281	3508		
	1—4	183	228	267	161	172	238	262	270	379	234	2394	=6810	67,982
	5—9	62	52	45	35	41	56	60	96	93	63	603		
	10—14	27	29	24	27	31	22	23	46	40	36	305		
Patras	0—1	185	238	210	241	246	262	288	203	162	246	2281		
	1—4	153	136	113	136	105	104	132	82	138	116	1315	=4197	37,401
	5—9	53	29	32	51	33	24	49	27	38	56	392		
	10—14	24	15	29	24	18	27	18	16	20	18	209		
Syra	0—1	151	140	152	142	137	170	171	150	168	138	1579		
	1—4	86	65	114	68	65	107	80	54	59	58	756	=2687	20,244
	5—9	20	16	23	21	29	41	18	12	12	12	204		
	10—14	17	8	15	12	24	15	18	16	13	10	148		
Tricala	0—1	71	57	95	60	49	74	59	61	78	83	687		
	1—4	79	62	93	52	57	69	42	64	70	52	640	=1751	17,809
	5—9	36	36	46	19	23	19	24	35	42	15	295		
	10—14	9	12	18	13	14	10	12	13	20	8	129		
Corfous	0—1	131	121	121	130	114	125	151	107	201	144	1345		
	1—4	66	82	82	62	58	64	69	77	138	74	772	=2509	27,397
	5—9	27	20	24	15	15	22	27	18	65	35	268		
	10—14	8	10	13	6	10	13	20	9	22	13	124		
Volos	0—1	108	125	103	117	169	127	130	117	113	100	1209		
	1—4	75	58	47	75	130	52	55	54	72	75	693	=2223	23,319
	5—9	24	13	14	25	43	20	27	15	20	17	218		
	10—14	7	2	9	9	10	16	20	10	14	6	103		
Larissa	0—1	91	88	57	54	58	85	59	95	93	85	765		
	1—4	67	49	34	29	44	46	31	45	60	55	469	=1498	18,001
	5—9	45	11	9	14	12	7	14	19	24	21	176		
	10—14	12	11	6	8	4	8	10	7	11	11	88		
Zante	0—1	75	107	68	60	53	52	47	42	33	42	579		
	1—4	46	35	37	42	31	39	26	22	13	14	305	=1027	13,501
	5—9	20	10	4	6	7	6	6	3	7	12	81		
	10—14	10	7	4	10	3	5	8	5	5	5	62		
Calamata	0—1	96	110	93	99	75	95	85	58	72	83	866		
	1—4	69	53	49	47	52	51	37	39	52	40	489	=1554	13,123
	5—9	10	12	14	10	10	16	11	9	17	8	117		
	10—14	11	8	7	5	7	7	9	13	8	7	82		
Pyrgos	0—1	86	111	75	93	99	104	86	74	116	66	910		
	1—4	56	56	48	44	49	41	35	23	87	32	471	=1667	13,690
	5—9	19	24	16	18	24	18	14	9	29	16	187		
	10—14	12	8	6	9	14	7	9	14	13	7	99		
Tripolis	0—1	63	63	48	57	63	50	58	77	82	71	632		
	1—4	43	48	18	33	33	25	9	15	72	27	323	=1135	10,789
	5—9	22	8	3	7	7	9	5	9	29	7	126		
	10—14	14	3	2	3	5	6	5	2	13	1	54		
													41871	430,735

Tabelle 3.

Gesamtmortalität im Verhältnis zu der der Säuglinge und kleinen Kinder während der Jahre von 1899—1908.

Name der Stadt	Mortalität unter den Erwachsenen	Säuglinge von 0—12 Monaten	In Prozenten	Kinder von 0—4 Jahren	In Prozenten	Einwohner
Athènes	36,056	9,945	27,58	4,022	11,15	167,579
Pirée.	14,070	3,508	24,89	2,394	17,01	67,982
Patras	9,655	2,281	23,72	1,315	13,62	37,401
Syra	5,994	1,579	26,34	756	12,61	20,244
Tricala	4,049	687	16,96	640	15,80	17,809
Corfous	7,064	1,345	19,04	772	10,92	27,397
Volos	5,008	1,209	24,14	693	13,83	23,319
Larissa	3,690	765	20,73	469	12,71	18,001
Zante	3,226	579	17,94	305	9,45	13,501
Calamata	3,330	866	25,99	489	14,68	13,123
Pyrgos	3,482	910	26,13	471	13,52	13,690
Tripolis	2,374	632	26,62	323	13,60	10,789
Total:	97,998	24,306	24,80	12,649	13,92	430,735

Wenn wir uns die Tabelle 2 ansehen, so bemerken wir, daß die meisten Todesfälle unter den Kindern von 0—4 Jahren vorkommen und nach der Reihe ihrer Häufigkeit drei Krankheiten zur Ursache haben:

1. Verdauungsstörungen,
2. Respirationskrankheiten,
3. Infektionskrankheiten.

Dies sind dieselben Krankheiten, die auch in unseren Findelanstalten die Schuld an der großen Mortalität tragen.

Die große Hitze im Sommer und das plötzliche Steigen der Temperatur gegen das Ende des Frühjahrs haben sehr viele Verdauungsstörungen zur Folge, ebenso wie das plötzliche Fallen der Temperatur im Winter sehr viele Respirationskrankheiten mit sich bringt. Diesen beiden Temperaturschwankungen sind sehr viele Todesfälle zur Last zu legen. Aber das ist bei uns nicht die Quelle der Morbidität und Mortalität der Kinder. Die Ursache liegt hauptsächlich in der ungenügenden Erziehung der Mutter und in deren absoluten Unverständnis für die notwendigsten hygienischen Regeln für die Kinder. Das sind die beiden Punkte, an denen jeder vereinzelte gute Wille, jede private Initiative scheitert, an ihnen scheitern auch die Ratschläge, welche die Ärzte den armen Müttern an vielen Stellen erteilen und zwar in Privatkonsultationen, in den Konsultationen der Anstalten aller Gattungen, der Findelhäuser, der Kinderhospitäler, der allgemeinen Hospitäler, der Polikliniken und verschiedener Privatkliniken, außerdem aber auch auf dem Lande. Wir hoffen, daß die Kindersterblichkeit bald wesentlich zurückgehen wird, wenn das neue Gesundheitsgesetz, welches augenblicklich der Kammer vorliegt, angenommen sein wird.

Während der Drucklegung dieses Werkes wurde von dem Direktor Dr. Georg N. Makka des Säuglingskrankenhauses „Heilige Sophia" ein wertvolles Buch „Die Mortalität im Kindesalter in Griechenland" (Athen 1911) herausgegeben. Nach diesem Buch ist die Säuglingsmortalität in Griechenland (106,0 $^0/_{00}$) geringer als diejenige von vielen anderen europäischen Ländern, aber größer als die von Norwegen (97,0 $^0/_{00}$), die von Schweden (102,0 $^0/_{00}$) und die von Irrland (103,0 $^0/_{00}$). Die Säuglingsmortalität in den großen Städten ist viel größer als diejenige der kleinen Städte und der Dörfer. Das liegt in der kolossalen

Säuglingsmortalität der ausgesetzten Kinder im Findelhaus. Auf 1000 in Griechenland lebendgeborene Kinder ist die Mortalität folgende:

Alter 2—5 Jahr 30,4
„ 6—10 „ 10,6
„ 11—15 „ 6,7

Von 1000 Lebendgeborenen überschreiten in Griechenland 718 Kinder das 15. Lebensjahr:

in Preußen 690,0
„ Bayern 656,5
„ Württemberg 662,6
„ Westl. Österreich . . . 664,2
„ Galizien und Bukowina 616,8
„ Italien 668,5
„ Frankreich 704,4
„ Deutschland 705,0

* * *

In Griechenland hat die Pädiatrie in letzter Zeit einen großen Fortschritt gemacht. Dank dem theoretischen und praktischen Unterricht, der an der medizinischen Fakultät und an den Kliniken erteilt wird, findet man überall Spezialärzte, von denen eine große Anzahl, die sich in den verschiedenen medizinischen Schulen von Europa vervollkommnet haben, jetzt allgemeines Vertrauen genießen und es auch erreicht haben, die Notwendigkeit der Gründung von Säuglingshospitälern klar zu machen. Der Mangel dieser Hospitäler war mehr und mehr fühlbar geworden. Ihre Königliche Hoheit, die Prinzessin Sophie hat sich der Sache angenommen, indem sie an die Wohltätigkeit vieler Personen appellierte, und so hat man ein Kinderspital gegründet. Dieses Hospital steht am Fuße des Hymette im Nordosten von Athen auf einer steinigen Ebene. Es ist 1899 erbaut worden und zwar nach den Plänen des Hofarchitekten A. Métazas und nach den Angaben von Savas, dem Professor für Hygiene und Mikrobiologie an der Universität. Das Terrain ist ungefähr 56 000 qm groß und genügt für alle Pavillons und ihre notwendigen Dependancen.

Die Anstalt soll im Pavillonstil erbaut werden; es sind im ganzen 12 Pavillons vorgesehen, von denen allerdings aus Mangel an Mitteln bisher nur 2 Pavillons errichtet und in Betrieb sind.

Plan des Kinderhospitals St. Sophia

soll in folgender Weise zur Ausführung kommen:

1. und 2. Pavillons für pathologische Krankeiten.
3. und 4. Pavillons für chirurgische und orthopädische Krankheiten.
5. Pavillon für zahlende Patienten.
6. Pavillon für Säuglinge.
7. Pavillon für Tuberkulose.
8. Pavillon für Typhus.
9. Pavillon für verdächtige Krankheitsfälle.
10. Pavillon für Masernkranke.
11. Pavillon für Scarlatina.
12. Pavillon für Diphtherie.
13. Portierloge.
14. Wartesaal.
15. Direktorium.
16. Poliklinik.

17. Chirurgische Poliklinik.
18. Wohnräume für Krankenschwestern.
19. Wasserturm.
20. Zisterne.
21. Maschinenhaus.
22. Brunnen.
23. Desinfektionsgebäude.
24. Küche.
25. Wäscherei.
26. Bäderhaus.
27. Dienstbotenwohnhaus.
28. Kirche.
29. Priesterhaus.
30. Leichenhalle.
31. Haus für den Arzt und für die Krankenpflegerinnen für Infektionskrankheiten.
32. Portierloge.
33. Ställe.

Der Zweck des Hospitals ist:

1. Die Behandlung der kranken Kinder unter 10 Jahren, unentgeltlich für die Unbemittelten und gegen Bezahlung für die Vermögenden.

2. Ausbildung von Krankenpflegerinnen.

*   *   *

Was die Versorgung der Schwangeren und Wöchnerinnen und die der kranken Frauen anbetrifft, so ist seit 1838 durch Gründung der Hebammenschule in Athen dafür gesorgt worden, und es wird dort in Theorie und Praxis die Geburtshilfe unentgeltlich gelehrt. Der Reform des Hebammenwesens hat sich unsere Regierung in letzter Zeit angenommen, und der Betrieb der Hebammenschule ist nach den Ratschlägen des Const. Louros, des Professor für Geburtshilfe und Gynäkologie, neu geregelt worden. Auch werden die diesbezüglichen Gesetze durchgesehen und verbessert; die Reform der Gesetze in hygienischer Beziehung ist von Savas, dem Professor für Hygiene und dem Präsidenten des Gesundheitsrates ausgearbeitet worden.

Andere Gesetzesvorschläge, welche durch den Unterrichtsminister der Kammer in neuester Zeit unterbreitet worden sind, zielen auf die vollständigere Belehrung der Mütter und im allgemeinen auf die Hebung des geistigen Niveaus der Frauen in Stadt und Land hin.

Außerdem hat auch noch der medizinische Verein von Athen der Regierung einen Gesetzesentwurf vorgelegt, welche ihn der Kammer unterbreiten soll. Dieser Gesetzesentwurf behandelt die Notwendigkeit der Vereinigung der Hospitäler, Rekonvaleszentenanstalten, Findelhäuser und aller sonstigen philanthropischen Anstalten unter einer Leitung und zwar im Einklang mit den Gesetzen und Vorschriften, nach denen in Frankreich dieselben Anstalten erbaut worden sind. Es handelt sich im wesentlichen um Anstalten, die von der öffentlichen Wohltätigkeit abhängig sind.

Wir zweifeln keineswegs daran, daß in kürzester Zeit in unserem Lande die Reorganisation des Gesundheitsdienstes durchgeführt sein wird, daß dies zur allgemeinen Befriedigung der Leiter wie der Geleiteten gereichen und die große Kindersterblichkeit durch den besseren Unterricht der Mütter in unserem Lande weit zurückgehen wird und daß wir Vorteile daraus ziehen werden, die unsere Erwartungen übersteigen.

Großbritannien.

A. England und Wales.[1)]

Von

A. Newsholme.

Unsere Arbeit soll die Fortschritte, welche die öffentliche und private Fürsorge für Mutter und Säugling, sowie der physische und moralische Schutz des Kindes in England und Wales gemacht hat, zur Darstellung bringen. Sie wird eingeleitet durch eine historische Studie über die Entwicklung der Armenpflege, dann folgt ein detaillierter Teil über die Fürsorge für Säuglinge und Kinder, in welchem die Probleme von verschiedenen Seiten beleuchtet und besprochen werden. Bei der ganzen Arbeit ist der Wunsch maßgebend gewesen, alles in solcher Weise darzustellen, daß es auch dem Ausländer ermöglicht wird, einen klaren Überblick über das britische System der Armenverwaltung zu bekommen.

Allgemeine historische Skizze des Armenrechts.

England und Wales waren vor der normannischen Eroberung im Jahre 1066 in zahlreiche kleine Bezirke geteilt, die den Namen Parishes (Kirchspiele) trugen. Diese existieren bis zur Jetztzeit und sind noch heute, wie sie es immer gewesen sind, die Einheit für die Armen- wie für die kirchliche Verwaltung. In der letzten Zeit (vor der normannischen Periode) befahlen die Könige, daß die Armen durch parsons (Pfarrer), rectors (Vorsteher) und parishioners (Gemeindemitglieder) erhalten werden sollten: „so daß niemand aus Mangel an Unterhalt sterben sollte". Aus diesem allgemeinen Gesetzesprinzip entwickelte sich die Einrichtung einer parochialen Verantwortlichkeit für die Unterhaltung der Armen. Die langsam fortschreitende Entwicklung dieses allgemeinen Gesetzesprinzips fand ihren Höhepunkt in den relief acts (Armenunterstützungsgesetz) der Regierungszeit Elisabeths (spätes sechzehntes und frühes siebzehntes Jahrhundert). Die wichtigsten Stellen dieses Gesetzes seien im Wortlaut des Urtextes und in Übersetzung wiedergegeben:

(1) "For setting to work the Children of all such whose parents shall not by the said Churchwardens and Overseers (parish officials) or the greater part of them, be thought able to keep and maintain their children;"

(2) "And also for setting to work all such persons, married or unmarried as having no Means to maintain them, use no ordinary or daily Trade of Life to get their living by;"

[1)] Übersetzt von Emmy Keller-Schwangart.

(3) „And also to raise weekly or otherwise (by taxation of every Inhabitant, Parson Vicar and other, and of every Occupier of Lands, Houses, Sithes Impropriate, Propriations of Sithes, Coal Mines or valeable Underwoods in the said parish, in such competent Sum and Sums of Money as they shall think fit) a convenient Stock of Flax, Hemp, Wool Thread, Iron, and other Ware and Stoff, to set the Poor on Work;"

(4) „And also competent Sums of Money for and towards the necessary Relief of the Lame Impotent, Old, Blind, and such other among them being Poor and not able to Work;"

(5) „And also for the putting out of such Children to be Apprentices, to be gathered out of the same Parish, according to the Ability of the same Parish;"

(6) „And to do and execute all other Things, as well for the disposing of the said Stock, as otherwise concerning the Premises, as to them shall seem sufficient."

1. „Um die Kinder von Eltern, welche durch die sogenannten Kirchenvorsteher und die Armenvorsteher (Kirchspielangestellte) oder durch den größeren Teil derselben nicht für fähig erklärt werden, ihre Kinder zu erhalten, zur Arbeit zu bringen;

2. um alle verheirateten und unverheirateten Personen, welche keine Mittel, sich selbst zu erhalten, und keine dauernde oder tägliche Beschäftigung haben, mit welcher sie ihren Lebensunterhalt verdienen können, zur Arbeit zu bringen;

3. um wöchentlich oder in anderen Zeiträumen (durch Besteuerung jedes Bewohners, Pfarrers, Vikars und anderer und außerdem jedes Besitzers von Ländereien, Häusern, in weltlichen Besitz übergegangenen Pfründen und anderen Besitzestiteln, Kohlenminen und nutzbringenden Waldbeständen in besagtem Kirchspiel mit Geldsummen in der für notwendig erachteten Höhe) den notwendigen Bestand von Flachs, Hanf, Wolle, Faden, Draht, Eisen und anderen Waren und Rohmaterial aufzubringen, um damit den Armen Arbeit zu verschaffen;

4. um genügende Geldsummen zum Zwecke der notwendigen Hilfe für besagte Bedürftige, Alte, Blinde und andere derartige Personen, welche arm und zur Arbeit unfähig sind, aufzubringen;

5. zum Zwecke des Ausgebens in Lehre von Kindern solcher Art, welche nach Maßgabe der Mittel des Kirchspiels aus diesem Kirchspiel ausgewählt werden sollen;

6. und um alle anderen notwendigen Dinge zu tun und auszuführen sowohl, um über die obengenannten Bestände als auch um über alles, was auf die Arbeit Bezug hat, zu disponieren, soweit es ihnen notwendig erscheinen sollte."

Die Gesetze, welche unter der Regierung der Königin Elisabeth durchgingen, waren zu ihrer Zeit angemessen, wurden dann von Zeit zu Zeit verändert, bis sie ihre definitive Form durch das Gesetz vom Jahre 1641 erhielten, in welchem kleine Zusätze gemacht wurden. Damals wurde das englische Armengesetz definitiv auf folgenden Prinzipien aufgebaut und durchgeführt:

a) die Fürsorge für die Armen lag dem Kirchenspiel ob;

b) die Bettelei wurde unterdrückt oder geregelt;

c) die Alten, Blinden und anderen derartigen Armen mußten versorgt werden;

d) die destitutes (Hilflosen) mußten durch Arbeit unterstützt werden;

e) Kinder mußten zur Arbeit angehalten oder in die Lehre gegeben werden;

f) die Faulen und diejenigen, welche sich kleine Übertretungen zuschulden kommen ließen, wurden in einer Besserungsanstalt untergebracht.

Während des achtzehnten Jahrhunderts wurden diese Prinzipien des Armengesetzes allmählich ausgearbeitet und konsolidiert. Zusatzgesetze (das wichtigste in den Jahren 1782 und 1796) wurden angenommen, welche die Methode der Unterstützung regelten und welche es den zusammenliegenden Kirchspielen ermöglichten und sie dazu anhielten, sich zum Zwecke des Erbauens von Instituten zu vereinigen, welche als workhouses (Arbeitshäuser) oder poor houses (Armenhäuser) bekannt sind und zur Aufnahme von Greisen, Kranken, Siechen und Waisen dienen sollten. Gerichtsbeamte hatten die Pflicht, bezahlte Aufsichtspersonen und Aufseher für die Armen anzustellen. Für Arme, welche sich körperlich dazu eigneten, wurde in der Nähe ihrer eigenen Wohnstätte Arbeit gesucht. Das Gesetz von 1796 stellte es den Richtern anheim, dieses out-relief in des Armen eigenem Hause für jede fleißige arme Person anzuwenden. Diese besondere Methode, den körperlich dazu geeigneten Armen zu helfen, fiel in dieselbe Zeit mit der Periode (1793—1815) des fortdauernden Krieges auf dem europäischen Kontinent, in welchen Krieg Großbritannien fast fortwährend verwickelt war. Das Resultat war ein enormes Ansteigen des Budgets für Armenpflege. Im Jahre 1785 betrugen die Ausgaben £ 2 000 000 pro Jahr und bis 1818 waren sie auf £ 7·870 000 gestiegen. Die Administration wies zahlreiche Mißbräuche auf. Dem Parlament wurden Petitionen eingereicht, welche Debatten verursachten und die schließlich zu der Ernennung von Komitees führten. Endlich wurde eine königliche Armenpflegekommission im Jahre 1832 ernannt, welche die praktischen Resultate der Armengesetze in England und Wales und die Art, wie diese Gesetze angewendet wurden, prüfen und welche daraufhin Änderungen und Verbesserungen vorschlagen sollte. Die Kommission stellte gründliche und umfassende Prüfungen an, und das Resultat war der sehr drastische Bericht vom Jahre 1834, in welchem die Kommission ihre Meinung niederlegte, nämlich die, daß die Fonds, welche für die Armen zusammengebracht würden, „zu Zwecken verwendet würden, die dem Buchstaben des Gesetzes (Elisabethanisches Poor Law), aber noch mehr seinem Geiste widersprächen, und daß diese Anwendung auf die guten Sitten der zahlreichsten Klasse, sowie auf die Wohlfahrt aller zerstörend wirke". Die Kommission gab ihrer Meinung dahin Ausdruck, daß „die große Quelle des Mißbrauches das out-door relief (offene Armenpflege) sei, welches den körperlich dazu geeigneten Personen für sich selbst oder ihre Familie gewährt würde. Diese Hilfe würde entweder in Naturalien oder in Geld gewährt". Die Kommission betont auch, daß der Zustand der meisten Arbeits- oder Armenhäuser ein sehr schlechter sei, und zwar durch das Fehlen jeder Klassifikation der Bewohner, sowie durch den vollständigen Mangel an Disziplin und an Beschäftigung. Das Resultat des Berichts der königlichen Kommission war die sofortige Annahme des Poor Law Amendment Act 1834. Dieses Gesetz ist die praktische Anwendung der Vorschläge der königlichen Kommission. Die Prinzipien, welche durchgeführt werden sollten, waren eine Verbesserung der Administration durch Unterordnung der örtlichen Behörden unter ein zentrales Tribunal und eine klare Definition des Zweckes und der Absicht des Armengesetzes. Dieser Zweck und diese Absicht sind durch die Armengesetzkommission von 1908 folgendermaßen definiert worden:

1. „daß arbeitsfähigen Armen und ihren Familien die Hilfe nicht anders als in einem wohlorganisierten Arbeitshause geboten werde und

2. daß der arbeitsfähige Arme in seinem Los nicht besser gestellt werde und nicht besser gestellt erscheine als der unabhängige Arbeiter".

Es muß darauf hingewiesen werden, daß diese beiden Prinzipien sich nur auf Arbeitsfähige beziehen.

Das Gesetz sah die Anstellung von drei Commissioners vor, welche die Anwendung dieses Gesetzes leiten sollten. Die Commissioners hatten das Recht, Hilfs-Commissioners, einen Sekretär und andere Beamte zu ihrer Unterstützung anzustellen. Bis zum Jahre 1834 hatte die Verwaltung des Armengesetzes in der Praxis in den Händen der Kirchspielaufseher und der Magistratspersonen oder Richter gelegen. Im Gesetz vom Jahre 1834 war die Wahl von Boards of unpaid Guardians (unbesoldete Armenpfleger) verordnet worden, welche ein Kirchspiel oder mehrere Kirchspiele, eine sogenannte „Union", repräsentierten und denen die örtlichen obrigkeitlichen Behörden und Gerichtspersonen als Mitglieder ex officio angeschlossen wurden. Im Jahre 1894 wurden diese ex-officio-Mitglieder durch das Local Government-Gesetz dieses Jahres abgeschafft, und den Boards of Guardians wurde gestattet, eine gewisse Anzahl von Ersatzmitgliedern zu kooptieren. Die Armengesetz-Commisioners machten im Jahre 1847 dem „Central Poor Law Board" (zentralen Armenbehörde) Platz, welcher im Jahre 1871 wiederum dem „Local Government Board" wich. Unter diesen drei Behörden: Poor Law Commissioners, Poor Law Board und Local Government Board haben die Boards of Guardians und ihre Beamten ihre Arbeit ausgeführt. Während der letzten paar Jahre ist zur Orientierung in der Armengesetzverwaltung eine königliche Kommission eingesetzt, und voluminöse Majoritäts- und Minoritätsberichte sind dem Parlament vorgelegt worden. Weitausschauende und großangelegte Vorschläge sind gemacht worden, welche heute den Gegenstand vieler Diskussionen in England und Wales bilden und jetzt der britischen Regierung vorliegen.

Das Kind unter dem Armengesetz.

Das Armengesetz der Elisabethanischen Periode sah vor, daß Kinder zur Arbeit gebracht werden sollten, deren Eltern nicht fähig waren, sie zu erhalten oder bei sich zu behalten. Dies ist der Anfang des Prinzipes, nach dem die jetzigen Armenbehörden sich der Kinder annehmen, und die Ausdehnung dieses Prinzipes kann deutlich aus der Tatsache erkannt werden, daß am 1. Januar 1908 nicht weniger als 234 792 Kinder unter 16 Jahren der Armenpflege zur Last fielen. Bis zum Gesetz vom Jahre 1834 scheint das Kind in seinem Verhältnis zur Armenpflege nichts als ein Anhängsel seiner Eltern gewesen zu sein, das der letzteren Glück und Unglück im out-door oder indoor relief teilte. In den Arbeitshäusern oder Armenhäusern von England und Wales war im Jahre 1832 kaum irgend welche Klassifikation der Inwohner zu bemerken, und die königliche Kommission beschreibt in diesem Jahre die Kinder in den Arbeitshäusern als mit anderen Menschen herdenweise zusammengedrängt und nach kurzer Zeit deren schlechte Gewohnheiten annehmend. Besonders betraf dies junge Mädchen, welche gezwungen waren, mit den Prostituierten unter den Inwohnern zusammen zu sein. Die Kommission empfahl besondere Unterbringung der Kinder in den Arbeitshäusern und erwähnte sogar etwas über die Erziehung derselben. Über das hinaus gingen die Vorschläge in bezug auf die Kinder nicht; Waisen sind nicht speziell erwähnt. Als die Poor Law Commissioners, welche durch das Gesetz von 1834 angestellt wurden, zur Macht gelangten, zog mit ihnen eine neue Zeit für das „Poor Law Child"

(Armenpflegekind) herauf. Die Commissioners fixierten den vorherigen Bestand der Dinge in ihren vierteljährlichen Berichten folgendermaßen:

„Die Kinder bestanden größtenteils aus Waisen, unehelichen und verlassenen Kindern. Sie blieben noch lange, nachdem sie bereits das Alter erreicht hatten, um ihren Unterhalt durch eigene Arbeit zu verdienen, im Armenhause, und diejenigen, welche Stellungen erlangten oder die auf Kosten des Kirchspielfonds in die Lehre gebracht wurden, bewährten sich so, wie man es von Kindern erwarten konnte, deren Erziehung total vernachlässigt oder im besten Falle einem der im Armenhause wohnenden Individuen anvertraut war. Meist blieben sie nicht lange bei ihren Brotherren, sondern kehrten in das Arbeitshaus zurück, welches, weit davon entfernt, für sie ein Gegenstand der Abneigung zu sein, ihnen als ihre Heimat erschien, von der sie erwarteten, daß es ihr letztes Asyl im Alter bilden würde."

Die Poor Law Commissioners, das Poor Law Board und das Local Government Board haben sich fortwährend bemüht, durch ihre Verfügungen die Auffassung der Boards of Guardians bezüglich der Kinder dahin umzuwandeln, daß eine Erziehung zur Selbständigkeit resultierte. Die ersten Versuche wurden damit gemacht, daß in den Arbeitshäusern die Kinder von den Erwachsenen getrennt wurden, ferner, daß sie eine gewerbliche Ausbildung erhielten, die es ihnen möglich machte, später durch ihre Arbeit den Lebenskampf mit den gleichen Chancen aufnehmen zu können wie andere Kinder. Zu diesem Zwecke wurden Arbeitshausschulen eingerichtet, aber der Fortschritt, besonders in den kleinen Arbeitshäusern, war langsam. Um diese Schwierigkeit zu beseitigen, wurden einige wenige große district schools eingerichtet, um eine große Anzahl von Kindern aus verschiedenen Arbeitshäusern zu unterrichten. Diese großen district schools oder barrack-schools, wie sie verächtlich von ihren Gegnern genannt wurden, sind oft heftig angegriffen und kritisiert worden. Um diesen Vorwürfen, welche gegen sie erhoben wurden, zu begegnen, sind verschiedene Änderungen versucht worden und werden auch jetzt noch versucht. Diese Änderungen sind:

1. „Scattered homes" (verstreute Heimstatten), wie sie genannt werden, in denen 8—10 Kinder unter einer Pflegemutter aufgezogen werden in einer Art und Weise, die weit von der Arbeitshauserziehung entfernt ist.

2. „Grouped Cottages Homes" (in Gruppen erbaute ländliche Heime), in welchen eine Anzahl von Cottages (Landhäuschen) um ein passendes Zentrum erbaut und die Kinder in diese Häuser verteilt werden. Diese Cottage Homes haben eine Tendenz zur Verfeinerung gezeigt, welche zu der Frage Veranlassung gegeben hat, ob dem Kinde, für das das Armengesetz sorgt, nicht eine Aufmerksamkeit und Vorteile zuteil werden, welche für das unabhängige Arbeitskind unerreichbar sind.

3. „Boarding Out" (Familienpflege). Dies ist ein System, bei welchem das einzelne Kind in Privathäusern untergebracht wird, welche geneigt sind, solche Kinder auf Kosten der Guardians aufzunehmen. Periodisch werden diese Häuser entweder durch Komitees oder Inspektoren besucht, welche kontrollieren, ob für das Kind gut gesorgt und ob es nicht etwa vernachlässigt wird.

Trotz aller dieser verschiedenen Methoden, für die Kinder außerhalb des Arbeitshauses zu sorgen, waren im Jahre 1908 immer noch 16 221 Kinder in den Armenhäusern selbst untergebracht. Es muß jedoch erwähnt werden, daß eine große Anzahl dieser Kinder in ärztlicher Behandlung steht. Die königliche Kommission spricht in ihrem Bericht aus, daß „sie völlig der Meinung sei, daß wirksame Schritte getan werden müssen, damit die Unterbringung der Kinder in den Arbeitshäusern nicht mehr als eine berechtigte Art, sie zu behandeln, betrachtet werde". Es gibt eine Kategorie von Kindern, welche dem Wirkungskreis der Armenbehörde angehören und deren Unterbringung zur Jetztzeit große administrative Schwierigkeiten bietet: die Kinder mittelloser Eltern, welche das Armenhaus wiederholt für kurze Zeit aufsuchen: der „ins and outs", wie sie genannt werden. Wenn die Eltern das Armenhaus verlassen, nehmen sie das Kind mit und dieses ist dann der bösen Umgebung und den schlimmen Einflüssen ausgesetzt, welche von der Art der Lebensführung fast untrennbar sind, die es teilt. Die Schwierigkeit kann in einigen Fällen durch das Adoptieren des Kindes durch die Guardians beseitigt werden, und gewöhnlich nehmen die Guardians auch zu dieser Methode ihre Zuflucht. Die neueste königliche Kommission hat einen Vorschlag dahin abgegeben, daß „der „Public Assistance Authority" (öffentlichen Unterstützungsbehörde) das Recht zuerteilt werden soll, die Kinder der „ins and outs" im Institut zurückzubehalten, während ihre Eltern in einer der Detention Colonies behalten werden". Es soll nicht unerwähnt bleiben, daß die Majorität der königlichen Kommission für die Abschaffung der Boards of Guardians ist und die ganze Armenverwaltung einer neuen örtlichen Behörde übertragen will, welcher sie den Namen „Public Assistance Authority" geben will und die für größere Bezirke (administrative counties and country boroughs [Wahlbezirke]) eingesetzt werden soll. Die Minorität der königlichen Kommission stimmt dafür, die Kinder unter den Boards of Guardians den örtlichen Behörden, welche für den öffentlichen Unterricht verantwortlich sind, zu übergeben. Die britische Regierung hat weder für die Ausführung der Majoritäts- noch für die Minoritätsberichte bis jetzt Schritte getan. Das Local Government Board hat am 16. Juni 1910 ein wichtiges Zirkular an die Boards of Guardians abgehen lassen, aus welchem die Auffassung der Zentralbehörde betreffs der „Kinder unter dem Armengesetz" deutlich hervorgeht. Dieses Zirkular folgt hier:

Circular. Boards of Guardians.
Kinder unter dem Armengesetz.
(Children under the poor law.)

Local Government Board,
Whitehall, S. W.
16. Juni 1910.

Mein Herr!

Ich habe vom Local Government Board den Auftrag erhalten, folgende Bemerkungen betreffend die Pflege und den Unterhalt von Kindern unterm Armengesetz zur Kenntnis zu bringen und zugleich die Aufmerksamkeit der Guardians auf verschiedene diese Angelegenheit betreffende Vorschläge zu lenken, welche sich im Bericht der Royal Commission on the Poor Laws and the Relief of Distress (der königlichen Kommission für Armenrecht und Unterstützung) befinden.

Bei der Art, wie Kinder unterm Armengesetz behandelt werden sollen, ist der wichtigste Zweck, welchen man im Auge behalten soll, ihre Erziehung zur Selbständigkeit des Charakters und zur Arbeitsamkeit. Die Betrachtungen, welche uns in anderen Unterstützungsfällen leiten und unser Vorgehen bestimmen, sind nicht in ihrer Gesamtheit auf Kinder anwendbar, deren Pauperismus immer eine Folge von Unglück ist und für welche die Präventiv- und die Hilfsmaßregeln, welche die königliche Kommission empfiehlt, den sichersten Weg zum Erfolge zeigen. In der Sorge für die Kinder weist sie den verantwortlichsten, aber zugleich auch den hoffnungsvollsten Teil der Arbeit den Guardians zu.

Children in receipt of Out-Door Relief.
(Offene Fürsorge für Kinder.)

Am Ende dieses Zirkulars sind einige Tabellen, welche die Anzahl und die Verteilung der verschiedenen Kategorien von Kindern zeigen, die Unterstützung erhalten. Die statistische Geschichte des kindlichen Pauperismus bietet uns viel Ermutigung und Hoffnung. Das Verhältnis der Kinder zu der Gesamtzahl der Personen, welche Unterstützung erhalten, ist in den letzten 60 Jahren von 41% auf 25% herabgesunken. Der Durchschnitt der unterstützten Armen im Verhältnis zur Bevölkerung ist von 6,3% auf 2,7% gesunken. Die Anzahl der Kinder, welche bei den Eltern oder anderen Verwandten wohnen und Unterstützung bekommen, ist natürlich mit dem Ausschalten der arbeitsfähigen Armen in der Unterstützungsliste gefallen, aber sie stellen immer noch das weitaus größte Kontingent von Kindern, mit welchen die Guardians zu tun haben.

Die allgemeinen Prinzipien, welche die Verteilung und die Verbreitung des out-door relief leiten sollten, sind bereits in dem Zirkular vom 18. März letzten Jahres angegeben, aber das Local Government Board wünscht noch besonders seinen Standpunkt zu präzisieren, daß in Fällen, in denen out-door relief zur Anwendung kommt, die Interessen der Kinder ganz besonders beachtet werden müßten.

Supervision.
(Aufsicht.)

Die königliche Kommission gibt an, daß eine genaue Überwachung der Kinder, welche out-door-Unterstützung erhalten, bestehen sollte. Wenn ein Kind mit den Eltern zusammen wohnt, so ist natürlich der Teil der Eltern, bei dem das Kind sich aufhält, zunächst für die Wohlfahrt desselben verantwortlich. Aber wenn die Guardians den betreffenden Erwachsenen unterstützen, so haben sie auch die Pflicht darauf zu achten, daß die Unterstützung richtig angewendet und das Kind nicht vernachlässigt werde. Wenn die Verhältnisse des Hauses zu ernsten Besorgnissen vom moralischen oder sanitären Standpunkte aus Anlaß geben, so haben die Guardians dafür zu sorgen, daß sie nicht durch das Gewähren von Unterstützungen die Fortdauer des Aufenthaltes von Kindern in solcher Umgebung unterstützen. Wenn die Guardians Unterstützung geben, müssen sie, falls Kinder vorhanden sind, mit besonderer Sorgfalt sich versichern, daß die Art der Unterstützung die richtige und dem Falle möglichst angemessen ist.

Die königliche Kommission ist sich vollkommen bewußt, daß die genaue Aufsicht, welche sie wünscht, in einigen Fällen eine Vermehrung des Beamtenstabes nötig machen würde. Im oben bereits erwähnten Zirkular wird in dieser Beziehung die Anstellung von Frauen als cross visitors oder assistant relieving officers empfohlen. Die Pflichten derselben sollen ausnahmslos auf dem Gebiet der Kinder liegen, welche out-door-Unterstützung erhalten. In einigen Fällen ist eine so angestellte Frau auch zu Aufsichtsbesuchen der Children boarded-out (Kinder in Familienpflege) innerhalb der Union und als infant life protection visitor unter dem Children Act von 1908 verwendet worden. Auf diese Weise wird die gründliche Kenntnis der Verhältnisse und Umstände der Kinder, welche sich unter der Aufsicht der Guardians befinden, in einer Person konzentriert. Wo kein besonderer Beamter angestellt wird, hat der district relieving officer den Auftrag zu erhalten, auf die Kinder in out-door relief ein besonders wachsames Auge zu haben, und die Guardians sollen kontrollieren, ob die Arbeit auch richtig erledigt wird.

Es wird von den Royal Commissioners vorgeschlagen, daß in gewissen Fällen freiwillige Hilfe für die Kinder, welche out-door-Unterstützung erhalten, herangezogen werden kann. Wo dies möglich ist, sollen die Guardians ihr möglichstes tun, sich die Mitarbeit von Personen, welche mit Wohlfahrtsgesellschaften in Verbindung stehen, oder von solchen wohltätigen Persönlichkeiten zu sichern, welche mit den Beamten der Guardians zusammen eine freundschaftliche Aufsicht für solche Fälle führen und den Familien Rat und moralische Unterstützung geben. Diese Art des Vorgehens muß sehr vorsichtig angewendet werden und es muß ein vollkommenes Zusammenarbeiten zwischen den Beamten und den freundschaftlichen Aufsichtsbesuchern (friendly visitors) vorhanden sein. Die letzteren sollen keine materielle Hilfe geben, ohne daß es der relieving officer weiß, und der relieving officer soll es jedesmal den Guardians anzeigen, wenn materielle Hilfe gegeben wird. Wo ein solches System gemeinsamer Arbeit in Anwendung kommen soll, sollen die Guardians sich versichern, ob es richtig funktioniert und gute Resultate zeitigt.

Information as to Health, etc.
(Informationen über Gesundheit usw.)

Es wird sehr oft möglich sein, wertvolle Informationen bei Kindern, welche öffentliche Elementarschulen frequentieren, durch die sorgfältige Untersuchung des beamteten

Arztes der local education authority (örtliche Unterrichtsbehörde) unter dem Education (Administrative Provisions) Act (Unterrichtsgesetz) vom Jahre 1907 zu erhalten. Es ist wünschenswert, daß die Guardians Maßnahmen treffen, um von diesen ärztlichen Untersuchungen Kenntnis zu erlangen, sobald es sich um Kinder handelt, welche out-door relief erhalten. Den Guardians wird es auch oft nützlich sein, besondere Berichte ihrer beamteten Ärzte über das eine oder andere Kind, welches out-door-Unterstützung erhält, zu erlangen. Der medical officer bekommt eine Extrabezahlung für jeden Fall, dessen Behandlung ihm nicht pflichtgemäß zusteht. Weitere nützliche Informationen, wie z. B. Berichte über Fortschritte in der Schule, können vom Beamten der örtlichen Unterrichtsbehörde mit Hilfe der Behörde erlangt werden.

Wenn bei Kindern, welche bei Verwandten wohnen, die out-door-Unterstützung beziehen, ärztliche Behandlung notwendig werden sollte, so sollen die Guardians sich sorgfältig überlegen, welche Schritte im Interesse des Kindes die besten seien. In vielen Fällen wird die Unterbringung des Kindes in der Armen-Krankenabteilung die beste Hoffnung auf Genesung geben. Die Guardians sind unstreitbar über die Macht orientiert, welche sie besitzen und welche es ihnen möglich macht, kranke Kinder in besonderen Instituten unterzubringen, wenn der beamtete Arzt dies als notwendig für ihre Gesundheit erachtet.

Widows with Children.
(Witwen mit Kindern.)

Die Fälle der Witwen mit Kindern zeigen oft besondere Schwierigkeiten. Einige Boards of Guardians begnügen sich damit, out-door-Unterstützung zu gewähren; sehr oft, ohne sich genügend um den Nutzen, den sie mit dieser Unterstützung stiften, zu bekümmern. Andere Boards helfen sich in der Weise aus der Verlegenheit, daß sie eines oder mehrere Kinder in eigene Pflege nehmen und bei der Witwe so viele und so geartete Kinder lassen, daß es ihr möglich ist, diese zu erziehen und zu erhalten. Man kann keine allgemeine Regel hierfür geben, aber in jedem Falle sollten die Guardians sich überlegen, in welcher Weise am besten vorgegangen werden kann, und die Besonderheiten und verschiedenen Verhältnisse der Familien in Betracht ziehen.

Die Royal Commissioners bezeichnen den Fall „Familienmutter, welche plötzlich Witwe wird", als einen für freiwillige Hilfeleistung passenden. „Aber Geld", sagen die Commissioners, „ist das geringste unter den vielen Bedürfnissen einer Witwe. Wenn ihre Unabhängigkeit bewahrt werden und ihre Familie in der Welt gut fortkommen soll, so muß sie Ermutigung haben, damit sie ausdauern kann, Möglichkeiten, sich selbst zu helfen und Chancen für ihre Kinder. Es wird jedermann klar sein, daß ein derartiger Fall am besten durch freiwillige Hilfe zu unterstützen ist, da freiwillige Hilfe mitfühlender und außerdem noch elastischer ist, als öffentliche Unterstützung ihrer Natur nach sein kann." Die Guardians sollen im Kontakt mit freiwilligen Helfern bleiben, welche bereit sind, in Fällen dieser Art hilfreiche Hand zu leisten, und sie sollen alles tun, um solche Privathelfer dazu zu bestimmen, Fälle zu übernehmen, von denen sie überzeugt sind, daß sie auf zufriedenstellende Weise von ihnen behandelt werden können.

Was die Fälle anbetrifft, in denen durch die Guardians Unterstützung gewährt wird, so sind die Commissioners der Meinung, daß es nicht empfehlenswert sei, in allen Fällen Müttern, welche out-door-Unterstützung erhalten, anderweitigen Verdienst zu verbieten; aber sie denken, daß die Verhältnisse jedes einzelnen Falles sorgfältig überlegt und überwacht werden müßten, und daß den Müttern ein Geldverdienst nicht zu gestatten sei, wenn die Kinder ungenügend versorgt sind.

Adoption of Children of unsatisfactory Parents.
(Adoption von Kindern, deren Eltern nicht imstande sind, ihre Kinder zu erziehen.)

Durch die Poor Law Acts von 1889 und 1899 sind die Boards of Guardians ermächtigt worden, Kinder unter 18 Jahren, welche in die Union gehören und deren Eltern aus Gründen geistiger Minderwertigkeit oder übler Gewohnheiten oder infolge der Art ihres Lebens ungeeignet sind, ihre Kinder bei sich zu behalten, an sich zu nehmen. Diese Adoption wird durch eine Appellation an einen summarischen Gerichtshof ins Werk gesetzt; aber soweit das Board orientiert ist, sind solche Adoptionen sehr selten. Die Trennung des Kindes von seinen unwürdigen Eltern soll scharf durchgeführt werden, und wo es nur immer möglich ist, soll der betreffende Teil der Eltern zu Beiträgen für den Unterhalt des Kindes gezwungen werden.

Es soll nicht unerwähnt bleiben, daß adoptierte Kinder in Außenpflege gegeben oder nach einer der anderen Methoden in derselben Weise wie andere unter der Obhut der Guardians stehende Kinder versorgt werden können. Im Jahre 1902 betrug die Anzahl der Kinder, über welche die Guardians Elternrechte ausübten, 7 724 und im Jahre 1908 war die Zahl auf 12 417 gestiegen. Die königliche Kommission ist der Meinung, daß diese Adoption viel öfter angewendet werden müsse.

\ Children not living with Parents.
(Kinder, welche nicht mit ihren Eltern zusammenleben.)

Wenn ein Kind nicht mit einem seiner Eltern, sondern mit einem Freund oder Verwandten zusammenwohnt, sollte out-door-Unterstützung für das Kind im allgemeinen nur mit besonderen Einschränkungen gegeben werden und, wo es möglich ist, den notwendigen Bedingungen der Boarding-out-Orders unterworfen sein. Dieses Vorgehen sollte sowohl auf Fälle in der Union wie auch außerhalb des Unterstützungswohnsitzes angewendet werden.

Children in Receipt of Indoor or Institutional Relief and Boarded Out.
(Kinder in geschlossener Fürsorge oder in Anstaltsfürsorge und in Pflege gegebene Kinder.)

Unter diesen Titel fallen Kinder in den Arbeitshäusern und den Krankenabteilungen der Arbeitshäuser, Kinder in besonderen Armen-Krankenabteilungen und Distriktskrankenasylen, Kinder in Distrikts- und Spezialschulen, in Cottage oder Scattered Homes, Kinder in certifies schools und anderen Institutionen, welche nicht von den Armenpflege-Behörden unterhalten werden, und Kinder, die bei Pflegeeltern untergebracht sind.

Children in Workhouses.
(Kinder in Arbeitshäusern.)

Die Detailzahlen, welche die Royal Commission on the Poor Laws ausgerechnet hatte, zeigten, daß abgesehen von den Kranken, welche notwendigerweise in besonderen Krankenabteilungen und den Arbeitshauskrankenabteilungen untergebracht, und ausgenommen Kinder unter drei Jahren in den Workhouse Nurseries, in denen sie zum großen Teil mit ihren Müttern untergebracht sind, etwa 4,7% der Gesamtzahl der Kinder, welche unter das Armengesetz fallen, in den Arbeitshäusern verbleibt.

Im Jahre 1861, als der Bericht der königlichen Kommission für Elementarunterricht erschien, setzte eine starke und nachhaltige Bewegung ein, welche darauf hinzielt, Kinder vom Arbeitshause fernzuhalten, und heute kann man sagen, daß mit seltenen Ausnahmen die Kinder, welche in den Arbeitshäusern untergebracht sind, ihren Unterricht in öffentlichen Elementarschulen erhalten. Aber schon seit vielen Jahren hat das Board die Guardians von Unions, in denen Kinder in Arbeitshäusern untergebracht sind, dazu angehalten, für den Unterhalt der Kinder auf eine andere Weise zu sorgen, und in der Regel werden Anträge zur Vergrößerung von Arbeitshäusern, welche den Zweck verfolgen, die weitere Versorgung von Kindern dort möglich zu machen, von den Boards abgelehnt. Die Royal Commission on the Poor Laws trat energisch zugunsten der Entfernung von Kindern aus den Arbeitshäusern ein und empfiehlt: „daß energische Schritte getan werden, damit der Verbleib von Kindern im Arbeitshause nicht mehr als die normale Art sie unterzubringen betrachtet werde."

Es ist nun wohl schon viel in dieser Beziehung getan worden, aber in jeder Union, in der Kinder im Schulalter noch immer im Arbeitshause unterhalten werden, sollten die Guardians schnelle und gute Maßnahmen treffen, um sie zu entfernen und für sie in einer passenderen Weise zu sorgen. Das Board wünscht ganz besonderen Nachdruck auf diesen Punkt zu legen und es hofft, daß in jeder dieser Unions spezielle und energische Anstrengungen in dieser Beziehung gemacht werden.

Workhouse Nurseries.
(Kinderabteilungen in den Arbeitshäusern.)

Kinder unter drei Jahren, welche, wenn sie nicht ganz von ihrer Mutter getrennt werden sollen, oft notwendigerweise in den Workhouse Nurseries untergebracht werden müssen, bedürfen einer ganz besondern Pflege und Behandlung. Die Nachforschungen, welche das Board angestellt hat, zeigen, daß im allgemeinen die Verhältnisse der Workhouse Nurseries befriedigend, daß die Kinder gesund und gut verpflegt sind. Aber es sind in größerer Zahl ausgebildete Nurses notwendig, und in einigen Fällen ließ der Zustand der Säuglingsabteilungen viel zu wünschen übrig. Die Royal Commission wünscht die Aufmerksamkeit ganz besonders auf einige Fälle dieser Art hinzulenken. Das Board hat seinem Beamten-stab weibliche Inspektoren angegliedert, welche qualified nurses (geprüfte Pflegerinnen) sind und deren Ratschläge zur Verfügung stehen, wenn immer die Guardians ihrer bedürfen. Das Board zieht nicht in Zweifel, daß die Guardians alle Schritte tun werden, welche in ihrer Macht liegen, um allen vorhandenen derartigen Mißständen abzuhelfen, und daß die Guardians auch alle Vorschläge, welche zu diesem Zweck von den Boards oder seinen In-spektoren gemacht werden, annehmen.

Das Allernotwendigste für diese Fälle ist genügend Licht und Ventilation, ausreichende Warm- und Kaltwasserbeschaffung, die Möglichkeit frischer Luft und Bewegung, saubere Fußbodenbedeckung, Möglichkeit Milch zu sterilisieren usw. Diesen Dingen ist besondere Aufmerksamkeit zuzuwenden und die Guardians sollten ihre beamteten Ärzte darüber be-fragen.

Das Board ist darauf aufmerksam gemacht worden, daß sehr oft die Gesundheit der Kinder bedeutend leidet, sobald sie die Workhouse Nurseries verlassen haben, und sie schlagen vor, daß irgendeine einfache Form gefunden werde, den Müttern Begriffe über Kinderpflege und Ernährung beizubringen, solange diese Mütter sich noch im Arbeits-hause befinden. Einige Boards of Guardians haben sich schon hierzu entschlossen.

Methods of Providing for Children outside the Workhouse.
(Versorgungssystem für Kinder außerhalb des Arbeitshauses.)

Über das System, welches angenommen werde müsste, um Kinder außerhalb des Ar-beitshauses aufzuziehen, ist viel hin und her diskutiert worden, und in diesen lebhaften Diskussionen hat sich leider gezeigt, daß die Vertreter des einen oder des anderen Systems dazu neigen, jedes System, welches nicht ihr eigenes ist, als total unangebracht zu bezeich-nen. All diesen Streitigkeiten hat sich die Zentralbehörde vollständig ferngehalten und hat es jedem Board of Guardians überlassen, in welcher Weise die Kinder, für die es die Verantwortung trägt, erzogen werden. Da der Erfolg, soweit er sich bis jetzt übersehen läßt, zeigt, daß unter jedem System die Kinder vom Pauperismus loskommen und in ihrem späteren Leben gut vorwärtskommen, so wünscht das Board bei diesem früheren System zu bleiben und den Guardians die Verantwortung für ihre Anschauungen in dieser Sache zu lassen, ob diese nun die Kinder in einer der Schulen unterbringen, die im Block gebaut sind, oder in Cottage Homes oder in Scattered Homes, ob sie sie innerhalb oder außerhalb der Union in Pflege geben oder welche anderen Methoden sie für diese anwenden wollen, wie z. B. das Schicken von Kindern in Heime, welche durch Wohltätigkeitsgesellschaften unterhalten werden, oder ob sie sie durch Auswanderergesellschaften für die Auswanderung bestimmen wollen, oder ob sie sie, insoweit es sich um Knaben handelt, auf ein Übungsschiff schicken oder sie als Fischer ausbilden lassen wollen.

Der Bericht der Kommission geht Hand in Hand mit dem Prinzip des Departement. Was die verschiedenen Systeme betrifft, so sagen die Commissioners, daß „District schools, scattered homes, grouped cottages und Familienpflege unter wirklich guter Aufsicht gute Resultate gezeitigt haben und auch weiter zeitigen werden. Soweit es uns möglich war, Schlüsse zu ziehen, fallen die Kinder, welche auf die eine oder andere Weise erzogen wurden, nicht in den Pauperismus zurück, wenigstens nicht in nennenswerter An-zahl". Die Commissioners ziehen den Schluß: „daß diejenigen recht haben, welche der Meinung sind, daß es mehr auf die Verwaltung als auf das System ankäme".

Wenn die Guardians ihre Wahl unter diesen Systemen treffen, dürfen sie nicht ver-gessen, daß jedes System seine besonderen Vorteile, aber auch seine besonderen Nachteile und Gefahren besitzt, welche man zu überwinden hat. Größeren Institutionen ist es eher möglich, die nötige Anzahl von Beamten anzustellen, welche den Kindern besonders tech-nische Ausbildung geben können, die im Leben von großem Nutzen ist. Ein schlagender Beweis dafür ist die musikalische Ausbildung, welche für so viele arme Pflegeknaben eine ernsthafte Karriere in Armee und Marine eröffnet. Jn größeren Institutionen besteht auch eine größere Möglichkeit, diejenigen Spiele zu veranstalten, welche, indem sie den Geist des Wettbewerbs und der Noblesse wecken, für den Charakter des Kindes unschätzbare Dienste leisten. Andererseits ist bei einer größeren Anhäufung von Kindern auch die Gefahr der Ansteckung gewisser Krankheiten, welche besonders das Kindesalter treffen, eine größere, und dieser Gefahr kann man nur durch beständige Vorsicht und Aufsicht begeg-nen. Daß diese letztere Schwierigkeit keine unüberwindbare ist, ist durch die Geschichte der großen Metropolitanschule in neuester Zeit und durch eine Anzahl von Antworten auf die Fragen verschiedener Behörden bewiesen, welche in dem Bericht[1] enthalten sind,

---

[1] „Children under the Poor Law" — a Report to the President of the Local Govern-ment Board. (Cd. 3899 —1908.)

den Dr. T. J. Macnamara am Ende des Jahres 1907 erstattete, als er Parliamentary Secretary beim Board war.

In den großen Cottage Homes haben wir gleiche Vorteile bei einem kleineren Risiko, aber sie haben den Nachteil, sich sehr teuer zu stellen, sowohl was ihren Bau wie ihren Betrieb anbetrifft. Scattered Homes haben den Vorteil gewöhnlich billig zu sein, weil man durchschnittlich für diesen Zweck Häuser mieten und so die Ausgabe für Neubauten vermeiden kann. Aber es ist nicht leicht Frauen zu finden, welche fähig sind, als Pflegmütter in diesen Häusern zu fungieren. Bei den Scattered Homes ist sowohl die Frage der Aufsicht wie auch der technischen Ausbildung schwer lösbar.

Die Guardians haben eine große Auswahl und das Board wünscht, daß sie sie mit stärkster Berücksichtigung des Charakters und der Notlage jedes einzelnen Kindes ausüben. Welches System auch im allgemeinen verwendet wird, es werden immer gewisse Kinder vorhanden sein, für welche es nicht als bestes System gelten kann. Z. B. wird es immer Kinder geben, bei welchen die Unterbringung in einer certified institution indiziert ist, andere, welche in Pflege gegeben werden müssen. Einige Knaben werden bei dem geordneten Leben auf den Schulschiffen gut aufgehoben sein, während die rauhe Disziplin des Fischerhandwerkes für andere das beste ist.

Es wird gewöhnlich den Guardians vorgeworfen, daß die Kosten für die Kinder in den Instituten unter dem Armengesetz sehr hohe sind. Es ist wohl nicht zweifelhaft, daß in früheren Zeiten dieser Vorwurf in einigen Fällen nicht unverdient war, aber man darf nicht vergessen, daß die Behandlung der Kinder, welche die Guardians zu betreuen haben, an und für sich schon eine Ausnahmebehandlung darstellt. In den allermeisten Fällen sind die Kinder vorher vernachlässigt worden, ihre körperliche Pflege bedarf größerer Sorgfalt, und vor allem besteht die Notwendigkeit, sie physisch wie moralisch so zu schulen, daß sie durch ihren Charakter und ihre Geschicklichkeit imstande sind, später aus den Reihen der dem Pauperismus Verfallenen auszuscheiden. Eine solche Ausbildung wird stets etwas teuer zu stehen kommen; und obgleich die Guardians immer ihr möglichstes tun sollten, um auch nur den Schein von Verschwendung zu vermeiden, wird man oft finden, daß doch eine Masse Geld ausgegeben wird, und daß diese Ausgaben schließlich durch den Erfolg gerechtfertigt werden. Um die körperliche Gesundheit der Kinder zu erhalten und zu verbessern, wird eine öftere und regelmäßige ärztliche und zahnärztliche Untersuchung und genaue Eintragungen über diese Untersuchungen zur Notwendigkeit. Um diesem System praktischen Wert zu geben, ist das Board der Meinung, daß Register geführt werden sollten, entweder in Form von Karten oder auch anders, in welchen der körperliche Zustand der Kinder eingetragen werden soll. Diese Register sollen das Kind in jede Institution begleiten, in welche es geschickt wird, und zwar sollen sie fortlaufend weitergeführt werden. Wenn das Kind entlassen wird, soll das Register mit sämtlichen Aufzeichnungen, welche über das Kind existieren, aufbewahrt werden.

Bei sehr jungen Kindern ist eine beständige und individuelle Pflege notwendig, und die Untersuchung soll sich nicht nur darauf beschränken, Infektionskrankheiten zu verhüten und zu behandeln, sondern sich auch auf die ganze körperliche Entwicklung des Kindes erstrecken. Besonders die Frage der Ernährung muß spezielle Aufmerksamkeit finden.

Ferner sollten auch die Bemühungen darauf gerichtet werden, jedes Kind, das unter der Aufsicht der Guardians steht, durch besondere Ausbildung für ein spezielles Handwerk oder einen speziellen Stand fähig zu machen. In allen Fällen, in denen man die Wege zu dieser Ausbildung ebnet, soll es nicht vergessen werden, daß der Zweck, dem man zustrebt, nicht der ist, der Anstalt einen Nutzen zu verschaffen, sondern das Kind für sein späteres selbständiges Leben vorzubereiten. Es ist keine richtige Sparsamkeit, wenn man ein Kind, nachdem es aus der Schule entlassen ist, doch in der Institution zurückbehält, um in ihm einen unbezahlten Arbeiter zu haben und so die Kosten der Institution zu verringern.

Bei Mädchen, welche für Haushaltsarbeiten und Kochen ausgebildet werden, ist es von äußerster Notwendigkeit, sie nicht nur für den Dienst bei anderen auszubilden, sondern sie auch fähig zu machen, im späteren Leben als Frau und Mutter ihre Pflichten richtig zu erfüllen.

Im Falle die Kinder die öffentliche Elementarschule besuchen (z. B. wenn sie in Scattered Homes leben oder in Pflege gegeben sind), hat man oft mit besonderen Schwierigkeiten inbezug auf die Möglichkeit der speziellen Ausbildung zu kämpfen, und es sollten daher alle Möglichkeiten benutzt werden, z. B. wenn die Unterrichtsbehörden des Ortes besondere Abendkurse für solche Zwecke einrichten.

In allen Armeninstituten, in welchen Kinder unterhalten werden, sollte alles getan werden, um schablonenmäßige, monotone Erziehung zu vermeiden und dafür gesunde körperliche Übungen nach Möglichkeit zu gewähren und jedes Kind so individuell als möglich aufzuziehen.

Boarding Out.
(Familienpflege.)

Wenn die Pflegestelle gut ist, hat das Boarding out der Kinder den Vorteil, daß das Kind mit einem Schlag wieder in ein Familienleben eintritt, und daß keine besonderen Ausgaben für dasselbe notwendig sind. Aber die Möglichkeiten der technischen Ausbildung sind nur beschränkte und man kann überhaupt nur diejenigen Kinder in Pflege geben, welche Waisen oder verlassene Kinder sind, und welche dadurch, daß sie durch die Guardians adoptiert wurden, nicht mehr unter der Obergewalt ihrer Eltern stehen.

Die Statistik zeigt, daß die Guardians nicht gern die Kinder, für welche sie verantwortlich sind, den boarding out committees in anderen Unions übergeben. So waren am 1. Januar 1910 nur 1923 Kinder außerhalb der Union, welche für sie verantwortlich war, in Pflege gegeben, und Jahre hindurch ist diese Zahl auf gleicher Höhe geblieben. Andererseits zeigt die Anzahl der Kinder, welche in ihrer Union unter boarding out committees oder anders in Pflege gegeben sind, während der letzten zehn Jahre eine aufsteigende Richtung. Am 1. Januar 1900 betrug diese Zahl 5448 und am 1. Januar 1910 6890.

Die Royal Commission macht darauf aufmerksam, daß die Aufsicht über die in Pflege gegebenen Kinder außerhalb der Union bis jetzt eine ungenügende war. Das Board, welches die Meinung der Royal Commission teilt, hat vor kurzer Zeit eine Anweisung ausgegeben, welche bestimmt, daß das Kind auf alle Fälle unter der besonderen Aufsicht eines Special Committee stehen muß, und welche weitere Bestimmungen zu dem Zwecke trifft, eine systematische Inspektion der Kinder zu sichern. Das Board macht die Guardians von neuem auf diese Anweisung und das Circular, welches dieser Anweisung beigegeben war, aufmerksam und glaubt sicher, daß die neuen Bestimmungen sich in der Praxis bewähren werden. Sie vertraut darauf, daß sie sich auf das lebhafte Interesse und die Hilfe der Guardians in bezug auf diese Dinge verlassen kann.

Zur Ausführung dieser Boarding-out Orders hat das Board einen Stab von weiblichen Inspektoren angestellt, deren besondere Pflicht es ist, bei der Ausführung dieser Boarding-out Orders tätig zu sein. Es muß jedoch besonders erwähnt werden, daß die Inspektoren, wenn durch sie auch eine bestimmte Anzahl von Kindern inspiziert wird, um sich im ganzen zu entscheiden, ob die Bestimmungen dieser Anweisung richtig ausgeführt werden, natürlich nicht alle einzelnen in Pflege gegebenen Kinder inspizieren können, und daß die Verantwortung der Überwachung dieser Kinder in bezug auf ihre Pflege den Guardians und den Committees verbleibt.

Die Ausführungen des Boards gehen dahin, daß die Pflegeeltern sehr sorgfältig ausgewählt werden und daß die Committees in sehr naher Verbindung mit ihnen bleiben müssen, wenn dieses System wirklich mit Nutzen angewendet werden und die Kinder dem Pauperismus entzogen werden sollen. Es würde unvernünftig sein zu erwarten, daß eine irgendwie ausschlaggebende Anzahl von Pflegeeltern aufzutreiben wäre, welchen der pekuniäre Nutzen, der ihnen durch das Aufnehmen eines Kindes entsteht, ganz gleichgültig wäre; aber es ist ein großer Unterschied zwischen dem Nichtgleichgültigsein und dem Aufnehmen eines Kindes aus purem Geschäftszweck. Die Committees würden wohl daran tun, sich sorgfältig die wahrscheinlichen Gründe anzusehen, welche ein anständiger Landmann haben kann, wenn er die Pflege von Kindern auf sich nimmt, welche in vielen Fällen schlecht erzogen und von schwacher Gesundheit sind. Die Anhäufung einer Anzahl von Pflegekindern in einem einzigen Dorfe soll vermieden werden, und die Committees sollten nicht aus dem Auge verlieren, daß das Haus der Pflegeeltern niemals durch Aufnahme von Verwandten oder Aftermietern überfüllt werde.

Training Ships.
(Schulschiffe.)

Das Board ist überzeugt, daß bei der Unterbringung von Armenpflegekindern die Schulschiffe sehr viele Vorteile bringen. Es hat mehr als einmal bei verschiedenen Gelegenheiten die Aufmerksamkeit der Guardians darauf hingelenkt, mußte aber wiederum den Guardians zur Erwägung anheimstellen, ob sie nicht diese Institution in weit größerem Maße ausnutzen können. Das Board braucht wohl kaum den Guardians ins Gedächtnis zurückzurufen, daß dieses System nicht allein für die Knaben einen Vorteil hat, indem es ihre Gesundheit stärkt und ihnen die Möglichkeit eines Lebensunterhaltes bietet, sondern daß auch dem Lande dadurch geholfen wird, da auf diese Weise die notwendige Anzahl von geübten Matrosen sowohl für die Kriegs- als auch für die Handelsmarine stets bereitgestellt wird. Um den Guardians in dieser Beziehung zu helfen, hängt das Board zu ihrer Information eine Liste der Schulschiffe an, auf welche arme Knaben zum Zwecke der Ausbildung geschickt werden können.

Placing Out of Children.
(Dienststellen für Kinder.)

Die Guardians sollten die Kinder in Stellungen unterbringen, welche Garantien für dauernde Beschäftigung bieten. Was man gewöhnlich als „Sackgasse" (blind alley) bezeichnet, Beschäftigungen wie z. B. die eines Laufburschen sollten vermieden werden. Die Kinder sollten, wenn irgend möglich, als gelernte Arbeiter placiert werden, und zu diesem Zweck sollte von den labour exchanges (Arbeitsbörsen) und ähnlichen privaten Organisationen, soweit dies möglich ist, Gebrauch gemacht werden. Für Mädchen wird immer die Betätigung in der Hauswirtschaft die beste sein, da die Ausbildung in häuslichen Dingen, welche sie bekommen sollten, ehe sie die Guardians verlassen, es leicht machen würde, gute Plätze zu finden, wo sie auch die Möglichkeit haben vorwärtszukommen.

Emigration.
(Auswanderung.)

Sorgfältige Erhebungen haben gezeigt, daß die Auswanderung eines der besten Mittel bietet, Kinder von dem Pauperismus und von dem Einfluß schlechter Umgebung zu befreien. Gegenwärtig wird nur ein verhältnismäßig geringer Gebrauch von dieser Methode gemacht. Wenn man aber die guten Erfolge dieser Methode in der Praxis bedenkt, so ist das Board der Meinung, daß die Guardians gut daran tun würden, ihren Einfluß stärker zu diesem Zwecke geltend zu machen.

Die Auswanderung nach Kanada wird gewöhnlich, soweit sie die den Guardians unterstellten Schützlinge betrifft, durch anerkannte Agenturen ins Werk gesetzt, welche auch die Aufsicht über die Kinder bis zum sechzehnten und in einigen Fällen bis zum achtzehnten Lebensjahre auf sich nehmen. Diese Agenturen unterhalten auch Aufnahme- und Verteilungsheime in Kanada, welche die Kinder, wenn es sich als notwendig herausstellen sollte, immer wieder aufnehmen.

Die Dominion Officers erstatten über die Kinder jährliche Berichte, welche dem Board während des Jahres zugeschickt und von ihnen an die betreffenden Guardians weitergegeben werden. In einigen Fällen haben sich die Guardians beklagt, daß diese Berichte sie erst erreicht haben, als es zu spät für sie war einzugreifen; aber die Dominion Officers setzen sich direkt mit der verantwortlichen Agentur in Verbindung, wenn sie einen Bericht über irgendeinen Fall zu machen haben, der unbefriedigend verläuft, und die Erfahrung hat gelehrt, daß diese Verbindung gewöhnlich dazu führt, daß, wenn nötig, eine Aktion ins Werk gesetzt wurde, lange bevor der Bericht in die Hände der Guardians gelangt war.

After Care.
(Spätere Überwachung.)

Die relieving officers sind verpflichtet, halbjährlich die Armenpflegekinder in ihren ersten Stellungen zu besuchen bis zum sechzehnten Jahre. Aber dies ist nicht genug. In der Hauptstadt haben die Guardians die unschätzbare Hilfe wohltätiger Gesellschaften, wie z. B. der Metropolitan Association for Befriending Young Servants und die Association for Befriending Boys; in den ländlichen Unions haben die Guardians diese Vorteile zumeist nicht. In diesen Fällen wünscht das Board wieder auf den schon öfters erteilten Rat zurückzukommen, daß die durch die Guardians in Stellungen untergebrachten Kinder regelmäßig durch irgendeine Person im Auftrage der Guardians besucht werden sollen, und daß die Kinder selbst ermutigt werden, mit den officers, unter deren Aufsicht sie gestanden hatten, in Kontakt zu bleiben. In dieser Beziehung möchte das Board die Guardians daran erinnern, daß sie durch Art. 33 des Divided Parishes and Poor Law Amendment Act vom Jahre 1876 das Recht besitzen, die Dienste eines solchen Kontrollbeamten zu bezahlen. Wo das durch die Guardians unterhaltene Kind mit ihrer Einwilligung durch irgend jemand adoptiert worden ist, haben die Guardians nach Art. 3 des Poor Law Act vom Jahre 1899 die Pflicht, zu veranlassen, daß das Kind besucht werde, und daß mindestens zweimal im Jahre während eines Zeitraumes von drei Jahren vom Datum der Adoption an auch über dasselbe berichtet werde.

Die Royal Commission erinnert daran, daß „es nicht richtig ist, ein vierzehnjähriges Kind in eine Stellung zu schicken, welche sich vielleicht als ungeeignet für dasselbe herausstellt, und es dann sich selbst zu überlassen". Das Board hofft, daß die Guardians in Zukunft dafür sorgen werden, daß die Kinder, wenn sie aus ihren Händen in Stellungen übergegangen sind, in vernünftiger Weise und mit voller Rücksichtnahme auf den Arbeitgeber durch freiwillige oder bezahlte Personen überwacht werden.

Außerdem sollte eine systematisch geführte Liste über das Vorwärtskommen jedes Kindes bis zum Alter von achtzehn Jahren und, wo das möglich ist, auch noch länger geführt werden. Eine derartige Liste wird es den Beamten möglich machen, in Kontakt mit den Kindern zu bleiben, und für die Guardians die beste Möglichkeit bieten, den tatsächlichen Nutzen der Ausbildungsart der Kinder zu prüfen.

Das Board konstatiert mit großer Befriedigung, daß alle Erhebungen, welche es anstellen ließ, zeigen, daß das spätere Leben der Armenpflegekinder sich befriedigend entwickelt. Die Royal Commissioners konstatieren, daß aus den wenigen Fällen, in denen auch über das spätere Leben der Kinder Listen geführt wurden, „klar hervorgeht, daß alle — bis auf eine ganz kleine Minorität — im späteren Leben sich gut führen und anständige selbständige Männer und Frauen werden. Diese Tatsache findet sich auch darin bestätigt, daß sich in einigen zur Stichprobe ausgewählten Unions herausstellte, daß wenige der gegenwärtigen Bewohner der workhouses und infirmaries unter dem Armengesetz erzogen worden waren."

Während der letzten 10 Jahre bis 1909 wurden 12 500 Kinder aus den Armenschulen der Metropole in verschiedenen Stellungen untergebracht. Nur 48 wurden von den Schulen den workhouses wieder zurückgegeben als Fälle, für welche überhaupt keine Stellungen gefunden werden können, und dies war meist die Folge von physischen oder geistigen Defekten, für welche die Armenschulen nicht verantwortlich waren.

Diese Resultate lassen wohl die fortwährenden Anstrengungen und die eifrige Sorgfalt, welche die Guardians und ihre Beamten auf diesen Teil ihrer Arbeit konzentriert haben, als gerechtfertigt erscheinen.

Sechs Kopien dieses Zirkularschreibens liegen für den Gebrauch der Guardians hier bei.

Das Zirkular ist verkäuflich, so daß weitere Exemplare entweder direkt oder durch irgendeinen Buchhändler vom Verlage Wyman & Sons, Ltd., Fetter Lane, London, E. C. bezogen werden können.

gez. H. C. Monro.
Sekretär.

Anhang zum Zirkular.

Tabelle 1.

Nach den von dem Local Government Board zusammengestellten Zahlen verteilen sich die verschiedenen Kategorien von Kindern, welche am 1. Januar 1910 unterstützt wurden, wie folgt:

1. Children in Institutions. (Kinder in Institutionen.)

	Anzahl	Prozentsatz
a) Arbeitshäuser und Spitäler:		
Spitäler	7 128	2,8
Krankenabteilungen im Arbeitshause	1 213	0,5
Andere Abteilungen im Arbeitshause	15 834[1])	6,2
b) Distriktskrankenasyle	123	—,—
c) Besondere Armenpflegeinstitutionen für Kinder: District oder separate schools, cottage oder scattered homes usw.	35 557	14,0
d) Institutionen, die nicht von Armenpflegebehörden eingerichtet und unterhalten sind: certifies schools usw.	10 461	4,1
	70 316	27,6

2. Children not in Institutions.
(Kinder, welche nicht in Institutionen untergebracht sind.)

	Anzahl	Prozentsatz
a) In Pflege gegeben:		
innerhalb der Union	6 890	2,7
außerhalb der Union	1 923	0,8
b) Kinder, deren Eltern out-foor Relief erhalten . . .	174 270	68,5
c) Andere Kinder, welche out-door Relief erhalten . .	1 012	0,4
	184 095	72,4
Dazu die Kinder unter 1.	70 316	27,6
Gesamtzahl der Kinder, die unterstützt werden . .	254 411	100,0

[1]) Die genaue Anzahl der Kinder über drei Jahre, welche zu dieser Gesamtzahl gehören, kann nicht konstatiert werden. Bei einer besonderen Zählung, welche die Royal Commission on the Poor Laws im Jahre 1906 anstellen ließ, fand sich, daß 23,3% der Kinder, welche in den gewöhnlichen Abteilungen der Arbeitshäuser untergebracht waren, unter drei Jahre waren. Wenn man auf dieser Basis die Anzahl der Kinder über drei Jahre in den gewöhnlichen Abteilungen der Arbeitshäuser am 1. Januar 1910 ausrechnet, so würde sich ungefähr die Zahl 12 000 ergeben.

England und Wales.

Distribution of Children receiving Poor Law Relief excluding casuals and lunatics in Asylums, registered Hospitals and licensed Houses. (Verteilung der Kinder, welche Armenunterstützung erhalten, ausgenommen Unbestimmbare und Irre in Asylen usw.)

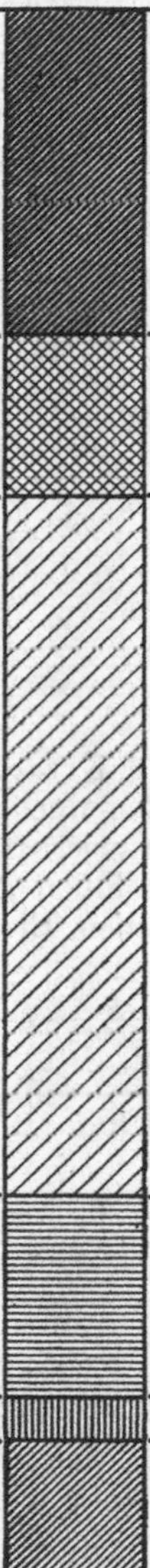

	Anzahl:	Prozentsatz der Gesamtzahl von Kindern, welche in Armenpflege sind:
Kinder in den gewöhnlichen Abteilungen des Arbeitshauses	15,834	6,2
Kinder in Spitälern, Krankenabteilungen der Arbeitshäuser und Distriktskrankenasylen	8,464	3,3
Kinder in Distrikts- und anderen Schulen, Cottage, Scattered und anderen Heimen (getrennt vom Arbeitshause), deren Kosten die Armenpflegebehörden bestreiten	35,557	14,0
Kinder in Certified Homes und anderen Institutionen, deren Kosten nicht durch die Armenpflegebehörden bestritten werden	10,461	4,1
Außerhalb der Union in Pflege gegebene Kinder	1,923	—,8
Innerhalb der Union in Pflege gegebene Kinder	6,890	2,7
Gesamtzahl	79,129	31,1
Kinder, welche mit Eltern oder Verwandten zusammenleben, die Armenunterstützung erhalten	175,282	68,9
Gesamtzahl	254,411	100,0

Fig. 57.

Tabelle 2.

Education of pauper Children.
(Erziehung der armen Kinder.)

Durchschnittszahl der Kinder, welche in Arbeitshäusern, in vom Arbeitshaus getrennten Armenschulen und in öffentlichen Elementarschulen unterrichtet werden.

Jahr	Durchschnitts-zahl der in-door armen Kinder. (Ausgeschlossen Unbestimmbare und Geistes-kranke)	Kinder in Institu-tionen, die nicht dem Armengesetz ange-hören, insbesondere in training and industrial schools und ähnlichen In-stituten. (Ein-geschlossen in Ko-lonne 2)	Kinder (eingeschlossen in Kolonne 2), welche in Institutionen leben, die von den Guardians unter-halten werden, werden erzogen in:		
			Arbeitshaus-schulen	Armenschulen, getrennt vom Arbeitshause	Öffentlichen Elementar-schulen
1.	2.	3.	4.	5.	6.
1870	53 712		29 111	12 463	
1875	45 531		21 096	11 847	
1880	54 733		20 684	14 539	
1885	54 782	4000	17 663	14 990	
1890	50 333	5100	11 830	15 156	
1895	53 028	6300	7 686	16 789	
1900	49 518	7200	2 238	16 131	
1903	52 882	8209	1 672	14 939	15 167
1904	54 693	8775	938	16 058	16 252
1905	57 255	9128	849	16 651	17 452
1906	58 463	9364	704	15 971	17 698
1907	58 261	9319	565	16 204	17 785
1908	59 985	9369	656	15 742	19 354

Unterricht und Erziehung der armen Kinder 1870—1908.
Durchschnittszahlen der Kinder, welche

    a) in Armenhäusern,

    b) in Armenschulen getrennt vom Arbeitshause und

    c) in öffentlichen Elementarschulen

erzogen werden.

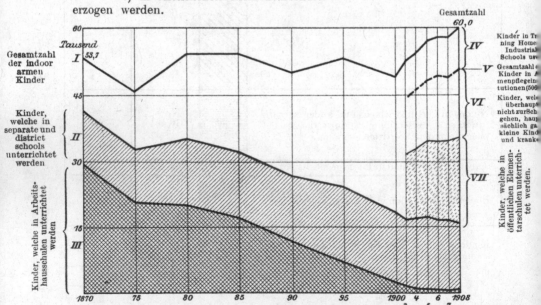

Fig. 59.

Kinder unterm Armengesetz. Kinder in Institutionen. Anzahl der in anderen Institutionen als im Arbeitshause unterhaltenen Kinder.

Kinder unter drei Jahren in Arbeitshäusern.

Andere Kinder in Arbeitshäusern und Spitälern.

Kinder über drei Jahre, welche in anderen Institutionen als im Arbeitshause erhalten werden.

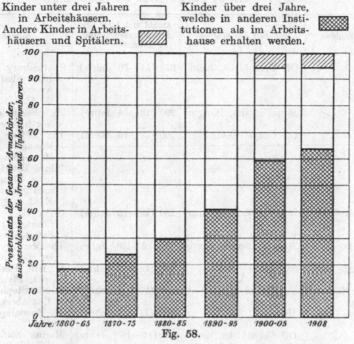

Fig. 58.

Komponenten des Pauperismus 1849—1908.

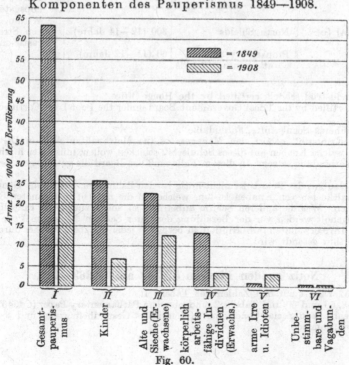

Fig. 60.

Tabelle 3.
List of Training Ships. (Liste der Schulschiffe.)

Name des Schiffes	Standort des Schiffes	Anzahl und Alter der dort untergebrachten Knaben	Bureaus
Arethusa	Off Greenhithe, Kent	240 (14—16 Jahre)	Shaftesbury House 164, Shaftesbury Avenue, London, W. C.
Clio (a)	Menai Straits, Bangor	260 (12—14 Jahre)	29, Eastgate Row North, Chester
Exmouth	Off Grays, Essex	700 (12—16 Jahre)	The Offices of the Managers of the Metropolitan Asylum District, Victoria Embankment, London, E. C.
Indefatigable (b)	New Ferry, Birkenhead	250 (12—15 Jahre)	Office B, Commerce Court, 11, Lord Street, Liverpool
Mercury (b)	Hamble, Southampton	150 (12—15½ Jahre)	The Mercury Hamble, Hants.
Mount Edgcumbe (a)	Saltash	225 (12—14 Jahre)	8, Hill Park Crescent, Plymouth
*) National Nautical School (a)	Portishead, near Bristol	350 (10—14 Jahre)	1, St. Stephen's Chambers, Bristol
Southampton	Hull	200 (11—14 Jahre)	16, Bowlalley Lane, Hull
Warspite	Off Greenhithe, Kent	500 (15—16½ Jahre)	Marine Society, Clark's Place, Bishopsgate Street Within, E. C.
Wellesley (a) (b)	North Shields	300 (12—14 Jahre)	Queen Street. Newcastle-on-Tyne
Do.	Preparatory School at South Shields	60 (11—12 Jahre)	Do. do.

(a) Industrial schools certified by the Home Office.
(b) Certified by the Local Government Board under the Poor Law (Certified) Schools Act., 1862.
*) Früheres Schulschiff „Formidable".
Der „Exmouth" gehört den Managers of the Metropolitan Asylum District, und Guardians, welche Knaben auf dieses Schulschiff schicken wollen, müssen sich mit den Managers in Verbindung setzen. In diesem Falle muß das Board die getroffene Übereinkunft anerkennen.
Die Erlaubnis des Boards ist nicht nötig bei den Zahlungen, welche die Guardians für die Unterhaltkosten von Knaben leisten, welche auf die mit (b) bezeichneten Schiffe gesandt werden. Was die anderen Schiffe anbetrifft, so sollte zuerst die Einwilligung des Boards eingeholt werden vor der Bezahlung der unter Sektion 10 der im Poor Law Act vom Jahre 1879 erwähnten Subskription in bezug auf jeden Knaben, welcher durch die Guardians dorthin gesandt wird.

Notiz zu den Figuren 57—60 auf S. 363—365.

Fig. 57 basiert auf den Zahlen der Tabelle 1.
Fig. 58, 59 und 60 und Tabelle 2 sind aus dem Parliamentary Paper (Cd. 4671—1909) „Public Health and Social Conditions" (öffentliches Gesundheitswesen und soziale Verhältnisse) entnommen.

Säuglingssterblichkeit.

Unter Säuglingssterblichkeit versteht man die Sterblichkeit der Kinder unter einem Jahr. Die Mortalität in einem Jahre in irgendeiner Kommune ist das Verhältnis dieser Sterblichkeit zu 1000 Geburten desselben Jahres.

Die offizielle Statistik der Säuglingssterblichkeit in England und Wales ist hauptsächlich in den jährlichen Berichten des ,,Registrar-General of Births, Deaths and Marriages" zu finden, in denen die Frage gut und richtig vom statistischen Standpunkt aus bearbeitet worden ist, und besonders in den Berichten von Tatham und Stevenson, welche in den letzten Jahren herausgekommen sind.

Die Kindersterblichkeit wird seit einigen Jahren von den englischen Gesundheitsbehörden als eine wertvolle Probe der allgemeinen Gesundheit einer Kommune angesehen, und die sanitären Behörden und ihre Gesundheitsbeamten fanden kurz nach Beginn dieses Jahrhunderts, daß, während ihre Bemühungen für die öffentliche Gesundheit imstande waren, einen beständigen Niedergang der allgemeinen Mortalität des Landes herbeizuführen, eine ähnliche Verminderung in den Statistiken, welche sich auf die Säuglingssterblichkeit bezogen, nicht zu finden war.

Da die Anzahl der Säuglinge, welche jedes Jahr sterben, ehe sie das erste Lebensjahr erreicht haben, etwa 25% aller Todesfälle aller Altersstufen betrug und im Jahre 1900 die kolossale Höhe von 142 912 erreichte, was einer Säuglingssterblichkeit von $154^0/_{00}$ gleichkommt, verdoppelten die Gesundheitsbeamten ihre Bemühungen, um das Leben der Säuglinge zu erhalten.

Seit damals wird sehr viel Energie und Zeit auf diese Arbeit verwendet. Gesundheitsbehörden haben Detailberichte darüber eingereicht, Merkblätter und Broschüren über Ernährung und Pflege des Säuglings sind gedruckt und verteilt worden. Ganze Bände sind über diese Materie herausgegeben worden, speziell durch Mac Cleary im Jahre 1905[1]), Newman im Jahre 1906[2]), Heath im Jahre 1907[2]) und Newsholme im Jahre 1910[2]). Die zuletzt genannte Arbeit ist ein offizieller Bericht an den Präsidenten des Local Government Board, in dem eine umfassende Analyse der Statistik über Säuglings- und Kindersterblichkeit in England und Wales im Jahre 1908 enthalten ist. Diese Arbeit wurde geschrieben, als ,,der erste systematische Versuch, die Lokalisation und Ausbreitung und soweit als möglich die Ursachen der Tatsache zu erforschen, welche schon lange als ein Flecken unserer Zivilisation betrachtet wird".

Ungefähr vor sechs Jahren wurden Anstrengungen gemacht, das allgemeine öffentliche Interesse zu erwecken und die Allgemeinheit auf die nationale Wichtigkeit der Sache aufmerksam zu machen. Zwei nationale Konferenzen wurden einberufen, im Jahre 1906 und 1908.

Der Vorstand der beiden Konferenzen war der Präsident des Local Government Board, the Right Honourable John Burns M. P., dessen Reden den Eifer der beamteten Ärzte und das Interesse aller Kreise anfachten.

Das Gesetz von 1892 bezüglich der Hebammenausbildung, das Gesetz von 1907 betreffend die frühe Anmeldung der Geburten, das Gesetz von 1909 bezüglich besserer Arbeiterwohnungen sind für unsere Bestrebungen wichtige parlamentarische Daten.

---

[1]) Infantile Mortality and Infants Milk Depots, Mac Cleary, 1905.
[2]) Infant Mortality, A social Problem, Newman 1906. — The Infant, The Parent and the State, Lewellyn Heath 1907, and Infant and Child Mortality, Medical Officer, Local Government Board (Bd. 5263), 1910.

Das Gesetz betreffend die Anmeldung der Geburten war speziell beabsichtigt, um den beamteten Ärzten bei ihren Bemühungen, die Säuglingssterblichkeit herunterzudrücken, zur Hand zu gehen. Wir wollen seine Hauptbestimmungen hier anführen.

„Bei der Geburt eines Kindes ist der Vater des Kindes, wenn er in dem Hause, in dem die Geburt stattfindet, zur Zeit der Geburt lebt, und jede Person, welche die Mutter während der oder in den nächsten sechs Stunden nach der Geburt versorgt, verpflichtet, schriftlich die Geburt dem Medical Officer of Health des Distriktes (beamteten Arzt), in dem das Kind geboren ist, anzuzeigen.“

„Die Anzeige hat zu geschehen, indem ein frankierter Brief oder eine frankierte Postkarte an das Bureau oder die Wohnung des betreffenden Medical Officer of Health gesandt wird. In diesem Brief haben die notwendigen Informationen über die Geburt zu stehen und dieser Brief hat 36 Stunden nach der Geburt in den Händen des Medical Officer zu sein. Die schriftliche Anmeldung der Geburt kann auch persönlich in dem Bureau oder in der Wohnung innerhalb der bestimmten Zeit abgegeben werden.“

Durch die Bestimmungen dieses Gesetzes werden die Medical Officers of Health in den Distrikten, in denen das Gesetz in Kraft ist, in den Stand gesetzt, die Anzeige jeder Geburt im Laufe von zwei Tagen durch den local Registrar of Births (Standesbeamten) zu erhalten, statt wie früher erst im Laufe von sechs Wochen. Es hat sich gezeigt, daß man früher in den meisten Fällen die Anmeldungen viel zu spät erhielt, um in den notwendigen Fällen schnell und zweckmäßig eingreifen zu können.

Der Kampf gegen die Säuglingssterblichkeit hat die Heranziehung einer neuen weiblichen Beamtengattung notwendig gemacht, der Health Visitors (beamtete Pflegerinnen); und viele von ihnen, sowohl besoldete wie auch freiwillige Helferinnen, sind jetzt angestellt, um die Häuser zu besuchen, in denen sich Säuglinge befinden, und um dort den Müttern Anweisung zu geben, wie sie ihre Kinder am besten nähren und pflegen sollen.

Mütterschulen sind eingerichtet worden, in welchen die Mütter in ihren Pflichten unterrichtet werden. Milk Depôts (Milchküchen) zur Versorgung der Säuglinge mit reiner Milch sind gegründet, ebenso wie „infant consultations“ (Fürsorgesprechstunden), in welchen die Babies gewogen und in denen die Mütter in bezug auf die richtige Ernährung ihrer Kinder beraten werden und in denen ihnen beigebracht wird, wie notwendig bei Störungen im Befinden des Kindes der ärztliche Rat sei.

Glücklicherweise haben die Statistiken in den letzten zwei Jahren eine Säuglingssterblichkeit gezeigt, welche ungewöhnlich niedrig ist: 109 Todesfälle auf 1000 Geburten im Jahre 1909 und 106 Todesfälle auf 1000 Geburten im Jahre 1910. Die Anzahl der im letzten Jahre gestorbenen Säuglinge beträgt 94 828, das sind 20% der Gesamtsterblichkeit des Landes.

Die Statistik in den nachfolgenden Tabellen ist den jährlichen Berichten des Registrar General of Births in England und Wales entnommen.

Tabelle 4 zeigt den Stand der Säuglingssterblichkeit für jedes Dezennium seit 1851 von England und Wales und von London.

Tabelle 4.

Dezennium	Säuglingssterblichkeit auf 1000 Geburten	
	England und Wales	London
1851—1860	154	155
1861—1870	154	162
1871—1880	149	158
1881—1890	142	152
1891—1900	154	159
1901—1910	127	126

Aus dieser Tabelle ist ersichtlich, daß, während die zehnjährigen Durch-schnitte von 1851—1900 ungefähr auf gleicher Höhe blieben, die Zahl von 1901 bis 1910 einen entschiedenen Rückgang zeigt, wie das graphisch in den Figuren 61 und 62 wiedergegeben ist. Dieselben Resultate finden wir in den Zahlen jeder fünfjährigen Periode von 1870—1875 an, wie sich aus Tabelle 5 und aus Fig. 63 (beide auf S. 370) ergibt.

England und Wales.

Durchschnitt des höchsten und niedrigsten Prozentsatzes der Säuglingssterblichkeit in jedem Dezennium.

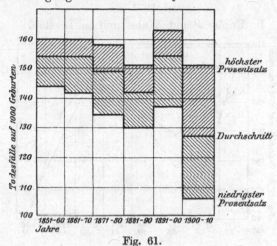

Fig. 61.

London.

Durchschnitt des höchsten und niedrigsten Prozentsatzes der Säuglingssterblichkeit in jedem Dezennium seit 1851.

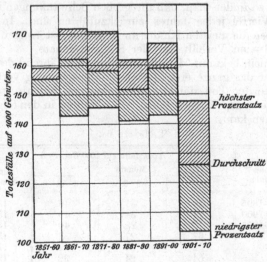

Fig. 62.

Todesfälle von Kindern unter einem Jahr auf 1000 Geburten.
Tabelle 5.

	Fünfjährige Perioden							
	1871—1875	1876—1880	1881—1885	1886—1890	1891—1895	1896—1900	1901—1905	1906—1910
England u. Wales	153	145	139	145	151	156	138	117
London	161	129	128	141	153	157	145	114

Kurve über die Durchschnittssterblichkeit in jeder fünfjährigen Periode
von 1871 an.

In England und Wales und in London.

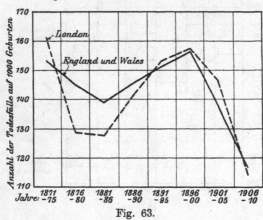

Fig. 63.

Wenn man die Säuglingssterblichkeit der verschiedenen Jahre während
einer langen Serie von Jahren aufmerksam betrachtet, so findet man, daß sie
von Jahr zu Jahr fluktuiert und wenn die Höhe vierteljährlich in jedem Jahre
verglichen wird, so findet man, daß die großen Schwankungen im wesentlichen
auf das dritte Viertel jedes Jahres zurückzuführen sind. In diesem dritten
Vierteljahr sterben die meisten Kinder an Ernährungsstörungen unter dem Einfluß der klimatischen Verhältnisse der Sommermonate.

Es ist allgemein bekannt, daß die Sterblichkeit während des ersten Lebensjahres nicht über das ganze erste Lebensjahr gleichmäßig verteilt ist, da ungefähr die Hälfte der Todesfälle in die ersten drei Monate und ungefähr $^2/_5$
von diesen in die ersten Wochen fallen, wie man dies in den folgenden Tabellen
6 und 7 erkennen kann.

Tabelle 6.

Fünfjährige Periode und Jahr	Todesfälle auf 1000 Geburten			
	Monate			unter einem Jahr
	0—3	3—6	6—12	
1891—1895	74	31	46	151
1896—1900	74	34	48	156
1901—1905	70	28	40	138
1906	67	27	38	132
1907	64	21	32	117
1908	64	24	32	120
1909	60	19	29	108

Tabelle 7.
Säuglingssterblichkeit auf 1000 Geburten während der ersten drei Lebensmonate.

Jahr	Unter einer Woche	1—4 Wochen	1—3 Monate	Gesamtsterbe-fälle unter drei Monaten
1905	25	17	25	67
1906	25	17	25	67
1907	25	16	23	64
1908	24	16	24	64
1909	25	15	20	60

Diese Tabellen zeigen, daß außer in der ersten Lebenswoche eine leicht schwankende Verminderung, in jeder folgenden Periode während der ersten zwölf Monate im Jahre 1909 bemerkbar ist, wenn man dieses Jahr mit den vorhergehenden vergleicht.

Tabelle 8 zeigt, daß in städtischen Bezirken die Säuglingssterblichkeit im Jahre 1909 wesentlich über, in den ländlichen Bezirken wesentlich unter der Durchschnittssterblichkeit für England und Wales in jeder Periode während des ersten Lebensjahres stand.

Tabelle 8.
Säuglingssterbefälle auf 1000 Geburten im Jahre 1909.

Alter	England und Wales	Städtische Bezirke[1]	Ländliche Bezirke[1]
Unter einem Jahr	109	118	94
Unter 3 Monaten	60	62	58
3—6 Monate	19	22	16
6—12 Monate	29	34	21

In der Tabelle 9 wird die Höhe der Säuglingssterblichkeit durch die Haupttodesursachen in vier Lebensperioden des ersten Jahres im Jahre 1909 mit den analogen Zahlen für das Dezennium 1891—1900 verglichen.

Tabelle 9.
Säuglingssterblichkeit auf 1000 Geburten.

Todesursache	Unter 3 Monaten		3 bis 6 Monate		6 bis 12 Monate		Zusammen unter einem Jahr	
	1891 bis 1900	1909	1891 bis 1900	1909	1891 bis 1900	1909	1891 bis 1900	1909
Alle Todesursachen zusammen	74,0	60,1	32,3	19,2	47,0	29,4	153,3	108,7
Masern	0,1	—	0,2	0,2	2,8	2,7	3,1	2,9
Pertussis	1,1	0,7	1,4	0,8	3,3	2,0	5,8	3,5
Ernährungsstörungen	7,6	3,9	9,1	4,2	10,3	4,5	27,0	12,6
Frühgeburt	18,8	19,7	0,2	0,2	—	—	19,0	19,9
Kongenitale Defekte	3,5	5,8	0,2	0,4	0,2	0,4	3,9	6,6
Atrophie, Debilität u. Marasmus	14,9	10,6	3,7	2,4	2,4	1,5	21,0	14,5
Tuberkulose	1,4	0,6	2,5	1,2	4,0	2,2	7,9	4,0
Meningitis (nicht tuberkulöse)	0,3	0,3	0,7	0,5	1,5	0,9	2,5	1,7
Krämpfe	11,2	6,4	3,9	2,0	3,1	1,5	18,2	9,9
Bronchitis und Pneumonie	6,8	5,1	6,5	4,5	12,8	9,4	26,1	19,0
Andere Ursachen	8,3	7,0	3,9	2,8	6,6	4,3	18,8	14,1

[1] Der Registrar General gruppiert als „städtische Bezirke" 11 der am dichtesten bevölkerten Counties, welche hauptsächlich Industriebezirke sind, mit einer für 1909 geschätzten Bevölkerung von 19 414 388 und als „ländliche Bezirke" 25 Counties, die hauptsächlich landwirtschaftliche Bezirke sind, mit einer für 1909 auf 4 403 139 geschätzten Bevölkerung.

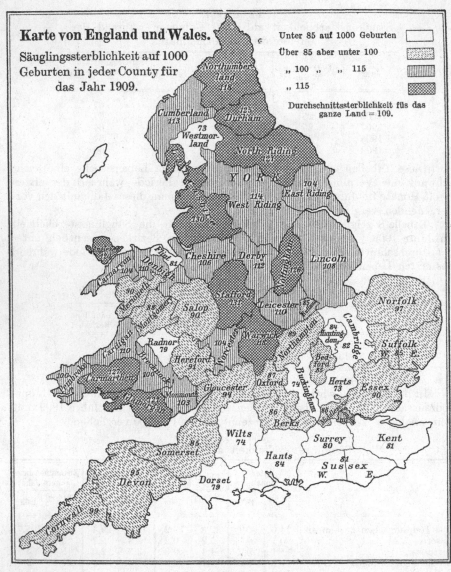

Fig. 64.

1876—1880 betrug die Durchschnittssterblichkeit 145 für England und Wales. Nur in einer County war die Sterblichkeit unter 100, siehe Cardigan = 99. Zwischen 100 und 115 waren sechs Counties, siehe:

Dorsetshire	= 107	Montgomeryshire	= 111
Westmorland	= 107	Sussex	= 114
Wiltshire	= 108	Anglesey	= 114

Der Rest der Counties hatte 115 und darüber. Die höchsten waren:

Leicestershire	= 169	Yorks West Riding	= 158
Lancashire	= 165	Yorks East Riding	= 156
Nottinghamshire	= 159	Stafford	= 155

Ein Studium der Tabelle 9 gibt das interessante und sehr zufrieden-stellende Resultat, daß, abgesehen von Frühgeburten und kongenitalen De-fekten eine we-sentliche Vermin-derung der Sterb-lichkeit durch alle anderen Ursachen in jedem Alter zu verzeichnen ist. Die Zunahme der Sterblichkeitszif-fer durch Frühge-burten und kon-genitale Defekte mag teilweise da-durch eine Erklä-rung finden, daß eine Anzahl von Todesfällen jetzt richtig unter diese Fälle gezählt wird, während sie früher als Totgeburten bezeichnet wur-den.

Aus den Zah-len in den vorher-gehenden Tabel-len geht hervor, daß während der letzten Jahre eine sehr befriedigende Verminderung der Säuglingssterb-lichkeit in Eng-land und Wales er-reicht worden ist. Man darf jedoch nicht vergessen, daß die Bemühun-gen der sanitären Behörden durch die guten klimati-schen Verhältnisse unterstützt wor-den sind und daß es immerhin noch abzuwarten ist, zu welcher Höhe die

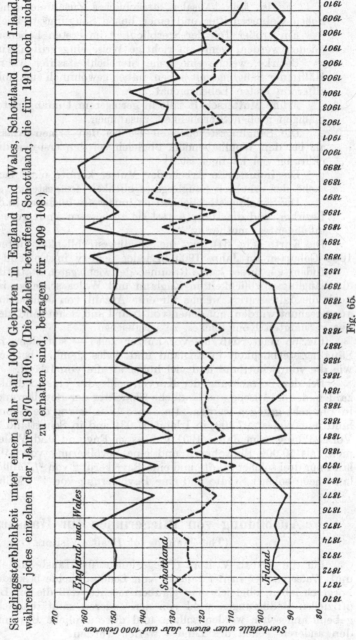

Säuglingssterblichkeit unter einem Jahr auf 1000 Geburten in England und Wales, Schottland und Irland, während jedes einzelnen der Jahre 1870—1910. (Die Zahlen betreffend Schottland, die für 1910 noch nicht zu erhalten sind, betragen für 1909 108.)

Fig. 65.

Säuglingssterblichkeit aufsteigen wird, wenn ein heißer und trockener Som-mer eintritt.

Im folgenden sei eine Zusammenstellung der Schlüsse angeführt, welche Dr. Newsholme in seinem bereits oben erwähnten Bericht vom letzten Jahre gebracht hat:

„Es ist kein kausaler tatsächlicher Zusammenhang zwischen einer hohen Geburtenziffer und einer hohen Säuglingssterblichkeit.

Ein großer Teil der Sterblichkeit im ersten Lebensmonat kann vermieden werden, wenn auf richtige Weise eingegriffen wird.

Bezirke, welche eine hohe Sterblichkeitsziffer während der zweiten Hälfte der Säuglingszeit haben, haben gewöhnlich eine hohe Sterblichkeitsziffer im ersten Lebensmonat.

Frühe Mutterschaft fällt in geringerem Umfang mit einer verhältnismäßigen großen Sterblichkeit zusammen.

Die Säuglingssterblichkeit ist bei den armen Klassen eine größere als bei den Wohlhabenden, obgleich bei den ersteren die natürliche Ernährung viel häufiger ist.

Die industrielle Arbeit der Mutter konnte nicht sicher als eine Ursache der erhöhten Säuglingssterblichkeit festgestellt werden.

Die Säuglingssterblichkeit ist immer am höchsten in den bevölkertsten Bezirken und die Hauptmittel sie zu bessern sind: gute Wohnungen und intelligentes ‚mothering‘.“

Die Karte (Fig. 64) zeigt die Säuglingssterblichkeit unter einem Jahr auf 1000 Geburten im Jahre 1909 in jeder County in England und Wales.

Indem ich dieses kurze Resümee der wichtigsten Statistiken in bezug auf die Säuglingssterblichkeit in England und Wales schreibe, ist es interessant, noch die Jahresraten, welche für eine Anzahl von Jahren in unserem Lande ausgerechnet wurden, mit denen von Irland und Schottland, den anderen Teilen des vereinigten Königreiches, zu vergleichen.

Fig. 65 zeigt, daß bis vor kurzer Zeit — seit dem Jahre 1870 — die Säuglingssterblichkeit in England und Wales ziemlich beträchlich größer war wie die von Schottland und viel höher als die von Irland.

Bei der Betrachtung der Kurven sollte die Verschiedenheit der Geburtszahlen, der städtische und ländliche Charakter der Bevölkerung der drei Länder in Betracht gezogen werden. Im Jahre 1910 betrug die Geburtenzahl in England und Wales 897 100, in Irland 97 934 und in Schottland 120 000. Bei der Volkszählung vom Jahre 1901 gab es in England und Wales 75 Städte mit mehr als 50 000 Einwohnern und eine Bevölkerung von 14$\frac{1}{2}$ Million, in Irland nur drei solcher Städte und eine Bevölkerung von $\frac{3}{4}$ Million und in Schottland neun solcher Städte und eine Bevölkerung von 1$\frac{3}{4}$ Millionen.

Ausbildung von Pflegerinnen für Hausbesuche.
(The Training of Health Visitors.)

Für die Health Visitors (Pflegerinnen für Hausbesuche) ist in England und Wales, außer in der County von London, keine besondere Qualifikation vorgeschrieben, obgleich man glauben möchte, daß die für London geltenden offiziellen Bedingungen wohl von den anderen sanitären Behörden als maßgebend angesehen werden sollten und diese ähnliche Bestimmungen auch in den anderen Teilen des Landes treffen würden.

Wenn die Kandidatinnen für den Dienst als Health Visitors in London nicht sind:

a) eingetragene Ärzte;

b) ausgebildete Hebammen;

c) Krankenpflegerinnen, welche mindestens drei Jahre in einer dazu berechtigten Anstalt ausgebildet sind;

d) Personen, welche ähnliche Pflichten unter irgendeiner sanitären Behörde oder einer öffentlichen Behörde in England oder Wales ausgeführt haben und ein Zeugnis ihrer Kompetenz bringen können, welches das Local Government Board befriedigt,

müssen sie mindestens sechs Monate lang in einem Hospital, in welchem Kinder und Erwachsene aufgenommen werden und welches einen residierenden Arzt oder Chirurgen hat, einen Ausbildungskursus durchmachen mit einem Lehrplan, der persönliche Hygiene enthält, und müssen im Besitze eines Zeugnisses des Royal Sanitary Institut als Health Visitors und School Nurses, des Zeugnisses oder Diploms der National Health Society, des Royal Institute of Public Health oder irgendeiner anderen Behörde sein, welche durch das Local Government Board anerkannt ist.

Auf die obenerwähnte Qualifikation kann unter gewissen Umständen mit Einwilligung des Local Government Board verzichtet und eine Frau kann als Health Visitor angestellt werden, wenn sie genügende Kenntnisse und genügende Erfahrungen in Theorie und Praxis der Ernährung, der Pflege und Behandlung junger Kinder, der Behandlung von Frauen während und gleich nach der Geburt und bestimmte Kenntnisse in der Pflege körperlich oder geistig Kranker hat. Lehrkurse in folgenden Zweigen sind nötig, ehe Kandidatinnen das Zeugnis einer der dazu berechtigten Institutionen erhalten kann:

a) Elementare Anatomie und Physiologie;

b) Elementare Hygiene;

c) Elemente der Hauspflege;

d) Säuglings- und Kinderpflege;

e) Verhütung übertragbarer Krankheiten;

f) Erste Hilfe; Behandlung von Krankheiten und Unfällen usw.

Es ist nötig, daß die Health Visitor eine gute Erziehung besitzt, um ihre Pflichten in befriedigender Weise ausführen zu können. Auch muß die betreffende Frau taktvoll und sympathisch sein, damit sie das Vertrauen und die Freundschaft der Leute erringen kann, welche sie besucht. Die Health Visitor hat nichts mit Hebammenarbeit zu tun, wenn auch ihre Qualifikation eine bedeutend bessere sein wird, wenn sie einen Ausbildungskurs in einer Entbindungsanstalt durchgemacht hat, welchem gewöhnlich ein Lehrkursus über Säuglingspflege angeschlossen ist. Ausbildung in allgemeiner Krankenpflege ist sehr wertvoll. In jedem großen Hospital gibt es Lehrkurse in Physiologie, Hygiene, Ernährung usw.

Einige Medical Officers haben empfohlen, die Funktionen der Health Visitor mit denen einer Sanitary Inspector zu vereinen, aber andere sind der Meinung, daß die Pflichten der ersteren so wichtig und so delikater Natur sind, daß es vorzuziehen ist, die beiden Stellungen streng auseinanderzuhalten. In einigen kleinen Distrikten mag es am Platze sein, die Pflichten einer Health Visitor mit den Funktionen der School Nurse, District Nurse oder Distriktshebamme zu kombinieren.

The Royal Sanitary Institute. Syllabus of Examination for Women Health Visitors and School Nurses.

(Vorschriften des Royal Sanitary Institute für das Examen der weiblichen Health Visitors und School Nurses.)

Programm der Lehrfächer.

Allgemeine Struktur des Körpers. Lokomotion, Ernährung, Sekretion und Exkretion, Einnahme und Ausgabe, Organsysteme und Organe: Zirkulationsapparat, Respirationsapparat, Verdauungstraktus, lymphatischer Apparat, Urogenitalsystem, Zentralnervensystem und Haut, allgemeine Struktur und Funktion der Augen und Ohren.

Persönliche Hygiene. Bedeutung der Sauberkeit, Gefahren des Schmutzes, Bedeutung der Beobachtung von Darm- und Hautfunktionen, Zweck und Benutzung der Seife, Waschen und Baden, kalte Bäder, Seebäder, körperliche Übungen, Ruhe und Schlaf.

Luft. Natürliche und künstliche Ventilation, Prinzipien und Methoden, Prüfung der Suffizienz der Ventilation, menschenüberfüllte Räume und ihre Wirkung, Luftraum und Bodenfläche, Heizung, offene Feuer, geschlossene Öfen und Gasheizung, Einfluß der Atmung und der Verbrennung auf die Luft, Beleuchtung, Fenster, Gas, elektrisches Licht.

Wasser. Zusammensetzung und Gebrauch, Wasserquellen, Ursachen der Verunreinigung des Wassers und ihre Verhütung, Sammlung und Bewahrung des Wassers für den häuslichen Gebrauch, Methoden zur Filtration und Reinigung, Folgen unreiner und ungenügender Wasserversorgung, besondere Einrichtungen für Schulkinder.

Nahrung. Einteilung der Nahrungsstoffe, allgemeine Prinzipien der Ernährung, Quantität jeder Klasse von Nahrungsstoffen, Bedeutung der Nahrungsstoffe, Verdaulichkeit, Aufbewahrungsmethoden, Zubereitung und Kochen der Nahrung, Kochapparate usw., Krankheiten durch unzweckmäßige Nahrung, Säuglingsnahrung, Alkohol: sein Gebrauch und Mißbrauch.

Kleidung. Kleidungsmaterial, Leibwäsche, Kopfbedeckung, Fußbekleidung, Bettwäsche.

Wohnung. Bedeutung des Bodens für die Gesundheit, Höhe und Tiefe, allgemeine sanitäre Konstruktion der Häuser, Ursachen und Verhütung der Feuchtigkeit, Müllbeseitigung, Rohrleitungen, Wasser- und Erdklosette, Abtritte und Klosette, Aschengruben, Abzugsrohre und Kanäle.

Überwachung der häuslichen Arbeiten. Säubern, Fegen und Abstäuben.

Allgemeine Einrichtung und Konstruktion von Schulgebäuden.

Elemente der Hauspflege.

Säuglings- und Kinderpflege.

Verhütung von Infektionskrankheiten. Mikroorganismen in ihrer Beziehung zur Krankheit, ihre Eintrittswege, Resistenz des Körpers, wichtige Infektionskrankheiten, Varizellen, Scharlach, Diphtherie, Typhus, Puerperalfieber, andere Infektionskrankheiten, Tuberkulose, Mumps, Keuchhusten, Masern, Windpocken, Ophthalmie, Inkubationszeit der Infektionskrankheiten, Isolierung von Infektionskranken, Desinfektion, Desinfizientien. Parasitäre Erkrankungen, Herpes tonsurans, Favus, Läuse, Krätze, Impetigo, Eingeweidewürmer.

Erste Hilfe bei Verletzungen und Unfällen. Schnittwunden, Verbrennung, Bluten, Anfälle, Ertrinken, Ersticken, Vergiftungen, Bisse und Stiche.

Statistik. Allgemeine Kenntnisse der Bedeutung der Ausdrücke: Geburtsziffer, Sterblichkeitsziffer, Säuglingsmortalität.

Als Ausweis für genügende praktische Kenntnisse in den Fächern des Programms werden von dem Komitee ein oder mehrere der folgenden Zeugnisse angesehen:

Ausbildung als Health Visitor im Dienst während sechs Monaten.

Ausbildung als School Nurse im Dienst während 6 Monaten.

Tätigkeit unter einem Health Visitor für eine Zeit von drei Monaten und als Nurse während drei Monaten.

Pflegedienst in einem Kinder-, Infektions- oder allgemeinen Hospital während je zwei Monaten.

Pflegedienst an einem Armenkrankenhaus während 12 Monaten.

Zeugnis als geprüfte Hebamme.

Zeugnis über den Besuch folgender für ausgebildete Health Visitors eingerichtete Fortbildungskurse:

Battersea Polytechnic (einschließlich Nursing training);

National Health Society (voller Kurs);

Scotch Nurses Training Colleges (Edinburgh und Glasgow)

und alle anderen praktischen Ausbildungskurse, welche durch das Komitee als solche anerkannt werden.

Krippen.

Krippen werden in England auch „day" oder „infant" nurseries genannt. Sie werden fast ohne Ausnahme durch Wohlfahrtsinstitutionen gegründet und obwohl kleine Beträge von 2—6 Pence pro Tag für jedes Kind gefordert werden, so können sie sich doch nicht selbst erhalten, sondern sind auf öffentliche Subskriptionen angewiesen. Die öffentlichen Behörden haben nicht die notwendigen gesetzlichen Rechte, die es ihnen ermöglichten, Krippen zu gründen und zu erhalten, obwohl ein State Committee on Physical Deterioration die Gründung von städtischen Krippen, wo sich dies wegen der Beschäftigung der verheirateten Frauen in Fabriken oder aus anderen Gründen als notwendig erweisen sollte, empfiehlt.

Es ist sehr schwierig, sich über die bestehenden Krippen zu orientieren, da sie Privatinstitutionen sind. Es sind uns aber ungefähr 77 Krippen in London und 29 im übrigen England und Wales bekannt. Sicher gibt es noch mehr, über deren Existenz es schwer ist, Nachricht zu erhalten; außerdem wird es sicher viele Fälle — die aber eigentlich nicht Krippen genannt werden — geben, wo ein paar Kinder überwacht werden, während ihre Eltern bei der Arbeit sind.

Die Krippen sind ziemlich unregelmäßig verteilt; einige der ärmeren Distrikte von London haben überhaupt keine und andere haben wieder mehr, als gebraucht werden. In der Regel sind die Krippen in der Weise untergebracht, daß in gewöhnlichen Wohnhäusern Räume gewählt werden, die zweckmäßig eingerichtet und mit Wiegen und Körbchen versehen werden. Durchschnittlich werden 12—30 Kinder täglich aufgenommen. Die Kinder stehen gewöhnlich im Alter von einem Monat bis zu 5 oder 6 Jahren, aber das erlaubte Aufnahmealter ist von einer Woche bis zu 12 Jahren.

In den meisten Fällen wird verlangt, daß die Kinder sauber sind, wenn sie in die Krippe gebracht werden, und öfters werden auch ärztliche Zeugnisse über den Gesundheitszustand verlangt.

Uneheliche Kinder werden, oft nicht in den Krippen aufgenommen.

Die Anzahl der in den Krippen beschäftigten Personen wechselt mit der Anzahl der aufgenommenen Kinder, aber gewöhnlich haben eine Oberin oder Schwester und ein junges Mädchen 10—16 Kinder zu versorgen. Die Krippen sind meist von 7—8 Uhr morgens bis $^1/_2 7$ oder 8 Uhr abends geöffnet; am Sonnabend wird am frühen Nachmittag geschlossen und an Sonn- und Feiertagen werden die Krippen gar nicht geöffnet.

Fast in allen Krippen wird sehr gute und gesunde Nahrung gegeben, und in einigen werden die Mütter ermutigt, ihre Kinder im Laufe des Tages aufzusuchen, um sie zu stillen. Durchschnittlich wird keine Kleidung für die Kinder gegeben. In einzelnen Krippen werden die Kinder gebadet, wenn sie in die Krippe kommen und bekommen dann eine besondere Kleidung; einige Nurseries geben Überkleider usw.

In einem Bericht an den London County Council im Jahre 1904 werden die Vorteile der Krippen kurz in folgender Weise aufgeführt:

„Die Krippe ist gewöhnlich gesünder und sauberer als das Heim der Kinder. Selbst die Behandlung ist eine geschicktere und die Art der Ernährung besser für das Alter der Kinder geeignet.

Wo keine Krippe existiert, ist die Mutter, welche ihren Lebensunterhalt außer dem Hause verdienen muß, gezwungen, entweder das Kind während des Tages an einem Platz zu lassen, wo es nicht ordentlich versorgt werden kann, oder es in Pflege zu geben. — In jedem Falle stehen die Kosten in schreiendstem Mißverhältnis zu ihren Mitteln.

In der Krippe wird das Kind zur Sauberkeit und zu ordentlichen Gewohnheiten erzogen, wird kräftiger und gesünder und hat mehr Chancen zu leben.

Die Krippen stehen unter ärztlicher Überwachung, und die Schnelligkeit, mit der jeder Krankheitsfall behandelt wird, beugt oft ernsten Konsequenzen vor.

Die Mutter ist gezwungen, ihr Kind in der Krippe sauber abzuliefern. Es werden ihr bessere Ernährungsmethoden beigebracht, und die Sauberkeit und Disziplin der Krippe beeinflussen, ohne daß dies empfunden wird, auch das Heim der Kinder."

Einige Mütter ziehen es vor, ihre Kinder bei Personen zu lassen, welche sie kennen. Meistens ist wohl der Grund dafür darin zu suchen, daß jene die Kinder nehmen, wie sie eben sind — sauber oder auch schmutzig. Allerdings besteht auch die Gefahr, daß die Kinder Infektionskrankheiten ausgesetzt werden, wenn so viele zusammen sind. Manchmal sind auch die Krippen zu weit entfernt, und die Mütter müssen zweimal am Tage ihr Kind jeder Witterung aussetzen, wenn sie es zur Krippe und von der Krippe wieder nach Hause bringen.

Gegen freie Krippen ist mancherlei einzuwenden. Denn in der Regel ist die Pflege der Mutter das beste System und sollte ihnen in irgendeiner Weise ermöglicht werden.

In den letzten Jahren hat die Entwicklung der Kinderfürsorge dazu geführt, eine neue Art Einrichtungen zu schaffen: die „Mutterschulen" und man hofft, diese den Krippen anzuschließen, da man dann die Möglichkeit praktischer Demonstration in Säuglingspflege und Ernährung für die Mütter haben würde.

Es wird auch sehr empfohlen, die Krippen in Verbindung mit Mädchenschulen einzurichten, damit die Mädchen in Kinderpflege praktische Erfahrungen sammeln können.

Da die Krippen keiner öffentlichen Oberaufsicht unterstehen, hat sich gezeigt, daß sie oft herunterkommen, und darum ist eine nationale Gesellschaft für Krippen zu dem Zwecke zusammengetreten, um die Krippen in unserem Lande wieder hochzubringen. Diese Gesellschaft hat sich zum Ziele gesteckt, für die Krippen eine öffentliche Beaufsichtigung einzuführen, alle ungeeigneten Krippen aufzulösen und nach Möglichkeit gute derartige Institutionen an Orten zu gründen, an denen eine Notwendigkeit dafür besteht.

Eine Liste der „bekannten" Krippen oder Day Nurseries in London und in den Provinzen ist angeschlossen.

Crèches or Day Nurseries in London.
(Krippen oder Day Nurseries in London.)

Bermondsey and Rotherhithe Crèche, 12 Union Road, Rotherhithe.
     St. Olavès and St. John's Crèche, 190 Tooley St. SE.
Camberwell, Cheltenham Mission Crèche, 86 Gibbon Road, Nunhead, S. E.
     East Dulwich Crèche, 265 Underhill Road, East Dulwich.
     Nunhead Crèche, 73 Nunhead Lane, Peckham.
     Peckham Crèche, 64 Choumert Road.
     Wyndham Day Nursery, 212 Camberwell New-Road, SE.
Chelsea: St. Peter's Crèche, 60 Arthur St.

Deptford: Crèche, 34 Albury St.
Finsbury: St. Agnes Crèche, 9 Lloyd Sq. Clerkenwell.
    St. Mark's Infant Day Nursery, 154 St. John Street-Road.
    The Hope Mission Crèche, 28 Banner St.
    Lady Iveagh's Day Crèche, 97 Guinness Building, Lever-St.
    London Central Wesleyan Mission, St. John's Sq. Clerkenwell.
Fulham: Day Nursery, 56 Harwood Road.
Hackney: Day Home Nursery, 40 De Beauvoir Sq.
Hammersmith: Alison Day Nursery, 64 Askew Road.
    Latimer Road. Mission Crèche, Blechynden St.
    Princess Christian Day Nursery, 135 Blythe Road.
    Princess Mary Adelaide Crèche, 3 Wood St. Notting Dale.
Hampstead: Brondesbury and West-Hampstead Crèche, 36 Hemstal Road.
    Hampstead and N. St. Pancras Day Nursery, 29 Pond St.
Holborn: Field Lane Institution Day Nursery, Vine St.
    St. Alban's Mission Crèche, 26 Grays Inn Road.
    St. John's Day Nursery, Fisher St., Red Lion St.
Islington: Claremont Crèche and Day Nursery, Pentonville.
    Day Nursery, Gifford St. Caledonian Road.
    Day Nursery, Popham Road.
    36 Hornsey St. Crèche, Holloway Road.
    9 St. Paul's Road, N. (Mrs. L. Groom).
    The Elizabeth Codner Crèche, 40 Lonsdale Sq.
Kensington: Miss Thompson's Crèche, 21 Appleford Road, Kensal Town.
    Notting Hill Day Nursery, 8a St. James Sq.
    St. Clements Day Nursery, 39a Treadgold St.
Lambeth: Crèche, 40 St. Albans St.
    Crèche, 84 Oakley St.
    Mrs. Hooper, 52 Upper Kennington Lane.
    Shaftesbury Crèche, 5 Railton Rd., Herne Hill.
    Stockwell Crèche, 43 Stockwell Gordens.
    West Norwood Crèche, 1 Pilgrim's Hill.
Lewisham: Forest Hill Crèche, 29 Bradnell Road.
Paddington: Day Nursery, 86 Blomfield Road, Maida Vale, W.
St. Marylebone: Barrow Hill Road Crèche, Portland Town.
    17 A East St. Day Nursery, Manchester Sq.
    Ogle Mews Infant Nursery, Upper Ogle St.
    Shaftesbury Institute Crèche, 2 Berry Place, Bell St.
    St. Benedict Crèche, 9 Lower Seymour St.
    St. Marks Day Nursery, 12 Violet Hill.
St. Pancras: The Crèche, 28 Argyle Sq.
    26 Cartwright Gardens, Euston Road.
    Cripples Nursery for Boys and Girls, 29 Park Road, Regents Park.
    Duchess of Marlborough Day Nursery, Endsleigh St. NW.
    Tolmers Square Institute Crèche, 141 Drummond St.
    Whitfield Day Nursery, 55 Whitfield St. W.
Shoreditch: Day Home Nursery, 82 Gopsall St.
    Day Home Nursery, 47 Hyde Road.
    Day Home Nursery, Mortimer Road.
    Douglas Day Nursery, 108 Shepherdess Walk, Haxton.
    St. Saviours Crèche, Gt. Cambridge St. Hackney Road.
    Maurice Hostel Crèche, 51 Herbert St.
    Willow Street Philanthropic Mission Incorporated, Great Eastern St.
Southwark: All Hallows Infant Nursery, 127 Union St.
    Chaucer Road School Crèche, Tabard St.
    Orange Street School Crèche, Southwark Bridge Road.
    Walworth Crèche, 213 Walworth Road.
Stepney: George-yard Mission Day Nursery Angel Alley, Whitechapel.
    Gordon Day Nursery, 154 St. Georges St.
    Jewish Crèche, 23 New Road.
    Marie Hilkon Crèche, 14—16 Stepney Causeway.
    St. Agatha's Crèche, London Docks, Wapping.
    St. Pauls Infant Day Nursery, Wellclose Sq.
Stoke Newington: St. Marys Day Nursery, 106 Church St.

Wandsworth: Balham Crèche, 7 Rossiter Road.
    Putney Crèche, Rose Cottage Cooper's Arms Lane.
Westminster: Day Nursery, 26 Upper Garden St.
    West-London Mission Crèche, 60 Greek St. SW.
    National Society of Day Nurseries, 1 Sydney St. Fulham Road, SW.

Crèches or Day Nurseries in Provinces.

(Krippen oder Day Nurseries in den Provinzen.)

Acton: Day Nursery, 169 Bollo Bridge Road, W.
Birmingham: 2 Crèches (1) Day Nursery (Children's).
    (2) Day Nursery (Birmingham Ladies Association.
Bradford, Yorks: (1 Crèche) The Nest, 8 Wynne St.
Brighton: (1 Crèche) 26 Bristol Road.
Bristol: (2 Crèches) (1) St. Jude's Nursery.
    (2) Infant Day Nursery, Bedminster.
Carlisle: Day Nursery, 26 Silloth St..
Cheltenham: (2 Nurseries) Albion St. and Queen's Street.
Croydon: (2 Crèches) (1) Cuthbert Road, Pitlake Bridge.
    (2) Welford Road. „Lighthouse" Mission.
Hertford: Acorn Day Nursery, Tolmer's Park, Hertford.
Liverpool: (2 Crèches) (1) Adam Cliff Day Nursery.
    (2) Toxteth Day Nursery, 5 Wesley St.
Manchester: (1 Crèche) Hulme Day Nursery, 36 Gt. Jackson St., Hulme.
Norwich: (1 Crèche).
Nottingham: Day Nursery, Heathecote St.
Oldham: Day Nursery.
Portsmouth: (2 Crèches).
Portsea: (1 Crèche) St. Faith's Day Nursery.
Salford: (1 Crèche) Salford Day Nursery.
Sheffield: (1 Crèche) Day Nursery, New Edward St.
South Ealing: Day Nursery, 54 Creighton Road.
Southport: Excursionists Day Nursery.
Tottenham: St. John's Day Nursery, Fladbury Road.
Windsor: (1 Crèche) Infant Nursery.
Wimbledon: South Wimbledon Day Nursery, Haydons Road.

Childrens Act[1]), 1908.

Außer in bezug auf den Unterricht und die Poor Law Assistance (Armenpflege) ist die Gesetzgebung zugunsten von Kindern neuesten Ursprungs. Die beiden wichtigsten Gesetze sind das
    Infant Life Protection Act, 1897 (Gesetz zum Schutze des kindlichen Lebens)
und das
    Prevention of Cruelty to Children Act, 1904 (Gesetz zur Verhinderung von Grausamkeiten an Kindern).
    Diese beiden Gesetze wurden überholt durch den Childrens Act, 1908, welches Gesetz die bestehenden Gesetze in bezug auf den Kinderschutz kodifiziert hat. Das Gesetz war ein weitgehender Fortschritt gegen die vorherige Gesetzgebung und hat den Beinamen bekommen „Childrens Charter".
    Der Childrens Act ist in sechs Teile geteilt worden, welche nachfolgende allgemeine Überschriften haben:
    Teil I. Infant Life Protection (Schutz des kindlichen Lebens).

---

[1]) Um der prinzipiellen Wichtigkeit des englischen Kindergesetzes willen bringen wir im Abschnitt III „Gesetze und Verfügungen" das ganze Gesetz im Urtext und in deutscher Übersetzung.

Teil II. Prevention of Cruelty to Children and Young Persons (Verhinderung von Grausamkeiten an Kindern und jugendlichen Personen).

Teil III. Juvenile Smoking (Rauchen bei Jugendlichen).

Teil IV. Reformatory and Industrial Schools.

Teil V. Juvenile Offenders (Jugendliche Verbrecher).

Teil VI. Miscellaneous and General (Vermischtes und Allgemeines).

Teil I, welcher für das hier Besprochene der wichtigste Teil ist, verfolgt hauptsächlich den Zweck, illegitime Kinder, welche durch ihre Mutter gegen Entgelt in Pflege gegeben werden, zu schützen. Das Gesetz bringt jede Person, welche Kinder unter sieben Jahren aufnimmt, und die Kinder selbst unter ein System genauer Buchung und Überwachung. Die Bestimmungen des Gesetzes, welche sich auf das Infant Life Protection beziehen, sind wiedergegeben in den Paragraphen 1—11 des Childrens Act. Es ist unmöglich, an dieser Stelle mehr zu bringen, als eine Erwähnung der wichtigsten Artikel des Gesetzes, welche andere Kinder als Säuglinge betreffen. Die nachfolgende Liste wird dartun, in welch weitem Umfang das Gesetz den Schutz für Kinder und jugendliche Personen (unter 16 Jahren) auszuführen erlaubt.

Art. 12 sieht die Bestrafung von Personen vor, welche absichtlich ein Kind oder eine jugendliche Person überfallen, schlecht behandeln, vernachlässigen, verlassen oder aussetzen; auf eine Weise verlassen, daß unnötiges Leiden oder eine unnötige Gesundheitsschädigung die Folge davon sein kann. Eine sehr wichtige Bestimmung dieses Gesetzes ist, daß „Vernachlässigung" schon dann besteht, wenn dem Kinde oder der jugendlichen Person nicht die nötige Nahrung, Bekleidung, Wohnung oder ärztliche Behandlung verschafft wird; im Falle die verantwortliche Person sich außerstande sieht, dem Kinde diese notwendigen Bedürfnisse zu verschaffen, liegt ein Delikt vor, wenn diese Person sich nicht zu dem Zwecke, diese Bedürfnisse für das Kind zu erlangen, an die Armenbehörde wendet. Bemerkenswert ist, daß jedes Kind, welches ärztlicher Behandlung bedarf, dieselbe bekommen muß, entweder auf Kosten seiner Eltern oder auf Kosten des Staates durch die Armenbehörden.

Art. 13 bestimmt, daß derjeniger Teil der Eltern, welcher im betrunkenen Zustande ein Kind unter drei Jahren im Bette erdrückt oder erstickt, sich eines Verbrechens schuldig macht.

Art. 14 beschützt „Kinder und jugendliche Personen vor dem Betteln"

Art. 15 bestimmt, daß es als Vergehen zu behandeln ist, wenn ein Kind unter sieben Jahren unbeaufsichtigt in einem Raum gelassen wird, in dem ein unbewachtes Kaminfeuer sich befindet.

Art. 16—18 treffen Bestimmungen zu dem Zweck, Mädchen unter 16 Jahren vor Bordellen und gegen die Gefahren der Verführung und der Prostitution zu schützen.

Art. 19—21 geben die Handhabe, durch welche eine jugendliche Person einer anderen Person als ihren Eltern übergeben werden kann, wenn ein Teil der Eltern gewisse Vergehen begangen hat, welche im Gesetz angeführt sind.

Art. 25 bestimmt die Inspektion der Heime und die Institutionen, welche arme Kinder oder jugendliche Personen aufnehmen.

Art. 39—43 verhindern den Verkauf von Zigaretten an Jugendliche und gibt den Schutzleuten das Recht, alle Zigaretten, welche sich im Besitz von jugendlichen Personen, die beim Rauchen angetroffen werden, befinden, zu konfiszieren.

Teil IV handelt von den Reformatory and Industrial schools. Dieser Teil trifft auch Bestimmungen über die Zertifikation, Inspektion und den Betrieb dieser Schulen und über die Kinder, welche in solche Schulen geschickt werden können.

Art. 58 spezialisiert die Kinder, welche in eine Certified industrial school geschickt werden können.

1. Jedermann kann vor ein Friedensgericht eine anscheinend noch nicht 14 Jahre alte Person bringen, welche

a) bettelnd oder Almosen empfangend (gleichviel ob ohne oder unter vorgeschütztem Singen, Spielen, Aufführen, Verkaufen oder anderen Handlungen) oder sich auf der Straße oder auf einem Platze zum Zwecke des Bettelns oder Almosenempfangens aufhaltend betroffen wird; oder

b) wandernd, ohne Wohnsitz, Wohnung, Obdach und ohne sichtbare Subsistenzmittel, oder wandernd, ohne Vater, Mutter oder Vormund zu besitzen, betroffen wird, oder wenn es solche zwar besitzt, diese sich aber um das Kind nicht gehörig kümmern; oder

c) obwohl keine Vollwaise, sondern bei Lebzeiten beider Eltern oder des überlebenden Elternteils oder als uneheliches Kind, dessen Mutter im Zuchthaus oder Gefängnis sitzt, verlassen gefunden wird; oder

d) in der Obhut eines Elternteils oder Vormunds steht, welcher infolge seiner verbrecherischen oder Trinkergewohnheiten ungeeignet ist, die Obhut des Kindes zu behalten; oder

e) die eheliche oder uneheliche Tochter eines Mannes ist, welcher wegen einer Straftat im Sinne von § 4 oder 5 des Criminal Law Amendment Act, 1885, begangen an einer seiner ehelichen oder unehelichen Töchter, verurteilt ist; oder

f) sich in Gesellschaft eines notorischen Spitzbuben oder einer gemeinen oder notorischen Dirne aufhält; oder

g) in einem Hause oder dem Teile eines Gebäudes nächtigt oder wohnt, welches einer Dirne zu Zwecken der Prostitution dient, oder anderweit unter Verhältnissen lebt, welche bestimmt sind, die Verführung oder Prostitution des Kindes herbeizuführen, zu fördern oder zu erleichtern.

Erlangt der Richter nach Ermittlung die Überzeugung, daß bei dem ihm vorgeführten Kinde einer der genannten Fälle vorliegt, so kann er, wenn er es für angebracht hält, das Kind einer genehmigten Erziehungsanstalt überweisen. Der Fall zu f) soll jedoch dann nicht als vorliegend angesehen werden, wenn die einzige gemeine oder notorische Dirne, in deren Gesellschaft sich das Kind bewegt, die Mutter des Kindes ist, und diese das Kind ordentlich betreut, sowie hinreichend dafür sorgt, daß das Kind nicht angesteckt werde.

2. Ist ein anscheinend unter 12 Jahre altes Kind vor dem Schwurgericht, dem Vierteljahrsgericht oder einem Friedensgericht wegen einer Straftat angeklagt, welche im Fall sie von einem Erwachsenen begangen, mit Zuchthaus oder gelinderer Strafe bedroht ist, so kann das Gericht, falls es auf Grund von Ermittlungen es für angebracht hält, das Kind einer genehmigten Erziehungsanstalt überweisen.

3. Wird ein anscheinend 12 oder 13 Jahre altes Kind, welches bisher einer Straftat noch nicht überführt war, vor dem Friedensgericht einer Tat angeklagt, welche, wenn sie von einem Erwachsenen begangen, mit Zuchthaus oder geringerer Strafe bedroht ist, und hält das Gericht es für angezeigt, daß das Kind einer genehmigten Anstalt überwiesen werde, daß aber mit Rücksicht auf die besonderen Umstände des Falles die Unterbringung in eine genehmigte Besserungsanstalt nicht wünschenswert ist, und ist das Gericht der Ansicht, daß der Charakter und das Vorleben des Kindes nicht solche sind, daß von ihm ein schlechter Einfluß auf die Insassen einer Erziehungsanstalt zu besorgen steht, so kann es das Kind einer Erziehungsanstalt überweisen, nachdem es sich vorher der Einwilligung der Anstaltsleiter, das Kind aufzunehmen, versichert hat.

Gleichwohl kann der Staatssekretär auf Antrag der Leiter der Erziehungsanstalt anordnen, daß das Kind in eine genehmigte Besserungsanstalt überführt werde.

4. Beweist der Vater (oder die Mutter) oder der Vormund eines Kindes einem Friedensgericht gegenüber, daß er nicht imstande ist, das Kind zu beherrschen, und daß er deshalb die Unterbringung des Kindes auf Grund dieses Abschnittes in eine Erziehungsanstalt wünscht, so kann das Gericht die Überweisung in eine genehmigte Erziehungsanstalt anordnen, wenn es nach erfolgter Untersuchung eine solche Unterbringung für angezeigt erachtet und sich davon vergewissert hat, daß der Antragsteller die daraus folgenden Konsequenzen begriffen hat.

Hält das Gericht es für angezeigt, daß das Kind, anstatt einer genehmigten Erziehungsanstalt überwiesen zu werden, der Aufsicht eines Bewährungsbeamten (probation officer)

unterstellt werde, so kann das Gericht mit dem Kinde in gleicher Weise verfahren, wie
es mit ihm auf Grund des Probation Offenders Act, 1907, hätte verfahren können, wenn
das Kind wegen einer Straftat angeklagt wäre; mit der Maßgabe jedoch, daß die Verpflichtung, infolge deren Übernahme das Kind entlassen wird, hier dahin geht, daß das Kind auf
Ladung vor Gericht, um einen Beschluß auf seine Überweisung in eine Anstalt entgegen-
zunehmen, zu erscheinen hat.

5. Überzeugen die Bezirkswaisenräte oder die Leiter einer Bezirksarmenschule ein
Friedensgericht, daß ein in einem Armenhause oder in einer Armenschule gehaltenes Kind
widerspenstig oder das Kind von Eltern ist, von denen der eine oder andere Teil mit Zuchthaus oder Gefängnis bestraft ist, und daß die Überweisung des Kindes auf Grund dieses
Abschnittes in eine Erziehungsanstalt wünschenswert ist, so kann das Gericht, wenn es
solches für angezeigt hält, das Kind einer genehmigten Erziehungsanstalt überweisen.

6. Auf den auf Grund von § 12 des Elementary Education Act, 1876 gestellten Antrag
der örtlichen Schulbehörde kann das Gericht behufs zwangsweiser Durchführung eines
Schulbesuchsbefehls die Unterbringung eines Kindes gemäß jenem Paragraphen in eine
genehmigte Erziehungsanstalt anordnen.

Fällt das Kind unter eine der im Absatz 1 des vorliegenden Paragraphen erwähnten
Kategorien, so kann das Gericht auf Antrag der örtlichen Schulbehörde mit dem Kinde gemäß den Bestimmungen jenes Absatzes verfahren, anstatt gemäß den Bestimmungen des
vorliegenden Absatzes oder derjenigen des § 12 des Elementary Education Act, 1876.

7. Das Gericht kann in Fällen, in welchen es auf Grund der Bestimmungen dieses
Paragraphen ermächtigt ist, ein Kind einer genehmigten Erziehungsanstalt zu überweisen,
statt dessen anordnen, daß es auf Grund der Bestimmungen von Abschnitt II dieses Gesetzes einem Verwandten oder einer anderen vom Gericht zu benennenden geeigneten
Person übergeben werde; die Bestimmungen jenes Abschnittes finden auf solche Anordnung sinngemäße Anwendung.

8. Pflicht der Polizeibehörde ist es, die erforderlichen Schritte behufs Anwendung
der im Absatz 1 dieses Paragraphen vorgesehenen Maßregeln gegenüber jedem in ihrem Bezirke betroffenen Kinde zu tun, bei welchem der Inhalt einer der in jenem Absatz erwähnten
Kategorien anscheinend zutrifft, es sei denn, daß:

    a) der Fall zur Kompetenz der örtlichen Schulbehörde gehört und diese sich ent-
       schließt, die erforderlichen Schritte zu tun;
    b) die erforderlichen Schritte bereits von anderer Seite getan werden;
    c) die Polizeibehörde solche Schritte im Interesse des Kindes für nicht erforderlich
       hält.

Teil V handelt von den jugendlichen Verbrechern und verfolgt den Zweck,
dafür zu sorgen, daß die Unterbringung dieser Jugendlichen nach der Fest-
nahme, Verhörung und Bestrafung eine solche sein soll, welche sie nicht in nahen
Kontakt mit gewöhnlichen erwachsenen Verbrechern bringt.

Art. 107 spezifiert die Art, wie eine Kind oder eine jugendliche Person
(im Alter von 14—16 Jahren) bestraft werden kann. Die Bestimmungen
haben folgenden Wortlaut:

§ 107.

Hält ein Gericht ein einer Straftat angeklagtes Kind oder solche jugendliche Person
für schuldig, so hat es zu erwägen, welche der folgenden Maßnahmen anzuwenden es für
angezeigt hält:

Es kann:

    a) die Anklage zurückweisen;
    b) den Täter gegen Eingehung einer Verpflichtung entlassen, oder
    c) den Täter so entlassen und ihn der Aufsicht eines Bewährungsbeamten unter-
       stellen, oder
    d) den Täter der Obhut eines Verwandten oder einer anderen geeigneten Person
       anvertrauen, oder
    e) den Täter einer Erziehungsanstalt überweisen, oder
    f) den Täter einer Besserungsanstalt überweisen, oder
    g) auf Prügelstrafe gegen den Täter erkennen, oder
    h) den Täter zur Zahlung einer Geldstrafe, von Schadenersatz oder Kosten ver-
       urteilen, oder
    i) den Vater oder Vormund des Täters verurteilen, Sicherheit für sein künftiges
       Wohlverhalten zu leisten, oder
    k) den Täter in einen von diesem Abschnitt vorgesehenen Gewahrsam (place of
       detention) setzen lassen, oder

l) den Täter, falls er eine jugendliche Person ist, zu Gefängnis verurteilen, oder
m) mit dem Falle in einer anderen, gesetzlich zulässigen, Weise verfahren.

Dieser Paragraph schafft nichts Neues; er gibt dem Gericht keine Befugnisse, die es
auf Grund anderer Paragraphen dieses Gesetzes nicht hätte.

Teil IV enthält eine Anzahl von vermischten Bestimmungen, von denen folgende die wichtigsten sind:

Art. 117 verbietet Pfandleihern, Pfänder von Kindern zu nehmen.

Art. 119 verbietet das Verschenken von intoxicating liquors (alkoholischen Getränken) an Kinder unter 5 Jahren.

Art. 120 bestimmt die Ausschließung von Kindern aus allen Lokalitäten, in denen alkoholische Getränke verkauft oder getrunken werden.

Art. 121 sorgt für die Regulierung von Unterhaltungen, welchen Kinder beiwohnen, in bezug auf die Vermeidung von Verletzungen durch Unfälle oder Feuer.

Art. 122 ermöglicht es den örtlichen Unterrichtsbehörden, die Säuberung von Kindern zu erzwingen, welche an sich selbst oder an ihrer Kleidung mit Ungeziefer behaftet sind.

Ärztliche Überwachung von Schulkindern.

Art. 13 (1) b eines Gesetzes, welches das Unterrichts- (Ausführungsbestimmungen) Gesetz, 1907 genannt wird, hat folgenden Wortlaut:

> Die Rechte und Pflichten der örtlichen Unterrichtsbehörden nach Teil III des Unterrichtsgesetzes, 1902 schließen die Pflicht ein, für ärztliche Untersuchung der Kinder kurz vor oder zur Zeit oder sobald wie möglich nach ihrer Aufnahme in eine öffentliche Elementarschule und bei allen anderen Gelegenheiten, welche das Board of Education bezeichnet, zu sorgen, und sie haben das Recht, solche Anordnungen zu treffen, die das Board of Education für richtig befindet, zum Zwecke der Sorge für die Gesundheit und den physisch guten Zustand der in öffentlichen Elementarschulen unterrichteten Kinder.

Nach dem Wortlaut dieses Artikels sind jetzt alle Kinder, welche öffentliche Elementarschulen in England und Wales besuchen, einer Inspektion durch einen Arzt unterworfen, und es werden vollständige Verzeichnisse über die Untersuchung jedes Kindes geführt. Das Board of Education hat für die Anstellung eines beamteten Schularztes bei jeder örtlichen Elementarunterrichtsbehörde gesorgt und hat sich bemüht, die ärztliche Inspektion der Schulkinder mit der Arbeit der übrigen derartigen Gesundheitsbehörden zu koordinieren und zu vereinigen. Das Board of Education hat einen beamteten Hauptarzt angestellt, welcher das Board berät und einen jährlichen Bericht abfaßt, der dem Parlament vorgelegt wird. Das Gesetz verspricht, einen großen Wirkungskreis zu haben. Durch seine Arbeit ist es möglich, wichtige Statistiken in bezug auf den physischen Zustand und die physischen Defekte der Schulkinder zusammenzustellen. Die Ausführung in bezug auf die Behandlung der Defekte, welche an diesen Kindern gefunden werden, ist jetzt noch größtenteils im Stadium der Versuche. Aber der jährliche Bericht von George Newman, dem beamteten Hausarzt des Board of Education, zeigt, daß schon sehr viele dieser Defekte durch Behandlung gebessert worden sind und daß dies das Resultat der ärztlichen Überwachung ist.

Das illegitime Kind.

Bis zum Jahre 1897 geschah in England und Wales nur wenig im Interesse des illegitimen Kindes. Das englische Gesetz bietet keine Handhabe, ein außer der Ehe geborenes Kind nachträglich zu legitimieren; in dieser Beziehung unterscheidet sich die Praxis in England und Wales von der der meisten anderen zivilisierten Nationen. Der als Vater Angegebene kann gezwungen werden, zum Unterhalt des Kindes bis zu seinem vierzehnten Lebensjahre beizutragen.

Im Jahre 1897 ging der Infant Life Protection Act durch, dessen Hauptzweck die Fürsorge für die in fremde Pflege gegebenen (in der Mehrzahl natürlich illegitimen) Säuglinge war. Dieses Gesetz wurde im Jahre 1908 durch den Childrens Act aufgehoben. Dieser Act akzeptierte das Prinzip, welches der Infant Life Protection Act eingeführt hatte. Wir haben über den hier in Betracht kommenden Teil des Childrens Act oben bereits ausführlicher berichtet.

Der Schutz für das illegitime Kind bei seiner Geburt ist bedeutend verbessert worden durch den Midwives Act, 1902 (Hebammengesetz). Über den Zweck dieses Gesetzes, welches den Frauen bei der Geburt geübte Hilfe sichern will, ist anderswo gesprochen worden. Der Notification of Births Act (das Geburtsanzeigegesetz) hat ebenfalls den Zweck, die Wohlfahrt des illegitimen Kindes zu garantieren, indem er es den Beamten der in Frage kommenden Behörden möglich macht, die Kinder bereits wenige Tage nach ihrer Geburt in Beobachtung zu nehmen.

Eine große Anzahl von unverheirateten Frauen wendet sich an die Workhouse infirmaries der Armenbehörde, wenn sie im Begriff sind, Mutter zu werden. In früheren Jahren war an der Pflege in diesen Institutionen oft viel auszusetzen; in den letzten Jahren jedoch ist in dieser Beziehung viel verbessert worden und jetzt werden in den Workhouse infirmaries der großen Städte die Mütter und ihre Kinder tadellos verpflegt. Die Anzahl der illegitimen Kinder in England und Wales sinkt fortwährend.

Ausbildung von Hebammen.

In ganz England und Wales darf bei Strafe keine Frau den Titel „Hebamme" annehmen oder gebrauchen, wenn sie nicht nach den Vorschriften des Midwives Act vom Jahre 1902 ihr Zeugnis erlangt hat, und vom 1. April 1910 an dürfen Frauen, welche kein derartiges Zertifikat besitzen, bei Strafe nicht gewohnheitsmäßig und für Bezahlung Frauen bei der Geburt behandeln, außer wenn dies unter der Aufsicht eines registered medical practitioners geschieht.

Frauen von gutem Charakter, welche zur Zeit, als der Midwives Act durchging, den Beruf als Hebamme mindestens ein Jahr lang ausgeübt hatten, oder welche Zeugnisse von bestimmten anerkannten Entbindungsinstituten vorweisen konnten, wurden als Hebammen angenommen. Durch die Vorschriften des Midwives Act von 1902 wurde eine Behörde eingesetzt, welche sich das Central Midwives Board nennt und in dessen Funktionen die Abfassung von Vorschriften zur Regelung der Ausbildungskurse, die Leistung der Examina und die Ausgabe der Zeugnisse fällt.

In die durch das Central Midwives Board für Hebammenschülerinnen vorgeschriebene Ausbildung fällt auch die Pflege und Hilfe bei nicht weniger als 25 Fällen während der Geburt und der ihr folgenden 10 Tage in einer anerkannten Institution unter Aufsicht eines autorisierten Lehrers. Auch müssen die Betreffenden während nicht weniger als drei Monate einen Ausbildungskursus durchgemacht haben und eine teilweise mündliche und praktische und teilweise schriftliche Prüfung in den untenstehenden Fächern bestanden haben:

a) Elementare Anatomie des weiblichen Beckens und Genitalorgane;
b) Schwangerschaft und ihre hauptsächlichsten Komplikationen mit Einschluß des Aborts;
c) Symptome, Mechanismus, Verlauf und Behandlung der natürlichen Geburt;
d) Zeichen, daß die Geburt normal ist;
e) Hämorrhagie; verschiedene Arten derselben und Behandlung jeder einzelnen Art;
f) Antiseptika für den Hebammenberuf, die Art sie zu bereiten und zu gebrauchen;
g) Behandlung der Puerpera einschließlich des Gebrauchs des klinischen Thermometers und des Katheters;
h) Behandlung (einschließlich Ernährung) der Säuglinge. Anzeichen der Krankheiten, welche in den ersten zehn Tagen auftreten können;
i) Pflichten der Hebammen nach den Hebammenvorschriften;
k) Komplikationen und wie die Hebammen sich bei ihnen benehmen sollen, bis der Arzt kommt. Zu diesem Kapitel gehört die Kenntnis der in diesen Fällen notwendigsten Mittel und die Art ihrer Anwendung;
l) Puerperalfieber, Natur, Ursachen und Symptome desselben;
m) Desinfektion der Person, der Kleidung und des Instrumentariums;
n) Hygienische Prinzipien in bezug auf die Häuslichkeit, Nahrungsversorgung und Person;
o) Behandlung anscheinend leblos geborener Kinder.

Alle praktizierenden Hebammen im ganzen Lande (mit Ausnahme derjenigen, welche von dieser Regel frei sind, weil sie in Hospitälern oder Armenkrankenanstalten unter der Leitung eines medical practitioners arbeiten) sind der Oberaufsicht der councils of counties and county boroughs, welche im Midwives Act als örtliche Aufsichtsbehörde angegeben sind, unterworfen. Diese Behörden stellen Inspektoren an, welche die praktizierenden Hebammen in den ihnen zugehörigen Distrikten zu überwachen und festzustellen haben, ob diese den Vorschriften des Central Midwives Board in bezug auf Sauberkeit, den Besitz der notwendigen Instrumente und Antiseptika, das Halten der vorgeschriebenen Listen und das Anzeigen der von der Behörde verlangten Angaben gehorchen.

In London existieren Kurse für Hebammen und Wochenpflegerinnen, welche durch die örtlichen Aufsichtsbehörden eingerichtet worden sind, damit diejenigen, welche ein Jahr lang praktiziert haben, weitere Ausbildung in der Theorie ihres Faches erhalten können, und damit diejenigen, welche das Zeugnis des Central Midwives Board zu erlangen wünschen, die Ausbildung, welche sie in den anerkannten Ausbildungsinstituten erhalten haben, kompletieren können.

Vor dem Jahre 1907 erlaubte das Local Government Board nicht die Anstellung von Hebammen in verantwortlicher Stellung bei Geburten in den Workhouses und Infirmaries, und nach den Bestimmungen des Local Government Board war der beamtete Arzt für jeden Geburtsfall in diesen Institutionen verantwortlich. Im Jahre 1907 jedoch teilte das Board dem Board of Guardians mit, daß es Vorschläge für die Anstellung von Hebammen für verantwortliche Stellungen erwarte, indem es für diese Fälle anordnete, daß die Hebammen nicht nur ein vorgeschriebenes Zeugnis besitzen, sondern auch die Prüfung des Central Midwives Board bestanden haben oder eines der Zeugnisse besitzen müßten, welche in Sektion II des Midwives Act näher bezeichnet sind. Wo Hebammen in dieser Weise angestellt sind, wird von ihnen verlangt, daß sie sich auf das allergenaueste an die Regeln des Midwives Act halten.

Da einige Schwierigkeiten in der praktischen Durchführung des Midwives Act entstanden waren, wurde gegen das Ende des Jahres 1908 ein Departementskomitee ernannt, um über die Ausführung des Acts zu beraten. Unter

den Vorschlägen, die in dem Bericht des Komitees erwähnt sind, findet sich
der, daß alle möglichen Erleichterungen durch die in Betracht kommenden
verschiedenen Behörden gewährt werden sollten, um die Armenpflegeinsti-
tutionen als Ausbildungszentralen zu benutzen. Sie schlugen dem Local Government Board vor, sich über den Vorschlag zu äußern, daß den in den
Workhouses und Infirmaries Beschäftigten die Erlaubnis erteilt werde, auch
außerhalb der Institution Geburten zu übernehmen, um das zum Zwecke der
Ausbildung aufbringbare Material zu vermehren. Sie empfahlen die Errichtung
von country nursing associations im ganzen Lande, welche mit den örtlichen
Aufsichtsbehörden kooperativ arbeiten sollten, und wenn es möglich ist, sollten
sie irgendeinem Zentralinstitut z. B. dem Queen Victoria's Jubilee Institute
angegliedert werden. Sie schlugen die Bildung von county training homes
und emergency homes für Hebammen vor und empfahlen, daß die Befugnisse
der county councils in der Weise erweitert werden sollten, daß es ihnen möglich gemacht würde, zu den Kosten der Ausbildung von Hebammen beizutragen, die auf ihrem Gebiet arbeiten sollten. Sie schlugen weiter vor, daß die
bestehenden Vorschriften für Ausbildung und Prüfung, welche das Central
Midwives Board verlangt, nicht strenger abgefaßt werden sollten und daß
die Anzahl der Prüfungsgelegenheiten vergrößert werde. Sie gaben zu bedenken, daß in ländlichen Bezirken die Ausübung des Hebammenberufes ohne
Gefahr und sogar mit Nutzen mit der Ausübung der Pflichten einer District
Nurse vereinigt werden könne, vorausgesetzt, daß die Vorschriften des beamteten Arztes und die Regeln des Central Midwives Board beobachtet würden.
Das System der cottage resident nurses wird für gewisse Bezirke auch als passend
empfohlen und es wird auch der Beachtung des Local Government Board und
der örtlichen Behörden die Möglichkeit empfohlen, daß in gewissen Fällen die
Funktionen der District Nurse mit den Pflichten der Hebamme vereinigt und
durch die der Health Visitor und vielleicht auch der School Nurse erweitert
werden könnten.

Institutionen, Heime, Waisenhäuser, Hospitäler und Gesell-
schaften der Gesundheitspflege usw.

Diese Liste ist hauptsächlich aus dem Annual Charities Register and Digest ausgezogen;
Institutionen, welche nur Knaben und Mädchen über 12 Jahren aufnehmen, sind
ausgeschlossen.

Institutions.
(Institutionen.)

Homes Orphanages etc. for Boys.
(Waisenhäuser und Heime für Knaben.)

Boys Orphanage, Montague House, Blackheath Hill, SE.
Children's Fold, 182 Grove Road, E.
East London Tabernacle Orphan Home, 2 Harley St., E.
Fulham Cross Christian Mission, Twynholm Orphanage, 710 Fulham Road, SW
Gordon Boys Home, West End, Woking.
Home for Little Boys, Teighmore, Gorey, Jersey.
Homes for Little Boys, Farningham, Kent.
Homes for Orphans, Swanley, Kent.
Home for Working and Destitute Lads, 18—26 Stepney Causeway, E.
House Boy Brigade Homes, 146—8 Marylebone Road, W.
    22—3 Allsop St., NW.
    7 Church St. Kensington, W.

Leopold House Orphan Home, 199 Burdett Road, E.
Mrs. Watts-Hughes Home for Boys, Mountfort House, Barsnbury. Sq., N.
Newport-Market Army Training School, 74 Coburg Row, Westminster, SW.
Royal Albert Orphan Asylum, Collingwood Court, Bagshot.
School of Handicrafts for Poor Boys, Eastworth Road, Chertsey.
Society of the Good Shepherd, 2—4 Rectory Grove, Clapham, SW.
Training Home for Destitute Orphans, 106 Beulah Hill, SE.
Working Lads Institute and Home, 279 Whitechapel Road, E.

Brighton and Hove Orphan Boys Home, 3 Upper Lewes Road, Brighton.
Eardisley Boys Home, Eardisley Herefordshere.
Home for Little Boys, 26 Templar St., Dover.
Home for Orphan Boys, 46—8 Buckingham Place, Brighton.
Mittendorff House, Epsom.
Salop Home, St. Julian's Friars, Shrewsbury.
St. Edward's Orphanage West Malvern.
St. Joseph's Cottage Home, Hinton Martel, Wimborne.
St. Mark's and St. Benets Boys Home, Grantham Road, Sparkbrook, Birmingham.
St. Saviour's Home for Boys, Park St., Taunton.
Sutcliffe Industrial School, Bath.

Roman Catholic Homes for Boys.
(Römisch-katholische Heime für Knaben.)

St. Joseph's Home, 17 Westminster Bridge Road, SE.
St. Mary's Schools for Boys, North Hyde, Southall.
St. Vincent's Orphanage and School for Little Boys, 1 Holly Place, Hampstead.
St. Vincent's School Mill Hill Hendon, NW.
Buckley Hall Orphanage, Rochdale.
Duchess of Leeds Orphanages, Mayfield and Mark Cross Sussex.
Home, School and Orphanage, West Grinstead, Horsham.
St. Charles School, Brentwood.
St. Francis Home, Shefford, Bedford.
St. Joseph's Franciscan Convent, East St., Littlehampton.
St. Joseph's Orphanage, Romsey Hants.
St. Joseph's Orphanage, Orpington, Kent.
St. Mary's Orphanage, Eltham.
St. Michael's Home, Treforest, Pontypridd.
St. Paul's Home, Coleshill, Birmingham.
St. Philip's Orphanage, Oliver Road, Birmingham.
St. Vincent's Home, 7 Eastbrook Place, Dover.
St. Vincent's Home, Wright St., Hull.
St. Vincent's Home, Claypit Lane, Leeds.
St. Vincent's Orphanage, Teignmouth.

Special Institutions for Boys.
(Spezialinstitutionen für Knaben.)

Duke of York's Royal Military School, Guston, Dover.
British Seamen's Orphan Home, Brixham, Devonshire.
Royal Masonic Institution for Boys, Bushey, Herts.
Spanish and Portuguese Jews Orphans Society, 2 Ashworth Road, Maida Vale, W.
Yorkshire Society's School, Westminster Bridge Road, SE.

Homes, Orphanages etc. for Girls (Free or partially free).
(Heime, Waisenhäuser usw. für Mädchen [unentgeltlich oder teilweise unentgeltlich].)

Bayswater Orphan Asylum, 26 Kensington Park Road, W.
Brixton Orphanage for Fatherless Giels, Barrington Road, Brixton.
Children's, Free Lodging Houses, St. Commercial St. E., and 12 Penzance Place, Notting Hill.
Children's Home, 26 St. George's Road, Wimbledon.
Children's Home, Nether St. Finchley.

Cupples Home and Industrial School for Girls, 19 A Marylebone Road, NW.
East London Tabernacle Girl's Home, 1 Harley St., Bow Road, E.
Girls Aid Society for Barnes Parish, Hon. Secretary, Nassau Lodge, Barnes, SW.
Home for Female Orphans, Grove Road, St. John's Wood.
Home for Young Girls (St. Alphege Mission), Malvern.
Ladies Chariety School, Powis House, Powis Gardens, Notting Hill, W.
Miss Sharman's Orphan Homes: Austral St. and 21 West Sq., Southwark.
     The Cedars, Overcliff, Gravesend.
     Lynwood, Upper Grosvenor Road, Tunbridge Wells.
     The Limes Mount Pleasant, Hastings.
Mount Hermon Girls Orphan Home, Park Lane, Sevenoaks, Kent.
National Orphan Home, Ham Common, Richmond, Surrey.
National Society for the Protection of Young Girls, Princess Louise Home, Kingston Hill,
     Surrey.
Nazareth House, Hammersmith W. (with Country branches).
Royal Female Orphan Asylum, Beddington, Croydon.
St. Barnabas Orphanage, Bloomfield Place, Pimlico, SW.
St. Matthew's Home for Female Orphans, 49 Ossington St., W.
Shaftesbury Institute, 20 Clarendon Gardens, Maida Vale, W.
Society for the Rescue of Young Women and Children, Red House, and Astral House
     Buckhurst Hill; and Knighton Girls Home, Woodford Wells.
Village Homes for Orphan, Neglected and Destitute Girls, Barkingside, Essex.
Bradford Orphan Girls', Home, 230 Manningham Lane, Bradford.
Brighton Female Orphan Asylum, Eastern Road, Brighton.
Bristol Asylum for Poor Orphan Girls, Hook's Mills, Ashley Hill, Bristol.
Bristol Preventive Mission Home, Royal Fort, Bristol.
Cheltenham Female Orphan Asylum, Cheltenham.
Children's Home, North Ormesby, Yorks.
Children's Home, St. Mary's Felixstowe.
Cornwall Home for Destitute Little Girls, Falmouth.
Cottage Home for Little Girls, South Park, Reigate.
Cottage Orphanage of the Holy Spirit, Ascot Priory, Bracknell, Berks.
Countess of Ducie's Orphanage for Training Girls, Tortworth, Falfield Glos.
Crowley's Orphanage for Poor Girls, 43—5 Lee Crescent, Edgbaston.
Dinas Training Home, for Orphan Girls, Dinas, Brecon.
Female Asylum, Newarke, Leicester.
Girls House, Wroxham, Norfolk.
Holy Cross Home, Hayward's Heath.
House of Help. Misterton, near Crewkerne.
House of Industry, St. Ann's St., Salisbury.
House of Nazareth, Dover.
Industrial and Orphan Home for Girls, St. Davids Hill, Exeter.
Jubilee or Ladies Charity School, New Bridge St., Strangeways, Manchester.
Leeds Ladies Association for the Care and Protection of Friendless Girls, 5 Roundhay
     Terrace, Leeds and 11 Hanover Square, Holbeck, Leeds.
Liverpool Training Home for Girls, 135 St. Domingo Vale, Liverpool.
Midland Orphanage and Industrial Training Institution, Old Lenton Nottingham.
Northamptonshire Orphanage for Girls, St. Giles St., Northampton.
Orphanage and Training School for Destitute Girls, Upper Chorlton Road, Manchester.
Orphan Home for Little Girls, Burgos House, Lebanon Road, East Croydon.
St. Alban's Home and Orphanage for Girls, Worcester.
St. John's Home Orphanage, Clewer, Berks.
St. Peter's Orphan and Convalescent Homes (The Tait Homes), St. Peters, near Broad-
     stairs.
St. Saviour's Orphanage, Hitchin, Herts.
St. Stephen's Orphanage, Trinity Lane, York.
St. Thomas' Training, Home and Orphanage, Oxford, with St. Nicholas Nursery, Oxford.

Special Homes, Orphanages etc. for Girls (Paying).

(Spezialheime und Waisenhäuser usw. für Mädchen [gegen Entgelt].)

Cavendish Industrial Home, 21 Pond St. Hampstead.
Children's Home, Roehampton, SW.

Clapham Certified Home for Girls, 135 Acre Lane, Brixton, SW.
Female Orphan Home, Tangley Park, Hampton, Middlesex.
Girl's Orphanage, Elm Grove, Wimbledon.
Hambro Orphanage, Roehampton, SW.
Home for Girls, Muswell Hill, N.
Home of Compassion (Girls Orphanage), Beckenham.
Industrial Home for Girls (Anny Waterlow), Beavor Lane, Hammersmith, W.
Miss Swindell's Orphanage, 62 Rossiter Road, Balham, SW.
Orphanage of the Infant Saviour, 27 Barry Road, East Dulwich, SE., and The Orpha-
　　　nage Rest, Farnham Royal, Bucks.
St. John's Hostel and Girls Training School, Great Western Road, Westbourne Park, W.
St. Mary's Industrial Home for Girls, Market Road, West Dulwich, SE.
St. Michael's Orphanage, 62 Upper Mall, Hammersmith, W.
Bedfordshire Training Cottage Home, Woburn Sands.
Bristol, Industrial Home for Destitute Girls, 303 Hotwell Road, Clifton Bristol.
Brockham Home and Training School, Brockham, near Reigate.
Children's Home, Whitley, Coventry.
Cottage the, Moston, Chester.
Dover Orphan Home for Girls, Folkestone Road, Dover.
Erskine Home for Orphan Girls, Babbacombe, Torquay.
Friars Road Home for Friendless Girls, 2 Friars Road, Ipswich.
Home for Girls, 28 Chapel Park Road, St. Leonardson Sea.
Home for Training and Education of Orphan and Destitute Girls, Madresfield, Great
　　　Malvern.
Home of the Good Shepherd, Leytonstone.
Ilkley and Warfedale Orphanage and Children's Home, Weston Road, Ilkley Leeds.
Ipswich Training School and Orphanage, St. Helen's Ipswich.
Margaret Okell Home for Girls, Station Road, New Barnet.
Orphanage (The), West Derby, Liverpool.
Orphanage of the Sisters of Bethany, Springbourne, Bournemouth.
Orphans Home, Chapel Field, Norwich.
Ripon Home for Girls, Ripon.
St. Agnes Orphanage for Girls, 304 Gladstone Terrace, Dover.
St. Barnabas Orphanage, Chislehurst.
St. Cuthbert's Home for Girls, Pierrepont Crescent, Darlington.
St. Faith's Orphanage, Parkstone, Dorset.
St. Joseph's Orphanage for Girls, Darlington.
St. Michael's Home for Motherless Girls, Shalbourne, Hungerford.
St. Saviour's Home, Knowsthorpe Leeds.
St. Vincent's Orphanage for Girls, Berrington St. Hereford.
Surrey Orphanage and Home for Girls, Bensham Grove, New Thornton Heath.
Toxteth Park Girls Industrial School, 24 Dingle Lane, Liverpool.
Wolverhampton Orphan Home, St. Jude's Road, Tettenhall Road, Wolverhampton.
Southport Orphanage and Girls Training House, 23 Sanders St. Southport.

Roman Catholic Homes for Girls.
(Römisch-katholische Heime für Mädchen.)

Convent of the Assumption, 23 Kensington Square, W.
Convent of Providence, Hampstead Green, NW.
Duchess of Leeds Orphanages Mayfield and Mark Cross Sussex.
Orphanage of the Faithful Virgin, Convent Orphanage, Norwood, SE.
Orphanage (The), Bartrams Hampstead, NW.
Poor Servants of the Mother of God, Orphanage, Roehampton, SW.
St. Francis of Sales Orphanage, 727 High Road, Tottenham, N.
St. Joseph's School, 50 Brook Green, Hammersmith, W.
St. Mary's Home, 41 Brook Green Road, Hammersmith, W.
Sisters of Charity, 9 Lower Seymour, St., W.
Sisters of Charity of St. Vincent de Paul, Carlile Place, Victoria St., SW.
Convent (The), Monkes Kirby, Rugby.
Convent of Our Lady and St. Joseph, Southam.
Convent of St. Rose, Stroud, Glos.
Franciscan Convent, Woodchester, Stroud.

Leyfield Roman Catholic School, West Derby, Liverpool.
Maryvale Orphanage, Perry Barr, Birmingham.
Nazareth House, Cardiff.
Orphanage (The), Convent of Mercy, Brentwood, Essex.
Preston Roman Catholic School, Fullwood, Preston.
St. Anne's Orphanage, Orpington, Kent.
St. Clare's Domestic Training School, Pantasaph, Holywell, Flint.
St. Edward's School for Girls, Totteridge, Herts.
St. Joseph's Convent. Theatre St., Preston.
St. Joseph's Franciscan Convent, East St., Littlehampton.
St. Joseph's Home, Brougham St., Birmingham.
St. Mary's Home, Tudhoe, Spennymoor.
St. Mary's Home for Girls, Southend.
St. Mary's Industrial Preventive Home, Eastleigh, Hants.
St. Mary's Orphanage, Walthamstow.
St. Marys Orphanage, Albion Hill, Ipswich.
St. Mary's Orphanage, Eltham.
St. Mary's Orphanage, St. Mary Church, Torquay.
St. Mary's Orphanage, Richmond Hill, Leeds.
St. Michael's Home, Treforest, Pontypridd.
St. Teresa's Orphanage, Beaumont Road, Plymouth.
St. Vincent's Home of Our Lady of Sorrows for Roman Catholic Friendless Girls, Leeds.
Wigton Orphanage, Wigton, Cumberland.

Special Homes for Girls.
(Spezialheime für Mädchen.)
Army Guild's Home, 8 Bedford Park Croydon.
Ecole de Charité Protestante Française de Westminster, 233 Shaftesbury Avenue, WC.
Guard's Home, Francis St., Vauxhall Bridge Road, SE.
Royal Masonic Institution for Girls, Clapham Junction, SW.
Royal Soldiers' Daughters' Home, Hampstead, NW.
Royal Victoria Patriotic Asylum, Wandsworth Common, SW.
Sailors' Orphan Girl's School and Home, Fitzjohn's Avenue, Hampstead. NW.
St. Marylebone Charity School for Girls, Rochester House, Ealing, W.
St. Pancras Female Orphanage and Charity School, 108 Hampstead Road, NW.
Royal United Service Orphan Home, Devonport.
Welsh Girls School of the Most Honourable and Loyal Society of Ancient Britons,
      Ashford.

Homes for Boys and Girls.
(Heime für Knaben und Mädchen.)
Association for Placing Orphans in Private Families, Hon. Sec. Mrs. Nassau Senior, 12
      Chichester Terrace, Brighton.
Boarding Out and Cottage Training Homes Association. Incorporated with the State
      Childrens Association, 53 Victoria St., SW.
Boarding Out Committees:
      For Boarding out of Pauper children within the Unions = 113.
      For Boarding out of Pauper children beyond the Unions = 173.
Babies Castle, Hawkhurst.
Boys and Girls Industrial Homes, Shaftesbury House, Perry Rise, and Louise House,
      Dartmouth Road, Forest Hill, SE.
British Orphan Asylum (Mackenzie Park) Plough Bucks.
Childrens Home and Orphanage (Various branches), Office Bonner Road, NE.
Church of England Incorporated Society for Providing. Homes for Waifs and Strays,
      Office the Old Town Hall, Kennington Road, SE.
      46 Homes for Boys in England and Wales.
      59 Homes for Girls in England and Wales.
Dr. Barnardo's Homes, National Incorporated Association Office,18—26 Stepney Causeway, E.
      30 Homes for Boys and Girls in London and 20 Country Branch Homes, also
      Girls Village Homes, Barkingside.
Foundling Hospital, Guilford St., Russell Square WC.

Gordon Memorial Fund for the Benefit of Poor Children, Hon. Secs, 32 John St., WC.,
      and 117 Victoria St., SW.
Home for Homeless Children, Fallow Corner, North Finchley, NW.
Home of the Holy Childhood, 19 Clapton Common, NE.
Homes for Motherless Children, The Roystons, Grove Park Chiswick; Burlington Lane,
      Chiswick; Victoria Lodge, Barrack Road, Hounslow.
Incorporated Society of the Crusade of Rescue and Homes for Destitute Roman Catholic
      Children St. Vincent's Home for Boys, 337 Harrow Road, W.
      St. Joseph's Home, Enfield.
      St. Anthony's Home, Feltham.
      The Convent, South Ealing.
      St. Patrick's Home, 14 Manette St., Soho Square, W.
Infant Orphan Asylum, Wanstead, E.
Kingsdown Orphanage (Mrs. Ginevers Homes), 92 and 94 Hornsey Lane, N.
      Cuthbert House, Granville Road, Broadstairs.
      29 Pemberton Gardens, Junction Road, N.
Licensed Victuallers' School, Upper Kennington Lane, SE.
London Orphan Asylum, Watford.
National Refuges for Homeless and Destitute Children:
      (Boys) 164 Shaftesbury Avenue, WC.
      (Boys) Fortescue House Twickenham.
      (Boys) Training Ships 'Arethusa' and Chichester, Greenhithe.
      (Boys) Farm School and Shaftesbury School, Bisley, Surrey.
      (Girls) Sudbury Hall, Harrow.
      (Girls) Ealing Hous, Ealing and Royston.
Orphan Working School and Alexandra Orphanage, Maitland Park, Haverstock Hill, NW.
      (Convalescent Home, Harold Road, Margate.)
Reedham Orphanage, Purley, Surrey.
Royal Asylum of St. Anne's Society, Redhill, Surrey.
St. Giles Christian Mission Orphanage, Maldon, Essex.
St. John Baptist's and St. Lucy's Nursery Homes, The Grove, Farrade Road, Streat-
      ham, SW.
Stockwell (Spurgeon's) Orphanage, Clapham Road, SW., and Cliftonville, Margate.
The Orphanage, 65—7 Schubert Road, SW.
St. Michael's Orphanage, 62 Upper Mall, Hammersmith.

Brighton Industrial School, Queen Square, Brighton.
      St. Mary's, Queen Square, Brighton and Buxted.
Cherrytree Orphanage, Totley Rise, Sheffield.
Cottage Home, Ecchinswell, Newbury.
Crossley and Porter Orphan Home and School, Savile Park, Halifax.
Haven for Homeless Little Ones, 11 Croham Road, Croydon and Deepdene Hurst Road,
      Croydon.
Headingley Orphan Homes, Leeds.
Home for the Children of Widows and Orphanage, 752 Chester Road, Stretford, Man-
      chester.
Ministering Children's League Homes, Ottershaw, Chertsey, Surrey.
New Orphan Homes, Ashley Down, Bristol.
Northern Counties Orphan Institution, Moor Edge, Newcastle on Tyne.
Orphan Homes, Leominster, Herefordshire.
Orphanage (The), Wilpshire, Blackburn.
Royal Orphanage (The), Wolverhampton.
St. Michael's Cottage Orphan Home, Frampton Cotterell, Bristol.
St. Michael's Orphanage, Woodside, Croydon.
Sheffield Orphan Homes, Crookes, Sheffield.
Sir Josiah Mason's Orphanage Erdington Birmingham.
Williamson Orphan Homes, (Boys) Claverton Down, Bath. (Girls) 2, 6 and 10 Macaulay
      Bldgs., Bath. and at Williamstow, Combe Down, Bath.

Special Homes for Boys and Girls.
(Spezialheime für Knaben und Mädchen.)

Artist's Orphan Fund, 41 Jermyn St., SW.
Bank Clerk's Orphanage, Office, 34 Clement's Lane, EC.

City of London Freemens Orphan School, Ferndale Road, Brixton, SW.
Commercial Traveller's School's Office, 17 Cheapside, EC.
Furniture Trades' Provident and Benevolent Assoc. Homes; Radlett, Herts
Greenwich Royal Hospital, Greenwich, SE.
Licensed Victuallers' School, Kennington Lane, SE.
London and South Western Railway Servant's Orphanage, Woking.
Metropolitan and City Police Orphanage, Twickenham.
New Church (Swedenborgian) Orphanage, Bloomsbury St., WC.
Orphanage for Better Class Children, Forest Hall, Oak Hill, Woodford Green.
Primitive Methodists' Orphan Homes, Alresford, Hants and Harrogate.
Royal Caledonian Asylum, Bushey.
Royal Merchants Seamen's Orphanage Snareshook Essex.
St. Mary's Home for Children, 47 Streatham Hill, SW.
Teachers (National Union of) Benevolent and Orphan Fund of Passmore Edwards Teacher's
      Orphanage, Sydenham and Page Hall, Sheffield.
Warehousemen, Clerks and Draper's Schools, Russell Hill, Purley.
Westmorland Society's School, Norwood Road, SE.
Good Templar and Temperance Orphanage (The), Marion Park, Sunbury on Thames.
Liverpool Seamen's Orphan Institution, Office, 14 Water St., Liverpool.
Provincial Police Orphanages, (Southern) Woodlands, Redhill.
      (Northern) St. George's, Harrogate.
Railway Servant's Orphanage, Ashbourne Road, Derby.
Saffron Walden School, Mount Pleasant Road, Saffron Walden.
St. Joseph's Home, Worsley Road, Patricroft, Manchester.
Seamen's and General Orphan Asylum and Schools. Spring Bank, Hull.
Sunderland Orphan Asylum, Sunderland.
St. Agnes Orphanage Riverdale Road, Twickenham Park, Twickenham.
Royal Seamen's and Marine Orphan School and Female Orphan Home, Portsmouth.

Special Institutions provided by the Metropolitan Asylums Board, London.
(Spezialinstitutionen des Metropolitan Asyliums Board in London).

Homes for Feeble-minded Children.
(Heime für minderbegabte Kinder.)
Bridge Industrial Home, Witham, Essex.

Homes for sick and Convalescent Children.
(Heime für kranke und konvaleszente Kinder.)
The Childrens Infirmary, Carshalton, Surrey.
St. Anne's Home, Herne Bay, Kent.
Millfield, Rustington, Sussex.
East Cliff House, Margate, Kent.

Ophthalmia Schools.
(Schulen für Augenkranke.)
High Wood School, Brentwood.
White Oak School, Swanley.

Ringworm Schools.
(Schulen für Flechtenkranke.)
The Downs School, Sutton, Surrey.

Hospitals for Children.
(Hospitäler für Kinder.)
London: Alexandra Hospital for children with Hip disease, Queen Sq. Bloomsbury, WC.
All Saints Boys' Home and Hospital, 4 Margaret St. W.

[1] Es darf nicht vergessen werden, daß in den meisten allgemeinen Hospitälern von
England und Wales für die Unterbringung von Kindern in beschränktem Maße gesorgt ist.

Belgrave Hospital for Children (Incorporated), Clapham Road, SW.
Cheyne Hospital for Sick and Incurable Children, Cheyne Walk, Chelsea. SW.
East London Hospital for Children and Dispensary for Women, Shadwell, E.
Evelina Hospital for Sick Children, Southwark Bridge Road, SE.
Her Majesty's Hospital, 13—19 Stepney Causeway, E.
Home and Infirmary for Sick Children and South London Dispensary for Women, Syden-
      ham Road, Lower Sydenham, SE.
Hospital and Home for Incurable Children North Court, College Crescent, Hampstead.
Hospital for Sick Children, Great Ormond St., WC. and Cromwell House, Highgate, N.
Infants' Hospital, Vincent Square, Westminster, SW.
Kensington Dispensary and Children's Hospital, 49 and 51 Church St., Kensington.
Paddington Green Children's Hospital, W.
Queen's Hospital for Children, Hackney Road, Bethnal Green, E.
St. Monica's Home Hospital for Children, 16 Brondesbury Park, NW.
Sisters of St. Mary at the Cross, Sisters of the Poor, Leonard Sq., Paul St. Finsbury, EC.,
      and St. Mary of Nazareth, Edgware.
Victoria Hospital for Children Tite St., Chelsea, SW.
Wilfrid Cottage Hospital for Children of Seamen and Others, Wellclose Sq., E.

Provincial.
(Hospitäler für Kinder in der Provinz.)

Berkshire, Children's Cottage Hospital, Coldash, Newbury.
Cheshire, Birkenhead and Wirral Childrens Hospital. Birkenhead.
Derbyshire, Derbyshire Hospital for Sick Children, Derby.
Durham, Children's Hospital, Gateshead.
Essex, Leyton Walthamstow and Wanstead Children's and General Hospital, Orford
      Road, Walthamstow.
Gloucester, Home for Sick Children, Harp Hill, Battledown, Cheltenham.
      Free Hospital for Sick Children, Kingsholm, Gloucester.
      Orthopædic Hospital and Home for Crippled Children, Redland, Bristol.
Hampshire, Scio Hospital for Surgical Diseases of Children, Shanklin, Isle of Wight.
Hertfordshire, Children's Home Hospital, Park Road, High Barnet.
Kent, Children's Hospital for Treatment of Hip Disease, Eardley Road, Sevenoaks.
Lancashire, District Infirmary and Kershaw Children's Hospital Ashton under Lyne.
      Liverpool Country Hospital for Children, Heswall, Cheshire.
      Infirmary for Children, Myrthe St., Liverpool.
      Children's Hospital Pendlebury, Manchester.
      Hospital for Crippled Children and Greengate Dispensary, Garden Lane, Salford.
Leicestershire, Infirmary and Children's Hospital, Leicester.
Norfolk, Jenny Lind Hospital for Children, Norwich.
Northumberland, Hospital for Sick Children, Newcastle and Tyne.
Nottingham, Children's Hospital, Nottingham.
Surrey, Boys' Surgical Home, Banstead.
Sussex, Royal Alexandra Hospital for Sick Children, Brighton.
Warwickshire, Birmingham and Midland Free Hospital for Sick Children, Birmingham.
Wiltshire, Charlton Cottage Home, Malmesbury.
Worcestershire, Infirmary and Children's Hospital Kidderminster.
Yorkshire, Children's Hospital, Bradford.
      Victoria Hospital for Sick Children, Park St., Hull.
      Free Hospital for Children, Western Bank, Sheffield.
Wales.
Denbighshire. Miss Moyra Hill Trevor's Nursery Hospital Brynkinalt Cottage, Chirk.
Flintshire, Royal Alexandra Children's Hospital and Convalescent Home, Rhyl.

Hospitals for Women and Children.
(Hospitäler für Frauen und Kinder.)

London: Grosvenor Hospital for Women and Children, Vincent Sq., Westminster, SW.
      Royal Hospital for Children and Women, Waterloo Road, SE.
      Plaistow Medical Mission Hospital, Balaam St., E.
      St. George's Dispensary, Surrey Row, Blackfriars, SE.
      St. Mary's Hospital for Women and Children, Plaistow E.

Provincial:
Lancashire, Northern Hospital for Women and Children, Manchester.
    St. Marys Hospitals for Women and Children, Whitworth St., West and Oxford
        Road, Manchester.
Yorkshire, Hospital for Women and Children Leeds.

Lying-in or Maternity Hospitals.
(Entbindungsanstalten.)

London: British Lying-in Hospital, Endell St., WC.
    City of London Lying-in Hospital and Midwifery Training School, City Road, EC.
    Clapham Maternity Hospital, 39, 41, 43 and 72 Jeffreys Road, Clapham, SW
        and 31—33 Albert Road, Battersea, SW.
    East End Mothers Lying-in Home, 394—8 Comercial Road East, E.
    General Lying-in Hospital, York Road, Lambeth, SE.
    Queen Charlotte's Lying-in Hospital and Midwifery Training School, Marylebone
        Road, NW.
    Royal Materinty Charity of London, Office, 31 Frusbury Sq., EC.
Provincial: Cheshire, Maternity Hospital, Birkenhead.
    Derbyshire, Dispensary and Lying-in Institution, Bakewell.
    Devonshire, Lying-in Charity, Exeter.
    Lancashire, Maternity Hospital and Ladies Charity, Liverpool.
        St. Marys Hospitals, Whitworth St., West and Oxford Road, Manchester.
    Northumberland, Maternity Hospital, Newcastle on Tyne.
    Oxford, Medical Dispensary and Lying-in Charity, Oxford.
    Somerset, Maternity Charity, Bath.
    Sussex, Brighton and Hove Lying-in Institution.
    Warwick, Lying-in Charity and Maternity Hospital, Loveday St., Birmingham.

Convalescent Homes for Children.
(Konvaleszentenheime für Kinder.)

Bognor, Princess Mary Convalescent Home.
Brentwood, Convalescent Home for London Children.
Brighton, St. John's Home for Convalescent and Crippled Children, Kemp Town.
Broadstairs, Mrs Genever's Home for Crippled Children.
    St. Mary's Convalescent Home.
    Victoria Home.
    Whittuck Home.
    Yarrow Convalescent Home.
Clevedon, Somerset, Belmont Convalescent Home for Women and Children.
Eastbourne, The Hospital for Children.
Great Jarmonth, Children's Convalescent Home, Marine-Parade.
London, Invalid Children's Convalescent Hospital Wray Crescent, Tollington Park, N.
Moseley, Birmingham, Moseley Hall, Convalescent Home.
New Brighton, Cheshire, Convalescent Home for Women and Children.
Nottingham and Notts, Childrens Home, Skegness.
Rochdale Children's Convalescent Home, St. Annes-on-Sea.
St. Leonards. Convalescent Home for Poor Children.
Shooters Hill, Kent, Crole-Wyndham Memorial Convalescent Home for Children.
South Croydon Convalescent Home for Children, Brighton Road.
Southport, North of England Children's Sanatorium.
Southsea, Home for Convalescent Children.
Tunbridge Wells, Convalescent Home for Children, Hawkesbury.
West Kirby, Cheshire, Convalescent Home for Children.
Weston super Mare, Convalescent Home for Children.

List of Health-promoting Societies.
(Liste der Gesellschaften zur Förderung der Gesundheit von Kindern.)

Children:
    Association for the Care of Catholic Crippled Children, 39 Cadogan Gardens,
        London, SW.
    Child Study Society, 90 Buckingham Palace Road, SW.

Children's Protection League, 8 More's Gardens, Chelsea, SW.
Committee for Promoting the Physical Welfare of Children, 73 Westbourne
　　Terrace, W.
Invalid Children's Aid Association, Denison House, Vauxhall Bridge Road, SW.
National Society for the Prevention of Cruelty to Children (Incorporated), 40
　　Leicester Sq., W.
National Society of Day Nurseries, 1 Sydney St., Fulham Road, SW.
Society of Officers of Infant Consultations, 11 Leonard Place, Kensington, W.
Maternity (Geburten):
　　Association for Promoting the training and supply of Midwives, Dacre House,
　　　　Dean Farrar St., Westminster.
　　Cottage Benefit Nursing Association, 56 Denison House, Vauxhall Bridge Road,
　　　　SW.
　　Maternity Charity and District Nurses' Home, Howards Road, Plaistow, E.
　　Mothers' Union: Church House, Westminster, SW.
　　Queen Victoria's Jubilee Institute for Nurses, 58 Victoria St., SW.
　　Rural Midwives Association, 47 Victoria St. SW.
General (Allgemeines):
　　Association of Health Workers, 53 Berners St., W.
　　British Institute of Social Service, 4 Tavistock Square, WC.
　　Catholic Social Union and Association of Ladies of Charity, 1 Buckingham Palace
　　　　Gardens SW.
　　Church of England Womens Health Society, Church House, Deans Yard, SW.
　　Health Reform League, Imperial Club, 6 Lexham Gardens, SW.
　　National Health Society, 53 Berners Street, W.
　　National League for Physical Education and Improvement, 4 Tavistock Square,
　　　　WC.
　　National Union of Women Workers (Central Public Health Committee), Par-
　　　　liament Mansions, Victoria St., SW.
　　Personal Service Association, 36 Tavistock Place, WC.
　　Womens Imperial Health Association of Great Britain, 3 Princes St., Hanover
　　　　Square, W.
Es gibt auch viele örtliche Gesundheitsgesellschaften, z. B.:
　　City of Westminster Health Society.
　　The Ladies Public Health Society of Manchester etc. etc.
Eine Beschreibung des Hospitals bringen wir nachfolgend.

The Hospital for Sick Children, Great Ormond Street, London.
Geschichte und Entwicklung des Hospitals.

Das Hospital begann mit zehn Betten in einem altertümlichen Eckhause
von Great Ormond Street, welches früher die Wohnung von Dr. Mead, dem
Arzte der Königin Anna, gewesen war. Diesem Hause wurde nach einem erfolgreichen Aufruf von Charles Dickens das danebenliegende Haus im Jahre 1858
hinzugefügt. Die Gartenstreifen an der Rückseite der beiden Häuser wurden
zunächst dazu benutzt, konvaleszente Kinder in die frische Luft zu bringen.
Aber im Jahre 1869 wurde Cromwell House, Highgate, für diese kleinen Patienten
angekauft, welche, bevor sie in ihre eigenen Familien zurückkehrten, dort
verpflegt wurden. Dieses Haus ist eines der schönsten Gebäude der karolinischen Periode in den Vorstädten von London. Es wurde für Bridget, die Tochter
des Protektors, gebaut, welche General Ireton heiratete. Durch die Erwerbung von Cromwell House wurde es in Great Ormond möglich, den Gartenkom-
plex im nächsten Jahre als Bauplatz für ein modernes Hospital zu benutzen,
welches im Jahre 1875 eröffnet wurde. Die beiden alten Häuser wurden dann
später, da sie nicht mehr gebraucht wurden, niedergerissen und auf dem Platze
wurde ein Anbau für das moderne Hospital aufgeführt, und zwar auf Kosten
des Children's Jubilee Tribute, welchen die Kinder des Kaiserreiches zur Feier
des ersten Jubiläums Ihrer Majestät der Königin Victoria im Jahre 1887 zu-

sammengesteuert hatten. Das neue Gebäude, welches 1893 vollendet wurde, wurde durch König Eduard und Königin Alexandra, welche damals noch Prinz und Prinzessin von Wales waren, eröffnet. Fünf Jahre später, als wieder mehr Platz gebraucht wurde, wurde das danebenliegende römisch-katholische Hospital angekauft. Was früher Kloster gewesen war, wurde Schwesternhaus, und die Schlafsäle, die früher durch die Schwestern des Hospitals benutzt worden waren, wurden jetzt als Abteilungen eingerichtet.

In noch neuerer Zeit, im Jahre 1905, konnten durch die großartige Stiftung von Mr. W. W. Astor die früheren Häuser Nr. 44 und 46, Great Ormond Street, welche das Working Men's College innegehabt hatte, mit ihren Gärten angekauft werden, und auf diesem Platze wurde eine neue Poliklinik eröffnet. Das Grundstück und das Gebäude wurde durch Mr. Astor zur Erinnerung an seine verstorbene Tochter Gwendolen Enid geschenkt, nach welcher diese Gebäude auch genannt werden sollen.

Kurze Beschreibung der neuen Gebäude[1]) des Hospitals für Sick Children, Great Ormond Street, London.
Bericht vom Jahre 1875.

Beim Eintritt in das Hospitalgebäude selbst kommt der Besucher in ein Vestibül, in welchem sich der Portier aufhält und in welches von allen Teilen des Hospitals her Sprechrohre einmünden.

Wenn der Besucher die Diele betreten hat, so hat er gerade gegenüber den Eingang zur Kapelle, links ist die Victoria- und rechts die Alexandra-Abteilung.

Die anderen Abteilungen tragen die Namen der Prinzessinnen Alice, Helene und Luise, welche ebenfalls Patronessen des Instituts sind und durch ihre freundliche Hilfe zu seinem Gedeihen beigetragen haben.

Die Abteilungen werden teilweise durch Heißwasserheizung, teilweise durch einen Galton-Ofen, der im Zentrum jeder Abteilung angebracht ist, geheizt. Letzterer dient auch dazu, die so wichtige Ventilation zu unterstützen. Die Abteilungen werden jetzt durch Tag und Nacht offen gehaltene Fenster ventiliert und das früher gebrauchte System der Luftschächte ist aufgehoben worden.

Zu jeder Abteilung gehört auch eine Teeküche, ein Wäschedepot, ein Badezimmer und ein Klosett.

Die Einrichtung in allen Abteilungen ist die gleiche, aber vorläufig ist sie noch nicht ganz vollendet.

Im zweiten Stockwerk, gegenüber der Abteilung „Luise", befinden sich mehrere Einzelzimmer, welche für postoperative Fälle reserviert sind oder für solche, welche absolute Ruhe und Einsamkeit verlangen. Eines der größeren Zimmer ist für die schweren Keuchhustenfälle bestimmt, und der Raum am Ende ist eine Quarantäne-Abteilung, in welche die Kinder gebracht werden, die infektionsverdächtig sind und eine Isolierung notwendig machen. Ansteckende Krankheiten werden im Hospital nicht aufgenommen, aber sie kommen dort ebenso gut zum Ausbruch wie in einer Schule oder in einem Waisenhause, so daß immerhin Vorkehrungen gegen sie notwendig sind. In diesem zweiten Stockwerk liegt auch des guten Lichtes wegen der Operationssaal, welcher auch als Vorlesesaal und Bibliothek benutzt werden kann.

Wenn wir noch hinzufügen, daß im obersten Geschoß eine Anzahl von Schlafräumen für die Schwestern und Nurses vorgesehen sind, daß Räume für die im Hause wohnenden Ärzte vorhanden sind, und daß außerdem für eine Anzahl extra gelegener Räume für chemische und mikroskopische Untersuchungen, welche für die Bestimmung einzelner Krankheiten nötig sind, gesorgt ist, und daß das Hospital einen Lift, Schächte für Staub- und Schmutzige-Wäsche-Entfernung besitzt, so glaube ich, daß die Beschreibung des Hospitals mit einer einzigen Ausnahme vollständig ist.

Diese Ausnahme betrifft die Arrangements für die Outpatients und für das Dispensary. Ein großer einzeln gelegener Raum nimmt alle Patienten bei ihrem ersten Erscheinen in der Poliklinik auf. Sie bekommen dort ihre Aufnahmekarte und werden dann nach dem

---

[1]) Leichte Änderungen sind in den Abteilungen getroffen worden seit die vorstehende Beschreibung publiziert wurde, besonders in bezug auf die Ventilation.

einen oder anderen der großen Warteräume der Poliklinik geschickt. Die Anordnung dort ist so getroffen, daß die Patienten zuerst in ein Zimmer kommen, in dem sich der jeweilige Arzt aufhält, dann in ein zweites Zimmer, in welchem eine geübte Schwester sie erwartet, die Schienen und Verbände anlegt oder auch die durch den Arzt gegebenen Vorschriften näher erklärt. Wenn die Patienten die Pflegerin verlassen, erhalten sie an einem offenen Apothekenfenster die verschiedenen Medikamente und verlassen die Poliklinik durch einen vom allgemeinen Warteraum getrennten Korridor und über Treppen, welche so angelegt sind, daß die herein- und herausströmenden Patienten sich nicht begegnen können.

Das Kesselhaus, welches zum Zwecke der Warmwasserversorgung der Anstalt und der gewöhnlichen häuslichen Arbeitsräume dient, braucht nicht näher beschrieben zu werden.

Das Hospital ist nach Zeichnungen von E. M. Barry, Esq., R. A. gebaut.

Bericht über die Eröffnung neuer Abteilungen im Jahre 1893.

1. Dresden-Abteilung (chirurgisch).
2. Gruppe von Isolierungs-Abteilungen (eine große und 4 kleine).

1. Dresden - Abteilung.

Schon seit einigen Jahren war es dem Hospital unmöglich, alle Patienten aufzunehmen, welche sich meldeten. Am schlimmsten waren die chirurgischen Fälle daran, da man oft gezwungen war, mit Operationen zu warten, die eigentlich sogleich oder mit so wenig Zeitverlust als möglich hätten ausgeführt werden sollen. Das Komitee jedoch war außerstande, diesem Zustand der Dinge zu steuern. Es ergab sich ein jährliches Defizit von 5—8000 £ und die äußersten Anstrengungen konnten nicht mehr erreichen, als daß dieses Defizit noch gerade gutgemacht wurde. So standen die Dinge, als der verstorbene Mr. Edmond Dresden dem Stiftungsfonds des Hospitals ein Legat von 25 000 £ vermachte. Obwohl der jährliche Zins dieser Summe, wenn sie in mündelsicheren Papieren angelegt worden wäre, nicht mehr als 1000 £ ausgemacht hätte, so war das Komitee doch der Meinung, daß mit Rücksicht auf die dringende Nachfrage nach Betten in der chirurgischen Abteilung es wohl gerechtfertigt sei, wenn es eine andere chirurgische Abteilung eröffnen würde und sich dabei darauf verlasse, daß das Publikum der Zunahme der Ausgaben, welche das Hospital zu bestreiten haben würde, freundlich gegenüberstehen würde. In Übereinkunft mit dem Testamentsvollstrecker dürfen die Betten in der Dresden-Abteilung durch andere Stifter erhalten und benannt werden. Die Stiftung eines Bettes für immer kostet 1000 £, eine Bettstiftung für Lebenszeit 300 £, während eine Bettstiftung für ein Jahr für 40 £ so lange erhalten wird, als der jährliche Beitrag eingeht.

2. Isolier - Abteilungen.

Isolierzimmer sind unentbehrliche Räume in einem Kinderhospital bei einer großen Anhäufung von Kindern. Der Ausbruch von Infektionskrankheiten, deren Keime bereits vor der Aufnahme vorhanden waren, ist unvermeidlich, Fälle von erwiesener Infektion können ja natürlich nach der Infektionsabteilung oder in ein Infektionshospital geschickt werden. Jedoch kann ein nur verdächtiger Fall weder zwischen Infektionsfälle gesteckt werden, da sonst für das Kind selbst die Gefahr der Ansteckung vorhanden ist, noch kann man einen derartigen Fall unter den übrigen infektionsfreien Kindern belassen. Für diesen Zweck sind die Isolationszimmer vorhanden. Der verdächtige Fall wird in einem dieser Räume allein untergebracht, dort einige Tage lang beobachtet und je nach dem Resultat, welches sich dann ergibt, entweder in die Infektionsabteilung oder auf seine Station gebracht. Auch kommt es vor, daß, nachdem eine Infektion in einer Abteilung ausgebrochen war und der Infektionsfall von der Station entfernt worden ist, es sich als notwendig erweist, die infizierte Abteilung zu desinfizieren. Unterdes aber muß man die Kinder doch irgendwo unterbringen. In diesem Falle werden die Isolierzimmer zur Unterbringung dieser Kinder während der Desinfektion der Abteilung verwendet. Wenn auch die Betten der Isolierräume tage- und wochenlang leer stehen müssen (und je länger sie leer stehen, um so besser gefällt dies den Ärzten), so ist doch das Faktum, daß sie im Notfalle zur Hand sind, wichtig, weil dadurch das Ausbrechen einer Infektion verhindert wird, die sich unter Umständen lange im Hospital hinziehen und es außerdem noch unmöglich machen würde, das Hospital voll zu belegen.

Unsere neue Gruppe von Isolierzimmern befindet sich im obersten Stockwerk des südlichen Flügels des Hospitals (die alten Isolierungsräume sind für den Bau der Dresden-Abteilung verwendet worden) und besteht aus 5 Zimmern, einem großen zu 8 Betten und 4 kleinen zu je 2 Betten. Das Dach über dieser Isolationsabteilung ist flach gebaut und mit Eisenstangen umgrenzt, so daß an schönen Tagen die Kinder in die frische Luft gebracht werden. Die Freiluftbehandlung ist bereits mit gutem Erfolge auf den Veranden des Hospitals ausgeübt worden und dieser Anblick hat auch dazu gedient, den Müttern in bezug auf den therapeutischen Wert frischer Luft eine wertvolle Lektion zu erteilen.

Neue Poliklinik, Juni 1908.

Der Eingang zu der neuen Poliklinik liegt in der Great Ormond Street. Direkt nach der Eingangshalle befindet sich linker Hand eine Anzahl von Isolierräumen. In diese werden die Patienten, welche mit einer Infektionskrankheit zur Poliklinik kommen, sofort geführt und durch besondere Eingänge und Ausgänge wird es möglich gemacht, daß der Patient, ohne wieder mit den anderen Patienten zusammenzukommen, wieder nach der Poliklinik kommen kann, um sich Medizin zu holen, in das Hospital aufgenommen werden oder nach Hause oder in ein Infektionshospital geschickt werden kann. Neue Patienten, die zum ersten Male in der Poliklinik erscheinen, lassen diese Isolierräume linker Hand liegen und treten in die kleine Wartehalle ein. Dort werden sie durch den diensthabenden Arzt in ernstere und weniger ernste Fälle geteilt. Die weniger ernsten Fälle nimmt er selbst vor und die ernsteren Fälle teilt er in interne und chirurgische und schickt sie hinunter in die große Wartehalle zur Untersuchung durch die diensthabenden Internisten und Chirurgen des ehrenamtlich tätigen Ärztestabes. Statt der Treppe, welche zur Wartehalle führen sollte, ist eine geneigte Ebene angebracht. Es darf hier nicht vergessen werden, nebenbei zu bemerken, daß solche geneigten Ebenen im ganzen Gebäude statt der Treppen angebracht sind, um die Gefahr des Fallens von Kindern oder Müttern mit ihren Säuglingen auf dem Arm zu vermeiden. Auf dem Wege nach der großen Wartehalle müssen die Kinder das Zimmer des Auskunftsbeamten passieren, welcher feststellt, ob sie für Hospitalbehandlung finanziell passende Fälle sind. Die neuen Patienten werden, wenn sie die große Wartehalle erreicht haben, in welche die alten Patienten bereits durch einen eigenen Eingang gelangt sind, nach zwei Auskleideräumen im Norden und Westen der Halle geleitet, deren jeder in zwei Konsultationsräume führt, in welchen die Internisten und Chirurgen ihre Konsultationen halten. Nachdem der Patient untersucht worden ist, gelangt er vermittelst einer anderen geneigten Ebene nach der Wartehalle der Apotheke, welche genau unter der ersten schmalen Wartehalle liegt. Wenn sie dort ihre Medikamente abgeholt haben, gelangen sie durch eine weitere geneigte Ebene wieder in die Great Ormond Street.

Das Säuglingshospital am Vincent Square, Westminster.

Das Hospital wurde im Jahre 1903 für folgende Zwecke eingerichtet:
1. Die Pflege von Säuglingen und die Behandlung von Ernährungsstörungen bei Säuglingen auf eine wissenschaftliche Basis zu bringen.
2. Nach den Mitteln zu forschen und sie zu demonstrieren, durch welche die wichtigste Krankheit und Sterblichkeit der Säuglinge vermieden werden kann.

Die Aufnahme ist für die Säuglinge der Bedürftigen unentgeltlich. Es wird weder irgendwelche Bezahlung noch auch ein Aufnahmeschein verlangt, aber es werden nur Kinder aufgenommen, welche an Ernährungsstörungen leiden.

Durch die Freigebigkeit eines Privatstifters konnte ein eigenes neues Gebäude für die Zwecke des Hospitals in Vincent Square Westminster aufgeführt werden, und dieses Gebäude wurde im Jahre 1907 eröffnet.

Das Hospital enthält 50 Betten, welche für regelmäßige Behandlung bestimmt sind, und 10 Isolationsbetten. Die Abteilungen sind große, luftige und gut beleuchtete Räume, welche durch Ausstrahlapparate geheizt werden und in welchen die Betten so aufgestellt sind, daß so viel Licht und Wärme an sie herankommen kann wie nur möglich.

Es ist für Freiluftabteilungen, welche durch Windschirme aus Segeltuch geschützt sind, gesorgt, in welchen die Babies, die für diese Art der Behandlung geeignet sind, bei warmem Wetter den ganzen Tag in freier Luft zubringen. Wenn die Kinder sich wohl genug befinden, so werden sie auch täglich in Kinderwagen ausgefahren. Da die Ernährung der Kinder überaus wichtig ist, so ist besondere Sorgfalt auf die Erlangung tadelloser Milch gerichtet worden. Alle Milch wird von einer Farm bezogen, welche unter der Kontrolle der Behörden des Hospitals steht. Die Kühe sind besonders ausgewählt, und es wird mit genauester Aufmerksamkeit über ihre Fütterung und die saubere Beschaffenheit der Kuhställe gewacht. Es werden alle Vorsichtsmaßregeln angewendet, um Verschmutzung und Ansteckung der Milch zu verhindern. Im Hospital ist ein besonderes

Milchlaboratorium vorhanden. Die getroffenen Vorsichtsmaßregeln werden als diejenigen beschrieben, welche der Vollkommenheit in bezug auf die Produktion und Behandlung der Milch am nächsten sind.

Das Hospital besitzt ein Untersuchungslaboratorium, in dem wichtige Forschungen und Experimente ausgeführt werden, und einen Vorleseraum, in welchem Vorträge, besonders für Schwestern, Health Visitors und andere über Ernährung, Pflege und Krankheiten des Säuglings abgehalten werden. Die Durchschnittszahl der Säuglinge in diesem Hospital war im Jahre 1910 43. Es wurden 347 Säuglinge aufgenommen, 341 entlassen und 417 poliklinisch behandelt.

Regelung der Milchversorgung.

Die Milchversorgung von England und Wales wird im Interesse der Milchkonsumenten auf zwei Arten geregelt:

a) in bezug auf die Qualität durch Strafen gegen Panscherei;

b) in bezug auf die Sauberkeit und Verhütung von Krankheiten.

Die Milchpanscherei ist durch das Gesetz vom Jahre 1875—1899 über Verkauf von Lebensmitteln und Getränken verboten. Das Gesetz macht es einer örtlichen Behörde möglich, gegen jeden Milchverkäufer einzuschreiten, wenn die Analyse der Verkaufsmilch desselben zeigt, daß sie einen geringeren Fettgehalt hat, als sie nach der Vorschrift des British Board of Agriculture haben dürfte. Der Erfolg ist nicht sehr befriedigend, und wir haben viele Beweise, daß die Verkaufsmilch während der letzten zehn Jahre bedeutend schlechter geworden ist. Da die Milch die Hauptnahrung der künstlich genährten Säuglinge ist, so ist die Frage der Verschlechterung der Milch eine sehr wichtige, und es wird ihr heutzutage von seiten der medizinischen Berater der Behörden in England und Wales viel Aufmerksamkeit geschenkt.

Die Sauberkeit der Milch und ihr Freisein von krankheitserregenden Organismen wird in England und Wales auf zweifache Weise garantiert:

a) durch die örtlichen Behörden des Distrikts, in welchem die Farm gelegen ist und

b) durch die örtlichen Behörden des Distrikts, in welchem die Milch konsumiert wird.

Die örtlichen Behörden des Distrikts, in welchem die Farm gelegen ist, haben gewisse Pflichten, welche den Verfügungen betreffs Milchproduktion und Milchverkauf, die das Local Government Board erlassen hat, entsprechen. Diese Verfügungen bestimmen, daß alle Milchhändler und Kuhstallbesitzer registriert sein müssen, und stellen gewisse Klauseln auf, um dafür zu sorgen, daß die Kühe in sauberen Kuhställen gehalten werden, welche in richtiger Weise dräniert, beleuchtet und ventiliert sind und eine zufriedenstellende Wasserversorgung besitzen. Andere Bestimmungen dienen dazu, Personen, welche an ansteckenden Krankheiten leiden oder mit Infektionskranken in Berührung gekommen sind, von der Produktion, dem Verkauf und der Behandlung der Milch fernzuhalten. Die wichtigsten Bestimmungen der Verordnungen sind folgende:

„Kuhstallbesitzer oder Milchverkäufer begehen einen Verstoß gegen das Gesetz, wenn sie ein Gebäude als Farm oder Kuhstall benutzen, ob es nun bei Erscheinen dieser Verordnung schon zu diesem Zwecke benutzt worden ist oder nicht, wenn und so lange die Beleuchtung und Ventilation, die Raumverhältnisse und die Sauberkeit, Dränierung und Wasserversorgung desselben nicht Gewähr bieten für:

a) die Gesundheit und den guten Zustand des darin befindlichen Viehs;

b) die Sauberkeit der Milchgefäße, welche in den Ställen zum Zwecke der Aufnahme von Verkaufsmilch gebraucht werden;

c) den Schutz der in den Gebäuden befindlichen Milch gegen Infektion oder Ansteckung.

Wenn zu irgendeiner Zeit Krankheiten (einschließlich Eutertuberkulose) unter dem
Vieh einer Meierei, eines Kuhstalles oder irgendeines anderen Gebäudes oder Platzes
herrscht, so darf die Milch einer dort befindlichen kranken Kuh

a) nicht gemischt werden mit anderer Milch; und
b) nicht als menschliche Nahrung verkauft oder gebraucht werden; und
c) nicht als Nahrung für Schweine oder andere Tiere verkauft oder gebraucht
werden, ohne daß sie gekocht worden ist.

Örtliche Behörden sind berechtigt, von Zeit zu Zeit Bestimmungen zu treffen:

a) zum Zwecke der Inspektion des Viehes in Meiereien (eingeschlossen irgendwelche Räumlichkeiten, in denen Vieh gehalten wird);
b) zum Zwecke der Regulierung der Beleuchtung, Ventilation, Säuberung, Dränierung und Wasserversorgung von Meiereien und Kuhställen, welche Personen
innehaben, die dem Stande und Beruf eines Stallbesitzers oder Meiers angehören;
c) zum Zwecke der Sicherung der Sauberkeit von Milchvorratsräumen, Milchläden und Milchgefäßen, welche zur Aufbewahrung von Verkaufsmilch gebraucht
werden;
d) zum Zwecke der Verordnung von Vorsichtsmaßregeln, welche Milchlieferanten
und Personen, welche Milch im Kleinhandel verkaufen, in bezug auf Infektion
oder Ansteckung der Milch zu treffen haben."

Die meisten örtlichen Behörden haben Vorschriften erlassen auf der Basis
der Mustervorschriften, welche das Local Government Board zusammengestellt
hat und die folgenden Wortlaut haben:

Es wird gewünscht, daß alle, welche eine Regelung des Milchverkehrs beabsichtigen,
sich zunächst mit dem Local Government Board ins Einvernehmen setzen und diesem ihre
Pläne zur Begutachtung vorlegen.

Reglement
vorgeschrieben von ....

für Meiereien, Kuhställe und Milchläden in ....

Definition.

1. Im Reglement bezeichnet der Ausdruck „The Council"........;
der Ausdruck „the District" ......;
der Ausdruck „Cowshed" (Kuhstall) schließt jede Meierei ein, in welcher Milchkühe gehalten werden, und der Ausdruck „Cowkeeper" (Kuhhalter) bezeichnet jede Person,
welche den Beruf und Stand eines Kuhhalters oder Milchhändlers innehat oder welche
nach den Bestimmungen vom Jahre 1885 unter den Dairies, Cowsheds und Milkshops
einzutragen ist.

Inspektion von Kühen in Meiereien.

2. Jeder Inhaber einer Meierei, in welcher Vieh gehalten wird und welche der Medical
Officer of Health oder der Inspector of Nuisances oder irgendein anderer Beamter des
Council, welcher besonders dazu autorisiert ist, besuchen kann, um das Vieh zu inspizieren,
sowie jede andere Person, die zu der Zeit der Inspektion die Aufsicht oder Kontrolle einer
solchen Meierei oder des Viehs in derselben hat, muß dem Medical Officer of Health oder
dem Inspector of Nuisances oder irgendeinem anderen Beamten jede mögliche Hilfe leisten,
welche von demselben zum Zwecke der Inspektion verlangt wird.

Vorschriften über Beleuchtung, Ventilation, Säuberung, Dränierung und Wasserversorgung der Kuhställe und Meiereien, welche Personen, die den Stand eines Kuhhalters oder Meiers haben, innehaben.

Teil I.

Die Reglements dieses Teiles beziehen sich auf Kuhställe, deren Kühe sich den größeren
Teil des Jahres auf der Weide befinden und, wenn dies nicht der Fall ist, wenigstens einen
Teil des Tages aus dem Stalle herauskommen.

Beleuchtung.

3. Jeder Kuhhalter hat dafür zu sorgen, daß jeder Kuhstall, den er innehat, durch Fenster entweder in den Wänden oder im Dache des Stalles genügend beleuchtet sei.

Ventilation.

4. Jeder Kuhhalter hat dafür zu sorgen, daß jeder Kuhstall, den er innehat, genügend ventiliert ist. Zu diesem Zwecke hat derselbe mit einer genügenden Anzahl von direkt ins Freie führenden Öffnungen versehen zu sein, so daß die Luft im Kuhstall der Gesundheit zuträglich ist.

Reinigung.

5. (1) Jeder Kuhhalter hat zu veranlassen, daß alle Teile des Inneren jedes Kuhstalles, welchen er innehat, von Zeit zu Zeit und so oft dies notwendig erscheinen mag, um diesen Kuhstall jederzeit sauber zu halten, gründlich gereinigt werden.

(2) Solche Personen haben die Decke oder Innenseiten des Daches und die Wände jedes Kuhstalles, welchen sie innehaben, wenigstens zweimal im Jahre, das heißt einmal während des Monats Mai und einmal während des Monats Oktober und außerdem noch zu allen anderen Zeiten, wenn dies nötig erscheinen sollte, ordentlich weißen zu lassen.

Diese Bestimmung hat keine Anwendung auf Teile von solchen Decken, Dächern oder Wänden, welche ordentlich gestrichen oder gefirnißt oder aus solchem Material hergestellt resp. mit ihm bedeckt sind, welches das Weißen als unnötig oder nicht dienlich erscheinen läßt und in Fällen, in denen eine andere tadellose Reinigung möglich ist.

(3) Diese Personen haben außerdem den Fußboden jedes derartigen Stalles gründlich kehren und Dung und andere schädliche Stoffe aus diesen Kuhställen so oft entfernen zu lassen, als dies nötig wird; auf keinen Fall aber seltener als einmal jeden Tag.

Dränierung.

6. (1) Jeder Kuhhalter muß für die Dränierung jedes Kuhstalles, welchen er innehat, sorgen und dieselbe so einrichten, daß alle flüssigen Stoffe, welche auf den Fußboden des Stalles fallen oder geworfen werden, durch eine passende offene Rinne nach einer Öffnung, welche im Freien und in genügender Entfernung der Türen und Fenster des Kuhstalles liegt, oder nach irgendeinem anderen passenden Platze, welcher so gelegen ist, geführt werden.

(2) Es ist verboten, zu veranlassen oder es zu dulden, daß eine derartige Dränierungsöffnung eines derartigen Kuhstalles innerhalb des Kuhstalles sich befindet.

Wasserversorgung.

7. (1) Jeder Kuhhalter hat in oder bei jedem Kuhstalle, welchen er innehat, eine genügende und passende Wasserversorgung zu haben für alle diejenigen Zwecke, welche von Zeit zu Zeit nötig werden können.

(2) Er hat zu veranlassen, daß jeder Behälter, welcher für dieses Wasser bestimmt ist, von Zeit zu Zeit ausgeleert und gründlich gereinigt werde und zwar so oft als es nötig ist, um das Verderben des Wassers, welches darin aufbewahrt ist, zu verhüten und wo noch ein Behälter nur für den Zweck der Wasseraufbewahrung dient, hat er dafür zu sorgen, daß er richtig bedeckt und ventiliert und daß er so angebracht ist, daß man jederzeit an ihn herankommen kann.

Teil II.

Die Vorschriften des Teiles I und ebenso die folgenden Vorschriften beziehen sich auf alle Kuhställe, deren Kühe sich den größten Teil des Jahres auf der Weide befinden und, wenn dies nicht der Fall ist, wenigstens einen Teil des Tages aus dem Stalle herauskommen.

8. Ein Kuhhalter darf nicht veranlassen oder erlauben, daß ein Kuhstall, welchen er innehat, mit einer größeren Anzahl von Kühen belegt wird, als einem Rauminhalt von mindestens 800 Kubikfuß Luft für jede Kuh entspricht. Dabei sind folgende Vorschriften zu beachten.

    a) Bei der Berechnung des Luftraumes darf der Raum nicht berechnet werden, welcher mehr als 16 Fuß über dem Fußboden liegt; wenn aber Decke oder Dach geneigt sind, so ist die mittlere Höhe über dem Fußboden bei der Berechnung des Luftraumes als Höhe in Rechnung zu stellen.

    b) Diese Bestimmungen beziehen sich nicht auf Kuhställe, welche vor dem Inkrafttreten dieser Bestimmungen erbaut und in Betrieb genommen worden sind, bis zu zwei Jahren nach dem Inkrafttreten dieser Bestimmungen.

Teil III.

9. In diesem Teile bedeutet der Ausdruck „dairy" eine Molkerei, in der keine Kühe gehalten werden.

Belichtung.

10. Jeder Kuhhalter hat dafür zu sorgen, daß jede dairy, welche er innehat, durch Fenster genügend beleuchtet ist. (Seiten- oder Oberlicht).

Ventilation.

11. Jeder Kuhhalter hat dafür zu sorgen, daß jede dairy, welche er innehat, genügend ventiliert sei, und zu diesem Zwecke hat sie mit einer genügenden Anzahl von Öffnungen, welche ins Freie führen, versehen zu sein, so daß die Luft in der Molkerei gut ist.

Reinigung.

12. (1) Jeder Kuhhalter hat dafür zu sorgen, daß jeder Teil der dairy, welche er innehat, gründlich von Zeit zu Zeit gereinigt werde und zwar so oft als nötig ist, um eine solche dairy jederzeit genügend sauber zu halten.

(2) Er hat dafür zu sorgen, daß der Fußboden jeder solchen dairy mit Wasser wenigstens einmal jeden Tag gründlich gereinigt werde.

Dränierung.

13. (1) Jeder Kuhhalter muß für die Dränierung jeder dairy, welche er innehat, sorgen und dieselbe so einrichten, daß alle flüssigen Stoffe, welche auf den Fußboden der dairy fallen oder gegossen werden, durch eine passende offene Rinne aus der dairy herausgeleitet werden und dort durch einen passenden Abfluß, welcher mit einem geeigneten Ablaufrohr in Verbindung steht, aufgenommen werden.

(2) Es ist verboten, zu veranlassen oder zu dulden, daß irgendeine derartige Dränierungs-öffnung einer derartigen dairy innerhalb der dairy sich befindet.

Wasserversorgung.

14. (1) Jeder Kuhhalter hat dafür zu sorgen, daß jede dairy, welche er innehat, genügend mit gutem und gesundem Wasser versorgt ist, so daß diese dairy und alle Behälter, welche in ihr zum Zwecke der Aufbewahrung von Milch gebraucht werden, gehörig gereinigt werden können und daß für alle anderen notwendigen Zwecke, welche mit der Bestimmung der dairy zusammenhängen, genügend gutes Wasser vorhanden ist.

(2) Er hat dafür zu sorgen, daß alle Zisternen und anderen Behälter, in welchen solches Wasser aufbewahrt wird, gut bedeckt und ventiliert sind und daß sie so liegen, daß sie zu jeder Zeit gut zugänglich sind.

(3) Er hat dafür zu sorgen, daß jede solche Zisterne und jeder Behälter von Zeit zu Zeit und zwar so oft, als es notwendig ist, um das Verderben des darin aufbewahrten Wassers zu verhindern, ausgeleert und gründlich gereinigt wird.

Sorge für die Sauberkeit von Milchaufbewahrungsräumen, Milchläden und Milchbehältern, welche zur Aufbewahrung der Verkaufsmilch durch Personen verwendet werden, welche dem Stande und Beruf der Kuhhalter oder Milchverkäufer angehören.

Sauberkeit der Milchaufbewahrungsräume und Milchläden.

15. Jeder Inhaber eines Milchaufbewahrungsraumes oder Milchladens hat dafür zu sorgen, daß jeder Teil eines solchen Milchaufbewahrungsraumes oder Milchladens von Zeit zu Zeit gründlich gereinigt werde und zwar so oft als nötig ist, um den Milchaufbewahrungs-raum oder Milchladen in einem tadellos sauberen Zustande zu erhalten.

Sauberhaltung der Milchgefäße.

16. (1) Jeder Kuhhalter hat von Zeit zu Zeit, so oft dies nötig ist, dafür zu sorgen, daß alle Milchgefäße, welche zur Aufbewahrung von Verkaufsmilch verwendet werden, mit Dampf oder sauberem kochenden Wasser gereinigt werden, und er hat auch alle anderen Maßregeln zur Erhaltung solcher Milchgefäße in einem beständig sauberen Zustande zu ergreifen.

(2) Er hat dafür zu sorgen, daß jedesmal, wenn ein solches Gefäß zum Zwecke der Milchaufbewahrung gedient hat oder ihm zurückgegeben wird, nachdem es in fremden Händen war, dieses Gefäß gründlich gereinigt werde.

Vorschriften in bezug auf die gegen Infektion und Ansteckung anzuwendenden Vorsichtsmaßregeln, welche Milchlieferanten und Personen zu treffen haben, die Milch im Detailhandel verkaufen.

17. (1) Jeder Milchlieferant und jede Person, welche Milch im Detailhandel verkaufen, haben alle dazu geeigneten Vorsichtsmaßregeln in bezug auf die Aufbewahrung und Verteilung der Milch und auf jede andere Weise zu treffen, um zu verhüten, daß die Milch irgendeiner Infektion oder Ansteckung ausgesetzt werde.

(2) Er darf keine Verkaufsmilch deponieren oder aufbewahren:

a) in einem Raum oder an einem Platze, an dem sie einer Infektion oder Verunreinigung durch schlechte Luft, durch schlechte Gase oder Substanzen, durch Verdunstungen usw. ausgesetzt sein könnte; oder

b) in irgendeinem Raum, der als Küche oder als Aufenthaltsraum benutzt wird; oder

c) in einem Raum oder Gebäude oder einem Teil eines Gebäudes, welcher direkt durch eine Tür, ein Fenster oder auf andere Weise mit einem als Schlafraum benützten Raume in Verbindung, steht oder mit einem Raume, in welchem eine an einer übertragbaren Krankheit leidende Person sich befindet, oder in einem Raume, welcher durch irgendeine mit einem solchen Leiden behaftete Person benützt worden ist und nicht seitdem gründlich desinfiziert worden ist; oder

d) in irgendeinem Raum oder Gebäude oder dem Teil eines Gebäudes, in welchem sich ein direkter Ausguß befindet.

(3) Er darf Verkaufsmilch nicht in Gefäßen oder Behältern halten oder halten lassen, welche nicht gründlich sauber sind.

(4) Er hat dafür zu sorgen, daß jedes Gefäß und jeder Behälter, welche von ihm benutzt werden, um Verkaufsmilch aufzubewahren, gründlich mit Dampf oder sauberem kochenden Wasser nach dem Gebrauch gereinigt wird und daß dieselben in einem fortwährend sauberen Zustande erhalten werden.

(5) Er darf keine Kuh, welche ihm gehört oder unter seiner Kontrolle oder Verantwortung steht, um Verkaufsmilch zu erhalten, melken oder melken lassen:

a) wenn nicht zur Zeit des Melkens Euter und Striche der betreffenden Kuh gründlich sauber sind; und

b) wenn nicht die Hände der Person, welche die Kuh melken will, gründlich sauber und frei von aller Infektion und Ansteckung sind.

Strafen.

18. Jede Person, welche gegen eine der vorstehenden Bestimmungen verstößt, hat für jede Übertretung eine Strafe von 5 Pfund zu zahlen und im Falle fortgesetzten Vergehens eine weitere Strafe von 40 sh für jeden Tag von dem Zeitpunkt an, an welchem das Council von der Übertretung Mitteilung gemacht hat.

Die Richter oder der Gerichtshof haben das Recht, die in dieser Verordnung bestimmten Strafen herabzusetzen.

Inkrafttreten dieser Verordnung.

19. Diese Verordnungen werden in Kraft treten am und nach dem ......Tag ......Monat 190..

Zurücknahme der bestehenden Verordnungen.

20. Von dem Tag an und nach dem Tag, mit welchem diese Verordnungen in Kraft treten, werden alle Verordnungen, die auf die Dairies, Cowsheds and Milk-shops Order vom Jahre 1885 Bezug haben, zurückgenommen.

Die Rechte und Befugnisse der örtlichen Behörden der Distrikte, in denen Milch verkauft wird, sind in den Dairies, Cowsheds and Milkshops Orders und in dem Infectious Disease (Prevention) Act vom Jahre 1890 (Gesetz betreffend Verhütung von Infektionskrankheiten) enthalten. Letzteres Gesetz muß mit gewissen Formalitäten angenommen werden, bevor es in irgendeinem Distrikt in Kraft tritt. Unter anderem enthält es Bestimmungen, welche es einer örtlichen Behörde möglich machen, den Verkauf von Milch, welche von einer Farm innerhalb ihres Distriktes stammt, zu verbieten, wenn der medical Officer of Health im Besitz eines Beweises ist, daß eine Person in seinem Distrikt an einer Infektionskrankheit erkrankt ist, welche der Milch aus der betreffenden Farm zur Last zu legen ist. Bevor die örtliche Behörde den Verkauf der Milch inhibieren kann, hat der medical Officer of Health die Farm zu inspizieren und wenn er von einem Tierarzt begleitet ist, so kann er auch die Tiere inspizieren. Wenn er der Meinung ist, daß durch die Milch eine Infektionskrankheit verursacht worden ist, kann die örtliche Behörde in Ansehung seines Berichtes, und wenn der dairyman nicht begründeten Widerspruch erhebt, eine Verordnung zum Einstellen des Verkaufes der Milch erlassen, und der Verkauf muß unterbleiben, bis die örtliche Behörde die Verordnung wieder zurücknimmt.

London und die großen Städte haben vom Parlament lokale Gesetze erlangt, welche nur für die eine in Frage kommende Stadt gültig sind und welche besondere Befugnisse enthalten, um den Verkauf von Milch, die von tuberkulösen Kühen stammt, zu verhindern. In einigen Fällen hat die administrative Ausführung dieser Gesetze zu Reibungen zwischen den Städten und örtlichen Behörden der Country districts (Landdistrikte) geführt, in welchen die Farmen gelegen sind. Da die Frage einer tadellosen Milchversorgung jetzt die Aufmerksamkeit der britischen Regierung zu erregen anfängt, so wird es nützlich sein, die Formulierung eines typischen Local Act (örtlichen Gesetzes) zu zitieren.

Definitionen.

1. In diesem Teil des Gesetzes bezeichnet:
   „Dairy" jede Farm, jedes Farmhaus, Kuhstall, Milchaufbewahrungsraum, Milchladen und jeden anderen Platz, von welchem aus Milchversorgung geschieht oder in welchem Milch zum Zwecke des Verkaufs gehalten wird;
   „Dairyman" jeden Kuhhalter, Milchlieferanten oder Inhaber einer dairy;
   „Medical officer" den medical Officer of Health der borough und schließt jede Person ein, welche genügend autorisiert ist, zeitweise als medical Officer of Health zu fungieren.

Bestrafung für den Verkauf von Milch kranker Kühe.

2. Jede Person, welche innerhalb der borough wissentlich Milch verkauft oder verkaufen läßt, welche zur Konsumierung durch Menschen zum Verkauf gebracht werden soll und welche von einer Kuh stammt, die an Eutertuberkulose leidet, soll mit einer Strafe nicht über 10 £ belegt werden.

Bestrafung für Unterlassung der Isolierung kranker Kühe.

3. Jede Person, welche die Milch der Kühe einer dairy verkauft oder es gestattet, daß sie innerhalb der borough von Menschen konsumiert wird und welche, nachdem sie bemerkt hat, daß eine Kuh ihrer dairy an Eutertuberkulose leidet, diese Kuh in irgendeinem Feld, Stall oder anderen Räumlichkeiten mit anderen milchenden Kühen zusammenbehält, soll mit einer Strafe nicht über 5 £ belegt werden.

Pflicht, tuberkulöse Kühe anzuzeigen.

4. Jeder dairyman, welcher innerhalb der borough Milch veräußert und in seiner dairy irgendeine Kuh besitzt, welche der Eutertuberkulose verdächtig ist oder Zeichen von Eutertuberkulose zeigt, hat dem medical Officer sofort schriftliche Anzeige der Tatsache zu erstatten. In dieser Anzeige muß sein Name, seine Adresse und die Lage der dairy oder des Gebäudes angegeben sein, in welchem die Kuh sich befindet.

Unterläßt ein dairyman diese Anzeige, wie sie durch diesen Teil des Acts verlangt wird, so soll er mit einer Strafe nicht über 40 sh belegt werden.

Befugnisse für die Entnahme von Milchproben.

5. A) Es ist dem medical officer oder irgendeiner Person, welche von dem medical officer dazu autorisiert ist und die auf Wunsch eine schriftliche Autorisierung auch vorzuzeigen hat, zu gestatten, innerhalb der borough zum Zwecke der Untersuchung Milchproben von der Milch zu nehmen, welche produziert oder verkauft werden oder dem Verkauf innerhalb der borough dienen soll.

B) Die gleichen Befugnisse können in jeder Beziehung innerhalb der borough einem medical officer oder einer anderen autorisierten Person erteilt werden, wenn sie zuerst von einem (zur Rechtsprechung in dem Orte, in dem die Proben genommen werden, berechtigten) Richter eine Verordnung erlangt haben, welche sie dazu autorisiert, Milchproben zu nehmen. Hierbei ist zugleich jedem derartigen Richter das Recht erteilt, solche Verordnungen auszugeben.

6. A) Wenn Milch von einer dairy, welche in der borough gelegen ist, innerhalb der borough verkauft oder gebraucht wird, so hat der medical officer oder eine andere Person, welche mit einer schriftlichen Autorisierung des medical officers versehen ist, das Recht, in Begleitung eines qualifizierten Tierarztes zu jeder verständigen Stunde die dairy zu inspizieren und seine Inspektion auch auf die Kühe auszudehnen. Wenn der medical officer oder solch eine autorisierte Person Gründe zu dem Verdacht hat, daß irgendeine Kuh in dieser dairy an Eutertuberkulose leide, so hat er das Recht, das Melken der Kuh in seiner Gegenwart zu verlangen und Milchproben zu nehmen; die Milch jedes einzelnen Striches muß auf sein Verlangen separiert gemolken und ihm müssen separierte Proben davon gegeben werden.

B) Wenn der medical officer der Meinung ist, daß Personen, welche in der borough ihren Wohnsitz haben, Tuberkulose bereits akquiriert haben oder acquirieren könnten durch Milch, welche von einer dairy oder von einer Kuh innerhalb des borough stammt, so hat er der Corporation darüber einen Bericht einzureichen und seinem eigenen den Bericht beizufügen, den ihm der Tierarzt zur Verfügung zu stellen hat. Die Corporation darf daraufhin den dairyman frühestens innerhalb 24 Stunden vor sich fordern, wie dies in der Zustellung auch bemerkt sein muß, und der dairyman muß dann einen Grund angeben, warum es ungerechtfertigt ist, von ihm zu verlangen, daß die Milch aus einer solchen dairy innerhalb der borough nicht verkauft werde.

C) Wenn der medical officer irgendeinen Grund hat, zu glauben, daß Milch von einer dairy, welche außerhalb der borough liegt und welche von der dort produzierten Milch verkauft oder verkaufen läßt zum Zwecke des Verkaufs oder Gebrauchs innerhalb der borough, möglicherweise Tuberkulosegefahr für Personen der borough in sich tragen könnte, so gelten die Ermächtigungen, welche in diesem Paragraphen enthalten sind, in jeder Beziehung für den Fall einer solchen dairy: vorausgesetzt, daß der medical officer oder eine andere autorisierte Person vorher von einem Richter, welcher die Gerichtsbarkeit an dem Platze hat, in dem die dairy gelegen ist, eine Verordnung erlangt hat, welche sie zu dem genannten Eintritt und zu der genannten Inspektion ermächtigt. Hierdurch ist auch zugleich jeder Richter berechtigt, eine solche Verordnung auszugeben.

D) Jeder dairyman und seine Angestellten haben dem medical officer oder irgendeiner dazu autorisierten Person oder dem obenbenannten Tierarzt jede nur irgendwie berechtigte Hilfe zu leisten, welche ein solcher medical officer, eine solche Person oder ein solcher Tierarzt für die Ausführung irgendeines der Zwecke dieses Gesetzes von ihnen verlangen mag; und jede Person, welche eine solche Hilfeleistung verweigert, wenn ein solcher medical officer, eine solche Person oder ein solcher Tierarzt die Zwecke dieses Paragraphen des Gesetzes ausführen wollen, ist mit einer Geldbuße nicht über 5 £ zu bestrafen.

E) Wenn die Corporation der Meinung ist, daß der dairyman keine stichhaltigen Gründe vorbringt, warum eine solche Verordnung, wie oben gesagt, nicht erlassen werden könnte, so hat die Corporation das Recht, obenbenannte Verordnung zu erlassen und sie hat die Tatsache dem county council jeder administrativen county, in welcher die dairy gelegen ist, und dem Local Government Board mitzuteilen und wenn die dairy außerhalb der borough liegt, so hat sie dies dem council der borough oder des Distrikts, in welchem sie gelegen ist, mitzuteilen.

F) Obenbenannte Verordnung kann wieder zurückgenommen werden, wenn sich die Corporation oder ihr medical officer überzeugt haben, daß die Milchversorgung verbessert worden sei oder daß es nicht wahrscheinlich sei, daß durch dieselbe Personen, welche innerhalb der borough wohnen, in Tuberkulosegefahr gebracht werden.

G) Wenn eine solche Person, nachdem eine solche Verordnung ausgegeben worden ist, noch irgendwelche Milch innerhalb der borough trotz der Verordnung geliefert oder verkauft hat, so ist sie mit einer Geldbuße nicht über 5 £ zu bestrafen, und, wenn sie fortfährt, dies zu tun, so hat man sie mit einer weiteren Geldbuße nicht über 40 sh für jeden Tag der Überschreitung der Verordnung zu belegen.

H) Ein dairyman kann nicht für einen Kontraktbruch verantwortlich gemacht werden, wenn dem Kontraktbruch eine Verordnung nach diesem Paragraphen des Gesetzes zugrunde liegt.

Berufung.

7. Der dairyman kann gegen die Verordnung, welche die Corporation nach dem vorhergehenden Paragraphen gemacht hat, oder gegen die Verweigerung des Zurückziehens einer solchen Verordnung durch die Corporation bei einem petty sessional court Berufung

einlegen, welcher zur Rechtsprechung innerhalb der borough berechtigt ist oder nach seiner Wahl, wenn die dairy außerhalb der borough liegt, bei dem Board of Agriculture and Fisheries, welches einen Beamten anzustellen hat, der diese Berufungen anhört. Der Beamte hat Ort und Platz zu bestimmen, wo und wann er dies innerhalb der borough tun will und hat den dairyman und die Corporation spätestens 48 Stunden, bevor er die Berufung anhört, davon zu benachrichtigen. Der obenerwähnte Beamte hat für die Zwecke der Berufung alle Befugnisse des petty sessional court.

Das Board of Agriculture and Fisheries hat das Recht, in jedem Stadium eine beliebige Summe von dem dairyman zu verlangen, so hoch als das Board es für richtig hält, um die Bezahlung aller Kosten, welche dem Board of Agriculture and Fisheries entstehen, zu sichern.

Der court oder das Board of Agriculture and Fisheries, wie der Fall nun gerade liegt, können die Verordnung, welche der Gegenstand der Berufung ist, entweder bestätigen, ändern oder zurücknehmen und können bestimmen, von wem und an wen die Kosten der Berufung (einschließlich der Summe, welche dem Board of Agriculture and Fisheries, wie oben gesagt, bezahlt worden ist oder bezahlt werden soll) zu zahlen sind. Schwebt jedoch das Verfahren in bezug auf die Berufung noch, so hat die Verordnung in Kraft zu bleiben, außer wenn sie vorher schon durch die Corporation zurückgezogen ist.

Schadenersatz für den dairyman.

8. Wenn eine derartige Verordnung ohne genügende Ursache getroffen ist oder wenn die Corporation zu unrecht sich weigert, die Verordnung zurückzuziehen, so hat der dairyman, im Falle ihn nicht selbst die Schuld trifft, das Recht, von der Corporation vollen Ersatz für den Schaden zu verlangen, welchen er durch die Verordnung oder durch die Weigerung der Corporation, die Verordnung zurückzunehmen, erlitten hat.

Die Court oder das Board of Agriculture and Fisheries hat das Recht zu entscheiden und zu konstatieren, ob eine Verordnung, welche der Gegenstand einer Berufung ist, ohne genügende Ursache gemacht wurde, und ob die Corporation zu unrecht sich weigert, die Verordnung zurückzunehmen oder ob den dairyman die Schuld trifft.

Jede Entscheidung, ob nun eine solche Verordnung ohne genügende Ursache erlassen oder aufrechterhalten worden ist oder ob den dairyman die Schuld trifft, wenn das erste nicht durch das Board of Agriculture and Fisheries konstatiert werden kann oder was die Frage des Schadens oder die Höhe der Kompensation betrifft, hat in der Art und Weise entschieden zu werden, wie dies in dem § 308 des Public Health Act vom Jahre 1875 bestimmt worden ist, und dieser Paragraph ist infolgedessen anzuwenden, gerade als ob dieser Paragraph hier in diesem Gesetz wieder als Gesetzesparagraph stünde und hat wörtlich bei jeder solchen Gelegenheit in Kraft zu treten.

Veröffentlichung der Bestimmungen dieses Teils des Gesetzes.

9. Die Corporation hat den Erfolg der Bestimmungen dieses Paragraphen des Gesetzes bekanntzugeben durch Ankündigung in den Zeitungen des Ortes und durch Anschlagzettel und auch auf andere Weise und zwar in solcher Art, als sie es für genügend hält; und dieser Teil des Gesetzes soll frühestens einen Monat nach der ersten öffentlichen Ankündigung in Kraft treten, im übrigen aber nach den Bestimmungen der Corporation.

Verfahren.

10. Vergehen gegen diesen Teil des Gesetzes können durch die Corporation verfolgt werden und Strafen können durch die Corporation eingezogen werden und zwar durch einen petty sessional court, welcher die Rechtsprechung an dem Platze hat, in dem die dairy gelegen ist.

Unkosten.

11. Alle Ausgaben, welche der Corporation durch die Ausführung der Bestimmungen dieses Teiles des Gesetzes entstehen, fallen zu Lasten des Fonds und der Einnahmen, welche für die sanitären Maßnahmen der Corporation bestimmt sind, und sie kann von demselben Fonds und von denselben Einnahmen alle Ausgaben bestreiten, welche ihr aus der Anwendung der Tuberkulin- oder anderen Tuberkuloseuntersuchungen seitens des Tierarztes erwachsen, wenn dieses an Kühen geschieht, deren Milch innerhalb der borough gebraucht wird: Eine solche Probe oder Untersuchung darf nur im Einverständnis mit dem Besitzer ausgeführt werden.

Ausführung dieses Teils des Gesetzes durch ein Komitee.

12. Dieser Teil des Gesetzes darf durch ein Komitee der Corporation ausgeführt werden, welches Komitee in Übereinstimmung mit und unter Beachtung der Bestimmungen der vierten Liste des Diseases of Animals Act vom Jahre 1894 gebildet worden ist, außer daß das Komitee ganz und gar aus Mitgliedern der Corporation zu bestehen hat.

Die Milchtuberkulose ist in Großbritannien eine große öffentliche Frage geworden, seit Professor Koch in London sagte, daß Rindertuberkulose nicht mit Menschentuberkulose identisch sei. Die königliche Regierung setzte eine königliche Kommission zur gründlichen Erforschung dieser Frage ein. Diese Kommission hat einen Bericht veröffentlicht, aus welchem folgendes zitiert sei:

Auszug: **Königliche Kommission für Tuberkulose.**
(Humane und bovine Tuberkulose.)

66. Wir können die Resultate, welche wir erreicht haben, kurz in folgender Weise summieren:

Es kann kein Zweifel bestehen, daß in einer gewissen Anzahl von Fällen die beim Menschen, besonders bei Kindern, bestehende Tuberkulose die direkte Folge der Einführung des Bazillus der bovinen Tuberkulose in den menschlichen Körper ist; ebensowenig kann es zweifelhaft sein, daß mindestens in der Majorität der Fälle der Bazillus durch Kuhmilch eingeführt wird. Kuhmilch, welche Träger des Rindertuberkulosebazillus ist, ist unstreitbar eine Ursache von Tuberkulose und zwar tödlicher Tuberkulose beim Menschen. In den 60 Fällen von menschlicher Tuberkulose, welche wir erforscht haben, gehörte in 14 der Fälle das Virus unter Gruppe 1, das heißt es enthielt den bovinen Bazillus. Wenn wir uns, anstatt alle Fälle zu betrachten, auf die Fälle beschränken, in welchen der Bazillus offenbar durch die Verdauungswege in den Körper eingeführt worden war, so wächst die Gruppe 1 bedeutend. Von den 60 Fällen, welche wir erforscht haben, besaßen 28 eine darauf hinweisende klinische Geschichte, daß bei ihnen der Bazillus durch die Verdauungswege eingeführt worden sei. Von diesen gehören 13 zu Gruppe 1. Von den neun Fällen, in welchen wir die Zervikaldrüsen untersuchten, gehörten 3, und von den 19 Fällen, in welchen wir abdominale Tuberkulose feststellten, gehörten 10 zu Gruppe 1.

Diese Tatsachen zeigen deutlich, daß ein großer Teil der Tuberkulose, welche durch Ingestion entsteht, dem bovinen Tuberkelbazillus zur Last fällt.

Ein sehr großer Anteil von Krankheit und Lebensverlust, besonders bei Kindern, muß der Einführung von Kuhmilch, welche Tuberkelbazillen enthält, zur Last gelegt werden. Das Vorhandensein von Tuberkelbazillen kann, wenn auch mit einiger Schwierigkeit, konstatiert werden, wenn die richtigen Mittel dazu angewendet werden, und solche Milch sollte niemals als Nahrung gebraucht werden. Es ist weniger schwer, klinisch festzustellen, daß eine Kuh offenbar an Tuberkulose erkrankt ist, in diesem Falle kann sie ja auch tuberkulöse Milch abgeben. Die Milch einer solchen Kuh sollte nicht als menschliche Nahrung dienen und sollte überhaupt nicht als Nahrung verwendet werden.

Unsere Resultate zeigen deutlich die Notwendigkeit, schärfere Maßnahmen als diejenigen, die bis jetzt in Kraft sind, um den Gebrauch oder den Verkauf solcher Milch zu verhüten, zu erlassen.

In Anbetracht dieses ganz bestimmten Ausspruches wünscht die britische Regierung ganz besonders eine Gesetzgebung durchzubringen, welche sich mit der Frage tuberkulöser Milch beschäftigt, und es ist wahrscheinlich, daß solch ein Gesetz das britische Parlament in allernächster Zeit beschäftigen wird.

B. Schottland.[1]

Von

A. Dingwall-Fordyce.

Kind und Armenpflege.

Im Jahre 1909 gab die Royal Commission on the Poor Laws and Relief of Distress (Königliche Kommission für Armenpflege und Unterstützung) ihren Bericht an das Parlament. Folgendes ist über Schottland in dem Bericht zu finden:

[1] Übersetzt von Emmy Keller-Schwangart.

264. Nach schottischem Gesetz ist kein arbeitsfähiger Mann berechtigt, Unterstützung für seine Kinder, wenn diese mit ihm zusammen wohnen, zu beanspruchen. Mädchen erreichen das Pubertätsalter mit 12 und Knaben mit 14 Jahren. Aber ob sie dann als außerhalb des Familienverbandes stehend zu betrachten sind, hängt von ihrer Fähigkeit, sich ihren Lebensunterhalt zu verdienen, ab.

265. Im Bericht der Poor Law Inquiry Commission vom Jahre 1844 (Armenpflege-Untersuchungskommission) wird mehrmals Bezug genommen auf Verhältnisse, welche vor dieser Zeit in der Armenpflege bestanden. Wir werden dort z. B. darüber unterrichtet, daß Waisen, Findlinge und verlassene Kinder gewöhnlich zu ihren Verwandten oder Freunden, wenn sie solche überhaupt besaßen, in Pflege gegeben wurden oder auch zu Fremden, welche bereit waren, sich ihrer anzunehmen. Außerdem finden wir, daß die Kinder durchschnittlich gut versorgt waren, da die Personen, zu welchen sie in Pflege gegeben wurden, in jeder Beziehung zu dieser Aufgabe geeignet waren.

266. Wir finden in demselben Bericht, daß im Edinburgh Charity Workhouse die Abtrennung der Kinder von den Erwachsenen eine unvollständige war; beide waren in engem Kontakt und in Berührung während des Tages und es bestand nicht einmal eine vollständige Trennung der Geschlechter.

„Den Kindern wird Lesen, Schreiben, Geographie und Rechnen gelehrt. Sie werden gewöhnlich im Alter von ungefähr 12 Jahren aus dem Workhouse entlassen, die Knaben gehen in der Regel als Lehrlinge zu Webern, die Mädchen als Dienstboten." Außerdem erfahren wir dort, daß im Town's Hospital of Glasgow, welches für Arme bestimmt war, keinerlei Einrichtungen zur Unterbringung von Kindern bestanden, von denen wir bei Durchsicht der Akten etwa 320 finden. „Diese werden meistenteils in einigen in der Umgegend von Glasgow liegenden Dörfern untergebracht und werden in der parochial school of the parish (Kirchspielschule) unterrichtet, in welcher sie in Pflege gegeben sind."

268. Die Kinder, mit denen wir es zu tun haben, können in drei verschiedene Klassen eingeteilt werden:

1. Waisen, verlassene Kinder und diejenigen, welche man von lasterhaften und leichtfertigen Eltern getrennt hat. Diese Kinder werden meistenteils in Pflege gegeben und gewöhnlich nur, wenn sie krank, siech oder in jüngstem Alter sind, in die poorhouses (Armenhäuser) aufgenommen;

2. die Kinder der Inwohner der Armenhäuser — ob nun von den der „ins-and-outs" Klasse oder von denjenigen, welche durch Krankheit oder Siechtum gezwungen sind, sich ins Armenhaus zu begeben; und

3. die Kinder derjenigen Personen, welche zu den Empfängern von outdoor relief (offene Armenpflege) gehören.

269. Wir haben keine Workhouse oder District Schools oder Cottage Homes (Armenhaus- oder Distriktschulen oder Cottage Homes) in Schottland, wie sie in England bestehen. Die wesentlichsten Arten, wie man die Kinder unterbringen kann, sind folgende:

1. Ausgeben in Pflege (boarding-out);
2. Unterhalt in einem Armenhaus (maintenance in a poorhouse);
3. Unterhalt in einer Wohlfahrts- oder Spezialinstitution (maintenance in a charitable or other special institution); und
4. out-door-relief.

Wir wollen nun diese Arten in obiger Reihenfolge näher beschreiben.

The Boarding-out System.
(Ausgeben in Pflege.)

270. Es ist wahrscheinlich richtig, wenn behauptet wird, daß das System des Ausgebens in Pflege vor dem Jahre 1845 bereits bestand, und zwar wurde es hauptsächlich von seiten der Kirche ausgeübt und auch dazu ermutigt. Das Hauptziel und die Hauptpolitik der Kirche in diesen Dingen scheint den Instinkten und den Traditionen des Landes treu gewesen zu sein und war darauf gerichtet, diesen Kindern eine solche Erziehung und einen solchen Unterricht in den gewöhnlichen Schulen des Landes zu sichern, daß sie aus ihrer Umgebung herausgebracht würden und imstande wären, ihren Lebensunterhalt zu verdienen. Erziehung und Ausbildung zu diesem Zweck war das Hauptziel dieser Handlungsweise und zwar nicht in Armenhausschulen und in Institutionen, in denen sie von den anderen getrennt gewesen wären, sondern in den gewöhnlichen Kirchspielschulen des Landes.

271. Wenn das, was von England gesagt ist, wahr ist, nämlich daß „die öffentliche Meinung energisch zugunsten des Ausgebens in Pflege sprach" (a strong public opinion has been formed in favour of boarding-out), so kann dies noch mit viel größerer Sicherheit von Schottland behauptet werden. Dieses System ist in jeder Beziehung durch das Board of Supervision und durch dessen Nachfolger, das Local Government Board, befördert worden. Von Anfang an ist es als sehr gefährlich betrachtet worden, daß Kinder in Armenhäusern mit anderen Klassen von Inwohnern zusammen unterhalten werden sollen.

280. Im allgemeinen ist gefunden worden, daß es besser sei, die Kinder zu Fremden in Pflege zu geben als zu Verwandten und jedes Jahr wächst das Verhältnis zugunsten derer, welche zu Fremden gegeben werden. Verwandte haben nicht ein so großes Verantwortungsgefühl, wie es Fremde in diesem Falle haben. Die Verwandten neigen dazu, ihre Stellung gegenüber dem Kinde auszunützen, indem sie es für ihre eigenen Zwecke gebrauchen, und außerdem können sie auch nicht einer so scharfen Überwachung unterworfen werden, wie fremde Pflegeeltern.

Es herrscht allgemein die Überzeugung, daß es besser sei, wenn die Pflegeeltern in Landdistrikten als in großen Städten oder sehr bevölkerten Plätzen wohnen.

Es gibt keinen bestimmten Satz für das Pflegegeld. Aber es wird pro Kopf mehr für das in Pflege gegebene Kind bezahlt, als einer Mutter für ihre Kinder in offener Armenpflege — die Erklärung dafür ist darin zu finden, daß sie gewöhnlich anderweitig einige Hilfe zur Unterhaltung der Kinder findet.

285. Im Jahre 1880 veröffentlichte Sir John Skelton eine Statistik über Pflegekinder während eines Zeitraumes von 20 Jahren 1860—80 in 44 Kirchspielen, aus welcher wir folgenden Auszug machen:

a) Zahl der Kinder, welche während der 20 Jahre in Pflege gegeben wurden 9484

b) Zahl der Kinder, welche bei Abfassung dieser Statistik noch in Außenpflege waren, und derjenigen, welche in der Zeit, in der sie in Außenpflege gegeben waren, starben 2504

c) Kinder, deren nachheriger Lebensweg bekannt ist 6980

d) Bei den 6980 zeigen sich folgende Resultate:

befriedigend 5260
unbefriedigend 260
ungenügende Nachrichten 1460
6980

289. Im großen und ganzen sind wir der Meinung, daß die Hauptprinzipien des Systems der Außenpflege jetzt auf einer soliden Basis stehen. Schon lange ist dies ein abgesonderter und sehr erfolgreicher Zweck der Poor Law Administration, und ihr Einfluß auf die Zukunft der Knaben und Mädchen, welche so aufgezogen wurden, ist gewöhnlich ein sehr guter. Wir stehen nicht an, dies als die für die Zustände und Bedingungen Schottlands geeignetste Maßnahme zu empfehlen und der Art und Weise, wie es gehandhabt wird, zuzustimmen. Außerdem glauben wir, daß das System entwicklungs- und ausbreitungsfähig ist.

294. Wir denken, daß es wünschenswert ist, daß das System des Ausgebens in Pflege auch auf Kinder ausgedehnt werde, welche zurzeit außerhalb der Rechte des Armengesetzes stehen, nämlich auf Kinder lasterhafter und trunksüchtiger Eltern oder auf Kinder, welche in einer Umgebung erzogen werden, welche für ihre spätere Wohlfahrt gefährlich ist. Was solche Kinder betrifft, so herrscht, wie wir schon gesagt haben, in Schottland die Gewohnheit, sie von ihren Eltern zu trennen, so daß diese nicht mehr mit ihnen in Berührung kommen können, und wir sind überzeugt, daß diese Art und Weise großen Nutzen stiften wird.

295. Die Bestimmungen des Custody of Children Act vom Jahre 1891 sind sehr nützlich, um die Interessen von Kindern, welche von schlechten Eltern abstammen, zu sichern. Dieses Gesetz gibt einem Parish Council das Recht, ohne Ermächtigung und Verordnung eines Gerichtshofes, sich zu weigern, Kindern einem der beiden Eltern auszuliefern, wenn nicht der Gerichtshof sich überzeugt hat, „daß in bezug auf die Wohlfahrt des Kindes die betreffende Person geeignet ist, das Kind unter Aufsicht zu behalten"; und dieses Gesetz enthält eine Bestimmung, daß, wenn das Kind der betreffenden Person nicht ausgeliefert wird, dieselbe zur Zahlung der durch den Unterhalt des Kindes verursachten Kosten herangezogen werden kann. Mr. Barrowman sagt: „Auf Grund dieses Gesetzes habe ich Kinder von ihren Eltern, wenn dieselben sich als ungeeignet erwiesen, fortgenommen und habe mich geweigert, sie ihnen wieder zurückzugeben." (I have taken children away from mothers when they became chargeable, and I have refused to hand them over again under that Act.) Wir freuen uns zu sehen, daß die Bestimmungen des neuen Children Act, welcher den Infant Life Protection Act vom Jahre 1897 und den Prevention of Cruelty to Children Act vom Jahre 1904 aufhebt, neue Bestimmungen zum Schutze von sehr jungen Kindern bringt, welche die Rechte zur Trennung von den Eltern, welche jetzt schon existieren, sehr ausdehnen. Die Anwendung dieser Bestimmungen kann nur segensreich wirken, besonders in Fällen, in denen die Kinder in Pflege gegeben werden. Der Children Act enthält weitere Bestimmungen über die Aufnahme und die Behandlung von Kindern in Reformatories and Industrial Schools und in Day Industrial Schools. Die Bestimmungen dieses Gesetzes müssen, wenn sie richtig angewendet werden, den Kindern, die bis jetzt von ihren Eltern, welche keinem der vorher bestehenden Gesetze unterworfen waren, zurückgehalten werden konnten, auch wenn dies noch so schlimm für die Interessen des Kindes war, sehr viel Segen stiften. Die Bestimmungen, welche dem Parish Council bei Waisen, verlassenen Kindern und bei Kindern lasterhafter Eltern zur Seite stehen, sind fast mit gleicher Stärke auch auf die Kinder von Vagabunden und „ins-and-outs" anwendbar.

296. Es scheint, daß, wenn Kinder unwürdiger Eltern das Selbständigkeitsalter erreicht haben und zur Arbeit brauchbar sind oder wenn sie mit 14 Jahren die Schule verlassen, die Eltern oft versuchen, die Kinder zu sich zurückzu-

ziehen, und daß ihnen das oft gelingt. Das Resultat ist, daß die Kinder total verloren sind. Das scheint darauf hinzuweisen, daß es nötig sein wird, das Alter, in welchem die Kontrolle des Parish Council aufhört, heraufzusetzen und die Rechte der Eltern sich einzumischen zu beschränken. Unter dem English Poor Law Act vom Jahre 1899 haben die englischen Boards of Guardians bei Kindern bis zum achtzehnten Lebensjahre die Befugnis, dieselben von den Eltern wegzunehmen und sie zu adoptieren. Unseres Erachtens wäre es gut, die Bestimmungen dieses Gesetzes auch auf Schottland auszudehnen und die durch die Public Assistance Authorities (öffentlichen Armenbehörden) und die Parish Councils über die Kinder geführte Oberaufsicht, wo dies nötig ist, fortzusetzen bis zum 21. Lebensjahre, während die Verpflichtung zur Unterhaltung der Kinder durch die Eltern immer energischer durchgeführt werden möge.

297. Was nun die spätere Sorge für die in Pflege gegebenen Kinder betrifft, so denken wir, daß alle öffentlichen Armenbehörden dem Beispiel der anderen Kirchspiele folgen sollten, welche sich für den nachfolgenden Lebenswandel und die Lebensschicksale dieser Kinder interessieren, und daß sie alle systematische Listen in bezug auf diese Kinder, wenigstens während einiger Jahre, nachdem sie selbstständig geworden sind, führen sollten. Ein Parish Council ist zweifellos in loco parentis seinen in Pflege gegebenen Kindern gegenüber; darum sollte ein Parish Council auch einen gewissen berechtigten Stolz in ihre zukünftige Wohlfahrt setzen, wie denn dies auch oft geschieht. Weder der Parish Council noch die Pflegeeltern noch das Kind sollten den Wunsch hegen, daß eine Verwandtschaft, welche einmal in der Jugend im kritischen und entscheidenden Moment des Lebens geschlossen wurde, einfach durch die physische Trennung, welche durch das Eintreten in eine Stellung oder in ein Amt sich ergibt, automatisch beendet werde. Von der Aufrechterhaltung eines solchen Bandes kann nichts wie Gutes kommen. Wir stimmen vollkommen mit dem Wunsch derjenigen überein, welche anempfehlen, daß freiwillige Hilfe in bezug auf die spätere Sorge für die Kinder, welche aufgehört haben, öffentliche Unterstützung zu erhalten, eintreten und mithelfen soll. Wir sind auch der Meinung, daß diese Personen der öffentlichen Armenbehörde oder dem Parish Council periodisch Berichte über die Kinder erstatten, und daß solche Berichte aufgehoben werden sollen.

Children in Poorhouses.
(Kinder in Armenhäusern.)

298. Wenn wir von den Kindern, welche in Privathäusern in Pflege untergebracht sind, zu den Kindern, welche im Armenhause unterhalten werden, übergehen, so müssen wir berichten, daß die Verhältnisse im letzeren Falle weit entfernt von dem Prädikat „zufriedenstellend" sind. Allerdings ist die Anzahl dieser Kinder eine viel geringere als früher geworden, sie ist auch viel geringer als die Anzahl der Kinder, welche auf andere Weise versorgt werden. Aber trotz aller Versuche der Zentralbehörde, das System des Ausgebens in Familienpflege möglichst in den Vordergrund zu stellen, bleibt doch die Tatsache bestehen, daß am 31. März 1906 1157 gesunde Kinder in den Armenhäusern untergebracht waren. Wie wir schon gesagt haben, sind die Kinder nicht immer von den erwachsenen Inwohnern getrennt.

300. Wie schon besprochen, ist die Politik der Zentralbehörde zugunsten der Familienpflege von vornherein klar ausgesprochen worden, und die Be-

hörde hat keine Gelegenheit versäumt, gleichgültige oder nicht geneigte Parish Councils dazu zu bewegen, dieses System anzunehmen. Das Zirkular des Local Government Board vom Jahre 1895 sagt: „Das Board ist der Meinung, daß Waisen und Verlassene, ebenso wie getrennte Kinder, welche zu Lasten der öffentlichen Unterstützung fallen, nur so kurze Zeit als möglich in dem Armenhause zurückgehalten werden sollten." (The Board are of opinion that orphan and deserted and separated children who become chargeable to the rates should be retained in the poorhouse for as brief a period as is practicable.) In diesem Zusammenhang teilt uns Mr. Barclay mit, daß in Glasgow und Govan ein besonderes Komitee die Kinder monatlich untersucht und diejenigen, die sich zum Ausgeben in Pflege eignen, dazu bezeichnet, ferner daß er bei seinen periodischen Besuchen in allen Armenhäusern über solche zum Ausgeben in Pflege geeigneten Fälle Bericht erstattet hat, und daß seine Bemühungen mit Erfolg gekrönt waren. Mr. Stuart teilt uns mit, daß in seinem Distrikt in den Jahren 1906-1907 nur 150 Waisenkinder oder verlassene Kinder in den Armenhäusern sich befanden, von denen 85 zu Lasten der Gemeinden Edingburg und Leith fielen. Er setzt hinzu, daß „diese Kinder nur temporär im Armenhaus sich befanden, entweder weil sie Hospitalbehandlung brauchten, zu jung, um sie in Pflege zu geben, waren oder gerade warteten, bis die nötigen Verhandlungen beendet seien, welche mit den Guardians im Gange waren". Aber diese Politik und diese Art die Sache auszuführen, genügen nicht; es ist nötig, daß alle sich dazu eignenden Kinder wirklich in Pflege gegeben werden. Z. B. fanden wir in einem Armenhause, daß 37 von den dort befindlichen Kindern mehr als 6 Monate bereits im Hause sich aufhielten, „obgleich das gegen das allgemeine Prinzip des Ausgebens in Pflege verstieß". Allerdings ist es wohl klar, daß eine große Anzahl von Kindern in Armenhäusern, z. B. die kranken, die physisch, moralisch und geistig minderwertigen Kinder, nicht gut in Pflege gegeben werden können, und wir denken, daß für sie bessere Vorkehrungen getroffen werden sollten, entweder indem man sie in besonderen Institutionen unterbringt oder indem man sie in eine Wohltätigkeitsinstitution schickt, welche ihnen Behandlung, je nach ihren Bedürfnissen, zuteil werden läßt.

301. Kurz zusammengefaßt, ist unsere Meinung die, daß wir es als einen Flecken auf der schottischen Verwaltung ansehen, daß Kinder überhaupt ins Armenhaus kommen oder wenigstens, daß sie dort in Kontakt mit den gewöhnlichen Inwohnern des Hauses geraten. (As a general proposition, we have no hesitation in saying that we regard it as a blot an Scottish administration that children schould ever enter a poorhouse, or at least be brought into contact with the ordinary inmates of the house.) Wir verstehen vollkommen, daß es in der Praxis nicht zu vermeiden ist, daß einige Zeit vergeht, bis die nötigen Möglichkeiten zum Ausgeben in Pflege geschaffen sind, und daß die Kinder während dieser Zeit unter direkter Fürsorge der Armenhausbehörde stehen müssen. Wir müssen außerdem noch Kinder ausnehmen, welche nicht von ihren Müttern weggenommen werden können, ehe sie nicht entwöhnt sind und auch einige Zeit nachher, wie dies eben für die individuellen Verhältnisse am besten ist. Aber wir halten es für sehr wichtig, daß eine eigene Institution oder ein eigenes Unterbringungshaus existieren und zwar an einem Platze, welcher getrennt oder sogar entfernt vom Armenhause liegt, und in dem Kinder, außer den ganz jungen, untergebracht und erhalten werden können, sowohl diejenigen, welche noch im Familienverbande mit ihren Eltern stehen, während diese anderswo z. B. im Armenhause oder vielleicht im Gefängnis sind, und dann auch die-

jenigen, welche Waisen, verlassene oder getrennte Kinder sind und welche
darauf warten, in Pflege ausgegeben zu werden. In den größeren städtischen
Bezirken, die hauptsächlich in Frage kommen, ist solch ein Arrangement sehr
leicht zu treffen; für kleinere Landkirchspiele werden unzweifelhaft viele Schwierigkeiten bestehen, einen solchen Vorschlag anzunehmen. Jedoch wird man
immer ein kleines Landhaus sich verschaffen können, und wenn man die Vorschläge, die wir in einem anderen Teil unseres Berichtes bezüglich der Klassifikation machen, immer vor Augen behält, so werden alle Vorschläge mit unseren allgemeinen Vorschlägen sich decken. Was die Kranken, die Krüppel
und die Siechen betrifft, so ist es wichtig, daß sie ärztliche Behandlung und
wenn möglich Pflege in einem öffentlichen Unterstützungshospital oder einer
anderen Institution — natürlich getrennt von den anderen Inwohnern —
erhalten, und daß sie nicht in Pflege gegeben werden können, ehe ihre Gesundheit nicht eine zufriedenstellende ist.

302. Zum Glück gibt es sehr viele Wohltätigkeitsinstitutionen, deren Tore
für solche Fälle offen stehen, z. B. Quarrier's Homes in Bridge of Weir, das
Smyllum Orphanage in Lanark und noch viele andere. Tatsächlich wird eine
ziemlich große Anzahl von Kindern durch die Parish Councils in solche Institutionen geschickt und von ihnen dort erhalten.

Children Receiving Outdoor Relief.

(Kinder, die in offener Fürsorge unterstützt werden.)

304. Von den unter dem Armengesetz stehenden Kindern erhält jedoch
weitaus die größte Anzahl out-relief (Unterstützung in offener Fürsorge) und
lebt mit den Eltern oder einem Teil der Eltern zusammen. Wie wir bereits
besprochen haben, nehmen die Parish Councils und ihre Beamten gewöhnlich
ihre Verantwortung und ihre Pflichten in dieser Beziehung nur allzu leicht.
Wenn das Elend dieser Kinder erleichtert wird und ihre Eltern mit der ihnen
gewährten Unterstützung zufrieden sind, so kümmert man sich wenig um die
Lebensbedingungen dieser Kinder, und die Wohnung wird selten richtig inspiziert.

305. Viel Material ist gesammelt worden über die Kinder von Witwen,
welche Außenunterstützung erhalten. Am 5. Juni 1902 wurde, wie schon erwähnt, ein Zirkular durch das Local Government Board für Schottland ausgegeben, welches für brave Witwen mit jungen Kindern einen höheren Unterstützungssatz empfahl, so daß sie in der Lage wären, zu Hause zu bleiben und
für ihre Kinder zu sorgen.

„Wenn solche Fälle nicht genügend unterstützt werden," sagt das Zirkular, „so ist das Board der Meinung, daß die Mutter wieder nur die Wahl hat,
entweder die Wohlfahrt ihrer Kinder zu opfern oder zu hungern. In solchen
Fällen bleibt der Mutter gewöhnlich kein anderer Ausweg, als außerhalb des
Hauses Arbeit zu suchen — ein Verfahren, welches die Notwendigkeit in sich
trägt, die Kinder zu ihrem großen Schaden unter der fraglichen Aufsicht von
Nachbarn zu lasssen. Dies würde aber in vielen Fällen vermieden werden, wenn
der Unterstützungssatz es der Witwe möglich machte, zu Hause zu bleiben und
die Arbeit zu tun, welche ihr Haushalt erfordert; und das Board kann sich nicht
enthalten zu denken, daß die beste Sicherheit, die ein Parish Council gegen den
zukünftigen Pauperismus von Kindern haben kann, die sein wird, einen solchen
Unterstützungssatz zu gewähren, daß er der Mutter erlaubt, ihre Pflichten zu
Hause zu erfüllen. — Das Board möchte die Parish Councils dazu bestimmen, daß

sie nicht in den Fehler fallen, auf die augenblicklichen Ausgaben zu viel Wert zu legen, sondern daß sie darauf hinzielen sollen, solche Unterstützungsgelder zu gewähren, daß sie es würdigen und fleißigen Müttern möglich machen, sich ihrer Familie zu widmen, solange sie Kinder besitzen, so daß der Erfolg der Kinder im Leben soviel wie möglich gesichert sei."[1)

321. Bei dem Verfassen der Bestimmungen in bezug auf die Handhabung der Armenpflege unverheirateten Müttern gegenüber sollte eine strenge Scheidung zwischen den drei Typen von Müttern, welche um Unterstützung einkommen bestehen. Diese drei Typen sind:

1. die junge Erstgebärende mit gutem Charakter;
2. die geistig minderwertige Frau; und
3. die leichtfertige und leichtsinnige Frau, welche zu wiederholten Malen zur Entbindung ins Armenhaus kommt.

Unsere Erhebungen über diese drei Typen ergaben folgendes:

„Ein sehr trauriges Element in den Landarmenhäusern ist die Zahl der jungen Frauen — gewöhnlich Farmbedienstete usw. —, welche zu wiederholten Malen zur Entbindung ins Armenhaus kommen. Einige von diesen sind etwas geistig minderwertig oder moralisch unverantwortlich, und für sie wäre eine Befugnis, sie in sicheres Gewahrsam zu nehmen, bestimmt notwendig. Was die anderen betrifft, so ist die Frage eine viel schwerere. Diejenigen, welche zum ersten Male erscheinen, können ja schließlich von den schlechteren Elementen ferngehalten und wo dies möglich ist, einer freiwilligen Hilfe übergeben werden. Aber wenn die Frau mehrere Male wiedergekommen ist und keine Rücksicht auf ihre Nachkommenschaft zeigt, indem sie sie so bald wie möglich verläßt, wie es leider nicht selten der Fall ist, so würde es für die Allgemeinheit besser und im ganzen viel billiger sein, wenn man sie mit Gewalt zurückhalten und sie an die Arbeit setzen könnte, während ihre Kinder in Pflege gegeben werden."[2)

322. Die unverheiratete Mutter, welche zu ihrer ersten Entbindung ins Armenhaus kommt, verlangt eine sehr sorgfältige und überlegte, vernünftige

---

[1) "Unless such cases are suitably alimented," said the Circular, "it seems to the Board that the mother may have to choose between the sacrifice of her children's welfare on the one hand and starvation on the other. In such circumstances, the mother has probably no alternative but to seek employment away from home — a course which necessitates the children being left, to their great disadvantage, under the chance care of neighbours. This would, however, in many cases be avoided if the rate of aliment enabled the widow to remain at home engaged in such work as could be done there, and the Board cannot but think that the best security which the parish council have against the future pauperism of the children, would be an aliment of such an amount as would allow the mother to do her duty by them. — The Board would urge upon Parish Councils that they should not allow themselves to be influenced by any mere question of initial expense, but that they should aim at an aliment of such an amount as will enable worthy and diligent mothers so to devote themselves to the care of their families in childhood that the success of the latter may, in after life, as far as is possible, be assured."

[2) "One very sad element in country poorhouses is the number of young women — usually farm-servants or outworkers — who come in repeatedly for child-birth. Some of these are somewhat weak-minded or morally irresponsible, and for them some power of detention should surely be granted. As regards the others, the matter is much more difficult. Those who come in for the first time might be kept apart from the more depraved inmates, and, if possible, handed over to some voluntary agency. But where the woman has reappeared several times and shown no regard for her offspring, deserting them when possible, as is unfortunately not unseldom the case, it might be better for the community, and even cheaper in the end, that she should be forcibly detained and made to work while her children are boarded out."

Behandlung. Oft kann ein junges Mädchen, gegen das viel gesündigt wurde
und welches das größte Bedauern verdient, bei richtiger Ermutigung und Hilfe
zu einem nützlichen und glücklichen Leben zurückgeführt werden. Wie die
Sachen jedoch jetzt stehen, ist sie gezwungen in die Gebärabteilung des Armenhauses zu gehen, wo sie unglücklicherweise nicht selten bei Tag und Nacht in
Gesellschaft von Frauen niederen moralischen Charakters, welche im selben
Falle stehen wie sie, gelassen wird. Der Einfluß dieses Beisammenseins ist der
denkbar schlechteste. In unserem Bericht über England und auch über Irland
haben wir empfohlen, daß solche Erstfälle, wo dies nur irgend möglich sei,
in einer vom Arbeitshause getrennten Institution, vorzugsweise in einer Wohltätigkeitsinstitution unter starkem, energischem religiösen Einfluß behandelt
werden sollten, und wir sind der Meinung, daß dieselben auch für Schottland
maßgebend sein sollen. Wenn jedoch ein solcher Fall unbedingt in einer Institution der öffentlichen Armenbehörde untergebracht werden muß, so sollte
alles angewandt werden, um die junge Mutter sowohl vor wie nach ihrer
Entbindung vollkommen entfernt von Frauen leichtfertigen Charakters zu
halten, und welches auch die Methode, welche man in bezug auf die junge
Mutter zur Anwendung bringt, sei, so sollten die Dienste freiwilliger Mitarbeiter
möglichst herangezogen werden, um über dieselben bei ihrer Rückkehr in die
Welt zu wachen. Belastet, wie sie es durch die immer wachsenden Kosten des
Unterhalts und der Bekleidung ihres Kindes ist, welche fast all ihren Lohn
verschlingen, braucht sie fraglos die moralische Unterstützung und die Ermutigung, welche nur sympathische und edle Frauen geben können.

323. Was die zweite Klasse, diejenige der minderwertigen Frauen, anbetrifft — sowohl charakter- wie gemütsschwache —, so könnte man viel darüber
sagen, denn sie bilden ein trauriges Element in den Armenhäusern. Über solche
Fälle sagt ein Sachverständiger:

„Vor einigen Jahren ist mir von einer minderwertigen Frau erzählt worden,
welche in der Entbindungsabteilung des Govan-Armenhauses dreimal in fünf
Jahren sich befand. In den Listen der Gebärabteilung des Hospitals waren in
den Jahren 1904, 1905 und 1906 neun minderwertige Frauen, und in der nursery
des Armenhauses sind jetzt zwei minderwertige Frauen mit ihren Kindern. Es ist
sehr wahrscheinlich, daß die Kinder dieser unglückseligen Frauen viel minderwertiger sein werden, als sie selbst es waren. Jede Maßnahme, welche der weiteren Fortpflanzung solcher Minderwertigkeit, wie sie aus diesen Tatsachen zu ersehen ist, entgegentreten würde, würde ein Segen für die Allgemeinheit sein.“

Andere Sachverständige haben ein ähnliches Zeugnis abgelegt, und es sind
Vorschläge gemacht worden, daß minderwertige Mütter, welche Unterstützung
verlangen, bei dieser Gelegenheit in dem Armenhause oder in einer anderen
Institution in Gewahrsam genommen werden, bis das Alter, in welchem sie
Kinder bekommen können, vorüber ist. Wir haben keine Möglichkeit zu beurteilen, wie groß die Anzahl dieser Mütter ist, welche tatsächlich so minderwertig genannt werden können, daß das Nehmen in Gewahrsam gerechtfertigt
ist. Können sie aber ärztlich als minderwertig bezeichnet werden, so sollten sie
unserer Ansicht nach auf einen vernünftigen Grund hin, welcher dies rechtfertigen würde, festgehalten werden, und wir stimmen dem Vorschlage,
welchen die Royal Commission on the Care and Control of the Feeble-minded
(Königliche Kommission für die Pflege und das Gewahrsam von Schwachsinnigen)
zu diesem Zwecke gemacht hat, vollkommen zu.

324. Der Fall der Frau, welche ins Armenhaus wieder und wieder zum
Zwecke der Niederkunft zurückkehrt, braucht ganz besondere Behandlung.

Solche Frauen und ihre Kinder sind tatsächlich permanente Belastungen des Etats. In unseren englischen und irischen Berichten sind Vorschläge gemacht, daß Befugnisse zur Internierung erteilt werden sollten, und dies ist auch ebenso anwendbar auf Schottland, wo wir Beweise für die Notwendigkeit dieser Maßnahme finden. Die Behandlung, während die Frauen in Gewahrsam sind, sollte darauf hinzielen, den Charakter zu verbessern. Dies würde auch noch einen anderen Vorteil haben: es würde diese Art von Frauen, wie der Edingburgh Parish Council gesagt hat, veranlassen, schärfer darauf auszugehen, die Vaterschaft durch eigenes Dekret des Gerichtshofes anerkennen zu lassen.

Statistik der Säuglingssterblichkeit in Vergangenheit und Gegenwart.

Tabelle 11, S. 418 u. 419 ist aus dem Bericht des Registrar General von Schottland entnommen.

Fürsorge durch Gesetzgebung und Verwaltung.

In Schottland steht gegenwärtig jedes Kind, legitim oder illegitim, unter dem gesetzlichen Schutz irgendeiner Person, welche für seine Wohlfahrt verantwortlich ist. Wenn ein Kind in irgendeiner Weise vernachlässigt oder schlecht behandelt wird, so fragt die Scottish National Society for the Prevention of Cruelty to Children (schottische Nationalgesellschaft zur Verhütung der Grausamkeit an Kindern): wer ist verantwortlich? und dann sucht sie dem Kinde zu helfen. In erster Linie durch seinen gesetzlichen Vormund und erst in zweiter Linie durch öffentliche Institutionen oder die private Wohltätigkeit.

Was die Verantwortung für die illegitimen Kinder anbetrifft, so ist:

1. Die Mutter allein verantwortlich für den Unterhalt ihres illegitimen Kindes.
2. Die Mutter kann sich an das Gericht wenden, um eine Affiliation Order gegen den angeblichen Vater zu erlangen. Wenn sie in ihrem Falle Beweise anführen kann, so wird eine Verordnung gegen den Vater ausgegeben, durch die er zu einer wöchentlichen Summe zur Unterhaltung des Kindes verurteilt wird. Die durchschnittliche Höhe derselben ist eine halbe Krone ($2^{1}/_{2}$ sh).
3. Es ist manchmal schwer die Vaterschaft zu beweisen. Aber andererseits ziehen Väter oft vor, ihre Vaterschaft zu gestehen, als zu warten, bis der Fall öffentlich vor Gericht verhandelt wird. Wenn der Vater die Summe, welche der Gerichtshof ihm auferlegt hat, nicht bezahlt, so kann er gefänglich eingezogen werden.
4. Das Armenhaus, welches vom Kirchspiel erhalten wird, ist immer für Frauen und ihre illegitimen Kinder offen. Es ist scheinbar kein Grund da, der einen Parish Council abhalten könnte, die Sorge für den Unterhalt illegitimer Kinder und für diese Kinder selbst zu übernehmen. Aber in der Praxis wird in jedem Falle in Schottland die Sache so gehandhabt, daß der Parish Council illegitime Kinder nicht nehmen will, wenn nicht die Mutter zugleich mit ihnen geht. Im allgemeinen wird die Härte, welche manchmal aus diesem Stand der Dinge entsteht, gar nicht geleugnet, jedoch gibt es viele philantropische Vereine, welche imstande sind und den Willen haben, bei besonderen Umständen

Tabelle 11. Übersichtstabelle zur Feststellung der Kindersterblichkeit in

Jahr	Schottland	Shetland	Orkney	Caithness	Sutherland	Ross und Cromarty	Inverness	Nairn	Elgin	Banff	Aberdeen	Kincardine	Forfar	Perth	Fife	Kinross	Clackmannan	Stirling	Dumbarton	Argyll	Bute	Auf dem Renfrew	Ayr
1855	125,2	71	55	88	101	79	100	91	73	88	95	69	144	96	96	71	66	113	113	91	115	162	116
1856	118,4	61	53	78	63	95	87	68	74	79	88	59	140	76	88	88	105	103	118	68	81	142	125
1857	117,9	89	55	60	75	90	87	124	69	73	93	57	129	98	90	94	93	106	110	93	113	153	110
1858	121,3	84	53	58	61	85	99	115	99	83	79	64	141	89	103	82	122	103	120	73	108	141	114
1859	108,2	56	48	67	66	94	112	117	89	80	88	80	123	90	84	89	119	106	96	78	131	132	91
1860	127,0	54	41	108	83	110	117	79	94	98	92	65	140	98	107	71	130	121	114	87	111	146	127
Durchschnitt 1855—60	119,6	69	51	76	75	92	101	99	83	84	88	66	136	91	95	83	107	109	112	81	110	146	114
1861	110,9	74	46	66	76	78	83	122	76	72	85	65	130	91	86	109	86	104	109	79	74	128	108
1862	117,8	66	44	84	83	91	115	84	104	75	91	77	151	94	95	115	113	105	100	80	106	185	110
1863	120,0	52	50	79	72	98	93	101	83	88	91	84	133	92	102	52	171	117	118	81	106	150	108
1864	126,2	54	55	101	84	91	116	140	90	93	100	77	146	111	103	55	141	118	188	87	103	157	108
1865	124,7	62	39	94	75	117	109	74	102	64	105	85	137	100	107	97	125	110	118	90	95	145	101
1866	122,4	102	48	87	69	84	99	98	144	88	113	69	145	87	105	77	102	109	118	80	119	134	111
1867	118,6	67	40	73	70	101	110	140	85	80	91	61	137	92	96	111	137	110	124	71	116	139	112
1868	117,7	53	32	69	68	66	99	95	89	79	102	62	186	91	101	87	143	112	113	68	116	131	96
1869	129,3	48	56	89	65	91	114	243	123	83	84	67	138	97	97	68	113	123	122	85	131	150	112
1870	122,8	54	51	69	67	113	107	119	76	89	96	71	145	101	101	63	117	121	120	90	116	143	117
Durchschnitt 1861—70	121,1	63	46	81	73	92	104	121	97	81	96	72	140	95	99	84	127	113	118	81	108	141	108
1871	130,3	47	62	65	57	75	102	108	109	84	96	69	158	87	117	60	129	115	118	76	119	148	112
1872	123,9	70	42	77	53	75	104	91	93	86	100	81	147	92	99	80	115	124	131	78	97	140	117
1873	124,9	70	60	84	98	88	104	97	90	97	100	77	135	99	96	140	132	113	116	84	96	147	118
1874	124,9	68	36	77	80	92	94	98	103	85	110	94	148	103	114	85	122	116	124	89	112	123	114
1875	132,1	89	77	118	90	114	104	139	95	85	106	104	141	98	117	110	129	134	127	90	131	158	124
1876	121,2	64	59	106	76	89	95	100	114	88	100	72	136	117	112	93	123	120	104	91	83	122	126
1877	114,9	66	53	94	79	85	85	89	85	92	90	71	123	103	99	137	111	105	102	74	119	123	105
1878	123,0	64	47	77	62	72	90	138	82	74	108	90	127	100	104	88	156	112	108	82	88	126	118
1879	107,9	65	57	79	68	94	87	110	85	95	100	74	125	94	95	134	127	108	100	72	100	117	97
1880	124,6	64	62	79	87	91	94	99	126	120	111	92	150	111	115	93	113	113	119	83	93	138	119
Durchschnitt 1871—80	122,7	67	55	85	75	87	96	107	98	91	102	82	138	100	107	100	126	116	115	82	103	134	115
1881	112,5	104	51	96	74	85	84	90	100	80	95	78	115	102	97	73	100	115	97	79	103	119	104
1882	118,0	58	39	94	70	81	100	102	112	103	112	89	128	101	98	118	131	121	118	70	144	137	105
1883	119,0	54	60	98	99	72	98	130	92	107	102	75	140	103	112	93	115	96	105	81	115	126	109
1884	117,9	54	56	83	58	77	91	101	97	98	108	89	126	87	112	71	96	100	100	88	108	130	105
1885	120,5	65	65	99	75	70	99	119	105	107	100	81	135	91	101	63	132	124	105	74	125	140	108
1886	115,7	80	54	88	79	80	90	80	99	100	99	89	124	83	106	103	120	113	105	60	106	115	111
1887	122,2	55	58	123	70	81	102	79	120	101	122	108	145	90	117	87	122	114	110	73	114	131	116
1888	113,1	74	56	87	71	62	79	156	81	92	107	87	139	94	99	110	86	117	102	72	90	116	112
1889	121,3	46	65	81	84	76	100	108	109	104	113	93	125	94	103	93	111	124	124	77	118	124	118
1890	130,6	63	59	103	101	86	86	102	129	121	129	85	178	99	129	150	147	136	134	73	78	121	113
Durchschnitt 1881—90	119,0	65	56	95	78	77	93	107	104	101	109	87	135	94	107	96	116	116	110	75	110	126	110
1891	127,9	57	77	99	62	96	119	152	99	91	119	87	155	83	124	75	117	130	123	76	97	140	122
1892	117,5	61	46	78	73	76	85	72	109	107	118	98	124	98	111	76	128	102	98	59	91	109	110
1893	136,0	61	48	85	69	98	110	118	130	120	120	93	179	109	127	86	148	137	146	67	89	134	122
1894	116,7	61	83	77	80	96	92	58	101	101	125	82	139	93	109	82	112	117	110	82	62	118	109
1895	133,4	62	64	98	76	84	103	64	134	110	133	98	152	109	112	71	126	109	128	74	102	134	130
1896	115,5	69	45	89	70	78	104	119	122	105	112	90	136	95	103	96	112	104	110	69	67	110	113
1897	137,9	45	65	128	101	114	117	88	111	100	116	87	164	96	127	117	136	135	136	90	111	135	124
1898	134,2	71	57	106	56	85	106	124	87	107	131	109	157	105	130	86	96	132	133	81	105	135	116
1899	131,0	63	67	105	107	81	107	131	122	121	125	126	143	83	114	75	120	125	128	87	93	124	121
1900	128,5	72	67	111	86	94	118	106	100	103	124	102	147	97	113	114	93	129	120	87	100	124	116
Durchschnitt 91—1900	127,9	62	62	98	78	90	106	103	111	107	122	98	150	97	117	88	119	122	123	77	91	126	118
1901	129,4	58	51	96	90	79	90	133	134	106	121	96	151	93	124	105	120	119	126	77	85	121	116
1902	118,4	72	75	110	93	102	98	144	103	114	116	100	128	92	98	82	79	101	110	94	89	111	99
1903	117,5	54	63	109	75	75	91	109	109	84	115	113	120	91	98	99	98	102	111	80	101	121	109
1904	123,1	46	89	93	71	84	102	125	98	98	121	126	145	91	112	69	98	120	113	72	77	123	110
1905	116,2	75	25	117	78	105	98	141	87	114	121	100	117	93	114	75	107	100	120	96	105	103	100

Schottland auf dem Lande und in den hauptsächlichsten Städten, 1855—1905.

Lande											In den Städten														
Lanark	Linlithgow	Edinburgh	Haddington	Berwick	Peebles	Selkirk	Roxburgh	Dumfries	Kirkcudbright	Wigtown	Glasgow	Edinburgh	Dundee	Aberdeen	Govan	Partick	Paisley	Leith	Greenock	Coatbridge	Kilmarnock	Kirkcaldy	Perth	Hamilton	Motherwell
166	138	146	109	67	75	89	101	110	109	96	196	162	185	129	123	154	143	200	154	121	102	157	112	—	
157	107	136	113	88	74	56	107	98	97	86	179	149	191	127	136	147	150	160	138	156	130	115	136	—	
157	96	128	110	58	70	79	100	101	74	74	182	128	160	128	138	182	148	163	136	137	73	132	111	—	
157	108	161	113	78	101	129	118	100	91	77	179	169	178	109	122	148	149	143	142	156	131	150	81	—	
133	123	117	69	100	57	91	115	103	79	111	154	128	137	116	100	115	116	179	113	107	108	128	111	—	
162	114	146	110	93	73	125	119	111	106	80	182	156	186	150	144	159	154	155	111	160	121	166	156	—	
155	114	139	104	81	75	95	110	104	92	87	178	148	172	127	127	151	143	166	138	139	111	141	118	—	
140	125	122	89	83	73	88	123	96	84	88	154	135	169	118	136	144	119	138	129	115	86	106	92	—	
139	122	144	87	102	90	120	111	95	95	88	156	157	194	128	144	142	151	162	117	126	188	114	95	—	
147	119	133	107	99	130	108	123	124	99	93	163	142	164	126	124	130	187	199	122	123	73	117	114	—	
158	113	137	106	87	99	116	106	101	99	91	175	141	181	143	142	157	149	170	123	134	139	174	119	—	
156	131	143	110	90	74	146	109	101	100	98	172	150	165	136	126	147	143	173	145	115	131	130	145	—	
145	132	135	107	93	90	140	112	112	113	99	159	142	177	172	121	139	151	138	124	158	117	134	120	—	
142	112	135	112	82	91	144	114	106	91	109	158	138	164	120	120	155	145	139	109	147	118	107	88	—	
149	120	128	101	85	71	123	103	110	114	99	168	131	164	151	108	126	131	154	100	105	112	115	100	—	
165	137	159	97	81	102	136	112	100	103	108	184	170	171	99	160	165	161	162	156	148	136	130	102	—	
145	138	133	89	105	113	123	112	104	107	91	155	132	180	124	129	152	148	154	164	157	122	114	132	—	
149	125	137	100	91	94	126	113	105	101	95	165	144	173	132	131	146	144	159	129	132	118	124	110	—	
168	127	147	106	90	119	158	118	102	88	90	191	151	185	137	137	154	153	164	143	150	108	112	105	—	
148	131	146	90	76	114	130	93	101	105	82	159	147	177	128	140	161	157	156	136	141	169	112	145	—	
153	127	128	85	93	91	153	131	109	96	88	167	129	162	137	157	142	141	176	110	156	120	130	146	—	
149	126	130	119	88	117	107	95	120	91	101	162	133	182	180	144	132	137	123	151	131	141	122	184	—	
154	120	138	109	118	129	124	111	117	99	114	168	144	169	132	160	134	133	176	161	165	115	134	116	—	
141	123	123	97	79	126	130	107	105	106	92	151	122	160	140	133	137	139	124	129	136	134	148	120	—	
136	110	131	76	90	116	102	115	100	92	81	147	137	144	109	136	123	137	137	114	133	110	126	105	—	
147	118	141	106	98	88	114	112	127	112	94	127	119	147	120	124	131	139	119	161	134	128	117	117	—	
118	115	120	90	71	96	104	119	102	83	92	159	145	160	143	157	150	132	120	118	113	84	138	103	—	
139	111	139	113	109	76	125	102	103	86	93	150	143	177	132	134	143	132	148	145	163	117	145	125	—	
145	121	134	99	91	107	124	110	108	96	93	157	137	165	131	142	141	140	144	135	142	121	129	121	—	
132	123	124	105	89	84	100	94	99	95	90	144	128	139	119	—	119	131	123	131	120	102	144	108	—	
136	98	123	88	91	91	90	112	110	84	79	150	122	151	135	—	150	128	138	159	129	131	134	121	—	
140	106	128	85	92	76	108	112	100	88	79	155	126	160	120	—	115	145	148	189	182	105	124	186	—	
135	118	138	112	85	72	98	124	108	89	98	151	136	143	146	—	159	154	128	123	113	144	126	125	—	
144	110	120	88	117	106	112	96	113	108	95	156	120	158	108	—.	151	124	163	127	151	98	114	128	—	
132	142	134	88	81	75	128	116	102	105	98	140	136	146	129	—7	118	147	117	159	189	108	101	189	—	
132	118	135	90	77	108	120	142	115	106	103	138	128	176	159	—	145	162	148	162	125	152	117	104	—	
124	107	127	105	94	104	104	102	120	96	97	133	128	160	120	—	138	120	106	120	125	111	93	188	—	
141	116	130	77	75	88	89	122	118	106	86	154	132	147	131	—	186	151	132	157	145	151	114	185	—	
141	125	144	102	95	108	129	127	118	106	104	149	144	208	159	—	103	164	182	181	146	156	135	110	—	
136	117	130	94	89	90	108	114	111	98	93	147	131	159	133	—	134	143	133	141	133	125	120	125	—	
139	131	139	91	127	72	126	128	105	103	99	148	139	184	143	—	141	139	163	158	130	145	114	125	—	
135	111	131	111	88	117	97	106	105	97	125	139	135	146	149	133	116	143	116	117	118	152	119	129	—	
151	124	147	118	89	102	98	111	115	114	123	155	148	218	125	157	142	156	134	120	157	141	129	144	—	
125	114	122	102	102	102	128	118	108	88	103	130	125	159	149	124	122	131	188	136	106	117	140	108	—	
149	133	152	107	108	97	110	128	125	114	118	155	152	186	167	131	137	170	152	151	175	112	138	159	—	
129	121	118	103	100	85	112	89	94	128	87	136	122	158	128	131	108	117	120	122	120	180	130	113	—	
152	152	160	116	118	138	139	129	118	110	110	160	169	193	141	157	135	174	159	138	140	139	130	133	—	
151	142	140	131	105	73	101	116	116	108	120	157	144	182	158	157	153	144	186	173	129	125	140	133	—	
148	131	148	105	89	110	101	111	103	86	101	152	151	170	144	144	182	160	142	149	189	95	116	139	—	
148	115	127	116	111	67	102	109	106	101	103	154	185	177	149	141	184	119	180	131	117	95	184	129	—	
143	128	138	110	103	95	113	115	109	105	110	149	142	177	145	*142	182	145	188	140	133	124	129	131	—	
147	124	143	109	110	99	87	109	113	94	96	150	148	180	152	140 154	123	142	132	170	124	149	129	133	142	
125	122	116	110	97	96	113	88	109	59	90	130	122	142	137	131	116	123	117	120	98	111	117	133	133	
135	97	121	126	91	90	118	99	98	101	85	143	121	142	135	157	111	130	138	144	127	106	99	115	100	
138	125	126	100	82	76	109	116	106	109	86	146	131	175	151	136	138	186	122	123	150	128	119	127	115	122
129	127	123	91	81	61	96	100	112	86	102	131	133	133	139	127	122	117	101	116	99	122	106	113	182	123

* Durchschnitt 1892—1900.

zu helfen. Außerdem existiert eine starke Abneigung dagegen, die
Mütter von ihren illegitimen Kindern zu befreien, was doch das Resultat sein würde, wenn ein Findelhaus eröffnet würde. Fraglos würde
solch ein Vorschlag sowohl viel Sympathie als auch viel Opposition hervorrufen.

Im Jahre 1908 trat der **Children Act** in Schottland in Kraft.

Durch ihn wird bestimmt[1]), daß

„wer gegen Entgelt das Halten eines oder mehrerer Kinder unter sieben Jahren,
welche von den Eltern getrennt sind oder keine Eltern haben, übernimmt, dies binnen
48 Stunden seit Empfang des Kindes der Ortsbehörde schriftlich anzuzeigen hat." (Das
ist der Parish Council).

„Pflicht jeder Ortsbehörde ist es, für die Durchführung vorstehender Bestimmungen
zu sorgen; zu diesem Behufe hat sie von Zeit zu Zeit nachzuforschen, ob sich in ihrem Bezirke Personen aufhalten, welche anmeldepflichtige Kinder halten."

Es existieren auch Bestimmungen zur Verhütung schlechten Haltens der
Kinder.

§ 3 verbietet, daß anmeldepflichtige Kinder ohne Erlaubnis der Ortsbehörde
gehalten werden:

a) von einer Person, welcher bereits ein Kind fortgenommen wurde;

b) in Räumen, aus welchen, weil sie gefährlich oder ungesund, bereits
   ein Kind entfernt ist oder weil sie so ungeeignet, daß sie gesundheits-
   gefährlich sind;

c) von einer Person, welche der Grausamkeit gegen Kinder überführt
   worden ist.

Die Ortsbehörde kann unter diesem Gesetz die Zahl der Kinder festsetzen,
welche in einer Wohnung gehalten werden dürfen.

§ 5 enthält Bestimmungen über die Entfernung von nicht richtig gehaltenen
Kindern, das heißt, wenn sie:

a) in überfüllten, gefährlichen oder ungesunden Räumen, oder

b) von einer wegen ihrer Liederlichkeit, Unwissenheit, Trunkenheit,
   Sittenlosigkeit, sträflichen Aufführung oder aus anderen ähnlichen
   Gründen ungeeigneten Person, oder

c) sonst von irgendeiner Person oder in irgendwelchen Räumen den bestehenden Vorschriften zuwider gehalten werden.

Es werden in diesem Paragraphen auch Bestimmungen getroffen für den
Fall, daß Schwierigkeiten bei der Ausführung obengenannter Bestimmungen
eintreten sollten.

Abschnitt 2 behandelt das Vergehen der Grausamkeit. In diesem Abschnitt ist bestimmt, daß

„eine über 16 Jahre alte Person, welche ein Kind oder eine jugendliche Person,
die sie in Gewahrsam oder Pflege hat, vorsätzlich körperlich verletzt, mißhandelt, vernachlässigt, im Stiche läßt oder aussetzt, oder welche duldet oder bewirkt, daß solches
und zwar in einem Grade geschehe, daß dadurch dem Pflegling in unzulässiger Weise
Schmerz oder Schaden an der Gesundheit (auch Beeinträchtigung oder Verlust des
Sehvermögens, des Gehörs, eines Gliedes oder andere Körperorgane sowie jeder geistigen Störung) zugefügt wird, begeht ein Vergehen."

Das ist, nach schottischem Gesetz ausgedrückt, ein Verbrechen und Vergehen.

„Wenn ein Elternteil oder eine andere zur Alimentierung des Kindes oder der
jugendlichen Person gesetzlich verpflichtete Person im Sinne dieses Paragraphen
das Kind oder die jugendliche Person in gesundheitsgefährdender Weise vernachlässigt,

---

[1]) Das Gesetz ist im Abschnitt III „Gesetze und Verfügungen" im Urtext und in
Übersetzung in extenso angeführt.

wenn sie ihm geeignete Nahrung, Kleidung, ärztliche Hilfe oder Wohnung zu geben unterläßt.''

Strafe. — Die Strafe, welche der Ausführung unter Abschnitt II dieses Gesetzes folgt, ist folgende:

„Wenn die Aburteilung im ordentlichen Verfahren erfolgt, so wird der Täter mit einer Geldstrafe bis zu 100 Pfund bestraft, neben oder an Stelle welcher, ebenso im Falle der Nichtzahlung, auf eine Gefängnisstrafe mit oder ohne Zwangsarbeit bis zu 2 Jahren erkannt werden kann.''

„Wenn die Aburteilung im summarischen Verfahren erfolgt, wird der Täter mit einer Geldstrafe bis zu 25 Pfund, neben oder an Stelle welcher, ebenso im Falle der Nichtzahlung, auf eine Gefängnisstrafe mit oder ohne harte Arbeit bis zu 6 Monaten erkannt werden kann.''

„Wird erwiesen, daß eine auf Grund dieses Paragraphen verurteilte Person unmittelbar oder mittelbar an einer Geldsumme, welche mit dem Tode des Kindes oder der jugendlichen Person fällig wurde, interessiert war, und war ihr das Fälligwerden der Summe bekannt, so wird die Strafe sehr erhöht.''

„Bei Aburteilung im ordentlichen Verfahren kann das Gericht nach Gutdünken entweder die Geldstrafe bis zu 200 Pfund erhöhen oder allein auf Zuchthaus (penal servitude) bis zu fünf Jahren erkennen, und das Gericht muß bei Aburteilung im summarischen Verfahren dieses erschwerende Moment bei der Strafzumessung berücksichtigen.''

Verlassen. — Fälle, in welchen ein Vater seine Kinder so vernachlässigt, daß er sie tatsächlich verläßt, sind unglücklicherweise nicht selten. Bei solchen Umständen gibt es drei Arten mit dem Schuldigen umzugehen:

1. durch eine gerichtliche Verfolgung unter dem Children Act vom Jahre 1908;
2. durch eine Eingabe beim Parish Council um Hilfe unter dem Poor Law Act vom Jahre 1845, § 80. Dieser Paragraph lautet:

„Jeder Gatte und Vater, welcher seine Frau und Kinder verläßt oder vernachlässigt, solange er fähig ist, seine Pflichten zu erfüllen, und jede Mutter und jeder sogenannte Vater eines illegitimen Kindes, wenn die Vaterschaft zugestanden oder anderweitig festgestellt worden ist, welche die Erhaltung des Kindes verweigern oder vernachlässigen, wenn sie imstande sind, diese Pflicht zu erfüllen, und wenn dadurch eine solche Frau, solche Kinder oder Kind zu Lasten des Kirchspiels fallen, werden als Vagabunden unter den Bestimmungen des obengenannten Gesetzes des schottischen Parlaments, welches im Jahre 1579 Gesetz wurde, betrachtet und können als Verbrecher vor den Scherif der County, in welcher das Kirchspiel oder ein Teil des Kirchspiels liegt, durch den Armeninspektor eines solchen Kirchspiels verklagt werden und sollen bei Überführung mit einer Strafe oder Haft mit oder ohne harte Arbeit, je nach der Erkenntnis des betreffenden Scherifs, belegt werden.''

3. Durch eine Alimentationsklage.

§ 17 des Children Act gibt an, daß:

„Wer ein Mädchen unter 16 Jahren in Obhut oder Pflege hat und veranlaßt, Vorschub leistet oder begünstigt, daß es verführt oder prostituiert werde, begeht ein Vergehen und wird mit Gefängnis mit oder ohne harte Arbeit bis zu 2 Jahren bestraft.''

„Begünstigung im Sinne dieses Paragraphen liegt vor, wenn jemand dazu beigetragen hat, daß er wissentlich geduldet hat, daß das Mädchen mit einer Prostituierten oder einer sonst notorisch unmoralischen Person verkehre oder bei solcher in Arbeit trete oder in Arbeit verbleibe.''

§ 18 (1) enthält Bestimmungen, daß, falls sich der Scherif überzeugt hat, daß

„ein Mädchen unter 16 Jahren mit Wissen eines seiner Eltern oder seines Vormundes Gefahr läuft, verführt oder prostituiert zu werden, oder daß es bereits das Leben einer Dirne führt, der Gerichtshof den Elternteil oder Vormund in Verpflichtung (recognizance) nehmen kann, fortan das Mädchen sorgfältig zu behüten und zu bewachen.''

Kinder unter vierzehn Jahren, welche sich in unmoralischer Umgebung befinden, können unter § 58 (1) e, f und g entweder einer Industrial School (genehmigten Erziehungsanstalt) oder einem Verwandten oder einer anderen „geeigneten Person" übergeben werden. Eine anscheinend vierzehn oder fünfzehn Jahre alte Person kann unter ähnlichen Umständen einem Verwandten oder einer anderen geeigneten Person, aber nicht einer Industrial School übergeben werden.

Verkauf berauschender Getränke an Kinder. Unter dem Licensing (Schottland) Act vom Jahre 1903, § 58 ist bestimmt, daß jeder Besitzer einer Schankerlaubnis ein mit einer Geldstrafe von 20 sh belegbares Vergehen begeht, wenn er „einer anscheinend unter sechzehn Jahre alten Person irgend welche berauschende Getränke zum Zwecke der Konsumierung im Geschäftslokal" verkauft oder verkaufen läßt.

§ 59 (1) desselben Gesetzes bestimmt:

„Jeder Besitzer einer Schankerlaubnis, der mit Wissen und Willen, außer nach dem Wohnort oder Arbeitsplatz des Käufers, irgend eine Art von steuerbaren geistigen Getränken einer Person unter 14 Jahren zu dem Zwecke der Konsumierung durch irgend eine Person in oder außerhalb des Ausschanks verkauft oder übergibt oder verkaufen oder übergeben läßt, außer wenn es sich um ein solches steuerbares geistiges Getränk handelt, welches in verkorkten und versiegelten Gefäßen in einer nicht geringeren Quantität als ein Pint nur zum Zwecke der Konsumierung außerhalb des Ausschanks verkauft oder übergeben wird, ist mit einer Strafe von nicht über 40 sh beim ersten Mal und nicht über 5 Pfund für jedes nachfolgende Vergehen zu belegen."

Kinder bei Betrunkenen. „Wenn eine Person im betrunkenen Zustande in einer Straße, einem Durchgang oder einem öffentlichen Platze oder in einem lizenzierten Ausschank im Beisein eines Kindes, dessen Aufsicht sie hat, und welches offenbar unter 7 Jahren ist, gefunden wird, so ist sie, wenn das Kind unter diesem Alter ist, nach summarischem Verfahren mit einer Geldstrafe nicht über 40 sh zu belegen und bei Nichtzahlung zu einer Gefängnisstrafe nicht über 30 Tage zu verurteilen. Wenn das Kind dem Gerichtshof den Eindruck macht, unter 7 Jahren zu sein, so ist das Kind für die Ausführung dieses Paragraphen als unter 7 Jahren anzusehen, bis das Gegenteil bewiesen ist."

Kinderarbeit. Nach dem Common Law ist ein Vater berechtigt, sein Kind, wenn es physisch dazu imstande ist und im Familienverbande mit ihm lebt, zu zwingen, für seinen eigenen Unterhalt zu arbeiten, und er hat das Anrecht an den Verdienst des Kindes. Jetzt ist das Kind vor Mißbrauch dieser Gewalt geschützt und auch vor übermäßiger und gefährlicher Arbeit durch viele Parlamentsgesetze.

Allgemeine Einschränkungen. Das Gesetz über Kinderarbeit vom Jahre 1903, § 3 bestimmt:

„1. Ein Kind soll nicht zwischen den Stunden 9 Uhr abends und 6 Uhr morgens beschäftigt werden. Eine örtliche Behörde (z. B. die Schulbehörde) kann durch Ortsstatut diese Stunden sowohl im allgemeinen wie auch für eine bestimmte Beschäftigung ändern.

2. Ein Kind unter 11 Jahren darf nicht im Straßenhandel beschäftigt werden.

3. Kein Kind, welches auf halbe Zeit unter dem Factory and Workshop Act vom Jahre 1901 beschäftigt wird, darf bei irgendeiner anderen Arbeit beschäftigt werden.

4. Ein Kind darf nicht verwandt werden zum Tragen, Aufheben oder Fortschaffen so schwerer Sachen, daß es wahrscheinlich erscheint, daß dem Kinde dadurch körperlicher Schaden geschieht.

5. Ein Kind darf nicht bei irgendeiner Arbeit beschäftigt werden, welche sein Leben, seine Gesundheit, seine Erziehung, seine Glieder bedrohen könnte. Es ist dabei auf seinen physischen Zustand Rücksicht zu nehmen.

6. Wenn eine Ortsbehörde dem Arbeitgeber des Kindes ein amtsärztliches Zeugnis zusendet des Inhalts, daß das Heben, Tragen oder Fortschaffen irgendeines bestimmten Gewichtes für das Kind Gefahr bringt oder daß irgendeine bestimmte Beschäftigung für das Leben, die Gesundheit und die Glieder des Kindes gefährlich ist, so kann das Zeugnis als Beweis im nachfolgenden gerichtlichen Verfahren gegen den Arbeitgeber des Kindes in bezug auf die Beschäftigung des Kindes verwandt werden."

Fälle für Industrial Schools. Kinder, welche in Industrial Schools geschickt werden können, können in drei verschiedene Gruppen geteilt werden:

a) diejenigen, welche auf Ansuchen „irgendeiner Person" nach § 58, 1 eingezogen werden;

b) diejenigen, welche auf Ansuchen des Elternteils nach § 58, 4 eingezogen werden; und

c) Kinder von Eltern, welche wegen Vernachlässigung der Kinder belangt werden.

§ 58, 1 lautet wie folgt:

„Jedermann kann vor ein Friedensgericht (das heißt den Scherif oder zwei oder mehrere Friedensrichter oder einen Richter oder mehrere Richter) eine anscheinend noch nicht 14 Jahre alte Person bringen, welche

a) bettelnd oder Almosen empfangend (gleichviel ob ohne oder unter vorgeschütztem Singen, Spielen, Aufführen, Verkaufen oder anderen Handlung) oder sich auf der Straße oder auf einem Platze zum Zwecke des Bettelns oder Almosenempfangens aufhaltend betroffen wird; oder

b) wandernd ohne Wohnsitz noch Wohnung noch feststehendes Obdach noch sichtbare Subsistenzmittel, oder wandernd, ohne Vater noch Mutter noch Vormund zu besitzen, betroffen wird, oder wenn es solche zwar besitzt, diese sich aber um das Kind nicht gehörig kümmern; oder

c) obwohl keine Vollwaise, sondern bei Lebzeiten beider Eltern oder des überlebenden Elternteils oder als uneheliches Kind, dessen Mutter im Zuchthaus oder Gefängnis sitzt, verlassen gefunden wird; oder

d) in der Obhut eines Elternteils oder Vormundes steht, welcher infolge seiner verbrecherischen oder Trinker-Gewohnheiten ungeeignet ist, die Obhut des Kindes zu behalten; oder

e) die eheliche oder uneheliche Tochter eines Mannes ist, welcher wegen einer Straftat im Sinne von § 4 und 5 des Criminal Law Amendment Act, 1885, begangen an einer seiner ehelichen oder unehelichen Töchter, verurteilt ist; oder

f) sich in Gesellschaft eines notorischen Spitzbuben oder einer gemeinen oder notorischen Dirne aufhält; oder

g) in einem Hause oder dem Teile eines Gebäudes nächtigt oder wohnt, welches einer Dirne zu Zwecken der Prostitution dient, oder anderweit unter Verhältnissen lebt, welche bestimmt sind, die Verführung oder Prostitution des Kindes herbeizuführen, zu fördern oder zu erleichtern." [1]

Krippen.

In Edinburgh existieren 4 Day Nurseries (Tageskrippen). Diese Day Nurseries oder Crèches sind für die Aufnahme junger Kinder während des Tages bestimmt, wenn deren Mütter Witwen oder aus irgendeinem anderen vernünftigen Grunde gezwungen sind, ihren Lebensunterhalt zu verdienen, und daher nicht imstande sind, während des Tages sich um ihre Kinder zu bekümmern. Die Regeln für die Krippen sind folgende:

Regeln:

1. Die Krippen sind täglich außer Sonntag von 6.30 morgens bis 6.30 abends geöffnet. Am Sonnabend von 6.30 früh bis 4 Uhr nachmittags.

2. Für jedes Kind, welches zum erstenmal in die Krippe gebracht wird, muß ein Formular genau ausgefüllt und von den Eltern oder dem Vormund des Kindes unterzeichnet werden [2].

3. Für jedes Kind sind 3 Pence pro Tag zu zahlen; für Kinder unter 18 Monaten 4 Pence. Im Falle eine Familie zwei oder mehrere Kinder in die Krippe schickt, wird die Summe für jedes weitere Kind um $^1/_2$ Pence ermäßigt. Die Oberinnen

---

[1] Vieles von dem Obenstehenden ist einem Schriftchen „Das Kind und der schottische Staat" von Mr. Ninian Hill, Generalsekretär der Scottish National Society for the Prevention of Cruelty to Children (schottische Nationalgesellschaft zur Verhinderung von Grausamkeiten an Kindern) entnommen.

[2] Formulare dieser Art für medizinische Zeugnisse werden durch die Oberin der Krippen und in den meisten Polikliniken der Stadt verabfolgt.

haben das Recht, weitere Ermäßigungen zu gewähren, wenn das Kind nicht den ganzen Tag in der Nursery zubringt.

4. Die Zahlungen sind täglich zu entrichten.

5. Kein Kind, welches an einer ansteckenden Krankheit leidet, oder aus einem infizierten Hause kommt, wird zugelassen. Ärztliche Zeugnisse, w lche bestätigen, daß das Kind an keiner derartigen Krankheit leidet, müssen vor der ersten Aufnahme und vor nachfolgenden Aufnahmen vorgezeigt werden, wenn das Kind längere Zeit krank war oder die Nursery aus irgendeinem anderen Grunde längere Zeit nicht besucht hat.

6. Jedes Kind wird, wenn es am Morgen in die Nursery kommt, gewaschen und in die Kleidung der Krippe gekleidet. Die Oberin hat das Recht, diese Regel nach ihrem Gutdünken auch aufzuheben.

7. Die Oberin hat das Recht, ein Kind für seine Ungezogenheiten zu strafen.

8. Kein Kind darf nach Schluß der Krippe dort gelassen werden. Für jede Stunde oder angefangene Stunde wird eine Geldstrafe von 1 Pence für jedes dort gelassene Kind eingezogen. Wenn ein Kind die ganze Nacht in der Krippe gelassen wird, so wird es am nächsten Morgen den Kirchspielbehörden übergeben.

9. Die Krippen sind Besuchern täglich zwischen 11 Uhr morgens und 4 Uhr nachmittags zugänglich.

In Glasgow existieren 6 Tageskrippen.

Anstalten.

Royal Aberdeen Hospital for Sick Children (Königliches Aberdeen-Hospital für kranke Kinder)

Castle Terrace.

80 Betten.
Frequenz des Hospitals im Jahre 1909: 734.
Frequenz der Poliklinik im Jahre 1909: 1784.
Konvaleszentenheim in Culter.

Royal Hospital for Sick Children Glasgow. (Königliches Hospital für kranke Kinder in Glasgow).

74 Betten im Hospital und
29 Betten in der Landfiliale — Durchschnittsfrequenz: 98.
Frequenz des Hospitals im Jahre 1909: 1012.
Frequenz der Poliklinik im Jahre 1909: 13 387.
Zu Hause behandelt im Jahre 1909: 377.

Aberlour, Strathspey — The Orphanage (Waisenhaus).

Alter: unter 12 bis zu 14 Jahren.
Eingerichtet für 550 Kinder.

Bridge of Weir (Renfrewshire) Orphan Homes of Scotland (Waisenhaus). (Founded by the late W. Quarrier).

Aufnahme frei. Für tuberkulöse, verlassene Kinder jedes Teiles von Schottland.
Alter: von 1 bis 20 Jahren.

Außer den Homes at Bridge of Weir existieren noch das City Orphan Home (Stadtwaisenhaus), Working Boys' Home (Heim für arbeitende Knaben), Children's Night Refuge (Kindernachtasyl), Young Women's Shelter (Unterkunft für junge Frauen) und ein Mission Hall in Glasgow, außerdem ein Heim in Fairknowe, Brockville, Ontario.

Glasgow — Institution for Orphan and Destitute Girls (Institution für Waisenmädchen und Verlassene).

Alter: von 8 bis 16 Jahren.

Institutions for the Education of the Deaf and Dumb (Anstalten zur Erziehung von Tauben und Stummen) in Aberdeen, Dundee, Edinburgh, Glasgow, Lanark.

Baldovan Asylum for imbecile Children near Dundee. (Baldovan Asyl für imbezille Kinder in der Nähe von Dundee).

162 Patienten während des Jahres 1909.
Aufnahmebedingungen: 28 Pfund pro Jahr.

Scottish National Institution for the Education of Imbecile. (Schottische Nationalinstitution zur Erziehung imbeziller Kinder). Larbert, Stirlingshire.

Patienten (1909—1910) 377; tägliche Durchschnittszahl 314.

Aufnahmebedingungen: Imbecille, welche bei richtiger Behandlung besserungsfähig sind, werden durch die subscribers and directors (Erstatter von Subskriptionen und Direktoren) ausgewählt. Erstere wählen $2/_3$, letztere $1/_3$ aus.

The Royal Edinburgh Hospital for Sick Children.
(Königliches Hospital für kranke Kinder).

Die Gründung dieses Hospitals geht auf das Jahr 1860 zurück. Damals wurde ein Kinderhospital in einem kleinen Hause in Lauriston Lane eröffnet mit 20 Betten und einer kleinen Poliklinik. Drei Jahre später zog das Hospital nach Meadowside House, welches auch in Lauriston gelegen war, und welches am Anfang 40 Betten besaß. Im Jahre 1870 wurde dem alten Hause ein neuer Flügel angebaut, in welchem 72 Kinder untergebracht werden konnten. Aber schon im Jahre 1890, also 20 Jahre später, war Old Meadowside House überfüllt und wurde als zu unmodern und ungenügend befunden. Darum entschieden sich die Direktoren dafür, einen neuen Platz zu kaufen und ein neues und modernes Hospital für kranke Kinder von Edinburgh und Schottland darauf zu erbauen. Die Kosten des Neubaues betrugen über 50 000 Pfund und im Jahre 1895 wurde das jetzige Hospital in Sciennes eröffnet. Die Poliklinik wurde bald als ungeeignet für ihren Zweck befunden, und im Jahre 1903 wurde die jetzige große Poliklinik erbaut. In allerneuester Zeit war es den Direktoren möglich, ein Haus in einem Garten in Gullane — eine dem Hospital hinterlassene edelmütige Stiftung — zu einem sehr notwendig gewordenen, an der See gelegenen Konvaleszentenheim umzuwandeln.

Im Jahre 1910 betrug die Frequenz 2034 Fälle, von diesen waren 1293 interne und 741 chirurgische Patienten. Von den aufgenommenen Fällen waren 395 Säuglinge unter einem Jahr und 347 waren über ein Jahr und unter zwei Jahren.

Die Durchschnittszahl der Patienten vom Jahre 1910 betrug 105 und die Durchschnittsdauer ihres Aufenthaltes 19 Tage.

Nachfolgende Tabelle zeigt die Frequenz der Poliklinik:

	1910
Interne Fälle: Neue Fälle	5 162
Wiederholungsfälle	10 063
Chirurgische Fälle: Neue Fälle	3 200
Wiederholungsfälle	9 724
Impfungen	166
	28 315

Auf der ophthalmologischen Abteilung waren 120 Fälle, in der medizinisch-elektrischen Abteilung 397 Fälle in Behandlung, und es wurden 628 Skiagramme aufgenommen.

Die Anzahl der Operationen, welche im chirurgischen Theater des Hospitals ausgeführt wurden, betrug 642. In der Poliklinik wurden 1506 kleine chirurgische Operationen ausgeführt. Es wurden 16 150 Rezepte im Hospital und in der Poliklinik ausgegeben.

Die Gesamtzahl der Patienten, welche sowohl im Hospital, wie in der Poliklinik, wie auch außerhalb des Hospitals behandelt wurden, war 30 349.

Ausbildung der Hebammen und des Pflegepersonals auf unserem Spezialgebiet.

Der Midwives Act (Hebammengesetz) (2 Edw. 7, Cap. 17), welcher in England am 1. April 1905 in Kraft trat, erstreckt sich bis jetzt noch nicht auf Schottland.

In Schottland jedoch werden die Kandidatinnen ausgebildet, als ob das Gesetz bereits für Schottland gelte, und viele oder vielmehr die meisten von ihnen bestehen ihr Examen in London.

In diesem Examen werden u. a. folgende Fächer geprüft:

1. Pflege (einschließlich Ernährung) von Säuglingen und die Symptome der Krankheiten, welche während der ersten zehn Tage entstehen können;
2. Prinzipien der Wohnungs-, Ernährungs- und persönlichen Hygiene.

Milchversorgung.

Die Dairies, Cowsheds and Milkhops order (Dairies-, Kuhstall- und Milchverkaufsordnung) vom Jahre 1899, welche das schottische Local Government Board ausgegeben hat, differiert von der englischen Verordnung vom Jahre 1889 sehr wenig.

Die Mustervorschriften, welche das schottische Local Government Board veröffentlicht hat, sind denen des englischen Local Government Board sehr ähnlich, aber sie sind ausführlicher und viel deutlicher[1]). Zu den Vorschriften der englischen Bestimmungen kommt bei denen des schottischen Local Government Board noch folgendes hinzu:

„Kuhställe, Beleuchtung, Ventilation und Flächenraum. Auf je 800 Kubikfuß Rauminhalt des Kuhstalls müssen 3 Quadratfuß Fensterfläche kommen. Die Ventilationsöffnungen müssen einen Raum von 36 Kubik-Inch[2]) haben. Für jede Kuh muß ein Bodenraum von 50 Quadratfuß vorgesehen sein. Die innere Fläche der Wände muß bis zu einer Höhe von wenigstens 6 Fuß, vom Boden an gemessen, mit einer glatten undurchlässigen Masse, wie z. B. Ziegeln oder Zement, bedeckt sein.

Die Krippen sollen aus glattem, undurchlässigem Material, wie z. B. emaillierte Tonware und sollen in genügend schräger Richtung konstruiert sein, so daß sie eine gründliche Säuberung ermöglichen.

Die Teilungswände der Stände sollen aus einem glatten, undurchlässigen Material konstruiert oder damit bedeckt sein.

Reinigung. Zweimal am Tage müssen alle Abfälle aus dem Kuhstall entfernt werden. Die Oberfläche jedes Hofes und aller Durchgänge, welche mit der dairy oder dem Kuhstall in Verbindung stehen, müssen so gehalten und so mit Abflüssen versehen sein, daß sie leicht gereinigt werden können und sie müssen in einem sauberen und gesundheitlich einwandfreien Zustand erhalten werden. Aller Dung und alle Abfälle müssen in einem außen liegenden Behälter untergebracht werden, welcher nicht weniger als 10 Yards vom Kuhstall liegen darf. Die Seiten und der Fußboden eines solchen Behälters sollen aus glattem, undurchlässigem Material angefertigt sein. Der Behälter muß verschlossen sein, so daß kein Regen hineindringen kann, aber nicht so fest, daß die freie Ventilation verhindert wird. Wenigstens einmal alle zwei Wochen oder so oft es die L. A. verlangt, muß dieser Behälter entleert werden.

Drainierung. Der Fußboden jedes Kuhstalles muß gut mit Beton, Asphalt oder einer ähnlichen als undurchlässig anerkannten Masse gepflastert und mit richtigem Gefälle gegen die Kanäle und Abzugsrohre hin versehen sein, welch letztere wenigstens 20 Inch Weite haben sollen, und so angelegt sein müssen, daß keine Flüssigkeit in den Boden unter dem Fußboden durchsickern kann. Die Abzugsrohre und Kanäle sollen in richtigem und einheitlichem Gefälle gegen eine Gosse hin abfallen, welche an der Außenseite des Kuhstalls ihren Auslauf haben soll.

Milchläden und Dairies. Jeder Milchaufbewahrungsraum, Milchladen, dairy oder ein anderer Ort, an dem Milch aufbewahrt oder zum Verkauf ausgeboten wird, muß zweckentsprechend beleuchtet und ventiliert und so gelegen sein, daß der betreffende Raum nicht den Ausdünstungen einer Aschengrube, eines Dunghaufens oder Waschhauses oder solch ähnlichen Ausdünstungen ausgesetzt ist, die die Verunreinigung der Milch zur Folge haben können. Der Raum darf keine Verbindung, weder durch eine Tür, ein Fenster, einen Raum, einen Korridor oder irgendeine andere Verbindung mit einem Schlaf- oder Wohnraum haben, oder direkt oder auch durch einen anderen Raum oder einen geschlossenen Durchgang hindurch mit einem Kuhstall oder irgendeinem Orte, an dem irgend welche Tiere gehalten werden, in Verbindung stehen. Wo Decke und Wände sind, hat das Weißen wenigstens alle sechs Monate einmal neu zu geschehen oder öfter, wenn dies besonders durch die L. A. verlangt wird. Wo jedoch die Wände gestrichen oder gefirnist sind, muß der Anstrich oder der Firnis so oft abgewaschen werden, als dies nötig ist, um ihn sauber zu halten und alle zwei Jahre muß der Anstrich erneuert werden. Der Putz des Fußbodenmaterials und alles Holz in solchen Lokalitäten ist in tadellos sauberem und wohlerhaltenem Zustande zu erhalten.

Vorsichtsmaßregeln gegen Infektion und Verunreinigung. Nichts was eine Verunreinigung möglich machen kann, darf in einem Milchaufbewahrungsraum oder

---

[1]) The Public Milk Supply — Macewen.
[2]) Inch = 2,54 cm.

einem anderen Platze, welcher zur Aufbewahrung oder zum Halten der Milch zum Verkauf dient, belassen werden, und es dürfen auch keine unreinen Gegenstände, keine unsaubere Bettwäsche oder unsaubere Kleidung durch diesen Raum getragen werden. In Räumen, in denen Wäsche und Kleider gewaschen, gerollt oder getrocknet werden, oder der zu irgendeinem Zwecke dient, welcher die Verunreinigung der Milch zur Folge haben könnte, darf Milch nicht aufbewahrt werden. In einem Raum, in welchem Milch in offenen Gefäßen aufbewahrt wird, darf weder der Raum noch die darin stehende Einrichtung, noch irgend etwas anderes gesäubert, gefegt oder abgestaubt werden. Wenn solche Beschäftigungen in dem Raume vorgenommen werden, so müssen Maßregeln getroffen werden, das Auffliegen des Staubes zu verhindern. Die Milchwagen oder Milchhandkarren, welche zum Ausfahren der Milch gebraucht werden, dürfen keinen Gegenstand mitführen, welcher möglicherweise die Milch verunreinigen könnte.

Kessel und Milchgefäße. Kessel, Behälter und Dampfkessel, oder andere Behältnisse, welche zum Zwecke des Waschens oder Ausbrühens der Milchgefäße, Kannen usw. benutzt werden, dürfen nicht für das Waschen oder Kochen von Bettwäsche oder Leibwäsche benutzt werden oder für irgendeinen anderen Zweck, welcher die Verunreinigung der Milch zur Folge haben könnte. Auf einem Milchfaß, einer Milchkanne oder irgendeinem Milchgefäß darf niemand sich ausruhen oder sich setzen oder jemandem gestatten, dies zu tun.

Kühe und Melken. Die Kühe müssen rein gehalten werden, und ihre Euter und Striche sowie die Hände des Melkers müssen genügend gesäubert und frei von Infektion und Beschmutzung sein, bevor das Melken begonnen wird. Gleich nach dem Melken muß die Milch filtriert werden. Sie muß sofort aus dem Kuhstall in dem Gefäß, in welches sie hereingemolken worden ist, entfernt werden. Kein Milchgefäß darf im Stalle zurückbleiben oder umgefüllt werden. In einer dairy oder in einem Kuhstall, in welchem Kühe untergebracht sind, deren Milch als menschliche Nahrung verkauft oder gebraucht wird, darf keine Kuh und kein anderes Tier gehalten werden, welches an irgendeiner Krankheit leidet, die die Milch anstecken oder beschmutzen könnte, und ein Stall, in welchem ein solches Tier untergebracht worden war, muß nach Entfernung des Tieres sofort gesäubert und desinfiziert werden. Zur Streu für die Kühe darf keine vorher als Streu für Pferde oder andere Tiere benutzte Streu verwendet werden. Auch Sägespäne, Holzreste, Moos oder irgendein anderer derartiger Gegenstand, welcher die Milch beschmutzen könnte, ist verboten.

Angestellte. Alle Personen, welche in der Produktion oder dem Verkauf der Milch angestellt oder beschäftigt sind, sind verpflichtet, ihre Person und ihre Kleidung immer in sauberem Zustande zu erhalten.

Public Health (Scotland) Act, 1897. Der Public Health (Scotland) Act vom Jahre 1897 ist das neueste öffentliche Gesundheitsgesetz im vereinigten Königreich. Die Paragraphen, welche sich mit Milch beschäftigen, sind einigen der bereits erwähnten ähnlich, aber sie enthalten einige wichtige Verschiedenheiten, welche ihre Nützlichkeit sehr vergrößern. Man kann tatsächlich behaupten, daß die Milchparagraphen dieses Gesetzes die am weitgehendsten allgemeinen legalen Maßnahmen des vereinigten Königreichs sind.

§ 58. Eine an einer Infektionskrankheit leidende Person oder eine Person, die in einem Hause, in welchem eine Infektionskrankheit herrscht, wohnt, darf nicht ein Tier melken, Früchte pflücken oder mit Nahrungsmitteln sich beschäftigen oder irgendein Geschäft oder ein Handwerk weiter führen, bei welchem es möglich ist, daß diese Person die Krankheit weiter verbreitet. Bewußt Zuwiderhandelnde werden mit einer Geldbuße nicht über 10 Pfund belegt.

§ 60 ist dem § 4 des Infectious Diseases Prevention Act vom Jahre 1890 und dem § 71 des Public Health (London) Act vom Jahre 1891 ähnlich; aber es existieren zwei wichtige Verschiedenheiten:

1. eine richterliche Verfügung ist unnötig,
2. der M. O. H. kann vorgehen, wenn er denkt, daß die Milch einer dairy möglicherweise Krankheit hervorrufen kann, und nicht nur, wenn die Krankheit bereits verschleppt ist.

§ 61 ermächtigt die S. A. auf die Anzeige des M. O. H. oder eines praktizierenden Arztes hin, daß das Auftreten einer Infektionskrankheit der Milch zur Last falle, den dairyman (ob er nun innerhalb oder außerhalb des Distrikts wohnt) aufzufordern, in einer innerhalb einer bestimmten, nicht weniger als 24 Stunden betragenden Zeit eine Liste seiner Kunden zu überreichen, für welche er mit 3 Pence für je 25 Namen bezahlt wird, und auch die Namen und Adressen der Farmer, von welchen er seine Milch bezieht und wenn es gewünscht wird, so hat er dem M. O. H. oder einer anderen an ihn abgesandten Person alle hierauf bezüglichen Verzeichnisse, Dekrete usw. vorzuzeigen.

Cattlesheds in Burghs (Scotland) Act vom Jahre 1866. Die Hauptbestimmungen dieses Act können, wie folgt, zusammengestellt werden:

1. Die Behörden der Royal and Parliamantary Burghs in Schottland müssen veranlassen, daß alles Vieh und alle Kuhställe innerhalb einer Gemeinde durch einen dazu von ihnen angestellten Beamten inspiziert werden, und wenn sie als geeignet befunden werden, muß ihnen eine Lizenz auf ein Jahr erteilt werden. Die Behörden können auch von Zeit zu Zeit Regeln und Bestimmungen in bezug auf den geeigneten Gesundheitszustand dieser Fälle ausgeben, und die Anzahl des Viehes, welches in jedem Viehstalle stehen darf, muß in jeder Lizenz spezifiziert werden. Wird in Lokalitäten, für welche keine Lizenz erteilt worden ist, Vieh gehalten oder der Lizenz, den Regeln oder Bestimmungen in irgendeiner Weise zuwidergehandelt, so macht sich der Betreffende strafbar.

2. In Burghs (anderen als Royal or Parliamentary Burghs) und volksreichen Orten in Schottland, welche den Police and Improvement (Scotland) Act vom Jahre 1862 ganz oder teilweise angenommen haben oder welche vor dem Inkrafttreten des erwähnten Act von 1862 den Police of Towns (Scotland) Act ganz oder teilweise angenommen hatten, stehen ähnliche Machtbefugnisse zu, wie den durch die genannten Gesetze angestellten Commissioners.

3. Wenn der Besitzer oder Inhaber eines Viehstalls usw. der Nichtachtung von unter diesem Act getroffenen Bestimmungen überführt wird, so haben die Behörden ihm schriftlich davon Mitteilung zu machen und ihn vor sich zu fordern, worauf ihm auferlegt wird, von ihnen zu bestimmende gesundheitliche Verbesserungen im Laufe eines Monats nach Empfang der Mitteilung vorzunehmen. Im Falle er sich nicht dazu bereit erklärt, kann er mit einer Geldbuße belegt werden, und seine Lizenz kann für einen Monat suspendiert werden. Wird er zwei- oder mehrfacher Zuwiderhandlungen überführt, so kann seine Lizenz zurückgezogen werden. Die Behörden oder Commissioners haben das Recht, jede Art von Lizenz der Person, welcher eine solche Lizenz entzogen worden ist, zu versagen.

4. Jedes Jahr müssen alle Lizenzen erneuert werden. Zwei Wochen, bevor eine Lizenz zur Benutzung eines Kuhstalls erteilt werden kann, muß die Absicht, um eine solche einzukommen, schriftlich den Behörden oder Commissioners vorliegen.

Im Jahre 1909 wurde die Milk and Dairies (Scotland) Bill durch Lord Pentland im Parlament eingereicht, jedoch nachher wieder zurückgezogen.

Milchküchen.

In einigen größeren Städten traten Bemühungen hervor, eine besondere Milchversorgung für Säuglinge ins Werk zu setzen.

In Edinburgh wurde im Anfang Dezember 1908 eine Gruppe von Voluntary Lady Health Visitors gebildet, um den öffentlichen Health Visitors der City bei der Bekämpfung der Kindersterblichkeit zur Seite zu stehen. Die Anzahl dieser neuen Health Visitors beträgt jetzt 267 und sie arbeiten zusammen mit bereits existierenden Erziehungs-, ärztlichen und Unterstützungsbehörden.

Seit dem Januar 1909 existiert eine Milchküche unter einer Ärztin, welche den wöchentlichen Wägungen der Säuglinge beiwohnt und die Ernährungsvorschriften erteilt. Die dort verkaufte Milch ist pasteurisierte Milch, welche von Kühen, die die Tuberkulinprobe bestanden haben, stammt und wird in Einzelportionen ausgegeben. Es wird ungefähr ein Schilling für eine Gallone verlangt. Wöchentlich muß Vorausbezahlung geleistet werden, so daß wenig von der vorbereiteten Milch verloren geht.

Die Resultate sind sehr zufriedenstellende gewesen, was hauptsächlich dem ausschließlichen Interesse und der Sorgfalt der in der Milchküche angestellten Ärztin zu verdanken ist.

In Aberdeen ist keine Milchküche. Jedoch verkaufen einige der größeren dairymen pasteurisierte Milch in versiegelten Flaschen zu mäßigen Preisen.

Durch Vermittlung der Health Visitors leiht die Corporation Sterilisationsapparate an arme Mütter aus. Mit dem Apparat zugleich werden Anweisungen
für Behandlung und Zubereitung der Milch ausgegeben und die Health Visitors
sind dafür verantwortlich, daß diese Vorschriften auch ausgeführt werden.

In Glasgow, Dundee und Leith wurden durch die Corporation Milchküchen
errichtet. Aber in diesen Fällen waren die Resultate nicht zufriedenstellend.
In Glasgow wurde die Milchküche wegen der Ausgaben aufgegeben; in Leith,
weil sich die Sache als erfolglos erwies, und in Dundee wurde sie durch die
Corporation in eine Privatgesellschaft verwandelt.

In allen Fällen scheint der Hauptfehler in der Ausführung der gewesen
zu sein, daß nicht Ärzte die direkte Leitung übernahmen.

C. Irland.[1]

Von
F. J. Stafford.

Vorbemerkung.

Die folgenden Ausführungen behandeln unsere Frage nur insofern, als die
Fürsorge öffentlich vom Local Government Board für Irland und seinen Vor-
gängern, den Commissioners, zum Zwecke der Ausführung der Armengesetze
in Irland betrieben worden ist. Über private Institutionen und Gesellschaften,
welche außerhalb des Armengesetzes stehen, würden Informationen an anderer
Stelle einzuholen sein. Dafür käme in Betracht „The Annual Charities
Register and Digest" (veröffentlicht durch Longmans, Green & Co., 39,
Paternoster Row, London), das sich allerdings hauptsächlich auf England
selbst bezieht.

Historischer Überblick.

Unter der Regierung der Königin Anna im Jahre 1702 wurde die erste
gesetzliche Bestimmung über Unterstützung der Armen in Irland erlassen;
sie erstreckte sich nur auf eine einzige Klasse derselben und war armselig und
ungenügend. In diesem Gesetz (2nd Anne cap. 19)[2] wurde zum erstenmal ein
Workhouse in Dublin eingerichtet und „alle bettelnden Männer und Weiber
und bettelnden Weiber und Kinder und alle anderen Vagabunden sollten aufgenommen und dem Workhouse übergeben werden". Nach und nach wurde
diese Institution ausschließlich Findelhaus und allmählich eine der größten
Institutionen für baby-farming, Aufziehen von Kindern, Ausgeben in Pflege und
in Lehre, welche wir jemals gesehen haben. Die Zwecke dieser Institution waren
zweifach, nämlich:

1. „Aussetzen, Tod und Mord des illegitimen Kindes" zu verhüten,
2. Kinder, für welche die Anstalt die Verantwortung übernommen hatte,
   „im reformierten oder protestantischen Glauben zu erziehen und zu

---

[1] Übersetzt von Emmy Keller-Schwangart.
[2] D. h. zweites Jahr der Regierung der Königin Anna.

fördern und dadurch die protestantischen Interessen in Irland zu stärken und zu fördern".

Kinder aus allen Teilen von Irland und sogar aus England und Wales wurden aufgenommen. An der Eingangstüre befand sich eine Drehlade („a cradle or turning wheel"), welche eine Glocke besaß, so daß Säuglinge zu jeder Tag- und Nachtzeit aufgenommen werden konnten. Man schätzt, daß während der 130 Jahre der unwürdigen Existenz dieser Institution nicht weniger als 200 000 Kinder dies schreckliche Portal passiert haben.

Die Sterblichkeit unter den Inwohnern war enorm. Aus einem veröffentlichten Berichte geht hervor, daß von den 25 352 Kindern, welche während der 12 Jahre, die am 24. Juni 1796 zu Ende waren, aufgenommen worden waren, nicht weniger als 17 253 Kinder starben. Endlich wurde die Anstalt definitiv im Jahre 1838 geschlossen, als der Poor Relief Act desselben Jahres durchging. Mehr als ein Jahrhundert dauerte es also, bis genügend demonstriert war, wie falsch gewählt die Zwecke, wie unglückselig die Wirkungen dieser Institution waren. Beim Aufhören der Anstalt im Jahre 1838 wurden gegen 4000 Findlinge den Poor Law Commissioners übergeben. Sie wurden in Lehre, Stellungen und auf sonst verschiedene Weise untergebracht. Eine Anzahl von Kindern, welche unfähig zur Arbeit waren, wurde auf dem Lande in Pflege gegeben und durch die Einkünfte des Findlingsfonds und die jährlichen Bewilligungen des Parlaments erhalten. Der letzte dieser Art Findlinge starb im Jahre 1911.

Kind und Armenpflege.

Bestimmungen des Poor Law zum Schutze von Mutter und Kind. — Unter dem Poor Law, welches in Irland in Kraft ist, hat jede hilflose Person das Anrecht auf Unterstützung von seiten der Union, in der sie zur Zeit, in welcher sie hilflos wird, sich aufhält. Die Unterstützung kann die Form der Aufnahme in ein Workhouse, die Form der Außenhilfe im Falle einer Witwe, welche zwei oder mehrere legitime Kinder, die von ihr abhängen, besitzt, annehmen. Kranke Arme können auch in den Polikliniken ärztliche Unterstützung bekommen oder in Workhouse-Hospitals aufgenommen werden.

Die angefügten Zirkulare geben die existierenden Vorschriften des Gesetzes in bezug auf die Behandlung von Kindern wieder, soweit dieser Gegenstand in das Bereich des Local Government Board von Irland gehört.

Gegen 3000 Kinder werden durch die Guardians of the Poor in Pflege gegeben und in verschiedenen Teilen des Landes (meistens in Landdistrikten) untergebracht. Zwischen 300 und 400 werden außerdem in zwei besonderen „district schools" und über 5000 in verschiedenen Workhouses in Irland untergebracht. Alle diese Kinder werden auf Kosten des Staates erhalten.

Hinzuzufügen wäre noch, daß eine große Anzahl der Kinder in den Reformatory and Industrial Schools untergebracht sind. Aber da diese Institutionen nicht unter die Kontrolle des Departements fallen, so muß man sich, um sichere Auskünfte zu erlangen, an das Industrial Schools Department, Dublin Castle, wenden.

Die Boards of Guardians verwalten in Ausführung des Poor Law Relief eine Einrichtung, welche armen Personen, die innerhalb einer Union wohnen, ärztliche Unterstützung sichert. Zu diesem Zweck stellen sie beamtete besoldete Ärzte an, damit diese die Patienten in ihrem eigenen Hause oder in den Polikliniken in Behandlung nehmen. Die 158 Poor Law Unions von Irland sind in 741 Dispensary Distrikts mit einem Ärztestab von 810 beamteten Ärzten eingeteilt. Die beamteten Ärzte behandeln alle armen Personen, auch Mütter und Säuglinge, unentgeltlich. Die Patienten werden in den Polikliniken und, wenn nötig, in ihrem eigenen Hause behandelt, und es wird ihnen auf Kosten der Guardians die nötige Medizin und sonstige Notwendigkeiten gegeben.

Hebammen werden gewöhnlich, wenn auch nicht allgemein, durch die Poor Law Guardians für Entbindungen sowohl in den Städten wie auch in den ländlichen Dispensary Districts zur Verfügung gestellt. 729 Hebammen werden im ganzen Lande durch die Guardians beschäftigt. Die Hebammen haben die Kosten ihrer Ausbildung selbst zu tragen und müssen ein Zeugnis, entweder von einer anerkannten Gebäranstalt, nach einem sechsmonatlichen Kurs, oder eins vom Central Midwives Board, London, besitzen.

Gesetze betreffend arme Kinder usw.

Local Government Board, Dublin,
24. September 1906.

Mein Herr!

Im Auftrage des Local Government Board von Irland teile ich mit, daß das Board durch seine Inspektoren unterrichtet ist, daß in bezug auf die Rechte und Pflichten der Boards of Guardians betreffend Unterstützung und Kontrolle der armen Kinder und Schutz des kindlichen Lebens Unsicherheiten existieren; das Board hält es daher für notwendig, kurz die wichtigsten Bestimmungen der verschiedenen Gesetze und Verordnungen über die Frage zusammenzufassen und die notwendigen Anleitungen zu geben. Was das Gesetz „Prevention of Cruelty to Children Act vom Jahre 1904" angeht, welches die Boards of Guardians interessiert, so hat das Board in seinem Zirkular vom 27. Oktober 1904 schon die wichtigsten Bestimmungen dieses Gesetzes erklärt und wird deshalb jetzt nicht darauf zurückkommen.

Unterstützung von Kindern außerhalb des Workhouse.

Durch § 9 des Poor Relief Act vom Jahre 1862 wurde den Guardians zum ersten Male das Recht erteilt, verlassene Kinder und Waisen außerhalb des Workhouse zu unterstützen. Der Paragraph ist seitdem wieder aufgehoben worden, aber er ist bemerkenswert, da er der Ausgangspunkt von dem gewesen, was wir heute als das boarding out-System bezeichnen. Die Rechte, welche den Guardians durch diesen Paragraphen zugestanden wurden, waren sehr beschränkte. Sie wurden durch die Orphan and Deserted Children Acts vom Jahre 1869 und 1876 und durch die Pauper Children Acts vom Jahre 1898 und 1902 erweitert. Unter den letzten beiden Gesetzen und durch die Verordnung, welche ihnen folgte, sind die Guardians jetzt berechtigt, bis zum fünfzehnten Lebensjahre jedes Kind, welches Inwohner des Workhouse ist und einer der folgenden Kategorien angehört, in Außenpflege zu geben:

I. Ein legitimes Kind:

a) Dessen beide Eltern tot sind.
b) Bei dem ein Elternteil tot und der andere zu Zwangsarbeit verurteilt ist.
c) Bei dem ein Elternteil tot ist und der andere dauernd an Geisteskrankheit leidet.
d) Bei dem ein Elternteil tot, der andere jedoch dauernd bettlägerig oder arbeitsunfähig und Insasse eines Workhouse ist.
e) Bei dem ein Elternteil tot ist und der andere sich außerhalb Irlands befindet.
f) Verlassen[1]) durch beide Eltern.
g) Verlassen durch einen Elternteil, wenn der andere tot ist.
h) Verlassen durch einen Elternteil, wenn der andere zu Zwangsarbeit verurteilt ist.

---

[1]) Es diene den Boards zur Kenntnis, daß ein Kind nach den Bestimmungen der Pauper Children Acts vom Jahre 1898 und 1902 für verlassen gilt, wenn ein absichtliches Verfehlen, das Kind in Obhut zu nehmen, von seiten einer Person, die gesetzlich verpflichtet ist, dies zu tun, vorliegt. Wenn z. B. ein Vater weiß, daß sein Kind in einem Workhouse erhalten wird und es versäumt, das Kind in eigene Pflege zu nehmen, so ist das Board der Meinung, daß das Kind als „verlassen" durch den Vater zu betrachten ist.

    i) Verlassen von einem Elternteil, wenn der andere dauernd an Geisteskrankheit leidet.

    k) Verlassen durch einen Elternteil, wenn der andere dauernd bettlägerig oder arbeitsunfähig und Inwohner eines Workhouse ist.

    l) Verlassen von einem Elternteil, wenn der andere sich außerhalb Irlands befindet.

    m) Wenn der eine Elternteil zu Zwangsarbeit verurteilt oder dauernd geisteskrank oder dauernd bettlägerig oder arbeitsunfähig und Inwohner eines Workhouse oder außerhalb Irlands ist, während der andere Elternteil sich ebenfalls in einer dieser Verfassungen befindet.

II. **Ein illegitimes Kind:**

    n) Dessen Mutter tot ist.

    o) Das von der Mutter verlassen ist.

    p) Dessen Mutter zu Zwangsarbeit verurteilt ist.

    q) Dessen Mutter dauernd an Geisteskrankheit leidet.

    r) Dessen Mutter dauernd bettlägerig oder arbeitsunfähig und Insasse eines Workhouse ist.

    s) Dessen Mutter außerhalb Irlands sich befindet.

Kein Kind darf in Außenpflege gegeben werden, wenn es nicht zu einer oder der anderen der obengenannten Kategorien gehört. Die einfache Tatsache, daß die Eltern als Vormünder ihres Kindes ungeeignet sind, gibt kein Recht, die Kinder in Pflege zu geben.

Autorität der Guardians über arme Kinder.

Der Poor Relief Act vom Jahre 1862, von dem wir bereits weiter oben gesprochen haben, ist das erste Gesetz, welches den Guardians eine besondere statutenmäßige Autorität über die von ihnen erhaltenen Kinder gibt. § 8 dieses Gesetzes bestimmt, daß jedes Kind unter 15 Jahren, welches elternlos und in einem oder durch ein Workhouse erhalten wird, der Autorität des Board of Guardians in derselben Weise untersteht, wie es der Autorität seiner Eltern unterworfen wäre, mit Ausnahme dessen, was die Religion des Kindes anbetrifft, und daß kein derartiges Kind aus dem Workhouse entlassen werden kann, außer auf Befehl des Board of Guardians. Jedoch wenn irgendein Verwandter des Kindes nach Meinung der Guardians zur Aufsicht über das Kind geeignet und fähig wäre, das Kind zu erhalten, und wenn dieser die Entlassung des Kindes aus dem Workhouse nachsuchen würde, so würden in diesem Falle die Guardians kein Recht haben, das Kind weiter zu behalten.

§ 1 des Poor Law Act vom Jahre 1899 bestimmt, daß, wenn ein Kind durch die Guardians unterhalten wird und wenn

    I. das Kind durch einen Elternteil verlassen ist [1]); oder wenn

    II. die Guardians der Meinung sind, daß wegen geistiger Minderwertigkeit, lasterhafter Gewohnheiten oder Lebensweise ein Elternteil ungeeignet ist, die Aufsicht über das Kind zu führen; oder wenn

    III. ein Elternteil unfähig ist, seine Pflichten zu erfüllen, da er zu Zwangsarbeit verurteilt oder nach Inebriates Act vom Jahre 1898 in Haft genommen ist; oder wenn

    IV. ein Elternteil wegen eines Vergehens gegen eines seiner Kinder zu Gefängnis verurteilt; oder wenn

    V. ein Elternteil dauernd bettlägerig oder arbeitsunfähig und Inwohner eines Workhouse ist und den Bestimmungen, welche untenstehend erwähnt sind, beistimmt; oder wenn

    VI. beide Eltern oder (im Falle eines illegitimen Kindes) die Mutter tot sind; die Guardians zu jeder Zeit das Recht haben zu bestimmen, daß bis zum Alter von 18 Jahren alle Rechte und Machtbefugnisse eines solchen oben genannten Elternteils oder, wenn beide Eltern tot sind, der beiden Eltern über das Kind auf die Guardians übergehen können und daß diese Rechte und Machtbefugnisse in solcher Weise übergehen und verbleiben, ob das Kind nun dauernd von den Guardians unterhalten wird oder nicht. Solange ein Kind, über das die Guardians die Rechte und Machtbefugnisse eines Elternteiles ausüben, unter ihrer Kontrolle steht, soll eine Person im summarischen Verfahren zu einer Geldstrafe nicht über 20 Pfund verurteilt werden, welche wissentlich dem Kinde direkt oder indirekt beisteht, ohne Zustimmung der Guardians den Platz, an welchem es unter ihrer

---

    [1]) Nach § 2 des Poor Law Act vom Jahre 1892: wenn ein Kind Waise ist oder ein Elternteil indoor relief erhält, haben die Guardians des Kindes die gleichen Rechte, welche sie bei einem durch seine Eltern verlassenen Kinde innehaben. Aber bei einem nicht durch die Eltern verlassenen Kinde hören die Rechte auf, wenn der Elternteil aufhört, indoor relief zu erhalten.

Kontrolle steht, zu verlassen oder die wissentlich direkt oder indirekt das Kind veranlaßt, diesen Platz zu verlassen oder welche wissentlich das Kind aufnimmt oder versteckt, wenn es den Platz verlassen hat oder welche das Kind abhält, wieder an diesen Platz zurückzukehren. Die Guardians können jedoch jede derartige Resolution aufheben, wenn sie denken, daß es zum Heile des Kindes sei, oder sie können erlauben, daß das Kind dauernd oder vorübergehend unter die Aufsicht eines Elternteiles oder eines anderen Verwandten oder eines Freundes oder eines Vereins oder einer Institution zur Fürsorge für Kinder gestellt wird. Ein Court of summary jurisdiction kann jedoch die Anschauung der Guardians, welche väterliche Rechte beanspruchen, beanstanden oder begrenzen und sie hören dann auf, die Rechte und Machtbefugnisse der Eltern über das Kind zu bekleiden.

Das Board hält es für gut, hervorzuheben, daß unter § 1, 5 des Poor Law Act vom Jahre 1889 eine Resolution der Guardians, welche ihnen die Aufsicht über ein Kind erteilt, nicht die elterliche Verpflichtung aufhebt, zum Unterhalt des Kindes beizutragen. § 3 des Custody of Children Act vom Jahre 1891 bestimmt, daß ein Kind, welches durch seine Eltern verlassen und durch die Guardians einer Poor Law Union aufgezogen worden ist, infolge einer Eingabe zum Erhalt eines schriftlichen Befehls oder einer Verordnung zur Wiedergabe des Kindes, welche eventuell später bei Gericht durch die Eltern eingebracht wird, „vom Gerichtshofe nur dann dem Elternteil übergeben werden darf, wenn der Gerichtshof der Überzeugung ist, daß der Elternteil geeignet sei, das Kind in seine Obhut zu nehmen".

Unterhalt von Kindern in Separate Schools.

Wo außer einer National School eine Schule durch das Local Government Board auf Ansuchen des Leiters der Schule in der unter § 3 des Pauper Children (Ireland) Act vom Jahre 1898 angegebenen Weise genehmigt worden ist, kann das Board of Guardians einer Poor Law Union nach Einwilligung des Board ein im Workhouse unterstütztes Kind nach einer solchen Schule schicken und aus den in ihren Händen befindlichen Fonds die durch den Unterhalt, Kleidung und Erziehung des Kindes verursachten Kosten (nicht über die Summe, welche vorgeschrieben ist), das Bringen des Kindes nach und von der Schule und im Falle seines Todes die Begräbniskosten bestreiten. Ein Kind kann nur dann in eine solche Schule geschickt werden, wenn es eine Waise oder durch seine Eltern oder den überlebenden Elternteil verlassen oder ein Kind ist, dessen Eltern oder überlebender Elternteil sich mit dem Schicken nach einer solchen Schule einverstanden erklären oder wenn es ein illegitimes Kind ist, dessen Mutter, wenn ihr die Fürsorge für das Kind obliegt, damit einverstanden ist.

Kein Kind, welches weder Waise noch durch seine Eltern verlassen ist, darf in einer solchen Schule behalten werden, wenn seine Eltern oder der überlebende Elternteil nicht Inwohner der Workhouses sind.

Ein Kind darf nach diesem Paragraphen des Acts nicht in eine Schule geschickt werden, welche einer Religion angehört, der das Kind nicht angehört.

Das Wort „Schule" erstreckt sich in diesem Falle auf alle zum Unterricht der Blinden, Tauben, Stummen, Lahmen, Idioten oder Krüppel errichteten Lehrinstitute, aber nicht auf die Certified Reformatory School.

Wenn das Local Government Board der Meinung ist, daß irgendeine Person durch das Halten eines Kindes in einer solchen Schule beeinträchtigt werde, so hat das Board das Recht, zu verordnen, daß das Kind aus der Schule entfernt werde.

Das Board of Guardians kann jederzeit nach eigenem Ermessen und muß auf Ansuchen des Leiters der Schule oder im Falle der Aufhebung der Genehmigung für die Schule veranlassen, daß die Kinder aus einer solchen Schule entlassen und in die Unions zurückgebracht werden.

Von derartigen Instituten sind gegenwärtig 15 genehmigt.

Adoption von Kindern.

Ein Kind, dessen Erhaltung den Guardians einer Poor Law Union nach den Bestimmungen von § 1, 3 des Poor Law Act vom Jahre 1889 in einem Workhouse, einer District School, Separate School, Separate Infirmary, Krankenasyl, Infektionshospital, Institution für Taube, Stumme, Blinde oder Idioten oder zum Ausgeben in Pflege inoder außerhalb der Grenzen der Union ganz oder teilweise obliegt und welches mit Zustimmung der Guardians durch irgendeine Person adoptiert wird, muß durch die Guardians nach § 3 des Poor Law Act vom Jahre 1899 während der drei der Adoption folgenden Jahre mindestens zweimal jedes Jahr durch eine von den Guardians angestellte Person besucht werden und diese Person hat über ihre Kontrollbesuche den Guardians Bericht zu erstatten. Die Guardians können, wenn sie es für richtig halten, jederzeit während dieser Periode ihre Zustimmung zur Adoption zurücknehmen, und daraufhin ist das Kind sofort von der Person, welche die Aufsicht über dasselbe führt, den Guardians zurückzugeben.

Das Board macht in seinem Zirkular vom 12. Januar 1903 darauf aufmerksam, daß die Gefahr des Mißbrauchs bei Adoption von Kindern nahe liege und daß solche Kinder oft nicht viel besseres als unbezahlte Dienstboten seien. Es ordnete an, daß die Guardians zu keiner Adoption ihre Zustimmung geben sollten, ehe sie sich nicht durch Einziehung von Erkundigungen überzeugt hätten, von welcher Art das gebotene Heim sei. Wenn die Guardians zur Adoption eines Kindes ihre Zustimmung gegeben haben, sollen sie — wie schon bemerkt — dafür Sorge tragen, daß dasselbe systematisch kontrolliert und daß über dasselbe Bericht erstattet werden könnte. Der Clerk der Union soll dem Local Government Board sorgfältig jeden Fall von Adoption anzeigen, das Alter, Geschlecht und die Religion des Kindes und der Person, welche es adoptieren will, angeben, ebenso wie das Motiv oder angebliche Motiv, welches der Adoption zugrunde liegt. Es würde gut sein, wenn eine Liste gehalten würde, aus der die Namen der Kinder und ihrer Adoptionseltern hervorgehen, ebenso wie das Datum jedes Berichtes, welcher bis zum Alter von 18 Jahren abgegeben wird, in welchem Alter dann die Befugnisse der Guardians enden.

Vermieten von Kindern.

§ 4 des Pauper Children (Ireland) Act vom Jahre 1898 bestimmt, daß keine Person zu irgendeinem Zwecke ein Kind anstellen darf, welches im Workhouse einer Union untergebracht ist oder unter der Kontrolle des Board of Guardians einer Union steht, wenn das Kind nicht bereits das 12. Lebensjahr erreicht hat.

Das Board gibt in seinem Zirkular vom 16. Oktober 1894 der Meinung Ausdruck, daß arme Kinder durchschnittlich zu früh in Dienst treten und daß nicht immer die notwendige Sorgfalt beim Aussuchen ihrer Stellungen gehandhabt würde, und es machte darauf aufmerksam, daß die Klasse von Personen, welche sich um Dienstboten an die Guardians wenden, gewöhnlich diejenigen seien, welche ihrer Lebensstellung nach gewöhnlich unfähig sind, regelmäßig Lohn zu zahlen oder anderweitig Dienstboten zu bekommen, und daß infolgedessen die Guardians doppelt vorsichtig sein müßten, alle Eingaben, welche an sie zum Zwecke der Vermietung von Kindern gemacht werden, zu durchforschen und daß sie immer eine formelle Vereinbarung verlangen sollten, in welcher alle Einzelheiten der Vermietung und die Höhe des zu zahlenden Lohnes angegeben sei. Dem Arbeitgeber sollte klargemacht werden, daß eine derartige Vereinbarung jederzeit nach § 1, 3 des Pauper Children (Ireland) Act vom Jahre 1898 annulliert werden kann, wenn das Kind nicht ordnungsmäßig behandelt wird. Das Board ist der Meinung, daß, wenn ein Kind nach den Bestimmungen des § 1 des Poor Law Act vom Jahre 1899, welche bereits erwähnt sind, unterhalten wird, die Guardians besser selbst bis zum 18. Lebensjahre für das Kind sorgen können, wenn sie bestimmen, daß alle Rechte der Eltern über das Kind auf sie übergehen, und es lieber erst dann vermieten.

Die Guardians sollten Maßnahmen treffen, daß die Kinder durch die Relieving Officers richtig inspiziert werden, sie sollten die Zeiten dieser Inspektionsbesuche genau bestimmen und systematische Berichte über diese Besuche verlangen, da das Board der Meinung ist, daß gerade bei den vermieteten Kindern die größte Notwendigkeit genauer und öfterer Inspektion besteht. Die Relieving Officers sollen instruiert werden, daß es ihre Arbeit ist, festzustellen, ob die Kinder richtig untergebracht und ernährt werden und ob ihre allgemeine Behandlung zufriedenstellend ist. Das Board möchte energisch darauf aufmerksam machen, daß der richtige Weg, die Löhne der Kinder gut anzulegen, derjenige sei, daß man mit dem Arbeitgeber vereinbart, den Lohn der vermieteten Kinder jedes Vierteljahr in der Post Office Savings Bank im vollen Betrage auf den Namen des Kindes und des Boards of Guardians zu deponieren. Die Relieving Officers sollten Sorge dafür tragen, daß dieses Arrangement regelmäßig wirklich ausgeführt werde, und die Guardians sollten entscheiden, wie groß die Summe sein darf, welche von Zeit zu Zeit für Kleidung usw. abgezogen werden dürfe. Die Rechnungen hierfür sollten dem Relieving Officer durch die Arbeitgeber bei Gelegenheit seiner nächsten Inspektion vorgelegt werden. Wenn dies richtig durchgeführt wird, wird es zwei gute Folgen haben: nicht nur werden die Kinder zu sparsamen Gewohnheiten erzogen, sondern es wird auch verhindert, daß die Kinder in das Workhouse zurückkommen, wenn sie vorübergehend außer Stellung oder momentan durch Krankheit arbeitsunfähig sind. In Verbindung mit diesem Gedanken ist das Board der Meinung, daß die Guardians zur Information der Arbeitgeber, welche die Kinder zu mieten wünschen, eine abgestufte Liste der Löhne festsetzen sollten, deren Auszahlung sie bei vermieteten Kindern durchsetzen sollten. Diese Festsetzung der Löhne sollte variieren und zwar sollte sie ein Fazit aus den beiden Faktoren des Alters des Kindes und des ortsüblichen Durchschnittslohnes darstellen. Das Board ist der Meinung, daß unter den jetzigen Verhältnissen kein Kind unter einem Lohn von 4 Pfund pro Jahr vermietet werden solle. Die Guardians sollten den vermieteten Kindern eine kleine Ausstattung von Durchschnittsqualität geben, welche den Bedürfnissen des Distrikts angepaßt ist, in welchem sie sich häufig aufhalten werden, und der Relieving Officer sollte sich darum bekümmern, daß diese kleine Ausstattung von Zeit zu Zeit durch die Arbeitgeber erneuert und ergänzt werde. Listen mit Vorschlägen zur Ausstattung von Knaben und Mädchen sind angefügt.

Das Ausgeben der armen Kinder in Lehre.

Den Guardians steht nach § 10 des Naval Apprentices (Ireland) Act vom Jahre 1851 die Befugnis zu, Ausstattungen für arme Kinder zu liefern, welche in den Dienst der königlichen Marine, treten und ebenso auch die Reisekosten für diese Kinder zu tragen. § 106 des Merchant Shipping Act vom Jahre 1894 erteilt den Guardians ebenfalls die Befugnisse, Knaben dieser Klasse für den Seedienst ausbilden zu lassen. Das Board ist der Meinung, daß die Guardians, besonders in den Unions, die an der See gelegen sind, möglichst diese Bestimmungen benutzen sollten, welche eine für Knaben passende Laufbahn eröffnen.

Nach § 1, 5 des Pauper Children (Ireland) Act vom Jahre 1898 hat ein Board of Guardians das Recht, mit Zustimmung des Local Government Board für jedes verwaiste oder verlassene Kind, welches das Alter von 15 Jahren erreicht und sein Zeugnis für Lesen, Schreiben und elementares Rechnen (Irish Education Act vom Jahre 1892) besitzt, die nötigen Auslagen zu machen, um ein solches Kind in einem geeigneten Gewerbe oder Geschäft unterzubringen. Das oben erwähnte Zeugnis ist ein Zeugnis, welches der Hauptlehrer der Schule auszustellen hat, welche das Kind besucht hat, und welches bezeugt, daß das Kind im Lesen, Schreiben und elementaren Rechnen auf dem Stande sich befindet, wie dies für die fünfte Klasse First Stage im Unterrichtsprogramm der Commissioners of National Education verlangt wird.

Allgemeines.

Details über alle Eingaben für Kinder in fremder Pflege oder in fremdem Dienst sollen dem Local Government Board auf Formular A übergeben werden.

Bevor die Guardians einen Kontrakt unterzeichnen, durch welchen sie ein Kind in Pflege geben, sollen sie sich überzeugen, daß die Wohnung der Pflegeeltern sich in gesundem Zustande befindet, daß der Hausstand mehr als ein Zimmer enthält und es möglich macht, die Geschlechter vollkommen zu trennen, daß eine genügende Versorgung mit reinem und gesundem Trinkwasser jederzeit erreichbar ist, daß gute Nahrung und Milch leicht zu bekommen ist und daß eine National School oder sonstige öffentliche Schule in geeigneter Entfernung von der Wohnung gelegen ist. Die Pflegeeltern sollten angehalten werden, eine Empfehlung vorzulegen, welche von einem Geistlichen, einer Magistratsperson, einem Guardian der Union oder einem beamteten Arzt, die in ihrer Nähe wohnen, unterzeichnet ist, in welcher der Betreffende sich bereit erklärt, für die gute Führung und den guten Leumund des betreffenden Pflegeelternteils einzutreten. Es sollen niemals mehr als zwei Kinder ein und derselben Pflegestelle übergeben werden, außer wenn die Kinder von denselben Eltern stammen oder das Local Government Board aus irgendeinem anderen Grunde seine Einwilligung gibt. Kein Kind darf in eine Pflegestelle gegeben werden, in der andere Kinder sich befinden, welche durch Privatpersonen und nicht durch die Guardians dorthin in Pflege gegeben worden sind. Kein Kind darf zu einer Person in Pflege gegeben werden, welche einen Düngerhaufen oder eine Anhäufung von Schmutz in gefährlicher Nähe ihres Hauses duldet. Kein Kind kann einer Person zum Stillen oder in Pflege gegeben oder vermietet werden, welche in einem Hause oder in einer Lokalität wohnt, welche eine Lizenz für den Verkauf von alkoholischen Getränken im Detailhandel hat. Kein Kind darf in einer Stadt oder in einem Dorf ohne Zustimmung des Local Government Board in Pflege gegeben werden.

Die Guardians sollen die in Pflege gegebenen Kinder genügend mit Kleidung versorgen und Einrichtungen treffen, daß diese erneuert und repariert wird, und zwar dürfen sie zu diesem Zwecke die zum Unterhalt der Kinder bestimmte Summe überschreiten.

Jedes Kind muß die Schule regelmäßig besuchen, wie dies im § 14 der Board's Order vom 17. Dezember 1902 bestimmt ist, und die Zeugnisse über den Schulbesuch müssen durch den Lehrer den Relieving Officers ausgehändigt werden. Es werden bis jetzt keine Schulgelder verlangt, jedoch sollen die Guardians die Bücher und Schulrequisiten bezahlen.

Aufsicht und Inspektion.

Die Guardians sollen für die Aufsicht über alle Pflegekinder sorgen, indem sie den Relieving Officers diese Pflicht auferlegen. Es scheint in gewissen Bezirken die Meinung zu herrschen, daß diese Pflicht erst neuerdings den Relieving Officers auferlegt worden sei; doch entspricht dies nicht den Tatsachen. Als dem Local Government Board zum ersten Male durch § 3 des Orphan and Deserted Children Act vom Jahre 1876 die Befugnis erteilt wurde, Bestimmungen zum Zwecke der Aufsicht über Pflegekinder usw. zu treffen, gab es kurz nachher seine Verordnung vom 20. November 1876 aus, in welcher folgende Pflichten jedem Relieving Officer auferlegt wurden:

    a) dafür zu sorgen, daß das Kind richtig den Pflegeeltern übergeben würde;

    b) im voraus oder auch anders, wie es die Guardians bestimmen, aber nicht weniger oft als einmal im Monat, die zum Zwecke des Unterhalts des Kindes bestimmte Summe auszuzahlen;

    c) dafür zu sorgen, daß das Kind mit Erfolg geimpft werde;

    d) das Kind wenigstens jeden Monat einmal zu besuchen und außerdem noch, wenn besondere Umstände einen Besuch wünschenswert machen und sofort nachher den Guardians über seine Gesundheit, Sauberkeit, Behandlung usw. schriftlich Bericht zu erstatten;

    e) im Falle seines Todes die nötigen Schritte für sein Begräbnis zu treffen.

Die Guardians sollen außerdem nach der Verordnung der Board's Order vom 17. Dezember 1902 ein visitierendes Damenkomitee, welche nicht unbedingt Guardians sein müssen, anstellen, und dieses Komitee und jedes einzelne Mitglied desselben hat das Recht, jede Pflegestelle, in welcher sich ein Kind befindet oder in welche ein Kind vermietet ist, zu besuchen und den Guardians über jeden Besuch Bericht zu erstatten. Die Wichtigkeit eines geeigneten Damenkomitees, welches eine gute Aufsicht über die Kinder und ihre Pflegeeltern führt, kann nicht zu hoch eingeschätzt werden, und man sollte alles tun, um die Anstellung solcher Komitees möglich zu machen und ihnen ihre Arbeit zu erleichtern. Alle den Guardians gemachten Eingaben um Pflegekinder oder um Vermietung von Kindern könnten sicher mit Vorteil in erster Instanz an das Damenkomitee verwiesen werden, um dessen Meinung einzuholen.

The Infant Life Protection Act, 1897.

Es ist den Boards of Guardians ganz besonders auferlegt, für die Durchführung dieses Gesetzes innerhalb einer Union zu sorgen, und sie haben die Bestimmungen dieses Gesetzes zur öffentlichen Kenntnis [1]) zu bringen, sich außerdem von Zeit zu Zeit zu erkundigen, ob Personen innerhalb der Union wohnen, welche Kinder gegen regelmäßige Bezahlung oder Belohnung nach den Bestimmungen dieses Gesetzes halten oder aufnehmen.

Jede Person, welche mehr als ein Kind unter 5 Jahren, welches getrennt von seinen Eltern ist, gegen regelmäßige Bezahlung oder Belohnung zum Aufziehen oder Erhalten auf länger als 48 Stunden aufnimmt oder hält, hat den Guardians während dieser 48 Stunden davon Mitteilung zu machen.

Die Anzeige muß Namen, Alter und Geschlecht des Kindes, den Namen der Person, welche das Kind aufnimmt, in welcher das Kind gehalten wird, und Namen und Adressen der Person oder Personen, welche das Kind übergeben haben, enthalten. Wenn ein Kind aus der Pflege der Person, welche es zu dem oben genannten Zwecke erhalten hat, wieder entfernt wird, so hat die Person den Guardians Anzeige von der Entfernung zu erstatten und den Namen und die Adresse der Person anzugeben, in deren Pflege das Kind übergegangen ist.

Wenn eine Person, welche ein Kind aufgenommen oder behalten hat, es versäumt, die verlangten Anzeigen oder eine derselben zu erstatten, oder wissentlich und absichtlich eine andere Person dazu bestimmt oder es verursacht, daß eine andere Person in irgendeiner Anzeige eine falsche Angabe macht, so macht sie sich eines Vergehens gegen dieses Gesetz schuldig.

---

[1]) Der Chief Secretary bestimmt, daß das Gesetz in Plakatform gedruckt und innerhalb jeder Union an geeigneten Plätzen angeschlagen werden sollte. Das Board ist der Meinung, daß außerdem die Guardians von Zeit zu Zeit kurze Bekanntmachungen, um das Gesetz in die Erinnerung zurückzurufen, anschlagen sollten. Die Bekanntmachung kann ungefähr folgenden Wortlaut haben: ,,Es wird bekannt gemacht, daß jede Person, welche für regelmäßige Bezahlung oder Belohnung mehr als ein Kind unter 5 Jahren zum Aufziehen oder zur Erhaltung getrennt von seinen Eltern während mehr als 48 Stunden aufnimmt oder hält, dem Clerk der Union im Workhouse während dieser Zeit Mitteilung davon zu machen hat. Jeder, der es versäumt, die Anzeige zu erstatten, ist mit einer Geldbuße nicht über 5 Pfund oder mit 6 Monaten Gefängnis zu bestrafen. Gezeichnet: Clerk of the Union."

Wenn eine Person ein Kind unter 2 Jahren auf Grund einer einmalig bezahlten, nicht über 20 Pfund betragenden Summe und ohne Abmachung weiterer Zahlungen für die Pflege und das Aufziehen des Kindes, bis dasselbe imstande ist, für sich selbst zu sorgen, aufnimmt oder behält, muß sie innerhalb 48 Stunden nach Aufnahme des Kindes den Guardians davon Anzeige machen. Wenn eine solche Person die Anzeige nicht macht, so ist sie durch die Verwirkung der Summe, welche sie für das Kind erhalten hat, strafbar oder durch eine kleinere Summe, so wie es der Gerichtshof, nachdem er den Fall zur Kenntnis genommen hat, entscheiden wird. Der Gerichtshof hat zu gleicher Zeit Bestimmungen zu treffen, wie die verwirkte Summe zugunsten des Kindes angelegt werden soll, und wenn nötig, dafür zu sorgen, daß das Kind in ein Workhouse oder an einen anderen sicheren Platz gebracht wird, wo es durch den Master des Workhouse aufgenommen und erhalten werden muß, bis man anderweitige Bestimmungen über das Kind treffen kann.

Festsetzung der Anzahl von Kindern, welche gehalten werden dürfen. Es ist Pflicht der Guardians, die Anzahl der Kinder unter 5 Jahren, welche in einer Wohnung gehalten werden dürfen und von denen Anzeige im Sinne dieses Gesetzes erstattet worden ist, zu bestimmen, und jede Person, welche ein Kind über die bestimmte Anzahl aufnimmt oder hält, macht sich eines Vergehens gegen das Gesetz schuldig.

Fortnahme von Kindern, welche schlecht gehalten werden. Sollte ein Kind, welches nach diesem Gesetz anzeigepflichtig ist:
a) in einem Hause oder in einem Raum gehalten werden, welcher so ungeeignet oder so überfüllt ist, daß dadurch die Gesundheit des Kindes gefährdet wird; oder
b) durch irgendeine Person aufgenommen oder gehalten werden, welche durch ihre Nachlässigkeit oder durch irgendeinen anderen Grund ungeeignet ist, die Pflege und Unterhaltung zu übernehmen, so daß dadurch die Gesundheit des Kindes gefährdet wird,

so kann sich jeder Inspektor oder eine andere für die Ausführung dieses Gesetzes angestellte Person nach § 7 an die Guardians wenden, um eine schriftliche Verordnung zu erlangen, welche ihm überträgt, das Kind nach einem Workhouse oder einem anderen sicheren Platze zu bringen, bis es seinen Verwandten oder Vormündern zurückgegeben oder in anderer Weise über das Kind gesetzlich bestimmt werden kann.

Jede Person, welche sich weigert, einer unter diesem Paragraphen ausgegebenen Verordnung nachzukommen, wenn dieselbe vorgewiesen und ihr vorgelesen wird, oder den Inspektor oder die autorisierte Person an der Ausführung der Verordnung behindert, macht sich eines Vergehens gegen das Gesetz schuldig, und der Inspektor kann sich an jeden Friedensrichter wenden, um eine Verordnung zur Entfernung des Kindes zu erlangen. Diese Verordnung kann durch jeden Polizisten zwangsweise durchgeführt werden.

Der Master jedes Workhouse muß jedes Kind, welches infolge einer Verordnung dieser Art in das Workhouse gebracht wird, aufnehmen, und das Kind muß im Workhouse erhalten werden, bis man anderweitig über dasselbe bestimmen kann.

Kein Kind darf gegen Bezahlung oder Belohnung von einer Person aufgenommen oder erhalten werden, aus deren Pflege bereits ein Kind nach diesen Bestimmungen entfernt worden ist, oder von einer Person, welche eines Vergehens gegen die Prevention of Cruelty to and Protection of Children Acts überwiesen ist; außer wenn dies infolge einer schriftlichen Erlaubnis der Guardians geschieht.

Jede Person, welche ein Kind diesen Bestimmungen zuwider aufnimmt oder hält, macht sich eines Vergehens gegen das Gesetz schuldig.

Alle Ausgaben, welche die Guardians machen oder welche auf Befehl der Guardians für die Durchführung des Gesetzes gemacht werden, sollen aus den Fonds für die allgemeinen Ausgaben der Union bestritten werden, und alle Strafgelder, die eingezogen werden, sollen zugunsten desselben Fonds verwendet werden.

Ausnahmen. Die Bestimmungen des Gesetzes erstrecken sich nicht auf Verwandte und Vormünder des Kindes, welches durch sie aufgenommen oder gehalten wird, oder auf eine andere Person, welche ein Kind infolge der Bestimmungen des Poor Relief Act oder infolge einer Verordnung des Board, welche unter einem dieser Gesetze gemacht ist, in Pflege nimmt oder erhält. Ebensowenig treffen diese Bestimmungen Hospitäler, Rekonvaleszentenheime oder Fürsorge- und Pflegeinstitutionen, welche in religiösem oder wohltätigem Sinne und zu solchen Zwecken geleitet werden.

Der Ausdruck „Verwandte" ist nach den Bestimmungen dieses Gesetzes auf Eltern, Großeltern, Onkel und Tanten anwendbar, welche zu dem aufgenommenen oder gehaltenen Kinde durch Konsanguinität oder Affinität verwandt sind, und bei illegitimen Kindern auf die Personen, welche in der genannten Weise mit dem Kinde verwandt wären, wenn es legitim wäre.

Inspektoren der Unions.

Die Guardians können, falls sie es für geeignet halten, männliche oder weibliche Inspektoren anstellen, um dieses Gesetz durchzuführen, und wenn irgendwelche Personen in der Union sich befinden, welche Kinder aufnehmen oder halten, so ist es für die Guardians obligatorisch, Inspektoren anzustellen oder dafür zu sorgen, daß die Kinder durch Frauen oder andere geeignete Personen, welche von ihnen ernannt und schriftlich autorisiert sind, die Bestimmungen des Gesetzes durchzuführen, besucht und über sie Bericht erstattet werde.

Wenn einem Inspektor oder einer autorisierten Person der Zutritt zu den Räumen gegen die Bestimmungen dieses Gesetzes verweigert wird, so kann er sich von einem besoldeten Richter eine Vollmacht ausstellen lassen oder sich an zwei Friedensrichter wenden, welche den Inspektor oder die andere Person dazu autorisieren, die Räume zu betreten.

Anzeige an den Coroner.

Im Falle des Todes eines nach diesem Gesetz anzeigepflichtigen Kindes hat die Person, welche das Kind in Pflege gehabt hat, innerhalb 24 Stunden nach dem Tode dafür zu sorgen, daß dem Coroner des Distrikts, in dem das Kind sich befindet, Anzeige hiervon erstattet wird. Der Coroner hat hierauf eine Untersuchung einzuleiten, außer wenn ihm ein ärztliches Zeugnis vorgelegt wird, welches bestätigt, daß der Arzt das Kind persönlich in Behandlung gehabt oder untersucht hat und die Todesursache angibt, und wenn der Coroner sich durch ein solches Zeugnis überzeugt fühlt, daß kein Grund zur Einleitung einer Untersuchung vorliegt. Das Versäumen einer Anzeige ist ein Vergehen gegen das Gesetz.

Vorschläge zur Formulierung der in diesem Gesetz verlangten Berichte und Bekanntmachungen sind zur Information der Guardians hier angeschlossen.

Ich bin, mein Herr,

Ihr sehr ergebener

gez. A. R. Barlas, Sekretär.

Statistik der Säuglingssterblichkeit.

Die Kurve Fig. 66 zeigt die Säuglingssterblichkeit in Irland und in den anderen Teilen des vereinigten Königreichs für den Zeitraum von 1864—1909.

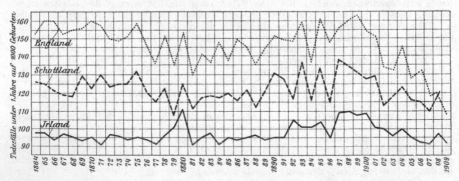

Fig. 66. Sterblichkeit der Kinder im ersten Lebensjahre in Irland, England und Schottland in den Jahren 1864 bis 1909.

Man kann daraus entnehmen, daß das Verhältnis der Säuglingssterblichkeit für ganz Irland — 92 auf 1000 Geburten — mäßig ist. Anderseits ist die Sterblichkeitsziffer für einige irische Städte wirklich hoch zu nennen. Man kann sagen, daß Irland seine niedrige Säuglingssterblichkeit zum größten Teil der geringen Dichtigkeit seiner Bevölkerung verdankt.

Die folgende Tabelle gibt Details über die Säuglingssterblichkeit in den wichtigsten städtischen Bezirken von Irland während der letzten fünf Jahre.

Säuglingssterblichkeit auf 1000 Geburten.
Wichtigste städtische Bezirke.

Distrikte	1906	1907	1908	1909	1910
Dublin Registration Area	146	156	146	141	142
Belfast	144	136	147	139	143
Cork	133	131	135	126	96
Londonderry	128	88	127	113	111
Limerick	122	114	126	116	125
Waterford	110	112	129	150	124
Galway	86	122	136	93	107
Dundalk	114	74	78	111	75
Drogheda	95	58	86	90	113
Newry	105	57	91	102	92
Lurgan	74	126	105	84	89
Lisburn	115	107	141	119	105
Wexford	146	104	168	126	129
Ballymena	131	103	90	124	107
Sligo	99	126	127	101	75
Kilkenny	94	131	107	155	139
Clonmel	92	115	118	78	146
Portadown	131	133	128	71	109
Tralee	75	184	162	70	116
Newtownards	175	139	117	147	128
Queenstown	81	138	98	103	80
Armagh	124	54	95	122	89
Alle Distrikte	137	135	140	132	132

Notification of Births Act, 1907.

Das Gesetz kann durch städtische und ländliche District Councils für ihre Distrikte angenommen werden. Das Gesetz enthält auch Bestimmungen über Annahme desselben durch County Councils für die ganze County oder irgendeinen darin gelegenen County District. Aber da kein County Medical Officer of Health in Irland existiert, so kann unter den jetzt bestehenden Umständen diese Bestimmung des Gesetzes nicht in Anwendung kommen.

Bei der Geburt eines Kindes innerhalb des Gebietes, in welchem das Gesetz in Kraft ist, ist es Pflicht des Vaters des Kindes, wenn er sich zur Zeit der Geburt im Hause befindet, und die Pflicht jeder Person, welche der Mutter während der Geburt oder sechs Stunden nachher beisteht, schriftlich die Geburt dem Medical Officer of Health der örtlichen Behörde anzuzeigen, welcher zur Durchführung des Gesetzes an dem Platz angestellt ist.

Das Gesetz bezieht sich auf jedes Kind, welches nach Ablauf von 28 Schwangerschaftswochen geboren wird, ob dasselbe tot oder lebendig sei.

Die Anzeige ist während 36 Stunden nach der Geburt derart zu erstatten, daß ein frankierter Brief oder eine frankierte Postkarte an den beamteten Arzt nach seiner Wohnung oder seinem Bureau abgeschickt wird, in welchem die notwendigen Angaben über die Geburt stehen, oder daß eine schriftliche Geburtsanzeige im Bureau oder in der Wohnung des beamteten Arztes vor Ablauf derselben Zeit abgegeben wird. Die örtlichen Behörden sind verpflichtet, ohne Entgelt adressierte und vorgedruckte Postkarten, welche die Form der Anzeige enthalten, jedem Arzte und jeder Hebamme, welche innerhalb ihres Bezirkes wohnen oder ihren Beruf ausüben und welche diese Formulare verlangen, auszufolgen.

Wird die Geburtsanzeige unterlassen, so wird die Person, welche zur Anzeige verpflichtet war, nach summarischem Verfahren zu einer Geldstrafe nicht über

20 Schilling verurteilt. Aber sie wird nicht zu bestrafen sein, wenn sie den Gerichtshof überzeugt, daß vernünftige Gründe vorhanden waren, die sie annehmen ließen, daß durch eine andere Person die Anzeige erstattet würde.

Diese Anzeige hebt die Bestimmungen anderer Gesetze, welche sich auf die Geburtsregistrierung beziehen, nicht auf und dem Registrar of Births and Deaths, dessen Distrikt ganz oder teilweise innerhalb eines Bezirkes liegt, in welchem das Gesetz in Kraft ist, muß zu allen vernünftigen Zeiten das Durchsehen der Geburtsanzeigen, welche dem Medical Officer of Health erstattet werden, erlaubt sein, ebenso wie die Kenntnisnahme jedes Buches, in welchem diese Anzeigen notiert werden, wenn er dies zu dem Zwecke tut, sich über die Geburten, welche in diesem Distrikt stattgefunden haben, zu orientieren.

Das Gesetz ist durch die Corporations of Belfast and Dublin County Boroughs angenommen worden. In diesen Distrikten wird nach Empfang der Geburtsanzeige eine Beamtin der Corporation nach dem Hause, in welchem die Geburt stattgefunden hat, geschickt, um, wenn dies nötig ist, den Müttern der ärmeren Klassen über Ernährung und Pflege des Kindes Aufklärung zu erteilen.

Milchversorgung.

Die Milchkontrolle liegt den Gesundheitsbehörden der städtischen und ländlichen Bezirke ob. Die jetzigen Bestimmungen sind in der Dairies, Cowsheds and Milkshops Order vom Jahre 1908 enthalten, welche die Eintragung aller Personen, die den Beruf eines dairyman, Kuhstallhalters oder Milchlieferanten ausüben, vorschreiben und die Inspektion von dairy-Räumlichkeiten zum Zwecke der Durchführung hygienischer Zustände in bezug auf die Unterbringung von Milchvieh, der Sauberkeit in Behandlung und Verteilung der Milch vorsehen. In den meisten Distrikten sind die Inspektionspflichten einem Tierarzt und einem oder zwei unter ihm arbeitenden Inspektoren auferlegt.

Zu den obenstehenden Befugnissen der Sanitätsbehörden kommt noch die Ermächtigung hinzu, das Schlachten (gegen Zahlung einer Entschädigungssumme) von Milchkühen anzuordnen, bei denen das Zeugnis vorliegt, daß sie an Eutertuberkulose leiden.

Italien.[1]

Von

G. A. Dotti.

Einleitung.

Diese Übersicht zusammenzustellen, ist mir von dem Herausgeber dieses Buches nach dem unerwarteten Verlust von Professor Mya, welcher seinerzeit diese Arbeit übernommen und mich als Mitarbeiter dazu aufgefordert hatte, übertragen worden.

Die Ehre, eine solche Nachfolgerschaft in einem derartigen Falle anzutreten, ist der einzige Grund gewesen, der mich zu der Annahme des Auftrages veranlaßt hat, da durch die allzu geringe Zeit, welche mir zur Verfügung stand, große Schwierigkeiten bestanden. Ich bin mir auch vollkommen bewußt, in diesen Dingen nur eine geringe Kompetenz zu haben, um so mehr, als es mir nicht mehr möglich war, Leute mit größerem Wissen für die historische und legislative Seite der Arbeit heranzuziehen, welche sicher die Schilderung zu einer originelleren und vollständigeren gemacht hätten. In Anbetracht dessen wird wohl der Leser und werden es besonders meine italienischen Kollegen entschuldigen, wenn ich hinter dem, was man von mir erwartet hat, zurückbleibe.

Was das Historische anbetrifft, so ist Italien sicher mit Recht das „Land der Erinnerungen" genannt worden. Es ist ein reiches Material vorhanden, wenn man alle literarischen Dokumente zusammenstellen will: ein reiches Material bezüglich der Fürsorge für Kinder und Mütter, der öffentlichen Wohltätigkeit und der Statistik, und es fehlt nicht an Daten und Tatsachen, welche dem jetzigen Italien einen würdigen Platz unter den anderen Nationen anweisen könnten. Nur von seiten der Rechtsprechung bestehen noch gar große Lücken, wenn man auch diese sicher durch manche Gründe entschuldigen kann. Zuerst ist es die Vorliebe der Frauen, Fabrikarbeiterinnen zu werden, gewesen, die den Gesetzgeber gezwungen hat, an Verordnungen über Mutter- und Säuglingsschutz zu denken. Aber die Fürsorge für die erste Kindheit hat bis jetzt noch nicht den Vorzug eines eigenen Gesetzes gehabt, und die Rechtsfragen sind nur von den Gesichtspunkten des großen sozialen Problems des Findlingsschutzes aus behandelt worden.

Was diese letztere Fürsorge anbetrifft, so kann man sagen, daß die Reformen nur mit großen Schwierigkeiten durchgeführt werden konnten, da erst die erschwerenden Faktoren, wie z. B. die vielen alten Gewohnheiten, die schwer abzuschaffenden Gesetze der verschiedenen Regierungen, die der italienischen Einheit vorangegangen waren, zu beseitigen und ferner die finan-

---

[1] Übersetzt von Emmy Keller-Schwangart.

zielle Autonomie eines Teils der Institute zu berücksichtigen war. Nicht nur
die zur Untersuchung der Zweckmäßigkeit der verschiedenen Gesetzesvorschläge eingesetzten Kommissionen haben schwierige Arbeit gehabt, sondern
auch die Gerichtshöfe; denn in Wirklichkeit hat sich nur die Privatinitiative
um die Fürsorge für die erste Kindheit gekümmert. Es ist traurig zu beobachten, wie die Existenz der einzelnen Institute stets an die Existenz und
die Barmherzigkeit einer einzigen Person gebunden war, so daß sie dadurch
an einem einseitigen System krankten, ihnen außerdem eine unnötige Ausgabe an Energie verursacht wurde und daß ihnen ferner oft das Schicksal
eines wechselnden und langsamen Rückganges ihrer Aktivität, die manchmal
sogar zu einer Auflösung führte, beschieden war, da ähnliche Institute sie
nicht genug unterstützten und das Patronat des Staates vollkommen ungenügend war.

    Zum Beweise für das Gesagte verweise ich darauf, wie oft Vereine es
versucht haben, einen wirklichen Kinderschutz in Italien zu schaffen, wie oft die
Provinzialverwaltungen Kongresse einberufen und Resolutionen unterbreitet
haben, und wie das alles bis jetzt recht wenige positive Resultate gezeitigt hat.

    Sowohl in administrativen Fragen wie auch in Rechtsfragen hat besonders
bei den Findelhäusern die stillschweigende Nichterfüllung der Beschlüsse dahin-
geführt, daß in Italien wie auch in anderen romanischen Nationen das besteht,
was Keller in einer seiner jüngsten Publikationen richtig hervorhebt, nämlich, daß diese Institutionen zum Schaden des wirklichen Kinderschutzes
damit enden, einen „Staat im Staate" zu bilden[1]).

    Außerdem hat die Frage einer Neuordnung der Familie auf moralischer
Basis durch Gesetzesmaßnahmen, für welche in Italien eine besonders drängende
Notwendigkeit vorliegt, die Lösung des Problems der Kindheit noch bedeutend
erschwert.

    Italien, die junge Nation, welche jetzt bei der Feier ihres fünfzigjährigen
Bestehens kaum anfangen konnte, mit einiger Freude auf die in dem alten
Glanze gemachten Fortschritte zurückzuschauen, mußte durch schwierige Ent-
wicklungsphasen in ihrer Zivilisation hindurchgehen, nicht nur bezüglich
Finanzen, Landwirtschaft, Handel und Wissenschaft, sondern auch bezüglich
der Gesetzgebung, welche von der Zeit an, in der die einfarbige Fusion der
verschiedenen und verschiedenfarbigen Lappen des Harlekingewandes, welches
die Nation seit Jahren trug, vor sich ging, fortwährend den Gegenstand
des Studiums, der Verhandlungen, der Modernisierung und — um die
Wahrheit zu sagen — der Zwitteranpassungen bildete.

    Soziale Fragen standen naturgemäß unter den letzten, die in Betracht
gezogen werden konnten, und auch in bezug auf die Neuordnung der wissenschaftlichen Institutionen gibt Italien einen Beweis der Verspätung, mit welcher die
neue Nation endlich das Niveau der anderen Nationen erreicht hat. Was unser
Spezialfach anbetrifft, so genügt es wohl, die Tatsache anzuführen, daß im
Gegensatz zu der Existenz vieler und berühmter Universitätsfakultäten in vergangenen Zeiten, in Italien die Notwendigkeit des Unterrichtes über Kinderkrankheiten erst 1882 und 1883 zum erstenmal staatlich anerkannt wurde.
In diesen Jahren wetteiferten bezüglich der Einrichtung einer pädiatrischen
Klinik die Universitäten Florenz und Padua miteinander, während die Uni-
versitäten in anderen Ländern schon seit 30 Jahren solche besaßen.

    Nun am Anfang seiner sozialen Fortschritte kann Italien nur mit großer
Bescheidenheit die Aktiva seiner Bilanz in bezug auf Kinderschutz vorzeigen;

---

[1]) Arthur Keller, Kinderpflege-Lehrbuch. Berlin 1911. S. 127.

stolz kann es nur darauf sein, daß es von alter Zeit her in der römischen Geschichte durch die Stiftungen von Antoninus Pius und Plinius Caecilius, welche Schloßmann zitiert, und aus dem Mittelalter durch die berühmten Findelhäuser, welche noch jetzt bestehen, die schönsten Dokumente alter Zivilisation besitzt, die der jetzigen Kultur, wenigstens in bezug auf den Kinderschutz, den Anspruch, wirklich neue Ideen hervorgebracht zu haben, streitig machen kann.

Historischer Überblick.
Entwicklung der öffentlichen Wohlfahrtspflege.

Um uns möglichst kurz zu fassen und uns an diejenigen Dinge zu halten, welche tatsächlich für diesen Überblick interessieren, dürfen wir die öffentliche Wohlfahrtspflege erst vom Mittelalter an in unseren Bericht aufnehmen. Die Wohltätigkeit des römischen Staates im Altertum ist sozusagen Besitz von ganz Europa, außerdem ist sie so oft von kompetenten Forschern geschildert worden, daß eine neue Schilderung sicher nur als überflüssige Wiederholung betrachtet werden würde. Wenn uns auch das kaiserliche Rom einzelne Erinnerungen und vorbildliche Institutionen darbietet, welche man sowohl in juristischer wie auch in sozialer Beziehung als Anfangspunkte der Fürsorge für Kinder bezeichnen kann, so würde es doch wohl nicht angehen, allzusehr auf die Einzelheiten eines Staates einzugehen, in welchem Neugeborene und Mütter in zivilrechtlicher wie in sozialer Beziehung leider so niedrig bewertet wurden. In der Periode, in der das Gesetz der 12 Tafeln in Rom, eine der wenigen Vorschriften, welche über die väterliche Gewalt existierten, das herrschende war, ist neben dem Recht, über Tod oder Verkauf des Kindes zu bestimmen, auch noch in dem ersten Kapitel der vierten Tafel die deutliche Vorschrift enthalten, daß mißgebildete Kinder zu töten seien: „Pater insignem ob deformitatem puerum cito necato". Bevor für Nerva eine Medaille geschaffen wurde, welche ihn mit gegen einen Knaben und ein Mädchen ausgestreckter Hand wiedergibt, bevor Tacitus in seiner Geschichte die fehlende Barmherzigkeit gegen die Kinder beklagt, bevor Favorinus und Julius Paulus dem Alexander Severus in der Unterdrückung des Rechtes über Leben und Tod der Kinder helfen, vergehen Jahrhunderte unerhörter Barbarei, wie wir dies aus der Geschichte der Findlinge ersehen können.

Unter den historischen Erinnerungen des kaiserlichen Roms, welche teilweise die alte Barbarei in der öffentlichen Unterstützung vergessen machen und auch das rein egoistische Prinzip etwas mildern können, welches in dem Gewähren von nur aus politischen Gründen zugestandenen Privilegien und Benefizien für die unteren Klassen der Bevölkerung und die Bedürftigen vorherrschte, muß man die Arbeit einiger Philosophen, Rechtsgelehrter und Kaiser aufzählen, die in die ersten vier Jahrhunderte nach Christus fällt, wenn auch bis zu Konstantin die Staatsreligion die heidnische blieb.

Wir haben schon in der Einleitung die von Schloßmann zitierten Beispiele erwähnt[1]): Cajus Caecilius II., genannt Plinius der Jüngere, welcher vom Jahre 62 bis 114 nach Christus lebte, war der Sohn einer reichen und mächtigen Familie in Como. Er war zuerst Tribun, dann Quästor, Prätor und Konsul und literarisch sehr berühmt. Er besaß ein großes Vermögen, dessen Renten

---

[1]) A. Schloßmann, Säuglingsfürsorge einst und jetzt. Zeitschr. f. Säuglingsschutz, 2. Jahrg., Heft 10.

er dem Staat zu dem Zwecke übergab, in Rom ein Institut zu gründen, welches armen Knaben und Mädchen Unterstützung gewähren sollte. Sein Freund Caninius Rufus wendete sich an ihn und bat ihn um Rat, wie er Geld, das er zu öffentlichen Zwecken bestimmen wollte, am besten anlegen könne. Darauf wurde ihm die Antwort: „Willst du der Staatskasse die Summe auszahlen, dann ist zu fürchten, daß sie schlecht angelegt wird. Willst du Grund und Boden stiften: da das Land der Allgemeinheit gehört, wird man es wahrscheinlich vernachlässigen. Ich glaube, man kann die Sache nicht vernünftiger machen, als ich es getan habe, denn ich hatte eine Stiftung von 500 000 Sesterzen für die Ernährung von Knaben und Mädchen errichtet und habe aus meinem Grundbesitz dem Finanzminister ein Grundstück überwiesen, das noch bei weitem mehr wert ist. Dieses Landgut habe ich dann für 3000 Sesterzen jährlichen Zins gepachtet.‘‘

Im übrigen verdiente sich auch Trajan, ein Zeitgenosse des Plinius, eine ähnliche Medaille wie sein Vorgänger. Seine Medaille zeigt uns jedoch wieder einen Fortschritt im Prinzip der Fürsorge, denn der Kaiser streckt auf ihr die Hand gegen eine Gruppe aus, die aus der Mutter und zwei Kindern gebildet wird[1]). Er war der Stifter der „tabulae alimentariae‘‘ und gründete in Como, Ficulea und Veleja eine Art von Pensionat zur Erziehung von Knaben und Mädchen. Er vergaß sogar nicht, einen Teil der Summe (ungefähr ein Achtel)[2]) für diejenigen zu bestimmen, welche außerhalb der Ehe geboren oder verlassen worden waren. Diese Tatsache ist in statistischer Beziehung sehr interessant, denn wenn er einen solchen Teil der Summe für die obengenannte Kategorie von Kindern bestimmt hat, so mußte diese doch ungefähr im Verhältnis zu der Anzahl der unehelichen Kinder stehen. Auch in der Jetztzeit, wenn man aus irgendeinem Grunde gezwungen wäre, in dieser Art Unterschiede zu machen, so wäre für die Unehelichen und Verlassenen ein ungefähr gleiches Verhältnis vorzuschreiben. Etwa 20 Jahre später gründete Kaiser Antoninus Pius (138—161 nach Christus) zum Andenken an seine frühverstorbene Gattin Faustina eine Anstalt zur Aufnahme von kleinen Knaben, aber hauptsächlich von kleinen Mädchen, welch letztere den Namen „puellae faustinae‘‘ führten.

Aber auch diese hervorragenden Beispiele heidnischer Barmherzigkeit gerieten in vollständige Vergessenheit, als nach kaum einem Jahrhundert weniger weise oder weniger glückliche Kaiser zur Regierung gelangten. Erst unter Konstantin dem Großen (306—337) gelangte der Stand der öffentlichen Wohlfahrtspflege wieder zu einer gewissen Höhe; aber Rom und Italien waren unglücklicherweise die Stiefkinder des Kaiserreiches geworden, welches nach dem Osten verpflanzt worden war, und dem schrecklichen Elend der Bevölkerung konnte es wenig helfen, daß Konstantin im Kriege glücklich war und daß er eine tatsächlich hohe Begabung als Gesetzgeber hatte.

Ein Jahrhundert später finden wir in dem Gesetzbuch, welches Theodosius II. zusammenstellen ließ und welches im Osten im Jahre 438, in den italienischen Provinzen des Kaiserreiches jedoch später von Valentinian III. (419—455) eingeführt wurde, die Wohlfahrtsinstitutionen erwähnt, unter denen die „brephotropheia‘‘ und die „orphanotropheia‘‘ zu finden sind, ebenso wie einige Vorschriften über die Aufnahme von Kindern, welche auf öffentlichen

---

[1]) E. Semichon, Histoire des enfants abandonnés depuis l'antiquité jusqu'à nos jours. Paris 1880.

[2]) De Gérando, Della beneficenza pubblica. Biblioteca dell'economista. Tomo XIII, 327. Torino 1867.

Wegen ausgesetzt wurden. In Italien jedoch existierte keine der obengenannten Institutionen, wenigstens was den Kinderschutz anbetrifft, und man findet auch keine Spur von solchen Institutionen in der Zeit des Kaisers Justinian (482—565). Wahrscheinlich existierten im Orient zahlreiche derartige Institute, über die der Kaiser in seinem „Corpus Juris" den Brief an den Bischof und Patriarchen in Konstantinopel schrieb[1]), in welchem er den Befehl gab, seine Vorschriften „in omnem terram quam romanorum continet lex" zur Ausführung zu bringen; im Orient gab es auch sicher Findelhäuser, während in Italien, wie wir sehen werden, das älteste erst zwei und ein halbes Jahrhundert später, gegen das Ende des achten Jahrhunderts, entstand.

Die Hauptstelle, welche sich im Justinianischen Gesetzbuch auf den Kinderschutz bezieht, finden wir im Art. 52 des Buches VIII, und zwar besteht dieselbe hauptsächlich in dem Verbote, sich der Kinder zu bemächtigen[2]). Außer diesen Bestimmungen, welche sehr beschränkt waren und deren Durchführung in Italien keine sehr energische sein konnte, wurde bis zum achten Jahrhundert nichts Wesentliches für den Kinderschutz getan. Denn sogar die fortschreitende Macht der katholischen Kirche war ungenügend oder konnte sehr wenig durchsetzen, da sie mit der Korruption, dem Elend, der Unordnung und der Entvölkerung zu kämpfen hatte, welche Italien zu jener Zeit, als die sogenannte Invasion der Barbaren stattfand, heimsuchten.

Nachdem wir mit kurzen Worten die ersten Anfänge des öffentlichen Kinderschutzes in Italien betrachtet haben, befinden wir uns bereits am Ende des achten Jahrhunderts und werden uns jetzt mit der Findelpflege beschäftigen, denn gerade jene Periode der Geschichte bildet den Beginn der italienischen Findelhäuser, jener Institutionen, welche ein Erbteil der romanischen Völker sind und welche sozusagen die ganze alte Geschichte des Kinderschutzes in sich vereinigen, während der Mutterschutz viel später einsetzt.

Bevor wir uns jedoch mit der Geschichte der Findelhäuser beschäftigen, will ich noch aus der Kinderfürsorge des Altertums einige seltene Fälle erwähnen, welche sich auf Mütter und Ammen beziehen. M. Fabio Quintiliano (42—118 nach Christus) erwähnt die Ammen, welche weise und tugendhaft sein und welche eine gute Aussprache haben sollen. (Institutiones oratoriae. Lipsia. B. G. Teubner.) Plutarch, welcher eine Zeitlang am römischen Leben teilgenommen hatte, erwähnt die Pflegemütter und ihre notwendigen Eigenschaften; Plato (Buch VII, de legibus) beschreibt die Eigenschaften einer guten Amme; Justinian bringt in seinen Pandectae[3]) die Detailschilderung einer genauen Überwachung der Geburt durch den Prätor, die in Fällen bestrittener Erbschaft angeordnet worden war, und in diesem Edikt sind besonders die Schutzmaßnahmen interessant.

Fürsorge für die Findlinge und Geschichte der Findelhäuser.

Alle Autoren, welche sich mit der Geschichte der Findelpflege beschäftigt haben, sind mit mehr oder weniger Gelehrsamkeit bis zur Geschichte der orien-

---

[1]) Giustiniano, Nov. VII, tomo II, pagina 771 der edizione Corpus juris civilis. Torino 1829.

[2]) Giustiniano, Codicis lib. VIII, Tit. LII, pag. 566. De infantibus expositis etc.: Sancimus nemini licere, sive ab ingenuis genitoribus puer parvulus procreatus, sive a libertina progenie, sive servili conditione maculatus, expositus sit, eum puerum in suum dominium vindicare.

[3]) Giustiniano, Digestorum lib. XXV, Tit. 4. De inspiciendo ventre, custodiendoque partu.

talischen Völker und besonders der Griechen zurückgegangen: einige erwähnen den Cinosarg von Athen, welcher seine Pforten Waisen und verlassenen Kindern öffnete[1]); andere (von Plutarch an) die „Apothetae", wie die Spartaner die Abgründe des Taygetos bezeichneten, in welche die durch die Gesetze des Lykurg geopferten Kinder geworfen wurden; andere Autoren erwähnen die philosophischen Prinzipien des Solon und des Aristoteles; andere die alten und auch heute noch nicht abgeschafften Gebräuche der Chinesen und anderer orientalischer Völker. Unter den ältesten Erinnerungen Italiens in bezug auf die Findlinge wurden oft die wilden Tiere des Velabriums auf dem Aventinischen Hügel, die Columna Lactaria auf dem Forum Olitorium „ad quam infantes lacte alendi delati erant" [2]) und der Ficus Ruminalis am Tiberufer, wo die Findlinge und ausgesetzten Kinder, auch wenn sie durch die kaiserlichen Gesetze freies Bürgerrecht bekommen hatten, fast alle in wenigen Stunden ein schreckliches Ende fanden.

Dasselbe Rom, welches in der Legende durch das edelmütige Rettungswerk einer Wölfin an zwei Findlingen ausgezeichnet ist, sah später ohne Mitleid die Kindesaussetzung und den öffentlichen Verkauf von Weidenkörbchen[3]), in welche man die kleinen Kinder hineinzulegen pflegte, welche wegen physischer Fehler oder wegen Mangel an mütterlicher Liebe oder durch den Egoismus der Väter dazu bestimmt waren, in die Wogen des Tibers geworfen zu werden.

Der einzige Ausweg aus dieser barbarischen Vernichtung menschlicher Wesen scheint eine Zeit lang dadurch gefunden worden zu sein, daß man die Existenz der „projecti" den „nutricatores"[4]) anvertraute, jener Art von menschlichen Bestien, welche nicht unähnlich den heutigen „baby farmers" waren, die aus den Mädchen Prostituierte machten und die Knaben entweder verkauften oder sie zum Almosenbetteln schickten, nachdem sie sie verstümmelt hatten. Ein historisches Originaldokument in bezug auf die Aussetzung der Kinder im Altertum ist uns aus dem Jahre 1548 überliefert worden[5]): „Es war in Griechenland Gewohnheit, wie dies auch Aristophanes (405 vor Christus) versichert, die Kinder im Winter im Cantharus auszusetzen, das heißt in einem Gefäß aus Ton, welches neben seinem Zwecke, Getränke herbeizuschaffen, auch noch anderen Zwecken dienen konnte" ... so sagt der Autor.

In uns näher liegenden Zeiten, als die christliche Gesellschaft in ihren Anfängen stand und gleichzeitig mit der Dekadenz des kaiserlichen und heidnischen Roms die christliche Moral anfing, ihren Einfluß auszuüben, war es die Kirche, welche mit ihren, im Innern und Äußeren in der Nähe der Türen gelegenen Marmornischen die Kinder aufnahm, welche in den „Capitularia regum francorum" „jactati" genannt wurden. In die Nähe des Kindes wurde,

---

[1]) Es scheint jetzt sichergestellt zu sein, daß der Cinosarg nicht ein Institut für Findlinge gewesen ist, sondern nur ein Gymnasium für illegitime Kinder im Alter von 7 Jahren. Bertolini. Gli Esposti. Nuova Antologia. 1, XII; 1893.

[2]) Nardini, Roma antica e moderna, lib. 7, cap. 4, pag. 431. Della colonna lactaria dove si portavano i bambini esposti Roma. 1666.

[3]) G. L. Ayrenti, Sull' abolizione della ruota per gli esposti. Parte I, p. 128. Ghilini 1874.

[4]) E. Semichon, Der Autor zitiert die Rhetoren, welche Anklagen gegen diese „nutricatores" formulierten, die ihrerseits durch andere römische Rhetoren und Rechtsgelehrte verteidigt wurden.

[5]) Petri Nannii Alcmariani Miscellaneae. Apud Beringos Fratres MDXLVIII. Dal Mare magnum del Marucelli. (Biblioteca Marucelliana di Firenze, Volume XL, articolo 28 a pag. 17.

wenn es christlicher Abstammung war, ein kleines Gefäß mit ein wenig Salz gestellt, um anzuzeigen, daß es noch nicht getauft war.

Aller Wahrscheinlichkeit nach ist das Findelhaus orientalischen Ursprungs. Wir haben schon in dem Kapitel über die öffentliche Wohlfahrt erwähnt, daß solche Institute [brephotropheia[1])] bereits im Gesetzbuch des Theodosius (438 nach Christus) und in der Novelle des Justinian (535 nach Christus) erwähnt wurden. Sicher existierten bereits im siebenten Jahrhundert viele Findelhäuser[2]); in Europa wird von verschiedenen Autoren das alte Findelhaus von Treves[3]) erwähnt. Semichon (Op. Cit.) spricht von dem Hospiz von Lyon, welches Ultrogota, die Gemahlin Childeberts, gegründet hatte; es scheint jedoch, daß es eher ein Spital für Kranke und Pilger war, daß dort aber auch die kleinen Verlassenen ein Asyl fanden.

Das sicherste historische Dokument, das wir über den Betrieb eines wirklichen Findelhauses besitzen, ist das von Muratori[4]). Muratori beschreibt darin das Entstehen eines Hospizes, welches vom Erzpriester Datheus in Mailand im Jahre 787 gegründet wurde. Der Gründer nannte sein Hospiz ,,Exsenodochium", aber alle Umstände und die Vorschriften für den Betrieb, in denen auch genaue Bestimmungen für das Stillen durch ,,nutrices mercede conductae quae parvulos lacte nutriant", außerdem für die Vormundschaft über die Findlinge bis zum siebenten Jahre, ferner für den Unterricht in einem Handwerk getroffen waren, bilden die Basis eines typischen mittelalterlichen Findelhauses und nicht eines gemischten Institutes für Pilger und Kinder, wie einige behaupten wollen, indem sie sich teilweise auf den Namen stützen, welchen der Gründer seiner Anstalt gegeben hat. Vielleicht hatte Datheus den Namen gewählt, weil er für Fürsorgeinstitutionen in jener Zeit häufig und üblich war, vielleicht aber auch, weil ihm jener andere Name byzantinischen Ursprungs unbekannt war, mit welchem er treffender seine Anstalt hätte bezeichnen können.

Gegen das Ende des achten Jahrhunderts scheinen in der Lombardei und in anderen Teilen Oberitaliens noch andere Findelhäuser existiert zu haben; das war in der Zeit, als Karl der Große nach Unterwerfung des Desiderius König der Lombardei geworden war (771) und in jenen Teilen von Italien viele seiner Reformen und vorzüglichen Institutionen eingeführt hatte, und in welchen er (789) Vorschriften in bezug auf die Findlinge und ihre Adoption erließ. Tatsächlich existierten Hospize dieser Art schon im neunten Jahrhundert in Cremona (gegründet durch den Erzpriester Auspertos für Neugeborene und Kinder ,,ex peccato nati"), in Novara und in Siena von 832 an[5]). Nach einer Pause von ungefähr zwei Jahrhunderten kommen wir zum Findelhause Rom, genannt Santo Spirito in Saxia, gegründet durch Innocenz III., einem der kultiviertesten und mächtigsten Päpste, welcher 1198 gewählt worden war. Etwas über zwei Jahrhunderte später finden wir in bezug

---

[1]) Das Wort ist griechischen Ursprungs ($\beta\varrho\acute{\epsilon}\varphi o\varsigma$ ist das Kind und $\tau\varrho\acute{\epsilon}\varphi\omega$ ich erziehe auf). Es ist dies in Italien gebräuchlicher als irgend ein anderes und ist es auch heut noch, wenn man die Hospize für Findlinge bezeichnen will. Dieses Wort ist absichtlich nicht in das Vokabularium der Akademie della Crusca aufgenommen worden, wie aus einer brieflichen Mitteilung des Akademikers, Prof. Volpi, hervorgeht.

[2]) C. Bressan, I trovatelli e la chiusura delle ruote. Padova 1870. Tip. Salmin.

[3]) Mensel, di Halle, Dissertazione sull' ospizio di Trevere, 1771, zitiert von De Gerando.

[4]) L. A. Muratori, Antiquitates italicae medii aevi. Tomo III, pag. 587 Tipog. Soc. Palatina Milano 1740.

[5]) O. Andreucci, Della carità ospitaliera. Firenze 1864. Vol. I.

auf diese Gründung eine Legende[1]), welche wir in einem mit Miniaturen geschmückten Manuskript, das im Archiv des Grand hôspital de la charité de Dijon ruht, verzeichnet finden. Wir wollen diese Legende hier wiederholen: „Während Papst Innocenz III. krank zu Bette lag, kam vom Himmel ein Engel hernieder, der ihm anzeigte, daß, wenn er genesen wolle, er im Tiber Fische fangen lassen müsse. Der Papst erzählte seinen Kardinälen diese Offenbarung und die Fischer, die zur Ausführung der Offenbarung ausgeschickt werden, finden in ihren Netzen drei kleine Kinder, welche sie dem Papste auf einem großen Präsentierteller bringen. Der Papst ist entsetzt und bittet Gott, daß er ihm eingeben möge, was er mit den Kindern anfangen soll. Da erscheint ihm der Engel wieder und sagt ihm, er möge sein Maultier besteigen und an den Platz reiten, an dem die Kinder gefischt worden waren; da wo das Maultier niederknien würde, solle er ein Hospiz mit dem Namen S. Spirito erbauen, um die armen Wesen dort aufzunehmen und als Findlinge unterzubringen.“

Nach dem Findelhaus von Rom, über welches wir später noch bei Gelegenheit der Drehlade für Findlinge sprechen werden, entstanden zahlreiche andere Findelhäuser in ganz Italien und zwar das von Pistoja im Jahre 1203; das von S. Gallo in Florenz, das gegen die Mitte des dreizehnten Jahrhunderts als Findelhaus in Funktion getreten zu sein scheint, wurde im Jahre 1536 geschlossen[2]); das von Como, gegründet im dreizehnten Jahrhundert; das von Venedig im Jahre 1380; das von Vicenza, genannt „la Fraglia dei Battuti“, wurde ungefähr zu derselben Zeit gegründet[3]); das von Santa Maria degli Innocenti in Florenz, welches am 24. Januar 1445 eröffnet wurde und welches am 5. Februar[4]) das erste Kind mit Namen Agata Smeralda aufnahm, und dann nach und nach andere neueren Datums, die weniger historisches Interesse besitzen.

Eine der interessantesten Einzelheiten in der Geschichte der Findelhäuser bezieht sich auf das Hospiz der Kinder Salimbeni von Siena. Dies war ein Beispiel seltsamer Originalität, ein Privatinstitut der Kinder Salimbeni, welch letztere aus 16 Familien bestanden. Diese errichteten auf eigene Kosten und zu exklusivem Gebrauche ihrer zahlreichen Bastarde dieses Haus und bezeichneten es mit ihrem eigenen Namen, indem sie auf die Türe des Findelhauses folgende Inschrift setzten: Spedale dei figli Salimbeni — fatta questa opera santa, anno domini MCCLXXXX — Ave Maria gratia plena. (Hospital der Kinder Salimbeni — dieses heilige Werk ist im Jahre 1290 vollendet worden — Ave Maria gratia plena[5]).

Seit dem achtzehnten Jahrhundert haben sich die italienischen Findelhäuser in bemerkenswerter Weise vermehrt; in einigen der bevölkertesten Städte sind oft zwei oder drei zu gleicher Zeit entstanden. Es wurden ihnen die verschiedensten Namen verliehen, und zwar wurden sie entweder nach dem Gründer genannt oder nach dem Orte, an dem sie existierten, oder nach dem Heiligen, dem sie geweiht waren. Viele von ihnen haben verschiedene Schick-

---

[1]) M. Gabriel Peignot, Memoires de l'académie de Dijon. Pag. 39. 1832. In diesem Werke sind die Vignetten, welche das Original illustrieren, wiedergegeben.

[2]) Passerini, Storia degli stabilimenti di beneficenza e d'istruzione elementare gratuita della città di Firenze. Firenze 1853. p. 665.

[3]) A. Falda, Relazione statistica dell' ospizio Infanti abbandonati de la provincia di Vicenza per l'anno 1909. Vicenza.

[4]) G. Bruscoli, Lo spedale di S. Maria degli Innocenti di Firenze dalla sua fondazione ai giorni nostri. 1900.

[5]) O. Andreucci, Della carità ospitaliera. Vol. 10, p. 312.

sale erlitten: Veränderungen des Ortes oder des Namens, sogar vollständige Auflösung, meist aus administrativen Gründen oder durch Reformversuche, wie das z. B. in Mailand vorgekommen ist. Einige wenige konnten durch Jahrhunderte hindurch allem widerstehen und nicht nur ihren Namen, sondern auch einen Teil ihrer Einkünfte und Güter unberührt sich erhalten, wie dies z. B. in Florenz der Fall ist.

Während dieser ganzen Periode bis in die moderne Zeit sind die größten Schwierigkeiten, gegen welche die Findelhäuser kämpfen mußten, fast immer ökonomischen Ursprungs gewesen. Die eingeführten Reformen waren in bezug auf die Hygiene gleich null, in wissenschaftlicher Beziehung fast negativ, und dies kann man von dem größten Teil der Institute fast bis heute behaupten. Nur in wenigen Instituten wurden einige Fortschritte gegen das Ende des achtzehnten Jahrhunderts gemacht. Aber immer noch herrschte das System der heimlichen Annahme mittels der Drehlade vor, und nicht nur die Annahme war eine heimliche, sondern auch das ganze Findelhaus wurde immer wie ein Kloster betrachtet und behandelt und in das undurchdringlichste Geheimnis gehüllt. Ein Beweis dafür sind die enormen Schwierigkeiten, welche die Leitung dem Eintritt fremder Personen in das Innere der Findelhäuser entgegensetzte. Bruni[1] — eine der berühmtesten medizinischen Autoritäten jener Zeit, welcher auf einer italienischen Studienreise zum Zwecke des Besuches der Findelhäuser der verschiedenen wichtigsten Städte begriffen war — erzählt, daß er, um in das Findelhaus von Bologna einzudringen, die Kommission um die Gnade anflehen mußte und daß er in das von Rom überhaupt nicht hineinkommen konnte! Was die soziale Funktion der Findelhäuser anbetrifft, so scheint es beinahe, als ob sie mehr dazu bestimmt gewesen wären, die Menschheit von der Last des Unterhalts der unglücklichen, in die Drehlade gelegten Kinder zu befreien, als das Leben derselben zum Vorteil der nationalen Wohlfahrt zu erhalten. Sehr wenigen Instituten wurde eine ärztliche Verantwortung für die Aufnahme und Aufziehung der Findlinge aufgeladen. Eine Aufsicht über die Pflegemütter existierte nicht. Die Direktoren führten nur aus administrativen Gründen eine Art von Aufsicht. Der Beweis des Lebens eines Findlings wurde zu keinem anderen Zweck geführt, als um das Recht der Pflegemütter auf Eintreibung ihrer Kosten festzustellen. Puccinotti[2] führt aus dem handschriftlichen Kodex der alten Statuten des Hospitals von S. Maria in Siena folgendes an: Item statuimus quod quaelibet mulier quae retinebit aliquem puerum masculum vel foeminam dicti hospitalis ad nutriendum, debeat venire apud dictum hospitalem pro suo praetio in tribus mensis et quando venerit pro suo praetio, aportet puerum sive puellam quem vel quam tenet, vel fidem faciat eam quod vivat talis puer vel puella.

Die erschreckenden Mortalitätsstatistiken machten wenig Eindruck auf die Direktoren der Hospize. Erst nach vielen Jahren schritten die Behörden auf die immerwährenden Bitten einiger frommer und mitleidiger Personen ein und versuchten, durch bureaukratische Vorschriften die schweren Fehler irrationeller sanitärer Fürsorge für die Tausende von Findlingen zu beseitigen, für welch letztere ganz zwecklos enorme Kapitalien geopfert wurden. Aus einem Dokument vom Jahre 1676, welches ich als Beispiel zitieren will, geht hervor,

---

[1] F. Bruni, Storia dell' I. e R. Spedale di S. Maria degli Innocenti di Firenze e di molti altri stabilimenti. In 2 volumi. Stamperia granducale. Firenze 1819.

[2] F. Puccinotti, Storia della medicina. In 3 volumi. Volume II: documenti. p. CLIV. Livorno, Wagner, 1850.

daß „die hochgeborenen Bürgermeister und Inquisitoren der terra ferma der Republik von Venedig, als sie sahen, daß durch die im Findelhause von S. Maria eingerissenen Mißbräuche dieses Hospital mehr einem Ort der Opferung von Unschuldigen, als einem Ort der Zuflucht für Kinder glich, da von den über 2000 Geschöpfen, die dort aufgenommen worden waren, im Verlaufe von 9—10 Jahren kaum sieben Überlebende zu finden, die anderen zugrunde gegangen waren, für richtig erkannten, alle Mühe und alle Unterstützung dem Hospital zuteil werden zu lassen, damit die Erhaltung der Kinder erleichtert würde; denn diese Erhaltung sei vom christlichen Geiste, von der öffentlichen väterlichen Fürsorge für die obengenannten Geschöpfe, von den guten Sitten und von der Gerechtigkeit geboten."

In den einzelnen Monographien häufen sich die Beweise des ungeheuren Niederganges der Findelhäuser in Italien, abgesehen von administrativen Krisen und ökonomischen Katastrophen, zu deren Lösung, leider allerdings mit seltenem Erfolge, die Behörden angegangen wurden. Es ist leicht zu vermuten, wodurch der allgemeine Niedergang der Institute verursacht wurde, wenn man an die armseligen hygienischen Verhältnisse, unter denen die Institute funktionierten, denkt. Es genügt wohl zu erwähnen, daß (ohne auf die heutigen Theorien über das Kochen oder Nichtkochen der Milch eingehen zu wollen) in einem Institute, in dem mehr als in den anderen der Reformgeist rege war, im Jahre 1888 noch kein Mensch an die Sterilisation der Milch dachte!

Eine Studie von Bruni (Op. Cit.) über die Sterblichkeit der Findlinge in einigen italienischen Findelhäusern in den ersten Jahren des vergangenen Jahrhunderts zeigt uns, wie in jener Zeit die elenden Zustände, welche in einigen der hauptsächlichsten Findelhäuser geherrscht hatten, zu existieren aufhörten oder wie sie durch Reformen des Betriebes, welche teilweise von den Behörden und teilweise von den Leitern des Betriebes herrührten, wenigstens sehr modifiziert worden waren. In Pisa war die Mortalität in wenigen Jahren von 90 auf 57% gesunken, in Siena von 84 auf 46%, in Ferrara, nach der Ernennung eines Chirurgen zum Direktor des Findelhauses, von 84 auf 40%, in Ravenna von 70 auf 50%, in Florenz war die Mortalität gar von 80% im Jahre 1791 auf 64% im Jahre 1805 und auf 30% im Jahre 1807 gesunken. In dem letzteren Findelhause waren in jeder Beziehung wesentliche Verbesserungen durch die vorzüglichen Reformen der Regentin Maria Luisa Josefina von Etrurien eingeführt worden, welche zu ihrem großen Schmerze im Jahre 1807 nach dem Vertrag von Fontainebleau aus Florenz verwiesen wurde. Aber man braucht nicht zu denken, daß die Sache in allen Findelhäusern so gut stand. In Padua z. B. betrug die Sterblichkeit in der sechsjährigen Periode von 1803—1808 58% und in der sechsjährigen Periode von 1809—1814 77%. Es ist sehr zu bedauern, daß die Statistiken, welche auf behördliche Anregung hin in noch anderen Findelhäusern, sogar in den letzten Jahren, gemacht wurden, so traurige Ergebnisse lieferten, daß die Regierungen dadurch von neuem angespornt wurden und neue Versuche in bezug auf den Findlingsschutz machten, die aber bis jetzt leider noch keine Früchte getragen haben. Tatsächlich sind jetzt mit etwas mehr Interesse und Wärme die Arbeiten über diese verwickelte Frage wieder aufgenommen worden. Es sind von neuem Vorschläge und Gegenvorschläge gemacht worden, ohne daß wir jedoch über die Anfänge einer eingehenden Diskussion herausgekommen wären.

Von den Statistiken über die Mortalität der Findlinge, die übrigens von den verschiedenen Instituten auch heute leider noch nicht nach einem feststehenden und gleichen Schema angefertigt werden (wie es Griffini bereits

1865 empfahl), ist von besonderem Interesse jene, welche Bruni auf S. 113 des ersten Bandes des oben zitierten Werkes bringt: Die Sterblichkeit der Findlinge im Hospiz von Santa Maria degli Innocenti war, trotzdem sie langsam und schrittweise abgenommen hatte, in der zwanzigjährigen Periode 1629 bis 1648 noch so groß, daß der Autor, statt die Sterblichkeitsrate prozentual (zwischen 94 und 74% schwankend) auszurechnen, aus Angst durch die Höhe jener Zahlen jedermann zu erschrecken, in seiner statistischen Tabelle nach den beiden Kolonnen, welche die Anzahl der gestorbenen und der noch lebenden Findlinge angeben, als dritte Kolonne den Prozentsatz der Lebenden und nicht den der Toten eingesetzt hat.

Brefotrofio di Santa Maria degli Innocenti in Firenze.
Findlingsbewegung vom Jahre 1628—1648.
(Movimento degli esposti dall' anno 1629 all' anno 1648.)
(F. Bruni op. cit. a pag. 113 del vol. I.)

Jahrgang	Aufnahme (introduzione)	Tod (morte)	Leben (vita)	Prozentsatz der Lebenden (ragguaglio della vita)
1629	601	563	38	6
1630	797	736	61	8
1631	653	615	38	6
1632	607	561	46	8
1633	586	569	17	3
1634	569	518	51	9
1635	497	472	25	5
1636	504	424	30	16
1637	555	448	107	19
1638	556	437	119	21
1639	469	357	112	23
1640	497	391	106	21
1641	465	304	161	34
1642	472	318	154	32
1643	479	342	137	27
1644	486	343	143	29
1645	577	464	113	19
1646	510	454	56	11
1647	511	373	138	27
1648	777	561	216	26

Historische Daten über die Drehlade für Findlinge.

Eine der Fragen von größter Wichtigkeit in bezug auf das Bestehen und die Geschichte der Findelhäuser, ist die Frage der Drehlade, das heißt der heimlichen Art der Aufnahme des Findlings im Institute. Diese Frage ist in der zweiten Hälfte des vergangenen Jahrhunderts sozusagen die Basis jeder moralischen, sozialen oder ökonomischen Diskussion über den Kinderschutz in Italien gewesen.

„Die Drehlade ... jenes traurige Werkzeug zur Geheimhaltung aller Arten von Ruchlosigkeit, sollte doch nun endlich einmal ins archäologische Museum gebracht und an der Seite der Folter, des Prangers, der Ketten, mit denen die Irrsinnigen festgeschnürt wurden und neben anderen ähnlichen Instrumenten, die die heutige Zivilisation verachtet, aufgestellt werden"[1].

Als vor ungefähr 40 Jahren Griffini, der Direktor des Mailänder Findelhauses, auf dem IV. Kongreß der Associazione Medica Italiana in Venedig

---

[1] R. Griffini, Atti del IV. Congresso dell' Associazione Medica Italiana. Venezia 1868.

diese Worte über die Drehlade aussprach, war dieser Aufschrei einer der ersten, welcher in Italien in diesem Sinne erklang. Der Provinzialrat von Triest hatte nach langer und interessanter Diskussion seit kurzer Zeit die Abschaffung der Drehlade verordnet. Ferrara genoß bereits seit drei Jahren die Früchte dieser Reform. Siena, Grosseto, Genua und Florenz hatten ebenfalls den schweren Kampf begonnen, um diese Bestimmung zur definitiven Anwendung zu bringen; Mailand, welches schon seit zwei Jahren die Abschaffung der Drehlade dekretiert hatte, war noch ängstlich und vorsichtig in der Anwendung dieser Bestimmung und versuchte in demselben Jahre eine Kombination beider Methoden, indem es in seinem Findelhaus einerseits die Drehlade in Tätigkeit ließ und andererseits die Kinder durch ein Bureau aufnahm. Die Furcht vor Vermehrung der Kindesmorde war es, welche in das Lager der Reformgegner so viele berühmte Redner und Schriftsteller, Poeten und Philosophen führte, deren Berichte wie ein fernes Echo der Verhandlungen erschienen, welche in der französischen Kammer 30 Jahre früher, im Jahre 1838, so energisch von Lamartine geführt worden waren.

Innozenz III., einer der einsichtsvollsten und mächtigsten Päpste, war nach den Berichten der meisten Autoren der erste, welcher das System der Drehlade zur Aufnahme der Findlinge einführte und zwar in dem von ihm in den ersten Jahren des dreizehnten Jahrhunderts eröffneten Findelhause in Rom, über dessen Ursprung wir bereits oben gesprochen haben. Wenn aber auch nicht der allererste Gedanke an dieses System Innozenz III. zuzuschreiben ist — denn vielleicht kann man die Erfindung auch den Mönchen von Montpellier zuschreiben — so muß man sich auf alle Fälle doch fragen, wie es möglich sei, daß dieser Papst die Drehlade in seinem Findelhause eingeführt habe[1]).

Wenn man aber bedenkt, daß dieser Papst bei dem IV. lateranischen Konzil der stärkste Parteigänger der Ohrenbeichte gewesen war, daß er zum Vergleich geneigt war und den Beichtstuhl beinahe selbst eingerichtet hätte — den Beichtstuhl, dessen geschickte Einrichtung es ermöglicht, beim Beichten der Sünden vom Priester unentdeckt zu bleiben —, so wird man sich wohl auch nicht wundern, wenn er zur Drehlade seine Zuflucht nahm, um mit Güte den Sünder und das Produkt der Sünde zu verdecken.

Und nach dem Beispiel Roms erschien die Drehlade damals als die schönste und genialste Erfindung und wurde nicht nur in den Findelhäusern, welche in immer größerer Zahl gegen Ende des Mittelalters in Italien und auch im Auslande gegründet wurden, eingeführt, sondern auch in den Klöstern und in den Hospitälern, wenn auch dort zu anderen Zwecken.

Man kann nicht leugnen, daß in der Geschichte der Kindesaussetzung die Einführung der Drehlade für jene Zeiten wirklich ein Vorteil gewesen war; denn einerseits verminderten sich die Kindesaussetzungen und die Kindesmorde, welche damals aus Mangel an Gesetzen ebenso wie wegen der Schwierigkeit der Überwachung so häufig waren, und andererseits wurden zum allgemeinen Besten die unglücklichen kleinen Wesen auf die breiten Schultern der christlichen Barmherzigkeit genommen und dann in Findelhäusern und in Erziehunganstalten untergebracht, zu deren Leitung und Erhaltung damals nur die kirchlichen Institutionen Zeit, Geld und Eignung hatten.

---

[1]) Auch Semichon (op. cit.) scheint der Meinung gewesen zu sein, daß die Drehlade trotz des Aufenthaltes von Guido de Montpellier in Rom, italienischen Ursprungs sei, denn er drückt sich folgendermaßen aus: „Nous avons tout lieu de croire que cette méthode d'exposition est d'origine italienne."

Die Drehlade, welche allgemein in den italienischen Findelhäusern in Gebrauch war und welche in der Regel „ruota", aber auch »torno« oder »buca« genannt wurde, war ein leerer Holzzylinder, in der Mitte der Mauer auf einem zentralen Zapfen drehbar angebracht und fast zur Hälfte auf einer Seite offen. Auf dem Boden derselben befand sich eine kleine Wiege, in welche, fast immer zur Zeit der Abenddämmerung, der Neugeborene gelegt wurde. Die Personen, welche ihn brachten, waren gewöhnlich tief in einen Mantel eingehüllt. Manchmal war es eine hilfreiche Verwandte, die das Kind brachte, öfters eine Person, welche bei der Geburt geholfen hatte oder irgendeine alte Frau, welche diesen

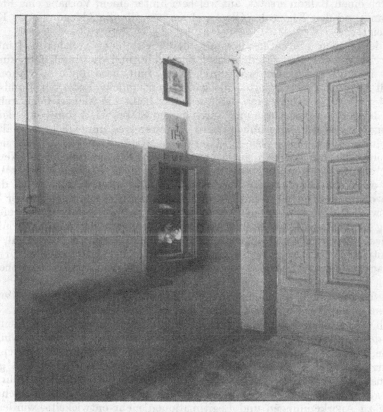

Fig. 67. La Ruota.

traurigen Dienst gewohnheitsmäßig ausführte. Kaum war das Kind in der Drehlade untergebracht, so zog die Betreffende die Glocke, um den Haushüter zu benachrichtigen, und stieß dann an die Drehlade, um sie halb herumzudrehen. Dann entfernte sie sich eiligst mit dem Gefühl der Sicherheit, das Verhältnis zwischen dem Institut, dem Kinde und seiner Mutter mit dem notwendigen Geheimnis bedeckt zu haben, weniger sicher allerdings davor, beobachtet worden zu sein, da sich in den nahegelegenen Straßen immer Neugierige aufhielten, welche sozusagen die Kontrolle ausübten, die der Gesellschaft verboten war.

In einigen Findelhäusern, wie z. B. in Venedig, wurde die Drehlade durch das Einschnappen einer Sprungfeder bei jeder Halbdrehung gesichert, so etwa, als wenn es sich um das Drehkreuz eines Museums handelte. Dies geschah zu dem Zweck, um den Abschluß gegen die Außenwelt noch stärker zu machen oder vielleicht auch, um die Neugierde der Straßenbummler zu vermeiden.

In anderen Findelhäusern existierte ein einfaches Fensterchen. Aber es dürfte wohl zu lange währen, all die verschiedenen Arten der Drehlade hier zu schildern, die in den verschiedenen Instituten in Gebrauch waren. Die Anstalten waren in dieser Beziehung autonom und sorgten für die Aufnahme der Findlinge je nach ihren Verhältnissen. In Sizilien z. B. wurde die Drehlade durch einen Balkon ersetzt, auf welchem hinter einem Vorhang eine Pförtnerin stand und den Klang der Glocke abwartete, die die Ablegung eines Kindes anzeigte.

In der großen Florentiner Anstalt, deren Geschichte reicher und interessanter ist als die aller Findelhäuser der Welt, und die durch ihre künstlerische Bedeutung ebenso wie durch ihre fünf Jahrhunderte währende Tätigkeit bekannt ist, existierte eine ganz eigentümliche Form der Drehlade, das System der Gitter (sistema dei ferri), das heißt ein kleines Fensterchen, welches doppelt vergittert war und durch dessen Stäbe, wie Bruni[1]) sagt, leicht ein Neugeborenes durchgeschoben wurde, während es unmöglich war, ältere Kinder durchzubekommen. Die Erfinder dieses Systems hatten, wie man sieht, noch keinen Begriff von den anthropometrischen Schwankungen der Neugeborenen ebenso wie von den pathologischen Verhältnissen, welche unter Umständen auch das Durchschieben eines wenige Tage alten Kindes durch diese ziemlich dicht stehenden Eisenstäbe unmöglich machen konnten. In der Tat kam es wohl vor, daß man einen Neugeborenen von übermäßiger Körperentwicklung oder einen Neugeborenen mit selbst geringem Hydrocephalus nicht durch das Fensterchen einbringen konnte. Es blieb dann nur die Wahl, das Kind entweder überhaupt nicht dort abzugeben, oder es durch die Tür des Findelhauses einzubringen; das letztere widersprach dem Prinzip der Geheimhaltung.

Die Kennzeichen, welchen einen Findling in das Findelhaus begleiteten, variierten in den verschiedenen Zeiten und in den einzelnen Instituten. Gewöhnlich war in der ersten Zeit keine Spur vorhanden, welche der Identifizierung des Findlings dienen konnte, außer dem Datum seiner Weglegung in die Drehlade. Nur daß hin und wieder irgendein Dokument oder ähnliches durch die Barmherzigkeit des Personals aufbewahrt wurde und zu seltenen und ganz ausnahmsweise stattfindenden Wiederherausgaben eines Findlings führten. Später, als sich mit dem Fortschreiten der bürgerlichen Gesellschaft auch die Tendenz zu Anerkennungen und Legitimationen mehr entwickelte, wurden in die Drehlade mit dem Kinde zugleich Zettel mit dem Namen, Dokumente oder irgendwelche Gegenstände deponiert, welche in einigen der korrektesten Findelhäuser in einem kleinen Säckchen gesammelt wurden, das zugleich mit einer numerierten Plakette oder Medaille dem Kinde um den Hals gehängt wurde.

Die Geschichte der Findelhäuser und diejenige der Drehlade hat sich gleichmäßig, ungefähr aber unter denselben Verhältnissen, von ihrer Einführung im Mittelalter an bis zum Ende des achtzehnten Jahrhunderts weiter entwickelt. Es ist jedoch interessant zu beobachten, wie einige Findelhäuser, selbst solche von ältester Herkunft, wie z. B. das Mailänder, die Drehlade sogar sehr spät eingeführt haben: im Hospiz von San Celso in Mailand wurde

---

[1]) F. Bruni, Storia dell' I. e. R. Ospedale degli Innocenti ecc. Stamperia Granducale, Firenze 1819.

die Drehlade tatsächlich erst gegen das Ende des 16. Jahrhunderts eingeführt; nachdem die Drehlade dort siebzig Jahre bestanden hatte, wurde das Hospiz geschlossen und im Ospedale Maggiore, welches die Findelpflege danach übernahm, wurde die Drehlade nicht mehr eingeführt, vielleicht, wie Bressan sagt, weil schlechte Resultate damit erzielt worden waren[1]). Aber bald scheiterte auch dieser Reformversuch, wenn man ihn so nennen darf — vielleicht wurde er nur aus ökonomischen Rücksichten unternommen — und die Drehlade begann wieder zu funktionieren, wie man das aus einem Dokument[2]) des Jahres 1689 ersieht, welches Casati aufgefunden hat und das ich zitiere:

> Considerato che si espongono li bambini al piede della porta del venerando Ospitale nei cavagnoli di notte, per lo che soggiacciono alle intemperie dei tempi e di essere guastati dai cani; sono venuti in parere (li deputati) come sopra doversi fare un torno qual corrisponde nel luogo dove dorme il portinaro, perchè così facilmente li vagiti dei bambini faranno svegliare il portinaro et resterà provvisto per le intemperie dei tempi et al pericolo dei cani. Rimettendosi ecc ... Antonio Crivelli, Priore VII. MDCLXXXIX.

Ein wahrer Lichtstrahl fiel in die Reformverhandlungen all dieser Institutionen in einem Teil von Italien, im lombardisch-venetianischen Staate, als Joseph II von Österreich, einer der hellsehendsten Reformatoren, im Jahre 1784 die Drehlade in allen seinen Staaten abschaffte. Aber dieser Lichtstrahl wurde bald wieder von Finsternis eingehüllt, als nach einem Vierteljahrhundert durch das napoleonische Dekret vom 17. Januar 1811, Art. 3 „die Drehlade zwangsweise in Italien in allen, auch kirchlichen Institutionen, die für Findlinge existierten, wieder eingeführt wurde".

Als dann die französische Herrschaft, welche durch eine plötzliche Umstürzung der alten autonomen Institutionen, die bereits recht langsam vorwärtsgehenden Reformversuche teilweise aufgehalten hatte, in Italien zu Ende war, ver enkten zunächst die Unabhängigkeitsbewegungen und die politischen Vorgänge, wie dies natürlich ist, alle sozialen Fragen in Stillschweigen und Vergessenheit. Erst später, im Anfange einer, besonders in Ober- und Mittelitalien, sich ausbreitenden freiheitlichen Regierung, treten Philanthropen auf, welche sich auch um Fragen zweiten Ranges kümmerten, zu denen unter den damaligen Umständen die Frage über die Findlingspflege rechnete. Langsam bildet sich in der öffentlichen Meinung der Begriff der Notwendigkeit der Reform der Findelhäuser aus. Die Bausteine hierzu waren im Anfang vereinzelte Stimmen einiger kompetenter Leute, dann medizinische Kongresse, die wichtigen Versammlungen der Provinzialräte und endlich im Jahre 1865 das Versprechen eines Spezialgesetzes[3]).

Trotzdem wurden leider nur einige wenige Drehladen abgeschafft und auch diese fast nur auf die besondere Initiative einzelner Provinzial-Admi-

---

[1]) C. Bressan. I trovatelli e la chiusura delle ruote. Padova 1870.

[2]) In Übersetzung: In Ansehung dessen, daß die Kinder an der Tür des ehrwürdigen Hospitals nachts niedergelegt werden, wodurch sie der Ungunst des Wetters und den Hunden ausgesetzt werden, ist man der Meinung, daß man wieder eine Drehlade einführen soll, welche mit dem Orte, an dem der Pförtner schläft, in Verbindung stehen muß, damit auf diese Weise das Schreien der Neugeborenen den Pförtner aufweckt und so dafür gesorgt wird, daß sie vor der Ungunst des Wetters und der Gefahr der Hunde geschützt werden ... Antonio Crivelli, Priore, VII. MDCLXYYIX.

[3]) Kommunal- und Provinzialgesetze 1865, reproduziert in Art. 222 des einzigen Textes, welcher durch kgl. Dekret bestätigt wurde und welcher vom 4. Mai 1898 datiert ist und die Nr. 164 trägt.

nistrationen, einiger Direktoren und Kommissare von Findelhäusern. Und immer weiter funktionierte jener Apparat, welcher im Jahre 1835 von Lord Brougham[1]) als „la miglior macchinetta di demoralizzazione che si potesse inventare" (die beste kleine Maschine zur Demoralisation, welche man nur irgend erfinden konnte), bezeichnet worden war. Sie funktionierte weiter, füllte die Hospize und vermehrte fortdauernd jene traurigen Familien der Findlinge, während die Findelhäuser, welche die Drehlade abgeschafft hatten, wie z. B. Mailand, eine enorme Verringerung der Findlinge zu verzeichnen hatten. Von 5382, welche im Jahre 1867 durch die Drehlade dem Findelhause überantwortet waren, war man im Jahre 1871, bei Aufnahme durch das Bureau auf 2637 heruntergekommen[2]). Abgesehen davon, wollen wir, um einen Begriff von den Schwierigkeiten zu geben, welche sich der Abschaffung der Drehlade entgegenstellten, erwähnen, daß in Florenz, wie auch Bruscoli erwähnt, die Anfragen, die Diskussionen, die Schriftstücke und Schreiben, welche zwischen tüchtigen und klugen Männern in dieser Sache gewechselt wurden, 10 Jahre hindurch währten, bis endlich, nicht ohne großen Widerstand, das Fensterchen in der Nacht des 30. Juni 1875 zugemauert werden konnte.

In den Städten, welche die Drehlade abgeschafft hatten, blieb die so sehr gefürchtete Vermehrung der Kindesmorde und der Kindesaussetzungen aus; hingegen erlaubte die erstaunliche Verringerung der Findlinge, für die Kinder, die in die Findelhäuser gebracht wurden, eine bessere Pflege zu schaffen, deren Resultat eine bemerkenswerte Abnahme der Sterblichkeit[3]) und eine große Ersparnis war. Aber das so ermutigende Beispiel schien nicht zu genügen und wurde nicht befolgt. Im Jahre 1879 existierte in Italien die Drehlade noch in mehr als 600 Kommunen!

Man kann wohl sagen, daß die Regierung und die Gesetzgeber von jener Erstzeit der Reformen an untätig allen Rechtsstreitigkeiten zusahen, welche oft nur durch die Drehlade und die legale Auslegung des Wortes „Findling" zwischen den Kommunen und den Provinzen, zwischen diesen und den Instituten, zwischen den Instituten und den interessierten übrigen Parteien entstanden waren. Es ist nicht zu leugnen, daß in allen Projekten und Kontraprojekten (angefangen mit dem, welches vom Minister Nicotera im Jahre 1877 eingereicht wurde) und in allen Berichten der Kommissionen bis zum letzten Gesetzentwurf, welcher vor kurzer Zeit im Senat[4]) durchging, aber noch nicht der Deputiertenkammer vorliegt, eine absolute Einstimmigkeit in bezug auf die Abschaffung der Drehlade geherrscht hat. Aber unterdessen scheint die Drehlade, gleich einer Epidemie, die fehlende Energie der Maßnahmen sich zunutze gemacht zu haben, um wieder aufzukommen und sich mit wiederansteigender Zahl über Italien zu verbreiten, wie dies auch in Frankreich, und zwar mit noch höheren Ziffern vorgekommen war. So ist es unbestrittene Tatsache, daß die Drehlade im Königreiche im Jahre 1894 bis auf 377 herabgegangen war, während sie im Jahre 1906 wieder bis auf 464 gestiegen war! In der fünfjährigen Periode 1902—1906 wurden noch 5000 Kinder jährlich durch dieses Instrument alter Vorurteile aufgenommen und unter diesen wurden mehr als 100 tot in der Drehlade gefunden!

---

[1]) E. Brougham. Filosofia politica tradotta da Giudici e Busacca 1835.
[2]) Griffini Op. cit.
[3]) Bruscoli, Op. cit., S. 157.
[4]) Siehe Abschnitt III „Gesetze und Verfügungen".

Zahl der Kommunen in Italien, in welchen die Drehlade in den
Jahren 1879—1894 — 1906 funktioniert hat und Zahl der Kinder,
welche ausgesetzt wurden.

Provinzen	1879			1894			1906		
	Anzahl der Kommunen:	Säuglinge: lebend	tot	Anzahl der Kommunen:	Säuglinge: lebend	tot	Anzahl der Kommunen:	Säuglinge: lebend	tot
Piemonte . . .	7	336	6	—	—	—	—	—	—
Liguria	1	22	—	—	—	—	—	—	—
Lombardia . .	1	25	—	—	—	—	3	2	—
Veneto	4	67	7	—	—	—	—	—	—
Emilia	15	347	19	1	9	—	13	23	2
Toscana . . .	11	106	48	2	8	—	—	—	—
Marche	15	297	—	8	121	—	18	71	2
Umbrie . . .	1	12	—	—	—	—	—	—	—
Lazio	4	42	—	—	—	—	—	—	—
Abruzzi e M. .	88	639	21	60	473	—	95	575	2
Campania . .	103	1426	1	33	396	—	69	543	20
Puglie	116	1786	28	77	834	—	81	845	34
Basilicata . .	30	368	2	25	251	—	5	15	1
Calabria . . .	90	1067	1	53	239	—	51	431	5
Sicilia	159	3966	46	118	2610	—	126	2032	33
Sardegna . .	2	12	1	—	—	—	3	12	—
	647	10 518	180	377	4941	—	464	4549	99

Es steht zu hoffen, daß unserer heutigen Dysharmonie in der Gesetzgebung
über Findelpflege und den außerordentlichen Widersprüchen in der Ausübung
dieser Findelpflege, welche nicht nur zwischen einer und der anderen Region,
sondern sogar zwischen einer und der anderen Provinz herrschen, ein Ende bereitet werde und daß endlich auch in Italien die Drehlade für Findlinge
verschwinde.

Das Findelwesen in Italien in Vergangenheit und Gegenwart.

Wie wir weiter oben bereits gesehen haben, wurde der Findling zur Zeit
des alten Roms vor Einführung der Drehlade und Gründung der Findelhäuser,
wenn er dem Tode entrann, entweder zum Betteln oder als Verkaufsobjekt oder
auch als Sklave verwendet; im anderen Falle aber dem Tode geopfert nach demselben Rechte über Tod und Leben: „jus vitae et necis"[1], welches der Vater
so lange über seine legitimen wie über seine natürlichen Kinder ausübte. Später
hörten die legitimen Kinder auf wie Sachen betrachtet zu werden, sie erhielten den lateinischen Namen „liberi" als Gegensatz von „servi", und
unter diese wurden auch die Findlinge gerechnet, von wem sie auch auf öffentlichen Wegen, am Ufer der Flüsse oder in den Nischen der Tempel gefunden
worden waren. Kaiser Adrian (im Jahre 117 n. Chr. gewählt), fing nach dem
Beispiel seiner Vorgänger Nerva und Trajan an, das grausame Prinzip der
patria potestas zu mildern. Unter ihm wurde tatsächlich die lex Pompeia
„de parricidiis" erlassen, durch welche den öffentlichen Behörden eingeschärft
wurde, daß die patria potestas in Barmherzigkeit und nicht in Grausamkeit
zu bestehen habe[2]. Unter Konstantin traf den Vater, welcher sein Kind tötete,
die Strafe des Vatermörders, und während seiner Regierung bis zu der des

---

[1] Gesetz der zwölf Tafeln, Kap. II, Tab. IV.
[2] „Patria potestas in pietate debet, non atrocitate, consistere."

Caracalla und Diocletian wurden die Kinder zwar noch verkauft, jedoch nur im Falle äußersten Elends oder in anderen Fällen nur dann, wenn es Neugeborene („sanguinolenti") waren. Im ersteren Falle war der Verkauf erlaubt, damit der Vater nicht gezwungen sein sollte, sie zu verlassen. Konstantin hob das Recht, die Kinder zu verlassen auf. Ihm folgten darin Valentinian I. und Justinian. Nach den Gesetzen von Justinian finden wir in den ersten Jahrhunderten des Mittelalters keine wesentlichen Änderungen mehr in den Gesetzen über Kindesaussetzungen. Die Findlinge fristeten ihr trauriges Dasein im besten Falle in den wenigen Findelhäusern und Waisenhäusern, welche der Barmherzigkeit der religiösen Institutionen oder weniger Privater überantwortet waren. Unter dem Schutz der Konzilien, der Kirchenväter (siehe Konzil von Arles im Jahre 336) wurden die wenigen Kinder, welche der durch den Mangel an Hygiene und die häufigen Epidemien bedingten außerordentlich hohen Sterblichkeit entgingen, in den Institutionen und Asylen aufgenommen, wo sie bis zum 7. oder 8. Lebensjahre schlecht ernährt wurden, um dann, falls sie männlichen Geschlechts waren, gewöhnlich der Landwirtschaft, wenn sie weiblichen Geschlechts waren, der Dienstbarkeit oder dem klösterlichen Leben überantwortet zu werden, wie dies auch aus dem Dokument der Gründung des Findelhauses in Mailand im Jahre 787 hervorgeht. Jedoch existieren im ganzen Mittelalter unter den Dokumenten häufige Vorschriften bezüglich der Findelkinder auch von seiten der Städte. Unter diesen ist z. B. das Edikt der Stadt Siena vom Jahre 1240 zu nennen, welches zu Zeiten Kaiser Friedrichs erlassen wurde[1]).

Auch unter den Strafgesetzen der ersten Jahre nach dem Mittelalter scheinen die Leiter der Staaten anzufangen, strenger gegen den Kindesmord vorzugehen. Um nur ein Beispiel anzuführen, so erwähnt Andreozzi[2]) in seiner Geschichte des Cinquecento von Toscana nur bei drei Frauen die Todesstrafe, und diese drei erlitten sie wegen Kindesmord[3]).

Unter den Dokumenten, in welchen deutlich ein leichtes Hinneigen zugunsten der Findlinge sichtbar wird, ist eine Entscheidung vom 15. Januar 1529 des Kapitels des Ospedale Maggiore in Mailand zu erwähnen, in welcher verordnet wird: „Daß der Cavalcatore, d. h. der mit der Kontrolle der Kinder beauftragte Aufsichtsbeamte, eine Liste der Pflegefrauen und aller Dinge, welche die ihnen übergebenen Kinder betreffen, führe; daß er bei seinen Besuchen feststelle, ob das Kind am Leben sei und wie es behandelt werde[4])."

Aber trotz alledem fällt demjenigen, welcher die Dokumente, die erwähnten Bestimmungen und Verordnungen all jener kirchlichen Hospital- und

---

[1]) Aus einer Handschrift des pubblico Archivio Diplomatico e delle reformagioni, Bd. V, Nr. 437 (Zit. von Puccinotti, Bd. II). „Item si aliquis, vel aliqua exponeret aliquem vel aliquos infantes ad domum alterius, vel ad alium locum, ipsum vel ipsam nostro arbitrio puniemus."

[2]) Andreozzi A. Le leggi penali degli antichi Cinesi. Firenze. Stabilimento G. Civelli 1878.

[3]) Am 15. Januar 1545 wurde Santa di Mariotto Tarchi di Mugello, Ehefrau des Bastiano Lucchese, eines Seidenwebers, zur Enthauptung verurteilt, weil sie zwei Kinder, welche sie geboren, erstickt hatte. Sie gestand, sie lebend zur Welt gebracht zu haben und sie dann erstickt zu haben, indem sie ihnen die Hand in den Mund steckte, bis sie starben. Sie tat dieses, weil die Kinder unehelich erzeugt waren. Dicta Sancta de mente Excell. mi Ducis fuit missa Pisis ut de ea per doctores fieret notomia.

Am 20. Dezember 1553 wurde Margheritha, Frau des Biagio d'Antinoro aus Firenzuola, einem Häscher übergeben, der sie nach Pisa zum Commissario brachte, damit sie, nachdem sie wegen Kindesmord zum Tode verurteilt war, von diesem dem Henker zur Vierteilung übergeben werde; was auch geschah.

[4]) L. Casati, Il ricovero degli esposti in Milano. Estratto dal Politecnico, Milano 1865.

Privatinstitutionen aufmerksam liest, auf, daß man selbst dort, wo man eine
günstige Einwirkung bemerkt, immer noch den Eindruck hat, daß im allgemeinen der Hauptzweck der Neuordnungen nicht so sehr der ist, die Verhältnisse der unglücklichen, infolge des Elends ihrer Eltern ausgesetzten und
verlassenen Kinder zu verbessern, als vielmehr der, die christliche Moral
zu sichern und eine Pflicht der Barmherzigkeit gegen den Nächsten zu erfüllen, indem man den Zusammenhang der Familie schützte. Das Kind hatte
sehr wenig Vorteile von diesem Schutze. Sein Anrecht auf bürgerliche Gleichstellung erfuhr wenig Fortschritte seit der Zeit der letzten römischen Kaiser
und der Kirchenkonzile; sein nationalökonomischer Wert war nicht erkannt,
und vor allem war die Fürsorge für sein Leben und seine Gesundheit so gering, daß erst bedeutend später überhaupt Sanitätsvorschriften und sanitäre
Überwachung eingeführt wurden. Die Leitenden hatten hauptsächlich mit
administrativen Schwierigkeiten zu kämpfen.

In der schon oben erwähnten ordinatio pro expositis des Ospedale
Maggiore zu Mailand aus dem Jahre 1529 besteht eine Vorschrift, welche anordnet, daß die stillenden Pflegefrauen des Findelhauses einfach deswegen
besucht werden sollten, damit man wisse, ob sie Milch haben. Die Untersuchung
wurde von zwei Pflegefrauen, welche erfahrener waren als die anderen, und
deswegen „sottopriore" genannt wurden, durchgeführt. Übrigens zeigt eine
Vorschrift deutlich, daß die Findelhäuser nur dazu da waren, „den Fehltritt
der illegitimen Mütter zu verdecken", denn es wird verordnet, daß Kinder von
zwei oder drei Monaten nicht mehr angenommen werden sollten, weil die Mutter, welche sie bis dahin in der Öffentlichkeit aufgezogen hatte, ja nichts mehr
zu verbergen habe!

In diesem selben Institut von S. Celso, welches übrigens zu den muster-
haftesten in Italien gehörte, findet man im Jahre 1528 zum ersten Male eine
Verordnung, welche bestimmt, daß die Findlinge von einem Arzte untersucht
werden müssen, „damit man die Ausbreitung von Ansteckungen und besonders die der Syphilis vermeiden könne" Eine Verordnung erscheint in
diesem Institute im Jahre 1634, welche bestimmt, daß die syphilitischen Ammen
und Kinder isoliert werden sollen; sie ist nur durch die Tatsache motiviert,
daß bei künstlicher Ernährung (auch bei Ziegenmilchernährung) alle starben.
Übrigens ist es sehr interessant, diese Daten mit denen eines anderen großen
italienischen Institutes zu vergleichen. Bruscoli erzählt in seiner Geschichte
des Ospedale degli Innocenti (op. cit.), daß nach dem Diario fiorentino del
Landucci (1450—1516) das erste Erscheinen der Syphilis in Florenz im Jahre
1496 stattgefunden habe; die Diagnose lautete auf bolle e doglie chiamate
franciose (sog. fränkische Blasen und Schmerzen), und aus den Büchern
des Hospitals geht hervor, daß schon im Jahre 1502 16 von dieser Krankheit
befallene Kinder isoliert wurden.

Erst am Ende des 18. Jahrhunderts fängt man wieder an, von Staats wegen
an eine Lösung der Findelfrage in Italien heranzutreten; schon bevor die
französische Revolution, aus welcher der Gedanke eines Eintretens des Staates
für die Findlinge hervorging, ihren Einfluß in Italien fühlbar machte, hatte
die Kaiserin Maria Theresia (1717—1780) durch Dekret die Fürsorge und
Erziehung der Findlinge verordnet. Dieses Dekret setzte fest, daß man in Mailand auf Staatskosten das Kloster von „S. Caterina alla Ruota" als Findelhaus
einrichten solle und daß, wenn dies nötig sei, dem Betriebe Zuschüsse aus der
Staatskasse überwiesen werden sollten; überdies befreite sie die männlichen
Findlinge von 14—20 Jahren von der Kopfsteuer. In Toskana führte Pietro

Leopoldo (Thronbesteigung im Jahre 1765) einen vorzüglichen Findlings-
und Mutterschutz ein; er schuf sogar in den Vierteln der Stadt geburtshilfliche
Einrichtungen. Andere wichtige Edikte, welche in Italien die Verhältnisse
der Findlinge verbesserten, waren: das von Maria Luisa d'Etruria (siehe S. 450),
das von Joseph II. von Österreich (siehe S. 455), das von Carlo Felice, König
von Sardinien, im Jahre 1822. Durch die Eingriffe der Regierungen und
die ökonomischen Neuordnungen fing man an, dem Findelwesen, wenigstens
in den wichtigsten Findelhäusern, auch in ärztlicher Beziehung Aufmerksamkeit
zu zollen und seine Wichtigkeit anzuerkennen.

Die beamteten Ärzte wurden nun die Anreger vieler hygienischen, administrativen und sozialen Reformen. Tatsächlich gehörten fast alle die Ärzte,
die mit dem Findelwesen in Verbindung traten, zu den eifrigsten Verfechtern
der Reformen; aus ihrer Mitte kamen die ersten Stimmen, die die Abschaffung
der Drehlade verlangten. Sie waren es, die auf der Basis der ersten Sterblichkeitsstatistiken der Findlinge anfingen, Mittel zum Kampfe gegen diese beschämende Hekatombe menschlicher Wesen vorzuschlagen. Im übrigen haben
die Ärzte auch stets an dem unermüdlichen Werk der Leiter und Verwalter
der Institutionen, an den Beratungen der Provinzialverbände und an der
Arbeit der Rechtsgelehrten über die Maternitäts- und Paternitätsklage teilgenommen.

Trotz aller dieser humanitären, aber immerhin vereinzelten Anstrengungen
zugunsten der „figli di nessuno" („Niemandskinder") war die Kluft, welche
diese in bezug auf ihre soziale und rechtliche Stellung von den in der Familie
lebenden legitimen und den anerkannten illegitimen Kindern trennte, gegen
die Mitte des vergangenen Jahrhunderts noch sehr tief.

Vielleicht ist in Italien die Nomenklatur dieser Kinder weniger herzlos gewesen als bei anderen romanischen Völkern, und in unserer ganzen Literatur
wird man nicht leicht Bezeichnungen der Verachtung für sie finden, wie z. B.
die Bezeichnung „Bastard" in Frankreich, den die große soziale Revolution
des Jahres 1793 durch ein Dekret mit beseitigen half; höchstens finden wir
zu ihrer Bezeichnung Namen in Gebrauch, welche die einfache Tatsache ihrer
Aussetzung feststellen, wie: „gettatelli (Weggeworfene), trovatelli (Aufgefun-
dene), espositi" (Ausgesetzte) oder Bezeichnungen ohne besonderen Sinn wie
z. B. „ballottini", die in Venedig für bereits entwöhnte Findlinge gebraucht
wurde oder auch Bezeichnungen des Mitleids wie z. B. „figli della Scala" (Kinder
der Treppe) in Siena, „figli della Casa" (Kinder des Hauses) in Rom, „innocenti"
(Unschuldige) in Florenz, „colombi" (Tauben) oder „figli dell' ospedale" (Kinder
des Hospizes) in Mailand usw.[1]). In einem vom Erzbischof Oberto stammenden Privilegium vom Jahre 1160, welches Casati (op. cit.) erwähnt, ist angeführt, daß die Findlinge auch „mugarones" genannt wurden, ein Wort,
dessen Ethymologie auch Casati nicht zu erklären vermag.

Auch in bezug auf die Namen der Findlinge gebührt den Gesetzgebern
Italiens der Ruhm, daß sie von vornherein durch den Art. 58 des Zivilstands-
reglements (15. November 1865, Nr. 2602) dafür sorgten, daß die Findlinge
einen Vor- und Familiennamen erhielten, und daß es so vermieden wurde,
daß sie lächerlich gemacht wurden oder daß ihre Herkunft erraten werden
konnte; die Familiennamen dürfen weder Familiennamen bekannter Familien,

---

[1]) Über die Nomenklatur der Findlinge in Mailand hat Prof. Grassi in einem Bericht,
welcher bei Gelegenheit der Einweihung des großen neuen Provinzfindelhauses in Mailand
verfaßt wurde, und dessen Manuskript er mir liebenswürdigerweise zur Durchsicht überließ, sehr genaue und interessante Details veröffentlicht.

noch Städtenamen usw. sein ... und wirklich wird der Name der Findlinge
in den Hauptfindelhäusern mit großem Geschick durch einen Beamten erteilt,
der alle möglichen Zusammensetzungen für Familiennamen bereit hält, die
jedes Jahr mit einem anderen Buchstaben des Alphabets beginnen, so daß für
die Verwaltung eine leichte Unterscheidung jährlicher Gruppen der großen
Familie des Instituts geschaffen wurde. Mit der Zeit aber fand sich, daß selbst
diese gesetzgeberischen Bestimmungen und gut ausgeklügelten Systeme der
Institute Verwirrungen nicht vorbeugen konnten, während es doch so einfach
und logisch wäre, daß nach alter Art die Kinder ganz einfach den Vaters- oder
Mutternamen tragen könnten, der ihnen schon so lange entzogen ist, und
welcher ihnen von Rechts wegen zukommt.

Aber mit diesen Scheinreformen ist der Vorteil, den die moderne Gesellschaft den Findlingen zuteilt, zu klein, und auch auf den anderen Gebieten
der Reformen hat der Findling der Jetztzeit wenig Fortschritte gemacht: sein
Zivilstand ist nahezu unverändert; seine Existenz wird in vielen Teilen des
Reiches von den ersten Tagen an untergraben, wie dies aus vielen neueren
Sterblichkeitsstatistiken zu ersehen ist; die Erziehung des Findlings, welche
dem Staate zugute kommen könnte, ist nahezu noch auf dem status quo
früherer Jahrhunderte; sie ist noch immer denselben Gesellschaftsklassen
(Bauern oder sonstigen kleinen Landfamilien) anvertraut, in welchen immer
der Analphabetismus und manchmal auch der Egoismus für den Findling
den Mangel einer auch noch so einfachen Erziehung begründen[1]). Auch die
hygienische und ärztliche Überwachung der Säuglinge und älteren Kinder,
welche Ammen und Pflegeeltern auf dem Lande anvertraut sind, unterscheidet
sich bis auf einige wenige Ausnahmen kaum von der Überwachung, welche
nach den von uns bereits besprochenen Vorschriften von einigen mittelalterlichen Institutionen ausgeübt wurde. Damit das für die Unterbringung der
Findlinge in Pflege ausgegebene Geld mehr Nutzen trage, würde es unbedingt
nötig sein, auch für sie ärztliche Inspektoren zu ernennen oder wenigstens
den beamteten Ärzten angemessene Honorare für die häufige und gewissenhafte Untersuchung derselben auszusetzen, da die Kinder zu oft durch die
schlechten hygienischen Verhältnisse, unter welchen das Stillen durchgeführt
werden muß, entweder sterben und damit für die Nationalökonomie ein offen-
barer Schaden entsteht, oder indem diese Kinder krank werden und später der
Gesellschaft viele mit Rachitis, latenter Tuberkulose, Atrophie und zerebraler
Lähmung behaftete Individuen liefern, welche Jahr um Jahr das Budget
der Armenpflege schwer belasten. Die letzteren bilden dann jenen Ballast
der Kinderhospize, welche fast ohne Nutzen einen großen Teil dessen absorbieren,
was Kommunen und Wohlfahrtsinstitutionen auch in Italien der Kinderfürsorge
zur Verfügung stellen.

Nach den Angaben der Generaldirektion für Statistik[2]) existieren 147 Institutionen in Italien, das sind 125 Findelhäuser und 22 interkommunale Säle
zur Aufnahme von Findlingen. Die Ausgaben für Findelpflege betragen jährlich
13—15 Millionen; nur zum kleinsten Teile werden sie durch die Zinsen des
eigenen Vermögens der Anstalten gedeckt (diese Zinsen erreichen nicht einmal

---

[1]) Nur einige Institute haben aus eigener Initiative Schulprämien für Findlinge und
Prämien für gute Aufziehung für Pflegeeltern geschaffen. Es existieren auch Versuche,
für die weiblichen Findlinge Kinderwärterinnen-Schulen zu gründen.

[2]) Ministerium für Landwirtschaft, Industrie und Handel. Anhang zur Statistik
über Todesursachen für das Jahr 1905, Rom 1907.

3 Millionen). Der Rest fällt zu Lasten der Kommunen und Provinzen in einer durch eine Bemerkung des Art. 222 des einzigen Textes des Kommunal- und Provinzialgesetzes, welcher auf S. 455 bereits erwähnt ist, nur ungenau geregelten Kostenverteilung. Im folgenden sind die Schwankungen in den Kosten von 1880—1906 angeführt:

Jährliche Ausgabe für Findelpflege.

Jahre	Von den Provinzen und den Komunen getragene Kosten Lire	Von den Renten der Findelhäuser getragene Kosten Lire	Gesamtkosten Lire
1880	11 322 182	2 882 336	14 204 518
1886	11 295 532	2 882 336	14 177 868
1891	12 278 128	2 882 336	15 160 464
1897	11 881 787	2 713 971	14 595 758
1906	10 384 950	2 713 971	13 098 921

Die Durchschnittsjahreskosten für einen Findling sind von 100 Lire im Jahre 1889 auf 120 Lire im Jahre 1906 gestiegen. Da wir in unserem Falle jedoch nur die Säuglingszeit des Findlings in Betracht zu ziehen haben, so ist es nötig zu bemerken, daß einerseits die jährlichen Kosten pro Findling durch die erhöhten Gehälter der Ammen viel höhere sind als die obenerwähnte Durchschnittszahl (ungefähr 300—400 Lire), daß andererseits jedoch die tatsächlichen Gesamtkosten für die Kinder im ersten Lebensjahre nur ungefähr zwei Fünftel oder höchstens die Hälfte der Gesamtkosten für Findlinge[1]) betragen. Immerhin bleibt noch eine vielleicht 6—7 Millionen überschreitende Ausgabe nur für die Findelkinder im Säuglingsalter bestehen; und vielleicht könnte diese Summe mit einer besseren Organisation viel bessere Resultate erzielen, wenn man in Betracht zieht, daß allmählich die große Familie der Findlinge mehr und mehr abnimmt.

Aus den ministeriellen Statistiken geht hervor, daß, während im Jahre 1880 über 35 000 Findlinge aufgenommen waren, im Jahre 1906 nurmehr 25 000 dem Findelhause überantwortet wurden: Die Abschaffung der Drehlade in den Hauptfindelhäusern, die schärferen Aufnahmemaßnahmen, die Erleichterungen zur Wiedererkennung der Mütter, die Verbesserung der Finanzverhältnisse der Familien, die Zunahme der Wohlfahrts- und Säuglingsfürsorgeinstitutionen, außer den Findelhäusern, die Abnahme der illegitimen Natalität, wie wir dies später hier näher betrachten werden, auch wohl teilweise die allgemeine Abnahme der Geburtenhäufigkeit, dies alles sind Ursachen, deren Zusammenwirken wir die starke Abnahme der Findlinge zuzuschreiben haben.

Die Familie der Findlinge, oder besser gesagt, die Familie der Kinder, welche unter dem so viel und oft diskutierten Namen „Ausgesetzte" (esposti) den Findelhäusern oder der kommunalen Fürsorge überantwortet werden, erreichte am Ende des Jahres 1906 nur die Zahl von 109 901, während für das Jahr 1889 die Zahl 146 490 vorliegt. Diese Familie der Findlinge setzt sich

---

[1]) Von dem Unterschied zwischen den Kosten für Säuglinge und den Kosten der sogenannten „esposti da pane" (Brotfindlinge) kann man sich am besten nach den durch Grassi in Bezug auf das Mailänder Findelhaus für das Jahr 1906 beigebrachten Zahlen eine Vorstellung machen; im Jahre 1905/06 waren die Tageskosten pro Säugling 1,06—1,11 Lire und die der abgestillten Kinder 0,25—0,27 Lire.

ihrerseits aus drei Teilen zusammen: die sog. äußere Familie der Findelhäuser, d. h. diejenigen, welche zu stillenden Pflegefrauen oder sonst in Pflege
außerhalb des Instituts gegeben worden sind (82 111 Findlinge), die innere
Familie, d. h. die Untergebrachten (am Ende des Jahres, 3403 Findlinge)
und die Familie der durch die Kommunen direkt der Pflege übergebenen Findlinge in den Gebieten, in denen keine Findelhäuser existieren
(24 387 Findlinge).

Die Aufnahmen im ganzen Reiche, welche hauptsächlich (ungefähr 95%)
Kinder unter einem Jahre betreffen[1]), betragen in den 5 Jahren 1902—1906
jährlich ungefähr 25 000 Findlinge. Die Anzahl ist von einer Provinz zur
anderen sehr verschieden und beträgt $23^0/_{00}$ auf eine Gesamtgeburtenzahl von
etwa 1 Million für das Reich.

Was nun das Alter anbetrifft, so waren im Jahre 1906 92 320 Kinder
über einem Jahr in Findelfürsorge. Die Säuglinge, welche uns hier näher
angehen, waren in der Zahl von 17 581, von welchen 1668 in den Instituten
weilten, da sie größtenteils krank oder wegen Syphilisverdacht in Beobachtung
oder auch nur vorübergehend in der Anstalt waren; die übrigen — 15 913 an
Zahl — waren alle bei stillenden Pflegefrauen untergebracht.

Da das Entgelt, welches die Institutionen geben können, nur sehr gering
ist, so sind die Ammen der Findlinge, außer in den seltenen Fällen, in denen
die illegitime Mutter selbst ihr Kind stillt, gewöhnlich sog. Ammen zweiter
Milch, welche anfangen, den Findling zu stillen, nachdem sie schon ein Jahr
lang ihr eigenes oder ein fremdes Kind gestillt haben.

Es scheint, daß die Säuglingsfürsorge in dieser Beziehung viel zu tun
hätte, aber eine noch größere Schwierigkeit als der Geldmangel ist die Seltenheit der Ammen, welche heutzutage allgemein beklagt wird, welche jedoch auch
schon früher existierte. Denn nach dem, was Casati (op. cit.) über das Mailänder Findelhaus schreibt, existiert eine Verordnung des Kapitels aus dem
Jahre 1635, deren Bestimmungen in der konstatierten Seltenheit der
Ammen ihre Ursache haben.

Bruscoli (op. cit.) spricht ebenfalls über die Seltenheit der Ammen bei
Gelegenheit einer Besprechung des frühesten Dokumentes, welches über künstliche Ernährung existiert. Es handelt von dem Ospedale degli Innocenti in
Florenz und ist vom Jahre 1577 datiert. In einer anderen Verordnung für
Findlinge in Mailand vom 23. August 1776 wird festgesetzt, daß die aufgenommenen Findlinge, welche vorher zu viert und fünft einer einzigen Amme
übergeben worden waren und alle starben, nur bis zu drei Monaten gestillt
und dann mit „pappine" (Breien) ernährt werden sollten; dies war der Vorschlag einer Konferenz von Hospizärzten. Glücklicherweise wird jetzt auch
in Italien von allen pädiatrischen Schulen, von den Einrichtungen zur Fürsorge für Ziehkinder, von den „ajuti materni" (Mutterhilfen) und von den
Findelhäusern selbst, von den kommunalen Behörden, von den Fürsorgestellen und von den Stellen aus, die sich die Speisung der Schwangeren und
stillenden Mütter zur Aufgabe machen, das Möglichste getan, um das Stillen
zu propagieren, wodurch auch eine Zunahme der Ammen zu hoffen ist. Die
Vorteile, die man in diesem Sinne seit einigen Jahren erreicht hat, indem man
z. B. die Unterstützungen der Pflegefrauen auf rationellere und überlegtere

---

[1]) Die fehlenden Prozente sind durch seltene Fälle von Waisen oder solchen älteren
Kindern vertreten, welche moralisch oder materiell von ihren Eltern verlassen wurden und
gewöhnlich durch die Behörden dem Findelhause zugeführt werden.

Weise verteilte, gehen auch aus dem Referat des Professors Spolverini über die Bekämpfung der Säuglingssterblichkeit in Rom hervor[1]).

Das Entgelt für die Ammen ist von geradezu lächerlich geringer Höhe von z. B. 2 Lire und 10 Soldi, welche eine gewisse Margherita di Apollonio im Jahre 1445 im Ospedale degli Innocenti erhielt[2]), allmählich auf 20 und 25 Lire pro Monat, in Mailand sogar bis zu 35 Lire für die internen Ammen pro Monat gestiegen. Die stillenden Pflegefrauen jedoch haben als Maximum nur 24 Lire erreicht; in einigen Findelhäusern ist es sogar möglich gewesen, das Entgelt der stillenden Pflegefrauen auf einem Minimum von 10 Lire zu halten, teilweise weil sie, wie wir schon weiter oben gesagt haben, „Ammen zweiter Milch" sind, teilweise auch weil die Amme des Findlings auch mit dem Entgelt rechnet, welches sie später erhalten wird, wenn sie das Kind nach dem Abstillen bei sich behält.

Was nun die Unterscheidung der Findlinge in legitime und illegitime Kinder anbetrifft, so ist es nötig, einige Vorbemerkungen über die Bedeutung des Wortes „esposto" (Findlinge) zu machen. Im allgemeinen werden Findlinge alle Kinder genannt, die durch die verschiedenen Aufnahmesysteme unterstützt und unter die Aufsicht der Findelhäuser gestellt werden. In einigen Provinzen versuchte man die Bezeichnung „Findling" bloß auf das verbrecherischerweise auf offenen Wegen verlassene Kind zu beschränken. Man schloß die Findelhäuser völlig und die Kommune beschränkte sich darauf, nur für die Pflege der armen legitimen oder illegitimen Kinder Unterstützungen zu gewähren (Belluno). In anderen, wo entweder noch die Drehlade funktioniert oder wo keine bestimmten Vorschriften für die Aufnahme bestehen, wird im Gegensatz dazu als Findling jedes, selbst legitime Kind betrachtet, welches dem Findelhaus übergeben wird. Zwischen diesen beiden Extremen existieren, da das Gesetz diese Frage gar nicht regelt, die verschiedensten Modalitäten in der Aufnahme; sie hängen von den Normen und Gewohnheiten ab, welche die einzelnen Direktoren und Verwalter der Institutionen für richtig gefunden haben, einzuführen.

Eine der wichtigsten Reformen bezüglich der Findlingsaufnahme, die von einigen Findelhäusern aus ökonomischen Gründen eingeführt ist, ist die Nachforschung nach der Mutterschaft durch die Verwaltung. Es soll dadurch vermieden werden, daß die Findelhäuser durch Findlinge fremder Nationen, besonders in den Grenzprovinzen, überlastet werden, daß illegitime Kinder arbeitsfähiger Eltern, welche kein Anrecht an öffentliche Wohlfahrtspflege haben, und als illegitim aufgenommene, jedoch legitim geborene Kinder ihres Zivilstands beraubt und im Findelhaus als illegitim eingeliefert werden nur zu dem Zwecke, den dazu Verpflichteten die Kosten der Auferziehung zu sparen.

Das Strafgesetzbuch enthält nun zwar gegen diese „Unterdrückung" des Zivilstandes Bestimmungen im Art. 362[3]); aber auch in diesem Falle ist es nur zu leicht, das Gesetz zu täuschen. Für die Anzeige der Geburt des Kindes gewährt die italienische Gesetzgebung nach Art. 371 des Zivilgesetz-

---

[1]) L. M. Spolverini, Mesures adoptées par la ville de Rome pour lutter contre la mortalité infantile. II. Cong. intern. Gouttes de Lait, Bruxelles 1907.

[2]) Bruscoli, op. cit.

[3]) Wer, außer in den im gegenwärtigen Artikel vorgesehenen Fällen, ein legitimes oder anerkanntes illegitimes Kind in ein Findelhaus oder in eine andere Wohlfahrtsinstitution bringt, es dort übergibt und seinen Stand dabei verschweigt, wird mit Haft von 3 Monaten bis zu 5 Jahren und, im Falle die Person, die das Kind übergeben hat, ein Aszendent des Kindes ist, mit Haft bis zu 8 Jahren bestraft.

buches [1]) einen fünftägigen Zeitraum, und in dieser Zeit ist es den Eltern nicht schwer dafür zu sorgen, daß die verbrecherische Unterdrückung des Zivilstandes ihres Neugeborenen verborgen bleibe; sie lassen ihn durch eine dritte Person immer unter der Vorspiegelung, ihn in Pflege zu schicken, in ein Aufnahmebureau eines Findelhauses tragen oder, was noch leichter ist, ihn in eine der vielen Drehladen bringen, die unglücklicherweise noch in Italien funktionieren.

Da in Italien, wie wir später sehen werden, leider noch die Paternitätsklage verboten ist, so können die Findelhäuser sich nur an die Nachforschung nach der Mutter halten, und auch diese sind im Zivilgesetzbuch [2]) nur unter so beschränkten Verhältnissen erlaubt, daß man sich mehr als an das Gesetz, welches in dieser Beziehung noch so unsicher und zweideutig ist, an ein Ministerialzirkular und an die Bestimmungen des allgemeinen Sanitätsreglements halten mußte, nach welchen illegitime Kinder, für die die Aufnahme in Fürsorge nachgesucht wird, ein Attest beibringen müssen, welches bestätigt, daß sie syphilisfrei sind [3]).

Um nun aber dieses Attest zu bekommen, haben sich die vorgeschrittensten Verwaltungen das Recht herausgenommen, die Mütter der Findlinge aufzusuchen; auf diese Weise ist die Nachforschung der Verwaltung nach der Mutterschaft möglich geworden und hat schon viele Vorteile gebracht. Diese Initiative kann nur gelobt werden, und der Staat und die Gesetzgeber haben dabei das nicht kleine Verdienst gehabt, daß sie geschickt Zugeständnisse machten oder schwiegen. Auch Variot findet nur Worte des Lobes bei der Besprechung der in Mailand durch Professor Grassi, den Direktor des Mailänder Findelhauses, eingeführten Reformen [4]).

Die Nachforschungen nach der Mutterschaft haben wenigstens bis jetzt zu keinen Unannehmlichkeiten geführt, trotzdem sie nach verschiedenen Systemen von den Hauptinstituten ausgeführt werden. Übrigens ist die Nachforschung nach der Mutterschaft, abgesehen davon, daß sie das einzige Mittel ist, die tatsächliche Illegitimität des Findlings festzustellen, auch noch dazu sehr nützlich, eine syphilitische Infektion des Neugeborenen zu erkennen und so die Ansteckung der Ammen zu verhindern. Wenn keine anderen Gründe da wären, die von der Verwaltung ausgeübte Nachforschung nach der Mutterschaft, welche einige abschaffen wollten, weil sie sie für angemaßt und gegen

---

[1]) In den der Geburt folgenden 5 Tagen muß beim Standesamt des Ortes die Geburtsanzeige abgegeben und ihm das Neugeborene vorgezeigt werden.

Der Standesbeamte kann, wenn ausreichende Gründe dafür vorliegen, vom Vorzeigen des Kindes dispensieren und sich auf andere Weise von der Wahrheit der Angaben überzeugen.

(Der Dispens in Bezug auf das Vorzeigen ist später Regel geworden, weil die Geburtsanzeigen in Gegenwart von zwei Zeugen gemacht werden.)

[2]) Zivilgesetzbuch Art. 190.

[3]) Ministerialzirkular vom 5. November 1887, Nr. 20173 II und allgemeines Sanitätsreglement vom 3. Februar 1901 Nr. 45 Art. 186.

[4]) Variot, La Clinique Infantile ,,L'enquête (sur la mère) telle qu'elle a lieu à Milan permettrait d'éviter ces accidents fâcheux (de la contamination par la syphilis); elle aurait encore l'avantage de faire payer à l'assistance publique une somme convenable par les familles aisées ou riches qui si débarassent d'enfants gênants, nés en dehors du mariage et qu'elles renoncent à élever. Il est vraiment injuste que l'élevage de ces enfants dont les parents sonts fortunés encombe à la charité publique: de même on ne recevrait pas sans controle des enfants qu'on apporte des pays étrangers pour les faire élever aux frais de la ville de Paris. Il existe, parait-il, à Londres une agence Israelite qui paie des billets Cook aux familles indigentes pour qu'elles puissent apporter les enfants qu'elles veulent abandonner à l'hospice des Enfants Assistés des Paris: ces abus devraient être reprimées.

das Gesetz hielten, zu rechtfertigen, so würde diese eine Tatsache der wesentlich
geringeren Ansteckungshäufigkeit der Ammen vollkommen genügen, um diese
Reform als Hauptbasis des Fortschritts und der Modernisierung des Findelwesens zu betrachten. Ein weiterer Vorteil, den jetzt viele Statistiken uns
zeigen, ist die größere Häufigkeit der Anerkennung von seiten der Mütter;
besonders lassen sich junge Erstgebärende leicht überreden, das eigene illegitime
Kind zu stillen und anzuerkennen, und in einigen Findelhäusern nimmt die
Zahl der illegitimen Mütter, welche darum nachsuchen, ihr eigenes Kind,
das sie ins Findelhaus gebracht haben, stillen zu dürfen, beständig zu; es
kommt sogar nicht selten vor, daß sich der Direktor des Institutes gezwungen
sieht, seine Zusagen in dieser Beziehung einzuschränken, besonders dann,
wenn es sich um Mehrgebärende oder Konkubinen handelt, welche in der
weitaus überwiegenden Mehrzahl der Fälle nur des Ammenentgelts wegen den
Wunsch haben, ihr Kind zu stillen.

In dem vom Senat angenommenen Gesetzesvorschlag, dessen Text samt
den durch die Parlamentskommission vorgeschlagenen Änderungen wir im
Abschnitt III „Gesetze und Verfügungen" bringen, ist es erlaubt, unter dem
Siegel des Berufsgeheimnisses, die Mutter des Findlings zu besuchen, um ihre
gesundheitlichen Verhältnisse festzustellen. Dieser Artikel des Gesetzesvorschlags
(Art. 6a), welcher auch durch die Kommission angenommen und sogar erweitert wurde, ist die glänzendste Rechtfertigung der Zweckmäßigkeit der
von der Verwaltung unternommenen Mutterschaftsnachforschungen — und
diese Rechtfertigung kommt von gesetzgeberischer Seite.

Diese wichtige Reform, welche sogar dem Gesetzesvorschlag zuvorgekom-
men war, kann so mit anderen Bestimmungen, welche die Aufnahme der Findlinge einschränken, die Findelhäuser ihrer tatsächlichen Aufgabe zurückgeben,
indem man anderen Institutionen die Fürsorge für arme legitime Kinder überläßt und, was das wichtigste ist, den Mißbrauch, welcher durch die Aufnahme
mit geschlossenen Augen die unglückliche Familie der Niemandskinder ständig
anschwellen ließ, auf das äußerste beschränkt. Nur in einigen Findelhäusern
werden legitime Kinder armer Mütter noch aufgenommen, und in anderen
werden sie zur Fürsorge auf Kosten der Kommunalverwaltung zugelassen;
aber die sog. legitimen Findlinge von vor etwa 30 Jahren stellen heute nur
mehr eine kleine Fraktion der Familie der Findelhäuser dar.

Eine andere Reform, welche wir erwähnen müssen, weil sie von, wenn
auch nur ökonomischer, Wichtigkeit für unsere Findlinge sein könnte, ist die
Paternitätsklage. Wenige Nationen haben noch wie Italien jenes egoistische
Erbteil sozialer Ungerechtigkeit. Der Senator Gabba hat das Verbot der
recherche de la paternité im Jahre 1864 als eine absurde Gesetzesmaßnahme
und eine servile Nachahmung des Art. 340 des napoleonischen Gesetzbuches,
welchem unsere nationalen Rechtstraditionen widersprechen, bezeichnet. Tatsächlich enthalten einige italienische Gesetzbücher, welche dem Code Napoléon
vorausgingen, ein Verbot der Paternitätsklage: das Gesetzbuch des Kirchen-
staates ist ein Beispiel; in anderen mittelalterlichen und nachmittelalterlichen
Gesetzbüchern lateinischer Länder hatten die Illegitimen, nach Sicherstellung
der Vaterschaft, wenigstens das Recht auf Alimente. Wir haben hier nicht die
Aufgabe, darüber zu diskutieren, welche Ursachen die neueren Gesetzgeber
dazu veranlaßt haben, der Paternitätsklage ein so absolutes Veto entgegenzu-
stellen; sei es nun die Furcht vor Skandalen, vor Mißbrauch oder auch der
Egoismus: die denkwürdige Diskussion im Staatsrat, welche Napoleon eigen-

mächtig abschnitt, kann auch vielleicht einen Begriff von den Gründen geben, welche den Gesetzgeber des freien Italiens dazu veranlaßten, ohne Diskussion mit dem Art. 189 des Zivilgesetzbuches[1]) die Bestimmung des französischen Gesetzbuches anzunehmen. Vielleicht aber ist die Aufnahme dieses Artikels mehr durch ein hastig gezogenes Fazit aus den verschiedenen Gesetzen der verschiedenen Staaten, welche Italien vor seiner Einigung bildeten, als durch eine servile Nachahmung entstanden. Denn wir finden, daß die Artikel: 263 des Gesetzbuches beider Sizilien; 398—400 des Codice Estense; 135 des Gesetzbuches von Sardinien und 364 des Gesetzbuches von Parma, Piacenza und Guastalla tatsächlich fast ebenso absolut sind wie der des Code Civile.

Der Wunsch nach Reformen entstand hier und dort erst bei den Moralisten, dann bei den Juristen, als die öffentliche Meinung bereits weniger komplizierte juristische und praktische Reformen ins Leben gerufen hatte, wie z. B. die Abschaffung der Drehlade und die Nachforschung nach der Mutterschaft. Ein moralisches und juristisches Haupthindernis, welches die Einführung der Paternitätsklage bis jetzt unmöglich machte, war immer der Vorwand, das Familienband der legitimen Familie aufrecht zu erhalten. Andererseits gab es viele, welchen die Resultate, welche andere Nationen, in denen die Paternitätsklage besteht, durch diese erreicht hatten, zu geringfügig erschienen. So gibt es in Italien neben vielen, welche die Notwendigkeit hervorheben, dem Kind wie der Mutter die Rechte gegen den Erzeuger zu sichern, viele andere, welche sich auf die Gefahr berufen, welche unehrenhafte Mütter durch die Öffentlichkeit des Urteils bei einer tatsächlich nicht vorhandenen Vaterschaft über den Betroffenen bringen können.

Viele Vorschläge und Interpellationen haben stattgefunden; die Kinderschutzkongresse haben fortwährend Reformwünsche bei der maßgebenden Stelle eingebracht, ministerielle und Parlamentskommissionen sind eingesetzt worden, ganze Bände sind geschrieben worden, zahlreiche Vorträge sind gehalten worden, und trotz alledem ist es noch nicht gelungen, die Härte unseres Gesetzbuches in dieser Beziehung zu mildern. So bleibt auch unser Gesetzesvorschlag, welchen wir im Abschnitt III „Gesetze und Verfügungen" bringen, obgleich er die recherche de la maternité in Art. 5 erlaubt, starr bei dem Verbot der Paternitätsklage. Um der Wahrheit die Ehre zu geben, muß man jedoch erwähnen, daß ein Mitglied der parlamentarischen Kommission bei der am 25. März 1908 stattfindenden ersten allgemeinen Tagung der Provinzen Italiens[2]) eine interessante Erklärung abgegeben hat: „Die Kommission hat die Absicht, ihre Arbeiten über die Maternitätsklage mit den Arbeiten der anderen Kommission zu koordinieren, welche über die Paternitätsklage berät, weil, wenn wir heute auf dem Standpunkt stehen, daß es für die Mutter ein Unrecht ist, das eigene Kind zu verlassen, wir es für den Vater als größeres Unrecht ansehen müssen, ein Kind erst zu erzeugen und dann die Last der Auferziehung von sich abzuwälzen."

Dies ist eine vorzügliche Erklärung, welche ganz sicher die guten Absichten der ministeriellen Kommissionen zeigt; aber bis jetzt besteht in unserem Gesetze in dieser Beziehung gar nichts, und das einzige, was Italien an positiven und objektiven Taten hervorgebracht hat, ist die in Mailand erfolgte Konsti-

---

[1]) Die Paternitätsklage ist verboten außer in Fällen der Vergewaltigung oder gewaltsamer Notzucht, wenn die Zeit dieser Vorgänge und die der Konzeption coinzidieren. Art. 189 Codice Civile.

[2]) Atti ufficiali dell' Unione delle Provincie d'Italia. (Offizieller Bericht über die Tagung der italienischen Provinzen). Rom 1908. S. 173.

tuierung eines Komitees hervorragender Personen, welches mit seinem Präsidenten, dem Senator De Cristoforis, an der Spitze sich bemüht, die Paternitätsklage ins Leben zu rufen. Das Komitee ist heute in seinen Bemühungen für diese sozial-gerechte Sache nicht mehr isoliert; denn langsam sind ihm andere Vereine, darunter auch Frauenvereine[1]), beigetreten, welche, nachdem sie schon in anderen Gebieten des Kinderschutzes gute Arbeit geleistet haben, allmählich die Wichtigkeit solcher sozialen Probleme verstehen lernen und auch hierauf anerkennenswerterweise ihre Tätigkeit lenken. Auch der Minister Scialoja hat neuerdings dem Senat einen Gesetzesvorschlag betreffend recherche de la paternité vorgelegt, welcher eine radikale Änderung des obengenannten Art. 189 des Zivilgesetzbuches bedeutet. Und so steht zu hoffen, daß diese Reformideen, welche bis jetzt nur im Keime existieren, durch weitere Bemühungen sich entwickeln werden, da die öffentliche Meinung auch bei uns anfängt, sich lebhafter für diese Fragen zu interessieren, und man kann sicher sein, daß Italien, die Erfahrungen anderer Nationen benützend, die großen Schwierigkeiten dieses ernsten Problems überwinden wird.

Ein weiterer wunder Punkt der heutigen Findlingspflege ist auch die Vormundschaft. Nach Art. 262 des Zivilgesetzbuches (siehe Abschnitt III „Gesetze und Verfügungen") wird die legale Vormundschaft der Findlinge durch die Verwaltung des Hospizes, in welchem sie sich befinden, ausgeübt; nach Art. 261 des Zivilgesetzbuches wird sie vom Richter ausgeübt, welcher nach Anhörung der Verwaltung des Hospizes und der Wohlfahrtsvereinigungen den Vormundschaftsrat konstituiert. Da jedoch die Vormundschaft hauptsächlich die ökonomischen Interessen im Auge behält, ist diese Vormundschaft, wie auch Ersilio Majno sagt[2]), in ihrer Organisation mangelhaft; denn aus diesem Grunde funktionieren von 100000 nominell vorhandenen in Wirklichkeit nicht mehr als 20000 Vormundschaften.

Die einzige Vormundschaft, welche tatsächlich jetzt bei Findlingen existiert, besteht in der Verantwortlichkeit, welche die Findelhäuser, die Kommunalverwaltungen, die Geistlichen und die beamteten Ärzte betreffs der hygienischen Überwachung des Kindes tragen. Inspektoren, welche übrigens durchschnittlich nicht dem ärztlichen Stande angehören, existieren nur in wenigen Provinzen. Es ist schon mehrmals der Vorschlag gemacht worden, für jeden in Pflege gegebenen Findling eine Vormundschaft einzurichten[3]). Mag nun die Schwierigkeit der Durchführung einer derartigen Bestimmung daran schuld sein oder auch die Zersplitterung der öffentlichen und privaten Wohlfahrtspflege, welche jetzt eine Zeit der Umwälzungen und Neuordnungen durchzumachen hat, jedenfalls ist durch die Seltenheit der legalen Vormundschaft das ganze Vormundschaftswesen, welches einen so außerordentlich guten Einfluß auf die Auferziehung der Findlinge auch während ihrer Säuglingszeit haben könnte, ein Scheinding oder mindestens eine wertlose Sache geblieben.

---

[1]) Um ein Beispiel zu geben: Der Toskanische Frauenverein hat mit großer Majorität die Frage der Paternitätsklage in gewissen Fällen, welche ihm das Zentralkomitee in Rom vorlegte, nach gründlicher Diskussion bejaht. (Siehe den Bericht (Relazione della Presidenza) vom 4. Mai 1911).

[2]) Ersilia Majno, La difesa dell' infanzia. (Verteidigung der Kindheit.) Bericht auf dem I. Congresso nazionale di attività pratica femminile. Mailand 1908.

[3]) D. Barduzzi: Il disegno di legge sull' assistenza agli esposti ed all'infanzia abbandonata. (Gesetzesvorschlag über Findelfürsorge und Fürsorge für verlassene Kinder.) Siena 1908.

Einer der Hauptfaktoren, welche dahin einwirken, dem heutigen Findling bessere Verhältnisse für seine Auferziehung zu schaffen als in früheren Zeiten, ist die sog. Restitution der in den Findelhäusern aufgenommenen Kinder. Auf S. 454 haben wir schon davon gesprochen, wie selten die Restitution von Findlingen in den ersten Zeiten der Einführung der Findelhäuser war und wie sie dann Hand in Hand mit dem Fortschreiten der Zivilisation bis heute zunahm. Seit ungefähr 20 Jahren ist der auffallende Fortschritt, welchen die Hauptfindelhäuser auch in dieser Beziehung zeigen, bewundernswert. Im Findelhaus von Mailand betrugen im Jahre 1890 die Restitutionen 16% der Aufnahmen, im Jahre 1910 erreichten sie die Zahl von 40%. Der Durchschnitt der Restitutionen im Findelhause von Florenz war im Anfang des vergangenen Jahrhunderts 5—10% der Aufnahmen, im Jahre 1890 waren es 16% (wie in Mailand), von Jahr zu Jahr steigen die Restitutionen, nach dem letzten Stande sind es 203 — etwa 37% — auf 547 Aufnahmen. Im Hospiz der Provinz Vicenza waren es im Jahre 1909 40% der Aufnahmen; in Pistoja in der zehnjährigen Periode 1901—10 31% der Aufnahmen; einige andere Städte haben in der fünfjährigen Periode 1902—06 sogar diese Prozente überholt:

Avellino mit 57%
Pavia mit 52%
Siena mit 50%
Pisa, Lucca und Ferrara mit 44%

während der Durchschnitt der ganzen Nation während desselben Zeitraumes 19,5% betrug.

Unter die Umstände, welche zusammengewirkt haben die Zahl der Restitutionen zu erhöhen, müssen wir rechnen:

a) die Einführung der Maternitätsforschung durch die Verwaltung (siehe S. 465);

b) die Gesetzgebung, welche die Anerkennung befördert, indem sie freien Rechtsbeistand gewährt (siehe Abschnitt III „Gesetze und Verfügungen");

c) die Übergabe der Findlinge an ihre eigenen Mütter zum Stillen, wenn diese Erstgebärende und nicht Konkubinen sind;

d) Unterstützungen für stillende Mütter bei anerkannten Kindern;

e) die Bereitwilligkeit der größten Findelhäuser, die Kosten zu tragen und die Rechtsschritte zu tun, welche für die Anerkennung nötig sind;

f) das taktvolle Vorgehen einiger Findelhauskommissäre und Findelhausdirektoren. Diese versuchen, die illegitimen Mütter und ihre Kinder einander näher zu bringen, sie teilen ersteren die Adresse der Pflegepartei mit und versuchen mit allen Mitteln das Muttergefühl in den Frauen zu wecken.

Die restituierten Findlinge werden zum größten Teile auch anerkannt, aber in einigen Fällen kann die Anerkennung aus moralischen, finanziellen oder auch sonstigen Gründen nicht stattfinden, und das Findelhaus behält die Vormundschaft der Kinder, genau als ob sie Verwandten oder sonst Interessierten anvertraut worden wären.

Die Legitimation, welche meistens durch nachfolgende Verehelichung der illegitimen Eltern oder durch königliches Dekret stattfindet, ist zu dem Zwecke eingeführt, dem Kinde einen vollständigeren Zivil- und Rechtsstand für alle Renten- und Erbschaftsfragen usw. zu verschaffen. Die Legitimation eines Findlings (Art. 194—201 des Zivilgesetzbuches; siehe Abschnitt III „Gesetze und Verfügungen") findet jedoch selten statt und dann nur bei vermögenden Leuten, welche in den Kommunen, in welchen die Drehlade abgeschafft ist, ohnehin fast nicht mehr zum Findelhaus ihre Zuflucht nehmen. Außerdem kann die Legitimation keine Einwirkung auf das Säuglingsjahr des Findlings ausüben, da sie viel leichter während der zweiten Kindheit oder später vorgenommen werden kann.

Eine andere kleine Kategorie von restituierten Findlingen ist die der Adoptierten; aber da das Gesetz nur die Adoption derjenigen erlaubt, welche 18 Jahre vollendet haben (Art. 206 des Zivilgesetzbuches), so kommt die gesetzliche Adoption für uns nicht in Betracht, während wir hier die Adozione di fatto („Adoption der Tat"), welche oft stattfindet, erwähnen müssen und welche hauptsächlich von seiten der Bauernfamilien denen die Kinder anvertraut sind, und zwar bei Knaben stattfindet. Diese Kinder werden in der weitaus überwiegenden Mehrzahl der Fälle nicht wie die „servi" und „famuli" des Altertums, sondern als den legitimen Kindern gleichgestellt betrachtet; auch übt in diesem Arbeitermilieu die Tatsache, daß der Betreffende ein Findelkind ist, keinen Einfluß aus.

Nachdem wir nun die hauptsächlichsten Rechtsfragen in bezug auf Findlinge erwähnt haben, müssen wir auch einige statistische Daten hervorheben, um uns den Weg klar zu machen, den die Familie der Findelhäuser in der Geschichte durchlaufen hat, und um ihr Schicksal in diesen Zeiten mit dem wesentlich besseren Schicksal zu vergleichen, welches sie heute hauptsächlich in den Instituten trifft, welche moderne hygienische Einrichtungen besitzen.

Die ersten Spuren einer Findlingsstatistik finden wir in der Geschichte der öffentlichen Wohlfahrt in Italien, noch vor der Existenz der Findelhäuser, in den ersten Jahrhunderten des Mittelalters, als die Findlinge durch die Kirchen oder die Mildtätigkeit von Privaten aufgenommen wurden und dann den Hospizen, den Waisenhäusern, den Altenheimen (gerontocomia) oder den Pilgerheimen (xenodochia) zur Last fielen. Aber in diesen Zeiten finden wir keine auch noch so rudimentären Statistiken im Sinne wissenschaftlicher Vergleichung, die zum Zwecke der eigenen Belehrung oder zum Nutzen der Menschheit abgefaßt wären, sondern, was wir finden, sind im wesentlichen sehr unvollständige Listen, welche im besten Falle Verwaltungszwecken dienen sollten.

Unter den ersten Findelhausstatistiken finden wir die des Ospedale di S. Maria degli Innocenti, welche Bruscoli (op. cit.) erwähnt; unter diesen ist eine vom Jahre 1448, dem vierten Jahre nach der Eröffnung des Findelhauses, welche über die drei vorhergehenden Jahre berichtet und für diese drei Jahre die Zahl von 260 Findlingen bringt. Im Archiv des Ospedale befindet sich jedoch eine noch ältere Liste vom Spital di Santa Maria a San Gallo, welches in Florenz mehr als zwei Jahrhunderte vor dem Ospedale degli Innocenti als Findelhaus funktionierte. Diese Liste bringt für das Jahr 1395 die Zahl von 20 und bis 1425 einen jährlichen Durchschnitt von 13 Findlingen. Im Jahre 1463 werden dann die beiden Institutionen fusioniert und die Zahl der Findlinge steigt im Jahre 1468 auf über 700, von welchen etwa 400 in Pflege gegeben sind[1]. Eine andere Statistik vom Jahre 1506 gibt die Zahl von 1320 Personen oder bocche (Mäuler) an, wie man in jener Zeit vom Verwaltungsstandpunkte aus die Aufgenommenen nannte. Im Jahre 1513 finden wir eine Bulle von Leo X., welche jedem, der ein zum Unterhalt eines Findlings für ein Jahr ausreichendes Almosen stiftet,

---

[1] In allen diesen Dokumenten bezieht sich das Wort „a balia" auf Kinder bis zum siebenten Lebensjahre, aber nicht auf Säuglinge.

Privilegien verleiht; in dieser Bulle ist die Rede von 1300 Aufgenommenen. Im Jahre 1534 waren i putti a balia (die in Pflege Gegebenen) schon auf die Anzahl von 1036 gestiegen. Nach dieser Zeit wurde die Familie des Florentiner Findelhauses durch verschiedene Faktoren eingeschränkt: durch Geldmangel, Epidemien und last not least durch Mangel an Ammen, deren Ersatz durch künstliche Ernährung der Großherzog Franz im Jahre 1577 vorschlug, nachdem er in Spanien gesehen hatte, daß Milchkühe für die Kinder gehalten wurden. Dies ist das erste Mal, daß wir im Findelhause künstliche Ernährung finden. Nachdem, etwa ein Jahrhundert später, hauptsächlich die finanziellen Schwierigkeiten überwunden waren, war im Jahre 1681 die Familie der Findlinge auf 3647 (2618 Externe, 42 Säuglinge im Hospital) gewachsen.

Im 17. Jahrhundert finden wir auch für andere Findelhäuser statistische Daten. Unter diesen ist eine Statistik des Findelhauses von Vicenza aus dem Jahre 1646, aus welcher hervorgeht, daß sich im Findelhause 29 Säuglinge befanden. Für das Findelhaus von Mailand berichtet Grassi, daß außer einer Statistik aus dem Jahre 1660 keine zuverlässigen statistischen Daten vorliegen.

Einen rationelleren und vollständigeren Charakter bekommen die Findlingsstatistiken jedoch erst im 18. und mehr noch in den ersten Jahrzehnten des 19. Jahrhunderts. Immerhin muß man im Interesse der Zusammenstellung und Vergleichung, besonders bezüglich der Sterblichkeitsstatistiken beklagen, daß eine Einheitlichkeit der Statistik fehlt; dies ist übrigens auch in letzter Zeit auf dem III. Internationalen Kongreß für Säuglingsschutz, Berlin 1911, zur Sprache gekommen.

Bevor wir nun an die neuesten Statistiken herangehen, müssen wir bemerken, daß die Familie der Findlinge in fast allen Hauptfindelhäusern Italiens außerordentlich zahlreich und immer in Zunahme begriffen war, besonders gegen die Mitte des 19. Jahrhunderts. Im Jahre 1853 zählte Mailand mehr als 5000, Florenz über 9300, Rom etwa 1500 Findlinge. Seitdem nahm sie ein wenig ab oder blieb ungefähr auf dem gleichen Niveau, bis die markierte und schnelle Abnahme eintrat, welche zugleich mit der Abschaffung der Drehlade und der Einführung schärferer Aufnahmevorschriften für Findlinge einsetzte, wie wir dies bereits oben erwähnt haben (siehe S. 462).

Die allmähliche Abnahme der Findlingsfamilie geht klar aus der folgenden Tabelle hervor, in welcher wir sehen, daß die Anzahl der Unterstützten in einem Zeitraum von nur 17 Jahren sich um ein Drittel vermindert.

Familie der Findlinge im ganzen Königreich.

Am 31. Dezember	Legitime	Illegitime	Gesamtzahl
1889	1514	144 976	146 490
1892	1452	143 285	144 737
1896	1143	131 223	132 371
1901	1350	118 318	119 668
1906	1604	108 297	109 901

Einen anderen Beweis für die fast ständige Abnahme der Zahl der Findlinge in Italien finden wir in den Aufnahmestatistiken von Mailand und Florenz. Aus diesen Statistiken kann man tatsächlich folgende kleine Tabelle entnehmen, deren Wichtigkeit noch größer wird, wenn wir bedenken, wie stark gerade in den beiden Städten die Bevölkerung zugenommen hat.

Zahl der Aufnahmen.

Im Jahre	in Mailand	in Florenz
1891	1113	670
1906	984	547

Auf S. 462 haben wir einige der wichtigsten Ursachen genannt, welche beigetragen haben, auch in Italien eine geringere Häufigkeit der Aussetzung von Illegitimen herbeizuführen. Wenn jedoch diese Tatsache allein und hauptsächlich den heutigen erschwerenden Aufnahmebedingungen zuzuschreiben wäre, so wäre das vom Standpunkt des Säuglingsschutzes aus kein allzu erfreuliches Resultat. Man muß aber bemerken, daß eine wichtige Ursache, auch bei den romanischen Völkern, in der größeren Duldsamkeit gegen ledige Mütter und im höheren Verantwortungsgefühl gegenüber illegitimer Nachkommenschaft besteht. Dies ist eine Tatsache, die außerdem ihre Bestätigung in der außerordentlichen Häufigkeit der Zurückgabe an die E[l]tern findet, von welcher wir S. 469 gesprochen haben.

Eine der wichtigsten aktuellen Fragen für das Studium der sozialen Seite des Findlingsproblems ist die Fragestellung der Provenienz der Findlinge. Die Statistiken über diese Seite der Frage, welche im wesentlichen ein Produkt der Verwaltungsnachforschungen über die Mutterschaft sind, sind leider noch sehr selten und nur aus den Berichten der Hauptfindelhäuser zu bekommen. Auch hier müssen wir uns der Vollständigkeit der Tabellen und der größeren Anzahl der Findlinge wegen an die Zahlen der Findelhäuser von Mailand und Florenz halten, welchen ungefähr wenigstens die des ganzen Königreichs entsprechen dürften, wenn man annimmt, daß in allen Findelhäusern die Reformen eingeführt wären, welche bis jetzt in Ermanglung von Gesetzen nur von der Erfahrung der Verwaltungen haben eingeführt werden können.

Die Mütter, welche ihr Kind ins Findelhaus bringen, sind zum größten Teile (85—90%) in heiratsfähigem Alter; 30—35% sind minorenn; 60—70% Erstgebärende; 50—60% stillfähig; ein Drittel ungefähr machen ihre Geburt in den Mutterschaftshospizen, ein reiches Drittel in den Häusern der Hebammen oder anderer Personen, kaum ein Drittel im eigenen Hause durch. Das, was uns aber — hauptsächlich vom sozialen Standpunkt aus — in bezug auf die Provenienz des Findlings interessiert, ist der Beruf, welchen die Mutter ausübt. Wie aus den letzten Statistiken des Mailänder Findelhauses hervorgeht (die Zahlen des Mailänder Findelhauses sind in dieser Beziehung von Jahr zu Jahr fast die gleichen), verhält sich der Beruf der ledigen Mütter, welche ihre Kinder ins Findelhaus bringen, ungefähr folgendermaßen:

Berufsklassifizierung der Findlingsmütter in Mailand.

Hauptberufsgruppen	auf 995 Aufnahmen im Jahre 1909		auf 958 Aufnahmen im Jahre 1910	
	absolute Zahlen	Prozente	absolute Zahlen	Prozente
Hutmacherinnen, Putzmacherinnen, Näherinnen, Modistinnen, Weißnäherinnen, Stickerinnen, Schneiderinnen	242	24	239	25
Kindermädchen, Zimmermädchen, Köchinnen, Dienstmädchen	239	24	239	25
Arbeiterinnen im allgemeinen	177	18	164	17
Haushälterinnen	109	11	92	10
Bäuerinnen	52	5	51	5
Spinnerinnen, Weberinnen	37	4	55	6
Plätterinnen	44	4	35	4
Handlungsgehilfinnen	17	2	18	2
Beamtinnen	12	1	8	1
Artisten	8	—	7	—
Erzieherinnen, Lehrerinnen	6	—	2	—
Prostituierte	1	—	2	—

Natürlich stehen diese Angaben über Provenienz im Verhältnis zu dem Bevölkerungszentrum, auf welches sie sich beziehen, aber sie bilden ein wichtiges Dokument, welches, für das ganze Königreich zusammengestellt, zum mindesten ein wichtiger Fingerzeig sein würde, nach welcher Seite hin die Kinder- und Mutterschutzgesellschaften ihr Augenmerk und ihre Arbeit zu wenden haben.

Unter den Findlingen muß man auch noch diejenigen erwähnen, welche Opfer verbrecherischen Verlassens sind. Glücklicherweise ist diese Kategorie von Findlingen zu einer sehr geringen Zahl herabgesunken, und man hat sie nur als Ausnahmefälle zu betrachten, welche auch die heutige Gesellschaft schwerlich ganz wird vermeiden können, wie sie auch jenes andere schwerere Verbrechen an der Nachkommenschaft, den Kindesmord, nicht ganz wird verhindern können; denn auch die vollkommenste Zivilisation und Ordnung wird diese Folgen psychopathischer Anomalien, welche sich durch kein noch so vorzügliches Gesetz ausschalten lassen, erleiden müssen.

Die Zahl des verbrecherischen Verlassens Neugeborener oder Säuglinge, welchem unser Strafgesetzbuch den Art. 388 widmet (siehe Abschnitt III „Gesetze und Verfügungen"), ist statistisch kaum erfaßbar; denn die Erleichterung des Nachrichtendienstes hat den Anschein erweckt, als ob dieses Verbrechen viel häufiger wäre, als dies in der Tat ist. Nach Grassi[1]) hat man in Mailand im Jahre 1908 nur zwei Fälle von Verlassen an öffentlichen Orten auf 1 600 000 Einwohner festgestellt. Gewöhnlich handelt es sich um legitime Kinder außerordentlich armer Eltern, welchen durch irgendeine bureaukratische Schwierigkeit der Weg in kommunale Fürsorge versperrt ist und welche die Kinder meistens in den Kirchen lassen. In diesen Fällen werden die Kinder als Findlinge ins Findelhaus gebracht, um so mehr, als man fast nie die Eltern entdecken kann. Wenn aber die Fürsorge für Eheliche besser organisiert wäre und wenn sie, statt fakultativ zu sein, wie wir das weiter unten sehen werden, obligatorisch und ohne bureaukratische Ausnahmen wäre, so würden solche Fälle so gut wie niemals vorkommen.

Bezüglich des Geschlechts der Findlinge geht aus der bereits oben zitierten ministeriellen Publikation hervor, daß für Findlinge unter einem Jahre kein erwähnenswerter Unterschied zwischen beiden Geschlechtern besteht, während ein fast ständiges Überwiegen des weiblichen Geschlechtes für die Findlinge über einem Jahr wie auch in der zu Lasten des Findelhauses bleibenden Familie besteht. Eine Bestätigung dieser Einzelheit finden wir auch in der überaus reichen Statistik eines ganzen Jahrhunderts, welche das Instituto degli Innocenti bei Gelegenheit der internationalen Hygieneausstellung in Rom publiziert hat[2]).

Interessant ist die Tatsache, daß glücklicherweise nicht mehr wie in den ersten Zeiten der Findelhausinstitutionen die Differenz zwischen männlichen und weiblichen Findlingen eine so große ist. Unter den Umständen, welche in dieser Beziehung Einfluß haben konnten, spielt wohl der geringere ökonomische Wert der weiblichen Mitglieder einer Familie eine große Rolle. Aber es ist sicher ein Zeichen des Fortschritts und größerer Zivilisation zu nennen,

---

[1]) E. Grassi, Relazione del Brefotrofio provinciale di Milano per il 1909 (Bericht über das Provinzialfindelhaus in Mailand für das Jahr 1909.)

[2]) Relazione storico-descrittiva del brefotrofio di Firenze. Quadro statistico dell' introduzione ed esito dei gettatelli dal 1. gennaio 1812 al 31 dicembre 1910, Firenze 1912. (Historisch beschreibender Bericht des Florentiner Findelhauses. Statistische Tafel über die Aufnahme und den Abgang der Findlinge vom 1. Januar 1812 bis 31. Dezember 1910. Florenz 1912.)

daß heute, wenigstens im großen und ganzen, die Aussetzung und das Verlassen der weiblichen Nachkommen nicht mehr von diesen Gründen beeinflußt wird. Heute sehen wir diese soziale Minderwertigkeit des weiblichen Geschlechts nur mehr — und in diesem Falle nur relativ und nicht einmal sicher bewiesen — in der Anzahl der Mädchen, welche zu Lasten des Findelhauses bleiben, vielleicht weil die männlichen Kinder leichter anerkannt, in einem Beruf untergebracht oder adoptiert werden, besonders von den Pflegeeltern auf dem Lande.

Neuerdings hat man — teilweise aus wissenschaftlichen Gründen — auch in Italien angefangen, sich mit den Krankheiten, welchen die Findlinge am meisten unterliegen, eingehend zu beschäftigen. Gleich im Beginn, als man sich für die Morbidität der Findlinge interessierte, zog in erster Linie das Studium der Syphilis die Aufmerksamkeit der Vorgesetzten und der Direktoren der Findelhäuser auf sich, wie wir dies schon S. 459 erwähnt haben, und vom ersten Auftauchen und Bekanntwerden der Krankheit in Italien an hat man sein Augenmerk auf ihr Studium gerichtet.

Die moderne Gesetzgebung hat sich ernsthaft erst vom Jahre 1887 in dem S. 465 erwähnten Ministerialzirkular um diese Frage bekümmert; dieses Zirkular ist bestimmt, die Verbreitung und Übertragung der Krankheit durch das Stillen zu verhüten. Von diesem Zirkular und vom Sanitätsreglement vom Jahre 1901 wird für die syphilitischen oder syphilisverdächtigen Neugeborenen künstliche Ernährung vorgeschrieben; meistens haben jedoch die Findelhäuser syphilitische Ammen in genügender Anzahl zur Verfügung, und diese Methode zeitigt viel bessere Erfolge als die künstliche Ernährung.

Wir haben keine sicheren Findelhausstatistiken über hereditäre Syphilis aus älterer Zeit, aber wir wissen, daß die syphilitischen Findlinge alle oder fast alle starben. Die jetzige Anzahl syphilitischer Findlinge geht aus den Ministerialstatistiken hervor und betrug in der fünfjährigen Periode, welche hier in Frage kommt (1902—1906), 850—900 Syphilitische pro Jahr, was einem Prozentsatz von 3—4% der im ganzen Königreiche aufgenommenen Findlinge entspricht.

Um die Krankheit zu diagnostizieren, werden die Findlinge nicht nur während einer gewissen Zeit in Beobachtung genommen, sondern sie werden — bis jetzt allerdings nur in den Hauptfindelhäusern — der mikroskopischen Untersuchung auf Schaudinnsche Spirochaeta und der Wassermannschen Serodiagnose unterworfen. In bezug auf die letztere Untersuchung wurden in dem bereits erwähnten Bericht für das Jahr 1909 die Resultate von 25 im November 1909 ausgeführten Proben angeführt. Im Bericht für das Jahr 1910 werden die Resultate weiterer 70 Proben angeführt, und mehr und mehr dehnt sich diese Art der Untersuchung auf alle Findelhäuser aus.

Die syphilitische Ansteckung der Ammen durch syphilitische Findlinge ist durch die Vorsichtsmaßregeln des Sanitätspersonals der Findelhäuser, man kann sagen, fast verschwunden, wie dies aus den Ausnahmefällen, welche Grassi für Mailand in seinen Jahresberichten angibt und aus folgender Tabelle, welche den Statistiken des Findelhauses in Florenz entnommen ist, hervorgeht.

Durch diese Resultate und durch die fortwährend mittels Druckschriftchen und wiederholter Belehrung bei den Ammen verbreiteten Instruktionen ist zur Genüge bewiesen, daß die Findelhäuser in bezug auf antisyphilitische Prophylaxe gute Arbeit geleistet haben.

Trotzdem aber bleibt die Sterblichkeit der syphilitischen Kinder noch eine sehr hohe, fast unveränderte. Trotz der Verbesserung der hygienischen Verhält-

Syphilitische Findlinge in der zehnjährigen Periode 1901—1910 im Findelhause von Florenz.

Jahre	Aufnahmen von Findlingen	Diagnostizierte syphilitische Findlinge	Infizierte Ammen		Todesfälle an Syphilis im ersten Lebensjahre
			Intern	Extern	
1901	723	28	—	2	14
1902	703	30	—	1	23
1903	662	23	—	—	13
1904	687	34	—	2	11
1905	670	33	—	2	15
1906	624	26	2	1	8
1907	575	20	—	1	6
1908	628	19	1	1	10
1909	614	20	1	—	17
1910	547	19	—	—	12

nisse und der Fürsorge gehen in der weitaus überwiegenden Mehrzahl der Fälle die syphilitischen Kinder der Findelhäuser dem Tode entgegen; in Florenz ist die Anzahl der Todesfälle im Jahre 1910 auf 19 syphilitische Findlinge 12, in Mailand sind es 22 Todesfälle auf 28 syphilitische Findlinge, in anderen Findelhäusern haben wir noch höhere Zahlen. Zweifellos wird die Morbidität der syphilitischen Findlinge auch noch durch alle anderen Einzelheiten der physischen Inferiorität, welche ihnen eigen sind, erhöht. Die Mutter des Findlings ist, wie wir dies bereits auf S. 472 gesehen haben, meistens minorenn oder erstgebärend; um der Öffentlichkeit ihre Schuld zu verbergen, unterwirft sie den Fötus den schlechtesten Verhältnissen; ihr moralischer Zustand und die so oft getadelten schlechten Verhältnisse bei der Geburt beeinflussen auch das Kind, welches in den meisten Fällen dem Findelhaus frühgeboren oder wenigstens mit unternormalem Gewicht übergeben wird. Die Statistiken der Findelhäuser haben angefangen, auch auf diese Dinge wie überhaupt auf den Gesundheitszustand der durch die Ruota oder durch das Aufnahmebureau dem Findelhaus zugeführten Findlinge zu achten. Das Sklerem z. B. ist bedeutend häufiger beim Findling als beim legitimen Kinde; der Ikterus ist, wenn auch nicht häufiger, so doch in schwereren Formen vertreten; die kongenitale Debilität, welche in den Statistiken verschiedene Krankheitszustände mit ihrem Namen deckt, welche in Wirklichkeit meistens Folgen einer Ernährungsstörung sind, ist ebenfalls viel häufiger bei Findlingen als bei den in ihrer Familie auferzogenen Säuglingen. Übrigens wird ein weiterer Beweis der größeren Morbidität der Findelhauskinder auch durch die einfache Tatsache der größeren Morbidität der Illegitimen im Verhältnis zu den Legitimen geliefert; und wir beobachten auch, daß im selben Findelhaus bei ganz gleicher Fürsorge für die beiden Kategorien von Kindern die Differenz, welche zwischen den beiden Mortalitätsquotienten besteht, die geringere Vitalität der Illegitimen repräsentiert, was eine größere Morbidität der Findlinge auch durch die einfache Tatsache beweist, daß die Familie der Findlinge fast ganz aus illegitimen Kindern besteht.

Wie dem auch sei, ob nun diese größere Morbidität gerechtfertigt sei oder nicht, auf alle Fälle muß eine der Hauptarbeiten, welche dem Findelhause obliegt, die sein, gegen diese Morbidität mit allen Mitteln, die Technik und Wissenschaft bieten, zu kämpfen.

Dieser Tatsache der höheren Morbidität und der daraus folgenden höheren Mortalität in den Findelhäusern, besonders unter den Säuglingen, entspringen fast alle wichtigen Reformfragen, welche sich auf die ärztliche Fürsorge für Findlinge beziehen. Die erschreckend hohe Sterblichkeit in einigen Findelhäusern des Reiches, welche auch durch die in neuerer Zeit angestellten Ermittlungen der königlichen Kommission (Bericht von Raseri und Perla)[1] bestätigt wurde, hat glücklicherweise bei vielen Soziologen und anderen, die sich mit Fürsorge beschäftigen, ein großes Interesse für die Findelhausfrage erregt. Denn obgleich einige Findelhäuser bereits mit bestem Erfolge die modernsten wissenschaftlichen Neuerungen begonnen oder sogar schon durchgeführt hatten, so bildete sich doch auf den ersten nationalen Kinderschutzkongressen von Italien eine Partei, welche die Frage, ob die Findelhäuser in Italien notwendig seien und in welcher Weise sie funktionieren sollten, gründlich ventiliert wissen wollte. Die Frage schien eine so wichtige und komplizierte zu sein, daß ihre Entscheidung immer hinausgezogen wurde. Die Entscheidung, welche auf Grund vieler Berichte und Diskussionen endlich getroffen wurde, fiel dahin aus, daß die Findelhäuser, allerdings entsprechend modifiziert, weiter bestehen, und daß außerdem in den Provinzen des Reiches, in welchen noch keine bestanden, dieses System eingeführt werden solle[2]. Es ist übrigens in dieser Beziehung interessant, daß die Hauptberichterstatter zu gleichen Schlußsätzen kamen, obgleich sie das Problem von verschiedenen Seiten aus betrachteten[3]. Nachdem so die Frage der Abschaffung der Findelhäuser verneint und die soziale Wichtigkeit ihres Bestehens als Fürsorgeorgane für illegitime Säuglinge anerkannt worden war, fingen in diesen letzten Jahren auch die kleineren Findelhäuser an, die Fürsorge der Findlinge, besonders die ärztliche Fürsorge, zu verbessern und dahin zu streben, daß das Findelhaus aus einem einfachen Asyl für verlassene Kinder ein wirkliches und geeignetes, modernes Institut zur Aufnahme und Versorgung sowie zu klinischer Forschung an jener Kategorie von Säuglingen werde, welche, gerade weil sie verlassen und illegitim sind, die Fürsorge um so nötiger brauchen.

Das Pavillonsystem, die getrennten Stationen für Säuglinge und Frühgeborene, die hygienische Einrichtung, die Sterilisationsapparate, die Wäschereien, die Musterställe, die Milchküchen, die chemischen und bakteriologischen Laboratorien bilden heute in den modernen oder modernisierten Findelhäusern ein Ganzes, welches auf nationalen und internationalen Ausstellungen wiederholt anerkannt wurde.

Das klinische Studium an Findlingen im ersten Lebensjahre, welches der deputierte Professor Fede schon 1905 in einer Parlamentsrede verteidigt hatte[4], und welches Art. 17 des im Abschnitt III „Gesetze und Verfügungen" angeführten Gesetzesvorschlages sanktioniert, hat bereits angefangen, gute Erfolge zu zeitigen und seine Daseinsberechtigung durch eine hübsche Anzahl klinischer Arbeiten über verschiedene Krankheiten der Findlinge zu beweisen. (Ich verweise hier auf die einschlägige italienische Literatur.) Die

---

[1] Raseri und Perla, Bericht der Kommission für Ermittlungen betreffend Findelhäuser, welche durch königliches Dekret am 24. November 1898 eingesetzt wurde.

[2] E. Grassi, Ob und wie die Findelhäuser bestehen oder abgeschafft werden sollen. III. Nationaler Kongreß für Hygiene der Säuglingsernährung und Fürsorge für Säuglinge. Messina. Oktober 1904.

[3] Man vergleiche den Bericht von G. Pucci über dasselbe Thema mit dem Grassischen Bericht. Der Vortrag von G. Pucci wurde auf dem II. Nationalen Kongreß für Hygiene der Säuglingsernährung und Fürsorge für Säuglinge (Florenz, Oktober 1901) gehalten.

[4] F. Fede, Rede in der Deputiertenkammer in der Sitzung vom 8. April 1905.

Findelhäuser, welche sich rühmen können, durch die infolge der im Anfang des vorigen Jahrhunderts vom König Ludwig von Etrurien im Jahre 1802 in Florenz eingerichtete Schule für Kinderkrankheiten dem pädiatrischen Unterricht zuerst eine Stätte geboten zu haben, beginnen jetzt auch Sitz der ersten Kinderwärterinnenschulen von Italien zu sein. Die Direktoren und Kommissäre der Institute sind jetzt nicht mehr so abgeneigt, ihr Material zum Zwecke klinischer Beobachtung zur Verfügung zu stellen, und fangen zum Zwecke des Studiums an, in enge Verbindung mit den lokalen Kinderkliniken zu treten.

Eines der wichtigsten Mittel, welches allmählich alle Findelhäuser in Betracht ziehen, um gegen die hohe Morbidität und Mortalität sowohl bei der externen wie auch bei der internen Familie zu kämpfen, ist die Lösung derjenigen Fragen, welche das Problem der Säuglingsernährung bilden. Im allgemeinen werden die Kinder im Hospiz zur Beobachtung wegen Syphilis oder in Erwartung einer Pflegestelle — die Dauer des Aufenthaltes schwankt zwischen wenigen Tagen bis zu zwei und sogar drei Monaten — untergebracht, oder sie werden angenommen, weil sie aus der Außenpflege wegen Krankheit oder Schwierigkeiten in der Ernährung zurückgebracht werden; so daß also die jetzige Aufgabe des Findelhauses in bezug auf die Findlinge im Säuglingsalter sich in zwei Hauptteile scheidet: einerseits als eigentliches Hospiz und andererseits als Aufsichtsorgan über die Außenpflege der Findlinge. Dies ist wohl unter den verschiedenen Änderungen, die durch die moderne Hygiene im Findelhause bewirkt wurden, der größte Fortschritt; und wenn diese Tendenz stärker betont werden würde, wie dies übrigens in einigen Findelhäusern schon geschieht, wenn alle modernen wissenschaftlichen Mittel zum Studium des Säuglings angewendet werden würden, wenn das Stillen der Findlinge in Außenpflege schärfer überwacht und geleitet würde, so könnte Italien in dieser Hinsicht im Sinne der Fürsorge für illegitime Säuglinge und Findlinge sich in besseren Verhältnissen befinden als andere Nationen, da es einen bereits gut organisierten Kinderschutz und reichliche disponible Fonds in fast allen Provinzen des Reiches besitzt.

Nur ausnahmsweise wird für die Ernährung der Kinder, welche in die sog. „balieria" des Findelhauses aufgenommen sind, die künstliche Ernährung angewendet. In den meisten Fällen werden nur syphilisverdächtige oder syphiliskranke Kinder künstlich ernährt; jedoch auch in diesen Fällen stehen nicht selten syphilitische Ammen zur Verfügung.

Die gesunden Ammen kommen teilweise, aber nur in einigen Findelanstalten, aus den Mütterheimen, welche durch Verträge, deren Ursprung noch in die Epoche vor der Einigung Italiens fällt, die „occulte" dazu verpflichten, Dienste als Amme im Findelhause während eines bestimmten Zeitraumes, welcher in den Verträgen von 1—3 Monaten schwankt, zu leisten. Diese Einschränkung der persönlichen Freiheit entspricht jedoch durchaus nicht den liberalen Traditionen unserer Nation, und auch die Findelhäuser, welche ein Anrecht auf dieses Privileg hätten, nehmen seit längerer Zeit bereits mehr und mehr die allgemeine Art, den Ammenbedarf zu decken, an; das heißt, sie verschaffen sie sich vom Lande her und gleichen den Mangel an Ammen, von dem wir auf S. 463 gesprochen haben, durch Erhöhung des Entgelts aus. So wird die Frage der Ernährung im Findelhaus selbst um so leichter gelöst, als neben der ständig wachsenden Anzahl der Mütter, welche sich einverstanden erklären, ihr eigenes Kind zu stillen, auch noch die der Landammen an Zahl zunimmt. Dieser letzte Umstand geht nicht nur aus den Berichten verschie-

dener Findelhäuser, sondern auch aus dem Resultat einer von mir selbst über
die Vermittlerinnen und Verdingerinnen veranstalteten Rundfrage hervor,
von deren nicht immer einwandsfreien Diensten sich die Hauptfindelhäuser
glücklicherweise mehr und mehr freimachen.

Zu Ehren der geschichtlichen Wahrheit müssen wir bezüglich der Vorwürfe,
welche das italienische Findelhaus treffen, hier erwähnen, daß die größten
Mißstände, welche konstatiert wurden, und die Skandale, über welche auch in
letzter Zeit hier und da in der Presse berichtet wurde, fast immer die Folge
einer gewissenlosen Interessenpolitik jener gefährlichen, gewerbsmäßigen Individuen waren, welche seit Jahrhunderten das Amt von Vermittlerinnen
zwischen den klösterlichen Gewohnheiten der Findelhäuser und den Müttern
der Findlinge ausübten, dessen Traditionen sich von Nachfolgerin zu Nachfolgerin fortsetzten. Aber jetzt sind die Beziehungen zwischen dem Personal
des Findelhauses und den Pflegeeltern der Findlinge, zwischen den Ammen
und den Müttern der Findlinge, immer nähere geworden, so daß das Pflege-
stellenwesen, besonders in bezug auf die Überwachung, den größten Vorteil
davon gehabt hat. Auch über die Ernährung in den Findelhäusern erscheinen
seit einigen Jahren von wissenschaftlicher Seite wichtige statistische Erhebungen und klinische Arbeiten, welche besonders diesem Zwecke dienen, in der
Literatur[1]).

Noch ein wichtiger Faktor, welcher dazu beiträgt, die Morbidität und die
Mortalität der Findlinge herabzusetzen, ist die Fürsorge für ledige Schwangere
und ihre Aufnahme in den Mütterhospizen während der letzten Monate ihrer
Schwangerschaft. Im allgemeinen haben unsere Mütterhäuser tatsächlich
direkte Beziehungen zu den Findelhäusern; es bestehen sogar in einigen Findelhäusern, wie z. B. in Bologna, sale di maternità (Mütterstationen), welche
den ledigen Müttern vom achten Monat ihrer Schwangerschaft an ihre Fürsorge angedeihen lassen.

Eine weitere Neuerung, welche die am meisten vorgeschrittenen Findelhäuser eingeführt haben und aus welcher ein wesentlicher Vorteil auch für die
allgemeine Fürsorge für Säuglinge herzuleiten ist, ist die Propaganda, welche
hauptsächlich auf dem Lande zugunsten des Stillens gemacht wird, noch
mehr aber die Propaganda für hygienische Pflege des Kindes, we'che durch
Merkblätter erfolgt, die zugleich mit dem Personalbuch des Findlings an alle
Familien der Pflegeeltern verteilt werden.

Wenn auch die obenerwähnten Reformen nur an manchen Stellen eingeführt und noch nicht gefestigt sind, wenn auch einige von ihnen unserer
jetzt gültigen Gesetzgebung zuwiderlaufen, wenn auch die Morbidität im Findelhause durch die obenerwähnten Gründe wesentlich höher ist als bei den anderen
Kategorien von Säuglingen, so kann man doch sicher nicht leugnen, daß die
Findlingssterblichkeit in den letzten Jahrzehnten eine wesentliche Verringerung erfahren hat. Wenn wir damit die Statistiken der ersten Hälfte
des vergangenen Jahrhunderts, als bereits die beschämende kolossale Höhe
der Sterblichkeit, welche wir S. 450 erwähnt haben, sich verringert hatte,
vergleichen, so sehen wir, daß die Sterblichkeit von 37% bei Findlingen unter

---

[1]) L. Bordé, La protezione delle gravide in rapporto alla puericoltura ed allevamento
degli esposti (Schwangerenfürsorge in bezug auf die Pflege und die Auferziehung der
Findlinge). Bologna 1891. — G. Poppi, L'allattamento degli esposti nell'Ospizio di
Bologna (Ernährung der Findlinge im Hospiz von Bologna). 1902. — D. Gallichi,
L'allattamento materno nel brefotrofio di Pisa (Das Stillen im Findelhaus von Pisa) 1910.

1 Jahre für das ganze Königreich in den fünf Jahren 1902—1906 immerhin schon einen wesentlichen Niedergang bedeutet. Wenn wir dann die Säuglingssterblichkeit der letzten Jahre in einigen Findelhäusern betrachten, welche die obenbesprochenen hygienischen Reformen eingeführt haben, so können wir sicher hoffen, daß die Durchschnittssterblichkeit der Findlinge im Reiche noch einer wesentlichen Verminderung fähig ist, und zwar einer solchen Verminderung, daß sie sich der Durchschnittssterblichkeit der legitimen Kinder nähert.

Um eine Idee von dem allmählichen Sinken der Findlingssterblichkeit im Laufe der Jahrhunderte, von denen wir Statistiken besitzen, zu geben, stelle ich in folgender Tabelle die Prozente von je drei aufeinanderfolgenden Jahren der verschiedenen Jahrhunderte einander gegenüber. Diese Tabelle ist aus den Statistiken des Ospedale degli Innocenti entnommen.

Jahr	Sterblich-keit	Jahr	Sterblich-keit	Jahr	Sterblich-keit	Jahr	Sterblich-keit
1630	89%	1770	72%	1870		1907	30%
1631	93%	1771	68%	1871	} 40—60%	1908	24%
1632	84%	1772	69%	1872		1909	27%

Diese Prozentsätze sind natürlich sehr approximativ gefaßt und beziehen sich teilweise auf die ganze Findlingsfamilie, teilweise auf die Aufgenommenen.

Die Gründe der hohen Sterblichkeit der Findlinge sind im wesentlichen dieselben, welche wir schon bezüglich der hohen Morbidität besprochen haben. Für den Kampf gegen die Sterblichkeit ist das Hauptgewicht auf eine energische, besondere wissenschaftliche Fürsorge und auf die gesamten hygienischen Maßnahmen in den Findelhäusern selbst zu legen. Es gibt jedoch auch noch andere, von obengenannten unabhängige Umstände, welche auf die höhere oder geringere Sterblichkeit der der öffentlichen Fürsorge anvertrauten Kinder einwirken können. Dies sind: der physische Zustand bei der Geburt, besonders in den großen Volkszentren, wo Syphilis und Frühgeburt häufig sind; der Grad der Erfahrung in bezug auf Kinderpflege von seiten derjenigen, welche diese Pflicht zu erfüllen haben; die Mittel, welche zum Zwecke des In-Pflegegebens der Kinder zur Verfügung stehen. Infolge aller dieser Umstände ereignet es sich sehr oft, daß der Niedergang der Sterblichkeit in keinem Verhältnis zum wissenschaftlichen und modernen Stand des Findelhauses steht, wie man aus der Tabelle auf S. 480 ersehen kann, nach welcher in Landesteilen, in welchen sehr hochstehende Findelhäuser sich befinden, trotzdem eine hohe Sterblichkeit besteht.

Die kolossale Verschiedenheit der Findlingssterblichkeit in den verschiedenen Landesteilen zeigt einerseits die Notwendigkeit einer Einheitlichkeit der Findlingspflege in Italien, andererseits die Notwendigkeit, die Ursachen der Sterblichkeit und die Mittel gegen sie gründlich zu studieren.

*   *   *

Nachdem wir so die wesentlichsten Fragen des Säuglingsschutzes aufgerollt haben, haben wir noch in Erwartung größerer Reformen, als diejenigen sind, welche der im Abschnitt III „Gesetze und Verfügungen" angeführte Gesetzesvorschlag enthält, ein kurzes Resümee der Ergebnisse zu geben.

Ohne eine präzise juristische Definition zu geben, können wir sagen, daß in Italien das Wort „esposto" auf ein Kind angewendet wird, das, meistens illegitimer Herkunft, unter Entziehung des Namens und Zivilstandes, welche ihm zukommen würden, einer der wohltätigen Institutionen anvertraut wird,

Sterblichkeit der Kinder unter einem Jahre in den verschiedenen Regionen Italiens.

(Jährliche prozentuale Durchschnittszahlen für die Vierjahresperiode 1902—1905.)

Regionen	Legitime	Illegitime	Findlinge
Piemonte	15,0	35,2	36,0
Liguria	13,5	23,2	40,6
Lombardia	18,2	27,8	41,2
Veneto	14,8	18,5	37,0
Emilia	18,2	19,5	32,7
Toscana	14,2	19,2	32,7
Marche	16,0	19,5	36,4
Umbria	13,2	14,8	47,5
Lazio	14,5	14,8	47,5
Abruzzi, Molise . . .	16,0	36,2	42,3
Campania	15,2	27,5	34,3
Puglie	19,2	23,5	28,6
Basilicata	19,5	23,2	27,5
Calabrie	14,5	38,2	50,7
Sicilia	18,8	29,0	39,6
Sardegna	14,2	17,2	27,4
Königreich	16,6	23,2	37,5

welche seit etwa 50 Jahren anfangen, sich von ihren alten Überlieferungen, die nur noch historischen Wert haben, durch eigene Initiative — leider noch mit zu geringer Beihilfe des Staates — freizumachen. In einigen Fällen (etwa 15—20%) entledigt man sich des Findlings noch geheim mittels der Drehlade; aber in vielen Fällen wird das Kind durch ein Aufnahmebureau aufgenommen und erhält einen Namen, der ihm zwar nicht zugehört, aber doch nicht mehr von so merkwürdiger und leicht erkennbarer Art, wie früher ist; den Namen erhält es durch das Institut oder durch den Standesbeamten. In immerhin noch kleinem, aber ständig wachsendem Prozentsatz — in einigen Provinzen bis zu 40% — wird es der Mutter zurückgegeben; selten wird es vom Vater anerkannt. Das Recht der Nachforschung nach der Mutterschaft besteht für den Findling vorläufig nur in einer zufälligen Vorsichtsmaßregel, welche zu der Vorschrift über Syphilis-Prophylaxe geführt hat. Die Nachforschung nach der Vaterschaft ist ihm vom Zivilgesetzbuch (Art. 189) absolut verboten und in dem neuen Gesetzesvorschlag, welcher dem Parlament bereits seit 5 Jahren vorliegt, nicht einmal für später in Aussicht gestellt. Die Findlinge, die durchschnittlich von meistens erstgebärenden gesunden Müttern niedersten Standes stammen, werden, wenn sie nicht das Glück haben, die eigene Mutter als Amme zu erhalten, falls sie gesund sind, Ammen anvertraut, welche leider durchschnittlich minderwertiger Qualität sind und deren Begriffe in bezug auf die Wichtigkeit der Kinderpflege auf solch niedriger Stufe stehen, daß scharfe Überwachung notwendig wäre. Sind die Findlinge krank, so bleiben sie im Hospiz, welches sich aus einem klösterlichen und verschlossenen Hospize mehr und mehr zu einem modernen Säuglingskrankenhaus entwickelt. Trotz der wissenschaftlichen und hygienischen Verbesserungen und Neuerungen führt die größere Morbidität der Findlinge auch zu einem Mortalitätsdurchschnitt im ersten Lebensjahre, welcher doppelt so hoch ist wie der Durchschnitt der Sterblichkeit seiner legitimen Altersgenossen; aber in den Findelhäusern, welche am weitesten vorgeschritten sind, sind die Lebenschancen des Findlings heute nicht mehr weit von den Lebenschancen der übrigen illegitimen Kinder entfernt. Einer der größten Vorteile, welche heute der Findling durch die Verbesserung der ökonomischen Verhältnisse der unteren Volksschichten und durch die entwickelteren sozialen Anschauungen der Jetztzeit erreicht hat, ist die große Verminderung der Findlingsfamilie: Die Zahl der in einem Jahr aufgenommenen Findlinge, welche ungefähr die Hälfte der illegitim Geborenen und etwa 2% oder höchstens 3% von allen im Reich Geborenen beträgt, nimmt infolge der Fürsorge mehr und mehr ab.

So ist in diesen letzten Jahren der Findling neben seinen bedeutend verbesserten sozialen, hygienischen und rechtlichen Verhältnissen auch noch zu einer höheren Bewertung während seines ersten Lebensjahres und zu größerer persönlicher Rücksichtnahme, auch von seiten der direkten Fürsorge, gelangt, und diese Zeit stellt ja die wichtigste dar, in welcher ihm wenigstens und vor allem die Grundlagen einer gesunden Existenz gegeben werden müssen; es ist die Pflicht der Gesellschaft, ihm dieses Recht zu gewähren.

Schon in verschiedenen Provinzen Italiens tritt diese Verbesserung der Findlingsfürsorge deutlich hervor. Die historische Gewohnheit einer Findlingsfürsorge, welche einige Ausländer der Irrtümer wegen, welche seit Jahrhunderten auf ihr lasten, als veraltet hinzustellen versuchten, gerade sie ist der Hauptausgangspunkt gewesen, von welchem aus die Gesetzgeber, die Philantropen und alle anderen, welche sich mit Fürsorge beschäftigen, an die ernsthafte Lösung eines Problems herangingen, mit welchem sich im kurzen Zeitraum eines Lustrums drei internationale Kongresse beschäftigten.

Die Findelhäuser sind für uns die ersten Säuglingsinstitutionen gewesen, und nachdem jetzt in so vielen Hospizen Neuerungen und Reformen eingeführt wurden, steht uns ein Triumph in der Säuglingsfürsorge bei der demnächsten Einweihung des großen Provinzial-Findelhauses in Mailand bevor.

Mit Ausgabe von etwa 2 Millionen hat die Provinzialverwaltung für ihre Findlinge ein Musterasyl für Mütter und Kinder aufführen lassen auf einem großen Areal, welches Gebäude von über 6000 qm Flächeninhalt bedecken, mit vielen Pavillons und mit mehr als 300 Räumen (Fig. 68 und 69).

Wir sind sicher, daß das Beispiel von Mailand, welches auch für die Mütter in liberalster Weise sorgt, und welches auch für das Studium der Säuglingsheilkunde alles nur Erdenkbare an Einrichtungen bietet, auch ohne gesetzlichen Druck von anderen Provinzen befolgt werden wird, und daß dadurch für uns selbst wie für alle, die von außerhalb Zeugen des Fortschritts unserer Nation sind, durch das moderne Italien all das Elend und der Jammer in Vergessenheit gebracht werden wird, welche, fast bis zu unseren Tagen, die Geschichte seiner Findelhäuser erfüllten.

Fürsorge für Mütter und Säuglinge außerhalb der Findelfürsorge.

Dieses Kapitel handelt im wesentlichen von den legitimen Kindern armer Familien und von den wenigen illegitimen Kindern, die anerkannt oder trotz ihrer Fürsorgebedürftigkeit der Findelfürsorge nicht übergeben werden. Die Anzahl der Säuglinge der ersten Kategorie schwankt beträchtlich[1]); sie haben einerseits eine direkte finanzielle Hilfe nötig, andererseits bedürfen sie einer vernünftigeren hygienischen Pflege von seiten ihrer Mütter. Die zweite Kate-

---

[1]) Prof. Calisse (Relazione sul progetto di legge esposti e infanzia abbandonata, Roma 1908) berechnet die Anzahl der unterstützten Kinder (außer den Findelkindern) auf 80 000.

gorie jedoch besteht im wesentlichen aus einigen tausend illegitimen Säuglingen, die bei ihren Eltern bleiben. Die Anzahl dieser letzteren Kinder ist durch die stete Abnahme der Anzahl der Findlinge in ständiger Zunahme begriffen.

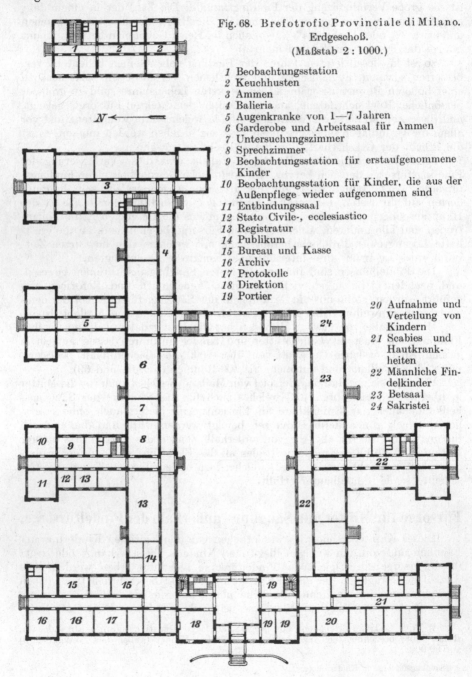

Fig. 68. Brefotrofio Provinciale di Milano.
Erdgeschoß.
(Maßstab 2 : 1000.)

1 Beobachtungsstation
2 Keuchhusten
3 Ammen
4 Balieria
5 Augenkranke von 1—7 Jahren
6 Garderobe und Arbeitssaal für Ammen
7 Untersuchungszimmer
8 Sprechzimmer
9 Beobachtungsstation für erstaufgenommene Kinder
10 Beobachtungsstation für Kinder, die aus der Außenpflege wieder aufgenommen sind
11 Entbindungssaal
12 Stato Civile-, ecclesiastico
13 Registratur
14 Publikum
15 Bureau und Kasse
16 Archiv
17 Protokolle
18 Direktion
19 Portier

20 Aufnahme und Verteilung von Kindern
21 Scabies und Hautkrankheiten
22 Männliche Findelkinder
23 Betsaal
24 Sakristei

Wichtige geschichtliche Daten, welche weit zurückgehen, wie dies in der Geschichte der Findlinge der Fall ist, sind hier nicht zu finden. Das Prinzip, das nicht verlassene Kind im Säuglingsalter zu unterstützen und der Familie bei ihrem Kampf gegen die Mortalität und Morbidität des Säuglings beizustehen, ist nicht nur für Italien, sondern auch für alle anderen zivilisierten Nationen ein neues Prinzip, welches seine Entstehung einerseits der Schärfung des sozialen Gewissens, andererseits den hygienischen Forderungen und den Studien über Physiopathologie des Säuglingsalters verdankt.

Im Vergleich zu vielen anderen europäischen Nationen hat Italien etwas spät angefangen, diesem wichtigen Teil der Kinderfürsorge sein Interesse zuzuwenden, denn neben der Fürsorge für verlassene Kinder beschäftigte sich bis vor wenigen Jahren kein Gesetz und bekümmerten sich nur wenige Privatinstitutionen um die Fürsorge für legitime Kinder. Während z. B. mit Recht

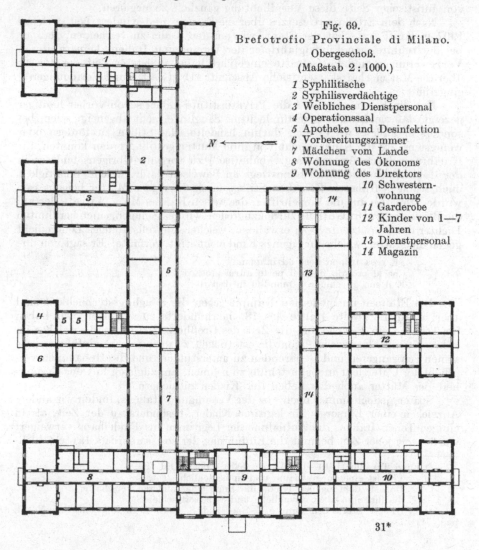

Fig. 69.
Brefotrofio Provinciale di Milano.
Obergeschoß.
(Maßstab 2 : 1000.)

1 Syphilitische
2 Syphilisverdächtige
3 Weibliches Dienstpersonal
4 Operationssaal
5 Apotheke und Desinfektion
6 Vorbereitungszimmer
7 Mädchen vom Lande
8 Wohnung des Ökonoms
9 Wohnung des Direktors
10 Schwestern-
  wohnung
11 Garderobe
12 Kinder von 1—7
  Jahren
13 Dienstpersonal
14 Magazin

N ←

31*

schon seit langer Zeit das frühzeitige Abholzen der Wälder, die Zerstörung
der Vogelnester verboten worden ist, hat man der Familie immer das Recht
gelassen, die Kinder nach ihrem Instinkt und ihrer Erfahrung aufzuziehen.
Als traurige Folge resultierte die hohe Kindersterblichkeit, welche für die
Nationalökonomie einen großen und damals nicht verstandenen Schaden bedeutete und in dieser Hinsicht Italien an einen der letzten Plätze unter den
anderen Nationen verwies.

Übrigens können wir uns auch heute nicht allzu sehr rühmen; wie wir
aus den Zahlen sehen werden, ist die Lösung des sozialen Problems der Säuglingsfürsorge nur ganz langsam fortgeschritten und zwar so langsam, daß nicht
nur über die Verpflichtung der Kommunen und des Staates, den armen legitimen Müttern bei Auferziehung ihrer Nachkommenschaft zu Hilfe zu kommen,
noch jetzt diskutiert wird, sondern daß man sogar den Mut hat, manchmal
von juristischer Seite diese Verpflichtung gänzlich zu negieren.

Nach dem Erlaß des Gesetzes über die Frauen- und Kinderarbeit, welches
1907 in Kraft trat, hat der Staat, wie um den Tadel zu vermeiden, daß er
bei der ruhmreichen Fünfzigjahrfeier der Vereinigung Italiens keine weiteren
Verbesserungen und Fortschritte eingeführt habe, in letzter Zeit das Gesetz
über die Mutterschaftskassen (siehe Abschnitt III „Gesetze und Verfügungen")
eingeführt.

Nur die Kommunen und die Privatinstitute haben schon vorher häufiger
gezeigt, daß sie der Fürsorge für legitime Säuglinge nicht abgeneigt seien, besonders in Fällen, wo es sich darum handelte, das Stillen zu fördern oder
wenigstens, wo die Kinder nicht von ihrer Mutter gestillt werden konnten, für
Ernährung durch Ammen (sog. „baliatico") zu sorgen. Übrigens fehlt es in
der italienischen Literatur keineswegs an Beweisen dafür, welche Wichtigkeit
auch schon in frühester Zeit dem Stillen durch die eigene Mutter beigemessen
wurde. Ohne bis auf die Vorschriften des weisen Kaisers Marc Aurel oder auf
die Briefe des Aulus Gellius zurückzugreifen, wird es genügen, einen berühmten
Dichter des Cinquecento[1]) zu erwähnen, welcher ein vollständiges Lehrgedicht
gegen die Mutter, welche ihr eigenes Kind nicht stillt, verfaßte. Er sagt von ihr:

> „È cosa troppo fiera ed inumana
> Che al proprio figlio il petto altrui procacci,
> E il suo gli chiuda e mandilo in disparte."[2])

Die Etappen im modernen Kampfe gegen die Säuglingssterblichkeit sind
aber bis in die zweite Hälfte des 18. Jahrhunderts zu verfolgen; wir haben
für Toskana ein Beispiel für die Zeit des Großherzogs Leopold, welcher im
Jahre 1765 in Florenz vier „guardie ostetriche" zu dem Zwecke einführte, „die
armen Schwangeren und Gebärenden zu unterstützen, und die Hebammen verpflichtete, Unterricht in Geburtshilfe zu nehmen, um zugleich mit der Gesundheit der Mütter auch das Leben der Kinder zu sichern"[3]).

Später, jedoch immer noch vor der Vereinigung Italiens, finden wir andere
Anzeichen einer Fürsorge für legitime Kinder, besonders zu der Zeit, als in
einigen Teilen Italiens die Aufnahme der Legitimen ins Findelhaus verweigert
wurde: seit jener Zeit beginnt die Einführung der sog. sussidi a latte (Milch-

---

[1]) Luigi Tansillo (1510—1568). La balia. Poeti Did. T. X.
[2])   „Es ist eine zu grausame und unmenschliche Tat,
          Daß sie dem eigenen Kinde die Brust einer anderen verschaffe,
          die ihre ihm aber verschließe und es beiseiteschiebe."
[3]) F. Bruni, Storia dell' Imp. e R. Spedale di S. Maria degli Innocenti ecc. Vol. I,
pag. 71.

unterstützungen), welche schon Andreucci[1]) aus dem Jahre 1805 erwähnt. Diese Milchunterstützungen, d. h. pekuniären Unterstützungen, um für die Kinder von stillunfähigen Müttern Ammenernährung zu ermöglichen, werden als eine reguläre Institution schon für die erste Hälfte des vergangenen Jahrhunderts angeführt[2]).

Unter den ersten Institutionen zur Fürsorge für legitime Säuglinge wird das presepio (Krippe) für gestillte und entwöhnte Kinder erwähnt, welches in Mailand durch Privatinitiative im Jahre 1850 gegründet wurde und welches heute noch mit mehreren Krippen in den volkreichsten Quartieren der Stadt funktioniert[3]).

Es erübrigt sich, auf die Einzelgeschichten aller der anderen Institutionen einzugehen, welche seitdem langsam entstanden, hauptsächlich unter der Form der Budinschen Consultations de nourrissons. Es genügt wohl zu sagen, daß nach den Statistiken des Generaldirektors der Zivilverwaltung[4]) im Jahre 1880 die Zahl dieser Institutionen im ganzen Königreiche 118 betrug und daß im Jahre 1900 ihre Zahl fast unverändert bestand, wie man dies aus folgender Tabelle ersehen kann:

Als Wohlfahrtseinrichtungen anerkannte Institutionen am Ende der Jahre 1880 und 1900 im ganzen Reiche.

Art der Wohlfahrtseinrichtungen	Zahl der Institutionen		Jährlich ausgeworfene Summe	
	1880	1900	1880	1900
Unterstützungen mit Milch und für Pflege (Sussidi a latte e baliatico)	19	39	80,937	132,003
Unterstützung für Wöchnerinnen (Sussidi alle puerpere)	83	61	32,953	59,094
Mutterschaftshospize (Ospizi di maternità) . . .	7	12	141,677	171,891
Asyle für gestillte und entwöhnte Kinder (Asili per lattanti e slattati)	9	10	80,586	41,178
Total	118	122	336,153	404,166

Aber vor allem hat die Intensität des Wetteifers in der Entwicklung der Säuglingsfürsorge, wie wir das weiter unten sehen werden, in den letzten zehn Jahren außerordentlich zugenommen, wenn auch noch immer ein langer Weg vor uns liegt, bis wir dahin gelangen, die bereits bestehenden verschiedenen Institutionen zu organisieren und andere zu gründen, welche notwendig sind, um für die nach der letzten Volkszählung fast 1 Million betragende Anzahl von Kindern unter einem Jahr nicht nur eine finanzielle Unterstützung, sondern auch technisch die Möglichkeit einer Pflege zu schaffen.

Wenn also dieser Bericht weder vollständig noch reich an Details sein kann, so liegt das daran, daß Italien, trotz seines raschen und vielversprechenden Fortschrittes auf diesem Gebiete heutzutage noch gewissermaßen im embryonalen Zustande sich befindet, wenigstens was die Gründung und Organisation von Fürsorgeeinrichtungen für legitime Säuglinge betrifft.

---

[1]) O. Andreucci, Della carità ospitaliera. 1864, Vol. I.

[2]) F. Robolotti, I sussidi a latte di Cremona. V congresso scientifico italiano, riunito a Genova nel 1847.

[3]) G. Vergani, Il pio e istituto di maternità e dei ricoveri pei bambini lattanti e slattati in Milano, anno 1885.

[4]) Pironti, Le condizioni patrimoniali e finanziarie delle istituzioni pubbliche di beneficenza. Roma, 1909.

Statistik der Bevölkerungsbewegung.

Wir haben bereits gesagt, daß die Sterblichkeit unserer Säuglinge Italien bis vor wenigen Jahren an einen der letzten Plätze aller Nationen verwies; und wenn Italien nicht dieselbe Besorgnis erregende Bevölkerungsverminderung aufweist wie Frankreich, so hat es dies keineswegs den Resultaten zu verdanken, welche durch die Bekämpfung der Säuglingssterblichkeit erreicht worden sind, sondern einer noch ziemlich hohen, wenn auch bereits verminderten Geburtenhäufigkeit und einer vorzüglichen Hygiene und Prophylaxe der Krankheiten des späteren Alters.

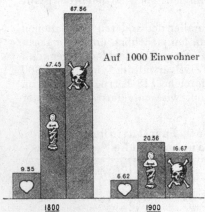

Auf 1000 Einwohner

Fig. 70. Bevölkerungsbewegung in Turin am Anfang und am Ende des 19. Jahrhunderts (Abba).

Interessant ist in dieser Beziehung eine von Prof. Abba[1]) angewendete Art der Darstellung, ein Diagramm, welches die Bevölkerungsziffer vom Jahre 1800 und die vom Jahre 1900 in einer großen Stadt (Turin) nebeneinanderstellt.

Im Diagramm (Fig. 70) ist dargestellt, wie auch unabhängig von der Zuwanderung die städtische Bevölkerung jetzt in Zunahme begriffen ist und zwar durch den Geburtenüberschuß, trotz der starken Verminderung der beiden Quellen der Bevölkerungszunahme: Nuptialität und Natalität.

Wenn die Zahlen vom Jahre 1800 vollständig wären, so würde das Diagramm für das ganze Königreich nicht anders aussehen. Aber man darf sich mit diesen guten Resultaten nicht begnügen; denn diese können verschwinden, sobald einmal die außerordentliche Geburtenhäufigkeit, die noch auf dem Lande besteht, sich vermindert. Es genügt nicht, sich auf die sorgfältige Anwendung der Regeln für die öffentliche Gesundheit von seiten der Behörden[2]), auf die stets steigende Bilanz der öffentlichen Gesundheit zu verlassen; es ist nötig, daß auch unsere Säuglingssterblichkeit auf das Niveau der zivilisierten Nationen herabgedrückt werde und daß die bestmöglichste Pflege der Kinder dazu beitrage, für die Gesellschaft kräftigere und weniger kostspielige Existenzen zu schaffen.

Um uns über die Säuglingssterblichkeit vollkommen und exakt Rechenschaft geben zu können, ist es notwendig, die wichtigsten demographischen Phänomene in einigen Tabellen kurz zusammenzufassen.

Auch in bezug auf die Fruchtbarkeit muß bemerkt werden, daß sie auf dem Lande noch höher ist, als in den Städten; wie aus einer Rundfrage über das Material der Kinderpoliklinik in Florenz hervorgeht, sind bei Arbeitern und Bauern Familien mit mehr als 20 Kindern einer Ehe nicht selten. Jedoch tragen diese Fälle im allgemeinen dazu bei, die Sterblichkeitsziffer in die Höhe zu treiben.

---

[1]) F. Abba, Il risorgimento sanitario italiano. 1910.
[2]) Eine neue Publikation der Direzione Generale di Sanità (Reichs-Gesundheitsamt) zeigt in längerer Ausführung die guten Resultate des Gesundheitsgesetzes vom 22. 12. 1888. Siehe auch die Arbeit G. Finizio, Über Säuglingssterblichkeit in Italien. La Pediatria, marzo 1912 e segg.

Tabelle 1.
Nuptialität in einigen Hauptzentren und Hauptregionen von Italien.

Kommunen oder Zentren	a	b	Regionen, mit Ausschluß der großen Kommunen	a	b
Catanien	7,25	52	Sizilien	7,6	60
Mailand	7,49	42	Lombardei	7,6	56
Neapel	6,53	37	Campanien	7,3	59
Florenz	6,68	34	Toskana	7,3	54
Rom	6,21	34	Lazio	6,8	49
Turin	6,56	33	Piemont	7,3	51
Bologna	6,28	33	Emilia	7,4	52
Genua	6,34	31	Ligurien	6,7	44
Venedig	5,74	30	Veneto	7,3	55

Buchstabe a bezeichnet die jährliche Durchschnittszahl der Ehen auf 1000 Einwohner nach der Volkszählung von 1901; Buchstabe b bezeichnet die jährliche Durchschnittszahl von Individuen, welche die Ehe schlossen, auf 1000 ehefähige Individuen[1]).

Tabelle 2.
Fruchtbarkeit der Ehen in Italien von 1895—1908.

Jahre	Zahl der Geborenen	Jahre	Zahl der Geborenen	Jahre	Zahl der Geborenen
1895—99	4,68	1903	4,33	1907	4,26
1900	4,50	1904	4,32	1908	4,02
1901	4,43	1905	4,18		
1902	4,53	1906	4,06		

Tabelle 3.
Geburtenhäufigkeit in Italien von 1872—1909.
Jährlicher Durchschnitt.

Jahre	Lebendgeborene auf 1000 Einwohner	Legitime	Illegitime
		auf 100 Lebendgeborene	
1872—1881	36,72	92,81	7,19
1882—1891	37,66	92,56	7,43
1892—1901	34,54	93,58	6,41
1902—1908	32,43	94,59	5,41
1909—1910	32,65	95,12	4,88

Tabelle 4.
Geburtenhäufigkeit und Sterblichkeit in Italien in absoluten Zahlen.
Dreijahresperiode von 1907—1909.

Bevölkerungs-ziffer nach der Fortschreibung	Jahr	Legitime Lebend-geborene	Todesfälle im ersten Lebensjahr	Illegitime Lebend-geborene	Todesfälle im ersten Lebensjahr
33 776 987	1907	1 006 762	152 669	55 571	12 954
34 129 304	1908	1 082 087	155 953	56 726	12 425
34 417 831	1909	1 061 362	162 976	54 469	12 226

[1]) Diese Tabelle ist der Arbeit von G. Mortara, „Lo sviluppo delle grandi città italiane", Rivista d'Italia 1907, entnommen.

Tabelle 5.
Totgeburten in Italien von 1872—1908.

Jahre	Totgeburten auf 1000 Einwohner	Totgeburten auf 100 Geburten	Totgeburten auf 100 legitime Geburten	Totgeburten auf 100 illegitime Geburten
1872—1881	1,11	2,94	2,87	3,83
1882—1891	1,37	3,50	3,43	4,57
1892—1901	1,45	4,04	3,95	5,32
1902—1908	1,46	4,28	4,23	5,73

Auch wenn man von allen Momenten absieht, durch welche die Berechnung der Zunahme der Totgeburten — besonders in Italien, wo man erst nach 5 Tagen die Geburt anzuzeigen braucht — kompliziert und unzuverlässig wird, so kann man als wahrscheinliche Ursachen dieser Zunahme folgende anführen: die Zunahme des künstlichen Aborts auf Grund ärztlicher Indikation; die Zunahme der Frauenarbeit; sicher auch die zuverlässigere standesamtliche Eintragung. Wie dem auch sei, die Zunahme der Totgeburten ist für uns ein Hinweis, wie notwendig eine energischere intrauterine Kinderfürsorge ist.

Tabelle 6.
Säuglingssterblichkeit in Italien von 1872—1909.

Jahre	Allgemeine Sterblichkeit auf 1000 Einwohner	Sterblichkeit im ersten Lebensjahre auf 100 Lebendgeborene	Sterblichkeit im ersten Lebensjahre auf 100 Sterbefälle
1872—1881	29,46	21,15	26,35
1882—1891	27,12	19,43	26,98
1892—1901	23,79	17,60	25,38
1902—1908	21,66	16,22	24,68
1909	21,46	15,70	23,06

Tabelle 7.
Sterblichkeit der Gebärenden und der Neugeborenen
in Zusammenhang mit der Geburt von 1887—1909.

Jahr	Bevölkerungsziffer des Königreiches	Zahl der Geburten	Zahl der Todesfälle bei Frauen an Schwangerschafts-, Entbindungs- und Wochenbetterkrankungen	Zahl der Todesfälle bei Kindern infolge der Geburt	Auf 1000 Geburten sterben Gebärende	Neugeborene
1887	29 614 430	1 169 630	6643	3220	5,7	2,8
1890	30 245 054	1 138 810	4079	2160	3,6	1,9
1893	30 875 678	1 158 552	3990	2202	3,4	1,9
1896	31 506 302	1 128 782	3627	1213	3,2	1,1
1899	32 136 350	1 121 084	3572	1031	3,2	0,9
1900	32 346 366	1 100 055	3034	1007	2,8	0,9
1901	32 545 437	1 090 907	2767	848	2,5	0,8
1902	32 744 745	1 127 901	2807	864	2,5	0,8
1903	32 921 317	1 075 851	2771	679	2,6	0,6
1904	33 139 697	1 120 856	2981	811	2,7	0,7
1905	33 362 167	1 120 631	3198	976	2,9	0,9
1906	33 541 094	1 105 899	2791	711	2,5	0,6
1907	33 776 087	1 097 223	3074	759	2,8	0,7
1908	34 129 304	1 176 201	3315	833	2,8	0,7
1909	34 417 831	1 152 735	3127	734	2,7	0,6

Diese Tabelle 7 beweist deutlich die enormen Fortschritte der Fürsorge für Schwangerschaft, Entbindung und Wochenbett. Hauptsächlich sind diese Fortschritte unseren Gebäranstalten zu verdanken, in welchen, wie dics die letzte Kolumne deutlich dartut, mit Erfolg die erste und schwerste Aufgabe der Säuglingsfürsorge gelöst wird, nämlich die Fürsorge für die Mutter und das Neugeborene.

Tabelle 8.

Personen, welche in Italien wegen Verbrechen gegen das keimende Leben, Kindesmord oder Kindesverlassen von 1896—1909 verurteilt wurden[1]).

Jahr	Krimineller Abort	Kindesmord	Kindes-verlassen	Jahr	Krimineller Abort	Kindesmord	Kindes-verlassen
1896	25	51	115	1906	40	39	96
1897	41	35	64	1907	57	49	83
1898	32	56	88	1908	54	48	67
1899	33	57	105	1909	37	51	62
1900	60	44	123				

In dieser Tabelle 8 finden wir die Anzahl der überführten und verurteilten Personen; aber die Anzahl der Verbrechen, über welche abgeurteilt wurde, ist eine viel höhere und zwar drei- bis viermal höhere. Wir haben von einer Tabelle über die Verbrechen Abstand genommen, weil die Angaben zu unvollständig waren; jedoch können wir angeben, daß krimineller Abort von etwa 200 im Jahre 1890 auf 278 im Jahre 1900 gestiegen ist; das Verbrechen des Kindesmordes hat sich etwa auf gleicher Höhe erhalten: 188 im Jahre 1890, 182 im Jahre 1900; das Verbrechen des Kindesverlassens hat wesentlich abgenommen, wie wir dics bereits auch im Kapitel über die Fürsorge für Findlinge (S. 473) gesagt haben.

Tabelle 9.

Hauptsächlichste Todesursachen bei Kindern unter einem Jahr in der dreijährigen Periode 1907—1909 im Königreiche.

| Todesursachen | Auf 1000 Lebendgeborene starben: | | | | | |
| | Legitime | | | Illegitime | | |
	1909	1908	1907	1909	1908	1907
Congenitale Atrophie und Frühgeburten	37,8	36,8	38,2	65,3	61,6	65,3
Diarrhöe, Cholera infantum, Enteritis .	44,0	39,2	41,1	60,6	60,0	65,5
Bronchitis acuta	19,0	17,6	20,2	19,0	17,3	19,0
Bronchopneumonie	7,5	6,7	6,8	7,1	7,1	7,7
Pneumonie	3,2	2,8	3,1	3,7	3,4	3,5
Eklampsie	9,6	9,0	9,7	10,9	10,7	11,2
Syphilis	0,4	0,4	0,4	7,5	9,8	11,0

Wenn wir die Zahlen, welche die Illegitimen betreffen, von welchen wir schon im vorigen Kapitel des Näheren gesprochen haben, nicht in Betracht ziehen, so finden wir (Tabelle 9), daß es hauptsächlich zwei Gruppen von Krankheiten sind, welche als Haupttodesursachen der legitimen Säuglinge betrachtet werden müssen: congenitale Atrophie und Frühgeburt einerseits; Diarrhöe, Cholera infantum und Enteritis andererseits. Die erste Gruppe, von welcher wir übrigens

---

[1]) Ich habe das Originalmaterial für die Zahlen dieser Tabelle der Güte Seiner Exzellenz des Herrn Gallini, Unterstaatssekretär im Justizministerium, zu verdanken.

schon bei Gelegenheit der Totgeburten gesprochen haben, zeigt deutlich die Notwendigkeit einer energischeren Fürsorge für Schwangere. Die Zahlen der zweiten Gruppe, welche in Italien höher sind als bei vielen anderen Nationen, bilden die Grundlage, auf welcher sich die Arbeit der Fürsorge für Säuglinge aufbauen muß. Die Krankheiten des Verdauungsapparates sind zwar eine unvermeidliche Beigabe des ersten und zweiten Lebensjahres, aber die Mortalitäts- und Morbiditätsziffern, welche Italien in bezug auf Verdauungskrankheiten aufweist, sind viel zu hoch: aus einer Rundfrage über die Morbidität von etwa 2000 legitimen Säuglingen, welche in der Poliklinik der Kinderklinik in Florenz vorgestellt wurden, geht hervor, daß die Säuglinge mit Verdauungskrankheiten 51% der Vorgestellten ausmachten!

. Die Erfahrung hat jetzt jeden Pädiater wie jeden, der sich eingehender mit dieser Materie beschäftigt, gelehrt, daß es mit den heute bestehenden wissenschaftlichen Kenntnissen bei Befolgung der hygienischen Ernährungsregeln möglich ist, der Gefahr der Verdauungsstörungen sogar bei solchen Säuglingen vorzubeugen, welche wegen schwerer erblicher Belastung am meisten dazu prädisponiert sind. Darum ist unser Programm uns klar und deutlich vorgeschrieben: einerseits Fürsorge für Schwangere, Gebärende und Wöchnerinnen; andererseits Kampf gegen die Unwissenheit und gegen die Irrtümer bei der Auferziehung des Kindes.

Italien, welches schon mit den in Tabelle 7 angeführten großen Resultaten gezeigt hat, was es in bezug auf den ersten Teil dieses Programms für Säuglingsfürsorge leistet, hat jetzt auch angefangen, vollkommen die Wichtigkeit des zweiten Teils des Programms zu verstehen, und in den letzten wenigen Jahren hat es sich so intensiv auf diesem Gebiete betätigt, daß die Fortschritte gerade dadurch größer erscheinen, daß Italien im Vergleich zu anderen Nationen diese Tätigkeit spät begonnen hat.

Gegenwärtig in Italien bestehende Einrichtungen zum Schutze der Mütter und Kinder außerhalb der Findelhäuser.

Mutterschaftskassen (Casse di maternità).

Man kann sagen, daß der erste Keim der Mutterschaftskassen in den Frauenvereinigungen für gegenseitige Hilfe entstanden ist. In Mailand bestand seit 1862 z. B. eine Mutterschaftssektion (Sezione speciale di maternità), welche der nationalen Vereinigung der Arbeiterinnen für gegenseitige Hilfe (Associazione nazionale di mutuo soccorso delle donne operaie) angehörte. Aber die erste wirkliche Mutterschaftskasse wurde in Turin im Jahre 1895 gegründet mit dem Zwecke, die Schwangeren vor und während der Geburt und das Kind während seines ersten Lebensjahres zu unterstützen[1]. Später entstanden, immer auf private Initiative, zahlreiche Mutterschaftskassen in anderen Städten und auch in vielen Bezirkshauptorten. Das Hauptprinzip der Kassen besteht meist darin, daß die Mitglieder der Kasse einen mehr oder minder geringen Beitrag bezahlen, aber daß die Hauptfonds für die Unterstützungen gewöhnlich durch die Privatwohltätigkeit des Gründungskomitees oder durch den Beitrag der Gemeinden aufgebracht werden.

---

[1] In der geschichtlichen Darstellung darf unter den Privatvereinigungen, welche den Zweck verfolgen, die Mütter während der Geburt zu unterstützen, nicht unerwähnt bleiben: die Compagnia delle partorienti (Vereinigung für Gebärende), welche in Turin im Jahre 1752 gegründet wurde. Siehe Flamini, Assistenza sanitaria infantile, S. 109.

Die staatliche Mutterschaftskasse ist nach einem Projekt des Ministers Cocco - Ortu vom März 1909 durch Gesetz am 17. Juli 1910 eingerichtet worden und endlich im April 1912 in Kraft getreten. Der Zweck ist, die Arbeiterinnen, für welche das Gesetz über die Frauen- und Kinderarbeit gilt, im Fall der Geburt oder des Aborts zu unterstützen. Der Fonds, aus welchem die Unterstützungsquote von 40 Lire für die gebärende Arbeiterin entnommen wird, wird gebildet aus den jährlichen obligatorischen Beiträgen der Arbeiterinnen selbst, einem ebenfalls obligatorischen Beitrag des Unternehmers oder Industriellen und einer Quote von 10 Lire, welche in jedem Falle vom Staat gewährt wird.

Die Privatmutterschaftskassen gehen meistens über die Unterstützungshöhe der staatlichen Mutterschaftskasse hinaus, denn sie gewähren die Unterstützung nicht nur während des Wochenbettes, sondern auch während der letzten Schwangerschaftswochen, welche im Gesetz über die Frauenarbeit bis jetzt nicht berücksichtigt sind. Außerdem verschaffen die privaten Kassen einen viel wichtigeren Vorteil, als es die einfache Geldunterstützung ist: sie gewähren ihren Mitgliedern ärztliche Überwachung und genügende Belehrung auch während der Schwangerschaft. So übt man zugleich mit dem Schutz der Mutter auch Säuglingsfürsorge aus, indem man dem Kinde eine regelmäßigere Entwicklung gewährleistet und günstigere Bedingungen für das Stillen schafft[1]).

Ein weiterer Vorwurf gegen die Staatskasse[2]) begründet sich darauf, daß diese die Unterstützung auch im Falle des Aborts gewährt: Bei den heutigen modernen Zuständen würde der Abort, welcher ohnehin genug gewünscht und begünstigt wird, dies noch mehr sein, wenn Arbeitgeber und Staat auch noch die durch ihn hervorgerufenen Kosten bezahlten.

Wie dem auch sei, die Einrichtung der staatlichen Mutterschaftskasse bildet auf alle Fälle ein wichtiges Glied in der Kette der Maßnahmen der Säuglingsfürsorge, und man kann sicher sein, daß ihr Zusammenarbeiten mit den privaten Mutterschaftskassen einen großen Vorteil mit sich bringen wird, um so mehr, als die letzteren eine nationale Vereinigung gebildet haben und als ihre Arbeit der großen Anzahl von Frauen zugute kommt, welche in dem Gesetze über die Frauenarbeit nicht berücksichtigt sind.

Unterstützung der Wöchnerinnen (Sussidi alle puerpere).

Dieser Zweig der Fürsorge ist einer der ersten gewesen, welchen die Privatinitiative zugunsten der armen legitimen Mütter kultivierte; schon im Jahre 1880 bestanden im ganzen Königreiche 83 derartige Institutionen, welche bis zum Jahre 1900 auf 61 herabsanken. Dieses Herabsinken ist der Zunahme der Mutterschaftshospize und anderer vollständigerer Fürsorgeinstitutionen, z. B. der Mutterschaftskassen, zuzuschreiben.

Nach dem jetzigen Gesetze dürfen die in der Industrie und in sonstigen Etablissements beschäftigten Wöchnerinnen (Art. 6 des Gesetzes[3]) über die Frauen- und Kinderarbeit, dessen erstes Projekt in das Jahr 1873 fällt) frühestens 3 Wochen nach der Entbindung die Arbeit wieder aufnehmen. Diese Vorschrift des Gesetzes ist auch für das neugeborene Kind von größter Wichtigkeit,

[1]) G. Resinelli, La cassa di assistenza per la maternità. L'Unione sanitaria toscana, anno I, n. 2, 1910.

[2]) G. Gelli, La cassa di maternità di Stato e le casse di previdenza e di assistenza per la maternità di iniziativa privata. L'Unione sanitaria toscana, anno III, n. 4, 1912.

[3]) Ich verweise auf Text und Übersetzung im Abschnitt III, „Gesetze und Verfügungen".

da dieses eher von der Mutter gestillt und von ihr wenigstens in der ersten Zeit seiner Existenz sorgsamer gepflegt wird. Aber bis jetzt brachte diese Vorschrift Nachteil für die Wöchnerinnen, welche immer versuchten, sie zu umgehen, da sie den plötzlichen Lohnverlust schlecht ertragen konnten oder sich diesem Verlust nur gezwungen und ungern unterwarfen. Es ist zu hoffen, daß es der staatlichen Mutterschaftskasse, den anderen bereits in einigen staatlichen Etablissements eingeführten Mutterschaftskassen und den obengenannten Privatmutterschaftskassen gelingen wird, ganz oder wenigstens fast ganz den gefürchteten Verlust der Arbeitstage zu ersetzen und daß der Artikel endlich die Vorteile bringen wird, welche der Gesetzgeber bei der Aufnahme ins Gesetz im Auge hatte.

Auch in diesem Falle wie in so vielen anderen scheint die Lösung des Problems im wesentlichen auf finanziellem Gebiete zu liegen, und es werden bei der Lösung Schwierigkeiten und Einwände von seiten der Arbeiterinnen ebenso wenig fehlen wie von seiten der Industriellen, denen sicher der neue Beitrag unangenehm sein wird.

Gebäranstalten (Ospizi ed istituti di maternità).

Diese Institution geht in Italien fast bis zum Beginn der Hospitalsbehandlung zurück. Tatsächlich berichtet Decio in seinem prachtvollen Werk[1]), daß man bis zum Jahre 1200 im Hospiz Broglio in Mailand außer den Findlingen auch die Schwangeren aufnahm. Aber die Dokumente, welche wir aus dieser Zeit besitzen, sind etwas zweifelhaft, während die Aufnahme von Gebärenden im Hospitale del Broglio in Mailand unzweifelhaft in der zweiten Hälfte des 15. Jahrhunderts ausgeübt wurde, wenn auch die Hilfe bei der Geburt nur von seiten der Vorsteherinnen und Hebammen, ohne Zuziehung von Ärzten, gewährt wird.

Später gründete Lucrezia D'Este, Schwester des Herzogs Alfonso D'Este, im Jahre 1580 in Ferrara eine Gebäranstalt mit dem Zwecke, ledige Schwangere dort aufzunehmen. Es scheint aber, als ob der Zweck der Aufnahme nicht in erster Linie die Fürsorge für die Gebärende und Wöchnerin gewesen sei, sondern daß man, wie Grillenzoni[2]) berichtet, in diesem Hause, welches den Namen Santa Maria del Soccorso trug, die armen Frauen hauptsächlich deswegen aufnahm, um sie zum christlichen Leben zurückzuführen.

In Rom öffnete das Hospiz San Rocco seine Pforten im Jahre 1608 den Gebärenden, anscheinend mit der Absicht, auch die Legitimen zu unterstützen; aber „da dort", wie Morichini[3]) berichtet, „ohne Unterschied alle aufgenommen wurden, welche sich verbergen wollten, so war die Folge, daß es den Anständigen widerstrebte, mit jenen anderen die Räumlichkeiten zu teilen; darum scheuten sie sich, diese nützliche Institution zu benützen und zogen vor, in ihren elenden Wohnungen die ganze Schwere und die ganzen Unbequemlichkeiten der Geburt auszuhalten". Sicher ist, daß im Jahre 1865 der Papst Pius IX. verordnete, daß in der Gebäranstalt ein besonderes Hospiz für die armen legitimen Gebärenden errichtet werde, welches er aus eigenen Mitteln reichlich beschenkte. Diese notwendige Gründung wurde, als letztes Beispiel

---

[1]) C. Decio, Notizie storiche sulla ospitalità e didattica ostetrica Milanese. Pavia 1906.

[2]) Grillenzoni, Intorno all'ospizio esposti e partorienti di Ferrara. 1861 e Annali di medicina, Vol. XXXVIII; S. 528.

[3]) C. L. Morichini (Cardinale), Degli istituti di carità in Roma. 1870. Edizione novissima, S. 138.

der öffentlichen Wohltätigkeit im päpstlichen Rom, der Geschichte durch einen Gedenkstein überliefert, dessen Inschrift lautet:

PIVS IX. PONT. MAX.
HONESTIS FOEMINIS INOPIA LABORANTIBVS
SEMOTVM A CAETERIS AEGRIS CONCLAVE APERVIT
VBI PARTVBVS COMODE LEVARENTVR
SIMVL PVERPERII TEMPVS EXPLERINT
NOVA AEGESTATI MISERANDAE BENEFICIA LARGITVS
ANNO MDCCCLXV. SAC. PRINCIP. XIX[1]).

In Florenz wurden auf Initiative und mit Beihilfe des Priesters Filippo Franci im Jahre 1679 einige Zimmer eines Waisenhauses zu dem Zwecke bestimmt, ledige Schwangere aufzunehmen. Der Großherzog Cosimo III. ließ dann im Jahre 1704 zu diesem Zwecke eine Abteilung von 12 Betten einrichten. Aber bis zur Gründung der jetzigen Gebäranstalt (1815) war nichts für die verheirateten Gebärenden geschehen. Sogar war es, wie Passerini (op. cit.) bezeugt, absolut verboten, sie in den Hospizen aufzunehmen, aus welchen sie mit einer uns heute fast unbegreiflichen Inhumanität ausgestoßen wurden, sobald man entdeckte, daß sie schwanger waren.

Die wirkliche und geeignete Form einer Gebäranstalt, welche den Zweck verfolgt, den verheirateten wie den ledigen (den sog. „occulte") Müttern gynäkologische und geburtshilfliche Fürsorge angedeihen zu lassen, ist neueren Datums. Tatsache ist, daß im Jahre 1900 nur 22 Gebäranstalten existierten, fast alle in Universitätsstädten. In den letzten Jahren jedoch hat die Mütterfürsorge einen größeren Aufschwung genommen, da die Kommunen und die Provinzen ihre Mithilfe gewähren, um ihren Verpflichtungen in bezug auf diesen Teil der Hospitalfürsorge für Arme nachzukommen, zu welcher sie durch Art. 3 des Gesetzes vom 22. Dezember 1888 [jetzt Art. 3 des einzigen Textes der Sanitätsgesetze[2])] verpflichtet waren. Hierdurch wurden in allen Provinzhauptstädten, ja sogar in anderen Städten geringerer Wichtigkeit Gebäranstalten oder wenigstens Gebärabteilungen gegründet.

In ihnen wird, hauptsächlich unter Mitwirkung der Universitätskliniken, die Fürsorge in regelmäßiger und energischer Arbeit mit guten Resultaten durchgeführt und kommt ebenso gut den Schwangeren und Gebärenden als auch den Neugeborenen zugute.

In den meisten Gebäranstalten wird die Fürsorge für die Frauen Tage und Wochen vor und nach der Entbindung ausgeübt, und in der Fürsorge für den Neugeborenen ist die ärztliche Belehrung außerordentlich nützlich, besonders für die Stillpropaganda und für die Überwachung des Stillens.

Für die bedürftigen verheirateten oder ledigen Frauen wird die Ausgabe für ihren Aufenthalt in der Gebäranstalt wie bei den Kranken von den Kommunen bezahlt, für die anderen beträgt die Ausgabe 2—4 Lire pro Tag.

Geburtshilfliche Stationen (Guardie e soccorsi ostetrici).

Auf S. 484 dieses Kapitels haben wir gesehen, wie diese Formen der Mutterfürsorge bereits gegen Ende des 18. Jahrhunderts und da schon zu dem be-

---

[1]) Papst Pius IX. hat im 19. Jahre seines Pontefikats durch neue Schenkungen den armen ehrbaren Frauen ein von den anderen Kranken getrenntes Hospiz eröffnet, damit sie bei der Geburt bequem unterstützt würden und dort auch die Zeit des Puerperiums zubringen könnten.

[2]) Siehe Abschnitt III „Gesetze und Verfügungen".

sonderen Zwecke das Leben der Kinder zu schützen, bestanden. Die moderne
Guardia ostetrica, welche zuerst in Mailand im Jahre 1887 eingeführt wurde,
ist eine Station zu eiliger Hilfe für Gebärende. Die Guardie sind gewöhnlich
den freiwilligen ärztlichen, sowie den Gebärkliniken angeschlossen. Im Jahre
1909 fand in Mailand der I. Kongreß der Guardie ostetriche statt; es waren dort
die Delegierten von 14 derartigen Institutionen des Königreichs zusammen-
gekommen, welche zumeist von den Kommunen zur Fürsorge für arme Gebärende angestellt waren und im ganzen, vom Jahre 1887 bis 1910, 45 512 Besuche mit 19 000 Operationen geleistet hatten.

Mütterasyle (Asili materni).

Es sind dies Institutionen, welche in neuerer Zeit in einigen Hauptstädten
gegründet worden sind; sie verdanken ihr Entstehen der Initiative der Privatwohltätigkeit, manchmal der Tätigkeit von Frauenkomitees. Der Zweck ist,
die ledigen Mütter auch moralisch außerhalb der Gebärkliniken zu unterstützen, ihnen einerseits bei der natürlichen Aufziehung und der Anerkennung
ihrer Kinder und andererseits bei der eigenen sittlichen Aufrichtung zu helfen.
Diese Asyle nehmen die Frauen auch für längere Zeit vor und nach der Geburt auf; ein Beispiel ist das von Rom, welches 1903 eingeweiht wurde; andere
bestehen in Neapel, Florenz, Turin und in anderen Städten.

In Mailand existiert ein Asyl „Regina Elena", welches die Opera pia della
Guardia ostetrica im Jahre 1909 zu dem Zwecke gegründet hat, arme verheiratete
Mütter zu unterstützen. Das Asyl ist technisch und wissenschaftlich modern
eingerichtet und hat in den ersten 2 Jahren seines Bestehens 230 Frauen aufgenommen. Das Charakteristische dieser Anstalt ist eine vollständige Fürsorge für die entlassenen Frauen durch ein Komitee von Patronessen oder
Inspektionsdamen und eine Fürsorge für das Kind durch Fürsorgesprechstunden.
Der Zweck der Institution und die Aufnahmebedingungen sind aus den drei
ersten Artikeln des Reglements zu ersehen:

    Art. 1. Das Asyl „Regina Elena" hat hauptsächlich den Zweck, gesunde verheiratete
Schwangere aufzunehmen, welche infolge größter Armut und infolge der physischen und
moralischen Umstände des Milieus, in denen sie zu leben gezwungen sind, die Aufgabe
der Fortpflanzung nicht unter günstigen Bedingungen erfüllen können.
    Art. 2. Gewöhnlich können die armen Frauen im achten oder neunten Monat ihrer
Schwangerschaft aufgenommen werden.
    Art. 3. Es können weder ledige Schwangere, noch erkrankte verheiratete Schwangere
oder Verheiratete, bei denen die Geburt bereits begonnen hat, aufgenommen werden; für
diese existieren andere Institutionen.

Fürsorge mit Hilfe der Hebammen (Assistenza per mezzo delle levatrici).

Alle Fragen, welche diesen Zweig der Fürsorge für Mütter betreffen, gehören direkt zur Fürsorge für Säuglinge. Man ist im allgemeinen der Meinung,
daß das Gebiet, auf welchem die Hebamme hauptsächlich Einfluß hat und Für-
sorgedienste leisten kann, die sog. intrauterine Säuglingsfürsorge sei; aber auch
noch ein anderes Gebiet fällt hauptsächlich ihr zu, ein Gebiet von größter Wichtigkeit in der Säuglingsfürsorge: die Hebamme ist — hauptsächlich in den
niederen Klassen, manchmal auch in den höheren Klassen — die einzige Beraterin, welche nicht nur über das Eingreifen des Arztes und das Verhalten in
den letzten Schwangerschaftsmonaten zu Rate gezogen wird, sondern auch
meistens die Person ist, welche über die Möglichkeit oder Unmöglichkeit des
Stillens zu entscheiden hat. Es kommt aber nicht selten vor, daß die Gründe,

auf welche sich das Urteil der Hebamme aufbaut, einer genügenden Unterlage von Kenntnissen entbehren, und so hängt das Schicksal der Neugeborenen, welche der Kinderarzt dann nach 1, 2 oder mehr Monaten in Behandlung erhält, oft von Zufälligkeiten ab, an welchen, wenn auch meist ohne böse Absicht, die Hebamme schuld ist. Solche Zufälligkeiten sind z. B.: die bequeme und ungerechtfertigte Annahme einer Amme oder der künstlichen Ernährung; für den ersten Fall die Wahl einer nicht guten Amme, für den zweiten Fall einer fehlerhaften Technik; fehlerhafte Diät und Therapie entweder für die Mutter oder das Kind oder auch Nachlässigkeit.

Das Bildungsniveau dieser Helferinnen ist, immerhin Ausnahmen zugegeben, ein zu niederes für die wichtige Mission, welche sie erfüllen müssen. Die außerordentlichen Vorteile, welche eine höhere Ausbildung der Hebammen zeitigen würde, gehen übrigens deutlich aus den glänzenden Resultaten der wenigen hervor, deren Bildungsniveau und Intelligenz eine höherstehende Arbeit möglich macht. Alle Kliniker, Direktoren von Gebäranstalten, alle mit der Geburtshilfe Vertrauten betonen schon lange die Notwendigkeit einer größeren Beschränkung der Hebammen in ihrer Arbeit oder einer besseren Ausbildung derselben vor Gewährung des Diploms. In dieser Beziehung ist in den größten Gebäranstalten in Erwartung einer durchgreifenden Reform schon mancher Fortschritt gemacht worden, und die Hebammen selbst wünschen eine bessere Ausbildung, da sie davon die Hebung ihrer Stellung erwarten. So ist z. B. für diejenigen, welche sich für Säuglinge interessieren, von Wichtigkeit zu wissen, daß in einigen Institutionen (z. B. in der von Turin, Direktor Vicarelli) bereits in das öffentliche Hebammenprogramm die Säuglingspflege aufgenommen worden ist und daß die Hebammen in Theorie und Praxis eingeführt werden.

Unterstützungen mittels Geldverteilung an stillende Mütter und kommunalem Ammenbureau. (Sussidi a latte e baliatici comunali).

Diese Arten der Fürsorge bilden den Übergang zwischen der Mutterfürsorge und Säuglingsfürsorge. Sie sind in unseren Kommunen die verbreitetsten Fürsorgearten, aber im Anfange hatten sie den großen Fehler, mehr eine Art Almosen für die Mütter als ein wirkliches Fürsorgemittel für die Kinder darzustellen. Die kolossalen Summen, welche die Kommunen und Wohltätigkeitskongregationen für das sog. „baliatico"[1]) zugunsten der armen legitimen Kinder verteilen, sind nur in denjenigen Städten von wirklichem Nutzen, in welchen neben der einfachen monatlichen Verteilung der Unterstützung, welche der Mutter während der Säuglingszeit des Kindes helfen soll, eine wirklich geeignete Institution, nämlich das kommunale Ammenbureau (ufficio comunale per il baliatico) eingerichtet wurde. Die Mütter, welche eine Unterstützung verlangen, indem sie erklären, nicht stillen zu können oder die Hilfe nötig haben, werden von einer Kommission von Spezialisten, welche in einigen Kommunen angestellt sind, in anderen die Arbeit unentgeltlich entrichten, besucht. Die Beratungsstunden, die Mahlzeiten für Mütter, die Überwachung der mit kommunaler Unterstützung oder ganz auf Kosten der Kommune bei stillenden Pflegefrauen untergebrachten Kinder sind die Hauptmittel, welche die Arbeit dieser Institutionen ergänzen und ihren Nutzen erhöhen. Ohne diese Überwachung würde das Abgeben von

---

[1]) „Baliatico" ist nach einer Definition von Dr. Dotti eine Institution zur Versorgung mit Ammen für Arme.

Geld zur Bezahlung der Ammen eher schädlich sein, weil es für die Mutter einen zu bequemen Vorwand bildet, nicht zu stillen, und das kleine monatliche Almosen von 5 oder 10 Lire, welches die geringere Arbeitsfähigkeit der stillenden Mutter ausgleichen und dem Kinde Beinahrung oder der Mutter selbst Lebensmittel verschaffen soll, würde wohl in den meisten Fällen ohne direkten Vorteil für den Säugling dazu verwendet werden, das Loch im Familienbudget auszufüllen, das durch das Elend und nicht selten durch das Laster entstanden ist.

Im Jahre 1880 bestanden, wie aus dem Bericht von Schanzer an das Ministerium des Inneren hervorgeht[1]), 19 solche anerkannte Institutionen im Königreiche, 1902 waren es 51, mit einem Jahresbudget von etwa 300 000 Lire, welche 8000 Säuglinge unterstützten. Trotz dieser Institutionen jedoch fingen die Wohlfahrtskongregationen, welche durch den Art. 3 des Gesetzes vom 17. Juli 1890 über Wohlfahrtspflege obligatorisch in allen Kommunen des Reiches eingerichtet wurden, an, die Fürsorge für legitime Säuglinge als Armenfürsorge im allgemeinen anzusehen, obgleich aus keinem Artikel des Gesetzes abzuleiten ist, daß eine solche Fürsorge obligatorisch sei; so gewährten im Jahre 1902 von 8259 Kommunen 3118 Kommunen den armen Müttern Unterstützungen. Die einzige Gesetzesbestimmung, welche auf legalem Wege die Fürsorge für legitime Säuglinge durch die Kommune verbesserte, war der Art. 6 des Gesetzes vom 18. Juli 1904 (siehe Abschnitt III), in welchem die Wichtigkeit einer Fürsorge für legitime Säuglinge anerkannt wird, indem man ihnen ein Drittel der Renten derjenigen öffentlichen Wohlfahrtsinstitutionen zuerkennt, welche bei der Verteilung ihrer Unterstützungen keinen bestimmten Zweck verfolgen. Ein weiterer Beweis für die Wichtigkeit der Unterstützung wurde dann durch den Art. 45 des Reglements obigen Gesetzes geliefert, welcher der Provinzial-Wohlfahrtskommission die Aufgabe stellte, Föderationen zwischen den Säuglingsinstitutionen zu veranlassen; außerdem zielt auf solche Unterstützungen auch der Art. 19 des Gesetzentwurfes für Kinderfürsorge hin, welcher vom Senat im Jahre 1907 (siehe Abschnitt III) angenommen wurde. Durch diesen Artikel ist die Fürsorge für legitime und anerkannte Kinder durch den starken Zuschuß, welchen der Staat zu diesem Zwecke gewährt hat, bedeutend gefördert worden; übrigens haben schon im Jahre 1898 die Vertreter der Provinzen in Turin und im Jahre 1905 in Neapel[2]) diese Art der Fürsorge außerordentlich empfohlen. Durch alles dies wurde die Institution des „baliatico" bedeutend gefördert und verbreitete sich sogar bis in die kleinsten Kommunen.

Aber die besten Institutionen sind in Italien noch mehr wie in anderen Ländern erst in dem letzten Jahrzehnt entstanden. In Rom wurde eine derartige offizielle Institution infolge einer Verordnung des Stadtpräfekten eingerichtet. Diese Verordnung bestimmte, daß alle Ammen und arme stillende Mütter vom städtischen Gesundheitsamte untersucht werden müßten; daß alle Sanitätsbeamten der Kommunen, in welchen legitime, von der Wohlfahrtskongregation unterstützte Kinder und illegitime Kinder aus dem Findelhause und anderen Institutionen zu stillenden Pflegefrauen gegeben waren, mindestens einmal im Monat Amme und Kind besuchen müssen. Diese Überwachung der Ammen welche so vom Präfekten aus eingerichtet worden war, erstreckte sich später, im Jahre 1905, auch auf die Ammen, welche dem Publi-

---

[1]) Schanzer, Rilevamento statistico amministrativo della assistenza all'infanzia. Roma 1905.

[2]) Calisse, Relazione e voti di modificazione sul progetto di legge per l'assistenza agli esposti ed all'infanzia abbandonata. Roma 1908.

kum durch besondere Bureaus zur Verfügung gestellt wurden. Eine Verordnung des Bürgermeisters der Stadt Rom bestimmte, daß die Ammenbureaus eine Lizenz von den kommunalen Behörden haben müßten, daß kein Kind, auch nicht einmal provisorisch oder in eiligen Fällen, irgendeiner Amme übergeben werden dürfte, bevor dieser nicht vom Sanitätsbeamten der Kommune ihre Gesundheit bestätigt worden sei, und dies nicht vor längerer Zeit als 2 Wochen. Die Einrichtung einer ärztlichen Überwachung der Pflegestellen und Säuglinge, sowie der Fürsorgesprechstunden von seiten der Stadt, die Einrichtungen von Mahlzeiten für arme stillende Mütter, die Milchverteilung und die Unterstützung für legitime und anerkannte Kinder von seiten der Wohlfahrtskongregation haben in Rom die offizielle „Istituzione baliatica" vervollständigt, so daß mit Hilfe der zahlreichen Privatinstitutionen das Resultat erreicht wurde, welches in einer wesentlichen Abnahme der Säuglingssterblichkeit besteht [1]).

In Padua begann die Kommune im Jahre 1904 damit, einen ärztlichen Inspektor anzustellen, welcher die legitimen, bei stillenden Pflegefrauen auf Kosten der Kommune befindlichen Säuglinge zu überwachen hatte, dann wurden Fürsorgesprechstunden, Verteilung sterilisierter Milch, Mahlzeiten für Mütter eingeführt, so alle Arten der offenen Fürsorge für Säuglinge vereinigt und glänzende Resultate erreicht [2]). In Mailand, wo die „Provvidenza baliatica" durch königliches Dekret im Jahre 1897 ins Leben trat, gründete die Wohlfahrtskongregation im Jahre 1906 die sanitäre Überwachung der Pflegestellen mit 5 Fürsorgesprechstunden, welche von besoldeten Spezialisten geleitet werden. Mindestens zweimal im Monat müssen die in der Kommune Mailand wohnhaften Säuglinge, deren Müttern die Unterstützung zugebilligt wurde, vorgestellt werden. Die Unterstützung schwankt zwischen 8 und 12 Lire pro Monat; sie wird nur ausbezahlt, wenn die Betreffende einen Ausweis beibringt, welcher den Besuch der Sprechstunde konstatiert. Wenn das Kind nicht vorgestellt werden kann, weil es isoliert werden muß, so muß der inspizierende Arzt dasselbe in seinem Domizil besuchen, ohne daß er jedoch gezwungen sei, es selbst zu behandeln. Der Dienst ist durch ein vollständiges Reglement geregelt, welches für das ganze Fürsorgepersonal gültig ist; die statistischen Berichte über den Betrieb und über die Abnahme der Sterblichkeit sind bis jetzt sehr günstig [3]).

In Turin, wo nach genauen statistischen Erhebungen zwischen 1868 und 1902 eine wesentliche Zunahme der Säuglingssterblichkeit festgestellt wurde, schlossen sich durch Initiative des Dr. Caviglia allmählich die Wohlfahrtsvereinigungen zusammen, um die Säuglingsfürsorge in möglichst vollkommener Weise durchzuführen. Diesem Zusammenschluß traten auch die städtische Behörde, die Wohlfahrtskongregation, die Provinz und die Kliniken bei, und nach einem vom Kommunalrate angenommenen Statut vom Jahre 1909 organisierten sich in verschiedenen Teilen der Stadt 6 Sektionen, die von hervorragenden Pädiatern geleitet wurden. Die Säuglinge werden durchschnittlich einmal pro Woche vorgezeigt; wenn sie erkranken, werden sie nur bei Ver-

[1]) Genauere Details über die Säuglingsfürsorge in Rom sind aus dem Bericht von Spolverini auf dem II. Internationalen Kongreß für Säuglingsschutz in Brüssel 1907, zu ersehen. Es ist dort den öffentlichen Institutionen noch die Institution „Casa del latte Principessa Giovanna" (mit Fürsorgesprechstunde und Milchküche) zuzuzählen.

[2]) Zaramella, Come funziona la sorveglianza dell'allattamento presso il Municipio di Padova. VI. Congr. Pediatrico Ital. 1907.

[3]) Pezzetti, Un triennio di esercizio della consultazione per lattanti all'ispettorato IV della Congregazione di Carità di Milano. Giornale della Società italiana d'Igiene, 1910.

dauungsstörungen weiter angenommen, in den anderen Fällen werden sie den Polikliniken und Hospitälern überwiesen. Das Charakteristikum dieses Fürsorgedienstes in Turin ist die Abgabe von Milch, welche in einem besonderen Laboratorium hergestellt und im Falle erwiesener Armut der Mutter unentgeltlich ins Haus geliefert wird. Die Institution stellt nicht einen eigentlichen Kindermilchausschank dar, aber die Provenienz, die Sterilisation, der Verschluß der Flaschen (nach Raupert), die beständige Kontrolle durch das städtische Gesundheitsamt und das System des Milchtransportes nach den Wohnungen sind eine vorzügliche Garantie für gute Funktion der Einrichtung[1]).

Auch in Parma hat die städtische Wohlfahrtskongregation zusammen mit anderen Wohlfahrtsinstitutionen im Jahre 1906 die ,,Federazione per l'assistenza baliatica e materna ai bambini poveri" gegründet, welche Fürsorgesprechstunden abhält, den Kindern Milch und den Müttern Lebensmittel verteilt und das Ammenwesen reguliert.

Eine ,,Provvidenza baliatica" (errichtet 1900) und eine ärztliche Inspektion der Pflegestellen, welche die städtische Kongregation im Jahre 1908 einrichtete, besitzt auch Bergamo. Es sind dort gute Resultate erzielt worden.

Mütterspeisungen (Refezioni alle madri).

Diese Institution ist die nützlichste und logischste Umänderung der Unterstützungen in Geld, welche den armen Müttern, die ihre eigenen Kinder stillen, gewährt wurden. In den wenigen Städten, in denen die Mütterspeisungen existieren, sind sie fast immer den städtischen Institutionen des Baliatico angeschlossen (Padua, Bologna, Rom, Parma), oder sie entspringen der Privatinitiative, wie z. B. in Mantua, Rimini, Florenz, Capua (Istituto Nipioigienico). Die täglichen Kosten der Speisung sind in Parma 0,70 Lire, in Bologna 0,75 Lire, in Rimini sehr gering (40—50 Centesimi): die Mahlzeit besteht in 200 g Brot, 300 g Milch, 20 g Zucker, 20 g Kakao. Langsam nur dehnt sich diese Institution aus, denn sie begegnet großen finanziellen Schwierigkeiten, aber nach den bis jetzt erreichten Resultaten kann man sicher sein, daß viele städtische Wohlfahrtskongregationen die Ausgabe für diese Speisungen in ihr Fürsorgebudget für legitime und anerkannte Kinder einstellen werden.

Fürsorgestellen und Säuglingspolikliniken, Mutterhilfsstellen und Milchküchen (Consultazioni e ambulatorii per lattanti, aiuti materni e gocce di latte).

Dies sind in Italien, ebenso wie anderswo, die häufigsten Säuglingsfürsorgearten. Neben den Fürsorgesprechstunden, von welchen wir gesehen haben, daß sie speziell für legitime, durch das kommunale Baliatico unterstützte Kinder eingerichtet worden sind, haben wir Beratungsstunden bei allen unentgeltlichen Polikliniken der Stadt, bei den Kinderhospitälern, bei den pädiatrischen Kliniken und bei den Gebäranstalten. Wenn die Fürsorgestellen unter Mitwirkung von Frauenkomitees funktionieren, welche neben der eigentlichen Bestimmung der Beratung den Müttern auch noch moralischen Schutz und Überwachung gewähren, so tragen sie gewöhnlich den Namen: ,,Aiuti materni" (Mutterhilfsstellen) und sind zumeist den Gebärkliniken angeschlossen. Bis jetzt hatten die Mutterhilfsstellen den Fehler, sich nur der armen legitimen Mütter anzunehmen, aber gegenwärtig entstehen neben den Mutterhilfsstellen für

---

[1]) Was die Resultate und die Einzelheiten dieser Einrichtung betrifft, siehe den Bericht von G. Casalini, Il Dispensario per lattanti di Torino, cenni storici, organizzazione e risultati del primo periodo. Turin 1911.

verheiratete auch solche für ledige Mütter, welche neben den Unterstützungen und der Belehrung für die Ernährung des Säuglings sich auch noch für die Anerkennung der Kinder durch die Mütter bemühen und so die beste der moralischen Missionen, welche das moderne Findelhaus auf sich genommen hat, kräftig unterstützen. Von solchen Mutterhilfsstellen existiert neben denjenigen für legitime Mütter eine vorbildliche in Florenz, welche schon vorzügliche Resultate ergeben hat. Was die Mutterhilfsstelle für Legitime betrifft, so ist diese im Jahre 1900 gegründet worden und stellt die erste in Italien gegründete Fürsorgesprechstunde nach dem Typus Budin dar; die Mutterhilfsstelle für Illegitime ist die beste Institution für jene Kategorie von Müttern, welchen bis jetzt, abgesehen von der Fürsorge durch die Findelhäuser, die Gesellschaft jede Berücksichtigung verweigerte.

Die Milchküchen (im Sinne der eigentlichen Milchküche, welche es sich zur Aufgabe macht, zum Zwecke des Allaitement mixte und der künstlichen Ernährung Milch zu bereiten und zu liefern) haben in Italien keine große Ausbreitung erreicht, oder wenigstens ist ihr Wirkungsgebiet ein kleineres wie in allen anderen Nationen, da die arme Frau in Italien größere Neigung zeigt ihr Kind zu stillen. Sogar der Name „Goutte de lait" existiert kaum in Italien oder er hat sich mit den anderen ausgedehnteren Säuglingsinstitutionen fusioniert, wie z. B. Mutterhilfsstellen oder Pflegestellenüberwachung usw.

Überwachung des Ammenwesens (Sorveglianza dell'allattamento mercenario).

Das Ammenwesen ist in Italien sehr verbreitet, und dies ist sicher einer der Gründe, warum die künstliche Ernährung bei uns viel weniger verbreitet ist. Wenn wir die wenigen Bestimmungen betreffend Ammenernährung der Findlinge und diejenigen, welche wir oben bezüglich des kommunalen Pflegekinderwesens der großen Städte gesehen haben, ausnehmen, so kann man sagen, daß die offizielle Fürsorge für das einer bezahlten Amme übergebene Kind nur in einem Zirkular des Ministeriums des Innern an die Präfekten (Gazzetta ufficiale 23. XII. 1902), und zwar in unvollständiger Weise, Beachtung findet und übrigens auch im Art. 10 des in dem Abschnitt III „Gesetze und Verfügungen" wiedergegebenen Gesetzesvorschlags.

Ganz besonders wäre für die Überwachung der Ernährung auf dem Lande, wo die Kinder meistens nach den Gewohnheiten und dem Aberglauben vergangener Jahrhunderte mit dem durch viele Rundfragen bekannt gewordenen Resultate aufgezogen werden, die Einrichtung kompetenter Überwachungskomitees wenigstens für die größten Landbezirke nötig.

Krippen und Stillstuben in Fabriken (Crèches o Presepi e sale di allattamento presso le fabbriche).

Diese Institutionen bilden den Übergang zwischen der sog. offenen und der geschlossenen Säuglingsfürsorge. Im Jahre 1880 bestanden im ganzen Königreiche 20 Krippen, im Jahre 1902 33; die erste in Italien gegründete Krippe war die Mailänder Krippe „Laura Mantegazza" aus dem Jahre 1850, also kurz nach der ersten aller Krippen der Welt, nämlich der im Jahre 1844 von Marbeau gegründeten Krippe in Paris. Weitere Krippen wurden in Italien gegründet: in Verona 1855, in Turin 1859, in Rom und in Vigevano 1871, in Como 1873, in Genua und in Cremona 1874, in Bergamo 1876, in Venedig 1879, in Schio 1878; weiterhin noch in Parma, in Brescia, in Bologna, in Florenz, in Ferrara, in Mantua, in Lodi usw.

Da diese Institutionen während der Tagesstunden für den Unterhalt der Kinder mit einem Kostenaufwand sorgen müssen, welcher meistens den Verdienst der Mutter, welche zur Arbeit geht, übersteigt, so verdienen sie, wie einige Autoren behaupten, keine Ermutigung. Tatsächlich scheinen die Stillstuben für Mütter, welche in Fabriken angestellt sind, besser dem Zwecke zu dienen, welchen sich die Säuglingsfürsorge vorgenommen hat, und dies um so mehr, da im allgemeinen die Krippen die Kinder nach den ersten Lebensmonaten und sogar bis zu 3 und 4 Jahren aufnehmen und so den Namen „Asyle für Säuglinge und entwöhnte Kinder" annehmen.

Die Stillstuben für Fabrikarbeiterinnen stellen tatsächlich die einfachste und billigste Art der Fürsorge dar, da sich in ihnen die Kosten auf die Überwachung der Kinder, die hygienischen Maßregeln und die Säuberung und Instandhaltung der Wäsche beschränken. Gewöhnlich sind die industriellen Etablissements, welche Stillstuben (durch Privatinitiative bereits seit mehr als 20 Jahren bestehend) einrichten, die großen Baumwollspinnereien, Wollspinnereien und Papierfabriken.

Nach dem im Jahre 1902 angenommenen Gesetz über die Frauen- und Kinderarbeit (siehe Abschnitt III „Gesetze und Verfügungen") müßten Stillstuben in allen Fabriken mit wenigstens 50 Arbeiterinnen eingerichtet werden, und es hat nicht an Direktoren und Besitzern von Fabriken gefehlt, welche mit Eifer dem Willen des Gesetzes nachkamen.

Die besten Zusammenstellungen von statistischen Daten, auf die am meisten Wert gelegt werden kann, sind die der Tabakmanufakturen. Ich habe es einer von mir an die Tabakmanufakturen von Florenz[1]) gerichteten Rundfrage und dem mir von der Generaldirektion der Tabakregie (Finanzministerium) zur Verfügung gestellten Material zu verdanken, daß es mir möglich ist, in diesem Falle detailliertere Nachrichten zu geben. Bei der Tabakmanufaktur von Chiaravalle hat man schon vor 25 Jahren, also noch viele Jahre vor dem obengenannten Gesetze, für die Unterbringung der Säuglinge während des Tages gesorgt. Später wurden die Fabrikkrippen auch in den Tabakmanufakturen von Turin, Rom, Mailand, Modena, Sestri Ponente, Lucca usw. eingerichtet.

Das Studium der Geburtenhäufigkeit bei den Arbeiterinnen der verschiedenen Industrien in Italien wird durch eine im Jahre 1903 vom Arbeitsamte gemachte Rundfrage ermöglicht, welche damals den Zweck verfolgte, für die Arbeiten über die Mutterschaftskasse eine Grundlage zu schaffen[2]). Der Koeffizient der Geburten auf 1000 Arbeiterinnen unter 55 Jahren war nach dieser Rundfrage durchschnittlich $45^0/_{00}$, während sich der Koeffizient der Arbeiterinnen der Tabakmanufakturen bedeutend höher, d. h. auf etwa $150^0/_{00}$ stellt, wie dies aus der gegenüberstehenden statistischen Tabelle, welche der Generaldirektor der Tabakregie mir zu publizieren erlaubte, hervorgeht.

Die Anzahl der Arbeiterinnen in gebärfähigem Alter, auf welche die Tabelle Bezug hat, beträgt ungefähr 10 000; in allen 3 Jahren war das gebärfähigste Alter zwischen dem 22. und 23. Lebensjahre.

Die im Verhältnis am meisten besuchte Krippe war in den zwei letzten Betriebsjahren die von Rom, denn sowohl in der Zeitperiode 1908—1909 als auch 1909—1910 haben etwa zwei Drittel der in diesen Jahren geborenen Kinder die Institution benützt.

---

[1]) G. A. Dotti, L'allattamento materno presso gli opifici e le fabbriche del Comune di Firenze (Inchiesta sulle condizioni dell' infanzia in Firenze). 1909.

[2]) Siehe die Publikation des Arbeitsamtes „Basi tecniche di una Cassa di maternità" Rundfrage betreffend die Anwendung des Art. 6 des Gesetzes vom 19. Juni 1902.

Statistik der Geburten bei den Akkordarbeite innen der Tabakmanufakturen während der Geschäftsjahre:

Alter der Wöchnerinnen Lebensjahre	1907—1908		1908—1909		1909—1910	
	Anzahl der Geburten	Prozentsatz für jedes Alter und Prozentsatz auf alle Arbeiterinnen unter 55 Jahren	Anzahl der Geburten	Prozentsatz für jedes Alter und Prozentsatz auf alle Arbeiterinnen unter 55 Jahren	Anzahl der Geburten	Prozentsatz für jedes Alter und Prozentsatz auf alle Arbeiterinnen unter 55 Jahren
55	1	0,59	—	—	—	—
54	—	—	—	—	—	—
53	—	—	1	0,52	—	—
52	—	—	—	—	—	—
51	—	—	1	0,45	—	—
50	—	—	1	0,41	—	—
49	—	—	—	—	1	0,63
48	3	1,67	—	—	—	—
47	1	0,57	—	—	—	—
46	2	2,15	1	1,54	1	2,04
45	2	3,03	1	1,89	2	1,71
44	5	9,25	3	2,42	4	2,33
43	2	1,58	7	3,91	9	4,74
42	12	6,55	7	3,54	14	6,28
41	18	8,91	12	5,13	9	5,56
40	16	6,69	14	8,09	9	6,67
39	13	7,10	11	7,80	7	6,86
38	15	9,80	17	16,19	11	12,79
37	14	12,38	8	8,99	7	7,78
36	10	10,86	11	11,96	20	13,16
35	14	14,58	34	21,25	30	17,34
34	33	19,76	27	15,43	24	10,96
33	42	23,33	40	18,02	41	23,56
32	38	17,04	29	16,48	42	18,92
31	43	24,43	63	28,25	73	19,94
30	43	19,45	94	25,41	94	22,93
29	92	24,86	99	23,74	129	23,93
28	108	25,53	115	20,95	148	24,42
27	160	28,82	142	22,72	158	24,05
26	163	25,58	199	29,53	158	25,20
25	177	25,43	165	25,23	138	23,92
24	184	27,34	131	22,32	128	23,27
23	124	21,23	104	20,08	102	18,54
22	79	15,64	73	16,86	75	17,81
21	52	12,93	34	13,99	46	10,20
20	16	8,00	22	11,52	33	5,87
19	6	4,47	3	1,41	23	4,33
18	—	—	2	1,64	2	1,90
17	—	—	—	—	—	—
	1488	15,32	1471	15,28	1538	14,44

In den Kindersälen (Fig. 71) werden sowohl legitime wie illegitime Kinder von 1 Monat (d. i. von dem Tage an, an dem die Mutter gesetzlich nach der Geburt die Arbeit wieder aufnehmen darf) bis zu $1^1/_2$ Jahren aufgenommen. Für jedes Kind wird eine kleine Krankengeschichte geführt, die Mütter werden alle 3 Stunden von der Arbeit abgerufen, um ihre Kinder zu stillen. In der Krippe bleiben die Kinder von 9 Uhr vormittags bis 5 Uhr nachmittags, und auch zu Hause müssen sie von den Müttern nach ärztlicher Vorschrift gehalten werden. Der Arzt ist ein Kinderarzt; das Fürsorge- und Dienstpersonal wird aus dem

der Manufaktur ausgewählt; auch künstlich genährte Kinder werden angenommen. Die Krippe von Rom hat 70, die von Modena 60, die von Chiaravalle 42 Betten usw. Die Anzahl der Mütter, welche die Krippen benützen,
nimmt von Jahr zu Jahr wesentlich zu.

   An den Kindersaal der Tabakmanufaktur und auch an die in anderen
Etablissements ist eine Stillstube (Fig. 72) angeschlossen, in welcher außer den im
Kindersaale befindlichen Kindern auch noch diejenigen gestillt werden, welche
sich die in der Fabrik beschäftigten Mütter zu jeder der bestimmten Mahlzeiten von ihrer Wohnung zur Stillstube bringen lassen.

   Dies ist bis jetzt der einzige Teil der Säuglingsfürsorge, welchen der Staat

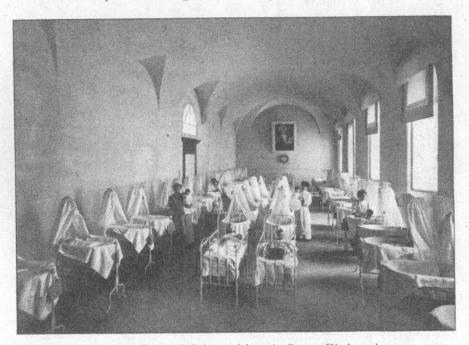

Fig. 71. Königl. Tabakmanufaktur in Rom. Kindersaal.

durch Gesetz geregelt hat und welcher vorbildlich ist. Und zum Glücke ist
gerade dieser Teil von stets wachsender Wichtigkeit, denn in allen Provinzen
Italiens nimmt die Zahl der Arbeiterinnen ständig zu.

Kinderbewahranstalten und Säuglingsasyle (Pouponnières ed asili per lattanti).

   In Italien existieren keine Heime im Sinne der Pouponnières, welche übrigens eine ganz und gar französische Einrichtung sind und sogar in Frankreich
ständig an Zahl abgenommen haben mit der Entstehung von Asylen für Säuglinge, deren Betrieb jedoch des nötigen Personals und der genauen hygienischen
Ansprüche halber wirklich vollkommen, aber auch so teuer ist, daß man ihre
Einrichtung nach dem Urteile der Fachleute der Privatinitiative überlassen
muß, da sie eine Luxus-Institution darstellen.

Das einzige stabile Asyl für legitime Säuglinge ist wohl die Opera Hercolani in Bologna, welche endlich seit diesem Jahre ein genügendes und anständiges Lokal für die aufgenommenen Kinder und für die offene Fürsorge erhalten hat, welche sie in Form einer Fürsorgesprechstunde und Mutterhilfsstelle mit einem Zuspruch von jährlich mehr als 200 Säuglingen ausübt, und zwar für legitime Säuglinge armer Mütter, welche der Istitutione del Baliatico der Wohlfahrtskongregation von Bologna, die eine der ersten in Italien war, zugehören. Ein Pädiater steht an der Spitze. Die Einzelheiten über den Betrieb des Instituts und die im Kampf gegen die Säuglingssterblichkeit erreichten Resultate sind im Jahresbericht des Direktors zu finden[1]).

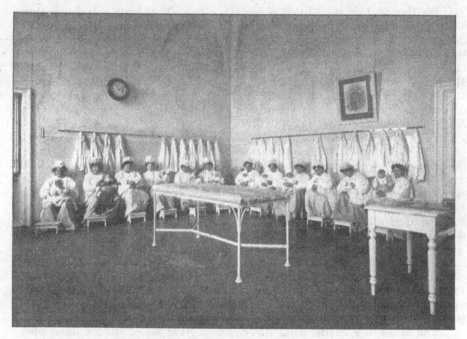

Fig. 72. Königliche Tabakmanufaktur in Rom. Stillstube.

Säuglingshospitäler (Ospedali per lattanti).

Wirkliche und geeignete, autonome Säuglingshospitäler haben wir in Italien überhaupt noch nicht. Sogar in den Kinderkliniken fängt man jetzt erst an, besondere Abteilungen für Säuglinge mit der Ausstattung und dem Personal einzurichten, welche ihnen zukommen. Die Einrichtung dieser Abteilungen ist dadurch, daß die lokalen Verwaltungen nicht von der praktischen und wissenschaftlichen Notwendigkeit der Trennung von Säuglingen und älteren Kindern überzeugt waren, mehr erschwert worden, als durch ökonomische Fragen. Jetzt aber werden Abteilungen für Säuglinge außer in den Hauptfindelhäusern auch in verschiedenen provinzialen und städtischen Kinderkrankenhäusern eingerichtet. In dieser Beziehung können wir in kurzer Zeit einen

---

[1]) G. Finizio, Relazioni annuali dell'Opera Pia Hercolani di Bologna. 1909—1911.

wesentlichen Fortschritt erwarten, denn die private Wohlfahrtspflege zeigt
sich den Säuglingshospitälern sehr geneigt, und die Verwaltungen sind seit
einigen Jahren fest von der Notwendigkeit überzeugt, zur Direktion der
einzelnen Kinderhospitäler die in der Klinik und im Studium der Säuglinge
tüchtig bewanderten Pädiater zu berufen und so die Doktrin anzuerkennen,
welche das Fundament der pädiatrischen Spezialistik bildet.

Regelung der Milchproduktion und des Milchverkehrs.
(Stabilimenti di produzione e distribuzione del latte.)

Der Hauptschutz des Säuglings besteht in dieser Beziehung in Italien in den
Vorschriften der gesetzgeberischen und städtischen Behörden. Die wenigen,
in Italien bestehenden Musterställe und Mustermolkereien sind privater oder
kooperativer Natur, meistens für industrielle Zwecke. Nur einige Findelhäuser
besitzen eigene Kuhställe und teilen dem Publikum auch für legitime Kinder
Milch aus. Auch die Verwaltungen einiger großer Hospitäler haben seit einer
Reihe von Jahren eigene Kuhställe, welche für einen nur wenig den Durch-
schnittspreis der Milch übersteigenden Preis die Produktion von erstklassiger
Milch garantieren.

Die städtische Kontrolle, welche jetzt in allen größeren Städten existiert,
erstreckt sich hauptsächlich auf die Sauberkeit der Gefäße und die Normen
für Tuberkuloseverhütung. Die Kontrolle der biochemischen Eigenschaften
der Milch ist überall auf große Schwierigkeiten gestoßen. Die Idee der
Kommunalisierung hat hauptsächlich der ökonomischen Gefahren wegen in
Italien keine Verwirklichung zu erhoffen. Kürzlich wurde allerdings in
Mailand eine städtische Mustermolkerei für Säuglinge und kranke Kinder
eingerichtet.

Die vom Staate vorgeschriebenen Einzelheiten über die hygienischen Maßnahmen bei Lieferung und Verteilung der Milch finden sich in Art. 114 des
einzigen Textes der Sanitätsgesetze, welcher dem Gesetze vom 22. Dezember
1888 entnommen ist und in den Art. 113 und 114 des Reglements vom 3. Februar 1901 über die Überwachung der öffentlichen Hygiene und Gesundheit
(siehe Abschnitt III „Gesetze und Verfügungen").

Von seiten der Städte sind die einzelnen Hygienereglements dann ausgedehnt und bezüglich der Milchgewinnung und -verteilung verschärft worden.
Um ein Beispiel davon zu geben, bringen wir im Abschnitt III das durch den
Stadtrat von Florenz angenommene Reglement unverkürzt. Dieses Reglement
hat eine ganz besondere Wichtigkeit, weil es in einer Zeit zusammengestellt
ist, in welcher zu den Verwaltungen eine große Anzahl namhafter Persönlichkeiten der lokalen medizinischen Fakultät gehörten.

Lehrinsitute für Säuglingshygiene.

Um die Liste der Säuglingsfürsorgeinstitutionen in Italien zu vervollständigen, müssen wir des weiteren noch erwähnen: Die Entwicklung der Lehrinstitute für Säuglingskrankheiten und Säuglingshygiene.

Neben dem offiziellen Unterricht an den Universitäten bestehen Kurse in
Säuglingshygiene in den Normalschulen, in den Entbindungsanstalten (für
Hebammen) in den Volksuniversitäten, in den Kursen für Universalkultur,
in den Haushaltungsschulen, bei Wohlfahrtsinstitutionen, bei Fürsorgeinstitutionen für Mutter und Kind. In einigen Findelhäusern und ver-

schiedenen Städten bestehen Mutterschulen und Schulen für diplomierte Kinderwärterinnen. In letzter Zeit sind auch für die städtischen Lehrerinnen einige Schulen für Säuglingshygiene errichtet worden, und die im Jahre 1899 in Mailand von der Frau Dal Co[1]) angestrebte ländliche Schule für Landmädchen hat ihre Verwirklichung in dem Wanderunterricht für Säuglingshygiene gefunden, welchen Cacace im Jahre 1906 für die Landschaft Neapel gründete[2]).

Auch das Ministerium (Ravà) hat Kurse für Säuglingshygiene in Campobasso, Caserta, Catanzaro, Padua, Florenz usw. veranlaßt[3]).

Die Statistiken des Ministeriums vertiefen sich immer mehr in Einzelheiten bei der Ergründung von allem, was die ersten Lebensmonate und das erste Lebensjahr betrifft. Die Rundfragen über Säuglingssterblichkeit und die sozialen wie die wissenschaftlichen nationalen Kongresse lenken das Interesse immer mehr diesen Fragen zu.

Der erste Kongreß, welcher in Italien mit der Bekämpfung der Säuglingssterblichkeit begonnen hat, war der Kongreß der italienischen Wissenschaftler in Mailand 1844, auf welchem ,,man es lebhaft beklagte, daß man das menschliche Leben vollkommen vernachlässige, und besonders in dem Alter, welches die Unterstützung und mütterliche Sorgfalt am notwendigsten brauche'' (si deplorava vivamente che si tenesse in completo abbandono la vitalità umana, specialmente in quell' età che ha maggior bisogno di sussidio e di cure materne).

Die Versuche nationaler Gesellschaften zum Schutze der ersten Kindheit reichen bis zum Jahre 1888 mit der ,,Società italiana per la protezione dei fanciulli'', welche in Mailand gegründet wurde. Dann entstand eine Reihe weiterer Gesellschaften, zuletzt hat im April 1911 auf dem Kongreß in Palermo die ,,Società italiana di pediatria'' den Grund zu der ,,Lega nazionale per la protezione della prima infanzia'' gelegt, und zwar mit folgender Tagesordnung:

,,Die Società italiana di pediatria, welche auf dem VII. nationalen Kongreß in Palermo vereinigt ist, erklärt, nach Anhörung der Berichte ihrer Mitglieder Dr. Pezzetti und Dr. Cacace, in Anerkennung der Notwendigkeit, die Wohlfahrtsarbeit der Philantropen und Privaten zu unterstützen und zusammenzufassen, die bestehenden Wohlfahrts- und Fürsorgeinstitutionen zu vereinigen, das Entstehen neuer zu begünstigen, ein größeres Interesse bei der Regierung, den Kommunen und den Wohltätigkeitsinstitutionen zugunsten des ersten Kindesalters zu wecken; in Erinnerung und mit Anerkennung der ersten Initiative ihrer Mitglieder Dr. Blasi und Massini; in der Überzeugung daß es ihre, der Gesellschaft, Aufgabe sei, tätigen Anteil an alledem zu nehmen, was die soziale Puerikultur betrifft, daß hiermit die ,,Nationale Liga für Säuglingsschutz'' (Lega nazionale per la protezione della prima infanzia) gegründet ist und gibt dem Consiglio direttivo della Società italiana di pediatria den Auftrag, die beiden Berichterstatter in den Consiglio direttivo aufzunehmen und die Zusammenstellung des Statuts und des Reglements der Liga in Angriff zu nehmen''. Das Statut ist in diesen Tagen veröffentlicht.

---

[1]) E. Conti, L'infanzia e la società. Lodi 1903, S. 103.
[2]) E. Cacace, La cattedra ambulante d'igiene infantile e la scuola popolare di maternità. Lucera 1911.
[3]) G. Pezzetti, Fondazione della lega nazionale per la protezione della prima infanzia. VII Congr. pediatrico italiano 1907.

Wenn auch die Institutionen, welche wir hier kennen gelernt haben, an Zahl noch nicht allzu groß sind, so stellen sie doch durch ihre schnelle Entwicklung die energische Arbeit Italiens auch auf diesem Felde dar, und wenn wir neben ihnen den Fortschritt der für die Erziehung und Belehrung der armen Mütter und für die Verbesserung ihrer sozialen Verhältnisse getroffenen Veranstaltungen, die Zunahme der Kapitalien, welche diesen Bedürftigen zur Verfügung gestellt werden, deren Notstand erst heutzutage von der Gesellschaft und der Privatwohlfahrt genügend begriffen wird, die Vereinigung und das Zusammenarbeiten aller zur moralischen und materiellen Fürsorge für diese Armen verfügbaren Kräfte, wenn wir dies alles betrachten, so können wir wohl, ohne uns dem Vorwurf eines übermäßigen Optimismus auszusetzen, behaupten, daß nach wenigen Jahren derjenige, welcher dazu berufen sein wird, dieses Kapitel über die Säuglingsfürsorge in Italien zusammenzustellen, wenigstens ein vollständigeres, besser organisiertes und für die Nationalökonomie an Erfolgen reicheres Material vorfinden wird.

Literatur.

Abate, S., Sulle case degli asili degli esposti e specialmente su quelle dell' Annunziata di Napoli. Napoli 1860.

Abba, F., Il risorgimento sanitario italiano. Pubblicazioni della Società Piemontese d'Igiene.

Agostini, A., Del governo degli esposti. Giornale della Soc. it. d'igiene No. 6. 1880.

Ayrenti, G. L., Sull' abolizione della Ruota per gli esposti; pensieri. Oneglia-Ghilini 1874, p. 128.

Albini, D., La questione degli esposti e il Brefotrofio provinciale di Roma. Roma 1896.

Aldobrandino da Siena, La scelta della nutrice. Il Prof. Landouzy (Revue Scientifique 7. VIII. 1909) lo ha illustrato nell' „Evolution de la médicine et son rôle social au temps présent".

Allaria, G. B., Sulle condizioni sanitarie della prole operaia. Torino 1909.

Alveri, Della Roma in ogni Stato. Roma 1664. I. II. p. 358.

Andreozzi, A., Le leggi penali degli antichi Cinesi. Firenze, Stab. graf. Civelli, 1878.

Andreucci, O., Gli Orfanotrofi-cenni storici. Firenze, Mariani, 1855.

— Della carità ospitaliera. Firenze 1864, vol. I.

— Delle ruote o dei torni negli ospizi degli Esposti. Considerazioni storiche, igieniche, economiche. Firenze, Botta, 1868, p. 3.

— La mortalità dei bambini in relazione alla soppressione delle ruote, alle sale dei lattanti (o presepi) ed ai sovvenimenti di baliatico. Firenze 1870.

— Sull' Istituto di Maternità in Firenze. (Con storia origine e vicende dell' Ostetricia.) Firenze 1872.

— Della soppressione delle ruote negli ospizi degli esposti.

Anfosso, L., L'infanzia e le leggi in Italia.

Armaroli, Ricerche storiche sulla esposizione degli infanti presso gli antichi popoli.

Atti ufficiali dell' Unione delle Provincie d'Italia. Roma 1908.

Baculo, Sull' opera spesa nel riordinamento del R. Brefotrofio dell' Annunciata. Napoli 1906.

Baldini, F., Metodo di allattare a mano i bambini. Napoli 1784.

Barduzzi, D., Il disegno di legge sull' assistenza agli esposti ed all' infanzia abbandonata. Siena, Tip. S. Bernardino, 1908.

Belluzzi, C., Sulla necessità di diffondere in Italia gli Istituti di Maternità per la istruzione delle levatrici. Bologna 1867.

— Intorno ai vari modi di alimentazione dei bambini in sostituzione al latte muliebre. Bologna 1867.

— Rendiconto sanitario del baliatico degli esposti di Bologna pel decennio 1869—1878. Bologna 1880.

Bembo, P., Degli Istituti di beneficenza di Venezia.

Beneduce, Della natalità e della fecondità. Giornale degli economisti 1907.

— Confronti internazionali circa la nuzialità, la natalità e la mortalità. — In appendice al volume 1905 del Movimento della popolazione. Direzione Generale delle Statistiche. Roma.

Benini, Principi di statistica metodologica.

Berghinz, Per coloro cui morte, malattia, miseria, negano il seno materno. Udine 1907.

Bertarelli E., Il rifornimento dell latte puro a Genova. Rivista d'igiene e di sanità pubblica. 1. XII. 1911.

Berti, G., Contributo allo studio della mortalità degli esposti. Bologna 1897.

Bertolini, P., Gli Esposti. Appunti storici. Nuova Antologia. Roma 1893.

Bianchi, G., Relazione e proposte sul riordinamento generale del servizio per gli esposti e per la maternità nella provincia di Milano. Deputazione Provinciale 1895.

Biraghi, U., Resoconti dell' asilo materno di Roma. Roma 1909.

Blasi, P., Sull' Istituzione di una società nazionale di protezione dell' infanzia. (Proposta al II Congresso Pediatrico Italiano.) Napoli 1892.

Bo, A., Gli Esposti e la ruota. Genova 1869.

Boccardo, V., Dizionario d'economia politica. „Esposti."
— Enciclopedia „Trovatelli".

Bononi, A., Il Brefotrofio. Digesto italiano, vol. I.

Borda, Dizionario d'amministrazione. „Trovatelli", p. 223.

Bordé, La protezione delle gravide in rapporto alla puericultura ed all' allevamento degli Esposti. Bologna 1898.
— Dell' allattamento misto. Bologna, Tip. Zamorani e Albertazzi, 1901
— Rendiconto clinico statistico dell' asilo di Maternità, dal 16 Novembre 1895 a tutto il 1901. Ospizio Esposti e Maternità di Bologna. Tip. Gamberini e Parmeggiani. 1904.
— Significato e intenti moderni degli asili di maternità, con dati statistici. Sunto della comunicazione fatta alla Soc. Med-Chirurg. di Bologna, nell' adunanza scientifica del 1. Giugno 1911.

Borgiotti, Memoria letta alla Accademia Fisica Fiorentina, il 16. VI. 1867.

Borrino, A., Sulla mortalità infantile in Torino. Rivista d'Igiene e di Sanità Pubblica 1909.
— Die Kindersterblichkeit in Italien. Jahrbuch für Kinderheilkunde 1910.

Bressan, C., I trovatelli e la chiusura delle ruote. Padova, Tip. Salmin, 1870.

Brougham, E., Filosofia politica tradotta da Giudici e Busacca. 1835.

Bruchi, A., Conferenza sulla ricerca della paternità. Circolo Giuridico di Roma 1907.

Bruni, F., Storia dell' I. e R. Spedale di S. Maria degli Innocenti di Firenze e di molti altri pii stabilimenti. Stamperia Granducale. Firenze 1819.

Bruscoli, G., Lo spedale di Santa Maria degli Innocenti di Firenze dalla sua fondazione ai giorni nostri. Firenze, Tip. E. Ariani, 1900.

Buffini, A., Ragionamenti sull' Ospizio dei Trovatelli in Brescia. 1841.

Cacace, E., L'organizzazione dell' Istituto Nipio-igienico di Capua e i doveri dello Stato per la tutela igienica della prima infanzia. Atti del VI. Congr. Ped. It. in Padova. Vol. 1, p. 402.
— Un nuovo indirizzo agli istituti per i lattanti. Comunicazione fatta alla Sez. Napol. di Pediatria nella tornata del 3 aprile 1906.
— Gli istituti di tutela igienica della prima infanzia e l'utilità della loro coordinazione. Relazione al 1. Congresso meridionale pro-infantia, Bari 1909.
— Il problema della tutela igienica della prima infanzia. Rivista popolare di politica, lett. e scienze soc. 1910.
— La cattedra ambulante di igiene infantile, e la scuola popolar e di maternità. Lucera, Tip. Pesce, 1911.

Calisse, G., Relazione e voti sul progetto di legge per l'assistenza agli esposti ed all' infanzia abbandonata. Roma 1908.

Calissano, Discorso d'Alba. 16 ottobre 1910.

Calusi e Nerucci, Inchiesta sulle cause di mortalità nelle famiglie del Brefotrofio di Siena. Atti dell' Accademia delle Scienze di Siena 1781, Vol. VI.

Capsoni, G., Dei Trovatelli. Alessandria, Gazzotti.

Caravaggio, E., L'amministrazione delli Spedali riuniti di Siena.
— Conferenza sull' assistenza pubblica all' Accademia dei Lincei. Roma 1911.

Cardini, M., L'Igiene pubblica di Roma antica fino all' età imperiale. Prato-Giachetti.

Carli, G., Di alcune riforme economiche ed amministrative da introdursi nell' istituto degli Esposti a Venezia. Venezia 1870.

Carlo III. di Spagna e Carlo IV. di Napoli, Regolamenti dati nel regno di Sicilia per i parti cesarei e bambini projetti. 1758.

Carusi, E., Relazione al Consiglio Provinciale di Aquila sul regolamento del servizio degli Esposti.

Casalini, G., Il Comune e la tutela igienica della prima infanzia.
— Discorso tenuto alla Camera dei Deputati. 1910.
— Il Dispensario per lattanti di Torino. 1911.

Casalini, M., La vendita del latte per l'alimentazione umana. Torino 1905.
Casati, L., Il Politecnico, anno 1867.
— Atti della Commissione per le riforme del Brefotrofio. 1865.
— Il ricovero degli esposti in Milano. Milano 1865. (Estr. dal Politecnico.)
Castiglioni, P., Sull' ordinamento del Brefotrofio in Italia. Relazione al IV. Congr. dell.
    Assembl. Med. Italiana. Atti.
Caviglia, P., Il dispensario per lattanti di Torino. Rivista di Clin. Pediatrica 1907.
Celli, C., Della filiazione illegittima. Lucca 1889.
Ciavarini Doni S., Il servizio degli Esposti. Corriere delle Marche. 15—16 Gennaio 1802.
Cibrario, Economia Politica del Medio-Evo. Libro II, Capo III. Torino 1841.
Colajanni, N., Manuale di statistica e demografia.
Comba, C., L'enseignement officiel et particulier de la puéricultur et la vulgarisation de
    l'hygiène infantile en Italie. Rapport au 2. Congr. Internat. des gouttes de lait.
    Bruxelles 1907.
Combes, Della medicina in Francia e in Italia. Versione e note di S. De Renzi.
Concetti, L., La mortalità infantile a Roma dal 1885 al 1905. Annali d'igiene sperim. 1908.
— Enseignement de la l'édiatrie dans les Universités. Arch. de méd. des enfants No.
    12, décembre 1899.
— Lo stato attuale della pediatria in Italia. Roma, Tip. Bertero, 1905.
Conti, E., L'Infanzia e la Società. Lodi 1903.
— Questioni igieniche e sociali — Risparmio — cooperazione rurale. Socialismo e mortalità
    infantile. Milano, Tip. ed. L. F. Cogliati, 1906.
Corticelli, A., Relazione sulla soppressione delle ruote di ammissione dei figli illegittimi
    negli ospedali detti di esposti. Siena 1869.
Costa, R., Il nuovo istituto ostetrico-ginecologico di Milano. Annali di Ostetricia e Gineco-
    logia 1907.
Cova, E., I primi sei anni di funzionamento dell' Aiuto materno in Firenze. 1906.
Cozzolino, O., L'elevata mortalità nei lattanti non é una selezione naturale nel senso
    di Darwin. L'igiene moderna 1911, p. 12.
— Sull' istituzione obbligatoria per legge di medici visitatori dei lattanti nelle grandi
    città. Atti del VI. Congr. Ped. It. in Padova 1907, vol. I.
— Importanza degli asili per i lattanti nella protezione della prima infanzia. Comunicazione
    al III. Congr. Naz. per la Igiene dell' allattamento e la Tutela della prima infanzia.
    Messina. 16—19, X, 1904.
Decio, E., Spigolature storiche sull' allattamento mercenario e artificiale con special.
    riguardo ai Brefotrofii Milanesi. L'arte ostetrica 1900.
— Notizie storiche sulla ospitalità e didattica ostetrica Milanese. Pavia 1906.
De Crescenzio, N., I brefotrofi e la esposizione dei bambini. Napoli 1873.
Del Giudice, P., Le indagini sulla paternità e il progetto Scialoja. Rivista di Diritto
    Civile 1911, n. 1.
Del Piano, A., Le opere moderne della puericultura sociale e l'Aiuto materno di Rimini.
    Riv. Infantia 1912.
De Matthaeis, Dissertaz. sulle infermerie degli antichi ecc. Atti dell' Accad. di Archeo-
    logia. Roma 1829.
De Orchi, A., Ospizio provinciale degli esposti di Como. Relazione sulla questione sani-
    tario amministrativa per l'anno 1897.
Direzione Generale di Sanità. Malattie infettive e diffusive dall' anno 1905 al 1908.
    Roma 1910.
Dotti, G. A., La morbilità infantile in Firenze. Estratto dall' Inchiesta sulle condizioni
    dell' infanzia in Firenze. 1909.
— L'allattamento materno presso gli opifici e le fabbriche del Comune di Firenze. Estratto
    dall' inchiesta sulle Condizioni dell' infanzia in Firenze. 1909.
Falda, A., Relazione statistica dell' Ospizio infanti abbandonati nella provincia di Vicenza
    per l'anno 1909. Tip. Commerciale, Vicenza.
Fanucci, Trattato di tutte le opere pie dell' alma città di Roma. Roma. L. Facii e S. Pao-
    lini, 1601.
Fede, F., Discorso pronunziato alla Camera dei Deputati nella tornata dell' 8 Aprile 1905.
    Roma, Tip. Cam. Dep., 1905.
Federici, A., Saggio di studi statistici sull' Ospizio dei trovatelli di Genova. 1870.
Ferri, A. e Villa, F. N., Rendiconti clinici e statistici della Guardia Ostetrica e asilo
    Regina Elena per le madri povere legittime in Milano. 1911.
Ferriani, L., L'infanticidio nel Codice Penale e nella vita sociale.
Finizio, G., Azione della levatrice nella propaganda per l'allattamento materno. Bologna
    1910.

Finizio, G., Influenza della legislazione sanitaria sulla mortalità infantile in Italia. La Pediatria n. 3 e 4, 1912.
— A proposito del disegno di legge sull' assistenza agli esposti ed all' infanzia abbandonata. Atti del VI. Congr. Ped. It. Padova 1907, Vol. I.
— Relazione sanitaria dell' anno 1910 sull' Opera Pia Hercolani, con cenni sulle moderne istituzioni per la tutela igienica della prima infanzia in Italia.
Flamini, M., Assistenza sanitaria Infantile. Dal trattato di Medicina Sociale. Milano, Fr. Vallardi, 1911.
Forti, A. e Zambelli, G. (Verona), Il I. biennio di funzionamento dei Dispensarï e Consultazioni per lattanti. Atti del VI. Congr. Ped. It. in Padova 1907, p. 364, Vol. I.
Franchetti, U., Relazione 1909—1910 sull' „Aiuto Materno" di Firenze.
Freschi, Dizionario d'igiene, lettera „Esposti".
Frizzoni, U., Progetto di un nuovo istituto per bambini lattanti e slattati in Bergamo. Bergamo, Tip. Mariani e C., 1907.
Frontini, S., Compte rendu du II Congrès internat. des gouttes de lait. Bruxelles 1907.
Frua, C., Sulla questione del torno. Milano 1866.
Gabba, C. F., Questioni di diritto civile. Firenze 1897.
— La seduzione di donna con promessa di matrimonio, e le sue conseguenze civili. Firenze 1897.
Gagnoni, E., La mortalità dei bambini in rapporto alla loro nutrizione. Estratto dagli Atti della R. Accademia dei Fisiocritici. Serie IV, Vol. XV. Siena 1905.
Gallarini, F., Ospizio provinciale degli Esposti e delle partorienti in Milano per l'anno 1884.
Gallichi, D., L'allattamento materno nel Brefotrofio di Pisa. 1910.
Gallo, G., Su la mortalità infantile in Napoli. Mezzi per combatterla. Estratto dall' Archivio Internazionale di Medicina e Chirurgia. Fasc. 20—21, anno 1903.
— La mortalità infantile in Italia. Principali mezzi scientifici e sociali atti a combatterla. Atti del VI Congresso Ped. It. in Padova. Vol. I.
Gelli, G. (Firenze), Note aggiunte alla traduzione del manuale di Rotschild sull' Igiene dell' Allattamento. Firenze, Civelli, 1902.
— La Cassa di Maternità di Stato e le Casse d'iniziativa privata. L'Unione Sanitaria n. 4, 1912.
De Gerando, Della Beneficienza pubblica. Biblioteca dell' economista. Tomo XIII, p. 327. Torino 1867.
Ghelfi, L'ufficio di Assistenza Baliatica di Parma. Riv. di Igiene e Sanità Pubblica 1910.
Ghisi, La sierodiagnosi di Wassermann negli esposti. Relazione del Brefotrofio di Milano. 1910.
Giolitti, G., Relazione al Senato premessa al Disegno di legge sull' assistenza agli esposti e all' infanzia abbandonata. Senato del Regno. Atti parlamentari n. 537. Roma 1907.
Giusti, U., La mortalità infantile in Firenze nel trienno 1905—1907. Estratto dall' inchiesta sulle condizioni dell' infanzia in Firenze. Stab. Chiari. 1909.
— Annuario statistico delle città Italiane. Anno III. Alfani e Venturi, Firenze 1910.
Grassi, E., Risultati finali dell' inchiesta sulla provenienza e sullo stato dei bambini mandati al Brefotrofio di Milano nell' anno 1897. Milano, Tip. Galli e Raimondi, 1898.
— Rapporto sulle Riforme del Brefotrofio proposte dal dep. prov. A. Castiglione. Milano 1902.
— Se e come devono esistere o possono essere aboliti i Brefotrofi. Relazione letta al III. Congresso naz. per la Igiene dell' allattamento e la tutela della prima infanzia, il 17 ottobre 1904.
— Provvedimenti presi o da prendere nei diversi paesi contro la mortalità infantile. Milano, Tip. degli Operai, 1906.
— Il nuovo progetto di legge per l'assistenza agli esposti. Milano, Soc. Poligrafica It. 1908.
— Relazione generale per l'anno 1909 del Brefotrofio provinciale di Milano. Poligrafia It. Milano.
— Relazione generale per l'anno 1910. del Brefotrofio provinciale di Milano.
Griffini, R., Atti del IV. Congr. dell' Associaz. Medico Ital. a Venezia 1868.
— Intorno all' ospizio provinciale degli Esposti e delle Partorienti nel 1871. Milano.
Grillenzoni, Relazione intorno all' ospizio Esposti di Ferrara. 1865 Ann. di Medicina, vol. CLXXXVIII.
Guaita, R., Per la puericultura pratica. Come e in qual modo vi cooperi l'Italia. Tip. Agnelli, Milano 1907.
Guala, Relazione dell' uffizio Centrale sul Disegno di legge, presentato al senato il 4. V. 1907
— La casa degli esposti in Brescia. 1869.
Guarini, G., Proposte per il ricevimento e per la custodia degli Esposti. Forli 1889.

Guidi, G., Allattamento durante le malattie acute delle madri e dei bambini. VI. Congr. Ped. It.

Guzzoni degli Ancarani, A., Sulla istituzione di casse di assicurazione per la maternità. 1904.

Hajech, C., Relazione sulla mortalità infantile. Atti del VI. Congr. internazionale di assist. pubblica e priv.

— Una scuola per l'allevamento del bambino. Discorso d'inaugurazione all' Associazione per la difesa della prima Infanzia. Milano III, 1912.

Horn, G., Historique de la législation sur l'Enfance assistée. Zeitschr. f. Säuglingsschutz III. Jahrg., H. 9.

Jemma, R., L'allattamento artificiale. Firenze 1900.

Keller, A., Kinderpflege-Lehrbuch. Berlin 1911.

Labriola, T., Maternità e lavoro. Vita letteraria, anno VII. Roma.

La Farina, La festa delli Innocenti in Santa Croce nel XII. 1862. (Dalla „Nazione".)

Landucci, Cenni storicostatistici. Maternità e Brefotrofio di Bergamo. Bergamo 1900.

Levi, M. R. (Firenze), Lo studio clinico delle malattie dei bambini. Giornale internaz. delle Scienze mediche, anno V. 1883.

Levi, S., L'allattamento con speciale riguardo agli esposti. Padova 1897.

Lolli, L., L'ospedale di Sta. Maria della Scaletta d'Imola e gli esposti diocesani.

Loreta, U., Gli esposti e l'allattamento artificiale. Estr. dalla Gazzetta degli Ospedali e delle Cliniche. Anno 1896, No. 16.

Lué, G. B., Esposti. Milano 1907.

Maceroni, O., Sopra i mezzi per riparare alla mortalità dei bambini esposti nell' orfanotrofio di Roma. Roma 1822.

Majno, E. (Milano), Pro Infantia. Relazione al Congresso di Torino 1901. Tip. Ramperti. Milano 1903.

— La difesa dell' Infanzia. Relazione per il I. Congr. Naz. di attività pratica femminile. Milano, Ramperti, 1908.

Manara, G. e Grassi, G., Appunti sulle consultazioni dei lattanti rispetto all' assistenza della prima infanzia. Milano 1905.

Mandelli, A., La spedalità infantile in Italia. Cremona 1905.

Mangiagalli, L., Una nuova istituzione a difesa della maternità. Discorso inaugurale dell' Asilo Regina Elena. L'arte ostetrica 1909, p. 11.

Manizzi, G., Il libro delle segrete cose delle donne. Firenze 1863.

Mantica, L'ospizio provinciale degli Esposti, Udine, 1900.

Mayer, E., Delli asili infantili considerati in relazione all' Ospizio dei Trovatelli. 1840—41.

Mariani, F., La ricerca in Giudizio della paternità naturale. Rivista popolare di politica, lettere e scienze sociali 1908.

Mazzarisi, S., Per una legge sull' Infanzia. Riv. di discipline carcerarie, Roma 1910.

Mazzeo, P., Bambini e Goutte de lait. Un dovere indeclinabile di Napoli. 1908.

— Il Brefotrofio nel passato, nel presente e nell' avvenire. Tip. Lubrano, Napoli 1907.

— La riforma del Brefotrofio. Atti del VI. Congr. Ped. It. in Padova 1907, Vol. I.

Meister, R., Dr. jur., Übersicht über die Rechtsstellung des unehelichen Kindes in den wichtigsten europäischen Ländern. III. Internat. Kongreß für Säuglingsschutz.

Mensi, E., Sulla frequenza della Broncopolmonite e sue complicanze come causa di mortalità negli Esposti. Estratto della Riv. d'Igiene e Sanità pubblica. Torino 1903.

— L'avvenire dei Brefotrofi. Riv. d'igiene e sanità pubblica 1903.

Melloni, La mortalità infantile nelle campagne. Corriere Sanitario 1908.

Mercuri, S., Gli errori popolari d'Italia T. V. (Errori contro le gravide e le partorienti.)

— La comare o raccoglitrice. Venezia 1595.

Merletti, Istituto di Maternità, Brefotrofio e Scuola Ostetrica die Ferrara. Riforme e primi risult. sul triennio 1903—1906. Brescia 1906.

Minelli, E., Gli esposti e il convegno di Milano. Bologna 1895.

Ministero d'agricoltura, industria e commercio. Statistica delle cause di morte. Roma, Tip. Naz, 1911.

Morichini, C. L., Degli istituti di pubblica carità e d'istruzione primaria in Roma. 1835.

— Degli istituti di carità in Roma. 1870.

Morpurgo, S., Ammaestramenti degli antichi sull' igiene ecc., Firenze, Giachetti di Prato.

Mortara, G., La mortalità secondo l'età e la vita economicamente produttiva. Roma 1908.

— Lo sviluppo delle grandi città italiane. Rivista d'Italia. Roma 1907.

Mya, G., Cause e rimedī dell' alta mortalità infantile. Discorso inaug. dell' Università per l'anno scol. 1905—1906. Galletti e Cocci, Firenze 1905.

Mya, G., L'Insegnamento universitario della Pediatria dev'essere autonomo ed obbligatorio. VI. Congresso Ped. It. Padova 1907.
— Inchiesta sulle condizioni dell' infanzia in Firenze. 1909.
Mya - De Notter - Pescetti, Sull' assistenza sociale ai fanciulli esposti ed abbandonati. Relaz. al III. Congr. Reg. Toscano. Firenze, Tip. Fiorent. 1908.
Muratori, L. A., Antiquitates italicae medii aevi. Tomo III, p. 587. Tip. Soc. Palatina, Milano 1740.
Petrus Nannius, A., Miscellanee. Apud Beringos Fratres. MDXLVIII.
Nardini, F., Roma antica e moderna. Della colonna lattaria dove si portavano i bambini esposti. Roma 1666.
Nardo, D., Considerazioni medico-statistiche sulle cause della sempre minore mortalità degli Esposti nell' Istituto di Venezia in confronto dei tempi andati. Venezia 1863.
— Delle condizioni dei trovatelli nelle provincie venete. Atti Ateneo Veneto vol. IX, 1864, p. 188.
Nicotera, Atti parlamento. Camera dei Deputati 1877. Doc. n. 14. Relazione p. 21 e segg.
Orefice, E., Relazione del Riparto medico-pediatrico dell' Ospedale civile di Vicenza. Estr. dal resoconto sanit. per l'anno 1907. Vicenza 1908.
Pagliari, F. (Roma), Movimento degli Esposti negli anni 1899—1905. Roma, Fratelli Pallotta, 1906.
Passerini, Storia degli stabilimenti di beneficenza ecc. di Firenze. Lemonnier 1853, p. 665.
Peignot, M. G., Mémoirs de P. Académie de Dijon, p. 39, 1832.
Perla, R., Relaz. della Commissione d'inchiesta sui brefotrofi istituita con R. D. 24 Novembre 1898.
Pestalozza, E., Dei modi migliori per tutelare l'allattamento materno nelle classi povere. Relazione del III. Congr. naz. per la Igiene dell' allattamento e la Tutela della prima Infanzia. Messina 1904.
— Giuseppe Vespa e la Clinica ostetrica di Firenze. Atti Società Ostetricia e Ginecol. Roma 1904.
Pestalozza, F., Il lavoro delle donne e la protezione della Maternità. Milano 1905.
Pezzetti, G. (Bologna), Opere ed istituzioni erette in Italia a vantaggio della prima infanzia. Relaz. per il II. Congr. internaz. delle „Gouttes de lait". Bruxelles, Settembre 1007. Milano, Tip. Agnelli, 1008.
— Fondazione della Lega nazionale per la protezione della prima infanzia. VII. Congr Pediatrico Italiano. Palermo 1911.
— Un triennio di esercizio della consultazione per lattanti all' Ispettorato IV della congregazione di Carità di Milano. Giornale della R. Soc. It. di Igiene. 1910.
Pierazzi, Riforme sugli esposti della provincia di Grosseto. Relazione al Consiglio provinciale. Grosseto, Tip. Galluzzi, 1873.
Pironti, Le condizioni patrimoniali e finanziarie delle istituzioni pubbliche di beneficenza. Roma 1909.
Pitini, A., Questione d'infanticidio (per soffocazione). Bologna 1901.
Poppi, L'allattamento degli esposti nel semestre settembre 1901—Febbraio 1902. Brefotrofio di Bologna.
— L'assistenza degli Esposti nel Brefotrofio di Bologna durante il triennio: 1. Sett. 1901— 31. Agosto 1904. Bologna 1905.
— Ciò che si e fatto e ciò che sidevo ancor fare per diminuire la morbilità ed abbreviare la degenza degli esposti nei brefotrofi. Atti del VI. Congr. Ped. It. in Padova, vol. I, p. 448.
Prosdocimi, F., Memoria storicostatistica sulla casa degli Esposti di Rovigo. Minelli 1882.
Pucci, G., Se e come devono esistere o possono essere aboliti i brefotrofi. Firenze 1903.
Puccinotti, F., Storia della medicina. In 3 vol. Livorno, Wagner, 1850.
Querini, Q., La Beneficenza romana dagli antichi tempi fino ad oggi (Citato da D. Albini).
Raffaele, G., Dell' abolizione della Ruota in Palermo. Osservazioni critiche. 1876.
Raseri, E., I fanciulli illegittimi e gli esposti in Italia. Arch. di Statistica 1881.
— Sulla mortalità dei neonati in Italia. Riv. d'igiene e sanità pubblica, Torino 1897, No. 8.
— Relazione per la commissione reale d'inchiesta sugli Esposti. 1897—1898.
— Relazione sui risultati della inchiesta sui Brefotrofi. Atti Comm. R. pel quadriennio 1893—96. Roma, Tip. Mantellate, 1900.
— Sul governo degli esposti. Fasc. di Ottobre 1900. Dal Giornale degli Economisti.
— Atlante di demografia e geografia medica d'Italia. De Agostini, Roma 1906.
Ratti, Dissertazione sopra gli stabilimenti di pubblica beneficenza degli antichi Romani. Roma 1829.
Ravenna, U. (Ferrara), Consultazioni dei lattanti e gouttes de lait. Primo anno esercizio nella poliambulanza ferrarese 1906. Atti del VI. Congr. Ped. It. in Padova 1907, Vol. I, p. 521.

De Renzi, S., Topografia e statistica medica della città di Napoli e del regno. 1845.

Resinelli, G., Compte rendu de II. Congrès international des gouttes de lait. Bruxelles 1907.

— La cassa di assistenza per la maternità. L'unione Sanitaria Toscana. Anno I, No. 2.

Righi, P., L'evoluzione storica degli asili infantili.

Robolotti, F., Storia statistico-economica sull'. Ospitale maggiore di Cremona 1852. Annali di statistica T. CVII.

Rocchi, G. (Lucca), Statuto sociale e rendiconto del dispensario lattanti nel 1909—1910. Lucca, Tip. Rocchi, 1911.

— Sulla necessità che almeno i Comuni Copoluoghi di provincia in talune circostanze interpretino l'approvvigionamento giornaliero del latte cittadino destinato ai bambini ed agli ammalati con o senza rimunerazione, quale pubblico servizio da mettersi alla dipendenza del Municipio.

Rocchini, E., La sierodiagnosi di Wassermann negli esposti. Relazione 1909 del Brefotrofio di Milano.

Rossi, B. (Treviso), Relaz. della commissione provinciale di Treviso in seduta del 20 Giugno 1906, sulle condizioni del servizio degli Esposti nella provincia e sui provvedimenti da adottare. Venezia, Ist. Veneto di Arti Grafiche. 1908.

Rossi, G., Atti della Società lombarda di economia politica in Milano. Fasc. 1—2. 1864.

— Cenni statistici dell' istituto degli Esposti in Treviso. 1869.

Rossi - Doria, T., Proposte per l'istituzione di un' assistenza alle madri povere nella gravidanza, nel parto e nel puerperio. Atti Soc. It. di Ostetricia e Ginecologia. Vol. IV. Roma 1897.

Sacchi, G., Memoria sugli ospizi dei trovatelli in Lombardia. Ann. di Statistica T. CXXIV.

— Sulla fondazione di speciali ricoveri per lattanti. Ann. di Stat. di Milano. Vol. 98. 1848.

Sacchi, J nostri esposti. Cremona 1904.

Salvagnoli, V., Rapporto al consiglio Provinciale di Firenze. 1866.

Salvestroni, G., Cause principali della mortalità infantile e principali mezzi per combatterla. Riv. med. anno XIII. Settembre 1905.

Schiavi, A., La mortalità infantile in Milano. Pubblicazioni dell' Ufficio del lavoro della Società Umanitaria. Milano 1908.

Schlossmann, A., Säuglingsfürsorge einst und jetzt. Zeitschr. f. Säuglingsfürsorge Nr. 10, Jahrg. II.

Segré, A., La protezione dell' infanzia contro gli abusi della patria potestà. Torino 1910.

Semichon, E., Histoire des enfants abandonnés depuis l'antiquité jusqu'à nos jours. Le Tour. Paris, E. Plon, 1880.

Schanzer, Rilevamento statistico-amministrativo dell' assistenza all' infanzia. Roma 1905.

Sierra, N., Relazione sull' Istituzione dell' Asilo Materno in Firenze. Firenze 1910.

Simonini, R., Sulle cause di morbilità e mortalità nei bambini delle lavoratrici di tabacco. La Pediatria No. 3. 1909.

Soncini, E. (Mantova), Il comitato pro-lattanti di Mantova. Atti del VI. Congr. Ped. It. in Padova 1907, vol. I, p. 387.

Sonsino, P., Gli asili per lattanti e i cosi detti Presepii. Lo imparziale Medico 1870.

Sorani, U., Della ricerca della paternità. Firenze 1891.

Spolverini, L. M. (Roma), Gli effetti immediati ottenuti in Roma a vantaggio dei bambini poveri lattanti in seguito alla istituzione del servizio municipale di vigilanza sanitaria. Rivista di Clin. Ped. VII. 1911.

— Mesures adoptées par la ville de Rome pour lutter contre la mortalité infantile. II Congr. intern. pour la protection de la première enfance.

Tansillo, L. (1510—1568), La Balia. Poemetto didascalico.

Tassani, A., I trovatelli e la ruota. Considerazioni. Milano, Civelli, p. 24. 1880.

— L'ospizio provinciale degli Esposti in Como nel triennio 1879—1881. p. 113.

Tocci, G., Gli esposti e gli ordinamenti della carità pubblica nella prov. di Cosenza. Bari 1878.

Tronconi, J., De custodienda puerorum sanitate ante partum, in partu et post partum. Florentiae 1593.

Vaccari, F., Sullo sviluppo del feto in rapporto alla professione della madre. Ferrara 1902.

Vergani, G., Il pio istituto di maternità e dei ricoveri per bambini lattanti e slattati in Milano durante l'anno 1889.

Vianello Cacchiole, M. (Treviso), Appendice alla relazione 10 Luglio 1908 della Commissione per uno studio sul servizio degli Esposti continuente note esplicative intorno alla costruzione di un Brefotrofio Provinciale. R. officine grafiche. Longo-Treviso.

Vicarelli, G., Sull' insegnamento ufficiale della puericultura e sul funzionamento clinico-didattico della Goutte de lait all' Istituto Ostetrico-ginecologico della R. Università di Torino. II. Congr. internaz. delle Gouttes de Lait. Bruxelles 1907.

De Vincenzi, Sull' Esposizione. Politecnico T. II. 1861.

Vitto, M., Ispettorato provinciale degli Esposti in Terra d'Otranto. Relazione generale statistica per il 1910.

Zappoli, A., I. Saggio di statistica medica nell' interno del Brefotrofio Romano. 1869.

Zaramella, A., Come funziona la sorveglianza dell' allattamento presso il Municipio di Padova. Atti del VI. Congr. Ped. It. in Padova. Vol. I, p. 444.

— Dispensario e consultorio lattanti in Padova. Tip. Crescini, Padova 1909.

Zuccagni Orlandini, Statistica della Toscana. Prospetto II (Filza A³ del 1810, n. 70 del' Arch. di S. M. Nuova in Firenze).

Luxemburg.[1]

Von

A. Ulveling.

Historischer Überblick.

Waisenkinder, Findelkinder, verlassene Kinder, Hebammenschule.

Die Gründung der ersten Fürsorgeanstalt für kleine Kinder scheint bis auf die Erstehung des Hospice des orphelins in Luxemburg zurückzugehen. Dieses Hospiz haben wir Jacques Stas aus dem Kirchspiel St. Nicolas und der Freigebigkeit von Jean Maurice Schinbein zu verdanken, welch letzterer in seinem Testament vom 12. März 1727 sein Haus in der Wassergasse „den armen und verlassenen Waisenknaben, welche in dieser Stadt von bürgerlichen, würdigen Eltern geboren sind und die vom ersten Tage an in der Furcht Gottes, in christlichen Tugenden und guten Sitten auferzogen und täglich im Lesen und Schreiben unterrichtet werden sollen, bis sie in das Alter kommen, zu lernen und sich einem Gewerbe zuzuwenden",[2] vermacht hatte.

Infolge eines Ediktes vom Jahre 1666, nach welchem kein Hospiz oder Hospital ohne besondere Erlaubnis gegründet werden durfte", war das Waisenhospiz gezwungen, sich diese am 24. Mai 1755 zu verschaffen.

Das Waisenhospiz wurde von der Wassergasse in den Grund in ein Haus der Bissergasse verlegt, welches folgende Aufschrift trug:

ADSIT PVPILLIS CIVITATIS ADIVTOR DEVS

Gegenüber befand sich die Kapelle der Waisen.

Infolge der Explosion von 1807, die im Pulvermagazin von Verlorenkost stattfand, wurden die Baulichkeiten des Waisenhauses — die durch die Gebrüder Boch aus Septfontaines zugunsten der Waisenmädchen der Stadt bedeutend erweitert worden waren — so zerstört, daß die darin untergebrachten Waisen ins Bürgerspital der Stadt verlegt werden mußten. 1812 waren 33 Knaben, 16 Mädchen und 2 Brustkinder im Hospital.

Es soll hier bemerkt werden, daß zwei Knaben aus dem Waisenhospiz in Luxemburg im Régiment des pupilles standen, welches durch Napoleon 1. bei Gelegenheit der Geburt seines Sohnes und als Leibgarde des Königs von Rom gegründet worden war.

---

[1] Übersetzt von Emmy Keller-Schwangart.
[2] „pauvres et délaissés orphelins, garçons, nés en cette ville de père et mère bourgeois, d'une conjonction non réprouvée, pour iceux en icelle par un prêtre zélé et séculier être élevés dès leur tendre âge dans la crainte de Dieu, vertus chrétiennes et bonnes moeurs, et journalièrement enseignés et instruits à lire et écrire jusqu'à ce qu'ils seront parvenus à l'âge d'apprendre et d'être reçus dans un métier."

Im Jahre 1823 wurde das Hospiz definitiv dem Zivilhospiz angegliedert, um unter der Aufsicht des Magistrats der Stadt durch die administrative Kommission der Zivilhospize verwaltet zu werden. Diese Kommission war im Jahre 1797 eingesetzt worden, als das alte Herzogtum Luxemburg mit Frankreich unter dem Namen eines Département des forêts vereinigt wurde (Gesetz vom 9. vendémiaire im Jahre IV).

Das Zivilhospiz von Luxemburg wurde 1308 durch Heinrich, Graf von Luxemburg, Kaiser von Deutschland und seine Gemahlin, Margarete von Brabant, gegründet, um „den armen und kranken Bürgern eine Zufluchtsstätte zu sein". Es befand sich anfänglich im Grund, wo jetzt das Frauengefängnis steht, wurde dann im Jahre 1843 ins Pfaffenthal verlegt und zwar in das alte Klostergebäude der Urbanisten, wo es sich noch jetzt befindet.

Unter der österreichischen Regierung lag die Fürsorge für die Findlinge den Obergerichtsherrn ob.

Ein Dekret vom 19. Januar 1811 schrieb für jeden Bezirk ein Hospiz vor, in welchem die Findlinge untergebracht werden konnten. Im Alter von 10 Jahren mußten sie in die Landwirtschaft oder zu Handwerkern gegeben werden. Eine jährliche Summe von 4 Millionen, die aus dem Staatsschatz genommen wurde, wurde für die Bezahlung der Pflegefrauen und der Pension verwendet.

Durch ein Dekret des Präfekten vom 30. Oktober 1811 wurde das Zivilhospiz von Luxemburg ebenfalls dazu bestimmt, vom 1. Januar 1812 ab Findel- und verlassene Kinder und arme Waisen des Départements in seinen Mauern aufzunehmen. Die Administration stellt genau die Pflegekosten der Kinder im Hospital fest: für ein Kind von einem Jahr und darunter 2 Bichets[1]) Roggen pro Monat; für ein Kind von zwei Jahren und darunter 3 Bichets und weiter jährlich um ein Bichet steigernd.

Einige Waisen wurden Privatleuten anvertraut. In einer Sitzung vom 12. fructidor des Jahres III bewilligte der Conseil général der Stadt einer gewissen Witwe Pierrard, welche Kinder zur Pflege bei sich aufgenommen hatte, eine Zulage von 3 Sols pro Tag und pro Kopf. Später wurde beschlossen, daß die Findelkinder nicht länger den Gemeinden zur Last fallen sollten, als bis zum vierzehnten vollendeten Lebensjahre für die Mädchen und bis zum fünfzehnten vollendeten Lebensjahre bei den Knaben. Das Zivilhospiz von Luxemburg hatte nicht genügend Mittel, um für die Unterhaltungskosten dieser unglücklichen Kinder aufzukommen. Als die Verbündeten im Jahre 1814 in Luxemburg einzogen, wandte sich die Kommission mit einer Bitte um Unterstützung an den Baron von Schmitz-Grollenburg, den Kommissar der provisorischen Regierung, welcher die Bitte vollkommen erfüllte und zwar so vollkommen, daß die Kommission ihm am 7. Oktober 1814 schrieb: „So sehr wir über die Unmöglichkeit, in der wir uns befanden, diesen unglücklichen Kindern eine gesicherte Existenz zu bieten, stöhnten und jammerten, so sehr segnen wir die verständige und freigebige Hand, welche unsere Unruhe zerstreut und uns so tatkräftige Hilfe gebracht hat. Ihre Sorgfalt usw. . . . . ."

Die Sitzungsprotokolle der Etats provinciaux enthalten viele Berichte über die Verteilung der Lasten für den Unterhalt der Findelkinder und der verlassenen Kinder. So wird z. B. in dem allgemeinen Exposé über die Lage im Großherzogtum während des Jahres 1822 gesagt, daß „die verlassenen Kinder, deren Eltern bekannt sind, den Gemeinden zur Last fallen, in denen sie ihren Unterstützungswohnsitz haben, nach dem Gesetz vom 28. November

---

[1]) Altes Maß für Korn und ähnliche Dinge, welches ungefähr 22 Pfund Weizen enthielt.

1818; die anderen verlassenen Kinder und die Findelkinder fallen den Gemeinden zur Last, in denen sie ausgesetzt wurden, abgesehen von den Unterstützungen, welche ev. diesen Gemeinden zugewiesen werden können. (Dekret vom 6. November 1821.)

In der Session des Jahres 1824 wird verordnet, daß im Großherzogtum keine besondere Anstalt mehr existieren soll, um die Findelkinder und verlassenen Kinder aufzunehmen. Alle Kinder dieser Kategorie sollen den Städten und Gemeinden, in denen sie ihren Unterstützungswohnsitz haben, zugewiesen werden, in Übereinstimmung mit den Bestimmungen des Königlichen Dekrets vom 17. Juni 1823.

Nach den Bestimmungen des Jahres 1828 haben die Gemeinden des Landes den Unterhalt der Pensionäre zu zahlen, welche sich im Korrektionshause von St. Bernard, im Findelhause von Antwerpen, in der Besserungsanstalt in Merxplas und in der Anstalt in Gheel befinden. Alle diese Anstalten befanden sich in Belgien.

Man darf über das oben Gesagte nicht übermäßig erstaunen, denn man muß bedenken, daß zu jener Zeit auch alle Bettler und Vagabunden des Großherzogtums in das Depot für Bettler in Namur geschickt wurden.

Das Findelhaus der Stadt Luxemburg stand damals unter der tüchtigen Leitung von J. P. Scharff. Dieser war der erste Leiter der Anstalt aus dem Laienstande. Am 30. November 1817 wurden die Waisenmädchen im Kloster von St. Sophia untergebracht, von wo sie einige Jahre später allerdings nach dem Hospiz im Grund zurückkehrten. Daß im Waisenhaus nicht immer tadellose Ordnung geherrscht hat, das ist z. B. aus einer Entscheidung der Kommission aus dem Jahre 1823 zu ersehen, welche glücklicherweise heutzutage ausgeschlossen wäre. Wir lesen in dieser Entscheidung: ,,Der Waisenknabe Henri H. ist acht Tage lang im Gefängnis einzusperren; beim Eintritt in das Gefängnis und auch beim Verlassen desselben sind ihm 20 Schläge mit dem Ochsenziemer zu verabreichen, im ganzen also 40 Schläge.'' Als Henri H. wieder in das Hospiz im Pfaffenthal zurückgekehrt war, um dort zu sterben, fand man, daß der Unglückliche von seiner Jugend an an Epilepsie litt.

Heute werden die Waisen des Zivilhospizes folgendermaßen untergebracht:

die Knaben im Kloster von Grevenmacher,

die Mädchen im Kloster von Itzig oder in der Staatsanstalt von Rham. Man behält im Hospiz im Pfaffenthal nur die kranken Kinder.

* * *

Die Fürsorge für Säuglinge und Wöchnerinnen gehört der heutigen Geschichte des Großherzogtums an. Allerdings sprach man schon seit dem Anfang des vorigen Jahrhunderts von der Notwendigkeit der Gründung einer école d'accouchement.

So wird in dem ,,Exposé général sur la situation du Grand-Duché'', das während des Jahres 1818 durch die Staatsdeputation der Versammlung der Provinzialstände unterbreitet wurde, gesagt: ,,An dieser Stelle möchten wir das hohe Haus auf eine humanitäre Einrichtung hinweisen, welche wohl sehr notwendig ist: es handelt sich um die Gebäranstalt. Die Provinzialstände hatten die Deputation autorisiert, die Gründung derselben im Einklang mit der Kommission der Hospize und der Regierung ins Werk zu setzen.'' In der Sitzungsperiode von 1825 wurde ins Auge gefaßt, einen Teil der Kosten dieser Anstalt der Stadt Luxemburg aufzuerlegen. Gegründet jedoch wurde die Gebäranstalt erst im Jahre 1877.

Literatur.

Tony Wenger — Notice historique sur l'hospice des orphelins à Luxembourg.
Lefort — Le département des forêts.
P. Ruppert — Les Etats provinciaux du Grand-Duché de Luxembourg.

Statistik der Kindersterblichkeit.

Da der statistische Dienst im Großherzogtum Luxemburg erst im Jahre 1900 organisiert wurde (Gesetz vom 25. Juni 1900), so haben wir erst von 1901 an sichere Angaben über die Kindersterblichkeit.

Überdies darf man nicht außer acht lassen, daß in einem so kleinen Lande, wie es das Großherzogtum Luxemburg ist, die Verschiebungen der Bevölkerung in den Bergwerksbezirken, die Auswanderung, hauptsächlich aber die Einwanderungen dem Statistiker der Kindersterblichkeit ungeheure Schwierigkeiten bieten. Auch darf man nicht vergessen, daß die unehelichen Mütter vom Lande häufig in der Gebäranstalt in Luxemburg entbinden und auch uneheliche Mütter aus fremden Ländern oft ins Großherzogtum zum Zwecke ihrer Entbindung kommen. Damit wird es schwer, wenn nicht ganz unmöglich, die Kindersterblichkeit zu verfolgen, sowohl diejenige der verschiedenen Bezirke wie auch die allgemeine.

Erste Periode.
Mortalität der Kinder unter einem Jahre im Großherzogtum während der Jahre 1901—1905.

Während der fünfjährigen Periode von 1901 bis 1905 wurden im Großherzogtum 37 105 lebende Kinder geboren, von diesen waren 35 596 Eheliche und 1509 Uneheliche. In derselben Zeit hatten wir 5884 Sterbefälle im ersten Lebensjahre zu verzeichnen, davon waren 5406 eheliche und 478 uneheliche Kinder, so daß auf 100 Lebendgeburten im allgemeinen 15,86 Sterbefälle im ersten Lebensjahre kamen. Die Stadt Luxemburg hat die größte Mortalität mit 18,74, dann kommt der industrielle Bezirk Esch mit 17,42. Der Kanton, der die niedrigste Sterblichkeitsziffer aufweist, ist Redingen mit 12,05.

Im Durchschnitt haben wir 31,68 Sterbefälle unter den unehelichen Kindern bei 100 Lebendgeborenen in diesen 5 Jahren gehabt. Für die ehelichen Kinder ist in dieser selben Zeit der Durchschnitt 15,19. Die Sterbefälle unter den unehelichen Kindern betragen also das Doppelte der Sterbefälle unter den ehelichen Kindern.

Im Vergleich zur Geburtenzahl sind die Sterbefälle im zweiten Lebensjahre unter den ehelichen und unehelichen Kindern sehr gering; es sind nur 2,96% und für das Alter von 3—5 Jahren geht die Zahl sogar bis auf 2,04% zurück.

Für die Periode von 1905—1909 inkl. betrugen die Sterbefälle für das Großherzogtum im allgemeinen 15,96%, während für die Periode 1900—1905 der Prozentsatz 15,86 war, so daß man sagen kann, daß die Situation ungefähr die gleiche geblieben ist.

Für die Stadt Luxemburg jedoch ist die Sterblichkeit von 18,74% in den Jahren 1900—1905 auf 16,63% für die Jahre 1905—1909 herabgegangen.

Ist diese Abnahme von mehr als 2%, welche für eine Zeit von fünf Jahren immerhin sehr bemerkbar ist, den beiden Anstalten „Crèche" und „Charité

Zweite

Sterblichkeit der Kinder unter einem Jahr im
Legitime und illegitime Kinder, die im

Jahr	Luxemburg Stadt			Capellen			Esch a. A.			Luxemburg Land			Mersch			Clerf			Diekirch		
	zu-sam.	ehe-lich	un-ehel.	zu-sam.	ehe-lich	un-ehel.	zu-sam.	ehe-lich	un-ehel.	zu-sam.	ehe-lich	un-ehel.	zu-sam.	ehe-lich	un-ehel.	zu-sam.	ehe-lich	un-ehel.	zu-sam.	ehe-lich	un-ehel.
1909	79	57	22	65	61	4	363	327	36	197	171	26	49	46	3	66	60	6	93	88	5
1908	83	62	21	71	67	4	399	359	40	187	160	27	56	49	7	67	59	8	93	85	8
1907	71	49	22	71	66	5	338	310	28	173	143	30	46	42	4	79	69	10	60	55	5
1906	108	89	19	80	75	5	418	393	25	177	149	28	45	41	4	57	51	6	80	76	4
1905	89	71	18	80	80	—	383	361	22	183	149	34	52	47	5	72	66	6	85	80	5
1905–1909	430	328	102	367	349	18	1901	1750	151	917	772	145	248	225	23	341	305	36	411	384	27

Lebend-

Jahr																					
1909	482	360	122	440	424	16	2186	2050	136	1068	1010	58	310	303	7	415	407	8	479	471	8
1908	536	413	123	432	427	5	2331	2194	137	1097	1030	67	297	290	7	461	453	8	488	480	8
1907	555	483	122	491	485	6	2345	2230	115	1124	1071	53	324	320	4	458	452	6	462	454	8
1906	497	383	114	462	455	7	2171	2066	105	1083	1020	63	330	322	8	448	440	8	509	495	14
1905	516	414	102	460	450	10	2129	2048	81	1062	1000	62	339	329	10	458	450	8	497	483	14
1905–1909	2586	2003	583	2285	2241	44	11162	10588	574	5434	5131	303	1600	1564	36	2240	2202	38	2435	2383	52

Sterblichkeit auf 100

Jahr																					
1909	16,39	15,88	18,03	14,77	14,39	25,00	16,61	15,95	26,47	18,45	16,93	44,83	15,81	15,18	42,86	15,90	14,74	75,00	19,42	18,68	62,50
1908	15,49	15,01	17,07	16,44	15,69	80,00	17,12	16,36	29,20	17,05	15,53	40,30	18,86	16,90	100,00	14,53	13,02	100,00	19,06	17,71	100,00
1907	12,79	11,32	18,03	14,46	13,61	83,33	14,41	13,90	24,35	15,39	13,35	56,60	14,20	13,13	100,00	17,25	15,27	166,67	12,99	12,11	62,50
1906	21,73	23,23	16,67	17,32	16,48	71,48	19,25	19,02	23,81	16,34	14,61	44,44	13,64	12,73	50,00	12,72	11,59	75,00	15,72	15,35	28,57
1905	17,25	17,15	17,65	17,39	17,78	—	17,99	17,63	27,16	17,23	14,90	54,84	15,34	14,29	50,00	15,72	14,67	75,00	17,10	16,56	35,71
1905–1909	16,63	16,38	17,50	16,06	15,57	41,00	17,08	16,53	26,31	16,88	15,05	47,85	15,22	13,85	94,74	15,22	13,85	94,74	16,88	16,11	51,92

maternelle" zuzuschreiben, welche in diesen letzten 10 Jahren in der Stadt Luxemburg gegründet worden sind? Es ist schwer, hier etwas Bestimmtes zu sagen. Es wäre vielleicht anmaßend dies zu behaupten, aber die Zahlen sind nun einmal da und man ist immer froh, wenn man eine Herabminderung der Kindersterblichkeit feststellen kann.

Mutter- und Säuglingsschutz.

A. Gesetze und Ausführungsbestimmungen.

a) Neugeborene.

Art. 354 des Strafgesetzbuches: Es werden mit Gefängnis von einem Monat bis zu einem Jahre und mit einer Geldstrafe von 26 bis 100 Fr. diejenigen Personen bestraft, welche ein Kind vor dem vollendeten siebenten Lebensjahre aussetzen oder aussetzen lassen und diejenigen, welche an einem nicht einsamen Orte ein solches Kind verlassen oder diese Tat veranlassen.

Art. 355: Die im Art. 354 genannten Verbrechen werden mit Gefängnis von drei Monaten bis zu einem Jahre und mit einer Geldstrafe von 26 bis 300 Fr. bestraft, wenn sie von dem ehelichen oder unehelichen Vater, von der ehelichen oder unehelichen Mutter oder von Personen ausgeführt werden, welchen das Kind anvertraut war.

Art. 356: Wenn infolge der obengenannten strafbaren Handlungen das Kind verstümmelt oder verkrüppelt worden ist, so werden die Schuldigen bestraft: Im Falle des Art. 354 mit Gefängnis von sechs Monaten bis zu zwei Jahren und mit einer Geldstrafe von 26 bis 200 Fr.; im Falle des Art. 355 mit Gefängnis von einem bis zu drei Jahren und mit einer Geldstrafe von 50 bis 300 Fr.

Art. 357: Wenn die im Art. 354 genannten strafbaren Handlungen den Tod des Kindes herbeigeführt haben, so wird die Strafe folgendermaßen verhängt: Im Falle des Art. 354

Periode.
Großherzogtum während der Jahre 1905—1909.
ersten Lebensjahre gestorben sind.

Redingen			Wiltz			Vianden			Echternach			Grevenmacher			Remich			Gesamtzahl		
zu-sam.	ehe-lich	un-ehel.	zu-sam.	ehe-lich	un-ehel.	zu-sam.	ehe-lich	un-ehel.	zu-sam.	ehe-lich	un-ehel.	zu-sam.	ehe-lich	un-ehel.	zu-sam.	ehe-lich	un-ehel.	zu-sam.	ehe-lich	un-ehel.
51	49	2	51	49	2	15	15	—	48	46	2	74	71	3	51	44	7	1202	1084	118
52	49	3	45	40	5	15	14	1	53	51	2	75	72	3	47	44	3	1243	1111	132
50	45	5	40	37	3	10	10	—	40	40	—	71	76	1	45	42	3	1094	978	116
46	40	6	49	47	2	10	10	—	60	54	6	69	63	6	54	47	7	1253	1135	118
52	50	2	58	51	7	11	11	—	52	50	2	58	56	2	32	32	—	1207	1104	103
251	233	18	243	224	19	61	60	1	253	241	12	347	332	15	229	209	20	5999	5412	587

geborene.

371	365	6	342	333	9	73	73	—	363	355	8	436	428	8	299	295	4	7264	6874	390
437	425	12	378	371	7	72	71	1	371	359	12	445	436	9	294	291	3	7639	7240	399
397	384	13	401	393	8	83	83	—	343	334	9	471	464	7	284	282	2	7798	7385	353
394	385	9	396	383	13	74	74	—	383	368	15	480	471	9	289	283	6	7516	7145	371
377	362	15	397	385	12	74	74	—	375	360	15	448	437	11	299	294	5	7431	7086	345
1976	1921	55	1914	1865	49	376	375	1	1835	1776	59	2280	2236	44	1465	1445	20	37588	35730	1858

lebendgeborene Kinder.

13,75	13,42	33,33	14,91	14,71	22,22	20,55	20,55	—	13,22	12,96	25,00	16,97	16,59	37,50	17,06	14,92	175,00	16,55	15,77	30,26
11,90	11,53	25,00	11,90	10,78	71,43	20,83	19,72	100,00	14,29	14,21	16,67	16,85	16,51	33,33	15,99	15,12	100,00	16,27	15,35	33,08
12,59	11,72	38,46	9,98	9,41	37,50	12,05	12,05	—	11,66	11,98	—	15,07	15,09	14,29	15,85	14,89	150,00	14,24	13,24	32,86
11,68	10,39	66,67	12,37	12,27	15,38	13,51	13,51	—	15,67	14,67	40,00	14,38	13,38	66,67	16,69	16,61	116,67	16,67	15,89	31,81
13,79	13,81	13,33	14,61	13,25	58,33	14,86	14,86	—	13,87	13,89	13,33	12,95	12,81	18,18	10,70	10,88	—	16,24	15,58	29,86
12,70	12,13	32,73	12,69	12,01	38,78	16,22	16,00	100,00	18,69	13,57	20,34	15,22	14,85	34,09	15,63	14,46	100,00	15,96	15,15	31,59

Gefängnis von einem Jahre bis zu drei Jahren und Geldstrafe von 50 bis 300 Fr.; im Falle des Art. 355 Gefängnis von zwei bis fünf Jahren und Geldstrafe von 50 bis 300 Fr.

Art. 361: Jede Person, welche Beihilfe bei einer Entbindung leistet und nicht die in den Art. 55, 56 und 57 des Zivilgesetzbuches vorgeschriebene Anzeige macht, wird mit Gefängnis von einer Woche bis zu drei Monaten und mit einer Geldstrafe von 25 bis 200 Fr. bestraft oder auch nur mit einer von beiden Strafen belegt.

Art. 419: Bei fahrlässiger Tötung einer Person beträgt die Gefängnisstrafe drei Monate bis zwei Jahre und die Geldstrafe 50 bis 1000 Fr.; wenn diese Person ein neugeborenes Kind ist, kann die Gefängnisstrafe bis zu fünf Jahren ausgedehnt werden.

b) Säuglinge.

Das Gesetz über das öffentliche Gesundheitswesen vom 27. Juni 1906 erwähnt in Art. 5 die Vorschriften, welche im Interesse des Schutzes der Kinder im ersten Lebensjahre beschlossen werden sollten. Ein großherzoglicher Beschluß vom 7. September des folgenden Jahres hat für die Pflegekinder diese Frage geregelt.

Nach dem Wortlaut des Art. 1 dieses Beschlusses hat die öffentliche Behörde jedes Kind unter zwei Jahren, welches zum Stillen, zum Abstillen oder zur Pflege aus dem Hause seiner Eltern weggegeben wird, zu überwachen, um sein Leben und seine Gesundheit zu sichern.

Jede Person, welche zu obengenannten Zwecken ein oder mehrere Kinder bei sich aufnehmen will, hat sich vorher mit einem Zeugnis zu versehen. In diesem müssen Angaben über ihren Zivilstand und über ihre Familienverhältnisse enthalten sein, und das Zeugnis muß vom Bürgermeister der Gemeinde, in der die betreffende Person wohnt, ausgestellt sein. Außerdem hat die Person ein zweites Zeugnis vom Inspektionsarzte beizubringen, in welchem verzeichnet ist, daß sie sich zum Stillen oder zur Pflege von Kindern eignet und welches im übrigen feststellt, daß die Wohnung der betreffenden Person nicht gesundheitsschädlich sei. Die zum Stillen in Pflege gegebenen Kinder bleiben unter der Aufsicht des Inspektionsarztes.

Jede Person, die als Amme gehen will, muß in Zukunft ein Zeugnis des Bürgermeisters ihres letzten Aufenthaltsortes beibringen, in welchem verzeichnet ist, ob das letzte Kind lebt und daß es vier Monate vollendet hat oder wenn es noch nicht dieses Alter erreicht haben sollte, daß das Kind der Amme von einer anderen Frau gestillt wird, welche vom Inspektionsarzte als geeignet dazu bezeichnet wurde.

Außerdem muß jede Amme ein Zeugnis des Inspektionsarztes beibringen, in welchem festgestellt ist, daß sie sich zum Stillen eignet und keine übertragbare Krankheit hat. (Ministerialerlaß vom 27. November 1907.)

Sobald ein Kind zum Stillen, Abstillen oder zur Pflege in eine Gemeinde gegeben worden ist und sobald der Bürgermeister den Inspektionsarzt davon in Kenntnis gesetzt hat, muß sich dieser zu der Pflegefrau begeben. Es liegt sehr viel daran, daß dieser Besuch so bald wie möglich abgestattet wird, denn davon kann das Leben oder die Gesundheit des Kindes wie auch der Frau, bei der es untergebracht ist, abhängen. Wenn der Arzt bei der Amme oder bei dem Kinde Symptome einer übertragbaren Krankheit entdeckt, so kann und muß er das Stillen unterbrechen lassen; in manchen Fällen wird es sogar nötig sein, das Kind von der Pflegefrau wegzunehmen. Abgesehen von den Besuchen, welche ihm durch die Ausführungsbestimmungen vorgeschrieben sind, muß der Inspektionsarzt jedes Kind mindestens einmal im Monat besuchen und öfters, wenn die Umstände es verlangen. Er hat bei diesen Besuchen den Sauberkeitszustand des Kindes zu prüfen; er hat in bezug auf Lüftung und Sauberkeit das Zimmer zu inspizieren, in dem das Kind schläft, ebenso den Zustand seiner Kleidung und der übrigen Gegenstände, die zu seinem Gebrauch bestimmt sind; er hat darauf zu achten, daß die Wiege sauber gehalten und mit allen notwendigen Gebrauchsgegenständen versehen sei. (Ministerialerlaß vom 27. November 1907.)

Art. 10 des obengenannten Beschlusses bestimmt, daß keine Anstalt, welche Kinder unter zwei Jahren zum Zwecke des Stillens, des Entwöhnens oder der Pflege aufnimmt, bestehen oder eröffnet werden darf ohne die besondere Erlaubnis der Regierung.

c) Mütter.

Die gleichen Hilfen, welche Kranke beanspruchen dürfen, stehen auch der entbundenen Frau in den ersten vier Wochen nach der Entbindung zu, wenn sie im Laufe der 12 ihrer Entbindung vorangegangenen Monaten, wenigstens sechs Monate hindurch einer Krankenkasse angehört hat. (Art. 14, Nr. 3 des Gesetzes vom 31. Juli 1901 über obligatorische Arbeiter-Krankenversicherung.)

Staatsbudget: Art. 153. Kurse für Krankenpflegerinnen; Säuglingsschutz. (Gesetz vom 27. Juni 1906.) Verschiedene Unkosten. Zuschüsse für Privatanstalten oder Privatorganisationen, welche sich mit der Säuglingsfürsorge und dem Wöchnerinnenschutz befassen; Prophylaxe vermeidbarer Krankheiten (Tuberkulose) und diverse Unkosten (10 000 Fr.).

B) Fürsorgeeinrichtungen für Mutter und Kind.

a) Krippe von Luxemburg.

Die erste Krippe wurde in Luxemburg im Jahre 1898 auf Initiative von Herrn August Ulveling gegründet, der, nachdem er eine Broschüre „eine Krippe in Luxemburg" geschrieben hatte, an die Spitze eines provisorischen Komitees trat.

Sein Appell an das Publikum wurde von allen Seiten sympathisch aufgenommen und es wurde wertvolle Hilfe geleistet. Seine Königliche Hoheit der Großherzog Adolph von Luxemburg richtete einen eigenhändigen Brief an den Präsidenten des provisorischen Komitees, in dem er einen jährlichen Zuschuß von 625 Fr. anmeldete.

Die Krippe wurde am 7. Juli 1898 in der „Passage" eröffnet und zwar vorläufig in kleinen Räumlichkeiten, welche die Behörde der Stadt Luxemburg der Krippe unentgeltlich zur Verfügung gestellt hatte. Nachdem sie erst nach der Heiliggeiststraße verlegt worden, wo sie besser untergebracht war, hat die Krippe nun am Breitenweg, in einem der ältesten Häuser der Stadt „am Himmel" Unterkunft gefunden.

Die städtischen Behörden ersetzten die bis dahin unentgeltliche Wohnung durch eine jährliche Subvention von 1000 Fr., welche vor zwei Jahren auf 1000 Mark erhöht worden ist, und außerdem gewährten sie eine Summe von 75 Mark, um für die Angestellten der Krippe die Haftpflichtversicherung zu zahlen.

Der Luxemburgische Staat gibt der Krippe eine jährliche Subvention von 500 Fr. Die übrigen Einnahmen betrugen für das Jahr 1909/10 7500 Fr. und wurden hauptsächlich durch Beiträge der Mitglieder der Gesellschaft, durch Zinsen aus angelegten Kapitalien und durch Schenkungen aufgebracht. Der jährliche Beitrag beträgt 6 Fr., damit auch die kleinen Leute eventuell der Gesellschaft beitreten können; das Minimum der Bettstiftung beträgt 50 Fr.

Die Gesellschaft der Krippe zählt 307 Mitglieder, außerdem eine große Anzahl von Gönnern. Die verschiedenen Gesellschaften der Stadt überbieten sich mit größtem Eifer, um Konzerte, Feste, Wohltätigkeitsbazare usw. zugunsten der Krippe zu veranstalten, welche von allen Wohlfahrtseinrichtungen die beliebteste ist. Eine Sammelbüchse, welche an der Krippe angebracht ist, bringt Jahr für Jahr einige 100 Fr. ein. Die Mütter zahlen 10 Centimes für ein Kind und 15 Centimes für zwei Kinder. Das Komitee kann jedoch Kinder von allzu armen Eltern unentgeltlich aufnehmen. Die Zahlung dieser kleinen Summe hat sich als sehr nützlich erwiesen, weil bei den Armen dadurch der immer demütigende Gedanke verringert wird, für ihre Kinder Almosen annehmen zu müssen; außerdem hat das Volk oft mehr Vertrauen in Dinge, für welche es zahlen muß, auch wenn die Zahlung noch so gering ist, als in solche, welche man ihm ganz unentgeltlich gibt. Die Summe dieser kleinen Beträge macht immerhin im Jahre 6—700 Fr. aus; eine Summe, die für ein so bescheidenes Werk nicht zu verachten ist.

Die Ausgaben der Krippe betrugen für das Jahr 1909/10 ca. 6350 Fr., von denen ungefähr 1500 Fr. für Miete, ebensoviel für Lebensmittel und dieselbe Summe für das Honorar des Personals einzustellen waren.

Im Jahre 1910 betrugen die Unterhaltskosten 0,89 Fr., im ersten Jahre (1898) betrugen sie dagegen nur 0,52 Fr., ein Beweis dafür, daß eben auch für die Wohlfahrtsanstalten das Leben viel teurer geworden ist und zwar ohne daß die Geldquellen im selben Verhältnis reichlicher geworden wären.

Immerhin hat man in Luxemburg bei der Gründung der Krippe erfahren, daß das Publikum im allgemeinen neuen Institutionen etwas skeptisch gegenübersteht und sie sogar oft für ganz unnötig erklärt. Als es sich darum handelte, die Anzahl der Kinder festzustellen, welchen die Einrichtung einer Krippe in Luxemburg zugute kommen sollte, war das Resultat der Rundfrage so abschreckend, daß es schwer war, sich nicht entmutigen zu lassen. Es wären höchstens vier Frauen, wie man sagte, in den von der Krippe verlangten Umständen, und eine von ihnen wäre außerdem noch dessen unwürdig. Da wäre es wohl nicht der Mühe wert gewesen, anzufangen!

Aber diejenigen, die die Sache nun einmal beschlossen hatten, haben sich nicht entmutigen lassen. Von den 12 Betten, welche bei Eröffnung der Anstalt bereit waren, wurden am ersten Tage schon 5 belegt; nach einigen Monaten waren alle 12 Betten belegt, und am Ende des ersten Jahres hatte man schon nicht mehr genug Betten. Heute besitzt die Krippe mehr als 30 Betten, und es laufen immer mindestens 20 Anfragen ein, welche nicht berücksichtigt werden können. Es ergeben sich mehr als 8000 Verpflegungstage pro Jahr, so daß man natürlich sehr vorsichtig mit den Aufnahmen sein muß und jetzt nur mehr diejenigen Mütter annehmen kann, welche sich tatsächlich in den Umständen befinden, die für die Aufnahme vorgesehen sind.

In der Krippe sollen aufgenommen werden: Kinder von wenigstens sechs Wochen bis zu höchstens vier Jahren, deren Mütter unbedingt außer dem Hause arbeiten müssen, um ihre Familie zu erhalten (Art. 7 der Statuten).

Die Krippe ist an Wochentagen von 7 Uhr morgens bis 7 Uhr abends geöffnet; sie bleibt am Sonntag geschlossen (id. 9). Kein Kind wird aufgenommen, wenn nicht ein vom Anstaltsarzte ausgestelltes Zeugnis bei der Aufnahme vorgelegt wird (Art. 10).

Wenn die Mutter ihr Kind selbst stillt, kann sie so oft und so regelmäßig zur Krippe kommen, wie es ihr möglich ist (Art. 13).

Der Arzt besucht jeden Tag die Krippe. Er schreibt die Ernährung der Kinder, ebenso wie die hygienischen Maßnahmen, die ihm notwendig erscheinen, vor (Art. 19).

Während der 12 Jahre, welche die Krippe jetzt besteht, ist der Gesundheitszustand der Kinder ein vorzüglicher gewesen. Es ist eine sehr geringe

Mortalität zu verzeichnen, abgesehen von einigen Epidemien von Kinderkrankheiten, welche in der Stadt kursierten und die unter den Krippenkindern
ebenso ihre Opfer verlangten, wie unter den übrigen Kindern. In seinem Gesundheitsbericht über das Jahr 1902/03 hat der Arzt der Krippe, von der
Eröffnung an, eine Mortalität von 2,3% festgestellt, während zu derselben Zeit
20% in der Stadt gezählt wurden. Dieses Verhältnis der Mortalität in der Stadt
und in der Krippe hat sich seitdem noch zugunsten der Krippe verschoben.
Es gab Jahre, in denen nicht ein einziger Todesfall zu verzeichnen war.

Man muß auch bedenken, daß unter den Krippenkindern immer sehr viele
Kinder unter einem Jahre waren, unter denen die Sterblichkeit, wie man
weiß, durchschnittlich eine sehr große ist.

Man macht keinen Unterschied zwischen ehelichen und unehelichen Kindern;
es sind seit der Gründung der Krippe acht uneheliche Kinder aufgenommen
worden.

Die Krippe wird von Schwestern des Ordens „Franz von Assisi“ geleitet
und steht unter der Administration eines Verwaltungsrates, welcher aus 7 Damen
und 6 Herren besteht. Die tägliche Aufsicht wird von 12 Patronessen abwechselnd geführt. Präsidentin der Krippe ist Frau Aug. de Saint Hubert.
Vizepräsident Herr August Ulveling. Arzt: Dr. Camille Rischard.

d'Crèche.

Den Herrgot hûot a' mûonech Hiérz
Gelûocht e Quonck fu' sech,
T'ass d'Matlêd mat dem friéme Schmierz
D'Erbarme fîrt friémt Led;
Et ass dât schénst, dât rèngst Gefill,
Wât d'Mensche können hun;
An 'drét de schénste Lon a' sech
Den Arme' Gud's ze dun:
 Hâlt d'Hiérz gross op, an offen d'Hand
 Fîrt d'âremt an d'onglecklecht Kand.

Wât ên de Kanner Gudes dêt
Drét dausendmol séng Frûcht,
D'Kand ka' jo neischt fir all dât Léd
Wât spéder op et wârt,
Dofir mâcht et gemut a' stârk
Fir d'Sûorgen ze erdron,
Get em en Halt, dass et net kann
Am Liéwen ennergôn:
 Hâlt d'Hiérz grôss op, an offen d'Hand
 Fîrt d'âremt an d'onglecklecht Kand.

Neben der Krippe in Luxemburg besteht im Großherzogtum nur noch
die städtische Krippe in Eich, welche ihre Entstehung einem Vermächtnis von Frau München-Tesch verdankt.

b) Mutterschutz.

Auch das Gute ist ansteckend! Die erste Krippe war kaum zur allgemeinen
Zufriedenheit zwei Jahre in Luxemburg im Betrieb gewesen, als der Schutz für
die Säuglinge auch die Idee keimen ließ, ebenfalls ihre Mütter zu beschützen.

Für die Gründung einer Mutualité maternelle, wie es deren viele in Städten
gibt, in denen die Frauen in großer Anzahl in Fabriken und Werkstätten usw.
arbeiten, besaß Luxembburg nicht genügend Frauen dieser Kategorie.

Andererseits hat das Gesetz betr. die Arbeiter-Krankenversicherung vom
31. Juli 1911 auch die Wöchnerinnen mit einbezogen. Nach der Niederkunft

bekommen die Wöchnerinnen die gleichen Unterstützungsgelder wie die Kranken und zwar vier Wochen lang nach der Entbindung, wenn sie im Laufe ihrer Entbindung der vorangegangenen 12 Monate mindestens 6 Monate einer Krankenkasse angehört haben (Art. 4). Aber das Krankengesetz sieht diese Hilfe nur für Frauen vor. Man kann doch nicht alle anderen Wöchnerinnen, welche doch auch ein Recht an Interesse haben, ohne Hilfe oder Schutz lassen.

Auf die Initiative des Gründers der Krippe hin bildete sich in Luxemburg ein provisorisches Komitee, welches sich zum zweiten Male an den Edelmut des luxemburgischen Publikums wendete. Das Publikum reagierte und die Charité maternelle wurde im Jahre 1900 gegründet. Diese Gesellschaft hat nach dem Art. 1 ihrer Statuten den Zweck, durch Hilfeleistungen und Entschädigungen die den Wöchnerinnen notwendige Ruhe diesen während einer bestimmten Zeit nach ihrer Niederkunft zu gewähren und, wenn es notwendig ist, auch schon vor ihrer Entbindung. Die Hilfe der Gesellschaft muß sich prinzipiell auf die Frauen beschränken, welche, um zum Unterhalt ihrer Familie beizutragen, außer dem Hause auf Arbeit gehen müssen. Soviel als möglich soll die Unterstützung den Lohn ersetzen. Sie besteht in Naturalien wie: Wäsche für Mutter und Kind, Viktualien, Stärkungsmitteln usw., und all das wird in das Haus der Wöchnerin durch die Damen der Gesellschaft gebracht. Alles, was sich auf die Gesundheit und das Wohlbefinden von Mutter und Neugeborenem bezieht, muß Gegenstand sorgfältiger Erwägungen für die Damen, welche die Wöchnerin besuchen, sein.

Die Anzahl der Frauen, welche durch die Charité maternelle im ersten Jahre unterstützt worden sind, betrug 93, im zweiten Jahre waren es 125, dann stieg die Zahl auf 144 und weiter bis auf 170, im Jahre 1906 betrug sie 200 und heute nach zehnjährigem Bestehen der Organisation werden 250 Wöchnerinnen unterstützt.

Diese Zahlen sind beredt genug, aber man kann noch mehr behaupten. Seit der Gründung der Charité maternelle hat es in Luxemburg nicht mehr eine einzige Frau, die um Lohn arbeitet, gegeben, welche nicht die Möglichkeit hatte, während zwei Wochen nach ihrer Entbindung ruhig zu Hause zu bleiben, um dort die notwendige Ruhe zu genießen. Dieses Resultat ist wohl sicher sehr gut.

Die Geldquellen der Gesellschaft bestehen aus: Beiträgen (10 Fr.), Schenkungen, Zuschuß von der Regierung (400 Fr.), dem Erlös von Tombolas, Festen usw., im ganzen etwa 6000 Fr. (im Jahre 1909). Die Ausgaben sind je nach der Anzahl der unterstützten Frauen verschieden. Im Jahre 1909 betrugen die Ausgaben ca. 4600 Fr.

Die Gesellschaft zählt 170 Mitglieder und wird durch ein Komitee verwaltet, welches aus fünf Damen und einem Vizepräsidenten besteht.

Präsidentin ist: Frau Antoine Pescatore. Vizepräsident: Herr Aug. Ulveling. Schatzmeisterin: Fräulein Marie Saur.

c) Propaganda für Ausbreitung der Kinderhygiene.

Die Kinderschutzgesellschaft, welche in Luxemburg die Krippe und die Charité maternelle gegründet hat, hat bei ihrer Arbeit bald erkennen müssen, wie wichtig es ist, unter dem Volke vernünftige Begriffe über Hygiene des Kindes zu verbreiten. Was helfen denn die allerbesten Krippen, wenn die Kinder abends, sobald sie nach Hause gekommen sind, wieder auf eine Weise untergebracht, ernährt und verpflegt werden, wie es jedem, auch dem elementarsten Hygienebegriff Hohn spricht?

Ihre Königliche Hoheit die Frau Großherzogin-Mutter hat der Krippe und der Charité maternelle eine Nummer des Merkblattes übersandt: „Ratschläge zur Ernährung und Pflege der Kinder im ersten Lebensjahre", publiziert durch den „Vaterländischen Frauenverein unter dem Protektorate Ihrer Majestät der Kaiserin und Königin". Ebenso hatte die „Ligue nationale belge pour la protection de l'enfance du premier âge" die Liebenswürdigkeit, der luxemburgischen Krippe ihre „Instruktionen für Mütter" und ihre „elementarsten Begriffe der Hygiene des Kindes" zu übersenden. Endlich hat auch Dr. Feltgen, der damalige Arzt der Krippe, selbst im Jahre 1907 „ein Merkblatt für stillende Mütter" ausgearbeitet.

Im Jahre 1907 hat sich daraufhin ein provisorisches Komitee gebildet, welches Broschüren über Säuglingshygiene jeder Frau zuschickt, deren neugeborenes Kind auf dem Standesamt angemeldet wird: Dieses provisorische Komitee hat auch schon auf Ansuchen eine große Anzahl dieser Broschüren auf das Land geschickt, damit sie dort verteilt werden. Die Behörden der Stadt Luxemburg übergeben auch solche Broschüren den Eheleuten bei der Trauung. Desgleichen hat die luxemburgische Regierung in allerletzter Zeit in großer Auflage ein Merkblatt kommen lassen, welches die Pflege der Wöchnerinnen behandelt.

d) Goutte de lait.

In dem Bericht über die Krippe vom Jahre 1904 ist vom Gründer und Vizepräsidenten derselben zugunsten einer Goutte de lait in Luxemburg energisch gesprochen worden. Nachdem er das Projekt der Gründung und Einrichtung einer Goutte de lait mit Consultation de nourrissons erklärt hatte, fährt Herr August Ulveling folgendermaßen fort:

„Wir zweifeln nicht einen Augenblick daran, daß unser neuer städtischer Gemeinderat keineswegs mit uns herumfeilschen wird, was seine Unterstützung und seine pekuniäre Hilfe für ein so notwendiges demokratisches Werk anbetrifft."

Die Behörde der Stadt Luxemburg tat mehr als sich nur für die Goutte de lait interessieren, sie hat auf Anraten des Schöffen Luc. Housse selbst im letzten März eine städtische Goutte de lait eingerichtet.

Wir geben hier die Bestimmungen über den Betrieb wieder:

1. Die Anstalt hat den Zweck, Privatleuten eine gute Milch zu bieten, welche völlig allen Ansprüchen in bezug auf Sauberkeit, Fettgehalt usw. entspricht. Die Milch ist nur für Kinder bestimmt; sie wird nicht zum Verbrauch im Haushalt ausgegeben. Die wohlhabenden Personen haben den später hier angegebenen Preis zu zahlen; für den Betrag des daraus ev. erzielten Überschusses wird den Schulkantinen Milch unentgeltlich zur Verfügung gestellt.

2. Die Milch, welche aus dem für diesen Zweck eigens eingerichteten Stalle der Stadt entnommen wird, wird mit größter Sorgfalt und peinlichster Sauberkeit vorbereitet. Sie wird auf Bestellung oder Vorschrift des Arztes roh, pasteurisiert oder sterilisiert verabreicht; es wird nur Vollmilch ausgegeben.

3. Die Kühe stehen unter der Kontrolle eines städtischen Tierarztes, welcher auch das Melken und die Milchhandhabung überwacht.

4. Zweimal wöchentlich wird die chemische Analyse der Milch gemacht; den Personen, welche daran Interesse haben, wird auf Ersuchen das Resultat der chemischen Untersuchung mitgeteilt.

5. Die Ausgabe der Milch geschieht in Flaschen von 100, 150 und 200 g. Man bittet ernstlich die Milch kühl zu halten, sie nicht vor dem Gebrauch zu entkorken und sie nicht umzugießen, da dadurch alle vorher auf die Milch verwendete Mühe null und nichtig sein würde. Außerdem darf jede Flasche nur für eine Mahlzeit des Säuglings verwendet werden; man darf sie also nicht später noch einmal aufwärmen, um sie nochmals zu geben. Darum ist es auch vorteilhaft, nur kleine Flaschen zu nehmen. Die Flasche muß im warmen Wasser gewärmt werden.

6. Die Verteilung der Milch geschieht morgens von 9 Uhr an und abends von 5 Uhr ab. Jede gewünschte Quantität von Milch muß in der Anstalt selbst abgeholt werden.

Sie muß bar bezahlt werden. Die zerbrochenen Flaschen oder sonstigen zu Flaschen gehörenden Gegenstände oder die nicht zurückgegebenen Flaschen müssen zum Selbstkostenpreise bezahlt werden.

7. Dem Publikum ist verboten, die Spül- und Bereitungsräume zu betreten.

8. Gleich nach dem Gebrauch müssen die Flaschen in einer heißen Sodalösung ausgespült werden; es ist verboten, der Anstalt ungespülte Flaschen zurückzubringen und die Übertretung dieser Vorschrift kann für den Konsumenten die Einstellung der Milchabgabe zur Folge haben.

9. Der Preis für die einzelnen Milchportionen ist wie folgt festgelegt:

    1 Portion von 100 g . . . . 0,10 Fr.
    1 Portion von 150 g . . . . 0,15 Fr.
    1 Portion von 200 g . . . . 0,20 Fr.

10. Die Anmeldung der Milchentnahme aus der Anstalt hat bei der Geschäftsführerin der Milchküche zu geschehen.

Unglücklicherweise besitzen wir noch nicht die unbedingt notwendige, unentbehrliche Komplettierung der Milchküche, die „Consultation de nourrissons". Die Stadt hat aber ihre Einrichtung in Betracht gezogen.

e) Kinderhospize.

Der Staat Luxemburg besitzt eine Anstalt, welche dazu bestimmt ist, Waisen, Findlinge und verlassene Kinder aufzunehmen. Diese Anstalt liegt auf dem Rham, in einer der Vorstädte der Stadt.

Für gewöhnlich gehen die Unterhaltungskosten dieser Kinder zulasten der Gemeinde, in der sie ihren Unterstützungswohnsitz haben. Der Staat gibt jedoch einen ziemlich großen Zuschuß für den Unterhalt der von unbemittelten Eltern geborenen Findelkinder und der bedürftigen Waisen und verlassenen Kinder, welche in einer eigenen Anstalt bis zum vollendeten fünfzehnten Lebensjahre untergebracht werden (Art. 27 und 29 des Gesetzes vom 28. Mai 1807 über den Unterstützungswohnsitz).

Es gibt auch noch andere Anstalten, sowohl kommunale wie private, welche ebenfalls Waisen, Findelkinder und verlassene Kinder aufnehmen; z. B. das Hospiz von Grevenmacher (Knaben), das Hospiz von Itzig (Mädchen) und das Hospiz von Dalheim, welche von Schwestern des Ordens Franz von Assisi geleitet werden. Außerdem das Kloster des Kindes Jesu in Rollingergrund usw.

f) Die Fürsorge für die Säuglinge auf dem Lande.

Die Fürsorge für die Säuglinge auf dem Lande ist den Inspektionsärzten und den Hebammen übergeben. Auch auf dem Lande gibt es Hospize, welche Kinder im ersten Kindesalter aufnehmen. Außer den bereits oben unter e) genannten Spezialhospizen gibt es noch die Hospize von Clerf, Diekirch, Düdelingen, Echternach, Eich, Esch, Niederkorn, Petingen, Remich, Wiltz usw.

Hebammen und Krankenpflegerinnen.

Durch das Gesetz vom 15. April 1877 ist der luxemburgischen Regierung die Erlaubnis erteilt worden, eine Hebammenschule und eine Gebäranstalt zu gründen. Diese Anstalten befinden sich im Pfaffenthal, in einer der Vorstädte der Stadt.

Die Schwangeren werden in der Gebäranstalt nach dem siebenten Monat ihrer Schwangerschaft aufgenommen und dürfen die Anstalt erst zwei Wochen nach ihrer Niederkunft verlassen.

Der Direktor, welcher in den drei Fächern Doktor der Medizin sein muß, hat den praktischen und theoretischen Unterricht unter sich; in dem letzteren wird er von einer Hebammenlehrerin unterstützt.

Um das Hebammenexamen zu machen, muß die Bewerberin ein Zeugnis vorzeigen, in welchem konstatiert ist, daß sie während 9 Monaten dem Unterricht in der Gebäranstalt gefolgt ist und mindestens 12 Entbindungen mitgemacht hat (arrêtés r. g. d. vom 14. September 1877, 4. Februar 1899 und 28. Januar 1905).

Durch das Gesetz vom 12. Mai 1905 sind Fortbildungskurse eingerichtet worden, an denen die Hebammen alle fünf Jahre teilnehmen müssen.

Das Staatsbudget hat Summen ausgeworfen zum Ankauf des Instrumentariums für die aus der Schule in die Praxis übergehenden Schülerinnen, ebenso auch zum Ankauf von Antiseptika für die Hebammen.

Seit einigen Jahren sind auch durch die Regierung Kurse für Krankenpflegerinnen und Wochenpflegerinnen eingerichtet worden.

Kontrolle des Milchverkaufes.

Ausführungsbestimmungen der Polizei der Stadt Luxemburg vom 23. November 1901 in bezug auf den Milchverkauf.

Art. 1. Die Milcharten, deren Verkauf unter den besonderen, im folgenden angegebenen Bedingungen gestattet ist, sind die Vollmilch, so wie sie das erzeugende Tier gibt, und die entrahmte Milch, d. h. die Milch, welcher ein Teil ihres Rahmes entzogen ist.

Eine Mischung von gleichen oder ungleichen Teilen ganzer und abgerahmter Milch ist als „abgerahmte Milch" im Sinne des gegenwärtigen Reglements zu betrachten.

Art. 2. Die Vollmilch muß wenigstens 3% Fettstoffe enthalten und, bei einer Temperatur von 15° C., ein spezifisches Gewicht von 1,028 bis 1,034 haben.

Art. 3. Die entrahmte Milch darf nicht anders verkauft, zum Verkaufe ausgestellt oder für den Verkauf befördert werden, als in Behältern, welche an sichtbarer Stelle und in gut leserlichen Buchstaben von einem Zentimeter Höhe die Aufschrift: „Abgerahmte Milch" tragen. Sie muß, bei einer Temperatur von 15° C., ein spezifisches Gewicht von 1,032 bis 1,038 haben.

Art. 4. Es ist absolut verboten, zu verkaufen, zum Verkaufe auszustellen, im Besitz zu haben oder zu transportieren für die menschliche Ernährung, unter welcher Bezeichnung es auch sein möge:

a) Milch, welcher Wasser oder irgendwelche fremde Substanzen beigemischt sind;

b) Colostralmilch, d. h. diejenige, welche während der ersten acht Tage nach dem Werfen abgesondert wird;

c) verdorbene Milch (sauere, schleimige, faulige, bittere, blaue, rote usw.), sei es daß sie infolge eines anormalen Zustandes oder einer mangelhaften Ernährung des Viehes, sei es, daß sie infolge einer fehlerhaften Unterhaltung des Stalles, der Milchwirtschaft oder der Transportutensilien verdorben ist;

d) Milch, welche von Tieren herrührt, bei deren ärztlicher Behandlung giftige Substanzen angewandt worden sind, oder welche mit einer ansteckenden oder ekelhaften Krankheit behaftet sind;

e) Milch, welche aus Häusern kommt, in denen ansteckende Krankheiten herrschen.

Art. 5. Da eine dünne oder wässerige Milch auf natürlichem Wege von gewissen Tieren, deren Ernährungsart zu wünschen übrig läßt, hervorgebracht werden kann, so hat der auf einem Fehler gefundene Eigentümer das Recht, seine Aufrichtigkeit durch die Entnahme einer Probe im Stalle darzutun, welche an einem ganzen Striche innerhalb drei Tagen nach der Beschlagnahme zu bewerkstelligen ist.

Die chemische Analyse dieser Probe wird die Unschuld oder die Schuld des Verkäufers dartun.

Art. 6. Die Milch darf nicht anders transportiert und zum Verkaufe ausgestellt werden als in unangreifbaren Behältern, wie da sind Behälter von verzinntem Eisen, solche von Blech, verzinntem Kupfer, Holz, Glas, Sandstein oder Ton mit bleifreier Glasur.

Diese Utensilien müssen geschlossen und in einem Zustande vollkommener Reinlichkeit unterhalten werden.

Art. 7. Name und Adresse des Milchverkäufers sind in sehr leserlichen Buchstaben auf das Fuhrwerk und die Behälter, welche zum Transport der zum Verkaufe bestimmten Milch dienen, zu schreiben.

Art. 8. Die mit der Überwachung des Milchhandels betrauten Agenten werden in Gemäßheit der Art. 2 und 3 des vorgenannten Gesetzes vom 25. April 1881 verfahren.

Art. 9. Die Zuwiderhandlungen gegen die Bestimmungen des gegenwärtigen Reglements, welche durch die bestehenden Gesetze vorgesehen sind, werden mit den Strafen, welche diese Gesetze oder diejenigen, welche dieselben ersetzen werden, bestraft werden.

Die Zuwiderhandlungen gegen die Bestimmungen dieses Reglements, soweit sie nicht Gegenstand einer gesetzlichen Verfügung sind, werden mit einer Geldbuße von einem bis fünfundzwanzig Franken und einer Gefängnisstrafe von einem bis drei Tagen bestraft werden. Diese Strafen werden einzeln oder auch zusammen ausgesprochen.

Art. 10. Gegenwärtiges Reglement wird am 1. Januar 1902 in Kraft treten.

Niederlande.

Von

J. Graanboom,

unter Mitwirkung von

J. v. Heusde und E. Basenau.

I. Geschichtlicher Überblick.

Von

J. van Heusde.

A. Entwicklung des Armenwesens.

Im Mittelalter war auch in den Niederlanden die Armenpflege fast ausschließlich in den Händen der Kirche; wurde sie doch, auch wenn Privatpersonen ihre milde Hand auftaten, fast immer unter der Oberaufsicht der kirchlichen Gewalt geübt. Der Charakter jener Armenpflege war Mildtätigkeit; Bedürfnisse hatten sie hervorgerufen, die ihrerseits wieder aus den Anforderungen und Gebräuchen des religiösen Lebens jener Tage entsprungen waren. Von einer systematischen Bestreitung der Armut war keine Rede. Pilger und später auch die Bettelorden waren es, die der Aufnahme und Pflege bedurften und welche dem Frommen die Gelegenheit verschafften, eine Gott wohlgefällige Tat zu vollbringen. Zwar hatte das Bewußtsein, daß eine zweckmäßige Armenpflege von großer Wichtigkeit sei, nicht ganz gefehlt — es hatte sogar eine rein kirchliche Armenpflege, welche von einer Art Parochialarmenverwaltung geübt wurde, worin die „iurati ecclesiae" als Vertreter der Gemeinde mit besondern Almosenieren die Armenpflege versahen, bestanden —, doch dieses Bewußtsein war nicht kräftig genug, daß sich ein zweckmäßiges Bekämpfen der Armut daraus hätte entwickeln können. Außerdem konnte jene Armenpflege sich nur auf freie unabhängige Menschen beschränken, während die Lehnsherren für all diejenigen zu sorgen hatten, welche von ihnen abhängig waren (familia), von den Vasallen (ingenuus) bis zu den Leibeigenen (mancipium) herab. Bekannt ist die in Nymwegen herausgegebene Capitularia des Jahres 806, laut welcher Karl der Große verordnete, daß jeder seiner Vasallen seine eigenen Armen zu unterhalten hätte. Auf diese Weise minderte sich, je mehr die Anzahl der Freien zusammenschrumpfte, auch die kirchliche Armenpflege.

Nicht ausschließlich die Mildtätigkeit, sondern auch der Verkehr führte die Unterstützung herbei, die den Reisenden, welche von der Gastfreundschaft und Mildtätigkeit der Bevölkerung zu den Zeiten, da die Verkehrsmittel äußerst mangelhaft waren, abhängig waren, gewährt wurde. So entstanden verschiedenenorts, meist auf Anregung irgendeines wohltätigen Bürgers, sogenannte „Heilige-Geest-Huizen" oder „Gasthuizen", in denen herumziehenden Pilgern oder Reisenden ein Nachtlager gewährt wurde. Ganz hat das Bewußtsein, daß die Armut eine soziale Erscheinung sei, zu jener Zeit jedoch nicht gefehlt. Einige Abteilungen, die besonders auffielen, bildeten schon im Mittelalter einen Gegenstand bestimmter Fürsorge. Dies war z. B. bei den zumeist bedürftigen Leprosen der Fall, die für den Umgang als sehr gefährlich erachtet wurden und also auch eine verständige Pflege erforderten. Seit dem dreizehnten Jahrhundert waren es zumal die „Bürgerlichen Spitalorden" neben den „Frommen Brüderschaften", welche jenes soziale Übel zu mildern suchten. Die bedeutendste Leprosenanstalt vom Orden des h. Lazarus, die im Verein mit dem des h. Antonius von Wien hauptsächlich in den Niederlanden wirkte, war die der „Heiligen Kapelle von Haarlem", welche im Jahre 1319 gestiftet wurde. Auch der „Morbus sacer" oder das h. Antoniusfeuer forderte eine bestimmte Pflege, welche die Brüder des h. Antonius übernahmen, während zum Behufe derjenigen, die an der Pestkrankheit litten, — eine Seuche, die in diesen Ländern von der Mitte des vierzehnten bis Ende des fünfzehnten Jahrhunderts gewaltige Epidemien hervorrief —, in mehreren Städten Pesthäuser errichtet wurden. Gleichwie die vorerwähnten „Gasthuizen", die im Laufe der Zeiten ihren Charakter veränderten und auch Obdach auf längere Zeit zu gewähren anfingen, überdies, soweit die Mittel es erlaubten, Unterhalt verschafften, geraten auch allmählich diese Anstalten unter die Verwaltung der frommen Brüderschaften. Eine derartige Brüderschaft, deren in ihrer Blütezeit jede bedeutende Stadt mehrere zählte, war ein Verein, der sich die Aufgabe stellte, das Seelenheil seiner Mitglieder durch das Abhalten einer gewissen Anzahl Seelenmessen auf gemeinschaftliche Kosten für jedes abgestorbene Mitglied zu sichern, ein freier Verein von Personen also, der sich selbst durch Kooptation vollzählig hielt. Diese Vereine führten den Namen eines Heiligen, für den sie, in seiner Eigenschaft als Schutzpatron, an seinem Namenstag nach feierlichen Prozessionen ein Hochamt hielten.

Auch in den Kreisen der Privatpersonen erfaßte man die Armut in ihrer sozialen Bedeutung; nicht nur, legten wohlhabende Bürger hier und da Kapitalien zurück, womit Anstalten für Waisen, alte Leute oder Kranke errichtet werden konnten, sondern auch in den Gilden lernte man die Armut als ein ökonomisches Unheil bekämpfen. Aber auch die Obrigkeit ließ sich hier und da die Frage der Armenversorgung angelegen sein. Seit dem dreizehnten oder vierzehnten Jahrhundert nahm sie die Fürsorge für die Hausarmen ganz in die Hand. In allen Städten ernannte die Obrigkeit Personen, die „Hausarmenmeister", oder „h. Geistmeister" genannt wurden und jede Woche der Kirche Schwarzbrot, Butter, Geld, Fleisch, Unterkleider und Torf zur Verfügung stellten, um diese Gaben unter die Armen zu verteilen. Die erforderlichen Gelder wurden hauptsächlich durch Kollekten und Legate beschafft.

In diesem Zustande einer nicht organisierten Armenpflege mußte Wandel geschaffen werden, als zu Ende des Mittelalters durch die Bettelplage einem gleichsam das Bewußtsein aufgedrungen wurde, daß die Armut eine soziale Erscheinung sei. Wurde bei der obengenannten Capitularia Karls des Großen das Betteln nur dann verboten, wenn es außerhalb des Ortes geschah, wo die Armen ansässig waren, wodurch das Betteln also zu einem erlaubten Broterwerb gestempelt wurde, so trugen die religiösen Sitten das ihrige zum Überhandnehmen der Bettelei bei. Wurde doch die Armut in jenen Zeiten nicht nur als keine Schande erachtet, sondern sogar zu einer Ehre,

einer Bedingung zur Heiligsprechung erhoben. Die Wohltätigkeit bezweckte
denn auch nicht der Armut zu steuern, sondern vielmehr dieselbe zu ermöglichen. Nach und nach sah sich die Obrigkeit nach Mitteln um, diesen Übelstand zu beseitigen. Sowohl die „Staaten" als auch die städtischen Regierungen
begannen im fünfzehnten Jahrhundert strenge Strafen gegen die Bettelei zu
erlassen. Sie verbannten die fremden Bettler aus der Stadt und verboten den
Einwohnern ausdrücklich sie zu beherbergen. All diese Maßregeln frommten
jedoch nicht. Da versuchte man denn die Wohltätigkeit, die zu Nutz und
Frommen des eignen Seelenheiles schon so tätig war, zugleich sozial nützlich
auszugestalten.

Die Initiative dazu nahm nicht die Kirche, sondern die bürgerliche Obrigkeit. Es waren die flämischen Städte, die zunächst die Notwendigkeit einer
zweckdienlichen Regelung des Armenwesens einsahen. Die daselbst, zuerst
in Ypern, zustande gekommene Armengesetzgebung ist in einem Werke des
Humanisten Johannes Ludovicus Vives: „de subventione pauperum sive
de humanis necessitatibus" auf uns überkommen. Nach dieser Gesetzgebung
mußte zwischen Invaliden, Hausarmen und wandernden Bettlern ein Unterschied gemacht werden. Alle bekannten Armen mußten in ein Zentralverzeich-
nis eingetragen und ferner jede dieser drei Gruppen einzeln behandelt werden.
Für die erste Kategorie wurde Pflege in einer Anstalt als die richtige Maßregel
betrachtet. Der zweiten Gruppe mußte weniger durch Unterstützung als durch
Arbeitsvermittlung geholfen werden. Die letzte verlangte eine genaue Untersuchung. Wer durch Gebrechen oder Alter erwerbsunfähig war, mußte in eine
der vorigen Kategorien eingereiht werden. Die validen Bettler dagegen wurden,
falls sie arbeitsscheu waren, verbannt. Zur Bestreitung der Kosten sollte ein
„aerarium commune" gebildet werden, dessen Einkünfte aus den Beiträgen von
Privatpersonen sowie aus den Kapitalien von Stiftungen, die kein Ziel mehr
verfolgten, flossen. Auch die Gotteshäuser und Anstalten, deren Gelder von den
Verwaltern oft zu eigenem Nutzen verwendet wurden, mußten aushelfen, und
wenn trotz alledem keine ausreichenden Mittel gefunden wurden, mußten
die Kosten allenfalls durch den Staat getragen werden. Laut Edikt vom
7. Oktober 1531 versuchte Karl V. diese Regelung auch in den Niederlanden
durchzuführen. Auffallend ist, daß im Edikt das Bettelverbot noch keine Ge-
setzeskraft gegenüber den „Religiösen Mendicanten, den Lazarussen und den
Melaetschen" erhielt. Diese Zentralregelung, wobei also alle Armenanstalten
einen „gemeene Beurse" bilden sollten, hat sich, obgleich sie ihren Einfluß auf
mehrere städtische Verordnungen späterer Zeit geltend gemacht zu haben
scheint, doch nicht verwirklichen können. Sie wurde nur zum Teil durchgeführt, und die Reformation nahm ihr schließlich alle Kraft.

Nach der Reformation wurde die Armenpflege hierzulande, infolge des
neuen Glaubensbekenntnisses und des veränderten Standtpunktes, welchen die
Obrigkeit im Zusammenhang damit einzunehmen begann, nach einem ganz
neuen Muster eingerichtet. Die reformierte Kirche machte es sich zur Aufgabe,
mit Hilfe ihrer „Diakonien", durch Unterstützung sowohl als durch Pflege,
sich ihrer Armen anzunehmen. Sie wollte zu demselben Zustand zurückkehren,
der in den ersten christlichen Gemeinden, wie er im Evangelium beschrieben
wird, bestanden hatte, wo auch „Diakonen" die Pflege der Armen aufgetragen
war. Dadurch, daß sie von der Republik (1579—1795) als Staatskirche anerkannt wurde, erhielt ihre Armenpflege einen öffentlich-rechtlichen Charakter,
empfingen ihre Kirchenverordnungen, die sie zum Behuf dieser Pflege erließ,
die staatliche Genehmigung. Daneben entwickelte sich nun allmählich auch

eine diakonale Armenpflege der anderen Glaubensgenossenschaften zu Gunsten ihrer Mitglieder. Diese konnten jedoch von der Obrigkeit dazu nicht gezwungen werden, es sei denn bedingungsweise zwecks Ausübung ihrer Religion. Die reformierte Kirche scheint zuerst ihre Armenpflege in Emden, im Jahre 1571, organisiert zu haben; es folgten bald auch die anderen Städte, indem am Ende des sechzehnten und im Anfang des siebzehnten Jahrhunderts die wallonischen Armenverwaltungen die Armenpflege in die Hand nahmen. Im Laufe des siebzehnten Jahrhunderts begannen auch die Lutheraner und Remonstranten für ihre Armen zu sorgen, die römisch-katholische und die israelitische Armenpflege wurde jedoch erst zu Anfang des achtzehnten Jahrhunderts organisiert. Man kann sagen, daß um die Mitte des achtzehnten Jahrhunderts jede Kirchengenossenschaft ihre eigenen Armen versorgte.

Solange die tolerierten Genossenschaften sich nicht mit der Pflege ihrer Bedürftigen befaßten, gehörten ihre Armen zu den „allgemeinen" oder „Heiligen-Geist-Armen". Diese Armen, wozu auch solche zu rechnen sind, die von keiner einzigen Glaubensgenossenschaft angenommen wurden, kamen zu Lasten der Obrigkeit, gleichwie sich diese schon vor der Reformation (siehe oben) mit der Armenpflege befaßt hatte. In mehreren Städten wurden aber auch diese Armen von der Armenverwaltung der Staatskirche versorgt, wobei dann die Obrigkeit die Obergewalt behielt. In einem solchen Falle verschmolz auch wohl die bürgerliche Armenverwaltung mit der der Diakonen zu einer allgemeinen Armenverwaltung. Aber wie auch in dieser Hinsicht das Verhältnis der Diakonie der reformierten Kirche zu der Obrigkeit war, überall erhielt sie, ob ihrer Zugehörigkeit zur Staatskirche, von der Obrigkeit Subventionen und Privilegien, welche den übrigen Konfessionen vorenthalten wurden.

Die diakonale Armenpflege, wie sie sich während der Republik entwickelte, hob sich sehr zu ihrem Vorteil günstig gegen die mittelalterliche Wohltätigkeit ab. Im allgemeinen wird keinem Armen geholfen, wenn nicht zuvor von Diakonen eine genaue Untersuchung seiner Lage angestellt worden ist. Die Unterstützten stehen fernerhin unter fortlaufender Kontrolle, und diejenigen, die die Vorschriften der Armenbesucher nicht pünktlich befolgen, werden von weiterer Unterstützung ausgeschlossen. Fast jede Kirchengenossenschaft besitzt obendrein eine Anstalt für alte Leute, Kinder und Invaliden, oder wenn eine solche nicht besteht, so werden diese Personen bei Glaubensgenossen untergebracht. In vielen Städten ist diese, jetzt systematisch geordnete Anstaltspflege eine Fortsetzung der ehemaligen Tätigkeit der Brüderschaften, welche jetzt durch ein Kollegium von Honorationsverwaltungsräten ersetzt ist.

Auch die Privatwohltätigkeit blieb nicht zurück. Namentlich trat diese durch das Zusammenbringen von Kapitalien hervor, mit denen verschiedenenorts Altmänner- und Altfrauenheime oder Waisenanstalten gegründet wurden. Insonderheit entstanden durch sie die Stiftungen, welche unter dem Namen „Hofjes" (Pfründnerhäuser) bekannt waren, die sich jetzt noch in verschiedenen Städten erhalten haben, und worin alten Frauen die Gelegenheit geboten wird, gemeinschaftlich, jedoch in Separathäuschen, ihre letzten Lebenstage zu verbringen. In den Städten hatten die Gilden ihre Gildenkassen, die durch Einlage und die jährlichen Kontributionen der Zunftbrüder angefüllt und woraus die alten, invaliden oder dürftigen Brüder unterstützt wurden. Auf dem platten Lande hatten die Markgenossenschaften usw. ähnliche Kassen eingerichtet. Die Einkünfte all dieser obengenannten Anstalten, die man „Gotteshäuser" hies, flossen hauptsächlich aus Erbschaften, Gaben, Kapitalzinsen, Erlös von Hausmiete, usw. Auch erfreuten sie sich mancher Steuerbefreiungen, während einigen von obrigkeitswegen mehrere finanzielle Vorteile gewährt wurden, die meist aus dem Total- oder Teilergebnis irgendeiner Lokalsteuer flossen. Eine eigentliche Armensteuer scheint man jedoch niemals erhoben zu haben.

Trotz dieser weitverzweigten Armenpflege hat es den Anschein, als ob auch in dieser Periode die Armut nicht genügend bekämpft werden konnte, so daß die städtischen Behörden fortwährend polizeiliche Maßregeln gegen die Bettelei nehmen mußten. Im Jahre 1682 wurde auf Veranlassung vieler Städte durch die Staaten von Holland bestimmt, daß jeder Ort seine eigenen Armen zu unterhalten hätte und daß die Obrigkeit die Armen nach dem Ort zurücksenden dürfe, von woher sie gekommen waren. Von dieser Zeit datiert auch die Instutition der „Indemnitätsakten", wobei eine Gemeinde sich der anderen gegenüber verband, ihr während eines gewissen Zeitraumes die etwaige Unterstützung des aus ihrem Gebiet verzogenen Bürgers nicht aufzubürden.

Konnte also die Organisation der Armenpflege in dem hier besprochenen Zeitraum in mancher Beziehung die kritische Probe bestehen, so haftete ihr doch ein Fehler an, der sich auf jedem Gebiete, das die Republik innehatte, zeigte, nämlich Mangel an Einigkeit. Nicht bloß jede Provinz, sogar jede Stadt organisierte ihr Armenwesen, wie sie es wünschte, so daß es, trotz aller grundsätzlicher Übereinkunft, eine bunte Mannigfaltigkeit an Organisationen gab.

Die Revolution des Jahres 1795 vernichtete die Vorzugsstellung der reformierten Kirche als Staatskirche. Das Prinzip der Trennung von Staat und Kirche führte einerseits dazu, daß man die Unterstützung, die früher die Armenpflege der reformierten Kirche von Staats wegen erhielt, einzog oder dieselbe gleichmäßig allen Glaubensgenossenschaften angedeihen ließ; andererseits aber verhinderte es nicht, daß jetzt eigentlich alle Genossenschaften genötigt wurden, ihre eigenen Armen zu unterstützen.

Zu gleicher Zeit ist man in dieser Revolutionsperiode (1795—1813) bestrebt gewesen, dieser Regelungsmannigfaltigkeit der Organisation des Armenwesens, die im Staatenbund geherrscht hatte, ein Ende zu machen. Die Staatsverfassung des Jahres 1798 schrieb ein Gesetz vor, welches die Armenverwaltung über die ganze Republik regeln sollte. Das war das Gesetz vom 15. Juli 1800, welches die Einsetzung einer allgemeinen Armenverwaltung in jeder Gemeinde gebot, es jedoch den Kirchengenossenschaften überließ, ihre eigenen Armen zu versorgen, wenn sie nur der allgemeinen Armenverwaltung beweisen konnten, daß sie hinreichende Mittel zu deren Unterhalt besaßen. Überdies waren die Diakonien jährlich gehalten, die Namen der von ihnen Unterstützten aufzugeben, indem die Kirchengenossenschaften, die sich nicht zur Armenpflege bereit erklärten, einen Teil ihrer Gelder dem Staate abtreten mußten. Insonderheit die aus der letzten Bestimmung erwachsenen Schwierigkeiten hatten zur Folge, daß das Gesetz nie in Kraft trat. Die späteren Staatseinrichtungen bringen die Regelung des Armenwesens zu Lasten der Gemeinde- und Departementalverwaltungen, während unter König Ludwig Napoleon das Streben nach Zentralisation, u. a. in der Einsetzung einer „Allgemeinen Verwaltung der Wohltätigkeit", welche eine fortwährende Oberaufsicht über alle Wohltätigkeitsanstalten führen sollte, zum Ausdruck gelangte. Die französische Gewaltherrschaft endlich hat auf die Organisation hierzulande keinen Einfluß ausgeübt und wenigstens keine Spuren darin zurückgelassen.

Die, nach der Wiedergeburt im Jahre 1814, zustande gekommene Staatsverfassung empfahl die Armenverwaltung der fortwährenden Sorge der Regierung und forderte, daß der König den Generalstaaten einen jährlichen

Bericht über die dazu gehörigen Anstalten erstatten sollte, Bestimmungen, welche nach der Vereinigung mit Belgien im Jahre 1815 sich erhielten. Die Lage, in der das Armenwesen sich damals befand, war nahezu dieselbe als die vor der Revolution, mit dem Unterschied, daß die besondere Stellung, welche die reformierte Diakonie zur Zeit des Staatenbundes eingenommen hatte, aufgehoben war. Die ersten Berichte, die der Verfassungsvorschrift gemäß erstattet wurden, hoben hervor, daß energische Regierungsmaßregeln überaus nötig waren, so daß eine Kommission eingesetzt wurde, deren Bemühungen die Annahme des Gesetzes vom 28. November 1818 zu verdanken war. Dieses Gesetz hatte eine sehr beschränkte Tendenz: im wesentlichen wurde ein Unterstützungswohnsitz festgesetzt. Der Gemeinde, in welcher der Arme geboren war oder in welcher er 4 Jahre hintereinander gewohnt hatte, wurde diese Unterstützung zugewiesen. Obendrein bestimmte das Gesetz, daß, wenn in der Gemeinde jemand verweilte, der für Unterstützung in Betracht kam, sie die Unterstützung gewähren müsse, sich dafür jedoch bei der Gemeinde, die als Unterstützungswohnsitz galt, entschädigen könne. Diese Regelung, die in der Praxis auch auf die Diakonien angewandt wurde, hat zu gar schlimmen Mißbräuchen Veranlassung geboten, welche den Gemeindefinanzen sowohl in direkter als in indirekter Weise sehr zum Nachteil gereichten; denn auch die Diakonien mußten durch Subventionen aus der Gemeindekasse in den Stand gesetzt werden, die Mehrkosten, welche aus der Übertragung erwuchsen, zu tragen. Dadurch, daß die Diakonien an Stelle dieser Subventionen die Verpflichtung übernehmen mußten, auch Nichtmitglieder zu unterstützen, wurde der besondere Charakter der kirchlichen Wohltätigkeit wesentlich beeinträchtigt. Auch noch eine andere Maßregel forderte von den Gemeinden Opfer. Im Jahre 1818 wurde die „Maatschappij van Weldadigheid" gegründet, die hauptsächlich bezweckte, armen, arbeitswilligen und arbeitskräftigen Menschen Arbeit zu verschaffen. Im Norden des Landes wurden verschiedene Kolonien gegründet, in denen man obenerwähnten Personen eine Existenz durch den Ackerbau zu sichern suchte. Außerdem wurden Zwangskolonien für Bettler gebildet. Die Unterhaltungskosten dieser letzteren wurden im Jahre 1825 zu Lasten der Gemeinden gebracht. Diese Gesellschaft hat nicht mit Erfolg gearbeitet, und im Jahre 1859 sind die Zwangskolonien in die Hände des Staates übergegangen.

Indessen machte sich immer mehr das Bedürfnis fühlbar, das ganze Armenwesen durch ein Gesetz zu regeln. Nachdem schon in den Jahren 1845 und 1847 verschiedene Ministerien einen Gesetzentwurf bei den Generalstaaten eingereicht hatten, wurde bei der Verfassungsrevision des Jahres 1848 ausdrücklich vorgeschrieben, daß die Armenverwaltung durch das Gesetz geregelt werden sollte. Der erste infolge davon eingereichte Entwurf (von Thorbecke 1851), der auch die kirchliche Armenpflege einigermaßen an Vorschriften binden wollte, hat es nicht zur Veröffentlichung im Gesetzblatt bringen können. Erst das nachfolgende Ministerium hat die Verfassungsvorschrift, durch Erlaß des Gesetzes vom 28. Juni 1854 (Gesetzblatt Nr. 100), verwirklichen können, welches Gesetz auch jetzt noch diesen Gegenstand hierzulande beherrscht. Dieses Gesetz gründet sich auf die folgenden Hauptprinzipien: 1. Die Armenpflege wird kirchlichen und Privatwohltätigkeitsanstalten überlassen, die nur bei unbedingter Notwendigkeit und in bestimmten Fällen Subventionen von den bürgerlichen Gemeinden beziehen können; allein im Falle, daß die Armen bei den ersteren keine Unterstützung erlangen können, darf die Obrigkeit unterstützen, jedoch in diesem Falle nur bei unbedingter Unvermeidlichkeit. 2. Die Organisation der kirchlichen und Privatarmenpflege wird ganz freigelassen —

nur müssen die leitenden Verwaltungen sich in ein von dem Gemeindevorstand anzulegendes Verzeichnis eintragen lassen, ihre Statuten jener Behörde einschicken und jährlich die erforderlichen Angaben für den Bericht verschaffen, der den Generalstaaten über die Armenverwaltung erstattet werden muß — während die bürgerliche Armenpflege an Vorschriften gebunden wird. Diesen Vorschriften gemäß kann nur der Gemeindevorstand eine öffentliche Armenverwaltung ins Dasein rufen, und wo solches nicht geschehen ist, muß die Gemeindebehörde selber die Armenpflege in die Hand nehmen, wobei der Geburtsort als Unterstützungswohnsitz gilt. Zum Schluß sei noch erwähnt, daß die Wohlfahrtsausschüsse sich für die Kostenerstattung der offenen Armenpflege an die Blutsverwandten der Unterstützten, an sein in Aussicht stehendes Vermögen und an seine Hinterlassenschaft halten können, jedoch bei geschlossener Armenpflege nur an die Einkünfte des Kapitals oder an die Hinterlassenschaften.

Bald zeigte sich, daß dieses Gesetz seinen Zweck verfehlte; anstatt daß die kirchliche und Privatarmenpflege die bürgerliche verdrängten, stiegen im Gegenteil die Kosten der letzteren immer mehr. Die Regelung des Unterstützungswohnsitzes verursachte überdies, daß die eine Gemeinde auf Kosten der anderen Arme zu unterstützen begann, und weil die religiösen Wohlfahrtsausschüsse sich bei ihrer Unterstützung nach dem wirklichen Aufenthaltsort richteten, so glaubte man gerade in dieser Regelung die Gründe der schlechten Wirkung des Gesetzes zu erkennen. Durch Gesetz vom 1. Juni 1870, Gesetzblatt 85, ist darum eine Abänderung des Armengesetzes vorgenommen, derzufolge die Gemeinde, in der sich der Unterstützungsbedürftige aufhält, die Unterstützung gewähren muß. Nur die Kosten der Pflege armer Irrsinniger entfallen auf die zuständige Ortsbehörde.

Diese Abänderung beseitigte jedoch nicht alle Schwierigkeiten. Mehr und mehr kam man zu der Erkenntnis, daß Mangel an Zusammenwirken zwischen den verschiedenen Wohlfahrtsausschüssen einen verhängnisvollen Einfluß auf eine gute Einrichtung der Armenpflege ausübte. Diesem Übelstand abzuhelfen, wurde im Jahre 1901 vom Minister Goeman Borgesius ein Entwurf zwecks Abänderung des Armengesetzes eingereicht, der jedoch vom folgenden Ministerium wieder zurückgezogen wurde. Auch die verschiedenen Armenverwaltungen selber bemühten sich hier und da, zu gemeinschaftlichem Wirken zu gelangen: in Amsterdam wurde ein Lokalverein von Armenverwaltungen gegründet und im Jahre 1908 kam der „Niederländische Verein für Armenpflege und Wohltätigkeit" zur Besprechung der gemeinschaftlichen Angelegenheiten zustande. Jetzt ist bei den Generalstaaten ein Gesetzentwurf Heemskerk in Behandlung, der, indem er die Hauptprinzipien des Gesetzes unberührt läßt, die Schäden des bestehenden Armengesetzes durch Einsetzung von Ortsarmenräten und durch Anlegen von Auskunftsregistern zu beseitigen sucht.[1]

B. Fürsorge für Kinder und Mütter und Findelwesen.

Im Anschluß an das vorige Kapitel, sei hier noch einiges über die Maßregeln erwähnt, die die Armenpflege in den Niederlanden zugunsten der Wöchnerinnen und der Neugeborenen im Laufe der Zeiten getroffen hat. Wie und inwieweit die bürgerliche Gesellschaft sich in früheren Jahrhunderten dieser an sich schon hilfsbedürftigen Personen annahm, ist nicht gut festzustellen.

---

[1] Dieser Entwurf ist indessen Gesetz geworden (27. April 1912, Gesetzblatt Nr. 165).

Anfänglich scheint die Kirche in genügender Weise für sie gesorgt zu haben. Witwen und Waisen wurden auf Kosten der Gemeinde unterhalten und die Waisen bisweilen von Privatpersonen adoptiert. Als im Laufe des Mittelalters die direkt-kirchliche Armenpflege in den Hintergrund gedrängt wurde, sollen es vornehmlich Privatpersonen gewesen sein, die die Pflege für Wöchnerinnen und neugeborene Kinder übernahmen. Einer allgemeinen Organisation des Armenwesens konnten sie zu einer Zeit, in der das soziale Gefühl noch nicht besonders geweckt war, besser als die anderen Notleidenden entbehren, da ihre Hilfsbedürftigkeit stärker das Mitleid bei ihren Mitmenschen erregte. Spezielle Anstalten, sei es für Wöchnerinnen oder für elternlose Kinder, bestanden damals noch nicht. Insoweit für ihre Lebensbedürfnisse gesorgt werden konnte, wurden aus Bürgerfamilien stammende Waisen von den städtischen Behörden in Spitälern, zumeist gemeinschaftlich mit alten Frauen, oder bei Bürgern untergebracht, genährt und in den Stadtfarben, zum Zeichen, daß sie Stadtkinder waren, gekleidet. So wurden im 15. Jahrhundert in Gouda, Dordrecht, Leyden und wahrscheinlich auch wohl in anderen Städten Waisenkinder in den Gotteshäusern und Spitälern zum Heiligen Geist aufgenommen. Das obenerwähnte Edikt Kaiser Karls V. vom Jahre 1531 verlor auch die Pflege für Mutter und Kind nicht aus den Augen, denn es verordnete, daß arme Wöchnerinnen von Armenbesuchern besucht werden sollten, um sie aus der „Gemeene Beurse" mit Bettzeug, Nahrung usw. zu versehen; auch sollten daraus die jungen Waisen und Findlinge genährt und gepflegt werden.

Ebenso wie anderwärts, brachte die Armut auch hier die Eltern dazu, ihre Kinder auszusetzen. Man glaubte diesem Übel durch Strafbestimmungen steuern zu können. Die Amsterdamer Stadtbehörde ahndete es laut Reskript vom 15. Dezember 1491 mit Verbannung. Später wurde dieses Verbrechen mit Verlust des rechten Ohres bestraft, und eine Strafverordnung des Jahres 1626 drohte den Eltern, die ihre Kinder verließen, mit öffentlicher Geißelung. Aber sei es, daß diese Strafen wegen ihrer großen Strenge nicht weiter angewendet wurden, sei es, daß man, um schlimmere Übel (Kindermord, Abtreibung) zu verhüten, Nachsicht üben zu müssen glaubte, eine Tatsache ist, daß das Übel dadurch nicht ausgerottet wurde. Laut Resolution vom 19. Januar 1596 beschloß der genannte Magistrat auf wiederholtes Andringen der Bürger, welche die Kinder aus Mitleid aufgenommen hatten, die Pflege der Findlinge selbst zu übernehmen und diese über die verschiedenen Gotteshäuser zu verteilen.

Nach der Reformation entstanden in allen bedeutenden Gemeinden nacheinander Waisenhäuser, die ausschließlich für Kinder bestimmt waren, und welche fast alle aus Privatfonds oder unter Mithilfe oder auf Befehl der städtischen Verwaltungen gegründet wurden.

Zuerst kamen solche Gründungen in Amsterdam und Harderwijk zustande, bald folgten auch Anstalten in Brielle, Culemborg, Nymwegen und in anderen reichen Städten der Republik. Zumeist wurden darin nur ehelich geborene Kinder solcher Eltern aufgenommen, die eine Mindestzahl von Jahren Bürger der Stadt gewesen waren. Was die Findlinge und verlassenen Kinder betrifft, so ist von einer Gründung von Findelhäusern, wie diese zu jener Zeit vornehmlich in den lateinischen Ländern entstanden, in den Niederlanden nie die Rede gewesen. Nur in Amsterdam hat noch bis ins vorige Jahrhundert hinein eine Anstalt bestanden, die speziell der Pflege von Findlingen und verlassenen Kindern diente. Laut obenerwähnter Resolution vom Jahre 1596 hielt der Stadtmagistrat es weder für ratsam, für die Findlinge eine allgemeine Regelung durchzusetzen, noch viel weniger hielt

er es für angezeigt, ein spezielles Heim für sie zu gründen, weil nach seiner
Meinung dadurch die Armen noch mehr in Versuchung geführt würden, ihre
Kinder zu verlassen. Im Jahre 1613 jedoch, als man einsah, daß die gewöhnlichen Gotteshäuser nicht ausreichten, dem steigenden Bedürfnis zu
entsprechen, wurde ein spezielles Kollegium eingesetzt, welches den Auftrag
erhielt, die Kinder unter seiner Aufsicht bei Bürgern in Pflege zu geben. Die
Anzahl Findlinge erreichte jedoch eine solche Höhe, daß im Jahre 1666 ein
Separatgebäude errichtet werden mußte, welches unter dem Namen „Almosenierwaisenhaus" bekannt ist. In diesem Waisenhause wurden aufgenommen: 1. Findlinge; 2. verlassene Kinder; 3. Waisen, welche nicht in anderen
Waisenanstalten untergebracht werden konnten; 4. Kinder, deren Eltern sich
in Krankenhäusern oder Gefängnissen befanden; 5. Kinder, deren Mutter ge-
storben oder verschollen war und deren Vater bei Heer oder Marine diente.
Bei der Aufnahme der Findlinge galt nicht, wie in den französischen Findelhäusern, das Anonymitätssystem; man suchte im Gegenteil die Abkunft der
Kinder zu erfahren. Die neugeborenen Findlinge wurden bei Ammen in der
Stadt untergebracht, wo sie unter fortwährender Kontrolle der Regentinnen
des Waisenhauses bis zu ihrem 6. Jahre blieben. In den anderen Städten der
Niederlande wurden diese elternlosen Kinder von Armenverwaltungen in
Familienpflege gegeben oder es entstanden neben den Bürger- Kinderwaisen-
häusern, sogenannte „Arme-Kinderwaisenhäuser", worin alle elternlosen Kinder,
die keinen Anspruch auf Aufnahme in die erstgenannten Anstalten erheben
konnten, verpflegt wurden.

In den schweren Zeiten, welche die Niederlande zu Ende des achtzehnten
und im Anfang des neunzehnten Jahrhunderts durchmachten, stieg nicht
nur die Zahl der hilfsbedürftigen und verlassenen Kinder fortwährend, sondern
es machte sich auch ein Ausfall an Einnahmen bemerkbar, die besonders die
Waisenhäuser zu Zeiten der Republik in reichlichem Maße sich zu verschaffen
wußten. Auch das Aussetzen der Kinder nahm in erschreckendem Maße zu.
Während der französischen Gewaltherrschaft (1810–1813) wurden die
französischen Armengesetze zwar auf die Niederlande für anwendbar erklärt,
aber sie sind hier nie in Kraft getreten. So blieben diesem Lande denn auch die
Findelanstalten erspart, die laut Dekret Napoleons vom Jahre 1811 in allen
Landesbezirken gestiftet werden sollten. In dem ersten Jahresbericht, welcher,
der Verfassung des Jahres 1815 zufolge, über den Zustand des Armenwesens
veröffentlicht wurde, wird die zunehmende Anzahl der Zöglinge des Amsterdamer Almosenierwaisenhauses, die sich auf etwa 4000 belief, auf das Bestehen ebendieser Anstalt zurückgeführt, um so mehr, als eine Menge Findlinge
aus anderen Gegenden dahin gebracht wurden. Auch beschwerte man sich
wohl darüber, daß sogar verheiratete Leute von dieser Anstalt Mißbrauch
machten, um sich die Erziehung ihrer Kinder vom Halse zu schaffen. Die folgende
Übersichtstafel weist nach, wie im Laufe der Geschichte die Anzahl Findlinge
in Amsterdam stieg und fiel.

Zahl der Findlinge in Amsterdam, in zehnjährigen Perioden[1]).

1729—1738	191	1789—1798	3724	1849—1858	105
1739—1748	217	1799—1808	4427	1859—1868	39
1749—1758	185	1809—1818	6234	1869—1878	29
1759—1768	166	1819—1828	2874	1879—1888	23
1769—1778	627	1829—1838	1032	1889—1898	23
1779—1788	2485	1839—1848	408	1899—1908	11

---

[1]) Aus „Statistisch Jaarboeh der Gemeente Amsterdam", veröffentlicht vom städtischen statistischen Amt.

Um sich der drückenden Last der hohen Kosten zu entledigen, begann die Stadtverwaltung schon im Jahre 1811, als die Anzahl Kinder zu groß wurde, um innerhalb der Stadt gepflegt zu werden, die Zöglinge des Almosenier-waisenhauses auf das platte Land in Erziehung zu geben. Danach wurde vom kaiserlichen Statthalter ein Beschluß erlassen, laut welchem die Bildung besonderer und allgemeiner Kommissionen befohlen wurde, damit dieses Unter-bringen auf dem platten Lande in regelmäßigerer Weise erfolgen könne. Im Jahre 1822 endlich wurde, laut königlicher Verfügung vom 6. November, vor-geschrieben, daß alle Findlinge, Waisen und verlassenen Kinder von ihrem sechsten Jahre an nach den im Norden des Landes von der „Maatschappij van Weldadigheid" gegründeten Kolonien befördert werden müßten, um dort auf Kosten der Gemeinden für den Ackerbau ausgebildet zu werden, durch welche Maßregel die Unterbringungskommissionen aufgelöst werden konnten.

Schon im Anfang des vorigen Jahrhunderts war in Amsterdam mit dem Städtischen Krankenhaus (Binnen-Gasthuis) eine Anstalt zur Aufnahme von dürftigen Wöchnerinnen verbunden, welche dort noch während 6 Wochen nach ihrer Entbindung verpflegt wurden. In andern Gemeinden bestanden für sie keine Spezialanstalten, aber sie erhielten, sei es in Krankenhäusern oder zu Hause, Unterstützung seitens der unterschiedenen Armenkassen. Auch legten Privat-personen Hilfskassen an, aus denen die Unkosten für kräftigere Nahrung be-stritten wurden. So entstand zuerst in Rotterdam im Jahre 1810 der Verein „Frauen für Frauen", der schon im Jahre 1820 1500 Wöchnerinnen verpflegte. Diesem Beispiel folgte im Jahre 1820 Haarlem, und bald kamen auch in andern Städten solche Genossenschaften zustande, deren die Niederlande, bei der Trennung von Belgien, zwanzig zählten. Am 1. Januar des Jahres 1909 gab es 54 solcher Vereine, welche über 49 Gemeinden verteilt waren. Diese Vereine verfolgten im allgemeinen den Zweck, dürftige, verheiratete Wöchnerinnen von sittlichem Lebenswandel momentan zu verpflegen, Hebammen und Ammen zu besolden und Mutter und Kind Kleidung und, wo nötig, Lager sowie Lebensmittel und Brennstoffe zu verschaffen. Die Haarlemer Genossenschaft machte die Impfung für die Unterstützung des neugeborenen Kindes zur Be-dingung. Nach einiger Zeit erhielten diese Vereine seitens der Gemeinden Unterstützung, und in einigen Städten begannen sie mit der öffentlichen Armen-verwaltung gemeinschaftlich zu wirken, die dann, neben der von dem Verein gewährten Unterstützung, für ärztliche und chirurgische Behandlung sorgte.

Für die ärztliche Armenpflege wurde schon zu Anfang des vorigen Jahr-hunderts in den Städten im allgemeinen hinreichend gesorgt. Auf dem platten Lande jedoch scheiterte sie in Ermangelung einer genügenden Anzahl von Ärzten und Hebammen. Eine königliche Verfügung vom 6. Januar 1823 suchte hierin, durch die Einführung eines Reglementes zwecks Gründung und Einrichtung von Schulen zur Heranbildung von Wundärzten, Hebammen und Apothekern, Verbesserung zu bringen, wobei auch der Unterricht selber geregelt wurde. Diese Materie wird jetzt durch das Gesetz vom 1. Juni 1865, Gesetzblatt Nr. 60, beherrscht.

II. Statistik der Säuglingssterblichkeit.[1]

Von

J. van Heusde.

Aus Tabelle 1, welche in Gruppen von fünf Jahren Geburten- und Sterblichkeitsziffern in Niederland, Durchschnittszahlen für 1 Jahr berechnet, angibt, geht hervor, daß sowohl die Geburten als die Sterblichkeit in den letzten Dezennien abgenommen haben. Die Geburten, welche bis 1879 zur Zunahme hinneigten, haben seitdem stets abgenommen, während die Sterblichkeit schon im Jahre 1875 regelmäßig zurückging. Die Zahl der Leblosangegebenen, welche

Tabelle 1.

Jahr	Lebend-geborene auf 10000 Einwohner	Ge-storbene auf 10000 Einwohner	Leblos-angegebene auf 10000 Geborene	Unehelich-geborene auf 10000 Geborene	Leblos-angegebene auf 10000 Ehe-lichgeborene	Leblosan-gegebene auf 10000 Unehe-lichgeborene
1840—1844	347	241	473	507	456	791
1845—1849	317	287	485	494	465	871
1850—1854	343	236	496	464	479	841
1855—1859	333	275	514	414	499	877
1860—1864	347	248	518	410	502	898
1865—1869	353	253	508	386	496	807
1870—1874	362	257	525	359	514	836
1875—1879	369	235	513	330	504	783
1880—1884	352	221	497	307	486	836
1885—1889	341	207	489	330	478	815
1890—1894	332	201	460	327	448	800
1895—1899	326	175	440	289	429	826
1900—1904	317	166	414	237	409	745
1905—1909	300	147	398	215	392	683

sich in den Niederlanden mit der Anzahl Totgeborenen nicht deckt, weil die Kinder, welche innerhalb drei Tagen nach der Geburt sterben, auf dem Standesamt als leblosgeboren angegeben werden müssen, hat hier fortwährend, jedoch langsam zugenommen, bis vom Jahre 1875 ab auch darin eine regelmäßige und einigermaßen schnellere Abnahme zu konstatieren ist.

Aus den beiden letzten Spalten ist ersichtlich, daß nicht bloß von den Unehelichgeborenen fast zweimal soviel als von den Ehelichgeborenen als leblos angegeben werden, sondern daß, während bei den letzteren seit 1875 eine fortwährende Abnahme der Leblosangegebenen zu bemerken war, diese Zahl bei den Unehelichgeborenen seitdem, bis 1900, im Gegenteil gestiegen ist. Die Zahl der Unehelichgeborenen ist jedoch in den Niederlanden, wie die Tabelle nachweist, in diesem Zeitraum fast stets kleiner geworden.

Nicht ganz dasselbe, jedoch auch eine Abnahmeerscheinung, nimmt man wahr, wenn man die Ziffer jedes Jahres während der Jahre 1900—1909 miteinander vergleicht.

---

[1] Die Zahlen sind den folgenden Schriften entnommen: Jonkers (E. J.): „Beschouwingen over de oorzaken der groote kindersterfte in de middelen, die tot verbetering daarvan kunnen leiden". Groningen 1903. — Saltet (Dr. B. H.) und Falkenburg (Dr. Ph.): „Kindersterblichkeit, besonders in den Niederlanden" veröffentlicht vom Amsterdamer statistischen Amt. — „Statistiek van de Sterfte" und „Jaarcyfers", zusammengestellt vom Zentralbureau für Statistik der Niederlande.

Tabelle 2.

Jahr	Lebend-geborene auf 10 000 Einwohner	Gestorbene auf 10 000 Einwohner	Leblosan-gegebene auf 10 000 Geborene	Unehelich-geborene auf 10 000 Geborene	Leblosange-gebene auf 10 000 Ehelich-geborene	Leblosange-gebene auf 10 000 Unehe-lichgeborene
1900	316	179	430	261	421	721
1901	323	172	415	254	407	726
1902	318	163	408	236	401	693
1903	316	156	407	221	399	733
1904	314	159	408	214	416	852
1905	308	153	403	216	396	727
1906	304	148	397	214	391	697
1907	300	146	401	216	397	595
1908	297	150	392	219	386	683
1909	291	137	395	210	388	711

Die Abnahme der Sterblichkeit seit 1875 hängt mit der Sterblichkeitsziffer der Säuglinge zusammen. Denn, nimmt man zehnjährige Perioden, so zeigt sich, daß die Sterblichkeitsziffer der über Einjährigen schon seit 1855 zurückging, wie aus nachstehender Tabelle hervorgeht:

Tabelle 3.

	Auf 10 000 0 bis 1jährige starben durchschnittlich pro Jahr Kinder derselben Alters-klasse	Auf 10 000 über 1jährige starben durchschnittlich pro Jahr
1845—1854	2390 = 100	206 = 100
1855—1864	2306 = 96,5	200 = 97,1
1865—1874	2493 = 104,3	188 = 91,2
1875—1884	2162 = 90,5	162 = 78,6
1885—1894	1942 = 81,3	151 = 73,3
1895—1904	1656 = 69,3	127 = 61,6

Überdies erhellt aus dieser Tabelle, daß die Säuglinge an der Abnahme der Sterblichkeitsziffer einen geringeren Anteil haben, als die älteren Kinder und Erwachsenen.

Tabelle 4 veranschaulicht uns den Verlauf der Säuglingssterblichkeit in den Niederlanden vom Jahre 1875 ab, sowohl absolut, als im Verhältnis zu der jährlichen Mortalität in den höheren Altersklassen wie auch zu der Zahl der in jedem Jahr Lebendgeborenen.

Stellt man die Säuglingsmortalität tabellarisch nach den hauptsächlichsten, in diesem Alter vorkommenden Todesursachen dar, so zeigt sich, daß namentlich die Krankheit der Verdauungsorgane eine große, im Lauf der Jahre steigende Zahl Opfer fordert.

In Tabelle 5 sind als Todesursache aufgestellt: a) mangelhafte Entwicklung; b) Körperschwäche; c) Krämpfe; d) Diarrhöe, Cholera infantum, akute Krankheiten der Verdauungsorgane; e) unbekannte Ursache.

In dieser 25jährigen Periode ist auch die Mortalitätsziffer mit Bezug auf mangelhafte Entwicklung gestiegen, während dagegen bei den Todesfällen durch Körperschwäche und Krämpfe eine Abnahme zu konstatieren ist.

Für eine spätere 25jährige Periode ist in Tabelle 6 die Säuglingssterblichkeit im Verhältnis zu den Monaten des Jahres für das platte Land und die Städte gesondert in Ziffern gebracht.

Tabelle 4.

Jahr	Lebendgeborene	Gestorbene von 0 bis 1 jährigem Alter	Sterblichkeit unter dem Jahre auf 1000 Lebendgeborene	Sterblichkeit unter dem Jahre in %/₀₀₀ der Gesamtzahl Gestorbener einschließlich Leblosangegebener
1875	138 469	30 247	2184	—
1876	142 210	28 563	2008	2921
1877	142 618	26 850	1882	2864
1878	142 746	28 130	1970	2857
1879	147 014	26 696	1816	2747
1880	143 855	31 296	2175	3052
1881	142 969	25 999	1818	2725
1882	146 454	25 578	1746	2739
1883	144 102	26 910	1867	2709
1884	148 480	28 757	1937	2819
1885	148 028	25 079	1694	2557
1886	150 851	28 911	1917	2806
1887	149 157	24 244	1625	2556
1888	151 094	26 176	1732	2644
1889	150 529	26 583	1766	2696
1890	149 329	25 597	1714	2544
1891	154 687	26 206	1694	2564
1892	148 714	25 861	1739	2467
1893	159 005	26 028	1637	2658
1894	154 722	23 586	1524	2475
1895	158 130	26 337	1665	2706
1896	160 247	23 675	1477	2579
1897	161 441	23 938	1483	2624
1898	160 765	25 112	1562	2699
1899	163 289	24 252	1485	2563
1900	162 611	25 242	1552	2541
1901	168 380	25 172	1493	2589
1902	168 728	21 908	1299	2346
1903	170 108	22 985	1351	2522
1904	171 495	23 474	1366	2487
1905	170 767	22 357	1309	2425
1906	170 952	21 729	1271	2405
1907	171 506	19 195	1199	2121
1908	171 863	21 447	1248	2283
1909	170 766	16 930	991	1939

Tabelle 5.

Jahr	Durchschnittlich pro Jahr (absolute Ziffern)					Durchschnittlich pro Jahr auf 1000 0—1-jährige				
	a	b	c	d	e	a	b	c	d	e
1875—1879	907	8638	4472	4826	2192	7,4	70,2	36,4	39,2	17,8
1880—1884	569	8496	4108	5038	2186	4,4	65,1	31,5	38,6	16,8
1885—1889	734	7072	3617	5391	2122	5,5	53,4	27,3	40,7	16,0
1890—1894	1332	5376	3172	5793	2394	9,8	39,4	23,3	42,5	17,6
1895—1899	1594	3787	2532	6924	2547	10,5	26,5	17,7	48,4	17,8

Wie sich aus Tabelle 6 ergibt, ist, ebenso wie in anderen Ländern, auch in den Niederlanden während des Sommers eine Hebung der Säuglingssterblichkeit wahrnehmbar. Schien noch anfänglich auf dem platten Land in der Periode 1891—95 eine Aussicht auf Abnahme der Sommersterblichkeit vor-

Tabelle 6.

A = Städte B = Plattes Land C = Total		Januar	Februar	März	April	Mai	Juni	Juli	August	September	Oktober	November	Dezember	Im Jahr
1881—1885	A	29,43	29,33	29,39	28,46	29,50	30,29	38,70	35,97	28,93	25,68	25,97	25,68	29,80
	B	44,86	42,74	44,11	41,02	39,10	38,50	47,86	51,77	46,23	39,60	37,41	38,62	42,67
	C	74,29	72,07	73,50	69,48	68,60	68,79	86,56	87,74	75,16	65,28	63,38	64,30	72,47
1886—1890	A	28,76	28,95	28,81	27,19	28,46	31,13	34,79	37,32	33,83	26,60	25,07	26,50	29,79
	B	43,71	44,74	44,34	39,97	38,65	40,40	44,26	44,38	48,68	42,06	36,02	39,27	42,20
	C	72,47	73,69	73,15	67,16	67,11	71,53	79,05	81,70	82,51	68,66	61,09	65,77	71,99
1891—1895	A	25,92	26,41	25,48	24,03	23,98	24,60	27,99	30,03	27,63	23,74	21,55	22,35	25,25
	B	52,10	50,01	45,88	43,43	40,02	40,59	46,21	50,76	51,33	43,01	36,84	39,15	44,93
	C	78,02	76,42	71,36	67,46	64,00	65,19	74,20	80,79	78,96	66,75	58,39	61,50	70,18
1896—1900	A	21,50	21,45	22,29	21,05	20,50	23,66	29,67	38,61	30,89	22,06	20,50	21,35	24,49
	B	39,59	44,19	43,36	38,32	34,51	37,20	42,15	57,93	58,89	42,04	34,81	36,42	42,44
	C	61,09	65,64	65,65	59,37	55,01	60,86	71,82	96,54	89,78	64,10	55,31	57,77	66,93
1901—1905	A	22,43	21,30	21,61	20,88	20,45	20,04	27,12	35,16	24,55	19,70	19,87	20,64	22,84
	B	41,50	42,02	41,61	38,46	35,59	35,28	41,97	57,02	48,75	39,25	33,88	35,50	40,92
	C	63,93	63,32	63,22	59,34	56,04	55,32	69,09	92,18	73,30	58,95	53,75	56,14	63,76
1881—1885	A	98,8	98,4	98,6	95,5	99,0	101,6	129,9	120,7	97,1	86,2	87,1	86,2	100
	B	105,1	100,2	103,4	96,1	91,6	90,2	112,2	121,3	108,3	92,8	87,7	90,5	100
	C	102,5	99,3	101,4	95,9	94,7	94,9	119,4	121,7	103,7	90,1	87,4	88,7	100
1886—1890	A	96,5	97,2	96,7	91,3	95,5	104,5	116,8	125,3	113,6	89,3	84,2	89,0	100
	B	103,6	106,0	105,1	94,7	91,6	95,7	104,9	105,2	115,4	99,7	85,4	93,1	100
	C	100,7	102,4	101,6	93,3	93,2	99,4	109,8	113,5	116,0	95,4	84,9	91,4	100
1891—1895	A	102,6	104,6	100,9	95,2	95,0	97,4	110,9	118,9	109,4	94,0	85,3	88,5	100
	B	115,9	111,3	102,1	96,7	89,1	90,3	102,8	113,0	114,2	95,7	82,0	87,1	100
	C	111,2	108,9	101,7	96,1	91,2	92,9	105,7	115,1	112,5	95,1	83,2	87,6	100
1896—1900	A	87,8	87,6	91,0	86,0	83,7	96,6	121,2	157,7	126,1	90,1	83,7	87,2	100
	B	93,3	104,1	102,2	90,3	81,3	87,7	99,3	136,5	138,8	99,1	82,0	85,8	100
	C	91,3	98,1	98,1	88,7	82,2	90,9	107,3	144,2	134,1	95,8	82,6	86,3	100
1901—1905	A	98,2	93,3	94,6	91,4	89,5	87,8	117,2	154,0	107,5	86,3	87,0	90,4	100
	B	101,4	102,7	101,7	94,0	87,2	86,2	102,6	139,4	119,1	95,9	82,8	86,8	100
	C	100,3	99,3	99,1	93,1	87,9	86,8	108,2	144,6	115,0	92,5	84,3	88,0	100

zuliegen, — gibt es da doch keine sommerliche Höhe —, so haben die letzten zehn Jahre dieses Zeitraumes eine Enttäuschung gebracht. Im allgemeinen lehrt Tabelle 6, daß von einer Abnahme der Sommersterblichkeit bei den Säuglingen in den Niederlanden noch keine Rede sein kann, und daß das Übergewicht in den Städten sich durchgängig früher zeigt, als auf dem platten Lande.

Für die letzten Jahre sind in Tabelle 7 noch die monatlichen Sterblichkeitsziffern gegeben, welche nach den Haupttodesursachen verteilt sind.

Aus Tabelle 7 ergibt sich, daß auch in den Niederlanden die hohe Sommersterblichkeit ganz von der Sterblichkeit an Magendarmstörungen beherrscht wird, während dagegen eine im Frühjahr festzustellende Zunahme als die Folge der Mehrerkrankungen der Atmungsorgane zu betrachten ist.

Wenn wir die tägliche Sterblichkeit in dem ersten Lebensmonat des Säuglings in den Niederlanden prüfen (Tabelle 8), dann stellt sich heraus, daß die anfängliche starke Abnahme schon am sechsten Lebenstag zum Stillstand

Tabelle 7.
Sterblichkeit der Säuglinge pro 1000 Lebendangegebene in den verschiedenen Monaten des Jahres, nach Todesursachen.

Jahr 1907:

	Januar	Februar	März	April	Mai	Juni	Juli	August	September	Oktober	November	Dezember	Tot
Krämpfe	13,18	16,74	13,21	12,06	12,97	8,21	6,28	7,86	8,68	10,58	9,37	9,89	10,57
Krankheiten der Atmungsorgane	26,43	34,48	33,05	24,55	21,87	13,78	10,77	9,03	10,24	14,01	22,37	25,88	20,37
Magendarmstörungen	19,05	21,18	17,35	22,12	26,35	25,63	23,33	34,05	43,18	48,84	30,04	21,97	27,73
Angeborene Körperschwäche	22,36	24,62	23,51	22,90	20,90	20,27	16,91	17,32	19,14	22,81	23,08	20,59	21,08
Unbekannt	19,53	16,97	13,83	10,06	13,66	9,99	9,52	9,10	11,17	15,11	13,21	15,52	13,24
Übrige	19,67	21,33	22,19	18,48	17,11	17,70	14,42	15,23	17,14	19,58	23,22	21,21	18,94
Total	120,21	135,34	122,45	112,18	112,85	95,58	81,23	92,56	110,05	130,93	121,29	115,06	111,93

Jahr 1908:

	Januar	Februar	März	April	Mai	Juni	Juli	August	September	Oktober	November	Dezember	Tot
Krämpfe	16,01	14,34	13,01	13,50	10,72	9,64	8,66	9,34	8,41	11,38	10,41	10,65	11,38
Krankheiten der Atmungsorgane	32,15	29,92	30,53	26,93	23,16	15,13	11,05	9,49	9,11	12,96	20,19	25,14	20,53
Magendarmstörungen	21,93	20,12	21,15	19,44	25,48	36,95	56,04	81,57	52,90	55,32	29,12	19,44	36,92
Angeborene Körperschwäche	25,28	21,66	22,45	19,65	19,06	17,46	18,88	21,76	18,65	23,45	20,26	20,33	20,84
Unbekannt	19,44	15,00	17,11	15,69	13,19	11,26	11,79	13,10	12,50	14,40	13,60	11,95	14,15
Übrige	23,67	24,29	23,61	23,53	22,00	20,48	17,93	17,94	17,59	20,77	18,71	20,47	20,99
Total	138,48	125,33	127,85	118,75	113,60	110,92	124,34	153,20	119,20	138,28	112,30	107,94	124,79

Jahr 1909:

	Januar	Februar	März	April	Mai	Juni	Juli	August	September	Oktober	November	Dezember	Tot
Krämpfe	15,20	11,69	11,87	9,80	10,60	6,60	6,95	7,85	8,54	7,13	8,91	10,07	9,57
Krankheiten der Atmungsorgane	31,90	28,13	28,03	21,25	13,65	11,12	9,03	8,89	7,53	10,03	15,54	19,65	16,97
Magendarmstörungen	17,33	18,27	17,26	19,10	21,06	20,08	24,94	40,42	40,47	35,85	24,46	17,10	24,63
Angeborene Körperschwäche	22,15	19,03	23,06	19,82	19,12	17,29	15,14	16,18	18,01	18,34	20,46	18,82	18,89
Unbekannt	15,13	16,05	15,19	11,16	9,91	7,75	9,66	10,07	9,69	12,04	12,76	11,86	11,72
Übrige	20,97	19,87	23,06	16,88	16,56	14,99	13,82	14,86	17,01	17,16	16,69	17,24	17,36
Total	122,66	113,04	118,46	98,01	90,90	77,81	79,54	98,26	101,25	100,55	98,83	94,74	99,14

kommt, danach bis zum 12. Tag etwa auf gleicher Höhe bleibt, um hierauf während einzelner Tage wieder zu steigen, wonach dann regelmäßig eine Abnahme eintritt. Bemerkenswert ist auch noch die starke Abnahme am 31. Lebenstage. Die Zunahme der Sterblichkeit seit dem 12. Tage wird wohl nicht mit Unrecht dem Umstand zugeschrieben, daß die Wöchnerinnen-Vereine meist nur bis zum 10. Tage ihre Hilfe gewähren, daß die Mütter zu dieser Zeit oft das Krankenhaus, in welchem die Entbindung vorgenommen worden, verlassen und viele Mütter um diese Zeit wieder ihre gewöhnliche Arbeit aufnehmen.

Tabelle 8.

Übersicht der Sterblichkeit an jedem Lebenstage in dem ersten Lebensmonat auf 10000 Lebendangegebene in den Niederlanden über den Zeitraum 1905—1909

Lebenstage	Anzahl der Lebendangegebenen vermindert mit der Sterblichkeit jedes Lebenstages	Sterblichkeit an jedem Lebenstag	Sterblichkeit an jedem Lebenstage auf 10000 Lebendangegebene
1	855 852	904	10,56 (±76)
2	854 948	1702	19,91 (±33)
3	853 246	1892	22,17 (±24)
4	851 354	1507	17,70
5	849 847	981	11,54
6	848 866	857	10,10
7	848 009	754	8,89
8	847 255	735	8,68
9	846 520	700	8,27
10	845 820	711	8,41
11	845 109	689	8,15
12	844 420	757	8,96
13	843 663	743	8,81
14	842 920	872	10,34
15	842 048	861	10,23
16	841 187	897	10,66
17	840 290	909	10,82
18	839 381	810	9,65
19	838 571	783	9,34
20	837 788	731	8,73
21	837 057	664	7,93
22	836 393	657	7,86
23	835 736	602	7,20
24	835 134	552	6,61
25	834 582	545	6,53
26	834 037	517	6,20
27	833 520	524	6,29
28	832 996	546	6,55
29	832 450	483	5,80
30	831 967	439	5,28
31	831 528	312	3,75

Wie schon oben angedeutet, ist in den Niederlanden die Zahl der totgeborenen und die der während der drei ersten Lebenstage gestorbenen Säuglinge nicht bekannt. Die zwischen Klammern stehenden Zahlen in der dritten Spalte von Tabelle 8 sind daher geschätzte Ziffern.

Schließlich sei hier noch ein Vergleich der Säuglingssterblichkeit in den Niederlanden zwischen den Perioden 1880 bis 1884 und 1904 bis 1908, nach den Provinzen und Gruppen der darin gelegenen Gemeinden verteilt, geboten. Tabelle 9 belehrt uns, daß in den letzten 25 Jahren in den Niederlanden die Säuglingssterblichkeit bis auf etwa 2/3 abgenommen hat. Nur in der südlichsten Provinz Limburg ist eine nicht unbedeutende Zunahme zu konstatieren, während die Sterblichkeitsziffer in den nördlichen Provinzen (Friesland, Groningen, Drente, Overyssel und Noord-Holland) im allgemeinen niedriger ist als in den übrigen Provinzen. Die Abnahme der Säuglingssterblichkeit ist zumal bei den größeren Gemeinden in hohem Maße wahrzunehmen. Die Gemeinden mit mehr als 100000 Einwohnern sind in Zuid-Holland: Rotterdam und Haag, in Noord-Holland: Amsterdam, und in Utrecht: Utrecht.

Tabelle 9.

Sterblichkeit der Säuglinge per 100 Lebendangegebene in den Niederlanden in den Perioden 1880—1884 und 1904—1908 in unterschiedenen Gemeindegruppen mit Einteilung nach den Provinzen.

Provinzen	500 und minder Einwohner		501—1000 Einwohner		1001—2000 Einwohner		2001—5000 Einwohner		5000—10000 Einwohner		10001—20000 Einwohner		20001—50000 Einwohner		50001—100000 Einwohner		Mehr als 100000 Einw.		Total	
	1880/4	1904/8	1880/4	1904/8	1880/4	1904/8	1880/4	1904/8	1880/4	1904/8	1880/4	1904/8	1880/4	1904/8	1880/4	1904/8	1880/4	1904/8	1880/4	1904/8
Noord-Brabant	19,02	15,03	18,14	15,31	20,01	17,17	21,91	17,07	22,89	19,60	22,33	18,72	20,68	18,93	19,41	13,62	—	—	21,48	18,01
Gelderland	9,43	8,33	17,64	14,35	15,31	13,56	14,29	12,69	12,62	11,40	14,18	11,77	16,95	13,29	21,93	11,13	—	—	14,71	12,42
Zuid-Holland	27,94	10,37	24,83	11,59	23,76	12,16	24,70	12,43	25,74	11,61	28,75	12,54	26,66	12,69	21,58	10,57	22,05	11,57	23,98	11,88
Noord-Holland	15,34	8,52	16,20	10,63	19,11	11,49	18,00	11,27	19,83	10,49	22,98	12,55	15,32	5,23	—	—	21,44	10,41	20,34	10,75
Zeeland	18,37	11,15	18,34	12,80	18,98	12,94	22,57	15,51	20,30	13,74	22,44	12,30	—	—	—	—	—	—	20,72	13,82
Utrecht	25,13	16,27	25,53	14,38	25,09	15,16	20,83	13,72	21,83	11,83	18,50	15,18	—	—	—	—	24,19	12,77	22,54	13,50
Friesland	—	—	7,23	9,61	10,98	9,44	12,36	7,43	13,47	8,14	18,60	11,47	16,30	8,49	—	—	—	—	13,18	8,34
Overyssel	—	—	15,22	11,35	10,73	10,74	12,60	12,05	11,92	12,27	18,59	12,27	16,35	12,72	—	—	—	—	14,15	12,12
Groningen	—	—	—	—	12,24	8,33	12,89	9,35	11,35	10,36	12,28	11,42	—	—	16,91	9,86	—	—	13,19	9,96
Drente	—	—	—	—	11,92	11,36	12,25	10,48	12,26	11,45	12,51	10,03	—	—	—	—	—	—	12,32	10,50
Limburg	13,25	12,05	14,36	14,25	15,19	16,31	13,72	16,59	15,56	19,22	18,48	15,20	20,81	21,42	—	—	—	—	15,87	17,28
Das Reich	19,81	12,94	19,30	13,01	19,34	13,77	18,43	13,19	16,65	12,90	17,51	11,98	20,98	14,26	19,53	11,24	21,98	11,25	19,09	12,63

1) Die in den Spalten angebrachten Striche bedeuten, daß in den betreffenden Provinzen keine Gemeinden der Gruppe, in der sie vorkommen, gelegen sind.

III. Gegenwärtige Einrichtungen zum Schutze der Kinder und Mütter.

Von

J. Graanboom.

Eine Organisation der Säuglingsfürsorge datiert in den Niederlanden erst seit den allerletzten Jahren. Ihr Anfang fällt mit der Gründung des „Niederländischen Bundes für Säuglingsfürsorge" im Jahre 1908 zusammen.

Dieser Bund stellt sich als Ziel, all dasjenige zu fördern, was zur Besserung der Lebensbedingungen der Säuglinge gereichen kann.[1]

Er sucht dieses Ziel zu erreichen durch:

1. das Vorbereiten, Entwerfen und Unterstützen von Bestrebungen, um durch eigene Initiative sowohl als durch Gesetzgebung für die erforderliche und erreichbare Ruhe während der Schwangerschaft und der ersten Zeit nach der Entbindung zu sorgen;

2. das Fördern der Brusternährung;

3. das Vorbereiten, Entwerfen und Unterstützen von Maßnahmen zur Errichtung von Konsultationsbureaux für Säuglingsernährung;

4. das Befördern der Aufsicht über Ziehkinder;

5. Beseitigung der aus der Begräbnis- und Lebensversicherung für sehr junge Kinder erwachsenden Mißbräuche;

6. das Sammeln und Veröffentlichen von Angaben über die Maßregeln, welche für die Pflege der schwangeren jungen Mütter, Säuglinge und untergebrachten Kinder in den Niederlanden und anderwärts getroffen sind;

7. die Propaganda mittels Vorträgen, Kursen und Schriften über die Hygiene der Schwangeren, jungen Mütter und Säuglinge;

8. Unterstützung von lokalen Untersuchungen über Säuglingssterblichkeit;

9. alle sonstigen Maßnahmen zur Erreichung des gesteckten Zieles.

Im Auftrag dieses Bundes sind jetzt in Arbeit genommen:

1. ein Bericht über dasjenige, was die niederländischen und ausländischen Gesetzgebungen, die Gemeindebehörden und die großen Arbeitgeber tun zwecks Verschaffung der erforderlichen Ruhe während der Schwangerschaft und der ersten Zeit nach der Entbindung;

2. ein Bericht, welcher soviel wie möglich Angaben über die Konsultationsbureaus für Säuglingsernährung, sowohl in den Niederlanden als im Ausland enthält, und worin spezieller auf die Gründungs- und Betriebskosten geachtet werden wird;

3. das Entwerfen eines Arbeitsprogramms für Lokalvereine zur Untersuchung des Einflusses der Art der Ernährung und anderer Momente auf die Mortalität der Säuglinge.

Der Gemeindevorstand von Amsterdam richtete an diesen Bund das Ersuchen, einige einfache Ratschläge für die Behandlung der Säuglinge zu sammeln, welche bei der Geburtsangabe erteilt werden. Diese Winke, welche außer in Amsterdam auch in vielen anderen Gemeinden gegeben werden, haben folgenden Wortlaut:

1. Die beste Ernährungsweise für den Säugling ist die an der Brust. Sterblichkeit und Krankheit kommen bei den an der Brust genährten Säuglingen weit weniger vor als bei Flaschenkindern.

[1] Nederlandsch Tijdschrift voor Geneeskunde 1910, II, S. 2354.

Eine Mutter, die imstande ist, ihr Kind zu stillen, dies jedoch unterläßt, schädigt Gesundheit und Leben ihres Kindes.

In vielen Fällen, wo die Mutter sich nicht imstande glaubt, ihr Kind zu stillen, zeigt sich, daß die Fähigkeit dazu ganz bestimmt vorhanden ist.

Es ist daher Pflicht, das Kind an der Brust zu halten, es sei denn, daß ein Arzt erkläre, die Mutter sei dazu nicht imstande.

II. Die gemischte Nahrung, wobei der Säugling nur zum Teil mit Muttermilch genährt wird, ist derjenigen vorzuziehen, wobei der Säugling überhaupt keine Muttermilch bekommt.

III. Ist Flaschenernährung unvermeidlich, dann sorge man, daß Flasche und Nahrung in äußerst reinlicher Weise behandelt werden, und man lasse sich über die Wahl der Nahrung, die Zubereitung und die Verabreichung (Anzahl, Male und Quantität) von einem Arzte beraten.

IV. Man sorge für reine Luft im Zimmer, wo der Säugling sich aufhält.

Man wasche das Kind täglich ganz und bewahre die Milch des Sommers möglichst kühl, sonst verdirbt sie.

V. Weint das Kind viel, so erhöhe man nicht gleich die Nahrungsquantität, sondern ziehe einen Arzt zu Rate.

VI. Man lasse sich über die Ernährung und Versorgung des Säuglings, auch wenn er gesund ist, von einem Arzte beraten. Man kann auf diese Weise häufig Krankheiten vorbeugen.

Der Bund zählt mehrere örtliche Vereine, welche den Statuten des Bundes gemäß arbeiten.

Sie empfangen vom Hauptverband Ratschläge und moralische Unterstützung.

Der Rotterdamer Verein eröffnete im Jahre 1910 sein Konsultationsbureau. Der Arnheimer Verein ließ im Juli und August 1910 in den verschiedenen Stadtvierteln die höchste tägliche Temperatur aufnehmen im Zusammenhang mit einer Untersuchung der Ursachen der großen Sterblichkeit unter den Säuglingen. In Deventer wird eine Kommission eingesetzt werden, die jeden Erstgeborenen besuchen und Kontrolle über seine Ernährung und Pflege ausüben wird.

Im Auftrag des Bundes erschien ein Bericht über das, was in den Niederlanden über den Einfluß der Ernährungsweise auf die Säuglingsmortalität bekannt ist. Diesem Bericht ist folgendes entnommen: Eine diesbezügliche Untersuchung ist zum ersten Male in den Niederlanden von Sternberg in Nymwegen vorgenommen worden; daraus ergab sich, daß von den natürlich Genährten 5,3%, von den Flaschenkindern 35,5% unter einem Jahre gestorben waren.

Die einzige genaue und methodisch eingeleitete diesbezügliche Untersuchung geschieht im Haag seit dem Jahre 1908. Der Verlauf der dortigen Untersuchung ist folgender:

Jedes im Jahre 1908 geborene Kind wurde von bezahlten Besucherinnen einmal in zwei Monaten besucht, weil die Rundfrage sich mit 7000 Kindern, die in jenem Jahre besucht wurden, beschäftigte, so mußten 6 × 7000 Visiten gemacht werden. Bei jedem Besuch wurde notiert: Datum der Geburt, Geschlecht, einfache oder mehrfache Geburt, die Anzahl der Kinder, welche in der Familie geboren und gestorben sind, Beruf des Vaters und der Mutter; die Beschaffenheit der Wohnung; das Vorhandensein von Fliegen; ob das Kind über Tag und nachts zu Hause verweilte; Gesundheitszustand der Familie; der Alkoholgebrauch der Eltern; die bei dem Säugling wahrgenommenen Krankheiten, speziell die der Verdauungsorgane; die Art und Weise der ärztlichen Behandlung; zum Schluß und mehr in Einzelheiten die Ernährungsweise (natürliche, gemischte oder künstliche) mit Angabe der Gründe, warum nicht oder nicht länger gestillt wurde.

Eine andere Untersuchung wurde im Jahre 1908 von und auf Anregung der Ärzte in Nord-Brabant vorgenommen. Der Arzt stellte bei jedem Kinde, das unter dem Jahr verschied, auf einem dementsprechenden Formular die Art der Krankheit, die Ernährungsweise und noch einige andere Fragen fest.

Des weiteren sind noch ähnliche Untersuchungen im Jahre 1909 in Rotterdam und in Zeeland angestellt worden; in beiden Fällen wurden, da die Ärzte die Fragelisten ausfüllten, die Todesursache und die Ernährungsweise besonders erwähnt.

In der Provinz Groningen wurde eine Untersuchung nach der Ernährungsweise der Säuglinge sowohl für die Stadt als für das platte Land eingeleitet, wobei der Einfluß derselben auf die Säuglingssterblichkeit beobachtet und auf Mittel und Wege gesonnen wurde, die Abnahme der Sterblichkeit zu fördern.

Das Resultat der verschiedenen hier genannten Rundfragen ist im Augenblick noch nicht der Öffentlichkeit übergeben.

A. Schutz des Kindes und der Mutter durch Gesetzes- und Verwaltungsmaßnahmen.

Von

J. van Heusde.

Jn den Niederlanden gibt es keine Gesetze, welche sich ausschließlich mit dem Schutz der Mutter und des Kindes befassen. Wohl bestehen verschiedene gesetzliche Bestimmungen, welche die besondere Stellung, die beide in der bürgerlichen Gesellschaft einnehmen, berühren oder solche, für eine größere Gruppe bestimmte, welche auch Mutter und Kind zugute kommen.

Jn dem seit dem 1. September 1886 für die Niederlande gültigen Strafgesetzbuche sind einige solcher Bestimmungen zu finden. So wird das Verlassen von Kindern, die dadurch in einen hilflosen Zustand geraten würden und zu deren Unterstützung, Pflege oder Versorgung man verpflichtet ist, sowie das Aussetzen von Kindern unter 7 Jahren, mit Gefängnisstrafe bedacht. Die Maximalstrafe wird erhöht, wenn der Vater oder die Mutter daran die Schuld tragen, jedoch vermindert, wenn die Mutter unter der Einwirkung von Furcht vor Entdeckung ihrer Niederkunft ihr Kind kurz nach der Geburt aussetzt oder verläßt (§§ 255—260). Auch das Entziehen eines Minderjährigen der über ihn gesetzten Gewalt oder Aufsicht wird laut §§ 279 und 280 mit Gefängnis geahndet. Eine mildere Strafe als für gewöhnlichen Mord oder Totschlag wird der Mutter auferlegt, die unter Einwirkung von Furcht vor der Entdeckung ihrer Niederkunft oder zur Ausführung eines unter Einwirkung von Furcht vor der Entdeckung ihrer bevorstehenden Niederkunft gefaßten Entschlusses, ihr Kind bei oder kurz nach der Geburt absichtlich umbringt (§§ 290, 291). Weil Kindertotschlag oft schwer zu beweisen ist, wird oft bei der Beschuldigung die im Strafgesetzbuch vorkommende Strafbestimmung gegen das Verbergen, Begraben oder Wegführen einer Leiche in der Absicht, das Absterben oder die Geburt zu verhehlen, angewandt (§ 151). Schließlich steht auch noch Gefängnis auf Abtreibung oder auf Verursachen des Todes der Leibesfrucht einer Frau, auch wenn die Frau selber die Schuldige ist. Ist ein Arzt, eine Hebamme oder ein Apotheker daran schuldig oder mitschuldig, so wird die Maximalstrafe erhöht, und diesen Personen kann die Ausübung ihres Berufes verboten werden (§§ 295—299).

In dem zivilrechtlichen Verhältnis der Kinder gegenüber ihren Eltern ist eine große Veränderung eingetreten durch die Ergänzung, die das Gesetz vom 6. Februar 1901, Gesetzblatt Nr. 62, in Kraft getreten am 1. Dezember 1905, dem Bürgerlichen Gesetzbuch gab. Das Gesetz hat insonderheit den Zweck, den Zustand der verwahrlosten und verbrecherischen Jugend günstig zu beeinflussen. Bis dahin konnte den Eltern nur die elterliche Gewalt entzogen werden zur Strafe für ein begangenes Verbrechen. Jetzt ist dem Zivilgericht die Befugnis erteilt, Vater oder Mutter im Interesse des Kindes aus der elterlichen Gewalt zu entsetzen, wenn u. a. er (sie) davon Mißbrauch macht oder seine (ihre) Pflicht schändlich vernachlässigt. Auch kann der Vater oder die Mutter im Interesse des Kindes aus der elterlichen Gewalt, jedoch nicht wider seinen (ihren) Willen, enthoben werden, wenn er (sie) nicht imstande oder nicht geeignet ist, die Pflicht der Versorgung und Erziehung zu erfüllen.

Dem Richter steht bei Durchführung dieser Maßregeln eine laut königlicher Verfügung eingesetzte Vormundschaftsbehörde zur Seite, die auch während der Prozedur betreffs der Entsetzung oder Enthebung mit der Pflege des Minderjährigen beauftragt werden kann. Auch können vorläufig seiner Sorge Kinder anvertraut werden, die weder der elterlichen Gewalt noch der Vormundschaft unterstehen, oder verlassen oder ohne Aufsicht sind. Die Versorgung der auf diese Weise der Gewalt ihrer natürlichen Versorger entzogenen Minderjährigen wird nicht vom Staat selber übernommen. In Ermangelung des Vaters oder der Mutter, die die elterliche Gewalt auszuüben vermöchten, wird die Vormundschaft einem im Reich ansässigen und Rechtspersönlichkeit besitzendem Verein, einer Wohltätigkeitsstiftung bzw. -anstalt übertragen, deren Statuten, Stiftungsbriefe oder Reglements eine fortdauernde Versorgung der Minderjährigen vorschreiben. Auch wird allenthalben Reichseingesessenen die Pflege anvertraut. Derartige Korporationen können, wenn sie sich den seitens der Regierung gestellten Bedingungen unterwerfen, auf Staatssubvention rechnen. Diese Bedingungen waren anfänglich so umschrieben, daß sich keine Korporation bereit fand, sich der Kinder von nichtanerkannten oder minderjährigen Eltern, sowie der Findlinge oder verlassenen Kinder anzunehmen. Die Folge davon war, daß die so wohlgemeinten Versuche der Vormundschaftsbehörde, unter deren Vorgewalt die Kinder kommen, resultatlos endeten. Laut Gesetz vom 27. September 1909, Gesetzblatt 332, ist diese Lücke ausgefüllt worden. Soweit als möglich wacht das Gesetz vom Jahre 1901 darüber, daß Eltern nicht in die Versuchung kommen, sich aus Bequemlichkeit der Sorge für ihre Kinder zu entschlagen. Soweit die natürlichen Versorger zur Zahlung imstande sind, werden die Unterhaltskosten der ihrer Gewalt entzogenen Kinder ihnen von der Vormundschaftsbehörde aufgebürdet, wofür spezielle Zwangsmaßregeln vorgeschrieben sind.

Eine andere Abänderung des Bürgerlichen Gesetzbuches, die laut Gesetz vom 16. November 1909, Gesetzblatt 363, zustande gekommen und am 15. Dezember desselben Jahres in Kraft getreten ist, zielt darauf ab, dem außerehelichen Kinde einen Anspruch auf Versorgung seitens seines natürlichen Vaters zuzubilligen. Damals galt in den Niederlanden die napoleonische Regel: „Die Nachforschung nach der Vaterschaft ist verboten." Nunmehr kann der Vater eines (außerehelichen) natürlichen, nicht von ihm anerkannten Kindes durch das Gericht zu dem Unterhalt und der Ernährung während der Minderjährigkeit verurteilt werden. Als Vermutungsmomente der Vaterschaft gelten dabei die stattgehabte Gemeinschaft mit der Mutter zwischen dem dreihundertundersten und dem hundertneunundsiebzigsten Tag, der dem Geburtstage des Kindes vorangeht. Die Alimentationsklage wird abgewiesen, wenn die Mutter nachweislich während der genannten Periode noch mit einer anderen Person oder mit mehreren Gemeinschaft gepflegt hat oder wenn das Gericht der festen Überzeugung ist, daß der Angeklagte nicht der Vater des Kindes ist. Die Entschädigung, zu der der Vater verurteilt wird, kann in einem wöchentlichen, monatlichen oder dreimonatlichen, dem Vormund auszuzahlenden Betrag oder in einer einmaligen Abfindungssumme bestehen. Zugleich ist der Vater verpflichtet, der Mutter des Kindes die Kosten ihrer Niederkunft und ihres Unterhaltes während der ersten sechs Wochen nach der Entbindung zu vergüten, auch wenn das Kind nicht lebend zur Welt gekommen ist. Auch diesbezüglich bestehen gewisse Zwangsmittel, wobei die obenerwähnte Vormundschaftsbehörde als Exekutant auftritt.

Ein sehr wichtiges, diese Materie behandelndes Gesetz ist das sogenannte „Arbeitsgesetz" zwecks Einschränkung der übermäßigen und gefährlichen Arbeit jugendlicher Personen und Frauen; es datiert vom 5. Mai 1889, Gesetzblatt 48, und ist am 1. Januar 1890 in Kraft getreten. Es schränkt die Forderungen des Arbeitgebers betreffs der Arbeitsleistung von Frauen und Kindern in Fabriken und Werkstätten ein. Nicht davon betroffen wird die Arbeit im Interesse des Ackerbaues, der Landwirtschaft, Forstkultur, Viehzucht und Torfgräberei. Manche Bestimmungen dieses Gesetzes werden durch eine im Augenblick schon durch die Zweite Kammer der Generalstaaten angenommene Gesetzesvorlage eine Änderung erfahren.[1]) In erster Linie ist es diesem Gesetz zufolge verboten, Frauen innerhalb 4 Wochen nach der Entbindung in Fabriken oder Werkstätten arbeiten zu lassen. Gelegentlich der Behandlung des obengenannten Abänderungsentwurfs wurde ein Amendement beantragt, jedoch verworfen, das bewirkte, dieses Verbot auf einen Zeitraum von insgesamt acht Wochen vor und nach der Entbindung und jedenfalls sechs Wochen nach der Entbindung auszudehnen. Weiter ist auf Grund einer Bestimmung dieses Gesetzes verboten, Frauen eine bestimmte Art Arbeit oder Arbeit unter gewissen Umständen, es sei denn nach ärztlichem Fähigkeitsnachweis, in Fabriken oder Werkstätten in anbetracht der Gefahren für Gesundheit oder Leben verrichten zu lassen. Auch wird im Gesetz eine Maximalarbeitszeit für Frauen in Fabriken oder Werkstätten vorgeschrieben. Als Regel gilt ein Maximum von 11 Stunden pro Tag, das durch bestimmte Erholungspausen unterbrochen werden soll. Ferner ist ihnen Nacht- und Sonntagsarbeit untersagt, wobei als Nacht die Zeit von 7 Uhr abends bis 5 Uhr morgens gerechnet wird. Der mehrgenannte Abänderungsentwurf geht noch weiter, indem er die Maximalarbeitszeit für Frauen als Regel auf 10 Stunden pro Tag und 58 Stunden pro Woche feststellt, als verbotene Nachtarbeit die Zeit zwischen 7 Uhr abends und 6 Uhr morgens rechnet und überdies für die verheiratete Frau oder die Frau, welche eine Haushaltung führt, ein Arbeitsverbot für Samstag nach 1 Uhr nachmittags gelten läßt. Bei Übertretung dieser Bestimmungen werden die Arbeitgeber gerichtlich belangt, und spezielle Beamte achten auf die Befolgung dieser Bestimmungen. Dem Gesetzentwurfe gemäß muß jeder Arbeitgeber, der eine Frau in seiner Fabrik oder Werkstatt in Diensten hält, im Besitze einer Arbeitskarte sein, in der bestimmte Angaben über die Frau gemacht sein müssen, u. a. das Datum ihrer Entbindung, falls sie verheiratet ist. Solange dieser Bestimmung nicht Rechnung getragen ist, darf die Frau nicht zur Arbeit zugelassen werden.

---

[1]) Der Entwurf ist indessen Gesetz geworden (Anm. bei der Korrektur).

Aus dem Bericht über eine während der Jahre 1908 und 1909 seitens der Arbeitsinspektion vorgenommene Untersuchung über die Fabriksarbeit der verheirateten Frau in den Niederlanden sei noch folgendes angezogen.

Die eigentliche Fabrikarbeit der verheirateten Frau in den Niederlanden kommt außer in einzelnen industriellen Zentren nicht häufig vor. Im ganzen waren tätig 4915 verheiratete Frauen (einschließlich Witwen, geschiedene und verlassene Frauen und unverheiratete Mütter). Die größte Zahl wurde angetroffen in der Textilindustrie (1324) und in den Fabriken von Nahrungs- und Genußmitteln (1132). Das Alter war pro 100 Frauen: 1,3 unter 20 Jahre; 41,2 von 20—29 Jahre; 30,6 von 30—39 Jahre; 15,7 von 40—49 Jahre; 9,6 von 50—64 Jahre und 1,6 über 65 Jahre. Von der Gesamtheit der in Fabriken tätigen Personen über 16 Jahre macht die verheiratete Frau 1,37% aus, und von der Gesamtheit der in Fabriken beschäftigten Frauen über 16 Jahre 9,51%. Diese Prozentzahlen waren für die Witwen 0,25 bzw. 1,79, für die geschiedenen und verlassenen Frauen 0,07 bzw. 0,51 und für die unverheirateten Mütter 0,06 bzw. 0,48. Von den 4915 Frauen waren 1481 kinderlos, während die übrigen 3434 Frauen zusammen 8830 Kinder hatten, von denen 600 unter 1 Jahr alt waren.

Viele Frauen gingen nach der Geburt ihres ersten Kindes aus der Fabrikindustrie in die Hausindustrie über.

Von verheirateten Frauen, Witwen, geschiedenen oder verlassenen Frauen und unverheirateten Müttern waren bzw. 11,37; 2,17; 0,55; und 0,41 pro hundert weiblicher Arbeiter in Fabriken und Werkstätten tätig. Wo diese Arbeit vorkommt, haben die Säuglinge durch die Abwesenheit der Mutter viel zu leiden. Das Entbehren der natürlichen Nahrung infolge einer baldigen Wiederaufnahme der Fabriksarbeit nach der Entbindung, hat die Zunahme der Kindersterblichkeit im Gefolge. Daran trägt auch das Fehlen guter Krippen, wo solche für diese Art Frauen am unentbehrlichsten sind, bei. Zur Veranschaulichung diene die hier folgende Übersichtstafel.

Übersicht der Sterblichkeit von Kindern unter 1 Jahr, geboren von verheirateten Müttern, die in den Niederlanden Fabrikarbeit verrichten, nach den verschiedenen Ernährungsarten.

Ernährungsart	Zahl der verheirateten Frauen	Zahl der lebendgeborenen Kinder	Sterblichkeit von Kindern unter 1 Jahr	Auf 100 Kinder unter 1 Jahr starben
Natürlich	1815	8114	1523	18,77
Gemischt	550	2027	431	21,26
Künstlich	1011	3250	1188	36,55

Zum Schluß sei erwähnt, daß eine Zunahme der Anzahl der Fehlgeburten und der Totgeborenen infolge einiger Fabrikarbeit konstatiert wird.

In dem am 1. Februar 1909 in Kraft getretenen Gesetz zur Regelung des Arbeitsvertrags (Gesetz vom 13. Juli 1907, Gesetzblatt Nr. 193) wird dem Arbeiter im Krankheitsfall, wodurch er also seine Arbeit zu verrichten nicht imstande ist und worunter auch die Entbindung der Arbeitnehmerin mit ihren Folgen zu verstehen ist, Recht auf vollen Lohn für einen verhältnismäßig kurzen Zeitraum zugebilligt. Nur infolge schriftlicher Übereinkunft oder des Reglements kann von dieser Bestimmung abgewichen werden.

Endlich seien noch zwei Gesetzesvorlagen erwähnt, die jetzt bei den Generalstaaten in Behandlung sind und die mehr oder weniger zu diesem Gegenstand in Beziehung stehen.

Die erste beschäftigt sich mit der Krankenversicherung. Schon mehrere niederländische Ministerien haben versucht, für die Arbeiter eine verpflichtete Versicherung gegen die Folgen von Krankheiten durchzuführen. War schon laut Gesetz vom 2. Januar 1901, Gesetzblatt 1 (am 1. Februar 1903 in Kraft getreten), eine gesetzliche Versicherung der Arbeiter gegen finanzielle Folgen von Unfällen in bestimmten Gewerben, für Rechnung der Arbeitgeber, eingeführt, nach welchem Gesetz unter anderem der Frau und den Kindern des infolge des Unfalls verstorbenen Arbeiters Recht auf ein Jahrgeld zusteht, welches nach dem Tagelohn des Verstorbenen berechnet wird — der Gesetzentwurf Kuyper versuchte im Jahre 1905 eine gesetzliche Lebens- und Krankenversicherung der Arbeiter einzuführen; er gelangte jedoch nicht zur Behandlung. Das folgende Ministerium reichte im Jahre 1907 einen neuen Entwurf ein (Entwurf Veegens), der jeden festangestellten Arbeiter über 16 Jahre, gleichviel welchen Geschlechtes, zur Versicherung gegen finanzielle Folgen von Krankheiten und Entbindung zwang. Diese Versicherung verleiht im Entbindungsfalle Anrecht auf Geburtshilfe, Verband-, Desinfektions- und Kunstmittel und auf Auszahlung von Wochenbettgeld über die letzten 28 Tage vor der Geburt und die ersten 28 Tage danach; überdies im Falle der Erwerbsunfähigkeit, infolge der Niederkunft, noch finanzielle Unterstützung während höchstens 14 Tage nach dem letzten Termin. Das Wochenbettgeld besteht in 70% des Lohnes. Anstatt Geburtshilfe und Auszahlung von Wochenbettgeld zu beanspruchen, kann die Wöchnerin sich in einer Wochenanstalt aufnehmen und verpflegen lassen. Wo der Mann versicherungspflichtig ist, hat, dem Entwurf zufolge, die Frau überdies ein Anrecht auf Geburtshilfe. Ein Teil der Prämie wird zu Lasten des Arbeitgebers gebracht. Auch dieser Entwurf konnte es nicht bis zur öffentlichen Behandlung durch die Generalstaaten bringen. Die jetzt den Kammern eingereichte Gesetzesvorlage rührt aus dem Jahre 1910 (Entwurf Talma) her; sie verpflichtet nur zur Krankengeldversicherung, übt einen indirekten Druck auf den Arbeiter aus, um ihn zu bestimmen, sich bei einer Krankenkasse für ärztliche Behandlung zu versichern. Versicherungspflichtig sind alle Arbeiter, die länger als 4 Tage hintereinander bei demselben Arbeitgeber in Diensten stehen und einen gewissen Lebensstand nicht überschritten haben. Das Krankengeld wird bei Arbeitsunfähigkeit infolge Krankheit, zu welcher die Entbindung gerechnet wird, ausgezahlt und beträgt mindestens die Hälfte des Durchschnitts der Lohnklassen während 6 Monate, berechnet von dem Tage an, an dem die schwangere Frau arbeitsunfähig geworden. Falls die Arbeitsunfähigkeit oder die Schwangerschaft schon zu Anfang der Versicherung sich geltend machte oder bei der Entbindung innerhalb 6 Monate danach, so geht dieser Anspruch auf Krankengeld verloren. Wird die Wöchnerin für ihre Niederkunft in einer Anstalt aufgenommen, so wird das Krankengeld, wenn sie nicht die Ernährerin der Familie ist, nur zu einem Drittel ausgezahlt. Die Prämie wird vom Arbeitgeber entrichtet, kann jedoch zur Hälfte von dem Lohne des Versicherten abgezogen werden.

Gegen die Vorlage Talma ist in der Zweiten Kammer der Generalstaaten eine nicht geringe Opposition wahrnehmbar. Der Hauptgrund, daß in den Niederlanden das Zustandekommen eines Krankenversicherungsgesetzes so lange auf sich hat warten lassen, ist in der Tatsache zu suchen, daß eine praktische Verbindung mit dem schon bestehenden Unfallversicherungsgesetz gesucht werden muß.

Die zweite hier genannte Gesetzesvorlage ist die schon in der historischen Übersicht erwähnte Armengesetzesvorlage[1]) Heemskerk. In dieser sucht man eine Gewähr dafür, daß die kommunale ärztliche Armenpflege auch auf dem platten Lande in genügender Weise wahrgenommen wird. Anfänglich können die Gemeinden die Armenpflege so regeln, wie ihnen dies beliebt; wird jedoch für die armenärztlich-chirurgische oder geburtshilfliche Behandlung oder für die Lieferung von Arznei- oder Verbandmitteln zum Behufe der Armen nicht ausreichend gesorgt, dann kann der Provinzialausschuß der betreffenden Gemeinde eine Regelung vorschreiben. Überdies werden die Gemeindever-

---

[1]) Wie oben erwähnt, ist der Entwurf bereits Gesetz geworden (Anm. b. der Korrektur).

waltungen bei der Reglementierung der ärztlichen Armenpflege, sowie beim
Entwerfen der Instruktionen für den Armenarzt und die Hebamme usw.
einer Aufsicht seitens Sachverständiger unterstellt.

B. Offene Fürsorge.

Von

J. Graanboom - Amsterdam.

In erster Linie verdient hier erwähnt zu werden, was für die Versorgung
der Findlinge, unehelichen und verlassenen Kinder getan wird. In
der Regel wird die Versorgung dieser Kategorien gemeinsam vorgenommen;
eine spezielle Versorgung für jede der drei genannten Klassen fehlt.

Der Verein für unversorgte junge Kinder in Utrecht wurde zu
dem Zwecke errichtet, in Utrecht geborene — uneheliche — Kinder vor dem Untergang zu retten und zugleich diejenigen Säuglinge zu schützen, welche die Mutter
zeitweilig oder dauernd entbehren müssen und durch den Vater nicht entsprechend
versorgt werden können. Die Sorge für die unehelichen Kinder stieß bei dem
Publikum auf Widerstand, weil diese Sorge als eine Förderung der Unzucht
betrachtet wurde. Der Verein sah sich dadurch veranlaßt, statutengemäß fest-
zulegen, daß er sich nur des ersten Kindes einer unverheirateten Mutter
annehmen könne. Die Kinder werden in anständigen Familien zur Verpflegung
untergebracht und das Kind sowie die Pflegeeltern regelmäßig durch Damen
des Vorstandes überwacht.

Diese Verpflegung dauert bis zum 6. Lebensjahre. Danach wird die Verpflegung anderen Vereinen übertragen.

Oft hat die Mutter sich inzwischen verheiratet und ihr Kind wieder zu sich
genommen. Für die Mutter wird indirekt gesorgt. Zum Beitrage an den Unkosten hat sie einen Teil (meistens die Hälfte ihres Gehalts, gewöhnlich Fl. 1,25
wöchentlich) dem Vereine abzutragen.

Am besten ist diese Pflege in Amsterdam organisiert, insoweit die
Stadt sich dieselbe mit Bezug auf die Pfleglinge, welche ihrer Sorge anvertraut
sind und zur Last der Armenkasse kommen, angelegen sein läßt und die in
der Anstalt, „Stadsbestedelingen" (Stadtpfleglinge) genannt, Unterkunft
finden.

Diese Stiftung datiert vom Jahre 1666, gleichzeitig mit der Gründung des
„Almosenierwaisenhauses", einer Anstalt, welche dazu bestimmt war, aufzunehmen:

1. alle Waisen von Amsterdam, welche aus irgendwelchem Grund
nicht in einer anderen Waisenanstalt Aufnahme finden konnten;

2. Findlinge[1]);

3. verlassene Kinder und

4. im allgemeinen die Kinder, welche ihrer gesetzlichen Ernährerin
entbehren.

Im Jahre 1824 wurde das Almosenierwaisenhaus aufgehoben und wurden
die Kinder im Auftrag der Regierung in den Reichswaisenanstalten untergebracht, die mit der Bettlerkolonie „Veenhuizen" verbunden sind. Die Umgebung von Landstreichern, in welche durch diese Maßregel die Geschöpfe

---

[1]) Die Anzahl Findlinge hat, im Vergleich mit früher, bedeutend abgenommen,
so daß jetzt in Amsterdam, das eine Bevölkerung von etwa 600 000 Seelen zählt, nur vereinzelte Findlinge im Jahr aufgenommen werden

gebracht wurden, wirkte indessen so ungünstig auf die moralische und körperliche Entwicklung (das beweist u. a. die Tatsache, daß etwa 90 % der Pfleglinge für das Militär untauglich erklärt wurden), daß die Regelung im Jahre 1860 wieder aufgehoben wurde.

Von jenem Augenblick an datiert der jetzige Zustand. Dieser charakterisiert sich durch Unterbringung auf dem platten Lande. Das Institut besitzt in Amsterdam ein Durchgangshaus für Erstlingspflege und -versorgung zur Aufnahme von etwa 130 Kindern.

Von diesem aus werden die Kinder nach zehn verschiedenen Landgemeinden dirigiert, welche weit von Amsterdam entfernt liegen. In diesen Gemeinden werden sie bei Familien untergebracht, am liebsten bei solchen, die sich zu derselben Religion bekennen, einen makellosen Ruf genießen und deren Haupt ein eigenes Gehalt bezieht. In jeder dieser Landgemeinden ist das Institut durch eine besoldete Honorationsperson (sogenannter Bevollmächtigter) vertreten, die sechsmal im Jahre dem Direktor der Anstalt in Amsterdam über jedes Kind Bericht erstattet. Die jährliche Entschädigung für jedes Kind beträgt bis zur Beendigung der gesetzlich festgestellten Schulzeit zumeist Fl. 100.

Nach dieser Zeit wird die Entschädigung verringert, je nachdem das Kind durch Erlernung eines Handwerks oder Berufs zu den Verpflegungskosten beizutragen vermag. In der Regel kann die Stadt Amsterdam ihren Beitrag sistieren, sobald das Kind das Alter von 18 Jahren erreicht hat. Außer der sogenannten Entschädigung bezahlt Amsterdam noch die Kosten für Kleidung, Unterricht und ärztliche Pflege. Die Gesamtzahl der Kinder, die im Augenblick von der Anstalt verpflegt werden, beläuft sich auf ungefähr 500.

Mit Bezug auf die Säuglinge und Kinder unter 3 Jahren bestehen besondere Bestimmungen. Sie werden bei einer Familie in der Stadt in der sogenannten Pflegemutterversorgung untergebracht. Früher hieß man dieselben Ammenmütter („minnemoeders"), weil die Frau des Hauses als Säugamme für das Kind dienen mußte. Da die Erfahrung aber gelehrt hat, daß mehrere dieser Frauen durch die untergebrachten Kinder beim Säugen mit Syphilis infiziert wurden, so ist seit 20 Jahren dieses Ammensystem aufgegeben und verordnet worden, daß der Säugling ausschließlich mit der Flasche genährt werden muß.

Nach der Aufnahme in das Durchgangshaus wird der Säugling oder das junge Kind gebadet, gekleidet und ärztlich untersucht, um eventuelle Krankheiten festzustellen. Sofort wird es dann zu der Pflegemutter gebracht, deren Wohnung gewissen hygienischen Anforderungen entsprechen und die einen unbescholtenen moralischen Wandel führen, sowie einen Gatten mit eigenen Subsistenzmitteln besitzen muß. Jedes Kind muß über ein eigenes Bett verfügen; mehr als 2 bis 3 Kinder werden einer Pflegemutter nicht übergeben. Die Beaufsichtigung dieser bei Pflegemüttern untergebrachten jungen Kinder wird von festen, besoldeten Gemeindebeamtinnen (Besuchsmüttern) geleitet, welche dem Direktor der Anstalt regelmäßig Bericht erstatten. Die ärztliche Behandlung wird von einem Gemeindearzt vorgenommen. Die Kinder bleiben bei der Pflegemutter solange, bis die eheliche Ernährerin sie zurückfordert, oder bis zu ihrem dritten oder vierten Lebensjahr, wonach sie nach kurzem Aufenthalt im Durchgangshaus auf dem platten Lande in die Pflege gegeben werden.

Die Resultate dieses Instituts zu Amsterdam sind im allgemeinen sehr befriedigend.

In ähnlicher Weise wie in Amsterdam ist das In-die-Pflege-geben derjenigen, die der Armenkasse zur Last fallen, andernorts geregelt.

Für das Unterbringen solcher Kinder, deren Verwandten aus eigenen Mitteln zu den Unkosten beitragen müssen, bestehen Anstalten, zumeist konfessioneller Art, in Amsterdam, Neerbosch, Alfen (Martha-Stiftung), Heel (St. Anna-Anstalt) usw.

Milchküchen[1] (Gouttes-de-lait) befinden sich: in Haag 3 (Verein „Zuigelingenkliniek", „Hulp aan Zuigelingen" und „Sophia-Kinderziekenhuis"), in Groningen (Kinderkrankenhaus), Amsterdam 2 (Emma-Kinderkrankenhaus, Konsultationsbureau für Mutter- und Säuglingsfürsorge), Maastricht (Pro Infantibus), Leyden (Säuglingsfürsorge), Haarlem (Verein für Säuglingsfürsorge), Helmond (Säuglingsfürsorge), Rotterdam (Rotterdamer Verein für Säuglingsfürsorge), Utrecht (Utrechter Verein für Säuglingsfürsorge), Arnheim (Kinderkrankenhaus).

Alle diese Anstalten verschaffen die Nahrung in Einzelportionen zu einem mäßigen Preis. Sie stehen mit einem Konsultationsbureau für Säuglingsernährung oder mit einer Säuglings- oder Kinderheilanstalt in Verbindung.

Konsultationsbureaus für Säuglingsernährung finden sich im Haag 2, Nymwegen, Leyden, Maastricht, Haarlem, Helmond, Rotterdam, Amsterdam, Utrecht, Arnheim und Deventer, wovon die meisten mit den Gouttes-de-lait verbunden sind.

C. Krippen.

Von

J. Graanboom.

Die erste Krippe wurde in Amsterdam im Jahre 1872 durch den Verein zur Besserung der Kleinkinderbewahranstalten gegründet. Gegenwärtig zählt die Stadt 5 derartige Anstalten. Überdies findet man sie in Rotterdam, Dordrecht, Gouda, im Haag 2, Leyden, Almelo, Utrecht, Arnheim, Leeuwarden, Haarlem, Groningen 2, Nymwegen, Delft und Bussum. Sie sind alle nach ein und demselben Muster eingerichtet.

Die Kinder werden darin von morgens bis abends genährt und gepflegt gegen eine Entschädigung von etwa 15 Pfennig pro Tag. Den Müttern ist es erlaubt, ihr Kind selbst zu stillen.

Die meisten Krippen stehen unter ärztlicher Aufsicht. Kleinkinderbewahranstalten, welche mit Fabriken in Verbindung stehen, gibt es hierzulande nicht.

D. Anstalten.

Von

J. Graanboom.

Spezielle Säuglingsheime, -asyle oder Findelhäuser bestehen in unserem Lande nicht (siehe B). Wohl gibt es mehrerenorts Asyle, die unverheirateten Müttern mit ihrem Kinde Obdach gewähren, wie z. B. das Magdalena-Haus (in Zetten), Beth-Paleth (Amsterdam), Heim Annette (Amsterdam); Gegenseitiger Frauenschutz (Haag); Mutterhaus der Heilsarmee (Rotterdam).

---

[1] v. d. Velde en Frank, Zuigelingenbescherming in Nederland. Steensma Prumerend, 1911.

In diese Anstalten werden die jungen Mütter mit ihrem Kinde, solange sie keine eigenen Subsistenzmittel haben, aufgenommen und verpflegt. Durch die Arbeit, welche die Mütter dort verrichten, tragen sie zu den Verpflegungskosten bei.

Aus dem letzten Jahresbericht der Anstalten Beth - Paleth ergibt sich folgendes:

Die Anstalt Beth - Paleth in Amsterdam, mit christlichem philantropischem Charakter, hat zum Zweck, die zukünftigen unverheirateten Mütter zu schützen und sie vor weiterer Verirrung zu behüten.

Drei Monate vor ihrer Entbindung kann die Schwangere Aufnahme finden. Nach ihrer Entlassung aus der Gebäranstalt ist sie verpflichtet, wenigstens ein halbes Jahr bei ihrem Kinde in der Anstalt zu verbleiben.

Alle Frauen oder Mädchen, welche sich aus freiem Willen melden und sich z u m ersten Male in dieser Lage befinden, werden aufgenommen.

Für Mädchen aus Amsterdam kann die Aufnahme unentgeltlich geschehen, für Mädchen von außen kostet die Verpflegung 2 Fl. wöchentlich, und für das Kind, welches bis zum Ende des 2. Lebensjahres in der Anstalt verbleiben kann, 1 Fl. wöchentlich.

Die Mutter sucht gewöhnlich beim Verlassen der Anstalt eine Stelle als Dienstbote. Wenn sie die Anstalt verläßt, erhält sie einen gewissen Geldbetrag als Vorschuß, welcher gleich den Verpflegungskosten für das Kind regelmäßig zurückbezahlt wird. Das Kind bekommt beim Verlassen der Anstalt eine Aussteuer mit.

Gewöhnlich sorgt die Anstalt dafür, daß das Kind von der Mutter als das ihrige anerkannt wird. In solchen Fällen aber, in welchen es für zweckdienlicher erachtet wird, der Mutter das Recht auf das Kind abzusprechen, wird auf diese ihre Verzichtleistung nicht bestanden.

Wenn das Kind die Anstalt verläßt, wird es gewöhnlich in der Familie der Verwandten der unverheirateten oder in der der inzwischen verheirateten Mutter aufgenommen.

In vielen Fällen ist es aber sehr schwierig, ein passendes Unterkommen für das Kind zu finden.

Hoffentlich räumt das neue Prinzip des diesbezüglichen Gesetzes vom 15. Mai 1909, wodurch der Mann für die Erziehung und den Unterhalt seines unehelichen Kindes verantwortlich gemacht wird, diese Schwierigkeit aus dem Wege. Sicherheit gibt es in dieser Beziehung nicht, weil die betreffenden Väter meistens materiell nicht imstande sind, dieser Verpflichtung nachzukommen.

Krankenhäuser.

In nahezu allen größeren Gemeinde- oder Universitätskrankenhäusern sind einige Säle zur Pflege von Säuglingen eingerichtet. Die Kinderkrankenhäuser in Amsterdam, Rotterdam, im Haag, Utrecht, Arnheim und Groningen und die Kinderklinik in Amsterdam haben ihre Säuglingsabteilung in mehr moderner Weise installiert, so daß den Anforderungen, die den jetzigen Krankenanstalten für Säuglinge gestellt werden, Rechnung getragen ist.

Zwei spezielle Säuglingskrankenhäuser findet man nur im Haag, welche, obgleich sie auf einfache Weise eingerichtet sind, dennoch hohen Anforderungen entsprechen. In beiden wird ein Teil der Säuglinge von Ammen genährt.

Die Fürsorge für Säuglinge auf dem Lande ist bei uns nicht organisiert.

IV. Ausbildung der Hebammen und des Pflegepersonals auf unserm Spezialgebiete.

Von

J. Graanboom.

Unbemittelte und ausnahmsweise auch Wohlhabende beanspruchen bei der Niederkunft die Hilfe der **Hebamme.** Diese erhalten ihre Ausbildung auf Hebammenschulen, von denen 2 vom Staat (Amsterdam und Rotterdam) und 1 von der Stadt Groningen unterhalten werden.

Nur die beiden Reichs-Hebammenschulen bieten den Schülerinnen durch die Aufnahme von Schwangeren die Gelegenheit, dem Verlauf des Gebärens und des Wochenbettes innerhalb der Anstalt zu folgen. Die städtische Hebammenschule besitzt solch eine Einrichtung nicht, so daß ihre Schülerinnen dem praktischen Unterricht außerhalb der Anstalt an der Universitätsklinik zu folgen genötigt sind.

Die Ausbildung ist an der Reichsbildungsanstalt in jeder Beziehung besser als an der städtischen. Um darin als **Schülerin aufgenommen** zu werden, darf die Aspirantin nicht jünger als 21 und nicht älter als 26 Jahr sein. Sie muß sich einem vergleichenden Examen unterziehen, welches aus 2 Teilen besteht: 1. einem schriftlichen Teil, der über irgendeinen Gegenstand handelt, welcher vorher mündlich oder unter Zuhilfenahme eines Lesebuches ausgelegt worden ist, und in einer deutlichen Lösung einiger arithmetischer Aufgaben besteht; und 2. aus einem mündlichen Teil, wobei untersucht wird, inwieweit die Kandidatin die Fächer des Elementarunterrichtes (im besonderen auch die Anfangsgründe der Physik) studiert hat; speziell sucht man aber zu erfahren, ob die allgemeine Bildung sowie die geistige Entwicklung in dem Maße vorhanden sind, um sich die für das Hebammenexamen erforderlichen Kenntnisse der Physik und Obstetrik zu eigen zu machen.

Der Unterricht umfaßt die theoretische und praktische Entbindungskunst, die Versorgung der Neugeborenen und die Pflege der Wöchnerin. Überdies erhalten die Schülerinnen Unterricht in Physik und fortgesetzten Elementarunterricht, welcher von Lehrern, Assistenten und Oberhebammen erteilt wird.

Die Anzahl Kostschülerinnen in jeder Reichsbildungsanstalt beträgt höchstens 32; obendrein besuchen noch einige Externe die Schule.

Die Kostschülerinnen verpflichten sich, nach der Erlangung des Diploms sich während 2 Jahren als Stadthebamme zur Verfügung einer vom Minister näher zu bezeichnenden Gemeinde zu halten.

Die Ausbildung an der Bildungsanstalt ist kostenlos. Der zweijährige Schulplan ist so eingerichtet, daß das erste Jahr nahezu ausschließlich der Theorie und allgemeinen Bildung gewidmet ist: Physiologie, Anatomie, Physik, Chemie, die Normalgeburt, Physiologie des Säuglingsalters. Im zweiten Jahr werden behandelt: theoretische Stunden in der pathologischen Obstetrik, geburtshilfliche Klinik, Übungen am Phantom, Leitung einer Geburt unter Aufsicht, Pflege der Wöchnerin und ihres Kindes unter Leitung einer Hauptwärterin, Versorgung von Couveusen-Kindern.

Die **Abgangsprüfung,** welche von einer Staatskommission abgenommen wird, umfaßt 1. den theoretischen Teil: allgemeine Kenntnisse der Anatomie und Physiologie des menschlichen Körpers, speziell die Kenntnis des Beckens und der weiblichen weichen Geschlechtsteile; die Kenntnis des Verlaufs der Schwangerschaft, der Geburt und des Wochenbettes unter normalen Umständen, sowie die dabei zu leistende Hilfe; Kenntnis der am häufigsten eintretenden Störungen während der Schwangerschaft, der Geburt und des Wochenbettes und der dabei zu gewährenden Hilfe. 2. Den praktischen Teil: Die Andeutung auf dem Becken oder Phantom des Mechanismus der Geburt bei verschiedener Lage der Leibesfrucht, die Praxis der Normalgeburt und die Vornahme einiger Operationen u. a. Katheterisieren, das Anwenden von Klysmen usw. nebst Wendung mit aufeinanderfolgender Extraktion.

Die Hebamme ist vermöge ihres Diploms berechtigt, eine normale Geburt zu leiten und im Notfall Wendung mit nachfolgender Extraktion (keine Zangenentbindung) vorzunehmen.

Mit der Reichsbildungsanstalt in Amsterdam ist außer der geburtshülflichen Klinik eine gynäkologische verbunden, in der den Schülern Gelegenheit geboten wird, die pathologische Gynäkologie kennen zu lernen, eine Kenntnis, die für die Hebamme unentbehrlich ist und die durch den operativen Teil Gelegenheit bietet, mit der Asepsis bei der Operation vertraut zu werden.

In verschiedenen Orten unseres Landes werden Wiederholungskurse für Hebammen abgehalten.

Aus einer bei den holländischen Ärzten vorgenommenen Rundfrage ergab sich, daß die holländische Hebamme ihre Arbeit im allgemeinen auf verdienstliche und für die bürgerliche Gesellschaft nützliche Weise verrichtet. Es wäre nur zu wünschen, daß das soziale Ansehen der Hebamme, die sich jetzt gewöhnlich aus dem Arbeiter- und kleinen Mittelstand rekrutiert, sich hebe.

Was das **Pflegepersonal in unserm Spezialgebiete** betrifft, darüber sei folgendes bemerkt:

Eine Ausbildung für spezielle Säuglingswärterinnen besteht hier im Lande nicht. In den Säuglingsabteilungen der allgemeinen und der Kinderheilanstalten wird die Pflege des Säuglings von den gewöhnlichen oder von Wärterin-Elevinnen wahrgenommen.

Die Ausbildung für die Pflege des Neugeborenen ist in die der Wöchnerin mit einbegriffen. Sie geschieht auf drei verschiedene Weisen, durch welche eine spezielle Kategorie von Pflegepersonal ausgebildet wird, nämlich

1. Die geprüfte Wöchnerinnenwärterin. Um zur Wöchnerinnenwärterin ausgebildet zu werden, muß die Anwärterin im Besitze des Diploms für allgemeine Krankenpflege sein. Nach einer einjährigen oder längeren Tätigkeit an einer Frauenklinik, wobei wenigstens 6 Monate auf die geburtshilfliche Abteilung entfallen, wird das Examen abgelegt, welches in diesem Falle sich nur mit Theorie befaßt.

Eine andere Ausbildung, jedoch nicht in der Frauenklinik, besteht hierin, daß die Aspirantin während 8 Monaten mindestens unter systematischer Aufsicht in der Bezirks-Wöchnerinnenversorgung tätig gewesen sein und nach dieser Zeit ein theoretisches praktisches Examen ablegen muß.

Die Prüfungskommission, in welcher sowohl Ärzte als Krankenwärterinnen Sitz haben, wird durch die Krankenwärterinnenvereine eingesetzt.

2. Die geprüfte Wöchnerinnenversorgerin. Die Ausbildung geschieht in Amsterdam, Haarlem und in noch einigen anderen Städten.

In Amsterdam wird für die Aufnahme zum Kursus eine vergleichende Prüfung gefordert, welche sich über die Anfangsgründe des Elementarunterrichts erstreckt. Die Ausbildung dortselbst beansprucht $1^1/_2$ Jahre. Folgende

Einteilung ist hierfür getroffen: 3 Monate theoretische Stunden und 3 Monate praktische Übung in der Pflege von Mutter und Kind an der Reichsbildungsanstalt für Hebammen; danach ist die Anwärterin 6 Monate als Bezirkswöchnerinnenversorgerin bei den städtischen Armen tätig; schließlich nimmt sie einen sechsmonatlichen bezahlten Dienst bei Unbemittelten wahr.

Diese Vorbereitung findet unter Leitung und Kontrolle einer diplomierten Bezirkskrankenwärterin statt.

Die Abgangsprüfung wird von einer Privatkommission, die sich aus der Leiterin des Kursus, einem Arzt-Geburtshelfer und einem gewöhnlichen Arzt zusammensetzt, abgehalten.

In Haarlem besteht die Ausbildung in theoretischen Stunden während 6 bis 8 Monaten und achtmonatlicher praktischer Übung in dem BezirksWöchnerinnenversorgungsdienst unter täglicher Aufsicht einer geprüften Wöchnerinnenwärterin und unter der Leitung eines Arzt-Geburtshelfers.

Am Ende des Kursus, der im ganzen 12 bis 16 Monate dauert, wird das Zeugnis ohne Examen ausgestellt.

Die Institution der Wöchnerinnenversorgerinnen, welche sich fast ausschließlich aus dem arbeitenden und kleinen Bürgerstand rekrutieren, ist neuen Datums. Sie wurde im Interesse der großen Masse ins Leben gerufen, welche die Unkosten für eine geprüfte Wöchnerinnenwärterin nicht zu bezahlen vermag.

Die Resultate sind sehr befriedigend.

3. Die geprüfte Wickelfrau ("Baker"). Mehrerenorts unseres Landes, u. a. in Leeuwarden, sind Kurse zur Ausbildung von Wickelfrauen eingerichtet.

In genannter Stadt wird für die Zulassung zum Kursus verlangt: genügender Elementarunterricht und ein Alter von 25—35 Jahren. Nach einem theoretischen Kursus von 2 bis 3 Monaten geht die Aspirant-Wickelfrau unter Aufsicht der Bezirks-Wöchnerinnenwärterin mehrere Monate in die Praxis, um die nötige Routine zu erlangen und das Gelernte anzuwenden.

Für die Zukunft sind Prüfungen in Aussicht genommen. Das auszustellende Zeugnis soll für eine beschränkte Zeitdauer gültig sein und wieder eingezogen werden können. Die Dienste der Wickelfrauen werden zumeist vom kleinen Mittelstand in Anspruch genommen, weil die Bezahlung der beiden vorigen Kategorien von Pflegerinnen dessen Kräfte übersteigt.

V. Milchversorgung.

Von

F. Basenau.

In den Niederlanden besteht kein besonderes „Milchgesetz", wie es z. B. für Butter und Margarine wohl besteht. Vor einigen Jahren ist allerdings in dieser Richtung von der Regierung ein Anlauf genommen, und die Provinzialstände der Provinz Nordholland haben sich bemüht, wenigstens für die Provinz Nordholland, eine der für die Viehzucht belangreichsten Provinzen Hollands, einheitliche Vorschriften für die Gewinnung und den Vertrieb der Milch zu erlangen, jedoch sind alle diese Bemühungen bisher ohne positive Ergebnisse geblieben.

Milchverfälschungen fallen unter den allgemeinen Paragraphen des Strafgesetzbuches für Verfälschungen von Eß- und Trinkwaren und Arzneimitteln,

welcher Paragraph denjenigen strafbar macht, der wissentlich gefälschte Eß-
und Trinkwaren oder Arzneimittel in den Vertrieb bringt und diese Kenntnis
verschweigt. Dies ist ein sehr dehnbarer Paragraph, da es in vielen Fällen
unmöglich ist, das Wissentliche zu beweisen und so wegen Mangels an Beweis
ein Freispruch erfolgen muß.

Um sich nun beim Mangel allgemeiner zweckmäßiger Gesetzesvorschriften
gegen die immer mehr überhand nehmenden Milchverfälschungen zu schützen,
sind in den meisten größeren Gemeinden Hollands — die kleineren folgen immer
mehr — seit einer Reihe von Jahren Gemeindeverordnungen erlassen, die den
Zweck haben, den Milchvertrieb zu regeln und zu beaufsichtigen. In diesen
Milchverordnungen, die sich im allgemeinen an dieselben Prinzipien anlehnen,
sind Bestimmungen getroffen über die Nomenklatur der verschiedenen Milcharten, ob Vollmilch, abgerahmte, pasteurisierte, sterilisierte Milch, Buttermilch, Kindermilch usw. zum Verkauf gebracht wird. Weitere Bestimmungen
haben Bezug auf die allgemeinen Eigenschaften der Milch, Geschmack, Geruch,
Farbe und auf die Zusammensetzung der Milch, wobei in den meisten der Verordnungen minimale Grenzzahlen für Fett, Trockenrückstand, fettfreien
Trockenrückstand und Säuregrad festgelegt sind. Für die volle Milch schwankt
in den verschiedenen Gemeinden z. B. der Fettgehalt von 2,60 bis 2,85% und
für den Trockenrückstand beträgt die mittlere Zahl 10,80%. Eine Reihe anderer
Vorschriften beziehen sich auf den Gesundheitszustand des Milchviehes in der
Weise, daß keine Milch in den Verkehr gebracht werden darf, die nicht von gesunden Kühen abstammt. Jeder Milchhändler ist weiter verpflichtet, innerhalb zwölf Stunden Fälle von den im Staatsgesetz genannten ansteckenden
Krankheiten zur Kenntnis des Bürgermeisters zu bringen. Es ist verboten, Milch
aus einer Gemeinde oder Wohnung, in der eine ansteckende Krankheit herrscht,
zu verkaufen. Lupuskranke oder Kranke mit offener Tuberkulose dürfen das
Gewerbe eines Milchhändlers nicht ausüben. Ebenfalls ist es verboten, solche
Personen in einem Milchbetrieb arbeiten zu lassen. Außerdem sind Bestimmungen
erlassen mit Bezug auf die Lokalitäten, in denen Milch zum Verkauf gebracht
oder irgendeiner Behandlung unterworfen wird; ebenfalls mit Bezug auf
Wasseranlage, Einrichtung, Geräte, Transportmittel usw.

Man kann mit Bestimmtheit sagen, daß diese Gemeindeverordnungen
einen günstigen Einfluß auf die Beschaffenheit der in den Verkehr gebrachten
Milch gehabt haben. Wenn natürlich auch noch nicht alles erreicht ist, so ist
doch die allgemeine Erfahrung diese, daß die Qualität der Milch in den Gemeinden mit zweckmäßigen Milchverordnungen, wo die Milchkontrolle durch die
städtischen Nahrungsmittelämter ausgeübt wird, wesentlich besser geworden ist.

Einen sehr günstigen Einfluß auf die Milchversorgung hat auch die
große Milchhygienische Vereinigung gehabt, bei der die meisten bedeutenden
Molkereien angeschlossen sind. Dies sind Einrichtungen, in denen die
Milch in größerem Maßstabe von den Milchproduzenten nach feststehenden
Vorschriften aufgekauft, gereinigt, behandelt und wieder als rohe, pasteurisierte, sterilisierte Milch oder Kindermilch verkauft wird. Solche Molkereien
bestehen in den meisten Städten Hollands und haben einen großen Teil des
Milchvertriebes in Händen. Es ist dies eine Art Zentralisierung des Milch-
handels. In gleich günstiger Richtung arbeiten einige große Modellställe, die
nur rohe, unter den allerbesten Kauteln gewonnene Milch in verschlossenen
Flaschen in den Verkehr bringen, deren Preis nach der Natur der Sache
allerdings so hoch ist, daß nur die reicheren Stände imstande sind, diese
Milch zu kaufen.

Noch bestehen eine Reihe von Vereinigungen, wie die „Genossenschaft für Milchkunde", die „Amsterdamer Milchversorgung", der „Tierärztliche Milchhygienische Verein", Vereine für „Säuglingsversorgung", „Landbau- und Viehzuchtvereinigungen", die ihrerseits ebenfalls dazu beitragen, die Milchversorgung so gut und so hygienisch wie möglich zumachen.

Es sei auch noch darauf hingewiesen, daß in Holland ein Codex alimentarius für Milch besteht, herausgegeben auf Anregung des Kongresses für öffentliche Gesundheitsregelung, dessen Bestimmungen zwar keine offizielle gesetzliche Kraft haben, die aber doch offiziös als Richtschnur für die Beurteilung von Milch und Milchpräparaten im allgemeinen angesehen werden. In diesem Codex ist man z. B. auch der Auffassung, daß der Name „krankheitskeimfreie Milch" für pasteurisierte Milch nicht empfehlenswert ist, und dies mit Recht, weil man gerade mit Bezug auf tierische und menschliche Tuberkelbazillen, die in die Milch gelangt sind, durch eine Reihe von Pasteurisationsverfahren, wie sie in der Praxis ausgeführt werden, nicht die Sicherheit hat, daß diese Krankheitskeime abgetötet werden.

Daß alle diese Bemühungen und Verordnungen für eine gute Milchversorgung und noch schärfere ihren guten Grund haben, wurde Verfasser noch unlängst wieder doppelt klar, als er feststellen konnte, daß alle Milchproben, die in einer ganzen Gemeinde genommen waren, durchschnittlich mit 40 bis 50% Wasser verdünnt waren. Man vergegenwärtige sich den fatalen Einfluß, den eine solche unbekannte Milchverwässerung auf die Ernährung von Säuglingen und Kindern in den ersten, durch die intensive Entwicklung nahrungsbedürftigsten Jahren haben muß.

Norwegen.

Von
Axel Johannessen

unter Mitwirkung von

Joh. Scharffenberg und G. Wiesener.

Da das **öffentliche Armenwesen** eine der Institutionen ist, die am meisten zum Schutz und Beistand minder bemittelter Mütter und ihrer Säuglinge dient, verdient seine geschichtliche Entwicklung in unserem Lande nähere Besprechung.

Zu Beginn der neueren Zeit (ca. 1500 n. Chr.) standen sowohl in den kirchlichen als auch in den weltlichen Gesetzen Bestimmungen über Armenversorgung. Die Kirche gebot, daß ein Viertel des „Zehnten" in jedem Distrikt an die Armen verteilt werden solle, und die weltliche Gesetzgebung schrieb für die Landgemeinden vor, daß die Armen, welche keine Verwandten hatten, die sie versorgen konnten, von dem einen Hof zu dem anderen gebracht und auf diese Weise von allen Bauern der Gemeinde abwechslungsweise unterhalten werden sollten (die sog. „Lægd"). Bei Einführung der Reformation im 16. Jahrhundert wurden neue Regeln über den „Zehnten" erlassen, wodurch das Viertel der Armen wegfiel, während die Bestimmungen der weltlichen Gesetzgebung über „Lægd" unverändert bestehen blieben. „Lægd", Hospitäler und private Wohltätigkeit erwiesen sich jedoch als unzulänglich, weshalb die Regierung im Jahr 1741 die Organisation eines wirklichen öffentlichen Armenwesens anbahnte. Dies geschah hauptsächlich in Verbindung mit der Errichtung oder Neuordnung von Zwangsarbeitshäusern in den größeren Städten; dadurch wurde die Organisation des Armenwesens auf Grundlage besonderer königlicher Verordnungen für jedes Stift geschaffen. Diese wichen in den Einzelheiten voneinander ab und wurden immer und immer wieder verändert. Eine für das ganze Land gemeinsame Armengesetzgebung bekam Norwegen erst im Jahr 1845 (Gesetze vom 20. September 1845). Durch dieselben wurde die Pflicht der Öffentlichkeit, einzugreifen und Veranstaltungen gegen die Armut zu treffen, anerkannt und festgelegt. Wegen starker Steigerung der Ausgaben wurden die Gesetze in der Mitte des vorigen Jahrhunderts einer Revision unterworfen, deren Resultat die Gesetze vom 6. Juni 1863 waren. Nach verschiedenen kleineren Veränderungen wurden diese am Schluß des vorigen Jahrhunderts von neuem revidiert, und liegen nun als heute gültiges Gesetz vom 19. Mai 1900 vor. Nach demselben ist die Ordnung des Armenwesens in kurzen Zügen folgende:

Das Armenwesen soll allen denen notwendigen Beistand leisten, welchen die Mittel zum Lebensunterhalt oder zur Kur und Pflege während einer Krank-

heit fehlen, welche nicht imstande sind das Notdürftige selbst zu erwerben
und auch keine unterstützungspflichtigen Verwandten haben, die sie unterstützen können. Das Armenwesen kann die Unterstützung zurückverlangen,
die jemand auf diese Weise entweder für sich selbst, seinen Ehegenossen oder
sein Kind erhalten hat. Wer verpflichtet ist, bedürftige Verwandte zu unterstützen (Ehegenossen, Eltern und eheliche Kinder), ist berechtigt, diese in sein
Haus aufzunehmen und als Familienmitglieder zu versorgen, solange er sie
ordentlich behandelt. Ist jemand der Hilfe bedürftig, so hat er sich an das
Armenwesen der Gemeinde seines Aufenthaltsortes zu wenden. Diese ist dann
berechtigt und verpflichtet ihn zu unterstützen. Wenn er in einer anderen Gemeinde heimatberechtigt ist, so können zwei Drittel der Auslagen von der Hei-
matsgemeinde zurückverlangt werden, zu der er außerdem zurückgebracht
werden kann, wenn dies ohne Schaden für seine Gesundheit geschehen kann,
wenn seine Erwerbsfähigkeit nicht dadurch verringert wird und wenn die Unterstützung dauerhaft werden wird. Heimatrecht gewinnt man, wenn man sich
nach vollendetem 15. Lebensjahr zwei Jahre unausgesetzt in einer Gemeinde
aufgehalten hat (die Ehefrau hat in der Regel das Heimatrecht des Mannes,
und Kinder unter 15 Jahren entweder das des Vaters oder das der Mutter, je
nach den Umständen). Die Leitung der Angelegenheiten des Armenwesens
ist in jeder einzelnen Gemeinde einem Armenrat überlassen, dessen festes Mitglied der Hauptpfarrer ist. Die Stadt- oder Bezirksverwaltung kann die Gemeinde in Kreise einteilen, und für jeden derselben jemand anstellen, der die
unmittelbarere Aufsicht über die Armen zu führen hat. -- Die Bedürftigen sollen
entweder in Pflege- oder Arbeitsheimen versorgt werden, oder durch Unterstützung in ihren eigenen Heimen, eventuell durch Unterbringen in einem
Krankenhaus. Die Wahl der Unterstützungsform wird von der Armenverwaltung getroffen. Kinder, welche nicht zusammen mit den Eltern versorgt
werden können, sollen in erster Linie in Familien oder in Kinderheimen, wo
sie ordentliche Verpflegung und Erziehung genießen können, untergebracht
werden. Das Armenwesen soll es sich angelegen sein lassen, dafür zu sorgen,
daß diejenigen, welche im Kindesalter Unterstützung genießen, zu erwerb-
bringender Tätigkeit kommen. Die Mittel zur Armenpflege sollen, insofern sie
nicht in anderer Weise aufgebracht werden können, durch Besteuerung erhoben
werden. Die Höhe derselben wird von der Gemeindeverwaltung bestimmt.

Abgesehen von der Armen- und Strafgesetzgebung enthielt die frühere
Gesetzgebung nicht viele Bestimmungen zur Wehr und zum Schutz
von Kind (und Mutter). Was das uneheliche Kind betrifft, so stand
dasselbe nach dem Familienrecht der alten norwegischen Gesetze so ziemlich
in demselben Verhältnis zu dem Vater, wie die ehelichen Kinder. Es hatte sogar unter gewissen Bedingungen Erbrecht auf ihn. Die Gesetze Kristians IV.
und Kristians V. machten diesem Rechtszustand ein Ende und rückten das uneheliche Kind vollständig aus dem Familien- und erbrechtlichen Verhältnis
zum Vater. Dieser bekam dann überhaupt keine Verpflichtungen dem Kinde
gegenüber. Die spätere Entwicklung in der Richtung, diesem (und der Mutter)
wieder größere Rechte einzuräumen, ging langsam und mit kleinen Schritten
vorwärts. Um die Mitte des 18. Jahrhunderts wurden Schritte dazu getan,
dem Vater die Pflicht zum Unterhalt und zur Erziehung des Kindes aufzuerlegen. Die Betrachtung, die den ersten dahingehenden Bestimmungen zugrunde lag, war sicherlich die, daß die Eltern und damit auch der Vater mehr
verpflichtet waren, für das uneheliche Kind zu sorgen, als das öffentliche

Armenwesen; die Bestimmungen gehen daher mehr darauf aus, das öffentliche Armenwesen zu beschützen, als die Stellung des unehelichen Kindes zu verbessern. Dies gilt sicherlich auch von den beiden folgenden Gesetzesvorschriften nämlich vom 14. Oktober 1763 und vom 1. August 1821, durch welche die Beitragspflicht des Vaters als allgemeine Regel festgelegt wurde. Nach dem erstgenannten Gesetz sollte der Vater des unehelichen Kindes mit der Mutter zusammen für seine Erziehung Sorge tragen und im Verhältnis zu seiner ökonomischen Lage wenigstens die Hälfte der Unkosten, die der notdürftige Unterhalt des Kindes nach Schätzung der Oberbehörde verursacht, entrichten, und diese Verpflichtung sollte bis zum 10. Lebensjahre des Kindes dauern. Ungefähr in derselben Weise bestimmt das Gesetz vom 1. August 1821 die Beitragspflicht des Vaters, es erstreckt dieselbe aber bis auf das vollendete 15. Lebensjahr. Sowohl in der Verordnung vom 14. Oktober 1763, als auch durch einige spätere Bestimmungen sind besondere Zwangsmittel zur Eintreibung des Unterhaltungsbeitrags des Vaters angewiesen.

Die Vorschriften betreffs Unterhaltungsbeitrags an uneheliche Kinder wurden durch Verordnung vom 10. August 1798 auch auf eheliche Kinder für den Fall der Separation der Ehegenossen ausgedehnt. Das Gesetz vom 1. August 1821 verpflichtete die Obrigkeit — ehe sie Bewilligung zu Separation erteilte — darauf zu sehen, daß für den Unterhalt und die Erziehung der Kinder, welche bei der Mutter bleiben sollten, gesorgt war. Durch Gesetz vom 15. September 1851 wurde es ermöglicht, einem Mann Unterhaltungsbeitrag aufzuerlegen, wenn er seine Frau verließ und sich widerspenstig der Pflicht, für seine Familie zu sorgen, entzog. Nach dem Armengesetz vom 6. Juni 1863 sollten die Bestimmungen über den Unterhaltungsbeitrag auch anwendbar sein, wenn sich ein Mann — ohne Frau und Kinder zu verlassen — der Pflicht für ihren Unterhalt zu sorgen, entzog, und dadurch verursachte, daß sie dem Armenwesen zur Last fielen.

Auch außerhalb der Gesetzgebung hat die öffentliche Verwaltung in früheren Jahren keine bemerkenswerten oder kräftigen Veranstaltungen zur Beschützung von Kindern getroffen. Soweit dies die Zeit vor 1814 betrifft, so ist es wohl teilweise dem Umstand zuzuschreiben, daß die Organe der Zentralmündigkeit außerhalb der Landesgrenzen, nämlich in Dänemark lagen, mit dem Norwegen ja über 400 Jahre lang vereinigt war.

Im Jahr 1855 wurde an dem staatlichen Hospital (Reichshospital), das als Universitätsklinik fungiert, in Kristiania eine besondere Abteilung für Kinder im ersten Lebensalter bis zum 12. Lebensjahr errichtet. Die Abteilung wurde im Jahr 1883 niedergelegt (s. weiter unten S. 585).

Die Arbeit zur Errichtung von Kinderheimen ist hauptsächlich privater Initiative zuzuschreiben. Die ersten Kinderheime waren Waisenhäuser (eines 1637 in Drontheim errichtet und zwei 1778 in Kristiania). Die Not unter den elternlosen Kindern war nämlich das erste, was die Aufmerksamkeit der privaten Opferwilligkeit auf sich zog. Die spätere Arbeit zur Errichtung von Kinderheimen ist direkt oder indirekt eine Frucht religiöser „Weckungen" im vorigen Jahrhundert. Erst gegen das Jahr 1870 kam allmählich Fahrt in diese Arbeit. Die jetzigen Resultate werden später besprochen werden.

Öffentliche „Findelhäuser", durch die die bürgerliche Gesellschaft die Versorgungsbürde der Eltern ganz übernimmt, sind in Norwegen nicht errichtet worden. Eine solche Ordnung hat ja in den germanischen Ländern nie Wurzel schlagen können, und steht sicherlich den Verhältnissen und der Auffassung in Norwegen ganz fern.

Es dürfte wohl allgemein bekannt sein, daß Norwegen eine verhältnismäßig sehr geringe Säuglingssterblichkeit aufzuweisen hat. Nur Schweden kann mit Norwegen um den Rang der geringsten Sterblichkeit unter den Säuglingen in Europa — und damit wahrscheinlich in der ganzen Welt — wetteifern.

Dem Charakter dieses ganzen Werks entsprechend, beabsichtigen wir jedoch hier nicht, internationale Vergleiche[1]) vorzunehmen und beschränken uns darauf, die wichtigsten Aufklärungen, wie sie, was Norwegen selbst betrifft, in dessen **statistischer** und medizinischer Literatur vorliegen, zur Beleuchtung der Lebensverhältnisse des Säuglingsalters zu geben.

Wir geben zuerst einige orientierende Aufklärungen über Größe der Einwohnerzahl und ihre Verteilung auf Stadt und Land.

Tabelle 1.

Norwegens einheimische Einwohnerzahl und ihre Verteilung auf Stadt und Land.

Jahr	Das ganze Reich	Landdistrikte		Städte	
		Im ganzen	%	Im ganzen	%
1770	736 300	659 700	89,60	76 600	10,40
1800	883 440	796 840	90,20	86 600	9,80
1830	1 131 000	1 017 500	89,96	113 500	10,04
1850	1 399 733	1 236 533	88,34	163 200	11,66
1860	1 608 653	1 379 653	85,76	229 000	14,24
1870	1 739 841	1 444 082	83,00	295 759	17,00
1880	1 923 283	1 508 977	78,46	414 306	21,54
1890	2 000 917	1 526 788	76,30	474 129	23,70
1900	2 240 032	1 612 382	71,98	627 650	28,02
1910	2 392 698	1 701 906	71,13	690 792	28,87

Da das Areal des ganzen Reiches 322 986,57 qkm, oder — nach Abzug von 13 000,17 km Süßwasser — 309 986,40 qkm Land beträgt, so war die Bevölkerungsdichtigkeit im Jahr 1910 7,7 Einwohner pro Quadratkilometer. Norwegen hat nur eine Stadt mit über 100 000 Einwohnern, nämlich die Hauptstadt Kristiania, welche erst im Jahr 1878 diese Zahl überschritt und bei der Volkszählung im Jahr 1910 243 800 Einwohner hatte. Vier Städte haben zwischen 20 000 und 80 000 Einwohner, alle übrigen unter 20 000.

Da die Stadtbevölkerung etwas größere Säuglingssterblichkeit aufweist als die Landbevölkerung, trägt die verhältnismäßig geringe Zahl der Stadtbevölkerung dazu bei, daß sich die Säuglingssterblichkeit für das ganze Reich so günstig stellt. Dazu kommt, daß ein ziemlich großer Teil der Stadtbevölkerung vom Lande eingewandert ist, und wahrscheinlich noch an dem überall auf dem Lande gebräuchlichen langen Stillen festhält. Das Verhältnis bei der Volkszählung im Jahr 1900 ist auf Tabelle 2 ersichtlich, welche zeigt, daß über ein Drittel der Stadtbevölkerung auf dem Lande geboren ist.

Die Geburtsziffer ist also nicht besonders hoch und ist in den letzten Jahrzehnten ziemlich regelmäßig gesunken. Wegen der engen Verbindung zwischen der Kindersterblichkeit und der Kinderanzahl jeder einzelnen Familie muß auch dieser Faktor als Ursache zu der geringen Kindersterblichkeit mitgerechnet werden. Zur weiteren Beleuchtung des Sinkens der Geburtsziffer dienen folgende Zahlen, welche im Verhältnis zu der anwesenden Bevölkerung,

---

[1]) Vgl. Axel Johannessen, Die Säuglingssterblichkeit in Norwegen. Jahrb. f. Kinderheilk. **56**, 253. 1902.

Tabelle 2.

Die am Ort befindliche Bevölkerung am 3. Dezember 1900 nach dem Geburtsort verteilt[1]).

Aufenthaltsort	Geburtsort						
	Geboren in Norwegen				Geboren im Ausland		Geburtsort unbekannt
	Auf dem Lande		In der Stadt				
	Im ganzen	%	Im ganzen	%	Im ganzen	%	Im ganzen
Landdistrikte	1 495 771	94,03	62 770	3,94	32 109	2,01	2015
Städte	225 018	35,84	370 086	58,96	32 580	5,19	1128
Reich.	1 720 789	77,57	432 856	19,51	64 689	2,91	3143

Tabelle 3.

Mittelzahl der einheimischen Bevölkerung, Eheschließungen, lebendgeborene Kinder (eheliche und uneheliche).

Jahr	Einwohnerzahl	Eheschließungen		Lebendgeborene	
		Jährlicher Durchschnitt	Jährlich pro 1000 Einwohner	Jährlicher Durchschnitt	Jährlich pro 1000 Einwohner
1801—1810	895 277,5	6 530,6	7,29	24 648,3	27,53
1811—1820	919 878,1	7 871,2	8,55	27 678,3	30,08
1821—1830	1 045 573,4	8 664,0	8,28	35 055,2	33,52
1831—1840	1 187 050,6	8 291,4	6,98	35 298,6	29,73
1841—1850	1 317 546,3	10 309,6	7,82	40 628,8	30,83
1851—1860	1 483 585,0	11 476,3	7,73	49 230,1	33,18
1861—1870	1 679,158,0	11 199,1	6,66	51 998,6	30,96
1871—1880	1 814 263,2	13 197,7	7,27	56 452,2	31,11
1881—1890	1 948 056,5	12 697,3	6,51	60 013,3	30,80
1891—1900	2 095 838,5	13 917,3	6,64	63 357,4	30,23
1901—1905	2 282 295,4	13 892,2	6,08	64 635,8	28,32

nicht wie in Tabelle 3 zu der einheimischen Bevölkerung berechnet sind. (Daher die Abweichung in den Jahren 1901—1905).

Jahr	Lebendgeborene pro 1000 Einwohner
1876—1880	31,70
1881—1885	31,18
1886—1890	30,80
1891—1895	30,24
1896—1900	30,15
1901—1905	28,58
1906	26,70
1907	26,33
1908	26,19
1909	26,15[2])

Wir gehen danach zu einer Betrachtung der Häufigkeit der unehelichen Geburten über. Die Anzahl der unehelichen Geburten stieg am Schluß des 18. und zu Beginn des 19. Jahrhunderts, hat aber nach den 70er Jahren in den Landgemeinden sowohl absolut als auch relativ abgenommen, in den

---

[1]) Bei Berechnung der prozentweisen Verteilung sind Personen, deren Geburtsort unbekannt ist, nicht mitgenommen.
[2]) Vorläufige Angabe.

Städten ist die absolute Häufigkeit (s. Tabelle 7, B) allerdings wegen des Anwachsens der Bevölkerung gestiegen, die relative Häufigkeit ist aber auch da gesunken.

In Tabelle 4 ist die durchschnittliche jährliche Anzahl der lebendgeborenen unehelichen Kinder berechnet

a) pro 1000 Einwohner;
b) pro 100 Lebendgeborene;
c) pro 100 Eheschließungen (nach einer von dem norwegischen Soziologen Eilert Sundt vorgeschlagenen Berechnungsweise, welche darauf ausgeht, einen einigermaßen brauchbaren Maßstab für das Verhältnis zwischen legitimen und illegitimen Verbindungen zu geben).

Es muß bemerkt werden, daß im Jahr 1851 die Bestimmung eingeschärft wurde, nach welcher alle außerhalb der Ehe geborenen Kinder als uneheliche zu rechnen waren, auch wenn die Eltern zur Zeit der Abgabe des Verzeichnisses getraut waren. Infolge davon stieg die Zahl der unehelich Geborenen in den 50er Jahren, — die älteren Angaben sind also etwas zu niedrig.

Tabelle 4.

Die durchschnittliche jährliche Anzahl der lebendgeborenen unehelichen Kinder.

Jahr	Jährlicher Durchschnitt	Jährlich pro 1000 Einwohner	Jährlich pro 1000 Lebendgeborenen	Jährlich pro 100 neue Ehen
1801—1810	1550,4	1,73	6,29	23,74
1811—1820	2051,6	2,23	7,41	26,06
1821—1830	2528,4	2,41	7,21	29,18
1831—1840	2412,3	2,03	6,83	29,09
1841—1850	3321,0	2,52	8,17	32,21
1851—1860	4306,0	2,90	8,74	37,52
1861—1870	4229,6	2,51	8,13	37,76
1871—1880	4898,6	2,70	8,67	37,11
1881—1890	4667,2	2,39	7,77	36,75
1891—1900	4616,8	2,20	7,28	33,17
1901—1905	4558,4	1,99	7,05	32,81

Die beste Berechnungsweise ist die, die Anzahl der unehelichen Geburten mit der Anzahl der im heiratsfähigen Alter stehenden, unverheirateten Frauen zu vergleichen. Es liegt aber kein genügendes Material zu einer solchen Berechnung für diesen ganzen Zeitraum vor. Wir setzen hierher eine solche Berechnung des schwedischen Statistikers G. Sundbärg für die Jahre 1861—1900. („Aperçus statistiques internationaux", 11. Jahrg. S. 132).

Sundbärg hat aber, was die unehelichen Kinder betrifft, Zahlen zugrunde gelegt, die etwas von den in unserer Tabelle 4 gebrachten, abweichen. Er berechnet für Norwegen, daß die durchschnittliche Anzahl der außerhalb der Ehe Gebärenden pro 1000 unverheirateten Frauen im Alter von 20—45 Jahren gewesen sei:

1861—1870 33,7
1871—1880 33,8
1881—1890 30,4
1891—1900 28,2

Welche Berechnungsweise man auch anwendet, so zeigt sich ein unzweifelhaftes Abnehmen der unehelichen Geburten.

Wegen des rascheren Wachstums der Stadtbevölkerung fällt ein steigender Anteil der unehelichen Geburten auf die Städte. In den fünf Jahren 1871—1875 wurden 23% dieser Kinder in den Städten geboren, aber in den fünf Jahren 1901—1905 war die durchschnittliche jährliche Anzahl der unehelich Lebendgeborenen:

In den Landgemeinden	. . . .	2720 = 59,67%
In den Städten	. . . .	1838 = 40,33%
Im ganzen Reiche	. . . . .	4558 = 100%

Im Vergleich zur Einwohnerzahl (Tabelle 1) haben die Städte jetzt einen unverhältnismäßig großen Teil der unehelichen Geburten. In den 5 Jahren 1901—1905 machten die unehelich Geborenen 6% aller Lebendgeborenen auf dem Lande aus, aber 9% in den Städten. Der norwegische Statistiker N. Rygg hat durch Vergleich der Anzahl der unehelichen Geburten mit der Anzahl unverheirateter weiblicher Einwohner (Witwen und Geschiedene einberechnet) im Alter von 20—40 Jahren folgende Verhältniszahlen gefunden:

Die jährliche Anzahl unehelich geborener Kinder pro 1000 unverheirateter Frauen.

Jahr	Landgemeinden	Städte
1875	34,7	38,4
1890	29,3	32,3
1900	28,7	29,6

Nach dieser Berechnungsweise war die Häufigkeit der unehelichen Geburten im Jahr 1900 in den Städten nur um 3% größer als auf dem Lande, also ein ganz unwesentlicher Unterschied. (Man muß aber in Betrachtung ziehen, daß es in den größeren Städten Prostitution gibt, während sie auf dem Lande nicht vorkommt.)

Wir gehen nun zu einer Betrachtung der **Säuglingssterblichkeit** über. Wie gewöhnlich findet dieselbe ihren Ausdruck in dem Verhältnis der im Alter von 0—1 Jahren Gestorbenen zu den Lebendgeborenen. In älterer Zeit wurden lebendgeborene Kinder, welche innerhalb 24 Stunden nach der Geburt starben, zu den totgeborenen gerechnet; vom Jahr 1866 an wurde dieser Fehler aber allmählich entfernt. Infolge davon sind die neueren Angaben genauer als die älteren, und da der erwähnte Fehler ja eine etwas zu niedrige Sterbeziffer in älterer Zeit zur Folge haben mußte, so wird das Sinken der Sterblichkeit in neuerer Zeit desto bemerkenswerter.

Die vorliegenden brauchbaren Angaben reichen nicht weiter als bis zu den Jahren 1836—1840 zurück. Tabelle 5 gibt eine summarische Übersicht für das ganze Reich und für beide Geschlechter zusammen in fünfjährigen Perioden von 1836—1905 sowie für die einzelnen Jahre 1906, 1907 und 1908.

Wir gehen nunmehr zu eingehenderer Untersuchung der Verhältnisse in den 30 Jahren 1876—1905 über. In Tabelle 6 teilen wir die absoluten Zahlen mit, welche den Berechnungen in Tabelle 7—10 zugrunde liegen. Die Zahlen für die Jahre 1876—1900 gelten für registrierte Geburten und Todesfälle, die Zahlen für 1901—1905 gelten für stattgefundene. Eine Änderung in der offiziellen Statistik verursacht diese Ungleichheit, welche doch keinen bemerkenswerten Einfluß auf die Verhältniszahl hat.

Tabelle 5.
Sterblichkeit im Alter von 0—1 Jahr pro 100 Lebendgeborenen.

Jahr	%	Jahr	%
1836—1840	14,0	1881—1885	9,9
1841—1845	11,8	1886—1890	9,6
1846—1850	11,2	1891—1895	9,8
1851—1855	10,5	1896—1900	9,6
1856—1860	10,1	1901—1905	8,1
1861—1865	10,6	1906	6,9
1866—1870	11,3	1907	6,7
1871—1875	10,8	1908	7,6
1876—1880	10,1		

Tabelle 6.
Anzahl der lebendgeborenen Kinder und der Todesfälle im Alter von 0—1 Jahr, für Städte und Landgemeinden getrennt, ebenso für eheliche und uneheliche Kinder beiderlei Geschlechts. Absolute Zahlen für die Jahre 1876—1905.

A. Landgemeinden.

Jahr	Lebendgeborene						Gestorbene im Alter von 0—1 Jahr					
	Im ganzen		Davon eheliche		Davon unehel.		Im ganzen		Davon eheliche		Davon unehel.	
	männl.	weibl.	männl.	weibl.	männl.	weibl.	männl.	weibl.	männl.	weibl.	männl.	weibl.
1876—1880	115 739	110 156	106 274	101 133	9 465	9 023	11 465	9 014	10 376	8 168	1089	846
1881—1885	116 284	109 235	107 269	100 816	9 015	8 419	11 221	8 832	10 255	8 098	966	734
1886—1890	116 574	109 921	108 497	102 283	8 077	7 638	10 494	8 715	9 473	7 918	1021	797
1891—1895	115 150	107 867	107 798	101 041	7 352	6 826	10 754	8 397	9 746	7 594	1008	803
1896—1900	116 698	109 756	109 048	102 569	7 650	7 187	10 654	8 153	9 575	7 291	1079	862
1901—1905	114 706	107 967	107 738	101 335	6 968	6 632	8 850	6 812	7 976	6 189	874	623
1876—1905	695 151	654 902	646 624	609 177	48 527	45 725	63 438	49 923	57 401	45 258	6037	4665

B. Städte.

Jahr	Lebendgeborene						Gestorbene im Alter von 0—1 Jahr					
	Im ganzen		Davon eheliche		Davon unehel.		Im ganzen		Davon eheliche		Davon unehel.	
	männl.	weibl.	männl.	weibl.	männl.	weibl.	männl.	weibl.	männl.	weibl.	männl.	weibl.
1876—1880	35 747	33 691	32 528	30 619	3 219	3 072	5 174	4 220	4 498	3 701	676	519
1881—1885	37 403	35 370	33 899	32 116	3 504	3 254	5 189	4 176	4 384	3 511	805	665
1886—1890	38 923	36 779	35 316	33 383	3 607	3 396	5 509	4 383	4 531	3 549	978	834
1891—1895	42 985	40 449	39 124	36 726	3 861	3 723	6 008	4 880	4 928	3 960	1080	920
1896—1900	50 340	47 914	45 555	43 407	4 785	4 507	7 014	5 337	5 730	4 299	1284	1038
1901—1905	51 362	49 144	46 693	44 621	4 669	4 523	5 792	4 585	4 737	3 724	1055	861
1876—1905	256 760	243 347	233 115	220 872	23 645	22 475	34 686	27 581	28 808	22 744	5878	4837

Auf Grundlage von Tabelle 6 sind dann in Tabelle 7 die Sterblichkeitsprozente berechnet. Es muß jedoch sofort bemerkt werden, daß der Vergleich zwischen der Sterblichkeit ehelicher und unehelicher Kinder nicht ganz korrekt ist, da ein Teil der unehelich geborenen Kinder durch spätere Heirat der Eltern legitimiert wird. Wenn ein auf diese Weise legitimiertes Kind stirbt, wird der Todesfall bei den Todesfällen unter den ehelichen Kindern aufgeführt werden.

Weiter wird der Umstand, daß ein Teil der in den Städten geborenen Kinder auf dem Lande in Pflege gegeben wird und dort stirbt, den Vergleich zwischen der Sterblichkeit auf dem Lande und der in den Städten in der Weise verrücken, daß die Landgemeinden etwas zu hohe Verhältniszahlen bekommen.

Tabelle 7.

Im Alter von 0—1 Jahr Gestorbene in Prozent zu den Lebendgeborenen.

A. Landgemeinden.

Jahr	Im ganzen			Ehelich Geborene			Unehelich Geborene		
	männlich	weiblich	Beide Geschlecht.	männlich	weiblich	Beide Geschlecht.	männlich	weiblich	Beide Geschlecht.
1876—1880	9,90	8,18	9,06	9,76	8,08	8,94	11,51	9,38	10,47
1881—1885	9,65	8,08	8,89	9,56	8,03	8,82	10,72	8,72	9,75
1886—1890	9,00	7,93	8,48	8,73	7,74	8,25	12,64	10,43	11,57
1891—1895	9,34	7,78	8,59	9,04	7,52	8,30	13,71	11,76	12,77
1896—1900	9,13	7,43	8,30	8,78	7,11	7,97	14,10	11,99	13,08
1901—1905	7,71	6,31	7,03	7,40	6,11	6,77	12,54	9,39	11,01
1876—1905	9,12	7,62	8,40	8,88	7,43	8,17	12,44	10,20	11,35

B. Städte.

Jahr	Im ganzen			Ehelich Geborene			Unehelich Geborene		
	männlich	weiblich	Beide Geschlecht.	männlich	weiblich	Beide Geschlecht.	männlich	weiblich	Beide Geschlecht.
1876—1880	14,47	12,52	13,53	13,83	12,09	12,98	21,00	16,89	18,99
1881—1885	13,87	11,81	12,87	12,93	10,93	11,96	22,97	20,44	21,75
1886—1890	14,15	11,92	13,07	12,83	10,63	11,76	27,11	24,56	25,87
1891—1895	13,98	12,06	13,05	12,60	10,78	11,72	27,97	24,71	26,37
1896—1900	13,93	11,14	12,57	12,58	9,90	11,27	26,83	23,03	24,99
1901—1905	11,28	9,33	10,32	10,14	8,34	9,26	22,59	19,04	20,84
1876—1905	13,51	11,33	12,45	12,38	10,30	11,35	24,86	21,52	23,23

C. Das ganze Reich.

Jahr	Im ganzen			Ehelich Geborene			Unehelich Geborene		
	männlich	weiblich	Beide Geschlecht.	männlich	weiblich	Beide Geschlecht.	männlich	weiblich	Beide Geschlecht.
1876—1880	10,98	9,20	10,11	10,72	9,01	9,88	13,92	11,29	12,63
1881—1885	10,68	8,99	9,86	10,37	8,73	9,58	14,15	11,98	13,10
1886—1890	10,29	8,93	9,63	9,74	8,45	9,11	17,11	14,78	15,98
1891—1895	10,60	8,95	9,80	9,99	8,39	9,21	18,62	16,33	17,51
1896—1900	10,58	8,55	9,59	9,90	7,94	8,95	19,00	16,25	17,67
1901—1905	8,82	7,25	8,06	8,23	6,79	7,53	16,58	13,30	14,97
1876—1905	10,31	8,63	9,49	9,80	8,19	9,02	16,51	13,93	15,26

Tabelle 7 bildet weiter die Grundlage für die Tabellen 8—10.

Tabelle 8 zeigt, wie sich die Sterblichkeit in jedem Fünfjahrsabschnitt innerhalb jeder Gruppe verglichen mit der Durchschnittssterblichkeit der Gruppe in den 30 Jahren 1876—1905 stellt.

Tabelle 8.

Die Sterblichkeit im Alter von 0—1 Jahr, für jede einzelne fünfjährige Periode in Prozenten der Durchschnittssterblichkeit 1876—1905. (Das durchschnittliche Sterblichkeitsprozent in der Zeit von 1876—1905 in jeder Gruppe = 100.)

Jahr	Landgemeinden				Städte				Reich			
	Eheliche		Uneheliche		Eheliche		Uneheliche		Eheliche		Uneheliche	
	männl.	weibl.	männl.	weibl.	männl.	weibl.	männl.	weibl.	männl.	weibl.	männl.	weibl.
1876—1880	109,90	108,74	92,52	91,96	111,71	117,37	84,47	78,48	109,38	110,01	84,31	81,04
1881—1885	107,78	108,07	86,17	85,49	104,44	106,11	92,39	94,98	105,81	106,59	85,70	86,00
1886—1890	98,42	104,17	101,60	102,25	103,63	103,20	109,05	114,12	99,38	103,17	103,63	106,10
1891—1895	101,81	101,21	110,20	115,29	101,77	104,66	112,51	114,82	101,93	102,44	112,78	117,22
1896—1900	98,98	95,69	113,34	117,54	101,61	96,11	107,92	107,03	101,02	96,94	115,08	116,65
1901—1905	84,45	82,23	100,80	92,05	81,90	80,97	90,86	88,47	83,97	82,90	100,42	95,47

Tabelle 9 zeigt die Sterblichkeit unter den Unehelichgeborenen, ausgedrückt in Prozenten der Sterblichkeit der Ehelichgeborenen jeder Gruppe; wir erinnern auch hier an die früher erwähnte Fehlerquelle bei diesem Vergleich.

Tabelle 9.

Die Sterblichkeit der Unehelichgeborenen im Alter von 0—1 Jahr in Prozenten der Sterblichkeit der Ehelichgeborenen berechnet. (Die Sterblichkeit der Ehelichgeborenen in jeder Gruppe = 100.)

Jahr	Landgemeinden			Städte			Reich		
	männlich	weiblich	Beide Geschlecht.	männlich	weiblich	Beide Geschlecht.	männlich	weiblich	Beide Geschlecht.
1876—1880	117,93	116,08	117,11	151,84	139,70	146,30	129,85	125,30	127,83
1881—1885	112,13	108,59	110,54	177,64	187,00	181,02	136,45	137,22	136,74
1886—1890	144,78	134,75	140,24	211,30	231,04	219,98	175,66	174,91	175,41
1891—1895	151,65	156,38	153,85	221,98	229,22	225,00	186,38	194,63	190,12
1896—1900	160,59	168,63	164,11	213,27	232,62	221,74	191,91	204,65	197,43
1901—1905	169,45	153,68	162,63	222,78	228,29	225,05	201,46	195,87	198,80
1876—1905	140,09	137,28	138,92	200,80	208,93	204,67	168,46	170,08	169,18

Tabelle 10 zeigt die Sterblichkeit in den Städten in Prozenten der Sterblichkeit innerhalb derselben Gruppe auf dem Lande ausgedrückt.

Tabelle 10.

Sterblichkeit in den Städten im Alter von 0—1 Jahr in Prozenten von der Sterblichkeit in den Landgemeinden im gleichen Fünfjahrabschnitt berechnet. (Sterblichkeit auf dem Lande in jeder Gruppe = 100.)

Jahr	Ehelich Geborene		Unehelich Geborene	
	männlich	weiblich	männlich	weiblich
1876—1880	141,70	149,62	182,45	180,06
1881—1885	135,25	136,11	214,27	234,40
1886—1890	146,96	137,33	214,47	235,47
1891—1895	139,38	143,35	204,01	210,11
1896—1900	143,28	139,24	190,28	192,07
1901—1905	137,02	136,49	180,14	202,76
1876—1905	139,41	138,62	199,83	210,98

Die wichtigsten Tatsachen, welche aus den Tabellen 7—10 hervorgehen, sind folgende:

In den 30 Jahren 1876—1905 ist die Sterblichkeit unter den ehelichen Kindern bedeutend zurückgegangen. Wenn man als Maßstab für den Rückgang der Sterblichkeit die ersten und die letzten fünf Jahre der Periode vergleichen will, so stellt sich die Sterblichkeit der ehelichen Kinder in den Jahren 1901—1905 — in Prozenten nach der Sterblichkeit in den Jahren 1876—1880 berechnet, folgendermaßen:

	Landgemeinden		Städte		Reich	
	männlich	weiblich	männlich	weiblich	männlich	weiblich
Sterblichkeit der Ehelichen 1901—1905 in Prozenten der Sterblichkeit 1876—1880	75,8	75,6	73,3	68,9	76,7	75,3

Nach dieser Berechnungsweise ist die Sterblichkeit der ehelichen Kinder um ungefähr ein Viertel zurückgegangen.

Diese Entwicklung ist jedoch nicht ganz regelmäßig vor sich gegangen, sondern zeigt einige Unregelmäßigkeiten (z. B. eine geringere Steigung der Sterblichkeit der ehelichen Knaben in den Landgemeinden in den Jahren 1891—1895). Die fünf Jahre 1901—1905 zeigen den größten Rückgang in der Sterblichkeit und haben, wie Tabelle 8 zeigt, in den verschiedenen Gruppen nur ca. 81—85% der Durchschnittssterblichkeit der ganzen Periode für eheliche Kinder.

Die Sterbeziffer der ehelichen Kinder hält sich immer in der Stadt etwas höher als auf dem Lande. Dieser Unterschied hält sich nach Tabelle 10 ziemlich gleichmäßig und beträgt in der ganzen Periode durchschnittlich 39,4% für Knaben und 38,6% für Mädchen. Die kleinen Schwankungen in den Verhältniszahlen für die einzelnen 5 Jahre zeigen keine deutliche Tendenz weder zur Erhöhung noch zur Verringerung des Unterschieds zwischen Stadt und Land. Dies ist auffallend, weil die Einwohnerzahl der Städte und namentlich der Hauptstadt Kristiania in diesem Zeitraum stark gewachsen ist (Tabelle 1). Trotzdem ist die Kindersterblichkeit unter den ehelichen Kindern verhältnismäßig in den Städten wenigstens ebensoviel zurückgegangen, wie auf dem Lande, so daß der gegenseitige Abstand nicht größer geworden ist. Dies deutet wahrscheinlich darauf hin, daß das Stillen in dieser Periode unter den verheirateten Frauen in den Städten nicht verhältnismäßig seltener geworden sein kann, als auf dem Lande, daß im Gegenteil auch in den Städten die ehelichen Kinder noch in der Regel an der Mutterbrust ernährt werden.

Im ganzen kann man also außer Zweifel stellen, daß die Entwicklung in diesem Zeitraum, was die ehelichen Kinder betrifft, sowohl auf dem Lande als auch in der Stadt in günstiger Richtung sich bewegt hat, wobei doch die Landdistrikte immer ihren Vorsprung behalten haben.

Ein ganz anderes Bild geben die Tabellen über die Sterblichkeitsverhältnisse bei den **unehelichen** Kindern; bei ihnen ist die Entwicklung in dem größten Teil des Zeitraums in ungünstiger Richtung gegangen, doch zeigen die fünf Jahre 1901—1905 entschiedene Besserung, auch was die unehelichen Kinder betrifft.

Vergleichen wir auch hier die ersten und die letzten fünf Jahre der Periode, so finden wir

	Landgemeinden		Städte		Reich	
	männlich	weiblich	männlich	weiblich	männlich	weiblich
Die Sterblichkeit der unehelichen Kinder 1901 bis 1905 in Prozenten der Sterblichkeit in den Jahren 1876—1880	108,9	100,1	107,6	112,7	119,1	117,8

Wenn das Reich hier größere Verhältniszahlen aufweist als Stadt und Land, jedes für sich, so ist dies Änderungen in der Zusammensetzung der Bevölkerung zu verdanken (größere Stadtbevölkerung und mehr uneheliche Kinder in den Städten geboren und gestorben).

Namentlich in den 15 Jahren 1886—1900 verschlimmerte sich das Sterblichkeitsverhältnis der unehelich Geborenen bedeutend. Es muß jedoch daran erinnert werden, daß mit anderen Ländern verglichen, der Sterblichkeitsprozentsatz der Unehelichen in Norwegen nicht groß ist, im Gegenteil geringer als in allen anderen Ländern, Schweden ausgenommen. Das Unbefriedigende ist aber, 1. daß die Entwicklung längere Zeit in ungünstiger Richtung gegangen ist, während sie in anderen Ländern in günstiger Richtung ging, und 2. daß der Unterschied zwischen den ehelichen und den unehelichen Kindern, was die Sterblichkeit betrifft, in Norwegen größer ist, als in den meisten anderen Ländern. Der Grund ist wahrscheinlich darin zu suchen, daß in anderen Ländern auch die ehelichen Kinder in größerer Ausdehnung künstlich ernährt werden.

Inzwischen zeigen, wie schon erwähnt, die fünf Jahre 1901—1905 eine ausgesprochene Besserung, auch was die unehelichen Kinder betrifft, wenn sie auch teilweise hinter der der ehelichen zurücksteht.

Die Tabellen 9 und 10 zeigen, daß die größere Sterblichkeit der unehelichen Kinder im Vergleich mit der der ehelichen in den Städten bedeutender ist als auf dem Lande, — trotzdem ein Teil uneheliche in der Stadt geborene Kinder auf dem Lande in Pflege gegeben werden und da sterben —, ein für die Landgemeinden beim Vergleich ungünstig in die Wagschale fallender Faktor, zu dessen Berichtigung aber nicht genug Material veröffentlicht ist.

Die Erklärung ist zweifellos darin zu suchen, daß die auf dem Lande geborenen unehelichen Kinder in viel größerer Ausdehnung bei der Mutter verbleiben und von ihr gestillt werden, als dies in der Stadt der Fall ist.

Eine von N. Rygg ausgearbeitete offizielle, statistische Untersuchung „Om börn, födte udenfor ægteskab" (Über uneheliche Kinder) (im Jahr 1907 veröffentlicht) zeigt, daß in 75% der Landgemeinden die unehelichen Kinder in der Regel von der Mutter genährt werden, während dies in den Städten nicht immer der Fall ist. Ryggs Abhandlung enthält reichliches Material zur Beleuchtung der Lebensbedingungen der unehelichen Kinder in Norwegen, weshalb wir alle Interessierten darauf hinweisen, weitere Aufklärungen in derselben zu suchen.

Dieser Arbeit entnahmen wir Tabelle 11, wir haben ihr jedoch selbst eine Berechnung für die fünf Jahre 1901—1905 hinzugefügt. In dieser Tabelle sind die totgeborenen unehelichen Kinder mitgerechnet, um den Fehler zu vermeiden, der dadurch entsteht, daß in älterer Zeit Kinder, die in den ersten 24 Stunden starben, oft zu den Totgeborenen gerechnet wurden. Die Verhältniszahlen sind also hier auf 100 lebend und tot geborene uneheliche Kinder berechnet.

Tabelle 11.

Anzahl der unehelichen Kinder, welche totgeboren sind, oder im Alter von 0—1 Jahr sterben, pro 100 lebend- und tot-geborene uneheliche Kinder.

Jahr	Landgemeinden					Städte				
	Totgeboren	Geboren und gestorben am selben Tage	Gestorben im Alter von		Im ganzen	Totgeboren	Geboren und gestorben am selben Tage	Gestorben im Alter von		Im ganzen
			1—30 Tagen	31—365 Tagen				1—30 Tagen	31—365 Tagen	
1876—1880	4,5	1,2	3,0	5,8	14,5	6,5	1,4	3,8	12,6	24,3
1881—1885	3,8	1,3	3,1	5,0	13,2	6,2	1,3	4,6	14,5	26,6
1886—1890	3,6	1,3	3,2	6,6	14,7	4,1	1,9	4,9	18,0	28,9
1891—1895	3,9	1,4	3,6	7,3	16,2	5,0	1,9	5,5	17,7	30,1
1896—1900	3,5	1,6	3,9	7,1	16,1	4,4	2,3	5,0	16,6	28,3
1901—1905	3,7	1,2	3,0	6,4	14,3	4,4	1,9	4,3	13,7	24,3

Die Verschlimmerung in den Jahren 1886—1900 tritt hier deutlich zutage, aber auch die Besserung in den letzten 5 Jahren.

Mehr in die Einzelheiten zu gehen, läßt der Raum uns hier nicht zu, es findet sich aber in Ryggs erwähnter Arbeit, sowie auch in der übrigen offiziellen norwegischen Statistik ausgiebiges und wertvolles Material, zur Beleuchtung der Sterblichkeitsverhältnisse der unehelichen Kinder, verglichen mit dem der ehelichen.

Aus demselben Grund können wir auch nicht näher auf die Sterblichkeitsverhältnisse in den einzelnen Landesteilen eingehen, sondern müssen uns darauf beschränken, zu erwähnen, daß in den 5 Jahren 1901—1905 die Landgemeinden in den drei am besten gestellten und in den drei am schlechtesten gestellten Provinzen folgende Säuglingssterblichkeit hatten:

Geringste Säuglingssterblichkeit
{ Romsdals Amts Landgemeinden 5,53 pro 100 Lebendgeborene
Kristians Amts „ 5,58 „ 100 „
Nordre Bergenshus Amts „ 5,82 „ 100 „

Größte Säuglingssterblichkeit
{ Buskeruds Amts Landgemeinden 7,85 „ 100 „
Tromsö Amts „ 8,59 „ 100 „
Finnmarken Amts „ 13,81 „ 100 „

Tromsö und Finnmarken sind die nördlichsten Provinzen des Reiches, im übrigen ist aber kein sichtbarer Zusammenhang zwischen der geographischen Lage und der Säuglingssterblichkeit zu finden, da z. B. Nordlands Amts in den fünf Jahren 1901—1905 eine niedrigere Säuglingssterblichkeit aufweist als fünf viel südlicher gelegene Provinzen.

In den vier größten Städten war die Säuglingssterblichkeit 1901—1905 unter 100 Lebendgeborenen:

Kristiania	12,07%	15,43%
Bergen	10,22%	12,51%
Trondhjem	10,74%	13,42%
Stavanger	9,93%	12,72%

Die offizielle Statistik teilt die **Todesursachen** nicht getrennt für eheliche und uneheliche Kinder mit. In Tabelle 12 ist aber eine summarische Übersicht[1]) über die wichtigsten Gruppen von Todesursachen für die 5 Jahre 1899—1903 zu finden.

Tabelle 12.

Die wichtigsten Todesursachen im Alter von 0—1 Jahr pro 100 Lebendgeborene in den fünf Jahren 1899—1903.

	Landgemeinden	Städte	Reich
Angeborene Lebensschwäche . . .	2,14	2,41	2,24
Verdauungskrankheiten	1,14	2,98	1,81
Krämpfe	0,77	0,93	0,81
Rachitis	0,14	0,27	0,18
Krankheiten in den Atmungsorganen	1,74	2,36	1,92
Akute Infektionen	0,86	0,96	0,87
Tuberkulose	0,46	0,60	0,50
Syphilis	0,03	0,17	0,08
Andere Krankheiten	0,37	0,59	0,44
	7,65	11,27	8,85

Die wichtigste Ursache der größeren Säuglingssterblichkeit in den Städten ist augenscheinlich das häufige Vorkommen von Verdauungskrankheiten, was wohl unzweifelhaft auf die in den Städten allgemeinere künstliche Ernährung zurückzuführen ist.

Was Kristiania betrifft, ist eine Statistik veröffentlicht, welche die Todesursachen für eheliche und uneheliche Kinder getrennt aufführt, und aus der deutlich hervorgeht, daß besonders Verdauungskrankheiten und Krämpfe bedeutend häufiger bei Unehelichen vorkommen. Der Raum erlaubt jedoch nicht, näher auf diese Verhältnisse einzugehen.

Wenn man schließlich fragt, weshalb die Säuglingssterblichkeit in Norwegen in neuerer Zeit so viel geringer ist als in älterer Zeit und so viel geringer als in den meisten anderen Ländern, so muß der Grund dafür zweifellos in erster Linie darin gesucht werden, daß langes Stillen noch die gewöhnliche Ernährungsweise hier im Lande ist. Dies muß sicherlich den Hauptgrund von Norwegens günstiger Stellung bei einem internationalen Vergleich sein, kann aber nicht den Fortschritt innerhalb des Reiches erklären, da kein Grund vorhanden ist anzunehmen, daß das Stillen jetzt verbreiteter sei als früher. Im Gegenteil darf man annehmen, daß namentlich das Wachstum von Industrie und Stadtbevölkerung Veranlassung gegeben hat, daß das Stillen etwas weniger ausgebreitet ist als in älterer Zeit. Wenn trotzdem die Säuglingssterblichkeit zurückgegangen ist, so können als mögliche Ursache besonders erwähnt werden

1. das Sinken der **Blatternsterblichkeit** wegen des Einführens der Impfung;

2. **geringere Verbreitung der Syphilis**, die in älterer Zeit in vielen Gegenden ziemlich verbreitet war (die sog. „Radesyge"), jetzt aber auf dem Lande sehr selten ist;

3. **Niedergang der Geburtshäufigkeit** und besonders der Anzahl der unehelichen Geburten;

---

[1]) Detaillierte Aufklärungen gibt Axel Johannessen, Untersuchungen über den Einfluß der verschiedenen Todesursachen auf die gesamte Säuglingssterblichkeit Norwegens. Jahrb. f. Kinderheilk. **67**, 513. 1908.

4. Niedergang des Alkoholverbrauchs und des Alkoholismus;

5. allgemeiner ökonomischer, hygienischer und kultureller Fortschritt, mehr Ärzte und Hebammen.

Ein genaues Abwägen der Bedeutung jedes Faktors ist zur Zeit nicht möglich. Der geringe Alkoholverbrauch Norwegens dürfte auch bei einem internationalen Vergleich von Bedeutung sein; wenn z. B. die Säuglingssterblichkeit in den norwegischen Landgemeinden ausgesprochen geringer ist als in den dänischen, obwohl die allgemeinen Lebensbedingungen unzweifelhaft in Dänemark viel besser sind, so liegt es nahe, den Grund darin zu suchen, daß der dänische Alkoholverbrauch 3—4 mal so groß ist als der norwegische, dasselbe gilt wohl auch bei dem Vergleich mit verschiedenen anderen Ländern. Dieser Umstand bedarf jedoch einer näheren Untersuchung und ist einer solchen wohl wert.

Inwiefern endlich Rasseeigentümlichkeiten etwas zu der geringen Säuglingssterblichkeit in Norwegen, verglichen mit anderen Ländern, beitragen, ist zur Zeit unmöglich zu bestimmen.

Unter den öffentlichen Einrichtungen zum Schutz von Mutter und Kind nimmt das **Armenwesen** die erste Stelle ein. Sowohl nach dem Wochenbett als auch schon vorher kann die Mutter, wenn sie selbst unbemittelt ist und keine unterstützungspflichtigen Verwandten hat, die sie versorgen können, sich an das Armenwesen wenden und von ihm Hilfe zum Lebensunterhalt und zu ihrer eigenen und des Kindes Pflege erhalten. Worin diese Hilfe bestehen soll, wird von der Armenverwaltung oder deren Organen bestimmt; das Gesetz geht jedoch davon aus, daß Kinder, so viel als möglich, mit den Eltern vereint, versorgt werden sollen, und daß dieselben, wo dies unmöglich ist, in privaten Familien oder in Anstalten untergebracht werden, wo ihnen gute Pflege und Erziehung zuteil werden kann. Die Aufsicht über die Unterstützten führen Aufsichtsbeamte des Armenwesens in den verschiedenen „Kreisen".

Daß die Geburt des Kindes eine große Anzahl unverheirateter Mütter veranlaßt, sich an das Armenwesen zu wenden, ist zweifellos, und ist unter anderen aus der Tatsache ersichtlich, daß in den Jahren 1901—1904 im Durchschnitt jährlich 5559 (1134[1])) unverheiratete Mütter vom Armenwesen unterstützt wurden, während die Zahl der weiblichen Unterstützten im übrigen nur ca. 13 000 (2050) betrug. Von mutterlosen unehelichen Kindern wurden im Jahr 1900 919 (55) vom Armenwesen unterstützt, davon waren 147 (31) unter 5 Jahre alt. Von ehelichen Kindern, welche entweder ihre Eltern verloren hatten, oder die von ihren Eltern schlecht versorgt wurden, unterstützte das Armenwesen im Jahr 1900 1769 (137), davon 102 (24) im Alter von 0—5 Jahren.

Um die Mutter und ihr Kind gegen die Neigung des Vaters sich der **Versorgungspflicht** zu entziehen zu beschützen, hat die Gesetzgebung im Lauf der Zeit zu immer kräftigeren Maßregeln gegriffen. Die zurzeit gültigen diesbezüglichen Gesetze sind vom 6. Juli 1892 (vgl. Ergänzungsgesetze vom 29. März 1902).

Wenn die Eltern keine Ehe eingegangen haben, kann die Mutter — oder auch — wenn das Kind Armenunterstützung nötig hat — das Armenwesen

---

[1]) Die Zahlen in Klammern bezeichnen die zum erstenmal Unterstützten.

sich an die Oberbehörde wenden; dieselbe bestimmt dann — durch Ausfertigung einer Resolution — wieviel der genannte Vater zur Deckung der Ausgaben bei der Niederkunft der Mutter und bei ihrer Verpflegung im Wochenbett zu entrichten hat, sowie auch zum Unterhalt des Kindes und seiner Erziehung (Taufe, Schulgang und Konfirmation einbegriffen) bis zu vollendetem 15. Jahr; unter gewissen Umständen auch über diese Zeit hinaus und eventuell bei Krankheit und Begräbnis. Wenn der als Vater des Kindes Angezeigte die Vaterschaft leugnet, soll die Oberbehörde durch Ausfertigung der Resolution ihm eine Frist angeben, innerhalb welcher er Klage zwecks Absprechung der Vaterschaft erheben kann. Wenn er entweder die Frist verstreichen läßt, ohne Klage zu erheben, oder die Rechtssache damit endigt, daß ihm die Vaterschaft zugesprochen wird, so tritt die erwähnte Beitragsresolution in Kraft. Das Gesetz legt es, wie erwähnt, in die Hand der Oberbehörde zu bestimmen, wie groß der Erziehungsbeitrag sein soll, es gibt aber doch gleichzeitig gewisse Grundregeln zur Festsetzung desselben an. Die Oberbehörde soll darauf bedacht sein, die Erziehungslast so gleich als möglich auf die beiden Eltern, im Verhältnis zu ihrer ökonomischen Lage, zu verteilen. Da der Vater in den allermeisten Fällen in besserer ökonomischer Lage ist als die Mutter, führt dies Prinzip es mit sich, daß sein Beitrag in der Regel auf mehr als die Hälfte der Erziehungsausgaben angeschlagen werden muß[1]). Wenn die Mutter tot oder außerstand ist, ihren Anteil zu entrichten, sollen dem Vater die ganzen Unkosten auferlegt werden, insofern er die Mittel dazu hat. Ehe die Oberbehörde den Beitrag festsetzt, hat sie Erklärungen von dem Armenwesen in der Heimat der beiden Eltern einzuholen. Der Beitrag kann später jederzeit je nach den Umständen erhöht oder auch verringert werden und ist nach Anweisung der Oberbehörde in bestimmten Terminen (regelmäßig jedes Vierteljahr und hinterher) zu erlegen. Wird derselbe nicht zur rechten Zeit bezahlt, so kann er durch Pfändung oder durch Beschlagnahme von Lohn oder Gehalt des Vaters (Pension, Wartegeld u. dgl.) eingetrieben werden, doch nur in dem Maß, daß ihm das zu einem einfachen Lebenswandel Notwendige für sich und seine Familie übrig bleibt. An dem auf diese Weise beschlagnahmten Teil des Lohnes kann keine Zwangsvollstreckung vollzogen werden. Wenn derselbe an andre als den Beitragsberechtigten ausbezahlt wird, so ist der Arbeitsherr persönlich verantwortlich. Wenn der Vater trotz Warnung von seiten der Polizei es unterläßt, den Beitrag zu bezahlen, so kann er mit Gefängnis bestraft und zu Zwangsarbeit verurteilt werden. Das Gesetz enthält verschiedene Vorschriften, um die Ausfertigung einer Resolution und die Eintreibung des Beitrags zu erreichen für den Fall, daß der Vater auswandern will oder schon ausgewandert ist. Wenn er stirbt, ehe seine Versorgungspflicht aufgehört hat, so ist das Notwendige von seinem Nachlaß abzusetzen, nachdem die übrigen Gläubiger ihre Guthaben bekommen haben.

Das uneheliche Kind soll bei der Mutter oder bei demjenigen, dem sie es anvertraut, solange verbleiben, als es dort gut behandelt wird. Wenn die Mutter stirbt, oder nicht ordentlich für das Kind Sorge trägt, so soll es dem Vater erlaubt sein unter Zustimmung der Oberbehörde seine Versorgung zu übernehmen. Für den Fall, daß das Kind gegen Bezahlung in Verpflegung gegeben wird, hat das Gesetz in den §§ 19—20 besondere Aufsicht durch den Gesundheitsrat angeordnet. Es soll dies nämlich sofort bei dem Vorstand des Gesund-

---

[1]) So ist das Gesetz jedoch in der Praxis nicht ausgeübt worden; die Beiträge sind durchgehend nicht auf mehr als die Hälfte der gewöhnlichen Erziehungsunkosten angesetzt worden. Über die Höhe derselben siehe später.

heitsrates an dem Verpflegungsort angemeldet werden, welcher dann darauf zu sehen hat, daß das Kind passend untergebracht und ordentlich gepflegt wird. Der Gesundheitsrat kann auch die beständige Beaufsichtigung der Verpflegung des Kindes einem Mann oder einer Frau anvertrauen, die in der Nähe des Verpflegungsortes wohnt. Wenn der Gesundheitsrat findet, daß das Kind unzureichend untergebracht ist, so kann er das Armenwesen beauftragen, dafür zu sorgen, daß es an besserer Stelle in Verpflegung gegeben wird. Außerdem kann der Gesundheitsrat genauere Vorschriften darüber erlassen, wie die Aufsicht über Pflegekinder geführt werden soll.

Die unehelichen Kinder tragen den Familiennamen der Mutter und sind, was das Erbrecht anbelangt, mütterlicherseits, den ehelichen Kindern ganz gleichgestellt. Sie haben dagegen kein Recht den Familiennamen des Vaters zu tragen, wenn derselbe nicht in einer Rechtssitzung schriftlich oder mündlich dasselbe für rechtmäßig und für das seinige erklärt hat.

An unehelichen Kindern werden in Norwegen jährlich ungefähr 5000 geboren, und für ca. 40% derselben wird Resolution betreffs eines Erziehungsbeitrags ausgefertigt. Wenn der Prozentsatz nicht größer ist, so ist dies natürlich in erster Linie dem Umstand zu verdanken, daß viele Väter gutwillig bezahlen, andrerseits ist aber die Unwissenheit der Mutter bezüglich der Versorgungspflicht des Vaters und ihre Furcht ihn von sich zu stoßen und dadurch jedes Band zwischen ihnen abzuschneiden schuld daran.

Wenn die Eltern in die Ehe getreten sind, so kann dem Mann ein gewisser jährlicher Beitrag zum Unterhalt von Frau und Kindern auferlegt werden, im Fall er sich seiner Pflicht, nach besten Kräften für dieselben zu sorgen, entzieht, und dies unter folgenden alternativen Bedingungen: 1. daß er seine Familie verlassen hat, 2. daß er die Veranlassung der ökonomischen Not ist oder ihre Zuflucht zum Armenwesen verschuldet hat. Der Beitrag wird durch Resolution von der Oberbehörde festgesetzt. Betreffs Eintreibung desselben, Maßnahmen im Fall der Auswanderung und Aufsicht über Pflegekinder, gelten dieselben Regeln wie für uneheliche Kinder. Im Fall von Zwistigkeiten zwischen Eltern, welche nicht zusammen wohnen, bestimmt die Oberbehörde, bei welchem von ihnen die Kinder bleiben sollen. Die Anzahl von Familienvätern, welchen durch Resolution Beiträge zum Unterhalt von Frau und ehelichen Kindern auferlegt wurden, dreht sich in den Jahren 1904—1906 um ungefähr 350 jährlich.

Seit das Volk mehr und mehr eingesehen hat, daß das Weib, welches uneheliche Kinder bekommen hat, bedeutend schlechter daran ist, als der Mann, und seit die Statistik mit steigender Sicherheit die viel größere Sterblichkeit unter den **unehelichen Kindern** nachgewiesen hat, haben sich stets stärkere Stimmen zugunsten eines weitergehenden und sichereren gesetzlichen Schutzes des unehelichen Kindes und seiner Mutter hören lassen. Im Jahr 1909 wurde ein Regierungsentwurf vorgelegt, welcher sowohl die Verpflichtungen des Vaters, als auch der Öffentlichkeit, verschärft und veranlaßt, daß dem Kinde ein Verbleiben bei der Mutter wenigstens im Anfang seines Lebens ermöglicht wird. Der Gesetzentwurf, über den in dem Abschnitt II „sozial-rechtliche Einrichtungen" ausführlich berichtet wird, will hauptsächlich folgende Veränderungen in dem zurzeit giltigen Rechte eingeführt wissen:

1. Die unehelichen Kinder sollen das Recht, den Familiennamen des Vaters zu tragen, und Erbrecht väterlicherseits haben.

2. Um das Prinzip zu sichern, daß die Unterhaltungslast gleichmäßig auf beide Eltern im Verhältnis zu ihrer ökonomischen Lage verteilt werden solle, bestimmt der Vorschlag eine gewisse Minimalsumme als Unterhaltungsbeitrag des Vaters.

3. Auch der Mutter kann Unterhaltungsbeitrag auferlegt werden. Ein solcher kann oft von Nutzen werden, z. B. wenn das Kind auf Rechnung des Armenwesens bei Fremden untergebracht ist.

4. Aus Rücksicht auf das Kind soll gegen den Vater Beitragsresolution ausgefertigt werden; ebenso gegen die Mutter, wenn sie das Kind gegen Bezahlung in Pflege gibt, oder dasselbe von ihr getrennt wird, weil sie es nicht ordentlich behandelt. Nach dem jetzt gültigen Gesetz ist die Ausfertigung einer Resolution von dem Begehren der Mutter oder des Armenwesens abhängig, wodurch die Rücksicht auf die Bedürfnisse des Kindes in den Hintergrund gedrängt werden kann.

5. Einforderung und Eintreibung der Beiträge wird von den öffentlichen Behörden ohne Begehren des Beitragsberechtigten übernommen.

6. Aus praktischen Gründen wird die Ausfertigung der Resolution dem Schultheiß übertragen. Die notwendige Einheit bei der Berechnung der Beiträge sucht die Proposition dadurch zu erreichen, daß sie das Vorlegen der Resolution zur Prüfung seitens der Oberbehörde ermöglicht.

7. Da der Vorschlag dem Kinde der Mutter und dem Vater gegenüber gesetzmäßige Rechte gibt, soll zur Wahrnehmung seiner Interessen ein Vormund ernannt werden, Mann oder Weib.

8. Besonders aus Rücksicht darauf, daß das Kind rechtlichen Anspruch darauf hat, in Familien- und erbrechtlichen Beziehungen dem Vater gegenüber ehelichen Kindern gleichgestellt zu werden, enthält der Vorschlag die Bestimmung, daß die Vaterschaft auf jeden Fall festzustellen ist, und weist gleichzeitig auf sicherere Vorschriften diesbezüglich hin, unter anderem, indem es die Behandlung der Vaterschaftsfrage durch das Gericht schon vor der Geburt des Kindes ermöglicht. Nach heutigem Recht hängt es regelmäßig von der Mutter ab, ob das Kind rechtlich einen Vater bekommt oder nicht.

9. Der Vater soll verpflichtet sein, die Mutter mit Beiträgen zu unterstützen, wenn ihre Erwerbsfähigkeit durch Schwangerschaft herabgesetzt ist (doch nicht über 3 Monate lang) sowie kurze Zeit nach der Niederkunft. Nach dem heutigen Recht ist die Verpflichtung des Vaters darauf beschränkt, nach besten Kräften zu den Ausgaben bei ihrer Niederkunft und Verpflegung im Wochenbett beizutragen.

10. Es wird immer viele Mütter geben, welche nicht durch Beiträge des Vaters in den Stand gesetzt werden können, das Kind nach der Geburt bei sich zu behalten — entweder weil der Vater überhaupt nicht oder wenigstens nicht früh genug gefunden werden kann, oder weil er ökonomisch so schlecht daran ist, daß er keinen genügenden Beitrag leisten kann. Nach Berechnungen des statistischen Zentralbureaus wurden in den Jahren 1896—1900 jährlich durchschnittlich 4832 uneheliche Kinder geboren, nämlich 2974 auf dem Lande und 1858 in den Städten. Von diesen wurden auf dem Lande 1487 künstlich ernährt, in den Städten 1486. Die Anzahl Kinder, welche wahrscheinlich natürliche Ernährung bekommen hätten, wenn die Mutter dazu Gelegenheit gehabt hätte, ist auf 1190 für das Land und 1300 für die Stadt berechnet worden. Diesem schädlichen Umstand versucht der Gesetzentwurf dadurch abzuhelfen, daß er der Mutter das Recht gibt, während der letzten 6 Wochen vor ihrer Niederkunft Beiträge von der Gemeindekasse zu fordern. Nach der Nieder-

kunft kann sie, wenn sie das Kind bei sich hat, zu ihrem Unterhalt und dem des Kindes, Beiträge aus der Gemeindekasse des Aufenthaltsortes verlangen, doch nicht für längere Zeit als 3 Monate. Solange diese Beiträge dauern, ist sie verpflichtet, wenn der Gesundheitsrat dies verlangt, in einer Pflegeanstalt (Familie, öffentliches oder privates Mutterheim) Aufenthalt zu nehmen. Solange sie in einer solchen Anstalt ist, muß sie auf Verlangen passende Arbeit ausführen. Die Gemeindekasse kann verlangen, daß ihre Auslagen durch die Beiträge, welche der Vater infolge Resolution zu leisten verpflichtet wird, gedeckt werden.

11. Da trotz aller dieser Maßnahmen stets viele Fälle vorkommen werden, in denen Kinder in Pflege gegeben werden müssen, fordert der Gesetzentwurf besondere und detaillierte Aufsicht über dieselben durch den Gesundheitsrat am Orte der Verpflegung.

Auch was die ehelichen Kinder betrifft, hat der Gesetzentwurf, soweit dies möglich war, Maßnahmen ähnlich denen für uneheliche vorgeschlagen, namentlich gilt dies bezüglich der vorhin unter 10 erwähnten Bestimmung über Vorschuß von seiten der Gemeinde.

Der Storting hat den Regierungsentwurf nicht angenommen, sondern beschlossen, die Sache der Regierung zu erneuter Erwägung zurückzugeben. Ein neuer Entwurf wird wahrscheinlich dem Storting in diesem Jahre (1912) vorgelegt werden. Als sicher ist anzunehmen, daß in der rechtlichen Stellung der unehelichen Kinder und ihrer Mütter ziemlich eingreifende Veränderungen bevorstehen.

Die Aufsicht über **Pflegekinder,** welche das Armenwesen (Gesetz vom 19. Mai 1900) und der Gesundheitsrat (Gesetz vom 6. Juli 1892) führt, hat sich als unzureichend erwiesen.

Die Pflegekinder sind — trotz des Gesetzesparagraphen — manchmal dem Gesundheitsrat nicht gemeldet worden, und auch, wo dies geschah, war die Aufsicht nicht immer genügend. Dies zeigte sich namentlich bei einer Rechtssache in Christiania im Jahr 1901, wo einige Pflegemütter wegen Mißhandlung der bei ihnen untergebrachten Pflegekinder verurteilt wurden. In Verbindung mit diesem Mißbrauch kam auch an den Tag, daß private Geburtskliniken und Pflegevermittelungskontore oft eine unschöne Rolle spielten, daß also öffentliche Kontrolle ihrer Wirksamkeit notwendig war.

Diesen Mängeln abzuhelfen, machte sich das Gesetz über die Beaufsichtigung von Pflegekindern usw. vom 29. April 1905 (siehe Abschnitt III „Gesetze und Verfügungen") zur Aufgabe. Das Gesetz bestimmt, daß jeder, der es sich zum Lebenserwerb macht, Schwangere bei sich aufzunehmen (private Gebärhäuser), die Erlaubnis des Gesundheitsrates einholen muß. Infolge königlicher Resolution vom 6. Dezember 1905 soll eine solche Erlaubnis nur an Personen erteilt werden, die sich durch Ehrlichkeit und Zuverlässigkeit auszeichnen und von denen man annehmen kann, daß sie den Gebärenden ordentliche Pflege zuteil werden lassen. Der Verpfleger muß sich dazu verpflichten: 1. sich darein zu finden, daß das Geburtshaus zu allen Zeiten von dem Vorstand des Gesundheitsrats oder einem von ihm Bevollmächtigten inspiziert wird; 2. sich den Anordnungen des Gesundheitsrates oder dessen Vorstands zu fügen; 3. bei der Pflege der Gebärenden ausschließlich weibliche Hilfe zu gebrauchen; 4. bei jeder Geburt eine Hebamme zu berufen, wenn der Verpfleger nicht selbst Hebamme oder Arzt ist; 5. dem etwaigen Verlangen der Hebamme auf ärztliche Hilfe nachzukommen; 6. über die Schwangeren, die in dem Heim

aufgenommen werden, Buch zu führen; 7. dies Buch jederzeit dem Vorstand
des Gesundheitsrates oder dem dazu bevollmächtigten Arzt vorzuweisen. —
Das Gesetz bestimmt fernerhin, daß alle, die gegen Bezahlung als Vermittler
bei der Aussetzung von Pflegekindern auftreten wollen, dazu die Bewilligung
der Polizei einholen müssen, und unter Aufsicht derselben stehen sollen. Die
Bewilligung kann ausschließlich norwegischen Staatsbürgern erteilt werden,
die im Lande wohnen und deren Ehrlichkeit und Zuverlässigkeit feststeht.
Die Bewilligung kann jederzeit zurückgenommen werden.

Für die Aufsicht über die Pflegekinder setzt das Gesetz in den §§ 1—9
folgende Bestimmungen fest[1]):

Jedes Kind, das gegen Bezahlung in Pflege gegeben ist, steht bis zu seinem 14. Jahr
unter Aufsicht des Gesundheitsrates am Orte der Verpflegung[2]). Wo besondere Umstände
dies wünschenswert machen, kann der Gesundheitsrat seine Aufsicht auch auf Pflegekinder, die ohne Bezahlung ausgesetzt sind, erstrecken. Heime, die darauf berechnet sind,
mehr als zwei Kinder in Pflege zu nehmen, dürfen nicht geöffnet oder in Brauch genommen
werden, ehe sie dem Gesundheitsrat gemeldet und von demselben genehmigt sind. Ein
solches Heim steht unter Aufsicht des Gesundheitsrates, und die Genehmigung kann jederzeit zurückgenommen werden. Der Gemeindeausschuß kann auch mit Zustimmung des
Königs bestimmen, daß niemand innerhalb der betreffenden Stadt oder Landgemeinde
Pflegekinder aufnehmen soll — selbst wenn es sich nur um eins oder zwei handelt — ohne
Zustimmung des Gesundheitsrates. Die Erlaubnis darf nur Personen erteilt werden, deren
Ehrlichkeit und Zuverlässigkeit außer Zweifel ist, und von denen man annehmen kann,
daß sie dem Kind ordentliche Pflege zuteil werden lassen.

Wer ein Kind entweder selbst in Pflege nimmt oder seine Pflegestelle vermittelt,
hat innerhalb 24 Stunden den Gesundheitsrat des Ortes, an dem er sich aufhält, zu benachrichtigen. Der Vorstand des Gesundheitsrates soll, wenn das Kind in einer anderen Gemeinde untergebracht wird, sofort den Gesundheitsrat der letzteren von der Aussetzung
benachrichtigen. Wer ein Kind in Pflege nimmt, soll dem Gesundheitsrat des Ortes innerhalb 24 Stunden melden, daß er das Kind aufgenommen hat. Diese Anmeldungen sollen
vollständige Aufklärungen über den Namen, das Alter, den Geburtsort und die Eltern
des Kindes enthalten, sowie auch über den Namen des Verpflegers, seine Stellung und
seinen Wohnort und die Verpflegungsbedingungen. Über die Anmeldungen soll der Gesundheitsrat, nach einem festgesetzten Schema, genau Buch führen. Der Gesundheitsrat an
dem Verpflegungsort soll in der Stadt innerhalb 2 Tagen und auf dem Lande innerhalb
10 Tagen nach empfangener Anmeldung untersuchen, ob die Verhältnisse in dem Pflegeheim eine ordentliche Verpflegung des Kindes voraussetzen lassen. Wenn der Gesundheitsrat findet, daß dies der Fall ist, so stellt er sofort jemand, der in der Nähe des Pflege-
heims wohnt, dazu an, die nähere Aufsicht über die Verpflegung des Kindes zu führen.
Der mit der Aufsicht Betraute soll sich wenigstens einmal monatlich zu unbestimmter Zeit
im Pflegehaus einfinden. Über jeden Besuch soll Aufzeichnung in einem im Pflegehaus
aufbewahrten Buch gemacht werden; das letztere soll nach einem festen Schema eingerichtet sein. Wenn die Verhältnisse im Pflegehaus nicht befriedigend befunden werden,
wenn das Pflegekind tot ist, oder das Pflegeverhältnis aus einem anderen Grunde ohne Initiative des Gesundheitsrates aufgelöst ist, so hat der Aufsichtshabende die Sache sofort dem
Gesundheitsrat zu berichten. Der Gesundheitsrat kann genauere Bestimmungen darüber,
wie die Aufsicht geführt werden soll, machen und dabei die Pflicht des Aufsichthabenden,
sich im Pflegehaus einzufinden, entweder verschärfen oder mildern, ja dieselbe, wo er dies
unbedenklich findet, ganz aufheben.

Wenn derjenige, bei dem das Pflegekind untergebracht ist, eine andere Wohnung
bezieht, so hat er oder sie, innerhalb 24 Stunden nach dem Auszug, den Aufsichtshabenden

---

      [1]) Die folgenden Bestimmungen kommen überall in Anwendung auf Pflegehäuser,
die Kinder aus anderen Gemeinden aufnehmen oder auf mehr als zwei Kinder berechnet sind. Was andere Pflegehäuser betrifft, so kommen die Bestimmungen nur in
denjenigen Gemeinden zur Anwendung, die der König auf Antrag des Gemeindeausschusses
dazu aussieht (ab 1. Mai 1911 in 13 Städten und 38 Landgemeinden). In den Gemeinden,
wo dies geschieht, wird die Aufsichtsbestimmung im Gesetz vom 6. Juli 1892 aufgehoben.

      [2]) Eine Ausnahme ist nur für diejenigen Kinder gemacht, die von dem „Vœrgeraad"
in Pflege gegeben werden. Doch ist der Gesundheitsrat verpflichtet, auch die Aufsicht
über solche Kinder zu übernehmen, wenn dieselben von dem „Vœrgeraad" einer anderen
Gemeinde in Pflege gegeben sind und diese die Aufsicht des Gesundheitsrates verlangt.

davon zu benachrichtigen und dieser seinerseits dem Gesundheitsrat Meldung zu machen. Der letztere hat dann das neue Heim zu untersuchen und eventuell einen neuen Aufsichtsmann anzustellen. Wenn das Pflegekind stirbt oder das Pflegeverhältnis aus irgendeinem anderen Grunde, ohne Veranlassung des Gesundheitsrates aufhört, so hat der Verpfleger innerhalb 24 Stunden den Aufsichtshabenden und dieser seinerseits sofort den Gesundheitsrat zu benachrichtigen. Wenn das Kind nicht ordentlich verpflegt wird oder die Verhältnisse im Pflegehause und die Bezahlungsbedingungen nicht die notwendige Garantie bieten, so soll der Gesundheitsrat dafür Sorge tragen, daß das Kind in befriedigender Weise verpflegt oder untergebracht wird, nötigenfalls durch Gebot an die Eltern des Kindes, oder durch Inanspruchnahme des Armenwesens der Gemeinde. Wenn der Gesundheitsrat ein Kind in ärztliche Behandlung gibt oder in ein Krankenhaus einlegen läßt oder bis auf weiteres in einem anderen Heim unterbringt, soll er sofort dem Armenwesen davon Nachricht geben, dasselbe hat die etwaigen Unkosten des Gesundheitsrates zu erstatten. In denjenigen Pflegehäusern, aus welchen auf Veranlassung des Gesundheitsrates Pflegekinder endgültig entfernt wurden, darf später kein Pflegekind ohne vorherige schriftliche Erlaubnis des Gesundheitsrates aufgenommen werden.

Die vorhergehenden Gesetze bezwecken hauptsächlich den Schutz von Kindern, welche bei Fremden untergebracht sind. Kinder können jedoch zuweilen des Schutzes ihrer eigenen Eltern gegenüber bedürfen. In solchen Fällen findet das Gesetz über vernachlässigte Kinder vom 6. Juni 1896 Anwendung. Dies Gesetz hat allerdings hauptsächlich den Zweck, die moralische und sittliche Erziehung der Kinder zu wahren, aber dasselbe enthält auch Bestimmungen, die dieselben gegen Mißhandlung und Vernachlässigung seitens der Eltern (oder anderer Erzieher, darunter auch Pflegeeltern, welche Kinder ohne Bezahlung aufnehmen) beschützt. § 1 b des Gesetzes bestimmt nämlich: Wenn Kinder infolge Lasterhaftigkeit oder Gleichgültigkeit der Eltern oder Erzieher vernachlässigt oder mißhandelt befunden worden, so können dieselben auf Beschluß des „Værgeraad"[1]) in einer zuverlässigen Familie, einem Kinderhaus oder einer ähnlichen vom König genehmigten Einrichtung untergebracht werden. Das „Værgeraad" kann in solchen Fällen auch dem einen der Eltern, oder allen beiden die Elternrechte absprechen und einen Vormund für das Kind einsetzen. Es steht dem „Værgeraad" zu, über die von ihm ausgesetzten Kinder Aufsicht zu führen und eventuellen Mißständen abzuhelfen. Wenn die Aufsicht nicht von den eigenen Mitgliedern des „Værgeraad" ausgeführt wird, so kann sie anderen anvertraut werden.

Dies soll hauptsächlich geschehen, falls das Kind in einer anderen Gemeinde untergebracht ist. — § 1 b des Gesetzes ist, sowohl auf dem Lande als auch in den Städten, in ziemlicher Ausdehnung zur Beschützung von vernachlässigten Säuglingen angewendet worden.

Von sonstigen Gesetzesbestimmungen, die darauf hinzielen, Säuglinge und deren Mütter zu beschützen, kann § 28 im Gesetz über Fabrikaufsicht vom 10. September 1909 genannt werden. Derselbe verbietet Müttern, in Fabriken oder ähnlichen Betrieben innerhalb der ersten 6 Wochen nach der Niederkunft zu arbeiten. Wenn infolge davon Not entsteht und das öffentliche Armenwesen genötigt wird Hilfe zu leisten, so ist diese Hilfe nicht als Armenunterstützung zu betrachten.

Das neue Gesetz über Krankenversicherung vom 18. September 1909, welches am 1. Juli 1911 in Kraft getreten ist, gibt den weiblichen Mitgliedern der Krankenkassen das Recht, im Falle einer Niederkunft Kranken-

---

[1]) Eine kommunale Institution, welche aus fünf vom Gemeindeausschuß gewählten Mitgliedern, dem Unterrichter des Ortes und einem Pfarrer desselben Glaubensbekenntnisses, dem das Kind angehört, besteht.

geld (Kindbettgeld) für 6 Wochen und die notwendige ärztliche Hilfe zu fordern. Die Statuten der Kreiskrankenkassen können auch Bestimmungen dahin gehend enthalten, daß das Krankengeld nötigenfalls zur Pflege des Kindes verwendet werden soll. Die Größe des Krankengeldes beträgt ungefähr 60% des Taglohnes. Das Gesetz kommt Arbeitern und öffentlichen oder privaten Angestellten gegenüber zur Anwendung, wenn dieselben über 15 Jahre als sind und — entweder allein oder mit dem Ehegenossen zusammen — unter 1200 K auf dem Land oder unter 1400 K in der Stadt verdienen.

Der Schutz, den die Gesetzgebung Mutter und Kind durch Strafbestimmungen gewährt, ist hauptsächlich in dem allgemeinen Strafgesetz vom 22. Mai 1902 zu suchen.

§ 216 bedroht mit Gefängnisstrafe bis zu 3 Jahren alle diejenigen, welche bewirken oder dazu beitragen, daß ein Unmündiger unter 18 Jahren in ungesetzlicher Weise der Fürsorge seiner Eltern oder anderer an Elternstatt stehender entzogen wird. (Infolge § 217 kann die Strafe bis zu 8 Jahren Gefängnis verschärft werden, wenn das Verbrechen in der Absicht begangen ist, das Kind zu gewinnsüchtigen Zwecken zu benützen, und bis zu 10 Jahren Gefängnis, wenn das Kind verborgen gehalten, oder aus dem Lande geführt, oder ihm bedeutender Schaden an Körper und Gesundheit zugefügt wird.)

§ 219 setzt Gefängnisstrafe bis zu 2 Jahren für denjenigen fest, welcher eine seinem Hausstand angehörige Person der Not aussetzt, indem er sich widerwillig der Versorgungspflicht entzieht, oder welcher durch Vernachlässigung, Mißhandlung usw. oft oder in grober Weise seine Pflichten gegen seine Ehegatten und Kind oder gegen irgendeine seinem Hausstande angehörige oder seiner Sorge anheimgegebene Person vernachlässigt, welche wegen Krankheit, Alter oder sonstigen Umständen außerstande ist, sich selbst zu helfen. Wenn das Verbrechen den Tod oder bedeutenden Schaden an Körper und Gesundheit zur Folge hat, ist Gefängnis bis zu 6 Jahren anzuwenden.

§ 234 setzt Gefängnisstrafe bis zu 2 Jahren für die Mutter fest, welche den Tod ihres unehelichen Kindes bei der Geburt oder innerhalb 24 Stunden nach derselben veranlaßt.

Ein Versuch dazu kann straffrei gelassen werden, wenn dem Kind kein bedeutender Schade an Körper oder Gesundheit zugefügt ist.

§ 240 bestimmt Geldstrafe oder Gefängnisstrafe bis zu 2 Jahren für den Mann, welcher sich seiner Pflicht, der von ihm außerhalb der Ehe Geschwängerten die aus diesem Anlaß notwendige Hilfe zu leisten, entzieht, und dieselbe infolgedessen in einen hilflosen und notleidenden Zustand bringt, in welchem sie ein Verbrechen gegen das Leben des Fötus oder des Kindes begeht, oder durch den dies in Gefahr gebracht wird.

§ 241 setzt Gefängnisstrafe bis zu 3 Jahren für den Mann fest, welcher, obwohl er weiß, daß eine von ihm außerhalb der Ehe Geschwängerte beabsichtigt, ein Verbrechen gegen das Leben des Fötus oder des Kindes zu begehen oder dasselbe in Gefahr zu bringen, doch unterläßt Schritte zu tun, um dem Verbrechen vorzubeugen.

§ 242 setzt Gefängnisstrafe bis zu 3 Jahren für denjenigen fest, welcher einen anderen in hilflosen Zustand versetzt, oder welcher rechtswidrig einen anderen in hilflosem Zustand verläßt, der unter seiner (ihrer) Hut steht, oder den er (sie) verpflichtet ist zu begleiten, zu befördern, aufzunehmen oder auf andere Weise zu versorgen; oder der eine solche Person in hilflosem Zustand verbleiben läßt.

§ 245 setzt Gefängnisstrafe bis zu 3 Jahren für das Weib, das durch abtreibende Mittel oder auf andere Weise den Fötus tötet, mit dem sie schwanger ist, oder dazu mithilft. Wenn ein anderer als die Mutter sich eines solchen Verbrechens schuldig macht, kann derselbe mit Gefängnis bis zu 6 Jahren gestraft werden.

§ 388 setzt Geldbuße oder Gefängnisstrafe bis zu 3 Monaten für Eltern, Herrschaften und andere in ähnlicher Stellung fest, welche unterlassen, einem zu ihrem Hausstand gehörigen Weib die während ihrer Schwangerschaft oder Niederkunft notwendige Hilfe zu leisten, so daß sie in einen notleidenden und hilflosen Zustand gerät, in welchen sie ein Verbrechen gegen das Leben des Fötus oder des Kindes begeht und dasselbe in Gefahr bringt.

§ 389 setzt Geldbuße oder Gefängnis bis zu 3 Monaten für die obengenannten Personen fest, wenn dieselben, wohl wissend oder doch in sicherer Vermutung, daß ein zu ihrem Hausstand gehöriges Weib ihre Schwangerschaft geheim hält, doch unterlassen, mit ihr darüber zu sprechen und dadurch dazu beitragen, daß sie ein Verbrechen wie das in den vorhergehenden Paragraphen genannte begeht.

Was besondere administrative Veranstaltungen zum Schutz von Mutter und Säugling betrifft, so kann erwähnt werden, daß auf Staatsrechnung zwei Geburtskliniken betrieben werden, eine in Kristiania und eine in Bergen[1]). Kleinere Beträge zu Freiplätzen an denselben sind bewilligt. Außerdem gibt der Staat Beiträge zu den auf private Veranstaltung errichteten Mutterheimen (3 in Kristiania, 1 in Bergen und 1 in Stavanger). Diese Heime stehen durch ein Aufsichtskomitee, welches das Justizdepartement eingesetzt hat, unter öffentlicher Kontrolle. Zum Schluß sind auf Anlaß des Medizinaldirektors Schritte getan worden, um der Unkenntnis über die Ernährung und Pflege des Säuglings durch Verbreitung einer Schrift entgegenzuwirken, die kurze und populäre Anweisungen gibt und von Prof. Axel Johannesen und dem Chef des zivilen Medizinalwesens in Norwegen, Dr. Holmboe, verfaßt ist.

Es wird aus dem Vorhergehenden ersichtlich sein, welche Veranstaltungen (abgesehen von Anstalten, über welche später berichtet wird) zum Schutz von unehelichen Kindern und Pflegekindern getroffen sind.

Was die unehelichen Kinder betrifft, kommt außer der Armengesetzgebung besonders das Gesetz vom 6. Juli 1892 in Betracht. Wie erwähnt, ist ein Regierungsentwurf ausgearbeitet, welcher, wenn er angenommen wird, die Stellung dieser Kinder in hohem Grade verbessern wird.

Was Pflegekinder betrifft, so kommen in Betracht: die Armengesetzgebung, die Aufsichtsbestimmungen des Gesetzes vom 6. Juli 1892 § 19 und 20, das Gesetz über vernachlässigte Kinder vom 6. Juni 1896 und das Pflegekindergesetz vom 29. April 1905. Pflegekinder, welche nicht in Asyle oder andere Anstalten kommen, werden gewöhnlich auf dem Lande in ordentlichen Familien untergebracht. Wenn sie in einer fremden Gemeinde untergebracht werden, oder in einem Heim, das mehr als zwei Kinder gleichzeitig aufzunehmen berechnet ist, oder in einer Gemeinde, in der das Pflegekindergesetz vom 29. April 1905 § 1—9 geltend gemacht ist, so stehen sie unter der Aufsicht, welche das letztgenannte Gesetz etabliert hat. Sonst werden sie in der Weise beaufsichtigt wie das Gesetz vom 6. Juli 1892 § 19 und 20 bestimmt. Sind die Kinder von dem „Vœrgeraad" in Pflege gegeben, so stehen sie unter seiner Aufsicht; sind die Kinder dagegen auf Rechnung des Armenwesens in Pflege gegeben, so stehen sie unter den Aufsichtsbeamten des letzteren.

Die Pflegeverhältnisse kann man, was die meisten Bezirke betrifft, als gute bezeichnen. Namentlich macht sich zugunsten der unehelichen Pflegekinder ein Umstand von großer Bedeutung geltend, nämlich der, daß sie auf dem Lande in großer Ausdehnung ihr Heim und ihre Erziehung bei den Großeltern oder anderen Verwandten bekommen. Dies geschieht nicht nur, wo die Mutter des Kindes schon vorher zu Hause gewohnt hat; sondern auch wenn sie sich außerhalb ihres Heimes aufgehalten hat, nimmt sie gewöhnlich ihre Zuflucht zum Elternhaus, wenn die Geburt des Kindes bevorsteht. Das Kind verbleibt oft, wo es geboren ist, und wenn auch die Verhältnisse kärglich sind, und ein neues Familienmitglied deshalb weniger willkommen ist, so ist doch kein Zweifel darüber, daß das Kind in der Regel in liebevolleren Händen ist als bei ganz Fremden. Die Hauptmängel bei der Ausgabe von Pflegekinder sind hauptsächlich die, daß die Pflegebedingungen oft kärglich sind und noch dazu oft nicht gehalten werden, was die Folge hat, daß die Kinder oft umziehen müssen. Sehr schwierig zeigt es sich, syphilitische Kinder — vor denen alle sich fürchten —, auch in kinderlosen Familien, unterzubringen. Die Verpflegungsausgaben für

---

[1]) In Trondhjem ist eine private Geburtsklinik errichtet (E. C. Dahls „Stiftelse").

ein Pflegekind im ersten Alter drehen sich um 60—200 norwegische Kronen
jährlich auf dem Lande und 100—240 K in den Städten.

„Gouttes de lait" gibt es in Norwegen nicht. Was „Consultations
des nourrissons" betrifft, so ist zu bemerken, daß eine solche Anstalt im
Jahr 1906 auf Initiative der Professoren der Geburtshilfe und der Kinderkrankheiten errichtet und mit der geburtshülflichen Klinik der Universität (Födselsstiftelsen") in Verbindung gesetzt wurde. Die ärztliche Aufsicht wird von
Pädiatern ausgeführt. Die Anstalt dient auch dem Unterricht der Studenten
und Hebammen. Eine ähnliche Anstalt ist soeben in Bergen errichtet worden,
eine andere von der „inneren Mission" in Kristiania.

Kinderkrippen (d. h. Anstalten, welche darauf berechnet sind, Säuglinge
nur des Tages, während die Mutter auf Arbeit ausgeht, aufzunehmen), gab es
in Norwegen zu Ende des Jahres 1908:

In Kristiania	8 für 124 Kinder
„ den übrigen Städten	7 „ 108 „
Auf dem Lande	0 „ 0 „
Im ganzen Reiche	15 für 232 Kinder

Von Kinderasylen (d. h. Anstalten, die darauf berechnet sind, Kinder
von ca. 3 Jahren bis zum schulpflichtigen Alter von 7 Jahren, doch nur des
Tages aufzunehmen) fanden sich am Ausgang des Jahres 1908:

In Kristiania	11 für ca. 900 Kinder
„ den übrigen Städten	25 „ „ 2050 „
Auf dem Lande	0 „ „ 0 „
Im ganzen Reiche	36 für ca. 2950 Kinder

Darunter sind die vielen Arbeitsstuben für Kinder (Flickschulen, Haus-
fleißschulen u. dgl.) nicht einberechnet. Dieselben nehmen alle Kinder in
schulpflichtigem Alter einige Stunden des Tages außerhalb der Schulzeit auf.

Sowohl die Krippen als auch die Kinderasyle sind größtenteils von den
Kirchengemeinden errichtet, einige davon von der Heilsarmee.

Kinderheime (d. h. Anstalten, welche Kinder in den verschiedensten
Altern aufnehmen und bis zur Konfirmation erziehen) gab es am Schluß
des Jahres 1908:

In Kristiania	22 für ca. 600 Kinder
„ den übrigen Städten	39 „ „ 900 „
Auf dem Lande	36 „ „ 1200 „
Im ganzen Lande	97 für ca. 2700 Kinder

Das Jnteresse für Kinderheime ist in Norwegen nicht alt. Die drei ältesten
Kinderhäuser, von denen zwei in Kristiania sind, gehen auf die Jahre 1778
bis 1796 zurück. Es ist wahrscheinlich, daß der Anstoß zu ihrer Errrichtung
von Halle kam. Die spätere Arbeit für Kinderhäuser ist direkt und indirekt
eine Frucht religiöser „Weckungen". Die ersten Kinderhäuser waren Waisenhäuser. Die Not unter den elternlosen Kindern war das erste, was die freiwillige Opferwilligkeit anregte. Es war allerdings Aufgabe des öffentlichen
Armenwesens, sich solcher Kinder anzunehmen, aber die Weise, in der dies
geschah, war oft wenig erbaulich, und hat sicher das ihrige dazu getan, die
Verpflegung in Familien, die ja ihrem Wesen nach die beste sein sollte, in Miß-
kredit zu bringen. Viele der Kinder, deren man sich in den Heimen annehmen
mußte, waren unehelich, und man scheute sich anfangs davor, durch Aufnahme
solcher Kinder die Unsittlichkeit zu unterstützen. Aber das Prinzip der Gleich-

stellung mit anderen Kindern kämpfte sich allmählich zur Anerkennung durch. In den Städten machte sich zuerst das Bedürfnis nach Kinderhäusern geltend, weshalb auch die ersten Heime da errichtet wurden; aber auch auf dem Lande entstanden verhältnismäßig viele Heime im Lauf der Zeit. Die Städte haben vielfach angefangen, ihre Kinderhäuser auf das Land zu verlegen — hauptsächlich aus pädagogischen Rücksichten. Das Leben ist dort einfacher, gesunder und ökonomischer, die Versuchungen geringer und die Gelegenheit die Kinder zu beschäftigen, mannigfacher. Die meisten Kinderhäuser sind ausschließlich entweder für Knaben oder Mädchen eingerichtet. Es ist jedoch eine starke Bewegung zugunsten von gemischten Heimen entstanden. Die Kinderhäuser sind hauptsächlich auf den privaten Opferwillen angewiesen; einige derselben, welche gleichzeitig Gebärende aufnehmen (Mutterheime), genießen jedoch Staatsunterstützung.

Ein Teil der Kinderhäuser ist besonders für die Aufnahme von Säuglingen eingerichtet, und in vielen der anderen Heime werden Säuglinge in beträchtlicher Zahl aufgenommen.

Findelhäuser gibt es in Norwegen nicht.

Von Krankenhäusern, welche besonders für Kinder berechnet sind, ist nur die Kinderabteilung des Reichshospitals zu nennen. Diese Abteilung, welche gleichzeitig als Universitätsklinik bei dem Unterricht über Kinderkrankheiten dient, wurde in ihrer jetzigen Gestalt als stationäre Klinik im Jahr 1892 neu errichtet und mit der im Jahre 1879 gegründeten Poliklinik für Kinderkrankheiten vereinigt, wie auch die Pädiatrie als ein selbständiges Fach und von 1895 als Fakultätsprofessur auftritt. Die Abteilung kann 40 bis 50 Patienten aufnehmen. Sie hat, da sie für den Unterricht der medizinischen Studenten bestimmt ist, wechselnden Beleg. Es werden Säuglinge und ältere Kinder bis zu 12 Jahren dort aufgenommen, doch meist kleinere Kinder. Ammen werden dort nicht aufgenommen, aber Säuglinge, die der Muttermilch bedürfen, werden in ein in der Nähe gelegenes und in Verbindung mit der Universitätsklinik und der Universitätsgebäranstalt stehendes „Heim für heimatlose Mütter und ihre Säuglinge" gebracht. Die Abteilung besitzt auch eine Villa am Fjord, die zu einem Krankenhause umgebaut ist, wohin die Kranken in den Sommermonaten, soweit dies möglich ist, hinüber transportiert werden.

Im übrigen ist zu bemerken, daß kranke Säuglinge natürlich in den verschiedenen Krankenhäusern des ganzen Landes aufgenommen werden können.

Aus dem Vorhergehenden wird hervorgehen, welche Veranstaltungen zum Schutz der Säuglinge und deren Mütter auf dem Lande gemacht worden sind. Der größte Teil der Kinder, die auf dem Lande untergebracht werden, wird in besser situierten Familien aufgenommen, und auf diese kommen dann die Aufsichtsbestimmungen des Armengesetzes, im Gesetz vom 6. Juli 1892 § 19 und 20, die Gesetze über vernachlässigte Kinder vom 6. Juni 1896 und das Pflegekindergesetz vom 29. April 1905 zur Anwendung. Während man auf dem Lande weder Krippen noch Kindersayle findet, gibt es dort viele Kinderheime. Der Drang zu besonderen Veranstaltungen hat sich natürlich aus naheliegenden Gründen auf dem Lande weniger geltend gemacht, als in den Städten. Man kann in dieser Verbindung auch darauf hinweisen, daß der Prozentsatz künstlich ernährter Kinder auf dem Lande viel kleiner ist als in den Städten.

Nach dem Gesetz über Hebammen vom 19. Dezember 1898 dürfen nur
diejenigen sich als Hebammen niederlassen, die an einer öffentlichen norwegischen Hebammenschule einen Lehrbrief erhalten oder die eine Bewilligung vom König erhalten haben.

Es gibt zurzeit zwei öffentliche Hebammenschulen hier im Reich,
eine in Kristiania, die 44 Schülerinnen und eine in Bergen, die 20 Schülerinnen
aufnehmen kann; sie sind beide mit den früher besprochenen Geburtskliniken
kombiniert und werden auf Rechnung des Staates getrieben. Um in eine dieser
Schulen aufgenommen werden zu können, muß die zukünftige Hebamme
die Volksschule durchgemacht haben und darf nicht unter 20 und nicht über
30 Jahre alt sein. Einige von den größeren Gerichtsbezirken („Amt") bestreiten
die Kosten der Ausbildung ihrer Hebammen selbst, und diese sind dann
zur Aufnahme vor anderen berechtigt. Im übrigen gibt der Beruf einer höheren
Schule oder Mittelschule auch einen Vorzug bei der ziemlich starken Konkurrenz um Aufnahme. Die Lehrzeit beträgt 1 Jahr, die Schüler bekommen den
Aufenthalt und den Unterricht für 360 norw. Kronen.

Die Schülerinnen werden in der Beaufsichtigung Schwangerer, der Leitung
der Geburt, sowie in der Pflege der Wöchnerinnen und der neugeborenen Kinder
unterrichtet. Außerdem bekommen die Schülerinnen in Kristiania — durch
Dienst an der mit der Geburtsklinik verbundenen gynäkologischen Abteilung —
einige praktische Übung in gewöhnlicher Krankenpflege. Im ersten Halbjahre
übernehmen die Schülerinnen hauptsächlich die Pflege der Wöchnerinnen und
Säuglinge; im zweiten Halbjahre übernehmen sie auch unter Leitung der fest
angestellten Hebammen und Ärzte die Entbindungen. Außer diesem praktischen Unterricht in den Verpflegungsräumen erhalten sie auch theoretischen
Unterricht in Anatomie, Physiologie, Geburtshilfe, Wochenbettpflege und
Säuglingspflege. In dieser Beziehung wohnen sie dem Unterricht der Studenten
durch den Professor der Kinderheilkunde bei. Bei dem Examen erhalten sie
Noten für Theorie, Praxis und Verhalten an der Schule (unter das letztere gehört auch: Tauglichkeit im Dienste).

Öffentliche Veranstaltungen, um Säuglingen gute Milch als Ersatz
für Muttermilch zu schaffen, sind hier in Norwegen noch nicht getroffen
worden.

Österreich.

Von

Franz Hueber und Leop. Moll.

Die uns von der Redaktion des Handbuches gestellte Aufgabe, einen übersichtlichen Bericht über die wichtigsten in Österreich bestehenden Einrichtungen der Säuglingsfürsorge zu geben, begegnete großen Schwierigkeiten, weil das dazugehörige Material nur schwer und zum großen Teil nur durch eigene Erhebungen zu beschaffen war.

Beginnend mit der historischen Entwicklung des Säuglingsschutzes in Österreich muß man auf jene großen, schon seit hundert Jahren bestehenden Einrichtungen zurückgreifen, welche unter dem Namen Findelanstalten wohlbekannt sind.

Geschichte und Entwicklung der österr. Findelanstalten.

Die Findelanstalten wurden von Kaiser Josef II. im Jahre 1784 gegründet, und zwar entstand die erste in Wien. Bald darauf wurden die Findelanstalten in Graz, Laibach, Prag, Linz, Triest, Brünn, Olmütz, Krakau, Lemberg, Innsbruck, Zara, Cattaro, Ragusa, Sebenico und Spalato errichtet.

In den österreichischen Findelanstalten, welche in Nachahmung der in den romanischen Ländern bereits bestandenen eingerichtet worden sind, hat sich ein eigenartiges System, nämlich das josefinische, ausgebildet.

Man unterscheidet bekanntlich nach den Aufnahms- und Versorgungsmodalitäten in den verschiedenen Findelanstalten verschiedene Systeme. Das romanische oder katholische System zerfällt in zwei Gruppen, und zwar in das italienische System, demzufolge die Kinder ohne weitere Forschung nach Geburt und Herkommen mit strenger Geheimhaltung der Geburt aufgenommen werden, und in das französische System, das die Eruierung der Mutterschaft und die Notwendigkeit der Aufnahme zur Bedingung derselben macht.

Das zweite Hauptsystem ist das germanische oder protestantische System, welches die Erforschung der Mutterschaft vorschreibt, die Erforschung der Vaterschaft gestattet bzw. anstrebt, die gesetzlich Verpflichteten zur Versorgung des Kindes anhält. Das josefinische System in den österreichischen Findelanstalten ist streng genommen in keines der geschilderten einzufügen, hat sich aber hauptsächlich in Anlehnung an das romanische entwickelt.

Noch bis vor wenigen Jahren waren nach dem italienischen System in den Findelanstalten sog. Geheimabteilungen eingerichtet, in welche Kinder auch ohne Feststellung ihrer mütterlichen Herkunft aufgenommen werden konnten. Diese Abteilungen bildeten aber einen kleinen und allmählich einen immer kleiner gewordenen Teil der Versorgten. Für die große Hauptmasse aber galt das französische System. Die sog. Geheimabteilungen wurden in den letzten Jahren aufgelassen. Was aber den österreichischen Findelanstalten ein besonderes Gepräge verlieh und das in ihnen herrschende System zu einem spezifischen, dem josefinischen, stempelte, war die Verbindung der Findelanstalten mit dem Gebärhause und die Verpflichtung der Aufgenommenen im Gebärhause zu Unterrichtszwecken verwendet werden zu können; ferner die Verpflichtung zu einem viermonatlichen Ammendienste in der Findelanstalt.

Letzterem Momente ist es vornehmlich zu danken, daß die Anstalten sich zu großen Kinderschutzinstitutionen entwickeln konnten und daß sie sich im Kampfe gegen die vielen Anfeindungen erhalten haben.

Die Findelanstalt in Graz wurde im Jahre 1872 aufgelassen und im Jahre 1898 wieder neueingerichtet. Mit der Neueinrichtung derselben ist aber auch gleichzeitig eine wesentliche Reformierung derselben erfolgt, eine Reformierung, die eine Anlehnung an das germanische oder protestantische System bedingte. Und in den letzten Jahren haben auch die Landesverwaltungen in Niederösterreich und Böhmen, zum Teil angeeifert durch das steiermärkische Beispiel, zum Teil auch angeeifert durch die aus Deutschland bekannt gewordenen Erfolge der Berufsvormundschaft, in den großen Anstalten in Wien und Prag Rechtsschutzabteilungen eingerichtet, welche die Rechte des Kindes, insbesondere bezüglich der Alimentationsansprüche, zu wahren haben.

Hiermit aber haben die österreichischen Findelanstalten eine der wesentlichsten und einschneidendsten Reformen erfahren. Die kurze Zeit des Bestandes dieser ermöglicht noch kein abschließendes Urteil über sie.

Die österreichischen Findelanstalten sind seit ihrer Gründung in einer steten Weiterentwicklung begriffen. Liest man die geschichtlichen Berichte der Findelanstalten, so läßt sich immer wieder die Beobachtung machen, daß ihre Entwicklung entsprechend den Anforderungen des Zeitgeistes sich etappenweise vollzogen hat.

Von großem geschichtlichen Interesse sind die amtlichen Berichte der Direktion der niederösterreichischen Findelanstalt aus den 80er Jahren des vorigen Jahrhunderts, also nach einem Zeitraum von mehr als 100 Jahren nach der Gründung der Wiener Anstalt. Der damalige Direktor Dr. Friedinger, der Verfasser der Berichte, schildert die vielfachen Kämpfe und Anfeindungen, welche die Anstalten zu bestehen und die vornehmlich ihren Grund darin hatten, daß die Gegner mit den tatsächlichen Verhältnissen nicht vertraut waren, wie dies auch heute noch vielfach der Fall ist.

In dem Berichte der Direktion der Wiener Findelanstalt vom 6. 1. 1884 wird u. a. folgendes ausgeführt:

„Das Prinzip der Findelkinderversorgung ist, den unehelichen Waisen möglichst die elterliche Pflege zu ersetzen. Diesem Prinzipe muß die korrekte Ausführung sich anreihen. Bevor Kaiser Josef II. die Wiener Findelanstalt 1784 gegründet hatte, war die Sterbezahl der unehelichen Kinder eine sehr große. Wien und Kopenhagen standen sich fast gleich. Es starben ca. 90%. Das allerhöchste Handbillett, womit die große Humanitätsanstalt gegründet wurde, ist datiert vom 13. April 1784 und lautet: „Lieber Graf von Buquoi! Ich schicke Ihnen hierneben den Entwurf zu einer an das Publikum hinauszugebenden Nachricht in betreff des Kranken-, Gebär-, Findel- und Narrenhauses. Diesen werden Sie mit dem Quarin und Garhumml durchgehen, die verschiedenen Preise bestimmen, um das Publikum in die vollkommne Kenntnis dieser öffentlichen Institute zu setzen, mir sodann das Ganze oder die etwa dabei zu machenden findenden Anstände zur Begnehmigung und resp. Erläuterung wieder vorlegen. In dieser müssen alle Preise ausgedrückt, die unterschiedlichen Kosten angeführt und sodann das Ganze dem Hofrat von Sonnenfels, um einen schicklichen Eingang zu machen, übergeben werden."

Die Nachricht an das Publikum erschien am 20. Juni 1784.

Mit der Aufnahme von 1000 Kindern wurde die Wiener Findelanstalt eröffnet. Weiter heißt es: „Eine weitere, sehr wichtige Aufgabe der Wiener Findelanstalt ist die Pflege und Erziehung durch Eheleute".

Die Findlinge sind nur Eheleuten in Pflege und Erziehung zu übergeben, und sind dieselben den ehelichen Kindern gleich und zugleich mit den ehelichen Kindern, wenn dergleichen vorhanden, zu pflegen und zu erziehen. Kaiser Josef II. hat die Familienerziehung der Institutserziehung vorgezogen. Gewiß mit Recht."

Gegründet wurde die Wiener Findelanstalt als Fondsanstalt. Der von Kaiser Josef II. herrührende Findelkinderfonds betrug 1 000 000 Gulden.

Einstens gehörte der 18. Teil des Mautgefälles der Stadt Wien den Findelkindern. Kaiser Josef II. pflegte zu sagen: „Eine solche ungemein nützliche Anstalt muß gegen alle Eventualitäten gesichert sein." Weiter sagt der Bericht:

„Ein besonders wichtiger Grundsatz für die Zukunft der Findelkinder ist die Wahrung der Mutterrechte. Oftmals sind die Mutterrechte das Hindernis der guten Zukunft eines solchen Kindes. Wenn man bedenkt, daß die bei weitem überwiegende Zahl der Findlingsmütter Personen sind, welche weder durch ihr Dienstverhältnis noch auch geistig geeignet erscheinen, ihr Kind zu pflegen und zu erziehen, und in der Regel auch durch das Findlingsgeld zur Pflege und Erziehung nicht geeignet werden, andererseits aber es viele kinderlose Eheleute gibt, welche in der Findelanstalt nach mutterlosen Kindern fragen, um sich an einem solchen Kinde einen dankbaren Menschen zu erziehen, so wird es klar, daß die strenge Wahrung der Mutterrechte den Findelkindern oft mehr schädlich als nützlich ist. Nicht aus den Mutterrechten, sondern an der liebevollen Pflege in der frühesten Jugendzeit erkennt das Kind die Mutter. Viele kinderlose Eheleute scheuen sich gegenwärtig der Mutter wegen, ein solches unglückliches Findelkind zu einem dankbaren Menschen zu erziehen oder gar an Kindesstatt anzunehmen. Denn wenn die uneheliche Mutter zu jeder Zeit kommen kann, um das gut erzogene Kind wegzunehmen oder fortwährend auf die das Kind liebenden Zieheltern einen Druck auszuüben, so versteht es sich von selbst, daß daraus die peinlichsten Szenen entstehen müssen. Die braven Zieheltern, welche von dem liebgewonnenen Kinde sich nicht trennen können, wünschen sodann, Mutter und Kind niemals gesehen zu haben. Bisweilen spielen sich dergleichen Szenen in der Findelanstalt ab. Es ist wahrhaft herzzerreißend, zu sehen, wenn den braven Eheleuten ein gut erzogenes Kind, welches die Pflegeeltern als seine größten Wohltäter lieben gelernt hat, und welches auch von seinen Pflegeeltern über alles geliebt wird, plötzlich mit Gewalt weggenommen wird, um dasselbe einer fremden Person zu übergeben, welche, obgleich Mutter, sich niemals um ihr Kind bekümmert hat und selbst in größter Armut lebt, so daß auch das Kind, welches bisher keine Not empfand, in die größte Notlage kommt und auch noch moralisch zugrunde geht. Wenn diese braven Eheleute das ihnen wahrhaft ans Herz gewachsene Findelkind einer so äußerst bedauerlichen Zukunft verfallen sehen, so sind dieselben untröstlich über das Schicksal ihres Lieblings."

„Wenn die Findelhausdirektion sich bemüht, durch Herbeibringung von solchen Ehefrauen, welche die Kinder an der Mutterbrust ernähren, um den Findelkindern einen gesunden kräftigen Körper zu verschaffen, so wie reiche Eltern ihren Neugeborenen Ammen kaufen, so muß andererseits die Findelhaus-Direktion selbstverständlich wünschen, daß diese Kinder bei jenen Ehefrauen, welche sie gleichsam mit ihrem Herzblut ernährten und von ganzem Herzen lieben gelernt haben, ihr Verbleiben haben. Zu diesem Wunsche berechtigt die langjährige Beobachtung der Findlingsmütter sowie der Pflegeparteien."

In diesen Berichten, in welchen vielfach die zeitgeistigen Anschauungen sich widerspiegeln, wird mit großer Begeisterung der Kampf gegen die Anfeindungen geführt, die hauptsächlich darin gipfelten, daß in den Findelanstalten die Sterblichkeit der Kinder eine überaus große sei, daß sie der Unmoralität Vorschub leisten u. dgl. m.

Bezüglich der Sterblichkeit wird stets hervorgehoben, daß die Sterbezahl der Findlinge nach der mehr als 100jährigen Statistik nicht nur von den Einrichtungen und dem Betriebe der Anstalt allein, sondern in allererster Linie von äußeren Momenten beeinflußt wird. Beispielsweise wird darauf hingewiesen, daß die Sterbezahl stets abgenommen hat, wenn das Verpflegungsgeld erhöht und stets zugenommen hat, wenn das Verpflegungsgeld herabgesetzt wurde.

Gegen die Forderung, die Findelanstalten abzuschaffen, wird geltend gemacht, daß nicht mit dem Auflassen der Findelanstalten, sondern mit einer Verbesserung derselben sowie der Versorgung der unehelichen Waisenkinder abgeholfen werden könne.

Im Laufe der Zeit hat die Wiener Findelanstalt bis zur Umwandlung in das derzeit unter Leitung des Direktors Dr. Riether stehende Landes-Zentralkinderheim wesentliche Wandlungen erfahren. Wie aus einem im Selbstverlage des Landes-Zentralkinderheimes in Wien erschienenen Berichte hervorgeht, wurde im Jahre 1851 die Direktion des Findel- und Gebärhauses von jener des Allgemeinen Krankenhauses getrennt. Mit 1. Juli 1868 ging die Findelanstalt in die Verwaltung des Landes Niederösterreich über.

Das im Jahre 1869 erlassene Statut enthält keine einschneidenden Veränderungen; grundsätzlich mußten auch nach diesem vor allem die Eltern des Kindes in jeder Weise geschont werden.

Um den Vater des Kindes durfte kein Mädchen gefragt werden.

Die Mutter hatte nur ihre Zuständigkeit, nicht aber ihre Armut nachzuweisen.

Wenn für ein auf dem Zahlstock der Gebäranstalt geborenes Kind die volle Gebühr für die Aufnahme in die Findelanstalt eingezahlt wurde, so durfte nicht nach dem Namen der Mutter gefragt werden. Sie konnte dem Kinde einen beliebigen Zunamen geben und ihm die Zuständigkeit nach Wien erkaufen.

Neu eingeführt wurde, daß ausnahmsweise auch außerhalb der Gebäranstalt geborene Kinder unentgeltlich oder gegen eine einmalige geringe Aufnahmsgebühr aufgenommen werden konnten. Seit nunmehr 10 Jahren geht das Bestreben der Landesverwaltung dahin, die besonderen Rücksichten gegen die Mütter und Kindesväter den Anschauungen der Gegenwart entsprechend allmählich zugunsten des Kindes zu verschieben.

Am 10. Mai 1899 hat der Landtag beschlossen, daß Zahlstockmütter sich mit dem Alters- und Heimatnachweise ausweisen müssen, wenn sie ihr Kind in die Findelanstalt aufnehmen lassen wollen.

Am 18. Oktober 1904 wurde vom Landtage der Beschluß gefaßt, die Aufnahme von Kindern gegen Erlag einer einmaligen Abfindungsgebühr einzuschränken, und von jenen Müttern, welche ihre Kinder der Findelanstalt übergeben wollen, den Nachweis der Bedürftigkeit zu fordern.

Am 17. November 1905 hat der Landtag beschlossen, bei der Findelanstalt eine Rechtsschutzabteilung zu errichten, welche die Rechte des Kindes gegenüber seinem natürlichen Vater geltend zu machen habe. Im Jahre 1907 ist die Rechtsschutzabteilung ins Leben getreten, nachdem aus dem Anstaltsstatut mit Allerhöchster Genehmigung die Bestimmung entfernt worden war, daß keine Verpflegte nach dem Namen des Kindesvaters gefragt werden dürfe. Als im Oktober 1907 vom Landtage der Bau des neuen Landes-Zentralkinderheimes beschlossen wurde, war der Umschwung zugunsten des Kindes schon vollzogen.

Seither gelten folgende Grundsätze:

Die Anstalt ist in erster Linie nur für arme Kinder bestimmt, welche auf die öffentliche Hilfe angewiesen sind.

Die Kindesmütter müssen sich ausweisen, indem sie den Nachweis ihrer Zuständigkeit erbringen.

Die Kindesväter oder sonstige zahlungsfähige und hierzu verpflichtete Angehörige des Kindes werden zur Zahlung von Unterhaltsbeiträgen herangezogen zum Wohle des Kindes und zur Entlastung des Landesfonds.

Die Prager Findelanstalt stammt, wie aus den Mitteilungen des statistischen Landesamtes zu entnehmen ist, aus dem Jahre 1789. Die Regierung Kaiser Josef II. hat hier ebenso wie bei den übrigen Humanitätsanstalten eine völlige Umwälzung gebracht.

Der Kaiser widmete für die Gebäranstalt das von Kaiser Karl IV. 1363 erbaute Stiftungshaus bei der Kirche von St. Apollinar mit seinem sämtlichen Vermögen. In diesem Hause, welches am 17. August 1789 eröffnet und der öffentlichen Benützung übergeben wurde, wurden die Schwangeren und Wöchnerinnen mit den Säuglingen untergebracht. Die spätere Erweiterung erfolgte durch Zubauten und Miete der Nachbarhäuser. Die Verwaltung der Gebär- und Findelanstalt wurde 1857 der Kongregation der Schwestern vom heiligen Karl Borromäus übergeben und der Direktion des allgemeinen Krankenhauses untergeordnet.

Mit dem 1. November 1861 ging die Gebär- und Findelanstalt gleichzeitig mit der Irrenanstalt in die Verwaltung des Landes über. In den bisherigen Räumlichkeiten blieb die Gebäranstalt bis 1875, die Findelanstalt bis 1880.

Im Jahre 1862 sind die Grundsätze für den Bau einer neuen Gebäranstalt ausgearbeitet worden. Im Jahre 1867 wurde mit dem Bau begonnen und im Jahre 1875 wurde das von Hlávka erbaute Gebäude der öffentlichen Benutzung übergeben. Die Anstalt teilt sich in zwei geburtshilfliche Kliniken für Ärzte und eine Klinik für Hebammen. Sie umfaßt 62 Lokalitäten und 367 Betten. Die Findelanstalt war bis zum Jahre 1884 in gemieteten Gebäuden untergebracht. Viele nützliche Reformen auf dem Gebiete der Findlingspflege aus dieser Zeit sind auf die Tätigkeit des damaligen Vorstandes der Anstalt und Klinik Professor Dr. Ritter von Rittershain zurückzuführen. Der Weiterbestand der Findelanstalt wurde im Jahre 1880 durch einen im Landtag eingebrachten Antrag auf Aufhebung des Findelhauses in Frage gestellt und es ist den Bemühungen von Professor Dr. A. Epstein, damaligem supplierenden Primararzt der Findelanstalt zuzuschreiben, daß die aus diesem Anlasse eingeleiteten Erhebungen nicht zu einer völligen Beseitigung des Findelinstitutes, sondern lediglich zur Aufhebung der geheimen Abteilung und zu der im Jahre 1883 erfolgten Umwandlung derselben in eine Zahlabteilung geführt haben. Gleichzeitig wurde der Neubau der Findelanstalt ins Auge gefaßt. Nach der nationalen Zweiteilung der Prager Universität wurde die erste geburtshilfliche Klinik für die böhmische, die zweite für die deutsche Universität bestimmt und die Klinik für Hebammen für utraquistisch erklärt. Im Jahre 1886 wurde die Findelanstalt in eine böhmische und eine deutsche Abteilung getrennt und seit 1901 in einem Neubau untergebracht. Durch zweckentsprechende, insbesondere durch Professor Epstein angebahnte Reformen haben sich die gesundheitlichen Verhältnisse der Findelkinder wesentlich gebessert.

Auch in der Prager Findelanstalt ist eine Rechtsschutzabteilung genau so wie in Wien eingerichtet worden. Vorbildlich war auch hier für die Errichtung der Rechtsschutzabteilung die steiermärkische Landes-Findelanstalt in Graz. Große Verdienste um deren Errichtung wie um Ausgestaltung der Außenpflege hat sich der derzeitige Direktor der Anstalt Hofrat Dr. Dvořak erworben.

Die steiermärkische Findelanstalt wurde über Beschluß des steiermärkischen Landtages 1872 aufgelassen, im Jahre 1898 jedoch neu aktiviert und damit gleichzeitig die Findelversorgung in unmittelbare Verbindung mit der Armenfürsorge gebracht.

Es ist dies hauptsächlich ein Verdienst des kürzlich verstorbenen Dr. Heinrich Reicher, der gleichzeitig mit der Reorganisation des Findelwesens und der Armenpflege in Steiermark auch eine Aufsicht über die in Kostpflege befindlichen Findelkinder durchgeführt hat. Nach dem vom steiermärkischen Landesausschusse herausgegebenen Statute der öffentlichen Findelanstalt des Landes Steiermark in Graz ist die Voraussetzung der Aufnahme in die Findelanstalt zunächst die in der Gebäranstalt zu Graz erfolgte Geburt. Die Findlingsversorgung wird in der Regel nur solchen in der Gebäranstalt geborenen unehelichen Kindern gewährt, deren Mütter für die Erhaltung der Kinder aus eigenen Mitteln aufzukommen nicht in der Lage sind und deren Unterhalt auch nicht seitens des unehelichen Vaters oder sonstiger hierzu verpflichteter Personen sichergestellt erscheint. Die Aufnahme in die Findelanstalt erfolgt in der Regel im Zeitpunkte des Austrittes der Mutter aus der Gebäranstalt und hat das Ansuchen der Mutter zur Voraussetzung. Die in die Findelanstalt aufzunehmenden Kinder werden im Zeitpunkte der Entlassung der Mutter aus der Gebäranstalt seitens der Findelanstalt in die vorläufige Pflege (Depot) übernommen.

Die gesunden Findelkinder werden ehemöglichst bei geeigneten Pflegeparteien auf dem Lande, hinsichtlich welcher die Heimatgemeinden um Vorschläge befragt werden, untergebracht. Pflegeparteien, welche ein Findelkind im 1. Lebensjahr mindestens ½ Jahr ununterbrochen in Pflege hatten, erhalten bei besonders sorgfältiger Pflege und Wartung bei Erreichung des 1. Lebensjahres des Kindes eine Geldprämie von 20 K.

Die Behandlung kranker, krankheitsverdächtiger oder lebensschwacher Findelkinder erfolgt zunächst in Form der Anstaltspflege im St.-Anna-Kinderspital in Graz. Insofern Kinder zwar der Anstaltspflege im Spital nicht mehr bedürfen, jedoch zur Abgabe in die normale Außenpflege nicht geeignet erscheinen, werden dieselben an vom Landesausschusse bestellte, in Graz wohnhafte und zur Kinderpflege besonders befähigte Pflegeparteien (Musterparteien) in Pflege gegeben.

Die Außenpflege der Kinder unterliegt der Überwachung zunächst nach den Bestimmungen des Kinderschutz- und des Armengesetzes und es steht dem Landesausschuß das Recht zu, für die besondere Beaufsichtigung der Findelkinder geeignete Einrichtungen zu treffen.

Außer den Findelanstalten in Prag, Graz und Wien befinden sich im Königreich Dalmatien derzeit noch 5 kleinere Findelanstalten und zwar in Zara, Cattaro, Ragusa, Sebenico und Spalato. Außerdem werden in Krakau Findlinge nach Maßgabe der Zinsen eines nach Auflassung der dortigen Findelanstalt 1873 erübrigten Fonds von der Verwaltung des St.-Lazarus-Spitals aufgenommen und in die entgeltliche Pflege abgegeben.

Betrieb in den österreichischen Findelanstalten.

Die Findelhäuser haben sich im Laufe der Zeit zwar wesentlich geändert, sie waren aber immer vorwiegend Bindeglieder zwischen Gebäranstalt und Familienpflege. Sie stellten stets Säuglingsheime dar, in welchem kranke und schwache Kinder verpflegt wurden, bis deren Zustand sich soweit entwickelt hatte, daß sie in die Außenpflege gegeben werden konnten. Das war nur möglich mit Hilfe des Prinzips, daß die Mutter im Findelhause dafür, daß ihr Kind eine Zeitlang verpflegt wird, sich verpflichten muß, durch längstens 4 Monate in der Anstalt für arme kranke Kinder Ammendienste zu leisten. Es hilft die gesunde, milchreiche Mutter dem Kinde einer anderen zum Stillen untauglichen Mutter. Mit Hilfe dieses Prinzips war es auch möglich, noch in vormedizinischen Zeiten ein Kind in Anstaltspflege zu erhalten. Wenn auch dem Fortschritte der medizinischen Wissenschaft und insbesonders der Anwendung der Asepsis in den Findelanstalten die größte Rolle bei den derzeitigen Erfolgen und günstigen Resultaten zuzuschreiben ist, so ist doch nicht zu leugnen, daß gerade die in den Findelanstalten von alters her eingewurzelte Einrichtung der prinzipiellen Brustnährung, welche nur mit der Verpflichtung der verpflegten Mutter, andere Kinder zu stillen, möglich war, die Hauptursache war, daß die Sterblichkeit in den Anstalten so klein wurde.

Um ein Bild zu geben, wie denn eigentlich das Leben in einer Findelanstalt sich abspielt, sei folgendes erwähnt:

Gewöhnlich am 10. Tage verläßt die uneheliche Mutter mit ihrem Kinde, vorausgesetzt, daß der Gesundheitszustand es gestattet, die Gebäranstalt und wird von der Findelanstalt übernommen. Mutter und Kind bleiben in der Anstalt solange, bis der Zustand des Kindes seine Abgabe an eine Pflegefrau ermöglicht. Als Pflegefrauen dienen stillende Ehefrauen, welche durch einen vom Pfarramte, Gemeindeamte und dem Arzte bestätigten Revers, der über den Besitzstand der Eheleute, Kinderreichtum, Unbescholtenheit usw. Auskunft gibt, sich ausweisen können.

Normalerweise soll das eigene Kind der Pflegefrau 4 Monate alt geworden sein, bis sie ein Findelkind erhält. In der Tat aber hat sich namentlich in der letzten Zeit infolge Überfüllung der Anstalten und Not an Pflegeparteien die Notwendigkeit herausgestellt, der Pflegefrau das Kind schon früher zu geben. Es ist selbstverständlich, daß die genaueste und gewissenhafteste Untersuchung der Abgabe der Kinder in die Außenpflege vorangeht, und daß der kleinste Verdacht einer Infektionskrankheit bei Mutter oder Kind genügt, daß das Kind nicht einer stillenden Frau, sondern erst nach längerer Observanz einer nicht stillenden Pflegefrau, d. i. zur künstlichen Ernährung in die Außenpflege abgegeben wird. Eine besondere Schwierigkeit bereitet natürlich die Unterbringung luetischer Kinder, die erst nach längerer Behandlung und völligem Schwinden der luetischen Erscheinungen an besonders geeignete, kinderlose, ältere Pflegeparteien abgegeben werden, wobei sie unter eine besondere ärztliche Aufsicht kommen. Der Pflegemutter wird bei der Übergabe des Kindes eine Belehrung über ihre Verpflichtungen zuteil. Weiter erhält sie die Bestimmungen der Pflegeordnung eingehändigt.

Die Pflegeordnung enthält Normen über die Ausgabe der Findlinge, die pflichtgemäße Anmeldung, über die Übersiedelung der Pflegepartei, die Pflege des Findlings, die Folgen der Vernachlässigung oder Mißhandlung der von der Anstalt anvertrauten Findlinge, über die unentgeltliche Pflege der Findelkinder, die Rückstellung des Kindes in die Findelanstalt bei Erkrankung des Findlings, über das Ende der Findlingsverpflegung im Falle der Verehelichung der Mutter, über das Ableben des Findlings, über die Höhe der zur Zahlung gelangenden Kostgelder, über die Modalität und die Auszahlung der Kostgelder, über die Beteilung der Pflegeparteien mit Wäsche und über die Zahlung von Remunerationen an besonders gewissenhafte und musterhafte Pflegemütter. Weiters enthält die Pflegeordnung noch Vorschriften für die Übergabe der Findlinge an die eigene Mutter und die Großeltern, sowie Instruktionen für die Pfarr- und Gemeindeämter. Die Aufsicht über die Findelkinder in der

Außenpflege ist bei den Findelanstalten verschieden organisiert, und zwar wird dieselbe in allgemeinen sowohl durch das Pfarramt und das Gemeindeamt als auch durch besondere Findelaufseher (Koloniesekretäre) besorgt. Die in Außenpflege untergebrachten Schützlinge des Landes-Zentralkinderheimes in Wien werden nach Pfarrsprengeln zu Kolonien zusammengefaßt, für jede Kolonie wird ein besoldeter Koloniesekretär bestellt und diesem ein Koloniearzt beigegeben. Derzeit sind 160 solcher Kolonien im Betriebe.

Außer zur Aufnahme der in der Gebäranstalt geborenen unehelichen Kinder dienen die Findelanstalten auch als Asyle für verlassene, oder durch Krankheit, Unterstandslosigkeit usw. der Mutter verlustig gewordene Säuglinge. Diese Kinder werden nicht wie die eigentlichen Findelkinder auf Kosten des Landesfonds des betreffenden Heimatlandes verpflegt, sondern auf Kosten der Angehörigen oder der Zuständigkeitsgemeinde. Sie werden solange in der Anstalt behalten, bis ihr Zustand sich soweit entwickelt hat, daß sie ebenfalls an Pflegeparteien abgegeben werden können, wenn nicht die Angehörigen selbst unterdessen die Kinder übernehmen. Es muß hervorgehoben werden, daß gerade durch diese Einrichtungen die Findelanstalten ihr humanitäres Wirken auch auf eine große Anzahl ehelicher hilfloser Säuglinge erstrecken können.

Die Entlassung aus dem Verbande der Findelanstalt findet in Graz nach dem 2., in Prag nach dem 6., in Wien nach dem 10. bis 14. Lebensjahre statt. Das Kind wird nach Erreichung des Normalalters entweder von der Mutter übernommen oder der Heimatgemeinde bzw. Armenbehörde übergeben. Häufig geschieht es aber, daß die Pflegeparteien im Laufe der Zeit das Kind so lieb gewonnen haben, daß sie es, obzwar oft selbst sehr arm und kinderreich, „als eigen" annehmen. Während der Zeit der Findlingspflege hat jede Mutter das Recht, das Kind auch vor Erreichung des Normalalters „als eigen" zu übernehmen. Dies geschieht auf Grund eines Reverses, in welchem sich die Mutter verpflichtet, das Kind zu erziehen und keine wie immer gearteten Ansprüche an die Anstalt zu stellen.

Jede Mutter hat gleich beim Eintritt in die Anstalt das Recht, ihr Kind in die eigene subventionierte Pflege zu übernehmen, d. h. wenn die Mutter sich verpflichtet, das Kind zu ernähren und mindestens bis zum 4. Lebensjahre beim Kinde zu bleiben, so erhält sie vom Lande eine bestimmte Subvention, und zwar von ²/₃ des normalen Verpflegsgeldes (zum Teil als Stillprämie). Diese Subvention wird nur dann bewilligt, wenn reversmäßig erwiesen ist, daß für den Unterhalt von Mutter und Kind bei Eltern oder Verwandten gesorgt ist. Diese letztere Institution hat sich im Laufe der Zeit, namentlich in der Prager Anstalt, in welcher sie schon seit dem Jahre 1873 besteht, immer mehr ausgebildet und ist in Zunahme begriffen.

Im Niederösterreichischen Zentralkinderheim ist auch die Institution getroffen, daß stillende Mütter mit ihren Kindern bei Pflegeeltern auf dem flachen Lande untergebracht werden.

Erwähnt muß ferner werden, daß seitens der Findelanstalt Ammen, welche zur Ernährung der Kinder im Hause nicht mehr notwendig sind, an Privatparteien gegen Entgelt abgegeben werden. Weiter ist noch zu bemerken, daß die Mütter sich von der Verpflichtung, ihr Kind zu stillen, loskaufen können, vorausgesetzt, daß ihr eigenes Kind in die Außenpflege abgegeben worden ist. Als eine besondere Einrichtung der Prager Findelanstalt ist noch hervorzuheben, daß in den beiden Abteilungen Universitäts-Kinderkliniken untergebracht sind, und daß das Material zu Lehr- und wissenschaftlichen

Zwecken dient. Bei dem in neuester Zeit so vielfach laut gewordenen Rufe nach Lehranstalten für Säuglingsheilkunde muß auf diese österreichische Einrichtung hier besonders hingewiesen werden, wobei noch bemerkt wird, daß nur noch den Findelanstalten in Paris und Athen Universitäts - Kinderkliniken angegliedert sind.

Im Verbande der Findelanstalten in Wien, Graz und Prag standen 96,9% aller Findlinge in Österreich, so daß auf die 5 kleineren in Dalmatien ein relativ kleiner Teil kommt. Der Umfang und die Größe der einzelnen Anstalten erhellen aus beiliegender Tabelle 1 (nach der Statistik des Sanitätswesens, herausgegeben von der k. k. statistischen Zentralkommission, 1906), in welcher die einzelnen Findelanstalten getrennt angeführt sind. Im ganzen verfügen die Findelanstalten über einen Belagraum von 731 Betten für Kinder und 556 Betten für Ammen.

Aus der Tabelle 1 geht weiter hervor, daß in österreichischer Findelversorgung z. B. 1906 40315 Kinder standen, welche Zahl, wie die Tabelle 2 zeigt, im Laufe der letzten 9 Jahre sich nicht wesentlich geändert hat.

Tabelle 1.

Landes-Findelanstalten	In Anstalts- und Außenpflege zusammen	Sterblichkeitsprozente
Wien	27,164	7,9
Graz	2,647	11,3
Prag	9,256	9,7
Krakau (St. Lazarus-Spital)	23	8,7
Zara	570	10,4
Cattaro	99	34,3
Ragusa	154	18,8
Sebenico	142	13,4
Spalato	260	23,8
Im ganzen im Jahre 1906	40,315	8,8

Auch das Verhältnis zwischen den in den Anstalten und den in der Außenpflege befindlichen Kindern hat sich, wie aus der Tabelle Nr. 2 erhellt, nicht wesentlich verschoben. Es befanden sich z. B. 1906 bei einem Gesamtstande von 40315 Findlingen 39991 in Außenpflege bei Pflegeparteien. Die Sterblichkeitszahlen zeigen einen langsamen Rückgang. Sie setzen sich zusammen aus der Mortalität in der Anstalts- und in der Außenpflege.

Bezüglich des Verbleibens der Kinder in der Anstalt ist schon oben bemerkt worden, daß große Unterschiede bestehen. Hieraus ergibt sich auch für die einzelnen Anstalten ein verschiedener Altersaufbau des Pfleglingsstandes, der bei der Vergleichung der Sterblichkeitsquote zu berücksichtigen ist. Daraus erklärt sich auch, daß z. B. von den Pfleglingen der Grazer Anstalt 11,3%, hingegen von jenen der Wiener Anstalt nur 7,9% starben. Da in der Grazer Anstalt die Kinder nur während der beiden ersten Lebensjahre versorgt werden, während die Mehrzahl der Kinder in der Wiener Anstalt bis zum vollendeten 10. Jahre verpflegt wird, so ergibt sich, daß aus dem gefundenen Sterblichkeitsprozente keineswegs Schlüsse auf eine höhere Gesamtsterblichkeit der in der Verpflegung der steiermärkischen Findelanstalt stehenden Kinder gezogen werden dürfen. In der Tabelle 3 ist die mittlere Aufenthaltsdauer der Ammen in der Anstalt während der letzten 9 Jahre übersichtlich zusammengestellt. Auch hier sind große Differenzen zu verzeichnen.

Tabelle 2.

Landes-Findelanstalten	Jahr-gang	In den An-stalten vom Vorjahre verbliebene Kinder	Außer-halb der Anstalten	Im Laufe des Jahres aufge-nommene Kinder	Im ganzen	Davon starben Kinder			
						in den An-stalten	außer-halb der Anstalten	zu-sammen	in Prozent
	1898	426	29,035	11,280	40,741	884	4,767	5651	13,87
	1899	403	28,890	11,169	40,462	714	4,610	5324	13,16
	1900	493	28,652	10,895	40,040	642	4,238	4880	12,19
	1901	396	28,624	10,697	39,717	549	3,966	4515	11,37
	1902	320	28,142	11,828	40,290	606	4,038	4644	11,53
	1903	435	28,848	11,292	40,575	577	3,974	4551	11,22
	1904	409	29,072	11,389	40,870	450	3,684	4134	10,11
	1905	351	29,469	11,278	41,098	520	4,107	4627	11,26
	1906	324	29,320	10,671	40,315	467	3,075	3542	8,8

Tabelle 3.
Mittlere Aufenthaltszeit der Ammen in der Anstalt.

Anstalt zu	Tage								
	1898	1899	1900	1901	1902	1903	1904	1905	1906
Prag	21	27	25	21	24	22	22	26	26
Wien	26	28	60	28	26	60	60	60	60
Krakau	38	30	36	38	36	37	41	41	33
Zara	90	60	75	75	90	90	150	150	60
Sebenico	180	180	180	120	120	90	120	90	90
Ragusa	?	?	?	33	35	37	39	42	40
Cattaro	180	180	180	180	180	180	180	180	180
Spalato	192	270	270	270	270	270	270	270	150

Gesetzliche Grundlagen der Armenkinderpflege.

Spezielle Gesetze betreffend den Schutz der Säuglinge sind nicht vorhanden. Bestimmungen über die Pflege und Erziehung armer Kinder finden sich hauptsächlich in den Landes-Armengesetzen und im Reichsheimatgesetz vom 3. Dezember 1863 RGBl. Nr. 105. Im nachfolgenden sollen die gesetzlichen Grundlagen der Armenkinderpflege besprochen werden, welche auch bezüglich der Säuglingsfürsorge in Betracht kommen, sowie die auf die Findelkinder bezughabenden Normen. Das Reichs-Heimatgesetz enthält im § 19 die Bestimmung, daß heimatlose Findlinge jener Gemeinde zuzuweisen sind, in welcher sie geboren oder aufgefunden wurden; oder bei einer in der Verpflegung einer öffentlichen Findelanstalt stehenden oder gestandenen Person, deren Geburts- oder Fundort unbekannt ist, jener Gemeinde, in welcher sich diese Anstalt befindet. Selbstverständlich ist hierbei, daß der Geburtsort im Inlande gelegen ist, andernfalls ist nach dem Erkenntnis des Verwaltungsgerichtshofes vom 17. September 1890, Z. 2304 der Findling derjenigen Gemeinde zuzuweisen, in welcher derselbe zur Zeit des in Frage gekommen Heimatrechtes angetroffen wurde. Bezüglich des Heimatrechtes der Findlinge führt der Erlaß des Ministeriums des Innern vom 30. Juni 1867 Z. 9886 folgendes aus: Das Heimatgesetz vom 3. Dezember 1863, mit dessen Wirksamkeit alle früheren damit nicht im Einklang stehenden Zuständigkeitsvorschriften außer Kraft getreten sind, macht in betreff der Begründung des Heimatrechtes zwischen den in der Findlingspflege gestandenen und anderen Personen keinen

Unterschied, und kommt nur bei der Zuweisung Heimatloser rücksichtlich der in der Verpflegung einer öffentlichen Findelanstalt stehenden oder gestandenen Person ein außerdem nicht vorhandenes Moment der Zuweisung, nämlich die Ortslage der Findelanstalt hinzu. Allein dieses Moment gelangt erst dann zur Geltung, wenn der Geburts- oder Fundort unbekannt ist.

Bemerkenswert ist bezüglich der Staatsbürgerschaft der Findelkinder, daß Findelkinder im eigentlichen Sinne des Wortes, nämlich solche, deren Eltern unbekannt sind, wenn sie auf österreichischem Boden geboren wurden, die Vermutung der Eigenschaft österreichischer Staatsbürgerschaft für sich haben. In zahlreichen Vorschriften wird den politischen Behörden, Pfarrämtern und Bezirksärzten aufgetragen, für die gute Pflege und Erziehung der bei Privaten in Kost befindlichen Pfleglinge zu sorgen. Nach § 3 lit. c. Reichs-Sanitätsgesetz vom 30. April 1870 RGBl. Nr. 1668 obliegt die Evidenzhaltung der nicht in öffentlichen Anstalten untergebrachten Findlinge sowie die Überwachung der Pflege derselben den Gemeinden.

Desgleichen bestehen zahlreiche Vorschriften über die ärztliche Behandlung der auf dem Lande befindlichen erkrankten Findlinge. Nach dem Gesetze soll die Direktion der Findelanstalt in der Regel die Generalvormundschaft über alle Findlinge übernehmen, und zwar ist die Anstaltsvormundschaft durch das Hofdekret vom 17. August 1822 Nr. 1888 IGS. und durch das Hofkanzleidekret vom 17. Juni 1823 Nr. 1948 IGS. für die in den Findelanstalten befindlichen Kinder angeordnet worden. Die Findelhausdirektion vertritt bei allen unter ihrer Obsorge stehenden Kindern die Stelle des Vormundes. Die Anstaltsdirektion gibt nach den bestehenden Vorschriften bei der Entlassung der Findelkinder aus der Anstaltspflege dem Vormundschaftsgerichte Nachricht über die Kinder. Das Vormundschaftsgericht hat daher diesen Kindern, solange sie im Findelhause sich befinden oder außer demselben unter der Aufsicht der Direktion verpflegt und erzogen werden, in der Regel keinen Vormund zu bestellen. Erbt jedoch ein Findelkind unbewegliches oder bedeutendes bewegliches Vermögen, so ist das Findelkind nicht von Amts wegen aus der Findelanstalt zu entlassen, sondern es wird zur Verwaltung dieses Vermögens ein eigener Vormund vom Vormundschaftsgerichte bestellt und dieser hat einen geeigneten Antrag wegen Entlassung des Kindes aus der Anstalt zu stellen.

Bis zu einem Betrage von 1000 K bleibt jedoch die Verwaltung des Vermögens der Findelhausdirektion, welche in Gemäßheit der Bestimmungen des § 230 a. BGB. mit dem Vermögen zu verfahren hat. Nach § 72 IN. (Ges. v. 1. August 1895 RGBl. Nr. 111) unterstehen die Findelkinder während der Anstaltspflege dem allgemeinen Gerichtsstande dieser Anstalt. Wie schon oben erwähnt wurde, gehört zu den Reformen der neuesten Zeit bei den Findelanstalten die Feststellung des unehelichen Vaters, da die Findelanstalt doch nicht dazu bestimmt sein kann, denselben von seiner Verpflichtung dem Kinde gegenüber zu befreien, weshalb in den Findelanstalten in Wien, Prag und Graz Rechtsschutzabteilungen geschaffen wurden. Diese sind dazu berufen, namens der Direktion den Verkehr mit den Gerichten und anderen Behörden zu pflegen, die erforderlichen Informationen zu beschaffen, die Kindesväter zu ermitteln bzw. zu einer den Verhältnissen angemessenen Alimentationsleistung zu veranlassen, die Rechte der Kinder zu wahren, kurz als Generalvormundschaften über die Findelkinder zu fungieren.

Durch die Errichtung von Rechtsschutzabteilungen in den Findelanstalten erscheint die Frage der Berufs- oder Generalvormundschaft aufgerollt.

Hinsichtlich des Rechtsschutzes der der Armenversorgung bedürftigen Kinder finden sich in den Gesetzen folgende Bestimmungen:

Die Voraussetzungen für den Eintritt der Pflicht der Gemeinde, die Armenversorgung der Kinder zu übernehmen, sowie der Umfang dieser Verpflichtung sind in den Bestimmungen der §§ 22 bis 31 des Reichs-Heimatgesetzes vom 3. Dezember 1863 RGBl. Nr. 105 enthalten.

Nach diesen Bestimmungen hat die Gemeinde nicht nur den notwendigen Unterhalt zu gewähren, sondern auch für die Erziehung der in ihrer Pflege stehenden armen Kinder zu sorgen. Diese Pflicht der Gemeinde tritt dann ein, wenn nicht dritte Personen zur Leistung der Versorgung gesetzlich verpflichtet und hierzu auch fähig sind. Jedoch hat die Gemeinde auch in diesem Falle mit ihrer Hilfe vorläufig einzutreten, wenn die Alimentierung verweigert wird.

Bestimmungen über die Pflege und Erziehung armer Kinder finden sich jedoch nicht nur in dem erwähnten Reichs-Heimatgesetze, sondern auch in sämtlichen Landes-Armengesetzen.

Einen erfreulichen Fortschritt zeigt das Gesetz vom 27. August 1896, LGBl. Nr. 63, betreffend die öffentliche Armenpflege in Steiermark, und das Gesetz vom 4. Dezember 1896 LGBl. Nr. 66, wirksam für das Herzogtum Steiermark, betreffend den Schutz der in entgeltlicher Pflege untergebrachten Kinder unter zwei Jahren. Im § 3 des allgemeinen Teiles des Gesetzes vom 27. August 1896 ist der Umfang der Unterstützungspflicht bei armen Kindern dahin erklärt, daß diese sich nicht bloß auf die Sorge für deren Pflege, sondern auch auf die Erziehung erstrecke. Anlangend die Art und Weise der Armenkinderpflege führt § 45 aus, daß unbeschadet der Inanspruchnahme der bestehenden Waisenhäuser, Asyle u. dergl. die Unterbringung armer Kinder bei Pflegeparteien als Regel Platz zu greifen habe. Die Armenbehörden haben darüber zu wachen, daß die in Pflege untergebrachten Kinder religiös, sittlich, häuslich und zur Arbeitsamkeit erzogen sowie zum Schulbesuche angehalten und beim Eintritte der notwendigen Bedingungen der Erwerbsfähigkeit zugeführt werden.

Überhaupt sind die Armenbehörden verpflichtet, die den Kindern bei Pflegeparteien zuteil werdende Pflege fortwährend zu überwachen und im Falle einer Vernachlässigung des in Pflege Untergebrachten dessen anderweitige entsprechende Unterbringung vorzukehren. (§ 47 des zit. Ges.) Die zu dem Armengesetze erlassene Kundmachung des steirischen Landesausschusses vom 25. Oktober 1896, LGBl. Nr. 65 führt in den §§ 16, 17, 18, 19 und 20 die einschlägigen Bestimmungen des Gesetzes, betreffend die Arten der Pflege der in öffentlicher Armenpflege untergebrachten Kinder, an und verpflichtet den Ortsarmenrat im § 16, bei der Beschlußfassung über Form und Umfang der Unterstützung in Betracht zu ziehen, ob das Einschreiten der öffentlichen Armenpflege Kindern oder Erwachsenen gilt.

Insoweit es sich um die Armenpflege von Kindern handelt, ist daran festzuhalten, daß die Armenversorgung im Wege der Einlage unbedingt ausgeschlossen (§ 24 des Armengesetzes) und jene in fremder Armenhausversorgung nur bedingt (§ 35 des Armengesetzes), nämlich nur dann zulässig ist, wenn entweder das zu versorgende Kind sich in Begleitung seiner Eltern (Mutter) oder von erwachsenen Verwandten befindet, oder im Armenhause besondere, ausschließlich zur Unterbringung von Kindern bestimmte Abteilungen bestehen.

In den übrigen Fällen empfiehlt sich die Unterbringung in Pflege. (§§ 43 bis 49 des Ges.) § 45 des Gesetzes bestimmt weiter, daß es den Organen der öffentlichen Armenpflege anheimgestellt sei, Unterstützung werbenden Eltern die angesprochene Unterstützung dann, wenn die Erziehung der Kinder infolge erhobener Vernachlässigung gefährdet erscheint, zu verweigern und das betreffende Kind in einer anderen Familie unterzubringen. Insofern die Unterbringung Kinder im Alter bis zu zwei Jahren betrifft, hat auch noch die Bestimmung des Gesetzes vom 4. November 1896 LGBl. Nr. 66, betreffend den Schutz der in entgeltlicher Pflege untergebrachten Kinder, zur Anwendung zu kommen. (§ 49 des Armengesetzes.) Was die Krankenbehandlung armer Kinder betrifft, haben die §§ 54 bis 63 des Armengesetzes Anwendung zu finden; desgleichen die Bestimmungen der Kundmachung des steirischen Landesausschusses vom 27. November 1896, LGBl. Nr. 65.

Hinsichtlich der Organisation der öffentlichen Armenpflege gilt als Grundsatz, daß bei der Zusammensetzung des Ortsarmenrates im Sinne des § 68 des Gesetzes außer den auf Einladung der Gemeindevertretung in den Ortsarmenrat eintretenden Vertretern des Lehrstandes noch ein zumeist insbesonders zur Überwachung der Pflegekinder berufenes Mitglied weiblichen Geschlechts, endlich solche Personen, von welchen eine rege Betätigung im Dienste der Armenpflege zu erwarten steht, beizuziehen sind.

Den weiblichen Mitgliedern ist der Wirkungskreis als Orts- und Armenaufseherinnnen nicht räumlich abgegrenzt, sondern nach bestimmten Kategorien von Armen (arme Kinder, Frauen oder Kranke) zuzuweisen.

Den weiblichen Mitgliedern ist der Handschlag abzunehmen und dadurch sind diese den Ortsarmenräten als ehrenamtliche Organe der öffentlichen Armenpflege vollkommen gleichgestellt.

Der Ortsarmenrat hat zunächst die Aufgabe, die auf die Armenkinderpflege Bezug nehmenden Bestimmungen des Armengesetzes zu handhaben. In Fällen der Wahrnahme einer unter die Bestimmung des § 178a BGB. und des § 416 St.G. fallenden Vernachlässigung von Kindern hat der Ortsarmenrat die gerichtliche Anzeige zu machen. Dem Ortsarmenrate obliegt auch die Handhabung des Kinderschutzgesetzes. Die Kosten, welche für die Pflege und die Erziehung armer Kinder auflaufen, sind, insoweit nicht hinsichtlich der Unterstützung armer Kinder durch besondere Fonds Vorsorge getroffen ist, von der Heimatgemeinde zu tragen. (§ 48 Armengesetz.) Nach § 89 des steirischen Landes-Armengesetzes hat der steirische Landtag nach Maßgabe der für solche Zwecke speziell bestimmten und jeweilig zur Verfügung stehenden Mittel in den Voranschlag des steirischen Landes-Armenfonds auch Beträge für die Mitwirkung an der Armenkinderpflege der Gemeinde einzustellen, wozu in erster Linie die Mittel des Kaiser Franz Josef-Regierungsjubiläumsfonds, sowie der Waisenfonds zu verwenden sind. Gesuche um Unterbringung armer Kinder sind in Steiermark an den Ortsarmenrat der Heimatgemeinde des Kindes zu richten (aus Dr. Reicher: Der Kinderschutz und die Armenkinderpflege in Steiermark).

Das niederösterreichische Landes-Armengesetz vom 13. Oktober 1893, LGBl. Nr. 53 (abgeändert durch das Gesetz vom 19. Mai 1908, LGBl. Nr. 90), trifft in § 22 bezüglich der armen Kinder nachstehende Verfügungen:

Arme, verwaiste oder verlassene Kinder sind in Privatpflege zu verläßlichen, moralischen, unbescholtenen, womöglich derselben Konfession angehörigen Familien zu geben und die Pflegeverträge derart abzuschließen, daß der Armenbehörde die Möglichkeit gewahrt ist, wenn die Pflege billigen Anforderungen nicht entspricht, die Kinder der Pflegepartei abzunehmen. Soweit die Abgabe in Privatpflege aus gesundheitlichen oder erziehlichen Rücksichten oder aus einem anderen wichtigen Grunde nicht tunlich ist, sind die Kinder in Waisenhäusern unterzubringen. Ist auch diese Art der Versorgung nicht durchführbar, so sind solche Kinder in besonderen, nur diesem Zwecke gewidmeten Räumlichkeiten der Armenhäuser unterzubringen. In allen Fällen haben die Armenbehörden darüber zu wachen, daß die Kinder sittlich religiös erzogen und ihren Fähigkeiten entsprechend körperlich und geistig zu nützlichen Mitgliedern der menschlichen Gesellschaft herangebildet werden.

§ 23 des niederösterreichischen Armengesetzes bestimmt weiter: Dieselben Bestimmungen gelten auch von Kindern, deren Eltern (überlebender Elternteil, uneheliche Mutter) sich in Haft oder in Irrenhäusern, Zwangsarbeitshäusern, Armen- oder Siechenhäusern usw. befinden, unbekannten Aufenthaltes oder endlich zur Erhaltung und Erziehung ihrer Kinder wegen drückender Armut oder moralischer Gebrechen unfähig sind, in den letztgedachten Fällen aber nur mit Zustimmung des Vaters, rücksichtlich des Vormundes oder mit Bewilligung des Pflegeschaftsgerichtes. Gesuche um Unterbringung armer Kinder sind in Niederösterreich an den Bezirksarmenrat jenes Bezirkes zu richten, in welchem sich die Heimatgemeinde des Kindes befindet.

Auch die Armenpflege der Stadt Wien beruht auf dem Heimatgesetz vom Jahre 1863. Neu geregelt wurde die Wiener Armenpflege im Jahre 1901. Die jetzt geltenden Vorschriften beruhen auf dem Gemeinderatsbeschluß vom 19. November 1901, Z 8949, genehmigt mit dem Stadtratsbeschlusse vom 21. Mai 1902 Z. 5702.

Die Fürsorge der Gemeinde Wien für arme Kinder tritt in zwei Hauptformen in Erscheinung. Als offene Armenpflege (Fürsorge in der Familie des Pfleglings) durch Gewährung von vorübergehenden Unterstützungen in Geld oder Bedarfsgegenständen, Beistellung ärztlicher Hilfe und notwendiger Heilbehelfe, sowie Verleihung von periodischen Unterstützungen (Erziehungsbeiträgen und Waisengeldern) einerseits, und als geschlossene Armenpflege durch Unterbringung in Anstalten oder magistratische Kostpflege bei fremden Familien andererseits. An periodischen Unterstützungen in der offenen Armenpflege werden Erziehungsbeiträge und Waisenpfründen verabfolgt. Erziehungsbeiträge bilden die dauernde Unterstützung für nicht verwaiste, bei den Eltern oder Verwandten untergebrachte Kinder; ihre Höhe ist ausnahmslos mit 4 K monatlich fixiert. Waisengelder von monatlich 6 bis 10 K gelangen an verwaiste, bei der verwitweten Mutter oder Verwandten untergebrachte Kinder zur Verleihung.

Was die Bestimmungen der Armengesetze anderer Kronländer bezüglich der Kinderpflege anbelangt, so wird bemerkt, daß in Kärnten, Krain, Oberösterreich, Salzburg und Vorarlberg Kinder unter 14 Jahren von der Armeneinlage, d. h. der Naturalverpflegung von Haus zu Haus, ausgeschlossen sind. In Krain ist die Armeneinlage bei Kindern nur in Begleitung eines dieselbe Verpflegung genießenden Elternteiles gestattet. Für arme Kinder, die der väterlichen Fürsorge entbehren, haben die Gemeinden in Kärnten, Krain, Oberösterreich, Vorarlberg und Salzburg die gerichtliche Bestellung eines Vormundes (nach dem Gesetze für Salzburg eventuell eines Kurators) zu veranlassen.

Die Armengesetze für Kärnten, Krain, Oberösterreich und Vorarlberg schreiben der Gemeinde überdies vor, sie habe die Verwendung des zur Erziehung solcher Kinder bestimmten Aufwandes zu überwachen.

Was die Verpflegung armer Kinder betrifft, so verordnen die Gesetze für Kärnten, Oberösterreich und Vorarlberg lediglich, daß die Pflegeeltern eines in Privatpflege untergebrachten Kindes ehrbare und wohlgesittete Leute seien und womöglich der Konfession des Kindes angehören müssen. Die Gemeinde hat darüber zu wachen, daß der Pflegling mit liebevoller Behandlung wohlerzogen werde. Das Gesetz für Krain verpflichtet die Gemeinde zur Vorsorge, daß die in Armenpflege stehenden Kinder eine sittlich-religiöse Erziehung erhalten und fügt bei, daß die Pflegeeltern eines in Privatpflege untergebrachten Kindes ehrbare und wohlgesittete Leute sein müssen. Nach dem Gesetze für Salzburg hat die Gemeinde bei der Versorgung der armen Kinder nach Einvernehmung der nach dem bürgerlichen Rechte berufenen Pflegschaftsorgane (Vater, Vormund, Kurator) vorzugehen. Wenn die Erziehung von Kindern, für welche eine Unterstützung aus der Armenkrankenkasse gewährt ist, von ihren Eltern oder deren Stellvertretern offenbar vernachlässigt wird, so hat die Gemeinde im Wege der Pflegschaftsbehörde für die bessere Unterbringung und Erziehung solcher Kinder zu sorgen. Das Gesetz für Böhmen beschränkt sich unter Berufung auf den § 24 des Heimatgesetzes hinsichtlich der Obsorge für arme Kinder auf folgende Verfügung: Wenn sich in der Gemeinde arme, verwaiste oder sonst verlassene Kinder befinden, so hat die Gemeinde die Pflicht, dafür zu sorgen, daß sie erzogen und erwerbsfähig gemacht werden. Bei solchen minderjährigen Armen hat die Gemeinde auch zu erheben, ob ihnen auch ein Vormund bestellt ist und ob sich dieser nach Weisung des § 221 a. BGB. an die Verwandten des Minderjährigen um Unterstützung gewendet hat.

Der Mangel an geeigneten Vormündern hat es mit sich gebracht, daß größere Gemeinwesen, z. B. die Stadt Wien, die Stadt Brünn und die Stadt Mährisch-Ostrau, bereits Kinderschutzämter errichtet haben, deren Aufgabe es ist, die Vormundschaft über alle in magistratischer Pflege befindlichen Kinder zu führen.

In der von der Regierung eingebrachten Novelle zum a. BGB. erfahren die Bestimmungen des a. BGB. über die Berufung zur Vormundschaft und Kuratel wesentliche Änderungen. In Hinkunft können unter anderem auch Frauen zum Amte eines Vormundes oder Kurators berufen werden.

Ferner ist die Bestellung zum Vormunde durch den Wohnsitz oder Aufenthalt in dem Lande bedingt, in dem das Vormundschaftsgericht seinen Sitz hat. In den §§ 33 bis 51 der bezeichneten Regierungsvorlage ist auf die Bestellung von Vormundschaftsräten, auf die Anstaltsvormundschaft und auf die Bestellung eines amtlichen Vormundes ausdrücklich Bedacht genommen.

§ 33 enthält die Bestimmung, daß zur Unterstützung der Gerichte bei Ausübung der Vormundschafts- und Kuratelgerichtsbarkeit der Vormundschaftsrat berufen sei.

Dessen Aufgabe und Zusammensetzung soll durch ein besonderes Gesetz bestimmt werden. Dem Vormundschaftsrate werden bedeutende Rechte eingeräumt, und zwar: wird er mit der Überwachung und Durchführung der pflegschaftsbehördlichen Anordnungen betraut; er kann ferner die Angelobung von Vormündern, Mitvormündern und Kuratoren entgegennehmen; er steht dem Gerichte auch als beratendes Organ zur Seite; er kann selbst als Vormund fungieren; er hat die gesetzlichen Vertreter bei der Berufswahl von Pflegebefohlenen, die ihre Schulpflicht vollenden, zu unterstützen und kann geeignete Personen als Vormünder und Kuratoren namhaft machen.

Mitglieder des Vormundschaftsrates können eigenberechtigte Personen beiderlei Geschlechtes sein, welche die österreichische Staatsbürgerschaft besitzen und im Genusse der bürgerlichen Rechte stehen. Es können also auch Frauen Mitglieder des Vormundschaftsrates werden.

Zu Mitgliedern des Vormundschaftsrates sind nebst den Vertretern der gesetzlich anerkannten Kirchen- und Religionsgenossenschaften, der Schule und der beteiligten Gemeinden solche Personen zu bestellen, die im Besitze genügender Kenntnis der örtlichen Verhältnisse ein nachhaltiges Interesse für die Fragen der Jugendfürsorge betätigen und imstande sind, die mit den Aufgaben des Vormundschaftsrates verknüpften Arbeiten auf sich zu nehmen. Hierbei ist namentlich auf Angehörige von Vereinigungen oder Institutionen Rücksicht zu nehmen, die der Waisenpflege oder anderen Zweigen des Jugendschutzes gewidmet sind. Eine wichtige Neuerung findet sich auch im § 39 der Novelle, welcher zufolge die Beaufsichtigung von Kindern unter 7 Jahren und die Überwachung der weiblichen Mündel in der Regel Waisenpflegerinnen zu übertragen ist.

Die Waisenpfleger und Waisenpflegerinnen können den Verhandlungen des Vormundschaftsrates mit beratender Stimme beigezogen werden. Der § 207 des a. BGB. erhält in Zukunft die Überschrift „Anstaltsvormundschaft" und wird diese auf alle jene Minderjährigen ausgedehnt, welche sich in einer Zwangsarbeits- oder Besserungsanstalt oder in einer der Fürsorgeerziehung gewidmeten öffentlichen oder privaten Anstalt befinden, deren Statut staatlich genehmigt ist. Das Gleiche gilt für Zöglinge, die unter Aufsicht des Vorstandes der Anstalt in einer Familie erzogen werden. Der § 208 des a. BGB. erhält die Überschrift „Generalvormundschaft". Diese hat dann einzutreten, wenn geeignete Vormünder, die zur Übernahme des Amtes bereit sind, nicht zur Verfügung stehen, oder dies zur wirksamen Wahrung der Rechte und Interessen unbemittelter Pflegebefohlener erforderlich ist. Die Vormundschaft kann in den bezeichneten Fällen einem besonderen staatlichen Organe oder einem geeigneten Organe der öffentlichen Verwaltung übertragen werden. Mit diesen gesetzlichen Bestimmungen wurde also die schon erwähnte in Österreich zum Teil bereits eingeführte Berufs- bzw. Generalvormundschaft in gesetzliche Bahnen geleitet. Es erscheint die Annahme berechtigt, daß die Einführung der Berufsvormundschaften in Österreich auch die Notwendigkeit ergeben wird, den Schutz der Säuglinge auf legislativem Wege zu statuieren. —

Sozialversicherung und Säuglingsschutz.

Eine wichtige Verbesserung auf dem Gebiete des Mutter- und Säuglingsschutzes will das von der Regierung im Abgeordnetenhause eingebrachte, die Sozialversicherung betreffende Gesetz anbahnen.

§ 49 P. 3 der bezeichneten Regierungsvorlage bestimmt nämlich folgendes:

An obligaten Versicherungsleistungen ist zu gewähren: Wöchnerinnen eine Geldunterstützung in der Höhe des $1\frac{1}{2}$ fachen Krankengeldes, solange sie sich der Lohnarbeit enthalten, bis zur Dauer von vier Wochen nach ihrer Niederkunft. Besteht in diesem Zeitpunkte noch Arbeitsunfähigkeit, so ist weiterhin das einfache Krankengeld zu gewähren.

Im Motivenberichte zu diesem Gesetzentwurfe wird folgendes ausgeführt: „Das geltende Gesetz trifft bekanntlich die Bestimmung, daß Wöchnerinnen bei normalem Verlauf des Wochenbettes das Krankengeld durch mindestens vier Wochen nach ihrer Niederkunft zu gewähren ist. Diese Bestimmung sichert den Wöchnerinnen für die in der Gewerbeordnung vorgesehene gleichfalls vierwöchentliche Frist, während der ihre Verwendung zu regelmäßiger gewerblicher Arbeit unterbleiben soll, eine materielle Vorsorge zu, die sich indes nicht als zweckentsprechend erwiesen hat. Sie hat nicht gehindert, daß Wöchnerinnen häufig lange vor Ablauf der vierwöchentlichen Frist wieder ihrer Beschäftigung nachgehen, um möglichst bald wieder zu vollem Arbeitsverdienste zu gelangen, für das ihnen das Krankengeld nur einen teilweisen Ersatz bietet. Dabei mag noch anspornend mitwirken, daß in solchen Fällen die Einstellung des Krankengeldbezuges gesetzlich nicht zulässig ist, das Krankengeld demnach noch als Zuschuß zum Lohne hinzukommt. Es ist klar, daß unter diesen Umständen die Wöchnerinnenunterstützung des gegenwärtigen Krankenversicherungsgesetzes ihren Zweck einer Mutterschutzmaßnahme nicht zu erfüllen vermag.

Im Sinne einer diesbezüglichen Anregung des Arbeitsbeirates beantragt demgemäß der Entwurf, als Wöchnerinnenunterstützung statt des einfachen das anderthalbfache Krankengeld, aber nicht länger als vier Wochen und nur soweit zu gewähren, als die Wöchnerin der Lohnarbeit sich enthält. Da diese Geldunterstützung etwa dem vollen Lohne gleichkommt, dürfte bei solcher Einrichtung die vierwöchentliche Arbeitsenthaltung, die bisher nicht immer eingehalten wurde, zur Regel werden. Die aus der beantragten Erhöhung der Wöchnerinnenunterstützung erwachsende Mehrbelastung entspricht etwa dem Mehrerfordernis, das die vielfach angeregte Verlängerung der Dauer der bisherigen Wöchnerinnenunterstützung von vier auf sechs Wochen verursachen würde. In der Festsetzung der obligatorischen Leistungen weiterzugehen, verbietet die Rücksicht auf die Leistungsfähigkeit der Beitragspflichtigen. Dagegen schien es tunlich, die von vielen Seiten befürwortete Angliederung einer Schwangerschaftsunterstützung der freiwilligen Entschließung der Krankenkassen zu überlassen (§ 50 Z. 2)."

Wenn auch die in der Regierungsvorlage enthaltene vierwöchentliche Unterstützung der Wöchnerin mit dem $1\frac{1}{2}$ fachen Krankengelde den Anforderungen eines wirksamen Mutter- und Säuglingsschutzes nur annähernd zu entsprechen vermag, so muß doch bemerkt werden, daß durch diese Wochenhilfe in der Höhe des vollen Arbeitslohnes ein größerer praktischer Erfolg gewährleistet erscheint, als durch eine Verlängerung der Unterstützungsdauer über 4 Wochen in Form des einfachen Krankengeldes, wie dies beispielsweise im § 195 des Entwurfes der deutschen Reichsversicherungsordnung vorgesehen ist. Dazu kommt, daß nach § 40 der österreichischen Regierungsvorlage die Möglichkeit besteht, der versicherten Wöchnerin nach Ablauf der vierwöchentlichen Unterstützungsdauer im Falle der Arbeitsunfähigkeit weiterhin das einfache Krankengeld zu gewähren, mithin den Mutterschutz über 4 Wochen auszudehnen. Bezüglich der fakultativen Versicherungsleistungen sieht der österreichische Entwurf eine von vielen Seiten befürwortete Schwangerschaftshilfe in der Weise vor, daß er im § 59 P. 2 nachstehende Bestimmung enthält:

„Das Krankengeld kann an weibliche Versicherte, die sich im letzten Stadium der Schwangerschaft befinden und sich mit Rücksicht auf ihren Zustand der Lohnarbeit enthalten, durch eine fest bestimmte Zeit vor der Entbindung, höchstens aber durch 4 Wochen, gewährt werden, soweit nicht ohnehin Anspruch auf Krankengeld besteht." — Weiter können die im § 49 vorgeschriebenen Versicherungsleistungen fakultativ dahin erweitert werden, daß Wöchnerinnen nach § 59 P. 3, die ihre Kinder selbst stillen — ohne Rücksicht auf die ihnen etwa zukommende Krankenunterstützung — bis zum Ablauf der zwölften Woche nach der Entbindung wöchentliche Unterstützungen erhalten können, deren Höhe jedoch die Hälfte des Krankengeldes nicht übersteigen darf.

Durch die Verwirklichung dieser in der österreichischen Regierungsvorlage aufgestellten Prinzipien dürfte der Anfang zu einer weiteren Ausgestaltung des Mutterschutzes auf legislativem Wege und zu einer organischen Verbindung zwischen Krankenversicherung und Säuglingsfürsorge gegeben sein. Von vielen Vereinen für Mutter- und Säuglingsschutz wurden Petitionen an das Abgeordnetenhaus um Annahme bzw. Erweiterung der Regierungsvorschläge eingebracht. In letzter Zeit wurde auch vom Kaiserjubiläumsfonds für Kinderschutz und Jugendfürsorge eine größere Petition im Sinne einer umfassenderen Mutter- und Säuglingsfürsorge durch die Krankenversicherung dem Abgeordnetenhause unterbreitet. Ihr Wortlaut findet sich: Wiener medizinische Wochenschrift 1912. Nr. 8.

Säuglingssterblichkeit.

In den meisten Abhandlungen über Kindersterblichkeit ist zu lesen, daß Österreich zu jenen Staaten gehört, welche die größte Säuglingssterblichkeit aufzuweisen haben. Nach der großen Zusammenstellung über die Geburts- und Sterblichkeitsverhältnisse in Österreich während der Jahre 1819—1899 durch den verstorbenen Ministerialrat Dr. Daimer (veröffentlicht im „Österr. Sanitätswesen" 1902) haben von je 1000 lebendgeborenen Kindern durchschnittlich 247 das erste Lebensjahr nicht überschritten.

Im Laufe der einzelnen Zeitabschnitte sind eigentlich nur geringe Schwankungen der Zahlen zu konstatieren. Die größte Zahl der Lebendgeborenen starb im Säuglingsalter während der Jahre 1861 bis 1880. Seither betrug die Sterbezahl

von 1871 bis 1880 256 von 1000 Lebendgeborenen

„ 1881 „ 1890 250 „ 1000 „

„ 1891 „ 1899 236 „ 1000 „

Die letzte Ziffer 23,6 ist auch jene, welche am meisten in die Literatur übergegangen ist, und als die Durchschnittsziffer für Säuglingssterblichkeit in Österreich angesehen wird. Es würde hier zu weit führen, auf die gesamte Literatur über die Säuglingssterblichkeit in Österreich näher einzugehen. Es sei nur verwiesen auf die diesbezüglichen Arbeiten von Juratschek, Prausnitz, Epstein, Escherich, Dvořak, Rosenfeld und insbesondere auf die erwähnten Publikationen von Daimer.

Tabelle 4 enthält das Gesamtergebnis einer neuen Statistik, welche vom Organisationsamte des Kaiser Jubiläumsfonds für Kinderschutz und Jugendfürsorge auf Grund der sanitätsstatistischen Ausweise angefertigt wurde und sich auf das Quinquennium 1905 bis 1909 bezieht. Diese Statistik umfaßt alle politischen Bezirke der im Reichsrate vertretenen Königreiche und Länder und wurde zu dem Zwecke angelegt, um für die geplante Reichsorganisation des Säuglingsschutzes als Grundlage zu dienen. Auf Grund der gewonnenen Daten ist ein objektives Studium der bestehenden Sterbeverhältnisse möglich. Es haben sich auch in der Tat sehr große Unterschiede der Bezirkssterblichkeitsverhältnisse ergeben. Um die ursächlichen Momente der Säuglingssterblichkeit in den einzelnen Bezirken eines von verschiedenartigen Völkern bewohnten Reiches kennen zu lernen, ist das spezielle Studium der örtlichen sozialen Verhältnisse, der Gewohnheiten, Sitten und Miß-

Gesamtübersicht über die Säuglingssterblichkeit in dem Zeit-raume 1905—1909.
Tabelle 4.

Land	Von 100 Lebendgeborenen starben		Von 1000 Geborenen kamen tot zur Welt
	im ersten Lebensjahre	im ersten Lebensmonate	
Niederösterreich. . . .	19,9	7,2	31,4
Oberösterreich	22,1	9,7	41,8
Salzburg	21,1	10,—	37,—
Steiermark	19,9	7,2	38,2
Kärnten	19,6	8,5	29,6
Krain	18,—	6,3	24,1
Küstenland.	19,2	7,9	24,7
Tirol.	19,7	7,7	20,9
Vorarlberg	16,4	9,4	18,2
Böhmen	21,2	7,9	29,7
Mähren	20,4	7,3	24,2
Schlesien	20,8	8,7	25,8
Galizien	20,7	10,—	19,3
Bukowina	22,1	7,4	23,1
Dalmatien	16,8	6,3	9,6
Österreich	20,5	7,9	25,2

Tabelle 5.
Von 1000 Lebendgeborenen starben im ersten Lebensjahre.

Land	1900	1901	1902	1903	1904	1905	1906	1907
Niederösterreich	221	200	205	201	198	217	189	192
Oberösterreich	246	228	234	240	231	245	218	225
Salzburg	243	211	214	221	216	220	207	210
Steiermark	211	204	196	196	188	219	180	194
Kärnten	217	209	218	220	192	224	187	200
Krain	182	166	184	177	178	193	172	188
Triest	228	190	200	190	187	223	174	202
Görz u. Gradiska	190	165	180	172	166	204	174	190
Istrien	201	268	193	221	194	215	174	199
Tirol	227	188	186	208	201	211	190	195
Vorarlberg	196	168	170	177	174	179	165	159
Böhmen	242	225	225	228	225	246	203	212
Mähren	232	213	209	210	217	235	208	212
Galizien	203	204	223	214	207	231	210	211
Schlesien	231	210	204	207	233	226	205	231
Bukowina	233	221	255	233	201	244	235	252
Dalmatien	178	197	165	188	187	199	160	168
Österreich	230	208	215	214	209	230	202	208

bräuche bei der Ernährung und Pflege der Kinder usw. usw. notwendig. Die vom Organisationsamte eingeleiteten, über das ganze Reich sich erstrecken-den Nachfragen und Forschungen haben zu höchst interessanten und nütz-lichen Ergebnissen geführt, mit deren Bearbeitung das Amt derzeit be-schäftigt ist.

Es sei bemerkt, daß statistisch drei Zahlen für jeden Bezirk berechnet wurden, und zwar die Säuglingssterblichkeit im 1. Lebensjahre, d. i. auf 100 Lebendgeborene kommen im 1. Lebensjahre Verstorbene; 2. die Säug-lingssterblichkeit im 1. Lebensmonat, d. h. auf 100 Lebendgeborene kommen im 1. Lebensmonat Verstorbene und die Totgeburtenzahl, d. i. auf 1000 Ge-borene kommen Totgeburten.

Die für die Länder der österreichischen Reichshälfte gewonnenen Zahlen sind in obenstehender Tabelle 4 angeführt. Dieselbe zeigt große Unterschiede in den einzelnen Ländern, insbesondere ungünstige Verhältnisse in den Alpenländern, in Galizien und in der Bukowina. Als wichtigstes Resultat aber ergab sich, daß in dem abgelaufenen Quinquennium die Säuglingssterblichkeit in allen Kronländern herabgegangen ist und daß als Mittel der Säuglingssterblichkeit im 1. Lebensjahre in der österreichischen Reichshälfte **20,5%** gefunden wurde. Es ist diese Erscheinung des Rückganges der Säuglingssterblichkeit in allen Kronländern (auch den Alpenländern, in welchen sich in den Lebensgewohnheiten der Bewohner im Laufe der Zeit naturgemäß wenig ändert) deswegen auch von großem Interesse, weil die statistischen Erhebungen in Deutschland und anderen Reichen seit den letzten Jahren ebenfalls einen Rückgang der Säuglingssterblichkeit ergeben haben.

So sank in Deutschland die Säuglingssterblichkeit von 1906 bis 1909 von 18,5% auf 17%. Im Vergleiche zu den hier angeführten Verhältnissen sei auf die Tabelle 5 verwiesen, in welcher ebenfalls die Kindersterblichkeit in den einzelnen Kronländern im Laufe der letzten 7 Jahre angeführt ist und aus welcher gleichfalls der allmähliche Rückgang der Säuglingssterblichkeit in Österreich bemerkbar ist.

Auch bezüglich der Totgeburtenzahl ist im allgemeinen ein Rückgang der hohen Ziffern zu entnehmen, wie aus der Tabelle 4 hervorgeht. Insbesonders muß hier auf die günstigen Verhältnisse in Dalmatien aufmerksam gemacht werden.

Es ist noch vollständig unerklärt, worauf dieser allgemein konstatierte Rückgang der Säuglingssterblichkeit zurückzuführen ist. Hätte die Kinderschutzbewegung schon vor einigen Jahren eingesetzt, so würde man vielleicht geneigt sein, sie auf diese allein zurückzuführen. Dies mag jedoch nur deswegen bemerkt werden, da in der neuen Literatur sehr häufig die Vermutung und oft auch Behauptung ausgesprochen erscheint, daß der Rückgang der Kindersterblichkeit einzig und allein durch das Bestehen einer vor kurzem erst inaugurierten Schutzaktion bedingt sei. Es reicht der Platz nicht aus, um die für die einzelnen politischen Bezirke festgestellten Daten hier namentlich anzuführen, jedoch wird das Organisationsamt des Kaiserjubiläumsfonds für Kinderschutz und Jugendfürsorge in Wien I, Herrengasse 7 jedem, der sich für die speziellen Verhältnisse interessiert, bereitwilligst Aufschluß erteilen. Nähere Ausführungen über die Befunde der neuen Statistik finden sich in einem im August 1911 in der Zeitschrift für Kinderschutz und Jugendfürsorge, Wien erschienenen Artikel des Dozenten Dr. L. Moll: Säuglingssterblichkeit und Totgeburtenzahl in Österreich im Quinquennium 1905—1909.

Wohlfahrtseinrichtungen für Säuglinge.

Eine Zusammenfassung der wichtigsten Kinderschutzbestrebungen und Anstalten findet sich in dem „Fürsorgekataster" des von Dr. Hueber verfaßten Buches: „Kinderschutz und Jugendfürsorge in Österreich" (k. k. Schulbücherverlag, Wien, 1911).

Im allgemeinen kann gesagt werden, daß in Österreich schon seit langem eine große Anzahl von Säuglingsbewahranstalten und Krippen usw. usw. besteht. Um ein Bild über die Tätigkeit dieser Anstalten zu gewinnen, wurden an die Anstaltsleitungen Rundfragen gerichtet. Aus dem bereits bekannten

Material und den eingelaufenen Berichten, welche von der Mehrzahl der befragten Vereine eingelangt sind, kann folgendes in Kürze mitgeteilt werden:

Säuglingsbewahranstalten und Krippen:

Mit der Verordnung des Ministeriums für Kultus und Unterricht vom 22. Juni 1872 RGB. Nr. 108 wurden Bestimmungen über Krippen erlassen.

Warteanstalten oder Krippen (Crêches) haben den Zweck, aus humanitären Rücksichten Kindern unter 3 Jahren jene Pflege angedeihen zu lassen, die ihnen die Eltern nicht gewähren können. Säuglingskrippen sind für Brust- und Flaschenkinder eingerichtete Tagesheimstätten.

Säuglingskrippen oder Säuglingsbewahranstalten bestehen in sämtlichen im Reichsrate vertretenen Königreichen und Ländern.

Eine nähere Beschreibung verdient insbesondere die Institution der Stillkrippen, welche von Staatswegen im Anschluß an die k. k. Tabakfabriken errichtet worden sind, und zwar wurde die erste Fabrikskrippe in Tachau, die zweite in Hainburg und die dritte in Joachimsthal errichtet.

Aus dem Reglement für diese in den staatlichen Fabriken eingerichteten Säuglingsheime sei hervorgehoben:

1. Der Zweck der Anstalt ist, den Arbeiterinnen, die stillende Mütter sind, Gelegenheit zu bieten, ihren Kindern ohne besonderen Zeitverlust und ohne physische Anstrengung während der Arbeitszeit die Brust zu reichen; ferner die Gewähr zu haben, daß die Kinder während der Beschäftigung ihrer Mütter in der Fabrik gut überwacht und sorgsam gepflegt werden.

2. Die Aufnahme in die Anstalt erfolgt über Anregung des Fabriksarztes im Einvernehmen mit der Fabriksvorstehung. Die stillende Mutter hat sich behufs Aufnahme ihres Kindes an den Fabrikarzt zu wenden, welcher hierüber einen Aufnahmeschein ausstellt.

3. Jeder neuaufgenommene Säugling erhält sein eigenes Bett zugewiesen, welches ihm bis zum Verlassen der Anstalt bleibt.

4. Jede Mutter hat ihr Kind in sauberem Zustande und mit der nötigen reinen Wäsche (Windeln) versehen, vor Beginn der vormittägigen Arbeit in der Anstalt abzugeben, woselbst es ohne Unterbrechung bis zum Schlusse der nachmittägigen Arbeit zu bleiben hat.

5. Die Säuglinge dürfen in der Anstalt nur bis zum Alter von einem Jahre untergebracht werden; nur in außergewöhnlichen Fällen und über ärztliche Anordnung ist nach Zulässigkeit der räumlichen Verhältnisse eine Verlängerung des Aufenthaltes über das erste Lebensjahr zulässig.

6. Die Kinder werden in der Regel alle drei Stunden gestillt, und ist die einzuhaltende Zeiteinteilung des Stillgeschäftes gleich bei der Aufnahme vom Fabriksarzte zu bestimmen, welcher auch über etwaige Abweichungen zu entscheiden hat.

7. Die Kinder mit infektiösen Erkrankungen oder mit ekelerregenden Ausschlägen sind von der Aufnahme in die Säuglingsanstalt unbedingt ausgeschlossen.

8. Erkrankungen von in der Anstalt untergebrachten Kindern sind sofort entweder vom Wartepersonal oder von den betreffenden Müttern durch den Krankenvater dem Fabriksarzte anzuzeigen.

9. Die in der Anstaltsfürsorge befindlichen Kinder sind allwöchentlich, und zwar an jedem Samstag zu wägen. Hierüber sind der Kontrolle des Fabriksarztes unterliegende Vormerke zu führen. Die Gebarung der Säuglingsanstalt ist in den Jahressanitätsbericht aufzunehmen.

10. Die mit dem Betriebe verbundenen, den Fabriksärzten zufallenden Obliegenheiten werden von diesen abwechselnd je einen Monat versehen, so daß je einer der Fabriksärzte die Anstalt durch vier Monate zu überwachen haben wird.

11. Die Aufrechterhaltung der Ordnung und der peinlichen Reinlichkeit im Säuglingsheim fällt den Krankenvätern zu, die in der Aufsicht hierüber abzuwechseln haben.

12. Kinder, deren Mütter der Anstaltsordnung zuwiderhandeln, werden von dem Verbleiben in der Anstalt ausgeschlossen.

Die Berichte über die bisher errichteten Säuglingskrippen sind sehr günstig, und es ist die weitere Errichtung von solchen in den k. k. Tabakfabriken Göding, Laibach, Landskron, Sternberg, Wien-Ottakring und Zwittau in Aussicht genommen. Es macht sich nur ein Übelstand schon jetzt geltend, nämlich der Mangel von Heimstätten, welche die aus der Säuglingsanstalt nach dem Erreichen des ersten Lebensjahres entlassenen Kinder aufnehmen sollen, und es dürfte wohl nur eine Frage der Zeit sein, daß auch für diese Kinder in den Fabriken oder in der Nähe derselben entsprechende Horte errichtet werden.

Von den aus Privatmitteln errichteten und erhaltenen Fabrikskrippen seien erwähnt: Die Fabriksstillkrippen in Parnik bei Böhm.-Trübau, Berndorf bei Baden, Hohenelbe, Jägerndorf, in Freiheit, in Brünn, in Braunau, in Wernstadt. —

Kinderhospitäler.

Außer den an die Universitäten angegliederten großen Kinderkliniken[1]) und den Polikliniken sind an Kinderspitälern in Österreich zu verzeichnen: in Nieder-Österreich, und zwar in Wien 10, in Baden 1; in Oberösterreich, und zwar in Linz 1, in Bad Hall 1, in Ischl 2, in Steyer 1, in Gallneukirchen 1; in Salzburg in der Stadt Salzburg 1; in Steiermark, und zwar in Graz 1; in Krain und zwar in Laibach 1; in Triest 1; in Görz 1; in Istrien 1 in St. Pelagio; in Tirol, und zwar in Innsbruck 1; in Böhmen, und zwar in Prag 2; in Reichenberg 1; in Mähren, und zwar in Brünn 1; in Galizien 2; in Lemberg 1; in Rzeszów 1, in Przeworsk 1.

Vereine.

Im folgenden werden die wichtigsten, auf privater Wohltätigkeit beruhenden Vereine angeführt, welche auf Grund der gepflogenen Erhebungen auch auf dem Gebiete des Säuglingsschutzes tätig sind.

In Niederösterreich, und zwar in Wien:

Der Verein Säuglingsschutz IX., Zimmermannplatz 9, gegründet über Anregung des verstorbenen Hofrates Professor Escherich 1904, mit einer Mutterberatungsstelle und Milchversorgung, Stillprämienverteilung und Pflegerinnenschule, unterbegracht in einem eigenen Häuschen neben dem St. Anna Kinderspitale und in 2 Filialen im 3. und 4. Bezirk. Die Gesamtzahl der verpflegten Kinder stieg vom Jahre 1905—1909 von 869 auf 1743. An dieser Zunahme hat die Tätigkeit der Ärzte Dr. Sperk und Dr. Dehne großen Anteil.

Der Verein zur Erhaltung der Säuglingsbewahranstalt auf der Wieden IV., Leibenfrostgasse 4, gegründet im Jahre 1850 von Dr. Tomandl, verpflegt Kinder vom zartesten Alter bis zum vollendeten 3. Lebensjahre tagsüber.

Der Verein Säuglingsfürsorge, gegründet 1904 als „Säuglingsmilchverteilung", verabreicht in vier Fürsorgestellen Säuglingsmilch und erstreckt seine Tätigkeit auch auf Mutterberatung, Hebammenprämiierung und Unterstützung der stillenden Mütter durch Beiträge aus Stillkassen, welche durch Einzahlungen seitens der Schwangeren dotiert werden. Dieser Verein verdankt seine Erweiterung seinem Gründer Dr. Siegfried Weiß.

Der Zentral-Krippenverein in Wien, gegründet im Jahre 1847, hat den Zweck, den Kindern mittelloser Eltern, namentlich solcher der arbeitenden Klasse tagsüber von der Zeit der Geburt an bis zum schulpflichtigen Alter in hierzu eingerichteten Anstalten (Krippen) Aufnahme, Überwachung und Verpflegung zu geben. Der Verein erhält 8 Krippen in den verschiedenen Bezirken Wiens. Müttern, welche Säuglinge in die Krippe bringen, ist es gestattet, ein oder mehrere Male des Tages zu kommen, um dem Kinde die Brust zu reichen.

Der Verein zur Erhaltung des Maria Josefinums in Wien, welcher vor 11 Jahren gegründet wurde, ist eine Wohltätigkeitseinrichtung, welche unter anderem die Pflege armer Wöchnerinnen und die Aufnahme und Verpflegung von Kindern in Krippen umfaßt.

---

[1]) Die größte von diesen ist die bisher im St. Anna Kinderspital, jetzt in einem prachtvollen Neubau untergebrachte Wiener Universit.-Klinik. Zur Orientierung über Bau, Einrichtung und Betrieb derselben siehe: Prof. v. Pirquet: Wiener klin. Wochenschrift 1911 und Zeitschrift für Kinderschutz und Jugendfürsorge 1912, Nr. 3.

Der Verein Lucina in Wien stellt sich die Aufgabe, Ehefrauen während der Niederkunft und des Wochenbettes samt ihren Kindern Aufnahme zu gewähren und Wochenbettpflegerinnen auszubilden.

Normalerweise verläßt die Mutter mit dem Säugling am 12. oder 14. Tage nach der Entbindung die Anstalt. Jm Erkrankungsfalle bleibt sie in der Anstalt unter der Behandlung des Arztes. Bezüglich der Verpflegung des Säuglings steht der Verein mit anderen Kinderschutzvereinen in Verbindung.

Das Kaiser Franz Josef Jubiläums-Rekonvaleszentenheim für arme Frauen in Wien dient zur Aufnahme von armen Wöchnerinnen und nach Maßgabe des Belegraumes auch ihrer Säuglinge.

Der Österreichische Bund für Mutterschutz in Wien verfolgt den Zweck, Müttern vor und nach der Entbindung in einem neugegründeten Mutterheime Unterkunft zu bieten. Gegenwärtig hat das Mutterheim einen Belegraum von 40 Betten und durchschnittlich bleiben die Mütter daselbst ungefähr 3 Monate. Weiters hat der Verein ein Bureau eröffnet, in welchem zweimal wöchentlich hilfesuchenden Müttern Rat gegeben, Rechtshilfe gewährt und Kostplätze, wenn möglich auch Arbeitsplätze vermittelt werden. Ferner sind noch folgende Vereine hervorzuheben:

Der Verein „Charitas" in Wien gibt Säuglingen Milch.

Der Verein „Findlingshort" in Wien verfolgt die Verbesserung der Lage der Findlinge.

Das Säuglings- und Kinderheim des Verbandes der Genossenschafts-Krankenkasse in Wien.

Von den übrigen in Österreich bestehenden usw. und seit geraumer Zeit in Wirksamkeit befindlichen Institutionen für Säuglingspflege seien folgende angeführt:

Der im Jahre 1852 gegründete Frauenverein für Krippenanstalten in Graz, welcher in den hierzu bestimmten 3 Krippenanstalten Kindern im Alter von 14 Tagen bis zum vollendeten 3. Jahre Obsorge, Aufnahme und Pflege gewährt.

Der St. Anna Kinderspital-Verein in Graz dient zur Erhaltung des St. Anna Kinderspitales in Graz, welches im Vereine mit der Universitäts-Kinderklinik auch die Behandlung kranker Kinder aus der steiermärkischen Findelanstalt besorgt.

Die Säuglingsfürsorgestelle in Klagenfurt wurde vom Kärntnerischen Landesverein für Kinderschutz und Jugendfürsorge im Jahre 1908 gegründet und eingerichtet, besteht aus einer Beratungsstelle für Mütter und einer Milchküche, ist in der Kinderabteilung des Landes-Krankenhauses untergebracht und steht unter der Leitung des Vorstandes der Kinderabteilung.

Die Krippenanstalt in Kreuth bei Bleiberg in Kärnten ist für die Kinder von Bergarbeitern bestimmt.

Die Aktion „Kinderschutz" des Landesverbandes der Barmherzigkeit in Innsbruck erstreckt ihre Haupttätigkeit auf die Findelkinder und Waisenpflege, ferner auf die Kontrolle über die aus der Landes-Gebäranstalt entlassenen und vom Lande ausgestatteten Kinder. Der Gesamtstand der Kinder betrug 1910 3000 und die Zahl der die Aufsicht freiwillig führenden Damen 54.

Der seit 12 Jahren bestehende Frauenverein für Krippen in Innsbruck erhält 2 Krippen für Kinder im Alter von 14 Tagen bis zum vollendeten 3. Lebensjahr.

In Böhmen besteht eine große Anzahl von Kinderbewahranstalten, ferner Unterstützungsvereine für Wöchnerinnen und Säuglinge, von denen als die ältesten und wichtigsten die in Kolin, Prag und Ledeč genannt werden. Seit 1908 wird durch die Stadt Prag an arme stillende Mütter und deren Säuglinge Milch verteilt, und zwar für die Mütter gewöhnliche Milch und für die Säuglinge Backhaus-Milch.

Von mährischen Institutionen seien angeführt: Der Krippenverein in Brünn, der vor 40 Jahren gegründet wurde, und in neuester Zeit auch eine Stillkrippe eingerichtet hat. Die stillende Mutter erhält unentgeltlich Frühstück, Mittagessen und Jause.

Das Säuglingsasyl in Brünn als ein Teil des Kinderschutzamtes, welches von der Stadt Brünn im vergangenen Jahre errichtet wurde, ist eine Unterkunftsstätte für obdachlose Säuglinge und ist verbunden mit einer Mutterberatungsstelle, welche nach den vorliegenden Berichten in stetem Anwachsen begriffen erscheint. Da beide Institutionen zum Kinderschutzamte gehören, so wird auch den Kindern der rechtliche Schutz durch die vom Kinderschutzamte ausgeübte Berufsvormundschaft, durch Ermittelung von Vormündern, Beratung der Vormünder usw. zuteil. Die Säuglingsstation und Mutterberatung wird von Dr. Weithofer geleitet.

In Schlesien bestehen in Bielitz und Troppau Säuglings- und Kinderbewahranstalten, ferner erhält der Frauen-Wohltätigkeitsverein in Jägerndorf eine Krippe, in welche Kinder im Alter von 4 Wochen bis 3 Jahren aufgenommen werden und die im steten Anwachsen begriffen ist. Von Fürsorgeeinrichtungen für Säuglinge in Galizien ist hervorzuheben, daß, wie schon oben bemerkt, seit der Auflösung der Findelanstalt im Jahre 1873 in Krakau uneheliche Kinder von der Verwaltung des St. Lazarus-Spitals aufgenommen und in Pflege abgegeben werden.

In Triest erhält die Poliambulanz eine im Jahre 1905 eröffnete Milchverteilungsstelle und die Gesellschaft der Jugendfreunde eine Krippe für Kinder von 14 Tagen bis zu 3 Jahren.

Außer den vorgenannten Vereinen haben sich in den österreichischen Kronländern Zentralstellen und Landeskommissionen gebildet, deren Tätigkeit sich auf alle Zweige des Kinderschutzes und der Jugendfürsorge, also auch auf das Gebiet des Säuglingsschutzes erstreckt, und zwar:

die Zentralstelle für Kinderschutz und Jugendfürsorge in Wien;
der Zentralverband der Wiener Gerichte und Waisenräte in Wien;
die Zentralstelle für deutsche Waisenpflege und Jugendfürsorge in Prag;
die deutsche und böhmische Landeskommission für Kinderschutz und Jugend-
    fürsorge in Prag;
die deutsche und böhmische Landeskommission für Kinderschutz und Jugend-
    fürsorge in Brünn;
der Jugendfürsorge und Kinderschutzverein in Salzburg;
der Landesverband für Wohltätigkeit in Graz;
der Jugendfürsorgeverein für Tirol und Vorarlberg in Innsbruck;
der kärntnerische Landesverein für Kinderschutz und Jugendfürsorge in
    Klagenfurt;
die Landeszentrale für Kinderschutz und Jugendfürsorge in Czernowitz;
das Landeskomitee für Kinderschutz in Lemberg.

Reichsanstalt für Mütter- und Säuglingsfürsorge.

Der von Sr. Majestät dem Kaiser Franz Josef I. anläßlich seines 60jährigen Regierungsjubiläums geäußerte Wunsch, dasselbe nicht durch rauschende Festlichkeiten, sondern durch Akte der Wohltätigkeit „für das Kind" zu feiern, fand in ganz Österreich lebhaften Anklang. Der größere Teil der Spenden kam den bereits bestehenden Kinderschutzvereinigungen zu, andererseits konnten neue Vereine gebildet werden. Ein Teil wurde zu einem Fond vereinigt, dem Kaiserjubiläumsfond. Der Kaiserjubiläumsfond wird verwaltet von einer eigenen Kommission, der Großen Kommission des Kaiserjubiläumsfonds für Kinderschutz und Jugendfürsorge in Wien, an deren Spitze der Ministerpräsident steht; die Geschäftsführung besorgt der 1. Vizepräsident Erbgraf von und zu Trauttmansdorff-Weinsberg.

Aus dem großen Komplex der Aufgaben, welche sich der Fond gestellt hat, wurde vor allem die Einrichtung einer Institution zur Bekämpfung der Säuglingssterblichkeit in Angriff genommen. Das Verdienst, diesem Zweige des Kinderschutzes in der Kommission die gebührende Geltung verschafft zu haben, gebührt vor allem dem verstorbenen Hofrat Prof. Dr. Theodor Escherich, welcher mit unermüdlichem Eifer für die Durchführung dieser Aktion sich eingesetzt und die Schaffung einer Institution zur Belehrung der Mutter als Ernährerin und Erzieherin des Kindes als eine der ersten Aufgaben des Fonds gefördert hat. Mit der Ausarbeitung des Entwurfes einer solchen Institution wurde Priv.-Doz. Dr. L. Moll aus Prag betraut.

Der Entwurf legt die Pläne und Ziele einer Reichsanstalt für Mütter- und Säuglingsfürsorge dar, die es dem Fond ermöglicht, sich dem ganzen Reiche nutzbar zu machen. Die Anstalt wird zwei Hauptziele, und zwar A. als Lehranstalt und B. als Wohlfahrtseinrichtung verfolgen.

I. Als Lehranstalt wird die Anstalt zunächst jenen weiblichen Pflegepersonen, welche aus beruflichen Interessen auf das Gedeihen der Kinder Einfluß nehmen oder nehmen werden, die Möglichkeit geben, die Pflege des Kindes insbesondere des Säuglings, theoretisch und praktisch kennen zu lernen. Es kommen hier in Betracht vor allem die in Spitälern bereits beschäftigten Krankenwärterinnen, Hebammen usw.

Es bestehen in den österreichischen Kronländern sehr viele Bezirksspitäler und andere öffentliche Krankenanstalten, die zwar Erwachsenen, aber keinen Säuglingen Aufnahme gewähren. Auf die Gründe dieses Übelstandes soll hier nicht weiter eingegangen werden. Nur soviel muß betont werden, daß, wenn in diesen Spitälern geschulte Säuglingspflegerinnen angestellt wären, den leitenden Ärzten damit auch Gelegenheit geboten wäre, kranke Säuglinge in Spitalspflege zu übernehmen und gesunden und unterstandslosen Säuglingen für die Zeit der höchsten Not Unterkunft und Versorgung zu bieten.

a) Daher werden die einzelnen Bezirksspitäler aufgefordert werden, je eine bis zwei ihrer Pflegeschwestern in die Reichsanstalt behufs Ausbildung in Säuglingsernährung und Kinderpflege zu senden. In einem 1/2- bis 3/4 jährigen Kurs mit theoretischem und praktischem Unterricht, in welchem diese Schwestern Pflegedienste verrichten und dabei im Hause ständig Wohnung finden, werden dieselben soweit in den Stand gesetzt, um, in ihre ursprüngliche Krankenanstalt zurückgekehrt, die Pflege und Wartung eines kranken Kindes übernehmen zu können. Der Fonds selbst setzt sich mit den Behörden (Landesausschuß usw.), denen die einzelnen Spitäler untergeordnet sind, behufs Entrichtung von Lehr- und Kostgeldern in Verbindung.

Auf diese Weise hat der Fond die Möglichkeit, den Bezirksspitälern aller Kronländer sich nutzbar zu machen, und trägt wesentlich zur Beseitigung eines ungemein empfindlichen Übelstandes bei.

b) Die Reichsanstalt bildet ferner absolvierte Hebammen zu Kinderpflegerinnen aus.

Die Reichsanstalt übernimmt es, entsprechend den vorhandenen Räumlichkeiten, jährlich eine bestimmte Anzahl Hebammen soweit in den Stand zu setzen, daß sie ihre Klientel in den Fragen der Pflege und Ernährung des gesunden Säuglings richtig orientieren, daß sie nicht selbst behandeln, aber daß sie die Störungen des Kindes soweit kennen lernen, um beizeiten auf das Herbeirufen des Arztes bestehen zu können. Nur zur richtigen Assistentin des praktischen Arztes soll die Hebamme ausgebildet werden. Jegliches Medizinieren ist ihr verboten. Es ist aber notwendig, den Hebammen zu lehren, was ihnen gestattet und was ihnen verboten ist.

Die Belehrung muß jedem Verbot vorausgehen. Die Reichsanstalt wird die Hebammen ebenso ausbilden wie die anderen Berufspflegerinnen und ebenso wie bei diesen zu verhüten wissen, daß sie in ihrem Handeln über das ihnen genau vorgeschriebene Gebiet der Kinderpflege hinausgehen.

c) Die Reichsanstalt übernimmt ferner die Ausbildung von Pflegerinnen, die ihr von seiten der einzelnen Landeskommissionen für Kinderschutz und Jugendfürsorge (Waisenpflegerinnen aus Waisenhäusern) zugeschickt werden.

II. Die Reichsanstalt bildet Berufskinderpflegerinnen aus.

Die Ausbildung der Pflegeschülerin geschieht durch eine vollständige theoretische und praktische Unterweisung derart, daß sie mit allen mit der Pflege und Wartung eines gesunden und kranken Kindes, vorzugsweise eines Säuglings, verbundenen Kenntnissen derart ausgerüstet wird, daß sie die Verpflegung eines gesunden Kindes von Geburt an vollkommen selbständig übernehmen und bei kranken Kindern dem Arzte als eine allen Anforderungen entsprechende Krankenpflegerin zur Seite stehen kann.

Der Pflegedienst ist in der Reichsanstalt so geplant,

1. daß die Pflegeschülerin Gelegenheit hat, viele gesunde und kranke Säuglinge zu sehen; gesunde deswegen, um das Verhalten kranker Säuglinge überhaupt erkennen und verstehen zu lernen,

2. daß sie die Pflege der ihr anvertrauten Kinder in einer Weise üben kann, wie das im Privathause der Fall ist, d. h. daß sie alles allein besorgen kann, was zur Kinderpflege gehört (Reinhaltung, Bad, Messung, Wägung, Medikamentenverabreichung, Umgang mit Ammen, Kontrolle der Stillung beim natürlich genährten Kinde, Zubereitung der künstlichen Nährmittel in der nach den Verhältnissen des Privathauses eingerichteten Milchküche, Haushaltungsarbeiten, die sich auf das Kindesalter beziehen usw.),

3. daß sie die Schwierigkeiten und Anforderungen des Pflegedienstes soweit kennen lernt, daß sie auch imstande ist, die Verantwortung im Privathause selbst zu tragen. Dieses Gefühl der Verantwortlichkeit soll dadurch gestählt werden, daß die Pflegeschülerin die ihr anvertrauten Kinder allein und ausschließlich pflegen kann. Beim Bau der Säuglings-

abteilung wird auf dieses Moment Rücksicht genommen werden. (Viele boxenartige Einzelabteilungen.)

Der Betrieb der Anstalt soll die Schülerin mit den Ursachen und Erscheinungen der sozialen Übelstände, insoweit sie namentlich das Kindesalter betreffen, bekannt machen; sie soll mit den Einrichtungen des Kinderschutzes und der Säuglingsfürsorge vertraut werden und auf diese Weise nicht nur selbst sich vom Ernst der realen Verhältnisse und dem ihrer Aufgaben überzeugen können, sondern sie soll auch in ihrem späteren Wirkungskreise zur Verbreitung des Erlernten und zur Propaganda für die Sache des Kindes beitragen können. Am Schlusse der durchschnittlich mindestens $^3/_4$ jährigen Ausbildung muß die Schülerin sich einer Prüfung unterziehen.

III. Jene Mütter (Hausmütter), welche mit ihren Kindern in der Anstalt Aufnahme finden, werden zu allen für das Kindesalter in Betracht kommenden Haushaltungsarbeiten angehalten werden und bei dem durchschnittlich mehrmonatlichen Aufenthalt in der Anstalt reichlich Gelegenheit finden, alle jene praktischen Kenntnisse und Handgriffe kennen zu lernen, welche für den Umgang mit Kindern notwendig sind. Die Mütter werden soweit unterrichtet werden, daß sie als geschulte Kinderfrauen die Anstalt verlassen und auf besser dotierte Stellen werden Anspruch erheben können.

IV. Die Reichsanstalt ist eine Fortbildungsschule für Ärzte.

Das Bestreben der gesamten Aktion fürs Kind wird und muß stets darauf gerichtet sein, die in der Praxis bereits wirkenden Ärzte zu Mitarbeitern am Kinderschutz zu machen. Die Anstalt wird in vorbildlicher Weise die Ärzte mit der praktischen Durchführung der verschiedenen Abwehrmaßnahmen vertraut machen, sie mit den notwendigen Kenntnissen ausstatten und ihnen auf diese Weise bei der Gründung und Führung kleiner Filialeinrichtungen der Mutter- und Säuglingsfürsorge in ihrem Wirkungskreise hilfreich zur Seite stehen.

Insbesondere wäre es zu begrüßen, wenn die in den Bezirksspitälern wirkenden Ärzte oder die in der Praxis stehenden Bezirksärzte, namentlich der Bezirke mit hoher Kindersterblichkeit, für den Besuch der Fortbildungskurse gewonnen werden könnten.

Behufs Verbreitung richtiger Anschauungen über Säuglingsernährung und Kindererziehung und behufs direkter Belehrung und Aufklärung der Bevölkerung in diesen Fragen werden in der Anstalt entsprechende Kurse mit theoretischem Unterricht und praktischen Übungen abgehalten werden (Mutterschule). Die Besucherinnen dieser Kurse (Externistinnen) können auch am Unterricht der Pflegeschule teilnehmen.

Um die Mutterbelehrung auch auf die Schichten der armen Bevölkerung auszudehnen, wird an die Reichsanstalt eine Mutterberatungsstelle angegliedert.

Eine Säuglingsmilchverteilung findet von seiten der Reichsanstalt nicht statt. Die Mütter sollen aber in der Milchküche der Anstalt, die ganz den häuslichen Verhältnissen entsprechend eingerichtet ist, im Falle der beratende Arzt der Mutterberatungsstelle die künstliche Beinahrung oder die künstliche Ernährung des Kindes anordnet, die Möglichkeit haben und dazu angehalten werden, die Zubereitung der Nährmittel praktisch unter Leitung einer geübten Pflegeschülerin zu erlernen.

Die Erfahrung lehrt, daß die Mütter die Zubereitungsmaßregeln, die sie vom Arzte erhalten, sehr häufig nicht verstehen und daß viele Mißerfolge der künstlichen Ernährung auf den Umstand zurückzuführen sind, daß die Mütter die einfachsten Nährmittel zuzubereiten ungeschult sind; dagegen wird praktische Unterweisung und Kontrolle der Zubereitung im eigenen Hause, welche ebenfalls durch Pflegeschülerinnen geschehen kann, hier von großem Nutzen sein.

Wohlfahrts- und Außenpflege.

Die Reichsanstalt dient nach den gezeichneten Aufgaben der Mutterschulung und der Heranbildung von Kinderpflegerinnen.

Weiter aber steht sie in dem Dienste der öffentlichen Wohlfahrtspflege.

a) Die Wohlfahrtspflege erstreckt sich zunächst auf mutterlose Säuglinge. Als mutterlos muß jeder Säugling bezeichnet werden, welcher durch irgend ein trauriges Ereignis (Krankheit, Irrsinn, Gefangenschaft oder Tod der Mutter) der Brustnahrung entbehren muß. Hier sind jene Kinder gemeint, deren Mütter im Wochenbette sterben oder schwer erkranken, dem Krankenhause oder Irrenhause übergeben werden müssen, oder deren Aufnahme in ein Spital von seiten einer Behörde verlangt wird. Diese Kinder gehören nicht durchwegs den ärmsten Schichten der Bevölkerung an, sondern sehr häufig dem bürgerlichen Mittelstande.

Die Kinder werden in der Regel von den Angehörigen oder Behörden in Privatpflege gegeben, und, da sie fast durchwegs künstlich genährt werden müssen, großen Gefahren ausgesetzt. Die Änderung der Lebensverhältnisse, unter die das Kind plötzlich gesetzt wird, vollzieht sich gewöhnlich so rasch, daß der zarte Organismus schweren und sehr häufig mit dem Tode verbundenen Schädigungen ausgesetzt wird.

Die Anstalt nimmt diese Kinder wenigstens für so lange Zeit auf, bis die Angehörigen eine Pflegestelle gefunden haben, welche nicht mit Gefährdung des kindlichen Lebens verbunden ist.

b) Die direkte Wohlfahrtspflege der Anstalt erstreckt sich ferner auf unterstandslose Säuglinge mit ihren Müttern.

Bei Unterbringung in Außenpflege nach der Entlassung übernimmt die Anstalt die Kontrolle derselben. Unter Leitung einer Lehrschwester werden von Zeit zu Zeit die Pflegeschülerinnen Kontrollexkursionen in die Pflegestätte unternehmen. Hiermit ist auch den Schülerinnen die Möglichkeit gegeben, die Pflegeverhältnisse der Außenpflege kennen, eine gerechte und objektive Kontrolle üben zu lernen und den Zustand und das Gedeihen des Kindes weiter verfolgen zu können.

c) In der Reichsanstalt wird eine kleine Abteilung für ältere Kinder eingerichtet, und zwar um den Unterricht der Schülerinnen auch auf die Pflegeverhältnisse des kranken älteren Kindes ausdehnen zu können, und

d) eine Erziehungsschule.

Die Erziehungsschule hat den Zweck, den Pflegeschülerinnen an praktischen Beispielen die Möglichkeit zu geben, Kinder mit Erziehungsdefekten, moralischen und psychischen Gebrechen kennen zu lernen und durch Beschäftigung mit diesen die Methode einer rationellen Erziehung zu erlernen.

Überblicken wir den hier skizzierten Entwurf der Reichsanstalt, so finden wir, daß derselbe auf folgendem Grundprinzipe aufgebaut ist; die Reichsanstalt bietet allen Organen, die beruflich auf Pflege und Erziehung des Kindes Einfluß nehmen, Gelegenheit, sich auszubilden, sie ruft sie in die Anstalt und entläßt sie nach der Ausbildung wieder in den Ort ihres ursprünglichen Wirkungskreises. Hiermit kann sie Vielen sich nützlich erweisen. Der Umstand, daß die zur Säuglingspflege bestimmten Organe mit den Sitten und Gebräuchen ihrer Wirkungskreise bereits vertraut sind, bietet Gewähr dafür, daß die in der Anstalt aufgenommenen Erfahrungen und Kenntnisse durch die Neugeschulten im Volke Verständnis und weitere Verbreitung finden werden, und daß auf diese Weise die Anstalt zum Zentrum einer Reichsaktion für Säuglingsschutz werden wird.

Der Entwurf wurde von seiten der Großen Kommission des Kaiserjubiläumsfonds für Kinderschutz und Jugendfürsorge zur Durchführung bestimmt; mit der ärztlichen Leitung der Reichsanstalt wurde Priv.-Doz. Dr. L. Moll betraut. Die Anstalt dürfte in einem Jahre fertiggestellt sein und dem Betriebe übergeben werden.

Wie schon oben anläßlich der Statistik und der Rundfragen bemerkt wurde, wurde von seiten der Großen Kommission des Kaiserjubiläumsfonds für Kinderschutz und Jugendfürsorge ein Organisationsamt für Säuglingsschutz und Jugendfürsorge errichtet. Es wurde vor kurzem erst gegründet und hat sich zur Hauptaufgabe gemacht, neue Kinderschutzbestrebungen anzuregen, bereits bestehende einheitlich zu organisieren, Reformen, welche die Sache des Kindes betreffen, anzuregen usw. Als ärztlicher Leiter fungiert Dozent Dr. L. Moll.

Die vorstehende Schilderung der wichtigsten Wohlfahrtseinrichtungen der Säuglingsfürsorge will keineswegs Anspruch auf Vollständigkeit erheben. Auch die angeführten konnten nur in Kürze aus Raumverhältnissen Erwähnung finden. Mit Freude muß konstatiert werden, daß in letzter Zeit immer wieder neue Aktionen angebahnt werden, welche sich auch die Säuglingsfürsorge zur Aufgabe machen, und daß solche nicht nur in den größeren Städten, sondern auch in den Landbezirken häufiger werden.

Ungarn.

Von

N. Berend

mit einem Beitrag von

A. v. Karsai.

Geschichtlicher Überblick.

„Es ist eine auffällige und sonderbare Tatsache, daß in einem Lande, welches seit tausend Jahren Gesetze hat, die ganze Rechtsquelle des Armenwesens, abgesehen von manchen, in Vergessenheit geratenen königlichen Dekreten, in zwei kurzen Abschnitten des Gemeindegesetzes und in einigen Abschnitten des im Jahre 1898 gegebenen, schon in der Motivierung als interimistisch bezeich neten Gesetzes besteht", sagt Forbàth[1]). Um so auffallender, da „die un garische Nation den, von seinem ersten König vererbten Sinn für Wohltätig keit bis zum heutigen Tage bewahrt hat". Linsbauer[2]).

Auf ihn, den heiligen König Stefan, gehen die Anfänge der ungarischen Armenversorgung zurück; er dekretierte, „daß die Witwen und Waisen der Notleidenden fortan unter königlichem Schutze stehen"[3]), er wies täglich eine bestimmte Summe zur Verteilung an die Armen an[4]); doch eine geordnete kirch liche Armenpflege hat er in Ungarn nicht eingeführt. Es wird ausdrücklich erwähnt, daß er den Zehnten eingeführt habe, doch von einer Vierteilung des selben, wie in Dalmatien, wo der vierte Teil des bischöflichen Einkommens für die Armen verwendet werden mußte „ist in dem Dekrete keine ausdrückliche Erwähnung"[5]).

Nach Carolingischem System wurde die Armenpflege im Mittelalter dem Klerus anvertraut; dessen Angehörige nahmen auch die verlassenen Kinder auf und erzogen sie.

Schon im ersten Jahrhundert des ungarischen Reiches war die Zahl der Hospitäler groß; Ratzinger ist im Irrtum, wenn er sagt „es verlautet vor dem Ende des 12. Jahrhunderts nichts über Gründung von Hospitälern". König Stefan hat sogar in Konstantinopel und Rom Hospitäler für arme reisende Ungarn errichtet, urkundlich ist die Gründung des Xenodochium St.

---

[1]) Forbàth, Ungarisches Armenwesen 1898.
[2]) Linsbauer, Internat. Sanitätswesen 1868.
[3]) Et. Kanócz, L'assistance publique en Hongrie 1900.
[4]) Vita St. Stephani ap. Pertz script. XI. 236.
[5]) Ratzinger, Geschichte der kirchl. Armenpflege 1868.

Lazari in Esztergom (Gran) im Jahre 1000; des Hospitales St. Benedikti in Pécsvárad im Jahre 1007; „am Granfluß" im Jahre 1075, zu Veszprim 1085 erwähnt; außerdem zählt Linsbauer (l. c.) 4 Hospitäler im 12. Jahrhunderte auf (Stuhlweißenburg, Csurghó, beim Kloster zu Szent-Jobb, und Kew); bis zum Jahre 1431 kann ich außerdem die Gründung von 21 Spitälern, welche zumeist auch Armenhäuser waren, nachweisen. Im Jahre 1280 stiftete König Ladislaus III. 100 Silbermarken jährlich zur Gründung eines Armen- und Krankenhauses innerhalb der Landesgrenzen. Im Jahre 1238 werden sämtliche Krankenhäuser „vom Weinzehnten enthoben".

Die meisten dieser Hospitäler waren in den Händen des Johanniterordens, dessen bedeutendstes Hospital das in Gran war; alle anderen Johanniterspitäler waren diesem untergeordnet. Die Augustiner, auch die Lazaristen hatten Krankenhäuser in den Händen. Seit dem 13. Jahrhundert gingen fast alle ungarischen und siebenbürgischen Hospitäler in die Hände des Ordens vom heiligen Geiste (Kreuzherren) über, nur wenige Hospitäler hielten sich unabhängig, so das städtische Spital in Besztercze und einige Augustinerhospitäler.[1] Die Zahl der Hospitäler in Siebenbürgen muß sehr groß gewesen sein, da sie sich im 15. Jahrhundert nicht nur in den Städten, sondern auch in Dörfern nachweisen lassen. Nach Müller[2] hatte jedes Dorf sein eigenes Hospital unter der Pflegerschaft des Heiligen Geistordens.

Der Aussatz, aber noch mehr die Pest, welche durch die Streifzüge der Osmanen eingeschleppt wurden, machte diese Fülle der Hospitäler notwendig.

Ja, die Zeit der Türkenkriege förderte sogar die Gründung neuer Hospitäler; in immer größerer Zahl entstehen jetzt Armenhäuser in Beczkó im Jahre 1500, in Selmecz im Jahre 1523, in Bittse im Jahre 1613, in Vöröskeő im Jahre 1637; in Podolin im Jahre 1643, in Metzenzef im Jahre 1650. Linsbauer[3] zählt bis zu dieser Zeit 18 neue Hospitäler auf. Nach der Vertreibung der Türken aus dem Lande entstehen in schneller Folge neue Hospitäler unter dem Antrieb vom Primas Kolonics. —

Gegen die Abtreibung, gegen das Aussetzen der Kinder und gegen Kindermord hat Ungarn sehr alte Gesetze. [König Koloman, I. Buch 58. Kapitel mulieres partum suum necantes, archidiacono allatae penitentiam agunt.] Später wurde aber der Abort sehr streng bestraft, eventuell mit Todesstrafe.

§ 68 des Gesetzes vom Jahre 1656 und § 1 des Gesetzes von 1723 bestrafen den Kindesmord mit dem Tode, eventuell auch mit der Folter.

Nach Bodó[4] ist das Aussetzen des Kindes mit dem Tode zu bestrafen, wenn es den Tod des Kindes zur Folge hatte; wenn das Kind am Leben blieb — mit dem Stäupen.

Für die ausgesetzten und verlassenen Kinder sorgt § 12 des Gesetzes vom Jahre 1656 „Infantes expositi vel in Hospitalibus ad id deputatis vel in eorum defectu a magistratu locati sunt educandi".[5]

Dieses Gesetz, daß das Findelkind also durch die Kommunen versorgt werden soll, ist sehr wichtig, und wird nochmals ausgesprochen in dem königlichen Dekrete vom 22. August 1724 und in der Statthaltereiverordnung vom April 1790.

---

[1]) Ratzinger, S. 315.
[2]) Müller, Geschichte der siebenbürgischen Hospitäler, S. 18.
[3]) Linsbauer, Internationales Sanitätswesen, S. 23.
[4]) Bodó, Jurisprudentia criminalis sec. praxim. II. Teil. LXI. artic. De iis quae abortum studiose procurant. Zit. nach Szalárdy Gyógyászat, 1900, Nr. 32.
[5]) Linsbauer, Codex sanitarius, II. Bd., S. 498 u. III. Bd., S. 734.

Die Statthaltereiverordnung vom Jahre 1795 verordnet die Errichtung von Geburtshäusern, um dem Kindermorde vorzubeugen[1] — aus dieser Zeit (1805) stammt der erste Fond für eine Findelanstalt (testament. Legat von St. Sándor, 10 000 Gulden).

Im Jahre 1807 stellt das Statthalteramt die Bedingungen fest, unter welchen die ungarischen Findelkinder in die Wiener Findelanstalt aufgenommen werden können.

Im Januar 1845 verordnet das Statthalteramt strenge Aufsicht über die in fremde Pflege gegebenen Kinder.[2] Ein Gesetz vom Jahre 1848 verbietet die Verwendung der Kinder zu schwerer Arbeit.[3]

Das im Jahre 1839 entstandene, von Schöpf - Mérei gegründete Pester Kinderspital, das dritte in Europa, bot sich im Jahre 1848 an, für die Findlinge und Verlassenen zu sorgen; doch wurde aus dem Antrag in dieser bewegten Zeit nichts; im Jahre 1868 entsteht ein „Findelhausverein", der jedoch, weil nach der Meinung des Sanitätsrates „dem Allgemeinwohle schädlich", nicht bestätigt wurde.[4]

Der § 140 des Gesetzes XIV. 1876 steht noch auf dem Boden der königlichen Dekrete von 1656 und 1724, nämlich daß die Versorgung der Findelkinder eine kommunale Aufgabe sei. In den an Österreich angrenzenden Komitaten wurden diese Ausgaben nahezu unerschwinglich, außerdem war, infolge der Indolenz der Kommunen, die Pflege der Findelkinder absolut ungenügend.

Im Jahre 1879 trat Szalárdy mit seiner Aufsehen erregenden Arbeit hervor[5], in welcher er auf die enorme Mortalität der unehelichen Kinder hinwies. Seinen Bemühungen ist das Entstehen des „Weißen Kreuz"-Vereins im Jahre 1885 zu verdanken, und sein Verdienst bleibt es, nicht nur den ersten Schritt zur wirksamen Säuglingsfürsorge getan, sondern dadurch, daß er das Band zwischen Mutter und Kind fester zu knüpfen trachtete — im Gegensatz zu anderen Systemen — den Grundton des späteren staatlichen Kinderschutzes angeschlagen zu haben.

Aus dieser Zeit stammt § 105 des Gesetzes XXXVI 1872 von der Organisation der Hauptstadt Budapest, nach welchem die Versorgung der eigenen Armen der Stadt zur Last gelegt wird; das Hygienegesetz XIV 1876, das Waisengesetz XX 1877 und das Arbeiterunterstützungsgesetz XIV 1891, in welchen allen einzelne Paragraphen sich auf Kinderschutz beziehen.

Doch den Anfang einer neuen Ära bedeutet Gesetz XXI 1898, in welchem bestimmt wird, daß die für „notleidende Frauen und ihre Neugeborenen, welche in Geburtshäusern verpflegt werden" sowie „für die Verlassenen und Findelkinder bis zu ihrem 7. Lebensjahre" notwendigen Ausgaben „durch den öffentlichen Krankenpflegefond zu decken sind."

Wie und wo die verlassenen und Findelkinder verpflegt werden sollen, erklärt die Min.-Verordnung 50000/899, nach welcher ein jedes Findelkind durch jene Kommune übernommen werden soll, in der es gefunden wurde; die Kommune hat darüber der Verwaltungsbehörde Meldung zu erstatten und diese entscheidet über das Kind; Säuglinge sollen an ärztlich untersuchte Säugammen, welche gesundheitlich, moralisch und materiell in annehmbaren Verhältnissen stehen, gegeben werden; eine Pflegemutter, bei welcher schon 2 Kinder ge-

---

[1] Kasics, Enchyridion, III. Bd., S. 231.
[2] Linsbauer, Codex sanit., III. Bd., 5. Abteil., S. 637.
[3] Lévai, D. Zeitschrift für Säuglingsschutz, I. Bd., S. 124.
[4] Zit. nach Szalárdy, l. c.
[5] Szalárdy, Öffentliches Waisenhaus u. Kindersterblichkeit 1879.

storben sind (wenn auch ohne eigenen Fehler) darf nicht wieder verwendet werden; bei Nachlässigkeit ist sie zu bestrafen (Nach § 310 des VG. 1878).

Nach dem vollendeten 7. Lebensjahre fällt die weitere Versorgung der Kinder an die Kommune zurück.

In Ermangelung eigener Institute wurde schon im Jahre 1895 dem Weißen-Kreuz-Verein und dem ersten Budapester Kinderasylverein das Mandat übertragen, die verlassenen, respektive Findelkinder auf Kommunalkosten zu übernehmen und in ihren Kolonien zu verpflegen. (Der Weiße-Kreuz-Verein besaß außer seiner Zentralanstalt zu Budapest im Jahre 1899 schon 85 Kinder Kolonien und 18 Filialen auf dem Lande.)

Das erwähnte Gesetz XXI 1898, welches schon die staatliche Verpflichtung des Kinderschutzes im Kern trägt, aber auch sein Kommentar, die erwähnte Min.-Verordnung, hatten aber manche Nachteile.[1]

Die Kommunen waren nur allzubereit, die „Verlassenheit" eines Kindes auszusprechen, um dadurch materiellen Verpflichtungen zu entrinnen; das Ministerium wurde gezwungen, um dem Débâcle seines allzu belasteten Krankenpflegefonds zu entrinnen, — da die Zahl der „verlassenen Kinder" kolossal in die Höhe schwoll — die Verordnungen 25 829/901 und 85 100/901 herauszugeben. Den erwähnten Vereinen wurde nur gestattet, „uneheliche Säuglinge unter einem Jahr bedingungslos aufzunehmen, in jedem anderen Falle mußte erst das Ministerium befragt werden".

Dadurch entstand aber die Anomalie, daß ein uneheliches Kind gegenüber dem verlassenen, jedoch ehelichen Kinde in Vorteil geriet; und so wurde sozusagen das Konkubinat prämiiert.

Außerdem bestand der Fehler, daß die Kinder auf zweifache Art aufgenommen werden konnten: entweder in den Instituten und Kolonien des Weißen Kreuzes, wo sie auch gut verpflegt waren, oder durch die Kommunen, wo sie eigentlich in demselben Elend verblieben, aus welchem der Staat sie zu befreien trachtete. Die Kommunen drückten das Kostgeld des Kindes herunter, und doch „erhielt der Säugling die eigene Mutter".

Der Umstand, daß die erwähnten Vereine — abgesehen davon, daß sie die Unterhaltskosten für das Kind respektive die Mutter aus der Staatskasse bezogen — auch für administrative Zwecke monatlich 6 K für ein Kind beanspruchten, gab auch zu großen Kosten Veranlassung.

Diesen Mißständen hätte man dadurch begegnen können, daß der Staat auch anderen wohltätigen Vereinen — es gab deren in dieser Zeit schon eine große Zahl — das Recht zugestanden hätte, die verlassenen und Findelkinder zu versorgen. Doch wäre dann eine einheitliche Leitung ausgeschlossen gewesen.

Es siegte also die Richtung, welche Min.-Präsident Koloman von Széll und Staatssekretär J. von Széll repräsentierten, welche die Errichtung eigener staatlicher Asyle als einzig zweckentsprechend erachteten; 3 Millionen Kronen konnte das Ministerium aus verschiedenen Fonds zur Verfügung stellen. „Einmal muß man doch anfangen", sagten diese Schöpfer der staatlichen Fürsorge und so entstanden die Gesetze VIII und XXI des Jahres 1901; diese und die neue Verordnung Nr. 1/903 sind am 1. September in Kraft getreten; seit diesem Tage haben wir den vollgültigen staatlichen Kinderschutz mit dem stolzen Motto „vom Recht des Kindes" (Bosnyák).

Um den Übergang zu erleichtern, wurden bis zur Fertigstellung der Asyle die Zentrale des Weißen-Kreuz-Vereins und sämtliche Filialinstitute auf drei Jahre gepachtet, sofort 9108 durch den Verein versorgte Kinder in staat-

---

[1] Den folgenden Gedankengang entnehme ich dem Buche Alex. v. Karsai.

liche Pflege übernommen und staatliche Beamte an die Stellen der Vereins-
angestellten gesetzt. An dieser großen Arbeit nahmen teil, die Ministerial-
Räte Paul von Ruffy und Fr. von Forray, Z. von Bosnyák, von dem
das Leitmotiv „vom Rechte des Kindes" herrührt, und Minister.-Sekretär
Alex. von Karsai, die das Asylwesen ausbauten; heute noch steht der erste
Landesinspektor der Asyle, Ministerialrat Paul von Ruffy nicht nur in der
tätigen Oberleitung, sondern auch an der Spitze der Bewegung, welche die staatliche Fürsorge und den gesellschaftlichen, resp. Vereins-Kinderschutz zu einer
organischen Einheit zu verbinden trachtet. Der Leiter des ungarischen Kinderschutzes ist heute Sektionschef Ministerialrat Alex. von Köszeghy.

Die Kinderschutzliga, vom Grafen Edelsheim-Gyulay und Mi-
nisterialsekretär Alex. von Karsai mustergültig organisiert, ist das würdige
Gegenstück der staatlichen Aktion, denn damit ist es eigentlich gelungen, den
Gedanken des Kinderschutzes auch in den fernsten Marktflecken hinauszu-
tragen.

„Die ungarischen Gesetze verdanken ihre Entstehung zuvörderst dem
Zwecke der Einschränkung der Säuglingssterblichkeit, welche leider
bei uns eine exorbitante Höhe erreicht hat, indem von 16 zivilisierten Staaten
Europas Ungarn die größten und traurigsten Zahlen aufweist." (Arthur
K. Szilágyi.)[1]

Darüber kann kein Zweifel sein, daß dem Schöpfer des Gesetzes Minister-
Präsident von Széll dieser Zweck in erster Reihe vorschwebte. In der moti-
vierenden Rede des Gesetzentwurfes sagt er: „In Ungarn ist der Kinderschutz
nicht nur eine humanitäre Aktion, es ist eine große nationale Aufgabe;
wer ein Kind am Leben erhält, leistet der Nation einen Dienst" — und von
Ruffy sagte im Jahre 1903: „In der Verhältniszahl der Kindersterblichkeit
gipfelt das ganze Wesen unseres Kinderschutzsystems."

Die ungarische Nation darf mit berechtigtem Stolze auf den staatlichen
Kinderschutz hinweisen, der zum Schutze größerer Kinder für alle Länder
vorbildlich sein kann. Auch für den Ausbau des, einstweilen nicht genügenden Säuglingsschutzes stellt er ein festes und würdiges Fundament dar, auf
dem der Bau zu errichten ist, für den von vielen fleißigen Arbeitern Bausteine
bereits zusammengetragen sind.

Statistik der Säuglingssterblichkeit.

Die Zeiten, wo Szalárdy[2]) konstatieren konnte, daß in Budapest 80 bis
91% der in Ammenschaft gegebenen unehelichen Kinder starben, wo die Hälfte
sämtlicher Todesfälle auf die Kinder unter 5 Jahren entfiel und die Geburtenzahl fast eben so groß war wie die Zahl der Verstorbenen (die Jahre 1860 bis
1879), sind vorüber. Alle diese Verhältnisse zeigen eine außerordentliche Besserung, nur eine Sache hat sich nicht geändert: die Zahl der außerehelichen Kinder.
(Ein Drittel sämtlicher Geburten.)

Budapests Säuglingssterblichkeit ist von 34,9 bis auf 14,6, im Jahre 1909 auf
15,5% gesunken; eine Zahl, auf die wir stolz hinweisen könnten, wenn sie nicht
teilweise wenigstens dadurch bedingt wäre, daß die meisten außerehelichen
Kinder aufs Land in Ammenschaft gegeben werden, also in der Budapester

---

[1]) Szilagyi, Moderner Kinderschutz 1908.
[2]) Szalárdy, Öffentliches Waisenhaus 1879.

Säuglingsmortalitätsstatistik nicht figurieren. Die von Pikler[1]) und von mir[2]) mit Einrechnung dieser Fälle korrigiert ausgerechnete Säuglingssterblichkeit von Budapest ist zirka 18%, eine Zahl, welche ebenfalls die enorme Besserung seit den 70er Jahren demonstriert.

Ein ausgesprochener Sommergipfel läßt sich in Budapest nicht in jedem Jahre nachweisen, die Frühjahrsmortalität ist fast eben so groß wie der Sommergipfel.

Die Ernährungsart der Budapester Säuglinge geht aus meinen folgenden Zahlen hervor: Von Anfang an künstlich ernährt werden 4,8%; ausschließliche Brusternährung bis zum 6. Monat in 30,9%; vor dem 6. Monate abgestillt 27,7%; Allaitement mixte in 36,6%. Diese Zwiemilchernährung ist aber nur selten rationell; nach meinen Untersuchungen ist sie in zirka 50% fehlerhaft.

Sehr viele der gestillten Kinder werden erst sehr spät entwöhnt, als Gegensatz kann die große Häufigkeit des plötzlichen Abstillens genannt werden.

Die Krankheiten der Respirationsorgane (Lungenentzündung) sind als Todesursache in sehr großer Zahl zu konstatieren, 1700 Fälle von 3063 Todesfällen im Jahre 1896, während die Zahl sämtlicher „Darmkatarrhe" und „Enteritisfälle" 746 war.

Die unrichtige Zwiemilchernährung und der absolute Mangel an Pflege führen zu chronischen Ernährungsstörungen und die Kinder erliegen der leichtesten katarrhalischen Infektion.

Für die Provinz gelten dieselben Ursachen für die große Säuglingsmortalität; es wird fast ein jedes Kind gestillt, doch werden die unmöglichsten Zutaten gegeben: Semmel in saurer Milch, Semmel mit Schnaps; Sauerkraut, Pflaumen; wenn die Kinder schlafen sollen, bekommen sie häufig Mohnabkochungen [Lévai[3])].

Vor der freien Luft werden im ganzen Lande die Kinder sorgfältig gehütet, das Lüften gehört nicht zu den Gewohnheiten der ungarischen Mütter.

Die sehr wichtige Statistik von Szalárdy (1879) gibt uns über die traurigen Verhältnisse Auskunft, welche in der Mitte des 19. Jahrhunderts das ungarische Volk dezimierten; in den Jahren 1852 bis 1865 waren 50,7 % sämtlicher Todesfälle Kinder unter 5 Jahren; die Säuglingssterblichkeit sank in diesem Zeitraume von 23,9% auf 22,9% herab. In dieser Periode war Ungarns Kindermortalität weitaus die größte in Europa; auf 100 Lebendgeborene entfielen 42 Todesfälle unter 5 Jahren.

Diese enorme Kindermortalität war durch den absoluten Mangel der hygienischen Einrichtungen bedingt; sehr wichtig ist bei der Beurteilung der Verhältnisse der Umstand, daß nach Bertillon[4]) in der Periode 1872 bis 1875 von allen europäischen Ländern in Ungarn die meisten Ehen geschlossen wurden. (Auf 100 Einwohner entfallen in Ungarn 1.08; in Deutschland 0,97, in Frankreich 0,86 Ehen); in der Geburtenzahl wies damals nur Rußland eine höhere Zahl auf. Allerdings ist zu konstatieren, daß in der Verhältniszahl der unehelichen Geburten damals Ungarn mit 6,49% einer der bestsituierten Staaten in Europa war.

Wir hatten damals also eine enorme Kinderzahl, eine enorme Kinder- und Säuglingssterblichkeit, trotz der relativ nicht allzugroßen Zahl unehelicher Kinder.

---

[1]) Pikler, Hauptstädt. Mitteil. 1907. Herg.
[2]) Berend, Statistik der Säuglingssterblichkeit 1909.
[3]) Lévai, D., Kinderasyle u. Säuglingsschutz 1911.
[4]) Bertillon, Revue scientif. 1877 und Journal de la société statistique à Paris 1877.

Seitdem haben sich die Verhältnisse sehr geändert; die hygienischen,
ziemlich gut durchgeführten Gesetze und Maßnahmen üben im ganzen Lande
eine bedeutende Wirkung auf die Mortalität der Erwachsenen und der Kinder
aus; in der Säuglingsmortalität ist diese Wirkung am wenigsten ausgesprochen,
denn, was wir mit den besseren hygienischen Verhältnissen gewonnen haben,
verlieren wir — teilweise wenigstens — durch die kolossale Vermehrung der
unehelichen Geburten.

Und das ist um so mehr zu betonen, als die Zahl der außerehelichen Kinder
in ganz Europa zurückgeht, nur bei uns ist sie, der Vorperiode gegenüber, angewachsen. (Fig. 73.) Nur im Jahre 1909 ist eine Besserung zu konstatieren,
bedingt durch die große Rückwanderung von Amerika, welche im
Jahre 1908 stattfand.

Dieses Anwachsen der unehelichen Geburten ist sozial bedingt und hat
seine Ursache in der Auswanderung, sowie in der von Jahr zu Jahr stärkeren

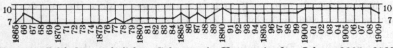

Fig. 73. Zahl der unehelichen Geburten in Ungarn in den Jahren 1865—1909.

Unmöglichkeit, Grundbesitz zu erwerben. Ich habe seit dem Beginn der exakten
staatsstatistischen Forschung in Fig. 74 die Zahl der Lebendgeborenen dargestellt; im Jahre 1865 entfielen 41 auf 1000 Einwohner; den Höhenpunkt
erreichten wir mit 46⁰/₀₀ im Jahre 1884.

Seitdem geht die Zahl der Lebendgeborenen stark zurück, schneller vielleicht wie bei andern europäischen Völkern; im Jahre 1905 erreichte diese
Zahl ihr bisheriges Minimum mit 35⁰/₀₀; seitdem ist eher eine Besserung ein-

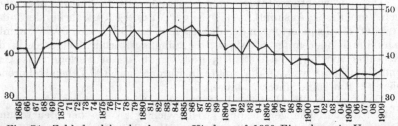

Fig. 74. Zahl der lebend geborenen Kinder auf 1000 Einwohner in Ungarn
in den Jahren 1865—1909.

getreten und Ungarn kann noch heute mit seinen 37⁰/₀₀ Lebendgeburten eine
der besten Stellen in der europäischen Völkerfamilie einnehmen (nur Rußland,
Rumänien und Serbien weisen höhere Zahlen auf). — Kinder hätten wir also
noch genug. —

Um die Verhältnisse besser überblicken zu können, habe ich die Mortalitäts-
verminderung der Erwachsenen, Kinder und Säuglinge in Fig. 75 und Fig. 76 zusammengestellt (über Mortalität unter einem Jahr im % der Lebendgeborenen
besitzen wir leider erst seit dem Jahre 1891 exakte Zahlen). Bei der Betrachtung
der Kurven muß es auffallen, daß, wenn wir von den kolossalen Schwankungen
des Cholerajahres 1873 absehen, die Mortalität der Erwachsenen eine fast stetig
absteigende Linie bildet; die Kindermortalität (unter 5 Jahren) dagegen nach

dem Jahre 1883 bis zum Jahre 1892 eher ansteigt — es ist also ganz sicher
anzunehmen, daß wir in dieser Periode auch eine kolossale Säuglingssterblichkeit hatten — nach dem Jahre 1892 ist aber eine sehr bedeutende Besserung
eingetreten, und diese erstreckt sich auch auf die Säuglingsmortalität. Im Jahre
1892 hatten wir noch 27% Mortalität — seit Szalárdys Zeiten bis zu diesem

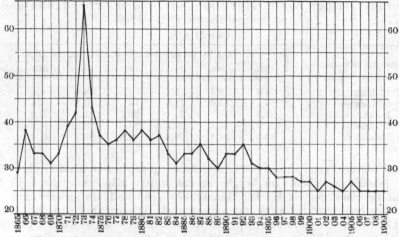

Fig. 75. Mortalität der Erwachsenen in den Jahren 1865—1909.

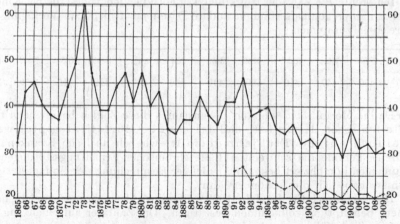

Fig. 76. Mortalität der Kinder unter 5 Jahren (⌒) und der Säuglinge unter
1 Jahr (⌒) im % der Lebendgeborenen in den Jahren 1865—1909.

Datum hat sich der Zustand überhaupt nicht gebessert. Heute sind die
Verhältnisse mit 1892 überhaupt nicht zu vergleichen. Wir können
auf eine augenscheinliche Besserung hinweisen, welche ihren Höhepunkt im Jahre 1904 mit 19,7% erreichte; seitdem ist aber, wie ich es auch
früher konstatieren mußte, in dieser erfreulichen Besserung der
Verhältnisse leider wieder eine Stagnation eingetreten.

Meine eigenen, für die Jahre 1903 bis 1908 gültigen Untersuchungen, welche ich in den „Ergebnissen der Säuglingsfürsorge" publiziert habe, kann ich heute mit den Angaben des Jahres 1909 ergänzen; diese Nachuntersuchung bestätigt die bisherigen Forschungsergebnisse. Aus der Tabelle 1 ist die erwähnte Stagnation, vielleicht eine Verschlimmerung der Säuglingsmortalität zu ersehen.

Verhältnis der Kindersterblichkeit zu den Lebendgeborenen in den Jahren 1903—1909.
Tabelle 1.

Alter der Gestorbenen	Auf 100 Lebendgeborene entfallen Tote im Jahre						
	1903	1904	1905	1906	1907	1908	1909
unter 1 Monat	8,6	8,4	9,1	8,4	8,6	8,4	8,3
unter 6 Monaten	16,1	15,6	17,6	16	16,3	15,6	16,5
unter 1 Jahr.	21,3	19,7	23,1	20,7	21,2	20,0	21,4
unter 2 Jahren	27,0	24,1	29,3	26,0	26,2	24,6	
unter 7 Jahren.	35,3	31,1	36,8	32,9	33,1	31,4	

Es sterben noch immer 40% sämtlicher gestorbenen Kinder, ohne einen Arzt gesehen zu haben. Im Vergleiche mit andern Ländern ist eben die Mortalität zwischen dem 6. bis 12. Monate sehr groß und am meisten den wirtschaftlich bedingten Schwankungen ausgesetzt. Die relativ sehr hohe Mortalität eben dieser Lebensperiode ist außerdem dadurch bedingt, daß die kolossal überernährten, aber bisher von der Brustmilch doch geschützten Säuglinge in dieser Zeit entwöhnt werden.

Ich stellte die Zahl der auf einen Tag entfallenden Todesfälle bei Kindern unter 2 Jahren (damals standen andere Daten noch nicht zur Verfügung) im Jahre 1908 zusammen.

Jan.	Feb.	März	April	Mai	Juni	Juli	Aug.	Sept.	Okt.	Nov.	Dez.
455	470	487	510	450	419	482	433	412	415	384	379

Da die Mortalität des ersten Lebensjahres diese Zahlen beherrschen muß, stellte ich schon damals fest, daß bei uns der Mortalitätsgipfel wahrscheinlich auf das Frühjahr entfällt, wie ich auch im Krankenhause in dieser Periode die schwersten Fälle chronischer Ernährungsstörungen mit Pneumonien kompliziert bekomme. Bei der Besprechung der Budapester Verhältnisse habe ich dies schon erwähnt.

Heute kann ich für das Jahr 1909 exaktere Zahlen erbringen, welche meine frühere Behauptung vollkommen bestätigen. Die Zahl der auf einen Tag entfallenden Todesfälle unter 1. Jahr betrug:

	Jan.	Feb.	März	April	Mai	Juni	Juli	Aug.	Sept.	Okt.	Nov.	Dez.
im Jahre 1909	353	469	493	402	347	329	395	485	428	402	324	286

Ich kann also, ebenso wie für 1908, auch für 1909 konstatieren, daß Ungarns größte Säuglingssterblichkeit auf das Frühjahr fällt, der Sommergipfel ist nicht so hoch und viel weniger andauernd, ganz anders wie in Deutschland oder Frankreich. Ich habe dies im Krankenhaus gesehen, aus der Mortalitätsstatistik von Budapest nachgewiesen und jetzt finde ich einen weiteren Beweis dafür in der Statistik der Budapester Gratismilchanstalt: Fast gleiche Zahlen für die Erkrankungen der Respirationsorgane und für die Verdauungsstörungen. Nur in dem Landesteil „zwischen Theiß und Donau" ist die Sommermortalität etwas größer wie die im Frühling.

Es sind enorme Unterschiede zwischen den einzelnen Landesteilen zu konstatieren, und man kann die Komitate und Städte bezeichnen, in welchen die Säuglinge im 1. Lebensmonate massenhaft zugrunde gerichtet werden; dies sind die Distrikte des „Einkindersystems", wo auch die meisten Abortfälle und die meisten Totgeborenen zu konstatieren sind. In der Relation der Mortalität unter 1 Monat sind die Verhältnisse der magyarischen Komitate schlechter bestellt, wie die Wohnorte der übrigen Nationalitäten.

Zwischen dem 2. und 6. sowie 7. und 12. Lebensmonat läßt sich dasselbe, wenn auch weniger ausgeprägt, konstatieren und nur am rechten Donauufer sind im Alter von 7 bis 12 Monaten bessere Verhältnisse wie die allgemeine Relationszahl des Landes.

Aus dieser Untersuchung der Jahre 1903 bis 1908 habe ich den traurigen Schluß ableiten müssen, daß bei uns die Säuglingsmortalität seit dem Jahre 1904 eher schlechter, als besser wird; neue Beweise dafür erbringt Tabelle 2.

Tabelle 2.

Säuglingsmortalität in den verschiedenen Landesteilen Ungarns in den Jahren 1903 bis 1909.

	1903	1904	1905	1906	1907	1908	1909
Linkes Donauufer	20,3	19,4	22,6	20,2	20,1	19,1	20,2
Rechtes Donauufer	21,0	20,5	24,5	21,1	21,3	20,6	21,7
Zwischen Theiß u. Donau	21,6	20,6	24,5	21,3	21,4	20,0	23,0
Rechtes Theißufer	20,0	18,3	20,7	18,0	19,4	18,9	19,4
Linkes Theißufer	23,1	20,0	23,8	21,8	22,8	20,9	21,5
Ecke Theiß-Maros	22,7	20,6	24,7	22,4	22,6	22,7	23,4
Über den Königsteig.	19,4	17,7	19,9	18,9	20,3	18	19,8
Fiume	22,5	20,4	23,3	17,7	22,7	20,7	19,3
Ungarn	21,3	19,7	23,1	20,7	21,2	20,0	21,4

Es ist leicht zu sehen, daß „rechtes Donauufer" und „zwischen Theiß und Donau" — also der fruchtbarste, beste Teil des Landes, der auch in der überwiegenden Mehrzahl von Ungarn bewohnt wird, — viel schlechtere Verhältnisse zeigt, wie „linkes Donauufer", das überwiegend von Slovaken, und „über den Königsteig" (Siebenbürgens größter Teil), das überwiegend von Rumänen bevölkert wird; „Ecke Theiß-Maros" zeigt die schlechtesten Verhältnisse des Landes.

Die Verschiedenheit der einzelnen Landesteile hat mich bewogen, den Verhältnissen der einzelnen Nationalitäten nachzuforschen; dies ergänze ich jetzt mit dem Jahre 1909.

Aus der Nachuntersuchung geht also auch hervor, daß die Serben die weitaus schlechtesten, die Ruthenen die besten Verhältnisse zeigen; Slovaken, Rumänen und Ruthenen haben bessere Prozentzahlen als Ungarn und Deutsche; im Jahre 1909 ist wieder eine Verschlimmerung der Verhältnisse eingetreten.

Ich kann es daher als ein Gesetz betrachten, daß, wenn eine — wirtschaftlich bedingte — Verschlimmerung eintritt, die Ungarn und die Deutschen immer am meisten darunter leiden, die statistisch

Tabelle 3.

Säuglingssterblichkeit in den Jahren 1903—1909 im % der Lebendgeborenen.

Muttersprache	1903	1904	1905	1906	1907	1908	1909
Magyaren.	21,0	19,9	23,6	20,7	20,9	19,9	21,4
Deutsche	21,2	19,7	22,8	19,9	20,8	19,9	21,7
Slowaken	20,4	18,8	22,0	19,7	19,8	19,3	20,1
Rumänen.	22,0	18,8	21,9	20,6	22,4	20,1	21,2
Ruthenen.	20,4	17,4	20,3	19,5	21,3	18,6	19,3
Kroaten	19,8	19,2	24,4	20,0	21,2	20,4	21,7
Serben	27,2	25,4	29,4	27,9	27,3	28,4	28,5
Kleine Nationalitäten	21,1	20,7	25,8	21,4	23,1	21,3	24,2

Natürliche Vermehrung auf 1000 Seelen berechnet.

Muttersprache	1903	1904	1905	1906	1907	1908	1909
Magyaren.	11,2	12,5	7,7	11,6	11,3	12,7	11,9
Deutsche	10,2	10,5	7,5	10,2	8,6	9,2	8,9
Slowaken	11,7	14,0	9,4	11,8	11,4	13,2	13,6
Rumänen.	6,9	10,3	6,3	9,1	8,6	8,8	9,4
Ruthenen.	10,7	16,0	14,8	15,2	14,2	16,8	17,1
Kroaten	13,2	13,8	7,1	12,9	12,6	10,5	11,7
Serben	7,5	8,6	3,0	7,0	5,4	3,4	6,7
Kleine Nationalitäten	8,7	9,9	3,5	8,5	5,3	7,6	6,7
Das Land Ungarn.							11,5

schon besser gestellten Slovaken, Rumänen und Ruthenen — weil sie ärmer sind — weniger.

Dies läßt sich ebenso aus der Katastrophe von 1904 bis 1905, wie 1908 bis 1909 beweisen.

Tabelle 4.

Verschlimmerung
der Prozentzahl der Säuglingssterblichkeit.

Nationalitäten	Von 1904—1905	Von 1908—1909
Deutsche	3,7	1,5
Magyaren	3,1	1,8
Slowaken	3,2	0,8
Rumänen	3,1	1,1
Ruthenen	2,9	0,7

Daß, trotz der großen Säuglingsmortalität die natürliche Vermehrung (siehe Tabelle 3) andere Zahlen zeigt, liegt, wie ich es zeigen konnte, in den viel besseren Mortalitätsverhältnissen der erwachsenen und größeren Kinder bei Magyaren und Deutschen; namentlich verlieren die Rumänen so ihren Überschuß, während die Ruthenen und Slovaken auch in dieser Beziehung besser gestellt bleiben, wie Magyaren und Deutsche.

Die großen Schwankungen der ungarischen Säuglingsmortalität sind auf soziale und wirtschaftliche Gründe zurückzuführen; ich habe in früheren Untersuchungen darauf hingewiesen, daß, wenn wir eine schlechte Weizenernte haben, sich die ungarischen, bei mangelhafter Maisernte die rumänischen und bei ungenügender Kartoffelernte die slovakischen Säuglingsmortalitätsverhältnisse verschlimmern; von der Nahrung der Mutter sind sie also auch abhängig.

Tabelle 5.

Landesteile	Totale Bevölkerung		Durch Volkszählung festgestellte tatsächliche Vermehrung zwischen 1900—1910		Durch Differenz der Geburten und Toten ausgerechnete natürliche Vermehrung zwischen 1900—1910		Die tatsächliche Vermehrung zeigt gegenüber der natürlichen		Säuglingsmortalität auf 100 Lebendgeborene in den Jahren						Kindermortalität unter 7 Jahren auf 100 Lebendgeborene in den Jahren					
	1900	1910	In absoluten Zahlen	In %	In absoluten Zahlen	In %	+	—	1905	1906	1907	1908	1909	1910	1905	1906	1907	1908	1909	1910
Rechtes Donauufer	2,923,401	3,079,269	155,868	5,3	331,655	11,4		175,789	24,5	21,1	21,3	20,6	21,7		36,4	30,8	30,9	28,4		
Linkes Donauufer	2,049,611	2,169,707	120,096	5,9	259,305	12,7		139,209	22,6	20,2	20,1	19,1	20,2		36,7	32,2	30,2	29,3		
Zwischen Theiß und Donau	3,284,233	3,765,392	481,159	14,6	398,962	12,2	82,197		24,5	21,3	21,4	20,0	23,0		39,6	33,7	33,5	32,4		
Rechtes Theißufer	1,674,241	1,763,916	89,675	5,4	219,037	13,1		129,362	20,7	18,0	19,4	18,9	19,4		33,0	29,1	32,5	29,9		
Linkes Theißufer	2,336,104	2,587,515	251,411	10,8	326,616	14,0		75,205	23,8	21,8	22,8	20,9	21,5		38,7	35,2	35,7	32,7		
Ecke Theiß-Maros	2,054,712	2,136,668	81,956	4,0	168,341	8,2		86,385	24,7	22,4	22,6	22,7	23,4		39,6	36,1	35,8	39,1		
Über den Königsteig	2,476,998	2,669,785	192,787	7,8	241,109	9,7		48,322	19,9	18,9	20,3	18,0	19,8		31,7	32,5	32,8	29,0		
Fiume	38,955	49,135	10,180	26,1	3515	9,0	6665		23,3	17,7	22,7	20,7	19,3		38,3	27,9	33,5	31,4		
Ungarn (ohne Kroatien und Slavonien)	16,838,255	18,221,387	1,383,132	8,2	1,948,540	11,6		565,408	23,1	20,7	21,2	20,0	21,4		36,8	32,9	33,1	31,4		
Kroatien und Slavonien	2,416,304	2,619,291	202,987	8,4	320,172	13,3		117,185												
Sämtliche Länder der ung. Krone	19,254,559	20,840,678	1,586,119	8,2	2,268,712	11,8		682,593												

Seit meiner letzten Untersuchung habe ich nachgeforscht, was als die Ursache der Stagnation der Säuglingsmortalität seit dem Jahre 1904 zu betrachten ist, und ich glaube, diese Aufgabe auch wenigstens teilweise gelöst zu haben. Im Jahre 1904 hatten wir ein so enorm trockenes Jahr, daß das Rind- und Schlachtvieh überhaupt kaum zu ernähren war, infolgedessen wurde es in enormer Quantität exportiert oder geschlachtet; das so entstandene Defizit an Kühen ist bis zu dem heutigen Tage nicht vollkommen ergänzt und auch schwer zu ergänzen, denn die früheren Weideplätze wurden teilweise einer anderen Bestimmung übergegeben; außerdem zahlt es sich für den kleinen Landwirt infolge der entstandenen Fleischverteuerung momentan besser aus, die Kälber zu verkaufen als sie aufzuziehen. Im Winter 1910 bis 1911 hatten wir in Ungarn Maul- und Klauenseuche; es ist zu erwarten, daß im Jahre 1911 und 1912 die Säuglingsmortalität schlechter sein wird wie im Jahre 1910.

Ich muß nochmals das Gesetz betonen, das wir nur auf dem Grund der fortwährend festgestellten Gefährdungsskala der einzelnen Landesteile und Nationalitäten nach Ernte und wirtschaftlichen Verhältnissen resp. Altersgrenze den richtigen Weg und das richtige Maß unseres Kampfes gegen die Säuglingssterblichkeit resp. die Kindersterblichkeit bemessen können; nur so ist ein Erfolg zu erwarten; dieses Gesetz halte ich heute, auf Grund meiner Nachuntersuchungen, vollständig aufrecht. In einem, von wirtschaftlichen Verhältnissen so abhängigen Lande, wie Ungarn, können die Maßnahmen eines wirklich effektiven Säuglingsschutzes nicht vollständig die gleichen sein, wie im industriellen Mitteleuropa.

Ich habe den Kampf gegen die Säuglingssterblichkeit als den einzig durchführbaren Erfolg der ungarischen Sozialpolitik bezeichnet; leider kann ich heute dafür noch einen Beweis erbringen: das Ergebnis der jetzt stattgehabten Volkszählung, welche eine geringere Zahl der Volksvermehrung nachweist, als zu erwarten war — bedingt durch die kolossale Auswanderung. Obgleich die natürliche Vermehrung — gegenüber der Vorperiode — eine Besserung zeigt, bleibt die tatsächliche Vermehrung weit unter der Erwartung zurück.

Auf Tabelle 5 habe ich das Ergebnis der Volkszählung mit der Statistik der Säuglingsmortalität und Kindermortalität (von meiner früheren Arbeit) vereinigt.

Das Resümee dieser Tafel ist, daß unsere tatsächliche Vermehrung sehr gering ist; daß wir die führende Rolle der Ungarn zwischen Theiß und Donau der Einwanderung, auf dem rechten Donauufer der geringen Kindersterblichkeit verdanken, trotz der großen Säuglingsmortalität in beiden Landesteilen. Die Auswanderung scheint die Säuglingssterblichkeit nicht nachteilig zu beeinflussen.

Gegen die Auswanderung ist der Kampf bisher erfolglos geblieben; um so mehr ist zu fordern, daß der Kampf gegen die Säuglingssterblichkeit, der leichter durchführbar ist und von welchem wir eine positive Besserung unserer tatsächlichen Vermehrung erwarten können — energischer ins Werk gesetzt und durchgeführt werden soll, als dies bisher geschah, und ich betrachte heute auch, nach den Ergebnissen der Volkszählung, den Kampf gegen die Säuglingssterblichkeit als die leichtest durchführbare ungarische Sozialpolitik. —

Gegenwärtige Einrichtungen zum Schutze des Kindes und der Mutter.

Schutz durch Gesetze und Verwaltungsmaßnahmen.

Von

A. v. Karsai.

I. **Zum Schutze der Mutter** bestimmt § 50 des Gesetzartikels XIX vom Jahre 1907 betreffend die Unfall- und Krankenversicherung der in Gewerbs- und Handelsbetrieben Angestellten: Die Versicherungspflichtigen für den Krankheitsfall und die freiwillig versicherten Mitglieder haben im Krankheitsfalle gegen die Arbeiterkranken- und Unfallversicherungslandeskasse Anspruch auf zumindest folgende Unterstützungen: ..... 3. auf Krankengeld in dem Falle, wenn die Krankheit mit Erwerbsunfähigkeit verbunden ist und länger als 3 Tage dauert, für die Dauer der Erwerbsunfähigkeit, vom ersten Tage der Erkrankung gerechnet, wenn aber die Erwerbsunfähigkeit nicht früher aufhört, 20 Wochen hindurch, und zwar bis zur Höhe des halben Betrages des durchschnittlichen Tagelohnes, welcher bei Berechnung des Beitrages des betreffenden Mitgliedes als Grundlage gedient hat; 4. **im Falle der Niederkunft auf eine Wochenbettunterstützung im selben Betrage wie das Krankengeld gemäß Punkt 3, vom ersten Tage der Niederkunft gerechnet, 6 Wochen hindurch;** 5. auf freie ärztliche Behandlung und auf die nötigen therapeutischen Hilfsmittel für die im gemeinsamen Haushalte mit dem Versicherten lebenden, und keinen Erwerb besitzenden, nicht versicherten Familienmitglieder, 20 Wochen hindurch, **überdies im Falle der Niederkunft auf die nötige Geburtshilfe und Heilbehandlung** .....

Gesetzartikel XIX vom Jahre 1907.

II. Die Grundlagen des modernen **Kinderschutzes** bilden die Verfügungen des Gesetzartikels XIV vom Jahre 1876 über die Regelung des Sanitätswesens.

Gesetzartikel XIV vom Jahre 1876.

Dieses Gesetz verfügte, daß Privat- und öffentliche Entbindungshäuser, Findlinge und in Ammenpflege gegebene Säuglinge unter strenge behördliche und polizeiärztliche Aufsicht zu stellen sind; und daß der Gesundheitszustand der Kinder einen Gegenstand der behördlichen Überwachung und Verfügung bildet. *§ 16.* *§ 19.*

Wer gesetzlich zur Pflege und Wartung von Kindern berufen ist, oder dieselbe übernommen hat, ist verpflichtet, falls ein Kind unter sieben Jahren erkrankt, ehestens ärztliche Hilfe in Anspruch zu nehmen. Sollte dieser erwähnten Verpflichtung nicht Genüge geleistet werden, so ist dort, wo sich im Orte selbst oder in dem Sanitätsbezirke ein Arzt befindet, auf eine Geldstrafe bis zu 20 Kronen eventuell zwei Tage Haft zu erkennen. *§ 20.* *§ 21.*

Die Heilungskosten fallen dem Verpflichteten zur Last. Sollte dieser oder das Kind vermögenslos sein, so ist der Gemeinde(Kreis-)arzt zur unentgeltlichen Behandlung verpflichtet, in dem Falle aber, wenn wegen Mangels eines Gemeinde(Kreis-)arztes oder wegen Verhinderung des Bezirksarztes ein anderer, zur unentgeltlichen Behandlung nicht verpflichteter Arzt die Behandlung übernommen hat, oder wenn das kranke Kind in einer fremden Gemeinde ärztlich behandelt wird, so müssen die Heilungskosten im Falle der Zahlungsunfähigkeit durch die zuständige Gemeinde des Kindes bestritten werden. *§ 22.*

Jeder Totenbeschauer ist verpflichtet, falls ein Kind unter sieben Jahren wegen Mangels an ärztlicher Hilfe verstorben ist, der Gemeinde die Anzeige zu erstatten; dieser letzteren obliegt dagegen die weitere Anzeige an die in Sanitätsangelegenheiten kompetente Behörde erster Instanz. *§ 23.*

Wer in seiner Wohnung einen Säugling zum Aufsäugen oder kleine Kinder zur Wartung übernehmen will, muß seine diesbezügliche Absicht beim Gemeindevorstand an- *§ 24.*

zeigen; dieser kann, wenn der Gesundheitszustand der Amme oder der Ort, wo der Säugling oder das kleine Kind untergebracht werden soll, sich auf Grund der vorherigen ärztlichen Untersuchung als befriedigend darstellt, die Bewilligung erteilen; im entgegengesetzten Falle aber ist die Bewilligung vorläufig zu verweigern und die Angelegenheit der in erster Instanz kompetenten Sanitätsbehörde zur Entscheidung anzuzeigen.

§ 25.   Zum Aufziehen darf eine Frauensperson nicht mehr als einen Säugling übernehmen. Über die in Pflege gegebenen Säuglinge muß der Gemeindevorstand ein Verzeichnis führen.

Die **Behandlungsweise der Ammen**, sowie die Ernährung und das Befinden der kleinen Kinder muß in erster Linie vom Behörde- oder Gemeindearzt, und wo ein Gemeindearzt nicht vorhanden ist, von dem Gemeindevorstand durch ein oder mehrere zu diesem Behufe zu bestimmende Mitglieder mittels öfterer Inspektionen fortwährend überwacht und über das Resultat der betreffenden Behörde Bericht erstattet werden.

§ 26.   Die Anwendung von einschläfernden oder betäubenden Mitteln ohne ärztliche Anordnung ist, falls sie nicht ein Verbrechen oder Vergehen bildet, in jedem einzelnen Falle mit einer Geldstrafe von 10—40 Kronen, eventuell mit einer Haftstrafe bis zu vier Tagen zu ahnden.

Gesetzartikel XXXVIII vom Jahre 1908.
§ 1.   Der Gesetzartikel XXXVIII. vom Jahre 1908 über die Regelung des Sanitätsdienstes verfügt, daß die Stadt (Gemeinde) die das Sanitätswesen betreffenden Verfügungen der Gesetze, Ministerial- und Munizipalverordnungen (Statute) und Entscheidungen durchzuführen hat.

§ 9.   Sie hat ferner u. a. die Pflicht, die Pflege der von Privatparteien in Ammenpflege gegebenen, und die von den staatlichen Kinderasylen untergebrachten Kinder zu beaufsichtigen; diese Aufsicht übt der Stadt- bzw. Gemeinde(Kreis-)arzt.

Gesetzartikel XIV vom Jahre 1876. § 154.   Diese Wirksamkeit der Gemeinden kontrolliert das Munizipium (Komitat) durch den Stuhlrichter, welcher die Evidenz über die in seinem Amtsbezirk befindlichen Findlinge und über die in Pflege gegebenen Säuglinge führt und deren Wartung und Verpflegung
§§ 155—156. überwacht. Sein Fachorgan ist der Bezirksarzt, der den Vollzug der Vorschriften über Findlinge und in Pflege gegebenen Säuglinge überwacht.

§ 159.   Schließlich bevollmächtigt das Gesetz die Generalversammlung der Munizipien (Komitate) innerhalb der Grenzen dieses Gesetzes in betreff der Sanitätsangelegenheiten Statuten zu erlassen.

Einzelne Munizipien machten von dieser Vollmacht reichlich Gebrauch und schufen Munizipalstatuten, besonders bezüglich Regelung der Aufsicht der in Ammenschaft gegebenen Säuglinge.

Die Bemühung der Munizipien wurde aber trotz der besten Absicht derselben nicht von dem Erfolg gekrönt, der zu erwarten war; denn es fehlte der Hauptfaktor der guten Pflege und Wartung des Kindes, die materielle Basis zur Beschaffung der Pflegekosten. Insbesondere die Landgemeinden verfügten nicht über die entsprechenden Geldmittel, die Pflegekosten zu bestreiten.

Gesetzartikel XXI vom Jahre 1898.   Diesem Mißstande hat der Gesetzartikel XXI vom Jahre 1898 abgeholfen, indem er die Errichtung eines Landes-Krankenverpflegungsfonds bestimmte, welcher aus einem
§ 1. 5% betragenden Steuerzuschlage gebildet wurde; aus diesem Fond werden u. a. die Verpflegungskosten der in den Spitälern entbundenen Frauen und ihrer Neugeborenen sowie
§ 2. die Verpflegungskosten der gefundenen oder behördlich für verlassen erklärten Kinder
§ 3. bis zu ihrem siebenten Lebensjahr bestritten.

Gesetzartikel VIII vom Jahre 1901.   Durch diese Bestimmung wurde die Grundlage für den staatlichen Kinderschutz geschaffen, den der Gesetzartikel VIII vom Jahre 1901 sowie die Vollzugsverordnung vom 24. Juni 1903 einheitlich und detailliert regelten.

§ 1.   Der vorerwähnte Gesetzartikel bestimmt, daß zum Schutze der Findlinge sowie
§ 2. der behördlich für verlassen erklärten Kinder unter sieben Jahren in der Haupt- und Residenzstadt Budapest und in den verschiedenen Gegenden des Reiches staatliche Kinderasyle errichtet werden, innerhalb welcher nur die kranken, schwächlichen, besondere
Statut über den Schutz der verlassenen Kinder. Vollzugsverordnung. Die Verlassenheitserklärung. Sorgfalt und ärztliche Behandlung erheischenden Kinder gehalten werden; die anderen werden regelmäßig außerhalb des Asyles untergebracht.

Die Vollzugsverordnung bestimmt, daß Findlinge, sowie behördlich für verlassen erklärte Kinder Anspruch auf die Aufnahme in ein staatliches Kinderasyl haben. Für verlassen sind diejenigen mittellosen Kinder unter 15 Jahren zu erklären, die keine zu ihrer Versorgung und Erziehung verpflichteten und fähigen Angehörigen haben und für deren Versorgung und Erziehung die Verwandten, Wohltäter, Wohltätigkeitsinstitute

oder Vereine nicht in genügender Weise Sorge tragen. Die endgültige Feststellung der § 1.
Verlassenheit gehört in die Kompetenz der Vormundschaftsbehörde (Waisenstuhl).   § 2.

Aber nicht nur Findlinge und für verlassen erklärte Kinder finden Aufnahme in
dem Asyl. Der Waisenstuhl kann nämlich, falls er es im Interesse des Kindes für begründet § 25.
erachtet, anordnen — die Vereine und Anstalten, welche die Interessen des Kinderschutzes
vertreten, aber können darum ansuchen, — daß in den Verband des Asyles auch solche Kinder aufgenommen werden, die nicht für verlassen erklärt werden können, da sie eigene Mittel besitzen, die aber doch die staatliche Obsorge erheischen, weil die Angehörigen krank, verstorben, verhaftet oder in irgend einer anderen Art verhindert oder unfähig sind für das Kind zu sorgen. Die Pflegekosten werden in diesen Fällen aus dem Vermögen des Kindes dem Asyle vergütet. Erfolgt die Aufnahme über Ansuchen von Vereinen oder Anstalten, so sind dieselben verpflichtet, die Pflegekosten in nachträglichen Monatsraten dem Asyl zu vergüten.

Die Übergabe des verlassenen Kindes in die Obsorge des Asyls erfolgt durch den ge- § 3.
setzlichen Vertreter des Kindes. Wenn der gesetzliche Vertreter das verlassene Kind nicht in die Obsorge des Asyls gibt, die Versorgung und Erziehung des Kindes vernachlässigt, die Sittlichkeit oder körperliche Wohlfahrt desselben gefährdet, so enthebt der Waisenstuhl den gesetzlichen Vertreter seiner Rechte und bestellt dem Kinde einen solchen Vormund, der dasselbe bis zum 15. Lebensjahr in die Obsorge des Asyls gibt oder für dessen Versorgung, Erziehung, Sittlichkeit und körperliche Wohlfahrt entsprechend Sorge trägt.

Wenn die zur Versorgung des Kindes verpflichteten Angehörigen fähig sind, zu den § 4.
Alimentationskosten teilweise beizusteuern, so dient der seitens des Waisenstuhles bzw. des Gerichtes zugeurteilte Pflegebeitrag zur teilweisen Deckung der mit der Obhut im staatlichen Kinderasyl verbundenen Kosten.

Der Waisenstuhl ist verpflichtet, jedes Kind unter 15 Jahren, das tatsächlich ver- § 5.
lassen zu sein scheint, für verlassen zu erklären; dagegen hat er aber die Verpflichtung darüber zu wachen, daß niemand für verlassen erklärt werde, der keinen Anspruch auf staatlichen Kinderschutz hat.

Ist die Ortszuständigkeit des Kindes festgestellt, so entscheidet jener Waisenstuhl, § 6.
auf dessen Gebiet die Zuständigkeitsgemeinde liegt; ist dieselbe jedoch nicht festgestellt, so ist — ohne jede vorherige Verhandlung der Ortszuständigkeit — jener Waisenstuhl dazu berufen, auf dessen Gebiet sich das Kind aufhält.

Sobald das Kind rechtskräftig für verlassen erklärt worden ist, verständigt der Waisen- § 7.
stuhl hiervon den Bürgermeister jener Stadt, resp. den Ortsvorstand jener Gemeinde, in welche das Kind zuständig ist oder als zuständig erscheint. Der Waisenstuhl verständigt dieselben ferner auch über das Alter des Kindes und fordert sie auf, die Vermögens- und Erwerbsverhältnisse der Eltern und Großeltern (bei ehelichen Kindern), bei unehelichen Kindern die Vermögens- und Erwerbsverhältnisse der Mutter, des außerehelichen Vaters und der Eltern der ledigen Mutter fortwährend zu beobachten, und wenn in den Verhältnissen derselben eine solche Änderung eintritt, daß sie das Kind ganz oder teilweise erhalten können, diesen Umstand dem Chefarzt-Direktor des Asyles sofort zu berichten.

Jede Gemeinde (Stadt) ist verpflichtet, jedes Kind unter 15 Jahren, das als verlassen **Das Verfahren**
erscheint, unverzüglich in Obsorge zu nehmen und solange in Obsorge zu halten, bis es **vor der waisen-**
in den Verband des Asyls aufgenommen wird. Die bis dahin erwachsenen Verpflegungs- **amtlichen Ver-**
kosten werden der Gemeinde (Stadt) vom Asyle zurückvergütet. **fügung.**
                                                                        § 9.
Sämtliche Verwaltungsbehörden (und Amtsorgane) sind verpflichtet, sofort Meldung § 10.
an das Waisenamt (Stuhlrichter, Bürgermeister) zu erstatten, wenn sie Kenntnis erhalten, daß der Lebensunterhalt und die Erziehung eines Kindes unter 15 Jahren mangels materieller Mittel gefährdet ist, damit die schleunige Aufnahme des Kindes in das Asyl veranlaßt werde.

Ob die Umstände der Verlassenheit obwalten und demnach die Anmeldepflicht vorliegt, prüft der Gemeindevorstand bei den außerehelichen Kindern dann, wenn er durch den Matrikelführer von der Geburt des Kindes verständigt wird. Bei solchen Minderjährigen, denen Vater oder Mutter gestorben ist, hat die Prüfung der betreffenden Umstände und eventuelle Berichterstattung dann zu geschehen, wenn die Todesfallsaufnahme erfolgt.

In unaufschiebbar dringlichen Fällen, wenn es die Existenz des Kindes erfordert § 11.
und in der Verzögerung, welche durch Abwarten der waisenämtlichen Verfügung entstehen könnte, Gefahr liegt, kann die provisorische Aufnahme des Kindes in das staatliche Kinderasyl über Anordnung des Oberstuhlrichters, des Bürgermeisters oder des Chefarzt-Direktors erfolgen; die endgültige Aufnahme in den Verband des Asyles geschieht aber auch in diesen Fällen auf Grund der Schlußentscheidung des Waisenstuhles.

§ 12.
§ 13.

Die Organisation des staatlichen Kinderschutzes.

Das staatliche Kinderasyl und seine ergänzenden Institutionen,

Das staatliche Kinderasyl ist jene Institution, in welcher der Staat für sämtliche verlassenen Kinder bis zur Vollendung ihres 15. Lebensjahres Sorge trägt. Jedes Kind das seitens der Behörde bisher für verlassen erklärt wurde, oder in Zukunft für verlassen erklärt wird, gehört in den Verband des staatlichen Kinderasyls.

Das Personal des Asyls besteht aus folgenden:

I. Beamte:
1. der Chefarzt-Direktor,
2. der Sekundararzt (je nach Bedarf),
3. der Aufsichtsarzt (je nach Bedarf),
4. die Kolonieärzte,
5. der Verwalter,
6. der Kontrollor.

In Budapest sind — statt des Chefarzt-Direktors — ein Direktor und mehrere Abteilungschefärzte angestellt;
II. Kanzleipersonal;
III. Angestellte (Wärter, Ammen, Dienstpersonal).

Sämtliche Beamte des Asyls werden vom Minister des Innern ernannt; das Kanzleipersonal, ferner die Ammen und Wärter werden vom Chefarzt-Direktor angestellt.

§ 14.
Der Chefarzt-Direktor ist der Leiter des Asyls und Chef des Asylpersonals; er versieht die administrativen Agenden des Asyls und wacht darüber, daß das Personal seine Pflichten pünktlich erfülle. Er nimmt die Kinder in den Verband des Asyles auf, behandelt die kranken Kinder, bildet die Ammen und Wärterinnen aus und versieht alle ihm übertragenen Aufgaben.

§ 17.
Der Sekundararzt ist der Stellvertreter des Chefarzt-Direktors und ist ihm besonders bei der Behandlung der kranken Kinder behilflich.

§ 18.
Der Aufsichtsarzt untersucht die Kolonien von Zeit zu Zeit und sucht bei dieser Gelegenheit die untergebrachten Kinder an Ort und Stelle in ihren Wohnungen auf; übergibt die schlechtuntergebrachten Kinder nach Benehmen mit dem Koloniearzte anderen Pflegeeltern, erstattet jedoch hierüber dem Chefarzt-Direktor unverzüglich Bericht. Der Aufsichtsarzt erstattet über jede Visitationsreise dem Chefarzt-Direktor des Asyls Bericht, in welchem besonders anzuführen ist, ob die Kolonieärzte ihren Pflichten pünktlich nachkommen.

§ 19.
Der Koloniearzt hat die Verpflichtung, die in Außenpflege untergebrachten Kinder fortwährend zu beaufsichtigen und die erkrankten Kinder zu behandeln; er hält bei den in der Kolonie untergebrachten Kindern unangesagt Visitationen und erstattet über jede ungünstige Wahrnehmung dem Chefarzt-Direktor unverzüglich Bericht. Er untersucht den Gesundheitszustand der Pflegeeltern und ihrer Hausgenossen, die Wohnungs- und Personalverhältnisse, die Reinlichkeit und Ernährungsweise. Er macht dem Chefarzt-Direktor Vorschläge, die Übergabe der schlecht untergebrachten Kinder an andere Pflegeeltern zu veranlassen; in dringenden Fällen veranlaßt er dieses auf eigene Verantwortung und erstattet von seiner Verfügung an den Chefarzt-Direktor unverzüglich Bericht. Er legt die Liste derjenigen, welche sich als Pflegeeltern gemeldet haben, von Zeit zu Zeit dem Chefarzt-Direktor vor; bei ihrer Qualifizierung und bei Ausstellung des auf Grund der Qualifizierung verfaßten Zeugnisses wirkt er mit und stellt denen, die sich als Ammen melden, das Zeugnis über diese Eigenschaft kostenfrei aus.

Er behandelt die erkrankten Kinder. Ist die Krankheit kontagiöser oder solcher Natur, daß deren Heilung bei häuslicher Behandlung keinen Erfolg erwarten läßt, erstattet er dem Chefarzt-Direktor unverzüglich Bericht und veranlaßt sofort die möglichste Isolierung des von kontagiöser Krankheit befallenen Kindes. Er verschreibt und bestellt die erforderlichen Medikamente auf Rechnung des Landeskrankenverpflegungsfonds. Er meldet dem Chefarzt-Direktor die Wohnungsveränderungen der Pflegeeltern oder deren Absicht, aus der Gemeinde in eine andere Gemeinde zu übersiedeln oder aus dem Lande auszuwandern. Im Falle das Kind an einer infektiösen Krankheit stirbt, veranlaßt er sofort die Desinfizierung und meldet das Ableben des Kindes sofort dem Chefarzt-Direktor.

Die Aufnahme in das Asyl.

§ 21.
Die Aufnahme in das Asyl erfolgt in der Regel auf Grund der Schlußentscheidung des Waisenstuhles, eine provisorische Aufnahme kann aber auf Veranlassung des Bürgermeisters, des Stuhlrichters und des Chefarzt-Direktors erfolgen. Wird das Kind von der alimentationspflichtigen Person im Falle dringlicher Notwendigkeit noch vor waisenamtlicher Verfügung in das Asyl gebracht, so schließt der Chefarzt-Direktor — insofern es die Vermögens- oder Erwerbsverhältnisse der alimentationspflichtigen Person gestatten, daß dieselbe einen Teil der Pflegekosten trage — bei der Aufnahme des Kindes eine schriftliche Vereinbarung ab, in welcher der Betrag festgesetzt wird, den die Alimentationspflichtigen an die Kasse des Asyls monatlich zu entrichten haben; in betreff der Zahlungspflicht dieses Beitrages entscheidet der Waisenstuhl bzw. das Königliche Gericht.

Die Aufnahme in das Asyl geschieht folgendermaßen: 　§ 22.
Der Begleiter des Kindes meldet sich im Asyl bei dem Verwalter der Anstalt. Der Verwalter nimmt von der Anmeldung des Kindes und von den Personalien ein Protokoll auf und leitet dasselbe samt der behördlichen Verfügung an den Chefarzt-Direktor. Letzterer untersucht das Kind, nachdem er das Protokoll und die Akten geprüft, stellt dessen Gesundheitsblatt aus und veranlaßt die Zurückbehaltung (bei Säuglingen) oder Entlassung der Mutter; unter einem trifft er Verfügungen für die Ernährung und Pflege des Kindes.

Dort wo die große Entfernung, die Witterung, der Gesundheitszustand des Kindes §23. oder sonstige Verhältnisse die Überführung des Kindes in das Asyl nicht gestatten, kann dasselbe auf Grund der vorherigen Erlaubnis des Chefarzt-Direktors auch in der Kolonie des Asyls aufgenommen und untergebracht werden.

Das Kind bleibt so lange in der Anstalt des Asyls als es die Verhältnisse erfordern. **Versorgung** Der Säugling ist an der Brust aufzuziehen, ausgenommen den Fall, wenn die Mutter ihr **und Pflege.** Kind nicht stillen kann und gesundheitliche Interessen es verbieten, daß dasselbe von §27. einer Amme gestillt werde.

Jede Mutter, deren Säugling in das Asyl aufgenommen wird, ist verpflichtet ihr Kind so lange zu stillen, als es dessen Gesundheit erfordert. Gibt man das Kind einer Nährmutter zum Stillen, so ist die eigene Mutter verpflichtet zwei Monate hindurch im Asyl bei einem fremden Kinde Ammendienste zu leisten. Während dieser Dienstleistung erhält sie eine vom Chefarzt-Direktor festgesetzte Bezahlung, wovon die Pflegegebühr ihres eigenen Kindes in Abzug gebracht wird.

Diejenigen Kinder, die nicht in der Anstalt des Asyls zurückbehalten, nicht in Spitälern, Sanatorien oder anderen Anstalten untergebracht werden, werden in den staatlichen Kinderkolonien einzelnen Pflegeeltern zur Obhut übergeben. Jedes Kind ist womöglich bei Pflegeeltern der eigenen Konfession unterzubringen. Die zur Gründung von Kinderkolonien geeigneten Städte und Gemeinden werden vom Chefarzt-Direktor bestimmt. Eine Kinderkolonie kann nur in einer solchen Stadt oder Gemeinde gegründet werden, die in territorialer Beziehung dem Wirkungskreis des Kinderasyls angehört, deren klimatische und territoriale Verhältnisse vom Gesichtspunkte des Kindersanitätswesen entsprechend sind; in der bzw. in deren Nähe ein Bezirks-, Gemeindearzt oder ein Privatarzt wohnt, der für das Amt eines Koloniearztes geeignet ist; sie muß leicht zu erreichen sein (an einer Bahn, Dampfschiffahrtslinie, Staats- oder Komitatsstraße gelegen sein), schließlich müssen mindestens dreißig solche Familien in der Gemeinde wohnen, die zur Aufnahme von Kindern geeignet sind.

Wenn das Interesse des Kindes es verlangt, so gibt der Chefarzt-Direktor dasselbe §28. während der Stillzeit und des darauf folgenden Monats in die Obhut der Mutter. Diese erhält dann statt der Pflegegebühr eine entsprechende Unterstützung, die nicht mehr sein darf, als drei Viertel der für gewöhnlich entrichteten Pflegegebühr. Das Ausmaß der Unterstützung wird vom Chefarzt-Direktor festgestellt. Befindet sich an dem Orte oder in der Nähe des Ortes, wo sich die Mutter mit ihrem Kinde aufhält, kein Koloniearzt, so ist der Gemeindearzt verpflichtet, bezüglich des Kindes die Agenden eines Koloniearztes zu versehen.

Erfordert es das Lebensinteresse des Kindes, daß dasselbe während der ganzen Still- §29. zeit von der Mutter selbst gesäugt werde und gestattet der Gesundheitszustand des Kindes seine Unterbringung außerhalb der Anstalt, so wird dasselbe ausnahmsweise während der Stillzeit und des darauf folgenden Monats vom Chefarzt-Direktor in der Kolonie bei einer geeigneten Familie mit der Mutter untergebracht. In diesem Falle wird der Familie statt der Pflegegebühr die Beköstigung der Mutter bestritten.

Die Unterbringung solcher Mütter ist auf ganz besonders geeignete Kolonien zu beschränken und bei der Wahl der Familien darauf zu achten, daß unter deren Aufsicht nicht bloß das Kind, sondern auch die leibliche und seelische Wohlfahrt der Mutter geschützt sei. Die bei einer solchen Familie untergebrachte Mutter steht unter der Aufsicht des Familienoberhauptes und kann von demselben in und außer dem Hause zu mäßiger Arbeit zwar angehalten werden, jedoch nur in solchem Maße, daß ihre Nährkraft nicht vermindert und sie in der Besorgung und Pflege ihres Kindes nicht eingeschränkt wird. In diesbezüglich strittigen Fällen entscheidet der Koloniearzt. Für solche Mütter können den lokalen Verhältnissen entsprechend solche Arbeitshäuser und Institutionen (Weberei, Korbflechterei usw.) geschaffen werden, in denen die Mütter lohnende Arbeit verrichten können.

Nur die kranken, schwach entwickelten, besonderer Pflege und ärztlicher Behand- §30. lung bedürftigen Kinder werden in der Anstalt des Asyls behalten; die übrigen übergibt der Chefarzt-Direktor in Außenpflege. Bei solchen Familien, welche das vom Asyl übernommene Kind tadellos pflegen, können auf Vorschlag des Koloniearztes den Verhältnissen entsprechend auch mehrere Kinder untergebracht werden. Die Zahl derselben darf aber in der Regel drei nicht übersteigen. Geschwister sollen womöglich bei derselben Familie oder mindestens in derselben Kolonie untergebracht werden.

§ 33.   Die in das Asyl aufgenommenen heilbaren, kranken Kinder, welche einer Spezial-behandlung bedürfen, können in Spitälern, Sanatorien, besonderen Heilanstalten, die un-heilbaren Kranken, sowie die an ständigen körperlichen Gebrechen oder geistigen Defekten leidenden Kranken in den für diesen Zweck bestimmten besonderen Anstalten unter-gebracht werden.

§ 34.   Für das Kind, welches vom Asyl in die Außenpflege abgegeben wird, sucht der Chef-arzt-Direktor die geeigneten Pflegeeltern aus. Diejenige Person, welche aus der Anstalt ein Kind in Pflege zu nehmen beabsichtigt, weist in einem von der eigenen Ortsvorstehung ausgestellten und auch vom Koloniearzt unterfertigten stempelfreien Zeugnis nach:

a) daß sie in legitimer Ehe lebt oder verwitwet ist,

b) daß sie gesund ist,

c) daß sie eine eigene, aus einem Zimmer und zum mindesten einer halben Küche bestehende Wohnung hat, die Wohnung nicht überfüllt und für die Gesundheit des Kindes nicht schädlich ist;

d) wie viele Kinder sie gehabt hat und wie viele davon noch am Leben sind,

e) an welcher Krankheit ihr letztes Kind starb,

f) daß sie in solchen materiellen Verhältnissen lebt, daß sie nicht ausschließlich auf den Nutzen aus dem Pflegegelde angewiesen ist (bevorzugt wird, wer mindestens eine Kuh besitzt);

g) daß sie solid und in moralischer Beziehung unbescholten ist;

h) ob sie bereits fremde Kinder gewartet hat und mit welchem Erfolg?

Wenn auch alle Erfordernisse vorhanden sind, können diejenigen nicht Pflegeeltern sein, die ihr eigenes Kind nicht zu erhalten vermögen.

§ 35.   Wenn die Nährmutter einen Säugling übernimmt, weist der Koloniearzt in einem besonderen Zeugnis nach, daß dieselbe zum Stillen geeignet und nicht schwanger ist, ferner daß ihr eigenes Kind wenigstens sechs Monate alt ist und entwöhnt werden kann oder gestorben ist. Die sich meldende Nährmutter wird vom Chefarzt untersucht. Die Nährmutter muß ihren eigenen Säugling entwöhnen. Die Aufsicht über den Gesundheits-zustand und die Lebensverhältnisse des entwöhnten Kindes führt der Koloniearzt. Zwil-lings-Säuglinge sind in der Regel derselben Nährmutter zu übergeben. Im übrigen gelten auch für die Nährmutter die oben für die Pflegeeltern angeführten Bestimmungen mit der Abweichung, daß Säuglinge zum Stillen auch an ledige Mütter abgegeben werden

§ 24.   können. — Sobald der Chefarzt-Direktor das ins Asyl aufgenommene Kind in Außen-pflege übergeben hat, verständigt er bei Übersendung der Abschrift des Gesundheits-blattes des Kindes den Koloniearzt und den Aufsichtsarzt darüber, wohin und wem das Kind in Pflege gegeben würde und fordert dieselben auf in ihrem Wirkungskreis das Kind zu beaufsichtigen; er verständigt ferner unter Mitteilung des Namens und Alters des Kindes den Bürgermeister, ferner Stadt- bzw. die Ortsvorstehung jener Gemeinde, wo das Kind untergebracht wurde, desgleichen den kompetenten Waisenstuhl.

§ 36.   Bei der Abgabe des Kindes in die Außenpflege wird jedes Kind mit der entsprechen-den Kleidung versehen. Die von der Anstalt ausgefolgte Ausstattung des Säuglings ist der Anstalt, sobald das Kind ihrer nicht mehr bedarf, in reinem Zustande zurückzugeben.

§ 37. Wenn das Kind in der Kolonie erkrankt, so wird es je nach der Natur der Krankheit ent-weder in häuslicher Pflege von Koloniearzt behandelt oder es muß in die Anstalt des Kinderasyls überführt werden.

Die Aufsicht.   Die Aufsicht über Kinder unter zwei Jahren muß in den ersten Monaten der Außen-

§ 40. pflege wöchentlich, später monatlich ausgeübt werden. In den Monaten Juni, Juli und August erfolgt die Kontrolle wöchentlich. Wie oft der Koloniearzt das Kind im Erkrankungs-falle zu besuchen hat, wird durch die Natur der Krankheit bestimmt. Die Aufsicht er-streckt sich auf die körperliche und seelische Wohlfahrt des Kindes, auf die Wohnungs-und Lebensverhältnisse der Pflegeeltern und überhaupt auf die persönlichen Verhält-nisse sowohl der Pflegeeltern als auch ihrer Hausgenossen.

§ 67.   Jn jenen Kolonien, wo besonders viele Säuglinge untergebracht sind und wo es der Chefarzt-Direktor für notwendig erachtet, ernennt der Minister des Innern zur Beauf-sichtigung der Kinder solche Frauen als „Aufseherinnen‟, die ein entsprechendes Maß gesellschaftlicher Bildung besitzen (meistens Kindergärtnerinnen und Lehrerinnen) und ein moralisch einwandfreies Leben führen. Sie haben vorher einen Lehrkurs im Asyl zu absolvieren, und versehen im Falle ihrer Anstellung außer der Überwachung der Kinder auch alle administrativen Agenden, die bis dahin der Koloniearzt versah.

Belohnung und   Jene Pflegeeltern, die das ihnen anvertraute Kind mindestens drei Jahre hindurch
Bestrafung. tadellos gepflegt haben, werden vom Minister des Innern durch Geldprämien und An-
§ 42. erkennungsdiplome ausgezeichnet.

Sollte durch die Nachlässigkeit oder Fahrlässigkeit der Pflegeeltern der Tod des Kindes verursacht werden oder die körperliche und geistige Wohlfahrt des Kindes Schaden leiden, so ist der Chefarzt-Direktor verpflichtet, gegen dieselben behufs Einleitung des Straf- oder Übertretungsverfahrens die notwendigen Schritte zu unternehmen.

Das Kind muß von den Pflegeeltern zurückgenommen werden

1. wenn die Nährmutter den Säugling statt zu stillen auf künstlichem Wege ernährt;

2. wenn die Ernährung des Kindes erfolglos oder mangelhaft ist, wenn das Kind schlecht behandelt und gewartet, ohne Aufsicht gelassen wird oder wenn solche Umstände obwalten, welche die geistige oder körperliche Wohlfahrt des Kindes gefährden;

3. wenn die Wohnung der Pflegeeltern ungesund ist, die Pflegeeltern oder deren Hausgenossen unsittlichen oder öffentliches Ärgernis erregenden Lebenswandel führen;

4. wenn die Pflegeeltern das Kind eigenmächtig anderen Personen anvertrauen;

5. wenn die Pflegeeltern das Kind dem Asyl zurückgeben.

Zurücknahme der Kinder von den Pflegeeltern.

§ 47.

Wenn auch die oben angeführten Fälle nicht obwalten ist der Chefarzt-Direktor berechtigt, das Kind zurückzunehmen, wenn dessen Interesse dieses aus irgend einem Grunde erfordert.

Der Chefarzt-Direktor verständigt von der Zurücknahme des Kindes den Ortsvorstand jener Gemeinde (bzw. den Bürgermeister), wo das Kind untergebracht war und diejenige Ortsvorstehung resp. Bürgermeister, wohin das Kind neuerdings untergebracht wird. Er verständigt ferner die betreffenden Kolonieärzte und den Aufsichtsarzt.

§ 48.

Das Kind muß aus dem Verband des Asyls entlassen werden, wenn es in den Besitz eines solchen Vermögens gelangt, von dem es erhalten werden kann, oder wenn die alimentationspflichtigen Angehörigen in den Besitz eines solchen Vermögens gelangen oder in dem Maße erwerbsfähig werden, daß sie das Kind erhalten können.

Die Entlassung des Kindes.

§ 49.

Das Kind kann aus dem Verband des Asyls entlassen werden, wenn die Eltern oder der gesetzliche Vertreter um die Entlassung des Kindes ansuchen oder wenn ein Verwandter, Wohltäter ein vaterländisches Wohltätigkeitsinstitut, das die Interessen des Kinderschutzes systematisch und im Einklang mit dem staatlichen Kinderschutzwesen fördert, die weitere Versorgung des Kindes übernimmt.

§ 50.

Um die Entlassung des Kindes können die Eltern, gesetzlichen Vertreter, Pflegeeltern, Verwandte, Wohltäter, Adoptiveltern oder Wohltätigkeitsinstitute und Vereine ansuchen. Das Ansuchen um Entlassung ist an den kompetenten Waisenstuhl oder an den Chefarzt-Direktor zu richten, dieser leitet das Gesuch an den kompetenten Waisenstuhl, welcher über die Entlassung des Kindes entscheidet, und die Herausgabe des Kindes anordnet.

§ 51.

§ 52.

Sämtliche Erhaltungs- und Verwaltungskosten der staatlichen Kinderasyle, desgleichen die Kosten der Versorgung, Pflege und Erziehung der in den Verband des staatlichen Kinderasyls gehörigen Kinder unter 7 Jahren trägt der Landeskrankenpflegefond.

Die Kosten.

§ 55.

Das Ausmaß der Pflegegebühr wird vom Minister des Innern nach Einvernehmung des Landesausschusses für das Gebiet jedes staatlichen Kinderasyls separat festgestellt; und zwar besondere Pflegesätze für Kinder unter 1 Jahr, für solche von 1—2, 2—7 Jahren.

§ 56.

Wenn das Kind mit geringerem Kostenaufwand ebenso gut untergebracht werden kann, ist der Chefarzt-Direktor selbstverständlich bereit, dies zu tun. Die Pflegegebühr für die an dauernden körperlichen oder geistigen Gebrechen leidenden oder unheilbar kranken Kindern kann um die Hälfte des normalen Pflegegeldes erhöht werden. Dies bezieht sich aber nur auf das Pflegegeld, welches den einzelnen Pflegeparteien ausgezahlt wird; denn die Pflegekosten für solche Kinder, die in entsprechenden Anstalten untergebracht sind, werden nach dem Tarif der Anstalt oder auf Grund einer besonderen Vereinbarung bemessen.

Die Zahlung der Pflegegebühr erfolgt in nachträglichen Monatsraten. Die Pflegeeltern übergeben bis zum 20. jedes Monats die über den Empfang des im ersten Monate fälligen Pflegebetrages ausgestellte Quittung dem Koloniearzt; derselbe bestätigt auf der Quittung, daß der Aussteller zur Geldbehebung berechtigt ist und übersendet sämtliche eingelaufenen Quittungen bis zum 25. des Monats an den Chefarzt-Direktor des Asyls, der die Auszahlung der Pflegegebühr veranlaßt.

§ 57.

Um das organische Zusammenwirken von Staat, Gesellschaft und Munizipium in der Kolonie, am Amtssitz des Asyls und in der Zentrale zu sichern, verordnet das Statut über den Schutz der verlassenen Kinder die Bildung von Kolonieausschüssen, Asylausschüssen und die Bildung eines Landesausschusses für Kinderschutzwesen.

Organisches Zusammenwirken von Staat, Gesellschaft u. Munizipium.

Der Kolonieausschuß besteht aus höchstens 24 gewählten Mitgliedern, die für die Dauer von 6 Jahren gewählt werden. Die Hälfte der gewählten Mitglieder sind Frauen. Ferner sind Mitglieder des Ausschusses von Amts wegen in der Gemeinde: der Oberstuhl-

Der Kolonieausschuß.

§ 65.

richter, der Vertreter der Vormundschaftsbehörde, der Ortsrichter, der Ortsnotar, der Waisenvater und der Gemeindearzt (Koloniearzt); in der Stadt der Bürgermeister, der Waisenstuhlpräses, der Waisenvater, der Stadtrat, in dessen Amtskreis das Wohlfahrts-, Armen- und Sanitätswesen gehört, der Stadthauptmann, der städtische Arzt (Ärzte).

§ 66.　　Der Kolonieausschuß hat die Aufgabe

a) einen Kolonieverein für Kinderschutz zu gründen, falls in der Kolonie noch kein Kinderschutzverein besteht, der in Einklang mit dem staatlichen Kinderschutzwesen zu wirken imstande ist;

b) das staatliche Kinderschutzwesen auf dem Gebiet der Kolonie auch durch die humanitäre Mitwirkung der Gesellschaft zu sichern;

c) dafür zu sorgen, daß die Wirksamkeit der auf dem Gebiete der Kolonie eventuell tätigen Anstalten und Vereine systematisch sei und mit dem staatlichen Kinderschutzwesen im Einklang stehe;

d) unter den auf dem Gebiete der Kolonie eventuell tätigen Kinderschutzanstalten und Vereinen ein organisches Zusammenwirken in der Art zu veranlassen, daß die Anstalten und Vereine sich assoziieren.

Vor allem aber

1. überwacht der Ausschuß die Versorgung der bei Pflegeeltern untergebrachten Kinder, deren körperliche und geistige Entwickelung. Zum Zwecke der Aufsicht verteilt der Ausschuß die Kinder unter seine gewählten Mitglieder. Die Mitglieder suchen die ihnen also anvertrauten Kinder von Zeit zu Zeit bei ihren Pflegeeltern auf, beobachten die Behandlung, welche dem Kind zuteil wird, überwachen dessen Beköstigung, Kleidung, Reinlichkeit, Unterricht, ferner die Wohnungs-, Familien- und Sittenverhältnisse der Pflegeeltern. Ihre Besuche tragen die Mitglieder in die Rubrik ,,Anmerkung'' des Pflegebuches ein und machen von ihren Wahrnehmungen dem Koloniearzt, oder wenn nötig dem Chefarzt-Direktor Mitteilung; der Ausschuß sorgt für den Schulartikelbedarf der Schulkinder und beschafft im Wege gesellschaftlicher Wohltätigkeit in möglichst großer Menge den Kleiderbedarf der verlassenen Kinder. Er macht Vorschläge für die Besetzung des Amtes der Aufseherin und trachtet, daß die verlassenen Kinder von Anstalten und Vereinen in Obhut genommen oder von einzelnen Wohltätern erhalten, adoptiert werden. Er ist bemüht, das Los jener Kinder zu erleichtern, die darauf angewiesen sind und doch in den Verband des Asyles nicht aufgenommen werden können, weil sie nicht als verlassen zu betrachten sind, und kontrolliert schließlich die Wirksamkeit des Koloniearztes.

Der Asylaus-　　Dort wo der Minister des Innern ein staatliches Asyl errichtet, setzt er unter einem
schuß.　　Präsidenten einen Asylausschuß ein, der teils von Amts wegen aus Delegierten, teils aus gewähl-
§§ 68—69.　ten Mitgliedern besteht. Seine Aufgaben sind denen des Kolonieausschusses gleich, er hat aber ferner die Aufgabe, die Anstalt des Asyls, besonders die Küche und Wirtschaftsräume zu besichtigen, die eingekauften Lebensmittel und zubereiteten Speisen zu prüfen, und die Wirksamkeit der Kolonievereine und Kolonieausschüsse zu überwachen.

Der Landes-　　Der Landesausschuß, der zum Teil aus Delegierten der Asylausschüsse, teils aus
ausschuß.　　gewählten, teils aus ernannten Mitgliedern besteht, zu denen von Amts wegen sich die Ver-
§§ 70—71.　treter der interessierten Ministerien, der Landesinspektor, die Chefärzte-Direktoren der Asyle gesellen, hat im großen und ganzen dieselben Aufgaben wie der Asylausschuß, hat aber ferner die Aufgabe in Kinderschutzangelegenheiten über Aufforderung des Ministers oder aus eigener Initiative Gutachten abzugeben und Vorschläge zu machen, ferner hat er die Aufgabe, die Kinderschutzliteratur kräftig zu unterstützen und von den Produkten derselben Bibliotheken zu errichten.

Zum Schlusse wird noch im § 77 des Statuts bestimmt, daß hinsichtlich des Schutzes der auf dem Gebiete des Landes befindlichen verlassenen ausländischen Kinder gleichfalls die Bestimmungen dieses Statuts maßgebend sind; es wird also zwischen inländischen und ausländischen Kindern kein Unterschied gemacht.

Dies wären im großen und ganzen die gesetzlichen Bestimmungen und Verwaltungsmaßregeln, die sich bei uns auf den Schutz der Mutter und des Säuglings beziehen. Ich will hier ausdrücklich erwähnen, daß ich all das, was sich in unseren Gesetzen und Verordnungen auf das ältere, dem Säuglingsalter schon entwachsene Kind bezieht, außer Betracht gelassen habe.

Auch diejenigen Komitatsstatuten, die sich auf Säuglingsschutz beziehen, und die heute nur mehr historisches Interesse haben, habe ic haus der Besprechung ausschalten müssen, um den mir gesetzten Rahmen nicht zu übersteigen.

Bevor ich aber diesen Artikel schließe, muß ich bemerken, daß im vergangenen Jahre unser Oberster Gerichtshof eine äußerst wichtige Entscheidung gefällt hat, die jeden, dem der Schutz des außerehelichen Kindes am Herzen liegt, freudig erregen muß. Die Entscheidung lautet, daß das staatliche Kinderasyl, welches das uneheliche Kind in Pflege genommen hat, berechtigt ist, den außerehelichen Vater des Kindes bezüglich der Zahlung der Pflegekosten zu belangen. Auf Grund dieser Entscheidung haben die staatlichen Kinderasyle eine ganze Reihe von Prozessen eingeleitet, die mit günstigem Resultat endeten.

Auch ist es eine erfreuliche Tatsache, daß die Frage der Berufsvormundschaft in den Vordergrund getreten ist, und daß in letzter Zeit einige Waisenämter, wenn auch nicht auf Grund eines Gesetzes, das bisher fehlt, so doch von praktischen Gesichtspunkten dem Gesetze vorauseilend die Berufsvormundschaft verwirklicht haben.

Praktische Ausführung des staatlichen Kinderschutzes.

Von

N. Berend.

In der Frage des Mutterschutzes ist mit dem schon zitierten Ges. XIX, 1907 ein Fortschritt erreicht, da in demselben der im Gewerbe- oder Handelsbetriebe tätigen Arbeitersfrau im Krankheitsfalle ein entsprechendes Krankengeld zugesichert wird.

Für die nicht angeheiratete Frau des Arbeiters spricht das Gesetz dieses Recht nicht klar aus, und nach einer Bestimmung des staatlichen Arbeiterversicherungsamtes hat eine solche Frau auch kein Anrecht dazu.

Doch wurde in der Direktion der Landesarbeiterkrankenkasse gegen diese Ansicht geltend gemacht, daß das Gesetz nur von „Familienmitgliedern" spricht; wenn die Bedingung der Unterstützung die gesetzliche Eheschließung wäre, so müßte dies ebenso klar ausgesprochen sein wie bei der Frage der Unfallsentschädigung.

Diese Kontroverse zwischen dem staatlichen Amte und der Krankenkassa ist noch nicht entschieden, und einstweilen bekommt die außereheliche Frau keine Krankenunterstützung.

Doch macht das Gesetz eine direkte Ausnahme zugunsten des außerehelichen Kindes, dessen Recht zur Krankenunterstützung im § 5 ausgesprochen wird.

Wenn wir aber das strenge Abhängigkeitsverhältnis des Kindes und der Mutter bei der Geburt vor Augen halten; wenn wir bedenken, daß die Gesundheit des neugeborenen Kindes in erster Reihe von der Gesundheit der Mutter, von der natürlichen Ernährung und notwendigen Pflege abhängt, von solchen Bedingungen also, welche in den gegebenen Verhältnissen nur dann dem Kinde zur Verfügung stehen können, wenn die Mutter wenigstens in den ersten 6 Wochen ausschließlich ihrem Kinde leben und dabei sich erholen kann; dann ist es nicht fraglich — und diese Ansicht ist auch im staatlichen Arbeiterversicherungsamte ausgesprochen worden —, daß die außereheliche Mutter, welche mit dem im Kassenverbande stehenden Arbeiter im gleichen Haushalte lebt, im Falle einer Geburt durch das gesetzlich ausgesprochene Recht des Kindes laut Punkt 5 des § 50 des Gesetzes und § 33 des Arbeiterversicherungskassenstatutes ein volles Anrecht auf die Wochenbettsunterstützung hat.

Hoffentlich wird es nicht lange dauern, bis dieser zum ersten Male von S. Kertész ausgesprochene Gedankengang durchgesetzt wird; der Säuglingsschutz wird dadurch sehr viel gewinnen.

Bisher sind 17 staatliche Asyle aufgestellt, 16 moderne, allen Anforderungen der Hygiene entsprechende Neubauten, nur das Asyl in Gyula ist in einem älteren, adaptierten Gebäude untergebracht.

Das größte derselben ist das hauptstädtische Asyl, welches aus einem administrativen Zwecken dienenden Hauptgebäude, je einem Pavillon für innere und chirurgische Kranheiten, einem Isolierpavillon und aus dem Gebäude für Küche, Waschküche und Maschinenhalle besteht; außerdem ist für ein sog. „Transporthaus" gesorgt, wo die Mütter und Kinder, welche sofort aufs Land abgeschoben werden sollen, mittlerweile untergebracht werden.

Im Budapester Asyl wird der größte Teil der Asylpflegerinnen und Kolonieaufseherinnen ausgebildet. Fast die Hälfte sämtlicher Säuglinge, die in die Asyle aufgenommen werden, wird in Budapest aufgenommen. Im Jahre 1908 standen in Asylpflege z. B. im ganzen 9513 Säuglinge (zurückgebliebene vom Vorjahre und aufgenommene); aufgenommen wurden im Jahre 1908 in Budapest. von 5563 außerehelich geborenen Säuglingen 3492 (61%), im Jahre 1909 von 5683 außerehelich geborenen 3010 (52%), jedenfalls eine sehr große Zahl. Das Material läßt sich vielleicht am besten dadurch charakterisieren, daß 1,75% der aufgenommenen Säuglinge in den ersten 48 Stunden sterben. Der Prozentsatz derjenigen, die nach der Aufnahme, aber vor der Abgabe in die Kolonie in der Anstalt sterben, variiert nach Szana zwischen 9 bis 10%.

Das Budapester Asyl verpflegt die Aufgenommenen, wenn sie gesund geworden sind, in seinen, meist von der Hauptstadt entlegenen Kolonien, von welchen eine Restitution der auf dem Lande Erkrankten nicht immer möglich ist: dazu ist das Asyl auch nicht geräumig genug. Im Bedarfsfalle werden Säuglinge auch an Provinzasyle abgegeben; Kinder, bei welchen schwierigere operative Eingriffe notwendig sind, werden wiederum von den Provinzasylen der Budapester Anstalt zugeschickt.

Die Provinzasyle sind natürlich kleiner und einfacher; ihre Einteilung ist nicht überall die gleiche; sie bestehen aus einem Hauptgebäude und einem kleineren Pavillon, welcher entweder als Isolierpavillon oder als Säuglingsabteilung verwendet wird. Der Platz für kranke, restituierte Säuglinge ist in manchen Asylen ungenügend geworden und muß in der Zukunft vergrößert werden. —

Bevor wir von den Erfolgen des staatlichen Kinderschutzes im Kampfe gegen die Säuglingssterblichkeit sprechen wollen, muß ich betonen, daß der, „aus einem Guß entstandene" ungarische Kinderschutz (Keller) vor so viele Aufgaben gestellt wurde, daß es ganz und gar unmöglich war, alle diese Aufgaben momentan vollständig zu lösen. Wir können den Schutz größerer Kinder als eine glänzend gelöste Aufgabe betrachten; in dieser Hinsicht ist kaum noch etwas zu tun; wie aus den Statuten zu ersehen ist, ist für den Säuglingsschutz auch ziemlich für alles gesorgt und gut gesorgt; „das Recht des Kindes" bezieht sich ebenso auf den Säugling wie auf das ältere Kind; was ist also die Ursache, daß in die staatlichen Asyle jährlich nicht mehr als 8000 Säuglinge aufgenommen werden? Daß nicht mehr als 8000 Mütter dieses Recht in Anspruch nehmen? Die Türe und Tore der ungarischen Asyle stehen doch sperrangelweit offen . . . ?

Die Ursachen sind folgende: 1. Machen die Kommunen nicht genügend auf den staatlichen Schutz aufmerksam, um den Erhaltungskosten des Kindes zu entrinnen, wenn das Kind das 7. Jahr überschritten hat (so erreichen nämlich viele gefährdete Kinder dieses Lebensalter nicht). 2. Ein großer Teil der Mütter, namentlich die Dienstboten finden es natürlich viel bequemer, ihr Kind allein in Privatpflege zu geben als mit ihnen ins Asyl zu gehen, wo sie ihr Kind selbst nähren 'müssen, kein eigenes Einkommen haben und kein überflüssiges Geld für Kleider verdienen können. 3. Behagt die Aufsicht und Obhut der Asyle mancher nicht und als treffendes Beispiel führt Lévai die Mütter an, welche sich mit ihrem 2. Kinde nicht wieder in die Asyle aufnehmen lassen. Kurz läßt sich die Sache so ausdrücken, daß es eine gewisse Aufopferung für die außereheliche Mutter bedeutet, wenn sie sich ins Asyl aufnehmen läßt; dies werden nur diejenigen tun, die sich nicht anders ernähren können, oder die ihrem Kinde leben wollen — und von beiden Kategorien wiederum diejenigen, welche auf das Asylwesen und ihr Recht dazu rechtzeitig aufmerksam gemacht wurden. — Es wäre in dieser Hinsicht noch manches zu tun, und eben die relativ große Aufnahmezahl der Außerehelichen in Budapest zeigt an, daß die Mütter über das ,,Recht ihres Kindes" noch nicht überall aufgeklärt werden. Die bei der Anmeldung des Kindes vom Standesamt abgegebenen und durch die Hebammen erklärten Merkblätter könnten vielleicht auch zur Lösung dieser schwierigen Frage beitragen (Berend, Lévai).

Keller und ich (l. c.) haben schon früher der Befürchtung Ausdruck gegeben, daß die Verpflichtung der Mutter, solange im Asylverbande zu verbleiben, einen Teil derselben davon zurückhält, ihre Kinder in den staatlichen Schutz aufnehmen zu lassen.

Szana gibt dies nicht zu, doch im selben Artikel schreibt er, daß die Zahl der in Budapest im Jahre 1909 aufgenommenen Säuglinge von 3492 auf 3010 im Jahre 1910 gesunken ist (Orv. Hetilap, 1911, Nr. 22). Nach Asyldirektor Ormos (Die Mängel unseres Säuglingsschutzes 1911) steht es fest, daß die Zahl der aufgenommenen Säuglinge nicht in der Zunahme begriffen ist, eher ist ein relativer Rückgang zu konstatieren.

Zu diesen eben angeführten Ursachen kommt noch hinzu, daß während anfangs Brustkinder im gegebenen Falle auch ohne Mutter aufgenommen wurden, dies heute fast gar nicht mehr geschieht. Diese an und für sich richtige, jedenfalls auch dem Geiste des Gesetzes entsprechende Maßnahme ist aber ein zweischneidiges Schwert und scheint in der Praxis sich nicht vollständig zu bewähren; denn manche Mütter werden dadurch veranlaßt, ihre Kinder abzustillen, bevor sie sich an das Asyl wenden, um dem Zwange, dort verbleiben zu müssen, zu entgehen. Dies ist die Ursache, daß sehr viele Mütter alles aufbieten, bevor sie sich notgedrungen ins Asyl aufnehmen lassen. Nur im letzten Falle bequemen sich die meisten dazu, und das ist die Ursache, daß sehr viele Säuglinge bei der Aufnahme schon in elendem, verkommenem Zustande sind, entsprechend der Tatsache, daß 10,33% der Aufgenommenen noch im Asyl vor der Transferierung in die Kolonie zugrunde gehen.

Es ist ein Circulus vitiosus: Der Staat will dem Kinde die Brust der eigenen Mutter retten, und die Mutter läßt ihr Kind, um der langen Stillzeit zu entrinnen, entweder nicht ins Asyl aufnehmen oder läßt ihre Brust versiegen und sucht erst dann das Asyl auf.

Diesem wahrscheinlich immer größer werdenden Übel läßt sich allerdings schwer abhelfen: es klingt paradox, doch ist es in vielen Fällen sicher, daß wir manchmal dadurch, daß wir die natürliche Ernährung, das

Stillen erhalten wollen, die unnatürliche Ernährung hervorrufen.
Nicht nur im Asylwesen kommt das vor; auch im Krankenhause konnte ich
oft sehen, daß eine Mutter, der die Aufnahme ihres Säuglings darum verweigert wird, weil das Kind an der Brust und darum bei der Mutter verbleiben muß — ihr Kind abstillt, um die Aufnahme zu forcieren. Diesem
Circulus vitiosus könnte man am besten durch die Organisation kleiner Aufnahmestationen in den Städten ohne Asyl entrinnen, und zwar auf Grund
des § 23 des Aufnahmestatutes, laut welchem die Aufnahme von Kindern
auch in den Kolonien, ohne die Überführung ins Asyl, möglich ist mit der
vorher eingeholten Erlaubnis des Asyldirektors. Diese Aufnahmestationen
könnten auch das beste Bindeglied zwischen der staatlichen und der charitativen Fürsorge bilden und zur Organisation der munizipialen, bzw. offenen
Fürsorge führen.

Nach Szana (l. c.) „hat der staatliche Schutz der verlassenen Kinder
nie einen anderen Zweck gehabt, als die Verminderung der exzessiven Mortalität
bei den die öffentliche Fürsorge benötigenden Kindern, und dies ist auch
erreicht worden.“

Ich pflichte ihm darin bei, daß die Verminderung der Mortalität bei denjenigen, die in die Asyle aufgenommen werden, erreicht ist, doch glaube ich,
daß die Aufnahmezahl nur einen kleinen Bruchteil derjenigen ausmacht, die
die öffentliche Fürsorge benötigen. Den Schlußsatz kann ich also absolut
nicht unterschreiben.

Noch weniger kann ich der Meinung beipflichten, laut welcher es „eine
traurige und zwecklose Rettung wäre, welche sich mit der Herabsetzung der
Mortalität bei den verlassenen Säuglingen begnügen würde und das Kind nach
dem vollendeten 1. Lebensjahre verkommen ließe.“ Dazu könnten doch wirklich
Mittel und Wege gefunden werden, daß die Kinder nicht „verkommen“.
Außerdem glaube ich, daß die Behauptung, daß die Herabsetzung der
Mortalität „zwecklos“ sei, etwas doch zu gewagt ist.

Was dem ungarischen Säuglingsschutze einstweilen noch fehlt, das ließe
sich am besten mit der französischen Terminologie ausdrücken; im staatlichen
Schutze ist nur für l'enfant assisté gesorgt — für diese in ganz ausgezeichneter
Weise — wir haben aber keine enfants secourus, noch haben wir enfants pro-
tégés, obgleich viele Tausende diese Protektion und diese Hilfe dringend notwendig hätten.

Doch der Staat allein kann alle diese Aufgaben auch nicht übernehmen;
es wäre die Pflicht der Munizipien und der charitativen Fürsorge, in diesen
Kampf mit einzugreifen. Der Ausbau des offenen Säuglingsschutzes ist bei
uns noch kaum begonnen. Mehr, als daß sämtliche in Ammenschaft gegebene Kinder unter staatliche Kontrolle gestellt werden, läßt sich einstweilen kaum erwarten; doch wäre das auch ein großer Schritt vorwärts. —

Die Säuglingsmortalität in den staatlichen Asylen wurde im Jahre 1909
von Szana mit 19,7%; von D. Lévai für das Jahr 1910 mit 20,83% berechnet.

Diese Zahl ist natürlich von dem Aufnahmetag ins Asyl gerechnet (50%
werden vor Ende des 1. Lebensmonates aufgenommen), daher mit der Landes-
mortalität schwer in Vergleich zu stellen; dazu wäre wenigstens die Mortalitätsstatistik der außerehelich geborenen Säuglinge nach dem Lebensalter notwendig,
welche aber einstweilen noch nicht geführt wird. Es gibt aber heute bereits
absolut zuverlässige statistische Methoden (Absterbeordnung), um doch den

gewünschten Vergleich zwischen der Sterblichkeit der Asylkinder und der nicht ins Asyl aufgenommenen Kinder aufzustellen.

80,72% der Asylsäuglinge sind außerehelich geboren; es muß nochmals betont werden, daß sie schon in einer großen Zahl vernachlässigt, krank in die Asyle aufgenommen werden.

Im Jahre 1910 standen 9695 Säuglinge im Asylschutze; über die Mortalität derselben enthält die Monographie von Lévai mehrere Angaben, welche ich in der Tabelle 6 zusammengestellt habe.

Tabelle 6.

Asylstadt	Zahl der verpflegten Säuglinge	Zahl der verstorbenen Säuglinge	%	Gestorben in %		
				Nach Aufnahme vor der Transferierung in die Kolonien gestorben	Auf den Kolonien und im Asyl nach der Restitution von der Kolonie	Mutterlose Säuglinge auf der Kolonie und mutterlose restituierte im Asyl
Arad	305	69	22,12	10,25	24,72	65,90
Budapest	2733	585	21,40	16,39	13,88	17,47
Debreczen	473	107	22,62	11,79	17,54	21,11
Gyula	280	80	28,57	15,64	23,83	45,78
Kassa	569	125	21,96	5,55	21,78	31,86
Kecskemét	648	111	17,13	3,08	13,82	24,24
Kolozsvár	299	56	18,73	11,45	12,50	18,00
Marosvásárhely . . .	110	36	32,72	32,85	16,25	15,93
Munkács	226	45	10,02	10,05	14,51	15,74
Nagyvárad	657	100	15,22	11,0	10,83	22,73
Pécs	277	50	18,05	12,58	10,24	16,07
Rimaszombat	264	65	24,06	10,20	21,41	28,57
Szabadka	498	78	15,66	6,80	12,39	16,28
Szeged	740	103	13,91	5,42	11,52	20,99
Szombathely	542	182	33,57	9,24	32,86	42,73
Temesvár	626	153	24,44	12,52	19,07	48,12
Veszprém	448	75	16,74	6,55	15,01	23,28
Zusammen	9695	1970	20,83	10,33	16,12	23,09

Wenn ich auch die Mortalität der Asyle als verbesserungfähig erachte, so müssen wir doch in derselben eine große Besserung — gegenüber der Mortalität ebenso gefährdeter Kinder — erblicken; ich kann Lévai beipflichten, daß die unlängst stattgehabte Ernennung von 50 Kolonieaufseherinnen, die Vergrößerung der einstweilen noch sehr ungenügenden Pflegerinnenzahl auch geeignete Maßnahmen sind, um die Mortalität der Asyle noch herunterzudrücken.

Natürlich ist von dem staatlichen Kinderschutze allein, wie er heute organisiert ist, einstweilen eine Verminderung der Säuglingssterblichkeit nicht zu erwarten (Berend, Keller). — Dazu ist die Aufnahmezahl zu klein; Lévai in seinem, jetzt erschienenen halboffiziellen Werke gibt es heute auch schon zu, „daß ein großzügiger, auf das ganze Land sich erstreckender Säuglingsschutz bei der jetzigen Zahl und Einrichtung der Kinderasyle noch nicht möglich sei". Ich betone nochmals, daß wir das ohne systematische, vielleicht auch vom Staate unterstützte Organisation des kommunalen offenen Säuglingsschutzes nicht erwarten können; doch kann das staatliche Asylwesen noch insofern dazu beitragen, daß, wie aus den folgenden Untersuchungen zu ersehen ist, in Ungarn die Anfänge dieser Organisation fast allerorten an die Asyle gebunden sind.

Von der Persönlichkeit des Asylleiters hängt es ab, ob ein offener Schutz organisiert wird, oder nicht; dadurch, daß diese schon zu überbürdeten Herren die offene Fürsorge organisieren und den Gedanken des Säuglingsschutzes propagieren, leiten die Asyle den wirklichen Kampf gegen die Säuglingssterblichkeit ein, der bei uns um so notwendiger ist wie anderswo, weil bei uns, wie aus dem folgenden Teil zu ersehen ist, der charitative Kinderschutz sich bisher mit Säuglingsschutz nur ausnahmsweise beschäftigt.

Denjenigen, welche sich näher mit der ärztlich-hygienischen Seite des ungarischen Kinderschutzes beschäftigen wollen, sei Kellers ausgezeichnete und objektive Monographie (Ergebnisse der Säuglingsfürsorge) wärmstens empfohlen.

Außerstaatlicher Kinderschutz.

Wir haben bisher gesehen, wie der ungarische Staat in seinem Asylwesen eine mustergültige Organisation geschaffen hat; wir haben aber bemerken müssen, daß diese Organisation im Kampfe gegen die Säuglingssterblichkeit noch nicht ausreichend wirken kann.

In den folgenden Untersuchungen habe ich zusammengestellt, was in Ungarn zum Schutze der nicht ins staatliche Asyl aufgenommenen und doch gefährdeten Säuglinge geschieht.

Es werden im Land im Jahr rund 650 000 Kinder lebend geboren, davon kommen 7000 bis 8000 jährlich in die staatlichen Asyle; für sie ist gesorgt und gut gesorgt. Doch was geschieht zum Schutze der anderen 640 000 Kinder?

Ich habe an sämtliche Wohltätigkeitsvereine geschrieben, welche im Lande sich mit Mutter, Säuglings- und Kinderschutz befassen; durch die Güte des Landesinspektors der staatlichen Asyle, Ministerialrat Paul von Ruffy war ich imstande, seine diesbezüglich gesammelten Akten und Notizen mit den meinigen zu vergleichen.

Dann habe ich die Oberärzte sämtlicher Städte, sämtliche Direktoren der staatlichen Asyle gebeten, auf die diesbezüglichen Fragen mir Antwort zu geben; die Antworten bekam ich in ziemlich großer Zahl und halte es für meine Pflicht, den genannten Herren hier meinen innigsten Dank auszusprechen.

Aus Anlaß der internationalen Hygiene-Ausstellung zu Dresden stellte auch die Hauptstadt Budapest die Tätigkeit sämtlicher wohltätigen Vereine zusammen und mir wurde gestattet, diese Akten auch in meine Arbeit aufzunehmen.

So bin ich durch die Vereinigung aller dieser Untersuchungen heute imstande, eine ausführliche Antwort auf die oben gestellte Frage zu geben. Das Ergebnis ist eine statistische Zusammenfassung sämtlicher Kinderschutzinstitutionen (außerstaatlich), von welchen jene, welche sich auf Säuglingsschutz beziehen, hier im Texte, die anderen nur in der tabellarischen Zusammenstellung (S. 646) angeführt werden.

Es geht aus dieser Untersuchung wieder der charakteristische Zug des ungarischen Kinderschutzes hervor; für größere Kinder wird auch auf charitativem Wege gut gesorgt, für Säuglinge viel zu wenig.

Aber hoffnungsfreudig muß ich es konstatieren, daß der Säuglingsschutz in den letzten zwei Jahren doch sich zu regen beginnt und mancherorts mustergültige Institutionen in Vorbereitung sind; ich betone es außerdem, daß die Anregung zum Säuglingsschutz überall nur von Ärzten ausgeht; es gibt nur dort etwas, wo ein Arzt sich darum aus privater Liebhaberei bemüht: die, zum Teil sehr gut abgefaßten Munizipalverordnungen bleiben in diesen Städten nicht auf dem Papier, sondern werden in die Wirklichkeit übertragen; daß hierin die schon zu viel beschäftigten Asyldirektoren den Weg weisen, sei nochmals rühmlichst erwähnt.

Säuglingsschutz in Budapest.

Budapest. Leider ist der Säuglingsschutz in der Hauptstadt noch absolut nicht organisiert. Auf dem, vor zwei Jahren stattgehabten Kongresse der ungarischen Städte in Temesvár beschlossen auf Antrag des Bürgermeisters von Budapest, Stefan Bárczy, die ungarischen Städte, den Säuglingsschutz zu organisieren. Es wurde auch ein großzügiges sozialpolitisches Programm für Budapest ausgearbeitet, jedoch noch nicht verwirklicht. Zunächst wurde nur der Rechtsschutz organisiert, indem zwei Anwälte vom Waisenamt zu Berufsvormündern ernannt wurden — die ersten in Ungarn.

1. Außer dem staatlichen Asyl befassen sich mit Säuglingsschutz in einer gewissen Weise die Gebäranstalten, die Hebammenschule und die gynäkologischen Kliniken, indem sie sogenannte „Hausschwangere" einige Wochen vor der Geburt aufnehmen; auf der Hebammenschule wird den Zöglingen von Prof. v. Bókay Unterricht in der Säuglingspflege gegeben. In jeder gynäkologischen Klinik ist ein Kinderarzt mit der Aufsicht der Neugeborenen betraut, doch ist für debile Neugeborene nicht speziell gesorgt und es wäre erwünscht, wenn in allen diesen Anstalten auf den staatlichen Schutz mit mehr Nachdruck hingewiesen würde, als es bisher geschah.

2. Die **Kinderkrankenhäuser.** Das mit der Universitätsklinik verbundene Stefaniespital (Direktion: Hofrat Prof. J. v. Bókay), gegründet im Jahre 1839; 160 Betten. Erhalten vom gleichnamigen wohltätigen Vereine. 50% sämtlicher Aufgenommenen werden vollständig unentgeltlich aufgenommen, die Klinik wird vom Staate erhalten aus dem Universitäts-Budget. Im Jahre 1910 wurden 1600 Kinder aufgenommen (10% Säuglinge) und 23 000 poliklinisch behandelt (25% Säuglinge).

Das Krankenhaus besteht aus einem Hauptgebäude, in welchem die innere, die chirurgische, die Augen- und seit 2 Monaten eine letzthin gegründete Säuglingsabteilung untergebracht sind. Die letztere besteht aus einem großen und zwei kleinen Krankensälen zur Aufnahme von 14 Säuglingen, einem Raum für zwei Ammen, Badezimmer und Milchküche. Infektionskrankheiten sind in zwei Baracken untergebracht; außerdem ein Leichenhaus.

In der jetzt erbauten Universitäts-Klinik ist die kolossal frequentierte Ambulanz untergebracht; für möglichste Isolation infektiösvordächtiger Fälle ist durch acht Boxen gesorgt; sämtliche Spezialordinationen sind vorhanden.

Hier wird der größte Teil der ungarischen Ärzte in Kinderheilkunde ausgebildet; Kinderheilkunde ist in Ungarn obligatorisch (5 Stunden wöchentlich in einem Semester) und Prüfungsgegenstand des III. Rigorosums.

Weißes Kreuz - Krankenhaus, 190 Betten, das größte derzeit im Lande (Innere Abteilung Doz. Berend, 100 Betten, chirurgische Dir. B. v. Szemere, 90 Betten), zwei große Pavillons und ein Leichenhaus. Infektiöse Kranke werden nicht aufgenommen. Durch den Weißes Kreuz-Findelhausverein erhaltenes öffentliches Krankenhaus, vor drei Jahren aus dem bisherigen Findelhaus adaptiert.

Die Säuglingsabteilung (38 Betten) besteht aus sechs Krankensälen, Raum für fünf Ammen und vier Begleiterinnen (Mütter, welche selbst stillen), Badezimmer, zwei Kouveusenräumen, Milchküche, welche auch für die jeden Tag stattfindende Konsultation trinkfertige Milchportionen bereitet. (Ernährungsgestörte Säuglinge bekommen, wenn arm, die Mischungen unentgeltlich.) Die staatliche Liga für Kinderschutz erhält an der inneren Abteilung eine Dispensaire für Tuberkulose. Spezielle Tuberkuloseabteilung im chirurgischen und inneren Pavillon. Spezielle Ordination für Orthopädie (chirurg.), für Ohren- und Augenkranke (Innere Abteilung); Merkblätter.

Adele Bródy Kinderkrankenhaus, von der israelitischen Gemeinde erhalten, besteht seit 1897. Direktor Jul. Grósz. Innere, chirurgische und Augenabteilung. Baracken für Infektionskrankheiten. Gut gebaut, mit sehr großem poliklinischen Material. Säuglinge werden eventuell auf die innere Abteilung aufgenommen, doch keine Säuglingsabteilung. (Jährlich aufgenommen 50—60 Säuglinge.)

    Städtisches St. Stefanspital; Kinderabteilung, Doz. G. v. Hainiss. 80 Betten. Ohne daß eine spezielle Säuglingsabteilung besteht, werden ca. 10—12 Betten mit Säuglingen belegt.

    Städtisches St. Johannspital. Kinderabteilung von Prof. v. Szontagh; Abteilung für innere Krankheiten und Infektionspavillons. Spezielle Ordination für Chirurgie, Orthopädie und Ohrenkrankheiten. Säuglingsabteilung mit acht Betten.

    Außerdem nehmen die Poliklinik (Prof. Eröss), das Barmherzigen-Spital, wo eine große Säuglingsordination besteht (Doz. P. Heim), und das Städt. Margarethen-Krankenhaus (Dr. L. Bauer) ev. Kinder in beschränkter Zahl auf — Säuglinge kaum. Im Margarethenspitale wird nächstens eine Kinder- und Säuglingsabteilung gebaut.

    Säuglinge mit Infektionskrankheiten werden ins städtische Ladislausspital (Doz. Preisich und Gerlóczy) aufgenommen.

    Im ganzen stehen also — außer dem staatlichen Asyl — in Budapest ca. 70—80 Betten für kranke Säuglinge zur Verfügung; eine etwas niedrige Zahl.

    3. Für spezielle Säuglingsfürsorge kommen in erster Reihe in Betracht: Die Gratis-milchanstalt (Dir. E. Deutsch) für Säuglinge, seit 1902 mit zwei Filialen. Das Institut gibt für Säuglinge trinkfertige Mischungen aus, erhält in der Hauptanstalt und in einer Filiale eine Konsultation; kranke Säuglinge werden auch behandelt und Medizin kostenlos im Bedarfsfalle gegeben. Merkblätterverteilung („Ratgeber für Mütter"). Zirka 1100 Säuglinge stehen unter Behandlung, die Zahl der künstlich ernährten nimmt jährlich ab, die Beobachtungsdauer zu, die wichtigste Aufgabe des Institutes ist die Stillpropaganda.

    4. Der „Mutter- und Säuglingsschutzverein", erst vor zwei Jahren gegründet (Dir. Dr. Sennyei und Doz. R. Temesvári), unterhält einstweilen nur ein kleines Heim für Mütter und Säuglinge, mit 20 Betten, verpflegte im Jahre 1910 schon 195 Mütter und 148 Säuglinge; es ist zu hoffen, daß der Verein bald imstande sein wird, ein größeres Heim zu errichten; der Verein gewährt außerdem moralische und materielle Unterstützung für Mütter (Wanderkörbe für die Geburt des Kindes). Ein Damenkomitee besucht die Wöchnerinnen. Rechtsschutz unentgeltlich.

    5. Der „Erste Pester Crèche-Verein", gegründet 1852, erhält zwei Krippen für Kinder solcher Eltern, die tagsüber außer dem Hause beschäftigt sind — bis zum 4. Lebensjahr; Säuglinge werden auch mit Nahrung versehen. Im Jahre 1910 wurden in beiden Krippen 428 Kinder verpflegt, davon unter einem Jahr 94.

    6. Die Landes-Kinderschutz-Liga, welche bisher zehn Institute für größere Kinder gegründet hat, nahm bisher auch tätigen Anteil am Säuglingsschutz, insofern als sie alle Institute, welche sich mit Säuglingsschutz befassen, unterstützt 1. durch materielle Unterstützung pflegebedürftiger Mütter, 2. durch die Gründung des einzigen Dispensaires für Kindertuberkulose (schon erwähnt beim Weißen Kreuz-Krankenhaus); und schließlich hat jetzt die Liga beschlossen, ein eigenes Säuglingsheim — mit Kolonien auf dem Lande — zu gründen zur Aufnahme solcher Säuglinge, welche aus irgendeinem Grunde nicht ins staatliche Asyl gehören.

    7. Der „Allgemeine wohltätige Verein" erhält eine Kinderkrippe für 40 Kinder, worunter auch Säuglinge aufgenommen werden.

    8. Im Kinderasyl des Karmeliterordens werden ev. auch einige Säuglinge gepflegt.

Wenn man nun weiß, daß in Budapest 42 wohltätige Vereine sich außer den erwähnten mit Kinderschutz befassen und für größere Kinder in aller möglichen Hinsicht gesorgt wird, dann müssen wir den Säuglingschutz in der Hauptstadt relativ mangelhaft finden; für Kranke wird noch ziemlich gesorgt, aber für jene gefährdeten Säuglinge, welche aus irgend einem Grunde nicht ins staatliche Asyl gehören, geschieht sehr wenig. Es ist schon als ein sehr großer Fortschritt zu erachten, daß unser Oberphysikus, Dr. Magyarevicts es jetzt durchzusetzen verstand, daß die Ammenvermittlung aus den Händen von Privatagenten genommen und durch die Stadtbehörde besorgt werden wird. Dies in Verbindung mit dem schon erwähnten Rechtsschutz kann der Anfang des munizipalen Säuglingsschutzes werden, den wir von unserer Hauptstadt wirklich verlangen dürfen. —

Säuglingsschutz in anderen Städten.

    1. Munizipaler offener Säuglingsschutz ist gegenwärtig in Györ, in Hódmezö-vásárhely, Temesvár und Szeged in Organisation begriffen.

In Györ tritt er schon in diesem Jahre in Aktivität und wird auf sämtliche Säuglinge des Komitates ausgedehnt werden.

Programmmäßig wird die Geburt eines jeden Kindes gemeldet und der delegierte Arzt wird in 24 Stunden den Neugeborenen besuchen, im Notfalle eine Wärterin verschaffen. Wanderkörbe werden zur Verfügung stehen, und die Aufseherin das Kind zeitweise kontrollieren. Ein Ambulatorium und ein Tagesheim für Säuglinge (10—12) werden auch organisiert. Oberphysikus Petz und Dr. Edélyi gebührt das Verdienst, den ersten offenen, munizipalen Schutz in Ungarn ins Leben zu rufen.

In Hódmezővásárhely wird der Säuglingsschutz — unterstützt durch die Landeskinderschutz-Liga — nach den, von mir vertretenen Prinzipien jetzt organisiert werden und tritt wahrscheinlich noch in diesem Jahre in Tätigkeit (P. Berecz). Rechtsschutz, städtische Aufseherinnen, Merkblätter, Kurse und Prämien für Hebammen, die Errichtung eines Mutterheimes und einer Consultation sind in Aussicht genommen, Wanderkörbe werden zur Verfügung gestellt; ein Arzt wird angestellt und die Gründung eines Sanatoriums angestrebt. Ein jedes gefährdete Kind kommt unter munizipale Kontrolle, das staatliche Asyl in Szeged wird die Aktion unterstützen. Die Aktion wurde durch die, von mir beschriebenen traurigen Säuglingssterblichkeitsverhältnisse des ungarischen Tieflandes angeregt.

In Szeged ist die Beaufsichtigung sämtlicher in fremder Pflege gegebenen Säuglinge, die Errichtung einer Krippe und einer Consultation in Aussicht (Dir. Turchányi).

In Temesvár (Asyldir. Schoßberger) ist eine kommunale Aktion auch in Vorbereitung, welche um so eher eingeleitet werden kann, da die — meistens von Szana — gegründeten Institutionen eine gute Basis dafür abgeben.

Am leichtesten wäre ein wirklich großzügiger Schutz in Nagyvárad zu organisieren, wo Asyldir. Edelmann schon fast sämtliche Bausteine desselben vorbereitet hat. Namentlich ist in Nagyvárad für die in fremder Pflege gegebenen Kinder durch eine mustergültige Verordnung gesorgt; die Ziehmütter werden instruiert, wie sie das Kind erziehen und ernähren sollen, künstliche Ernährung ist verboten — Abstillen oder Allaitement mixte nur auf ärztliche Verordnung gestattet.

Wenn die Kontrolle dieser Verordnung durch geeignete Aufseherinnen und einem dafür eigens ernannten Arzt effektiver würde und die Verordnung auf sämtliche Gefährdeten ausgedehnt wäre — könnte Nagyvárad schon auf einen schönen Munizipalschutz hinweisen.

Wenn ich noch bemerke, daß ein Rechtsschutz für Uneheliche in Nagyvárad (Volkskanzlei), in Pozsony (Volksheim), in Temesvár (Rechtsabteilung des Weißen Kreuzvereins) und in Moson (Kinderschutzverein) organisiert ist — in allen übrigen Städten tritt hierfür noch das Waisenamt, welches in dieser Hinsicht keine Initiative hat, ein —, daß in Marosvásárhely Asyldir. Takács es durchgesetzt hat, daß ihm sämtliche Geburten gemeldet werden und daß er die Gefährdeten, wenn er kann, besucht, so habe ich alles zusammengetragen. Resumee: Rudimente sind vorhanden, doch ist in den letzten zwei Jahren ein großer Fortschritt zu konstatieren.

2. Sonstiger Mutterschutz. In manchen Städten werden Schwangere schon einige Wochen vor der Geburt ins Spital aufgenommen: auf allen gynäkologischen Kliniken, in sämtlichen Gebäranstalten (natürlich in sehr beschränkter Zahl). In Nagyvárad erhalten sie bei der Entlassung ev. eine materielle Unterstützung. In Eger werden sie (Dir. Glósz) schon 2 Monate früher in einem Krankenhaus aufgenommen und verlassen das Haus nur in arbeitsfähigem Zustande.

Mit gutem Beispiel gehen in dieser Hinsicht noch vor die Spitäler in Arad, Balassagyarmat, Gyula, Györ, Kézdivásárhely, Nyitra und Temesvár.

Vereine, welche Wöchnerinnen unterstützen, haben wir in Baja, Békéscsaba, Beszterczebánya, Eger, Eperjes, Györ (2), Kecskemét, Komárom, Kisbér, Losoncz, Munkács, Nyitra, Resicza, Sopron, Szucsány, Székesfejervár, Szombathely, Temesvár, Ungvár, Zenta, Magyarkanizsa, Somogy, Csorna, Mezőtur, Tolna, Nagybecskerek. Diese Unterstützung besteht meistens in geringen Geldspenden, so große Summen, wie in Gyula, wo der Weiße Kreuzverein für diesen Zweck 2500 K jährlich verwendet, stehen anderwärts kaum zur Verfügung. Am besten scheint in dieser Hinsicht Segesvár organisiert zu sein, wo, nach Elberfelder Muster, Mütter und Säuglinge vom städtischen Armenrat systematisch unterstützt werden.

3. „Gouttes de Lait", in Ungarn Gratismilchanstalten genannt, haben sich nicht verbreiten können — wir brauchen sie auch höchstens in den größeren industriellen Zentren.

In Arad wurde durch den Weißen Kreuzverein eine Consultation mit Milchküche organisiert; in der kleinen Stadt Nyitra organisierten weiland Oberphysikus K. v. Thuróczy und der Graf Edelsheim Gyulay schon 1904 eine Milchküche. Die Consultation hat seit dem Tode v. Thuróczy's aufgehört und wenn auch seine Witwe alles tut, um das Institut zu erhalten, geht doch die Zahl der verpflegten Kinder (die Milchportionen werden auf ärztliche Verordnung ausgegeben) von 416 im Jahre 1904 auf 104 im Jahre 1910 zurück; ca. 50% Säuglinge. — In Segesvár bekommen ev. Säuglinge Milch ausgeteilt; die Gratismilchanstalten von Kassa, Marosvásárhely, Balassagyarmat, Pozsony, Szombathely sind nur Anstalten für größere Kinder, welche für Säuglinge nur ausnahmsweise sorgen und mit keiner Consultation verbunden sind.

4. Consultationen für Säuglinge finden wir in Debreczen (Asyldir. Brokes, verbunden mit dem staatlichen Asyl), in Arad (staatliches Asyl und Weißer Kreuzverein) Kassa und Temesvár (Poliklinik des Weißen Kreuzvereins).

5. Krippen. Eine mustergültige ist vom Asyldir. Máthé in Kassa organisiert worden im Jahre 1910 für 50 Säuglinge (meistens Kinder von Arbeitern der gegenüberliegenden Tabakfabrik). Künstliche Ernährung ist womöglich nicht gestattet, die Mütter kommen 4stündlich herüber zum Stillen. In Nagyvárad sind drei Krippen, im ganzen für 55—60 Säuglinge, erhalten von barmherzigen Schwestern, eine Krippe in Nagyszeben, drei in Pozsony, eine für 30 Säuglinge in Sopron, eine in Bars (Tagesheim der Thonetschen Fabrik für 20 Säuglinge). Eine größere wird jetzt als Tagesheim der Kinder der Fabrikarbeiterinnen in Arad aufgestellt werden.

6. Anstalten (außerstaatliche Heime, Asyle und Findelhäuser). Der Mangel derselben erklärt sich dadurch, daß bei der Organisation des staatlichen Schutzes die schon vorhandenen meistens verstaatlicht wurden.

In Györ existiert ein Heim (für 40 0—18jährige Kinder, Kinderheimverein), wo Säuglinge auch aufgenommen werden; in Kisujszállás werden im Waisenhaus des ref. philantropischen Verbandes Kinder vom Säuglingsalter bis zur Arbeitsfähigkeit erzogen. In Nagyszeben ist ein Waisenheim für 17 Säuglinge und in Segesvár werden Säuglinge ev. im städtischen Waisenhaus untergebracht.

7. Kinderkrankenhäuser. Außer den bei Besprechung von Budapest erwähnten haben wir Kinderkrankenhäuser 1. in Pozsony, durch den dortigen Frauenverein gegründet im Jahre 1857 mit 12 Betten. Heute ein modernes Krankenhaus mit 96 Betten, welches aus einem Hauptgebäude, zwei Isolierpavillons besteht und mit einem Röntgeninstitut und Laboratorium versehen ist. In dem jetzt projektierten dritten Pavillon wird hoffentlich auch eine Säuglingsabteilung eingerichtet werden. Im Jahre 1910 wurden 677 größere Kinder aufgenommen und 4444 poliklinisch behandelt (Direktor Dr. Hauer).

In Szombathely (Steinamanger) ist ein Kinderkrankenhaus (70 Betten, erbaut vom Weißen Kreuzverein), bestehend aus einem Hauptgebäude, Pavillons für Infektionskrankheiten, speziell für Tuberkulose, und einer Wäscherei. Keller bemerkt ganz richtig, daß die Anlage etwas fehlerhaft ist — aus dem mir vorliegenden Berichte ersehe ich, daß Säuglinge das Spital meist nur mit chirurgischen Krankheiten aufsuchen (aus 183 poliklinisch behandelten 50 Verdauungsstörungen; aufgenommen wurden im ganzen 32 Säuglinge, davon 6 mit Verdauungsstörungen, die andern wegen chirurgischer Eingriffe. (Dir. D. Szenti.)

Im jetzt errichteten Kinderkrankenhause zu Arad (60 Betten, davon Säuglingsabteilung mit 10 Betten, und Milchküche) wurden schon im 1. Jahr 41 Säuglinge verpflegt, 30 am Leben erhalten. Innere, chirurgische Abteilung, zweckmäßig und gut gebaut, modern eingerichtet. (Dr. Lukáts, Dir. Visky.)

In Ujpest ist ein Kinderkrankenhaus, einfach, aber gut eingerichtet, mit 70 Betten. Mehrere Spezialordinationen. Säuglinge werden nur ausnahmsweise aufgenommen.

In Szeged ist ein kleines Kinderkrankenhaus, mit 30 Betten. Neuerdings wurde eine Säuglingsabteilung mit 6 Betten eingerichtet.

In dem sehr gut geführten Kinderkrankenhause zu Nagyvárad (Großwardein) (52 Betten, Dir. Dr. K. Schiff), welches gegenwärtig einem Neubau entgegensieht, ist bisher keine Säuglingsabteilung, doch wurden im Jahre 1910 23 Säuglinge aufgenommen, in der Poliklinik 1398 Säuglinge behandelt. Großes Material an Infektionskrankheiten.

Bemerken muß ich noch, daß der Bau eines Kinderspitales mit Säuglingsabteilung in Kassa vom rührigen Asyldir. Máthé schon fast durchgesetzt ist; — projektiert ist noch eins in Nyiregyháza.

Im ganzen existieren also in Ungarn: 5 Kinderspitäler mit 630 Betten in Budapest, davon Säuglingsbetten 80; auf dem Lande 5 Krankenhäuser mit im ganzen 308 Betten, davon Säuglingsbetten ca. 55. Daß diese Zahl absolut nicht ausreichend sein kann, braucht keine Beweise.

Wenn wir also die heute existierende offene, außerstaatliche Fürsorge unseres Landes überblicken, gelangen wir zu dem traurigen Resultate, daß auf diesem Gebiete — im Gegensatze zur Fürsorge für größere Kinder — bisher fast gar nichts geleistet wurde, doch läßt sich eben in dem letzten Jahre ein erfreulicher Wandel bemerken: die offene Säuglingsfürsorge fängt an, sich zu regen, und namentlich in den Asylstädten ist es zu erhoffen, daß es den rührigen Direktoren gelingen wird, sie bald ins Leben zu rufen. Es geht aus meinen Fragebogen überall hervor, daß nur in denjenigen Komitaten und Städten etwas für die Säuglinge geschieht, wo ein Arzt sich persönlich für ihr Wohl und Wehe interessiert. Dieses Interesse für die Säuglingsfürsorge in erhöhtem Maße zu erwecken, ist vielleicht die wichtigste und jedenfalls die dankbarste Aufgabe der Zukunft.

Ausbildung der Hebammen und des Pflegepersonals in Säuglingspflege.

Budapest war vielleicht die erste Universität, wo die Pflege der Neugeborenen auf der gynäkologischen Universitäts-Klinik der ständigen Überwachung eines Kinderarztes übergegeben wurde (Prof. Eröss); damit wurde schon ein wichtiger Schritt dafür getan, daß die Hebammen auf die Wichtigkeit der Säuglingspflege ständig hingewiesen werden sollen. In der Hebammenlehrschule zu Budapest trägt Prof. von Bókay selbst diesen Gegenstand vor, und in sämtlichen Hebammenschulen werden die Zöglinge etwas unterrichtet; tadellos und auch auf den Säuglingsschutz hinweisend, ist dieser Unterricht in Nagyvárad. Ich kann nicht genug betonen, daß den Hebammen, trotz des Unterrichtes, die Wichtigkeit des Säuglingsschutzes und die hochernste Rolle, welche eben sie darin spielen sollen, nicht genügend erklärt wird, und ihre Ausbildung in den Anstalten trägt nicht immer dazu bei, sie für diese Rolle vorzubereiten. Der Säugling spielt fast in einer jeden Anstalt neben der Mutter eine nebensächliche Rolle. Da die hygienischen Verhältnisse der modernen Anstalten gut sind, sehen sie weniger Krankheiten der Neugeborenen wie früher und sind nur allzu geneigt, die Temperatur- und Gewichtsmessungen als eine nebensächliche Arbeit zu betrachten. Nicht nur in der Säuglingspflege, sondern in den Aufgaben des Säuglingsschutzes müssen die Hebammen mehr ausgebildet werden; mancherorts geschehen auch Schritte in dieser Richtung, so in Nagyvárad, Temesvár, Arad (Asyldirektor Leitner gibt Kurse) — aber sonst einstweilen nirgends. In dieser Richtung ist noch viel zu wenig geschehn.

Die Ausbildung der Pflegerinnen und Kolonieaufseherinnen geschieht in den staatlichen Asylen. Anfangs wurden die letzteren nur in einem kurzen Kurse (einige Wochen) unterrichtet, jetzt ist hierin auch eine Besserung eingetreten und der Unterricht ist gründlicher und länger. Hoffentlich wird das noch besser werden.

Milchversorgung.

Das Gesetz XLVI vom Jahre 1895 gegen die Fälschung landwirtschaftlicher Produkte reicht heute nicht mehr aus, und die Milchversorgung größerer Städte muß in der Zukunft strenger überwacht werden als bisher; die ministerielle Verordnung 38, 286/96 bestimmt, daß eine Milch guter Qualität ein spezifisches Gewicht 1,029 bis 1,033; minimal 2,80% Fett und minimal 12% Trockensubstanz aufweisen soll. „Diese Forderungen entsprechen nicht einer idealen Milch und öffnen der Fälschung Tür und Tore" konstatiert Gerlei, Direktor der Zentral-Milchhalle in Budapest.

Die Milchproduktion und die damit zusammenhängenden Manipulationen sollen gesetzlich geregelt werden; direkte Milchkühlwagen sollten für den Eisenbahntransport eingerichtet werden; ebenso sollte diese bei der Ankunft auch sofort dem Weitertransport übergegeben werden. Ohne Plombe sollte Vollmilch in kleinen Quantitäten überhaupt nicht verkauft werden, der Gebrauch

konservierender Mittel überhaupt verboten und der maximale erlaubte Schmutzgehalt (10 m/gr pro Liter) festgestellt werden. —

Diese Forderungen zeigen im Negativum an, daß unsere Milchversorgung
noch ungenügend kontrolliert ist. Dabei steigen in Ungarn die Milchpreise
furchtbar; in Gegenden, wo früher 1 Liter Milch 14 bis 18 Heller gekostet hat,
kostet es heute 32 Heller; die Kindermilchproduktion ist noch überhaupt nicht
geregelt. —

Meines Wissens besteht nur im Komitate Bihar die Verordnung, daß
die Häuser, in welchen Milchproduzenten resp. Verkäufer wohnen, eigens bezeichnet sind, um zu verhindern, daß aus einem Hause, wo infektiöse Kranke
sind, die Milch abtransportiert werden soll.

Das Resultat meiner Fragebögen gibt trotz alledem ziemlich einstimmig
an, daß die Milchversorgung der ungarischen Städte zufriedenstellend ist und
daß die Kontrolle durch die Polizei oder in größeren Städten durch die Behörde
durchgeführt wird. In Budapest muß aber schleunigst ein Wandel zur Besserung
eintreten; über eine einwandsfreie Kindermilch verfügen wir einstweilen noch
nicht; eine einwandsfreie Buttermilch ist in Budapest überhaupt nicht zu
beschaffen, die Milchfälschung ist nicht genügend bestraft.

**Verzeichnis sämtlicher außerstaatlicher Anstalten und Vereine,
welche sich in Ungarn mit Kinderschutz befassen.[1]**

Stadt	Name der Anstalt	Zweck der Anstalt	Anzahl der Betten
Arad	Verein armer Schulkinder	versorgt diese mit Nah-rung und Kleidern	
	Waisenhaus		für 100 Kinder
	Taubstummeninstitut		für 120 Kinder
Balassa-gyarmat	Gratis Milch und Brot	für größere Kinder	
Debreczen	Kath. Waisenhaus		für 45 Kinder
	Lehrerwaisenhaus		für 160 Kinder
	Taubstummeninstitut		für 85 Kinder
	Mädchenwaisenhaus		für 35 Kinder
Eger	Waisenhaus		für 30 Kinder
	Lehrlingsheim		für 25 Kinder
	Israelit. Frauenverein	versorgt arme Kinder mit Mittagessen	
Gyulafe-hérvár	Städt. Waisenhaus		für 50 Knaben
Györ	Kinderheimverein	Heim für 0—14jährige	für 40 Kinder
	Kinderschutzverein	übt Aufsicht über die in Außenpflege gegebenen Kinder	
	4 Vereine	versorgen arme Kinder mit Kleidern	
	Kath. Waisenhaus		für 32 Kinder
	Evang. Waisenhaus		für 14 Kinder
	Kath. Mädchenwaisen-haus		für 40 Mädchen
Hódmező-vásárhely	Kinderheim		für 70 Waisen
	Ref. wohlt. Verein	versorgt arme Kinder und Waisen mit Kleidern	

---

[1] Für die Lückenlosigkeit dieses Verzeichnisses kann ich natürlich nicht gut-
stehen, da ich diejenigen Vereine, welche mir nicht geantwortet haben, in die Liste
nicht aufnehmen konnte.

Stadt	Name der Anstalt	Zweck der Anstalt	Anzahl der Betten
Kassa	Waisenhaus		für 30 Kinder
	Tagesheim		für 20 Säuglinge und 50 Kinder
	Goutte de lait		
Kecskemét	Taubstummeninstitut		
Komárom	Waisenhaus		für 12 Knaben
	Tagesheim		für 200—300 Schulkinder
	Prot. Frauenverein	versorgt arme Kinder mit Kleidung	
	Heil. Elisabeth-Verein	do.	
Kolozsvár	Taubstummeninstitut		für 68 Kinder
	Blindeninstitut		für 75 Knaben
	Lehrlingsheim		für 40 Knaben
	Waisenhaus		für 46 Mädchen
	Ref. Waisenhaus		für 69 Mädchen
	Kath. Waisenhaus		für 12 Mädchen
	Verein zur Unterst. armer Kinder	versorgt arme Schulkinder mit Kleidung	
Losoncz	Evang. Frauenverein	versorgt arme Kinder mit Nahrung und Kleidern	
	Ungar. Tischgesellschaft	do.	
Marosvá-	Gratismilch	für Schulkinder	
sárhely	Mädchenwaisenhaus		für 18 Kinder
	Verein zur Unterst. armer Schulkinder	versorgt diese mit Kleidung	
Miskolcz	Lehrlingsheim		für 24 Knaben
	Israelit. Waisenhaus		für 10 Mädchen
Munkács	Kath. Frauenverein	bekleidet ca. 300 arme Kinder	
Nagyszeben	Schulkinderhort		für 70 Kinder
	Kath. Waisenhaus		für 37 Mädchen
Nagyszeben	Kinderkrippe des Kinderschutzvereines und Waisenheim		für 17 Säuglinge für 5 Kinder
	Evang. Waisenhaus		für 63 Kinder
	Lehrlingsheim		für 46 Kinder
Nyitra	Gratismilch	für Säuglinge und Kinder (ca. 100 Säuglinge jährlich)	
	Lehrlingsheim		
Nagyvárad	3 Kinderkrippen		für 50 Kinder
	Kinderspital		
Pécs	Waisenhaus		für 60 Kinder
	Wohlt. Frauenverein	versorgt arme Kinder mit Kleider und Nahrung	
Pozsony	Tagesheim		für 100 Schulkinder
	Lehrlingsheim	für Mädchen	
	Waisenhaus		für 100 Kinder
	Israelit. Waisenhaus		für 8 Knaben
	Kinderspital		96 Betten
	Taubstummeninstitut		für 150 Kinder
	Jelenffy-Waisenhaus		für 18 Knaben
	Zechmeister-Waisenhaus		für 17 Mädchen
	Humanitas-Verein	versorgt arme Schulkinder mit Kleidung	
	Wohlfahrtskomitee	gratis Milch und Brot	
	5 Kinderbewahranstalten	für 3—6jährige	
Sopron	Evang. Waisenhaus		für 24 Kinder
	Széchényi-Kinderheim	in Verwaltung der Kinderschutzliga	für 50 Knaben
	Kinderbewahranstalt		für 200 Kinder

Stadt	Name der Anstalt	Zweck der Anstalt	Anzahl der Betten
Sopron	Tagesheim		für 110 Kinder
	Kath. Waisenhaus		für 40 Kinder
Selmecz-bánya	Israelit., evang. und kath. Frauenverein	versorgen Kinder mit Kleidung und Nahrung	
	Verein der Kinderfreunde		
Körösbékény	Kinderbekleidungsverein	versorgt arme Kinder mit Kleidung	
	Institut für schwachbeg. Kinder		für 76 Kinder
Torda	Waisenhaus		für 30 Kinder
Palánka	Kinderbekleidungsverein	bekleidet arme Kinder	
	Gratismilch	für größere Kinder	
Obecse	Waisenhaus		für 30 Kinder
Ujfutak	Waisenhaus		für 12 Kinder
Magyar Kanizsa	Waisenhaus		für 32 Kinder
Ada	Verein	versorgt arme Kinder mit Kleidung	
Cservenka	Verein		
	Kath. Julianeum	Erziehungsheim	für 60 Knaben
Ujbánya	Wohlt. Verein	bekleidet arme Kinder	
	Taubstummeninstitut		für 100 Kinder
	Waisenhaus		für 60 Mädchen
Gyoma	Waisenhaus		für 26 Kinder
Orosháza	Lehrlingsheim		für 12 Kinder
Gyula	Waisenhaus		für 24 Kinder
	Verein zur Bekleidung armer Kinder	sorgt mit Kleidung	für 80 Kinder
Nagysza-lonta	Waisenhaus		für 20 Kinder
	Heim des Heil. Antonius	versorgt arme Schulkinder mit Nahrung	
	Kath. Waisenhaus		für 7 Mädchen
	Tartlersches Waisenhaus		
Bolgárszeg	Lehrlingsheim		für 96 Knaben
Makó	Evang. Kindergarten		für 90 Kinder
	Lehrlingsheim		für 80 Knaben
	Elisabeth-Waisenhaus		für 100 Waisen
Horgos	Mädchenwaisenhaus		für 20 Kinder
Szegvár	Wohlt. Institut		für 30 Mädchen
Szentes	Waisenhaus		
Sepsiszent-györgy	Knabenwaisenhaus		für 60 Knaben
Kézdi-Vásárhely	Elisabeth-Mädchenwaisen-haus		für 60 Mädchen
Gyöngyös	Waisenhaus		für 34 Mädchen
	Kinderfreundverein	versorgt arme Kinder mit Kleidung	
Tiszafüred	Heller-Verein	bekleidet arme Kinder	
	Kinderschutzverein	sorgt für krüppelhafte Kinder	
Magyaróvár	Waisenhaus		für 50 Kinder
	Dispensaire für Lungen-kranke		
Nagyta-polcsány	Frauenverein	versorgt arme Kinder mit Kleidung	
Érsekujvár	Erste ung. Tischgesell-schaft	do.	
	Waisenschutz-Tischgesell-schaft	do.	
	Israelit. Frauenverein	do.	
	Kath. Frauenverein	do.	
Budaörs	Elisabeth-Haus	sorgt für Verkommene	70 Kinder

Stadt	Name der Anstalt	Zweck der Anstalt	Anzahl der Betten
Nagykörös	Waisenhaus		für 20 Waisen
Kalocsa	Rákóczy-Tischgesellschaft	versorgt arme Kinder mit Kleidung	
Nagytétény	Kathol. Mädchenwaisen- haus des Weißen-Kreuz- Vereins		für 50 Mädchen
Kiskunmajsa	Csontossche Stiftung	versorgt arme Kinder mit Kleidung	
Vácz	Taubstummeninstitut		für 183 Kinder
Modor	Evang. Waisenhaus		für 26 Kinder
Nagyszombat	Waisenhaus		für 120 Knaben
Bazin	Evang. Waisenhaus		für 10 Knaben
Eperjes	Verein zur Bekleidung armer Kinder	versorgt diese mit Kleidung	
	Prot. Waisenhaus		für 20 Mädchen
	Volksküche und Ferien- heim		für 20 Kinder
Bártfa	Tagesheim	für arme Schulkinder	
Kaposvár	Israelit. wohlt. Verein	versorgt mit Kleidung	100 Kinder
		versorgt mit Nahrung	40 Kinder
	Taubstummeninstitut		für 63 Kinder
	Verein zur Bekleidung armer Kinder	versorgt diese mit Kleidung	
	Waisenhaus		für 25 Mädchen
Kapuvár	Tagesheim		für 120 Kinder
Csorna	Heller-Verein	bekleidet arme Kinder	
Balf	Heim für Epileptische		für 250 Kranke
Kismarton	Waisenhaus		für 12 Kinder
	Fonds zur Bekleidung armer Kinder	bekleidet	34 Kinder
Nagymarton	Frauenverein	versorgt arme Kinder mit Kleidung	
Dada	Volkserziehungsverein	do.	für 19 Mädchen
Nyiregyháza	Waisenhaus		
	Volksküche des Mädchen- vereins	gibt Kindern Nahrung	
Löcse	Waisenhaus		für 16 Kinder
Igló	Kinderheim		für 30 Knaben
	Josef-Tischgesellschaft	versorgt arme Kinder mit Kleidung	
Szepesolaszi	Waisenhaus		für 13 Mädchen
Késmárk	Kinderfreundverein	do.	
Dés	Waisenhaus des Frauen- vereins		für 20 Mädchen
Szamosujvár	Waisenhaus		für 30 Knaben
	Waisenhaus		für 20 Mädchen
Cibakháza	Tagesheim		für 70 Kinder
Mezötúr	Wohlt. Verband	versorgt arme Kinder mit Kleidung	
Túrkeve	Stiftung	kleidet und nährt	24 Kinder
Gáttája	Stiftung des Franz-Rózsa- hegyi und A. Stern	bekleidet arme Kinder	
Dunaföldvár	Lehrlingsheim		für 100 Knaben
	Waisenhaus		für 17 Kinder
Szekszárd	Tischgesellschaft	versieht arme Kinder mit Kleidung	
Torda	Lehrlingsheim		für 120 Knaben
	Christbaumverein	bekleidet arme Kinder	
Nagybecske- rek	Waisenhaus		für 30 Kinder

Stadt	Name der Anstalt	Zweck der Anstalt	Anzahl der Betten
Nagykikinda	Kath. wohlt. Verein	versorgt arme Kinder mit Kleidung	
Szaloncza	Erziehungsanstalt der Kinderschutzliga		für 35 Knaben
Zsolna	Waisenhaus		für 69 Kinder
	Lehrlingsheim		für 50 Knaben
Beczkó	Waisenhaus		für 22 Kinder
Nagyszöllös	Erziehungsanstalt der Kinderschutzliga		für 94 Knaben
Köszeg	Waisenhaus ·		für 110 Knaben
Pinkafö	Kinderheim		für 20 Waisen
Rohoncz	Tischgesellschaft	versorgt mit Kleidung	25 Kinder
Tapolcza	Israelit. wohlt. Verein	versorgt arme Kinder mit Kleidung	
Zalaegerszeg	Christbaumverein	do.	
	Chanuka-Verein	do.	
Balatonfüred	Kinderheim	moralisch gefährdete	62 Knaben
	Kinderbewahranstalt		für 100 Kinder
Besztercze-bánya	Tischgesellschaft	versorgt arme Kinder mit Kleidung	
	Armenunterst.-Verein	do.	
Breznóbánya	Lopusny- und Teszaksche Stiftung	do.	
	Hungaria-Tischgesellsch.	do.	
	Tagesheim		für 80 Kinder
Zólyomlipcse	Waisenhaus		für 100 Knaben
Radvány	Waisenhaus		für 30 Kinder
S. A. Ujhely	Waisenhaus		für 12 Kinder
Budapest	Ungar. Tischgesellschaft	do.	
	Charitas-Tischgesellschaft	do.	
	Verein zur Unterst. armer Kinder		
	Verein zur Bekl. armer Kinder im II. Bez.		
	Verein zur Bekl. armer Kinder im I. Bez.		
	„Áldott sziv" Verein im I. Bez.		
	Allg. Wohlt.-Verein im VI. Bez.		
	Bürgertischgesellschaft im IV. Bez.		
	Kinderschutzverein im IV. Bez.	versorgen arme Kinder mit Kleidung	
	Tischges. der guten Freunde im III. Bez.		
	Allg. Wohlt.-Verein im III. Bez.		
	Frauenverein im X. Bez.		
	Allg. Wohlt.-Verein im IX. Bez.		
	„Segitség", Verein der Volksschule im IX. Bez.		
	Kinderschutzkomitee		
	Kindergartenverein		
	Kinderfreundverein in Kelenföld		
	Tagesheim d. Volksschule im III. Bez.		für 180 Kinder
	Izabella-Tagesheim		für 100 Kinder

Stadt	Name der Anstalt	Zweck der Anstalt	Anzahl der Betten
Budapest	Tagesheimverein im VI. Bez.	versorgt arme Kinder mit Nahrung	
	Allg. Wohlt.-Verein im VI. Bez.	unterstützt das Tagesheim	
	Allg. Wohlt.-Verein im V. Bez.	erhält ein Tagesheim	für 120 Kinder
	Israelit. Frauenverein im VIII. u. IX. Bez.	versorgt mit Mittagessen	40 Kinder
	Allg. Wohlt.-Verein im IX. Bez.	erhält ein Tagesheim	für 500 Kinder
	Heim d. sozialen Missionsgesellschaft		für 25 Mädchen
	Waisenhaus der Lehrer		für 25 Kinder
	Protestant. Waisenhaus		für 100 Kinder
	Mayersches Waisenhaus		für 75 Knaben
	Erzsébet-Waisenhaus		für 110 Mädchen
	József-Waisenhaus		für 107 Knaben
	Kinderbewahranstalt im II. Bez.		für 80 Kinder
	2 Kinderbewahranstalten des Kindergartenvereins		für 100 Kinder
	Kinderbewahranstalt im IX. Bez.		für 160 Kinder
	Kinderbewahranstalt in Buda		für 60 Kinder
	Kinderheim		für 50 Knaben
	Ferienkolonieverein	sendet arme, schwächliche Kinder auf Landaufenthalt	
	Landeskinderschutzliga	erhält 9 versch. Institute	
	Landeskinderschutzverein	erhält ein Heim für 32 moralisch gefährd. Mädchen	
	Heim der krüppelhaften Kinder		für 12 Knaben
	Kinderfreundverein	versorgt Schulkinder mit Mittagessen	
	Allg. Wohlt.-Verein im III. Bez.	Kinderkrippe	für 40 Kinder
	Israelit. Frauenverein im VIII.—X. Bez.	versorgt mit Mittagessen	40 Kinder
	Heim des Kinderasylvereins		für 96 Waisen
	Klothild-Kinderheim		für 90 Knaben
	Weißes-Kreuz-Landesfindelhausverein	erhält ein Kinderspital, darunter 28 Säuglinge; unterstützt arme Wöchnerinnen und Gravide; erhält ein Mädchenerziehungsinstitut	für 180 Betten / für 50 Mädchen
	Landes-Mutter- und -Säuglingsschutzverein	Heim für arme Mütter und Säuglinge	
	Gratismilchverein	versorgt Kinder und Säuglinge mit Milch, erhält mehrere Konsultationen	
	Landes-Kindersanator.-Verein	errichtet Sanatorien für Kinder	
	Erst. ung. Kinderkrippenverein	erhält 2 Kinderkrippen	
	Kinderasyl des Karmeliterordens		
	Taubstummeninstitut		
	Stefanie-Kinderspital		

Stadt	Name der Anstalt	Zweck der Anstalt	Anzahl der Betten
Budapest	Staatl. Kinderasyl		
	Städt. allgem. Kranken-häuser, Kinderabtei-lungen		
	Brody-Kinderspital		
	Allg. Poliklinik		
Székesfehér-vár	Waisenhaus		für　40 Kinder
	Lehrlingsheim		für　30 Lehrlinge
	Ref. Frauenverein	versorgt Kinder mit Klei-dung	
Szabadka	Weißes-Kreuz-Verein	do.	
	Petöfi-Tischgesellschaft	do.	
	Israelit. Frauenverein	do.	
	Mädchenverein	versorgt Kinder mit Milch	
	Volksküchenverein	Tagesheim	für 200 Kinder
Szeged	Kinderspital		für　30 Betten
	Israelit. Waisenhaus		für　30 Kinder
	Städt. Waisenhaus		für　80 Kinder
	Lehrlingsheim		für　45 Kinder
	Taubstummeninstitut		für 133 Kinder
	6 Kinderbewahranstalten		für 640 Kinder
Szombathely	Kinderspital		mit 70 Betten
	Waisenhaus		für　60 Kinder
	Blindeninstitut		für　80 Kinder
	Gratismilch	für größere Kinder	
Szatmárné-meti	Kinderbewahranstalt der barmherzigen Schwe-stern		
	Kath. Findelwaisenhaus		
	Waisenhaus des Frauen-vereins		für　10 Mädchen
Szatmárné-meti	Bürger-Tischgesellschaft	versorgt arme Kinder mit Kleidung	
Temesvár	Poliklinik des Weißen-Kreuz-Vereins		
	Gratismilch		
	3 Lehrlingsheime		für 400 Lehrlinge
	Taubstummeninstitut		60 Betten
	Waisenhaus		74 Kinder
	Andrássy-Institut des Weißen Kreuz	verkommene Knaben	für　20 Knaben
	Institut für Schwach-begabte		für　40 Kinder
	Ferienkolonie		für 100 Kinder
	Verein d. Mädchenschulen	versorgt mit Nahrung	70 Kinder
	Serbischer Frauenverein	bekleidet arme Kinder	
Ujvidék	Serbischer Frauenverein	unterstützt arme Kinder	
	Kinderfreundverein	bekleidet arme Kinder	
Zenta	2 Vereine	zur Kinderbekleidung	

Rumänien.[1)]

Von

N. Thomescu und S. Graçoski.

Historischer Überblick über das Findelwesen in Rumänien.

Über das Findelwesen in Rumänien vor Mitte des 18. Jahrhunderts besitzen wir keine Dokumente; wahrscheinlich sind bis zu dieser Zeit die verlassenen Kinder durch mildtätige Personen aufgenommen worden, ohne daß diese Fürsorge durch den Staat geregelt worden wäre und ohne daß er sich irgendwie darum gekümmert hätte. Außerdem haben die langen Zeiten der Unruhe durch fremde Okkupation in den Donaustaaten, die politischen Ursachen und die finanzielle Lage der Regierung wohl kaum die Möglichkeit gegeben, sich der Organisation des Findelwesens anzunehmen.

Der historische Überblick, welchen wir hier bringen, ist der „Istoria Higienei in Romậnia" von Professor Felix entnommen. Die Waisenpflege in Bukarest ist die älteste Organisation dieser Art, welche für Waisen und verlassene Kinder existierte. Im Jahre 1775 wurde sie reorganisiert. Das genaue Datum ihrer Gründung ist nicht bekannt; auf jeden Fall bestand sie schon im Jahre 1775 in gewissem Sinne, aber nicht als Asyl, sondern als Unterbringung dieser Kinder bei Pflegefrauen in der Stadt, bei denen die Kinder mehr oder weniger durch die Gesundheitsbehörde überwacht wurden. Nachdem diese Waisenpflege nun reorganisiert und ein Asyl gegründet war, konnte eine größere Anzahl von Findlingen, Waisen und verlassenen Kindern versorgt werden. Die Kinder, deren Zahl wechselte, befanden sich unter der Überwachung eines Arztes.

Im Jahre 1798 wurden dem Waisenamt verschiedene Ländereien geschenkt mit der Verpflichtung, ein Asyl zu erbauen, welches 40 Knaben und 40 Mädchen Unterkunft gewähren sollte. Die Kinder sollten im Säuglingsalter außerhalb des Asyls in Einzelpflege untergebracht und erst im schulpflichtigen Alter interniert werden. Die Mortalität in der Anstalt betrug 57%.

Im Jahre 1804 wurde in Jassy eine ähnliche Anstalt geschaffen; über ihren Betrieb und über ihre Dauer ist uns nichts bekannt. Gegen 1830 bestand in den beiden Donauhauptstädten die Verfügung, daß es Pflicht des Staates sei, die Fürsorge für die verlassenen Kinder auf sich zu nehmen. Im Jahre 1834 finden wir im „Manuel Administratif de la Principauté de

---

[1)] Aus dem französischen Original übersetzt von Emmy Keller-Schwangart.

Moldavie" eine Zirkularverfügung an die Präfekten, in welcher diese angewiesen werden, sich um die verlassenen Kinder zu kümmern und deren Adoption durch mildtätige Menschen zu fördern. In der Walachei standen 102 bis 284 Kinder pro Jahr unter der dort geschaffenen Fürsorge. Diese Kinder wurden bis zum Alter von drei Jahren bei Pflegefrauen aufgezogen und durch die Ärzte überwacht. Die Mortalität schwankte zwischen 29 und 63 %.

1852 wurde in Jassy das gregorianische Institut gegründet. Es bestand aus einer Entbindungsabteilung, einer Hebammenschule und einem Asyl für verlassene Kinder mit „Drehlade". Nur ein Teil der Säuglinge wurde durch Ammen im Asyl gestillt, ein anderer Teil wurde auf dem Lande bei stillenden Pflegemüttern untergebracht, bei denen natürlich die Kontrolle sehr schwierig war. Infolgedessen war die Mortalität draußen höher wie die der Findlinge in Bukarest.

Im Jahre 1860 wurde in Bukarest auf Initiative des Dr. Davila und unter dem Protektorat der Prinzessin Helene eine große Stiftung gegründet, welche sich der verlassenen Kinder annahm. Die Säulinge, deren Zahl manchmal bis zu 300 stieg, wurden bei stillenden Pflegemüttern in der Stadt untergebracht; die größeren Kinder, ungefähr 120 an der Zahl, im Institut behalten.

Durch das Kommunalgesetz und das Gesetz der Conseils généraux vom Jahre 1865 fiel die Fürsorge für verlassene Kinder und Waisen den Kommunen und Distrikten anheim. Im Jahre 1881 kommen die von der Stiftung der Prinzessin Helene „Fondation Elena Doamna" versorgten Säuglinge unter die Autorität der Stadt Bukarest, und die größeren Kinder, die im Asyl „Elena Doamna" erzogen wurden, kommen unter die Autorität des Unterrichtsministeriums.

Nach und nach wurde das Gesetz über Waisen- und Verlassenenfürsorge vom Jahre 1865 in den städtischen und ländlichen Bezirken eingeführt. Weiter unten werden wir tabellarisch den Fortschritt der kommunalen Fürsorge für diese darstellen. Auf private Initiative hin gründeten in den letzten Jahrzehnten des vergangenen Jahrhunderts einige Städte, wie z. B. Bukarest, Jassy, Galatz, Braila Vereine zur Fürsorge der verlassenen Kinder. Einige von ihnen wie die „Materna" und „Leaganul Ste. Catherine" und „Société des Dames de Galatz" besitzen ein Asyl, in welchem die Kinder durch Ammen gestillt werden, andere wie Braila haben kein Asyl: die Säuglinge werden stillenden Pflegfrauen in der Stadt anvertraut und durch die weiblichen Mitglieder des Vereins überwacht.

Weiter unten werden wir uns mit der öffentlichen und privaten Säuglingsfürsorge und mit den Resultaten, welche sie bei uns gezeitigt haben, befassen.

Es ist eine wohl kaum angezweifelte Tatsache, daß der Staat, indem er der Familie nachahmt, der Jugend und dem Kindesalter die größte Fürsorge zuwenden und sie mit größter Sorgfalt beschützen muß. Die Kinder sind die Garantie für die Verlängerung der Existenz der Rasse, sie sind es, die die Zukunft der Nation, ihre zukünftige Kraft und ihr Gedeihen sichern, und sie sind für diese Nation das Unterpfand der Widerstandskraft und des Sieges in dem großen Kampfe, den sich die Völker und die Rassen auf den verschiedenen Gebieten der menschlichen Betätigung liefern.

Die politische und ökonomische Bedeutung eines Staates steht in engstem Zusammenhang mit seiner Bevölkerungszahl und der physischen, moralischen

und intellektuellen Kraft seiner Bürger, und daraus entsteht auch die Pflicht
des Staates, die Geburtenhäufigkeit zu unterstützen, die Mortalität und
Morbidität der Kinder so viel wie möglich einzuschränken, ihre physische
und intellektuelle Entwicklung zu begünstigen und die Gefahren der Krankheit und der Degeneration, welche der Anfang der Entvölkerung und der
Degeneration des Staates sind, zu verhindern.

Eine große und herrliche Aufgabe ist der Kinderschutz! Schön sowohl
aus praktischen wie auch aus moralischen Gründen; groß, weil in ihr die
Hygiene des Kindes in all ihren vielfältigen Arten einbegriffen ist: die private,
die öffentliche, die soziale; die Hygiene in ihren engsten Beziehungen zu
der Sozialökonomie, der Verwaltung und der Gesetzgebung.

Dieser Kinderschutz beginnt schon vor der Geburt, denn um die Anzahl
zu erhalten, muß man die Heiraten begünstigen. Man muß der Gesundheit
und Kraft der künftigen Eheleute große Aufmerksamkeit widmen, denn ihre
Kinder werden ebensowohl ihre guten Eigenschaften wie ihre Fehler erben.
Endlich muß man mit der größten Sorgfalt sich um Schwangerschaft und
Entbindung kümmern. Die Fürsorge muß die ersten Lebenstage betreuen
und ebenso die erste, zweite und dritte Kindheit. Sie muß sich um die Ernährung des Säuglings kümmern, um Kindesspiel und Unterricht, um die
körperliche Ausbildung und um den Beginn des Lebenskampfes (Industrie
und Landwirtschaft); kurz, die Fürsorge muß die physische und moralische
Erziehung überwachen, die Fehler dieser Erziehung wieder gut zu machen
und die Unterlassungen auszugleichen suchen.

Statistik. Ursachen der Säuglingssterblichkeit.

Rumänien ist einer der Staaten mit größter Natalität. In den letzten
10 Jahren war der Durchschnitt 41,7⁰/₀₀. Diese starke Natalität erklärt sich
wohl zum größten Teil daraus, daß bei der Landbevölkerung, welche ungefähr 4/5 der Gesamtbevölkerung Rumäniens ausmacht, die jungen Leute
sich früh verheiraten, und daß in Rumänien, wenigstens auf dem Lande,
der Neomalthusianismus noch keine Wurzeln geschlagen hat. Außerdem
wird eine vielköpfige Familie von den Eltern nicht als eine Last empfunden.
Im Gegenteil, sie finden durch ihre Kinder eine sehr schätzenswerte Hilfe
für den Haushalt, für die Feldarbeit, für das Hüten des Viehes usw. Auch
kommen Aborte auf dem Lande — im Gegensatz zur Stadt — sehr selten vor.

Diese Art und Weise, die Mutterschaft aufzufassen, ist wertvoller als alle
weltlichen und kirchlichen Gesetze, welche mit weltlichen und geistlichen
Strafen den Abort belegen und von denen einige älter als 300 Jahre sind.

Die Natalität würde noch größer sein, wenn nicht ein großer Teil der
Frauen unserer Städte und fast alle auf dem Lande jeden Schutzes während
der Schwangerschaft entbehrten und auch während der Niederkunft ungenügende Hilfe bekämen. Tatsächlich ist, wenn auch der gewollte Abort
selten vorkommt, doch der Abort durch schlechte Hygiene während der
Schwangerschaft sehr häufig, und ebenso ist die Zahl der Totgeburten, infolge fehlender oder unrichtiger Hilfe bei der Geburt, sehr groß.

Trotz unserer starken Geburtenziffer ist der Geburtenüberschuß nicht
so hoch als er sein sollte, das liegt an der hohen Mortalität, welche hauptsächlich durch die der Kinder bedingt ist. Das erste Lebensjahr liefert 30%
der Gesamtsterbefälle, die ersten 5 Lebensjahre 50%.

Wir wollen hier nicht von den Fehlgeburten sprechen, welche größtenteils durch das vollkommene Fehlen des Schwangerenschutzes entstehen. Für die Schwangeren kennt weder das Gesetz noch Sitte und Gewohnheit unseres Landes einen Schutz. Es ist ebenso wie in Steiermark, in Bayern, Tirol, Norditalien usw., wo die Schwangere weder von seiten des Gatten noch der Familie in irgend einer Weise besonders geschont wird. Die Bäuerin macht die Feldarbeit wie sonst, und ebenso hat sie nach ihrer Heimkunft von der Außenarbeit den Haushalt wie sonst zu führen. Die Folgezustände sind Fehlgeburten und Frühgeburten. Wir aber wollen uns nur mit der Mortalität der Lebensfähigen beschäftigen.

In unseren Betrachtungskreis fallen Sterblichkeit während der Geburt, Sterblichkeit in den ersten Lebenstagen und die während des ersten Lebensjahres.

1. **Sterblichkeit während der Geburt.** Während der Geburt hat leider in Rumänien die Gebärende, besonders auf dem Lande und in den weiteren Vorstädten der Städte, auf eine geübte Hilfe nicht zu rechnen. Es fehlt uns an gut ausgebildeten Hebammen und selbst da, wo wir sie besitzen, zieht die Bäuerin vor, sich an die alten Frauen des Dorfes zu wenden, welche nichts von der Sache verstehen, die schlimmsten Vorurteile hegen und sich der schlimmsten hygienischen Fehler und Verstöße gegen die elementarsten Reinlichkeitsbegriffe schuldig machen. Scheintotgeborene werden ganz einfach kurzerhand als tot betrachtet, und man gibt sich mit ihnen nicht die geringste Mühe. Auch ist die Zahl der Totgeburten eine sehr große, wie man aus der folgenden Tabelle ersehen kann (unter Totgeborenen versteht man bei uns auch das Kind, welches zwar lebend geboren, aber in den gesetzlich für die standesamtliche Anmeldung vorgesehenen 3 Tagen gestorben ist).

In der Tabelle 1 kann man die Totgeborenen seit 1890 verfolgen.

Totgeborene vom Jahre 1890 an.
Tabelle 1.

Jahrgang	Ganzes Land	Landbezirke	Stadtbezirke
1890	2342	1165	1177
1891	2506	1298	1208
1892	2729	1493	1236
1893	2569	1263	1306
1894	2842	1477	1365
1895	3068	1704	1364
1896	3360	1816	1544
1897	3758	2088	1670
1898	3385	1772	1613
1899	4029	2317	1712
1900	3970	2355	1615
1901	4019	2331	1688
1902	4321	2594	1727
1903	4884	3098	1786
1904	5656	3694	1962
1905	5557	3841	1736
1906	6167	4325	1842
1907	6567	4636	1931
1908	6963	4938	2025
1909	7616	5650	1967

Der durchschnittliche Koeffizient der Mortinatalität ist im Verhältnis zu den Geburten für je 5 Jahre folgender:

1890—1894	1,2%	1900—1904	1,86%
1895—1899	1,5%	1905—1909	2,45%

Aus der Tabelle sieht man, daß die Mortinatalität sich in der Zeit von 20 Jahren mehr als verdoppelt hat (siehe Tabelle 2). Man darf aus dieser Vermehrung der Totgeburten nicht schließen, daß die hygienischen Verhältnisse und die Geburtenhäufigkeit zurückgegangen wären. Im Gegenteil gibt sich die Gesundheitsbehörde seit 1890 alle Mühe, die Hilfeleistung mehr und mehr auszubreiten und dafür zu sorgen, daß die Hilfe der ausgebildeten Hebammen mehr in Anspruch genommen wird. Diese Bemühungen haben auch schon Erfolge gezeitigt. Einerseits hängt bis zu einem gewissen Punkte diese Vermehrung der Totgeburten mit der immer wachsenden Geburtenzahl zusammen. Aber das allein genügt nicht, um die große Vermehrung der Mortinatalität zu erklären. Man muß, um zu einer genügenden Erklärung zu gelangen, die Frage auch von einer anderen Seite ansehen. Betrachten wir das Verhältnis, welches in der Mortinatalität der Ehelichen und der Unehelichen besteht (Colesco in Resumé Démographique de la Roumanie).

Tabelle 2.

Perioden: Totgeburten auf 100 Geburten jeder Gattung (einschließlich der Totgeborenen).

	Eheliche	Uneheliche	Zusammen
1890—1894	1,1	2,9	1,2
1895—1899	1,3	3,1	1,6
1900—1904	1,70	3,44	1,86
1905—1909	2,27	4,15	3,45

Die Mortinatalität ist also größer unter den Unehelichen als unter den Ehelichen (fast das Doppelte für die Jahre 1905—1909, fast das Dreifache für die Jahre 1895—1899) und die größte Anzahl der unehelichen Totgeburten sind verkleidete Kindesmorde (Bertillon). So kann man sich wenigstens bis zu einem bestimmten Punkte den Grund erklären, warum, trotz der bedeutenden Verbesserungen der Geburtshilfe, die Mortinatalität sich vergrößert hat, statt sich zu verringern. Eine Tatsache bestätigt diese Erklärung, und zwar ist der Koeffizient der Mortinatalität bei der städtischen Bevölkerung bedeutend größer als bei der ländlichen, wie das klar aus der Tabelle 1 hervorgeht. In dieser sehen wir, daß, trotzdem die städtische Bevölkerung nur ungefähr 18% der Gesamtbevölkerung des Landes repräsentiert, doch die Mortinatalität in den Städten fast die Hälfte der Mortinatalität des gesamten Landes beträgt.

Aber das allein reicht zur Erklärung der steigenden Mortinatalität noch nicht aus, und wir persönlich glauben, daß die große Differenz, welche zwischen der Mortinatalität des Jahres 1890 und der darauf folgenden Jahre einerseits und der Mortinatalität der letzten Jahre andererseits konstatiert wurde, sich wohl zum Teil wenigstens dadurch erklären läßt, daß die mehr und mehr exakte und rigorose Ausführung der Anzeige der Totgeburten auch mehr und mehr die Möglichkeit verringert, daß ein Teil der Totgeborenen einfach für die Statistik unterschlagen wird.

2. Sterblichkeit der Neugeborenen in den ersten Tagen nach der Geburt. Diese ist bei uns wie auch anderwärts sehr groß, denn es ist eine feststehende Tatsache: je jünger das Kind, um so geringer ist seine Widerstandsfähigkeit und desto größer seine Morbidität und Mortalität. Als eine Folge davon finden wir in Rumänien bei 100 in der Zeit vom 0. bis 1. Lebensjahre gestorbenen Kindern, für die wir die Zahlen (1895—1900) beibringen konnten, die Sterblichkeitsziffer wie folgt

Tabelle 3.
Sterblichkeit vom 0.—1. Lebensjahre für das ganze Land

Im Jahre	von 0—1 Monat	von 1—6 Monaten	von 6 Monaten bis 1 Jahr
1895	49 %	28,7%	22,3%
1896	45,3%	30,9%	23,8%
1897	48,7%	29 %	23,2%
1898	46,8%	29,2%	24 %
1899	48,9%	28,3%	22,8%
1900	48,5%	29,4%	22,1%

Wenn wir untersuchen, wie sich die Kindersterblichkeit in der Stadt und auf dem Lande innerhalb des ersten Jahres hält, so nehmen wir einen bemerkenswerten Unterschied wahr.

Tabelle 4.
Sterblichkeit von 0—1 Jahr.[1])

In den Städten.

Im Jahre	von 0—1 Monat	von 1—6 Monaten	von 6—12 Monaten
1895	36,2%	38,1%	25,7%
1896	35,9%	37,8%	27,3%
1897	37,1%	38 %	24,9%
1898	35,8%	36,2%	28 %
1899	36,4%	38,2%	25,4%
1900	37,5%	37,1%	25,4%

In den Landgemeinden.

Im Jahre	von 0—1 Monat	von 1—6 Monaten	von 6—12 Monaten
1895	51,3%	27,6%	21,1%
1896	47,3%	29,4%	23,2%
1897	50,2%	27,8%	22 %
1898	49,2%	27,5%	23,3%
1899	51,6%	26,3%	22,1%
1900	52,2%	29,5%	29,3%

Wir sehen also, daß die Sterblichkeit in der Stadt im 1. Lebensmonat weniger stark ist als in den 5 folgenden. Im Widerspruch hierzu lehrt uns Tabelle 3, daß die Sterblichkeit im ganzen Land, Stadt- und Landgemeinden zusammengenommen, im ersten Monat größer ist als in den 5 folgenden Monaten.

Welches sind die Faktoren, denen man die Schuld an der hohen Sterblichkeit im ersten Monat beimessen kann? Der Hauptfaktor ist das Fehlen einer geeigneten Geburtshilfe. Wie wir bereits bezüglich der Totgeburten gesagt haben, lassen die Frauen des Volkes auf dem Lande sich hauptsächlich von Personen, die dem Hebammenberuf fremd sind, unterstützen und ignorieren alle Begriffe von Sauberkeit.

Nach den Berichten der praktischen Bezirksärzte hat die Sterblichkeit im ersten Lebensmonat ihre Ursache in den durch geringe Sauberkeit bedingten Infektionen aller Art. Eine der tödlichsten unter diesen Infektionen ist ohne Zweifel der Tetanus neonatorum; uns fehlen leider die Zahlen über die Sterblichkeit der Neugeborenen bei der Landbevölkerung, die durch diese Infektion verursacht ist. Die durch Starrkrampf verursachten

---

[1]) Die Zahlen sind aus der Statistik „Über die Bevölkerungsstatistik in Rumänien 1900" von Colesco entnommen. Frühere Zahlen sind unzuverlässig, spätere noch nicht veröffentlicht.

Todesfälle bei Neugeborenen der Stadtbevölkerung betragen laut Statistik der Jahre 1901, 1902 und 1903[1]) jährlich durchschnittlich 358. In Anbetracht dessen, daß die Sauberkeit auf dem Lande sehr viel zu wünschen übrig läßt und daß sich speziell ein Mangel an ausgebildeten Hebammen geltend macht, kann man sehr wohl annehmen, daß die Sterblichkeit durch Tetanus neonatorum auf dem Lande 1700 bis 2000 erreicht. Hierzu kommt die Zahl von 358 Todesfällen in der Stadt, das ergibt für das ganze Land eine durchschnittliche Jahressterblichkeit von 2000 bis 2500 Neugeborenen. Diese Annahme dürfte der Wirklichkeit entsprechen.

Wir können beweisen, daß für die Geburtshilfe in den Städten fortschreitend mehr gesorgt wird. Auf dem Lande dagegen macht ihr Fehlen sich immer mehr bemerkbar, trotz aller darauf gerichteten und vom Königl. Gesundheitsamte unterstützten Bemühungen. Es ist notwendig, etwas gegen den Starrkrampf der Neugeborenen, der eine wahre Plage geworden ist, zu unternehmen. Gleichzeitig ist es nötig, die Zahl der Hebammen in der Stadt und auf dem Lande zu erhöhen und für genügende hygienische Belehrung der verheirateten Frau zu sorgen.

Eine andere Ursache der Sterblichkeit in den ersten Monaten bildet die angeborene Körperschwäche (débilité congénitable). In der Tat finden wir in den Jahren 1901, 1902 und 1903 allein in den Stadtbezirken[2]) Todesfälle durch angeborene Körperschwäche verursacht 2075, 2132 und 1864. Wir sind allerdings der Überzeugung, daß man diese Bezeichnung verschiedenen Krankheiten beilegt, bei denen die Diagnose schwierig ist, und daß sie sehr häufig Krankheiten beigefügt wird, die eigentlich in eine ganz andere Rubrik gehören. Als Ursachen der angeborenen Körperschwäche wollen wir in erster Linie annehmen: Syphilis, Tuberkulose, Mangel an Fürsorge für die schwangere Frau, Malaria und vielleicht Alkoholismus.

In Anbetracht der vielen durch angeborene Körperschwäche verursachten Todesfälle sind wir gezwungen, diese zu erklären.

Die durch allgemeine Körperschwäche verursachten Todesfälle sind in die entsprechende Rubrik — von 0 bis 1 Jahr — eingetragen. Wir wissen dadurch, daß diese Kinder in der Mehrzahl im Laufe des ersten und zweiten Monats zugrunde gehen, so daß wir, dies erwägend, diese Zahlen als der Sterblichkeit im ganzen ersten Jahr gleichkommend finden. Widersprechen diese Zahlen im ganzen der Sterblichkeit von 0 bis 1 Jahr in den Jahren 1901, 1902, 1903, so werden wir sehen, daß die Sterbefälle durch angeborene Körperschwäche im Jahre 1901 37,7%, im Jahre 1902 37,6% und im Jahre 1903 38,9% aller Todesfälle repräsentieren.

Tabelle 5.

Jahr	Todesfälle durch angeborene Körperschwäche	Gesamt-Todesfälle von 0—1 Jahr	Prozentsatz der Sterbefälle durch angeborene Körperschwäche
1901	2075	7837	37,7%
1903	2132	8010	37,6%
1904	1864	7253	38,9%

---

[1]) Von 1901 an hat man begonnen, Statistiken aufzustellen, betr. Todesursachen der städtischen Bevölkerung. Die schwierige Arbeit ist bis zum Ende des Jahres 1903 gediehen, wir verfügen jedoch nur über die notwendigsten Daten für die erwähnten drei Jahre. Da die Prüfung der Todesursachen auf dem Lande schwerer war, so blieb diese Arbeit auf die Stadtbevölkerung beschränkt.

[2]) Die aufbewahrten Statistiken betr. die den Tod verursachenden Krankheiten waren nur bis 1903 inkl. vollendet und begannen 1901.

    Nach dieser Statistik würde die Sterblichkeit durch angeborene Körper-schwäche furchtbar sein, wenn nicht, wie ich oben sagte, eine gewisse Zahl von Todesfällen aus dieser Rubrik entfernt werden müßte, in welche sie als Fehler einer ungenauen Diagnostik eingesetzt waren.

    3. Die Sterblichkeit der Kinder unter einem Jahre in Rumä-nien ist eine sehr große, und darum beeinflußt sie auch die Gesamttodes-ziffer sehr stark. Der Durchschnitt der Kindersterblichkeit unter einem Jahr erreicht für eine Periode von 21 Jahren (1880 bis 1900) 28,4% der Ge-samtsterbeziffer. Während dieser Zeit hat sie zwischen einem Minimum von 28,1% im Jahre 1881 und einem Maximum von 32,2% im Jahre 1896 geschwankt. Wenn wir den Durchschnitt der letzten 10 Jahre ziehen (1891 bis 1900), so finden wir sogar 30,1%.

    Man wird verstehen, daß eine so starke Kindersterblichkeit, welche, wie wir es in der folgenden Tabelle 6 sehen können, manchmal fast ein Drittel der Totalmortalität des Landes erreicht, diese beeinflußt und daß eine starke Kindersterblichkeit immer eine starke Gesamtsterblichkeit nach sich zieht.

    Für die Gesamtsterblichkeit des Landes sind zwei Umstände ent-scheidend:

    1. Die Natalität: Die Mortalität steht in direktem Verhältnis zu dieser; je stärker die Natalität ist, um so stärker wird auch die Mortalität sein. Denken wir uns zwei Länder von gleichen hygienischen und ökono-mischen Verhältnissen, aber mit verschiedener Natalität, so wird die Mor-talität natürlich in demjenigen Lande größer sein, das eine stärkere Nata-lität besitzt.

    2. Der ganze Komplex der hygienischen, ökonomischen usw. Verhältnisse, welcher einen guten sanitären Zustand schafft. Die Mor-talität geht dem Komplex dieser Verhältnisse entgegengesetzt proportional; je größer die Anwendung der hygienischen Maßregeln ist, je besser die ökono-mischen und administrativen Verhältnisse liegen, desto schwächer wird die Sterblichkeit sein.

    Wir können diejenige Sterblichkeit, welche im Verhältnis zur Natalität liegt, nicht modifizieren, sie ist die logische Konsequenz derselben, und es wäre unlogisch, die Natalität zu vermindern, um eine geringere Sterblichkeitsziffer zu erreichen. Im Gegensatz hierzu können wir die Sterblichkeit, welche zu dem obengenannten Komplex der genannten Verhältnisse steht, durch gute hygienische, ökonomische und administrative Maßregeln vermindern.

    Die Natalität in Rumänien ist sehr groß, ungefähr 41,7$^0/_{00}$. Mit den um-liegenden Ländern zusammen befindet sich Rumänien auf dem Gipfel der euro-päischen Natalität. Im Gegensatz dazu ist die Mortalität ebenfalls sehr groß. In den letzten Jahren betrug sie 27,8% (Durchschnitt der letzten 10 Jahre). Daraus ergibt sich, daß der Geburtsüberschuß 14$^0/_{00}$ beträgt. Diese starke Ge-samtmortalität kommt zum größten Teil von der großen Kindermortalität. Oben haben wir bereits erwähnt, daß die Mortalität der Kinder unter einem Jahr 28,4% der Gesamtmortalität beträgt. Wir haben leider keine Daten, welche die Mortalität des zweiten Lebensjahres klar zeigen. Wir haben jedoch eine Statistik für die Todesfälle zwischen ein und fünf Jahren, welche 20—21% der Gesamtmortalität betragen. So ergibt sich also, daß die Mortalität der Kinder unter einem Jahre nahezu ein Drittel der Gesamtmortalität von Ru-mänien beträgt und die Mortalität unter 5 Jahren etwa 50%.

    Wir werden später hier eine Tabelle bringen, welche den Prozentsatz der allgemeinen Mortalität für die 21 Jahre (1880—1900) klar zeigt.

Tabelle 6.
Kindersterblichkeit in Rumänien.

Jahrgang	Gesamtzahl der Todesfälle	Sterbefälle bei Kindern im Alter von 0—1 Jahr	
		absolute Zahlen	Prozentsatz der Gesamtsterbefälle
1880	163 266	39 399	24,1
1881	123 390	34 044	27,6
1882	122 411	37 730	28,5
1883	124 069	35 689	28,8
1884	123 808	35 758	28,9
Durchschnitt 1880/1884	**133 381**	**36 525**	**27,4**
1885	123 814	36 339	29,3
1886	134 739	39 021	29,0
1887	155 769	40 388	25,9
1888	158 764	43 735	27,6
1889	142 869	40 679	28,5
Durchschnitt 1885/1889	**143 173**	**40 032**	**28,0**
1890	150 786	43 274	28,7
1891	162 287	47 822	29,0
1892	187 977	51 392	27,3
1893	169 132	48 157	28,5
1894	175 877	51 444	29,2
Durchschnitt 1890/1894	**169 212**	**48 418**	**28,6**
1895	155 702	47 955	30,8
1896	166 142	53 377	32,1
1897	171 808	53 581	31,2
1898	155 158	47 680	31,4
1899	164 978	49 546	30,0
1900	146 201	46 536	31,4
Durchschnitt 1895/1900	**159 999**	**49 799**	**31,1**

Die Sterblichkeit der Kinder unter einem Jahre ist regelmäßig ansteigend, besonders wenn wir den Durchschnitt von 5 zu 5 Jahren nehmen und dadurch die jährlichen Schwankungen ausschalten: 27,4, 28, 28,6 und 31,1%.

In der untenstehenden Tabelle 7 zeigen wir die Mortalitätsziffer unter einem Jahr, und zwar zu 100 lebend geborenen Kindern im Zeitraum von 34 Jahren, für die ersten 20 Jahre ist sie in fünfjährigen Durchschnitten angegeben.

Tabelle 7.
Von 100 Lebendgeborenen sind im Alter von 0—1 Jahr gestorben:

Jahr	Ganzes Land	Städte	Land
1870—1874	18,2%	28,3%	16 %
1875—1879	19,5%	26,4%	17,9%
1880—1884	19,1%	24,5%	18 %
1885—1889	18,7%	23,7%	17,8%
1890	20,7%	23,5%	20,2%
1891	22,1%	25,9%	21,4%
1892	23,4%	24,4%	23,3%
1893	22,2%	24 %	21,9%
1894	22,9%	24,1%	22,7%
1895	20,6%	23,2%	20,9%
1896	22,7%	23,6%	22,2%
1897	22,3%	23,3%	22,5%
1898	20,6%	22,4%	20,1%
1899	21,3%	22,9%	21,2%
1900	19,1%	20,3%	18,9%
1901	20,2%	23,4%	19,7%
1902	22,0%	23,8%	21,7%
1903	19,7%	20,7%	19,5%

Die Zahlen der Perioden 1870—1890 und besonders diejenigen der ersten
Hälfte dieser Periode (1870—1880) stützen sich auf sehr unsichere Quellen,
welche durchaus nicht unser ganzes Vertrauen verdienen. Man könnte sich ja
wohl schwer erklären, daß in dieser Periode 1870—1890, einer Zeit, wo die
sanitären Maßnahmen in bezug auf die Säuglingsfürsorge ganz im Anfang
stehend waren und überdies in einer Zeit, wo die ökonomischen Verhältnisse
in ihrer Gesamtheit denen der Periode 1890—1903 inferior waren, die Kindersterblichkeit eine geringere sein sollte. Im Gegensatz hierzu sind die Zahlen
über die Periode 1890/1903 sehr sichere. Die statistischen Arbeiten sind in
dieser Zeit reorganisert worden, und auf dieser neuen Basis bieten sie wohl
die besten Garantien für eine sichere Feststellung.

Auf alle Fälle erkennt man aus dieser Tabelle, daß ungefähr von 100 Lebendgeborenen jährlich, auf die gesamte Bevölkerung des Landes verteilt, etwa
21 sterben, daß für die Städte die Proportion eine größere und einmal sogar
bis zu 25,9% gestiegen ist, daß jedoch für das Land nur ein einziges Mal 23,2%
erreicht worden ist.

Wenn wir in der Zeit zwischen 1890 und 1903 die einzelnen Jahre betrachten, so können wir wohl nicht behaupten, daß die Mortalität eine manifeste
Tendenz zur Verringerung zeigt. Wenn wir jedoch diese Zeit in Perioden von
5 Jahren betrachten, so zeigt sich diese Tendenz zum Niedergang deutlicher;
sie ist stärker in der Stadt als auf dem Lande.

Tabelle 8.
Durchschnittszahlen.

	1890—1894	1895—1899	1900—1903
Ganzes Land	22,2	21,3	20,5
Städte:	24,4	23,0	21,9
Land:	21,9	21,4	19,95

Das ist eine erfreuliche Feststellung, denn wenn auch die Kindersterblichkeit noch eine ziemlich große ist, so zeigt sie doch eine Tendenz zur Verringerung, die wir der besseren hygienischen Erziehung, welche überall eingeführt
wird, verdanken. Wir glauben sogar, daß die günstige Tendenz, welche aus
Tabelle 8 hervorgeht, noch energischer sich zeigen würde, wenn wir eine Statistik über die Jahre 1903—1910 vorlegen könnten.

Es wäre interessant zu sehen, in welchem Verhältnis die Mortalität steht,
wenn wir sie in die Gruppen von „unter 1 Jahr", „von 1—2 Jahren", „von
2—5 Jahren" einteilen, und zwar im Rahmen dieser Mortalität von 0—5 Jahren,
welche, wie wir gesehen, etwa 50% der Gesamtsterblichkeit des Landes beträgt.
Wir werden darüber Näheres in der folgenden Tabelle 9 finden.

Tabelle 9.
Todesfälle bei Kindern bis zum vollendeten 5. Jahre im Prozent-
verhältnis zur Gesamtheit der Kinder.

Jahr	Gestorben im Alter von 0—1 Jahr	Gestorben im Alter von 1—2 Jahren	Gestorben im Alter von 2—5 Jahren	Gesamtzahl der Kinder im Alter von 0—5 Jahren
1895	64 %	17 %	19 %	100,0
1896	64,3%	16,9%	18,8%	100,0
1897	63,8%	16,1%	20,1%	100,0
1898	63,1%	17,1%	19,8%	100,0
1899	61,1%	17,8%	21,1%	100,0
1900	67 %	14,3%	18,7%	100,0
1901	60,9%	15,8%	22,3%	100,0
1902	62,1%	16,7%	21,2%	100,0
1903	63,7%	15,6%	20,7%	100,0

Aus dieser Tabelle 9 ersehen wir, daß die größte Mortalität in das erste Lebensjahr fällt, deren Durchschnitt für die Jahre 1895—1900 63,9% beträgt. Nach dem ersten Lebensjahr wird die Mortalität geringer: 16,5% im Durchschnitt während des 2. Lebensjahres, 19,6% für die Zeit zwischen dem 2. und 5. Lebensjahre, obgleich die absolute Anzahl der Kinder, welche in diese letzte Gruppe fallen, größer ist, da es sich um 3 Jahre handelt.

Nachdem wir nun die Mortalität der Säuglinge in Rumänien kennen, wollen wir sehen, in welchem Verhältnis sie sich gegenüber derjenigen anderer Länder befindet. Wir besitzen eine Tabelle, welche Herr Colesco, der Direktor des Statistischen Amtes für Rumänien, zusammengestellt hat und welche dieser Frage für die Jahre 1895—1900 nähertritt.

Tabelle 10.

Kindersterblichkeit vom 0—1. Lebensjahre in den verschiedenen Ländern in den Jahren von 1895—1900.

Gestorben sind im ersten Lebensjahre von 100 Lebendgeborenen.

Jahr	Sachsen	Rußland (europ.)	Bayern	Württemberg	Österreich	Ungarn	Baden	Rumänien
1895	29,2	28,4	27,9	26,7	24,6	22,4	23,1	20,6
1896	25,3	25,7	23,6	21,0	23,0	22,2	18,6	22,7
1897	28,3	26,1	26,4	24,7	23,8	21,3	21,9	22,3
1898	25,7	27,7	26,1	24,5	22.2	21,1	22,6	20,6
1899	26,5	24,3	25,4	21,7	22,3	—	20,7	21.3
Mittel	27,0	26,4	25,9	23,4	23,2	21,7	21,7	21,5
1900	27,2	25,5	27,9	25,2	23,3	22,1	23,1	19,1

Jahr	Preußen	Italien	Frankreich	Serbien	Belgien	England	Schottland	Irland
1895	21,4	18,7	17,6	16,3	17,3	16,3	13,5	10,4
1896	19.3	17,7	15,0	16,3	14,4	14,7	11,7	9,5
1897	20,6	16,5	15,1	17,1	15,0	15,5	13,8	10,9
1898	19,5	16,9	16,7	14,6	16,0	16,0	13,5	10,9
1899	20,5	15,6	16,3	16,2	16,8	16,3	13,1	10,7
Mittel	20,3	17,1	16,1	16,1	15,9	15,8	13,1	10,5
1900	21.3	17,2	15,9	15,6	17,1	15,4	12,9	10,8

Jahr	Großbritannien	Holland	Bulgarien	Schweiz	Dänemark	Schweden	Norwegen	Finnland
1895	16,3	16,8	15,0	16,0	13,7	9,6	9,8	13,4
1896	14,7	14,9	13,6	13,5	12.7	10,5	9,7	14,3
1897	15,6	14,9	15,0	14,2	12,9	9,8	9,7	13,4
1898	16,0	15,6	13,9	15,6	12,5	9,2	9,2	13,3
1899	16,3	15,0	16,2	13,8	15,1	11,3	10,7	13,6
Mittel	15,8	15,4	14,7	14,6	13,4	10,0	9,8	13,6
1900	15,4	15,2	13,8	15,0	12,9	10,0	9,0	15,1

Die vorhergehende Tabelle 10 zeigt uns, daß, wenn auch die Säuglingssterblichkeit in Rumänien eine sehr große ist und zwar das Doppelte der Sterblichkeit von Irland, Schweden und Norwegen beträgt, sie trotzdem von der Sterblichkeitsziffer der anderen 7 Länder von Europa übertroffen wird, besonders von Sachsen und Rußland, welche sich mit 26,4 und 27,8% auf dem Gipfel der Säuglingssterblichkeit befinden.

Welches sind nun die Ursachen der großen Säuglingssterblichkeit in Rumänien? Natürlich sind mehrere Ursachen vorhanden. Als häufigster Faktor kommen in allen anderen Ländern die Ernährungsstörungen in Betracht. Dieser Faktor ist in unserem Lande seit dem Jahre 1829 bekannt und gewürdigt worden; in seiner „Oglinda Sanatatei" schreibt Episcopescu bereits hierüber. Auch sonst ist seit dieser Zeit schon viel darüber geschrieben worden.

Die Ernährungsstörungen werden bei uns wie überall durch fehlerhafte Ernährung der Säuglinge hervorgerufen. Nur liegt bei uns die Sache ganz anders wie in den anderen europäischen Ländern. Die Schuld an der großen Sterblichkeit an Ernährungsstörungen in den europäischen Ländern ist dem Unterlassen des Stillens zuzuschreiben. Trotz aller Versuche und Mühen, trotzdem man nicht aufgehört hat, neue Milcharten und Milchmischungen herauszubringen, hat es sich doch gezeigt, daß in den 30 Jahren, in denen diese Versuche fortgeführt worden sind, nicht ein einziges Ernährungsmittel die Muttermilch ersetzen konnte. So hat man in allen Ländern sein Hauptaugenmerk der Wiedereinführung des Stillens zugewandt, alle Liguen, alle Organisationen haben sich zusammengeschlossen, um die Mütter zum Selbststillen zu ermutigen und um es ihnen zu erleichtern. Bei uns gibt es nichts dem Ähnliches. Auf dem Lande ist die künstliche Ernährung überhaupt so gut wie unbekannt, in der Stadt ist sie sehr selten; hier wie dort ist es die natürliche Ernährung, welche überall in Übung ist, und wenn, wie z. B. in unseren wohlhabenden Kreisen, die Mütter nicht mehr selbst stillen wollen, so stellen sie wenigstens eine Amme an. Bis zum Ende des 18. Jahrhunderts stillten sogar die Damen der höchsten Gesellschaft ihre Kinder selbst, erst Anfang des 19. Jahrhunderts haben die Damen das Stillgeschäft an Mietsammen abgegeben, welche größtenteils Sklavinnen waren. Nach und nach haben die bürgerlichen Kreise den höheren Ständen nachgeahmt, und heute ist das Ammenwesen in Rumänien sehr verbreitet.

Trotz dieser bei uns herrschenden vorteilhaften Umstände fordern die Ernährungsstörungen die größten Opfer, denn obgleich die Kinder gestillt werden, werden hauptsächlich auf dem Lande und in den weiter außen liegenden Vorstädten der Städte, in denen die Sitten und Gebräuche ähnlich sind wie auf dem Lande, durch die unwissenden Mütter schwere Diätfehler gemacht. Sehr oft werden die Neugeborenen während der ersten 3 Tage nicht angelegt, und während dieser Zeit gibt man ihnen eine Art Teig (Bretzel- oder Brotteig, welcher in Milch oder Zuckerwasser getaucht und dann in ein mehr oder weniger sauberes Stück Leinwand eingewickelt wird). Das Bäuschchen wird den Kleinen zwischen die Lippen gegeben, welche zugleich mit der oben beschriebenen Nahrung auch die ersten Keime einer Ernährungsstörung in sich aufnehmen. Später noch kommen aus den verschiedensten Gründen Diätfehler vor. Auf dem Lande müssen die Frauen bald wieder zur Feldarbeit zurück, in der Stadt ist es ihre Wirtschaft, welche sie von dem Kinde abzieht. Sie lassen daher das Kind bei einer älteren Schwester oder bei ihrer Mutter, und oft behält das Kind den oben beschriebenen Lappen, der immer derselbe bleibt, mit dem Stück Teig, welches in Zuckerwasser getaucht wird und das ihm dann die Muttermilch ersetzen soll. Manchmal auch hat die Mutter nicht genug Milch, was oft durch Fehlen passender Nahrung oder durch Überarbeitung vorkommt, dann bekommt das Kind als Beigabe zur Muttermilch schwere Speisen, welche vorher von der Mutter gekaut werden, oder es wird sehr früh abgestillt. In anderen Fällen wird das Stillen des Kindes ohne irgendeine Regel und Vernunft betrieben; das Kind wird so oft angelegt, als es weint.

So braucht man sich nicht zu wundern, wenn Ernährungsstörungen sehr häufig sind. In wenigen Worten kann man die Situation resümieren: Obgleich bei uns durch die Verbreitung des Stillens das Kind viel besser gestellt wäre, um die kritische Periode des ersten Lebensjahres zu überleben, so sind doch die Krankheitsfälle sehr häufig, und das nur durch die Unwissenheit der Mütter, die fehlerhaften Gewohnheiten, die Vorurteile, die so schwere Fehler bei der

Ernährung des Kindes hervorrufen. Die große Eroberung der Säuglingsfürsorge, die Einführung des Stillens, auf die sich alle Anstrengungen der Pädiatrie und der Ökonomie in den westlichen großen Industrieländern konzentrieren, wir haben sie, und zwar mühelos. Werden wir noch lange auf der Mitte des Weges stehen bleiben und uns nicht entschließen, die nötigen Anstrengungen zu machen, um das Werk zu vollenden, damit die schlechten Gewohnheiten, die Unwissenheit und die Vorurteile nicht die Vorteile des Stillens überwuchern? Hier muß der erzieherische Einfluß des Arztes und der Hebamme auf dem Lande eingreifen, das ist die Pflicht des Bezirksarztes und der Institutionen für Säuglinge, wie auch der Behörden in den Stadtbezirken. Alle unsere Bemühungen müssen uns dahin führen, auf das Niveau der Länder zu kommen, die wie Schweden, Norwegen, Dänemark und Teile von Deutschland und England das Selbststillen der Mütter besitzen, und in denen die Sterblichkeit an Ernährungsstörungen selten ist.

Wir besitzen keine Statistik über Ernährungsstörungen und Sterblichkeit durch Ernährungsstörungen auf dem Lande. Bis jetzt werden in den ländlichen Bezirken nur die Todesfälle an kontagiösen Krankheiten besonders gebucht. Trotzdem aber ist nach den Aussagen der Landärzte, der Gesundheitsbehörden und der Hebammen die Sterblichkeit durch Ernährungsstörungen auf dem Lande eine sehr große.

Tabelle 11.

Todesfälle an Ernährungsstörungen im Alter von 0—1 Jahr.

Jahr	Todesfälle an Ernährungsstörungen	Gesamtsterblichkeit der Kinder von 0—1 Jahr	Sterblichkeit an Ernährungsstörungen in % ausgedrückt
1895	1069	8533	12,5%
1896	1653	8879	18,5%
1897	1139	8902	12,7%
1901	2181	7837	24,7%
1902	2214	8010	27,8%
1903	2046	7253	27,9%
1907	1944	7861	24,5%
1908	1852	7534	24,5%
1909	2231	7739	28,5%

Immerhin kann man nach den Tabellen 4 und 7 schließen, daß im Verhältnis zur Zahl der Lebendgeborenen diese Sterblichkeit auf dem Lande weniger stark sein muß, als in der Stadt. Wir sehen, daß die Sterblichkeit von 1—6 und die von 6—12 Monaten zusammengenommen in der Stadt 63,8% der gesamten Mortalität im ersten Lebensjahre ausmacht; auf dem Lande macht die Mortalität beider Rubriken 48,7% der allgemeinen Mortalität des ersten Lebensjahres aus. Da wir wissen, daß die Ernährungsstörungen den hauptsächlichsten Faktor der Kindersterblichkeit bilden und daß sie am häufigsten in den ersten Lebensmonaten sind, so kann man daraus schließen, daß, je schwächer die Mortalität der ersten 6 Monate ist, je seltener auch die Ernährungsstörungen sein müssen, und vice versa. Denselben Schluß können wir aus der Durchsicht der Tabelle 7 ziehen, in welcher wir sehen, daß der Koeffizient auf dem Lande geringer ist, als in der Stadt.

Es gibt viele Gründe, welche die Sterblichkeit an Ernährungsstörungen aller Wahrscheinlichkeit nach in der Stadt zu einer schwereren Plage machen, als auf dem Lande.

1. Künstliche Ernährung. Wir haben oben gesagt, daß die künstliche Ernährung, welche auf dem Lande ganz unbekannt ist, auch selten in der Stadt vorkommt; jedoch kommt sie immerhin in der Stadt vor, und zwar am meisten bei den Frauen, welche in der Industrie beschäftigt sind.

2. Die unehelichen Kinder sind viel zahlreicher in der Stadt als auf dem Lande. In der Stadt sind es 14—16% der Geborenen, während auf dem Lande die Zahl nicht über 6—7% steigt. Der größte Teil der Unehelichen, besonders in den minderbemittelten Kreisen, wird Pflegefrauen anvertraut, weil die Mutter entweder durch ihre Beschäftigung in Fabriken oder Werkstätten keine Zeit hat, sich um das Kind zu kümmern, das ihr höchst unerwünscht kam, oder weil sie als Amme ging. Die Sterblichkeit dieser Unehelichen ist viel größer als die der Ehelichen und ist fast ausnahmslos den Ernährungsstörungen zuzuschreiben. Die Sterblichkeit unter den Kindern, welche außerhalb des väterlichen Hauses auferzogen werden und welche größtenteils Uneheliche sind, aber unter Aufsicht der Stadt stehen, ist weniger hoch; sie beträgt nur 9%.

3. Das Ammenwesen ist in der Stadt sehr entwickelt. Die Ammen rekrutieren sich aus Städterinnen und aus Frauen vom Lande. Die Ammenkinder werden zu stillenden Pflegefrauen gegeben, welche für eine gewisse Summe das Ammenkind neben ihrem eigenen Kinde mitstillen. Unser Gesundheitsgesetz verlangt nach Artikel 174, daß eine Frau nicht als Amme gehen darf, wenn ihr Kind unter 7 Monaten ist oder wenn dieses Kind in niedrigerem Alter nicht von einer anderen Frau gestillt wird. Da wir aber keine obligatorische Ammenanmeldung haben, so kann die Anwendung des obengenannten Artikels nicht rigoros durchgeführt werden. Die Ammenkinder, welche, wie wir oben gesagt haben, zu stillenden Pflegefrauen kommen, haben eine traurige Zukunft. Meistens werden sie gar nicht gestillt, sondern mit allen möglichen Lebensmitteln gefüttert; auch ist die Sterblichkeit an Ernährungsstörungen bei ihnen eine geradezu entsetzliche. Unter den Kindern, welche die Behörden überwachen, beträgt die Sterblichkeit 22%. Man kann sich denken, wie hoch sie unter denen sein muß, die sich der behördlichen Kontrolle entziehen. Alle diese Gründe, welche wir hier genannt haben und welche auf dem Lande entweder nicht vorhanden oder doch gering in Frage kommen, erklären wiederum, daß die Sterblichkeit an Ernährungsstörungen in der Stadt noch eine größere ist als auf dem Lande.

Wir finden in den Jahren 1901—1903 und 1907—1909 eine Mortalität an Ernährungsstörungen von 24—28% der Gesamtsterblichkeit unter einem Jahre in der Stadt. Wir aber glauben, daß die Sterblichkeit an Ernährungsstörungen noch eine viel höhere ist. Eine sehr große Anzahl von Sterbefällen, welche in Wirklichkeit den Ernährungsstörungen zur Last fällt, werden auf den Namen derjenigen Krankheiten geschrieben, welche dazugetreten sind oder den latenten Ausgang verursacht haben, so z. B. Bronchopneumonie, Meningitis und ähnliche.

In der folgenden Tabelle geben wir die Sterblichkeit an Ernährungsstörungen in Bukarest in den Jahren von 1888—1909.

Aus dieser Tabelle 12 geht hervor, daß die Sterblichkeit an Ernährungsstörungen jährliche Schwankungen zeigt, von denen es schwierig ist, die Ursache zu erfassen. Vielleicht ist die verschiedene Hitze der Sommer für diese Schwankungen verantwortlich zu machen, da man konstatieren kann, daß öfters eine geringere Mortalität und ein kühlerer Sommer zusammenfallen.

Tabelle 12.

Sterblichkeit an Gastroenteritis in der Stadt Bukarest von 1888—1909.

Jahr	Sterblichkeit an Gastroenteritis unter 2 Jahren	auf 10000 Einwohner	Jahr	Sterblichkeit an Gastroenteritis unter 2 Jahren	auf 10000 Einwohner
1888	682	28,2	1899	723	25,8
1889	650	26,9	1900	559	18,8
1890	634	26,4	1901	522	17,8
1891	688	28,5	1902	506	16,7
1892	652	26,1	1903	423	14,1
1893	513	20,6	1904	524	17,6
1894	676	27,0	1905	724	24,9
1895	447	17,5	1906	499	16,5
1896	687	26,4	1907	605	20,7
1897	419	26,1	1908	675	22,4
1898	539	20,8	1909	770	25,1

Die Tabelle zeigt ebenfalls für die Kinder unter 2 Jahren die große Sterblichkeit an Ernährungsstörungen. Wir werden nun in zwei Tabellen die Mortalität der Ernährungsstörungen in verschiedenen Großstädten betrachten. Die eine Tabelle zeigt diese Mortalität für das Jahr 1905, die andere für das Jahr 1907.

1905 Städte	Todesfälle an Gastroenteritis auf 10000 Einwohner	1907 Städte	Todesfälle an Gastroenteritis auf 10000 Einwohner
Madrid	26,8	Brüssel	9,61
London	12,6	London	5,42
Paris	19,5	Glasgow	5,11
Berlin	15,50	Liverpool	7,28
Dresden	18,5	Dublin	9,12
Leipzig	35,1	Amsterdam	5,17
Wien	17,9	Paris	7,54
Budapest	13,1	Berlin	14,5
Triest	17,9	München	25,2
Petersburg	27,2	Köln	29,2
Moskau	36,8	Breslau	28,4
Bern	9,42	Dresden	14,7
Zürich	15,8	Wien	14,2
New York	14,5	Prag	16,4
Bukarest	24,9	Kopenhagen	6,18
		Petersburg	36,4
		Moskau	56,4
		Madrid	24,8
		Bukarest	20,7

Aus dem Vergleich geht hervor, daß die Sterblichkeit an Ernährungsstörungen in Bukarest viel größer ist, als in einer Anzahl von großen Städten im Ausland, und dies trotz der Tatsache, daß in Bukarest fast alle Säuglinge gestillt werden, während in dem größten Teil der anderen größeren Städte, die eine kleinere Säuglingssterblichkeit an Ernährungsstörungen aufweisen, die künstliche Ernährung an der Tagesordnung ist. So kann der Grund dieser großen Sterblichkeit nur in der Art und Weise, wie das Stillen ausgeübt wird, liegen.

Die Statistik der Stadt Bukarest, welche wir hier veröffentlicht haben, ist ein getreues Abbild des Zustandes der anderen Städte von Rumänien, und alle Schlüsse, die wir aus dieser Statistik ziehen, können ohne weiteres auch auf die anderen größeren Städte übertragen werden.

Mit den Einschränkungen, welche wir oben schon genannt haben, sind diese Verhältnisse auch ein getreues Abbild der Zustände auf dem Lande, wo die Morbidität und die Mortalität durch Verdauungsstörungen, wenn sie auch etwas geringer ist als in den Städten, doch immerhin noch groß genug ist und wo die Verdauungsstörungen eine der größten Ursachen der Sterblichkeit darstellen.

In zweiter Reihe kommen bei uns die Respirationskrankheiten in Frage. Für die Jahre 1901, 1902 und 1903 haben wir als Anzahl der Sterbefälle: 1415, 1635 und 1452. Diese Zahlen standen also denen der Sterbefälle an Verdauungskrankheiten sehr nahe, und wir hätten Grund, auch sie fast ebensosehr zu beachten. Die Wichtigkeit dieser Zahlen verringert sich jedoch, wenn man daran denkt, daß eine sehr große Anzahl dieser bronchopulmonären Infektionen sich genau genommen als Komplikationen der Ernährungsstörungen darstellen. Die Infektion der Lunge entsteht entweder primär durch das Herabkommen des Organismus, durch die Ernährungsstörungen oder sekundär durch die Infektion, welche auf dem Blutwege aus dem Verdauungsapparat in die Lunge übertragen wird.

Über die Sterblichkeit an Syphilis und Tuberkulose zu berichten, ist wohl nicht nötig, da die Todesfälle einen relativ kleinen Raum in der Statistik einnehmen, wenn man sie mit der Anzahl der Todesfälle an Ernährungsstörungen und Bronchopneumonie vergleicht. Genau genommen aber müßte man einen großen Teil der Todesfälle, welche unter der Rubrik „kongenitale Debilität" notiert werden, der Syphilis und der Tuberkulose zur Last legen.

Wenn wir unsere Betrachtungen zusammenfassen, so können wir wohl behaupten, daß die Ursachen der großen Sterblichkeit während der ersten Zeit nach der Geburt im wesentlichen zwei Krankheiten zur Last zu legen sind:
1. dem Tetanus als Ausdruck einer exogenen Infektion,
2. der kongenitalen Debilität als Ausdruck krankhafter Heredität.

Ebenso können wir sagen, daß auch die Ursachen der Sterblichkeit im Laufe des ersten Lebensjahres hauptsächlich zwei Krankheiten zur Last zu legen sind:
1. den Verdauungsstörungen,
2. den Respirationskrankheiten.

Diesen vier Ursachen der Sterblichkeit im ersten Lebensjahre fallen $^5/_6$ der Todesfälle zur Last. Alle vier könnten tatsächlich leicht in ihrer Ausbreitung gehemmt werden, wenn man für den Tetanus bei der Entbindung und in den ersten Tagen nach der Entbindung die im Grunde genommen nicht so sehr schwer ausführbare Reinlichkeit walten ließe, wenn für die Verdauungsstörungen das Stillen geregelt würde, und durch diese Regelung des Stillens, wie auch durch den Schutz der Schwangeren würde ja auch die Sterblichkeit an Respirationskrankheiten und sogar diejenigen an kongenitaler Debilität sehr herabgesetzt werden. Die Durchführung dieser Maßregeln würde die Sterblichkeit im ersten Lebensjahre um die Hälfte herabsetzen können, da fast alle die Ursachen, von denen wir hier sprechen, zum Teil vermieden werden können, und nur indem er Maßregeln in diesem Sinne ergreift, würde der Staat seine Pflicht erfüllen, die Pflicht, von der wir am Anfang sprachen, gegen die Kindheit. Andererseits darf man nicht vergessen, daß diese Durchführung nicht ohne ernste Schwierigkeiten vor sich gehen kann, da man außer den finanziellen Schwierigkeiten auch noch mit den Eltern kämpfen muß, um geeignete Maßregeln bei ihnen einzuführen: man muß gegen die Gewohnheiten, gegen die Vorurteile, gegen die Sitten und Gebräuche, gegen tief eingeschnittene Ideen kämpfen. Für die Durchführung dieser Maßregeln sind größte Überzeugungskraft, Ausdauer, Energie und Takt nötig.

Diese Eigenschaften müssen ebensowohl von den Gesundheitsbehörden und ihren Vertretern, den Ärzten und Hebammen, als auch von den Institutionen für den Schutz der Schwangerschaft und der ersten Kindheit verlangt werden. Wir werden uns jetzt damit beschäftigen, welche Institutionen und Mittel, ob nun staatlicher oder privater Natur, unser Staat bietet und was man schon an Maßnahmen zum Schutz der Mutter und des Kindes versucht hat.

Organisationen für Mutter- und Kinderschutz.

Schutz durch Gesetz und Verwaltung.

Die Anfänge des Mutterschutzes sind neuen Ursprungs und erst mit der Industriearbeit der Frauen in Frage gekommen. Im Jahre 1894 ist das erste Reglement herausgekommen, welches die Nachtarbeit der Frauen und Kinder in Fabriken verbot. Ferner verbot dieses Reglement die Beschäftigung von Wöchnerinnen in Fabriken, Werkstätten usw. vor dem 40. Tage nach der Niederkunft. Diese Maßnahme, so nützlich und menschlich richtig sie auch sein möge, wird nicht strikt durchgeführt, da es an genügenden Organen zur Überwachung der Ausführung des Reglements fehlt.

Was die Feldarbeit anbetrifft, so ist sie nicht reglementiert, da die Schwangeren und Neuentbundenen diese Arbeiten nicht gegen Bezahlung ausführen, sondern für oder mit ihrer Familie die Arbeit tun.

Nach dem § 174 des alten Gesundheitsgesetzes vom Jahre 1865 und dem § 81 des neuen entsprechenden Gesetzes liegt es den städtischen Behörden ob, ihre besondere Aufmerksamkeit und Überwachung den Findlingen, den Ammenkindern und auch allen Kindern im ersten Lebensjahre zu widmen. Die bedürftigen Schwangeren und Wöchnerinnen sollen in den zuständigen Kommunen verpflegt werden.

Man kann nicht leugnen, daß der größte Teil der städtischen wie der ländlichen Bezirke bemüht war, die ihnen vom Gesetz auferlegten Pflichten in den Grenzen ihrer finanziellen Mittel zu erfüllen. Fast alle Bezirke geben die Findlinge, verlassenen Kinder oder Waisen zu Frauen, welche zu gleicher Zeit ihr eigenes und das ihnen anvertraute stillen. Aber bis zum Jahre 1890 war die Aufsicht über diesen Schutz der Waisen und der verlassenen Kinder allzu schwach. Von diesem Jahre an wird jedoch der Schutz regelmäßiger und umfassender. Zwischen 1891 und 1896 hat man jährlich 125—202 Waisen oder verlassene Kinder unter Fürsorge gestellt, von denen 101—168 unter den städtischen und bis 35 unter den ländlichen Bezirken standen, so daß die Zahl der bis 1897 unterstützten Kinder 1152 beträgt, von denen 1094 auf die Stadt und 58 auf die ländlichen Bezirke entfallen. Diese Kinder werden bis zum 15. Lebensjahre unterstützt. Vom 15. Lebensjahre an werden sie als Lehrlinge verschiedenen Gewerben zugeteilt und einer kleinen Anzahl, welche besonderes Talent entwickelt, wird die Möglichkeit, ihre Studien fortzusetzen, gewährt. Die Pflegefrauen bekommen 12—20 Fr. pro Monat je nach den Orten. Die Auf-

sicht über die Pflegestellen führen in den Städten die Kreisärzte und in den
großen Städten ein zu diesem Zwecke eigenst angestellter Arzt. Aus der hier
folgenden Tabelle können wir uns über die Fürsorge für verlassene Kinder
und Waisen orientieren.

Tabelle 13.

Verlassene Kinder und Waisen, welche auf Kosten der Kommunen erzogen und überwacht werden.

Jahr	In	Sämtliche Waisen und verlassene Kinder im Verlaufe des Jahres	Ge-storben	Adop-tiert	Rest am Ende des Jahres	Haben die Schule besucht	Sind in die Lehre gegeben
1891-1897	Stadt	1094	123	72	415	323	54
	Dorf	58	6	4	32	11	1
	Total	1152	129	76	447	334	55
1898	Stadt	1122	130	48	444	323	74
	Dorf	51	6	3	42	3	1
	Total	1173	136	51	486	326	75
1899	Stadt	1157	154	35	968	307	45
	Dorf	67	6	1	50	5	2
	Total	1224	160	36	1018	312	47
1900	Stadt	1209	143	46	1020	306	57
	Dorf	98	11	7	80	5	—
	Total	1307	154	53	1100	311	57
1901	Stadt	1292	149	117	1027	288	40
	Dorf	104	10	11	73	1	—
	Total	1396	159	128	1100	289	40
1902	Stadt	1240	144	163	883	257	61
	Dorf	82	9	5	68	1	—
	Total	1322	153	168	951	258	61
1903	Stadt	1247	137	90	1119	245	75
	Dorf	77	13	1	64	4	3
	Total	1424	150	91	1183	249	78
1904	Stadt	1346	220	30	997	212	45
	Dorf	78	4	6	67	1	—
	Total	1424	224	36	1064	213	45
1905	Stadt	1526	195	100	1231	239	58
	Dorf	86	11	17	58	7	1
	Total	1612	206	117	1289	246	59
1906	Stadt	1501	205	57	1239	199	491
	Dorf	94	6	22	66	4	1
	Total	1595	211	79	1305	203	492
1907	Stadt	1660	269	124	1267	195	81
	Dorf	84	7	17	60	3	—
	Total	1744	276	141	1327	198	81
1908	Stadt	1633	231	147	1255	153	70
	Dorf	59	9	1	50	1	—
	Total	1692	240	148	1305	154	70
1909	Stadt	1654	214	82	1267	263	
	Dorf	63	8	31	52	18	—
	Total	1717	222	113	1319	281	91
Durch-schnitt	Städte	1382	183/13,2%				
	Dörfer	79	8/10,1%				

In der Tabelle 13 sieht man also, daß die Sterblichkeit keine allzu hohe ist: Für die Stadt 13,2, für das Dorf 10,1%. Fast die volle Höhe dieser Sterblichkeit entfällt auf das erste Lebensjahr. Meistens werden diese Kinder recht gut verpflegt, einerseits der Aufsicht wegen, andererseits weil die Pflegefrauen fürchten, daß durch den Verlust des Kindes eben auch das von den Behörden monatlich gezahlte Pflegegeld wegfällt, welches in ihrem meistens recht kleinen Budget eine große Rolle spielt. Sie wissen, daß ein im ersten Jahre von ihnen gut gepflegtes Kind bis zum Alter von 15 Jahren gewöhnlich in derselben Familie belassen wird. Außer diesen beiden Ursachen müssen wir aber auch noch eine idealere Ursache anführen, nämlich die Anhänglichkeit, welche sich zwischen der Pflegefrau und ihrer Familie einerseits und dem Kinde andererseits entwickelt — die Anhänglichkeit, die gar nicht selten sogar zur Adoption des verlassenen Kindes durch seine neue Familie führt. Wie oft dies stattfindet, ersehen wir aus der vorangegangenen Tabelle.

In manchen Städten, in denen die Initiative der Privatwohltätigkeit sehr stark ist und in demselben Sinne wie die städtischen Behörden arbeitet, in denen sogar die Privatgesellschaften für Kinderschutz sich an der Aufsicht über die Kinder freiwillig beteiligen, hat sich ein schönes Zusammenarbeiten zwischen Kommunen und Privatgesellschaften entwickelt. Die Kommunen überlassen diesen Privatgesellschaften dann einen Teil der in ihrem Budget ausgeworfenen Gelder, welche sie ihnen zugleich mit einem großen Teil des Schutzes für die verlassenen Kinder übergeben.

Wir haben oben gesehen, daß das Gesetz den Kommunen auch die Aufsicht über die Säuglinge überträgt, welche aus dem einen oder dem anderen Grunde außerhalb des väterlichen Hauses auferzogen werden. Wie wir aus der folgenden Tabelle 14 ersehen, ist der jährliche Durchschnitt der Haltekinder 198 in der Stadt und 455 auf dem Lande.

Wir sehen in dieser Tabelle, daß die Anzahl der außerhalb der väterlichen Familie aufgezogenen Kinder auf dem Lande viel größer ist als in der Stadt. Der Grund muß wohl in dem Zuzug der ländlichen Bevölkerung nach der Stadt gesucht werden, durch welchen eine große Anzahl von Müttern, besonders solche von unehelichen Kindern, in die Stadt kommen, um Ammen, Dienstmädchen oder Fabrikarbeiterinnen zu werden. Eine große Anzahl dieser Kinder wird nach einiger Zeit von den Müttern wiedergefordert, teils weil die Mütter manchmal in die Lage kommen, selbst für ihr Kind zu sorgen, teils weil sie ihr Kind anderweitig unterbringen wollen, da sie mit der Pflege der Pflegefrau, bei der sie das Kind untergebracht haben, nicht zufrieden sind. Die Sterblichkeit unter dieser Kategorie von Kindern ist 9% für die Stadt und nur 4% für das Land.

Welches mögen wohl die Ursachen dieser niedrigen Sterblichkeit, sowohl in der Stadt wie auf dem Lande sein? Wir hätten sie jedenfalls höher eingeschätzt.

Wir kommen nun zu der dritten Kategorie der behördlich überwachten Pflegekinder, das heißt zu den Ammenkindern.

Wir haben uns an die Zahlen des Statistischen Amtes gehalten, um folgende Tabelle 15 über die in fremder Pflege untergebrachten Ammenkinder zusammenzustellen. Aus der kleinen Anzahl von jährlich eingetragenen Kindern sieht man, daß diese Tabelle sicher nicht der Wahrheit entspricht und daß man infolgedessen die daraus gezogenen Schlüsse mit Vorsicht aufnehmen muß. Die Ursache der Unvollständigkeit dieser statistischen Zahlen ist dem Fehlen genauer Ammeneintragungen zur Last zu legen. Eine solche Eintragung würde

Tabelle 14.

Säuglinge, die außerhalb des elterlichen Hauses aufgezogen werden.

Jahr	In	Kinder	Ge-storben	Von ihren Müttern zurück-gefordert	Jahr	In	Kinder	Ge-storben	Von ihren Müttern zurück-gefordert
1898	Städte	162	16	62	1904	Städte	151	16	49
	Dörfer	383	4	24		Dörfer	442	28	90
	Total	545	20	86		Total	593·	44	139
1899	Städte	434	11	62	1905	Städte	160	16	55
	Dörfer	500	39	90		Dörfer	463	9	27
	Total	934	50	152		Total	623	25	82
1900	Städte	324	26	99	1906	Städte	151	15	35
	Dörfer	441	3	277		Dörfer	544	17	152
	Total	765	29	376		Total	695	32	187
1901	Städte	258	19	169	1907	Städte	173	17	41
	Dörfer	275	18	119		Dörfer	676	17	80
	Total	533	37	288		Total	849	34	121
1902	Städte	139	18	45	1908	Städte ·	132	29	28
	Dörfer	199	16	19		Dörfer	667	34	202
	Total	338	34	64		Total	799	63	230
1903	Städte	152	13	44	1909	Städte	141	20	34
	Dörfer	348	6	37		Dörfer	523	22	99
	Total	500	19	81		Total	664	42	133
					Durch-schnitt	Städte	198	18/9%	
						Dörfer	455	18/4%	

die genaue Anzahl der Kinder, welche unter diese Kategorie gehören, feststellen und ebenso auch ihr ferneres Schicksal bei den Pflegefrauen. Aus der hier folgenden Tabelle könnte man den Schluß ziehen, daß das Schicksal dieser Kinder durchaus nicht ein sehr unglückseliges ist, da die Sterblichkeit nur 9% für die Stadt und 5,5% für das Land beträgt. Dies wäre aber im Vergleich zu derselben Kategorie von Kindern im Ausland ein außerordentlich günstiges Resultat. Leider entspricht dies durchaus nicht der Wahrheit, und wenn diese Statistik die guten Resultate der ärztlichen Überwachung zeigt, so muß man andererseits sagen, daß sie nur eine kleine Anzahl von Ammenkindern trifft. Die größere Anzahl wird der Eintragung und infolgedessen auch der ärztlichen Überwachung entzogen, und gerade unter ihnen ist die Sterblichkeit an Verdauungsstörungen eine erschreckend hohe.

Auch von diesen Kindern gilt das bereits von einer anderen Gruppe von Kindern Gesagte, daß sie oft, wie man das aus der Tabelle ersehen kann, von ihren Müttern wieder zurückgefordert werden, teils weil diese ihr Kind selbst stillen und aufziehen wollen, teils aus Unzufriedenheit über die Pflegefrau und um die Kinder dann anderweitig unterzubringen. Aber bei dieser Kategorie von Kindern ist es Tatsache, daß nach der Zurücknahme durch die Mutter eine große Anzahl ihre unglückliche Existenz im Kinderhospital beschließt. Wir müssen dies erwähnen, weil die Sterblichkeit dieser Kategorie von Kindern dadurch kleiner erscheint als sie ist.

Aus diesem kurzen Abriß kann man wohl praktische Schlüsse ziehen, wenn auch die Tatsachen, auf die sie sich aufbauen, in unserem Lande etwas spärlich sind. Wenn man die kleine Mortalität unter den verlassenen Kindern und den Waisen betrachtet und unter denjenigen, deren Mutter sich als Amme vermietet, das heißt die geringe Sterblichkeit der Kinder, die auf Kosten der

Tabelle 15.
Ammenkinder in fremder Pflege.

Jahr	In	Ammen-kinder	Ge-storben	Von ihren Müttern zurück-gefordert	Jahr	In	Ammen-kinder	Ge-storben	Von ihren Müttern zurück-gefordert
1898	Städte	215	16	72	1904	Städte	173	11	58
	Dörfer	25	2	15		Dörfer	306	14	18
	Total	240	18	87		Total	479	25	76
1899	Städte	871	25	64	1905	Städte	184	17	80
	Dörfer	20	—	3		Dörfer	300	6	43
	Total	891	25	67		Total	484	23	123
1900	Städte	187	28	69	1906	Städte	184	28	74
	Dörfer	320	46	4		Dörfer	318	14	42
	Total	507	74	73		Total	502	42	116
1901	Städte	192	23	76	1907	Städte	264	26	61
	Dörfer	394	35	163		Dörfer	282	5	18
	Total	586	58	239		Total	546	31	79
1902	Städte	223	31	99	1908	Städte	145	27	88
	Dörfer	212	21	60		Dörfer	242	5	7
	Total	435	52	159		Total	417	32	95
1903	Städte	201	18	85	1909	Städte	93	13	35
	Dörfer	327	13	26		Dörfer	273	1	5
	Total	528	31	111		Total	366	14	40
					Durch-schnitt	Städte	244	22/0%	
						Dörfer	254	14/5,5%	

Kommunen oder ihrer eigenen Mütter in Pflege gegeben werden und deren Pflege durch die Ärzte und Gesundheitsbehörden überwacht wird, so müssen wir diese Art der Aufziehung als weit überlegen betrachten gegen diejenige, welche in den Asylen oder Krippen stattfindet, wo die Gefahr der Ansteckung sehr groß, die Sterblichkeit sehr hoch ist und wo dieselbe auch weit größere Kosten für die gleiche Anzahl von Säuglingen verursacht.

Das Fehlen einer genauen Eintragung der Ammen ist deutlich zu erkennen, und die erste und schlimme Folge davon ist, daß ein großer Teil ihrer Kinder anderen Frauen in Stadt und Land übergeben und auf diese Weise der Aufsicht und dem behördlichen Schutze entzogen wird. Dies ist um so bedauerlicher, als unser Schutz, wo er wirklich zur Ausführung gelangt, sich sehr nützlich gezeigt hat und im großen Maße dazu beiträgt, die Sterblichkeit der ihm unterstellten Kinder zu verringern.

Consultations und Gouttes de lait.

Überall im ganzen Lande, wo städtische oder ländliche Hospitäler bestehen, werden in deren Polikliniken Consultations für verschiedene Krankheiten abgehalten. Dies wird seit mehreren Jahren eingeführt. Zu gleicher Zeit werden auch in diesen Consultations Säuglinge vorgestellt, werden Ratschläge in bezug auf die Ernährung, die Pflege und die erste Hilfe bei Krankheiten gegeben. Natürlich sind diese Consultations in den größeren Städten besser organisiert. In Bukarest bestehen zwei Consultations für Säuglinge und Kinder; die eine im Kinderhospital, die andere im l'hôpital Brancoveneasca. Abgesehen von diesen beiden Hospital-Consultations gibt es noch in sechs anderen Polikliniken der verschiedenen Stadtviertel Consultations, wo die Mütter ihre Kinder vor-

stellen und sich Ratschläge holen können und an denen auch die Säuglinge
teilnehmen, die dort gewogen und überwacht werden.

Eigentliche Gouttes de lait gibt es gar nicht in Rumänien, aber in manchen
Städten verteilen die Behörden gewisse Ermutigungspreise in Geld an die bedürftigen Pflegemütter. In Bukarest hat man im letzten Jahre durch eine
Prämie von 8 Fr. monatlich es durchgesetzt, daß 120 Mütter ihre Kinder selbst
stillten.

Krippen.

In Rumänien gibt es bis jetzt nur eine einzige Krippe. Sie ist im Jahre
1900 durch die staatlichen Tabakfabriken gegründet worden. Ihr Sitz ist
Bukarest. Von ihrer Gründung an bis zum Jahre 1911 ist der Besuch in ihr wie
folgt gewesen:

1900	20 Säuglinge
1901	34 „
1902	19 „
1903	49 „
1904	50 „
1905	45 „
1906	50 „
1907	55 „
1908	34 „
1909	44 „
1910	51 „

1908 wurde ihr ein Kindergarten angegliedert, welcher wie folgt besucht
wurde:

1908	34 Kinder
1909	50 „
1910	41 „

Sowohl in der ersten wie auch in der zweiten Abteilung (Kindergarten) werden nur
die Kinder der Tabakarbeiterinnen aufgenommen. Um 7 Uhr morgens werden sie gebracht, abends bei Arbeitsschluß wieder abgeholt. Zu bestimmten Stunden kommen die
Arbeiterinnen in die Krippe, um ihre Kinder zu stillen. Die Arbeiterinnen zahlen 10 Centimes
pro Tag für einen Säugling und 20 Centimes für ein Kind in der zweiten Abteilung. Dafür
bekommt das Kind ein Glas Milch morgens, ein Frühstück mittags und ein Glas Milch
um 4 Uhr nachmittags. Die Krippe ist ein großer Saal, welcher durch eine Zwischenwand,
deren unterer Teil aus Mauerwerk und deren obere $3/4$ aus Glas bestehen, getrennt ist.
Jeder der beiden Teile des Saales enthält ihre Wiegen und ihre Betten. Jeden Tag ist nur
eine Hälfte des Saales durch die Kinder belegt, während die andere desinfiziert wird. Außer
diesem großen Saal ist noch ein Zimmer vorhanden, in dem die Arbeiterinnen ihre Kinder
stillen. Die zweite Abteilung (Kindergarten) besteht aus zwei Räumen. Der eine dient
als Spielzimmer, der andere als Schlafzimmer, in dem die Kinder nach dem Frühstück
sich ausruhen können. Ein Speisezimmer und ein Badezimmer vervollständigen den Kindergarten. Angestellt sind 3 Ärzte, von denen jeder an 2 Tagen der Woche die Kinder
untersucht, auch werden die Kinder dort geimpft. Die Krippe steht unter der Oberaufsicht einer Hebamme und der Kindergarten unter der Aufsicht eines Pädagogen. Weiter
sind 5 Krankenpflegerinnen und eine Wäscherin angestellt. Das Haus ist von einem großen
Garten umgeben, in den die Säuglinge gebracht werden und wo die Kinder bei schönem
Wetter spielen können.

Die Mortalität ist sehr klein. Unter den Säuglingen kommen einige Ernährungsstörungen und Respirationskrankheiten vor.

Unter den größeren Kindern im Kindergarten hatte die Anstalt seit ihrer Gründung
3 Fälle von Scharlach und 2 Diphtheriefälle zu verzeichnen. Häufiger sind Masern, Keuchhusten und Varizellen aufgetreten, immerhin aber nicht in epidemischer Form.

Wir hoffen, daß die guten Resultate, welche in dieser Krippe erreicht
worden sind, die Gründung ähnlicher Institutionen bei anderen staatlichen
Industrieunternehmungen, in denen Arbeiterinnen beschäftigt sind, begünstigen

werden und daß durch das gute Beispiel, welches der Staat gibt, auch Privat-industrieetablissements ihm nachahmen werden.

Geschlossene Säuglingsfürsorge.

Wir besitzen in Rumänien zurzeit fünf geschlossene Institutionen, deren Zweck die Aufnahme der Waisen, der verlassenen Kinder und derjenigen Kinder ist, deren Mütter aus dem einen oder dem anderen Grunde das Stillen und das Aufziehen ihrer Kinder nicht selbst besorgen können.

Das älteste Institut ist das „Institutul Gregorian" in Jassi, welches bis zum Jahre 1852 zurückreicht. Dort nimmt man die verlassenen Kinder auf, ebenso die Waisen und Kinder mit ihren stillenden Müttern, welche zu gleicher Zeit mit ihrem Kinde noch ein zweites Kind stillen wollen.

Nur kurze Zeit bleiben die Kinder in diesem Institut, nur so lange, bis man sich über-zeugt hat, daß sie nicht an einer ernsten Krankheit leiden und bis man eine Amme in der Stadt selbst oder im Umkreise der zugehörigen Kommunen gefunden hat. Die Ammen bekommen für einen Säugling, der nicht über 10 Monate alt ist, 10 Fr. pro Monat, nachher bekommen sie bis zum Alter von 7 Jahren, dem schulpflichtigen Alter, 7 Fr. Die Frauen, die die Kinder auferzogen haben und auch gewillt sind, sie weiter in Pflege zu behalten, bekommen bis zum Ende des schulpflichtigen Alters 8 Fr. pro Monat; zweimal im Jahre erhalten sie Kleidung für die Kinder. Nachdem die Kinder die Schule verlassen haben, werden sie folgendermaßen untergebracht: die Knaben als Lehrlinge, die Mädchen werden einem Beschützer anvertraut oder den professionellen Schulen überwiesen. Denjenigen, welche eine besondere Eignung für das Studium zeigen, wird ermöglicht, es fortzusetzen.

Die Sterblichkeit unter diesen Kindern ist unglücklicherweise eine sehr große; sie schwankt zwischen 61—77% pro Jahr. Die Ursache dieser enormen Mortalität ist, daß die Kinder größtenteils Frauen außerhalb der Stadt an-vertraut werden und daß dadurch die Überwachung schwer ausführbar ist. Wir wollen damit aber nicht gesagt haben, daß Abhilfe in diesen Fällen schwer wäre. Wir glauben im Gegenteil, daß man mit verhältnismäßig geringen An-strengungen jährlich viele Kinderleben retten könnte, und als Beispiel dafür haben wir die Tabellen über die Findlinge, die verlassenen Kinder, die Ammen-kinder und über andere, die auch außerhalb des väterlichen Hauses auferzogen werden, gebracht. Diese Kinder stehen unter Aufsicht der Kommunen, und ihre Mortalität überschreitet nicht 13%.

Im Jahre 1897 sind in Bukarest durch private Initiative fast zu gleicher Zeit zwei Institutionen gegründet worden. Das Ziel der einen ist, arme Kinder von der Geburt bis zum zweiten Lebensjahre aufzuziehen. Ihr Name ist „Le-agânul Sta Ecaterina". Die andere steckt sich das Ziel, arme Kinder von der Geburt an bis zum siebenten Lebensjahre zu erziehen. Ihr Name ist: „Leagânul Materna".

1. Leagânul Sta Ecaterina.

In dieser Institution werden Kinder aufgenommen, deren Mütter aus Gesundheitsgründen oder aus irgendeinem anderen Grunde nicht imstande sind, ihre Kinder selbst zu stillen. Während der ersten Monate werden die Kinder dort natürlich ernährt. Später, je nachdem der Arzt der Anstalt ent-scheidet, wird die Brustnahrung fortgesetzt, allaitement mixte oder auch künstliche Ernährung eingeführt.

Drei Kategorien von Kindern werden aufgenommen:

Ein Drittel werden unentgeltlich aufgenommen,

ein Drittel mit halber Bezahlung (10 Fr. pro Monat),

ein Drittel für die ganze Bezahlung (20 Fr. pro Monat).

Es sind 50 Betten vorhanden, aber meistens werden, da der Zudrang sehr groß ist, mehr Kinder aufgenommen. Während der ersten 10 Tage werden die Neuaufgenommenen beobachtet und dann erst in die öffentlichen Säle hereingelassen. Vom 3. Monat ungefähr gibt man gewöhnlich neben der Brustnahrung sterilisierte Milch, welche aus der nahegelegenen landwirtschaftlichen Schule stammt und die 3—4 Stunden nach der Melkzeit sterilisiert wird. Ganz abgestillt wird gewöhnlich im 9. Monat; soviel wie möglich wird es vermieden, in den heißesten Monaten abzustillen. Alle Säuglinge werden geimpft.

Jeder der Säuglinge hat seine Kurve, in der das Gewicht zweiwöchentlich eingetragen und wichtige Vorgänge in der Entwicklung des Säuglings notiert werden, ebenso etwaige Krankheitserscheinungen. Die Kleinsten bekommen ihr tägliches Bad, die Größeren dreimal wöchentlich.

Seit dem Jahre 1905 besteht ein zweiter Pavillon, so daß doppelt so viel Kinder jährlich aufgenommen werden können. Vom November 1905 an trat der zweite Pavillon in Tätigkeit, und bis zum Ende des Jahres 1910 wurden im allgemeinen 660 Kinder aufgenommen. Davon wurden 468 wieder entlassen, so daß also 100 Todesfälle zu verzeichnen sind, da am Ende des Jahres 1910 noch 92 Kinder vorhanden waren. So haben wir dort also eine Sterblichkeit von 21,3%. Die Sterblichkeit ist hoch, aber man muß bedenken, daß die kongenitale Debilität ungefähr ein Drittel der Gesamtmortalität beträgt. Die übrigen zwei Drittel entfallen im Sommer durchschnittlich auf die Ernährungsstörungen, im Winter auf die Influenza und die sich hier leicht anschließenden Lungenerscheinungen. Eine Sterblichkeit an Infektionskrankheiten hat überhaupt nicht stattgefunden. An Infektionskrankheiten kamen in diesen letzten 5 Jahren einige Fälle von Diphtheritis vor, die sofort entdeckt und nach dem Kinderspital verlegt wurden. Anstaltsepidemien fanden auch nicht statt. Im Alter von 2 Jahren werden die Kinder ihren Eltern zurückgegeben.

Das Personal der Anstalt stellt sich folgendermaßen zusammen: Ein Arzt, der täglich Visite macht, die Oberin, die Vizeoberin, Hebamme, eine die Aufsicht führende Krankenschwester und biberonnière. Die Anzahl der Ammen wechselt mit der Anzahl der Brustkinder; durchschnittlich rechnet man eine Amme für zwei Säuglinge. Sehr viele Ammen stillen neben dem fremden Kind ihr eigenes. Sie bekommen 40 Fr. pro Monat, von denen 20 Fr. für die Verpflegung ihres eigenen Kindes zurückbehalten werden.

Der Bau kostete 400 000 Fr.

Die Unterhaltungskosten eines Säuglings betragen pro Jahr 760—850 Fr.

Finanziert wird die Anstalt aus Beiträgen der Mitglieder, Schenkungen, Subventionen des Gesundheitsamtes und der Stadt, den Einnahmen aus den für die Anstalt veranstalteten Festlichkeiten usw.

Es ist wohl nicht nötig, eine detaillierte Beschreibung der Anstaltsordnung zu geben: Ruhestunden, Schlaf, Spaziergang usw.

2. Leagânul Materna.

Diese Institution ist kleiner als die vorgenannte. Säuglinge von den ersten Lebenstagen an werden dort aufgenommen, und man behält sie bis zum Alter von 7 Jahren. Dann gibt man sie ihren Eltern oder Vormündern zurück. Die dort aufgenommenen Kinder müssen entweder Findelkinder oder Kinder von Ammen oder Dienstmädchen sein. Selbst aus diesen Gruppen nimmt man nur gesunde Kinder rumänischer Nation auf.

Erst nachdem die Kinder eine Woche lang isoliert wurden, werden sie in den allgemeinen Sälen zugelassen. Kinder, die in der Anstalt nach ihrer Aufnahme erkranken, werden in das Hospital verlegt.

Die Anstalt ist in zwei Abteilungen geteilt:
1. Krippe für Kinder bis zu 2 Jahren.
2. Mutterschule für Kinder von 2—7 Jahren.

In der ersten Abteilung werden die Kinder bis zum Alter von 4 Monaten ausnahmslos gestillt; später gibt man Kuhmilch. Am Ende des ersten Lebensjahres wird abgestillt. Diese Zahl wird nie überschritten.

In der zweiten Abteilung werden die Kinder in die Fröbelschule geschickt. Es werden nicht mehr wie 10 Kinder jährlich aufgenommen, daher überschreitet auch die Anzahl in dieser Abteilung niemals 50 Kinder. Man übernimmt in diese Abteilung die Kinder der Säuglingsstation, wenn sie das Alter dazu erreicht haben, dort wird dann dafür ein neuer Säugling aufgenommen. Selbst wenn die Mittel es erlauben, wird die Anzahl von

70 Kindern nie überschritten. Wenn ein großer Überschuß an Mitteln vorhanden ist, wird dafür ein zweites analoges Institut gegründet werden.

Bis zum Jahre 1907 hatte die Anstalt kein eigenes Gebäude. In diesem Jahre wurde ein eigener Bau für diese Institution eingeweiht, dessen Kosten 200 000 Fr. betrug.

Das Personal besteht aus einem Arzt, Oberin, Tag- und Nachtschwester.

Die Ammen erhalten 20 Fr. monatlich, wenn sie zugleich auch ihr eigenes Kind stillen; im anderen Falle erhalten sie 40 Fr. pro Monat.

Der Etat wird gedeckt durch Beiträge der Mitglieder, Subskriptionen, Subventionen durch die Behörden und Privatinstitutionen, durch die Einkünfte aus veranstalteten Festlichkeiten usw.

Die Unterhaltungskosten für ein Kind betragen etwa 1047 Fr. pro Jahr.

In den letzten 8 Jahren sind 237 Kinder in die Institution aufgenommen worden.

Die Mortalität ist groß. Respirationskrankheiten und Ernährungsstörungen tragen die Hauptschuld; in den 8 Jahren sind 65 Kinder gestorben, was einer Mortalität von 27,4% entspricht. Einen großen Teil an dieser Mortalität hat eine starke Masernepidemie, welche die Anstalt im Jahre 1902 betroffen hat, und an der allein 26 Kinder gestorben sind.

Das Asyl in Galatz wurde durch ein Damenkomitee gegründet. Zwischen 30—35 verlassene Kinder und Waisen werden jährlich aufgenommen.

Es ist noch kein eigenes Gebäude vorhanden, aber das Kapital für ein solches ist fast ganz da, so daß in kürzester Zeit die Anstalt hoffen darf, in ein eigenes Heim einzuziehen. Das Haus, in dem jetzt das Asyl untergebracht ist, besteht aus zwei Stockwerken. Im ersten Stock sind die Säuglinge, im zweiten die älteren Kinder untergebracht. Jede Amme stillt zwei Säuglinge, welche nur bis zum 14. Monat gestillt werden. Die Sterblichkeit im Asyl beträgt 20%. Die Unterhaltungskosten für ein Kind betragen 600 Fr. jährlich. Das Asyl steht unter der Aufsicht des Komitees, eines Arztes und der Oberin.

Kinderhospitäler.

Außer den gewöhnlichen Hospitälern einiger großer Städte und großer Dörfer, in denen bei Fehlen von Kinderhospitälern auch Kinder verschiedenen Alters aufgenommen werden, gibt es in Rumänien drei Kinderhospitäler, eins in Bukarest, eins in Jassy und eins in Botoshani.

Man nimmt dort Kinder jeden Alters vom ersten Lebenstage bis zum 15. Lebensjahre auf. Die Brustkinder und sogar eine beschränkte Anzahl von solchen Kindern, die 3 oder 4 Jahre alt sind, werden mit ihrer Mutter aufgenommen, da die Pflege dieser Mütter immer mindestens ebensoviel wert ist, als die der besten Pflegerin, welch letztere sehr oft mit Arbeit überlastet ist.

Das Kinderhospital in Bukarest hat eine chirurgische und eine innere Abteilung; jede Abteilung hat ihre eigenen Ärzte.

In abgetrennten Pavillons, welche nicht mehr als 120 Kranke fassen, werden auch Infektionskrankheiten aufgenommen und Konsultationen für Kinder und Säuglinge abgehalten.

Die innere Abteilung besteht aus fünf großen Sälen und verschiedenen Reservezimmern. Zwei der größeren Säle und die Reservezimmer sind für Säuglinge und Kinder im ersten Lebensjahre. Die Bettenzahl beträgt 55—60, aber es ist möglich, noch Betten einzustellen, wenn der Andrang sehr groß ist.

Jährlich werden ungefähr in der inneren Abteilung 1500—1750 Kinder aufgenommen, je nach dem Andrang, und die Kinder unter 2 Jahren betragen ungefähr 30—35% dieser Summe.

Das Kinderhospital in Bukarest wirkte seit 1857 in einem gemieteten Gebäude. Erst 1886 bekam es ein eigenes Lokal.

Da die beiden anderen Hospitäler in ihrer Organisation und in ihrem Betrieb dem von Bukarest sehr ähnlich sind, so ist es wohl nicht notwendig, darauf näher einzugehen.

Diese drei Kinderhospitäler sind absolut ungenügend, und mehr und mehr zeigt sich die Notwendigkeit, eine größere Anzahl von Hospitälern zu gründen, was, wie wir hoffen, bald in die Tat umgesetzt werden wird.

Hebammenunterricht und Schwangerenfürsorge.

Niemand wird wohl an der Notwendigkeit dieser Fürsorge zweifeln, und wir haben schon am Anfang dieser Arbeit über die ernsten Konsequenzen des Mangels einer durchgreifenden und der modernen Hygiene entsprechenden Hilfe für Wöchnerinnen gesprochen. Es ist ja schon besser geworden, aber wir sind noch weit von dem Standpunkte, den wir ersehnen, entfernt. In der folgenden Tabelle kann man wohl die Fortschritte des Schwangerenschutzes verfolgen.

Tabelle 16.

Jahr	Entbindungen unter Leitung einer Hebamme auf dem Lande	Entbindungen unter Leitung einer Hebamme in der Stadt	Sämtliche Entbindungen unter Leitung einer Hebamme
1898	12797	7524	20321
1899	14192	8714	22906
1900	14110	7753	21863
1901	16681	7745	24426
1902	19420	8102	27522
1903	22096	8431	30524
1904	40776	11792	52568
1905	73310	11952	85262
1906	73532	12101	85633
1907	76200	12249	88449
1908	59066	12363	71429
1909	54558	13068	67626

Seit 1898 ist die Zahl der Wöchnerinnen, welche bei der Entbindung sachverständige Hilfe hatten, bis 1907 ständig gewachsen; in diesem Jahre haben wir das Maximum. Seitdem zeigt sich ein deutlicher Niedergang der auf dem Lande mit Hebammenhilfe entbundenen Schwangeren (von 76 200 im Jahre 1907 auf 59 066 im Jahre 1908 und 54 558 im Jahre 1909). Wir können diesen ebenso deutlichen wie unerwarteten Niedergang uns nicht erklären. Im Gegensatz dazu ist in der Stadt die Zahl regelmäßig gewachsen, so daß sie 1909 beinahe das Doppelte des Jahres 1898 betrug. Trotzdem die Gesamtzahl der durch Hebammen geleiteten Geburten seit 1898 sich verdreifacht hat, beträgt sie immerhin nur 37% der tatsächlichen Geburten. Die übrigen 63% werden durch ungebildete Frauen geleitet, meistens alte Frauen ohne Ausbildung und ohne Bildung, welche in Vorurteilen befangen sind und den unbedingt notwendigen Sauberkeitsmaßregeln ohne Verständnis gegenüberstehen. Die Ursache ist einerseits in einer zu kleinen Anzahl von ausgebildeten Hebammen zu suchen, andererseits aber liegt selbst dort, wo diese in genügender Anzahl vorhanden sind, die Schwierigkeit in der gebärenden Frau selbst. Die Bäuerin wendet sich lieber an die alte Frau ihres Dorfes, welche dasselbe Leben führt wie sie selbst, deren Geisteshorizont und Gefühlskreis nicht über den ihren herausgehen und die im Notfalle ihren Haushalt während der Zeit, die sie im Bett zubringen muß, übernimmt, als an die Hebamme. Madame la sage femme, welche meistens aus der Stadt stammt, imponiert ihnen durch ihre Art und Weise, durch ihr reserviertes Wesen, durch ihre Kleidung, so daß die Familiarität mit ihr ausgeschlossen ist und dadurch auch das intime Vertrauen. So ist es verständlich, daß man lieber zu der alten Frau geht, welche man seit seiner Kindheit kennt und deren Ruf längst (unglücklicherweise) im Dorfe befestigt ist. Man hat versucht, diesen Schwierigkeiten zu begegnen, indem man einerseits die Anzahl der Hebammen, die 400 im Jahre 1898 betrug und jetzt 906 (802 auf dem Lande und 104 in der Stadt) beträgt, vergrößerte, andererseits, indem man neben den Hebammenschulen, von denen wir bald sprechen werden, sozusagen Elementarschulen gründete, in denen jährlich 34 junge Bäuerinnen, die knapp lesen und schreiben können, theoretisch und praktisch so ausgebildet werden, daß sie zur Not einer Geburt vorstehen können. Man gibt ihnen dann ihr Hebammendiplom für die Landbezirke, um den Frauen des Volkes den Übergang zu erleichtern. Endlich hat man, bis man eine genügende Anzahl dieser Dorfmädchen ausgebildet haben würde, sogar noch die ungebildeten Dorffrauen, die bis jetzt Hebammendienste bei den Bäuerinnen leisteten, in die Stadt eingeladen und berufen und hat ihnen einige Begriffe von Antiseptik und dem Allernotwendigsten beigebracht, indem man ihnen Vorträge hielt. Bis jetzt scheinen dadurch immerhin ganz gute Erfolge und sogar teilweise ermutigende erzielt worden zu sein.

Endlich hat man, nach einem Versuch in Bukarest, kleine Gebäranstalten gegründet, die in ganz einfachen kleinen Häuschen untergebracht sind. Diese sind inmitten der äußeren Vorstädte gelegen, mitten in der bedürftigen Bevölkerung und durch ihr einfaches Aussehen und ihre leichte Erreichbarkeit in der Nähe der Behausungen der armen Bevölkerung, ist das Vertauen in diese wohl größer, wie in die große geburtshilfliche Anstalt. Die Frauen gehen sehr gern in diese Häuser, und der Versuch verspricht das Allerbeste.

In der Nähe der Gebäranstalten in Bukarest und Jassy befindet sich je eine Hebammenschule, in welchen Schülerinnen aufgenommen werden, die zwei Gymnasialklassen durchgemacht haben, und die nach einer Lehrzeit von 2 Jahren die Ausübung der Praxis in Stadt und Land frei bekommen.

Seit einigen Jahren verteilt man an die Neuvermählten in Stadt und Land kleine Broschüren über die Hygiene der Schwangerschaft und des Säuglings.

Milchkontrolle und Milchverkauf.

Wie man es ja aus dem Vorhergesagten bereits entnehmen kann, spielt die Milch eine sehr kleine Rolle in der Ernährung des Säuglings in Rumänien. Die Kinder wohlhabender Eltern werden selten von ihrer Mutter, gewöhnlich aber von einer Amme gestillt, und die Brustnahrung wird bis zum 15. Monat fortgesetzt, erst dann gibt man Milch oder Milch mit Mehlen. Dasselbe trifft für die mittleren Kreise zu, doch ist es dort fast immer die Mutter, welche selbst nährt; auch dort wird nur sehr selten zur Flasche gegriffen.

In den unbemittelten Kreisen, sowohl in den Landarbeiter- wie in den industriellen Kreisen, werden die Kinder auch gestillt, seltener ernährt man sie künstlich. Aber unglücklicherweise gibt man allzufrüh eine Beinahrung neben den gewöhnlichen Mahlzeiten. Auf keinen Fall besteht diese Beinahrung aus Milch, denn erstens ist diese viel zu teuer für den größten Teil der ärmeren Bevölkerung, zweitens ist ihre Verwendung als Säuglingsnahrung durchaus nicht verbreitet. Allerdings wäre es übertrieben, wollte man ihr gar keinen Einfluß auf die Säuglingsernährung zuschreiben, jedoch sind wir weit davon entfernt, die Milch so in der Säuglingsernährung zu verwenden, wie es in anderen Ländern Europas geschieht.

Der Milchverkauf ist bei uns einer Kontrolle unterworfen, die allmählich strenger und strenger wird, und die Fälschungen und Verdünnungen der Milch werden infolgedessen immer weniger zahlreich und schwerwiegend.

Der Milchverkauf geschieht durch Kleinhändler, welche einige Kühe oder Büffel besitzen. Sehr selten wird die Milch durch Großindustrie verkauft, die die Milch bei den kleinen Produzenten aufkauft, um sie entweder so zu verkaufen oder auf irgendeine Weise industriell zubereitet.

Alle kleinen Verkäufer sind eingetragen, und ihre Ställe werden durch Tierärzte visitiert. Unglücklicherweise besteht eine tatsächliche Inspektion nur bei den Verkäufern, welche in der Peripherie der Stadt wohnen. Was diejenigen anbetrifft, die in den Nachbarkommunen wohnen, so bleibt dort noch viel zu wünschen übrig. In fast allen Städten werden die Tiere, von denen die Milch stammt, der Tuberkulinprobe unterworfen. Die Zahl der positiven Resultate ist sehr gering (4—7%, je nach den Jahren), wenn man sie mit derjenigen der tuberkulosen Kühe anderer Länder vergleicht.

Der Milchverkauf wird durch das im Jahre 1897 aufgestellte Reglement geregelt.

Dieses Reglement behandelt die organoleptischen, physischen und chemischen Eigenschaften, welche die zum Verkauf kommende Milch besitzen muß. Die Art, wie die Proben abgenommen und geprüft werden, soll sowohl im Stalle selbst, als auf der Straße als auch im städtischen Laboratorium gemacht werden. Nach Ansicht der Chemiker und der Tierärzte muß dieses Reglement einige Änderungen erfahren, damit es mit den neuen Ansichten, die in der Milchindustrie herrschen, übereinstimmt und damit die Fehler ausgeglichen werden, welche uns bei unserem jetzigen Verfahren eine Erfahrung von 14 Jahren gezeigt hat.

Hiermit wäre wohl in Kürze die Kindersterblichkeit und der Stand des Säuglingsschutzes in Rumänien besprochen.

Nach diesem ließe sich wohl schreiben, daß der Kinderschutz bei uns noch in seinen Anfängen steht und daß alles, was hier fehlt, eine Lücke in der ganzen Bewegung bedeutet, die zum Schutze des Säuglings in unserem Lande eingesetzt hat.

Zunächst müssen wir das absolute Fehlen der privaten und staatlichen Schwangerenfürsorge erwähnen, ob es sich nun um verheiratete oder unverheiratete Frauen handelt.

Was die Hilfe für die Neugeborenen selbst anbetrifft, so ist eine solche wirklich vorhanden, aber sie steckt noch in ihren Anfängen und geht erst langsam schrittweise vorwärts. Die diesem Zwecke dienenden Anstalten und Organisationen sind noch zu wenige, und man findet sie nur in einigen großen Städten. In anderen fehlen sie fast ganz, und in den kleinen Städten sind sie überhaupt nicht vorhanden. Bei uns ist der größte Teil des Kinderschutzes noch staatlich, da die private Initiative sehr wenig dazu beigetragen hat und auch dies Wenige nur in den größten Städten.

Man kann natürlich genug Entschuldigungen für diesen Stand der Dinge finden. Man muß bedenken, daß unsere Unabhängigkeit neuesten Datums ist; daß natürlich, nachdem sich aus den Wirren der kleinen Donauländer endlich Rumänien geformt hatte, die erste Sorge der Behörden war, das Allerwichtigste und Eiligste zu erledigen und daß Fragen, wie die hier bestehende, noch zurückgesetzt werden mußten. Die private Initiative hat in bezug auf Säuglingsschutz vor etwa 20 Jahren ganz und gar gefehlt, und erst langsam ist die Öffentlichkeit diesen Fragen nähergetreten.

Jedoch darf man jetzt nicht mehr in diesem langsamen Tempo weitergehen. Es ist Zeit, daß die Aktion des Kinderschutzes energischer einsetzt, um stärkeren Widerhall bei der Öffentlichkeit zu finden, und um auch die Behörden und die private Fürsorge an diesem Werke zu beteiligen. Das ist das Ziel und der Zweck der neuentstandenen Gesellschaft für Pädiatrie und Kinderschutz in Bukarest. Ihr Ziel ist ein zweifaches: sie steht im Dienst der Wissenschaft und der Philanthropie.

Rußland.

Von

Chr. v. Schwanebach.

Unter Mitarbeit von

S. Umanetz.

I. Entwicklung und gegenwärtiger Stand der öffentlichen Fürsorge in Rußland.

Von

Chr. v. Schwanebach.

Der Beginn der Armenpflege in Rußland fällt mit der Einführung des Christentums zusammen. Die Wohltätigkeit gilt in diesem Lande auch heute noch als die christliche Tugend, sie war in ihren ersten Anfängen eng mit Religionsübungen verknüpft. Der Almosengeber hatte nicht sowohl die Bedürftigkeit des Armen im Auge, die Verbesserung seiner ökonomischen und materiellen Lage als vielmehr sein eigenes Seelenheil, denn der Almosenempfänger galt als der beste Gebetsmann und Fürsprecher, der wahre Seelenfreund des Almosengebers.

Unter den Ursachen, welche auf eine Vermehrung des Bettels im alten Rußland einwirkten, ist dieses Verhalten zum Almosengeben eine der wichtigsten.

Bei dem engen Zusammenhang der Wohltätigkeit mit der Religion, nahm die Wohltätigkeit bald einen sozialen Charakter an, indem sie sich an die den religiösen Interessen nahestehenden Organisationen anschloß.

Derartige Organisationen sind die kirchlichen Brüderschaften und Gemeinden. Ihnen verdankt die altrussische persönliche Wohltätigkeit, die in jenem blinden, willkürlichen Almosengeben ihren Ausdruck fand, den allmählichen Übergang zur organisierten Unterstützung der Bedürftigen im bürgerlichen Leben, welche nicht religiöse Bedürfnisse allein, sondern auch soziale Ziele im Auge hatte.

In der Gemeindearmenpflege erhielt parallel mit der offenen Hilfe auch die geschlossene Wohltätigkeit ausgedehnteste Ausbreitung.

Bei den Kirchen wurden Armen- und Witwenhäuser errichtet, und in einigen Klöstern gab es sogar ganze Armenviertel, die von landlosen und verarmten Bauern und anderen in Not geratenen Leuten besiedelt waren. Die den Armen durch die Gemeinde gewährte Hilfe bezeichnete schon den Anfang eines neuen Systems, das sich zum System der religiösen Wohltätigkeit in Gegensatz befand.

Unter diesen Umständen hätte die Gemeinde die Entwicklung der Wohltätigkeit in Rußland günstig beeinflussen können, doch war der Gemeinde
leider keine Entwicklung vergönnt.

Das Tatarenjoch und die Epidemien hatten zur Folge, daß im 16. Jahrhundert in vielen Gemeinden fast gar keine freie Bevölkerung übrig blieb,
und so kam es, daß die Gemeinde als Selbstverwaltungseinheit ihre Bedeutung fast
ganz einbüßte.

Mittlerweile hatte sich das Bettelwesen um die Mitte des 16. Jahrhunderts
zu einem nicht zu verkennenden großen Übel ausgewachsen. Die staatliche
Zentralverwaltung, welche sich auf Kosten der lokalen Selbstverwaltung entwickelt hatte, konnte nicht umhin ihre Aufmerksamkeit der Verarmung des
Volkes und dem Bettelwesen zuzuwenden, und die Folge war, daß die persönliche Wohltätigkeit und die soziale Gemeindehilfe auf dem Gebiet der öffentlichen Fürsorge durch die Staatshilfe abgelöst wurde.

Unter Jwan dem Schrecklichen betätigte sich der Staat an der öffentlichen Fürsorge durch sanitätspolizeiliche Maßnahmen, die gegen die im Lande
wütenden epidemischen Krankheiten gerichtet waren. In der Mehrzahl der Fälle
trugen diese Maßregeln den Charakter von Zwangsmaßnahmen, sie waren obligatorisch und zeichneten sich durch große Strenge aus. Unter Boris Godunoff
wurde der Kampf mit den Folgen der Mißernten aufgenommen, Maßnahmen
gegen den Kornwucher getroffen und zum erstenmal öffentliche Arbeiten für
die Hungerleidenden eingerichtet. Ein besonderes Merkmal der Wohltätigkeit in
den Zeiten bis Boris Godunoff ist die Abwesenheit spezialisierter Hilfe. Die alten
russischen Armenhäuser waren ohne Unterschied gleichzeitig für die Aufnahme
Armer, die Verpflegung Kranker und die Erziehung von Kindern bestimmt.

Sanitäre Maßnahmen, Krankenpflege, Erziehungs-, Kredit- und Ver-
pflegungswesen, Loskauf Kriegsgefangener, Bau von Kirchen und Klöstern —
alles das bildete eine große Masse von Wohltätigkeitsunternehmungen, ein
großes Fürsorgegebiet ohne irgendwelchen Versuch einer Einteilung der zu
Versorgenden in Spezialgruppen.

Nach Boris Godunoff machte die Organisation der Wohltätigkeit unter
den ersten Zaren aus dem Hause Romanoff einige Fortschritte doch ihre
volle Ausbildung erreichte sie erst viel später.

In der Geschichte der Wohltätigkeit ist ein aus dem Jahre 1682 unter
Fedor Alexeiewitsch ausgearbeiteter Entwurf bemerkenswert, der indessen
nicht zur Veröffentlichung und Ausführung gelangt ist. Der Ukas geht von dem
Gedanken aus, daß die Arbeitsfähigen von den Arbeitsunfähigen zu trennen
seien, zu den letzteren werden auch die Kinder gerechnet. Die Kinder müssen
in besonderen Häusern verpflegt und in Krankheitsfällen ärztlich behandelt
werden. Daher sind für erwachsene Arbeitsunfähige Arbeitshäuser und Hospitäler
einzurichten. Bei der Organisation der Fürsorge ist es nötig „einen wohl-
gesinnten Edelmann und andere Personen" an die Spitze der Stiftungen zu
setzen, d. h. eine Verwaltung einzurichten. Bettler, die nicht in Armen- und
Krankenhäusern untergebracht werden können, sollen unter die Klöster verteilt werden. Für wichtig wird auch die Verpflegung der Kinder gehalten,
für welche die Einrichtung von Erziehungs- und Handwerksschulen empfohlen
wird. Für die arbeitsfähigen Bettler sind Arbeitshäuser einzurichten; gesunde
Bettler, die sich der Arbeit entziehen, sollen bestraft werden. Endlich wird
die Ausbildung in einem Handwerk als Mittel des Erwerbes empfohlen. Viele
Tausende von Menschen, heißt es im Entwurf, könnten durch Erlernung eines
Handwerks ihr Brot verdienen.

Wie man sieht, enthält der Ukas vom Jahre 1682, der, wie gesagt, nicht veröffentlicht und verwirklicht worden ist, ein ganzes System der öffentlichen Fürsorge mit Angabe der Hilfsnormen für die Armen nach den Kategorien der Bedürftigen, nebst Festsetzung der Zwangsarbeit usw.

Eine systematische Verwirklichung des in dem Ukase angedeuteten Programms wird erst unter Peter dem Großen durchgeführt. In einer ganzen Reihe von Ukasen und Befehlen spricht Peter den Gedanken aus, daß die Mehrzahl der Bettler Faulenzer, Tagediebe und Betrüger sind; wer ihnen Almosen gibt, macht sich zum Mitschuldigen ihrer Sünde. Diese Anschauung fand ihre praktische Verwirklichung in der Verfügung, daß die Bettler einzufangen und körperlichen Strafen zu unterwerfen sind. Ja Peter ging noch weiter und schickte die Männer ins Zwangsarbeitshaus, die Frauen ins Spinnhaus. Gleichzeitig verbot er unter Strafandrohung, den professionellen Bettlern Almosen zu geben.

Zugleich versäumte Peter der Große nicht Fürsorgemaßregeln für die Hilfsbedürftigen zu treffen. Besondere Sorgfalt verwendete Peter auf die Vorbereitung von Ärzten. Er ließ Ärzte aus dem Auslande kommen, schickte russische junge Leute zur ärztlichen Ausbildung nach Deutschland und gründete in Moskau ein Hospital und eine ärztliche Schule. Unter Peter wurde das Apothekerwesen reformiert und die Stelle eines Obermedizinalinspektors begründet, dessen erster Inhaber, der Baron Tscherkassow, sich durch Einführung des Impfzwanges in Rußland große Verdienste erwarb. Wichtig war es, daß unter Peter der Grundsatz, daß der Staat zur Fürsorge verpflichtet sei, Anerkennung und Verwirklichung fand. Doch diese Anerkennung hinderte Peter nicht, die Städte zum Bau und Unterhalt von Krankenhäusern und anderen Anstalten der öffentlichen Fürsorge heranzuziehen, von den Gutsbesitzern für die Arbeitsfähigen Arbeit, für die Nichtarbeitsfähigen Nahrung und Kleidung zu verlangen und die Klöster zur Versorgung von Armen und Schwachen zu nötigen. Endlich wurde für den Staat das Recht verlangt auf dem Gebiet der öffentlichen Fürsorge obligatorische Normen festzusetzen und ihre Erfüllung zu verlangen.

Das von Peter dem Großen begründete System der staatlichen Armenfürsorge hat bis auf die Neuzeit seine Geltung behalten und ist etwa nur in bezug auf die Repressivmaßregeln abgeschwächt worden.

Wesentliche Ergänzungen zu diesem System führte Katharina II. ein, von der unter anderem spezielle Fürsorgeorgane, die Ämter der allgemeinen Fürsorge geschaffen wurden. Außerhalb der Städte blieb nach wie vor die Verpflichtung der Fürsorge auf den Schultern der Gutsbesitzer und der Landgemeinden.

Die Gesetzgebung Katharinas hat die Grundlage für die spezialisierten Wohltätigkeitsanstalten geschaffen. Erst jetzt entstanden die speziell dem russischen Leben angepaßten Typen von Waisenhäusern, Kinderasylen, Armenhäusern, Irrenanstalten, Arbeitshäusern und Volksschulen. Diese Kategorien von Wohltätigkeitsanstalten sind bis auf die Neuzeit die Muster geblieben, nach welchen die Mehrzahl der Einrichtungen der sozialen Hilfe begründet wurden.

Die feste Absteckung der Grenzen und die Schaffung von Typen der staatlichen Fürsorge war indessen im 18. Jahrhundert kein Hindernis für die Entwickelung der gesellschaftlichen und privaten Wohltätigkeit schon deshalb, weil die Ämter der allgemeinen Fürsorge einmal über wenig Mittel für Wohltätigkeitszwecke verfügten, und zweitens, weil die Tätigkeit dieser Ämter außer der Wohltätigkeit noch eine Menge Funktionen umfaßte, welche ihnen für die Werke der sozialen Hilfe nicht viel Zeit übrig ließen.

Unter Katharina II. entstand eine Gegenströmung gegen die Repressivmaßregeln Peters des Großen: Körperstrafen und Zwangsarbeit für den Bettel
wurden abgeschafft und von den Behörden ein humaneres Verhalten gegen
die Bettler verlangt. Dagegen wurden Zwangsarbeitshäuser eingerichtet, die
jedoch bald diesen Charakter verloren und in Arbeitshäuser verwandelt wurden.

Als Weiterentwickelung der Idee der Staatsfürsorge ist die Gründung
der Kaiserlichen Findelhäuser in Moskau (1763) und in Petersburg (1772)
anzusehen. Über die Geschichte und Entwickelung dieser Anstalten referiert der
Artikel „Die Findelhäuser in Petersburg und in Moskau". Hier genüge es
darauf hinzuweisen, daß Katharinas Plan vermittels der Findelhäuser einen
dritten Stand, der zwischen Beamten und Bauern vermitteln sollte, zu bilden,
sich bald als Utopie herausstellte und von der Kaiserin fallen gelassen wurde.
Übrigens bestand kein Zusammenhang zwischen den Findelhäusern und den
Ämtern der allgemeinen Fürsorge.

Katharina war es auch, welche zuerst Maßnahmen zur Vorbeugung des
Pauperismus traf. Während ihrer Regierung wurden Notstandsarbeiten organisiert, Leih- und Sparkassen eingerichtet, deren Einnahmen den Findelhäusern
zugewiesen wurden. Unter Katharina endlich wurde die Kaiserliche Freie
Ökonomische Gesellschaft gegründet, welche für die Entwickelung der Landwirtschaft zu sorgen hatte.

Bei allem Bestreben einer systematischen Durchführung des Gedankens
staatlicher Fürsorge war Katharina bemüht, der Gesellschaft Anteil an der
Armenpflege zu gewähren. In dieser Absicht wurde das Verbot des Almosengebens aufgehoben, die private Initiative gestattet und in die von Katharina
begründeten Fürsorgeämter der Adelsmarschall, das Stadthaupt und andere
Glieder als Vertreter der Gesellschaft hinzugezogen. Die Notwendigkeit einer
Teilnahme der Gesellschaft an den Werken der Fürsorge wurde in den Zeiten
nach Katharina immer klarer erkannt. Zu dieser Erkenntnis führten außer
den wirtschaftlichen Mißerfolgen der Gouvernementsverwaltung die Erfolglosigkeit der durch die Regierungsorgane vermittelten Fürsorgemaßregeln und
des Kampfes gegen den Bettel.

Diese Erfolglosigkeit findet ihre Erklärung erstens in dem Umfang der
den Ämtern der allgemeinen Fürsorge auferlegten Verpflichtungen und in
der geringen Zahl und der mangelhaften Bildung der in den Ämtern dienenden
Beamten. Die Mängel der offiziellen und staatlichen Fürsorge hatten zur Folge,
daß sich sowohl die private als auch die gesellschaftliche Wohltätigkeit zu entwickeln begann und zwar im Verein mit der Staatsgewalt, ohne daß indessen
letztere in kleinlicher Weise ihren Einfluß auf die Wahl des Fürsorgemodus
und die Details der Verwaltung der privaten und gesellschaftlichen Anstalten
geltend zu machen suchte.

Unter Katharina wurden die ersten Wohltätigkeitsgesellschaften gegründet
und unter Alexander I. entstanden einige der großen für Rußland charakteristischen Wohltätigkeitsressorts, die selbständige Verwaltungen bilden und keinem
Ministerium untergeordnet sind. Der Idee einer Heranziehung der Gesellschaft
zur Mitarbeit an den Werken sozialer Fürsorge stand auch Nikolaus I. nicht
fern. Unter ihm entstanden die Armenfürsorgekomitees, die sich aber nicht
bewährt haben, weil sie sich von der bureaukratischen Schablone nicht los-
sagen konnten. Sie bestehen zwar noch jetzt, haben aber zur Zeit keine große
Bedeutung.

Die Weiterentwickelung des Fürsorgewesens in der neuesten Zeit ist an
die Einführung der Landschaftsverfassung geknüpft. Durch diese Neuordnung

wurden im Jahre 1864 in 34 Gouvernements der lokalen Selbstverwaltung auf dem Gebiete der Krankenpflege, des Wegebaus und des Volksunterrichtes die Funktionen übertragen, welche seit Katharina von den Fürsorgeämtern ausgeübt worden waren. Bald darauf, im Jahre 1870 wurde in den meisten russischen Städten die Städteordnung eingeführt, welche gleichfalls eine Verwaltungsreform im Sinne der Selbstverwaltung bedeutet. Wenn die Reform der Gouvernements- und Städteverwaltung dem Fürsorgewesen neues Leben einflößte, so diente zu dessen Ausbreitung und Weiterentfaltung auch noch das wohlwollende Verhalten der Regierung gegenüber der Privatinitiative auf dem Gebiete der Wohltätigkeit, welches sich darin äußerte, daß die Bestätigung der Statuten von Wohltätigkeitsgesellschaften, Kuratorien, Vereinen, Anstalten usw. nicht mehr so schwierig zu erlangen war wie früher[1]).

Die Folge war, daß alle derartigen Unternehmungen privater Natur sich rasch vermehrten und über das Reich ausbreiteten.

Gegenwärtig wird auf die Initiative der Landschaft von Nishnij-Nowgorod ein Kongreß der Landschaften für die allgemeine Fürsorge vorbereitet, auf welchem namentlich über die Säuglingsfürsorge beraten werden soll. Nach der Einführung der Landschaften, haben sich die Ämter der allgemeinen Fürsorge nur in 14 Gouvernements erhalten, in welchen die bureaukratische Verwaltung unverändert geblieben ist. In diesen Gouvernements ist die Tätigkeit der Fürsorgeämter unbedeutend. — Eine weit erfolgreichere, durchaus selbständige Tätigkeit entwickelten die zu Anfang und in der zweiten Hälfte des vorigen Jahrhunderts begründeten Wohltätigkeitsressorts, welche ihrer Organisation nach zu den staatlichen Fürsorginstitutionen gehören, gleichzeitig aber durch die starke Heranziehung der Gesellschaft zur Mitwirkung an der Verwirklichung ihrer Zwecke den Charakter gesellschaftlicher Hilfe an sich tragen.

1. **Das Ressort der Institutionen der Kaiserin Maria.** Gründerin des Ressorts ist eine deutsche Prinzessin, Sophie Dorothea von Württemberg-Mömpelgard, die nachmalige Gemahlin Pauls I., welche als solche den Namen Maria Feodorowna erhielt.

Nach dem Tode Katharinas II. (1796) widmete die junge Kaiserin den beiden großen Findelhäusern ihre Fürsorge, sowie dem für die Töchter des Adels nach dem Muster der Erziehungsanstalt von St. Cyr von Katharina gegründeten Fräuleinstift, dem sie ein zweites für Töchter bürgerlichen Standes hinzufügte. Die Kaiserin verband mit großem Organisationstalent einen mütterlichen Sinn für jede einzelne Schülerin und jeden Zögling und Pflegling ihrer Anstalten. Sie gründete noch eine Taubstummenanstalt, zwei Waiseninstitute, eine Anzahl von Mädchenstiften in den beiden Residenzen und in mehreren Provinzstädten. So wurde die Kaiserin Maria Feodorowna die Begründerin eines großen weitausgebreiteten Wohltätigkeitsressorts, welches ihren Namen auch heute noch trägt, und von dem Geist der Liebe und Humanität seiner Gründerin erfüllt ist.

Als die Kaiserin im Jahre 1828 starb, nahm Kaiser Nikolaus I. die Stiftungen der Mutter unter seinen persönlichen Schutz, wies ihnen reichliche Mittel zu und vermehrte die Zahl der Mädchenstifte in der Provinz. Seitdem befinden sich diese Anstalten unter dem unmittelbaren Schutz der russischen Herrscher und ihrer Gemahlinnen. Unter der Regierung Kaiser Alexanders II. wurden die ersten Externate für Mädchen, die sogenannten Mädchengymnasien

---

[1]) In der zweiten Hälfte des 19. Jahrhunderts trat in dieser Hinsicht ein gewisser Systemwechsel ein, indem die Bestätigung nur denjenigen Gesellschaften erteilt wurde, welche über eigene genügende Mittel verfügten; gleichzeitig wurde die Veranstaltung von Wohltätigkeitslotterien verboten.

eröffnet, die sich rasch über ganz Rußland verbreiteten und die Mädchen-
bildung früher zum Aufschwung in Rußland brachten als dies im übrigen
Europa der Fall war.

Die Anstalten der Kaiserin Maria setzten sich in erster Linie aus
Stiftungen allgemeinstaatlicher Bedeutung zusammen wie die Findelhäuser,
und ferner aus Anstalten, welche das Resultat persönlicher Wohltätigkeit der
Kaiserinnen und anderer Glieder des Kaiserhauses darstellten. Das sind in
erster Linie die Mädchenstifte in den Residenz- und Provinzialstädten, die
Taubstummenschule u. a. Später kamen solche Anstalten hinzu, die von einzelnen Wohltätern gegründet waren, wie das Demidowsche Arbeitshaus, das
Armenhaus der Brüder Jermakoff in Moskau, sowie solche, die von Gruppen
von Wohltätern ins Leben gerufen waren, z. B. die Moskauer Wohltätigkeitsgesellschaft des Jahres 1837, das Damenkuratorium für Arme in Moskau,
das Blindenkuratorium der Kaiserin Maria Alexandrowna, das Taubstummen-
kuratorium der Kaiserin Maria Feodorowna, die in ihrer Gesamtheit oder zum
Teil auf Kosten der Gesellschaft erhalten werden.

Alle diese verschiedenartigen Anstalten und Gruppen von Anstalten sind
einer gemeinsamen Zentralverwaltung untergeordnet, der Eigenen Kanzlei
Seiner Majestät für die Anstalten der Kaiserin Maria, von welcher sie, je nach
dem Grade ihrer finanziellen Selbständigkeit oder Unterstützungsbedürftigkeit
in größerer oder geringerer Abhängigkeit sich befinden.

Bei einem Jahresbudget von nahe an 20 Mill. Rubel erfreut sich das Ressort der Anstalten der Kaiserin Maria auch nach außen hin voller Selbständigkeit und ist keinem anderen Ressort Rechenschaft schuldig. Die obersten
legislativen und finanziellen Funktionen befinden sich in den Händen des
Pupillenrats, dessen Mitglieder vom Kaiser ernannt werden und in der Regel
Leiter einer der Anstalten des Ressorts sind. Welchen Umfang mit der Zeit
das Wohltätigkeitsressort der Kaiserin Maria angenommen hat, ergibt sich
aus folgenden statistischen Daten.

Am 1. Januar 1908 befanden sich in den beiden Kaiserlichen Findelhäusern
in Petersburg und Moskau und in deren Bezirken 54 614 Pfleglinge, in den
Krankenhäusern, Ambulatorien und Gebäranstalten des Ressorts waren im
Jahr 1908 57 402 stationäre und 54 8117 ambulatorische Kranke; in den Augen-
heilanstalten und den fliegenden Lazaretten des Blindenkuratoriums der Kaiserin Maria Alexandrowna 9925 stationäre und 253 849 ambulatorische Kranke;
die Armen- und Witwenhäuser beherbergten 5435 Greise und Greisinnen;
in den Kinderasylen des Ressorts der Kaiserin Maria wurden 24 088 Kinder
verpflegt und unterrichtet. Im ganzen sind das 1192 Wohltätigkeitsanstalten mit 719 073 Verpflegten beiderlei Geschlechts. In den 607 Er-
ziehungs- und Unterrichtsanstalten des Ressorts befanden sich im Jahr 1908
40 825 Zöglinge, davon in höheren Lehranstalten 1192, in mittleren 25 738,
in niederen und Gewerbeschulen 13 895 Zöglinge.

Die Ausgaben des Ressorts für das Jahr 1908 betrugen fast 20 Mill. Rubel,
die zum weitaus größten Teil aus den eigenen Mitteln des Ressorts gedeckt
werden. Diese werden gebildet aus den Prozenten der Kapitalien des Ressorts und
den Privilegien, die ihm von Katharina II. verliehen wurden (Spielkarten, Ver-
gnügungs- und Theatersteuer und jährliche Ablösungssumme der Reichsrentei
für die Abtretung der Lombardeinnahmen an das Finanzministerium).

2. Die Kaiserliche philanthropische Gesellschaft ist die zweite der
großen Wohltätigkeitsgesellschaften, welche ihre Tätigkeit ganz selbständig ausüben.

Sie ist im Jahre 1802 entstanden. Gegründet nach dem Muster deutscher Wohltätigkeitsgesellschaften, hatte die Gesellschaft im Anfang drei vom Kaiser ernannte Armenpfleger oder Kuratoren, die sich zu einem Kollegium von 17 Mitgliedern kooptierten. Die Gesellschaft wirkt durch Vermittelung ihrer Armenkuratorien. Die von der Gesellschaft unterhaltenen Anstalten sind bestimmt: zur Erziehung und zum Unterricht armer Kinder, zur Pflege Arbeitsunfähiger, zur Hilfeleistung durch Gewährung billiger Wohnungen, Speisung, Kleidung und Geldunterstützung und endlich zur Erweisung unentgeltlicher ärztlicher Hilfe. Die Gesellschaft macht zur Erreichung ihrer Zwecke in umfassendster Weise von der Mitwirkung aller derer Gebrauch, welche sich in den Dienst der Wohltätigkeit stellen wollen, sei es durch Darbringung von Spenden, oder durch Arbeit an den Anstalten.

Die Verwaltung der Anstalten wird von Personen geleitet, die entweder ernannt oder gewählt sind. So ist das bureaukratische und das soziale Verwaltungsprinzip gemischt in der Gesellschaft vorhanden. Dasselbe gilt auch von der vorhergehenden und den folgenden Gesellschaften.

Die Gesellschaft hat in den verschiedenen Teilen des Reichs 269 Anstalten, darunter 70 Lehr- und Erziehungsanstalten mit über 7000 Waisen und Kindern armer Eltern; 73 Armenhäuser mit ca. 2000 Alten und Krüppeln beiderlei Geschlechts; 36 Häuser mit unentgeltlichen resp. billigen Wohnungen, in denen 3000 Arme wohnen; 5 Schneiderwerkstätten, die 550 Frauen Arbeit gewähren; 29 Komitees, Gesellschaften und andere Institute, welche mit Geld, Kleidern, Schuhwerk und Brennholz helfen, und endlich 27 Krankenhäuser, in denen 175 000 Kranke behandelt wurden, darunter 2000 stationär.

3. Die Gesellschaft des Roten Kreuzes ist zur Zeit des Krimkrieges entstanden. Ihre ersten Schritte leitete die großherzige, in der Reformära Kaiser Alexanders II. vielgenannte Großfürstin Helene Pawlowna, ihr nächster Mitarbeiter war der berühmte Philanthrop Professor Pirogoff. Den ersten Zweck der russischen Abteilung des Roten Kreuzes bildet die Hilfe im Kriege, die Pflege Verwundeter in und außer der Schlacht, die Unterstützung dienstunfähig gewordener Krieger und der Kriegswitwen und -waisen.

Daneben ist das Rote Kreuz auch in Friedenszeiten tätig, indem es die Folgen der Elementarereignisse, wie Hungersnot, Epidemien, Erdbeben und Überschwemmungen zu mildern sucht und die Opfer dieser Erscheinungen und deren Familien mit Geld und Naturalien unterstützt. Diesen Aufgaben kann das Rote Kreuz nur dann gerecht werden, wenn es ein in genügender Anzahl für den Dienst im Kriege und im Frieden vorbereitetes Personal aufzuweisen hat, daher ist die Vorbereitung von Schwestern für die Verwundetenpflege im Kriege und von Krankenpflegern und -pflegerinnen für den Dienst während der Epidemien und die Formierung von Krankenpflegerkolonnen eine der Hauptaufgaben des russischen Roten Kreuzes.

Im Jahre 1908 hatte das russische Rote Kreuz einen Bestand von 19 377 Mitgliedern, welche in 9 Verwaltungen, 96 Lokalabteilungen und 472 Komitees tätig waren. Die Gesellschaft verfügte über 102 Verbände von barmherzigen Schwestern, 2 Feldscherschulen, 77 Krankenhäusern und 110 Ambulatorien; 5 Altersversorgungsanstalten für Schwestern, 2 Invalidenhäuser, 7 Asyle für verstümmelte Krieger, 1 Witwenhaus, 4 Kinderasyle, 9 Sanatorien, 9 Apotheken, 4 Kolonien und 1 Schule für Krankenpflegerinnen, insgesamt 910 Anstalten.

Im Kriegsfalle werden die Niederlagen in Wladiwostok und in Chabarowsk von der Zentralniederlage in Petersburg komplettiert.

4. Das Kuratorium der Arbeitsamkeitshäuser ist erst im Jahr 1895
zum Zwecke der Unterstützung Bedürftiger durch Vermittelung ehrlicher Arbeit
und Einrichtung von Arbeitshäusern und anderen Einrichtungen gleicher Art
gegründet worden. Die Organisation des Kuratoriums in der Zentralverwaltung
ist rein bureaukratisch, in den Lokalkuratorien stützt sie sich vorwiegend auf
Gesellschaftskräfte. Die Zentralverwaltung untersteht unmittelbar dem Vorsitz Ihrer Majestät der Kaiserin Alexandra Feodorowna und besteht aus 10
auf 3 Jahre von Ihrer Majestät ernannten Mitgliedern. Lokalorgane des Kuratoriums sind die Gesellschaften der Arbeitshilfe und Kreise und Vereine für
eine derartige Hilfe. Alle diese Vereinigungen sind nach dem Typus von Wohltätigkeitsgesellschaften organisiert und von der Zentralverwaltung in ihrer
Aktion unabhängig, wobei sie, wenn nötig, die materielle Unterstützung und
den Rat der Zentralverwaltung in Anspruch nehmen können. Zu Anfang des
Jahres 1906 umfaßte das Kuratorium 240 Organisationen mit 677 Anstalten.
Unter den letzteren befanden sich 268 Arbeitshäuser und Versorgungsanstalten,
213 Erziehungsanstalten. Einen besonderen in den Kuratorien zur Entfaltung
gekommenen Typus bilden die Olga-Asyle. Diese werden auf dem Lande
oder in Vorstadtgegenden eingerichtet und haben den Zweck, die Kinder in
den Elementarfächern zu unterrichten und zur Feld- und Gartenarbeit vorzubereiten. Im ganzen verfügt das Kuratorium über 23 Krankenhäuser, 66 Bil-
dungsanstalten, 78 Lehrwerkstätten und Stellenvermittelungskontore und 29 Ma-
gazine, Niederlagen usw.

5. Zu den Wohltätigkeitsorganisationen, denen vom Gesetz besondere
Selbständigkeit in der Verwaltung eingeräumt ist, gehören auch die bei den
Kirchengemeinden bestehenden Gemeindekuratorien. Aber obgleich ihre
Zahl sehr groß ist (ihrer gibt es über 18 000), so werden zu Wohltätigkeitszwecken
von allen zusammen nicht mehr als etwa 600 000 Rubel verausgabt. Sie be-
schränken sich in ihrer Tätigkeit fast nur auf die Bedürfnisse der Kirche.

6. Im Jahre 1894 wurde im Finanzministerium gleichzeitig mit der Einführung des staatlich monopolisierten Branntweinverkaufs ein Kuratorium
der Volksnüchternheit gegründet, gleichsam als Gegengewicht gegen den
staatlichen Charakter des Getränkehandels. Die Mittel des Kuratoriums und
seiner Lokalabteilungen in den Provinzialstädten sind sehr bedeutend, daher
ist ein Anwachsen der Lokalabteilungen zu bemerken, das aber zu dem Nutzen
nicht im Verhältnis steht. Im Jahr 1899 z. B. gab es 300 städtische Abteilungen
mit einer Einnahme von 2 500 000 Rubel, von denen 600 000 Rubel unveraus-
gabt blieben, für den Rest wurden Speisehäuser, Teehallen, Bibliotheken und
Volksvorlesungen eingerichtet. Gegenwärtig wird infolge des geringen Nutzens
der Organisationen des Kuratoriums eine Reorganisation der Satzungen und
eventuell die Übergabe des Kuratoriums an die Landschaften geplant.

Die private Wohltätigkeit hat erst in neuester Zeit einen größeren
Aufschwung genommen. Bis zur Mitte des 19. Jahrhunderts war die Eröffnung von Wohltätigkeitsgesellschaften an die Allerhöchste Genehmigung geknüpft, die durch das Ministerkomitee zu erlangen war. Die Schwierigkeiten,
die sich den Personen in den Weg legten, welche eine organisierte Armenpflege
mit privaten Mitteln betreiben wollten, wurden noch vermehrt durch die Beschränkung der Annahme von Spenden und in der Veranstaltung von Lotterien. So kam es, daß im Jahre 1862 in ganz Rußland nur 8 größere Wohltätigkeitsgesellschaften bestanden. In diesem Jahre wurde dem Minister des
Innern das Recht erteilt, Wohltätigkeitsgesellschaften zu bestätigen, und von
nun an nahm die private Wohltätigkeit einen sichtbaren Aufschwung. Leider

blieben aber die alten beschränkenden Regeln über die Spendensammlungen und über die Rechte von Privatpersonen, Wohltätigkeitsanstalten zu eröffnen, in Geltung, was diesen Zweig der Armenpflege nicht recht zur Entfaltung kommen ließ.

Die nach dem 17. Oktober 1905 in dem öffentlichen und staatlichen Leben Rußlands eingetretenen Veränderungen blieben auch auf das Armenwesen nicht ohne Einfluß. Zurzeit werden Wohltätigkeitsgesellschaften nach Vorstellung und Prüfung der Satzungen von der örtlichen Administration in den Hauptstädten von dem Stadthauptmann und in den Gouvernementsstädten von dem Gouverneur bestätigt, ohne daß die Gesellschaft einer Bestätigung durch den Minister des Innern bedarf. Freilich ist die bestätigende Instanz berechtigt, die Gesellschaft für gesetzwidriges Handeln von sich aus zu schließen. Über die Tätigkeit der Wohltätigkeitsgesellschaften in Rußland sind von dem Ressort der Kaiserin Maria neuerdings ausführliche Daten gesammelt worden. (Die Wohltätigkeit in Rußland, 2 Bände in Großquart, St. Petersburg 1907.) Danach gab es im Jahr 1907 in Rußland 11 040 Wohltätigkeitsorganisationen, darunter 4762 Gesellschaften und 6278 Anstalten. Verpflegt wurden insgesamt in geschlossener Armenpflege gegen Zahlung 51 000 Männer und 37 000 Frauen; unentgeltlich 163 000 Männer und 281 000 Frauen; 20 Millionen wurden unterstützt oder ambulatorisch behandelt. Die Unterhaltskosten sämtlicher Wohltätigkeitsanstalten im Jahr werden mit rund 50 Mill. Rubel angegeben[1]).

Die Ausübung der Wohltätigkeit durch Gesellschaften, welche zum Teil gleiche oder ähnliche Ziele haben, hat in den letzten Jahren den Wunsch reifen lassen, einen Zusammenschluß womöglich aller Wohltätigkeitsorganisationen in Rußland herbeizuführen. Eine derartige Annäherung sollte nicht den Zweck haben, die Selbständigkeit der einzelnen Organisationen zu hindern, sondern ihre gemeinsame Arbeit durch Absteckung der Arbeitsgebiete zu fördern und die Mittel zur Abwendung sozialer Not zweckentsprechend zu gestalten.

In Petersburg hat sich ein im Jahr 1908 bestätigter Allrussischer Verband der Gesellschaften und Vereine der öffentlichen und privaten Fürsorge gebildet, welcher sich das Ziel stellt, die Verbindung zwischen den einzelnen Wohltätigkeitsgesellschaften herzustellen und dadurch zur Verbesserung der Armenpflege in Rußland beizutragen.

II. Die Findelpflege in Rußland.

Von

S. Umanetz.

Die Verpflegung außerehelicher Kinder und Findlinge war bis zum Anfang des 18. Jahrhunderts nicht Gegenstand direkter Regierungsfürsorge, obgleich Waisenhäuser von alters her bestanden.

Zur Zeit des Zaren Michael Feodorowitsch befanden sich diese Häuser in der Verwaltung des unter dem Patriarchen stehenden Fürsorgeamtes. Im Jahr 1682 erließ Zar Fedor Alexejewitsch einen Ukas über die Fürsorge

---

[1]) Über die offene Armenpflege sind neue zuverlässige Daten nicht vorhanden; doch dürften die hier zur Verteilung gelangenden Mittel mit 100 Millionen Rubel im Jahr nicht zu hoch angegeben sein.

von Kindern und die Notwendigkeit, den Kindern Unterricht in Wissenschaften und in der Handfertigkeit zu geben.

Zu jener Zeit wurden die Waisen in Klöstern verpflegt; auch arme Eltern wurden behufs Erziehung der Kinder von Privatpersonen unterstützt. Es war das eine besondere Form des Almosens.

Im Jahre 1705 wurde von dem Metropoliten Hiob in der Nähe von Nowgorod in dem Uspensky-Kloster das erste Asyl für außereheliche Kinder gegründet. 1715 wurden auf Befehl Peters des Großen in Moskau und in anderen Städten Findlingsasyle bei den Kirchen und Klöstern eingerichtet. Kaiserin Katharina II. wandte ihre besondere Aufmerksamkeit der Frage der außerehelichen Kinder zu und am 1. September 1763 wurde in Moskau ein Findelhaus nebst Hospital für Geburtshilfe gegründet. Zweck und Aufgabe des Hauses war die Versorgung der außerehelichen Kinder nicht nur in Moskau, sondern auch in anderen Ortschaften Rußlands. — Eine gleiche Anstalt wurde 1772 in St. Petersburg begründet.

Diese zwei Findelhäuser genügten aber nicht für ganz Rußland und es erwies sich die Notwendigkeit, solche Anstalten in allen Gouvernements einzurichten. Kaiserin Katharina beauftragte damit die seit dem Jahre 1775 in allen Gouvernements begründeten Ämter der allgemeinen Fürsorge. Allein diese Ämter hatten außerdem noch sehr mannigfache und komplizierte Verpflichtungen und ihre Tätigkeit auf dem Gebiet der Findelpflege war nur eine geringe. Infolge der geringen, diesen Häusern seitens der Ämter gewidmeten Fürsorge erreichte die Sterblichkeit 75% und mehr; — daher wurde im Jahre 1828 die Einrichtung neuer Findelhäuser in Rußland verboten. Eine direkte Folge dieses Verbots war ein sehr starker Zufluß von Kindern in die hauptstädtischen Findelhäuser, die bald überfüllt waren.

Ihre Haupteinnahme hatten die hauptstädtischen Findelhäuser von dem Verkauf der Spielkarten, welcher ein von Katharina II. den Findelhäusern verliehenes Monopol bildete. Weitere Einnahmequellen bildeten die Operationen der den Findelhäusern zugewiesenen Spar- und Leihkassen.

Die Tätigkeit der Findelhäuser wurde ergänzt durch Wohltätigkeitsgesellschaften, welche die Fürsorge für die Findelkinder übernahmen. Derartiger Gesellschaften gibt es in Petersburg vier, die den Kindern in den an der Warschauer, der Finländischen, der Nikolay- und der Baltischen Eisenbahn gelegenen Dörfern ihre Fürsorge zuwenden.

Einige dieser Gesellschaften unterhalten Schulen und Lehrwerkstätten, andere errichten Stipendien an den Lehranstalten oder versorgen die Kinder mit Kleidung, Schuhwerk oder Büchern. Die Tätigkeit der genannten Gesellschaften hat nicht wenig Nutzen gebracht. Sie geben einige Tausend Rubel im Jahre für Wohltätigkeitszwecke aus.

Die Schließung der Findelhäuser in der Provinz nötigte das Ressort der Anstalten der Kaiserin Maria, in deren Verwaltung sich die hauptstädtischen Findelhäuser befinden, Maßregeln gegen die Überfüllung der beiden Findelhäuser zu treffen. Im Verfolg der hierauf gerichteten Bestrebungen wurde seit dem Jahre 1887 von dem Ressort der Anstalten der Kaiserin Maria auf die Notwendigkeit einer Dezentralisation der Findelhäuser hingewiesen und im Jahre 1898 durch das Ministerium des Innern eine Aufhebung des Verbotes vom Jahre 1828, welches die Einrichtung von Findelhäusern in der Provinz untersagte, erwirkt.

Außerdem wurden von der bei dem Ressort bestehenden Zentralverwaltung der Kinderasyle in der letzten Zeit 14 kleine Findelhäuser in verschiedenen

Gouvernements- und Kreisstädten eingerichtet. In früherer Zeit wurden in die Kinderasyle des Ressorts der Kaiserin Maria Kinder im Mindestalter von 3—4 Jahren aufgenommen, aber das Leben erforderte dringend auch die Aufnahme von Säuglingen. So entstanden denn bei einigen Asylen Abteilungen für Säuglinge und ganz kleine Kinder; endlich kam es zur Eröffnung selbständiger Säuglingshäuser.

Zurzeit existieren Säuglingsasyle in: Moskau, Murom, Wologda, Taganrog, Irkutsk, Kostroma, Petrosawodsk, Orenburg, Taschkent, Morschansk, Tomsk, Rybinsk, Aschabad und Kaschin.

In einigen dieser Asyle werden die Kinder im Asyle selbst aufgezogen, in anderen wird ein Teil aufs Land in Außenpflege gegeben.

Im allgemeinen kann man sagen, daß diese Säuglingsasyle sich gut entwickeln und die Sympathien der Ortsbevölkerung besitzen. Bei jedem Asyl ist ein Arzt angestellt. Die Sterblichkeit ist nicht sehr groß und die Pflege der Kinder ist gut. Die in die Dörfer abgegebenen Pfleglinge stehen unter Aufsicht des Asyls. Die Asyle besitzen entweder eigene Kapitalien, wie z. B. das Basanowsche Säuglingshaus in Irkutsk, das Asyl in Rybinsk; oder aber sie werden auf Kosten der Lokalkuratorien der Kinderasyle unterhalten.

Bis zur Einführung der Landschaftsverfassung in Rußland im Jahre 1864 war die Fürsorge für die Findelkinder bereits seit den Zeiten Katharinas II. den Ämtern der allgemeinen Fürsorge übertragen.

Mit der Übernahme der Findelpflege durch die Landschaften beschränkten sich die einen von ihnen darauf, dem Vorgange der Fürsorgeämter folgend, für die Auszahlung der Pflegegelder (von 3—4 Rubel pro Monat) zu sorgen; andere erweiterten ihre Fürsorgetätigkeit, indem sie Säuglingsasyle einrichteten; endlich übergaben die Dritten ihre Verpflichtungen Wohltätigkeitsgesellschaften gegen eine bestimmte Subsidie.

Bei einigen Landschaften sind im Anschluß an Armen- und Krankenhäuser kleine Säuglingsasyle für etwa 10 Kinder eingerichtet, in welchen diejenigen Findlinge Aufnahme finden, welche nicht zur Erziehung in den Dörfern aufgenommen worden sind. In solchen Landschaften ist die Zahl der verpflegten Findlinge unbedeutend, und sie genügen nicht der Anforderung an die Kinderpflege. — Die Mehrzahl der Landschaften dagegen hat sich der Säuglingsfürsorge mit großer Gewissenhaftigkeit unterzogen und Asyle für sie eingerichtet.

Sehr wichtig war hierbei die Klärung der Frage, was vorzuziehen sei: Erziehung im Asyl selbst oder Abgabe in die Dörfer, wie das in den hauptstädtischen Findelhäusern geschieht. — Die Erziehung im Asyl selbst ist von einigen Landschaften versucht worden, hat sich aber nicht bewährt. Für zweckentsprechender wird die Außenpflege auf dem Dorf gehalten. Die Maßnahme hat sich als nützlich erwiesen, und die Sterblichkeit unter den Kindern ist geringer geworden. Einige Landschaften haben das System der Abgabe der Kinder an Privatpersonen akzeptiert. Diese Versorgungsart der Findelkinder ist gegenwärtig die am meisten verbreitete Form der Fürsorge, die alle Bedingungen der Weiterentwickelung aufweist, weil sie leicht, einfach und weniger verantwortungsvoll ist.

Meist werden die Kinder von Verwandten eingeliefert. An einigen Orten werden sie in drehbare, bei der Anstaltstür befindliche Körbe gelegt, an anderen neben dem Asyl niedergelegt.

Öffentlich ist die Annahme nur an wenigen Orten. Die Größe der Asyle ist sehr verschieden, ebenso die Zahl der Ammen schwankend.

Für Kinder, die in Bauernfamilien abgegeben werden, zahlt die Landschaft meist bis zum 10., und nicht länger als bis zum 14. Jahr. Die Zahlung ist verschieden und hängt von den örtlichen Bedingungen ab. Die Kinder aus den Asylen kommen gewöhnlich in Familien, die ihren Wohnort in den der Stadt benachbarten Ortschaften haben. In einigen Landschaften ist die Aufsicht über die Kinder einem Arzte und den im Waisenasyl Angestellten übertragen, welche die Dorfschaften inspizieren, wo die Kinder untergebracht sind.

In anderen Landschaften wird die Aufsicht Kreisärzten und Feldschern übergeben; diese sind aber mit Arbeit überhäuft und können daher der Aufsicht über die ihrer Inspektion anvertrauten Findlinge nicht die nötige Zeit widmen.

Die Beaufsichtigung der in den Dörfern untergebrachten Findelkinder durch Wohltätigkeitsgesellschaften, die von einigen Landschaften akzeptiert ist, hat gute Resultate gezeitigt.

Die Stadt Charkow z. B. gibt der örtlichen Gesellschaft zur Fürsorge minderjähriger Waisen eine jährliche Subsidie von 3000 Rubel, während die Gouvernementslandschaft dieses Gouvernements für Kinder, welche in Privatfamilien aufgenommen werden, 20 000 Rubel im Jahre zahlt.

Die Lage der Findlinge in den landschaftlichen Gouvernements ist viel besser als in den nichtlandschaftlichen.

Nach unlängst gesammelten Nachrichten gab es in 16 Gouvernements, in welchen Fürsorgeämter tätig sind, insgesamt 6 Findelhäuser, während in 28 Gouvernements, welche die Landschaftsverfassung haben, deren 56 vorhanden waren.

Es sei auch noch darauf hingewiesen, daß es in einigen Kinderasylen Säuglingsabteilungen gibt und daß auch in den Krippenasylen Brustkinder Aufnahme finden. — Nach den vorhandenen Daten waren in allen 34 landschaftlichen Gouvernements entweder Findelasyle, oder es gab in ihnen eine mehr oder weniger gut organisierte Versorgung der Findelkinder durch Abgabe in Bauernfamilien.

Die Zahl der Findelkinder, welche alljährlich der Fürsorge der Landschaften zur Last fallen, ist schwankend: in der Kursker Landschaft beträgt die Durchschnittszahl in 22 Jahren (von 1867—1888) 129, in der des Gouvernements Cherson für eine Periode von 15 Jahren (1874—1899) 198, in Charkow für 16 Jahr 370, in Saratow etwa 120, in Simferopol für 3 Jahre (von 1887—1890) 272.

Nach approximativer Schätzung befinden sich jährlich etwa 30 000 Findlinge und obdachlose Waisen in der Fürsorge der Landschaften. Die Ausgaben der Landschaften für die Versorgung der Findlinge lassen sich schwer feststellen, da sie im Budget nicht besonders rubriziert werden, sondern einen Teil der öffentlichen Fürsorge ausmachen. Die Gesamtkosten dürften etwa 1½ Millionen Rubel betragen.

Die Städte tun für die Findelpflege nur wenig; die meisten Städte haben diese Verpflichtung auf die Gouvernementslandschaften abgeladen.

Endlich wäre noch zu erwähnen, daß von religiösen Gemeinschaften Findelhäuser unterhalten werden; so gibt es Findelhäuser in katholischen (z. B. in Warschau und Wilna), jüdischen und anderen Gemeinden, deren Fürsorge Wohltätigkeitsgesellschaften und den Kirchenkuratorien anheimgegeben ist.

Da die Zahl der Findelhäuser und Findelasyle in Rußland keineswegs ausreichend ist, so sind sowohl die großen kaiserlichen Findelhäuser in den beiden

Residenzstädten, als auch die kleinen in der Provinz durch Zusendung von Kindern aus den Nachbarprovinzen immer überfüllt.

Im Moskauer Findelhause stammen etwa 42% aus anderen Gouvernements, im Petersburger etwa 10%.

III. Die Findelhäuser in St. Petersburg und in Moskau.

Von

Chr. v. Schwanebach-St. Petersburg.

Geschichtliches. Die Anfänge der Findelpflege in Rußland reichen bis in die Zeit Michael Feodorowitschs, des ersten Zaren aus dem Hause Romanoff zurück.

Peter der Große war auf eine Vermehrung der Bevölkerung bedacht und machte daher die Fürsorge für die Findlinge zur Sache des Staates. Auf kaiserlichen Befehl wurden daher für die Findelkinder, welche bisher in den Klöstern verpflegt worden waren, besondere Findelhäuser eröffnet. Die Mittel zum Unterhalt der Findelhäuser mußten zum Teil die Geistlichkeit und die Klöster hergeben, zum Teil wurden sie aus Staatsmitteln oder vermittels städtischer Steuern bestritten.

Die zum Kriegsdienst tauglichen Knaben wurden in Garnisonschulen untergebracht, von wo sie nach erreichter Volljährigkeit in die Regimenter eingereiht wurden. Unter Katharina II. war die Bevölkerung in Rußland stark angewachsen, für einen weiteren Zuwachs brauchte also nicht gesorgt zu werden. Aber auch Katharinas Fürsorge war der Findelpflege zugewandt. Iwan Betzkoy, ein den Enzyklopädisten nahestehender Philantrop, erhielt von der Kaiserin den Auftrag, einen Plan zur Organisation des Findelwesens zu verfassen. Nach diesem von Betzkoy herausgegebenen „Generalplan" gründete Katharina die beiden noch jetzt bestehenden Findelhäuser in Moskau (eröffnet 1763) und in Petersburg (1772). — Mit den Findelhäusern verband Katharina den Plan, einen dritten zwischen Beamten und Bauern vermittelnden Stand heranzubilden.

Das Augenmerk der Kaiserin war auf die Erziehung solcher Kinder gerichtet, welche imstande wären, dereinst die Unternehmungen und Reformen der Kaiserin ins Werk zu setzen, die von der Kaiserin unter dem Einfluß der geistigen Strömungen des Westens geplant wurden. Der Zweck dieser Reformen war einmal Hebung des Niveaus der russischen Gesellschaft, die der westeuropäischen Bildung zugänglich gemacht werden sollte, und zweitens Befestigung des russischen Staatsbürgertums in den Grenzmarken. Diesem leitenden Grundsatze zufolge hatte die Kaiserin beschlossen, ihre Fürsorge nicht allein dem heranwachsenden Adel und dem Bürgerstande zu widmen, sondern auch darauf bedacht zu sein, den unehelichen Kindern, die in großer Zahl in den Säuglingsasylen der Provinz aufgenommen wurden, Bildung und Erziehung zuteil werden zu lassen, um aus ihnen nützliche Glieder der Gesellschaft zu machen.

Im Jahre 1763 befahl Katharina Betzkoy, Erziehungsanstalten nach
dem Muster der westeuropäischen zu eröffnen. Betzkoy redigierte den Plan
zu einem Erziehungshause in Moskau und faßte einen Bericht über die Erziehung der Jugend beiderlei Geschlechts ab.

Dieser Plan hat die ursprüngliche Absicht Katharinas, Erziehungsanstalten
zu gründen, wesentlich modifiziert. Katharina wollte Anstalten für Kinder
in dem Alter gründen, wo sie der Erziehung bedürftig wären, unabhängig
davon, wo sie bis dahin herangewachsen seien. Durch Betzkoy wurde in
dem Erziehungshause das Hauptgewicht auf die Aufnahme und Pflege von
Säuglingen gelegt. Die Massenaufnahme von Säuglingen war von verhängnis-
voller Bedeutung für die Pfleglinge und für die Anstalten, denen sie anvertraut
wurden. Die Sterblichkeit stieg auf 84%. Um sie herabzusetzen, mußten die
Kinder in die Dörfer abgegeben werden, wo eine vernünftige Erziehung und
Vorbereitung für das Leben undenkbar war, gleichzeitig aber auch der eigentliche Zweck nicht erreicht wurde und durch mangelhafte Fürsorge und Pflege
in 10 Jahren 64% der abgegebenen Kinder zugrunde gingen.

Durch eine Untersuchungskommission wurde festgestellt, daß nur 10%
aller im Hause Aufgenommenen am Leben geblieben war.

Über die Überlebenden, welche in den Findelhäusern erzogen wurden,
schrieb ein Vierteljahrhundert nach der Gründung der Findelhäuser die Kaiserin
Maria Feodorowna an den Grafen Sivers, „die Erfahrung habe gelehrt, daß,
wie lobenswert auch die Absicht gewesen, einen Mittelstand heranzubilden,
eine solche doch als verfehlt anzusehen sei". Die Resultate der Umwandlung
der ursprünglich als „Erziehungsanstalten" gedachten Findelhäuser in Säuglingsasyle zeigten sich in fast völligem Aussterben der Pfleglinge, und die
erzieherische Bedeutung der Anstalten fand ihren Ausdruck in der gänzlichen
Unfähigkeit der herangewachsenen Pfleglinge zu selbständigem Arbeitsleben.

Diese überlebenden Kinder erwiesen nach den Worten der Kaiserin dem
Staate einen geringeren Nutzen als andere Bürger desselben, ja vielmehr
Schaden, da sie sittlich völlig verwahrlost waren.

Um die Sterblichkeit herabzusetzen, wurde von der Kaiserin verfügt, daß
nur 500 Kinder im Hause verbleiben sollten, die übrigen aber in die Dörfer geschickt würden. Dadurch wurde der Halbbildung gesteuert; die Knaben wurden
zu Bauern und die Mädchen zu freien, nicht leibeigenen, freilich jeglicher Bildung entbehrenden Frauen herangebildet.

Die im Hause Verbliebenen wurden in drei Kategorien geteilt. Die Be-
gabtesten erhielten Mittel-, ja auch Hochschulbildung und wurden zu Ärzten
und Beamten ausgebildet, der Mittelschlag wurde zu Feldschern, Apotheker-
lehrlingen und Handwerkern, die am wenigsten Fähigen zu Fabrikarbeitern
ausgebildet oder dem Bauernstande zugewiesen.

Die Kaiserin hatte verfügt, daß diejenigen, welche Findelkinder ins Haus
bringen und solche alsdann wieder zu sich nehmen und sich verpflichten die
Kinder bis zum 7. Jahre zu behalten, eine Geldentschädigung erhalten sollten.
Diese Maßnahme vermehrte den Zustrom von Kindern und bewirkte, daß
nicht nur außereheliche Kinder und Findlinge gebracht wurden, sondern auch
eheliche, deren sich die Eltern auf diese Weise als Einnahmequelle bedienten.
Um die verheirateten Mütter hiervon zurückzuhalten, wurde im Jahre 1810 die
öffentliche Abgabe der Kinder eingeführt und die Ausfindigmachung der Eltern
angeordnet. Letztere Maßnahme wurde im Jahre 1815 als zweckwidrig aufgehoben; das vermehrte aber wiederum die Zahl der Kinder, und die Sterblichkeit wuchs zusehends.

Jede Verbesserung führte zu Mehrausgaben, denen die Anstalt nicht gewachsen war, und die ungehinderte Aufnahme zu vermehrter Sterblichkeit.

In der nun folgenden Periode wurden Schulen für die Findelkinder eingerichtet und durch reichliche Stipendien z. T. auch noch für ihre Hochschulbildung gesorgt. — Im Jahre 1828 wurde ein Gesetz erlassen, durch welches verboten wurde, Findelhäuser in der Provinz zu eröffnen. Die Schließung der Findelhäuser in der Provinz blieb nicht ohne Folgen für den Bestand der beiden hauptstädtischen Anstalten, in denen durch die Wiedereinführung der geheimen Abgabe die Zahl der Kinder ehelicher Abkunft bedeutend zunahm und auch die der unehelichen und der Findlinge aus der Provinz bedeutend in die Höhe ging. In den Findelhäusern selbst fiel zwar die Sterblichkeit, aber in den Dörfern blieb sie sehr groß infolge der Unbildung und Roheit der Pflegeeltern. Mittlerweile waren die Ausgaben auf eine bedeutende Höhe gestiegen.

Im Jahre 1837 wurden die zwei großen Waisenhäuser für Mädchen und eines für Knaben, die bisher den Findelkindern reserviert gewesen waren, einem anderen Zweck dienstbar gemacht. Sie erhielten von diesem Jahr die Bestimmung, Offizierswaisen zur Aufnahme zu dienen. Die bisherigen Zöglinge der Waisenhäuser, die Findlinge, wurden in die Dörfer geschickt und von nun an keine Findelkinder mehr in die Waisenhäuser aufgenommen. Die bisherigen, der Entwickelung der Findelhäuser gewidmeten Maßnahmen hatten ihnen den Charakter privilegierter Anstalten gegeben; gleichzeitig war durch das Verbot Findelhäuser in der Provinz zu eröffnen, bei vorhandener Möglichkeit auch auswärtige, in der Provinz geborene Kinder in die beiden hauptstädtischen Findelhäuser abzugeben — die Anhäufung von Findelkindern in den Residenzen eine Ursache vermehrter Sterblichkeit geworden. In welchem Maßstabe die Zahl der Pfleglinge in Petersburg zunahm, kann aus folgenden Daten ersehen werden: von 1770—1779 einschließlich wurden 5445 Kinder verpflegt, von 1890—1899 72 598. Auf die Sterblichkeit in den Findelhäusern hatte nicht geringen Einfluß die Art der Zustellung in die Häuser aus der Provinz. Es wurden in der Regel mehrere Kinder in Körben transportiert, dabei bildete sich ein höchst schwungvoll betriebenes Gewerbe aus, die Kinder in die Hauptstädte abzuschieben, wobei sie, mangelhaft verpflegt oder gar absichtlich vernachlässigt, in großer Zahl an den Folgen der Reisestrapazen starben.

Die ungeheure Anhäufung von Findelkindern in den Hauptstädten und die vermehrte Sterblichkeit gab in den 80er Jahren des vergangenen Jahrhunderts Veranlassung dem Gedanken der Dezentralisation der Findelpflege näherzutreten.

Auf einen ausführlichen Bericht des Oberdirigierenden der Anstalten der Kaiserin Maria, zu denen die beiden Findelhäuser gehören, äußerte Kaiser Alexander III. den ausdrücklichen Wunsch, die Dezentralisation ins Werk zu setzen; allein, um dem kaiserlichen Willen nachzukommen, fehlte es an einer Reihe von Vorbedingungen, vor allem an dem notwendigen Zusammenhang zwischen den hauptstädtischen Findelhäusern und den Säuglingsanstalten in der Provinz.

Die im Jahre 1864 eingeführten Landschaften hatten wohl die Verpflichtung übernehmen müssen, die Findlingspflege in den Kreis ihrer Tätigkeit einzuschließen; allein die Erfüllung derselben lag nicht in der Macht der Landschaften, da das Gesetz vom Jahre 1828, welche die Eröffnung von Findelhäusern in der Provinz verbot, noch immer zu Recht bestand. So kam es, daß die Landschaften, da sie vom Gesetz im Stich gelassen wurden, nichts für die Findelpflege taten.

Diese unhaltbaren Zustände führten endlich im Jahre 1898 zur Aufhebung des Verbotes vom Jahre 1828.

Die gegenwärtige Organisation der Findelhäuser kann durch folgende Daten charakterisiert werden: Bei der Aufnahme eines Kindes wird verlangt: 1. ein Zeugnis des Ortsgeistlichen oder einer Wohltätigkeitsgesellschaft über den hilflosen Zustand der Mutter, und im Falle ihres Todes ein Totenschein; 2. ein Aufenthaltsschein derjenigen Person, welche das Kind gebracht.

Mütter, welche die Geburt des Kindes geheim zu halten wünschen, haben den Geburtsschein des Kindes in geschlossenem Kuvert mit einer Aufschrift des Geistlichen zu hinterlegen unter Beifügung einer Zahlung von 25 Rubel.

Mütter, welche den Ursprung des Kindes geheim halten müssen, haben eine Bescheinigung über diese Notwendigkeit von einer glaubwürdigen Persönlichkeit einzusenden.

Frauen, welche ihre eigenen Kinder bringen, sind verpflichtet, ins Findelhaus einzutreten und daselbst ihr Kind zu nähren, wofür sie Zahlung erhalten. Wenn die Mutter das Kind zu sich nach Hause nehmen will, so bekommt sie hierfür auch Zahlung.

Findlinge werden ausschließlich durch die Polizei entgegengenommen, von welcher eine Bescheinigung vorzustellen ist, daß das Kind von einem Unbekannten ausgesetzt ist und daß nach seinen Eltern geforscht wird.

Die neuen Aufnahmebedingungen des Jahres 1894 erschwerten den Eintritt in die hauptstädtischen Findelhäuser und bewirkten im Zusammenhang mit dem Gesetz vom Jahre 1898, welches die Eröffnung von Findelhäusern in der Provinz gestattete, einen Abfluß der Findlinge von den Hauptstädten und vermehrten die Zahl der Pfleglinge in den Säuglingsanstalten der Provinzen. Diese neuen Regeln, sowie insbesondere die Heranziehung der Mütter zur Nährung und Pflege der Kinder in den Findelhäusern, trugen nicht wenig zur Verminderung der Sterblichkeit in den kaiserlichen Findelhäusern der beiden Hauptstädte bei.

Die Findelpflege in Rußland befindet sich zurzeit in einer Periode des Überganges zur Dezentralisation, für welche die Wege geebnet sind. Es ist begründete Aussicht vorhanden, daß dieses Ziel in nicht allzu ferner Zeit erreicht wird. Denn gerade gegenwärtig macht sich in Rußland ein starkes Interesse für Fragen des Findlingswesens bemerkbar, die in Landschaftsversammlungen und ärztlichen Vereinen aufs eifrigste besprochen werden, und noch unlängst hat der Pirogoff-Kongreß eine aus Ärzten, Juristen, Vertretern der Landschafts- und Stadtverordnungen zusammengesetzte Kommission gewählt, deren Sitzungsberichte in Form eines großen Projekts zur Reorganisation der Findelfürsorge vorliegen; es ist daher die Hoffnung durchaus berechtigt, daß das Stadium der Verwirklichung der geplanten Verbesserungen in den Daseinsbedingungen der Findelkinder bald erreicht werden wird.

Gegenwärtiger Stand der Findelfürsorge.

In die Findelfürsorge teilen sich gegenwärtig die beiden großen Kaiserlichen Findelhäuser in St. Petersburg und in Moskau, die von städtischen Kommunen und den Landschaften unterhaltenen Säuglingsanstalten und die Säuglingsasyle des Ressorts der Anstalten der Kaiserin Maria.

1. Die kaiserlichen Findelhäuser. Die in die Findelhäuser aufgenommenen Kinder bleiben nur kurze Zeit in den Anstalten; nachdem sie geimpft worden, werden sie in die Dörfer geschickt und dort den Bauern zur Pflege

übergeben, mit Ausnahme derer, die den leiblichen Müttern zurückgegeben werden und in den Residenzen verbleiben[1]).

Die Pfleglinge verbleiben in den Familien der Bauern bis zum 21. Jahre. Wenn die Kinder das 16. Jahr erreicht haben, können die Pflegeeltern eine Geldentschädigung beanspruchen, die ihnen als Ergänzung zu dem festgesetzten Kostgelde ausgezahlt wird.

Nach erreichter Volljährigkeit werden die Pfleglinge dem Bürgerstande zugezählt, falls sie nicht von ihren Pflegeeltern adoptiert sind und scheiden damit aus dem Bestande der Findelhäuser aus.

Zur Verhütung der Verbreitung der Syphilis unter den Findelkindern sind in den Bezirken besondere Syphilishospitäler eingerichtet, in denen die syphilitischen Kinder interniert und verpflegt werden. Krüppel und mit unheilbaren Defekten behaftete Findelkinder finden in Asylen Aufnahme und lebenslängliche Verpflegung.

Für Unterricht und Erziehung sorgen die über die Gebiete der Findelhäuser verstreuten Schulen. Das Petersburger Findelhaus hat 110, das Moskauer 38 Schulen. — In Pawlowsk nahe bei Petersburg besteht ein besonderes Lehrerseminar, dessen Absolventen sich aus dem Bestande der Findelkinder rekrutieren und denen die Leitung der Schulen übertragen wird.

Die Aufsicht über die Bezirke und die Verpflegung der Kinder wird Ärzten übertragen, die regelmäßige Inspektionen der Dörfer vorzunehmen haben.

Der Gesamtbestand der Findelkinder betrug in

	1907	1908	1909
St. Petersburg	29 372	27 468	26 440
Moskau	29 493	27 146	25 331

Aufgenommen wurden in

	1907	1908	1909
St. Petersburg	7 860	7 918	7120
Moskau	10 085	10 365	—

Verausgabt wurde für den Unterhalt der beiden Häuser im Jahre 1908: 3 300 000 Rubel. Die Findelhäuser verfügen über eigene Kapitalien und über die Einnahmen von den ihnen von der Kaiserin Katharina verliehenen Privilegien (Fabrikation der Spielkarten, Besteuerung sämtlicher Theater- und Vergnügungsinstitute im Reich und den vom Finanzministerium gezahlten Ablösungssummen für die diesem Ministerium übergebenen Leih- und Sparkassen).

2. Städtische und landschaftliche Findelhäuser. In den Provinzialstädten ist die Findelpflege wenig entwickelt. Von der Aufhebung des Verbots zur Gründung von Findelhäusern haben bisher nur einige Städte Gebrauch gemacht. Größere Findelhäuser bestehen nur in wenigen Städten, so in Warschau, Kiew, Charkow. Deshalb ist ein Haupterfordernis, um Besserung in der Findelpflege zu schaffen, die Einrichtung von Findelhäusern nach einheitlichen Grundsätzen.

Die seit 1864 in der Mehrzahl der Gouvernements bestehenden Landschaften haben sich in anerkennenswerter Weise der Findelpflege angenommen. Die Organisation der Findelpflege in den landschaftlichen Gouvernements ist sehr verschieden. Einzelne Landschaften übergeben die Fürsorge für die Findel-

---

[1]) In Petersburg sind 36 Bezirke, die sich in den Gouvernements Petersburg, Nowgorod und Pleskau befinden. Das Gebiet des Petersburger Findelhauses umfaßt 16 000 Quadratwerst. Das Moskauer Findelhaus hat ein Gebiet von 50 000 Quadratwerst; die zur Aufnahme von Säuglingen bestimmten Dörfer liegen in den Gouvernements Moskau, Tula, Kaluga, Smolensk, Wladimir und Twer, welche in 22 Bezirke und 41 Kreise eingeteilt sind.

kinder Wohltätigkeitsgesellschaften, welchen sie Subsidien zahlen. So verfährt die Landschaft des Gouvernements Charkow, welche der Gesellschaft 3000 Rubel jährlich zahlt, außerdem aber noch 20 000 Rubel Kostgelder für die Kinder, die in Familien untergebracht werden.

Die Mehrzahl der Landschaften unterhält Findelhäuser, entweder selbständig oder in Verbindung mit anderen Wohltätigkeitsanstalten. So wurden im Jahre 1890 von 28 landschaftlichen Gouvernements 56 Findelhäuser unterhalten, während in 16 nichtlandschaftlichen Gouvernements nur 6 Findel- oder Waisenhäuser bestanden. Im Jahre 1903 gab es in den 34 landschaftlichen Gouvernements entweder Findelhäuser oder die Landschaft organisierte die Findelpflege in den Bauernfamilien. Eine einigermaßen zufriedenstellende Statistik über die in Pflege genommenen Kinder in der Provinz ist bisher noch nicht zusammengestellt worden. Die Zahl der alljährlich von den Landschaften verpflegten Kinder ist großen Schwankungen unterworfen. Im Gouvernement Kursk betrug für die Zeit von 1867—1888 die Zahl der Kinder im Mittel 129, in Cherson (von 1874—1890) 198, in Charkow für eine 16jährige Beobachtungsperiode 370, in Saratow etwa 120, in Simferopol für 3 Jahre 272. — Nach ungefährer Berechnung unterhalten die Landschaften jährlich über 30 000 Findelkinder und obdachlose Waisen. Wie groß die darauf verwandten Mittel sind, läßt sich schwer bestimmen, da sie einen Teil der für Zwecke der Volksgesundheit verausgabten Summen ausmachen. Einige Landschaften verausgaben für die Findelpflege einige Tausend Rubel, andere 10 000, so daß im ganzen etwa eine halbe Million für diese Zwecke verwandt wird.

3. Findelhäuser bei den Kinderasylen des Ressorts der Kaiserin Maria. Nach den neuen Satzungen der Kinderasyle des Ressorts der Anstalten der Kaiserin Maria vom Jahre 1891 dürfen auch Säuglinge aufgenommen werden. Daher sind sowohl selbständig, als auch in Anlehnung an Asyle zur Erziehung größerer Kinder eine ganze Reihe von Säuglingsasylen entstanden, welche der Aufgabe von Findelhäusern entsprechen.

Die diese Asyle leitenden Lokalkuratorien sowie auch die Zentralverwaltung der Asyle in Petersburg sind bestrebt, an ihrem Teil die Frage der Dezentralisation lösen zu helfen.

Derartige Säuglingsasyle befinden sich unter anderen in den Städten Moskau, Murom, Wologda, Taganrog, Irkutsk, Kostroma, Petrosawodsk, Orenburg, Taschkent, Morschansk, Tomsk, Rybinsk, Kaschin. Insgesamt wurden in diesen Asylen im Jahre 1909 etwa 1500 Säuglinge verpflegt. — Die Sterblichkeit in den Säuglingsasylen ist nicht sehr groß. Einige der größeren Asyle sind mit Gebärhäusern verbunden, so in Irkutsk und Morschansk. Die Kinder werden meist mit Muttermilch genährt; wo es an Ammen fehlt, wird Kuh-, auch Pferde- und Ziegenmilch verabfolgt.

- - - -

IV. Kinderpflege in Familien.

Von

S. Umanetz.

Auf Veranlassung der Zentralverwaltung der Kinderasyle des Ressorts der Anstalten der Kaiserin Maria geben viele Kuratorien, im Falle der Unmöglichkeit die Kinder in die Ortsasyle aufzunehmen, diese gegen Zahlung zur

Versorgung in achtbare Privatfamilien ab. Bei der Abgabe hat sich das Familienhaupt zu verpflichten, die Kinder unentgeltlich oder gegen eine gewisse Entschädigung zu erziehen. Sind die Kinder sehr arm, so erhalten sie in vielen Fällen von den Kuratorien Kleidung und Schuhwerk.

Bei dieser Gelegenheit sei auch auf die Fürsorge der Kuratorien für das Wohl der ihnen anvertrauten Kinder nach ihrer Entlassung aus dem Asyl und der Rückkehr zu den Ihrigen hingewiesen. Die Kuratorien der Kinderasyle des Ressorts der Kaiserin Maria halten diese Maßnahmen, zur Zeit, wo Alkohol und Unsittlichkeit und die Unzuverlässigkeit in Handel und Wandel die Jugend ungünstig beeinflussen, für außerordentlich wichtig, daher steht die Frage der Patronate gegenwärtig als eine der ersten auf dem Arbeitsprogramm der Asyle. Hierbei gehen die Asyle von der Erwägung aus, daß sie die Pflicht gegen die Gesellschaft nur unvollkommen erfüllen würden, wenn sie die Kinder nach ihrer Entlassung aus dem Asyl ihrer eigenen Kraft überlassen wollten. Denn durch die oben erwähnten Bedingungen würde ohne weitere Nachhilfe der Erziehungsanstalt und seiner Leiter und Lehrer das Erziehungsresultat in vielen Fällen in Frage gestellt und die Gesellschaft um leistungsfähige Arbeiter gebracht werden.

Obwohl die Beziehungen der ehemaligen Zöglinge zu der Pflanzstätte ihrer Erziehung als notwendig angesehen werden und der Zusammenhang mit den Asylen festgehalten wird, so ist die Erreichung dieses Zieles schon deshalb schwierig, weil an Stelle der entlassenen Kinder andere kommen, auf welche sich naturgemäß die Fürsorge und Aufmerksamkeit der Leiter und Erzieher der Asyle konzentriert.

Als bestes Hilfsmittel in dieser Hinsicht muß die Errichtung von Asylpatronaten gelten, d. h. besonderer Kuratorien, deren Glieder die Pflicht übernehmen, den ehemaligen Zöglingen in allen Lebenslagen Hilfe zu erweisen. In der letzten Zeit haben sich sehr viele Asyle in gewissenhafter und wirksamer Weise für das weitere Schicksal der von ihnen erzogenen Knaben und Mädchen interessiert und ihr Fortkommen zu fördern gesucht. Insbesondere haben der St. Petersburger und der Moskauer Konseil der Kinderasyle der Ressorts der Anstalten der Kaiserin Maria und viele Gouvernements- und Kreiskuratorien in der Provinz Maßnahmen zur Organisation einer Fürsorge für ehemalige Zöglinge der Asyle getroffen; sie halten den Zusammenhang mit ihnen nach Möglichkeit fest, gewähren im Falle der Not Arbeit und Beschäftigung und lassen es auch an Rat und sittlicher und materieller Unterstützung nicht fehlen.

V. Die Milchküchen (Gouttes de lait) in Rußland, als Mittel zum Kampfe gegen die Kindersterblichkeit.

Von

Chr. v. Schwanebach.

Die hohe Sterblichkeit in Rußland wird bedingt durch die außergewöhnlich hohe Kindersterblichkeit im Alter bis zu 1 Jahr.

In einigen Kreisen sterben von Kindern bis zu einem Jahr über die Hälfte. Sogar in den Hauptstädten steht es in dieser Hinsicht nicht gut: es

starben im Jahre 1903 von 1000 Lebendgeborenen in Petersburg im Alter
bis zu 1 Jahr 253, in Moskau 316 Kinder. Die Kindersterblichkeit erreicht eine
bedeutende Höhe in jenem Teil der Bevölkerung, wo die Mütter genötigt sind,
sich das Brot durch eigene schwere Arbeit zu erwerben und das Kind den ganzen
Tag ohne mütterliche Pflege und ohne genügende Nahrung bleibt.

Diese Ursachen können erst in ferner Zukunft ganz beseitigt werden;
was in der Gegenwart geschehen kann, ist: den Kindern im Säuglingsalter
vor allem gute Milch zu geben.

Der Gedanke, arme Mütter mit guter Milch für ihre Kinder zu versorgen,
welcher in Westeuropa durch Organe der sozialen Fürsorge und durch Wohltätigkeitsgesellschaften gefördert wird, in Form der in Frankreich unter dem
Namen „Goutte de lait" bekannten Einrichtungen, ist in Rußland zurzeit
noch eine recht seltene Neuerung.

1. Soweit aus den gesammelten Daten zu ersehen, ist der erste Versuch
die „Goutte de lait" in Rußland einzubürgern von Doktor W. Hubert,
ehemaligem Oberarzt am Kaiserlichen Findelhause in Petersburg, im Jahre 1901
gemacht und folgendermaßen organisiert worden:

Als Lokal für die Zubereitung der Milch dient das Laboratorium des Stadtasyls für
Frühgeburten. Als Sammelpunkt für die Mütter, für die Besichtigung der Säuglinge und
die Milchverteilung dient der große Saal des städtischen Impfinstituts, der morgens bis
10 Uhr freisteht.

Die zur Verteilung kommende Kuh- oder Ziegenmilch wird aus einer Musterfarm
zugestellt und gelangt an die Ausgabestelle in hermetisch verschlossenen Gefäßen, welche mit
Eis gekühlt werden. Die Milch wird von einem Arzt auf Fettgehalt und Reinheit untersucht,
und zwar werden die Niederschläge geprüft und Nährkulturen hergestellt. Die Milch wird
sterilisiert in Soxhlet-Apparaten (10 Minuten) oder pasteurisiert oder einfach aufgekocht.
Seit 1904 wird nur das letztgenannte Verfahren angewandt, da die Erfahrung gezeigt hat,
daß es hauptsächlich auf die gute und reine Beschaffenheit der Milch ankommt, d. h.,
daß die Milch in tadelloser Weise von der Kuh in die Anstalt gelangt.

Ist diese Garantie vorhanden, so kann die vollständige Sterilisation nur auf die Gefäße angewandt werden, und im Winter braucht jede Art von Milch nur 10 Minuten
sterilisiert zu werden, während in der heißen Zeit eine Sterilisation im Laufe von 30 Minuten
erforderlich ist.

Die Tagesration für das Kind ist 6—8 Fläschchen mit Zuckerwasser (6%) verdünnt;
anfangs ist das Verhältnis 1 : 1 auf 50% Milch, 50% Zuckerwasser und mehr. Die älteren
Kinder bekommen weniger Wasser, etwa nur ein Drittel, und endlich hört man mit dem
Zusatz ganz auf. — Die Milchverteilung findet meist morgens bis 10 Uhr und selten abends
statt. In der Regel kommen die Mütter mit einem Behälter, welcher neun Öffnungen für
die Fläschchen enthält. Die Flaschen sind mit Gummipfropfen versehen. Die mitge-
brachten leeren Fläschchen werden gegen eine Tagesration (8 Fläschchen) Milch nach ärztlicher Verordnung umgetauscht. Wöchentlich erhält jede Mutter einen Gummipfropfen
mit der Instruktion über Aufbewahrung und Abspülung in Borsäure vor dem Gebrauch.

Die Quantität der Milch und ihre Zusammensetzung resp. Mischung mit Zuckerwasserlösung wird jedesmal nach Besichtigung und Feststellung des Gewichtes von dem
Arzte persönlich bestimmt.

Die Milch wird gegen Rezept des Arztes verabfolgt.

Sonntags findet die ärztliche Besichtigung der Kinder statt, die nur unterbleibt,
wenn das Wetter ungünstig oder die Kinder an einer ansteckenden Krankheit erkrankt
sind. — Zunahme oder Abnahme des Gewichts, sowie Bemerkungen über Wartung und
Pflege des Kindes werden auf besonderen Blättern vermerkt, welche einzeln an jedes Kind
zur Verteilung kommen.

Die Milch wird in der Regel gratis verabfolgt; wohlhabende Mütter zahlen nach
Belieben zum Besten der Milchverteilung an arme Kinder.

Alle durch die Organisation der „Goutte de lait" hervorgerufenen Ausgaben werden
durch private Spenden und Sammlungen gedeckt.

Der Arzt und die Feldscherin erhalten für ihre Mühe keine Remuneration[1]).

---

[1]) Ein anderer im Organisieren von „Goutte de lait" erfahrener Arzt, Dr. Kisseleff,
dringt auf Bezahlung der Arbeit von Arzt und Feldscherin, weil diese verantwortlich und
zeitraubend ist und die größte Gewissenhaftigkeit erfordert.

In der Zeit vom Jahre 1901—1906 wurden in der von Dr. Hubert eingerichteten Milchküche 2432 Kinder mit Milch versorgt, jedes Kind wurde im Durchschnitt 7 Wochen verpflegt; die längste Zeit der Pflege betrug 1 Jahr 3 Monate, die kürzeste 2 Wochen.

Was das Alter der Kinder betrifft, so sind die meisten 5—6 Wochen alt. Ziegenmilch erhielten nur 27 Kinder, die übrigen bekamen Kuhmilch. Die besten Resultate wurden erzielt, wenn die Mütter, sei es auch nur zweimal am Tage, den Kindern außer der verabfolgten Milch noch die Brust gaben, ein Verfahren, das von den Fabrikarbeiterinnen ziemlich systematisch beobachtet wurde.

Das Beispiel der Mütter, welche sich durch Reinlichkeit und Sorgsamkeit in der Pflege auszeichneten, beeinflußte die anfangs häufig beobachteten Fälle von Verwahrlosung und Unreinlichkeit günstig. Es genügte bei der allgemeinen Besichtigung ein Wort über den Mangel an Pflege zu sagen und die schlecht verpflegten Kinder den gutgehaltenen entgegenzusetzen, um am folgenden Sonntag die Wirkung auf den Ehrgeiz der Mütter beobachten zu können und zu sehen, wie eine Mutter die andere an Ordnung und Reinlichkeit zu übertreffen suchte.

2. Der zweite Versuch einer Milchküche (Goutte de lait) in Petersburg wurde von Frau Ohlsen, geb. Nobel, gemacht. Die Anstalt wurde 1904 auf dem Sampsonprospekt eingerichtet, das hauptsächlich von Fabrikarbeitern bewohnt wird.

Die Milchverteilung findet täglich statt und die Milch wird sterilisiert und den Bedürfnissen jedes Kindes entsprechend verdünnt. Die von der Milchküche verpflegten Kinder stehen unter ärztlicher Aufsicht. — Gewogen werden die Kinder zweimal im Monat; Gewicht und Größe werden registriert und die Kurven dienen dann zur schnellen und anschaulichen Orientierung über den Erfolg der Ernährung.

Die Zahl der Kinder betrug anfangs 25 und stieg bis auf 100 (im Jahre 1907). Das Maximum der verteilten Milch ist 1500 gr. Angenommen werden Kinder bis zu 2 Jahren. Jedes Kind kommt der Anstalt auf 4,07 Rubel monatlich zu stehen.

3. Milchküche (Goutte de lait) bei dem Nikolay-Krankenhause für Kinder an der Großen Podjatscheskajastraße. Die Milch wird aus Milchfarmen bezogen, verschiedenen Arten von Sterilisierung unterworfen und mit Zusätzen versehen. Die Verteilung geschieht unter Aufsicht des Arztes. Die Milch wird pasteurisiert.

Das Alter der Kinder schwankt zwischen einigen Wochen und 2 Jahren.

4. Eine Milchversorgung organisierte der Russische Verband zum Kampfe gegen die Kindersterblichkeit. Der Verband beobachtete hierbei folgende Regeln:

Die Institutionen, welche sich zur Verteilung der Milch verpflichteten (Krankenhäuser, Ambulatorien usw.) erhalten von dem Verbande Talonbüchlein. Die Abgabe der Milch erfolgt gegen Vorweisung der aus den Krankenhäusern erhaltenen Talons nach Vorschrift des Arztes, unmittelbar aus den Farmen. In solcher Weise vermitteln die Milchverteilung das St. Petersburger Elisabeth-Krankenhaus, die Gesellschaft „der barmherzigen Samariter" und vier städtische Ambulatorien. Der Verband zur Bekämpfung der Kindersterblichkeit, welcher unter dem Protektorat Ihrer Kaiserlichen Hoheit der Großfürstin Olga Alexandrowna steht, hat für die Milchverteilung im Jahre 1905 1322 Rubel, im Jahre 1906 2142 Rubel ausgegeben.

5. Am 1. Juni 1907 wurde eine Milchküche in Petersburg, Roshdestwenskajastr. 30, Whg. 4, organisiert, die privaten Mitteln ihre Entstehung verdankt. Hier wird die Milch sterilisiert und mit Zuckerwasserlösung verdünnt.

Im Juni 1907 wurden 16 Kinder im Alter bis 1¹/₂ Jahren verpflegt.

6. Das Kinderhospital des Prinzen von Oldenburg in Petersburg verabfolgt Kindern Milch in seinem Ambulatorium.

Auch hier wird die Milch sterilisiert.

Das sind die ersten Versuche der Organisation von Milchküchen in Petersburg.

In der Provinz sind gleichfalls schon Versuche gemacht worden, gegen die Kindersterblichkeit durch rationelle Milchverteilung zu Felde zu ziehen, z. B. in Moskau, Charkow, Tomsk, Taganrog, Jekaterinenburg usw.

Im Kreise Simbirsk wird Milch verteilt von der Landschaft in den temporären Lazaretten und Speisehäusern. An dieser Tätigkeit beteiligten sich Studierende der Medizin, barmherzige Schwestern und Feldscherinnen. Im ganzen wurden in 9 Dörfern des Kreises 13 342 Portionen unter 367 Kinder verteilt. Jede Portion kam auf 1,3 Kop. zu stehen. Seitens der Ärzte und des Hilfspersonals war die Arbeit der Milchverteilung überall unentgeltlich. Im Kreise Buinsk wurde Milch unter Aufsicht des Landschaftsarztes verteilt, und zwar in 4 Dörfern an 2358 Kinder, wofür im ganzen 62 Rubel 40 Kop. ausgegeben wurde. Der Bericht, dem diese Daten entnommen sind, schließt mit der Bemerkung, daß trotz des offenbaren Nutzens der Milchverteilung und der Hilfsbedürftigkeit der ganz von Kräften gekommenen Mütter, es doch nicht gelang, die Organisation der Milchverteilung zur Entfaltung zu bringen, weil es an Milchvieh in dem Kreise fehlte und die Milch sehr teuer war.

Zum Schluß darf nicht unerwähnt bleiben, daß die Zentralverwaltung der Kinderasyle des Ressorts der Anstalten der Kaiserin Maria unlängst an alle Gouverneure und anderen Chefs der lokalen Administration Zirkulare versandte, in welchen unter anderen Maßnahmen zur Bekämpfung der Kindersterblichkeit auf die Milchküchen hingewiesen wurde. Dieser erste Versuch, die Administration und die Gesellschaft für die genannten Einrichtungen zu interessieren, blieb nicht ohne Erfolg. Aus vielen Städten trafen Antworten ein, welche bewiesen, daß der Aufruf, der Bevölkerung zu Hilfe zu kommen und den Kampf gegen die Kindersterblichkeit durch Organisation von Milchküchen und andere ähnliche Maßnahmen aufzunehmen, auf Erfolg rechnen darf.

In einigen Städten ist es zur Gründung von Zweigvereinen des Petersburger Verbandes zur Bekämpfung der Kindersterblichkeit gekommen, und so ist zu hoffen, daß der Kampf gegen die Kindersterblichkeit in nächster Zukunft mit Eifer und Verständnis von der russischen Gesellschaft aufgenommen werden wird.

VI. Kinderfürsorge auf dem Lande.

Von

S. Umanetz.

Die Kinder armer Eltern in den Dörfern werden in Rußland von den Kreislandschaften und insbesondere von dem bedeutendsten Wohltätigkeitsressort, dem der Anstalten der Kaiserin Maria, geschult und verpflegt.

Das Ressort der Anstalten der Kaiserin Maria verfügt über ein über ganz Rußland sich ausbreitendes Netz von Waisenasylen in den Dörfern, welche

den Zweck haben, die Kinder aus dem Bauernstande in den Bedingungen ihres
Standes zu erziehen, und ihnen nach beendigtem Schulunterricht die Möglichkeit auskömmlicher Existenz zu bieten.

Derartige Asyle werden vorzugsweise in den Ortschaften und Dörfern eingerichtet, in denen außer dem Landbau verschiedene Zweige der Hausindustrie
die Einnahmequelle der Bevölkerung bilden. Viele dieser Asyle haben gute
Resultate erzielt.

Der genannte Typus von Dorfwaisenhäusern mit engem Anschluß an die
Lebensbedingungen und an den Erwerb der Ortsbevölkerung gehört zu den
Wohlfahrtseinrichtungen, welche von dem Ressort der Kaiserin Maria geschaffen
worden sind. Die bisher organisierten Asyle dieser Art, welche bereits in zahlreichen Gouvernements eingerichtet sind, bilden erst den Anfang der Fürsorge
des Ressorts auf dem Gebiete der Kinderpflege im Dorfe; es besteht die Absicht, diese Fürsorge auf alle Teile Rußlands auszudehnen. Ein weiteres Bestreben des Ressorts ist auf die Organisation von Verpflegung einzelner Kinder
in Bauernfamilien gerichtet.

Alle diese Bestrebungen besitzen die Sympathie der Gesellschaft und sind
wiederholt der Anerkennung Ihrer Kaiserlichen Majestäten, der Allerhöchsten
Patrone des Ressorts der Anstalten der Kaiserin Maria, gewürdigt worden.

In einem der Berichte des Gouverneurs von Wladimir über den Zustand des Gouvernements findet sich die Angabe, daß in diesem Gouvernement die Fürsorge und Erziehung
von Waisen und armen Kindern erfolgreich sich entwickelt, und daß das Ortskuratorium
der Kinderasyle des Ressorts es sich hat angelegen sein lassen, die Begründung von Kreis-
und Dorfkuratorien zu fördern. Dazu findet sich die eigenhändige Bemerkung Sr. Majestät:
„Die Verbreitung derartiger Asyle hat meine volle Zustimmung.“

In einem der Berichte des Gouverneurs von Pensa über den Zustand des Gouvernements wird dargelegt, daß die Bevölkerung sich außerordentlich entgegenkommend verhält
zum Vorschlag des Gouverneurs, in dem Gouvernement Kreiskuratorien des Ressorts
der Anstalten der Kaiserin Maria zu gründen, um die Eröffnung von Dorfasylen zu fördern,
und daß das Resultat dieser gemeinsamen Bemühungen von Administration und Gesellschaft die Gründung mehrerer Kreiskuratorien gewesen sei. Dieser Bericht wurde mit
der Allerhöchsten Randbemerkung versehen: „Bin herzlich erfreut.“

Auf einen der Berichte des Gouverneurs von Kostroma über die Bemühungen der
örtlichen Administration, das Los der Bauernwaisen zu erleichtern, meldet der Gouverneur,
daß er auf Grund der Allerhöchst bestätigten Satzungen der Kinderasyle des Ressorts
der Anstalten der Kaiserin Maria den Landeshauptleuten gegenüber die Notwendigkeit der
Einrichtung von Dorfasylen betont habe, geruhte Se. Majestät die Bemerkung niederzu-
schreiben: „Sehr richtig.“

In einem Berichte des Charkowschen Gouverneurs über den Zustand des Gouvernements war unter anderem folgendes dargelegt: „Die Hilfsbereitschaft der Bevölkerung
des Charkowschen Gouvernements auf dem Gebiet der Wohltätigkeit alle Unternehmungen
zu fördern, hat wiederum Gelegenheit gefunden, sich glänzend zu betätigen durch die
Freigebigkeit, welche sich bei der Gründung von Kreisasylen zur Versorgung von Kindern
unbemittelter Eltern gezeigt hat. — Auf Veranlassung des Herrn Oberdirigierenden der
Kanzlei für die Anstalten der Kaiserin Maria ersuchte ich die örtlichen Adelsmarschälle,
sich an der Gründung von Ortskuratorien in den Kreisen des Charkower Gouvernements
zu beteiligen, und diese sind zurzeit bereits organisiert. Vor allem war die Fürsorge der
Kuratorien natürlich auf die Beschaffung der nötigen Räumlichkeiten gerichtet, wo die
armen Kinder Unterkunft und Pflege finden könnten. Die neuorganisierten Kuratorien
faßten diejenigen Ortschaften in erster Linie ins Auge, wo einerseits ein Grundstock von
Mitteln vorhanden und dadurch die Gewähr gegeben war zu baldiger Verwirklichung der
Hilfsaktion, und wo andererseits zur weiteren Förderung ein Zustrom von Mitteln seitens
der wohlhabenden Klassen der Ortsbevölkerung zu erwarten war. — In Verbindung hiermit
ist auf die erfreuliche Erscheinung hinzuweisen, daß auch die Bauern des Gouvernements
Charkow sich von der Notwendigkeit überzeugt haben, obdachlose Waisen zu versorgen.
Unter Mithilfe der örtlichen Landeshauptleute haben einige Landgemeinden des Gouvernements Charkow sich entschlossen, Asyle zur Versorgung armer Waisen bei sich zu errichten.“

Auf diesen Bericht des Charkowschen Gouverneurs geruhte Se. Majestät der Kaiser
die eigenhändige Unterschrift zu machen: „Ich wünsche möglichste Verbreitung

derartiger Asyle zu sehen, die den Waisen bei einfachem Lebenszuschnitt eine gründliche Erlernung irgendeines Handwerks ermöglichen könnten."

Seit dem Jahre 1895 sind in Rußland 81 Dorfasyle für Waisen eröffnet worden. Fast überall, wo diese Asyle eröffnet wurden, gibt es auch Ortskuratorien.

Unabhängig hiervon wurde in der letzten Zeit eine ganze Anzahl von Dorfkuratorien der Kinderasyle eröffnet in verschiedenen Kreisen, wo sich das Bedürfnis danach geltend machte.

Ein weiterer Gegenstand der Fürsorge der Kuratorien der Kinderasyle waren die Kinder, welche zur Zeit der Feldarbeiten (durch die Abwesenheit der Mütter) der Pflege bedürftig sind.

Für sie galt es Krippen einzurichten.

Auf einem der Jahresberichte eines Gouverneurs war auf die erfreuliche Tatsache hingewiesen worden, daß die Zahl der im Sommer funktionierenden Krippenasyle, die ein sehr wirksames Mittel im Kampfe gegen die sich besonders im Sommer verstärkende Kindersterblichkeit sind, sich auszubreiten beginnt, und daß diese Asyle auch als ein Mittel im Kampfe gegen die verheerenden Feuerschäden anzusehen seien, und endlich auch in erziehlicher Hinsicht sehr nützlich sind. Auf dem Jahresberichte geruhte Se. Majestät der Kaiser eigenhändig zu vermerken: „Ich wünsche die Verbreitung derartiger Asyle."

Diese Allerhöchste Willensäußerung wurde von dem Oberdirigierenden Seiner Majestät Eigenen Kanzlei für die Anstalten der Kaiserin Maria den Ortskuratorien mitgeteilt. Die Ortskuratorien ermangelten nicht, dieser Mitteilung mit lebhafter Bereitwilligkeit, sie ins Werk zu setzen, entgegenzukommen und es wurden binnen kurzem Krippenasyle des Ressorts der Kaiserin Maria eröffnet. Alljährlich kommen zu den alten noch neue hinzu, die im Sommer in den Ortschaften und Dörfern dem Bedürfnis nach Pflege der im Sommer allein zurückbleibenden minderjährigen Kinder nachkommen.

In die Krippenasyle werden aufgenommen Kinder im Alter von $1^{1}/_{2}$ bis 9 Jahren. Die Krippenasyle werden in der Regel in den Räumen der Schulhäuser eingerichtet, welche im Sommer leer stehen, in Teehäusern und bisweilen auch in Privatwohnungen.

Außer den Personen, welche die Aufsicht über die Krippenasyle übernommen, werden speziell zur Beaufsichtigung der Kinder gegen Zahlung Lehrer und Lehrerinnen der örtlichen Schulen aufgefordert und in entsprechender Zahl Dienstboten angenommen.

In den Krippenasylen gilt die Regel, daß die Kinder sowohl bei der Aufnahme ins Asyl, als auch vor und nach dem Essen sich waschen und beten. Die älteren Kinder helfen den jüngeren beim Essen und sind den Dienstboten beim Aufräumen der Zimmer und dem Waschen des Geschirrs behilflich.

Wie die Leiterinnen der Krippenasyle berichten, sind die russischen Bauern einig in der Wertschätzung der Krippenasyle für ihre Kinder und äußern sich mit Dankbarkeit über diese Asyle, was unter anderem daraus hervorgeht, daß die Zahl der in die Krippenasyle abgegebenen Kinder mit jedem Jahr zunimmt.

Aus dem Bericht des Dorfkuratoriums von Burynsk im Gouvernement Kursk für das Jahr 1909 ist zu ersehen, daß dieses Kuratorium seine Aufmerksamkeit hauptsächlich und energisch auf die Eröffnung von Krippenasylen für die Sommerszeit richtete. Derartige Asyle wurden in sieben Ortschaften eröffnet. Das Dorfkuratorium verausgabte für ihren Unterhalt 577 Rubel und 35 Kopeken.

Einige Kuratorien, wie z. B. das Kreiskuratorium von Mohileff-Podolsk, welches infolge zeitweilig reichlich eingehender Mittel sich in der Lage gesehen hatte, während der Feldarbeiten im Sommer Krippenasyle einzurichten, mußte wegen Verminderung seiner Einnahmen darauf verzichten, in dieser Tätigkeit fortzufahren, und sah sich veranlaßt, sich auf die Verteilung von Geldunterstützung an Waisen und Halbwaisen zu beschränken.

Die Zöglinge des Belojarskyschen Asyls im Gouvernement Perm, Knaben und Mädchen im Alter von 10—15 Jahren, nahmen mit Hilfe von gemieteten Arbeitern und unter Anleitung des Ökonomieinspektors an den Feldarbeiten teil, wobei die Kinder in anschaulicher Weise mit der Arbeit der landwirtschaftlichen Maschinen und Werkzeuge bekannt gemacht wurden (Mähmaschinen, Pflüge, Windigungsmaschinen usw.). — Im Jahre 1909 wurden 45 Dessjätinen bearbeitet und geerntet: 920 Pud Weizen, 200 Pud Roggen, 610 Pud Hafer und 400 Pud Kartoffeln.

VII. Die Krippen-Asyle in Rußland.

Von

S. Umanetz.

Das erste Krippenasyl in Rußland wurde im Jahre 1716 in Bely, Gouvernement Sedletz, eröffnet; auch die ersten Asyle des Ressorts der Kaiserin Maria, die im Jahre 1837 den Anfang zu dem großen ganz Rußland umspannenden Netz von Kinderasylen machten, hatten diesen Charakter. Später wurden besondere Krippen in Zyrardow, Gouvernement Warschau im Jahre 1845, und in Petersburg (Asyl des Fürsten Bariatinsky (im Jahre 1849) begründet.

Wie aus der offiziellen Statistik des Ressorts der Kaiserin Maria[1]) zu ersehen, waren im Jahre 1898 in 234 Orten Krippen registiert; in ihnen fanden Wartung und Beaufsichtigung 25 397 Kinder beiderlei Geschlechts im Alter von 2 Wochen bis 14 Jahren.

Zusammenfassende Berichte über alle Krippen in Rußland sind nicht zur Veröffentlichung gelangt, doch sind Einzelnachrichten in den Jahresberichten der Kinderasyle des Ressorts der Kaiserin Maria, der Landschaften der Gouvernements von Zentral-Rußland und den Berichten der Doktoren Tschingareff, Teslakoff, Kudriawzew, Uspensky, Rostowzew, Russanewitsch, Pomeranzew, Popowskaja, Arnoldi, Königsberg und anderer Autoren, sowie dem Berichte des Staatssekretärs Galkin-Wrasskoi genügendes Material zu einer Charakteristik der Krippen in den Dörfern.

Die städtischen Asyle dieser Art haben, als ausgebildeter Typus, eine völlig ausreichende Bearbeitung in den Berichten der Kuratorien der Kinderasyle und Wohltätigkeitsanstalten, der Fabrikärzte usw. gefunden. Zur Vervollständigung können dienen die in den Verwaltungen der Kinderasyle des Ressorts der Kaiserin Maria und des Kuratoriums der Arbeitshilfe vorhandenen Einzelberichte der Krippen, die von deren Vorsteherinnen und Leiterinnen eingesandt wurden.

Der Organisation der Krippen in Rußland sind zwei Faktoren günstig: einmal das Vorhandensein größerer, stark besiedelter Dörfer (bis 15 000 Einwohner) und dann die Armut sowohl der bäuerlichen, als der Fabrikbevölkerung in den Städten und Dörfern.

Die ersten Organisatoren von Krippen in Städten waren die hauptstädtischen und Lokalkuratorien der Kinderasyle, Privatpersonen und Fabrikanten, im Königreich Polen reiche Gutsbesitzer, in den russischen Dörfern wiederum die Kuratorien der Kinderasyle des Ressorts der Kaiserin Maria, namentlich Landschaftsärzte.

---

[1]) Die Wohltätigkeitsinstitutionen des Russischen Reiches 1900.

Besondere Verbreitung fanden die Krippen in den Jahren 1890—1900 in den landschaftlichen Gouvernements, die von Mißernten oder Epidemien betroffen waren.

Gefördert und materiell unterstützt worden sind die Krippen namentlich von den großen Wohltätigkeitsressorts, dem Ressort der Kaiserin Maria, sowie dem unter dem Protektorat der Kaiserin Alexandra Feodorowna stehenden Kuratorium der „Hilfe durch Arbeit"; ferner den Gesellschaften „Die Krippen", und dem Verband zur Bekämpfung der Kindersterblichkeit; den Landschaften, der Gesellschaft zur Fürsorge armer und kranker Kinder, der Gesellschaft zur Bekämpfung ansteckender Krankheiten, der Gesellschaft des Roten Kreuzes, den Versicherungsgesellschaften, der Gesellschaft der Volksnüchternheit und der Förderung der Volksgesundheit u. a.

Gegenwärtig gibt es Krippen in fast allen Gouvernements, in den Dörfern sowohl, wie in den Städten.

Häufig werden in die Krippen auch ältere Kinder im Alter bis 15 Jahren aufgenommen. In Polen haben sich die Krippen innerhalb der Fabrikbevölkerung stark vermehrt, besonders stark sind die Altersstufen von 3—7 Jahren vertreten.

Alle Krippen in Zentral-Rußland und in den Grenzprovinzen können in 3 Haupttypen eingeteilt werden: 1. spezielle Dorfkrippen, welche während der Feldarbeiten für Kinder von Bauern und Feldarbeitern organisiert werden. 2. Krippen in Fabrikorten speziell für Fabrikarbeiter. 3. Krippen für Kinder armer Stadtbewohner. Außerhalb der Krippen werden die Kinder infolge mangelhaften Erwerbes der Eltern schlecht beaufsichtigt und ernährt. Der letztere Typus von Asylen wird sowohl von Kindern von Fabrikarbeitern als auch von Dienstboten, Taglöhnern, Arbeitslosen, bisweilen auch von intelligenten in Not geratenen Arbeitern besucht.

92% der nur im Sommer funktionierenden Dorfasyle finden ein Unterkommen in den Gebäuden der Volksschulen, die im Sommer in der Regel Ferien haben. Die von Privatpersonen und Gutsbesitzern eingerichteten Krippen haben eigene, speziell für sie erbaute und eingerichtete Gebäude. — In der letzten Zeit findet sich in den Berichten der Landschaften eine Rubrik: Remonte des Schulgebäudes, verursacht durch die Aufnahme von Krippen in der Sommerzeit.

In 78% der Fälle befinden sich die Krippen unter der Aufsicht der Lehrerin, welche dafür einen Gehaltszuschuß von 10—25 R im Monat bekommt. In den Städten und in Fabrikrayons werden besondere Vorsteherinnen angenommen.

Zur Leitung von Dorfasylen werden nicht selten im Sommer Studentinnen der Medizin oder Feldscherinnen berufen. —

Die allgemeine Beaufsichtigung der Dorfasyle wird in der Regel ohne besondere Remuneration den Landschaftsärzten auferlegt; in den Städten werden den Ärzten für die Aufsicht über die Krippen geringe Fahrgelder bewilligt, meist aber üben sie dieselbe unentgeltlich aus.

Das Inventar der Dorfkrippen ist äußerst einfach. Zum Schlafen dienen für die Säuglinge Körbe oder eine Art primitiver Wagen mit Verdeck für den Kopf; die gewöhnlichen Packkisten sind bei den Bauern in großer Nachfrage, ebenso Rahmen mit grober Leinwand bezogen, in welchen die Kinder wie in einer Hängematte liegen; diese Vorrichtung wird vermittels einer besonders hergestellten dicken Spiralfeder in der Lage befestigt und zum Schutz gegen Fliegen und Mücken mit einem gazeartigen Gewebe überdeckt. Das Ganze hat das Aussehen einer in vertikaler Bewegung befindlichen Pyramide. In Polen, dem Kaukasus und in dem Transkaspigebiet sind derartige Wiegen mit horizontaler

Schaukelbewegung im Gebrauch. In Gegenden, wo das Korbflechten verbreitet ist, werden die oben beschriebenen Wiegen durch Körbe verdrängt.

Kinder, welche das Säuglingsalter überschritten haben und älter als 2 Jahre sind, schlafen in manchen Fällen auf einem gemeinsamen, mit Stroh oder Heu gefüllten Sack. In den Städten findet man auch eiserne Betten, Haar- und Federmatratzen.

Das übrige Meublement der Krippen besteht aus hölzernen Tischen zum Essen, Bänken, niedrigen Schränken oder Regalen für das Geschirr und die Lebensmittel und hölzernen Kisten zur Aufbewahrung der Sachen.

Das Geschirr der Dorfasyle besteht aus Tontöpfen und -krügen, lackierten Holzlöffeln (selten aus Metall), Tellern, Schüsseln. Messer und Gabeln finden sich selten. Ferner Hängelampen, allerhand Küchengerät, Teemaschinen, Teekannen usw.

Kleidung und Bettzeug: Jedes Kind hat Anspruch auf 6 Paar Windeln, 2 Wickeltücher, 2 Hauben; ältere Kinder bekommen Unter- und Oberhemden, in der Regel aus farbigem Kaliko; Mädchen erhalten einen Sarafan, das russische Nationalkostüm der Mädchen, lange, bis auf den Boden reichende Hemden mit offenem Halse und kurzen Ärmeln. Brustlatzen, Handtücher, Schuhe, Pantoffeln, Bastschuhe (aus Birkenrinde geflochtenes Schuhwerk der russischen Bauern), Strohhüte mit breiten Rändern, Kissenüberzüge, Federbetten, Laken, Bettdecken, Netze zum Schutze gegen Fliegen und Mücken, dunkle Vorhänge (für den Fall, daß keine Fensterladen vorhanden sind), Gummispritzen zum Reinigen der Ohren und Augen.

Die Tagesordnung ist in der Regel folgende: Zwischen 5—7 morgens Empfang der ankommenden Kinder, die in die Bücher eingetragen werden; Einkleidung der Kinder in Anstaltswäsche und Kleidung, Waschen der Säuglinge und der älteren Kinder. Um 7 Uhr Frühstück; die Brustkinder und die schwächlichen Kinder werden schlafen gelegt, die älteren spielen, besehen Bilderbücher, lesen, hören Geschichten, die ihnen erzählt werden oder spielen im trockenen Sande. Um 12 Uhr ist Mittag. Nach dem Mittag waschen die älteren Kinder das Geschirr, räumen die Zimmer auf und gehen spazieren. Um 3 Uhr wird im Fluß oder See gebadet. Um 4 Uhr erhalten die Kinder Milch und Brot, um 8 Uhr ist Abendessen. Abends werden die Kinder, die über Nacht bleiben, gewaschen. Nach dem Abendessen Umkleiden der Kinder.

In bezug auf die Nahrung werden die Kinder in 4 Gruppen eingeteilt: 1. Die Neugeborenen bis zu 6 Monaten werden sechsmal am Tage genährt. Die Nahrung besteht aus Milch (in der Regel Kuh-, seltener Ziegenmilch) mit einem je nach dem Alter verschiedenen Zusatz von Wasser.

2. Von 6 Monaten bis zu 1 Jahr erhalten die Kinder Vollmilch, Grütze und Weißbrot.

3. Kinder im Alter von 1 bis 2 Jahren bekommen sechsmal zu essen, dasselbe was die 2. Kategorie erhält, und Bouillon, Fisch, selten Fleisch.

4. Kinder von 2 Jahren und ältere bekommen 4 mal am Tage Nahrung; zum Frühstück Tee, Milch, Weißbrot, Butter, Kartoffeln, Fleischsuppe. Den Tee trinken die Kinder gewöhnlich mit den Eltern zu Hause, bevor sie in die Krippe kommen. Zum Mittag gibt es Kohlsuppe, Beetensuppe oder eine andere Suppe, verschiedene Arten von Grütze, Milch, gebratene Kartoffeln, durchgeriebene Erbsen mit Butter, Quark mit Milch, gekochtes Fleisch, Fisch. Auf jedes Kind wird pro Tag gerechnet: Brot $3/4$—$1\frac{1}{4}$ Pfund, Grütze $1/4$ bis $1/2$ Pfund, Fleisch $1/6$—$1/3$ Pfund, Mehl $1/6$—$1/4$ Pfund, Milch 1—2 Flaschen.

Durchschnittlich kostet ein Kind nach Doktor Teslakoff 2,1—6,5 Kop. täglich. Andere Daten geben die Landschaften folgender Gouvernements: in Jekaterinoslaw (bei einer Zahl von 3018 verpflegten Kindern) 4—10,7 Kop., in Moskau 5,4 Kop. (mit Milch), ohne Milch 3 Kop.; in Woronesh 4,8—5,1 Kop. in Charkow 4,2—6,6 Kop.; in Kursk 3,8—6 Kop., in Kasan, Kreis Spassk 9,6 K. (517 Kinder); Kreis Tschistopol 1 Kop. (212 Kinder), Laischewsk 3,7—14,5 Kop., Tetinsch 4,6—12,3 Kop. (500 Kinder); Mamadysch 12,1 Kop. (92 Kinder); Tscheboksar 6,5 Kop. (54 Kinder); Gouvernement Simbirsk 2,7—11,6 Kop. in Tobolsk, Tomsk, Jenisseisk 2,1—2,7 Kop. (9610 Kinder).

Im Durchschnitt kommt der Verpflegungstag in den Dorfkrippen auf 4,3 Kop. zu stehen. Entsprechend größer sind natürlich die Ausgaben in den

städtischen und Fabrikkrippen. In dem Gouvernement Warschau kommt
der Verpflegungstag 18,4 Kop., in den Krippen von Shirardow wurden im Verlaufe des ganzen Jahres 1479 Kinder verpflegt bei einer Gesamtausgabe von
30 024 R 73 Kop. Die Verpflegung kostete 9658 R. 37 Kop., das Dienstpersonal 16 919 R 22 Kop. Im Moskauer Gouvernement kostet das Kind pro
Tag in den Fabrikkrippen 6 Kop., in den Petersburger städtischen Krippen
12,8 Kop.

Die Frage nach der Sterblichkeit der Pfleglinge in den Krippen läßt keine
bestimmte Antwort zu, da in allen Berichten über die Krippen entweder
gar keine Zahlen genannt oder nur vereinzelte Fälle der Kindersterblichkeit
namhaft gemacht werden. Nach der Schätzung des Dr. Kudriawzew ist
z. B. die Gesamtsterblichkeit unter den Kindern des Gouvernements Simbirsk
bis zum 10. Lebensjahre 12,28%, während sie in den Krippen 1,25% beträgt.

In den Fabrikkrippen des Moskauer Gouvernements ist nach Dr. Borissoff
die Sterblichkeit unter den Brustkindern 39,2%, von 1 Jahre und älter 9,7%
bei einer allgemeinen mittleren lokalen Kindersterblichkeit bis 5 Jahren von
23%; nach Dr. Kusmin ist ebendort in den Krippen für Kinder bis zu 5 Jahren
(ohne Epidemien) die Sterblichkeit 14,7%, zur Zeit von Epidemien 21,7—24%
bei einer mittleren Sterblichkeit der Fabrikkinder (bei vorhandener Wirksamkeit der Krippen) von 25%. — In Krankheitsfällen werden die städtischen
Kinder zu den Eltern oder in Krankenhäuser geschickt.

In den Dorfkrippen bildet das Dienstpersonal eine Köchin, die zugleich Wäscherin
ist, und 1—4 Wärterinnen, wobei die jüngeren Kinder von den älteren beaufsichtigt werden.
Zur Bestimmung der durch Inventar in den Dorfasylen verursachten Kosten dienen
folgende Daten: In den sibirischen Gouvernements Tobolsk, Tomsk und Jenisseisk wurde
in den 31 neuorganisierten Krippen zur Aufnahme von 2013 Kindern 1782 R für Inventar
verausgabt, d. h. 55 R 89 Kop. für jeden Ort. In 98 Krippen des Gouvernements Woronesh,
wo die Organisation der Krippen systematisch vorgenommen wurde, kostete für 12 266 Kinder das Inventar 2049 R 53 Kop. (wobei auch altes Inventar gebraucht wurde). — Im
Gouvernement Jekaterinoslaw bestimmte die Landschaft im ersten Jahre der Eröffnung
der Krippen 16,6% der Gesamtausgabe für das Inventar, im zweiten 11,1%, im dritten
8,6% und im vierten 7,9%. Die Landschaft von Saratow assignierte im ersten Jahr 19%
der Gesamtausgaben, die von Kasan 31,4%, die von Wiatka 32%. — Das Inventar in den
städtischen und Fabrikasylen nähert sich in seiner Anlage dem der Kinderkrankenhäuser
und die darauf verwandten Summen schwanken je nach den Mitteln der Anstalt und werden in den Ausgaben für den Unterhalt der Krippenkinder nicht in Rechnung gebracht.
Die örtliche Bevölkerung, d. h. die Eltern der Kinder, nehmen an den Ausgaben für
das Inventar nicht teil. In bescheideneren Krippen bringen die Kinder ihr Geschirr mit
und behalten auch die eigene Wäsche und Kleider während desAufenthaltes in der Krippe.
Nahrungsmittel, Fleisch, Butter, Eier werden von wohlhabenden Bauern gerne zugeführt. Im Gouvernement Grodno z. B. brachten die Bauern trotz der nationalen Ver-
schiedenheit in dem Bestande der Asyle (so waren in der Krippe Malija Oserki im ersten
Jahre der Eröffnung 29 Weißrussen, 22 Tataren und 10 Katholiken) Nahrungsmittel,
Brennholz, Wasser, Geschirr, halfen in der Küche und erwiesen sich auch sonst nützlich.
In den Gouvernements Kursk, Wologda und im Gebiet der Donschen Kosaken spendeten
die Bauern für die neueröffneten Krippen Geld, bis 150 R. von Gemeinde wegen und auf
Beschluß der Gemeinde.
In der Stadt Sysran legten die Bauern sich selbst eine Mahlsteuer zugunsten der
Krippen auf und zahlten sie als Naturalabgabe in Mehl. In den städtischen Krippen
ist eine Zahlung von 5—10 Kop. festgesetzt in Petersburg, Irkutsk, Wladiwostok, Moskau,
Warschau, doch ist diese Einnahme sehr gering, da sehr viele Kinder unentgeltlich
aufgenommen werden. So machte in einer der Petersburger Krippen bei einer allgemeinen
Ausgabe von 2947 R 73 Kop. die Einnahme von den Zahlungen nur 215 R 30 Kop. aus, in
einer anderen standen der Gesamtausgabe von 3406 R 83 Kop. nur 143 R 49 Kop. Eintritts-
gelder gegenüber.

Nach den Berichten der Jekaterinoslawkischen Landschaft machen von
den Krippen Gebrauch:

wohlhabende Familien . . . . 1,6— 6,3%
weniger wohlhabende . . . . 17,9—27,5%
arme . . . . 62,2—74,4%
im Gouvernement Woronesh:
wohlhabende Familien. 12,0%
weniger wohlhabende 31,8%
arme 56,2%

Nach den Daten des Doktors Kudriawzew machten Gebrauch von den Krippen des Gouvernements Simbirsk 85% armer Familien, wobei $99^1/_2\%$ der Eltern ihre Kinder abgaben, weil sie sich während der Feldarbeiten sonst nicht anders zu helfen wußten; dabei ist aber nochmals darauf hinzuweisen, daß die Krippen in den Dörfern Rußlands ihre größte Anwendung in dem letzten Jahrzehnt, d. h. in der Periode der chronischen Mißernten haben, weshalb der Begriff der Wohlhabenheit der Klienten der Krippen ein recht dehnbarer ist.

Die Zeit der Eröffnung und Schließung der Dorfkrippen hängt von den klimatischen Bedingungen des Ortes und dem Charakter der Feldarbeiten ab. Im mittleren Rußland wird Mitte Juni in 78,8%, in der zweiten Hälfte dieses Monats in 21,2% der Fälle eröffnet; in dem Gebiet der Zuckerrübe (besonders in Polen) werden die Krippen im September geschlossen. Im Durchschnitt ist die Zeitdauer der Wirksamkeit eines Asyls in Rußland 30—45 Tage, Fabrik- und städtische Krippen sind das ganze Jahr hindurch geöffnet mit Ausnahme eines Monats, der für ihre Remonte erforderlich ist. —

In die Krippen werden insbesondere Kinder aus kernrussischen Familien abgegeben. Bei den Fremdvölkern sind die Krippen eine seltene Erscheinung, sie werden dort nur versuchsweise eingerichtet. Eine Ausnahme machen nur die Polen, welche sie in Städten und Dörfern organisieren, und die Juden, welche sie von Gemeinde wegen einrichten. —

Die einheimische Bevölkerung des Kaukasus, des Transkaspigebietes und Finnlands haben keine Krippen. — Zur abschließenden Charakteristik der Krippen ist es nötig, noch den Versuch, Krippen für syphilitische und mit Hautkrankheiten behaftete Kinder in den Dörfern einzurichten, sowie auch die Krippen für die Kinder Verschickter in Sibirien und endlich speziell in Petersburg die Krippen für Kinder Gebildeter zu erwähnen.

Bestimmungen des Gewichts werden in den Krippen auf die Initiative der Ärzte vorgenommen, welche die Leitung der Krippenasyle übernommen haben. Wo Gewichtsmessungen vorgenommen werden, da ist überall konstatiert worden, daß die Kinder durchweg an Gewicht zunehmen.

Die Bevölkerung Rußlands macht gern von den Krippen Gebrauch, besonders wenn eine Krippe zum zweitenmal an einem Ort funktioniert. Die städtischen Krippen sind meist überfüllt, so daß in vielen Fällen Kinder zurückgewiesen werden müssen.

VIII. Ferienkolonien und Sanitätsstationen.

Von
S. Umanetz.

Außer den Krippenasylen auf dem Lande, von denen in einem besonderen Abschnitte die Rede gewesen, bestehen in Rußland für kleine Kinder in den Städten Tagesasyle, städtische Krippen und Kindergärten, wo arme Mütter, welche tagsüber auf Arbeit gehen, ihre Kinder unter Schutz und Aufsicht zurücklassen können.

Derartige Krippenasyle werden bisweilen von Privatpersonen auf ihre Kosten errichtet, welche die Kinder gegen Zahlung aufnehmen. Im Winter sind solche Asyle von 6 Uhr morgens bis 6 Uhr abends, im Sommer von 5 Uhr morgens bis 8 Uhr abends geöffnet. Ausnahmsweise können Kinder sehr armer Eltern auch über Nacht im Asyl bleiben.

In den städtischen Asylen bekommen die Kinder Milch, Tee mit Brot, Frühstück, Mittag, Abendbrot und Kleidung.

Das Personal besteht aus Vorsteherin, Köchin, Wärterin und, wenn nötig, einigen Hilfswärterinnen.

In einigen Asylen werden Kinder im Alter von einigen Monaten und bis zu 6—7 Jahr, in anderen von 2—3 Jahren aufgenommen.

Die Zahl der Kinder schwankt zwischen 20—60.

Der Gedanke, armen kranken Kindern außerhalb der für die Gesundheit schädlichen Stadtluft eine Heimstätte zu bieten, ist erst im 19. Jahrhundert aufgenommen. In Westeuropa pflegten schon weit früher reiche Leute kranke Kinder aus armen Familien aufs Land zu schicken, wo sie der Fürsorge wohlhabender Bauern übergeben wurden. Spezielle Kindersanatorien wurden im Jahre 1876 zuerst von Pastor Bion in Appenzellen gegründet.

In Rußland führen derartige Veranstaltungen verschiedene Namen: Kinderheilkolonien, Sommersanitätsstationen, Sommerasyle für kranke Kinder, Sanitätskolonien, Dorf- und Landsanatorien, Ferienkolonien.

Alle diese Benennungen bezeichnen Einrichtungen, die denselben Zweck und nur einzelne spezifische Unterschiede haben. So sind die sogenannten Ferienkolonien ausschließlich für Schüler verschiedener Lehranstalten bestimmt; Sanitätsstationen dienen dem Zweck, Kinder, die an chronischen Krankheiten leiden, welche Spezialbehandlungen erfordern (Wannenbäder, Schlamm- und Moorbäder) unter beständige ärztliche Aufsicht zu stellen und ihnen besonders nahrhafte Kost zukommen zu lassen.

Die erste Ferienkolonie in Rußland wurde im Jahre 1881 im Dorfe Pargolowo an der Finnländischen Eisenbahn von der St. Petersburger Evangelischen Wohltätigkeitsgesellschaft auf die Initiative des Pastor Dalton eröffnet. In demselben Jahre erließ ein Kreis von Warschauer Ärzten einen Aufruf zur Einrichtung von Ferienkolonien und bereits im Sommer 1881 konnten 59 schwache und arme Kinder einige Wochen in der ersten Warschauer Ferienkolonie verbringen.

Sanitätsstationen wurden in Rußland zuerst im Jahre 1872 eingerichtet. Die erste Station dieser Art verdankte ihre Entstehung der Großfürstin Katharina Michailowna, welche ein Erholungs- und Rekonvaleszentenheim für Kinder in Oranienbaum gründete. Von den beiden Systemen von Kinderkolonien hat in Rußland nur das Züricher System Wurzeln gefaßt, das dänische dagegen, welches sich dadurch unterscheidet, daß man die Kinder während der Sommerferien unter Bauernfamilien verteilt, hat auch in Rußland eine ganz abfällige Kritik erfahren wegen der Armut und Unkultur der russischen Bauernbevölkerung.

Andere Systeme der Kinderfürsorge, wie der Austausch von Kindern und Ferienreisen sind in Rußland fast ganz unbekannt, und nur die sogenannten Halbkolonien, in welchen die Kinder unter Aufsicht und Leitung erfahrener Pädagogen oder anderer intelligenter Personen in Gruppen von 50 Personen aufs Land gebracht werden, wo sie den Tag über spielen und sich beschäftigen und gut und kräftig genährt werden, sind in einigen größeren Städten zur Anwendung gelangt.

Wie auch anderwärts, verdanken die Ferienkolonien und Sanitätsstationen der Privatwohltätigkeit ihre Entstehung und nirgends sind die Personen, welche im Interesse der Ferienkolonien arbeiten, so sehr der eigenen Initiative überlassen, wie in Rußland.

Mit der Einrichtung von Sanitätsstationen beschäftigen sich Wohltätigkeits-, Gelehrte und Spezialgesellschaften. Zur Leitung der Kolonien werden aus der Zahl der Glieder der genannten Gesellschaften besondere Ausschüsse gebildet, die in ihrem Bestande hervorragende Vertreter der medizinischen und kaufmännischen Welt haben.

In die Kolonien werden Kinder ohne Unterschied des Standes und des Glaubensbekenntnisses aufgenommen, meist im Alter von 6—14 Jahren. Als Zahlung wird für den Sommer 75—25 Rubel erhoben und dabei mehr als 25% der Vakanzen unentgeltlich vergeben. Die Sommersaison in den Kolonien dauert 2—3 Monate; in einigen Stationen wird der Bestand 2—3 mal gewechselt. Die Sanitätsstationen haben einen Bestand von 25—30 Kindern.

Vor der Abreise werden die Kinder einer ärztlichen Besichtigung unterworfen, gewogen, gemessen, auf die Muskelkraft, den Brustumfang und die Kapazität der Lungen geprüft und mit Blättern, auf welchen diese Daten verzeichnet werden, versehen.

In der Regel haben die Kinder eigene Kleider und nur in wenigen Kolonien werden die Kinder mit Anstaltskleidung ausgestattet.

Die Leitung der Sanitätsstationen wird Spezialärzten anvertraut oder erfahrenen Pädagogen aus der Zahl von Lehrern oder Lehrerinnen der Mittel- oder Volksschulen.

In den Sanitätskolonien gilt als oberstes Prinzip, die Kinder so viel als möglich in der frischen Luft sich aufhalten und bewegen zu lassen: Beschäftigung mit Schularbeiten ist in einigen Sanitätsstationen streng verboten, in anderen ist sie im Laufe von 1—1$\frac{1}{2}$ Stunden am Tage gestattet. In den Kolonien verbringen die Kinder ihre Zeit mit Spazierengehen, mit Baden im Fluß oder in der See, mit Feld- und Gartenarbeiten, Spielen usw. — Der Ernährung wird in den Kolonien besondere Aufmerksamkeit zugewandt.

Fleisch wird unbedingt jeden Tag verabfolgt, durchschnittlich $\frac{1}{2}$ Pfund, Brot 1—1$\frac{1}{4}$ Pfund, Milch 2—4 Glas. —

Die Resultate des Aufenthaltes in den Sanitätsstationen werden in allen Berichten als außerordentlich befriedigend anerkannt und durch die den Berichten beigegebenen Daten über Gewichtszunahme, Größe, Einwirkung auf das Blut bestätigt. — Die Unterhaltskosten eines Kindes im Laufe einer Saison sind sehr verschieden; sie betragen in den Sanitätsstationen über 50 Rubel, in den Erholungsheimen auf dem Lande ohne Spezialbehandlung weniger als 20 Rubel. Trotz der Verbreitung der Sanitätsstationen und Ferienkolonien sind sie nicht imstande, den seitens der heranwachsenden Bevölkerung Rußlands an sie gestellten Anforderungen zu genügen; die Zahl der wegen Raummangel abgewiesenen Kinder ist alljährlich im Steigen begriffen und erreicht in einigen Kolonien bis 50% aller Verpflegungsbedürftigen.

In St. Petersburg gab es seit 1881 bis zehn Privatkomitees und Vereine zur Organisation von Ferienkolonien. Der älteste dieser Vereine, die Evangelische Wohltätigkeitsgesellschaft, steht an der Spitze einer Ferienkolonie in Pargolowo an der Finnländischen Eisenbahn, in welcher Kinder ohne Unterschied der Nationalität und der Konfession Aufnahme finden. Die Kolonie kann 60 Kinder aufnehmen. Vom Jahre 1885 an schickt die Gesellschaft außerdem noch 100 an Skrofeln und Gelenkrheumatismus leidende Kinder in jedem Jahr nach Hapsal und von 1889 nach Arensburg (auf der Insel Ösel), wo die Kinder im Laufe von 2 Monaten unter beständiger Aufsicht eines Arztes sich befinden. Die Gesellschaft zur Wahrung der Volksgesundheit hat seit dem Jahre 1881 eine Sanitätsstation in Staraja-Russa (Gouvernement Nowgorod) für 14 skrofulöse Knaben. In demselben Jahre wurde auch ein Fonds gebildet zur Gründung einer Kolonie. Die Ferienkolonien befinden sich ausschließlich an Badeorten und Heilstätten, in Staraja, Russa, Hapsal, Kämmern, Lipetzk (Gouvernement Tambow), Druskeniki (Gouvernement Grodno), Arensburg, Slavianka und Sestroretzk bei Petersburg. Die größten sind die Ferienkolonien in Staraja Russa und in Druskeniki.

Die St. Petersburger Fröbel-Gesellschaft zur Förderung des Anfangsunterrichtes gründete im Jahre 1897 eine Ferienkolonie bei der St. Preobrashenskaja im Kreise Luga, Gouvernement Petersburg. Die Kolonie hat ein eigenes hölzernes Haus mit Nebengebäuden, besitzt ein Stück Land von 30 Dessjätin, einen Blumen- und Gemüsegarten. In der Kolonie finden Kinder im Alter von 4—15 Jahren ohne Unterschied der Konfession, des Standes und des Geschlechts Aufnahme. Die Zahlung für den Sommer beträgt 25 R. pro Saison. Im Verlaufe der 8 ersten Jahre ihres Bestehens (1897—1904) hat die Fröbel-Gesellschaft 712 Kinder verpflegt und für deren Unterhalt 17 000 R. ausgegeben.

Die Kolonien der St. Petersburger Stadtverwaltung waren anfangs in drei Dörfern bei der Station Preobrashenskaja an der Warschauer Eisenbahn in geräumigen Bauernhäusern untergebracht.

In jeder Kolonie befinden sich 20—70 Kinder, deren Beaufsichtigung Stadtschullehrerinnen und Zuhörerinnen der Höheren Weiblichen Kurse, deren ärztliche Aufsicht in den Kolonien Landschaftsärzten übertragen ist. In letzter Zeit befindet sich ein ständiger Arzt für den Sommer in der Kolonie. Im Jahre 1899 wurden die Kolonien in 20 Landhäusern untergebracht, von welchen das im Mittelpunkte gelegene als Krankenhaus und zum Krankenempfang dient.

Im Jahre 1903 wurde eine Kolonie, welcher ein Arzt beigegeben war, für kranke Kinder bestimmt, die beständige ärztliche Aufsicht brauchen. Jede Kolonie hat ihre eigene Wirtschaft, und erst im Jahre 1904 wurde eine gemeinsame Wirtschaft für alle Kolonien eingerichtet. Diese Neuerung machte die Einrichtung zweier gemeinsamer Speiseanstalten nötig. — Im Durchschnitt werden in den Kolonien der St. Petersburger Verwaltung jährlich 460 Kinder verpflegt, für deren Unterhalt ca. 30 R. pro Kind ausgegeben werden. Kranke Kinder werden von der Stadtverwaltung in die Sanitätsstationen der Gesellschaft zur Wahrung der Volksgesundheit und der Georgsgemeinschaft abgegeben.

Die Gesellschaft von Ferienkolonien für die St. Petersburger Mittleren Lehranstalten ist Besitzerin eines großen Landhauses, welches sich in Sestroretzk befindet, den Namen Ferienkolonie Kaiser Alexander III. führt und für 120 Knaben eingerichtet ist, und eines anderen in Lewaschowo an der Finnländischen Eisenbahn, gegründet zum Andenken an R. von Hartmann (dieses Haus ist auch im Winter zu benutzen), eines Landhauses für Mädchen in Oranienbaum für 50 Mädchen, welche eines der weiblichen Gymnasien besuchen, und endlich eines Landhauses für Mädchen in Lewaschowo, das der Gesellschaft im Jahre 1902 von der Gräfin Lewascheff übergeben wurde und 40 Mädchen aufnehmen kann.

In die Ferienkolonien der Gesellschaft werden ausschließlich Schüler und Schülerinnen mittlerer Lehranstalten im Alter von 9—14 Jahren aufgenommen. Die ärztliche Besichtigung der Kinder findet im Hospital des Prinzen von Oldenburg statt. Die Leitung der Ferienkolonien wird Lehrern und Lehrerinnen übertragen. Jede Ferienkolonie hat ihren Arzt, welcher der Gesellschaft seine Dienste ohne Remuneration leistet. Die Sommersaison wird in zwei Teile geteilt, den schwächsten Kindern wird ein verlängerter Aufenthalt während des ganzen Sommers gewährt. — Die Gesamtzahl der alljährlich von der Gesellschaft verpflegten Kinder beträgt im Mittel 125, bei einer Jahresausgabe von etwa 10 000 R.

Die Gesellschaft zur Förderung der Bildung unter den Juden eröffnete im Jahre 1897 eine Ferienkolonie für Zöglinge jüdischer Schulen in Petersburg. Die Kolonie befindet sich in der Nähe Oranienbaums in trockener, gesunder Gegend und ist am Meer gelegen. Die ärztliche Untersuchung und die Auswahl der Kinder geschieht durch die Schulärzte. Die Kolonie ist 10 Wochen alljährlich geöffnet, von Ende Mai bis zum 15. August. Die Kinder bilden zwei Gruppen, von denen jede 5 Wochen in der Kolonie bleiben darf.

Die Moskauer Gesellschaft zur Einrichtung von Ferienkolonien für Schüler und Schülerinnen der Stadtschulen verfügt nicht über eigene Räumlichkeiten, sondern macht Gebrauch von Wohnräumen auf Gütern oder von Landhäusern des Domänenressorts, auch von Schulhäusern der Landschafts- und Kirchenschulen, wobei sich die Gesellschaft in bezug auf die sanitären Bedingungen von dem Rate der Ärzte leiten läßt. Die Leitung der Ferienkolonien wird pädagogisch erfahrenen Personen aus der Zahl der Lehrer und Lehrerinnen der Stadtschulen übertragen. Jeder Lehrer erhält 20 Kinder, ihm wird ein Gehilfe und Bedienung beigegeben.

Seit dem Jahre 1897 ist für chronischkranke Kinder, die unter ärztliche Leitung gestellt werden müssen, 20 Werst von Moskau eine Spezialkolonie auf dem Gute des Fürsten Golitzin im Dorfe Troitzkoje eingerichtet, welche allwöchentlich von einem Arzte besucht wird und unter ständiger Aufsicht einer Feldscherin und einiger Aufseher steht. In letzter Zeit werden für einige Kolonien Spezialärzte berufen. Im Jahre 1903 wurde von der Gesellschaft der Versuch gemacht, an der See eine Kolonie für schwache Kinder bei der Station Kuokala der Finnischen Eisenbahn einzurichten. Die Kolonie wurde später nach Sillamäggi am estländischen Strande übergeführt. In den letzten Jahren haben sich die Kolonien der Gesellschaft über eine große Anzahl von Gouvernements ausgebreitet. Sie befinden sich in den Gouvernements Moskau, Wladimir, Jaroslaw, Twer, Smolensk, Tula, Kursk, Orel, Riasan, Tambow, Pensa, Saratow und Estland. Die Kosten für den Unterhalt eines Kindes betragen im Durchschnitt etwas mehr als 20 R.

Im Jahre 1895 wurde im Dorfe Grishutino, Kreis Klin des Gouvernements Moskau, ein Sommerasyl (Kolonie) Krotkoff von dem Moskauer Konseil der Kinderasyle des Ressorts der Anstalten der Kaiserin Maria gegründet. Die Kolonie hat 29 Dessjätin Land und ist für 100 Asylzöglinge berechnet. Die Unterhaltskosten pro Saison betragen 3000 R.

Noch andere Sommerasyle, die den Charakter von Ferienkolonien tragen und zu den Asylen des Ressorts der Kaiserin Maria gehören, befinden sich bei der Station Udelnaja der finnländischen Eisenbahn bei Petersburg und im Dorfe Budaki im Kreise Akkerman am Ufer des Schwarzen Meeres.

In Warschau bildete sich aus einem kleinen Privatkreise, welcher seit dem Jahre 1881 alljährlich Ferienkolonien einrichtete, im Jahre 1897 die Gesellschaft der Ferienkolonien für arme und kranke Kinder. An der Spitze der Gesellschaft steht ein Komitee von 15 Personen. Gegenwärtig unterhält die Gesellschaft 13 Kolonien in den Gouvernements Warschau, Lublin, Radom, Kalisch und Lomsha, darunter eine Sanitätsstation in eigenem Hause, in welcher jeden Sommer 150—280 Kinder aufgenommen werden. Die ärztliche Besichtigung leiten die Komiteeärzte im Verlaufe von 2 Monaten, da die Zahl der sich meldenden Kinder sich bis 8000 beläuft. Die Sommersaison wird in drei, in der Sanitätsstation sogar in vier Abschnitte geteilt. In jeder Kolonie werden die Kinder in Gruppen von 25—30 eingeteilt. Jede Gruppe hat ihren Leiter oder ihre Leiterin. Der wirtschaftliche Teil wird einer besonderen Wirtschafterin übergeben. Die Ärzte der Gesellschaft, zwei bis drei an der Zahl, besuchen die Kolonien mehreremal in der Saison.

In Kischineff funktioniert seit 1896 eine Ferienkolonie für Kinder, die die Stadt- und öffentlichen Schulen der Stadt besuchen. Die Kinder werden im Alter von 8—14 Jahren aufgenommen, ohne Unterschied der Konfession, des Standes und der Nationalität. Die Kolonie ist für 50 Kinder bestimmt, ist in zwei Miethäusern, von denen eines für Knaben und das andere für Mädchen bestimmt ist, untergebracht und befindet sich 17 Werst von der Stadt. Die Saison dauert etwa 2 Monate.

In Twer ist 1899 eine Sommerferienkolonie der Lehrergesellschaft zur gegenseitigen Hilfeleistung gegründet worden. In die Kolonie werden ausschließlich Töchter und Verwandte der in den Landschafts- und Ministerialschulen des Gouvernements Twer angestellten Lehrer, welche sich zum Eintritt in die mittleren weiblichen Lehranstalten vorbereiten, aufgenommen. Die Kolonie ist untergebracht in einem ihr unentgeltlich von der Landschaft zur Verfügung gestellten Datsche, sie befindet sich unter der Leitung einer Lehrerin und kann 16 junge Mädchen im Alter von 13 Jahren und älter aufnehmen.

Im Jahre 1898 wurde in Elisawetgrad im Gouvernement Cherson eine Sanitätsstation der örtlichen Abteilung der Gesellschaft zur Wahrung der Volksgesundheit für Schüler der Stadt- und Kronsschulen im Alter von 8—14 Jahren gegründet.

Im Jahre 1901 wurde in der Stadt Lodz, Gouvernement Petrokow, eine Ferienkolonie der christlichen Wohltätigkeitsgesellschaft für Kinder der Stadt Lodz ausschließlich christlicher Konfession im Alter von 6—12 Jahren eingerichtet. Die Zahl der Vakanzen beträgt 660.

Seit dem Jahre 1895 besteht in Lublin eine Ferienkolonie der örtlichen Wohltätigkeitsgesellschaft für Kinder jeder Nationalität von 6—13 Jahren mit Ausnahme der Juden.

Im Jahre 1892 wurde in Nishni-Nowgorod eine Ferienkolonie für Volksschüler eingerichtet. Berechnet ist sie für 50 Knaben und besitzt ein Immobil mit einem großen Landstück.

Im Jahre 1885 wurde in Riga eine Wohltätigkeitsgesellschaft gegründet zur Organisation von Ferienkolonien für arme Kinder. In die Kolonien werden Kinder armer Bewohner der Stadt Riga ohne Unterschied des Bekenntnisses und des Geschlechts im Alter von 7—13 Jahren aufgenommen. Die Wohltätigkeitsgesellschaft besitzt ein Waldgrundstück mit einem Hause für die Kolonie im Werte von 16 000 R. In den letzten Jahren hat die

Gesellschaft vier Kolonien eröffnet: 1. in dem Badeorte Assern am Rigaschen Strande für 35 Knaben; 2. auf dem Gute Semmerbeck, Kreis Tuckum, für 20 Mädchen; 3. im Badeort Bilderlingshof für 66 Mädchen und 4. in Neubad bei Riga für 25 Knaben. — Zusammen ist in den Kolonien der Gesellschaft Platz für 150 Kinder, die Ausgaben betragen 4000 R.

In Samara wurden im Jahre 1904 zwei Kolonien für Knaben und Mädchen, speziell für Zöglinge der Volksschulen, gegründet. Die Leitung liegt in den Händen eines Lehrers und einer Lehrerin der Volksschulen.

In Baku im Kaukasus besteht seit dem Jahre 1896 eine Ferienkolonie für kränkliche Schülerinnen des Mariengymnasiums, die gegründet worden ist von der Unterstützungsgesellschaft für arme Schüler in Baku. Aufgenommen werden Mädchen von 8—18 Jahren. Die Saison dauert 2$\frac{1}{2}$ Sommermonate. Aufsicht und Leitung der Kolonie befinden sich in den Händen der Anstaltsobrigkeit. Aufnahme finden jährlich 52 Schülerinnen, darunter 45 unentgeltlich. Bei dem Knabengymnasium von Baku wurde 1898 eine landwirtschaftliche Kolonie für Schüler dieses Gymnasiums im Flecken Kussary eingerichtet.

Die Kolonie besitzt ein Grundstück von 30 Dessjätin, ein Haus, Gemüsegarten, Wirtschaftshof, Versuchsfeld und Park.

In Simbirsk an der Wolga ist seit 1896 ein Sanatorium für Schüler des Knabengymnasiums von der Brüderschaft des heiligen Sergius bei der Kirche des Gymnasiums eingerichtet worden. Aufnahme finden Schüler des Gymnasiums ohne Unterschied des Bekenntnisses, des Alters, Standes und der Nationalität, ausschließlich mit Rücksicht auf ihre Bedürftigkeit.

In Orenburg besteht seit 1899 eine Ferienkolonie für Schüler, die von der örtlichen physiko-medizinischen Gesellschaft unterhalten wird. Jede Unterrichtsanstalt der Stadt erhält das Recht auf die Unterbringung einer bestimmten Anzahl von Kindern. Das Sanatorium hat kein eigenes Haus. Die Leitung des Sanatoriums wird Volksschullehrern und -lehrerinnen übertragen. Die medizinische Aufsicht liegt in den Händen eines Spezialarztes.

In Odessa wurde von verschiedenen Kreisen und Gesellschaften besondere Energie bei der Einrichtung von Ferienkolonien bewiesen. Es existieren dort die Ferienkolonien und Sanitätsstationen des Odessaer Komitees zur Förderung der Aufklärung unter den Juden, der Gesellschaft zur Förderung der physischen Erziehung der Kinder, der Kolonie für Schüler der jüdischen Volksschulen, der Wohltätigkeitsgesellschaft der Odessaer katholischen Gemeinde, der Odessaer Abteilung der Gesellschaft zur Wahrung der Volksgesundheit, die Sanitätsstation des Odessaer jüdischen Waisenhauses u. a.

Außer den obenerwähnten Kolonien bestehen noch in vielen russischen Städten derartige Einrichtungen (so in Kiew für 20 Kinder, in Woronesh für 17 Kinder, in Rostow a. D. für 20 Kinder usw.), doch hat ihre Tätigkeit keinen beständigen Charakter, daher verdienen sie hier nur kurze Erwähnung ohne Anspruch auf detaillierte Beschreibung.

IX. Die Kindersterblichkeit in Rußland.

Von

Chr. v. Schwanebach.

Rußland hat eine verhältnismäßig große Kindersterblichkeit (durchschnittlich 268 vom Tausend); in einigen Kreisen Innerrußlands sterben sogar über 50% der Kinder im ersten Lebensjahre. Dieser die Volkswohlfahrt so schwer schädigenden Erscheinung wandte schon im Jahre 1835 die kaiserliche Freie Ökonomische Gesellschaft, im Jahre 1886 auch der Medizinal-Konseil, die oberste Reichsbehörde in Medizinalangelegenheiten, ihre Aufmerksamkeit zu, doch ohne daß die Arbeiten dieser beiden Institutionen einen sichtbaren Erfolg gehabt hätten. — Gegenwärtig wird die Frage von ärztlicher Seite mit dem nötigen Ernste behandelt. Sie ist auch Gegenstand der Beratung zahlreicher Kongresse gewesen.

Nach Daten des Zentral-Statistischen Komitees starben von 22 256 842
in den Jahren 1895—1899 Geborenen im Alter von

0—1 Monat	1 686 m.	3— 6 Monaten	1 343 m.
1—3 Monaten	1 350 „	6—12 „	1 806 „

1—2 Jahren	1601 m.
2—3 „	828 „
3—4 „	508 „
4—5 „	354 „
0—5 Jahren	9479 m.

Mit anderen Worten die Zahl der Gestorbenen betrug mehr als $^2/_5$ der Geborenen.

Vom Tausend Geborener stirbt im Alter:

	0—1 Mon.	1—3 Mon.	3—6 Mon.	6—12 Mon.	0—1 Jahr
Überhaupt	74	59	58	78	268
Griech.-orthod.	78	63	62	81	285
Röm.-kath.	30	31	37	53	150
Protest.	64	33	31	51	179
Juden	27	23	26	53	128
Mohammed.	35	28	35	65	163

	1—2 Jahren	2—3 Jahren	3—4 Jahren	4—5 Jahren	0—5 Jahren
Überhaupt	70	37	23	16	414
Griech.-orthod.	72	37	23	16	433
Röm.-kath.	58	33	21	14	276
Protest.	59	30	20	14	302
Juden	61	28	16	14	247
Mohammed.	78	53	36	25	355

Wie man sieht, wird die hohe Kindersterblichkeit im europäischen Rußland
durch die Sterblichkeit unter der griechisch-orthodoxen Bevölkerung bedingt,
während die Koëffizienten der Sterblichkeit unter den Kindern der anderen
Konfessionen fast 2 mal kleiner sind als bei den Kindern griechisch-ortho-
doxer Konfession.

Danach kann als allgemeine Regel folgender Satz gelten: die westlich
vom Petersburger Meridian und südlich vom 50. Breitengrade gelegenen Gouvernements haben eine unter dem Mittel befindliche Kindersterblichkeit;
die östlich vom genannten Meridian und nördlich vom 50. Breitengrade befindlichen Gouvernements des europäischen Rußland sind in bezug auf die Kindersterblichkeit weit unter dem Mittel. Besonders groß ist die Kindersterblichkeit
in den Uralgouvernements und in den Gouvernements des Moskauer Fabrik-
Rayons, auch die an der mittleren Wolga gelegenen Gouvernements haben eine
den mittleren Durchschnitt übertreffende Kindersterblichkeit.

In den 510 Kreisen des europäischen Rußland sterben von 1000 Geborenen

nicht über 150 Kinder		in	22 Kreisen
150—200	„	„	102 „
200—250	„	„	96 „
250—300	„	„	111 „
300—350	„	„	109 „
350—400	„	„	42 „
400—500	„	„	8 „
über 500	„	„	2 „

d. h., in mehr als 44% der Kreise schwankt die Sterblichkeit zwischen 250 bis
350 pro Tausend..

Das 2. Lebensjahr zeigt bedeutend geringere Schwankungen als das 1., es
macht sich eine gewisse Ausgleichung in den einzelnen Gouvernements bemerk-

bar: die Gouvernements, welche die größte Sterblichkeit im ersten Jahre aufweisen, Perm und Kaluga, sind im zweiten Jahre von der Norm nicht weit
entfernt. —

Im zweiten Jahr verteilt sich die Sterblichkeit folgendermaßen: das Minimum hat Estland mit 36 pro Tausend, das Maximum Tula 97 pro Tausend;
dazwischen liegen Bessarabien 81, Woronesh 87, Kaluga 83, Moskau 84, Räsan 81,
Samara 87, Saratow 95.

Von 100 Geborenen starben im zweiten Lebensjahr:

bis	30	Kinder	. . . . in	6	Kreisen
von 30—	40	„	. . . . „	19	„
„ 40—	50	„	. . . . „	57	„
„ 50—	60	„	. . . . „	86	„
„ 60—	70	„	. . . . „	119	„
„ 70—	80	„	. . . . „	112	„
„ 80—	90	„	. . . . „	57	„
„ 90—1	00	„	. . . . „	31	„
mehr als 100		„	. . . . „	41	„

Die Sterblichkeit im dritten Jahre schwankt von 20 pro Tausend (Archangel) bis 50 pro Tausend (Samarkand).

Die Sterblichkeit im vierten Jahr bewegt sich innerhalb der Grenzen
12 (Archangel) und 32 pro Tausend der Geborenen (Kursk).

Im fünften Jahr sterben von 9 pro Tausend (Archangel) bis 22 pro Tausend (Kursk).

Außer den allgemeinen, die Sterblichkeit der Kinder in Rußland beein-
flussenden Ursachen, machen sich noch besondere nach Gebieten und Bevölke-
rungsgruppen verschiedene ungünstige Einflüsse geltend, aus deren Kombination sich für die einzelnen Rayons die speziellen Sterblichkeitskoëffizienten
ergeben. So ist die Säuglingssterblichkeit im Nordostgebiet und in Zentral-
Rußland besonders groß. Es zeigt sich, daß diese Gebiete mit dem Ansied-
lungsgebiet der großrussischen orthodoxen Bevölkerung zusammenfallen und
zu ihrem Zentrum etwa die Stadt Tula haben. In Abhängigkeit von der Verminderung des großrussischen Elements nach Süden, Norden und Westen
fällt die Sterblichkeit bis 1 Jahr ab, welche im Zentrum und im Nordosten ungeheuer groß ist.

Unter den besonderen oben angedeuteten Faktoren sind an erster Stelle
ökonomische und soziale Momente zu nennen. Unter den letzteren sind die
kulturellen Mängel und Vorurteile zu verstehen, welche das Kind in dem russischen Dorf in besonders ungünstige Ernährungs- und Verpflegungsverhältnisse versetzen. In der von der Kultur noch so wenig berührten Bauernbevölkerung sind das soziale und das ökonomische Moment so eng miteinander
verknüpft, daß man die Grenzlinie zwischen ihnen nicht immer streng ziehen
kann.

Als Hauptursache der überaus großen Kindersterblichkeit in den Dörfern
mit orthodoxer großrussischer Bevölkerung muß die Sitte gelten, die Säuglinge
vorzeitig mit alledem zu nähren, was der erwachsenen Bevölkerung des Dorfes
zur Nahrung dient. So wird den Kindern der Lutscher bisweilen gefüllt mit:
Rum, Brot, Grütze, Sauerkohl(!), Buttermilch, Dünnbier, (im Gouvernement
Perm), und das wenige Tage nach der Geburt. Über die Verbreitung einer
derartigen künstlichen Ernährung berichtet Dr. Münch, daß etwa 50%
aller Frauen im Kreise Atkarsk des Gouvernements Saratow die Kinder
mit Muttermilch und künstlicher Nahrung aufziehen, 40—45% ausschließlich
mit künstlicher Nahrung und nur 10% ausschließlich mit Muttermilch. Von

2000 Frauen, die in der Uralgegend befragt wurden, gab etwa die Hälfte an, daß sie vom ersten Monat an künstliche Nahrung verabfolgen, 12% vom zweiten Monat, 6% vom dritten und nur 5% vom vierten Monat an. Im Kreise Krasnoufimsk nährten 37,7% der Mütter überhaupt nicht mit der Brust, und von den nährenden (62,3%) enthielten sich nur 1,3% der künstlichen Zugabe zur Muttermilch bis zum achten Monat: alle übrigen begannen mit der Zugabe in der ersten Woche und nicht später als einen Monat nach der Geburt, wobei in Gebrauch waren: ein Gummi-Lutscher mit Glas in 22,2%, Gummi-Lutscher mit Kuhhorn in 29,2% und Kuheuter (!) in 48,5% (!!). — Diese Beobachtungen sind nicht vereinzelt, sondern im Gegenteil allgemein für die großrussische orthodoxe Bevölkerung in Rußland, besonders in ihrem nordöstlichen und mittleren Teil. Hier hat der Lutscher ein so vollständiges Bürgerrecht, wie wir das kaum im Süden und Westen finden.

In einigen großrussischen Gegenden ist der Gebrauch, das Kind mit dem Lutscher aufzuziehen, durch religiöse Vorurteile bedingt: in den Gouvernements Wladimir, Moskau, Nishni-Nowgorod und Twer gilt es unter den Bauern für gottlos, das Kind länger als ein halbes Jahr zu stillen. —

Ganz anders verhält sich zur Frage der Kinderernährung die nicht großrussische Bevölkerung. Die mohammedanischen Tataren gründen sich auf den Koran, indem sie das Stillen der Kinder an der Mutterbrust bis zum zweiten Jahr fortsetzen und erzielen damit eine bedeutende Herabsetzung der Kindersterblichkeit. —

Ebenso ergeben sich die wesentlich geringeren Sterblichkeitskoëffizienten der Protestanten, Katholiken, Juden und sogar der heidnischen Wotjaken als Resultat der im Vergleich mit den Großrussen völlig verschiedenen Lebensbedingungen.

Ein weiterer Faktor, der die Kindersterblichkeit in Rußland mitbestimmt und mit den eben geschilderten sozialen Bedingungen eng verknüpft ist, sind die ökonomischen Bedingungen. Im Nordosten und in Zentral-Rußland ruht auf der Frau die größere, wenn nicht die gesamte Arbeitslast der Feldarbeiten. In einigen Gegenden trägt die Frau infolge der weitverbreiteten Inanspruchnahme der Männer durch auswärtigen Erwerb in wirtschaftlicher Hinsicht eine größere Verantwortung als der Mann; daher sind die Mütter im Norden und im Zentrum in der gefährlichen Sommerzeit fast ganz von den Säuglingen getrennt und auf die künstliche Nahrung angewiesen, während die Mutter im Südwestgebiet infolge des andersartigen Charakters ihrer Arbeit dem Hause und dem Kinde näher bleibt und es infolgedessen an der Nahrung durch die Brust und an der nötigen Pflege nicht fehlen läßt.

Die klimatischen und meteorologischen Bedingungen eines großen Teils von Rußland, namentlich in ihrem Einfluß auf die Städte, können zur Erklärung für die große Verbreitung und Heftigkeit der Durchfälle und anderer Epidemien dienen, die in Rußland weit häufiger sind als in Westeuropa.

Es ist in vielen Fällen ein Zusammenhang zwischen Kinderdurchfällen und Cholera nachgewiesen worden. Auch weist die Tatsache, daß die niedrig gelegenen und sumpfigen Teile der russischen Städte die größte Sterblichkeit haben, auf den infizierten Boden als auf die gemeinsame Krankheitsursache hin.

Die bisherigen Ausführungen hatten hauptsächlich die Kindersterblichkeit und die auf sie einwirkenden Momente bis zum Ende des ersten Lebensjahres im Auge.

Wenden wir uns der topographischen Übersicht der Sterblichkeit im Alter von 1—5 Jahren zu, so erweist es sich, daß auch hier der zentrale Fabrik- und

Industrierayon und einige Ackerbaugouvernements wie Moskau, Kursk, Woronesh, Riasan, Kaluga, Pensa, d. h. die Gouvernements mit großrussischer
Bevölkerung, aber auch die Ostgebiete mit gemischter Bevölkerung eine große
Sterblichkeit haben. Aber auch der Westen und Süden mit den Juden, Katholiken und Lutheranern, die eine geringe Sterblichkeit der Einjährigen aufgewiesen hatten, rückt für das Lebensalter von 1—5 Jahren in die Kategorie
der am meisten bedrohten Landesteile auf.

Endlich ist zur Charakteristik der Kindersterblichkeit noch hinzuzufügen,
daß die geringste Sterblichkeit die Baltischen Provinzen Wilna, Witebsk,
Kowno, Minsk, Mohileff und Taurien haben.

In der Zeit vom 1—5 Lebensjahr räumen unter der nichtgroßrussischen
Bevölkerung, die, wie wir gesehen hatten, unter günstigen Bedingungen das
erste Lebensjahr erreichten, die Epidemien auf, namentlich die Diphtheritis
und der Scharlach im Süden, die Pocken und die Masern im Osten. Unter den
Ursachen, welche die geringe Widerstandsfähigkeit gegenüber den Epidemien
erklären, sind anzuführen: Armut und Schmutz bei den Juden im Ansiedlungs-
rayon, antisanitäre Lebensbedingungen im Südwestgebiet z. B. die Lehmböden
der Bauernhütten in diesen Gegenden. Die für den Süden charakteristische
Heftigkeit der Diphtheritis und des Scharlachs wird hauptsächlich durch die
antisanitären Lebensbedingungen hervorgerufen.

Über die akuten Kinderkrankheiten entnehmen wir dem offiziellen Berichte
über die Volksgesundheit des Jahres 1903 folgende Daten. Auf 100 000 Einwohner erkrankten an

Keuchhusten 90,3
Masern 77,8
Scharlach 120,9
Diphtheritis 62,9
Pocken 40,5

Überhaupt übertrifft in bezug auf akut-ansteckende Krankheiten Rußland
die übrigen Staaten Europas; die Sterblichkeit an diesen Krankheiten ist fast
zweimal so groß als in Ungarn und in Spanien und fünf- bis siebenmal größer
als in Frankreich und Norwegen. Und bei alledem ist am allergrößten die Sterblichkeit an Durchfällen, sie wird durch die Zahl von 275 auf 10 000 Einwohner
charakterisiert.

Nach den Berechnungen, welche sich nur auf ²/₃ der Bevölkerung des europäischen Rußland, beziehen, starben von 1897—1901 am Durchfall 274 653
Kinder, wobei von 1000 täglichen Todesfällen auf solche durch Durchfälle verursachte entfielen:

im Januar	. . . . . .	235	im Juli	. . . .	3483
„ Februar	. . . . . .	239	„ August	. . . . . .	2682
„ März	. . . . . .	239	„ September	. . . . .	894
„ April	. . . . . .	263	„ Oktober	. . . . . .	402
„ Mai	. . . . . .	408	„ November	. . . . .	274
„ Juni	. . . . . .	1881	„ Dezember	. . . . .	263

Faßt man das in dem Vorstehenden über die Kindersterblichkeit in Rußland Gesagte zusammen, so ergibt sich, daß die Sterblichkeit der griechisch-
orthodoxen Bevölkerung keineswegs den Charakter einer unabwendbaren
Volkskalamität hat, die ihre Erklärung ausschließlich in dem ökonomischen
Ruin der Bevölkerung hat, wie dies auf den ersten Blick scheinen könnte.

Vielmehr wird durch die allmähliche aber stetige Verminderung der Kindersterblichkeit im Innern des Reiches, im Norden und Osten, sowie im Gouvernement Moskau die Wahrheit bestätigt, daß die Kindersterblichkeit vor allem

eine soziale Krankheit ist, deren Heilung durch die Hebung der Volksbildung und den kulturellen Fortschritt zu erwarten ist. Besonders ist in dieser Hinsicht die Beobachtung instruktiv, daß im Moskauer Gouvernement eine Minderung der Kindersterblichkeit beginnt mit dem Zeitpunkt der Aufhebung der Leibeigenschaft. Das läßt die Hoffnung als berechtigt erscheinen, daß es den gemeinsamen Anstrengungen aller Organisationen, die sich die Hebung der Volksbildung zur Aufgabe stellen, gelingen wird, mit der Zeit dieses größte Hindernis des nationalen Fortschrittes zu beseitigen. Es ist zu erwarten, daß hierzu auch die geeigneten Mittel angewandt werden, in erster Linie systematisches und gemeinsames Handeln aller zur Hebung der Volksgesundheit berufenen Institutionen.

X. Krankenhäuser für Kinder.

Von

Chr. v. Schwanebach.

Die Fürsorge für kranke Kinder aller Altersstufen gehört in Rußland zu dem Pflichtenkreise der Landschaften, der Städte und Wohltätigkeitsgesellschaften.

In der Regel sorgen die Wohltätigkeitsgesellschaften, welche ihre Fürsorge armen Kindern zuwenden, im Fall ihrer Erkrankung auch für ärztliche Pflege. Zu diesem Zwecke haben die Gesellschaften gewöhnlich auch Krankenhäuser in der Zahl ihrer Fürsorgeanstalten.

Speziell kranke Kinder nimmt die unter dem Protektorat der Großfürstin Elisabeth Mawrikijewna stehende Gesellschaft zur Verpflegung armer und kranker Kinder auf.

Nach den Angaben des Ministeriums des Innern,[1]) gab es im Jahre 1907 im ganzen Russischen Reiche nur 37 Kinder-Krankenhäuser mit 3183 Betten, außerdem bestanden bei Lehranstalten verschiedener Ressorts 350 Krankenhäuser mit 5514 Betten.

Wenn man erwägt, daß die Mehrzahl der Lehranstalten, bei welchen Krankenhäuser bestehen, sich in den Städten befinden, so kann man nicht umhin, die medizinische Hilfe für Kinder auf dem flachen Lande für äußerst mangelhaft zu halten. Dieses Urteil dürfte auch dann noch seine Geltung behalten, wenn man in Erwägung zieht, daß Kinder in den allgemeinen Krankenhäusern Aufnahme finden, da in diesen in der Regel selten Platz für Kinder vorhanden ist. — Dem Mangel an Kinderkrankenhäusern suchen die Wohltätigkeitsgesellschaften abzuhelfen, bisher scheinbar aber ohne bemerkbaren Erfolg (siehe den Artikel über die Kindersterblichkeit).

In relativ besseren Bedingungen befinden sich die Kinder in den Städten, obgleich auch hier die Überfüllung der Krankenhäuser auf die Notwendigkeit hinweist, ihre Zahl zu vergrößern.

Die großen Krankenhäuser in Petersburg und in Moskau befinden sich fast alle in der Verwaltung des Ressorts der Kaiserin Maria. In Petersburg

---

[1]) Statistische Daten über die Krankenhäuser der Zivilverwaltung im Russischen Reiche. St. Petersburg 1907.

sind es ihrer drei: 1. Das Kinderhospital des Prinzen Peter von Oldenburg mit 6 Abteilungen und 228 Betten für Kinder bis 14 Jahren. Die Aufnahme erfolgt gegen Zahlung. Ausgeschlossen sind nur unheilbar kranke Kinder.

2. Das Elisabethkrankenhaus für minderjährige Kinder hat 128 Betten und 6 Abteilungen. Aufgenommen werden Mädchen bis 12 Jahren und Knaben bis 6 Jahren. Brustkinder werden mit ihren Müttern oder Ammen aufgenommen.

3. Das Nikolay-Krankenhaus mit 8 Abteilungen und 110 Betten.

In Moskau ist nur ein Kinderhospital des Ressorts der Kaiserin Maria, das Sophienhospital. Das Hospital hat 100 Betten. Städtisch ist das Morozoffsche Krankenhaus mit 340 Betten und das Hospital des heiligen Wladimir mit 238 Betten.

Gut eingerichtete Lazarette mit ausreichend geschultem medizinischen Personal gibt es fast an allen hauptstädtischen Lehranstalten mit Internat.

XI. Hebammen und Krankenpflegerinnen.

Von

S. Umanetz.

Im Jahre 1906 gab es in Rußland 21 670 Feldscher und Feldscherinnen, die gleichzeitig als Hebammen tätig sein konnten, darunter 18 929 Männer und 2741 Frauen. Von diesen befanden sich auf dem flachen Lande 13 795, darunter 12 736 Männer und 1419 Frauen.

Im Jahre 1906 waren in Rußland 39 Feldscherschulen und 16 kombinierte Feldscherinnen- und Hebammenschulen. Von den ersteren waren 18 für Männer, 10 für Frauen bestimmt und 11 für Männer und Frauen.

Die Mehrzahl der Feldscherschulen und der kombinierten Feldscher- und Hebammenschulen (27) wurde auf Kosten der Gouvernementslandschaften, 13 auf Kosten landschaftlicher Steuern, 7 auf Kosten von Privatpersonen und Gesellschaften, 3 von Städten, 2 vom Ressort der Kaiserin Maria, 2 vom Roten Kreuz und 1 vom Ministerium der Volksaufklärung unterhalten.

Der Unterhalt der Feldscherschulen im Jahr kam auf über 450 000 Rubel, der der kombinierten Feldscherinnen- und Hebammenschulen auf 88 000 Rubel zu stehen.

Der Typus der Feldscher hat sich jetzt in jeder Hinsicht zum Besseren verändert. Die Zahl der unwissenden Militärfeldscher mit ungenügender Vorbildung nimmt zusehends ab. Sie rekrutieren sich jetzt meist aus den Zöglingen der landschaftlichen und Militärfeldscherschulen, von denen beim Eintritt in die Schule ein genügendes Maß allgemeiner Schulkenntnisse verlangt wird. Der Kursus der Schulen ist vierjährig und wird nach einem sorgfältig ausgearbeiteten und dem Bildungsstande der Zöglinge angepaßten Lehrprogramm durchgenommen. Die Folgen treten schon jetzt in einem erhöhten Selbst- und Standesbewußtsein hervor.

Hebammen gab es im Jahre 1906 11 032 in Rußland. Ihre eigentliche Bestimmung, Hilfe beim Akt der Geburt zu leisten, wird im russischen Dorf noch immer wenig in Anspruch genommen, weil die russische Bäuerin, bei normaler Geburt infolge der Armut der Bevölkerung, vor allem eine Gehilfin für die Wirtschaft braucht, welche die Hausfrau zu ersetzen imstande wäre. Handelt es sich aber um einen pathologischen Fall, der an das Wissen und Können der Hebammen zu hohe Anforderungen stellt, so verlangt das Gesetz die Hilfe eines Arztes. Deshalb ist nach wie vor in der Mehrzahl der russischen Dörfer die Ortshebamme von zweifelhafter Güte und unzweifelhafter Unbildung tätig.

Wenn von medizinischer Hilfeleistung auf dem flachen Lande die Rede ist, so darf nicht unerwähnt bleiben, daß eine solche der Bauernbevölkerung in den Dörfern von den Vertretern der Intelligenz den Geistlichen, den Ärzten und namentlich den Gutsbesitzern in großem Maßstabe erwiesen wird und daß auch die Klöster durch ihre Krankenhäuser und Ambulanzen tätig sind. Wie viel hier geleistet wird, ist wegen Mangel an statistischem Material ziffernmäßig nicht festzustellen, doch ist die der Bevölkerung hierdurch gewährte Hilfe sehr bedeutend. Sie kommt durch ärztliche Ratschläge, praktische Hinweise auf Behandlung von Krankheiten, Hilfeleistung in plötzlichen Unglücksfällen, Erläuterungen der Grundforderungen der Gesundheitspflege und Verabfolgung ungeheurer Mengen von Medikamenten und Verbandzeug zum Ausdruck. Diese außerordentliche medizinische Pflege gewinnt eine besondere und außerordentlich schätzenswerte Bedeutung, wenn man berücksichtigt, wie groß der Mangel an Ärzten und medizinischer Organisation im russischen Dorfe zur Zeit ist. Dazu kommt, daß die Bauern sich gern und mit Vertrauen an die ihnen Nächstwohnenden wenden, wodurch die erwähnte medizinische Privatpflege eine besondere Bedeutung gewinnt.

Auf die Notwendigkeit der Organisation einer geordneten Krankenpflege durch Ausbildung des hierzu nötigen Personals hat die Russische Gesellschaft des Roten Kreuzes ihre besondere Aufmerksamkeit gewandt. Ohne sich auf ihre Hauptaufgabe, die Pflege der Verwundeten im Kriege, zu beschränken, erkannte die Gesellschaft an, daß die beständige Teilnahme des Roten Kreuzes an allen Unglücksfällen, von welchen die Menschen betroffen werden, angefangen von einzeln Krankheitsfällen bis zu den elementaren, den Hungersnöten und Epidemien, ihr als Vorschule und Vorbereitung für ihre eigentliche Aufgabe dienen muß.

Daher bildet sich das Rote Kreuz sein Personal im beständigen Kampf gegen die Krankheiten aus, insbesondere seine barmherzigen Schwestern, deren Verbände in Rußland sich durch große Selbständigkeit auszeichnen. Der Eintritt in den Verband erfordert kein Gelübde, an die barmherzigen Schwestern werden nur die Forderungen strenger Disziplin, strenger Pflichterfüllung und sorgsamen Verhaltens zum Kranken gestellt.

Das weibliche Personal der Verbände erlernt unter Anleitung der Ärzte in den Krankenhäusern die Krankenpflege. Eine derartige Unterweisung bietet das Rote Kreuz seinen Schwestern in seinen eigenen Krankenhäusern, die in der Regel bei jedem Verbande bestehen, oder es läßt sie in anderen Krankenhäusern, die dem Kriegsministerium, den Landschaften usw. untergeordnet sind, ausbilden. Nach dem türkischen Kriege in den Jahren 1877—1878 und den Hungerjahren 1891—1892 und den darauf folgenden Diphtheritis-, Typhus- und Choleraepidemien erkannte man, wie nützlich eine erfahrene barmherzige Schwester sein kann, und es kam immer häufiger vor, daß die Schwestern des Roten Kreuzes von städtischen und landschaftlichen Hospitälern zur Pflege aufgefordert wurden. Gleichzeitig zeigte sich eine allmähliches Wachsen der Schwesternverbände: bis zum Jahre 1877 waren ihrer nur 5, 1887 bereits 14 und im Jahre 1907 94. Krankenhäuser des Roten Kreuzes sind 183 vorhanden,

darunter auch solche ohne Anlehnung an einen Verband. Für diese werden
dann Schwestern eines der vorhandenen Verbände herangezogen.

Das von dem Roten Kreuz ausgebildete weibliche Personal wird in zwei
Kategorien eingeteilt: Schwestern, welche die Funktionen von Feldscherinnen
übernehmen können und barmherzige Schwestern oder Pflegerinnen; erstere
machen einen dreijährigen, letztere einen anderthalbjährigen Kursus nach einem
von der Hauptverwaltung bestätigten Programm durch. Der Kursus umfaßt
theoretische Fächer und die praktische im Krankenhause zu absolvierende
Pflege. Nach Beendigung des Kursus werden die barmherzigen Schwestern
zur Krankenpflege in den eigenen Hospitälern des Roten Kreuzes verwendet
oder in die Krankenhäuser anderer Verwaltungen geschickt oder sind endlich in der Privatkrankenpflege tätig.

Alle barmherzigen Schwestern des Roten Kreuzes mit Einschluß der Probe-
schwestern leben in den bei den Institutionen der Gesellschaft bestehenden
Konvikten oder in den Militärhospitälern und den Privatkrankenhäusern
des betreffenden Rayons und haben sich den strengen Regeln der Gesellschaft
unterzuordnen. Jeder Verband schließt die Schwesternschaft seines Rayons
zu einer Gemeinschaft zusammen, sorgt für den vollen Unterhalt derselben und
setzt eine Oberschwester an die Spitze jeder einzelnen Gruppe von Schwestern.
Die Verbände werden von Kuratorien geleitet, deren Mitglieder in den Generalversammlungen der Ortsverwaltungen des Roten Kreuzes gewählt werden.

Im Verhältnis zu den sich immer vermehrenden Institutionen der Gesellschaft wächst auch die der Bevölkerung geleistete Hilfe und die Zahl der Schwestern, welche im Jahre 1906 bereits über 3000 betrug.

Zu den in den Städten wirkenden Verbänden sind in der letzten Zeit auch
Dorfverbände der Schwestern des Roten Kreuzes hinzugekommen, welche im
Interesse der Dorfbevölkerung eine besondere Beachtung verdienen. In diese
Verbände treten als barmherzige Schwestern vor allem Frauen und Mädchen
aus den Kreisen der Landbevölkerung ein. Wenn sie den Kursus beendigt haben,
erweisen sie sich als sehr geeignet zur Verbreitung richtiger Begriffe über zweckmäßige Lebensweise und Hygiene im Dorfe. Gleichzeitig können sie der
Nachfrage nach den für die ländliche Bevölkerung so sehr notwendigen Krankenpflegerinnen entsprechen.

Veranlaßt durch den großen Nutzen der barmherzigen Schwestern, hat das
Rote Kreuz in der letzten Zeit mit Erfolg die Einrichtung von Kursen zur
praktischen und theoretischen Ausbildung barmherziger Brüder ins Auge gefaßt und so den Anfang zur Heranbildung eines erfahrenen männlichen Personals gemacht.

XII. Administrativmaßregeln.

Von

Chr. v. Schwanebach und S. Umanetz.

Aus den Satzungen der Kinderasyle des Ressorts der Anstalten der Kaiserin Maria (Allerhöchst bestätigt am 18. Juli 1891).

§ 1.

Die Kinderasyle des Ressorts der Anstalten der Kaiserin Maria haben den Zweck,
arme Kinder beiderlei Geschlechts ohne Unterschied des Standes, des Glaubensbekenntnisses und der Geburt zu verpflegen und ihnen eine religiös-sittliche Erziehung und Elemen-
tarbildung zu geben.

Nach Maßgabe der örtlichen Mittel und Bedingungen gewähren die Kinderasyle:

1. Beaufsichtigung der Kinder am Tage während der durch die Tagesarbeit verursachten Abwesenheit der Eltern oder Verwandten und Schulunterricht für die Kinder, welche zu Hause keinen solchen bekommen können.

2. Internat für Kinder beiderlei Geschlechts, Waisen, Halbwaisen und solche Kinder, deren Eltern völlig mittellos sind.

3. Verpflegung von Säuglingen, die der Pflege ermangeln.

Bei den Asylen können Handwerksklassen oder -schulen zwecks praktischer Ausbildung der von den Asylen verpflegten Knaben und Mädchen gegründet werden.

§ 3.

Die Oberaufsicht über alle Kinderasyle des Ressorts der Anstalten der Kaiserin Maria und die Bestimmung der Mittel zur Erreichung der durch die gegenwärtigen Satzungen festgesetzten Ziele steht dem Oberdirigierenden Sr. Majestät Kanzlei für die Anstalten der Kaiserin Maria zu, dem die Kanzlei zur Verwaltung der Kinderasyle, welche die Geschäftsführung zu besorgen hat, untergeordnet ist.

§ 4.

Die unmittelbare Verwaltung der Kinderasyle in St. Petersburg und in Moskau ist dem St. Petersburger und dem Moskauer Kuratorium der Kinderasyle und den beständigen Kommissionen der Kuratorien übertragen; in den Gouvernements und in den Gebieten liegt die Verwaltung in den Händen der Gouvernementskuratorien, in den Kreisen und Bezirken und an anderen Orten in denen der Lokalkuratorien der Kinderasyle.

§ 123.

Die Mittel zum Unterhalt der Kinderasyle setzen sich zusammen aus:

1. den Subsidien des Pupillenrates der Anstalten der Kaiserin Maria;
2. der Unterstützung der Reichsrentei;
3. dem Erlös der alljährlich zum Besten der Asyle veranstalteten Lotterie;
4. den Mitgliedsbeiträgen der aktiven und passiven Mitglieder und den einmaligen Zahlungen und Darbringungen von Wohltätern der Asyle;
5. den Sammlungen, die zum Besten der in den Asylen verpflegten Kinder veranstaltet werden;
6. dem Erlös von Konzerten, Theateraufführungen, Bällen usw.;
7. den Einnahmen von den Immobilien der einzelnen Asyle;
8. den städtischen und landschaftlichen Unterstützungsgeldern.

In dem Allerhöchst bestätigten Statut der Kinderasyle vom 18. Juli 1891 ist auf die Notwendigkeit einer organisierten Fürsorge für ehemalige Zöglinge der Asyle hingewiesen. In dem Statut ist unter anderem gesagt: „Zur Förderung der segensreichen Tätigkeit der Kuratorien und Konseils können diese Institutionen besondere Ausschüsse organisieren (zur Hilfeleistung an die), um den Zöglingen nach ihrem Austritt aus den Asylen Hilfe zu leisten durch Stellen- und Arbeitsvermittlung (§ 7). — Zu den Pflichten der Konseils und Kuratorien gehören alle Fragen, welche sich auf das innere Leben der Asyle und die Versorgung der Asylzöglinge beim Antritt ihrer selbständigen Tätigkeit beziehen (§ 52). — Den Konseils und Kuratorien wird anheimgestellt, Zöglinge, sowohl Knaben als Mädchen, die den Bildungsgang im Asyl beendigt haben, bis zum Antritt einer Stelle im Asyl zu belassen, doch mit der Bedingung, daß diese Fürsorge die Tätigkeit des Asyls nicht beeinträchtige (§ 122).

Allerhöchst bestätigte Satzungen für die Tätigkeit des Komitees des Hauptkuratoriums der Kinderasyle des Ressorts der Anstalten der Kaiserin Maria vom 28. Oktober 1896.

1. Bei der Hauptverwaltung des Ressorts der Anstalten der Kaiserin Maria besteht ein Komitee des Hauptkuratoriums der Kinderasyle.

5. Zu den Pflichten des Komitees gehört:
   a) die Prüfung, Beurteilung und Beschlußfassung über alle Fragen und Vorschläge, welche dem Komitee vom Oberdirigierenden vorgelegt werden;
   b) die Ausfindigmachung von Maßnahmen und Mitteln zur Erweiterung, Ausbreitung und Verbesserung des Zustandes der gegenwärtigen Kinderasyle in Rußland und zur Gründung neuer Anstalten dieser Art, sowie zu einer möglichst fruchtbaren und zweckentsprechenden Gestaltung der Versorgung armer Kinder überhaupt.

Regeln über die Adoption der Pfleglinge der kaiserlichen Findelhäuser in St. Petersburg und Moskau.

1. Zur Adoption von Pfleglingen beiderlei Geschlechts der kaiserlichen Findelhäuser in St. Petersburg und Moskau sind berechtigt sowohl russische Untertanen christlicher Konfessionen, als auch Ausländer christlichen Glaubens auf Grund der allgemeinen Gesetze über Adoption und der folgenden Regeln:

2. Die Adoption darf nur mit Zustimmung der Administration des Findelhauses erfolgen. Zur Adoption von Pfleglingen, die das 7. Lebensjahr noch nicht erreicht haben, ist außer der Zustimmung der Verwaltung des Findelhauses auch noch die Zustimmung der Mutter erforderlich. Nach Erreichung des genannten Jahres können die Pfleglinge adoptiert werden auch ohne Zustimmung der Mütter.

3. Pfleglinge, welche mit dem Taufschein ins Findelhaus gebracht wurden, dürfen nicht vor dem 3. Lebensjahr adoptiert werden. Pfleglinge aber, die ohne Taufschein aufgenommen wurden, können 6 Wochen nach ihrer Aufnahme adoptiert werden.

4. Findlinge können zur Adoption abgegeben werden nicht früher als nach Empfang einer Bescheinigung der Polizei, daß die Eltern nicht aufgefunden worden sind.

5. Falls die Verwaltung des Findelhauses in die Adoption willigt, so erhält der Adoptierende hierüber eine besondere Bescheinigung. Diese Bescheinigung besteht 6 Monate in Kraft und kann innerhalb dieser Zeit der Bittschrift um Adoption beigelegt werden.

6. Geldunterstützungen, auf welche Pfleglinge bei ihrer Entlassung aus der Verwaltung des Findelhauses Anspruch haben, werden bei der Adoption nur verkrüppelten Pfleglingen erteilt, wenn der Zustand besondere Pflege erfordert, und nicht ohne die besondere Erlaubnis des Ehrenvormunds.

Diese Geldunterstützungen werden, je nach dem Alter der Pfleglinge, entweder diesen selbst oder ihren Pflegeeltern eingehändigt.

7. Nach erfolgter Adoption werden die Pfleglinge aus der Fürsorge des Findelhauses entlassen.

Finnland.

Von

W. Pipping,

A. von Bonsdorff, Anna af Schulten, Jenny af Forselles.

Geschichtlicher Überblick.

In Finnland war es, wie anderorts, während der katholischen Zeit die Kirche, welche die Armenpflege ordnete, dabei dem christlichen Gebote der Barmherzigkeit gehorchend und ihrerseits ihre einzelnen Mitglieder auffordernd, an ihr Seelenheil zu denken. Diese Mahnung verklang nicht völlig resultatlos, obgleich das arme und dünn bevölkerte Land weder großartige, noch zahlreiche Wohltätigkeitsanstalten aufweisen konnte. Ein Armenhaus in der einzigen großen Stadt des Landes — Åbo, einige Hospitäler und die Gastfreiheit, welche die Klöster ausübten, dürften den geringen Anfang einer öffentlichen Armenpflege gebildet haben. Übrigens war der Notleidende, besonders auf dem Lande, gezwungen, persönlich für seine Bedürfnisse zu sorgen, nämlich durch Bettelei, und hierbei kam ihm sowohl damals wie später die nordische Gastfreiheit zustatten. Es war die Pflicht des Bauern, vorgeschrieben in den schwedischen Landschaftsgesetzen, die auch für Finnland galten, einen vorüberziehenden Bettler in sein Haus aufzunehmen, welche Tageszeit es auch sei, und ihn zu beherbergen. War es ein Krüppel, so war der Bauer verpflichtet, ihn weiter zu befördern. Dieses Gesetz der Gastfreiheit bezog sich freilich nur auf die zur Arbeit Unfähigen, wurde aber sicherlich schon damals wie später auf alle, die infolge eines Unglücks, Mißernte oder dgl. in Not geraten waren, ausgedehnt.

Die Reformation brachte nicht sofort eine durchgreifende Reform der Armenpflege, genauer gesagt, des Hospitalwesens. Bei der Reduktion der Kirchengüter wurden diejenigen ausgenommen, die an milde Stiftungen geschenkt wurden — und wir sehen auch später, daß diese ihre gegebenen Einnahmen von gewissen Gütern und Gehöften haben. Die hauptsächliche Veränderung besteht darin, daß die Verwaltung der Einrichtungen, halb Krankenhaus, halb Asyl für greise Arme, in erster Linie eine Angelegenheit des Staates, nicht die der Kirche wird. Doch wird der Beistand der Kirche in Anspruch genommen. Wenn es gilt, mehr Mittel für den Unterhalt der Hospitäler zu beschaffen, so fordert der Prediger in der Kirche die Gemeinde auf, an ihre kranken und notleidenden Mitmenschen zu denken; das Kirchengesetz vom Jahre 1571 enthält Vorschriften nicht nur bezüglich der Hospitäler in den Städten, sondern auch die Kirchspiele auf dem Lande werden aufgefordert, kleine Häuser für kränkliche Arme einzurichten, wo diese von Almosen leben können. Diese Armenhäuser sollten, wenn möglich, in der Nähe der Kirche eingerichtet werden, damit die Kirchenbesucher sich des Feiertags ihrer erinnerten und sie mit Lebensmitteln und anderen Dingen versehen möchten.

Mit dem Anfang des 17. Jahrhunderts beginnt für Schweden und das mit ihm vereinigte Finnland eine lebhafte Tätigkeit auf verschiedenen Gebieten des sozialen Lebens, und auch die Armenpflege wird Gegenstand der Gesetzgebung. Das Gesetz bezüglich der Administration der Städte vom Jahre 1619 enthält Vorschriften bezüglich der Pflege armer Kinder: in jeder Stadt sollte ein Kinderasyl eingerichtet werden. Außerdem werden Bestimmungen betreffend Einschränkung der Bettelei ausgefertigt. Man schwankt zwischen zwei Systemen: einerseits der Einrichtung größerer Provinzhospitäler, wo die Hilfesuchenden gegen Zahlung einer gewissen Gebühr behandelt würden, welche Gebühr entweder von den Verwandten des Hilfesuchenden oder seinem Heimatsorte (der Kommune) entrichtet werden sollte, und andererseits einer größeren Dezentralisation von Armenhäusern, und zwar derart, daß jede Gemeinde für ihre Armen sorgen sollte. Betreffend der Kinder wird im Jahre 1642 vorgeschrieben, daß diese nicht in Hospitälern gepflegt werden dürfen, sondern, falls sie keine Verwandten haben, die sie pflegen können, in ein Kinderasyl aufgenommen oder in Pension gegeben werden. Kinder dürfen nicht betteln, weder allein, noch in Gesellschaft älterer Personen.

Diesen Maßregeln der weltlichen Behörden entsprechen solche der kirchlichen. Im Kirchengesetz vom Jahre 1686 wird dem Hauptpastor vorgeschrieben, er solle die Gemeinde an ihre Pflichten bezüglich der Armenpflege erinnern; sie auffordern, Kranken- und Armenhäuser zu bauen und jährlich zum Unterhalte ihrer notleidenden Brüder in Christo beizutragen. Solcherart wurde also jetzt proklamiert, daß die Armenpflege eine kommunale Angelegenheit sei; die Kontribution der einzelnen Mitglieder wurde aber nicht fixiert, sondern der Opferwilligkeit des einzelnen anheimgegeben.

Diese und andere Anfänge einer zielbewußten und werktätigen Armenpflege werden jedoch in Finnland nur zum Teil durchgeführt. Die Ursache hiervon ist die herrschende Armut, beruhend auf einem rauhen Klima und einer niedrigen Kultur, die zur Folge haben, daß die Mißernte eines Jahres sowohl für Stadt- wie Landkommunen äußerst fühlbar wird. Hierzu gesellten sich die Kriege mit ihren Aushebungen, welche die auch sonst dünngesäte Bevölkerung dezimierten, Feuerschäden in den engen, mit Holzhäusern bebauten Städten. Die Bettelei florierte auch nach wie vor im Lande, sowohl nach der Verordnung vom Jahre 1624, welche die Bettelei verbot, wie nach der darauffolgenden Verordnung vom Jahre 1642, laut welcher ein Notleidender nur in seiner Vaterstadt oder in seinem Heimatorte betteln durfte. Zuzeiten besonders großer Not wurden die Städte von Bettlern vom Lande heimgesucht, auch von Kindern, und da mußten die Gesetze schlummern und die Bürger helfen, so gut sie konnten. Die nötigen Summen versuchte man durch gelegentliche Abgaben oder durch Kollekte in den Kirchen zu beschaffen; bei solennen Gelegenheiten, wie Kindtaufen, Hochzeiten und Begräbnissen, wandte man sich an die Barmherzigkeit der wohlhabenden Bürger. Einmal im Jahre wurden in den Städten Personen ausgesandt, um von christlich gesinnten Mitbürgern milde Gaben zu erbitten zum Unterhalt der Armen teils in Hospitälern und Armenhäusern, teils zu Hause oder in den von den Gemeinden unterhaltenen kleinen Häusern, die für den Gebrauch der Armen bestimmt waren. Diese Maßregeln waren aber oft nicht genügend, und als z. B. im Jahre 1708 der große nordische Krieg besonders Finnland schon großen ökonomischen Schaden zugefügt hatte, wurden jedem Bürger in Åbo, der noch irgendwelcher Opfer fähig befunden, einige Arme zwecks Versorgung zugewiesen. Gleich darauf brachen die Schrecken des „großen Unfriedens" über das Land herein, ganze Kirchspiele verheerend.

Der Aufschwung, den das 18. Jahrhundert auf allen Gebieten des sozialen Lebens herbeiführte, nicht zuletzt auf dem Gebiete der Humanität, hat seinen Ausdruck auch in unserer Gesetzgebung betreffend die Armenpflege gefunden. Das Hospitalgesetz vom Jahre 1763 bestimmt ausdrücklich, daß jede Gemeinde die Fürsorge für ihre Armen übernehmen soll. An einem gewissen Tage im Jahre sollen die Gemeindemitglieder zusammenkommen, um über den Unterhalt der Armen zu beraten und die Kosten dafür im Verhältnis zu den anderen Abgaben zu bestimmen. Hiermit ist also eine obligatorische Armenpflege eingeführt. Diese Verordnung enthält genaue Bestimmungen bezüglich der Fürsorge für die Armen. Besondere Aufmerksamkeit wird den Kindern geschenkt, mit Rücksicht darauf, „daß diese gute Hoffnung geben, nützliche Mitglieder der Gesellschaft zu werden und darum einer sorgfältigeren Pflege als alle anderen (Armen) bedürfen". Es wird bestimmt, daß die Kinder bei ihren Müttern oder Pflegemüttern verbleiben sollen, weil zu vermuten ist, daß diese mit größerer Liebe und Sorgfalt die geringsten Bedürfnisse der Kinder befriedigen werden — welche Bedürfnisse im zarten Kindesalter besonders zahlreich sind —, als man dies von den treuesten und fleißigsten Wärterinnen in einem Kinderasyl erwarten darf. Außerdem wird hervorgehoben, daß bei Epidemien die Gefahr größer ist, wenn die Kinder in einem Asyl zusammengebracht sind. Trotzdem scheint es, als ob man den Kinderasylen gerade während der späteren Hälfte des 18. Jahrhunderts von seiten des Publikums großes Interesse entgegengebracht habe.

Diese letzterwähnte Verordnung nebst einigen später hinzugekommenen Detailbestimmungen waren in Finnland auch nach der 1809 erfolgten Vereinigung mit Rußland gültig. Im Jahre 1852 erhielt Finnland endlich eine neue, einheitliche Armenpflegeverordnung. Diese zeichnete sich durch große Liberalität in der Bestimmung aus, auf welche Personen die Armenpflege sich bezog. — Betreffs der Kinder heißt es, daß diese in keinem Falle in ein Armenhaus aufgenommen werden dürfen, sondern entweder in eine besondere Anstalt für Kinder unterzubringen, oder gutbeleumundeten und zuverlässigen Personen in Kost und Pflege abzugeben sind. Besonders wird betont, daß es Kindern nicht gestattet sei zu betteln. Solche Kinder, die von Eltern oder Vormündern ausgeschickt werden, um zu betteln, müssen von der Armenpflegeverwaltung zwecks Fürsorge übernommen werden.

Über die jetzt geltende Gesetzgebung betreffend die Armenpflege, herrührend vom Jahre 1879, sowie über andere, damit im Zusammenhang stehende Verhältnisse wird weiter unten berichtet.

Während solcherart die Arbeit an der Entwicklung der Gesetzgebung betreffend die Armenpflege und der praktischen Verwirklichung derselben allmählich, wenn auch langsam, fortgeschritten war, begannen die Frauen in der Mitte des vorigen Jahrhunderts in den kleinen Städten Finnlands — vor fünfzig Jahren betrug die Einwohnerzahl der größten Stadt des Landes 40 000 — sich zu Vereinen, den sog. „Frauenvereinen", zusammenzuschließen, um die freiwillige Arbeit zur Unterstützung der Armen, besonders der Frauen und Kinder, zu organisieren. Diese Vereine konzentrierten ihre Tätigkeit hauptsächlich auf zwei Punkte: Asyle für Waisenkinder und Verteilung von Arbeit an Witwen und andere notleidende Hausmütter. Auch die vielerorts gegründeten Diakonissenvereine, deren soziale Tätigkeit hauptsächlich auf die Krankenpflege gerichtet war, nahmen sich der unbemittelten Kinder an. Später haben die Heilsarmee, die Stadtmission und einige andere religiöse Organisationen versucht, mittels Kinderheimen, Krippen u. dgl. wenigstens einigermaßen dem sittlichen Verfall unter den Kindern zu steuern. Während der zwei letzten Dezennien sind in den größeren Städten des Landes mehrere Vereine entstanden, welche ausschließlich für das Wohl der Kinder, besonders für deren physische Pflege arbeiten. So hat in Helsingfors (150 000 Einw.) seit 18 Jahren ein „Verein zur Förderung der Kinderpflege" gewirkt, der die Verbesserung der Kinderpflege unter der ärmsten Bevölkerung, vor allem in Helsingfors, bezweckt, welches Ziel der Verein zu erreichen sucht: durch Verbreitung von Kenntnissen unter den Müttern betreffend die Kinderpflege (mittels Vorträge, Schriften und Besuche in den Wohnungen), durch Überwachung der Behandlung von Ziehkindern und Unterstützung derselben mit Milch, Kleidern und Medizin, sowie durch Einrichtung besonderer Anstalten für Kleinkinderpflege unter Unbemittelten. Die Mittel des Vereins bestehen teils aus Unterstützungen von seiten der Kommune, teils aus Zuwendungen und Renten von donierten Fonds, sowie größtenteils aus der Einnahme eines jährlich veranstalteten Festes, genannt „Der Tag der Kinder".

Jüngeren Datums ist der Verein „Der Milchtropfen" (Goutte de lait), der gratis oder gegen geringe Zahlung sterilisierte und nach ärztlicher Vorschrift zubereitete Milch für Kinder unter einem Jahre verteilt. Der genannte Verein überwacht die häusliche Pflege der von ihm mit Milch versorgten Kinder und versucht durch regelmäßig wiederkehrende ärztliche Untersuchungen und Wägungen die Entwickelung der Kinder zu regulieren und die Milchmischungen nach dem Bedürfnis eines jeden Kindes abzupassen. In der Stadt Wiborg (50000 Einw.) hat der Verein „Die Freunde der Armen" eine energische Tätigkeit unter den armen Kindern der Stadt, vorzüglich unter den heranwachsenden, ausgeübt. „Der Milchtropfen" in derselben Stadt hat sich dagegen nur der Pflege der Säuglinge zugewandt. In Åbo (45 000 Einw.) sind der „Kinderschutzverein" und der Verein „Kinderwohl" im selben Sinne tätig. Auch Tammerfors (45000 Einw.) hat seinen „Kinderpflegeverein", der während seiner dreijährigen Tätigkeit mehrere Anstalten zur Pflege kleiner Kinder eingerichtet hat. Auch in mehreren Kleinstädten sind Vereine entstanden, die, mehr oder weniger nach demselben Plan, wie in den größeren Städten, an der Hebung der Kinderpflege arbeiten.

Statistik der Säuglingssterblichkeit.

Obgleich die Gesellschaft bisher keine kräftigeren Maßregeln zum Schutz der Säuglinge ergriffen und obgleich die private Wohltätigkeit erst in letzter Zeit sich tätig ihrer angenommen hat, so ist die Säuglingssterblichkeit im Lande doch auf erfreuliche Weise gesunken. Für Finnland gibt es eine Mortalitätsstatistik vom Jahre 1749 an. Zu jener Zeit, um die Mitte des 18. Jahrhunderts, starb im südlichen Teile des Landes innerhalb des ersten Lebensjahres ein Fünftel, aber in der Landschaft Österbotten, die den nördlichen Teil des Landes einnimmt, nicht weniger als ein Drittel sämtlicher lebend geborenen Kinder. Gegen Ende des erwähnten Jahrhunderts betrug die Sterblichkeit im südlichen Österbotten die Hälfte sämtlicher Neugeborenen, und noch in der Mitte des 19. Jahrhunderts hält sie sich in einigen Kirchspielen dieser Landschaft auf dieser Höhe, während sie in anderen Teilen derselben schon damals bedeutend niedriger ist. Schon früh sah man den nahen Zusammenhang zwischen der Säuglingssterblichkeit und den Gepflogenheiten der Bevölkerung in bezug auf die Säuglingspflege, speziell hinsichtlich der Ernährung der Säuglinge, ein. Bezüglich der Vorschläge, die zwecks Herabminderung der Säuglingssterblichkeit gemacht wurden, sei erwähnt, daß im 18. Jahrhundert vorgeschlagen wurde, man solle denjenigen Müttern Geldbußen auferlegen, welche aus Nachlässigkeit versäumten, ihre Kinder wenigstens ein halbes Jahr nach der Geburt zu stillen.

Im Anfang des 19. Jahrhunderts, von 1812—1815, betrug die Mortalität 22,5%, danach sank sie allmählich, so daß sie während der fünfjährigen Periode 1861—1865 auf 17,8% gesunken war; während der darauffolgenden Periode 1866—1870 stieg sie auf 21,1%, beruhend auf den Mißernten und der Hungersnot, die damals das Land heimsuchten. Von dieser Zeit an hat sich die Mortalität auf folgende Weise gestaltet:

Gestorben im Alter von 0—1 Jahr in Prozenten der lebend Geborenen:

1871—1875	19,2
1876—1880	16,3
1881—1885	16,2
1886—1890	14,4
1891—1895	14,5
1896—1900	13,9
1901	14,5
1902	12,9
1903	12,7
1904	12,0
1905	13,5
1906	11,9
1907	11,2
1908	12,5

Wie aus Obigem hervorgeht, hat die Säuglingssterblichkeit im Lande während des letztverflossenen Jahrhunderts bedeutend abgenommen; besonders macht sich diese Veränderung während der letzten drei bis vier Dezennien bemerkbar. Dieser erfreuliche Fortschritt muß durchaus in Verbindung gestellt werden mit der Entwicklung, die sich in der zweiten Hälfte des 19. Jahrhunderts auf allen Gebieten in Finnland geltend machte. Bessere ökonomische Bedingungen sind für die Bevölkerung eingetreten, die zunehmende Bildung hat es ermöglicht, daß die Frauen in den breiten Schichten der Bevölkerung ihren Kindern eine zweckmäßigere Pflege angedeihen lassen, als dies früher der Fall war. Als ein besonders günstiger Umstand muß hierbei bezeichnet werden, daß die meisten Mütter ihre Kinder selbst stillen. Unter den Frauen auf dem Lande ist die Stillfähigkeit allgemein, auch unter den arbeitenden Klassen in den Städten können die meisten Mütter stillen, in den höheren Klassen liegt die Sache weniger günstig. Zuweilen wird das Stillen zulange fortgesetzt, so daß es vorkommen kann, daß ein Kind weit ins zweite, ja sogar ins dritte Jahr hinein die Brust bekommt.

Die Mortalität ist am geringsten im südwestlichen Teil des Landes, wo der Wohlstand und die Kultur am höchsten stehen; am größten aber ist sie im Gouvernement Wiborg, das früher als die übrigen Teile des Landes unter russische Herrschaft kam, wobei russische Leibeigenschaft und russische soziale Verhältnisse eingeführt wurden, was auch erklärt, daß dieser Teil des Landes noch heute auf einer niedrigeren Bildungsstufe als das übrige Land steht. Eine Sitte, die wahrscheinlich nicht ohne Einfluß auf die hier herrschende größere Säuglingssterblichkeit geblieben, ist der Umstand, daß die Bauernfrauen in einigen, nahe der russischen Grenze gelegenen Kirchspielen sich nach Petersburg begeben, um sich dort als Ammen zu verdingen, wobei sie ihre eigenen Säuglinge anderen in Pflege geben. Doch hat die Mortalität auch in dem erwähnten Gouvernement in letzter Zeit bedeutend abgenommen, so daß die früher vorkommende bedeutende Differenz zwischen den verschiedenen Teilen des Landes jetzt sich wesentlich ausgeglichen hat. So betrug die Mortalität im Jahre 1908 im Gouvernement Åbo (die geringste Mortalität) 11,1%, im Gouvernement Wiborg 14,5%.

Der größte Teil von Finnlands Bevölkerung gehört zur evangelisch-lutherischen Konfession, nur im östlichsten Teile des Landes kommen daneben auch griechisch-orthodoxe Gemeindemitglieder vor, deren Zahl nicht ganz 2% der Bevölkerungsmasse ausmacht. Bei einem Vergleich zwischen der Säuglingssterblichkeit unter der lutherischen und derjenigen unter der griechisch-orthodoxen Bevölkerung findet man, daß diese Sterblichkeit entschieden höher unter der letzteren ist. Für die Jahre 1907—1908 betrug die Mortalität unter den Lutheranern 11,8%, unter den Orthodoxen 15,7%. Mit Rücksicht auf die geringe Anzahl der Letztgenannten wirkt dieser Umstand nur wenig auf die Mortalität in ihrer Gesamtheit ein.

Von den 3 Millionen Einwohnern des Landes wohnen nur etwa 15% in Städten und 85% auf dem Lande. Die Totalmortalität muß also vor allem von der Mortalität auf dem Lande bestimmt werden. Wie beinahe überall anderswo, so gestaltet sich auch in Finnland die Sachlage günstiger auf dem Lande als in den Städten. Für die Jahre 1907 und 1908 sind folgende Zahlen zu notieren:

Gestorben im Alter von 0—1 Jahr in Prozenten der lebend Geborenen:

	1907	1908
Totalmortalität	11,2	12,5
Auf dem Lande	10,9	12,0
In den Städten	13,3	15,9

Wie aus Obigem hervorgeht, unterscheidet sich die Mortalität auf dem Lande nicht sehr von derjenigen für das ganze Land, während die Mortalität in den Städten merkbar die allgemeine Sterblichkeit übersteigt. In bezug auf die Sterblichkeit in den Städten spielt die Hauptstadt Helsingfors (150 000 Einw.) eine wichtige Rolle. In dieser Stadt, die etwa ein Drittel der Bevölkerung sämtlicher Städte faßt, hat sich die Säuglingssterblichkeit etwa auf folgende Art gestaltet:

Durchschnittsmortalität per Jahr:

1892—1896	21,0
1897—1901	20,7
1902—1906	17,5
1907—1909	15,5

Folglich eine bemerkenswerte Verminderung der Sterblichkeit während der letzten Dezennien.

Vergleichen wir die Mortalität unter den ehelichen und unehelichen Kindern im ganzen Lande, so finden wir für die Jahre 1907 und 1908:

Gestorben im Alter von 0—1 Jahr in Prozenten der lebend Geborenen:

	1907	1908
Eheliche	10,7	12,0
Uneheliche	17,3	19,1

Der Unterschied zwischen der Mortalität der ehelichen und derjenigen der unehelichen Kinder macht sich in den Städten und auf dem Lande verschieden geltend, wie aus folgenden Zahlen hervorgeht:

Gestorben im Alter von 0—1 Jahr in Prozenten der lebend Geborenen:

		1907	1908
Auf dem Lande	Eheliche	10,7	11,7
	Uneheliche	14,1	16,5
In den Städten	Eheliche	11,1	14,2
	Uneheliche	31,1	29,0

Wie überall sind es die unehelichen Kinder in den Städten, welche in der größten Anzahl zugrunde gehen, bevor sie das erste Lebensjahr vollendet haben. Diese Kinder bekommen in der Regel gar keine oder nur kurze Zeit Muttermilch und kommen bald nach der Geburt in fremde Pflege. Da ihre Anzahl in den Städten außerdem relativ größer als auf dem Lande ist, so sieht man ein, daß die höhere Mortalität der Städte wesentlich auf der größeren Sterblichkeit unter den unehelichen Kindern beruht. Doch ist auch in dieser den Gefahren am meisten ausgesetzten Kategorie in letzter Zeit eine Verbesserung eingetreten. Für Helsingfors finden wir solchermaßen:

Tote in Prozenten der lebend Geborenen:

	Eheliche	Uneheliche
1895—1899	18,2	34,4
1900—1904	16,5	29,6
1905—1908	13,5	28,6
1909	11,3	22,7

Gleichwie in anderen Ländern ist die Mortalität unter Knaben im ersten Lebensjahr in Finnland etwas größer als unter Mädchen. Für die Zeitperiode 1897—1907 war die Mortalität unter den erstgenannten 14,4%, unter den letztgenannten 12,1%.

Unter den Todesursachen nehmen selbstverständlich die Verdauungskrankheiten den ersten Raum ein, obgleich eine zuverlässige Statistik hierüber nur in bezug auf die Städte vorliegt. In der Hauptstadt Helsingfors war die Mortalität infolge von Verdauungskrankheiten in Prozenten sämtlicher Todesfälle unter Kindern im Alter von 0—1 Jahre wie folgt:

1895—1900	42,9
1901—1905	42,3
1906	43,7
1907	36,7
1908	36,2
1909	34,1

Die Sterblichkeit an diesen Krankheiten ist entschieden größer während der warmen Jahreszeit als während der kalten; so trat während der Jahre 1905—1909 ungefähr die Hälfte, d. h. 47,6% der Todesfälle in den Monaten Juli—September ein.

Ein wie naher Zusammenhang zwischen der Säuglingssterblichkeit und der Ernährungsart besteht, geht daraus hervor, daß die größte Zahl der Kinder, die den obengenannten Krankheiten zum Opfer fiel, künstlich ernährt wurden. Von 925 Kindern im Alter von 0—6 Monaten, welche in den Jahren 1902—1909 in Helsingfors an Verdauungskrankheiten starben, hatten nur 191, oder 20,6%, Muttermilch erhalten, während 734, oder 79,4%, entweder ganz und gar künstlich ernährt wurden oder Kuhmilch und Muttermilch bekamen. Obgleich keine Statistik bezüglich der verschiedenen Ernährungsarten für sämtliche Kinder in dem angegebenen Alter existiert, so kann man doch mit Kenntnis dessen, daß die meisten Kinder bei uns, speziell in den breiten Schichten der Bevölkerung, von den Müttern gestillt werden, auch aus diesen Zahlen einen Schluß auf die Verderblichkeit der künstlichen Ernährungsart ziehen.

Gegenwärtige Einrichtungen zum Schutze des Kindes und der Mutter.

Die Gesetzgebung hat bisher nicht in bemerkenswertem Grade die Pflicht der Gesellschaft den Müttern und ihren Säuglingen gegenüber beachtet. Was in dieser Beziehung geleistet worden, zeugt davon, daß der Staat dieser sozialen Frage als solcher noch keine gebührende Aufmerksamkeit geschenkt hat. Die ganze Frage der öffentlichen Kinderpflege ist aber seit einigen Jahren Gegenstand der Untersuchung und vorbereitender Arbeiten zwecks einer künftigen diesbezüglichen Gesetzgebung, durch welche, wie es zu hoffen ist, auch das Schutzbedürfnis der Säuglinge und ihrer Mütter beachtet wird. Die Bemühungen in dieser Richtung, die von Kommunen, Vereinen und Einzelnen an den Tag gelegt worden, sind auch bisher nicht in nennenswertem Grade vom Staate unterstützt worden, und eine Gesetzesmaßnahme, welche den Staat verpflichten würde, Tätigkeit dieser Art zu unterstützen, liegt nur insofern vor, daß laut einer Verordnung arme und entfernt gelegene Kommunen Staatsunterstützung zwecks Besoldung kommunaler Hebammen zu beanspruchen haben.

In der geltenden Gesetzgebung betreffend die Armenpflege ist den Müttern und ihren Kindern selbstredend nötigenfalls aller Schutz zugesichert, im Gesetz betreffend Vormundschaft ist das Bedürfnis der Kinder in bezug auf Schutz von seiten der Gesellschaft beachtet, und die Verordnung betreffend die Pflege der öffentlichen Gesundheit schreibt den Behörden vor, der Säuglingssterblichkeit Aufmerksamkeit zu schenken.

Die Verordnung betreffend die Armenpflege schreibt vor, daß es der Kommune obliege, Unmündigen Pflege und Notdürftigen Unterhalt angedeihen zu lassen, und in der Instruktion für den Inspekteur der Armenpflege, einen vom Staat eingesetzten Beamten, der verpflichtet ist, die Armenpflege im Lande zu überwachen, wird es betont, daß der Inspekteur besonders beachten solle, ,,daß Kinder, die der Armenpflege unterstehen, in den Genuß der im Gesetze zugesicherten Vorteile kommen und im allgemeinen nicht in solche Armenhäuser aufgenommen werden, in denen keine besondere Abteilung für sie oder kein Kinderheim eingerichtet ist".

Doch können Säuglinge mit ihren Müttern im Armenhause selbst unterhalten werden, wobei aber beachtet werden soll, daß ihnen nicht solche Zimmer angewiesen werden, wo Kranke oder bettlägerige Personen sind; für Kinder, welche der Mutterpflege entbehren, sollen, sobald als möglich, passende Pflegeheime beschafft werden.

Das Vormundschaftsgesetz schreibt dem Gericht erster Instanz die Pflicht zu, sowohl in der Stadt wie auf dem Lande darüber zu wachen, daß keine Unmündigen des Vormundes entbehren, und dem Gerichte muß immer ein besonderer Vormundschaftsausschuß zur Seite stehen, eine innerhalb jeder Kommune gewählte Behörde, bestehend aus drei oder mehreren Personen, deren Vorsitzender jedoch vom Gericht ausersehen wird. Dem Vormundschaftsausschuß liegt es ob, unter Aufsicht des Gerichtes darüber zu wachen, daß die Vormünder auf gehörige Weise ihre Mündel behandeln und deren Eigentum verwalten. Nur private Vormundschaft ist im Gesetze vorgesehen. Der gesetzliche Vormund des Unmündigen ist der Vater, oder, falls er tot ist, die Mutter. Geht die Mutter eine zweite Ehe ein, so soll das Gericht prüfen, ob sie ihre Vormundschaft behalten darf. Ist das Kind unehelich, so ist die Mutter sein Vormund, insofern das Gericht sie nicht als dazu unfähig erklärt. Eltern können nicht ihres Rechtes, ihre unmündigen Kinder zu erziehen, enthoben werden, insofern sie sich nicht groben Mißbrauches ihrer Macht über die Kinder oder anderer schwerer Verstöße gegen ihre Elternpflichten schuldig gemacht haben, oder durch unsittlichen oder entarteten Lebenswandel oder offenbare Unfähigkeit, die Erziehung der Kinder zu handhaben, das Recht hierauf verscherzt haben. Es liegt dem Gerichte ob, die Kinder von den Eltern zu trennen. Zum Unterhalte unehelicher Kinder muß der Vater gleich der Mutter beitragen und kann, falls die Vaterschaft von ihm nicht zugegeben wird oder falls er die Zahlung verzögert, mittels eines Prozesses gezwungen werden, seinen Verpflichtungen nachzukommen. — Die Verordnung betreffend die Gesundheitspflege schreibt vor, daß die Kommunalbehörde auf dem Lande, der die exekutive Macht zusteht, „die Ursache der großen Säuglingssterblichkeit erforschen und derselben zu steuern verpflichtet sei".

Während der Vorbereitungen zu einer künftigen Gesetzgebung, die zurzeit im Gange sind, hat man vor allem den unehelichen Kindern und deren Schutzbedürfnis Beachtung geschenkt, welcher Umstand ja in der Natur der Sache liegt und auch charakteristisch für die entsprechende Gesetzgebung in anderen Ländern ist. In zwei schon vorliegenden Gesetzvorschlägen tritt dies zutage. In einem Entwurf zu einem „Gesetz betreffend Kinder, die außer der Ehe geboren sind", ist das Gerichtsverfahren zwecks Erforschung der Vaterschaft und der Verpflichtung des Vaters zur Zahlung des Alimentationsbeitrages in wesentlichem Grade verändert und effektiver gemacht worden. In jeder Kommune sollen ein oder mehrere besoldete sog. Kinderpfleger (oder Kinderpflegerinnen) angestellt werden; diesen liegt es ob, unter Aufsicht des Vormundschaftsausschusses die Angelegenheiten solcher unehelicher Kinder zu handhaben, die eines Vormundes entbehren, sowie Müttern von solchen Kindern kostenfrei die Wahrung ihrer Interessen zu erleichtern. Das Kind muß wenigstens während der zwei ersten Lebensjahre unter der Obhut und Pflege der Mutter verbleiben. Nur in dem Falle, daß die Mutter für die Pflege des Kindes nicht geeignet erscheint, und dies auch in bezug auf den Vater der Fall ist, soll ein besonderer Vormund für das Kind ausersehen werden. Eine Frau, die außer der Ehe schwanger geworden, soll versuchen, mit Hilfe des Kinderpflegers ein gutwilliges Übereinkommen betreffend der aus der Vaterschaft herfließenden Verpflichtungen zu erzielen; wenn aber dieses nicht glückt, so soll sie, unter Beistand des Kinderpflegers, den Vormundschaftsausschuß bitten, der Ausschuß möge den Beischläfer schriftlich auffordern, dieser Frau eine Summe für ihren Unterhalt während eines Monats vor und nach der Niederkunft, sowie für Ausgaben, die damit im Zusammenhang stehen, und Beiträge zum Unterhalt des Kindes während der sechs ersten Monate zahlen. Der Vormundschaftsausschuß kann eine solche Maßregel ergreifen, nachdem derselbe die Zuverlässigkeit und den Lebenswandel der betreffenden Frau, sowie alles, was sonst in der Sache bekannt geworden, geprüft hat, wobei der Ausschuß sich auf die von der Frau unter Eidesverpflichtung mitgeteilten Angaben stützt. Der Beschluß des Vormundschaftsausschusses kann der Prüfung des Gerichtes unterstellt werden. Dieses kann die Zahlungspflicht des Vaters feststellen; falls aber die vorliegenden Angaben nicht genügend beweiskräftig sind, kann das Gericht zwecks Aufklärung der Wahrheit der einen Partei den Eid vorschreiben. Der Alimentationsbeitrag muß gezahlt werden, wenigstens bis das Kind 16 Jahre alt ist. Versäumt der Vater den bestimmten Betrag zu zahlen, so kann die fehlende Summe von seinem Gehalt, seiner Pension oder Leibrente mittels Pfändung abgezogen werden.

In einem anderen Gesetzentwurf, genannt „Gesetz betreffend Fürsorge-

erziehung" wird bestimmt, daß eine in jeder Kommune gewählte Erziehungs-
behörde, zu der unter anderen auch zwei Frauen gehören müssen, außer anderen
Obliegenheiten auch die Pflege und Erziehung aller derjenigen Kinder zu überwachen hat, welche gegen Entgelt fremden Leuten in Pflege gegeben worden,
bis die Kinder ein Alter von 15 Jahren erreicht haben. Selbstredend sind die
fraglichen Kinder so gut wie ausnahmslos uneheliche. Es ist zu hoffen, daß
die Gesetzgebung Möglichkeit finden wird, auch die Frage der Berufsvormundschaft einer genauen Prüfung zu unterziehen.

Inzwischen haben die städtischen Gesundheitsämter in Helsingfors und
Wiborg eine Überwachung der Ziehkinder organisiert. Diese Maßregel stützt
sich zunächst auf eine von den Gouverneuren in den betreffenden Gouvernements ausgefertigte Verordnung, laut welcher alle Personen, die gegen Zahlung
die Pflege fremder Kinder unter 8 Jahren übernehmen, sich beim Gesundheitsamte melden sollen, welches dann die Pflege dieser Kinder zu überwachen hat.
Anderenorts im Lande ist die Pflege der Ziehkinder nicht gesetzlich geordnet
worden. Die Mehrzahl der Kinder, die der Fürsorge der legalen Armenpflege
anvertraut sind, sowohl in den Städten wie auf dem Lande, werden in Familien
auf dem Lande untergebracht, die von Inspekteuren und Inspektricen besucht
werden, ausgesandt von den betreffenden Behörden der Armenpflege oder den
Kommunalämtern. In den Städten Helsingfors und Tammerfors verwendet die
Verwaltungsbehörde für Armenpflege in bezug auf Ziehkinder schriftliche Kontrakte mit den Pflegeeltern. Im Jahre 1910 wurden in Helsingfors von der genannten Behörde ca. 400 Ziehkinder in Pflege gegeben, in Tammerfors 253, in
Åbo 220 und in Wiborg 70 Ziehkinder. Der Fürsorgeausschuß in Åbo hat 42
und der Kinderschutzverein daselbst 54 Kinder in Pflege gegeben, die von einer
besonderen Inspektrice überwacht werden.

Für den Schutz und die Fürsorge unehelicher Kinder ist sehr wenig geleistet worden, sowohl von seiten der Gesetzgebung als auch von derjenigen
der privaten Wohltätigkeit. Insofern diese Kinder fremden Menschen in Pflege
gegeben werden, genießen sie den Schutz und die Überwachung, die obige in
den Städten Helsingfors und Wiborg in Anwendung gebrachte Verordnung
betreffend Pflege von Ziehkindern ihnen angedeihen läßt. Der Verein zur
Förderung der Kinderpflege in Helsingfors hat jedoch diesen Kindern
besondere Aufmerksamkeit geschenkt. Im Auftrage des Gesundheitsamtes
üben die Mitglieder des Vereins eine Kontrolle über die Ziehkinder aus und
unterstützen die am meisten Notbedürftigen unter ihnen teils mittels Geld-
beiträgen zu ihrem Unterhalt in privater Pflege, teils mit Milch, Medizin und
Kleidchen. Der Verein unterhält mit donierten Mitteln ein Asyl, „das Pipping-
sköldsche Asyl", mit Plätzen für 20 unverehelichte Mütter und ihre Säuglinge. Die Mütter kommen bald nach ihrer Entbindung ins Asyl und bleiben
dort kostenfrei drei Monate lang unter der Bedingung, daß sie selbst ihre Kinder
stillen. Nach Verlauf dieser Zeit verlassen Mutter und Kind das Asyl. Sollte
das Kind später fremden Leuten in Pflege gegeben werden, so bleibt es doch
unter Obhut des Vereins. Die Anstalt steht unter Aufsicht eines Arztes. In
Wiborg besteht ein ähnliches Asyl, aber kleineren Maßstabes.

In den vier größten Städten des Landes: Helsingfors, Tammerfors, Åbo
und Wiborg bestehen Vereine, genannt „Der Milchtropfen" (Goutte de lait),
teilweise unterstützt von den Kommunen, welche die Beschaffung sterilisierter
und rationell gemischter Milch für Säuglinge zum Zwecke haben. In Helsingfors wird täglich von drei Stationen Milch an 200 Kinder verteilt, in Tammerfors an 60, in Åbo an 120, in Wiborg an ca. 60.

Im Zusammenhang mit dem Kinderkrankenhause in Helsingfors steht eine Poliklinik für Kinderkrankheiten, woselbst sechsmal wöchentlich kostenfreie Behandlung zu Gebote steht. Unter den Klienten dieser Poliklinik befanden sich im Jahre 1910 1300—1400 Säuglinge, von denen viele die Poliklinik wiederholt aufsuchten. In Fällen, wo es geboten schien, ist an die Patienten kürzere oder längere Zeit Buttermilch, Malzsuppe, Eiweißmilch oder andere diätetische Präparate sowie Medizin kostenfrei verabfolgt worden. Außerdem sind medikamentöse Bäder, sowie elektrische und Massagebehandlung gegeben worden. Außer dieser Universitätspoliklinik gibt es in Helsingfors eine von der Stadt unterstützte Kinderpoliklinik, unter deren Patienten etwa 700 Säuglinge jährlich vorkommen, von denen die Mehrzahl kostenfreie Behandlung erhält. Ferner gibt es eine private Poliklinik für innere und Kinderkrankheiten gemeinsam. Kinder, die an chirurgischen Augen- oder Ohrenkrankheiten leiden, erhalten kostenfreie Behandlung teils in den diesbezüglichen Polikliniken der Universität, teils in einigen privaten Polikliniken. In anderen Städten gibt es keine Polikliniken für unbemittelte Kinder, sondern diese sind auf die von den Kommunen oder dem Staate angestellten Ärzte angewiesen. Ebenso verhält es sich in der Provinz.

Die Krippen nehmen Kinder von Müttern, die außer dem Hause arbeiten, auf, und zwar solche im Alter von 2 Monaten bis 6 und 7 Jahren. Für den Preis von 25 penni (20 Pfennig) pro Tag erhalten die Kinder Speise und Pflege in der Krippe. Die Nächte und Sonntage bringen sie zu Hause zu.

Der Verein für Kinderpflege in Helsingfors unterhält zwei Krippen für im ganzen 70—80 Kinder, die Heilsarmee eine für 25—30 Kinder; in Tammerfors hat der dortige Verein für Kinderpflege zwei Krippen für im ganzen 50 und die Heilsarmee eine für 25 bis 30 Kinder; in Åbo hat die Stadtmission eine Krippe für 15 und der Verein Kinderwohl eine für 30 Kinder. In drei der kleineren Städte des Landes werden Krippen von Privatpersonen oder Vereinen unterhalten.

Der Erziehungsausschuß der Stadt Helsingfors unterhält unter anderem zwei Erziehungsanstalten für Mädchen von 7 Jahren an, mit 30 Plätzen in jeder, sowie sechs Schulkolonien für im ganzen 150 Knaben im Alter von 6—18 Jahren. Alle diese Anstalten befinden sich in der Provinz. In Helsingfors bestehen folgende Kinderheime: Frau Mäkinens, Heim für Knaben und Mädchen; das Mädchenheim des Frauenvereins; das Heim der Heilsarmee für Knaben und Mädchen; das Knabenheim der Stadtmission; das Knaben- und Mädchenheim des Russischen Wohltätigkeitsvereins; das Paul-Joachims-Heim für Knaben und Mädchen; das Heim für verkrüppelte Kinder des Vereins zur Hilfe der Krüppel; das Ebenezerheim für Knaben und Mädchen, sowie die zwei Heime des Weißen Bandes, das eine für Knaben, das andere für Mädchen. Der Taubstummenverein ist im Begriff, ein Heim für zehn taubstumme Kinder zu organisieren. Alle diese Heime sind klein, sie können von 7 bis 60 Kinder im Alter von 2 bis 16 bis 18 Jahren beherbergen. Von diesen Kinderheimen wird das Heim des Erziehungsausschusses von der Stadt unterhalten, die auch das Heim des Vereins „Das weiße Band" unterstützt. Die übrigen werden von Privatpersonen oder Vereinen unterhalten. Ein paar haben gelegentliche Unterstützungen vom Staate erhalten. In Tammerfors gibt es zwei kleinere Kinderheime für im ganzen 38 Kinder. Sie werden unterhalten vom Frauenverein und der Methodistenkirche; in Wiborg hat der dortige Frauenverein gleichfalls ein Heim für 25 Mädchen; von einer Privatperson wird dort ein Heim für Waisenkinder unterhalten; in Åbo existieren zwei Heime für im ganzen 86 Kinder; das eine wird von Privatpersonen unterhalten, das andere vom Frauenverein, der seine Schützlinge zu Dienstmädchen ausbildet, indem er sie Kurse der Kinderpflege, Speisezubereitung und des Nähens durchmachen läßt. In mehreren kleineren Städten gibt es kleine Kinderheime; ihre Anzahl dürfte ca. zwanzig betragen. Unter den Kinderheimen in der Provinz ist das Schulsanatorium in Suomussalmi für 50 Interne im Alter von 4 bis 13 Jahren zu nennen. Nur schwache und kränkliche Kinder werden dort aufgenommen. Die Anstalt genießt Staatsunterstützung.

In Helsingfors, Tammerfors, Åbo und Wiborg hat die legale Armenpflege Asyle für 25—30 Kinder eingerichtet; die Kinder bleiben im Asyl eine kurze Zeit, bis die Eltern wieder in der Lage sind, sie zu sich zu nehmen oder bis sie von der Armenpflege auf dem Lande untergebracht werden. Solche Asyle gibt es auch in mehreren Kleinstädten; in den größeren Landkommunen werden sie durch eine Kinderabteilung im Armenhause ersetzt. In Helsingfors hat der Verein zur Förderung der Kinderpflege zwei Kinderherbergen gegründet, wo verwahrloste, verlassene und pflegebedürftige Kinder für kürzere oder längere Zeit gepflegt werden. Die ältere dieser Herbergen kann 23, die neuere 46 Kinder im Alter von 3 Monaten bis 6 Jahren in Pflege nehmen. In der letztgenannten Herberge werden Kinderwärterinnen ausgebildet, und es ist die Absicht des Vereins, dort auch Wanderlehrerinnen in Kinderpflege auszubilden, welche durch populäre Vorträge und praktischen Unterricht unter der Bauernbevölkerung auf dem Lande Kenntnisse in rationeller Kinderpflege verbreiten sollen.

Findelhäuser im eigentlichen Sinne des Wortes gibt es nicht in Finnland. Ausgesetzte oder verlassene Kinder werden in die Asyle der legalen Armenpflege aufgenommen und später anderswo in Pflege gegeben.

Am Kinderkrankenhause in Helsingfors, das zugleich die Universitätsklinik für Kinderkrankheiten ist, gibt es eine besondere Abteilung für Säuglinge, deren Eltern größtenteils zu der unbemittelten Klasse gehören. Viele von diesen Kindern werden kostenfrei gepflegt, für manche bezahlt die Kommune die Kosten der Krankenpflege. An dieser Anstalt erfolgt der paediatrische Unterricht, an dem alle Studenten der Medizin gezwungen sind, vier Monate lang teilzunehmen. An ansteckenden Krankheiten erkrankte Säuglinge werden sowohl in Helsingfors wie in den anderen größeren Städten in von den Kommunen eigens eingerichteten Epidemiekrankenhäusern untergebracht. An der chirurgischen Universitätsklinik, an der Diakonissenanstalt und an dem kommunalen chirurgischen Krankenhause in Helsingfors gibt es Kinderabteilungen, in denen nötigenfalls auch Säuglinge behandelt werden.

Die Idee der Volkskindergärten hat in Finnland eine verhältnismäßig große Verbreitung gefunden. Zurzeit gibt es 50 Volkskindergärten mit zusammen 3600 Kindern. Von diesen Anstalten gibt es 15 mit zusammen 1637 Kindern in Helsingfors, 3 in Tammerfors, 6 in Åbo und 3 in Wiborg; die übrigen in Kleinstädten und in größeren Fabrikorten. In diesen Kindergärten werden Kinder im Alter von 2—7 Jahren aufgenommen und nach Fröbels Methode mit Spiel und Arbeit beschäftigt. Im Verein mit dem Ebenezer - Kindergarten in Helsingfors für ca. 250 Kinder arbeitet das Institut für Ausbildung von Kindergartenlehrerinnen. Diese Anstalten werden zum überwiegenden Teile mittels Unterstützungen von seiten der Kommune unterhalten.

Bedürftige Volksschulkinder sind in der Lage, während der Zwischenstunden in den Arbeitsheimen für Kinder Essen und Anleitung in praktischen Arbeiten zu bekommen. Solcher Arbeitsheime gibt es in Helsingfors 2 für zusammen 250 Kinder, 2 in Tammerfors für 140, 2 in Åbo für 240 Kinder und 1 in Wiborg für 30 Knaben. In vier Kleinstädten gibt es 4 ähnliche Arbeitsheime für Kinder.

In Helsingfors, Åbo und Wiborg veranstalten private Vereine mit Unterstützung der Kommune Speisung schlechtgenährter Volksschulkinder, im ganzen ca. 900 täglich.

Sommerkolonien für ca. 625 Kinder im Alter von 5 Jahren an werden angeordnet vom Lehrer- und Lehrerinnenverein der Helsingforser Volksschulen, von der Stadtmission und der Heilsarmee in Helsingfors. In Tammerfors haben zwei Frauenvereine Sommeraufenthalt auf dem Lande für 177 Kinder ermöglicht.

Ausbildung der Hebammen und der Krankenpflegerinnen.

Die Hebammen in Finnland erhalten ihre Ausbildung in einem einjährigen Kursus an der Gebäranstalt in Helsingfors, die zugleich auch den Studenten der Medizin als Unterrichtsanstalt dient.

Da die Wöchnerinnen in der Regel nicht länger als 7 Tage in der Anstalt bleiben, beziehen sich die praktischen Kenntnisse der Hebamme in der Säuglingspflege vor allem auf die Pflege des Neugeborenen, welche Kenntnisse ihnen unter der direkten Aufsicht der Hebammeninstruktrice beigebracht werden.

Was die Nahrung des Kindes anbetrifft, wird der Hebamme vor allem eingeschärft, wie wichtig es fürs Kind ist, wenn möglich Frauenmilch, am liebsten Muttermilch, zu erhalten. Der Einfluß der Tuberkulose wird besonders betont, sowie auch hervorgehoben, daß bei der Wahl einer Amme großes Gewicht darauf liegt, daß sie vom Arzt untersucht ist und daß die Hebamme nie auf eigene Verantwortung eine Amme empfehlen darf. Für den Fall, daß das Kind mit Kuhmilch aufgezogen werden muß, erhält sie nähere Angaben über die Stärke der Milchmischung je nach dem Alter des Kindes und die Art und Weise der Zubereitung, wie sie allgemein im Gebrauch ist. Ihr wird erklärt, welche Anforderungen man an die Kuhmilch stellen muß, welche Säuglinge erhalten. Die Bedeutung von Verdauungsstörungen beim Kinde, besonders in Fällen, wo dasselbe künstlich aufgezogen, wird hervorgehoben, doch wird der Hebamme verboten, auf eigene Hand Heilmittel anzuwenden mit Ausnahme einiger weniger, die ganz unschuldig sind wie Ricinusöl und Pulvis magnesiae c. rheo. Ihr wird besonders ans Herz gelegt, bei eintretendem Krankheitsfall, welcher Art er auch sein möge, sich sofort an einen Arzt zu wenden. Was die Kleidung des Kindes anbetrifft, so wird kein besonderes Modell als das zweckmäßigste empfohlen, es wird nur betont, daß die Kleidung weich und gut anliegend, aber weder allzu warm, noch allzu stramm anliegend sein darf. Außerdem schließt der Unterricht der Hebamme allgemeine Maßregeln in Hinsicht auf die hygienischen Verhältnisse ein. Die große Bedeutung von Reinlichkeit, Sonne, Luft und Ventilation wird sowohl beim theoretischen wie beim praktischen Unterricht betont und hervorgehoben, welche Gefahr bei Vernachlässigung dieser Faktoren fürs Kind vorliegt.

Die Ausbildung der Krankenpflegerinnen in Finnland ist teils an die Kliniken der Universität, teils an die Krankenhäuser in der Provinz verlegt; in den ersteren wird eine höhere Kategorie von Krankenpflegerinnen ausgebildet, die im Verlaufe ihrer Lehrzeit unter anderem verpflichtet sind, einen Monat an dem Kinderkrankenhause zu arbeiten. Hier erhält die Schülerin unter der Aufsicht der Abteilungsvorsteherin Unterricht in der Säuglingspflege; sie lernt die Kinder waschen, ankleiden und baden, Nahrung zubereiten, Temperaturmessungen vornehmen, Klystiere stellen, Umschläge legen, mit einem Wort, sie lernt alles, was zur Kinderpflege gehört. Bei der Pflege der verschiedenen Patienten hat sie Gelegenheit, wenigstens im gewissen Maße die wichtigsten Krankheitssymptome zu beobachten und hat also, wenn sie dann ihre selbständige Wirksamkeit beginnt, eine gewisse, wenn auch keine allzu große Erfahrung in der Pflege von Säuglingen. Außerdem erhält eine Minderzahl der Krankenpflegerinnen, welche den Kursus absolviert haben, eine vollständigere Ausbildung in der Kinderkrankenpflege, indem sie nach Abschluß ihrer Lehrzeit als Hilfskrankenpflegerinnen im Kinderkrankenhause oder in der Kinderabteilung des Chirurgischen Krankenhauses, jede von ihnen für 4 Monate, angestellt werden.

Milchversorgung.

Da die Viehzucht im Lande recht verbreitet ist, ist die Milchzufuhr eine reichliche. So kann man auf dem Lande fast überall ohne Schwierigkeit frische Milch erhalten, aber auch in den Städten erhält man für mäßigen Preis tadellose Ware. Doch sind die Vorschriften in bezug auf Milchverkauf noch mangelhaft, und genaue Verordnungen darüber, was unter Kindermilch zu verstehen ist, existieren nicht. Unter diesem Namen bringt eine Aktiengesellschaft in Helsingfors — für den Preis von 30 Penni (24 Pfennig) das Liter — Milch in Handel, die von einigen Gütern in der Nähe der Hauptstadt geliefert wird. Die Kühe werden für diesen Zweck mit besonderer Sorgfalt gefüttert und sind einer öfteren tierärztlichen Untersuchung, wie sonst üblich, unterworfen; außerdem wird die Milch unmittelbar nach dem Melken bis auf 2—3° C tiefgekühlt, ehe sie an die Konsumenten versandt wird.

––––––––––––

Schweden.

Von

I. Jundell

unter Mitwirkung von

R. Wawrinsky, J. E. Johansson, Ivar Andersson, Sven Nystedt.

Geschichte des Armenwesens und der Kinderfürsorge.

Von

R. Wawrinsky.

Die soziale Bedeutung der Armut, die in jedem geordneten Gemeinwesen die Gesetzgebung gezwungen hat, in die Armenpflege einzugreifen, um die Ausübung dieser Pflege nach feststehenden Grundsätzen zu regeln, hat auch allmählich die Fürsorge für notleidende Mitmenschen zu einer unweigerlichen Mitbürgerpflicht gemacht. Ursprünglich verhielt es sich jedoch nicht so. Die im sittlichen Bewußtsein des Menschen begründete Liebe zum Nächsten ließ nämlich damals die Beschirmung der Armen als einen Selbstzweck erscheinen. In Übereinstimmung hiermit war es ursprünglich Sache der Familie allein, ihre notleidenden Mitglieder zu versorgen, und erst nach und nach mit der Einführung des Christentumes änderte sich dies Verhältnis in etwas.

Im katholischen Zeitalter war also die Armenpflege innerhalb des christlichen Gemeinwesens ganz allgemein ein Gegenstand warmer Fürsorge auch der Gemeinschaftsglieder, für deren Betätigung besonders die Mönche und die Geistlichen mit großem Eifer eintraten. Von seiten dieser wurden die Kosten für die Pflege der Armen mit dem Ertrage der Kirchengüter und durch die Gaben bestritten, welche auch in unserem Lande in reichlicher Menge der Kirche zuflossen. Außerdem aber war für denselben Zweck ein bedeutender Teil des Getreidezehnten, der sogenannte Armenzehnte — Decima pauperum — angewiesen, der in Schweden zwei Neuntel der ganzen erwähnten Steuer betrug. Selbst bis weit in die neuere Zeit hinein wurde indessen die Aufgabe der eigentlichen Armenpflege in erster Linie als eine zweckmäßige Regelung der Bettelei angesehen.

So wurden im Mittelalter bei den Kirchen und Klöstern Hospitäler und Heiligengeisthäuser für solche wehrlose oder ältliche Kranke oder Krüppel errichtet, welchen es an Kraft gebrach umherzugehen und zu betteln, während die übrigen Armen suchen mußten, ihren Lebensunterhalt durch Bettelei zu gewinnen. In die Heiligengeisthäuser wurden zumeist verarmte Alte oder andere Wehrlose und nur ausnahmsweise Kranke aufgenommen, die Hospitäler dahingegen waren mehr speziell für Kranke, insonderheit Krüppel und unheilbare Kranke, bestimmt.

Nachdem die Klöster bei Einführung der Reformation aufgehoben und die
Kirchengüter zugleich mit dem größten Teile der Zehnten von der Krone eingezogen waren, sah sich indes die Kirche nicht länger imstande, wie zuvor, die
Armen- und Krankenpflege zu besorgen, vielmehr fiel allmählich diese ganze
Bürde dem Kirchspiel anheim, was um so natürlicher war, als die alten bürgerlichen Kommunen (Landschaften, Gaue) gleichfalls zu jener Zeit aufgelöst wurden in und mit der Durchführung des einheitlichen schwedischen Staates, so
daß nur die kirchliche Kommune (das Kirchspiel) fortbestand. Die neue Bürde,
die hierdurch den Gemeinden zufiel, wurde doch höchst wesentlich erleichtert
durch das Vorhandensein der vielen Heiligengeisthäuser und Hospitäler, welche
Wohltätigkeitsanstalten bei der Reformation eine ganz andere Behandlung
erfuhren als Klöster und Kirchen. Ländereien und Zinsen, die durch Donatio-
nen diesen Anstalten zugefallen waren, wurden nämlich nach wie vor zur Unterhaltung derselben angewiesen, und das gleiche war auch mit einem Teil
des Zehnten der Fall. Gleichzeitig macht sich auch den umherstreifenden
Bettlern gegenüber eine strengere Auffassung geltend: so verbietet Gustaf I.
(1521—1560) „herrenlosen Personen" im Lande umherzulaufen.

Kranke, Krüppel und sonstige hilflose Arme sollten nach wie vor in die
Hospitäler aufgenommen werden, aber „da es solche Personen überall, sowohl
auf dem Lande als auch in den Städten gibt und die öffentlichen Hospitäler
nur wenige an der Zahl und recht klein sind, sei es gut und christlich, daß auch
kleine Krankenhäuser überall und in jedem Kirchspiel aufrecht erhalten werden, so daß doch einige Personen, vier oder sechs, darin Schutz finden und sich
notdürftig behelfen können." Hier tritt (1571) zum ersten Male das Kirchspiel
offiziell als eine organisatorische Einheit in bezug auf Armenpflege auf. Die
Armen, welche nicht in Hospitälern oder Krankenhütten aufgenommen wurden,
mußten sich nach wie vor durch Bettelei ihren Unterhalt verschaffen.

Die Hospitäler erwiesen sich bald unzulänglich und die Bettelei nahm einen
beunruhigenden Umfang an. Als einen Versuch, in diese unbefriedigenden Verhältnisse Ordnung zu bringen, muß man König Gustafs II. Adolfs (1611—1632)
denkwürdigen Vorschlag zu einer „Konstitution gegen Bettler und Tagediebe"
ansehen, der im Jahre 1624 den Ständen unterbreitet wurde. Nach diesem Vorschlag sollten an Stelle der zahlreichen, kleinen Hospitäler, zwecks Verringerung
der erheblichen Verwaltungskosten, eine kleinere Anzahl großer Hospitäler,
je eines in jeder Provinz, eingerichtet werden, welche von der Krone zu unterhalten wären. In diese Hospitäler sollten keine Kinder aufgenommen werden,
sondern diese sollten, wenn sie imstande waren, ihr Brot zu verdienen, in Dienst
gegeben werden, wenn sie aber schwächlich und ohne Erbgut oder wohlhabende
Verwandte waren, in Kinderhäuser aufgenommen werden, bis sie das 8. Lebensjahr vollendet hatten. In jeder Provinz sollte ein Kinderhaus für die Land-
bewohnerschaft zu finden sein, und in jeder Stadt sollte eine ähnliche Anstalt
für unbemittelte Bürgerskinder errichtet werden. Alle Armen, die der Pflege
bedurften, sollten in die Hospitäler und Kinderhäuser aufgenommen werden,
und wer sich mit seiner Hände Arbeit versorgen konnte, aber nicht wollte,
sollte ins Zuchthaus (Arbeitseinrichtung) eingesperrt werden; ein Zuchthaus
sollte in jeder Provinz eingerichtet werden.

Die Reformpläne Gustafs II. Adolfs stießen jedoch auf heftigen Widerstand und wurden niemals durchgeführt. Sie widersprachen zu sehr den Gewohnheiten des Volkes, und die großen Kriege legten der Errichtung der Anstalten
ökonomische Hindernisse in den Weg. Alles blieb beim Alten. Noch um die
Mitte des 17. Jahrhunderts bestand die öffentliche Armenpflege zum wesent-

lichen Teil in Erteilung der Erlaubnis zu betteln, und dieses Verhältnis dauerte noch weitere hundert Jahre fort. Durch die Bettlerordnung vom Jahre 1698 wurde freilich alles Betteln außerhalb des Kirchspiels verboten, aber innerhalb desselben wurde es als eine gesetzliche, wenngleich immer weniger geduldete Art für die Armen zu sorgen beibehalten. Erst im Jahre 1847 wurde ein ausdrückliches Verbot gegen Bettelei jeder Art eingeführt.

Im Laufe des 18. Jahrhunderts kam die Auffassung von der Pflicht des Kirchspiels, für seine Armen zu sorgen, mehr und mehr zum Durchbruch, obgleich diese Pflicht erst durch die Hospitalsordnung des Jahres 1763 ausdrücklich zum Gesetz gemacht wurde, worin unter anderem vorgeschrieben wurde, daß jede Gemeinde alljährlich zusammenkommen sollte, um die Anzahl der Armen festzustellen, welche Unterhalt genießen sollte. Die Kosten hierfür sollten auf die Einwohner im Verhältnis zu anderen öffentlichen Abgaben verteilt werden. Nur rasende und besessene Menschen sollten in den Hospitälern Aufnahme finden; „item welche ansteckende Krankheiten haben und dieserhalb von Umgang und Gemeinschaft mit anderen Leuten ferngehalten werden müssen". Andere Arme sollten von der Heimatskommune versorgt werden.

Nach mehreren mißglückten Versuchen zu einer Armenpflegereform zu Anfang des 19. Jahrhunderts erschien endlich 1847 eine diesbezügliche Verordnung. Diese stellte gewisse allgemeine Grundsätze für die Handhabung der Armenpflege fest, ließ aber gleichzeitig den Kommunen große Freiheit, ihre Armenpflege in Gemäßheit dieser Prinzipien zu ordnen. Bald entstand jedoch Unzufriedenheit mit dieser Verordnung, und eine neue solche wurde 1853 erlassen; aber auch diese fand nicht allgemeinen Beifall, weil man meinte, daß sie eine allzu große Ausdehnung des Gebietes der obligatorischen Armenpflege veranlaßte, weshalb des weiteren eine neue Verordnung, die noch heute maßgebende, am 9. Juni 1871 festgestellt wurde. Auch diese ist indessen in manchen Beziehungen unbefriedigend, weshalb seit 1907 ein Komitee damit beschäftigt ist, einen Entwurf zu einer veränderten Gesetzgebung hinsichtlich der Armenpflege auszuarbeiten, während dasselbe gleichzeitig auch eine einheitliche Revision der geltenden Gesetzgebung betreffend Kinderpflege zu bewerkstelligen hat.

Was speziell die historische Entwicklung der Kinderpflege in Schweden anbelangt, so hält diese Entwicklungsgeschichte im großen und ganzen gleichen Schritt mit der der Armenpflege. Im Altertum, als die Lebensanschauung der Völker noch ausschließlich auf der Grundlage der rohen Naturgesetze basierte und eine Existenzberechtigung demzufolge nur den Wesen zuerkannt wurde, die imstande waren, den Kampf ums Dasein durch eigene Kraft auszukämpfen, konnte natürlich keine regelrechte öffentliche Kinderpflege in Frage kommen. Das hilflose neugeborene Kind hatte damals nicht viel anderes, worauf es seine Daseinsberechtigung basieren konnte, als die Wahrscheinlichkeit, daß es künftighin Nutzen bringen werde, sei es für die Familie oder für den Staat. Die Macht des Vaters über das Kind war demnach sozusagen unbeschränkt, selbst bis zur Befugnis, über das Leben oder den Tod der Nachkommenschaft zu bestimmen. Wenn ein Kind zur Welt kam, war also der Vater berechtigt, zu entscheiden, ob dasselbe ausgesetzt oder in die Familie aufgenommen und aufgezogen werden sollte. Wurde das Urteil Aussetzung, so dürfte das Motiv einer so grausamen Behandlung gegen ein wehrloses Wesen von eigenem Fleisch und Blut meistens Armut und die Unfähigkeit, die Kinder zu erhalten, gewesen sein. Vereinzelt wurden jedoch Kinder auch aus dem Grunde ausgesetzt, weil

sie Krüppel oder weniger wohlgestaltet waren, weil ihre Abstammung verdächtig war oder weil verhängnisvolle Träume und Prophezeihungen Befürch-
tungen geweckt hatten, daß sie mehr zu Trübsal und Unglück als zu Freude
und Ehre aufgezogen werden würden. Recht eigentümlich ist es, daß die ver-
worfenen Kinder nie unmittelbar getötet wurden; man scheint sich gescheut zu
haben, an ein so hilfloses Wesen Hand anzulegen oder vielleicht hegte man die
Hoffnung, daß das ausgesetzte Kind von einem Unbeteiligten würde aufgenommen werden. Wenn Aussetzung in Frage kam, erfolgte sie stets gleich
nach der Geburt und vor der Wasserbegießung; war Wasser auf das Kind gegossen, so galt es als der Familie einverleibt und unter den Schutz des Gesetzes gestellt, danach konnte es nicht mehr ausgesetzt werden. Geschah es
doch, so wurde dies dem Morde gleichgestellt. Glücklicherweise scheint man
aus gewissen Ausdrücken in den alten Sagen entnehmen zu können, daß die
Aussetzung weder gewöhnlich noch auch gut angesehen war. Die herzlose Sitte
behauptete sich indessen noch, bis endlich das Christentum auch den Bewohnern des Nordens einen gesunderen Begriff von dem Werte des Menschen beigebracht hatte. Im Gesetz wurde in Schweden das Aussetzen von Kindern
nicht früher als gegen das Ende des 12. Jahrhunderts verboten.

Aber die Verbesserungen in bezug auf die Kinderpflege, welche der Sieg
des Christentums über das Heidentum hervorbrachte, beschränkten sich nicht
nur auf die Aufhebung der grausamen Sitte, neugeborene Kinder auszusetzen.
So wurden durch das Gesetz unter anderem doppelte Geldbußen festgestellt
für alle unmännlichen Handlungen, zu welchen auch Mißhandlung von Kindern
gerechnet wurde, und für solche „Schandtaten", wie beispielsweise Kinder um-
zubringen, die so jung waren, daß sie sich nicht verteidigen konnten, war die
Strafe auf Ehrlosigkeit und Verlust des Lebens festgesetzt. Dergleichen konnte
nicht mit Geldbußen gesühnt werden. Aber auch direkt wurden — hauptsächlich durch Mühwaltung der katholischen Geistlichkeit — viele Maßnahmen
getroffen, welche wehrlosen Kindern zu gute kamen. Freilich wurden in Schweden niemals irgendwelche Waisenhäuser angelegt, wie sie im Süden so gewöhnlich sind, und zwar aus dem Grunde, weil die Familienbande hier so fest waren,
daß die Mütter nur durch die äußerste Notwendigkeit dazu gebracht werden
konnten, sich auf immer von ihren Kindern zu trennen. Statt dessen aber öff-
neten Klöster und Kirchen die von ihnen unterhaltenen Anstalten, die eigentlich für ältere, erwerbsunfähige Arme bestimmt waren, auch für gelegentliche
Pflege von Kindern. So wurden speziell in die Heiligengeisthäuser Kinder in
großer Anzahl aufgenommen, und kranke Kinder auch in die Hospitäler,
wie alte Handschriften zeigen. Außerdem ist alle Ursache vorhanden, anzunehmen, daß auch Kinder in den Herbergen Aufnahme fanden, die unter dem
Namen Hospitale pauperum neben den Klöstern für Rechnung der Armen
unterhalten zu werden pflegten. — Auf diese Art war also im Mittelalter die
öffentliche Kinderpflege nahezu vollständig mit dem öffentlichen Armenpflege-
wesen verflochten. Als später die Armenpflege von der Kirche auf das bürgerliche Gemeinwesen überging, folgte auch die öffentliche Kinderpflege aus ganz
natürlichen Gründen mit. Erst viel später sind spezielle Kinderpflegeanstalten,
unabhängig von der öffentlichen Armenpflege, hierzulande eingerichtet worden.

Von den bekannteren Heiligengeisthäusern scheinen die in Upsala und
Stockholm die ältesten gewesen zu sein. Das Heiligengeisthaus von Upsala
soll 1305 fertig geworden sein und das Stockholmer zu ungefähr derselben Zeit.
Unter den Hospitälern war das von Sankt Göran, das 1288 in Stockholm angelegt wurde, das älteste. In dieser Anstalt, die gleichzeitig als Krankenhaus

und als Versorgungsanstalt diente, durften sowohl Kinder als auch ältere wehrlose Personen Unterhalt und Pflege genießen.

Was speziell die Stellung der unehelichen Kinder anbelangt, traten
gleichfalls mit der Einführung des Christentumes in Schweden sehr veränderte
Verhältnisse ein. Nach den alten Landschaftsgesetzen entbehrten „Bastarde"
im allgemeinen jeglichen Erbrechts. Nur mit Zustimmung der Erben konnte
der Vater ihnen testamentarisch einen Teil des Erbes zusprechen. Besondere
Bestimmungen existierten betreffs der Kinder eines freien Mannes mit einer
Leibeigenen. Das Kind eines freien Mannes mit einer eigenen Leibeigenen
war frei. Aber das Kind eines freien Mannes mit der Leibeigenen eines
anderen war und blieb der Leibeigene des Herrn der Mutter, sofern es nicht
von den Verwandten des Vaters freigekauft wurde. Erfolgte ein solcher Frei-
kauf, so wurde das Kind ein freies Mitglied der Familie des Vaters. Nach den
schwedischen Landschaftsgesetzen hatten Bastarde bei ihrem Vater nur Anspruch auf Unterhalt.

Nachdem die Machtstellung der christlichen Kirche gesichert war und die
Anschauung derselben in den Gemütern festen Fuß gefaßt hatte, verlor sich
der Unterschied zwischen den unehelichen Kindern Leibeigener und freien
Frauen — erstere wurden den letzteren gleichgestellt, also ein Fortschritt der
Humanität. Andererseits bedingte der Sieg der christlichen Anschauung, daß
der Schimpf, der der unehelichen Geburt anhaftete, schärfer hervorgehoben
wurde. Nur eine Verbindung, die von der Kirche geweiht war, wurde als eine
wirkliche Ehe angesehen. Um die durch kirchliche Trauung bestätigte Ehe
zu prämiieren, erklärte man den Beischlaf ohne Trauung für eine Sünde, und
die Frucht eines solchen Beischlafes galt als eine Art Paria, Mitglied einer ver-
achteten, ausgestoßenen Kaste. „Unehelich Geborene" durften demnach
nicht Mitglieder von Gilden und Handwerkszünften sein, nicht zum Prediger
ordiniert werden usw. —

Die Durchführung des einheitlichen schwedischen Staates zu Anfang des
16. Jahrhunderts hatte die alten, von den aufgekommenen Ständen bereits
untergrabenen bürgerlichen Kommunen aufgelöst und nur die kirchliche,
das sog. Kirchspiel übrig gelassen. Auf dieses wurde also, wie wir oben gesehen haben, die ganze Bürde der Armenpflege nach der Aufhebung der Klöster
bei der Reformation übertragen, eine Sache, die ja auch um so natürlicher war,
als die allgemeine Armen- und Kinderpflege ursprünglich eine kirchliche Angelegenheit gewesen war. Die Gemeinwesen hatten freilich schon früher für
einen Teil dieser Pflege gesorgt, aber, mit der Zeit der Unterstützung hierfür,
die sie von Anfang, speziell in dem Zehnten, gehabt hatten, beraubt, mußten
sie nun neue Mittel für den Zweck schaffen. Meistens wurden diese durch Ein-
sammlung von Almosen und Gaben bei den Gelegenheiten zuwegegebracht,
wenn das Volk versammelt war, wie an Feiertagen u. dgl. oder durch Austeilung von sog. Bettelbriefen an die älteren Kinder, welche Briefe zum Betteln
privilegierten. Aber ihre beste Stütze hatten doch die Kommunen in den vorstehend erwähnten Anstalten, Heiligengeisthäuser und Hospitälern, welche
auch nach der Reformation als Armen- und Kinderpflegeasyle beibehalten
wurden.

Die ersten Satzungen von der legalen Armenpflege, die in Schweden erlassen wurden, finden sich in der Kirchenordnung des Jahres 1571, worin auch
die Pflicht des Kirchspiels festgestellt wurde, heimatsberechtigte Arme, auch
elternlose und wehrlose Kinder mit einbegriffen, zu versorgen. Aus Anlaß der
anerkannten Mängel in diesem Gesetz wurde bereits 1595 beschlossen, daß

dasselbe ehestens revidiert und geändert werden sollte. Nach mancherlei Vorschlägen teils von speziellen Kirchengesetz-Kommissionen, teils von Privatpersonen erschien endlich in sehr veränderter Form das neue Kirchengesetz im Jahre 1686, worin das meiste betreffs des Armenwesens ausgeschlossen war, worin aber gleichwohl der Grundsatz noch schärfer festgestellt wurde, daß jedes Kirchspiel seine eigenen Armen, ältere wie jüngere, versorgen und sie nicht in andere Kirchspiele einführen sollte; doch sollte das Kirchspiel, das eine kleinere Anzahl Arme hatte, bisweilen dem nächst liegenden, das mehr hatte, etwas Beihilfe gewähren. Die Geistlichkeit wurde an die Spitze der Armen- und Kinderpflege gestellt, was wohl zum Teil von althergebrachter Sitte herrührte, aber auch wohl so gut wie notwendig war, solange die Armenpflege in den Kirchspielen noch immer in so hohem Grade auf freiwilligen Gaben basierte, zu welchen anzuspornen der Geistliche am nächsten war.

Inzwischen hatte indessen Gustaf II. Adolf seinen Versuch gemacht, die Armen- und Kinderpflege vollständig zu reformieren (siehe oben). Der Plan trug, wie alles, was dieser König in die Hand nahm, das Gepräge des Gediegenen. In seinem Schreiben an die Stände klagt der König, daß die Bettelei immer mehr überhandgenommen habe im Lande, weshalb beizeiten Abhilfe dagegen beschafft werden müsse. Die in den Städten befindlichen Hospitäler und Heiligengeisthäuser würden so schlecht verwaltet, daß die Anstalten von gar keinem Nutzen seien für die Armen, welche genötigt wären sie in Anspruch zu nehmen. Diese Anstalten müßten daher zentralisiert und außerdem ausschließlich für erwachsene Personen angewendet werden; für die Kinder müßten besondere Anstalten, Kinderhäuser, sowohl in den Städten wie auf dem Lande eingerichtet werden, wo die Kinder bis zum vollendeten achten Jahre Pflege erhalten sollten, worauf sie in Dienst gegeben werden sollten, um selbst ihr Brot zu verdienen. Nur wenn die Kinder gelähmt oder verkrüppelt wären, sollten sie zur Pflege in die Hospitäler aufgenommen werden.

Dies war der hauptsächliche Plan, aber unglücklicherweise entsprachen die Mittel zur Ausführung nicht der Absicht. Der Vorschlag kam daher niemals zur praktischen Durchführung. Die einzige dauernde Frucht des Reformplanes Gustaf Adolfs betreffend die Kinderpflege war daher die, daß auf königlichen Beschluß vom 24. April 1624 ein „Kinder- und Zuchthaus" in Stockholm errichtet wurde, wo arme wehrlose Kinder, 100 an der Zahl, männlichen und weiblichen Geschlechts, aufgenommen werden sollten um Unterhalt und Erziehung zu genießen. Diese Anstalt, die später 1637 und 1650 besondere Einkünfte vom ganzen Reiche angewiesen erhielt, war der erste Ursprung der noch heute unter dem Namen „Allmänna Barnhusinrättningen" (Öffentliche Kinderhauseinrichtung) in Stockholm befindlichen Anstalt, die im Lauf der Zeiten eine Zufluchtsstätte für zahlreiche Scharen wehrloser, armer Kinder gebildet hat, bis geeignete Pflegeeltern für sie haben beschafft werden können.

Schon bevor Gustaf Adolf seinen vorstehend skizzierten Zentralisationsplan vorlegte, war indessen in der Verfassung des Jahres 1619 über die Administration der Städte unter anderem vorgeschrieben worden, daß in jeder Stadt ein Kinderhaus zu finden sein sollte, wohin die Kinder, welche umhergingen und in den Straßen bettelten, „eingebracht und von Müßiggang und losen Streichen ferngehalten werden konnten", obgleich auch diese Vorschrift eigentlich nur eine Verordnung auf dem Papier blieb und von Interesse ist, weil sie die Auffassung jener Zeit hinsichtlich der Prinzipien für die Kinderpflege markiert. Durch die Instruktion der Regierungspräsidenten vom Jahre 1635 wurde später des weiteren die Notwendigkeit eingeschärft, die Kinder der Armen in

Kinderhäuser aufzunehmen, bis sie selbst ihren Unterhalt verdienen konnten. Und die gleiche Bestimmung wird später in der ersten sog. Bettlerordnung Schwedens wiederholt, welche am 28. Februar 1642 erlassen wurde.

Diese Kinderhäuser, welche wohl eigentlich zu Erziehungsanstalten für physisch oder moralisch verwahrloste Kinder bestimmt waren, die aber bei weiterer Entwicklung sicherlich ihrerseits zu einer allgemein verbesserten Kinderpflege beigetragen haben würden, gewannen gleichwohl, wie schon zuvor hervorgehoben, keinen festen Boden während dieser Periode. Die Anstalten, die anfänglich in Gemäßheit der vorerwähnten Verfassungen vom Jahre 1619 und 1642 eingerichtet wurden, wurden der Mehrzahl nach bald wieder aufgehoben und durch gewöhnliche Armenhäuser neben den Kirchen ersetzt, wo Arme jeden Alters aufgenommen und gepflegt wurden. Im zweiten Armenpflegegesetz Schwedens, das 1698 erschien, wird sogar ausdrücklich vorgeschrieben, daß vater- und mutterlose sowie im übrigen alle anderen armen kleinen Kinder in die Armenhäuser aufgenommen werden sollten, um eine geeignete Erziehung zu erhalten und von Müßiggang und dummen Streichen entwöhnt zu werden. Sobald sie etwas älter geworden und zu Kräften gekommen waren, sollte ihnen indessen ein Dienst verschafft werden, so daß sie sich selbst versorgen und anderen Bedürftigen in den Armenhäusern Platz machen konnten.

Um diese für den Zweck erforderlichen Armenhäuser zustande zu bringen, wurde es den Einwohnern der Kirchspiele zur Pflicht gemacht, solche Anstalten zu bauen und zu unterhalten. Hierdurch wurde es eine zwingende Pflicht für alle besser Gestellten in den Kommunen, sich der Gemeindeglieder anzunehmen, welche Gegenstand der Armenpflege werden konnten — vor allem derjenigen, die dem wehrlosen Kindesalter oder dem Greisenalter angehörten. Im allgemeinen Gesetz des Jahres 1734 wurde endlich verordnet: daß sowohl Vater als Mutter von unehelichen Kindern verpflichtet sein sollten, für die Erziehung der Kinder und für die Befriedigung der unumgänglichen Bedürfnisse derselben zu sorgen, bis sie sich selbst mit ihrer Arbeit ernähren konnten. Und um dem Kindermord, dem Aussetzen und dem Verlassen von Kindern vorzubeugen, sowie Abtreibung der Leibesfrucht zu verhindern, wurde für derartige Verbrechen Todesstrafe verordnet.

Die Fürsorge für die wehrlosen Kinder war demnach auch in Schweden allmählich dazu übergegangen, mehr und mehr eine Staatsangelegenheit zu werden. Die Gesetzgeber sahen die Wichtigkeit ein, für den Schutz derselben einzutreten, und die Machthaber sahen den Vorteil des Staates in dem Bestreben, von den Söhnen und Töchtern des Landes so viele wie möglich bei Leben und Gesundheit zu erhalten. Binnen kurzem begann darauf die Einsicht von der Notwendigkeit einer verbesserten Kinderpflege auch in die breiteren Volksschichten hinunter zu dringen, um hier in Handlung umgesetzt zu werden, obgleich es natürlich ist, daß alte eingewurzelte Gewohnheiten und Vorurteile hierbei noch lange einen hemmenden Einfluß ausübten.

Daß indessen die öffentliche Aufmerksamkeit so frühzeitig auf die Notwendigkeit einer besseren Fürsorge für die Kinder gerichtet wurde, dazu trugen mehr als irgend etwas anderes die im Jahre 1749 von einem Statistiker in Stockholm (Wargentin) veröffentlichten Mortalitätstabellen bei, welche unter anderm besagten, daß in manchen Provinzen jedes 6. ja selbst jedes 3. Kind in den ersten beiden Lebensjahren starb. Unter dem Eindruck der Enthüllung dieser betrübenden Tatsachen beeilten sich die Staatsmächte, Maßnahmen gegen dieses Hindernis der Volksvermehrung zu treffen, und je mehr das neugebildete Tabellenwerk in der folgenden Zeit die obigen Angaben von der großen

Kindersterblichkeit bestätigen konnte, desto größer zeigte sich auch der Eifer Abhilfe zu schaffen für die Mißverhältnisse, welche dieselbe verursachten.

So wurden durch einen königlichen Erlaß 1752 die Konsistorien aufgefordert, „durch christliche Ermahnungen und Warnungen die breiteren Volksschichten und die Einwohner der Gemeinden anzuspornen, mit allem Fleiß und Fürsorge dieses ihnen von Gott verliehene Eigentum zu pflegen", während außerdem das Collegium medicum im Jahre 1755 „eine Unterweisung in der Wartung und Pflege von Säuglingen" ausarbeiten und öffentlich austeilen ließ; und in einer Bekanntmachung im selben Jahre wurden sogar Geldbußen für die Mutter bestimmt, welche aus Gleichgültigkeit unterließ, ihrem Kinde, wenigstens bis zum Alter von einem halben Jahre, die Brust zu geben, sofern das Kind sich dadurch eine tödliche Krankheit zuzog.

Die Fürsorge der Staatsmächte für die Kinderpflege beschränkte sich indessen nicht nur auf gesetzgeberische Maßnahmen. Auch direkt durch Verbesserung der Einrichtungen für den Schutz und die Erziehung der außerhalb des Elternhauses gepflegten Kinder betätigten die Machthaber ihr großes Interesse für diese Angelegenheit. Der in Stockholm befindlichen öffentlichen Kinderhauseinrichtung (siehe oben) wurden bei mehreren Gelegenheiten für diese Zeit reichliche Unterstützungen überwiesen, und neue Kinderhäuser, wie die Freimaurerwaisenhäuser in Stockholm und Gothenburg sowie einige kleinere Anstalten in den Provinzialstädten wurden teils auf staatliche, teils auf Kosten von Privatpersonen und teils auf Kosten der Kommunen eingerichtet. Nach wie vor wurde indessen die Mehrzahl verwaister, armer Kinder in den Armenhäusern gepflegt. Im Jahre 1785 änderte sich jedoch die Lage dieser Kinder sehr wesentlich. Durch eine Bekanntmachung dieses Jahres wurde nämlich vorgeschrieben, daß die öffentlichen Kinderhäuser und die Armenhäuser nur als gelegentliche Zufluchtsstätten benutzt werden sollten, wo die Kinder eine kürzere Zeit gepflegt werden durften, bis sie privaten Pflegeeltern übergeben werden konnten. Hierdurch wurde ein neuer Grundsatz hinsichtlich der Kinderpflege eingeführt, der allen wehrlosen Kindern im ganzen Lande zum großen Vorteil gereichte. Denn abgesehen von den Vorteilen der außeranstaltlichen Pflege wurde durch die baldmöglichste Weitergabe der Kinder aus den Anstalten zu einem bedeutend größeren Umsatz innerhalb dieser Einrichtungen Gelegenheit geboten, so daß also das Bedürfnis der Unterbringung von Kindern in den Armenhäusern wesentlich verringert wurde.

Unter den Anstalten jener Zeit zur Verbesserung der Säuglingspflege darf das im Jahre 1757 eingerichtete sog. Ammenbesichtigungsbureau in Stockholm nicht übergangen werden. Man bezweckte damit eine nähere Kontrolle über Frauen, die sich zum Ammendienst anboten, und man hoffte, dadurch gleichzeitig verhüten zu können, daß Krankheiten ansteckender Art in die Familien eindrangen. In diesem Bureau wurden nämlich die Frauen, welche Dienst als Ammen zu suchen beabsichtigten, unentgeltlich ärztlich untersucht und mit einer Bescheinigung über ihren Gesundheitszustand versehen. — Schließlich sei hier auch erwähnt, daß zur Verhütung von Kindermorden 1778 eine Bekanntmachung erlassen wurde mit der Bestimmung, daß der Kirchgang der Wöchnerinnen im Geheimen vor jedem Geistlichen, der darum ersucht wurde, stattfinden konnte; und es war bei Geldbuße verboten über diejenige, die einen solchen geheimen Kirchgang gehalten hatte, Mitteilung zu machen. Außerdem wurde den Hebammen gleichfalls untersagt, etwas über die Frauen, welchen sie Beistand gewährten, verlauten zu lassen. —

Unleugbar äußert sich in den mancherlei Maßnahmen, die so zum Schutze der Kinder getroffen wurden, eine so allgemeine und warme Anteilnahme für eine verbesserte Kinderpflege, daß man sich mit Recht reiche Ernten von dieser Aussaat hätte versprechen können. Aber bedauerlicherweise ließ das Interesse für diese wichtige Angelegenheit des Gemeinwesens bereits gegen Ende des 18. Jahrhunderts nach und ging allmählich in eine gewisse Gleichgültigkeit über, und diese Gleichgültigkeit behauptete sich seither während des größeren Teiles des 19. Jahrhunderts, um erst in einer späteren Zeit von neuem einer eifrigen Besorgtheit für die Kinder und einer warmen Fürsorge für das Wohl derselben zu weichen. So ist man in den letzten 30 Jahren nach und nach auf die Mängel sowohl in der Armenpflege unseres Landes als auch in der Kinderpflege desselben aufmerksam geworden, und mancherlei Versuche sind gemacht worden, diese Mängel abzustellen. Das öffentliche Rechtsgefühl ist aus seiner Betäubung aufgerüttelt, und die Mitglieder des Gemeinwesens werden nach und nach immer weniger, die sich darein finden, gleichmütig zuzusehen, wie die Kinder verdorben werden.

Nach wie vor ist jedoch im großen Ganzen die öffentliche Kinderpflege mit der Armenpflege verknüpft. Die öffentliche Kinderpflege ruht auch zum hauptsächlichen Teil in den Händen derselben Behörden wie die Armenpflege, d. h. der Armenpflegevorstände, bzw. der Kommunalausschüsse. Die diesbezügliche Gesetzgebung ist daher noch immer zum wesentlichsten Teil in die allgemeine Armenpflegeverordnung einbegriffen, welche, wie oben erwähnt, vom 9. Juni 1871 ist. Die Bestimmungen derselben, welche speziell auf die Kinderpflege im allgemeinen Bezug haben, sind indessen verhältnismäßig dürftig. Sie beschränken sich auf eine Vorschrift in § 1, daß Minderjährige, d. h. Personen unter 15 Jahren, wenn sie eigene Mittel nicht besitzen und Unterhalt und Pflege von anderer Seite nicht erhalten, mit notdürftiger Armenpflege versorgt werden sollen; das ist noch heutigen Tages die für unsere ganze öffentliche Kinderpflege grundlegende Vorschrift. Darüber hinaus findet sich in der Armenpflegeverordnung einzig und allein teils ein Hinweis auf die Bestimmungen des Volksschulgesetzes wegen Unterstützung für ein armes Kind im Schulalter, teils eine Vorschrift, daß einem Kinde, dessen sich der Armenpflegevorstand angenommen hat, christliche Erziehung und Unterricht erteilt werden soll, schließlich eine Vorschrift betreffend Verpflichtung des Armenpflegevorstandes, die von demselben ausgetanen Kinder im Auge zu behalten. und endlich eine Hinweisung, wie verfahren werden soll, wenn ein Kind beim Betteln betroffen wird.

Darüber hinaus sind indessen, dank dem großen Interesse für die Kinderpflege heutzutage, welches Interesse sich nicht am wenigstens in einer lebhaften Tätigkeit auf dem Gebiet der Gesetzgebung geäußert hat, im letzten Jahrzehnt betreffs *gewisser* Kategorien von Kindern spezielle Verfassungen hinzugekommen, durch welche eine Reihe Fragen auf dem Gebiet der Kinderpflege, die in die moderne Gesetzgebung aufgenommen sind, auch bei uns wenigstens vorläufig eine Lösung erhalten hat. Diese sind das Gesetz betreffend Erziehung entarteter und in sittlicher Beziehung verwahrloster Kinder vom 13. Juni 1902, welchem sich die Gesetzgebung betreffend minderjährige Verbrecher, in Form von Änderungen gewisser Paragraphen des geltenden Strafgesetzes, anschließt. Ein anderer Zweig der Kinderpflege, für welchen Schweden gleichfalls im Jahre 1902 eine Gesetzgebung erhalten hat, ist die Fürsorge für Pflegekinder; das diesbezügliche Gesetz ist vom 6. Juni 1902 datiert.

Bei einer Besprechung der Gesetzgebung von der Kinderpflege muß auch

an die Gesetzgebung wegen der Kinderarbeit erinnert werden, obwohl diese
nicht im eigentlichen Sinne zur Kinderpflegegesetzgebung zu rechnen ist. In
dieser Beziehung haben wir von seiten Schwedens das Gesetz betreffend Beschäftigung von Minderjährigen und Frauen in industriellen Betrieben vom
17. Oktober 1900, das, soweit es Minderjährige betrifft, Vorschriften betreffs
Beschäftigung von Personen unter 18 Jahren in Fabrikbetrieben erteilt.
Betreffend Beschäftigung Minderjähriger in einem Handwerk oder anderem
Gewerbe gelten noch die Bestimmungen der im übrigen durch das Gesetz
vom Jahre 1900 aufgehobenen königlichen Verordnung vom 18. November
1881. In bezug auf die Kinderarbeit hat man ferner die königliche Verordnung
betreffend Verbot für Kinder einen gewissen Verkauf zu betreiben vom 4. Dezember 1896 und die königliche Verordnung wegen Verbotes der Verwendung
von Kindern bei öffentlichen Vorstellungen vom 10. Dezember 1897 zu erwähnen.

Da sich herausgestellt hat, daß in den hier erwähnten Verordnungen betreffend die öffentliche Kinderfürsorge gewisse Mängel vorhanden sind, hat ein
besonderes Komitee zur Regelung der Armenpflegegesetzgebung im allgemeinen auch den Auftrag erhalten, eine vollständige Revision sowohl des Pflege-
kindergesetzes als auch des Gesetzes wegen Erziehung entarteter und in sittlicher Hinsicht verwahrloster Kinder zu bewerkstelligen. Ferner hat der
König, auf Antrag einiger für die Sache interessierter Privatpersonen, neuerdings den Gesetzgebungsausschuß und die eben erwähnte Armenpflegegesetz-
gebungskommission beauftragt, die geltende Gesetzgebung betreffend die Rechtsstellung unehelicher Kinder und ihrer Mütter zu untersuchen und baldtunlichst
einen Entwurf zu einem Gesetz in genannter Hinsicht zu unterbreiten. Und
schließlich ist betreffend die Kinderarbeit ein Entwurf zu neuen Bestimmungen
von einem besonderen Komitee am 9. Dezember 1909 eingereicht worden.

Im vorstehenden haben wir gesehen, wie der großartige Plan Gustafs II.
Adolfs die öffentliche Kinderpflege auf zentrale Kinderhäuser, eines für jede
Provinz des Reiches, zu konzentrieren an ökonomischen Schwierigkeiten
scheiterte und hauptsächlich auf die Einrichtung einer einzigen großen derartigen Anstalt, die Öffentliche Kinderhauseinrichtung in Stockholm beschränkt
wurde. Eine lange Zeit hindurch war auch diese Einrichtung sozusagen die
einzige Anstalt dieser Art im Reiche, wo speziell Kinder zur Erziehung und
Pflege aufgenommen wurden. Die verfügbaren Plätze in der Kinderhauseinrichtung konnten jedoch auf die Dauer nicht dem wachsenden Bedarf entsprechen. Aus diesem Grunde entstanden im Lauf des 18. Jahrhunderts nicht nur
die oben erwähnten Freimaurerwaisenhäuser in Stockholm und Gothenburg,
sondern auch einige andere kleinere Kinderhäuser in den Provinzialstädten, als
spezielle Armenpflegeanstalten für Kinder teils auf staatliche, teils auf Kosten
der Kommunen und teils auf Kosten von Privatpersonen errichtet. Unter diesen
Anstalten seien hier nur hervorgehoben: das auf Kosten der Krone im Jahre
1742 in Malmö angelegte Kinderhaus, das in Upsala im Jahre 1758 durch die
Anstrengungen eines Privatmannes eingerichtete Kinderhaus und das Kinderhaus von Karlskrona, eröffnet 1762. Die meisten Anstalten dieser Art waren
doch nur während verhältnismäßig kurzer Zeit in Betrieb.

Von den Kinderhäusern, die noch im ersten Anfang des 19. Jahrhunderts
in der Provinz vorhanden waren, wurde nämlich allmählich eines nach dem
andern aufgehoben, so daß bereits um die Mitte des Jahrhunderts nur eines
übrig war, nämlich das Gustafsberger Kinderhaus bei Uddevalla, gestiftet durch

die Donation eines Privatmannes. Anstatt dieser öffentlichen Kinderhäuser entstanden nach und nach und speziell in den 1860er und 1870er Jahren einige private Kinderheime, vor allem in den Residenzstädten, Anstalten, welche bezweckten, wehrlosen armen Kindern Obdach zu verschaffen und Hilfe und Unterstützung zu gewähren. In erster Linie haben wir dabei unsere Aufmerksamkeit zu richten auf die sog. Gillbergsche Kinderhauseinrichtung in Upsala, die Gustavianische Kinderhauseinrichtung in Norrköping, die Fribergsche Stiftung in Kalmar, das Kinderheim von Karlskrona und andere, welche der Raum nicht gestattet hier besonders zu erwähnen. In dem Komiteegutachten vom Jahre 1897, das später dem Gesetze des Jahres 1902 von der Fürsorge für Pflegekinder zu Grunde gelegt wurde, sind indessen nicht weniger als 144 öffentliche und private Einrichtungen aufgezählt, welche damals in Betrieb waren, um in einer oder der anderen Form Kindern Schutz zu gewähren. Dieses Verzeichnis war jedoch nicht vollständig und bezweckte auch nicht es zu sein, sondern über diese 144 Anstalten hinaus gab es noch verschiedene, die nicht in das Verzeichnis mitaufgenommen waren, und seitdem ist überdies eine große Anzahl neuer Einrichtungen hinzugekommen sowohl in Stockholm als auch in der Provinz.

Unter neuen Formen für Kinderpflegeanstalten, die in neuester Zeit zutage getreten sind, seien hier schließlich die sog. Kleinkinderheime erwähnt, deren Aufgabe es ist, teils Müttern eine Freistatt für einige Zeit nach der Niederkunft zu gewähren, teils darauf zu achten, daß die Säuglinge in die möglichst günstigen Verhältnisse kommen, teils auch junge unerfahrene Mütter zu fleißigen und ihrer Verantwortung bewußten Menschen auszubilden. Ferner sind, besonders in den größeren Städten, Kinderpflegebureaus eingerichtet worden, welche die Oberaufsicht über die Pflege der Säuglinge übernehmen, andere Vereine, die unter dem Namen Milchtropfen für solche arme Kinder, die dessen bedürftig sind, die für ihre Entwicklung während des ersten Lebensjahres zweckdienlichste Nahrung zu beschaffen suchen, Kinderkrippen usw.

Literatur.

B. H. Dahlberg: Beitrag zur Geschichte der schwedischen Armenpflegegesetzgebung.
Komitee-Gutachten zur Regelung der Ziehkinderpflege. Stockholm 1897.
R. Wawrinsky: Von der Kinderpflege und speziell der Ziehkinderpflege in älterer und neuerer Zeit. Stockholm 1896.
E. Sundberg: Die Kinderpflegegesetzgebung 1903.
Kalender des schwedischen Armenpflegevereins 1911.
Verhandlungen des Kinderschutzkongresses. Stockholm 1911.

Die Sterblichkeit im Säuglingsalter.[1]

Von

J. E. Johansson.

Die Sterbeziffern des Säuglingsalters, wie andere wichtige Daten der Bevölkerungsstatistik, sind bekanntlich für Schweden bis 1751 zurück berechnet worden.

---

[1] Infolge der kurzen Zeit, die mir für diese Arbeit zur Verfügung gestanden hat, habe ich das vorliegende Material nicht nach allen Gesichtspunkten bearbeiten können. Aus denselben Gründen habe ich auch auf einen Vergleich mit den Verhältnissen in andern Ländern verzichtet.   J. E. J-n.

Tabelle 1.

Sterbeziffern, (⁰/₀₀) des Säuglingsalters, 0—1 Jahr, mit denjenigen der ganzen Bevölkerung, der Altersgruppen 1—3 und 3—5 Jahre und den Geburtsziffern verglichen.

	Allgemeine Sterbeziffern ⁰/₀₀ [1])	Sterbeziffern ⁰/₀₀			Allgemeine Geburtsziffer [4])
		0—1 Jahr [2])	1—3 Jahre [3])	3—5 Jahre [3])	
1751/60	27,40	205	51	27	36,09
1761/70	27,71	216	52	28	34,44
1771/80	28,91	202	61	33	33,06
1781/90	27,70	200	56	30	32,08
1791/00	25,43	196	46	22	33,41
1801/10	27,92	199	50	24	30,89
1811/20	25,84	183	51	19	33,37
1821/30	23,63	167	37	16	34,64
1831/40	22,78	167	34	15	31,47
1841/50	20,59	153	32	15	31,10
1851/60	21,69	146	37	21	32,79
1861/70	20,16	139	40	21	31,41
1871/80	18,27	130	33	17	30,48
1881/90	16,94	110	29	15	29,06
1891/00	16,36	102	23	11	27,14
1901	16,05	103	22	10	27,03
1902	15,37	86	20	8	26,48
1903	15,09	93	19	8	25,70
1904	15,29	84	17	8	25,75
1905	15,62	88	17	8	25,66
1906	14,37	81	15	6	25,70
1907	14,59	77	14	6	25,53
1908	14,91	85	15	6	25,70
1909	13,67	72	12	5	25,58

Wie aus Tab. 1 hervorgeht, hat die Sterblichkeit des Säuglingsalters in Schweden während des 19. Jahrhunderts um etwa 50 % abgenommen. Die günstige Periode fängt mit dem Dezennium 1811/1820 an und ist durch eine fast ununterbrochene Abnahme der Sterbeziffern um durchschnittlich 10 pro Mille für jedes Dezennium bis ans Ende des Jahrhunderts gekennzeichnet. Seit 1900 hat sich die Besserung mit noch größerer Geschwindigkeit fortgesetzt. In den beiden Altersgruppen 1—3 und 3—5 Jahre hat die Sterblichkeit im Verlaufe des 19. Jahrhunderts in etwas höherem Grade — mit 55 bzw. 60 % — abgenommen als im Säuglingsalter. Die Abnahme ist aber nicht von derselben Regelmäßigkeit geprägt. Sowohl die allgemeine Sterbeziffer wie die Sterbeziffern in jenen beiden Altersgruppen erweisen eine vorübergehende Steigerung während der Dezennien 1851/60 und 1860/70. In dieser Periode wurde Schweden von schweren Epidemien, wie Cholera, Dysenterie, epidemische Cerebrospinalmeningitis, Scharlach und Diphtherie heimgesucht. Das Säuglingsalter wurde aber von diesen Krankheiten ziemlich verschont.

---

[1]) Allgemeine Sterbeziffer ⁰/₀₀ = jährliche Anzahl Gestorbener auf 1000 der ganzen mittleren Bevölkerung.
[2]) Sterbeziffer ⁰/₀₀ des Säuglingsalters = jährliche Anzahl Gestorbener in der Altersgruppe 0—1 Jahr auf 1000 Lebendgeborene.
[3]) Sterbeziffer ⁰/₀₀ nach Alter = jährliche Anzahl Gestorbener auf 1000 der entsprechenden mittleren Bevölkerung.
[4]) Allgemeine Geburtsziffer = jährliche Anzahl Lebendgeborener auf 1000 der mittleren Bevölkerung.

Wenn man die Sterbeziffern im Kindesalter mit den Geburtsziffern während des zu Ende gegangenen Jahrhunderts zusammenstellt, könnte man vielleicht meinen, daß die Abnahme der Sterblichkeit von einer Abnahme der Kinderproduktion bedingt wäre. Dies ist aber nicht der Fall. Die Abnahme der Geburtsziffern in Schweden hängt, wie G. Sundbärg gezeigt hat, mit der Verminderung der Heiratsfrequenz zusammen. Die eheliche Fruchtbarkeit hat sich dagegen bis in die letzten Dezennien fast unverändert gehalten.

Eheliche Geburten
auf 1000 verheiratete Frauen
im Alter von 15—45 Jahren

1751—1800	289,5
1801—1850	286,1
1851—1900	290,6
1886—1890	289,3
1891—1895	278,8
1896—1900	273,4

Wenn man jene Zahlen mit den Sterbeziffern im ersten Lebensjahre unter den ehelich Geborenen (Tab. 3) zusammenstellt, findet man, daß die Abnahme der ehelichen Kinderproduktion eine Erscheinung von viel späterem Datum ist als die Abnahme der Sterblichkeit im Säuglingsalter.

Tabelle 2.

Sterbeziffern ($^0/_{00}$)[1]) des Säuglingsalters, 0—1 Jahr, auf dem Lande und in den Städten.

	Land	Städte (sämtliche)	Stockholm	Relative Ziffern[2]) Städte	Relative Ziffern[2]) Stockholm
1816/40	163	228	307	140	188
1841/50	146	221	312	151	214
1851/60	137	219	318	160	232
1861/70	131	196	267	149	204
1871/80	119	193	274	162	230
1881/90	102	149	194	146	190
1891/00	94	130	169	138	180
1901	95	132	175	139	184
1902	82	100	115	122	140
1903	88	109	142	124	161
1904	78	106	120	136	154
1905	82	109	127	133	155
1906	76	97	108	128	142
1907	73	90	103	123	141
1908	81	98	110	121	136
1909	69	81	100	117	145

Im Vergleich mit dem Lande zeichnen sich die Städte durch eine viel höhere Sterblichkeit im Säuglingsalter aus. Die oben erwähnte Verbesserung ist aber in der letzten Zeit den Städten in höherem Grade zugute gekommen als dem Lande. Mit dem Dezennium 1881/1890 fängt die Sterblichkeit im ersten Lebensjahre schneller in den Städten als auf dem Lande zu sinken an. Vor allem wird eine bedeutende Besserung in der Hauptstadt bemerkbar. —

[1]) Auf 1000 Lebendgeborene.
[2]) Die Sterbeziffern auf dem Lande werden = 100 gesetzt.

Tabelle 3.

Säuglingssterblichkeit und Totgeborene unter ehelich und außerehelich Geborenen. Absolute Zahlen.

| | Die jährliche Anzahl Sterbefälle auf 1000 Lebendgeborene | | | | Totgeborene unter 1000 Geborenen | | | | Auf 100 Lebendgeborene kommen Außereheliche | |
| | Eheliche | | Außerehel. | | Eheliche | | Außerehel. | | | |
	im ganzen	in Stockholm	im ganzen	in Stockholm	im ganzen	in Stockholm	im ganzen	in Stockholm	im ganzen	in Stockholm
1801/10	183		439						6,1	39
1811/20	170		361						6,8	36
1821/30	161	232	265	403					6,6	38
1831/40	159	241	274	426	27	47	60	72	6,7	41
1841/50	144	222	248	422	29	42	52	65	8,6	45
1851/60	137		232		30	45	51	68	9,1	43
1861/70					31	39	46	56	9,6	40
1871/80					29	37	42	58	10,4	35
1881/90	102		182		26	28	37	45	10,2	29
1891/00	94	122	166	283	25	28	34	36	10,9	30
1901	94		169		24		37		11,7	
1902	80		133		24		33		11,8	
1903	85	98	149	214	24	26	35	37	11,7	32
1904	77		136		24		34		12,0	
1905	81		142		23		33		12,3	
1906	74	82	130	161	24	29	31	35	12,8	33
1907	70	76	122	154	24	25	34	38	13,1	34
1908	79	85	128	158	23	25	30	32	13,4	35
1909	67	75	106	144	23	27	32	42	14,0	35

Tabelle 4.

Säuglingssterblichkeit und Totgeborene unter ehelich und außerehelich Geborenen. Verhältniszahlen.

| | Sterblichkeit unter Außerehel. im ersten Lebensjahre in Proz. von der der Ehelichen | | Frequenz der Totgeborenen unter den Außerehel. in Proz. von der unter den Ehelichen | |
	im ganzen Lande	in Stockholm	im ganzen Lande	in Stockholm
1801/10	240			
1811/20	212			
1821/30	165	174		
1831/40	172	177	218	153
1841/50	172	190	177	154
1851/60	169		166	151
1861/70			147	144
1871/80			141	157
1881/90	178		143	161
1891/00	177	232	138	129
1901	179		153	
1902	166		136	
1903	175	218	149	142
1904	175		139	
1905	175		141	
1906	176	196	130	120
1907	174	203	143	152
1908	162	186	131	128
1909	158	192	140	155

Das Säuglingsalter zeichnet sich bekanntlich durch Übersterblichkeit unter dem männlichen Geschlecht und unter den unehelich Geborenen aus.

In Tab. 3 werden die Sterbeziffern im ersten Lebensjahre unter den ehelich bzw. den unehelich Geborenen angeführt und zwar für das ganze Land und für Stockholm. Zum Vergleich sind die entsprechenden Frequenzzahlen der Totgeburten mit aufgenommen worden. Um die Bedeutung der unehelichen Geburten für die Säuglingssterblichkeit zu beleuchten, wird auch die Frequenz der unehelich Geborenen mitgeteilt. Tab. 4 enthält die relativen Sterbeziffern der Lebendgeborenen bzw. die relative Frequenz von Totgeborenen unter den Unehelichen im Vergleich mit den ehelich Geborenen.

Im Anfang des 19. Jahrhunderts war die Sterblichkeit unter den unehelich Geborenen erheblich. Während des Dezenniums 1801/10 starben von 1000 lebendgeborenen Kindern dieser Kategorie nicht weniger als 439 im ersten Lebensjahre. Die Übersterblichkeit im Vergleich mit den ehelich Geborenen betrug 140 %. Im Verlaufe des 19. Jahrhunderts nahmen die Sterbeziffern ab, sowohl für die unehelichen, wie die ehelichen Kinder. Die Übersterblichkeit der Unehelichen geht anfangs bedeutend zurück, hält sich aber seit 1820 ziemlich unverändert (70) oder steigt vielleicht ein wenig gegen das Ende des Jahrhunderts. Erst in den letzten Jahren findet man wieder eine Tendenz zum Niedergang. Die Zahlen für Stockholm sind entschieden höher als diejenigen für das ganze Reich, ändern sich aber in derselben Richtung.

Die höhere Frequenz von Totgeborenen unter den unehelich Geborenen hängt von denselben Umständen ab wie die Übersterblichkeit der unehelichen Kinder im ersten Lebensjahre, nämlich von der verhältnismäßig ungünstigen Stellung der unverheirateten Mütter. In bezug auf jene höhere Frequenz bemerkt man einen Rückgang in der Periode 1831/70. Seit dieser Zeit halten sich die Relativzahlen ziemlich unverändert mit einem Übergewicht um etwa 40 % für die unehelich Geborenen.

Tabelle 5.

Sterbeziffern ($^0/_{00}$) des Säuglingsalters, 0—1 Jahr, nach Geschlecht.

	Die jährliche Anzahl Sterbefälle auf 1000 Lebendgeborene		Sterbeziffern des männl. Geschlechts in Proz. von den des weiblichen		Die relative Frequenz der Totgeborenen unter den Knaben[1]
	Knaben	Mädchen	0—1 Jahr	in der ganzen Bevölkerung	
1751/1800	213	193	110	109	
1801/1850	184	159	116	111	
1851/1860	157	134	117	110	
1861/1870	149	128	116	110	128
1871/1880	140	119	118	109	124
1881/1890	120	101	119	107	128
1891/1900	111	92	120	106	122
1901	112	93	120	105	128
1902	95	77	123	104	121
1903	102	83	124	106	125
1904	107	89	120	103	124
1905	97	79	123	104	117
1906	89	73	121	104	122
1907	84	69	123	103	123
1908	93	78	119	102	116
1909	79	65	123	102	119

[1]) Die Frequenz der Totgeborenen unter den Mädchen wird = 100 gesetzt.

Tab. 5 enthält die Sterbeziffern des männlichen bzw. des weiblichen Geschlechts im ersten Lebensjahre. G. Sundbärg hat schon darauf aufmerksam gemacht, daß die Übersterblichkeit der Knaben um so größer wird, je mehr die Sterblichkeit sinkt. Das Säuglingsalter verhält sich in dieser Hinsicht umgekehrt wie die nachfolgenden Altersgruppen. Der genannte Forscher hat die Vermutung ausgesprochen, daß die Verhältnisse, die bei diesem frühen Alter unter den Knaben eine höhere Sterblichkeit verursachen als unter den Mädchen, mehr physiologischer als sozialer Natur sind. Diese Vermutung findet, wie wir unten sehen werden, eine Stütze, wenn man die Todesursachen untersucht. Es ist weiter bemerkenswert, daß das relative Übergewicht der Totgeborenen unter dem männlichen Geschlecht etwa von derselben Größe ist, wie die Übersterblichkeit der Knaben im ersten Lebensjahre. —

Um die Übersterblichkeit unter den Knaben bzw. die der unehelich Geborenen während des ersten Lebensjahres näher zu verfolgen, habe ich die in Tabelle 6 mitgeteilte Berechnung ausgeführt.

Tabelle 6.

Die tägliche Sterblichkeit in den zwei ersten Lebensjahren nach Geschlecht und ehelicher oder unehelicher Geburt. — Schweden 1891—1900.

	Von 10000 lebenden Knaben bzw. Mädchen, ehelichen bzw. unehelichen Kindern im Anfang nebenstehender Altersklasse starben durchschnittlich täglich während des Verlaufes dieses Alters.					
	Knaben	Mädchen	Rel. Sterblichkeit der Knaben, wenn die der Mädchen = 100	Ehelich Geborene	Außerehel. Geborene	Rel. Sterblichkeit der Außerehelichen, wenn die der Ehel. = 100
0—1 Tage	69,06	53,80	128	56,89	98,96	174
1—2 „	34,60	25,52	136	28,35	45,26	160
2—3 „	25,16	18,79	134	20,68	33,47	162
3—4 „	17,43	12,15	143	13,77	23,86	173
4—5 „	12,43	9,09	137	10,19	15,99	157
5—10 „	12,82	8,68	148	10,18	15,28	150
10—15 „	10,72	8,98	119	9,41	15,62	166
15—20 „	9,51	7,79	122	7,82	14,64	187
20—30 „	6,57	5,35	123	5,41	10,55	195
1—2 Monate	4,61	3,84	120	3,77	8,18	217
2—3 „	3,42	2,78	123	2,76	6,06	220
3—6 „	2,56	2,11	121	2,11	4,35	206
6—9 „	1,91	1,64	116	1,66	2,85	172
9—12 „	1,56	1,43	109	1,42	2,12	149
12—15 „	1,19	1,11	107	1,12	1,41	126
15—18 „	0,86	0,80	107	0,83	0,91	109
18—21 „	0,67	0,67	100	0,66	0,70	106
21—24 „	0,58	0,56	103	0,57	0,56	98

Die Übersterblichkeit unter den Knaben tritt am meisten während der ersten 10 Lebenstage hervor. Nach einer wohl markierten Senkung hält sich die Übersterblichkeit bis Ende des 6. Lebensmonats ziemlich unververändert (21 Proz.). Während der 7.—12. Lebensmonate geht dieselbe immer mehr zurück und nach dem 18. Lebensmonat bemerkt man weiter nichts von derjenigen Schwäche, die im frühesten Alter dem männlichen Geschlecht eigen ist.

Die Übersterblichkeit der unehelich Geborenen ist schon von Anfang an erheblich. Gegen die Mitte des ersten Lebensmonats tritt aber noch eine bedeutende Steigerung derselben ein, welche im zweiten Lebensmonat ihr Maximum mit 120 Proz. erreicht. Man dürfte berechtigt sein, diese Steigerung damit in Zusammenhang zu bringen, daß die unehelichen Kinder in jener Zeit sehr häufig von ihren Müttern getrennt werden. Die unehelichen Kinder befinden sich schon von Anfang in einer ungünstigeren Lage als die ehelichen desselben Alters. Dadurch aber, daß sie fast in der Regel von den Müttern getrennt werden, wird ihre Lage noch mehr verschlimmert. In der zweiten Hälfte des ersten Lebensjahres geht die Übersterblichkeit der unehelichen Kinder zurück, und diejenigen, welche am Ende des zweiten Lebensjahres noch überleben, scheinen in bezug auf Sterbensrisiko den ehelichen Kindern desselben Alters gleichgestellt zu sein. —

Die Todesursachen werden in den Städten von Ärzten bescheinigt. Tabelle 7 enthält die Resultate einer Bearbeitung der angegebenen Todesursachen im ersten Lebensjahre für die Periode 1891/1909.

Die wichtigsten Todesursachen im ersten Lebensjahre sind, wie aus Tab. 7 hervorgeht: angeborene Krankheiten, Darmkatarrh (Enteritis), Bronchitis und akute Lungenentzündung. Etwa zwei Drittel von sämtlichen angegebenen Todesursachen im ersten Lebensjahre gehören dieser Gruppe an. In der zweiten Reihe kommen Cholera infantum, Tuberkulose (vor allem Gehirntuberkulose), Krankheiten des Nervensystems (meistens Apoplexie und Eklampsie), Keuchhusten (Pertussis), samt Diphtherie und Masern.

Bezüglich der Sterblichkeit an den als Todesursachen angegebenen Krankheiten findet man während der betreffenden Periode 1891/1909 eine beträchtliche Senkung — über 50 Prozent — für Masern, Scharlach, Influenza und Diphtherie. Die Sterblichkeit an Enteritis und Cholera infantum hat um etwa 50% abgenommen, was in Betracht der großen Bedeutung dieser Todesursachen sehr bemerkenswert ist. Tuberkulose, akute Lungenentzündung und Bronchitis erweisen eine erfreuliche Abnahme um etwa 30%. Die bedeutende Abnahme der Syphilis congenita als Todesursache ist auch bemerkenswert. Fast unverändert ist die Sterblichkeit an angeborenen Krankheiten und Keuchhusten geblieben.

Das männliche Geschlecht bietet offenbar gegen die meisten schädlichen Einflüsse eine geringere Widerstandsfähigkeit als das weibliche. Wir finden nämlich für fast sämtliche Todesursachen eine Übersterblichkeit unter den Knaben. Keuchhusten macht jedoch in dieser Hinsicht eine anmerkungswerte Ausnahme. Wenn man für die Todesursache Enteritis die relative Sterblichkeit der Knaben während der einzelnen Perioden berechnet, erhält man:

	Relative Sterblichkeit der Knaben an Enteritis
1891—1895	117
1896—1900	120
1901—1905	120
1906—1909	126

Die Verbesserungen der Säuglingspflege, welche sich durch die oben erwähnte Abnahme der Sterbeziffern für Enteritis zu erkennen geben, haben also unter den Knaben einen geringeren Erfolg gehabt als unter den Mädchen.

In Stockholm hat man die Sonderung der Sterbefälle unter ehelichen und unehelichen Kindern auch bei der Registrierung der Todesursachen durchgeführt. Dieses Material erlaubt also einen Vergleich zwischen den beiden

Tabelle 7.

Todesursachen im Säuglingsalter in den Städten Schwedens
1891—1909.

	Gestorbene im Alter 0—1 Jahr auf 1000 Lebendgeborene						Sterblichkeit der Knaben in Prozenten von denjenigen der Mädchen	Abweichung von der durchschnittlichen Übersterblichkeit der Knaben
	1891—1895	1896—1900	1901—1905	1906—1909	1891—1909 Knaben	1891—1909 Mädchen		
Syphilis congenita	1,40	1,04	0,86	0,76	1,10	0,90	123	+ 1
Alii morbi congeniti, vitia	24,67	26,37	26,73	24,47	28,70	22,35	128	+ 6
Morbilli	2,60	1,48	1,21	0,94	1,71	1,36	126	+ 4
Scarlatina	0,82	0,35	0,22	0,11	0,39	0,34	116	— 6
Cholera infantum	5,79	6,32	4,71	3,17	5,32	4,64	114	— 8
Meningitis cerebrospinalis epidemica	0,12	0,10	0,06	0,07	0,08	0,09	91	— 31
Pertussis	3,51	4,09	3,66	3,33	3,39	3,93	86	— 36
Influenza epidemica . .	0,58	0,29	0,32	0,13	0,37	0,29	128	+ 6
Diphtheria. Croup. . . .	2,01	1,58	0,91	0,54	1,39	1,10	126	+ 4
Pyaemia Septichaemia. .	0,42	1,03	1,14	1,28	1,07	0,89	120	— 2
Erysipelas	} 1,43	0,92	0,80	0,80	0,74	0,93	80	— 42
Tetanus		0,42	0,33	0,27	0,38	0,29	133	+ 11
Aliae infectiones acutae .		0,16	0,09	0,13				
Tuberculosis pulmonum .	1,49	1,13	1,02	0,92	1,20	1,06	113	— 9
Tuberculosis al. org. . .	4,47	4,94	4,35	3,45	4,74	3,85	123	+ 1
Cachexiae	0,78	1,05	0,96	0,88	1,08	0,75	144	+ 22
Syst. nerv. morbi . . .	6,35	5,98	4,57	3,51	5,80	4,32	134	+ 12
Org. circ. morbi	0,45	0,31	0,47	0,41	0,44	0,38	116	— 6
Pneumonia acuta	13,62	13,12	10,97	9,63	12,96	10,40	125	+ 3
Bronchitis et al. org. resp. morbi	15,75	15,09	11,84	11,12	14,93	11,77	127	+ 5
Enteritis	31,87	29,00	23,24	15,63	27,06	22,51	120	— 2
Ileus.	—	—	0,20	0,22	0,25	0,17	153	+ 31
Org. uropoet. morbi. . .	0,29	0,26	0,17	0,16	0,24	0,19	124	+ 2
Tumor	0,05	0,03	0,07	0,05	0,063	0,037	170	+ 48
Casus mortiferi	0,53	0,46	0,57	0,48	0,56	0,45	124	+ 2
Homicidium	0,16	0,17	0,12	0,35	0,22	0,18	120	— 2
Alii morbi	2,31	2,08	1,32	1,12	1,78	1,60	111	— 11
Sämtliche Sterbefälle 0—1 Jahr in den Städten auf 1000 Lebendgeborene .	131,3	128,9	111,4	91,7	126,5	104,0	122	
Angegebene Todesursachen in Proz. von sämtlichen Todesfällen in den Städten	92,5	91,5	90,6	91,1	91,7	91,2		

Kategorien von Kindern in bezug auf Todesursachen im ersten Lebensjahre. Tabelle 8 enthält die Ergebnisse einer Bearbeitung des betreffenden Materials für die Periode 1901/1910.

Bei einem Blick auf Tabelle 8 erkennt man sofort die für das Säuglingsalter kennzeichnenden Todesursachen. Von den registrierten Todesursachen in den ersten 6 Lebensmonaten gehören nicht weniger als 80% der folgenden Krankheitsgruppe an: Morbi congeniti, Cholera infantum, Bronchitis acuta, Pneumonia acuta und Enteritis. In dieser Hinsicht findet man keinen Unterschied zwischen ehelichen und unehelichen Kindern. In der zweiten Hälfte des ersten Lebensjahres treten die genannten Todesursachen etwas zurück.

Tabelle 8.

Sterblichkeit an den vorherrschenden Krankheiten unter ehelichen und unehelichen Kindern im ersten Lebensjahre[1]). Stockholm 1901—1910.

Todesursache	Von 1000 Lebendgeborenen starben in den ersten 6 Lebensmonaten und zwar unter den		Von 1000 Überlebenden im Alter von 6 Monaten starben in der zweiten Hälfte des 1. Lebensjahres unter den		Relative Sterblichkeit der Unehelichen, wenn die der Ehelichen gleich 100 ist	
	ehelich Geborenen	unehelich Geborenen	ehelich Geborenen	unehelich Geborenen	0 bis 6 Monate	6 bis 12 Monate
Morbi congeniti, vitia . . .	19,91	35,84	0,61	1,15	180	189
Morbilli	0,10	0,23	1,33	2,57	230	193
Scarlatina	—	0,12	0,28	0,31	—	111
Chlolera infantum	3,63	9,84	2,02	2,22	271	111
Pertussis	1,43	1,37	1,82	1,91	96	105
Diphtheria. Croup. . . .	0,25	0,51	0,65	0,98	204	151
Tuberculosis cerebri . . .	1,03	0,62	2,71	1,46	60	54
Encephalitis et Meningitis	0,32	0,74	0,36	0,71	231	197
Bronchitis acuta	6,84	15,34	3,59	6,65	224	185
Pneumonia acuta	4,60	12,73	5,89	9,89	277	168
Gastritis, Ente-/acuta . .	7,39	21,28	3,37	5,37	288	159
ritis et Colitis \chronica	0,75	3,05	0,46	1,29	407	280
Sämtliche Todesursachen	53,65	119,89	27,41	39,92	223	146

Unter den ehelichen bzw. den unehelichen Kindern gehören 58% bzw. 67% von den registrierten Todesursachen der betreffenden Gruppe an. Andere Todesursachen wie Morbilli, Scarlatina, Diphtheria und Tuberculosis cerebri gewinnen an Bedeutung in dieser Periode.

Vergleicht man die beiden Kategorien von Kindern, so findet man unter den Unehelichen eine Übersterblichkeit in den ersten 6 Lebensmonaten, welche gerade in bezug auf die eigentlichen Säuglingskrankheiten ganz enorm erscheint, 307% für Enteritis chronica, 188% für Enteritis acuta, 177% für Pneumonia acuta, 124% für Bronchitis acuta. Aus den angegebenen Gründen sind die in Tabelle 8 angeführten Sterbeziffern für die unehelichen Kinder etwas zu niedrig im Vergleich mit denjenigen für die ehelichen. In Wirklichkeit dürfte also die Übersterblichkeit in den betreffenden Krankheiten noch größer sein. In bezug auf die beiden Todesursachen Pertussis und Tuberculosis cerebri scheint eine eigentümliche Ausnahme stattzufinden von der allgemeinen Regel der Übersterblichkeit unter den unehelich Geborenen.

Literatur.

Statistika centralbyråns berättelser, 1881—1909.
Medicinalstyrelsens berättelser, 1891—1909.
Berättelser från Stockholms stadts Hälsovårdsnämnd. 1901—1909.
Stockholms stads Årsbok, 1909.
Gustav Sundbärg. Bevölkerungsstatistik Schwedens 1750—1900, Stockholm 1907.

---

[1]) Die Sterbeziffern für die unehelichen Kinder sind etwas zu niedrig und zwar aus zwei Gründen: Erstens werden sämtliche unsicheren Fälle als ehelich gerechnet. Zweitens vermißt man unter den in Stockholm registrierten Sterbefällen diejenigen in Stockholm geborenen unehelichen Kinder, welche bei Pflegeeltern außerhalb Stockholms gestorben sind.

Gegenwärtige Einrichtungen der Säuglingsfürsorge.

Von

I. Jundell.

Säuglingsfürsorge und Gesetzgebung.

In Vergleich mit den übrigen zivilisierten Ländern kann Schweden sich einer außergewöhnlich niedrigen Säuglingssterblichkeit freuen und rühmen. Während z. B. in den Jahren 1901—1905 von 100 lebend Geborenen in Rußland 27,2 (1901), in Österreich 21,3, in Deutschland 19,9, in Frankreich 13,9, in England 13,8, in Irland 9,8 im ersten Lebensjahre starben, starben in Schweden während derselben Periode nur 9,2.

Zu diesem für unser Land so günstigen Verhältnis wirken nun viele Umstände zusammen und hierunter besonders auch der Umstand, daß auch die allgemeine Sterblichkeit in Schweden so gering ist. Hinsichtlich günstiger allgemeiner Sterblichkeitsziffern nimmt nämlich Schweden in unserer Zeit die allererste oder eine der ersten Stellen ein.

In den Jahren 1901—1905 war die allgemeine Sterblichkeit auf je 1000 Einwohner:

In Deutschland	19,9
In England	16,5
In Frankreich	19,6
In Italien	22,1
In Rußland (1896—1900)	31,2
In Dänemark	14,8
In Schweden	15,5

Die Ursache dieses Unterschiedes in der allgemeinen Sterblichkeit in den verschiedenen Ländern ist in den Verschiedenheiten der Rasse, des Klimas, der geographischen Lage, der Bevölkerungsdichte, des Mißbrauches alkoholischer Getränke, der ökonomischen und sozialen Verhältnisse, des Bildungsgrades usw. zu suchen. Der Resultant aller dieser Faktoren, der ganze kulturelle Standpunkt Schwedens, bewirkt nun unsere niedrige allgemeine Sterblichkeit, welche ja einen großen Einfluß auf die Säuglingssterblichkeit haben muß. Man könnte vielleicht geneigt sein, diese geringe Säuglingssterblichkeit dadurch zu erklären, daß bei uns jetzt die Geburtszahlen so außerordentlich gering sind (mit Ausnahme von Frankreich hat Schweden zurzeit die niedrigste Geburtsziffer in Europa, in den Jahren 1901—1905 durchschnittlich pro Jahr 26,1 lebend Geborene auf 1000 Einwohner). Daß eine solche Erklärung aber falsch ist, zeigen die Ziffern Professor E. J. Johanssons, auf dessen Statistik ich verweise. Ob aber bei uns vielleicht andere besondere Momente wirken, die geeignet sind, gerade die Säuglingssterblichkeit herabzusetzen, läßt sich wohl nicht entscheiden, da vergleichende statistische Untersuchungen, die hierüber Aufschluß geben könnten, fehlen. Bei dem entscheidenden Einfluß, welchen das Stillen des Kindes durch die Mutter auf die Säuglingssterblichkeit ausübt, ist man doch vielleicht berechtigt anzunehmen, daß die Säuglinge bei uns öfter gestillt werden als in den Ländern mit weit höherer Säuglingssterblichkeit, was wieder dadurch zu erklären wäre, daß der Industrialismus mit seiner Heranziehung der Frauen an die Arbeit bzw. seiner Behinderung der Frauen am Stillgeschäft bei uns weniger entwickelt ist[1]).

Ob dem so ist oder nicht, eines ist sicher: unsere von anderen Kulturländern uns so beneidete geringe Säuglingssterblichkeit ist allenfalls nicht die Folge von besonderen Maßnahmen, die auf Einsicht der Ursache dieser Sterblichkeit getroffen worden sind, ist besonders auch nicht die Folge von Gesetzen und Vorschriften, die zielbewußt der Säuglingssterblichkeit und ihren Ursachen entgegentreten. Wenigstens war dies bis zu den letzten zehn Jahren, wo sich freilich vieles zum Besseren geändert hat, nicht der Fall. Daß ich es angezeigt finde, die Mängel unserer Gesetzgebung hinsichtlich des Kinder- und besonders des Säuglingsschutzes kurz darzulegen, liegt daran, daß eine solche Darlegung den Schluß gestattet, daß eine wirkliche hohe Kultur, wie diejenige Schwedens, trotz bestehender mangelhafter Gesetze gute Resultate zeigen kann. Der Wert vollkommener Gesetze wird deshalb nicht bestritten, im Gegenteil, die Darstellung wird zeigen, daß es bei uns möglich sein wird, schon durch eine Vervollkommnung unserer diesbezüglichen Gesetze, unsere Säuglingssterblichkeit noch wesentlich herabzudrücken, ohne daß weder der Staat noch die Gemeinden hierbei erhöhte Kosten zu tragen haben werden. Ganz besonders finde ich die Auseinandersetzung über gewisse Teile unserer Kinderfürsorgegesetzgebung deshalb angezeigt, weil Verbesserungen in derselben von allen Seiten gefordert und binnen kurzem sicher auch durchgeführt werden.

Zuerst ist nun zu bemerken, daß die öffentliche, legale Kinderfürsorge bis zum Jahre 1902 vollständig als ein Teil der öffentlichen Armenpflege behandelt wurde und daß dem größtenteils noch so ist. Die wichtigsten gesetzlichen Bestimmungen hinsichtlich der Kinderfürsorge sind demgemäß auch in dem noch gültigen Armenpflegegesetz vom Jahr 1871 enthalten. Die in diesem Gesetze enthaltenen Bestimmungen, welche die Kinder betreffen, sind aber nicht zu einem besonderen Kapitel zusammengeführt, sondern bestehen aus hier und da zerstreuten, kurzgefaßten Satzungen. Die wichtigsten, die Kinder betreffenden Bestimmungen des Armenpflegegesetzes von 1871 finden wir in den in diesem Handbuche mitgeteilten Auszügen aus diesem Gesetze.

Zu diesen Bestimmungen des Armenpflegegesetzes von 1871 kommen nun die besonderen Kinderfürsorgebestimmungen von 1902, nämlich das Gesetz betreffs der Ziehkinderpflege, das Gesetz betreffs der Fürsorgeerziehung sittlich verdorbener und verwahrloster Kinder, das Gesetz betreffs minderjähriger Verbrecher und das Gesetz vom Jahr 1900 betreffs der Verwendung Minderjähriger in industrieller Arbeit (siehe den Abschnitt III ,,Gesetze und Verfügungen" dieses Handbuches).

Der § 1 des Armenpflegegesetzes bestimmt die Verhältnisse, unter welchen die Armenbehörden gesetzlich verpflichtet sind, Armenunterstützung zu geben (sogenannte obligatorische Armenunterstützung). In allen anderen Fällen sind

---

[1]) Nach dem letzten offiziellen Berichte waren in Schweden im Jahre 1909 56 231 Frauen in Fabriken, 6914 im Handwerk und 233 im Bergbau beschäftigt (und zwar von diesen 18 780 in der Textil-, 11 818 in der Bekleidungs- und 8946 in der Nahrungs- und Genußmittelindustrie, d. h. beinahe $7/10$ aller Industriearbeiterinnen in diesen drei Industrien). Von sämtlichen im Jahre 1909 in Fabriken beschäftigten Arbeitern waren 19,4 % weiblichen Geschlechtes, eine Ziffer, die fast völlig mit der entsprechenden deutschen Ziffer vom Jahre 1907 (18,7 %) übereinstimmt. Im Verhältnis zu der Zahl der Bevölkerung nehmen aber in Schweden viel weniger Frauen an der Industriearbeit Teil als in Deutschland. (Schweden 1909 mit ca. 6 Millionen Einwohnern ca. 63 000 Industriearbeiterinnen, Deutschland 1907 mit ca. 60 Millionen Einwohnern ca. 2 100 000 Industriearbeiterinnen.)

die Armenbehörden nicht gesetzlich verpflichtet, solche Unterstützung zu geben, können aber (laut § 2 des Gesetzes) selbst bestimmen, ob und in welchem Maß Unterstützung gewährt werden soll (sogenannte freiwillige Armenunterstützung seitens der Armenbehörden).

Dieser Unterschied zwischen obligatorischer und freiwilliger Armenunterstützung seitens der Armenbehörden hat eine durchgreifende Bedeutung. Denn durch andere Bestimmungen des Armenpflegegesetzes sind die Armenbehörden nur bei der obligatorischen Unterstützung berechtigt, von dem Unterstützten bzw. von dem Unterhaltungspflichtigen Rückerstattungen der Unterstützung (eventuell durch Zwangsarbeit in einer Anstalt) zu fordern. Wegen freiwilliger Unterstützung, die die Behörden der Billigkeit halber so außerordentlich oft gewähren müssen, kann ein Anspruch auf Rückerstattung nicht erhoben werden.

Aber auch in denjenigen Fällen, in denen die Behörden gesetzlich Rückerstattung fordern können, ist es beinahe unmöglich, den Unterhaltungspflichtigen beizukommen und zwar aus folgenden Gründen: 1. hat er oft keine auspfändbaren Mittel; 2. das schwedische Gesetz gestattet nicht, den fälligen, aber noch nicht ausgezahlten Lohn, oft das einzige vorhandene Mittel, inne zu behalten und auszupfänden; 3. wird das Umziehen von einem Orte nach dem anderen bzw. die Auswanderung bei uns so unvollkommen registriert, daß es schon dadurch dem Nachlässigen leicht gelingt, sich den Behörden zu entziehen, auch wenn er gerichtlich verklagt und zum Unterhalt verpflichtet worden ist; 4. die gerichtliche Verfolgung der Unterhaltungspflichtigen ist sehr oft eine so verwickelte Prozedur, daß sogar die Armenbehörden schon deshalb in der Regel — oder richtiger beinahe immer — es unterlassen, den Nachlässigen gerichtlich zu verfolgen; 5. die Gemeinden verfügen oft nicht über Arbeitshäuser, wo die eventuell zur Zwangsarbeit Verurteilten aufgenommen werden können.

Unzulänglich sind aber nicht nur die Teile des Armenpflegegesetzes von 1872, welche Kinder betreffen, bzw. betreffen können, sondern auch das Gesetz von 1902 betreffs des Ziehkinderwesens.

Wie die Bestimmungen dieses Gesetzes lauten, ersehen wir aus dem Abschnitt III dieses Handbuches „Gesetze und Verfügungen". Uns interessiert hier besonders der Wortlaut der §§ 1, 2; 4 Mom. 1, 5; 6 Mom. 1 und 7 Mom. 1.

Die Mängel, die diesem Gesetz anhaften, sind nun folgende:

1. Daß nicht nur diejenigen Kinder, die bei ihren Eltern, sondern auch diejenigen, die bei ihren Stiefeltern, bei den Eltern ihrer Mutter oder ihres Vaters oder bei ihrem gesetzlichen Vertreter gepflegt werden, der Aufsicht und Kontrolle entzogen sind.

2. Daß alle diejenigen Kinder der Aufsicht und Kontrolle entzogen sind, die ohne Entgelt bei Zieheltern gepflegt werden (die Angabe der Betreffenden, daß das Kind unentgeltlich gepflegt wird, ist oft falsch und abgegeben, um der Kontrolle zu entgehen).

3. Daß die Kinder schon mit dem erreichten 7. Jahre von der Aufsicht ausscheiden, wodurch sie nach diesem Alter ganz schutzlos bleiben.

4. Daß die Vorschriften des Gesetzes betreffs der Forderungen an die Pflege der Ziehkinder zu unbestimmt und dehnbar sind, wodurch es weniger gewissenhaften Pflegeeltern ermöglicht wird, die Kontrolle der Behörden zu erschweren und den Pflegekindern nur das Mindestmaß von Pflege zu gewähren.

5. Daß es keine Kontrolle darüber gibt, inwieweit und in welcher Art die betreffenden Behörden den ihnen gesetzlich vorgeschriebenen Obliegenheiten nachgehen.

6. Daß die Ziehmutter nicht verpflichtet ist, ehe sie ein Kind in Pflege nimmt, sich eine von den Behörden erstattete Konzession zu verschaffen, sondern daß sie nur verpflichtet ist, Anzeige abzustatten (in Städten 3, auf dem Lande 14 Tage), nachdem sie das Kind schon aufgenommen hat.

Die nun angedeuteten Mängel unserer Gesetzgebung hinsichtlich der Kinderfürsorge sind aber allgemein anerkannt, und es herrscht bei uns kein Zweifel, daß die im Jahre 1907 eingesetzte kgl. Armenpflegekommission zeitgemäße Abänderungen vorschlagen wird. Überhaupt ist das Interesse für die Verbesserung der Armenpflege und der Kinderfürsorge und zwar auch in gesetzgeberischer Hinsicht bei uns reger als je. Als bester Beweis hierfür dürfen die Beschlüsse gelten, welche die Regierung und der Reichstag im Jahre 1908 betreffs der staatlichen Mutterschaftsversicherung faßte und welche zur Einsetzung einer kgl. Kommission führten. Der Gesetzesvorschlag der Kommission liegt jetzt vor (siehe die Gesetzsammlung dieses Handbuches) und wird dem Reichstag des künftigen Jahres (1912) unterbreitet werden. Der Hauptinhalt dieser Gesetzesvorlage ist: obligatorische Mutterschaftsversicherung aller in industrieller Arbeit beschäftigten Frauen im Alter von 15—50 Jahren; Möglichkeit für in solcher Arbeit beschäftigte Frauen, sich während zwei Wochen vor der Niederkunft der Arbeit zu enthalten, und Verbot solcher Arbeit in den nächsten 4 Wochen nach der Geburt; Gewährung von einer Schwangerschafts- und Wöchnerinnenunterstützung im Betrag von 2 Kronen pro Tag während insgesamt 6 Wochen; außerdem Gewährung einer Stillprämie von 15 Kronen nach Stillung während wenigstens 3 Monaten. Falls dieser Vorschlag vom Reichstage angenommen wird, so wird Schweden in die erste Reihe der Länder treten, die eine rationelle Mutter- und Säuglingsfürsorge betreiben, um so mehr, als anerkannt wird, daß auch dieser Vorschlag als ein erster Versuch anzusehen ist, dem in nicht zu langer Frist nach gewonnener praktischer Erfahrung ein weiterer Ausbau folgen wird.

Die Ziehkinder und die unehelichen Kinder.

Um das Ziehkinderwesen etwas näher erörtern zu können, entnehme ich einige Ziffern aus der Darstellung betreffs der Ziehkinderpflege, die im Auftrage der Regierung im Januar 1897 von einer kgl. Kommission abgegeben wurde[1]). Die Ziffern beziehen sich zwar auf den Anfang des Jahres 1895, doch unterliegt es keinem Zweifel, daß dieselben in der Hauptsache auch für die heutigen Verhältnisse gültig sind.

Die Anzahl sämtlicher in Schweden in Pflege gegebener Kinder war 41 408 und zwar waren von diesen 25 208 (60,9%) auf Kosten der Gemeinden, 12 256 (29,6%) auf Kosten privater Leute und 3944 (9,5%) von irgendwelcher öffentlicher oder privater Kinder- oder Wohltätigkeitsanstalt in Pflege gegeben worden. 36 270 (87,6%) waren in Pflege bei privaten Leuten, 5138 (12,4%) waren in Kinder- oder Armenpflegeanstalten aufgenommen. Von den 41 408 Kindern waren 32 686 (78,9%) in Pflege in Landgemeinden, 8722 (21,1%) in Stadtgemeinden. Von den 36 270 Kindern, welche in Pflege bei privaten Leuten waren, waren 28 831 (79,5%) auf dem Lande und 7 439 (20,5%) in den Städten untergebracht. Von den 5138 in Kinder- oder Armenpflegeanstalten aufgenommenen Kindern befanden sich 3855 (75,1%) auf dem Lande und 1283

---

[1]) Underdånigt förslag till ordnande af fosterbarnsvården m. m. Stockholm K. L. Beckmans Buchdruckerei 1897.

(24,9%) in den Städten. Von den 3855 Anstaltskindern des flachen Landes befanden sich nur 597 (15,5%) in besonderen Kinderheimen, während 3258 (84,5%) in den für die Kinder in der Regel ungeeigneten Armenhäusern (Fattighus, Fattiggård) oder ähnlichen Anstalten aufgenommen waren. Von den 1283 Ziehkindern der Städte waren 892 Kinder (69,6%) in besonderen Kinderanstalten, 391 (30,4%) in Armenpflegeanstalten aufgenommen.

Hinsichtlich 36 215 von den insgesamt 36 270 bei privaten Leuten in Pflege gegebenen Kindern liegen Angaben über das Alter der Kinder vor. 1432 Kinder (3,9%) befanden sich im ersten Lebensjahre; 11 123 Kinder (30,7%) waren über 1 Jahr, aber weniger als 7 Jahre alt; 9200 (25,4%) hatten 7, aber nicht 10 Jahre erreicht und 14 460 (40%) hatten 10 aber nicht 15 Jahre erreicht. Von 28 779 Ziehkindern, die von privaten Leuten auf dem Lande in Pflege genommen waren, waren 861 (2,9%) weniger als 1 Jahr alt, 8483 (29,6%) waren zwischen 1 und 7 Jahre alt, 7475 (25,9%) waren zwischen 7 und 10 Jahre alt und 11 960 (41,6%) waren zwischen 10 und 15 Jahre alt. Von 7436 in Städten als Ziehkinder von privaten Leuten aufgenommenen waren 571 (7,7%) weniger als 1 Jahr alt, 2640 (35,5%) waren zwischen 1 und 7 Jahren, 1725 (23,2%) zwischen 7 und 10 Jahren und 2500 (33,6%) zwischen 10 und 15 Jahren. In den Städten waren also die jüngsten Altersklassen verhältnismäßig zahlreicher als auf dem Lande.

Von 17 115 Kindern, die von den Armenbehörden der Gemeinden in Pflege bei privaten Leuten in den eigenen Gemeinden gegeben waren, waren 9918 (57,9%) ehelich und 7197 (42,1%) unehelich. Von 12 758 Kindern, die von privaten Leuten, von Kinderheimen oder von Armenbehörden fremder Gemeinden der Pflege von Ziehmüttern übergeben waren, waren 3979 (31,2%) ehelich und 8779 (68,8%) unehelich.

Das Pflegegeld für die Kinder der Armenbehörden betrug auf dem Lande durchschnittlich 55 Kronen pro Jahr (die Schwankungen lagen zwischen 10 und 165 Kronen), in den Städten durchschnittlich 75 Kronen (Schwankungen zwischen 36 und 250 Kronen). Das Pflegegeld für Kinder, die von privaten Leuten in Pflege gegeben waren, betrug im Durchschnitt auf dem Lande 60 Kronen (Schwankungen zwischen 10 und 250 Kronen), in den Städten 120 Kronen (Schwankungen zwischen 30 und 300 Kronen) pro Jahr.

Hinsichtlich der Mortalität der Ziehkinder im Alter bis zu 15 Jahren liegen folgende Ziffern vor: Gesamtzahl der Kinder dieses Alters für das Reich nach Abrechnung der Ziehkinder 1 551 808; Todesfälle unter diesen im Lauf des Jahres 1894 26 154 = 16,8%$_{00}$. Zahl der Ziehkinder 41 408; Todesfälle unter diesen im Jahre 1894 783 = 18,9%$_{00}$.

Die Sterblichkeit im ersten Lebensjahre zeigte im Jahre 1894 folgende Ziffern: auf dem Lande unter sämtlichen Kindern 100,5 und unter den Ziehkindern 175,4 Todesfälle auf 1000 Lebende; in den Städten waren die entsprechenden Sterblichkeitsziffern 144,3 und 439,6; speziell für Stockholm 192,4 und 372,6; für das gesamte Reich waren die Ziffern 108,8 und 280,8. In der Altersklasse 1—7 Jahren waren die Sterblichkeitsziffern ($^0/_{00}$) für das ganze Reich unter sämtlichen Kindern 14,5, unter den Ziehkindern 23,9; auf dem Lande waren die entsprechenden Zahlen 13,3 und 15,7; in den Städten 20,3 und 50,4 (speziell für Stockholm 23,3 und 50,7).

In der Altersgruppe 7—10 Jahren war die Sterblichkeit im ganzen Reich unter sämtlichen Kindern und unter den Ziehkindern ungefähr gleich und zwar 6,3 bzw. 6,4$^0/_{00}$; die entsprechenden Ziffern für die Altersgruppe 10—15 Jahren waren 3,4 und 3,9$^0/_{00}$.

Zu bemerken ist, daß Schweden zu der Zeit, auf welche die obengenannten Ziffern sich beziehen, also im Anfang des Jahres 1895 eine Einwohnerzahl von 4 873 183 hatte (3 915 400 auf dem Lande und 957 783 in den Städten).

Die Zahl der außerehelich Geborenen, in Prozent von sämtlichen Geborenen, war in den Jahren 1891—1900 durchschnittlich 10,96 % pro Jahr, in den Jahren 1898—1907 12,07 %.

Die Aufsicht über die von den Armenbehörden in Pflege gegebenen Kinder wird dem Gesetz zufolge von diesen Behörden selbst direkt oder indirekt durch besondere Beisitzer („fosterbarnsnämnder") ausgeübt. Die Aufsicht über die von privaten Leuten in Pflege gegebenen Kinder wird von den Gesundheitsämtern bzw. in Orten, wo keine besondere Gesundheitsämter vorhanden sind, von dem Gemeindevorstand, in beiden Fällen entweder direkt oder durch besondere Beisitzer („nämnder") besorgt.

Das vom Gesetz erwähnte Verfahren, laut welchem die Behörden, wenn sie es wünschenswert finden, besondere Beisitzer mit der Inspektion der Ziehkinder beauftragen können, kommt indes nur ausnahmsweise vor. Es sind also beinahe durchweg die Mitglieder der Gesundheitsämter oder der Gemeindevorstände, die diese Aufsicht besorgen. Da nun bei der Wahl der Gemeindevorstände ganz andere Umstände in Betracht kommen als die Rücksicht auf die Kinderfürsorge bzw. die Ziehkinderpflege, so ist es nicht zu verwundern, daß diese Aufsicht oft als mangelhaft empfunden wird und daß Bestrebungen sich regen, dieselbe zu verbessern. In den größten Städten Schwedens, in Stockholm, Göteborg und Malmö, ist nun allerdings die Aufsicht in ganz befriedigender Weise geordnet, und zwar dadurch, daß die Gesundheitsämter besondere Aufsichtsdamen anstellen und besolden.

Als Beispiel führe ich hier die Verhältnisse in Stockholm an.

Die Zahl der (von privaten Leuten in Pflege gegebenen) Ziehkinder ist jetzt in Stockholm beiläufig 1500, die Umsetzung pro Jahr zirka 50%. Die ganze Stadt ist in 4 Ziehkinderbezirke eingeteilt, für ein jedes ist eine besoldete Aufsichtsdame (Inspektrice) angestellt; Chef der Inspektion ist der Gesundheitsinspektor der Stadt. Je nach dem Alter sind die Kinder in drei Klassen verteilt: Kinder unter einem Jahre, welche jeden Monat mindestens einmal besucht werden; Kinder zwischen 1 und 2 Jahren, die jeden zweiten oder jeden dritten Monat besucht werden; Kinder von 2—7 Jahren, welche 2—3 mal im Jahre besucht werden. Säuglinge werden nicht selten einmal in der Woche besucht, bis man von der Beschaffenheit der Pflege ein Urteil bekommen hat, zuweilen, wie bei Krankheit, noch öfter, sogar 1—2 mal täglich.

Hat eine Ziehmutter gemeldet, daß sie ein Haltekind gegen Entgelt aufgenommen hat (eine solche Meldung ist sie verpflichtet abzugeben in Städten spätestens 3, auf dem Lande spätestens 14 Tage nach Aufnahme des Kindes), so wird das Heim und werden die Verhältnisse dort von der Aufsichtsdame untersucht und Weisungen betreffs der Pflege des Kindes erteilt. Sind die Verhältnisse ungünstig, wird das Kind so bald als möglich versetzt, wofür besondere Geldmittel zur eventuellen Verfügung angewiesen sind. Die Aufsichtsdame hat das Recht, Zeugnisse auszufertigen, die dem Kinde kostenlose Ärztebehandlung und Arzneimittel gewähren; sie kann auch Kleider ausleihen und verschiedene Utensilien kostenlos austeilen.

In der Zeit vom 1. Januar 1903, wo das Gesetz über die Fürsorge von Pflegekindern rechtskräftig wurde, bis Anfang November 1910 haben sich in Stockholm 6454 Ziehmütter gemeldet, die Pflegekinder aufgenommen hatten. Das Pflegegeld, das gewöhnlich in monatlichen Raten bezahlt wird, beträgt in der Regel 20—25 Kronen pro Monat für Säuglinge und 15—20 Kronen für ältere Kinder und schwankte im Jahr 1910 zwischen 8 Kronen als Minimum und 50 Kronen als Maximum.

Bisher haben wir nur die eigentlichen Zieh- oder Haltekinder, d. h. diejenigen Kinder, die in Pflege bei fremden Leuten untergebracht sind, berücksichtigt, sei es, daß diese Kinder von Armenbehörden, von privaten Leuten oder von Anstalten in Pflege gegeben worden sind. Diese Angaben wollen wir nun mit einigen Zahlen vervollständigen über diejenigen Kinder, die überhaupt von den Armenbehörden unterstützt sind, sei es, daß diese Behörden die Kinder in Pflege bei fremden Leuten untergebracht haben, sei es, daß die Behörden die Kinder in den Elternheimen unterstützen oder sie in Anstalten versetzt haben.

Folgende Tabelle, welche auf Grund von Primärangaben an das Armenpflegekomitee des „Zentralbundes für soziale Arbeit" aufgestellt worden ist und welche sich auf die Verhältnisse zu Anfang des Jahres 1905 bezieht, gibt Aufschluß über diesen Punkt. Die Tabelle umfaßt Angaben von 41,55% von sämtlichen schwedischen Gemeinden und bezieht sich auf die von diesen Gemeinden unterstützten Kinder im Alter von 0 bis zu 15 Jahren.

Art der Unterstützung	Zahl der Kinder		Mittlere Kosten pro Jahr und Individuum
	Absol. Zahl	Relat. Zahl	
Im Heime unterstützt	21 599	60,22%	43,93 Kronen
In Pflege bei Fremden	10 138	28,27%	73,72 „
In Armenanstalten („Fattiggård") untergebracht	2 139	5,97%	110,91 „
In Armenhäusern („Fattighus") untergebracht	1 045	2,91%	74,75 „
In Kinderheimen aufgenommen	782	2,18%	
In Krankenanstalten aufgenommen	147	0,41%	
„Rotegång"	18	0,04%	
	35 861	100,00%	

Diese Tabelle umfaßt, wie schon bemerkt, nur 41,55% sämtlicher Gemeinden. Auf Grund dieser Tabelle läßt sich aber eine das ganze Reich betreffende Wahrscheinlichkeitsberechnung ausführen, wobei die folgenden Zahlen entstehen:

Im Heime unterstützte 51 999
In Pflege bei Fremden 24 403
In Armenanstalten („Fattiggård") 5 153
In Armenhäusern („Fattighus") 2 512
In Kinderheimen 1 882
In Krankenanstalten 354
„Rotegång" 18

Summa 86 321

Eine genauere Diskussion dieser Tabellen würde wohl an und für sich sehr interessant sein, da die Ziffern derselben sich aber auf alle Kinder im Alter von 0 bis zu 15 Jahren beziehen, so würde dieselbe zum großen Teil aus dem Rahmen dieser Darstellung fallen. Zu den Tabellen sei deshalb nur folgendes hinzugefügt.

Unter 1571 Gemeinden, die befragt wurden, ob sie Kindern im ersten Lebensjahre irgend eine der in den Tabellen erwähnten Unterstützungsformen zuteil werden lassen, antworteten 432 Gemeinden: Ja, 452: Nein (solange der Vater oder die Mutter gesund ist, sind die Armenbehörden zur Unterstützung gesetzlich nicht verpflichtet) und 687 Gemeinden gaben darüber keine Auskunft. Von den 432 Gemeinden, welche auch Säuglinge unterstützten, gaben

115 Gemeinden an, daß sie dabei im allgemeinen Mutter und Kind voneinander trennten; 175 Gemeinden gaben an, dies nicht zu tun; 142 bedienten sich nur im Notfalle dieses Verfahrens.

Eine besondere kurze Erwähnung verdient die Kinderfürsorge der öffentlichen (gesetzlichen) Armenpflege in Stockholm. Die jetzige Armen-Kinderfürsorge in Stockholm basiert, insofern es sich um über 1 Jahr alte Kinder handelt und insofern eine Unterstützung im Heime als ungenügend oder unzulässig erscheint, hauptsächlich auf dem Prinzip des Inkostgebens und ist folgendermaßen geordnet. Das städtische Armenpflegeamt hat zu seiner Verfügung: das Inkostgebebureau, das Kinderheim, die Kinderpflegeinspektoren und die Lokalvertreter. Die Lokalvertreter, Frauen oder Männer, haben in erster Reihe die Aufgabe, gute Pflegeheime aufzusuchen und vorzuschlagen und die Kinder in gewissen Zwischenzeiten zu besuchen; sie sollen sich zur Aufgabe machen, Freunde und Helfer der Kinder zu werden, sie sollen mit den Zieheltern zusammenarbeiten und den Bureauvorstand über die Verhältnisse benachrichtigen, in welchen die Kinder leben. Die Inspektoren (zurzeit ein Herr und eine Dame) haben die Aufgabe, Lokalvertreter vorzuschlagen und diejenigen Gegenden auf dem Lande aufzusuchen, die sich für das Inkostgeben am meisten eignen. Die Zahl der Pflegeheime in den gewählten Bezirken darf 50 nicht überschreiten, und jeder Bezirk und dessen Pflegeheime müssen vom Inspektor wenigstens einmal jährlich, eventuel aber so oft die Verhältnisse es erfordern, besucht werden. Das Kinderheim dient nur als vorübergehender Aufenthaltsort für die Kinder, bis die nötigen Maßnahmen (Beschaffung eines Pflegeheimes, bei Krankheit Aufnahme in eine Krankenpflegeanstalt) getroffen werden können. Nur ausnahmsweise bleiben die Kinder länger als einen Monat im Kinderheime. Dem Bureau für das Inkostgeben obliegt die Leitung des Ganzen, ihm werden auch zuerst die Fälle vom Armenamt überwiesen. Die Kosten für jedes in Pflege gegebene Kind waren im Jahr 1910 im Mittel 100.— Kronen.

Für bedürftige Säuglinge und Mütter sorgen die Armenbehörden in Stockholm in verschiedener Art. Unterstützungsuchenden Schwangeren wird entweder ein Geldbeitrag von 5—10 Kronen pro Monat erteilt, oder sie werden in einem Asyl untergebracht, oder falls sie krank oder schwach sind, ins Versorgungshaus aufgenommen. Für die Entbindung finden sie unentgeltliche Aufnahme in den Entbindungsanstalten, wo sie im Mittel 9 Tage verbleiben. Die Bedürftigen werden von hier aus mit ihren Kindern direkt in die Wöchnerinnenasyle aufgenommen (in die städtischen oder die durch private Stiftungen errichteten Benedicks'schen, siehe unten). Hier dürfen sie mit ihren Kindern 3 höchst 4 Wochen bleiben. Kann die Mutter sich jetzt helfen, ohne die Armenbehörden aufzusuchen, so geschieht dies in den allermeisten Fällen in der Art, daß sie das Kind in Pflege gibt entweder bei Angehörigen oder am öftesten bei fremden Leuten; von ihrem Arbeitslohne zahlt sie das Pflegegeld, eventuell trägt der Vater des Kindes zu den Kosten bei. Findet die Mutter keinen Ausweg, sich selbst zu helfen, so wendet sie sich an die Armenbehörden, die dabei verschieden verfahren. Hat die Mutter ein leidliches Heim für sich und ihr Kind oder hat sie ein leidliches Pflegeheim für das Kind gefunden, so wird sie mit Geld unterstützt, 5—10—12 Kronen pro Monat, je nach ihrem Lohn und dem Kostgeld. Anderenfalls wird die Mutter von den Armenbehörden nach dem Allgemeinen Kinderheim (siehe Näheres unten) gesandt, um dort Stellung als Amme zu suchen. Wird sie hier als Amme angenommen, so bleibt sie 8 Monate und stillt dabei teils ihr eigenes Kind, teils ein fremdes Kind. Die Kinder werden aber von der Anstalt in Pflege gegeben, nachdem sie ein Alter von 3—4 Monaten erreicht haben und von der Brust entwöhnt worden sind, und dann ist die Mutter von allen Pflichten gegenüber ihrem Kinde enthoben. Alle Elternrechte und Elternpflichten hat die Anstalt übernommen. (Näheres über das Allgemeine Kinderheim siehe unten.) Wird die Mutter wegen vorhandener Krankheit oder Schwäche oder wegen mangelnder Milchsekretion nicht als Amme ins Allgemeine Kinderheim aufgenommen, so wird ihr zuweilen in der Art geholfen, daß die Armenbehörden ihr Kind ins Kinderheim einlösen (für jedes solches Kind zahlen die Armenbehörden zurzeit 500 Kronen). Die Mutter wird dadurch von ihrem Kinde ganz befreit, das Lösegeld muß sie aber teilweise zurückerstatten, und zwar durch kleine Rückzahlungen von 2—5—10 Kronen pro Monat. Das Kinderheim ersetzt nun Vater und Mutter für das Kind, und die Mutter hat später gewöhnlich gar keine Berührung mit ihrem Kinde.

Über die öffentliche Mutter- und Säuglingsfürsorge auf dem Lande ist nicht viel zu sagen. Kann die bedürftige Mutter sich nicht mit eigenen Mitteln helfen und erhält sie keine Unterstützung von ihren Angehörigen, so bleibt ihr nichts anderes übrig, als sich an die öffentliche Armenpflege zu wenden. Einige Gemeinden weigern sich indessen vollständig, der Mutter zu helfen (solange die Mutter gesund ist, sind die Armenbehörden nicht gesetzlich dazu verpflichtet), andere Gemeinden helfen ihr, aber nur unter der Bedingung, daß sie den Armenbehörden gestattet, das Kind ganz zu übernehmen, und daß sie sich in die Verfügungen der Behörden nicht einmischt. Die Behörden geben dann das Kind in Pflege, und die Mutter hat von nun ab oft keine Berührung mit ihrem Kinde und allenfalls keine Verpflichtungen gegen dasselbe. Andere Armenbehörden verfahren folgendermaßen: sie gestatten der Mutter, selbst mit ihrem Kinde zu walten, gewähren ihr aber eine gewisse Geldunterstützung, zuweilen ohne irgendwelchen Vorbehalt, oft aber mit der Bedingung, daß sie den Armenbehörden einen Teil ihres Arbeitsverdienstes abgeben muß. Die Hilfe, die die Mutter in diesen Fällen bekommt, ist nie so groß, daß sie das Kind bei sich behalten kann, sondern sie muß es beinahe immer in Pflege geben. (Einige weitere Erläuterungen über die Säuglingsfürsorge auf dem Lande ergeben sich aus den Ziffern auf den Seiten 761 und 762.)

Milchküchen (Gouttes de lait) und Fürsorgestellen (Consultations de nourissons).

Vom ersten Anfang an stellten sich die Milchküchen in Schweden gleichwie ihre französischen Vorbilder als Hauptaufgabe, den unbemittelten Säuglingen, die künstlich ernährt wurden, unentgeltlich die passenden Milchmischungen zu erteilen. Da die schwedischen Milchküchen aber, im Gegensatz zu vielen ausländischen, schon von Beginn unter ärztlicher Leitung standen, so waren sie von Anfang an nicht nur Milchverteilungsstellen, sondern auch Beratungsstellen für Mütter und Säuglinge, wo auch eine lebhafte Stillpropaganda betrieben wurde und jetzt ganz besonders energisch betrieben wird. Die Milchküchen sind also bei uns ein Mittelding zwischen den französischen Gouttes de lait und Consultations. Eigentliche Consultations oder Fürsorgestellen sind sie jedoch nicht. Solche werden aber jetzt in Stockholm von den Behörden geplant, und es ist sicher, daß dieselben die weiteren Forderungen erfüllen werden, die an Fürsorgestellen zu stellen sind, nämlich a) daß sie sich als eine Hauptaufgabe auch die pflegerische Aufsicht in den Heimen der Säuglinge stellen; b) daß sie bestrebt sind, die Wöchnerinnen in ihren Heimen aufzusuchen und dieselben dazu zu bewegen, sich mit ihren Säuglingen sehr früh unter ärztliche und pflegerische Kontrolle und Beratung zu stellen; c) daß sie hinreichende Geldmittel haben, um hinreichende Stillunterstützungen verteilen zu können.

Die erste Milchküche in Schweden wurde im Jahre 1901 in Stockholm eröffnet. Am Ende des Jahres 1910 hatten wir deren 23, und zwar 6 in Stockholm und je eine in den Städten Göteborg, Malmö, Norrköping, Hälsingborg, Karlstad, Jönköping. Wisby, Karlskrona, Karlshamn, Kristianstad, Lund, Upsala, Örebro, Falun, Gäfle, Hagalund (bei Stockholm) und Luleå. Die Mittel zum Betriebe dieser Milchküchen fließen meist aus privaten Spenden, einige werden außerdem aus öffentlichen Mitteln unterstützt.

Was besonders die Milchküchen in Stockholm betrifft, so seien über diese folgende Daten mitgeteilt. Nachdem im Jahre 1901 die erste Milchküche ihre Tätigkeit angefangen, entstanden allmählich noch 5 solche Anstalten. Diese in die verschiedenen Gemeinden verlegten Milchküchen schlossen sich zusammen zu einem Vereine (,,Föreningen Mjölkdroppen i Stockholm"). Die Einkünfte des Vereins bestehen aus den Beiträgen der Vereinsmitglieder, aus Beiträgen von den Gemeinden und Unterstützung von der Stadt, aus privaten Vermächtnissen und aus Gebühren von nicht unbemittelten Konsumenten (1—2 Kronen pro Woche von minder Bemittelten, sonst 12 Kronen und 50 Öre pro Monat). Die Kinder werden zu den Milchküchen von den städtisch angestellten Aufsichtsdamen oder von Diakonissen verwiesen, oder die Mütter melden sich selbst. Zweimal in der Woche hält der Arzt Sprechstunde in der Milchküche, wobei die Kinder untersucht und die passenden Milchmischungen bestimmt werden. Die kranken Kinder werden auch behandelt, wofür das Gesundheitsamt freie Arzneimittel gewährt.

Die Milchmischungen werden in der Anstalt hergestellt und nach Sterilisierung (in strömendem Dampf bei 100° C während 3 Minuten) als trinkfertige Einzelportionen verteilt. Die Milch, die von verschiedenen Meiereien geliefert wird, wird wie die gewöhnliche Handelsmilch kontrolliert, steht also nicht unter besonderer Kontrolle der Gesundheitsbehörde.

Vom 13. Dezember 1901 bis 1. Oktober 1911 wurden 3125 Kinder von dem Vereine ,,Mjölkdroppen" in Stockholm beköstigt. Außerdem existiert in Stockholm ein anderer Verein, der in der Maria-Gemeinde eine selbständige Milchküche unterhält. In ganz Schweden sind von den Milchküchen in derselben Zeit mehr als 7000 Kinder beköstigt worden.

Krippen.

Von solchen Anstalten, die dazu bestimmt sind, armen Müttern, die während des Tages außer dem Heime arbeiten, Gelegenheit zu geben, ihre Kinder während des Tages in gute Pflege zu geben, gibt es in Schweden eine große Zahl sowohl in der Hauptstadt wie in der Provinz. Die erste wurde im Jahre 1854 in Stockholm errichtet. Im allgemeinen zahlen die Mütter 10 Öre pro Tag für die Beköstigung und Pflege des Kindes. Die Anstalten werden durch private Spenden (zuweilen auch seitens der Arbeitgeber) und kommunale Beiträge unterstützt. Die meisten dieser Krippen sind für Kinder im Alter von 2—6 Jahren vorgesehen, hier und da, z. B. in Stockholm, Södertälje, Upsala, Karlsborg, Karlskrona, Göteborg, Sundsvall, werden auch Säuglinge aufgenommen. Eine noch stärkere Entwickelung der Säuglingskrippen wird jetzt bei uns erstrebt.

Wöchnerinnenheime.

Als Wöchnerinnenheime sind solche Anstalten zu bezeichnen, wo die Mütter mit ihren Säuglingen Aufnahme finden in der Zeit, wo die Mutter zwar das Wochenbett verlassen hat, wo aber die Unterleibsorgane noch nicht so zurückgebildet und wo die Kräfte der Frau noch nicht so zurückgekehrt sind, daß sie ohne Gefahr für ihre Gesundheit ihrer Beschäftigung oder ihrem Beruf nachgehen kann. Es sind also Anstalten, wo die Mütter mit ihren Säuglingen in den ersten 3—4 Wochen nach dem Verlassen des Wochenbettes Aufnahme finden. Auf dem Lande und in den Provinzstädten, wo keine besonderen Wöchnerinnenheime vorhanden sind, werden die Bedürftigen in dieser Zeit in den gewöhnlichen Armen- und Versorgungsanstalten aufgenommen, wo die Mütter mit ihren Säuglingen in den meisten Fällen zusammen mit den anderen Pfleglingen wohnen. An einigen Orten, wie z. B. in Göteborg und Malmö, hat man indessen in den Armenhäusern getrennte Abteilungen errichtet, die ausschließlich für Wöchnerinnen mit ihren Säuglingen bestimmt sind.

Am besten ist die Wöchnerinnenfürsorge in Stockholm geordnet, wo 5 Asyle bedürftige Wöchnerinnen aufnehmen. Von diesen Asylen sind 3 städtische (Sabbatsbergs Kinder- und Wöchnerinnenasyl, die zwei Kinder- und Wöchnerinnenaysle in der Åsöstraße) und zwei durch private Stiftungen errichtet. Die letztgenannten zwei, die Benedicks'schen Asyle, im Jahre 1869 gestiftet, verfügen über insgesamt 54 Plätze. Soweit möglich, werden die Mütter in den Asylen zum Stillen erzogen. Sie dürfen hier 4 Wochen verbleiben, eventuell etwas länger, wenn sie noch schwach und arbeitsunfähig sind, oder es ihnen noch nicht gelungen ist, einen Ausweg für ihre Kinder zu finden.

Mütter- und Säuglingsheime
(„Småbarnshem“).

Diese Anstalten sind dazu bestimmt, bedürftige Schwangere und bedürftige Mütter mit ihren Säuglingen aufzunehmen und während der ganzen normalen Stillperiode in Obhut, Aufsicht und Pflege zu behalten. Sie haben sich das Ziel gesteckt, vorzubeugen, daß das Band zwischen Mutter und Kind zerrissen wird, Kinder dadurch zu retten, daß sie ihnen die Mutterbrust gewähren, und den Müttern dadurch zu helfen, daß sie in den Heimen zu arbeitswilligen und arbeitsfähigen Menschen erzogen werden, zu Menschen, die sich der Pflicht bewußt sind, zu der Erziehung ihrer Kinder nach dem Maße ihrer Kräfte durch gewissenhafte Arbeit beizutragen.

Die erste Anstalt dieser Art wurde unter dem Namen „Småbarnshemmet“ („Kleinkinderheim“) in Stockholm im Januar 1903 eröffnet. Von dieser Zeit bis Ende Dezember 1910 wurden in Småbarnshemmet, das später nach der Villastadt Djursholm bei Stockholm verlegt wurde, 141 Mütter mit ihren Säuglingen aufgenommen. Die Säuglinge blieben an der Brust der Mutter, wenn möglich während der ganzen normalen Stillperiode. Nur wenn die Brust versagte, wurde früher zur künstlichen Ernährung übergegangen. Nur wenige Mütter waren außerstande ihr Kind während absehbarer Zeit zu stillen. Zur Statistik über die Stillfähigkeit der Frauen im allgemeinen läßt sich indessen dies Material nicht verwerten, und zwar aus mehreren Gründen, besonders aber deshalb, weil ganz stillungsunfähige Mütter nicht aufgenommen werden.

Außer diesen 141 Säuglingen, die mit ihren stillenden Müttern aufgenommen wurden, wurden in dem genannten Zeitraum 33 Säuglinge als gewöhnliche

Pflegekinder in die Anstalt aufgenommen, wo sie künstlich ernährt wurden. Die Aufnahme von Pflegekindern ist für „Smábarnshemmet" eine Nebenaufgabe, die das Heim erfüllt, um nach Möglichkeit auch denjenigen Müttern zu helfen, die aus irgendeinem Grunde nicht stillen können. Für die Pflegekinder zahlen die Mütter ein je nach ihrem Verdienste abgemessenes Pflegegeld. Die Mütter, die mit ihren Säuglingen im Heim Aufnahme finden, bleiben hier unentgeltlich. Nachdem das Kind abgestillt worden ist, verläßt die Mutter das Heim, um ihrem Beruf nachzugehen, ihr Kind kann aber, falls sie es wünscht — jetzt aber gegen Entgelt — bis zum Ende des 2. Lebensjahres im Heim bleiben. Wenn das Kind endlich aus dem Heime entlassen wird, ist der Vorstand der Anstalt der Mutter behilflich, ein geeignetes Pflegeheim für das Kind zu finden in nicht zu weiter Entfernung von dem Orte, wo die Mutter arbeitet, damit auch für die Zukunft das Band zwischen Mutter und Kind nicht zerrissen werde. Auch in diesem Pflegeheime steht das Kind unter Aufsicht einer von dem Vorstande des Heimes gewählten Vertrauensperson. Soweit möglich wirkt auch der Vorstand der Anstalt als Stellenvermittler für die Mutter.

Während der Zeit, wo die Mütter im Heime ihre Kinder pflegen und stillen, werden sie außer in der Kinderpflege auch gründlich in allen im gewöhnlichen Haushalte vorkommenden Aufgaben unterrichtet (Waschen, Plätten, Nähen, Stricken, Zimmerputzen, Backen, Kochen usw.), so daß sie beim Verlassen des Heimes vollkommen befähigt sind, ein Heim gut zu besorgen. Die Erziehung der Mütter in den genannten Dingen obliegt der Vorsteherin der Anstalt und einer geprüften Kochlehrerin.

Die Anstalt wird hauptsächlich durch private Mittel unterhalten, hat aber auch einen jährlichen Beitrag von der Stadt; sie kann jetzt 14 Mütter und 25 Kinder aufnehmen.

Im Anfang des Jahres 1911 wurde von derselben privaten Organisation, die das erste „Smábarnshem" errichtet hatte, ein zweites ähnliches Heim eröffnet. In diesem nach der Mariagemeinde Stockholms verlegten Heime finden 8 Mütter und 10 Kinder Aufnahme.

Solche Mütter- und Säuglingsheime, „Smábarnshem", die in ihrer Fürsorge dem soeben geschilderten Prinzip folgen, sind nun aber bei uns nicht vereinzelt geblieben. Denn in den letzten zwei drei Jahren sind noch folgende „Smábarnshem" errichtet worden: in Sundbyberg bei Stockholm (von der Heilsarmee) für 14 Mütter mit Säuglingen und 7 Schwangere, in der Stadt Norrköping für 8—10 Mütter mit ihren Säuglingen; bei Ärtholmen neben der Stadt Malmö für 12 Mütter mit Säuglingen; in Göteborg Verein „Barnavärn" für 9 Mütter und 15 Säuglinge und Verein „Myrorna", in dessen Heim auch einige stillende Mütter aufgenommen werden.

Sehr wichtig ist, daß diese zurzeit wohl beste Form für Mutter- und Säuglingsfürsorge in Fällen, wo die Mutter sehr jung, nachlässig, arbeitsunfähig oder arbeitsunwillig ist, nicht nur von privaten Vereinen aufgenommen worden ist, sondern daß die drei größten Städte Schwedens der von privater Seite gegebenen Initiative gefolgt sind. Im Jahre 1909 errichtete also das Armenamt Göteborgs „Hemmet vid Gullbergsbrogatan", wo 30 Mütter und 60 Säuglinge aufgenommen werden. Im Jahre 1910 eröffnete das Armenamt Stockholms in Folkungagaten 119 ein Heim „Spädbarnshemmet" für 33 Mütter und 40 Säuglinge. Im Herbst 1911 beschlossen die Abgeordneten der Stadt Malmö, eine Säuglingsanstalt zu errichten, die, außer für kranke Säuglinge, auch für Schwangere und für Mütter mit ihren Säuglingen vorgesehen ist. Gegenwärtig werden auch in anderen schwedischen Städten solche Mütter- und Säuglingsheime von den Armenbehörden geplant, so z. B. in Sundswall und Eskilstuna. Außerdem ist zu erwähnen, daß der Stadt Helsingborg im Jahre 1911 70 000 Kronen für die Errichtung eines „Småbarnshems" vermacht worden sind; ein ähnliches privates Vermächtnis im Betrage von 20 000 Kronen hat die Stadt Linköping bekommen, und in diesen beiden Städten sind jetzt Veranstaltungen im Gange, um ein „Småbarnshem" zu eröffnen.

Es scheint also, daß diese bisher wirksamste Form der Mutter- und Säuglingsfürsorge bei uns im kräftigen Aufblühen begriffen ist. Noch einmal wollen wir hervorheben, daß die Mütter mit ihren Kindern in diesen Heimen nicht nur einige Wochen oder Monate verbleiben, sondern während der ganzen normalen Stillperiode, also während 7 bis 9 Monaten, und daß der Aufenthalt der Mütter und Kinder in der Anstalt während dieser ganzen Zeit ganz unentgeltlich ist und daß die Erziehung der Mütter als eine Hauptaufgabe der Heime aufgefaßt wird, Verhältnisse, welche die schwedischen „Småbarnshem" vorbildlich machen. Außerdem ist zu bemerken, daß man bisher bei fast allen „Småbarnshem" bestrebt gewesen ist, den Heimen sowohl äußerlich wie innerlich jeden anstaltmäßigen Charakter zu nehmen. Hierdurch ist man dazu gelangt, daß sich die Mütter nicht als Pfleglinge einer Anstalt fühlen, sondern als Mitglieder einer Familie, zu deren Heim sie sich auch nach der Entlassung in der Regel gerne wenden, um sich mit der Vorsteherin betreffs ihres Kindes oder wegen anderer Angelegenheiten zu beraten.

Daß die Ergebnisse der schwedischen „Småbarnshem" in bezug auf den Gesundheitszustand und auf die Sterblichkeit der dort aufgenommenen Säuglinge die günstigsten Verhältnisse zeigen werden, daran wird man wohl kaum zweifeln können, obwohl das bis jetzt vorliegende Material noch zu klein ist, um von entscheidender Bedeutung zu sein. Erwähnenswert sind allenfalls doch die Ziffern von dem zuerst eröffneten „Småbarnshem". Von den in den Jahren 1903—1910 mit ihren Müttern dort aufgenommenen 141 Säuglingen starben nur 2, und zwar beide an Influenzabazillenmeningitis während einer Influenzaepidemie.

Ärztlich geleitete Pflegeheime für künstlich ernährte Kinder.

In der Einsicht, daß es erst in weit absehbarer Zeit gelingen wird, die Mehrzahl der bedürftigen Mütter in solche Lage zu bringen, daß sie selbst ihre Säuglinge stillen können, und daß deshalb besonders die unverheirateten Mütter noch lange Zeit auf das Inpflegegeben ihrer Kinder angewiesen bleiben müssen, hat das Kinderfürsorgebureau des schwedischen Armenpflegevereins in Stockholm in diesem Jahre beschlossen, ein ärztlich geleitetes Pflegeheim für Haltekinder zu errichten. Denn wenn die künstliche Ernährung nicht zu umgehen ist, so ist es ja besser, daß dieselbe von sachkundigster Seite geleitet und mit bester sonstiger Pflege vereint wird, als daß die Kinder unwissenden und nachlässigen Ziehmüttern übergeben werden. Die Errichtung eines solchen Heimes für eine größere Zahl künstlich ernährter Kinder kann jetzt nicht die Bedenken erwecken wie früher, weil die Fortschritte in der Technik der künstlichen Ernährung und der sonstigen Pflege jetzt so weit gediehen sind, daß die Nachteile der Anhäufung künstlich ernährter Säuglinge in Anstalten überwunden werden können. In diesem Pflegeheim werden die Kinder im allgemeinen nicht unentgeltlich aufgenommen, sondern gegen ein Pflegegeld, das dem in Stockholm gewöhnlichen entspricht, also gegen 20—25 Kronen pro Monat. Im Heime bleiben die Säuglinge so lange, bis man sich überzeugt hat, daß sie die künstliche Ernährung gut vertragen, und bis man für sie ein gutes privates Pflegeheim gefunden hat. Junge gebildete Frauen und Mädchen werden als Schülerinnen aufgenommen, um während eines dreimonatlichen Kurses in der Kinderpflege ausgebildet zu werden.

Das allgemeine Kinderheim („Allmänna Barnhusinrättningen") in Stockholm.

Das Allgemeine Kinderheim, dessen Gründung zu den Zeiten Gustaf II. Adolfs zurückgeht, ist bis auf den heutigen Tag die bedeutendste Kinderfürsorgeanstalt Schwedens geblieben. Um das Armenwesen zu zentralisieren und besonders auch um das Ziehkinderwesen staatlich zu regeln, wurde von Gustaf II. Adolf im Jahre 1624 dem Reichstage ein Vorschlag unterbreitet und vom Reichstage auch genehmigt, wonach gesunde, zu Arbeit taugliche Waisenkinder und Kinder armer Leute nicht in Anstalten aufgenommen werden dürften, sondern zu Erziehung und Dienst bei Pflegeeltern gegeben werden sollten; nur Kinder im ersten Lebensjahre sollten in Kinderheimen aufgenommen werden und dort bis zum Alter von 8 Jahren verbleiben, um dann zum Dienst oder Handwerk gesandt zu werden. Deshalb sollte auch aus öffentlichen Mitteln in jeder Provinz ein Kinderheim fürs Land und in den Städten städtische Kinderheime errichtet werden. Aus ökonomischen Gründen konnte aber der große Plan des großen Königs, die Kinderfürsorge staatlich zu regeln und zu besorgen, nicht durhgeführt werden. Es blieb deshalb die Kinderfürsorge und die Armenfürsorge wie vor den Zeiten Gustaf Adolfs auch nach ihm und bis auf den heutigen Tag in der Hauptsache eine Funktion der kirchlichen Gemeinschaften, der „Kirchspiele" bzw. der Kommunen, eine Funktion, die jedoch im Lauf der Zeiten durch gewisse allgemeine Gesetze geregelt wurde. Als eine Frucht von den Bestrebungen Gustaf Adolfs, die Kinderfürsorge zu ordnen, ist indessen das Allgemeine Kinderheim in Stockholm geblieben. Es wurde im Jahre 1624 als ein „Kinder- und Zuchthaus" errichtet, das unter anderem auch 100 Kinder aufnehmen und erziehen sollte. Die Kinder wurden anfangs im Alter von 7 Jahren aufgenommen und verließen die Anstalt im Alter von 12—16 Jahren. Die für Erwachsene bestimmte Zuchthausabteilung wurde schon im Jahre 1692 eingezogen, so daß die Anstalt von diesem Jahre an ausschließlich im Dienste des Kinderschutzes tätig gewesen ist. Doch hat die Anstalt in unserer Zeit eine ganz andere Aufgabe als zur Zeit ihrer Gründung, wo sie ja als ein Erziehungs- und Waisenhaus für ältere Kinder diente. Die Aufgaben, welcher der Anstalt jetzt zukommen, gehen aus folgendem hervor:

1. Arme unverheiratete Mütter, die zum Stillen fähig sind, werden mit ihren Säuglingen aufgenommen, um während 8 Monaten als Ammen zu dienen. Sie stillen dabei teils ihre eigenen Säuglinge, teils die sub 2 und 3 genannten Säuglinge. Jede Amme stillt in der Regel zwei Säuglinge.

2. Gegen ein Entgelt, das in den Jahren 1899—1910 von 400 auf 600 Kronen erhöht worden ist, werden Kinder von 0 bis 6 Jahren unverheirateter Mütter als Pfleglinge der Anstalt aufgenommen.

3. Das Armenamt der Stadt Stockholm hat das Recht, Kinder zur Aufnahme zu bringen gegen ein ermäßigtes Entgelt, das in den Jahren 1899—1910 von 250 Kronen für alle Kinder auf 500 Kronen für Säuglinge und 400 Kronen für 1—6 Jahre alte Kinder erhöht worden ist.

4. Findelkinder oder solche obhutlose Kinder, deren Eltern oder Pfleger tot oder verhaftet, im Irrenhaus, Krankenhaus oder in einer anderen Wohl tätigkeitsanstalt aufgenommen sind, sollen im Fall der Not provisorisch im Allgemeinen Kinderheime aufgenommen werden, bis die Eltern entdeckt worden sind oder es sich zeigen läßt, daß sie imstande sind, die Kinder wieder

zu sich zu nehmen, oder bis andere Maßnahmen für die Kinder getroffen worden sind.

5. Kinder, die über 6 Jahre alt sind, werden nicht als Pfleglinge der Anstalt aufgenommen.

6. Gegen eine besondere Gebühr (jetzt 2 Kronen pro Tag) werden kranke Säuglinge zur Pflege während ihrer Krankheit aufgenommen (in den letzten Jahren war die Zahl dieser Kinder 50—60 pro Jahr).

Für die sub 1, 2 und 3 genannten Kinder übernimmt die Anstalt alle elterlichen Rechte und Pflichten, bis die Kinder das 15. Lebensjahr erreicht haben. Die Zentralanstalt in Stockholm ist doch hauptsächlich nur eine Durchgangsstation, wo die Kinder nur so lange bleiben, bis man annehmen kann, daß sie die künstliche Ernährung einigermaßen vertragen werden. Nachdem die Kinder also 3—4 Monate in der Anstalt mit Brustmilch ernährt worden sind, werden sie entwöhnt und im Alter von im allgemeinen 4—5 Monaten in Pflege nach den verschiedensten Teilen des Landes gesandt. Aufgenommene ältere Kinder werden, wenn möglich, unmittelbar in Pflege gegeben.

Für die Überwachung der Pflegeheime und der Pflegekinder hinsichtlich Pflege, Gesundheit, Erziehung usw. sind jetzt 4 Reiseinspektoren (3 Herren und eine Dame) angestellt, 3 für die Provinz und einer für Stockholm. Jedes Pflegeheim wird von diesen ca. einmal jährlich besucht. Außerdem sind aber die Geistlichen gesetzlich verpflichtet Aufsicht über diejenigen Pflegekinder des Heimes zu führen, die in ihren Gemeinden wohnen, und zweimal jährlich der Leitung der Anstalt schriftliche Berichte über die Gesundheit und Pflege der Kinder zu senden. Erst nachdem das Kind das 15. Lebensjahr erreicht hat, hört das Elternrecht der Anstalt auf und wird von den Pflegeeltern übernommen.

Das Pflegegeld, das den Zieheltern von der Anstalt gezahlt wird, beträgt zurzeit:

Für Kinder im 1. Lebensjahre 100 Kronen pro Jahr
„   „   „ 2.   „   80   „   „   „
„   „   „ 3.   „   72   „   „   „
„   „   „ 4.—14. „   60   „   „   „

Bei der Entlassung und später nach je 4 Pflegejahren Bekleidung auf Kosten der Anstalt.

Sind die Säuglinge nicht gesund, so werden sie bis auf weiteres nicht in Pflege gegeben, sondern bleiben in der Zentralanstalt. Kinder, die in den Pflegeheimen erkranken, werden auf Kosten der Anstalt in den Heimen bzw. in den benachbarten Krankenanstalten ärztlich behandelt oder sie werden eventuell für längere oder kürzere Zeit nach der Zentralanstalt in Stockholm zurückgesandt, um in deren Krankenstation gepflegt zu werden. Für schulpflichtige Kinder, die wegen Krankheit oder wegen irgendwelcher anderen zufälligen Ursache sich in der Zentralanstalt befinden, findet sich in dieser eine besondere Schule, wo der Unterricht von einem Lehrer und einer Lehrerin erteilt wird.

Im Laufe der Jahre ist nun diese Anstalt aus verschiedenen öffentlichen (staatlichen und städtischen) Mitteln dotiert und unterstützt worden. Die heutige Bedeutung der Anstalt geht am besten durch folgende dem Jahresbericht für 1910 entnommene Ziffern hervor:

Vermögen am Ende des Jahres 1910 . . . 7 011 548 Kronen
Reservefonds am Ende des Jahres 1910 . .   857 462   „
Einnahmen während des Jahres 1910 . . .   947 932   „
Ausgaben während des Jahres 1910 . . . .   841 695   „

Die Kosten während des Jahres 1910 waren:

Für jedes außerhalb der Anstalt gepflegte Kind . . . . . 96,27 Kronen
Für jedes innerhalb der Anstalt gepflegte Kind (nach Abrechnung gezahlter Rückerstattungen) . . . . 933,48 „
(ohne diese Abrechnung) . . . . 994,65 „
Für jedes von sämtlichen gepflegten Kindern . . . . . . 134,85 „
Für Unterhaltstag jedes Kindes in der Zentralanstalt . . . 2,55 „

Die Zahl der Pfleglinge, deren Alter und Aufenthaltsort im Anfang des Jahres 1910 geht aus folgender Tabelle hervor:

	Säuglinge	1—6 Jahre alte Kinder	6—14 Jahre alte Kinder	Summe
In Pflege bei Zieheltern in Stockholm	12	126	324	462
In Pflege bei Zieheltern in der Provinz	171	2090	2950	5211
In der Zentralanstalt ordinarie Pfleglinge	190	29	22	241
In der Zentralanstalt nur (wegen Krankheit) vorübergehend aufgenommen (also keine eigentlichen Pfleglinge der Anstalt)	16	2		18
Summa:	389	2247	3296	5932

Während des Verlaufs des Jahres 1910 wurden aufgenommen:

	Säuglinge	1—6 Jahre alte Kinder	6—14 Jahre alte Kinder	Summe
Gegen volle Zahlung seitens privater (unbekannter Leute).	142	7	—	149
Gegen ermäßigte, von dem Armenpflegeamte Stockholms gezahlte Gebühr . . .	102	29	—	131
Von der Polizei überwiesen	16	—	—	16
Ammenkinder	194	—	—	194
Für vorübergehende Pflege	109	12	—	121
Summe während des Jahres 1910 neuaufgenommerer Kinder	563	48	—	611
Während des Jahres in Pflege gegeben in Stockholm	27	27	31	85
In Pflege gegeben nach der Provinz	348	100	39	487

Am Ende des Jahres 1910 betrug die Gesamtzahl der Pfleglinge 5957 und waren von diesen ursprünglich:

Gegen Geldzahlung eingelöst 3540
Von der Polizei überliefert 170
Ammenkinder 2212
Extra (vorübergehend z. B. wegen Krankheit) aufgenommen 35

Die durchschnittliche Zahl der in der Zentralanstalt Aufgenommenen bzw. Gepflegten war während des Jahres 1910 pro Tag:

Ammen. 124
Säuglinge, eigentliche Pfleglinge. 195,3
Säuglinge, vorübergehend aufgenommene 21,1
1—6 Jahre alte Kinder, eigentliche Pfleglinge 31,9
1—6 Jahre alte Kinder, vorübergehend aufgenommene 4,2
6—14 Jahre alte Kinder, eigentliche Pfleglinge 21,3

Durchschnittliche Zeit für den Aufenthalt in der Zentralanstalt:

Für die Ammen . . . . 138,3 Tage
Für Säuglinge, eigentliche Pfleglinge . . . . 111,2 „
Für Säuglinge, vorübergehend aufgenommene . . . . . 64,0 „
Für die 1—6jährigen eigentlichen Pfleglinge . . . . . 76,2 „
Für die 1—6jährigen vorübergehend Aufgenommenen . . 64,8 „
Für die 6—14jährigen eigentlichen Pfleglinge . . . . . 77,7 „

Die durchschnittliche Proportion zwischen der Zahl der Ammen und der Zahl der Säuglinge war während des Jahres 1 : 1,75.

Gesamtzahl der während des Jahres in die Zentralanstalt aufgenommenen bzw. gepflegten:

        Ammen. 327
        Säuglinge 766
        1—6 jährige Kinder 153
        Über 6 Jahre alte Kinder 100

Hinsichtlich der Erfolge der Tätigkeit der Anstalt interessiert uns hier besonders der Gesundheitszustand der Säuglinge, der sich am beweisendsten in den Sterblichkeitsziffern derselben ablesen läßt. Hierbei muß aber unterschieden werden zwischen der Sterblichkeit unter den Säuglingen in der Zentralanstalt und der Sterblichkeit unter sämtlichen Säuglingen, also sowohl unter den in der Zentralanstalt gepflegten wie unter den in Pflege gegebenen. Es ergeben sich dabei für die letzten 10 Jahre folgende Sterblichkeitsprozente (zu bemerken ist, daß bei dieser Berechnung nur die eigentlichen Pfleglinge der Anstalt berücksichtigt sind, nicht aber die „extra" Kinder, d.h. die zur vorübergehenden Pflege wegen Krankheit oder dergleichen aufgenommenen):

	Für die Säuglinge in der Zentralanstalt	Unter sämtlichen Säuglingen
Jahr 1901	10,8 Prozent	22,7 Prozent
„ 1902	3,53 „	11,7 „
„ 1903	7,29 „	15,3 „
„ 1904	6,43 „	16,4 „
„ 1905	6,56 „	17,3 „
„ 1906	6,96 „	14,0 „
„ 1907	8,59 „	15,4 „
„ 1908	5,67 „	14,1 „
„ 1909	8,72 „	13,5 „
„ 1910	6,55 „	13,6 „

Zuletzt noch einige Bemerkungen hinsichtlich der jetzigen Gebäude der Zentralanstalt. Dieselben wurden in den Jahren 1883—1885 neugebaut auf einem Grundstück im nördlichen Teil von Stockholm. Die Kosten für Grundstück, Bau und Einrichtung stiegen auf 1 871 368 Kronen.

Das auf dem Grundstück aufgeführte Komplex ist nach dem Korridorsystem angeordnet und besteht aus folgenden Gebäuden (siehe Fig. 77).

A. Das Verwaltungsgebäude.

B. Gebäude für Ammen und Säuglinge, berechnet für 153 Ammen und 242 Säuglinge, enthält 88 Zimmer und davon 16 große Ammen- und Säuglingssäle, 8 kleinere solche Säle, 4 Wärterinnenzimmer, 9 Waschzimmer, 12 Wohnzimmer, 4 Teeküchen, 11 Vorratszimmer, 4 Abortzimmer.

C. Das Gebäude für über 1 Jahr alte Kinder (berechnet für 50 Kinder im Alter 1—6 Jahren und für 38 Knaben im Alter von 6—14 Jahren und 12 Mädchen im Alter von 6—14 Jahren). Enthält 33 Zimmer, davon 1 Schulsaal (für 50 Kinder berechnet), 10 Kindersäle, 3 Wärterinnenzimmer, 2 Teeküchen, 4 Waschzimmer usw.

D. Das große Krankenhaus, berechnet für 45 über 1 Jahr alte, kranke Kinder; enthält 2 große Krankensäle, 8 kleinere Krankensäle, 1 Wartezimmer, 1 Operationszimmer, Badezimmer usw.

E. Isolierkrankenhaus, berechnet für 18 über 1 Jahr alte, kranke Kinder; enthält 6 Krankensäle, 3 Wärterinnenzimmer, 2 Badezimmer usw.

F. Das Küchen-, Bad- und Maschinengebäude mit insgesamt 40 Zimmern, darunter außer den Küchen und Vorratszimmern auch Wohnräume für Personal,

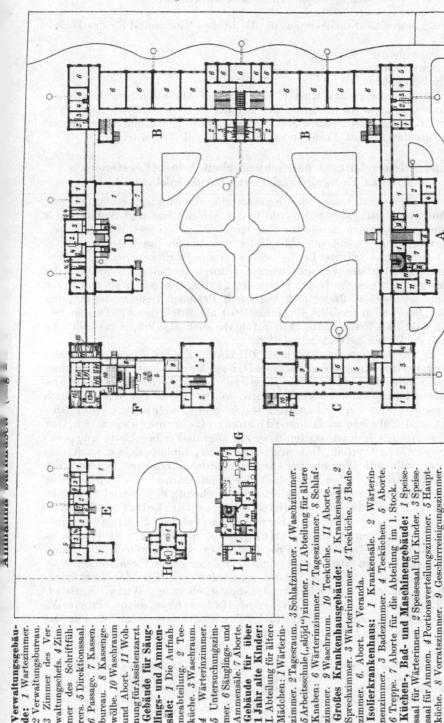

A. **Verwaltungsgebäude:** *1* Wartezimmer. *2* Verwaltungsbureau. *3* Zimmer des Verwaltungschefs. *4* Zimmer des Schriftführers. *5* Direktionssaal. *6* Passage. *7* Kassenbureau. *8* Kassengewölbe. *10* Waschraum und Abort. *11* Wohnung für Assistenzarzt.

B. **Gebäude für Säuglings- und Ammensäle:** *1* Die Aufnahmeabteilung. *2* Teeküche. *3* Waschraum. *4* Wärterinzimmer. *5* Untersuchungszimmer. *6* Säuglings- und Ammensäle. *7* Aborte.

C. **Gebäude für über 1 Jahr alte Kinder:** I. Abteilung für ältere Mädchen: *1* Wärterinzimmer. *2* Tagesraum. *3* Schlafzimmer. *4* Waschzimmer. *5* Arbeitsschule („slöjd")zimmer. II. Abteilung für ältere Knaben: *6* Wärterinzimmer. *7* Tageszimmer. *8* Schlafzimmer. *9* Waschraum. *10* Teeküche. *11* Aborte.

D. **Großes Krankenhausgebäude:** *1* Krankensaal. *2* Sprechzimmer. *3* Wärterinzimmer. *4* Teeküche. *5* Badezimmer. *6* Abort. *7* Veranda.

E. **Isolierkrankenhaus:** *1* Krankensäle. *2* Wärterinnenzimmer. *3* Badezimmer. *4* Teeküchen. *5* Aborte. *6* Treppe. *7* Aborte für die Abteilung im 1. Stock.

F. **Küchen-, Bad- und Maschinengebäude:** *1* Speisesaal für Wärterinnen. *2* Speisesaal für Kinder. *3* Speisesaal für Ammen. *4* Portionsverteilungszimmer. *5* Hauptküche. *8* Vorratszimmer. *9* Geschirrreinigungszimmer. *10* Dampf- und Heißluftbad. *11* Entkleidungszimmer. *12* Duschezimmer. *13* Kaltwasserbassin. *14* Dampfschränke. *15* Wannenbäder- und Duschezimmer. *16* Wäschevorrat. *17* Abort.

G. **Waschhaus:** *1* Einlieferungszimmer. *2* Waschhalle. *3* Maschinenhalle. *4* Private Wäsche. *5* Trockenraum. *6* Spülzimmer. *7* Vorratszimmer. *8* Aufzug. — H. **Sektionshaus:** *1* Sektionssaal. *2* Untersuchungszimmer. *3* Kapelle. *4* Leichenkeller. — I. Nebengebäude.

Fig. 77.

besondere Speisesäle für die Ammen, für die älteren Kinder und für das Dienstpersonal.

G. Waschhaus.

H. Sektionshaus.

I. Nebengebäude.

Die Leitung der ganzen Anstalt ist einer Kgl. Direktion übertragen. Als
Ärzte sind angestellt ein Chefarzt, der gleichzeitig Professor der Kinderheilkunde am Karolinischen medico-chirurgischen Institut ist und über Kinderheilkunde in der Anstalt Vorlesungen abhält[1]), und 3 Assistenzärzte.

Kinderfürsorgebureaus des Schwedischen Armenpflegevereins.
(Svenska Fattigvårdsförbundets Barnavårdsbyråer.)

Im Oktober 1906 wurde der Schwedische Armenpflegeverein gebildet,
dessen Aufgabe es ist, „diejenigen, die in der Armenpflege und Wohltätigkeit
wirken, zur gemeinsamen Arbeit für eine zeitgemäße Entwickelung der Unter-
stützungsarbeit zu vereinigen". Mitglieder des Vereins sind Armenamtvor-
stände, Vereine und private Leute, welche einen jährlichen Beitrag zahlen.
Die Angelegenheiten des Vereines werden besorgt von einem Vorstand, der
aus 30 Mitgliedern besteht (1 aus jedem der 24 Regierungsbezirke und 6 aus
Stockholm). Außerdem findet sich ein aus 5 Personen bestehender Arbeitsausschuß. Der Verein umfaßte im Jahre 1910 als Mitglieder 476 Gemeinden,
60 Vereine und 1001 Privatleute. Seiner Aufgabe sucht der Verein auf mehreren
verschiedenen Wegen gerecht zu werden.

Der Verein hat ein Archiv und Bibliothek über Armenpflege- und
Wohltätigkeitseinrichtungen errichtet. Das Unterkunftsbureau des Vereines
erteilt Aufklärungen über alle Armenpflegefragen. Zeichnungen und Pläne
für Anstaltsgebäude werden verliehen, bzw. werden solche auf Wunsch durch
einen in solchen Dingen erfahrenen Architekten geprüft oder ausgearbeitet. Ausgearbeitet sind Entwürfe zu Hausordnungen für Armenanstalten, zur
Beköstigung in solchen Anstalten usw. Ein angestellter besoldeter „Armen-
pflegekonsulent" erteilt Rat und Unterkunft, nimmt Reisen nach dem
Lande vor, teils auf Wunsch der Armenbehörden, teils auf Beschluß des
Vereins, wenn Angaben über Mißverhältnisse einlaufen und eine unparteiische
und sachkundige Ermittelung wünschenswert erscheint. Weiter sind zu nennen
praktische und theoretische Ausbildungskurse für Leiter und Leiterinnen von Armen- und Kinderpflegeanstalten, Stellenvermittlung für Armenpflegefunktionäre, Kongresse, Vorträge und Kurse in
den verschiedensten Städten und Provinzen über Armen- und Kinderpflege-
fragen. In den Jahren 1907—1911 sind 11 solche große Versammlungen in
den verschiedenen Teilen des Landes abgehalten worden (in Norrköping,
Stockholm, Linköping, Hernösand, Jönköping, Köping, Wisby, Karlstad,
Sundsvall, Malmö, Göteborg. Im Jahre 1912 werden solche Provinzial-
kongresse in Wexiö, Kiruna, Gäfle und Falun abgehalten werden). Für das
Zustandekommen dieser Versammlungen haben die Provinzial- und städtischen
Behörden Geldmittel (600—2000 Kronen) bewilligt. Bei diesen Lokalkon-

---

[1]) Über die überaus mustergültige Art, wie der klinische Unterricht der Studierenden
in Pädiatrie geordnet ist, über die Stellung der Pädiatrie als Unterrichts- und Prüfungsfach in Schweden, siehe die Darstellung von Prof. O. Medin: „Die Pädiatrie als Prüfungs-
und Unterrichtsfach an dem Karolin. medico-chirurg. Institut zu Stockholm", Jahrb. für
Kinderheilkunde 1911, Bd. LXXIV, aus welcher Darstellung zu ersehen ist, daß Schweden in dieser Hinsicht allen andern Ländern voran ist.

kressen sind unter anderem auch eine Reihe Vorträge über die Verbesserung unserer Säuglings- und Mutterfürsorge abgehalten worden. Herausgabe von Zeitschriften und anderen Publikationen („Fattigvårdsförbundets tidskrift", „Vårdarebladet", „Svenska Fattigvårdsförbundets skrifter", „Svenska fattigvårdsförbundets kalender u. a. m.). Eine besondere Abteilung des Vereines ist die Abteilung für Rettungsarbeit, „Skyddsvärnet", deren Aufgabe es ist: „für Förderung der öffentlichen und privaten Rettungsarbeit unter den aus den Gefängnissen entlassenen Sträflingen, unter den bedingt Verurteilten, unter den Vagabunden, Alkoholisten, Prostituierten und in ähnlichen Hinsichten Hilfebedürftigen" zu sorgen.

Uns interessiert besonders eine andere Abteilung des schwedischen Armenpflegevereines, nämlich die Kinderfürsorgebureaus. Die Aufgaben derselben sind:

„Durch aufklärende und beratende Tätigkeit der Verwahrlosung und der schlechten Pflege der Kinder vorzubeugen."

„Gegen Verwahrlosung und schlechte Pflege der Kinder einzuschreiten, und zwar a) durch Verfügungen gegen Eltern, Pflegeeltern, oder ‚Målsmän', die ihre Pflichten gegen die Kinder hintansetzen, b) durch Maßnahmen, die in geeigneten Fällen zur Bestellung von Vormunden führen oder durch Bestellung eines Aufsehers unter den aktiven Mitgliedern des Vereines für die verwahrlosten Kinder."

„Bedürftigen Müttern und ihren Kindern Schutz und Hilfe zu gewähren." „Ein effektives Zusammenwirken zwischen öffentlichen und privaten Kinderfürsorgeeinrichtungen zuwege zu bringen."

Solche von dem Verein ins Leben gerufene und an ihn angeschlossene Kinderfürsorgebureaus sind bis heute errichtet worden in Stockholm, Hagalund (bei Stockholm) und Brännkyrka (bei Stockholm). In einigen anderen Orten, z. B. in Göteborg und Sundsvall, sind solche in Bildung begriffen.

Hinsichtlich des ersten Kinderfürsorgebureaus, desjenigen in Stockholm, sei folgendes bemerkt. Es wurde im Jahre 1907 gebildet. Es hat jetzt seine Geschäftsstelle Kornhamnstorg 51, Sprechstunden werktäglich zwei Stunden. Die Hilfe wird in verschiedener Form geleistet. In jedem Falle wird zuerst oder gleichzeitig eine genaue Ermittelung über die Veranlassung der Verwahrlosung des Kindes und über die anderen Verhältnisse der Hilfesuchenden vorgenommen. Die Form der Hilfeleistung ist verschieden. In Not befindliche Mütter, die zum Stillen fähig sind, werden in den Mütter- und Säuglingsheimen aufgenommen (das eine der privaten Heime Stockholms, „Småbarnshemmet" in der Brännkyrkastraße sowohl als das andere, dasjenige in Djursholm, haben sich verpflichtet, hauptsächlich die vom Bureau empfohlenen stillenden Mütter aufzunehmen). Wo die Kinder nicht gestillt werden, werden den Müttern geeignete Pflegeheime angezeigt. Für die Mütter selbst Stellenvermittelung. In geeigneten Fällen wird Adoption der verwahrlosten Kinder in guten Familien bewirkt. Juridische Hilfe bei Klagen auf Anerkennung der Vaterschaft und wegen Alimentenzahlung. Bei dringender Not des Kindes wird dasselbe unmittelbar zur vorübergehenden Pflege in dem Kinderrettungsheim des Vereines („Tomta Barnhem", Djursholm, 12 Betten) aufgenommen, bis andere Auswege gefunden werden können. Am Ende dieses Jahres wurde vom Fürsorgebureau in Tegnérgatan 18 ein unter ärztlicher Leitung stehendes Heim eröffnet mit 12 Betten für Säuglinge, die künstlich ernährt werden müssen.

Der Schwedische Armenpflegeverein hat auch zu dem ersten allgemeinen schwedischen Kongreß für Kinderfürsorge eingeladen, der in Stockholm den

28.—31. März 1911 abgehalten wurde und von zahlreichen Teilnehmern aus dem ganzen Reiche besucht war. Die Verhandlungen des Kongresses sind veröffentlicht worden unter dem Titel „Barnavårdsmötet 1911", Stockholm, Norstedt och Söners Buchdruckerei. Ein kurzes, in deutscher Sprache abgefaßtes Referat der Verhandlungen dieses Kongresses wurde auf Staatskosten für den III. internationalen Kongreß für Säuglingsschutz (Berlin, September 1911) abgefaßt.

Eine wichtige Erweiterung seiner Kinderfürsorgetätigkeit ist dem Armenpflegevereine dadurch ermöglicht worden, daß ihm vom diesjährigen Reichstage außer dem ihm früher bewilligten Beitrag von 11 000 Kronen weitere 3000 Kronen bewilligt worden sind für die Anordnung einer Auskunftstätigkeit für Kinderfürsorge. Der Verein hat einem Ausschuß von 5 in der Kinderfürsorge sehr erfahrenen Mitgliedern (darunter einem Kinderarzte) den Auftrag gegeben, diese Auskunftstätigkeit zu ordnen und zu leiten. Der Ausschuß hat beschlossen, vom 1 Januar 1912 an einen abgelohnten Kinderfürsorgekonsulenten anzustellen, der unter anderem zur Aufgabe haben soll, auf Wunsch des Ausschusses oder der Armenbehörden oder anderer Gehörigen Reisen nach den verschiedenen Teilen des Landes vorzunehmen, um Ratschläge in Kinderfürsorgefragen zu erteilen und um Studien und Untersuchungen über die Kinderfürsorge in den verschiedenen Teilen des Landes auszuführen usw.

Außer den schon genannten dem Armenpflegeverein bewilligten öffentlichen Mitteln haben verschiedene Provinzialbehörden dem Verein für das Jahr 1912 insgesamt ca. 5000 Kronen für die Ausführung der Konsiliarreisen des Armenpflegekonsulenten bewilligt.

Hebammenunterricht.

Die Ausbildung der Hebammen geschieht in 3 Entbindungsanstalten, von denen die eine in Stockholm, die andere in Göteborg und die dritte in Lund sich findet. Der Unterricht ist ganz unentgeltlich. Freie Station für die Schülerinnen kommt auch in beschränktem Maße vor, indem eine gewisse Zahl erwiesenermaßen tüchtiger Schülerinnen, die unbemittelt sind, freie Wohnung und Unterstützung zur Beköstigung erhalten. In der Stockholmer Anstalt ist es jetzt so geordnet, daß alle Schülerinnen während ihrer Ausbildung in der Anstalt für billigen Preis speisen und wohnen können.

Die Ausbildung, zu welcher nur Frauen im Alter zwischen 22 und 35 Jahren mit gutem Ruf, guter Gesundheit und mit gewissen Mindestforderungen an Schulkenntnissen zugelassen werden, dauert wenigstens 9 Monate. Während dieser Zeit werden die Schülerinnen außer in der eigentlichen Entbindungskunst und in der Säuglingspflege auch in der Schutzimpfung unterrichtet. Nach diesem allgemeinen Ausbildungskurse sind diejenigen Schülerinnen, die die Zeugnisse „gut" und „sehr gut" bekommen haben (nicht diejenigen aber, die nur „genügend" erhalten haben), berechtigt zur Teilnahme an dem (nur in der Stockholmer Anstalt erteilten) Unterricht in der instrumentalen Entbindungskunst.

Die Hebammen stehen unter unmittelbarer Aufsicht der Stadt- und Bezirksärzte. Ihre Tätigkeit wird durch Verordnungen sehr genau geregelt und kontrolliert. Unter anderem dürfen die in der instrumentalen Entbindungskunst ausgebildeten Hebammen nur in gewissen Ausnahmefällen und wenn ärztliche Hilfe nicht zur nötigen Zeit zu erhalten ist, das Eingreifen mit Instrumenten vornehmen.

Alle nicht 60 Jahre alten Hebammen haben das Recht und gewisse Hebammen (die von Gemeinden und Entbindungsanstalten angestellten, die bei der Anstellung nicht 40 Jahre erreicht haben und einen gewissen Minimallohn erhalten) sind verpflichtet, in die vom Staat unterstützte Pensionsanstalt der Hebammen einzutreten. Das Pensionsalter tritt frühestens bei 55 (bei unheilbarer Krankheit bei 50) Lebensjahren und nach 20jähriger Hebammentätigkeit (bei Krankheit wenigstens 12jähriger Tätigkeit) ein. Vom 1. Januar 1912 ist jede Gemeinde gesetzlich verpflichtet, eine, bei größerer Ausdehnung oder größerer Bevölkerungsmenge zwei oder mehrere Hebammen anzustellen. Solchen von den Gemeinden angestellten Hebammen muß ein Lohn von wenigstens 300 Kronen jährlich, freie Wohnung und Heizung und außerdem eine nach Taxe bestimmte Gebühr für jede Entbindung gewährt werden.

Ausbildung von Kinderpflegepersonal.

„Sällskapet Barnavård" („Verein Kinderpflege"), der sich die Aufgabe gestellt hat, Kinderpflegerinnen auszubilden, wurde im Jahre 1900 gestiftet. Um seinen Zweck verfolgen zu können, errichtete der Verein im Jahre 1901 eine Anstalt (in 50 Hornsgatan, Stockholm), wo Säuglinge aufgenommen und von Schülerinnen unter Leitung einer Oberin und einer assistierenden Oberin gepflegt werden. Der Ausbildungskursus dauert 3 Monate, ist praktisch und theoretisch mit Vorlesungen von dem leitenden Arzt der Anstalt. Als Vorkenntnisse wird wenigstens Volksschulbildung gefordert. Im Jahre 1910 wurden insgesamt 80 Schülerinnen (4 Kurse zu je 20 Teilnehmerinnen) ausgebildet. Für den Kursus nebst freier Wohnung und Beköstigung in der Anstalt zahlen die Schülerinnen 60 Kronen bzw. (wenn sie weniger bemittelt sind) 30 Kronen pro Monat. Außerdem werden auch einige Freischülerinnen angenommen. Die durchschnittliche Zahl der Kinder (größtenteils Säuglinge), die während des Jahres 1910 in der Anstalt pro Tag gepflegt wurden, war 26,9. Die Ernährung der Säuglinge ist hauptsächlich künstlich, ab und zu, wenn dringend wünschenswert, wird aber zur Brusternährung übergangen, weshalb in der Anstalt gewöhnlich eine oder einige stillende Mütter mit ihren Kindern als Ammen aufgenommen sind. Die Tätigkeit des Vereins wird durch private Spenden unterhalten. Die Schülerinnen der Anstalt nehmen besoldete Stellungen als Kinderpflegerinnen in privaten Familien an und werden zu dieser Aufgabe viel verwendet.

Das auf Seite 777 erwähnte Säuglingsheim des Kinderfürsorgebureaus in Stockholm nimmt einige gebildete junge Frauen und Mädchen als Schülerinnen an, die gegen eine Gebühr von 60 Kronen pro Monat praktischen und theoretischen Unterricht in der Säuglingspflege nebst Wohnung und Beköstigung erhalten. Dauer des Kursus 3 Monate.

Um jungen Mädchen, die den Volksschulunterricht beendigt haben, die wichtigsten praktischen Grundzüge der Säuglingspflege beizubringen, existieren in Stockholm 3 Vereine. Jeder dieser Vereine unterhält eine Krippe, wo die Schülerinnen die Säuglinge während des Tages pflegen. Es sind dies die folgenden Vereine: Barnavårdsskolan" („Kinderpflegeschule"); Krippe in 44 Gref-Turegatan; 9wöchentlicher Kursus; die Schülerinnen zahlen für Beköstigung 30 Öre pro Tag; für die Säuglinge zahlen die Mütter 25 Öre pro Tag. „Engelbrekts Barnkrubba och Barnavårdsskola" („Engelbrekts Krippe und Kinderpflegeschule"); Bedingungen für die Schülerinnen und die Säuglinge wie oben; Kursus von 3monatlicher Dauer; hier werden außerdem Dienstmädchen für Kinderpflege ausgebildet. „Husmoderskola med Barnavård"

(„Hausmutterschule mit Kinderpflege"); die jungen Mädchen, die die Volks-schule soeben erledigt haben, werden außer im Kochen, Nähen, Waschen usw. auch während 3 Monaten in einer Säuglingskrippe in der Säuglingspflege aus-gebildet. Diejenigen Schülerinnen, die dem ganzen einjährigen Kursus beige-wohnt haben, erhalten zu Ende des Kursus eine Prämie von 50 Kronen. Außer-dem bekommen die Schülerinnen während ihrer Ausbildung freie Beköstigung.

In Göteborg werden Kinderpflegerinnen im Säuglingsheim des Vereines „Barnavärn" („Kinderschutz") ausgebildet; 3 monatlicher Kursus; Wohnung und Beköstigung in der Anstalt gegen eine Gebühr von 35 Kronen pro Monat; extra Schülerinnen, die sich nur während des Tages an der Arbeit betätigen, zahlen 50 Kronen pro Monat. In Norrköping hat das dortige Fröbelinstitut eine Säuglingskrippe errichtet, wo Schülerinnen einen 3 monatlichen theore-tischen und praktischen Ausbildungskursus durchmachen können gegen eine Gebühr von 50 Kronen für den ganzen Kursus.

Das Säuglingskrankenhaus „Simon och Mathilda Sachs' Minne" in Stock-holm nimmt zur Ausbildung in Kinderpflege hauptsächlich Krankenschwestern aus unseren besten Krankenpflegerinnenschulen auf, also angehende Schwestern des Sophienheimes, des Roten Kreuzes, der Diakonissenanstalt und des Kranken-pflegerinnenvereines Südschwedens. Jede dieser Schwesternschulen sendet zwei Schülerinnen, die im Säuglingskrankenhaus wenigstens zwei Monate bleiben. Außerdem nimmt das Säuglingskrankenhaus einige andere Schülerinnen ohne obligatorische Krankenpflegeausbildung auf; diese sind verpflichtet 3—6 Monate zu bleiben. Die Schülerinnen haben freie Station im Krankenhaus und der ganze Kursus ist unentgeltlich. Die theoretischen Vorlesungen für den Kursus werden von den Ärzten der Anstalt gehalten.

Kinderkrankenhäuser.

Von

Ivar Andersson.

Das erste Kinderkrankenhaus Stockholms, Kronprinzessin Louises Pflege-anstalt für kranke Kinder (Kronprinsessan Lovisas vårdanstalt för sjuka barn) wurde im Jahre 1854 eröffnet und hatte 30 Betten. Es wurde ausschließlich durch private Spenden errichtet. Im Jahre 1860 wurde die Zahl der Betten auf 60 erhöht. Seit dem Jahre 1882 wird das Material des Krankenhauses zum kli-nischen Unterricht verwendet, indem die Professoren der Kinderheilkunde des Karolinischen Medico-chirurgischen Institutes hier klinischen Unterricht an die Studierenden der Medizin erteilen. Weil die Räume der Anstalt, mit Rücksicht auf die kräftige Entwickelung der Krankenhaushygiene in Schweden in den späteren Jahren, nicht den Forderungen entsprachen, die man in unseren Tagen an eine Krankenpflegeanstalt stellt, mußte man im Anfang der 1890er Jahre nach Auswegen zu einem Neubau suchen. Nachdem die Stadt Stockholm unentgeltlich ein Grundstück geschenkt hatte, wurde der Bau 1897 ange-fangen und am Ende des Jahres 1899 war der Bau (Fig. 78) zum Gebrauch fertig. Derselbe enthält 130 Betten auf eine medizinische und eine chirurgische Abteilung verteilt.

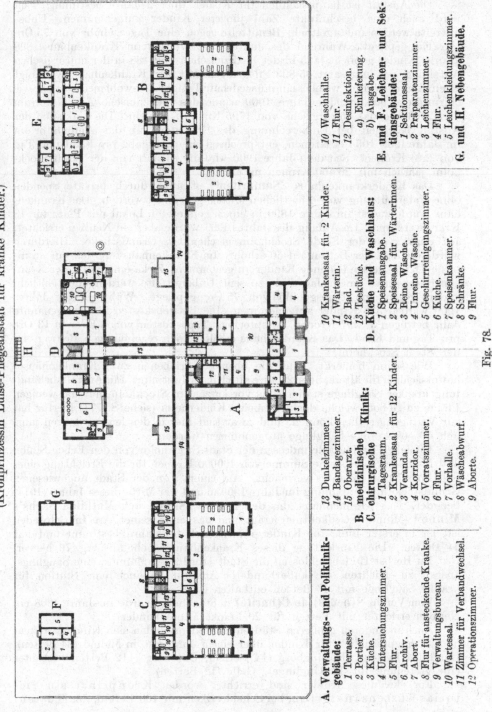

Kronprinsessan Lovisas Vårdanstalt för Sjuka Barn.
(Kronprinzessin Luise-Pflegeanstalt für kranke Kinder.)

A. Verwaltungs- und Poliklinik-gebäude:
1 Terrasse.
2 Portier.
3 Küche.
4 Untersuchungszimmer.
5 Flur.
6 Archiv.
7 Abort.
8 Flur für ansteckende Kranke.
9 Verwaltungsbureau.
10 Wartesaal.
11 Zimmer für Verbandwechsel.
12 Operationszimmer.

B. medizinische }
C. chirurgische } Klinik:
1 Tagesraum.
2 Krankensaal für 12 Kinder.
3 Veranda.
4 Korridor.
5 Vorratszimmer.
6 Flur.
7 Vorhalle.
8 Wäscheabwurf.
9 Aborte.
10 Krankensaal für 2 Kinder.
11 Wärterin.
12 Bad.
13 Teeküche.

D. Küche und Waschhaus:
1 Speiseausgabe.
2 Speisesaal für Wärterinnen.
3 Reine Wäsche.
4 Unreine Wäsche.
5 Geschirrreinigungszimmer.
6 Küche.
7 Speisekammer.
8 Schränke.
9 Flur.
10 Waschhalle.
11 Flur.
12 Desinfektion.
    a) Einlieferung.
    b) Ausgabe.

E. und F. Leichen- und Sek-tionsgebäude:
1 Sektionssaal.
2 Präparatenzimmer.
3 Leichenzimmer.
4 Flur.
5 Leichenkleidungszimmer.

G. und H. Nebengebäude.

13 Dunkelzimmer.
14 Bandagezimmer.
15 Oberarzt.

Fig. 78.

Die Anstalt ist hauptsächlich für Kinder über 2 Jahre bestimmt, doch wird auch eine beschränkte Zahl jüngerer Kinder aufgenommen. Unbemittelte werden unentgeltlich, Bemittelte gegen eine Tagesgebühr von 75 Öre pro Tag gepflegt. Während des Jahres 1909 wurden im Krankenhause 898 kranke Kinder gepflegt (425 in der medizinischen und 488 in der chirurgischen Abteilung) mit insgesamt 35 893 Pflegetagen. Mit dem Krankenhause vereinigt ist ein Ambulatorium, welches eine ausgedehnte Tätigkeit, sowohl medizinische wie chirurgische, ausübt. Im Jahre 1909 wurde das medizinische Ambulatorium von 2768 und das chirurgische von 1795 Kindern besucht. Die Unkosten der Anstalt betrugen bei Einberechnung der Unkosten für das Ambulatorium im Jahre 1909 105 494 Kronen, entsprechend einer Ausgabe pro Kind und Tag von 2,94 Kronen. Seit dem Jahre 1900 wird die Anstalt von der Stadt Stockholm jährlich mit 26 400 Kronen unterstützt.

Das Kinderkrankenhaus „Samariten" ist auch durch private Spenden ohne Unterstützung von öffentlichen Mitteln gegründet worden. Das Krankenhaus wurde zuerst im Jahre 1890 in einem gemieteten Lokal mit Platz für 18 Kranke eröffnet. Im Anfang des Jahres 1909 wurde aber ein Neubau errichtet, auf einem von der Stadt Stockholm geschenkten Grundstücke. Hierdurch wurde die Zahl der Betten auf 50 erhöht. Im Krankenhaus werden nur an internen Krankheiten leidende Kinder aufgenommen. Zirka ein Drittel der Kranken pflegt unter einem Jahre alt zu sein. Unbemittelte werden unentgeltlich, andere gegen eine Tagesgebühr von 75 Öre gepflegt. Während des Jahres 1909 wurden 336 Kinder aufgenommen. Die Betriebskosten für das genannte Jahr betrugen 37 597 Kronen, entsprechend Tageskosten von 3 Kronen 13 Öre pro Tag und Kind. Das Krankenhaus erhält keinen regelmäßigen Beitrag von der Stadt Stockholm.

Wie schon bemerkt, sind die oben beschriebenen zwei Krankenhäuser hauptsächlich für ältere, über 2 Jahre alte Kinder bestimmt. Für Anstaltsbehandlung kranker Säuglinge standen bis vor kurzem in Stockholm nur die wenigen Plätze zu Gebot, welche das allgemeine Kinderheim (siehe S. 771) hierfür hat zur Verfügung stellen können, und zwar sind hier in den letzten Jahren jährlich 50—60 kranke Säuglinge aufgenommen worden.

Im Jahre 1907 wurde indessen der Stadt Stockholm von den Erben Simon und Mathilda Sachs's eine Summe von 400 000 Kronen für die Errichtung eines Säuglings-Krankenhauses vermacht. Auf einem von der Stadt angewiesenen Grundstück fing die Bauung im Jahre 1909 an und war Mitte dieses Jahres (1911) beendet. Das Krankenhaus, das den Namen „Simon och Mathilda Sachs's Minne" (Minne = Gedächtnis) trägt und das erste seiner Art in Schweden ist, ist in erster Linie für Kinder im ersten Lebensjahre bestimmt und hat 54 Betten. Die Einrichtung dieses Krankenhauses geht aus Fig. 79 hervor.

Im Herbst 1911 beschlossen die Stadtverordneten Malmös, eine Säuglingsanstalt zu errichten, die außer anderen Abteilungen auch eine Station für kranke Säuglinge mit 46 Betten enthalten wird.

Vom Verein **S(oeurs) de C(harité)** in Stockholm wurde im Jahre 1908 ein Neubau errichtet mit Betten für 20 kranke ältere Kinder.

Auch in anderen größeren Städten Schwedens finden sich Kinderkrankenhäuser, hauptsächlich für Kinder über einem Jahre; so in Malmö (34 Betten), Lund (44 Betten), Helsingborg (14 Betten), Göteborg (112 Betten, darunter eine Abteilung für 10 Säuglinge), Gefle (12 Betten).

Für skrofulöse Kinder sind errichtet worden **Kronprinzessin Victorias Küstensanatorium** bei Schelderviken mit 160 Betten, das **Küsten-**

Barnsjukhuset Simon och Mathilde Sachs' minne.

(Säuglingskrankenhaus Simon und Mathilde Sachs' Andenken.)

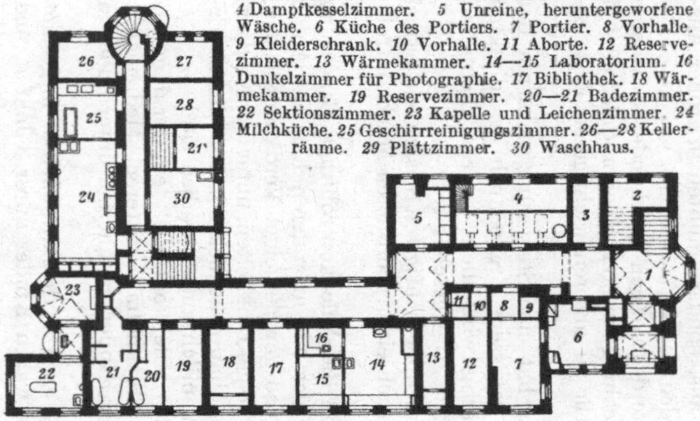

A. Souterrain: 1 Flur. 2 Kohlenräume. 3 Vorratszimmer. 4 Dampfkesselzimmer. 5 Unreine, heruntergeworfene Wäsche. 6 Küche des Portiers. 7 Portier. 8 Vorhalle. 9 Kleiderschrank. 10 Vorhalle. 11 Aborte. 12 Reservezimmer. 13 Wärmekammer. 14—15 Laboratorium. 16 Dunkelzimmer für Photographie. 17 Bibliothek. 18 Wärmekammer. 19 Reservezimmer. 20—21 Badezimmer. 22 Sektionszimmer. 23 Kapelle und Leichenzimmer. 24 Milchküche. 25 Geschirrreinigungszimmer. 26—28 Kellerräume. 29 Plättzimmer. 30 Waschhaus.

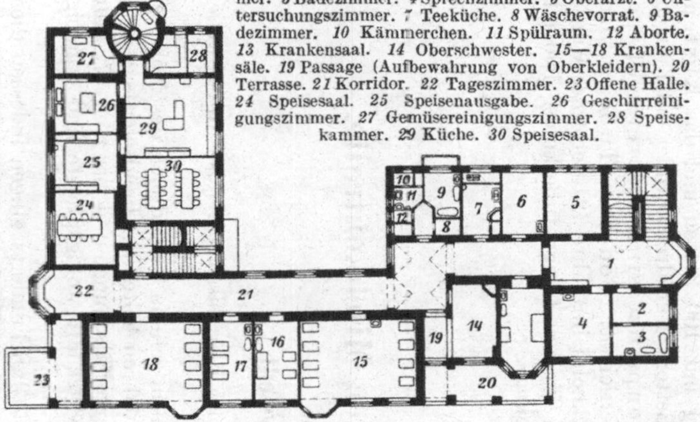

B. Erdgeschoß: 1 Wartezimmer. 2 Entkleidungszimmer. 3 Sprechzimmer. 4 Badezimmer. 5 Oberarzt. 6 Untersuchungszimmer. 7 Teeküche. 8 Wäschevorrat. 9 Badezimmer. 10 Kämmerchen. 11 Spülraum. 12 Aborte. 13 Krankensaal. 14 Oberschwester. 15—18 Krankensäle. 19 Passage (Aufbewahrung von Oberkleidern). 20 Terrasse. 21 Korridor. 22 Tageszimmer. 23 Offene Halle. 24 Speisesaal. 25 Speiseausgabe. 26 Geschirrreinigungszimmer. 27 Gemüsereinigungszimmer. 28 Speisekammer. 29 Küche. 30 Speisesaal.

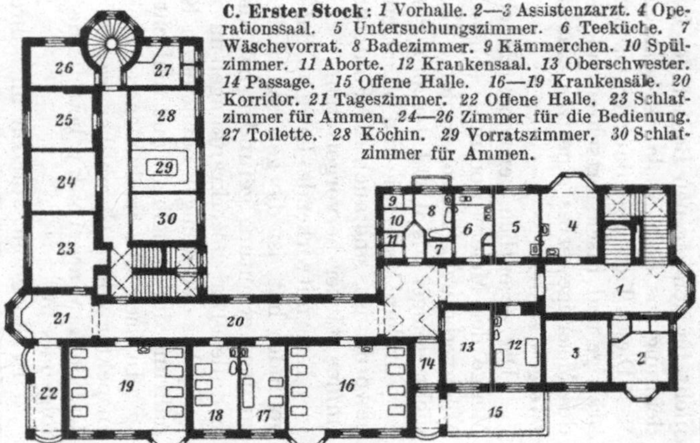

C. Erster Stock: 1 Vorhalle. 2—3 Assistenzarzt. 4 Operationssaal. 5 Untersuchungszimmer. 6 Teeküche. 7 Wäschevorrat. 8 Badezimmer. 9 Kämmerchen. 10 Spülzimmer. 11 Aborte. 12 Krankensaal. 13 Oberschwester. 14 Passage. 15 Offene Halle. 16—19 Krankensäle. 20 Korridor. 21 Tageszimmer. 22 Offene Halle. 23 Schlafzimmer für Ammen. 24—26 Zimmer für die Bedienung. 27 Toilette. 28 Köchin. 29 Vorratszimmer. 30 Schlafzimmer für Ammen.

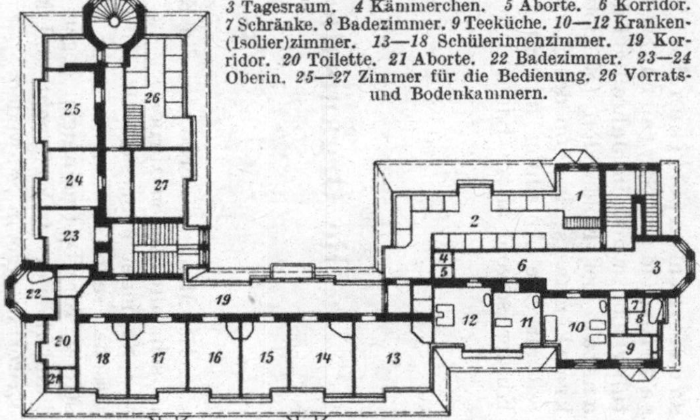

D. Dachgeschoß: 1 Vorratszimmer. 2 Bodenkammer. 3 Tagesraum. 4 Kämmerchen. 5 Aborte. 6 Korridor. 7 Schränke. 8 Badezimmer. 9 Teeküche. 10—12 Kranken-(Isolier)zimmer. 13—18 Schülerinnenzimmer. 19 Korridor. 20 Toilette. 21 Aborte. 22 Badezimmer. 23—24 Oberin. 25—27 Zimmer für die Bedienung. 26 Vorratszimmer. und Bodenkammern.

Die größeren Krankensäle für 9 Säuglinge: Bodenfläche 5,1 qm pro Bett; Luftkubus 17,5 cbm pro Säugling. Die kleineren Krankensäle für 3 Säuglinge: Bodenfläche 5,7 qm pro Bett; Luftkubus 19,4 cbm pro Säugling.

Fig. 79.

sanatorium Apelviken bei Warberg mit 100 Betten und das Küstensanatorium auf Styrsö mit 80—120 Betten. Für ältere Kinder mit Lungentuberkulose wurde im Jahre 1909 die Kronprinzessin Margaretas Pflegeanstalt bei Kullsveden (50 Betten) errichtet. Söderby Tuberculose-
krankenhaus, das von der Stadt Stockholm im Jahre 1910 eröffnet wurde,
enthält eine Abteilung mit 80 Betten für an Lungentuberkulose leidende
Kinder, sowohl ältere Kinder wie Säuglinge.

Die Organisation der Milchkontrolle.

Von

Sven Nystedt.

Das Meiereigewerbe und die Kontrolle über dasselbe reichen in Schweden
in sehr alte Zeiten zurück.

So findet man, sagt Dr. Engström in seinem „Handbuch des Molkerei-
wesens", schon in den vor mehr als 700 Jahren geltenden Landschaftsgesetzen
strenge Strafbestimmungen gegen Butterverfälschung, und bis zum 17. Jahrhundert bildeten Viehzucht und Milchwirtschaft wohlgepflegte und ergiebige
Erwerbszweige in Schweden.

Unter den ständigen Kriegen des 17. Jahrhunderts gingen indessen diese
Gewerbe in bedenklichem Maße zurück, und die Produkte reichten bei weitem
nicht für den eigenen Bedarf des Landes aus, sondern mußten in großer Ausdehnung aus dem Auslande bezogen werden.

Dieser Tiefstand dauerte bis zur Mitte des vorigen Jahrhunderts, wo eine
kräftige und rasch fortschreitende Entwicklung unserer Milchproduktion und
des Meiereigewerbes einsetzte, das nunmehr zu unseren wichtigeren Erwerbs-
zweigen zählt.

Der wesentlich vermehrte Milchertrag hat eine Steigerung nicht nur der
Menge der Meiereiprodukte, sondern in gewissem Grade auch des direkten
Milchverbrauchs hervorgerufen. Gegenwärtig wird dieser in Stockholm auf
nicht weniger als 0,69 Liter pro Person und Tag geschätzt.

In dem Maße wie die Milch einer der allerwichtigsten Verbrauchsartikel
geworden ist, sind auch die Forderungen nach einer geordneten Milchkontrolle
immer stärker hervorgetreten.

Eine mitwirkende Ursache dafür, daß die Milchkontrollfrage Beachtung
gefunden hat, ist die gewesen, daß man hier wie in anderen Ländern Anlaß
zu der Vermutung gefunden hat, daß die so gewöhnlichen Verdauungsleiden,
vor allem Diarrhöeerkrankungen mit ihren Folgekrankheiten, unter den Kindern,
besonders der weniger bemittelten Klassen, hauptsächlich der künstlichen Ernährung der Säuglinge mit schlechter Kuhmilch zuzuschreiben sind.

In einer 1883 erschienenen Arbeit „Über Milchkontrolle" teilt der damalige
Inspektor des Gesundheitswesens in Stockholm, späterer Medizinalrat
Dr. R. A. Wawrinsky betreffs derartiger Kinderkrankheiten unter anderem
folgendes mit:

In Stockholm starben im Jahre 1882 an Diarrhöekrankheiten insgesamt
737 Personen; 693 Fälle (= 94,1%) davon waren Kinder unter 3 Jahren, und

von diesen befanden sich 611 im ersten Lebensjahre. Berechnet auf 1000 lebende Kinder unter 3 Jahren starben 63,3 an den hier fraglichen Krankheiten, und berechnet auf 1000 lebende Kinder im ersten Lebensjahre 136; und Medizinalrat Wawrinsky nimmt an, daß die Kuhmilch dabei eine hervorragende Rolle gespielt hat.

Schon zu Beginn des Jahres 1879 wurde zwar in Stockholm eine Kontrolle der im Handel vorkommenden Milch eingeführt, diese Kontrolle beschränkte sich aber auf Untersuchungen betreffs Milchverfälschungen.

Bei den damals geltenden Bestimmungen des allgemeinen Gesetzes und der Sanitätsvorschriften stand den Behörden die Befugnis, betreffs Nahrungsmitteln und Getränken mit strengen Maßregeln einzugreifen, nur zu in Fällen von Verfälschungen oder, wenn die Ware sich als gesundheitsschädlich erwiesen hatte.

Im Jahre 1885 erfuhren indessen die §§ 15 und 29 der Sanitätsvorschriften eine wichtige Veränderung, indem nun dem Gesundheitsamt in Städten oder anderen größeren Gemeinwesen, wo ein solches besteht, sowie dem Gemeindevorstand auf dem Lande die Pflicht auferlegt wird, Kontrolle darüber auszuüben, daß Nahrungsmittel oder Getränke, die infolge von Verderbnis, fehlerhafter Zubereitung oder aus anderer Ursache gesundheitsschädlich oder zu menschlicher Nahrung ungeeignet sind, in dem Gemeindebezirk nicht feilgehalten oder zu diesem Zwecke dort eingeführt werden dürfen.

Auf Grund dieser Bestimmung ist demnach jede Gemeinde berechtigt, Kontrollmaßregeln über die feilgehaltene Milch anzuordnen.

Im Jahre 1886, also im Jahre nach der eben erwähnten Veränderung der Sanitätsvorschriften, erhielt Stockholm sein erstes Reglement betreffend den Handel mit Milch, das bis 1905 zur Anwendung kam, wo an seine Stelle vollständigere und zeitgemäßere Vorschriften traten; letztere erschienen in der „Bekanntmachung des Oberstatthalteramts über besondere Gesundheitsvorschriften für Stockholm, betreffend teils Schlächtereien, teils den Handel mit gewissen Lebensmitteln, deren Verarbeitung, Aufbewahrung usw." vom 11. April 1905 mit gewissen Änderungen vom 29. August 1908 und 27. Dezember 1910.

Außer in Stockholm wird in den meisten der schwedischen Städte sowie auch in einigen Marktflecken, Flecken und Stationsortschaften eine gewisse Kontrolle über die feilgehaltene Milch ausgeübt, obwohl diese Kontrolle — ausgenommen solche über Milch mit besonderer Kontrollbezeichnung — nirgends als in allen Hinsichten modernen Forderungen genügend angesehen werden kann, da Mängel noch sowohl der Kontrolle am Erzeugungsort als der hygienischen Kontrolle über die feilgehaltene Milch anhaften.

In den Städten, für die nach 1905 Vorschriften betreffs des Handels mit Milch erlassen worden sind, hat man im allgemeinen die Stockholmer Vorschriften von 1905 zum Vorbild genommen und in den hauptsächlichen Teilen, jedoch oft mit wichtigen Verbesserungen, zur Anwendung gebracht.

Ein übersichtlicher Bericht über die Organisation der Milchkontrolle in Schweden dürfte daher am besten in der Weise geliefert werden können, daß die wichtigeren Bestimmungen der Stockholmer Milchhandelsvorschriften nebst den bedeutenderen Änderungs- und Zusatzbestimmungen mitgeteilt werden, die an anderen Orten des Landes in dieser Hinsicht erlassen worden sind.

Zunächst dürften da mitzuteilen sein die geltenden Kontrollbestimmungen betreffend

I. Gewöhnliche Handelsmilch.

A. Sanitäre Vorschriften betreffend den Handel mit Milch.

Die Stockholmer Vorschriften bestimmen dabei unter anderem:

daß ein jeder, der in Stockholm oder in dem dazugehörigen Bezirke den Verkauf von Milch oder Sahne betreiben will, verpflichtet ist, bevor der Verkauf beginnt, dies bei dem Gesundheitsamt anzumelden;

daß Milch und Sahne, die zum Verkauf bestimmt sind, nur in reinen, sauberen und zweckdienlichen Gefäßen, die mit gut schließenden Deckeln versehen sind, befördert werden dürfen; daß Fuhrwerke, die hierzu verwendet werden, nicht gleichzeitig zur Beförderung solcher Stoffe benutzt werden dürfen, die das Fuhrwerk oder die Milchgefäße verunreinigen können, und daß Milchgefäße nicht auf Höfe, Straßen, Märkte oder öffentliche Plätze ohne Schutz gegen innere Verunreinigung gestellt werden dürfen;

daß Gefäße, aus denen Milch oder Sahne im kleinen verkauft wird, mit einer leicht sichtbaren, fest angebrachten Marke versehen sein sollen, die deutlich den Inhalt angibt;

daß auf Straßen, Märkten, offenen Plätzen, Wegen, Höfen wie auch in Torwegen, Hausfluren und auf Treppen Milch nur in geschlossenen Gefäßen im kleinen verkauft werden darf; wobei jedoch das Gesundheitsamt befugt sein soll, hiervon Ausnahmen in solchen Fällen zu gestatten, wo der Milchverkäufer durch zweckmäßige Vorrichtungen mit Sicherheit dem vorbeugen kann, daß die Milch beim Kleinverkauf verunreinigt oder auf andere Weise geschädigt wird;

daß für Verkauf, Bearbeitung oder Aufbewahrung von Milch bestimmte Räumlichkeiten nebst dazugehörigen Lokalen nicht für diesen Zweck angewendet werden dürfen, ohne daß sie von dem Gesundheitsamt genehmigt worden sind und es andauernd sind;

daß solche Räumlichkeiten mit allem, was dazu gehört, gewissen, in den Vorschriften oder von dem Gesundheitsamt aufgestellten Forderungen in gesundheitlicher Beziehung oder betreffs der Sauberkeit zu genügen haben;

daß in Räumlichkeiten, in denen Milch verkauft wird, außer Milch und Sahne keine anderen Waren außer Brot, Konditorwaren, Eiern, Butter, Margarine, luftdicht verschlossenen Konserven, sowie malzhaltigen und erfrischenden Getränken in Flaschen feilgehalten oder aufbewahrt werden, wobei diese Waren von den Milchgefäßen wohlgesondert zu halten sind;

daß, wenn eine in solcher Räumlichkeit beschäftigte Person oder jemand, der mit ihr zusammenwohnt, an einer ansteckenden Krankheit erkrankt, dies unverzüglich dem Gesundheitsamt anzuzeigen, und daß der Inhaber des Betriebes verpflichtet ist, die von dem Gesundheitsamt vorgeschriebenen Maßnahmen zu treffen.

Die Vorschriften enthalten außerdem genaue Bestimmungen über die Beschaffenheit und Reinigung der Milchgefäße und verleihen im übrigen dem Gesundheitsamt die Befugnis, zur Förderung von Ordnung und Sauberkeit der Verkaufsplätze, Geräte, Transportmittel usw. für Milch in Übereinstimmung mit den Vorschriften die besonderen Bestimmungen zu treffen, die das Amt für erforderlich erachten kann.

Das Verbot, auf Straßen oder anderen öffentlichen Plätzen Milch durch Umgießen aus offenen Gefäßen im kleinen zu verkaufen, besteht außer in

Stockholm in Borås, Eksjö, Karlskrona, Gefle, Göteborg, Helsingborg, Kopparbergs köping, Kristianstad, Kungsör, Köping, Trollhättan, Vesterås und Örebro; ferner in Malmö, wo es auch verboten ist, Milch durch Abzapfen aus Gefäßen in geschlossenen Wagen zu distribuieren.

In Borås und Göteborg gilt außerdem folgende Bestimmung:

„Bei Verkauf durch Abzapfen außer dem Hause aus geschlossenen Gefäßen sollen die Zapfhähne mit einer geeigneten Schutzvorrichtung versehen sein und die Milchgefäße besonders auch auf eine gegen Verunreinigung schützende Weise aufbewahrt werden."

In dem Milchhandelsreglement für Borås ist nicht nur eine Anmeldepflicht für einen jeden, der Handel mit Milch betreiben will, festgesetzt, sondern es soll die Anmeldung auch das Personal namentlich angeben sowie von einem ärztlichen Zeugnis begleitet sein, daß derjenige oder diejenigen, die mit dem Verkauf oder der Bearbeitung der Milch sich befassen sollen, nicht an Hautausschlag, Lungenschwindsucht oder einer anderen ansteckenden Krankheit leiden. Bei einem Wechsel des Personals ist für den oder die Neuangestellten ein gleichartiges ärztliches Zeugnis beizubringen und diesbezügliche Anzeige bei dem Gesundheitsamt zu erstatten.

Die Forderungen betreffs Kleidung und Gesundheitszustand des Personals haben in den Milchhandelsvorschriften für die Stadt Eksjö folgende Formulierung erhalten:

„Personen, die in Milchgeschäften beschäftigt sind, haben bei der Arbeit besondere, reine, helle und leicht waschbare Oberkleider und Kopfbedeckungen zu tragen.

Derartige Personen haben vor der Eröffnung eines solchen Geschäfts oder der Anstellung in einem solchen bei dem Gesundheitsamt ein ärztliches Zeugnis einzuliefern, aus dem hervorgeht, daß sie an keiner ansteckenden Krankheit leiden."

Ein Beispiel dafür, wie man auch in kleineren Orten genaue Bestimmungen für den Verkauf der Milch erlassen hat, bieten die Milchhandelsvorschriften für den Flecken Bjuf. Dort ist man betreffs der Trennung der Milch von anderen Waren sogar weiter gegangen als in den Städten, indem die Vorschriften dort bestimmen, „daß außer Milch oder Sahne keine anderen Waren verkauft oder aufbewahrt werden dürfen mit Ausnahme von Butter oder Brot".

B. Vorschriften zur Unterstützung der Kontrolle am Erzeugungsorte.

Früher hat die Kontrolle über die gewöhnliche Handelsmilch im großen und ganzen sich auf den Verbrauchsort beschränkt, und die Kontrolle am Erzeugungsort ist im allgemeinen vernachlässigt gewesen. Während der letzten Jahre ist man indessen zu der Einsicht gelangt, daß diese von außerordentlicher Wichtigkeit ist, und immer positiver treten nun die Forderungen danach hervor, daß auch dieser Kontrollzweig Berücksichtigung findet.

Einige Bestimmungen in den Stockholmer Vorschriften geben auch dem Gesundheitsamt die Befugnis, bis zu einem gewissen Grade eine solche Kontrolle auszuüben. So heißt es in den Vorschriften:

daß der Milchverkäufer verpflichtet ist, auf Verlangen des Gesundheitsamtes eine Angabe darüber zu liefern, von welcher Milchviehhaltung die Milch, die er verkauft, geliefert wird, oder, wenn er aus zweiter Hand die Milch bezieht, wer ihm dieselbe liefert;

daß das Gesundheitsamt den Verkauf in Stockholm von Milch oder Sahne von einer Viehhaltung her verbieten kann, wenn in derselben oder in der Nähe derselben Typhus, Scharlach, Diphtherie oder eine andere schwerere ansteckende Krankheit aufgetreten ist;

daß es verboten ist, Milch oder Sahne zu verkaufen, die von einem Tier herrührt, gegen das begründeter Verdacht vorliegt, daß es mit einer ansteckenden Krankheit, einem Euterleiden, Gebärmutterleiden oder einer anderen Krankheit behaftet ist, die schädlich auf die Beschaffenheit der Milch einwirken kann, desgleichen Milch oder Sahne, die von einem Tier herrührt, das innerlich oder äußerlich mit einem Heilmittel behandelt worden ist, das in die Milch übergeht und dadurch schädlich auf die Beschaffenheit derselben einwirken kann; sowie

daß Besitzer von Milchviehhaltungen in Stockholm verpflichtet sind, unverzüglich bei dem Gesundheitsamt Anzeige zu erstatten, wenn innerhalb ihres Viehbestandes ein Fall von ansteckender Krankheit vorgekommen ist.

In den Helsingborger Vorschriften findet sich folgende Bestimmung:

„Dem Milchverkäufer liegt es ob, bei dem Gesundheitsamt den oder die Lieferanten anzugeben, welche Milch für die Verkaufsstelle liefern, und zwar nicht nur, wenn die Anzeige bezüglich des Verkaufs geschieht, sondern auch später bei jedem Wechsel von Lieferanten; außerdem ist er verpflichtet, in dem Verkaufslokal durch einen deutlichen und leicht in die Augen fallenden Anschlag bekanntzumachen, von welcher oder welchen Stellen die Milch bezogen wird."

Eine ähnliche Bestimmung gilt auch für Kristianstad, Kristinehamn, Lund, Malmö und Vesterås.

Die Vorschriften betreffend den Milchhandel in Karlskrona enthalten u. a. die Bestimmung:

„Der Milchverkäufer ist verpflichtet, in dem Verkaufslokal ein Verzeichnis der Viehhaltungen auszuhängen, von denen er Milch geliefert erhält."

In einigen der letzterlassenen Milchhandelsvorschriften hat man auch Bestimmungen eingeführt, welche der betreffenden Gesundheitsbehörde die Befugnis zuerkennen, direkt eine Milchkontrolle auch am Erzeugungsorte auszuüben.

So heißt es in den Vorschriften für Kristinehamn und Lund:

„Bei Milchviehhaltungen, die Milch an eine Meierei oder ein Verkaufsgeschäft in der Stadt oder innerhalb des Gebiets derselben liefern, ist das Gesundheitsamt befugt, wenn sich Anlaß dazu ergibt, die gesundheitlichen Verhältnisse innerhalb des Viehstalles und um denselben herum nebst den dazugehörigen Anstalten, die Einrichtung und Wartung des Stalles sowie den Gesundheitszustand der Tiere und anderes mehr, das auf die Beschaffenheit der Milch einwirken kann, untersuchen zu lassen."

Für Malmö gilt folgende Bestimmung:

„Ergibt sich Anlaß dazu, so ist das Gesundheitsamt berechtigt, von dem betreffenden Viehhaltungsbesitzer ein tierärztliches Zeugnis nach von dem Amte festgestelltem Formular betreffs des Gesundheitszustandes, der Wartung und Fütterung der Tiere, wie auch betreffs sonstiger Verhältnisse, die die Viehhaltung angehen, einzufordern."

In den Städten Eksjö, Gefle, Karlskrona, Sundsvall und Örebro kann eine Kontrolle über die Milchproduktion auf Grund einer Bestimmung ausgeübt werden, nach welcher der Verkauf von Milch verboten ist

„von einer Stelle, woselbst der zuständige Kontrollbeamte bei Besichtigung hygienische Mißstände schwererer Art festgestellt hat, infolge deren die daselbst erzeugte Milch als zu menschlicher Nahrung undienlich oder schädlich angesehen werden kann."

C. Hygienische Kontrolle über die feilgehaltene Milch.

Die Kontrolle über die feilgehaltene Milch hat sich bisher im allgemeinen auf chemische Untersuchungen beschränkt. Die einzige hygienische Kontrolle, die allgemeiner ausgeübt worden ist, hat in einer Untersuchung betreffs des Schmutzgehaltes der Milch bestanden.

Die Bestimmungen hierüber sind im allgemeinen gleich der in Stockholm geltenden, in der ein Verkaufsverbot für Milch festgesetzt ist,

die Verunreinigungen in solchem Grade enthält, daß ein Liter Milch, eine Stunde lang in einem Gefäß mit durchsichtigem Boden aufbewahrt, einen sichtbaren Bodensatz absetzt.

In Karlskrona ist diese Bestimmung dahin verdeutlicht worden, daß das Untersuchungsgefäß einen Durchmesser von höchstens 10 cm haben soll.

Die Städte Borås, Göteborg und Lund schreiben eine quantitative Untersuchung des Schmutzgehaltes vor, indem dort ein Verkaufsverbot für Milch festgesetzt wird, die mehr als 5 mg Verunreinigungen auf einen Liter Milch enthält.

Erst während der letzten Jahre ist man zu der Einsicht gelangt, wie wichtig auch eine andere hygienische Kontrolle über die Milch am Verbrauchsorte in Wirklichkeit ist, wie Untersuchungen auf den Bakteriengehalt der Milch, gewisse in der Milch vorkommende Bakterienarten, Eiterbeimischung, Enzyme, Säuregrad usw. Diese Untersuchungen können einen guten Anhalt gewähren zur Beurteilung der sanitären Beschaffenheit der Milch und dafür, ob die Milch von kranken Tieren herrührt.

Eine solche hygienische Kontrolle wird in Stockholm ausgeübt, auf Grund der oben erwähnten Bestimmung betreffs Verkaufsverbots für Milch,

die von einem Tier herrührt, gegen das begründeter Verdacht vorliegt, daß es mit einer ansteckenden Krankheit, einem Euterleiden, Gebärmutterleiden oder einer anderen Krankheit behaftet ist, die schädlich auf die Beschaffenheit der Milch einwirken kann.

Außerdem ist ein Verkaufsverbot für Milch festgesetzt,

die in Aussehen, Geruch oder Geschmack von dem für die Milch- und Sahnensorte Normalen abweicht.

Von Interesse dürfte es sein, in diesem Zusammenhange ein Beispiel dafür anzuführen, wie die tägliche Kontrolle über die feilgehaltene Milch in der Stadt ausgeführt wird, für die das neueste Milchhandelsreglement erlassen worden ist, nämlich Malmö.

Die täglich entnommenen Milchproben werden untersucht auf Fettgehalt, spez. Gewicht, Säuregrad, Schmutzgehalt, Pasteurisierung, Konservierungsmittel, Eiter- und Bakteriengehalt.

Die Katalase- und die Reduktionsprobe werden von Zeit zu Zeit angestellt, besonders an Milch mit Garantiebezeichnung.

Wenn die oben erwähnten Untersuchungen Anlaß zu dem Verdacht geben, daß die Milch von kranken Tieren herrührt, werden Untersuchungen am Erzeugungsorte angestellt.

Da es nach Angabe des Stadtveterinärs in Malmö konstatiert worden ist, daß Fälle von Streptokokkenmastitis nicht gerade selten bei Viehbeständen vorkommen, welche Milch nach der Stadt liefern, so sind die Milchproduzenten daselbst aufgefordert worden, an das Laboratorium des Gesundheitsamtes Milchproben von Kühen, die der Euterentzündung verdächtig sein können, einzusenden, welche Proben unentgeltlich untersucht werden. Die Milchproduzenten sind auch willig dieser Aufforderung nachgekommen, was die Kontrolle erleichtert hat.

D. Chemische Kontrolle über die feilgehaltene Milch.

Diese umfaßt teils eine Kontrolle über Fettgehalt und Trockensubstanz der Milch, teils darüber, ob die Milch verdünnt oder mit fremden Stoffen versetzt ist, und stützt sich in Stockholm auf folgende besondere Bestimmungen.

Unter der Bezeichnung Vollmilch („oskummad mjölk“) darf nur solche Milch verkauft werden, die keines ihrer natürlichen Bestandteile beraubt worden ist.

Der Mindestfettgehalt soll für Vollmilch 3% betragen; für dicke Sahne 20% und für dünne Sahne 10%, weshalb die verschiedenen Milch- und Sahnensorten nur unter deutlichen Bezeichnungen, wie Vollmilch, Magermilch, dicke oder dünne Sahne usw., verkauft werden dürfen.

Ferner ist es verboten, Milch zu verkaufen, die mit Wasser verdünnt oder mit fremden Stoffen vermischt ist.

In allen neueren Milchhandelreglements in Schweden finden sich Bestimmungen über den Mindestfettgehalt und in einigen auch über den Mindestgehalt an Trockensubstanz.

Die Gehaltswerte variieren etwas an den verschiedenen Orten. In Schonen hat man beispielsweise in einigen Städten nicht gewagt, den Mindestwert für den Fettgehalt der Vollmilch so hoch anzusetzen wie in den übrigen Teilen des Landes.

Nachstehend einige Beispiele für geltende Mindestgehaltsbestimmungen:

In Borås wird verlangt für Vollmilch 3%, für dicke Sahne 30%, für halbfette Sahne 15% Fett;

in Kristianstad für Vollmilch 2,8%, beste dicke Sahne 35%, dicke Sahne 20% Fett;

in Köping für Vollmilch 3% Fett;

in Lund für Vollmilch 3% und für Magermilch 1% Fett;

in Malmö für Vollmilch 2,8%, Halbmilch 0,7%, dicke Sahne 30%, Kaffeesahne 20% Fett;

in Vesterås für Kindermilch 3,5%, für Vollmilch 3%, für dicke Sahne 30%, für dünne Sahne 18%, für handentrahmte Milch 0,6% Fett;

in Örebro für Vollmilch 3% und für Sahne 20% Fett.

Die Reglements in Borås, Helsingborg und Kristianstad verlangen für separierte und entrahmte Milch mindestens $8\frac{1}{2}$% feste Bestandteile, die in Malmö und Vesterås für separierte Milch 8% Trockensubstanz.

Was die Bestimmungen eines Mindestfettgehalts betrifft, so hat es in Schweden wie in anderen Ländern nicht an solchen gefehlt, die sich gegen die Festsetzung eines solchen Gehaltes ausgesprochen haben. Die Erfahrungen in Stockholm wie auch in anderen Städten haben indessen unzweideutig erwiesen, daß derartige Bestimmungen von großer Bedeutung für die Sicherung eines reellen Milchhandels sind.

Fehlen solche Vorschriften, so ist es unmöglich, der gewöhnlichsten Milchverfälschung vorzubeugen, nämlich dem Verkauf von Magermilch unter dem Namen von Vollmilch, Milch unter dem Namen von Sahne, sekunda Sahne unter dem Namen von prima Sahne.

Die den Bestimmungen über den Mindestfettgehalt zugrunde liegende Absicht ist indessen nicht nur die, eine Grundlage für ein gerichtliches Einschreiten gegen Milchverfälschungen zu schaffen, sondern auch dafür zu sorgen, daß der Kleinverkauf in gerechter Weise gehandhabt wird. Wo solche Bestimmungen nicht vorhanden sind, geben die Milchhändler sich nicht die Mühe, die Milch in dem Aufbewahrungsgefäß beim Verkaufen umzurühren, sondern diese setzt die Sahne ab. Diejenigen, die zuerst Milch aus dem Gefäß erhalten, bekommen daher eine sehr gute, spätere Käufer dagegen eine minderwertige Ware.

Generell für alle Vollmilch einen hohen Mindestfettgehalt ohne jede Ausnahmebestimmung festzusetzen, ist jedoch nicht zweckmäßig, wenn aber die Bestimmung, wie in den Stockholmer Milchvorschriften, ergänzt wird durch die Festsetzung der Straflosigkeit für alle die Fälle, wo ein niedrigerer Fettgehalt als der bestimmte auf Zufall oder auf Verhältnissen beruht, denen der betreffende Milchproduzent oder Milchverkäufer nicht ohne große Schwierigkeiten hätte vorbeugen können, so bildet sie kein Hindernis für den Verkauf weniger fetter Originalmilch, erhält aber die Qualität fetterer Milch aufrecht.

E. Vorschriften für pasteurisierte, sterilisierte oder auf ähnliche Weise behandelte Milch.

In mehreren der während der letzten Jahre erlassenen Milchhandelsvorschriften sind genaue Bestimmungen für Milch aufgenommen worden, die unter der Benennung „pasteurisiert", „sterilisiert" oder unter ähnlicher Bezeichnung verkauft wird.

Die in Borås, Göteborg und Vesterås geltenden Vorschriften bestimmen hierüber folgendes:

„Ist eine Milchsorte pasteurisiert oder in gleichartiger Weise behandelt, so ist solches anzugeben. Wird sie als pasteurisiert bezeichnet, so soll sie bis zu einer Temperatur von mindestens 85° C erhitzt und unmittelbar danach abgekühlt worden sein."

In Lund gelten die folgenden Vorschriften für Milch, die als „pasteurisiert", „sterilisiert" oder mit einem anderen Namen bezeichnet wird, welcher angibt, daß die Milch oder die Sahne einer Erhitzung oder anderen Behandlung in der Absicht unterzogen worden ist, sie besonders gesund und frei von Ansteckungsstoffen zu machen:

1. Besondere Erlaubnis seitens des Gesundheitsamtes;

2. Angabe der Viehhaltung oder Viehhaltungen, von denen die Milch geliefert wird;

3. Beschreibung der Behandlung, der die Milch unterzogen wird, um sie frei von Ansteckungsstoffen zu machen;

4. ärztliche oder tierärztliche Kontrolle über das Personal und das Lokal, in welchem die Behandlung geschieht;

5. Vertrieb in mit Kontrollverschluß versehenen Flaschen, auf denen der Name oder die Firma des Lieferanten, die Beschaffenheit der Milch und das Datum der zwecks Zerstörung der Ansteckungsstoffe vorgenommenen Behandlung angegeben sind.

Für Malmö gelten die Vorschriften:

Nur reine wohlbehandelte und im übrigen fehlerfreie Milch darf pasteurisiert werden;

Milch mit einem Säuregrad über 7,50 (Soxhlet-Henkel) darf nicht pasteurisiert werden;

vor der Pasteurisierung ist die Milch mittels Zentrifuge zu reinigen;

bei der Pasteurisierung ist die Milch bis auf mindestens 85° C zu erhitzen;

nach der Erhitzung ist die Milch tiefzukühlen und auf wohlgereinigte Glasflaschen zu füllen, die mit Kontrollverschluß zu versehen und im Kühlraum aufzubewahren sind. Beim Transport und Vertrieb ist die Milch abgekühlt zu halten, so daß die Temperatur derselben nicht +12° C übersteigt;

die Milch muß spätestens 24 Stunden nach der Pasteurisierung verkauft werden.

II. Kindermilch oder andere unter der besonderen Kontrolle der Gesundheitsbehörde stehende Milch.

Betreffs Milch, die unter der Benennung „Kindermilch", Kontrollmilch" oder einer anderen Garantiebezeichnung für die Gesundheit der Milch verkauft wird, enthalten die Stockholmer Vorschriften sehr genaue Bestimmungen.

Milch dieser Art ist jedoch schon lange, bevor die genannten Vorschriften erlassen wurden, einer Kontrolle unterworfen gewesen.

Im Jahre 1887 bildeten nämlich einige auf dem Gebiete der Milchhygiene erfahrene und umsichtige Männer die sog. „Milchkommission in Stockholm". Medizinalrat Gust. Kjerrulf, der als tierärztliches Mitglied der Kommission angehörte, teilt in seiner Arbeit „Milchhygienische Verhältnisse in Schweden" unter anderem folgendes über die Kommission und ihre Arbeit mit.

Die freiwillige Kommission, die aus 4 Ärzten, 1 Veterinär, 1 Chemiker und 3 anderen Sachverständigen bestand, und die teils von dem Gesundheitsamt der Stadt, teils von der Schwedischen Ärztegesellschaft gewählt wurde, hatte sich die Aufgabe gestellt, die Produzenten in der Gegend von Stockholm dazu zu bewegen, ihre Milchproduktion nach gewissen hygienischen Prinzipien zu ordnen und diese ihre Produktion unter die Kontrolle der Kommission zu stellen.

Die von der Kommission aufgestellten Forderungen an unter Kontrolle der Kommission stehende Viehhaltungen betrafen:

Bau, Einrichtung und Wartung des Viehstalles;

die Beschaffenheit des Wassers;

Gesundheitszustand, Fütterung und Pflege des Viehs;

den Gesundheitszustand des Stallpersonals;

Reinlichkeitsmaßnahmen vor und nach dem Melken;

die Behandlung der Milch nach dem Melken;

die Beschaffenheit, Reinigung und Plombierung der Milchflaschen;

den Transport der Milch und

das spez. Gewicht der Milch (1,029—1,034), ihren Fettgehalt (3,25%) und Gehalt an Trockensubstanz (12%).

Vom Jahre 1897 an verlangte die Kommission, daß alle Viehbestände, die unter der Kontrolle der Kommission ständen, bei Untersuchung mit Tuberkulin reaktionsfrei sein sollten.

Die Kontrollmilchorganisation, die so von der Milchkommission in Stockholm ins Werk gesetzt wurde, war von der größten bahnbrechenden Bedeutung für die Milchkontrolle in Stockholm und damit auch für das ganze Land.

Mit dem Inkrafttreten der Milchvorschriften von 1905 wurde indessen die Milchkommission aufgelöst; und die Viehhaltungen, die unter der privaten Kontrolle derselben gestanden hatten, kamen nun unter die öffentliche Kontrolle des Gesundheitsamtes. Die Vorschriften bestimmen nämlich, daß Milch, die mit der Benennung „Kindermilch", „Kontrollmilch" oder einer anderen Kontrollbezeichnung versehen ist, nicht ohne die Erlaubnis des Gesundheitsamtes feilgehalten werden darf. Eine solche Erlaubnis wird auf Antrag bei dem Gesundheitsamt nur unter der Voraussetzung erteilt,

teils daß ein Arzt und ein Veterinär, die von dem Gesundheitsamt zur Beaufsichtigung der Produktion kontrollierter Milch angenommen worden sind, nach erfolgter Besichtigung des Viehstalles bescheinigt haben, daß die sanitären

Verhältnisse innerhalb des Viehstalles und um denselben herum nebst dazugehörigen Anstalten sowie der Gesundheitszustand des mit der Milch beschäftigten Personals und die hygienischen Verhältnisse, unter denen dasselbe lebt, völlig befriedigend sind, wie auch daß der Viehstall sowohl bezüglich der Einrichtung als der Wartung den Forderungen der Hygiene genügt, und daß sämtliche Tiere des Viehstandes gesund sind;

und teils daß Anordnungen, die von dem Gesundheitsamt gebilligt werden können, zur Behandlung der Milch in Stockholm getroffen worden sind;

wobei das Gesundheitsamt befugt ist, besondere Bestimmungen außer dem, was diese Vorschriften in der betreffenden Hinsicht enthalten, zu erlassen.

Für „Kindermilch" wird außerdem vorgeschrieben, daß sie von einem Viehbestande herrühren soll, der keine Zeichen von Tuberkulose aufgewiesen hat, und, laut der Vorschrift des Gesundheitsamtes, der bei Untersuchung mit Tuberkulin für reaktionsfrei erklärt worden ist.

Ist die Erlaubnis erteilt worden, so sollen Personal, Stallung und Viehbestand unter der Aufsicht eines Arztes und eines Veterinärs stehen, die von dem Gesundheitsamt für diesen Zweck angenommen worden sind, und die durch Inspektionen darüber zu wachen haben, daß die Verhältnisse andauernd den Forderungen genügen.

Die Kosten dieser Kontrolle sind von dem Milchproduzenten nach von dem Gesundheitsamt festgestellter Taxe zu tragen. Werden die Vorschriften nicht befolgt, so kann die Erlaubnis zurückgezogen werden.

Für die hier fraglichen Milchsorten gelten im übrigen dieselben Bestimmungen wie für gewöhnliche Handelsmilch.

Betreffs der ärztlichen Kontrolle, die an dem Erzeugungsorte für in Stockholm feilgehaltene Milch mit besonderer Kontrollbezeichnung ausgeübt wird, teilte Dr. Germund Wirgin auf dem 5. Internationalen Milchwirtschaftskongreß unter anderem folgendes mit:

Das Personal, das mit der Wartung des Stalles oder der Behandlung der Milch beschäftigt ist, darf nicht mit Tuberkulose, Haut- oder Ausschlagkrankheiten, nässenden oder eiternden Geschwüren im Gesicht, an den Händen oder Armen oder überhaupt mit einer Krankheit behaftet sein, die eine schädliche Einwirkung auf die Beschaffenheit der Milch haben kann. Die Wohnungsräume des Personals müssen gesund und sauber sein. Der Kontrollarzt hat besonders darauf zu achten, daß die Brunnen, Seen oder Gewässer, aus denen das Trink- und Waschwasser des Personals wie auch das Wasser, das die Tiere erhalten, und das zum Reinigen der Milchgefäße dient, entnommen wird, gegen Verunreinigungen von der Erdoberfläche her geschützt sind. Das Wasser soll ferner von guter Beschaffenheit und in reichlicher Menge vorhanden sein.

Wenn eine bei der Viehhaltung angestellte Person erkrankt, ist der Besitzer verpflichtet, unverzüglich einen Arzt hinzuzuziehen, der dann in erster Linie entscheidet, ob und wann der Kranke die Arbeit mit der Behandlung der Milch oder in der Stallungen wieder aufnehmen darf. Erkrankt eine bei der Viehhaltung angestellte Person — oder ein Mitglied seiner Familie oder jemand in seiner Umgebung — an Typhus oder Scharlachfieber, an Diphtherie oder einer anderen schwereren ansteckenden Krankheit, so ist der Kontrollarzt unverzüglich hiervon zu benachrichtigen, die betreffende Person sofort der Arbeit zu entheben und sind Isolierungs- und andere Sicherheitsmaßnahmen zu treffen, bis der Kontrollarzt anderes bestimmt. Das Gesundheitsamt entscheidet, ob der Verkauf von Milch und Sahne von dem Gute her zu verbieten ist. Tritt sonst ein Krankheitsfall der oben angegebenen Art auf dem Gute oder in dessen

Nachbarschaft ein, so ist der Kontrollarzt sofort davon zu benachrichtigen, und auch in diesem Fall hängt es von der Entscheidung des Gesundheitsamtes ab, ob Milch oder Sahne von einem derartigen Gute her in Stockholm verkauft werden darf.

Über das Personal, das zur Wartung des Milchviehstalles und zur Behandlung der Milch angestellt ist, wird ein Journal geführt, das Angaben betreffs der Zeit des Dienstantritts, ärztlicher Untersuchungen, Krankheitsfälle, der Zeit der Erkrankung und Genesung sowie Todesfälle enthält. Die Besichtigungen des Kontrollarztes finden — ohne daß im voraus der Zeitpunkt dieser Besichtigungen mitgeteilt wird — in der Regel kurz nach den üblichen Ziehzeiten statt. Das Personal wird in den betreffenden Wohnungen untersucht, teils um den Wünschen des Personals entgegenzukommen, teils auch um jedesmal die hygienische Beschaffenheit und Pflege der Wohnungen sowie den Grad von Sauberkeit in der nächsten Umgebung der Wohnungen untersuchen zu können. Eine Melkerin, die ihre Wohnung nicht sauber hält, beobachtet selten persönliche Reinlichkeit und ist demnach nicht geeignet, mit Milch sich abzugeben. Bei diesen Besuchen in den Wohnungen des Personals erhält man auch gleichzeitig Gelegenheit, den Gesundheitszustand der Familienmitglieder zu studieren, die nicht bei der Viehhaltung angestellt sind, und erhält Mitteilungen über die Krankheitsfälle, die etwa seit dem letzten Besuch des Kontrollarztes eingetreten sind. Auch das Reservepersonal und der Milchkutscher auf dem Gute werden untersucht und ihre Wohnungen inspiziert.

Der Kontrollarzt kann auch im Zusammenhang mit seinen Besuchen erzieherisch und unterweisend auf das Personal einwirken. Bei seinen Besuchen in der Wohnung kann er der betreffenden Person die verschiedenen Weisen erklären, wie die Ansteckungsstoffe in die Milch gelangen, an die Notwendigkeit erinnern, Reinlichkeit beim Melken zu beobachten, eine kleine Lektion darin erteilen, wie man am besten verfährt, um die Hände rein zu bekommen, das Verbot einschärfen, beim Melken die Finger mit Speichel anzufeuchten und die Hände in die Milch zu tauchen u. dgl. m., alles Erinnerungen, die, wenn sie vom Prinzipal oder seinem Stellvertreter kämen, oft mit Unwillen aufgenommen würden. Ferner erinnert er an die Notwendigkeit, bei eventuellen Erkrankungen in der Familie sofort dem Stallbesitzer Mitteilung zu machen, beschreibt dem Personal die charakteristischen Symptome der ansteckenden Krankheiten und ermahnt sie, bei dem geringsten Verdacht einer solchen Krankheit sofort Anzeige darüber zu erstatten. Der persönliche Besuch des Arztes an den Produktionsorten ist von allergrößter Bedeutung. Die ärztliche Kontrolle, die nur in einer Untersuchung des Personals im Sprechzimmer des Arztes besteht, kann nicht dasselbe gute Resultat liefern.

Die Krankheiten, die der Stallbesitzer verpflichtet ist, dem Kontrollarzt anzuzeigen, sind — außer den oben erwähnten — Masern, akute Rachen- und Luftföhrenkrankheiten, alle Arten von Diarrhöekrankheiten, ferner auch Fälle von selteneren Krankheiten, wie akute Poliomyelitis, epidemische Cerebrospinalmeningitis, Pocken, Typhus exanthematicus, Pest, Milzbrand sowie Maul- und Klauenseuche.

Die Maßnahmen, die getroffen werden, wenn ein Fall einer ansteckenden Krankheit eintrifft, bestehen darin, daß der Kranke sofort in ein Krankenhaus verbracht wird, in Desinfektion der Wohnung und des Mobiliars und in dem Verbot für die Angehörigen des Kranken, während der nächsten acht Tage nach der Isolierung des Kranken die Stallungen zu besuchen und an der Arbeit mit der Behandlung oder dem Transportieren der Milch teilzunehmen. Erneute Ermahnungen zu Reinlichkeit bezüglich Personal und Milchgefäße. Bakteriologische Untersuchungen in erster Linie derjenigen, die mit dem Erkrankten zusammengewohnt haben, ferner aber auch in erforderlicher Ausdehnung an dem übrigen Personal. Erneute Untersuchungen der Wasser- und sanitären Verhältnisse im allgemeinen sowie, wenn der Kranke nicht auf eine effektive Weise isoliert werden kann, Verbot des Verkaufs der Milch.

Veterinär O. Stenström lieferte gleichfalls auf dem 5. Internationalen Milchwirtschaftskongreß eine Mitteilung darüber, wie die Veterinärkontrolle bei den Viehhaltungen, die nach Stockholm Milch mit besonderer Kontrollbezeichnung liefern, ausgeübt wird. In dieser Mitteilung wird unter anderem folgendes angegeben:

Damit ein Milchviehstall als Kontrollstall angenommen werden könne, muß derselbe von veterinärhygienischem Gesichtspunkt aus gewissen Bestimmungen genügen. Die Lage muß gesund und der Platz gut durch Gräben entwässert und dräniert sein. Die Dunggrube muß in solchem Abstand von dem Stallgrunde belegen sein, daß dieser nicht verunreinigt werden kann. Nur helle und gut ventilierte Ställe werden genehmigt. Der Fußboden muß aus festem Material bestehen und der Stall mittels eines dichten Daches von dem Futterboden isoliert sein. Im allgemeinen wird nunmehr ein besonderer Raum verlangt, in welchem das Futter vom Boden herabgeschafft wird, wodurch dem Aufwirbeln von Staub vorgebeugt wird. Die Stände müssen ca. 2 m lang sein und die Tiere mittels Futterleitern von den Futtertischen während der Zeit, wo die Fütterung nicht stattfindet, abgesperrt werden können. Ein von dem Hauptstall abgesonderter Krankenstall muß vorhanden sein. Zu jedem Stall gehört ein besonderer Milchraum mit Zementboden, Abfluß, zementierten oder mit Ölanstrich versehenen Wänden, Fenstern und Ventilen, zu welchem Raum der Eingang außerhalb des Stalles belegen ist. In diesem Raum finden sich ein Milchkühlapparat — ein gewöhnlicher runder Kühler — sowie ein Eisbassin aufgestellt, in welchem die Milchgefäße bis zur Absendung aufbewahrt werden. In dem Stalle ist an der Wand des Milchraums ein kleineres Bassin angebracht, das unten mit einem Ulaxsieb versehen ist, und von dem aus ein kurzes Rohr direkt in den Milchkühler im Milchraum führt. Sobald eine Kuh gemolken ist, wird die Milch in das erwähnte Bassin gegossen, aus dem sie sogleich über den von kaltem Wasser durchströmten Kühler rinnt und dadurch abgekühlt und ausgelüftet wird. Neben dem erwähnten Bassin im Stalle findet sich eine Waschvorrichtung mit fließendem Wasser, Seife und Nagelbürste, wo die Melkerinnen nach dem Melken jeder Kuh sich die Hände waschen können. Außerdem findet sich in jedem Stall ein besonderer Umkleideraum mit Garderobe für die Melkanzüge.

Sämtliche Tiere müssen deutlich gezeichnet sein. Sie müssen, sofern das Wetter dem nicht Hindernisse in den Weg legt, mindestens alle zwei Tage behufs körperlicher Bewegung ins Freie gelassen werden. Im Stalle müssen Journale über eingetroffene Krankheitsfälle usw. sowie die gedruckten Ratschläge und Anweisungen des Gesundheitsamtes zugänglich sein.

Futtermittel, die der Milch abnormen Geruch oder Geschmack oder andere schädliche Eigenschaften beibringen können, dürfen nicht angewandt werden. Im allgemeinen sind Futterkuchen, Schrot und Kleie, Treber, Nebenprodukte der Zuckerfabrikation, Wurzelfrüchte sowie Heu und Stroh, im Sommer Grünfutter zu verwenden, was alles von dem Kontrollveterinär bei den Besichtigungen geprüft wird.

Die Inspektionen müssen mindestens alle 2 Monate ausgeführt werden und gehen ungefähr folgendermaßen vor sich:

Zunächst verschafft sich der Inspizient einen allgemeinen Überblick über den Reinlichkeitszustand und die Wartung des Stalles, über die Garderoben und Milchräume nebst dazugehörigen Inventarien, wie Milchkühler, Milchgefäße und Milcheimer usw. und prüft die Pflege und Wartung sämtlicher im Stall befindlicher Tiere; vor allem wird auch der Reinhaltung der Euter besondere Aufmerksamkeit zugewendet. Danach werden die Tiere einer genaueren Untersuchung unterzogen, die sich auf Lungen und Euter erstreckt. Zur Untersuchung der Lungen wird Bazzi-Bianchis Phonendoskop angewandt, womit jede Lunge an vier bis fünf verschiedenen Stellen untersucht wird, nachdem das Tier vorher zum Einhalten des Atems dadurch gezwungen worden ist, daß ein Gehilfe dessen Nasenöffnungen zugedrückt hält. Liegt ein Lungenleiden vor, so treten mit großer Deutlichkeit Veränderungen in den Atmungsgeräuschen hervor, und oft tritt Husten auf. Das Vorkommen von trockenen Rasselgeräuschen, verstärkten vesikulären und bronchialen Geräuschen gibt, wie bekannt, sehr oft Tuberkulose an. Indessen können ja derartige Veränderungen der Atmungsgeräusche auch bei Bronchitis nichttuberkulöser Natur, traumatischen Lungenleiden, Pyobacillose und Emphysem vorkommen. Daher müssen Proben von dem Expektorat zwecks bakteriologischer Untersuchung genommen werden; zur Entnahme dieser Proben wird ein von dem finnischen Veterinär Tallgren konstruierter Apparat angewandt, der in den Schlund des Tieres eingeführt wird, wo er eine Zeitlang verbleibt, während der die hinabgeschluckten Auswürfe aufgesammelt werden. Sollte es sich zeigen, daß das Lungenleiden tuberkulöser Natur ist, so wird so bald wie möglich eine Tuberkulinuntersuchung des ganzen Viehbestandes angestellt, sofern nicht eine solche vor kurzer Zeit angestellt worden ist, in welchem Falle sämtliche Tiere einer ophthalmologischen Untersuchung mittels Phymatins unterzogen werden. Von Tuberkulose befallene Tiere werden isoliert.

Bei der Euteruntersuchung wird das Euter palpiert, und außerdem Milchproben aus jeder Zitze entnommen. Ist ein Drüsenteil induriert oder die Milch krankhaft verändert, so wird das Tier isoliert und die Milch desselben von der übrigen abgesondert. Treten Fälle von Euterentzündung zwischen den Inspektionen ein, so ist der Viehbesitzer verpflichtet, dies sofort dem Kontrollveterinär mitzuteilen. Tiere, die Biestmilch oder weniger als 3 Liter Milch geben, werden abgesondert gehalten, und ihre Milch wird nicht zum Verkauf verwendet, desgleichen bei Fällen von Gebärmutterkatarrhen mit Fluß, wie nach zurückgebliebener Nachgeburt usw. Liegt der Verdacht vor, daß das Euter- oder Gebärmutterleiden tuberkulöser Natur ist, so werden natürlich Proben zu bakteriologischer Untersuchung und eventueller Impfung genommen.

Von dem Kontrollveterinär bei den Inspektionen gemachte Ausstellungen werden teils in dem Journal des Kontrollstalles, teils in dem für jeden einzelnen Stall angelegten Journal des Gesundheitsamtes vermerkt.

Eine derartige besondere Milchkontrolle, wie sie in diesem Abschnitt behandelt worden, ist außer in Stockholm in mehreren der übrigen Städte des Landes eingeführt, wobei die Vorschriften für dieselbe in den meisten Hinsichten mit den für Stockholm geltenden übereinstimmen.

Betreffs der Tuberkulose variieren die Vorschriften etwas.

Für „Kindermilch" wird überall verlangt, daß sie von Tieren herrühren soll, die gegen Tuberkulin reaktionsfrei sind. In bezug auf „Kontrollmilch" oder Milch ähnlicher Bezeichnung sind dagegen die Forderungen etwas verschieden. Die Vorschriften in Karlskrona, Eksjö, Gefle, Göteborg und

Örebro bestimmen, daß solche Milch nur von reaktionsfreien Tieren genommen werden darf. In Malmö und Lund gilt die Bestimmung, daß Milch mit besonderer Kontrollbezeichnung nur von Tieren genommen werden darf, die „als frei von Tuberkulose und im übrigen gesund angesehen werden können". In Helsingborg und Kristianstad wird verlangt, „daß sämtliche in dem Stall untergebrachten Tiere gesund sind"; in Karlstad, daß sie „frei von Krankheiten sind, die auf die Beschaffenheit der Milch schädlich einwirken können".

Die Städte Boras, Kristinehamn und Sundsvall haben eine bündige Form für ihre Bestimmungen betreffs „Kindermilch" oder Milch mit anderer Kontrollbezeichnung gewählt. In den Milchhandelsvorschriften dieser Städte findet sich nämlich hierüber nur folgende Bestimmung: „Verkäufer von Milch mit besonderer Garantiebezeichnung sind verpflichtet, den besonderen Vorschriften nachzukommen, die das Gesundheitsamt für erforderlich erachten kann, wie auch die Kosten für die Kontrolle zu bestreiten, die das Gesundheitsamt für notwendig befinden kann."

Bei einer solchen Bestimmung ist ja die betreffende Gesundheitsbehörde befugt, selbst die Kontrollvorschriften stets den neuen Forderungen oder Untersuchungsmethoden anzupassen, deren Einführung für solche Milch jeweils für angezeigt erachtet werden kann.

III. Der Kampf gegen die Rindertuberkulose.

Zum Schlusse dürfte ein Hinweis darauf am Platze sein, daß die Entwicklung der Milchkontrolle in Schweden während des letzten Jahrzehnts in beträchtlichem Grade direkt oder indirekt durch das große Interesse beeinflußt worden ist, welches der Staat, private Milchproduzenten und die Veterinäre des Landes dem Kampfe gegen die Rindertuberkulose mittels Tuberkulinuntersuchungen entgegengebracht haben. Der staatliche Leiter dieser Arbeit, der Dezernent für Tuberkulinangelegenheiten im Königl. Landwirtschaftsamt Veterinär Gustaf Regnér, liefert hierüber in einem von ihm 1910 veröffentlichten „Bericht über den Kampf gegen die Rindertuberkulose in Schweden bis 1909" unter anderem folgende lehrreiche Mitteilungen:

Die Viehbestände, innerhalb deren der fragliche Kampf geführt wird, werden in nachstehende Gruppen eingeteilt:

I. Bestände, ursprünglich tuberkulös:
    A. tuberkelfrei 1908 (1907),
    B. tuberkulös auch 1908 (1907);
II. Bestände, ursprünglich tuberkelfrei:
    C. tuberkelfrei auch 1908 (1907),
    D. tuberkulös 1908 (1907).

Die A-Gruppe umfaßte zu Ende des Jahres 1908 457 reaktionsfreie Bestände von insgesamt 18 719 Tieren. Zu Beginn des Kampfes zählten dieselben Bestände 16 852 Tiere, von denen 5092 oder 30,2% reagierten.

Die durchschnittliche Anzahl Tiere in diesen Beständen beträgt etwas über 41, so daß nicht gerade wenige große und mittelgroße Bestände von Tuberkulose befreit worden sind.

Die B-Gruppe ist bezüglich der Anzahl Bestände kleiner als die A-Gruppe, weist aber eine größere Gesamtzahl Tiere auf. Zu Beginn des Kampfes betrug die Anzahl der Bestände 375 mit zusammen 21 899 Tieren, wovon 9083 oder 41,5% reagierten; zu Ende des Jahres 1908 war die Gesamtzahl der Tiere auf 26 181 gestiegen, wovon 1496 oder 5,7% reagierten. Die Bestände sind überwiegend groß oder mittelgroß, und die Anzahl Tiere beträgt durchschnittlich in jedem derselben 70.

Die Tuberkulose in diesen Beständen ist zwar noch nicht ausgerottet, das Gesamtresultat der letzten Nachprüfungen mit Tuberkulin läßt aber doch einen bedeutenden Erfolg im Kampfe gegen die Krankheit erkennen.

Die Bestände der C-Gruppe sind der Zahl nach 436 mit insgesamt 7835 Tieren bei der ersten Tuberkulinprobe, dagegen 9114 Tiere bei erneuter Probe 1908 (1907).

Nicht wenige große und mittelgroße Bestände kommen in dieser Gruppe vor, hauptsächlich aber handelt es sich doch um kleinere Bestände, indem die Anzahl Tiere innerhalb jedes derselben durchschnittlich kaum 21 beträgt.

Die Gruppe bestätigt demnach, daß es hauptsächlich kleinere Bestände sind, unter denen man solche antrifft, die bei einer ersten Untersuchung mit Tuberkulin sich als frei von Tuberkulose erweisen.

Die D-Gruppe umfaßt 98 Bestände mit anfangs 2526 reaktionsfreien Tieren, im Jahre 1908 aber 3720 Tiere, wovon 265 oder 7,1% reagierten.

Das Gesamtresultat des bis zum Jahre 1909 geführten Kampfes gegen die Rindertuberkulose mit Hilfe des Tuberkulins erhält man durch Vereinigung der vier Bestandsgruppen zu einer. Es gestaltet sich dabei folgendermaßen. Bei der ersten Probe mit Tuberkulin bei 1370 Beständen reagierten von 49 112 untersuchten Tieren 14 175 oder 28,9%; bis zum Jahre 1909 fanden sich innerhalb derselben Bestände 57 734 Tiere, von denen 1761 oder 3,1% reagierten. Wir haben hierin einen exakten Ausdruck für das, was gegen die fragliche Seuche ausgerichtet worden ist. Darüber hinaus aber hat der Kampf gegen die Tuberkulose eine weitgehende Bedeutung für die Stallwirtschaft in Schweden und für das Meiereigewerbe im allgemeinen gehabt und hat sie noch, indem er Werte geschaffen hat, die sich freilich nicht zahlenmäßig angeben lassen, ganz sicher aber so bedeutend sind, daß die Ausgaben, die Staat und Private zur Betreibung dieser Angelegenheit auf sich genommen haben, von ihnen mehr als aufgewogen werden. Diese Werte liegen, kurz gesagt, in den großartigen Fortschritten auf den Gebieten der Stall- und Milchhygiene, die die letzten 15 Jahre in unserem Lande aufzuweisen gehabt haben, und für welche der Kampf gegen die Tuberkulose in den Ställen zweifellos der kräftigste Hebel gewesen ist.

Schweiz.

Von

E. Hagenbach-Burckhardt

mit einem Beitrag von

R. Kündig.

Wir haben in der Schweiz in der Fürsorge für Säuglinge während der letzten Jahrzehnte redlich Schritt gehalten mit den angrenzenden Ländern, und dies hauptsächlich mit Deutschland. Es lagen da dieselben Mängel vor, welche zum Einschreiten mahnten, und bevor wir die verschiedenen Mittel zur Abwehr der bestehenden Übelstände besprechen, soll hier zuvor logischerweise der Hauptmangel in der Säuglingspflege hervorgehoben werden. Da muß gleich auf den wundesten Punkt aufmerksam gemacht werden, nämlich auf die Seltenheit der natürlichen Ernährung in der deutschen Schweiz, wie sie seit Jahrhunderten mehr oder weniger besteht. Auffallend ist dabei die Tatsache, daß die Schweiz umgeben ist von Ländern, wo die Muttermilchernährung die Regel ist: Frankreich, Elsaß einerseits und im Süden Italien. Dieses sind auch die Gegenden, woher für die Kinder der gutsituierten Schweizerfamilien die Ammen noch heute vielfach bezogen werden. Es ist ein geringer Trost, wenn ich darauf aufmerksam mache, daß laut Statistik gewisse Teile des Südens von Deutschland und von Österreich in diesen Punkten nicht besser dastehen. Wie es mit dem Stillen bei uns in Basel bestellt ist, geht unter anderem aus einer statistischen Zusammenstellung hervor, die ich im Kinderspital zu Basel ausgefertigt habe[1]). Von 914 Kindern, die uns vom August 1904 bis August 1905 ins Spital gebracht worden sind zur Behandlung der verschiedensten Störungen, wurden 60% gestillt und 40% nicht gestillt. Fragt man jedoch nach der Dauer, so lautet das Resultat noch viel ungünstiger. Aus unseren Ausrechnungen geht hervor, daß über 70% aller stillenden Frauen bloß 2 Monate und 38% bloß 4 Wochen diese Wohltat ihren Kindern zukommen ließen. Wie in Basel, so muß fast für die ganze Schweiz nach meinen Erfahrungen die künstliche Ernährung der Säuglinge als die vorherrschende angesehen werden. Trotzdem darf sich die Mortalität des Säuglingsalters in der Schweiz sehr wohl sehen lassen neben derjenigen anderer Länder, wie weiter unten durch Zahlen nachgewiesen werden soll. Jedermann weiß, daß die natürliche Säuglingsernährung ein Hauptfaktor ist für gutes Gedeihen des Kindes; es gehören aber hierzu noch viele andere günstige Einflüsse, und kommen diese alle zur richtigen Geltung, so kann das Endresultat auch ohne Muttermilch noch ein recht befriedigendes sein.

---

[1]) Rückkehr zur natürlichen Ernährung. Volkmannsche Vorträge, Nr. 436.

Ich lasse hier zunächst die verschiedenen Bestrebungen der Säuglingsfürsorge in der Schweiz folgen in einem

Historischen Überblick.

Die Fürsorge für die Kostkinder, in Deutschland Haltekinder genannt, ist bei uns wie dort ein Fortschritt der neuesten Zeit. Nur in Fällen von grober Vernachlässigung solcher Kostkinder wurde früher polizeilich eingeschritten. Daß die unehelichen, die ärmsten unter ihnen, am meisten zu leiden hatten, wird um so eher einleuchten, als es noch heute wohltätige Institute, wie z. B. Krippen gibt, die sich laut Statuten bloß der ehelichen annehmen. Dem Krippenwesen wurde schon frühe von seiten einiger Städte Aufmerksamkeit geschenkt, wie weiter unten geschildert werden soll. Es ist wohl möglich, daß das benachbarte Frankreich, wo die erste Krippe schon im Jahre 1844 gegründet wurde, dazu den Anlaß gegeben hat. In der Schweiz entstanden erst in den Jahren 1870—1880 namhafte Krippenanstalten. Die Asili infantili im Kanton Tessin, welche heute in der Zahl von ca. 80 daselbst bestehen, wurden zum Teil schon im Jahre 1844 ins Leben gerufen. Diese Anstalten haben für uns insofern weniger Interesse, als daselbst Kinder erst nach dem zweiten Lebensjahr aufgenommen werden. Das benachbarte Italien mit seinen vielen ähnlichen Anstalten hat wohl zu solchen Schöpfungen in der Schweiz Anstoß gegeben.

Da Entbindungsanstalten auch in den Rahmen der Säuglingsfürsorge gehören, sei erwähnt, daß jede Universitätsstadt eine Gebärklinik besitzt und daß außerdem noch sieben Entbindungsanstalten in der Schweiz bestehen. Für Wöchnerinnen wurde durch private Wohltätigkeit schon lange gesorgt. Im Vergleich zu ähnlichen Einrichtungen entstanden Vereine für arme Wöchnerinnen schon sehr frühe; ein solcher entstand in Basel schon 1860.

Über die Entstehung von Kinderspitälern in der Schweiz geben folgende Daten Aufschluß. Das Basler Kinderspital führt seinen Anfang zurück auf das Jahr 1846. Zuerst wurde in einem Privathaus eine kleine Anzahl kranker Kinder verpflegt. Die Besitzerinnen dieses kleinen Spitales ermöglichten durch eine Stiftung den Bau des heutigen Kinderspitals, das im Jahre 1862 bezogen wurde mit 30 Patienten; heute ist Raum vorhanden für 70 Kinder. Wie die Kinderspitäler alle, die damals in der Schweiz entstanden, ging das Basler Kinderspital ganz aus privaten Initiativen hervor. Erst in späteren Jahren beteiligte sich der Staat da und dort bald mehr bald weniger intensiv an der weiteren Entwicklung. Im Jahre 1862 wurde in Bern ebenfalls ein kleines Spital in einem Privathaus errichtet und durch dieselbe Stifterin im Jahre 1902 ein moderner Neubau ermöglicht für 60 bis 70 Patienten. Auch in Zürich entstand durch private Mittel 1874 ein schönes Spital, das im Laufe der Jahre ganz bedeutend erweitert wurde und heute Raum bietet für 140 Kinder. In diesen drei deutschschweizerischen Spitälern wurde von Anfang an Klinik gehalten, und mit allen drei ist auch eine Poliklinik verbunden. In Lausanne entstand ein Kinderspital im Jahre 1861 und in Genf im Jahre 1872. Daneben bestehen in diesen beiden letztgenannten Städten noch Kinderabteilungen; an beiden wird von Pädiatern Kinderklinik gehalten. Von weiteren Kinderspitälern in der Schweiz sind noch zu nennen ein solches in Neuchâtel; es ist dabei hervorzuheben, daß die Errichtung desselben im Jahre 1894 von der Gemeinde ausgeht, nicht von privater Seite. Ferner wurde durch eine Hilfsgesellschaft im Jahre 1893 in Schaffhausen ein Kinderspital gegründet und in Biel durch eine

Stiftung im Jahre 1903 ein solches für 60 Betten. Findelhäuser nach altem oder nach modernem System hat die Schweiz nié besessen, auch die Unterbringung von Kindern aus der Stadt bei Ammen auf dem Land, wie dies in Frankreich vom Staate aus geregelt ist seit dem Jahre 1874 durch die loi Roussel, hat bei uns nie als Institution bestanden. Die Gründungen von Säuglingsheimen, Milchküchen usw. gehören der Gegenwart an.

Gegenwärtige Einrichtungen zur Fürsorge für Mutter und Kind.

Schutz der Wöchnerinnen und Stillpropaganda.

Was zunächst den Schutz der Wöchnerinnen und die Stillpropaganda in der Schweiz betrifft, so sei hervorgehoben, daß vom Bunde aus gesetzliche Bestimmungen aufgestellt sind über die Arbeit der Schwangeren und Wöchnerinnen vor und nach der Entbindung. Daneben bestehen noch kantonale Verordnungen, die sehr verschieden lauten. In derjenigen für Basel heißt es: Hochschwangern Personen ist es gestattet, jederzeit auf bloße Anmeldung hin von der Arbeit wegzubleiben. Die Wiederaufnahme der Arbeit durch Wöchnerinnen ist an den Ausweis geknüpft, daß seit ihrer Niederkunft mindestens sechs Wochen verflossen sind. Für uns ist von Interesse, daß einzelne kantonale Verordnungen die Stillpropaganda unterstützen; so verlangt z. B. das Reglement für die Hebammen im Kanton Freiburg: Wenn die Mutter gesund ist und die Brüste und Warzen in guter Beschaffenheit sind, so hat ihr die Hebamme das Selbststillen des Kindes auf das eindringlichste zu empfehlen. Dann seien aus dem Regulativ für den Ammendienst in der kantonalen Frauenklinik in Zürich folgende Bestimmungen erwähnt: 1. Für den Ammendienst nimmt die Frauenklinik gesunde Mütter, die ihre Kinder selbst stillen, in beschränkter Zahl unentgeltlich auf. 2. Nach einer Probezeit von 8 bis 14 Tagen können diese als Anstaltsammen angestellt werden. Als solche erhalten sie bei freier Verpflegung ihrer Person und ihres Kindes einen Monatsgehalt von 20 bis 35 Fr. Im Frauenspital in Basel gibt sich die ärztliche Leitung alle Mühe, die Frauen zum Stillen anzuhalten. Sowohl im Unterricht, als im Examen der Hebammen werden dieselben eindringlich auf die Notwendigkeit des Selbststillens aufmerksam gemacht. Auch in der Gebäranstalt in Aarau wird richtige Stillpropaganda getrieben. Aber auch wenn Spitäler und Ärzte und Hebammen Einsicht und das löbliche Bestreben haben, das Stillen zu fördern, so geht es damit naturgemäß nur in sehr langsamem Tempo vorwärts. An Belehrung des Publikums durch Wort und Schrift hat es nicht gefehlt. So sei erwähnt, daß in Basel vom Zivilstand den jungen Eltern eine schriftliche Anleitung über Kinderpflege in den Ehestand mitgegeben wird. Dagegen muß zugestanden werden, daß von Stillprämien an Hebammen und Mütter mir nichts bekannt geworden ist.

Kostkinderwesen.

Die Regelung des Kostkinderwesens[1] als weiterer integrierender Bestandteil der Säuglingsfürsorge weist bei uns viel augenfälligere Fortschritte

---

[1] Im Abschnitt III „Gesetze und Verfügungen" sind die Verordnungen betreffend Kostkinder der Kantone St. Gallen, Basel-Stadt und Zürich sowie der Stadt Zürich im Wortlaut wiedergegeben.

auf. Wie in Deutschland, wird namentlich in den Städten diesem Teil der Fürsorge eine immer intensivere Aufmerksamkeit geschenkt von Vereinen und von Behörden. In Zürich stehen die konzessionierten Pflegeeltern unter der Aufsicht der dortigen Gesundheitsbehörde und haben von jedem erfolgten Ein- und Austritt eines Kindes derselben Kenntnis zu geben. In der züricherischen Verordnung betr. die Verpflegung von Kostkindern finden wir unter anderem folgende Paragraphen, die für uns von Interesse sind:

Die Konzession soll nur an solche Personen erteilt werden, welche sich darüber ausweisen, daß sie nicht Almosen genießen, nicht schlecht beleumdet sind, nicht der Kuppelei oder des Haltens von Dirnen verdächtig sind, daß sie nicht an Krankheiten leiden, durch welche die Kostkinder gefährdet werden könnten. Sie müssen eine den sanitären Anforderungen in bezug auf Luft, Licht und Trockenheit genügende Wohnung innehaben, in welcher oder in deren Umgebung auch kein gesundheitsschädliches Gewerbe getrieben wird. Sie müssen in der Lage sein, jedem Kostkind eine besondere Lagerstätte zu gewähren usw. Die Pflegeeltern sind verpflichtet, ihre Kostkinder zu halten wie eigene Kinder und ernstlich auf alles das Bedacht zu nehmen, was die Wohlfahrt derselben befördert.

In Basel hat der Staat resp. das Sanitätsdepartement die Kostkinderfürsorge in die Hand genommen, um derselben seine finanzielle Unterstützung zukommen zu lassen. Zur Aufnahme von einem oder mehreren Pfleglingen ist eine Bewilligung des Sanitätsdepartements einzuholen. Die Bewilligung wird erteilt, wenn der Gesuchssteller und seine Haushaltungsangehörigen einen guten Leumund besitzen und wenn seine persönlichen und Familienverhältnisse, sowie die Wohnung für eine gute Verpflegung und Beaufsichtigung der Kinder hinreichende Gewähr bieten. Die erteilte Bewilligung kann vorübergehend oder dauernd entzogen werden, wenn obige Voraussetzungen nicht mehr vorhanden sind. Das Halten von Pflegekindern steht unter der Aufsicht des Sanitätsdepartements. Die direkte Aufsicht über die in der Stadt verstreuten Kostkinder wird geführt durch Damen, welche die Kinder regelmäßig am Kostort aufsuchen und mit dem Sanitätsdepartement in Verbindung stehen.

Die Zahl der Pflegekinder belief sich im Jahre 1909 in Basel auf 385 (die Einwohnerzahl der Stadt beläuft sich auf 135 000). Auf sein Gesuch wurde dem Frauenverein zur Hebung der Sittlichkeit für das Jahr 1910 eine Erhöhung des Beitrages auf 3000 Fr. für seine Mithilfe bei der Beaufsichtigung des Pflegekinderwesens zugesichert. Die Zahl seiner Aufsichtsdamen hat der Verein von 28 auf 35 vermehrt. Von diesen wurden zusammen 3562 Besuche ausgeführt. Von Hauptübelständen, die bemerkt wurden, seien hier erwähnt: Mangel an Kleidern und Betten in 16 Fällen, Vernachlässigung der Pfleglinge in 9 Fällen; weiter wird geklagt von einigen Stellen über Unreinlichkeit, dann wieder über Ausfall des Kostgeldes.

Es sind von diesen Pflegekindern 50 bei Verwandten untergebracht, ferner sind 82 ohne Kostgeld aufgenommen und 20 an Kindes Statt. An 92 Pflegeorten war die Besorgung der Art, daß keine weitere Kontrolle nötig erschien. Von all den Verpflegten befinden sich 206 im Alter unter zwei Jahren. Der Bezug einer Wohnung durch das Kostkind wird abhängig gemacht von einem Gutachten des Physikus; ferner wird das Kostkind vor dem Eintritt in die Pflege von einem Kinderarzt untersucht und jeden Monat einer weiteren Kontrolle unterzogen. Bei Vaterschafts- und Alimentationsklagen leistet ein Jurist große Dienste.

Beteiligung von Staat, Gemeinden und Privatwohltätigkeit.

So arbeiten Staat und Privatwohltätigkeit Hand in Hand und an Stelle der früher bestandenen Zersplitterung sucht man immer mehr vereint vorzugehen. Die bei uns beobachtete jährliche Abnahme der Säuglingssterblichkeit ist ohne Zweifel zum Teil dieser neuen Einrichtung zuzuschreiben.

Bis dahin war es der privaten Wohltätigkeit und gemeinnützigen Vereinen überlassen, sich um Wohl und Wehe des ersten Kindesalters zu kümmern. Sogar das spätere kindliche Alter war nicht nur bei uns in der Schweiz, sondern auch in Deutschland von der Staatshilfe wenig begünstigt.

Gewiß alle Anerkennung gegenüber der Privatwohltätigkeit auf unserem Gebiete, wie sie hauptsächlich von Frauen geübt wird, und doch müssen wir für viele solche Einrichtungen die Staats- oder Gemeindehilfe dankbar anerkennen, die zentralisierend und geldspendend sich beteiligt. Diese Art der Entwicklung von der rein privaten Initiative bis zur Staatshilfe beobachten wir in den größeren Städten viel mehr als auf dem Lande, wo das Feld der Säuglingsfürsorge überhaupt noch wenig bearbeitet ist.

Wie aus folgenden Mitteilungen hervorgeht, hat der Staat in den verschiedenen Schweizerstädten auf verschiedene Weise sich interessiert und finanziell beteiligt.

So besitzt z. B. Zürich eine staatliche Anstalt für kranke Neugeborene, die angegliedert ist an die kantonale Frauenklinik. Dieses Säuglingsheim trat mit dem Jahre 1908 in Tätigkeit und soll über dasselbe weiter unten im Zusammenhang mit anderen ähnlichen Anstalten in der Schweiz berichtet werden. Die Krippen in Zürich gehören zur Sektion Zürich des schweizerischen gemeinnützigen Frauenvereins. Der Staat unterstützt dieselben aus dem Alkoholzehntel mit einem Beitrag von 2652 Fr. und die Stadt steuert 6000 Fr. zu den Betriebskosten der Krippen bei. Auch in der Stadt Winterthur (Kanton Zürich) erhält die Krippe einen Beitrag der Stadt von 1000 Fr. und vom Alkoholzehntel 500 Fr. per Jahr.

In Bern hat die Gemeinde selbst zu den bestehenden fünf Privatkrippen drei weitere Krippen in den Arbeiterquartieren gegründet, die sie auf ihre Kosten unterhält. In Burgdorf (Kanton Bern) hat die Einwohnergemeinde an die Krippe daselbst 1000 Fr. gespendet. In St. Gallen existiert als Zweig der städtischen Hilfsgesellschaft das Kinderheim für Säuglinge und kleine Kinder. In Lausanne wird la goutte de lait, eine private Veranstaltung, von der Stadt unterstützt. In Basel sorgt der Staat resp. die Allgemeine staatliche Poliklinik für unentgeltliche Aufnahme armer Säuglinge, sowohl im Kinderspital als im Säuglingsheim. Außerdem erhält das Säuglingsheim noch einen jährlichen Zuschuß von 2000 Fr. vom Staate für den Betrieb. Die Krippen, sechs an der Zahl, sind sämtlich Privatunternehmen; ihre Komitees haben keine Beziehung unter sich, obschon eine Zentralisierung auch hier, wie in Bern, wünschenswert wäre; auch entbehren sie jeglicher staatlichen Unterstützung.

Anstalten für kranke Säuglinge.
(Säuglingsheime, Polikliniken, Sprechstunden).

Zürich besitzt, wie bereits bemerkt, ein Säuglingsheim nach dem Muster der deutschen Anstalten, und zwar in Verbindung mit der kantonalen Frauenklinik. Dasselbe besteht aus einer Abteilung für Verpflegung von erkrankten

51*

Neugeborenen und einer für erholungsbedürftige Wöchnerinnen. Die Ammen
werden von der Entbindungsanstalt bezogen. Diese Station enthält 12 Betten
für Kinder, 10 für Kranke und 2 für die Kinder der Ammen. Das Pflegepersonal für diese 12 Kinder besteht aus drei Personen. Dazu kommen noch
eine Oberin und ein Hausmädchen. Da an der Frauenklinik jährlich ein Kursus
für Vorgängerinnen (Kinderpflegerinnen) gehalten wird, so können dieselben
während des Kursus zu Wärterdiensten angehalten werden.

Von großem Werte für diese Anstalt muß die Leitung derselben durch
einen Kinderarzt (Dr. Bernheim) angesehen werden.

Als eine zweite hierher gehörige Anstalt in Zürich kann die schweizerische
Pflegerinnenschule mit Frauenspital erwähnt werden. Dieses Frauenspital
bietet kranken und schwangeren Frauen, sowie einer beschränkten Anzahl von
gesunden Säuglingen Aufnahme.

In Basel besteht ein Säuglingsheim seit dem Jahre 1907. Die Initiative
hierfür ging von Prof. Feer aus. Als Muster dienten die besten deutschen
Säuglingsheime. Das ganze Institut befindet sich in einem zu diesem Zwecke
umgebauten Privathaus und besteht aus drei Abteilungen: 1. eine stationäre
Abteilung; 2. eine Beratungsstunde; 3. eine Milchküche. Diesen drei Abteilungen schließt sich eine Pflegerinnenschule an.

Ich entnehme dem 3. Jahresberichte, daß im Jahre 1909 im ganzen
142 Kinder dort verpflegt wurden. Die Zahl der Verpflegungstage belief sich
auf 5366, und bis dahin fand eine jährliche Zunahme der verpflegten Kinder
statt. Die durchschnittliche Belegziffer der Betten beträgt pro Tag 14,7.
Das einzelne Kind blieb im Durchschnitt 37 Tage auf der stationären Abteilung.
Für diese Kinder wurden meist zwei Ammen gehalten, welche ihr eigenes
Kind mitbringen. Der Berichterstatter fügt bei, daß dadurch eine solche
Säuglingsanstalt als ein erster Anfang eines Mutterheims betrachtet werden
könne.

Die mit dem Säuglingsheim verbundene Milchküche versorgt neben
seinen eigenen Insassen eine große Anzahl von Säuglingen in der Stadt mit
Milch in trinkfertigem Zustand. Wir entnehmen weiter dem Bericht, daß der
Konsum in fortwährender Zunahme begriffen ist und daß mit der Tageszahl
von 112 Kindern mit ca. 660 Fläschchen die Milchküche beinahe an der Grenze
ihrer jetzigen Leistungsfähigkeit angekommen ist.

Die Milch für die Kinder im Säuglingsheim und in der Stadt wird aus
einem besonderen Stalle bezogen. Darüber soll weiter unten noch im Zusammenhang mit der Besprechung der Kindermilchproduktion in Basel referiert werden.
Der ganzen Anstalt stehen zwei Kinderärzte vor: Dr. Forcart und Dr. Reber.

Am Kinderspital in Basel bestand von jeher eine größere Säuglingsabteilung, die sich bestrebte, mit den heutigen Fortschritten in der Säuglingspflege Schritt zu halten. Mit der Verbesserung im Sinne einer reinlichen Milchgewinnung, mit der immer mehr sich vervollkommnenden Pflege nach dem
Beispiele der Säuglingsheime, wie sie in erster Linie von Schloßmann ins
Leben gerufen worden sind, mit der Aufnahme von Ammen und deren Kindern
darf sich diese Säuglingsabteilung den modernen ähnlichen Anstalten an die
Seite stellen. Über diesen Teil der Kinderspitaltätigkeit gibt der Jahresbericht
von 1909 ausführliche Auskunft.

Auch die Allgemeine staatliche Poliklinik und die derselben an-
gegliederte Poliklinik des Kinderspitals behandelt Jahr für Jahr viele
Kinder im 1. Lebensjahr. In derjenigen des Kinderspitals wurde im Jahre 1909
an 482 Kinder im 1. Lebensjahr ärztlicher Rat erteilt.

In **Lausanne** bestehen eine Goutte de lait und Beratungsstellen für Kinder im Säuglingsalter.

In **Genf** wird in einer Goutte de lait täglich sterilisierte Milch für 90 bis 100 Säuglinge hergestellt; dieselbe wird aus einer Mustermolkerei bezogen. L'Infirmerie et Pouponnière (Dr. Champendal) nimmt kranke Säuglinge auf aus der Goutte de lait, auch gesunde Säuglinge (im ganzen acht). Die Policlinique de Cornavin (Dr. Bourdillon) hält wöchentlich zwei Sprechstunden ab für pflegebedürftige Kinder.

In **St. Gallen** besteht seit 1909 ein Säuglingsheim unter ärztlicher Direktion, das von Damen aus Privatmitteln ins Leben gerufen wurde. Es finden darin sowohl gesunde, als darmkranke Säuglinge Aufnahme.

Als weitere Säuglingsheime oder Kinderheime in der Schweiz seien noch aufgeführt:

Das Kinderheim des Samaritervereins Aarau in **Suhr**. Dasselbe wurde 1908 gegründet zur Aufnahme von gesunden Kindern im Alter von 2 Wochen bis zum zurückgelegten fünften Jahre, um sie rationell zu ernähren, zu pflegen und zu kleiden. Es werden hauptsächlich Kinder aufgenommen, denen unfehlbar Not und Elend bevorstehen, meist illegitime. Pflegegeld 80 Cts. bis 1 Fr. per Tag.

Kinderheim **Degersheim**, Bezirk Untertoggenburg, St. Gallen, gegründet 1907 von Frl. Kuhn. Privatunternehmen. Zweck: Erziehung armer Kinder vom zartesten Alter bis zur Konfirmation oder bis zum schulpflichtigen Alter. Es werden bis 12 Kinder aufgenommen im Alter unter 1 Jahr. Kostgeld 5 Fr. per Woche.

Privatsäuglings- und Kinderheim „Rotkreuz" in **Männedorf** (Kanton Zürich). Gegründet 1906 und geführt von Paul Spörry. Es werden neugeborene Kinder bis zum Alter von 1 Jahr aufgenommen und zweckmäßig gepflegt und ernährt. Aufsicht und Kontrolle durch einen patentierten Arzt. Platz für 12 Pfleglinge. Pflegegeld 40 Fr. per Monat.

Pouponnière de l'Ecole ménagère in **Freiburg** nimmt Kinder auf von 1 Tag bis zu 2 Jahren.

Pouponnière à **Genève**. But: de soigner gratuitement les enfants malades, appartenant à l'association maternelle, de prendre en pension d'autres nourrissons malades, de prendre en pension les bébés, dont les mères sont à l'hôpital, et qui ne peuvent être prises ni à l'hôpital ni à la crèche ni en pension. Les bébés sont soignés par les infirmières du bon secours sous la direction d'une garde malade expérimentée et sous la surveillance constante de la doctoresse Champendal, qui a fondé la Pouponnière en 1906.

In diesem Institut wird von der medizinischen Directrice theoretischer und praktischer Unterricht erteilt in der Pflege gesunder und kranker Säuglinge.

Versorgung mit Kindermilch.

1. Vom Säuglingsfürsorgeverein **Bern** wurde 1908 im Erlacherhof eine Fürsorgestelle gegründet. Montag und Donnerstag 3—5 Uhr unentgeltliche Konsultation für junge Mütter bzw. Pflege und Ernährung von Säuglingen, abgehalten von einem Kinderarzt. Die Einrichtung einer zentralgelegenen Milchküche ist geplant.

2. Goutte de lait de **Fribourg**. Fondée en 1908 par l'œuvre de la Crèche cath. But: Encourager l'allaitement maternelle en donnant des secours pécuniaires aux mères nourrices; fournir du lait de bonne qualité, convenable-

ment dosé et stérilisé aux nourrissons que leurs mères sont dans l'impossibilité de nourrir. Chaque semaine il y a une consultation médicale gratuite. Comité de Dames. Un appartement dans une maison locative sert au goutte de lait. Le lait est distribué chaque jour, chaque enfant reçoit pour la journée 6 à 7 bouteilles pour le prix de 19 à 20 Ctm. le tout. Les bouteilles sont bouillies, dosées, prêtes à être données à l'enfant après avoir été réchauffées. Des avis aux mères; imprimés.

3. Association maternelle du lait stérilisé (Goutte de lait). Fondée en 1901 à Genéve par la doctoresse Champendal.

200 bis 300 Kinder erhalten daselbst jährlich ihre Nahrung und daneben wird Muttermilchpropaganda gemacht. Es werden daselbst täglich Konsultationen und sehr rationelle Vorschriften erteilt. Alle Pflege und Behandlung ist unentgeltlich.

4. Goutte de lait de Lausanne fondée en 1902 par quelques dames de la ville pour fournir aux enfants pauvres du lait dosé et stérilisé à un prix très bas.

5. Beschaffung von Kindermilch in Chur. Eingerichtet durch die bürgerliche Armenpflege 1904. Abgabe von Heumilch, d. h. Milch von Kühen, die nur mit Heu und Wasser ernährt werden. Polizeiliche Kontrolle.

6. St. Galler Kindermilchstation in St. Fiden. Privatunternehmen des Landwirtes Otto Altherr. Produktion von Milch für Säuglingsnahrung für die Stadt St. Gallen, die den Anforderungen der Hygiene entspricht. Milch wird nur gewonnen von Kühen, welche auf Tuberkulin nicht reagieren. Städtische Subvention.

Ohne Zweifel sind in den letzten Jahren noch weitere ähnliche Einrichtungen an verschiedenen Orten der Schweiz ins Leben gerufen worden, die dem Verfasser nicht zur Kenntnis gekommen sind.

Kinderkliniken.

Es wäre lebhaft zu wünschen, daß bei uns eine ähnliche Anregung in Fluß käme wie in Deutschland auf Initiative von Prof. Feer in Heidelberg. Schon wiederholt haben die schweizerischen Pädiater einen Anlauf genommen, ohne jedoch bis jetzt das Gewünschte erlangt zu haben. Doch dürfen wir mit Genugtuung hervorheben, daß wir bereits im Besitz von Einrichtungen sind, die in Deutschland erst erstrebt werden.

Wir wissen z. B., daß von den zwanzig deutschen Volluniversitäten gegenwärtig nur zwölf eine Kinderklinik besitzen, daß ferner ein weiterer Mangel daselbst darin besteht, daß an neun Universitäten das Lehrfach der Kinderheilkunde nicht durch einen Pädiater vom Fach besetzt ist, sondern von einem inneren Kliniker im Nebenamt versehen wird. Dann wird in Deutschland vom Studierenden bloß ein Semester Kinderklinik resp. Kinderpoliklinik verlangt. Wie steht es mit diesen Punkten bei uns in der Schweiz? Zunächst ist hervorzuheben, daß alle fünf Universitätsstädte Kinderspitäler besitzen.

In Basel, Zürich und Bern wird von den Kinderspitaloberärzten Klinik gehalten; dieselben sind Ordinarii oder Extraordinarii. Gegenüber den anderen Hauptkliniken sind sie aber puncto Stundenzahl und puncto Auswahl der Stunden bedeutend im Nachteil und werden auch von den Studierenden noch zu sehr als quantité négligeable behandelt. Dazu trägt hauptsächlich bei, daß für Zulaß zum Examen nur ein Semester Kinderklinik verlangt, und daß der Examenkandidat nicht von einem Pädiater examiniert wird.

Diesem Übelstand wird gegenwärtig mehr zufällig begegnet dadurch, daß drei von den Pädiatern Suppleanten sind in der eidgenössischen Prüfungskommission und natürlich sich die gute Gelegenheit nicht entgehen lassen, in Kinderheilkunde zu examinieren.

Verlangt werden in der Schweiz mit einiger Aussicht auf Erfolg: zwei Semester Kinderheilkunde und obligatorische Prüfung durch einen Pädiater. Damit würden wir uns für einstweilen begnügen; wir sind bis dahin durch unsere Stellung genügend zur Bescheidenheit erzogen worden. Möge die Bittschrift der Gesellschaft für Kinderheilkunde in Deutschland höheren Ortes ein geneigtes Ohr finden, das Interesse für Pädiatrie im allgemeinen wird indirekt auch uns zugute kommen. Der Hinweis auf andere Länder, die auch von uns Schweizern beneidet werden, auf Frankreich, Italien und Österreich mit den vielen Kinderspitälern und etatmäßigen Pädiatern, kann gewiß nicht unbeachtet bleiben.

Von der französischen Schweiz sei noch erwähnt, daß in Genf im Kinderspital und in einer Kinderabteilung des Kantonsspitals Klinik gehalten, in Lausanne regelmäßiger klinischer Unterricht erteilt wird von einem Pädiater in einer Kinderabteilung des Kantonsspitals.

Krippen.

Wenn von Einrichtungen die Rede ist zum Wohle der Säuglinge, so entsteht die Frage: Dürfen Krippen dabei aufgeführt werden? Die Antwort in ärztlichen Kreisen ist bis dahin verschieden ausgefallen. Obgleich ich schon seit 40 Jahren mich mit dem Krippenwesen beschäftige und mich für dieselben als nützliche Institute in der Säuglingspflege ausgesprochen habe[1]), so sind mir die Nachteile derselben nicht verborgen geblieben, und noch heute stehe ich auf dem Standpunkte, daß gar keine Krippen solchen, die hygienisch schlecht geführt sind, vorzuziehen sind. Der Grund, warum die Krippen immer noch an vielen Orten recht mangelhaft eingerichtet sind, liegt zunächst darin, daß dieselben zu einer Zeit ins Leben gerufen worden sind, wo der Sinn für reinliche Kinderpflege noch nicht wie heute entwickelt war. Die Einsicht, daß an Orten, wo eine größere Zahl kleiner Kinder versammelt sind, nur die skrupulöseste Reinlichkeit, nur eine beständige ärztliche Kontrolle vor Krankheiten aller Art schützen können, hat sich erst später geltend gemacht. Es muß nun zugegeben werden, daß nicht nur in Frankreich, dem Heimatland der Krippen, sondern auch in Deutschland heute noch eine große Anzahl bestehen, an denen alle die notwendigen Verbesserungen auf dem Gebiete einer rationellen Kinderpflege spurlos vorübergegangen sind. Andere zeigten sich solchen Fortschritten zugänglich und wieder andere aus der neuesten Zeit können als Musteranstalten gelten.

Dann ist daran zu erinnern, daß im Gegensatz zu den Säuglingsheimen die Krippengründungen nicht bloß aus der voraseptischen Zeit stammen (wenn dieser Ausdruck hier der Kürze halber erlaubt ist), sondern daß die Initiative hierfür nicht von sachverständiger ärztlicher Seite ausging, sondern durch die Privatwohltätigkeit, welche armen, ihrem Verdienst nachgehenden Frauen ihre Kinder abnehmen wollte. Erst allmählich kam man zur Einsicht, daß ein solches Beisammensein von Kindern ohne rationelle Führung bedeutende Schattenseiten habe, daß Leben und Gesundheit der Kinder dadurch gefährdet sei.

---

[1]) Die Krippen und ihre hygienische Bedeutung. G. Fischer, Jena 1899.

In den letzten Jahren hat sich eine Wandlung vollzogen in der Beurteilung der Wohltat der Krippen. Die Ärzte haben angefangen, denselben mehr Aufmerksamkeit zu schenken, und dies ist im Interesse der Krippen lebhaft zu begrüßen. Nur auf diesem Wege wird eine rationelle Ernährung, werden hygienische Verbesserungen, wird möglichste Fernhaltung ansteckender Krankheiten usw. die Krippen von ihren Vorwürfen befreien und sie zu wirklich wohltätigen Einrichtungen umgestalten. Dem Arzt gebührt die Führung der Krippen an der Spitze von modern geschulten Kinderwärterinnen. Nur so ist nicht nur den Müttern geholfen, was der ursprüngliche Zweck war, sondern auch die Kinder erfahren die große Wohltat einer rationellen Pflege. In der Schweiz hat sich das Krippenwesen schon frühe, früher als in Deutschland, entwickelt. Die ersten Krippen entstanden in der italienischen Schweiz. Ohne Zweifel diente denselben das benachbarte Italien als Beispiel, wo noch früher Krippen bestanden. So wurden in den Jahren 1840—49 im Tessin 4 Krippen ins Leben gerufen.

Erst mit dem Jahre 1870 wurden in der Schweiz Krippen in größerer Zahl errichtet, in Basel zuerst im Jahre 1870, in Bern im Jahre 1873. Von da an zeigte sich ein beständiges Zunehmen des Interesses am Krippenwesen, namentlich in den Städten, so daß gegenwärtig in der Schweiz etwa 60 Krippen bestehen, in Basel 6, in Bern 8 (im ganzen Kanton 13), in Zürich 5 (im Kanton 7), in Genf 7, in Stadt Luzern 1 usw.

Als ein sehr wohltätiger Fortschritt muß bezeichnet werden, daß seit einigen Jahren in Bern ein Zentralkrippenverein gegründet wurde, der zum Zweck hat: 1. seinen Mitgliedern bei der Gründung und Führung von Krippen behilflich zu sein; 2. die bestehenden Krippen zu Verbesserungen anzuregen und 3. der Verbreitung der Krippensache im allgemeinen zu dienen. Dieser Zentralkrippenverein gibt vierteljährlich einen Bericht heraus an seine Mitglieder, worin alle das Krippenwesen berührenden Fragen zur Sprache kommen. Die darin erscheinenden Aufsätze und Mitteilungen legen Zeugnis ab von der richtigen Auffassung der modernen Kinderfürsorge, und zudem bietet noch weitere Garantie, daß in den letzten Jahren ein anerkannter Kinderarzt Dr. Karl Schneider als Präsident dem ganzen Verein vorsteht.

Die sechs Krippen in Basel, welche noch durch weitere vermehrt werden sollen, sind zu einem wesentlichen Bestandteile der Säuglingspflege geworden und könnten nicht mehr entbehrt werden; regelmäßig erscheinende gedruckte Berichte geben über deren Tätigkeit Rechenschaft. Alle diese Anstalten, das darf nicht verschwiegen werden, sowohl in Basel, als in der ganzen deutschen Schweiz, leiden an dem Übelstand, daß trotz aller Propaganda für natürliche Ernährung das Stillen durch die Mutter in der Krippe zur Ausnahme gehört im Gegensatz zu Frankreich, wo ich genaue Kenntnis habe von Krippen, die angegliedert sind an größere Fabriken, in denen nur natürlich ernährte Kinder zugelassen werden.

Kindermilchversorgung.

Die Herstellung von tadelloser Kuhmilch für Säuglinge muß in der Schweiz um so mehr bei der Fürsorge als wichtiger Faktor gelten, als die natürliche Ernährung, wie weiter oben dargetan wurde, immer noch im argen liegt. Wenn trotzdem die Mortalität der Säuglinge bei uns in steter Abnahme begriffen ist, so muß dies zum guten Teil auf die Anwendung einer guten Kindermilch zurückgeführt werden. In den meisten größeren Schweizerstädten besteht eine strenge Stall- und Milchkontrolle. Reinliche Milchgewinnung steht als erste Bedingung oben an. Über die Notwendigkeit von Tuberkulinimpfungen, über die Auswahl des Futters usw. bestehen auch bei uns abweichende Anschauungen, auf die ich gelegentlich noch zurückkomme.

Bei uns in Basel stehen Stallungen und Kindermilchproduktion unter der Oberaufsicht der Sanitätsbehörde, von der strenge Kontrolle ausgeübt wird; schon die gewöhnliche Milch wird wegen ihrer Billigkeit und wegen ihres Gehaltes vielfach von der ärmeren Bevölkerung als Kindermilch verwendet.

Für Kindermilch kommen in Basel hauptsächlich drei Produktionsstellen in Betracht.

Zunächst ist ein Privatunternehmen zu erwähnen, wo in einem Stalle, der den heutigen Anforderungen entspricht, Kindermilch produziert wird, gewonnen von Kühen mit Trockenfutter. Die Milch wird unsterilisiert dem Publikum zugeführt.

Dann versorgt der Allgemeine Konsumverein, der den größten Bedarf an Marktmilch in der Stadt Basel deckt, die Bevölkerung auch mit sterilisierter Kindermilch. Dieselbe wird in einer besonderen Stallung, die dem Staate gehört, produziert. Daselbst ist gute Ventilation, gesundes Vieh, reinliche Gewinnung, regelmäßige staatliche Kontrolle, das alles muß anerkannt werden; doch soll damit nicht gesagt sein, daß nicht noch weitere Verbesserungen könnten angebracht werden. Erscheint ja die Notwendigkeit der Reinhaltung der Stallungen in unserem Sinne der „Asepsis" auch heute noch an den meisten Orten nicht ebenso dringend, wie dies für Institute, wie Kinderspitäler, Säuglingsheime, Krippen, und wie es auch für eine erfolgreiche Privatsäuglingspflege verlangt wird. Die Beobachtung, wie empfindlich der Säugling auf alle unsauberen Zustände reagiert, hat uns dies gelehrt; die Stallhygiene folgt nur langsam nach. An strenger Kontrolle der Milch durch den öffentlichen Chemiker fehlt es in Basel nicht.

Nur eine Einzelheit im Stallbetrieb möchte ich hier kurz erwähnen, daß nämlich in dem erwähnten Stalle zuzeiten grünes Futter verabreicht wird. Trotz aller Einwendungen und Bedenken, daß damit die reinliche Milchgewinnung schwieriger gemacht werde, konnte aber kein vermehrter Schmutzgehalt der Milch nachgewiesen werden. Das Kinderspital bezieht seine Kindermilch für die Säuglingsabteilung ebenfalls aus diesem Stalle und ist außerordentlich zufrieden.

Das Säuglingsheim in Basel, von dem weiter oben die Rede war, besitzt einen eigenen, ebenfalls vom Staate beaufsichtigten Stall, welcher ähnlich der ebenerwähnten Stallung modernen Anforderungen entspricht. Die Fütterung besteht daselbst in Heu, Emd, Getreidemehl. Die Verabreichung von Rüben, Knollengewächsen oder Industrierückständen (Malz, Schlempe) ist verboten; dagegen sind auch da ohne Nachteil Fütterungen mit frischgemähtem Gras gestattet.

Fürsorge für uneheliche Kinder.

Die große Mortalität der unehelichen Kinder hat die Fürsorgepflicht für dieselben zu einer besonders dringlichen gemacht, wie überall, so auch in der Schweiz. Wir wollen deshalb diesen Teil der Fürsorge in einem besonderen Abschnitt kurz behandeln.

Wenn in der Schweiz eine Anzahl von Häusern entstanden sind, welche Mütter (filles mères) aufnehmen zur Geburt oder nach dem Austritt aus einem Frauenspital, so ist dies hauptsächlich geschehen, um diese Frauen moralisch günstig zu beeinflussen. Übrigens ersehe ich aus dem Werke von Tugendreich, daß in Deutschland die Verhältnisse ganz ähnlich sind. „Alle diese Anstalten richten ihr Augenmerk hauptsächlich auf das Wohl der Mütter, während die Pflege des Säuglings mehr als Nebensache betrachtet wurde." Mit dem Aufschwung der Säuglingsfürsorge haben diese Anstalten zum Teil wenigstens auf beide Teile Rücksicht genommen. Wie im Krippenwesen, hatten diese Zufluchtshäuser an Reinlichkeit, an Verständnis es vielfach mangeln lassen. Die Privatwohltätigkeit war gewiß wohlgemeint, aber die Sterblichkeit der Säuglinge blieb groß. Neben der moralischen Beeinflussung soll aber Anleitung zur rationellen Kinderpflege, zum Selbststillen, als eine weitere Aufgabe betrachtet werden.

Über derartige Anstalten in der Schweiz, soweit ich solche in Erfahrung bringen konnte, mögen folgende Mitteilungen Aufschluß geben: Es geht aus einem Vergleich hervor, daß die Aufgabe an den verschiedenen Stellen verschieden aufgefaßt wird. Ich werde aus den mir zugänglichen Angaben diejenigen Punkte hervorheben, die über die Fürsorge der Kinder für uns speziell von Interesse sind:

1. Kinderheim Bethesda in Basel. Gegründet 1893 zur Aufnahme von Mädchen, welche zum ersten Male gefallen sind und über ihren Fehltritt Reue empfinden, zu ihrer Verpflegung vor der Entbindung und zur Verpflegung ihrer Kinder, solange sie der eigentlichen Kinderpflege bedürftig sind, letzteres unter der Voraussetzung, daß die Mütter auf guten Wegen bleiben und ihre Kinder regelmäßig besuchen.

2. Das Zufluchtshaus in Basel. Gegründet 1903 vom Frauenverein zur Hebung der Sittlichkeit. Derselbe nimmt uneheliche Kinder auf nach ihrer Entlassung aus dem Frauenspital. Von dieser Stelle aus, welche als provisorisch betrachtet wird, wird für das Kind ein passender Pflegeort gesucht.

3. Asile du Bourg-de-Four, Genève. Fondé en 1897 par quelques Dames pour donner asile et protection aux femmes sortant de la maternité, aux femmes mariées ne pouvant encore reprendre leur tâche, et filles-mères sans ressources, pour les rapatrier ou les placer. Pour faciliter la condition maternelle de la mère, le Comité se charge du premier mois de pension de l'enfant.

4. Refuge de la Providence pour filles-mères catholiques, Genève. Fondé en 1907 par un comité de dames catholiques-romaines pour le relèvement moral des filles-mères sortant de la Maternité. Les enfants sont placés en nourrice par les soins de l'asile, le premier mois est payé par la Providence.

5. La Retraite. Fondée en 1908 par un comité de dames de Genève pour recevoir pendant les derniers mois de leur grossesse les filles abandonnées alors qu'elles ne trouvent pas de travail et pendant les premiers mois de leur maternité de manière à sauvegarder autant que possible leur santé et celles des petits êtres, qu'elles mettent au monde, puis les placer et les suivre quand elles ont quitté l'asile. Il est tenu tout particulièrement aux mères qu'elles vivent pendant aux moins 3 mois auprès de leurs enfants et qu'elles les allaitent et les soignent. La maison gardera l'enfant après le placement de la mère jusqu'au moment où il pourra lui être rendu dans de bonnes conditions.

6. Maison de relèvement pour filles-mères aux Château des Bois, Belfaux (Fribourg). Fondée en 1907 par un comité de dames dont la plupart appartiennent à l'œuvre cath. de protection de la jeune fille. But: Recevoir les filles-mères cath. pendant leur grossesse et les relever moralement. Comme principal moyen de relèvement on s'efforce de developper en elles l'amour maternel, c'est pourquoi on garde l'enfant avec la mère dans l'institution et l'une et l'autre aussi longtemps que possible.

7. Pilgerbrunnen, Zürich. Asyl für gefallene, der Entbindung entgegensehende Mädchen. Gegründet 1890 durch den Zürcher Frauenbund zur Hebung der Sittlichkeit. Das Mädchen muß sich verpflichten, eine Zeitlang, wenigstens 6 Wochen, nach der Geburt des Kindes bei demselben zu bleiben, um es zu nähren und zu pflegen. Das Kind bleibt eventuell im Versorgungshaus in Pflege gegen Vergütung.

Rechtsschutz der Unmündigen und Unehelichen.

Mitteilung von Dr. jur. R. Kündig.

Einen rechtlichen Schutz der Säuglinge im engeren Sinne des Wortes kennt unsere Gesetzgebung nicht; da aber Säuglinge Unmündige sind, partizipieren sie am Rechtsschutz der Unmündigen.

Die Untersuchung, welchen Rechtsschutz die Unmündigen im heute geltenden Recht genießen, hat keinen Sinn mehr, weil mit Einführung des Schweizer Zivilgesetzbuches am 1. Januar 1912 neue rechtliche Normen in der ganzen Schweiz eingeführt werden.

Ich beschränke mich deshalb auf eine kurze Darstellung dieser Normen, und ferner möchte ich erwähnen, wie das Basler kantonale Einführungsgesetz zum ZGB., das im Entwurf vorliegt, das aber jedenfalls in diesen Punkten die Sanktion der gesetzgebenden Behörde erlangt, diese Materie ordnet.

Grundsatz ist, daß jedermann rechtsfähig ist, also auch der Unmündige.

Das Gesetz unterstellt die Unmündigen der elterlichen Gewalt. Während der Ehe üben beide Eltern die elterliche Gewalt aus. Beim Tod eines Ehegatten der überlebende Ehegatte. Wird die elterliche Gewalt mißbraucht oder sind die Eltern zur Ausübung nicht fähig, so wird sie ihnen entzogen und das unmündige Kind wird unter Vormundschaft gestellt.

Bei außerehelichen Kindern kann das Kind der elterlichen Gewalt der Mutter unterstellt werden; die Vormundschaftsbehörde hat hier freie Hand.

Das außereheliche Kind hat eine selbständige Klage auf Feststellung der Vaterschaft gegen den Vater. Diese Klage geht auf Vermögensleistungen, eine Alimentation, deren Höhe der Lebensstellung der Mutter und des Vaters entspricht. Diese Alimentation ist terminweise pränumerando bis zum vollendeten 18. Altersjahr zu zahlen.

Das außereheliche Kind kann dem Vater aber auch mit Standesfolgen zugesprochen werden, wenn er der Mutter die Ehe versprochen oder sich mit der Beiwohnung an ihr eines Verbrechens schuldig gemacht oder die ihm über sie zustehende Gewalt mißbraucht hat.

Bei der Zusprechung mit Standesfolgen erhält das Kind den Namen des Vaters und ein beschränktes Erbrecht diesem gegenüber.

Von jeder außerehelichen Geburt muß der Vormundschaftsbehörde Kenntnis gegeben werden; diese ernennt für das Kind einen Beistand, der die Interessen des Kindes zu wahren hat. Der Beistand hat also die Alimente zu verlangen und im gegebenen Fall die Zusprechung des Kindes mit Standesfolgen durchzuführen. Nach Durchführung der Klage oder nach Ablauf der Klagfrist wird der Beistand durch einen Vormund ersetzt, wenn nicht die Vormundschaftsbehörde es vorzieht, das Kind unter die elterliche Gewalt der Mutter oder des Vaters zu stellen.

Der Kanton hat nun diese Normen einzuführen. Dies tut der Kanton Basel-Stadt folgendermaßen:

Durch Schaffung einer Vormundschaftsbehörde; diese hat nicht nur die Vormundschaften einzuteilen und zu beaufsichtigen, sie ist, und das ist für den Säuglingsschutz von wesentlicher Bedeutung: „Zentralstelle für Jugendfürsorge und Kinderschutz". In allen diesen Fragen laufen hier die Fäden zusammen. Die Vormundschaftsbehörde kann bei Vernachlässigung der elterlichen Pflege den Eltern die Kinder entziehen, sie kann vorläufig die elterliche Gewalt sistieren lassen.

Eine sehr heilvolle Neuerung ist aber die Einführung der Amtsvormundschaft.

Beistand und Vormund unehelicher Minderjähriger ist von Amts wegen der Amtsvormund, wenn der Vorsteher des Vormundschaftswesens keine andere Wahl trifft; ferner wird bestimmt, daß Mangels geeigneter Personen dem Amtsvormund auch über sonstige Fürsorgebedürftige, ferner über solche Kinder, deren Eltern die elterliche Gewalt verloren haben, die Vormundschaft oder Beistandschaft übertragen werden kann.

Amtsvormund ist der zweite Vormundschaftssekretär, und im Bedarfsfall weitere Beamte der Vormundschaftsbehörde.

Damit ist die Fürsorge für die Unmündigen, die nicht unter elterlicher Gewalt stehen, bei der Vormundschaftsbehörde konzentriert und die Möglichkeit gegeben, diese wichtige Materie in absolut einheitlicher Weise zu besorgen.

Säuglingsmortalität.

Alle die genannten Bestrebungen in der Säuglingsfürsorge zielen darauf hin, die Sterblichkeit der Kinder unter einem Jahr zu verringern. Wo eine solche Abnahme zustande gekommen ist, da darf auch der Schluß gezogen werden, daß die gemachten Anstrengungen die richtigen waren. Die folgenden Zahlen über die Schweiz und speziell über Basel ergeben in dieser Richtung ein Resultat, über das man sich aufrichtig freuen darf und das uns auffordert und uns um so mehr Mut gibt, auf dem eingeschlagenen Wege weiter zu marschieren.

Das günstige Ergebnis ist bei uns zustande gekommen, trotzdem ein Faktor, der bei dem Zustandekommen einer Verminderung der Sterblichkeit von größter Bedeutung ist, nicht mitgewirkt hat, nämlich die natürliche Muttermilchernährung. Diese hat trotz allen Anstrengungen, wie bereits an verschiedenen Stellen betont wurde, sehr langsame und sehr unbedeutende Fortschritte gemacht. Um diese in einem Lande, das die natürliche Ernährung verlassen hat, wieder zustande zu bringen, dazu braucht es nach unseren Erfahrungen viel größerer Zeiträume. Ich bin gewiß der letzte, der die natürliche Säuglingsernährung in dieser Frage gering achtet, mache aber hier den berechtigten Schluß, daß die übrigen Maßnahmen für das Gedeihen des Säuglings von nicht zu unterschätzender Bedeutung sind. In einer späteren Zeitperiode wird die beharrliche Propaganda für Ernährung durch Muttermilch mit Sicherheit die Mortalität noch weiter zu verringern imstande sein.

Nachfolgende Zahlen entnehme ich hauptsächlich drei Quellen:

1. Demographie und Epidemiologie der Stadt Basel während der letzten drei Jahrhunderte 1601—1900. Basel 1908, von Prof. A. Burckhardt.
2. Berichte über die Zivilstandsbewegung, die Todesursachen und die ansteckenden Krankheiten im Kanton Basel-Stadt (Physikus Dr. Aemmer).
3. Sanitarisch-demographisches Wochenbulletin der Schweiz, herausgegeben vom Schweizer Gesundheitsamt und Eidgenössischen statistischen Bureau.

Aus folgender Zusammenstellung geht die allmähliche, sehr bedeutende Abnahme der Säuglingssterblichkeit in Basel hervor:

1870	20,4%
1880	20,2%
1890	17,4%
1900	14,9%
1906	12,1%
1907	11,4%
1908	8,6%
1909	8,4%
1910	7,2%

Von Wichtigkeit ist hier daran zu erinnern, daß diese Abnahme der Sterblichkeit im ersten Lebensjahr in Basel zustande gekommen ist in einer Stadt, die im 19. und im Beginn des 20. Jahrhunderts an Einwohnerzahl ganz bedeutend zugenommen hat. Diese belief sich

im Jahre 1801 auf 16 000
„   „   1860 „ 38 000
„   „   1910 „ 135 000

Auch in den anderen Schweizerstädten zeigte sich eine bedeutende Abnahme der Säuglingssterblichkeit. Von 1000 Kindern unter einem Jahr starben in den Jahren 1901 bis 1905:

in Luzern (Kanton) 109
„ Uri. 125
„ Freiburg (Kanton) 187
„ Bern (Kanton) 120
„ Bern (Stadt) 114
„ Lausanne 140
„ Neuchâtel (Stadt) 158

In den letzten 2 Jahren hat diese Kindersterblichkeit noch eine weitere Abnahme erfahren.

Zum Vergleich der Säuglingssterblichkeit in einigen Schweizerstädten mit derjenigen einer Anzahl deutscher Städte möge folgende Zusammenstellung aus dem Jahre 1905 dienen, die ich dem Sanitarisch-demographischen Wochenbulletin entnehme (S. 748, 1908):

Posen	292	Berlin	206	Schaffhausen	136
Chemnitz	286	St. Gallen	193	Chur	133
Stettin	263	Bremen	179	Chaux-de-Fonds	130
Nürnberg	254	Hamburg	174	Herisau	131
Breslau	252	Frankfurt a. M.	173	Zürich	117
München	226	Vevey	144	Bern	114
Mannheim	218	Barmen	143	Genf	113
Dresden	211	Neuchâtel	138	Luzern	99
Freiburg i. Sch.	207	Lausanne	157	Solothurn	98

Die Mortalität des 1. Lebensjahres war, wie gesagt,

in Basel 1908	8,6%
Die männlichen Säuglinge beliefen sich auf . . .	9,6%
„ weiblichen „ „ „ „ . . .	7,6%
„ ehelichen „ „ „ „ . . .	8,2%
„ unehelichen „ „ „ „ . . .	12,3%
„ bürgerlichen „ „ „ „ . . .	6,4%

Die Sterblichkeit innerhalb des ersten Monats betrug bei 125 Todesfällen auf 3323 Lebendgeborene gegen 3,8% (1907: 5,4%). Schließlich gibt die Tabelle auf S. 814, die ich der Freundlichkeit von Prof. Albr. Burckhardt verdanke, ein anschauliches Bild der Natalität und der Säuglingssterblichkeit einer Anzahl von Schweizerstädten in den letzten 4 Jahren.

Es geht aus dieser Tabelle ferner hervor, daß auch in der Schweiz die Geburtenziffer eher im Abnehmen begriffen ist; die Männer und Frauen werden auch bei uns immer seltener, welche à la Papageno heiraten, um „viele liebe kleine Kinderlein zu bekommen."

Aus diesen Tabellen möchte ich mit Genugtuung den Schluß ziehen, daß in Basel, aber auch in anderen größeren Städten der Schweiz die Säuglingsfürsorge auf ein höheres Niveau gebracht worden ist. Faktisch besteht aber an den kleineren Orten und namentlich unter der ländlichen Bevölkerung weniger oder gar kein Interesse. Darin stimmen unsere Beobachtungen überein mit denjenigen in Deutschland. Dies geht mit Deut-

Aus den demogr. Wochenbulletin berechnet	Natalität auf 1000 Einwohner Lebendgeborene (Ortsfremde inbegriffen)					Säuglingssterblichkeit, Todesfälle von 0 bis 1 Jahr auf 1000 Lebendgeborene (Ortsfremde inbegriffen)				
Stadtgemeinden	1906	1907	1908	1909	1910	1906	1907	1908	1909	1910
Basel		25,6	25,7	26,7		121	114	86	84	72
Zürich		26,5	27,5	26,6		117	100	94	89	
Bern		30,4	30,0	28,8		101	120	108	98	
Genf		17,9	18,3	17,0		108	107	90	79	
Lausanne		27,3	26,6	25,0		119	111	100	103	
St. Gallen		31,7	31,1	28,5		149	133	139	155	
Winterthur		20,8	18,6	18,9		106	74	78	74	
Solothurn		22,7	23,0	22,2		119	96	77	92	
Freiburg		29,7	25,9	25,5		189	164	146	150	
Chur		26,7	26,3	27,9		119	105	107	91	
Appenzell		31,2	30,5	32,4		—	175	119	183	
Lugano		35,6	32,2	34,6		—	146	178	155	
Die 18 größeren Stadtgemeinden		—	—	—		123	110	101	98	

lichkeit hervor aus den mir zugänglichen Mitteilungen, vor allem auch aus
dem Studium des gründlichen Werkes v. Tugendreich. Zum Beweis, daß
für die Schweiz obiges Urteil auf genauen Informationen beruht, weise ich
auf die am Schlusse erwähnte Arbeit von Stauber hin, der als Ergebnis seiner
diesbezüglichen Enquete aus allen Teilen der Schweiz sich dahin ausspricht,
daß die staatliche Fürsorge in den Landwirtschaft treibenden Kantonen noch
nicht in namhafter Weise vorhanden ist. Es ist nicht richtig, diesen Mangel
entschuldigen zu wollen mit der Behauptung, die ländliche Bevölkerung hätte
ein solches Eingreifen nicht nötig. Da sei bloß an die Notwendigkeit der Stillpropaganda, der Aufklärung in der Kinderernährung und Pflege zu erinnern.

Ich glaube nicht fehl zu gehen, wenn ich die erfreuliche Abnahme der
Sterblichkeit in Basel auf folgende Einrichtungen zurückführe; jedenfalls darf
die Propaganda für Muttermilch, die durch Ärzte und Hebammen in anerkanntem Maße in die Hand genommen worden ist, trotzdem nicht als besonders wirksam in erste Linie gestellt werden. Dem guten Willen ist die Tat
leider nicht entsprechend gefolgt bis dahin Dagegen fällt mit der Abnahme
der Mortalität zeitlich zusammen die Gründung des Säuglingsheims mit seinen
Beratungsstunden und der Milchküche, die Umwandlung der Säuglingsabteilung
des Kinderspitals in ein Säuglingsheim mit Zuziehung von Ammen, dann die
zugleich staatliche und freiwillige Leitung des Kostkinderwesens und schließlich
die großartige Versorgung der ganzen Stadt mit guter billiger Milch im allgemeinen und mit Kindermilch durch den Konsumverein. Die Kindermilch
kommt auf 20 Cts. der halbe Liter zu stehen. Dabei darf nicht unerwähnt
bleiben die sorgfältige Milchkontrolle durch unseren öffentlichen Chemiker
(Prof. Kreis).

Wie in anderen Einrichtungen auf sozialem Gebiet und in gemeinnützigen
Bestrebungen, hat die Schweiz durch ihre geographische Lage inmitten
von Deutschland, Frankreich und Italien von diesen Ländern auch in der Fürsorge für Säuglinge ihr besonderes Gepräge erhalten. Darauf möchte ich zum
Schluß noch mit ein paar Worten hinweisen.

Jedenfalls lehnen wir in der deutschen Schweiz am meisten an Deutschland an durch die Muttermilchpropaganda und durch die Säuglingsheime;
beide Länder haben dies auch besonders nötig. Von Frankreich kommt offen-

bar das Interesse und die Initiative für das Krippenwesen, das über die ganze Schweiz, deutsche und französische, gleichmäßig verteilt ist. Die Goutte de lait, die Pouponnière haben wir ebenfalls aus Frankreich bezogen; dieselben finden sich auch nur in den welschen Kantonen, zum Teil handelt es sich hier bloß um französische Bezeichnungen für Milchküchen und für Säuglingsheime. Die Beratungen für Säuglinge in den geburtshilflichen Abteilungen von Genf und Lausanne erinnern an die durch Budin in Paris so populär gewordenen Consultations des nourrissons. Die Asili infantili, die in großer Zahl über den ganzen Kanton Tessin zerstreut sind, führen ihren Ursprung auf das benachbarte Italien zurück; auch könnte da ebensogut von Krippen und Kleinkinderschulen gesprochen werden. Jedenfalls spielt Froebel in diesen Anstalten, wo die Kinder meist über das erste Alter hinaus sind, eine große Rolle. Das angrenzende Italien, hätte man glauben können, werde betreffend natürliche Ernährung als gutes Beispiel für unsere Frauen dienen. Dies aber ist nicht der Fall. Im Gegenteil ahmen die vielfach auch in der deutschen Schweiz eingewanderten Italienerinnen in der verkehrten künstlichen Ernährung aus Bequemlichkeit unsere Frauen nach. Zum Schaden der Kinder geht aber unsere reinlichere Kinderpflege nur sehr langsam in das romanische Fleisch und Blut über.

Unter der Fürsorge für Säuglinge besteht eine Einrichtung in der französischen Schweiz mit der Bezeichnung la layette. Dieselbe hat zum Zweck, Wöchnerinnen und ihren Kindern durch Nahrung und Kleidung behilflich zu sein. In der deutschen Schweiz sind es die zahlreichen Wöchnerinnenvereine, welche sich auch der Bekleidung der Säuglinge annehmen. In Basel bestehen zwei solche Vereine, die schon in den Jahren 1860 und 1870 gegründet wurden; für die ganze Schweiz beläuft sich die Zahl auf 31. Was schließlich Kinderspitäler und Kinderkliniken in der Schweiz betrifft, so haben wir da eher Schritt gehalten mit Österreich und Frankreich und Deutschland überholt; denn jede Universität, wie bereits erwähnt, besitzt schon lange ihr Kinderspital und ihre Kinderklinik.

Wertvolle private Mitteilungen aus ihrem Wirkungskreis verdanke ich den Herren Prof. Combe in Lausanne, Dr. Audéoud in Genf, Dr. Brandenberg in Winterthur, Dr. Sulzer in St. Gallen und Dr. Stirnimann in Luzern.

Eine sehr verdienstliche Arbeit über Wöchnerinnen- und Säuglingsfürsorge in der Schweiz von H. Stauber hat mir ebenfalls wertvolles Material geliefert. Jahrb. d. schweiz. Gesellsch. f. Schulgesundheitspflege, X. Jahrg., 1909.

Eine große Anzahl Angaben sind hier verwertet worden aus dem Werke von A. Wild: Veranstaltungen und Vereine für soziale Fürsorge in der Schweiz. Zürich 1910.

Spanien.[1]

Von
Manuel Tolosa Latour
unter Mitwirkung von
Alvaro Lopez Nuñez, Pedro Sangro y Ros de Olano, Rafael Ulecia y Cardona.

Historisches.

Von
Alvaro Lopez Nuñez - Madrid.

Die Fürsorge fürs Kind wurde in vergangenen Zeiten in Spanien als eine christliche Tugend angesehen, als ein Gebot der Caritas. Wir finden sie demnach zunächst in Kirchen und Klöstern, erst später breitete sie sich auch in der bürgerlichen Gesellschaft aus, verlor aber nie ihren ursprünglichen religiösen Charakter.

Die verlassenen Kinder wurden vor den Türen und sogar am Fuße der Altäre der Kirchen und Klöster ausgesetzt, um von dort durch Geistliche oder andere Angehörige der Kirche aufgenommen und erzogen zu werden. Es waren hauptsächlich fromme Frauen oder Witwen, welche diese Wohltätigkeit ausübten. Die verlassenen illegitimen Kinder und die Bastarde lebten damals nicht unter dem Druck der Verachtung wie heutzutage; ihre zweifelhafte Abkunft hinderte sie nicht, hohe Ämter in der Gesellschaft zu bekleiden oder sogar den Thron zu besteigen und sich die Krone aufzusetzen. Das Volk hatte eine große Zuneigung zu dem ausgesetzten und von seinen Eltern verlassenen, sozusagen der Wohltätigkeit der Nachbarn anvertrauten Kind, und man hatte die Gewohnheit, ihnen liebevolle Beinamen zu geben, z. B. „das Kind Jesu", „der Heilige" usw.

Schon in den ersten Zeiten der spanischen Geschichte sehen wir die Wohltätigkeit für das Kind, welche unter der beständigen Hilfe der Religion organisiert wurde. Die Theokratie der Westgoten unterhielt Anstalten, in denen die verlassenen Kinder aufgenommen wurden (Brephotrophios), und andere, in denen die Waisen ernährt und auferzogen wurden (Orphanotrophios). In den Konzilen von Toledo wurde öfters die Fürsorge für die verlassenen Kinder empfohlen, und moralische, ja sogar hygienische Regeln wurden gegeben, damit diese armen Verlassenen nicht zugrunde gehen.

Selbst in den wilden Kriegszeiten, in denen die ganze nationale Kraft in dem einzigen Wunsch konzentriert schien, den Arabern das Vaterland zu entreißen, wurde die Sorge für das Kind nicht vernachlässigt. In den Gesetzen und literarischen Dokumenten jener unruhigen Zeiten finden wir eindeutige

---

[1] Übersetzt von Emmy Keller-Schwangart.

Beweise, daß in allen sozialen Kreisen der Geist des Kinderschutzes lebendig
war; es war entweder eine direkte Fürsorge, die in der Pflege des Kindes bestand, oder eine indirekte, welche sich der Mutter annahm. Ohne hier auf die
Dokumente geringerer Bedeutung eingehen zu wollen, dürfen wir es nicht
unterlassen, das Gesetz „las Siete Partidas", soweit es sich auf unsere Sache
bezieht, zu besprechen.

Das Gesetzbuch der **„Siete Partidas"** (1256), ein bewundernswertes Denk-
mal spanischer Rechtsprechung, das mit Recht „Pandectas Castellanas" genannt worden ist, ein Gesetzbuch, welches den größten Ruhm des Königs Don
Alphonso el Sabio bildet, legt ein beredtes Zeugnis dafür ab, wie in dieser fast
barbarisch rohen Zeit, in der das ganze nationale Leben sich nur in der Kriegs-
führung konzentrierte, gesunde Prinzipien über die Kinderfürsorge in den
Gesetzen und in den Sitten herrschten. Die „Partidas", welche ein Resümee
oder eine Kompilation des gesamten Rechtes jener Zeit darstellen, waren
zwar vom Geiste römischen Rechtes erfüllt, konnten sich jedoch unter dem
Einfluß der geltenden Sitten weder vom germanischen Recht, welches ja
eigentlich auch das spanische Nationalrecht war, noch vom kanonischen
Rechte, dessen Bestimmungen auf die gesamte Kultur eines so religiösen
Volkes wie des unseren stark wirken mußten, freimachen.

Wenn man das Gesetzbuch der Siete Partidas durchliest, findet man überall
beredte Zeichen für die Sorgfalt, welche der Gesetzgeber den Kindern zu-
wendete, eine Sorgfalt, welche in den hochherzigsten Bestimmungen dieses
Gesetzes ihren Ausdruck findet und ihm zur höchsten Zierde gereicht.

In bezug auf den Zivilstand des Kindes behalten die Partidas die Bestimmungen des römischen Rechtes über Legitimation, Adoption, väterliche
Gewalt und Vormundschaft bei.

Aber durch das Milieu der damaligen Sitten und durch die religiösen
Tugenden wurde der Gesetzgeber gezwungen, darüber hinaus zu gehen: z. B.
in der Fürsorge für die Kinder vor der Geburt, welche ihnen ihre Rechte garantiert und die Existenz sichert.

> „Während das Kind noch ungeboren ist, wird alles, was zu seinen Gunsten gesagt
> oder getan wird, ebenso wie nach seiner Geburt zu seinem Vorteil benutzt; das jedoch,
> was gegen seine Person oder Rechte in dieser Zeit gesagt oder getan wird, kann ihm
> keinen Schaden bringen" (Partida IV, Titel XXIII, Gesetz 3).

Das Gesetz verteidigt das Kind gegen jedes Verbrechen, dessen Opfer es
werden könnte, solange es im Mutterleib ist:

> „Wenn eine schwangere Frau wissentlich Getränke nimmt oder sonst irgend-
> welche Mittel anwendet in der Absicht, einen Abort herbeizuführen, oder wenn sie
> sich den Leib mit den Fäusten oder mit irgendeinem anderen Gegenstande verletzt,
> in der Absicht, die Frucht ihres Leibes zu vernichten, so wird sie zum Tode verurteilt,
> wenn das Kind in diesem Falle gelebt hat. Außerdem wird derjenige, welcher sie dazu
> zwingt, solch ein Verbrechen zu begehen (wie z. B. Juden es mit ihren Maurinnen machen),
> Todesstrafe erleiden. Lebte das Kind jedoch noch nicht (Si, par hazard, l'enfant
> n'était pas encore formé), so wird der Schuldige nicht zum Tode verurteilt, sondern
> auf 5 Jahre auf eine Insel verbannt.
>
> Dieselbe Strafe trifft den Mann, welcher wissentlich seine schwangere Frau auf
> solche Weise verletzt, daß durch die Verletzung das Kind getötet wird. Tut dies aber
> ein fremder Mann, wenn das Kind bereits lebt, so wird dies als Mord betrachtet. Wenn
> das Kind zur Zeit der Verletzung noch nicht lebte, wird der Schuldige auf 5 Jahre
> auf eine Insel verbannt." (Partida VII, Titel VIII, Gesetz 9.)

Auch in weiteren Strafbestimmungen wahrt das Gesetzbuch der Siete
Partidas die Rechte des Kindes und sichert seine Existenz. Das zweite Gesetz
des Titel XXX der Partida VII führt aus, daß die Richter niemals die Folter

bei einer schwangeren Frau anwenden dürfen, wenn auch gegen sie begründeter
Verdacht vorliegt, und zwar „weil sie ein Geschöpf in ihrem Schoße trägt,
welches nichts Böses verdient hat", ebenso fällt auch die Todesstrafe bei der
schwangeren Frau weg.

> „Wenn die schwangere Frau sich eines Verbrechens schuldig macht, so kann die
> Todesstrafe erst nach ihrer Entbindung vollstreckt werden; denn wenn das bereits
> geborene Kind nicht für die Vergehen seines Vaters bestraft werden kann, so kann
> doch noch weniger das Kind zur Rechenschaft gezogen werden, welches noch im
> Schoße der Mutter ruht. Aus diesem Grunde hat derjenige, welcher mit Wissen eine
> schwangere Frau hinrichten läßt, dieselbe Strafe zu erwarten, wie der, welcher ohne
> Grund tötet." (Partidas VII, Titel XXXII, Gesetz 9.)

Aus dem Alfonsoschen Gesetze ersehen wir auch, daß man zu jener Zeit
die verlassenen Kinder in Kirchen und Hospitälern aufnahm und daß sie von
dort der Wohltätigkeit übergeben wurden, welche wir wohl eine öffentliche
nennen können, da sie Funktion bestimmter Institutionen religiösen Charakters
oder wohltätiger Personen war. Dies ist deutlich in dem Gesetz 3 des Titel XX
der Partida IV ausgesprochen. Dieses Gesetz nimmt das Recht der Kinder
gegen die Härte verbrecherischer Eltern wahr und sichert ihnen während ihrer
Minderjährigkeit bessere Pflege zu. Das Gesetz geht sogar so weit, den Eltern
die väterliche Gewalt zu entziehen, wie das in den besten modernen Gesetzbüchern geschieht.

> „Scham, Grausamkeit und Bosheit sind die Gründe, weshalb bald der Vater,
> bald die Mutter die Kinder an den Türen der Kirchen, der Hospitäler oder an anderen
> Plätzen aussetzen. Dort werden sie dann in ihrem verlassenen Zustand von Männern
> oder Frauen aufgenommen, welche sie aus Mitleid aufziehen oder sie anderen Personen
> übergeben, um sie aufziehen zu lassen. Darum bestimmen wir, daß, wenn Vater oder
> Mutter ihren Sohn oder ihre Tochter zurückfordern, nachdem sie sie ausgesetzt haben,
> sie kein Recht mehr an sie haben können, da sie durch ihre Tat Recht und Gewalt
> über das Kind verloren haben."

Im selben Gesetze wird bestimmt, daß die Aussetzung eines Leibeigenen
dieselbe Gültigkeit hat, wie die Freilassung, so daß also der Herr, welcher auf
diese Weise das Kind eines Leibeigenen (z. B. das Kind einer Sklavin) aussetzt,
alle seine Rechte an diesem Kinde verliert: „denn dadurch, daß er sich von
ihm befreit, befreit er auch das Kind ... Der Herr verliert sein Recht auf den,
welchen er freigelassen hat, und kann nichts mehr von ihm verlangen."

Ebenso wird in anderen Gesetzesbestimmungen der Partidas das Recht der
Freiheit des durch seine Eltern verlassenen Kindes aufrecht erhalten, z. B. im
3. Gesetz des Titel XX der Partida IV, in welchem die Rechte des Minderjährigen gegenüber dem Egoismus dessen, welcher ihn aufgenommen und auf
seine Kosten erzogen hat, gewahrt werden.

> „Wir bestimmen, daß der, der ein durch seine Eltern oder durch irgendeine
> andere Person verlassenes Kind aufgenommen und aufgezogen hat, und der nun aus
> seiner Wohltätigkeit an dem Kinde irgendein Herrenrecht über dasselbe herleiten,
> es zum Leibeigenen machen oder die für das Kind oder für dessen Erziehung gemachten
> Ausgaben wieder zurückfordern will, dazu kein Recht hat; denn derjenige, welcher
> ein Kind aufzieht, hat weder an das Kind noch an sein Vermögen irgendeinen Er-
> satzanspruch ...
> Das Kind, welches nicht von seinen Eltern, sondern von einer anderen Person
> auferzogen wird, schuldet dieser Respekt und Gehorsam in demselben Maße, als ob
> es sich um seinen eigenen Vater handelte. Es darf denjenigen, welcher es auferzogen
> hat, weder verklagen noch seinen Tod herbeizuführen suchen, es darf ihn nicht um
> den Verlust eines Gliedes, um seinen guten Ruf bringen, noch ihm in seinem Vermögen
> irgendwie schaden. Wenn sich das Kind seinem Wohltäter gegenüber schuldig macht,
> indem es ihm an seinem Vermögen oder an seinem Körper schadet, so soll es zum
> Tode verurteilt werden." (Partida IV, Titel XX, Gesetz 3.)

In bezug auf die Alimentationsrechte der Unmündigen bestimmt das Gesetz der Partida, daß die Eltern und ihre beiderseitigen Aszendenten die Pflicht haben, ihre legitimen und illegitimen Kinder zu ernähren. Unter allen Umständen fällt die Pflicht, die Unehelichen zu unterhalten, der Mutter und ihren Aszendenten zu, weil „wohl die Mutter gewiß ist, daß das Kind, welches sie geboren hat, ihr eigenes ist, während der Vater sich nicht in demselben Falle befindet." (Partida IV, Titel XIX, Gesetz 5.)

Außerdem erkennt das Gesetz bei der Reglementierung der Erbfolgerechte den verlassenen Kindern, welche in Wohltätigkeitsanstalten auferzogen sind, das Recht auf die „succession héréditaire des legs indéterminés" zu (Partida VI, Titel III. — Gesetz 20).

Es ist auch interessant zu wissen, daß in der 2. Partida, wo von der Erziehung und Ernährung der Prinzen gesprochen wird, das Gesetz Bestimmungen über die Ammen bringt. In drolliger Weise sind Bestimmungen über die guten Eigenschaften einer Amme, über Gesundheit, Moral, Charakter und Schönheit an dieser Stelle gegeben.

„Ebenso wie das Kind bis zu seiner Geburt in der Mutter genährt und beeinflußt wird, ebenso wird es nach seiner Geburt durch die Amme genährt und beeinflußt, solange sie es stillt.

Da die Zeit des Stillens länger dauert als die Zeit der Schwangerschaft, so ist es wohl unmöglich, daß das Kind nicht viele Gewohnheiten und Eigenschaften der Amme mit übernimmt. Aus diesem Grunde haben die Weisen des Altertums, wenn sie davon sprachen, gesagt, daß die Kinder von Königen Ammen haben müßten, welche genug Milch, gutes Betragen, vortreffliche Gesundheit, gute Abstammung und gute Sitten haben müßten und daß diese Ammen besonders nicht cholerisch sein dürften. Denn wenn eine Amme genug Milch habe, gesund sei und sich wohl befände, so würden auch die Kinder gesund und kräftig werden; wenn sie schön und sorgfältig für die Kinder sei, so würden diese sie mehr lieben und die Ammen ein größeres Vergnügen daran haben, sie wohlbehalten zu sehen; wenn die Ammen nicht heftig wären, so würden sie mit mehr Liebe und Sanftmut die Kinder auferziehen, was von größter Wichtigkeit sei, da das Kind dadurch kräftiger würde, da durch die Heftigkeit der Ammen oder Verletzung die Kinder Angst bekommen, schwächer werden und sogar Krankheiten oder den Tod davontragen könnten. Darum würde ein König, der bei der Erziehung seiner Kinder nicht die größte Sorgfalt auf die Wahl der Amme legen würde, sehr viele Unannehmlichkeiten davontragen und einen großen Schmerz empfinden, wenn er nicht das Resultat erreichen würde, das er erreichen wollte." (Partida II, Titel VII, Gesetz 3: „Wie Königskinder aufzuziehen sind.")

Auch der König Philipp III. richtete seine Aufmerksamkeit besonders auf die verlassenen Kinder und die Waisen in dem königlichen Dekrete über „Fürsorge für die wirklich Armen dieses Königreiches und Verminderung des Vagabundentums".

In diesem interessanten Dokument, welches besonders durch seine gesunden Lehren und als hervorragende Abhandlung über den Stand der Wohltätigkeit jener Zeit Aufmerksamkeit verdient, schuf der König das Amt des „Protektors der Waisen und armen Kinder". Dieser Wohlfahrtsbeamte sollte der ständige Verteidiger der verlassenen Kindheit und der Ratgeber des Corrégidor (Bürgermeister) in allem, was auf dieses Amt bezug hat, sein. In jeder Stadt gab es zwei Beschützer der Waisen; der eine, ein Laie, wurde durch den Rat, der andere, ein Priester, durch den Bischof oder das Kapitel ernannt.

Besagtes königliches Dekret bestimmt, daß:

„die Beschützer den Bürgermeister begleiten und ihm helfen sollen, daß sie mindestens zweimal pro Jahr die Häuser und Bewohner ihres Ortes besuchen müssen. Sie haben sich darum zu kümmern, daß die Kinder im genannten Alter und mittels Vertrages in einem Gewerbe oder Berufe zu Lande oder zur See untergebracht werden. Sie haben die Waisen, die Kinder verschämter Armer oder andere arme

Kinder, welche bis zu diesem Alter (8 Jahre) betteln und in den Wirtshäusern schlafen, vor allem Feldarbeit und andere Landarbeit, wie Dienerschaftsarbeit, lernen zu lassen, so daß in diesem bestimmten Alter sich keines dieser Kinder mehr ohne feste Beschäftigung befindet, da sie sonst ihr Leben lang Bettler bleiben würden."

In demselben Dekret finden wir vernünftige Vorschriften in bezug auf verlassene Kinder. Die Corregidores müssen die Personen überwachen, welche in Kirchen und Häusern gefundene Kinder in Pflege nehmen. Sie müssen besonders darauf bedacht sein, die armen ausgesetzten Geschöpfe zu retten und die Häuser zu besuchen, in denen diese auferzogen werden, damit

"denjenigen, welchen bereits die Liebe und die Pflichterfüllung der Eltern fehlt, wenigstens ein Ersatz in der christlichen Wohltätigkeit geboten wird, die man solch armen Geschöpfen, die noch unfähig sind, das Notwendige selbst zu verlangen, schuldig ist."

Der König überträgt besonders diese Pflicht den Prälaten und ihren Vikaren, den geistlichen Kapiteln und den Pfründnern. Er befiehlt ihnen, die Fürsorge für diese Kinder durch Almosen und Hilfe jeder Art und sogar durch Veranstaltung öffentlicher Kollekten als besondere Pflicht anzusehen:

"Denn nach dieser Neuordnung der Dinge werdet Ihr weniger Arme zu unterstützen haben, Ihr werdet die Möglichkeit haben, den Überschuß Eurer kirchlichen Renten zu verteilen; die Unterstützung dieser Kinder wird ein würdiges und unserem Schöpfer angenehmes Werk sein. Ihr sollt sie mit den obengenannten Almosen und Zinsen bis zum Alter von 4 Jahren auferziehen lassen, dann könnt Ihr diejenigen, welche nicht durch fromme Personen aufgenommen worden sind, in die "albergues" schicken, wo sie bis zum Alter von 7—8 Jahren arbeiten werden, dann aber werdet Ihr sie in Stellungen unterbringen."

Die Dekrete über die Arbeit der verlassenen Kinder, welche vom König Philipp IV. stammen, stehen in enger Beziehung zu dem, was wir noch erwähnen müssen. In der Pragmatischen Sanktion vom 10. Februar 1623 wird bestimmt, daß in den Häusern, welche zur Aufnahme von verlassenen Kindern vorgesehen sind, das Studium der Grammatik wegzufallen habe, damit die übergroße Zahl von Advokaten, Priestern, Ärzten, Schreibern, Notaren und Sachverwaltern usw. verringert würde, welche zu dieser Zeit im Königreich in der Mehrzahl waren, während es an Hilfe in der Landarbeit, für die Künste und die Handwerke fehlte. In dieser Pragmatischen Sanktion ist auch bestimmt, daß die Kinder, welche durch die öffentliche Wohltätigkeit erzogen werden, auch für die Marine ausgebildet würden, da diese tüchtiger Leute ermangelte.

Wenige Jahre nachher gründete die Königin Doña Mariana de Austria, welche während der Minderjährigkeit ihres Sohnes Karl II. die Regentschaft führte, in Cadix ein Haus der Barmherzigkeit für alle Findlinge von Andalusien und der Hauptstadt. Sie gründete als Adnex dieser Anstalt eine Marineschule, damit die Kinder dort die erste Ausbildung erhalten konnten, ehe sie als Schiffsjungen angestellt wurden. Diese Kinder konnten ziemlich gut avancieren, sei es, daß sie zur Artillerie oder in das Pilotenfach übergingen, ja sie konnten sogar zu den höheren Chargen gelangen.

Die Privatinitiative ging in der Kinderfürsorge denselben Weg. Die Wohlfahrtsinstitutionen, welche in allen größeren Städten des Landes sich mit Kinderschutz beschäftigten, waren sehr zahlreich und arbeiteten im Geiste jener tiefen Religiosität, welche das Charakteristikum der damaligen Zeit war. Wir werden nur zwei von diesen Institutionen nennen, beide in Madrid, welche durch ihre ausgezeichnet organisierte Hilfe heut noch als vorbildlich bezeichnet werden können: die "Zuflucht" und die "Brüderschaft der Hoffnung".

Diese beiden Institutionen existieren heute noch, wenn auch ihre Bedeutung jetzt eine sehr verschiedene ist. Die erstere arbeitet zusammen mit anderen sozialen Institutionen, die zweite verfolgt ihr Ziel mit großen Schwierigkeiten und ist beim Volke fast unbekannt.

Die heilige und königliche Brüderschaft unserer lieben Frau der Zuflucht und der Frömmigkeit in Madrid, welche unter dem Namen der „Zuflucht" allgemein bekannt ist, gehört unter die Institutionen der öffentlichen Wohlfahrt. Dieselbe hat vorzügliche Resultate in bezug auf die verlassenen Kinder gezeitigt und zeitigt sie noch. Die fromme Brüderschaft wurde im Jahre 1615 von Pater Bernardin de Antequera, einem Jesuiten, und zweien seiner Freunde, Don Pedro Lasso de la Vega und Juan Jerónimo Serra zu dem Zwecke gegründet, die Tugend der Barmherzigkeit gegen Arme und Hilflose auszuüben. Das Arbeitsgebiet ist sehr weitläufig und umfaßt einen großen Teil der allgemeinen Fürsorge. Die Brüderschaft verfügt über große eigene Mittel, welche sich aus Vermächtnissen und Almosen zusammensetzen.

„Sobald die Brüderschaft Nachricht erhält, werden arme Kranke unterstützt und in ihrem eigenen Hause verpflegt, ebenso wie diejenigen, welche bereits das letzte Abendmahl erhalten haben. Kranke, die bereits die letzte Ölung bekommen haben, erhalten eine tägliche pekuniäre Beihilfe, bis sie entweder außer Gefahr oder gestorben sind. Außerdem werden unterstützt: die Kranken, welchen ein Klimawechsel verordnet ist und die nicht imstande sind, die Reisekosten zu diesem Zwecke aufzubringen; diejenigen, welche im Hospital von Madrid verpflegt werden sollen und nicht die Mittel haben, sich dorthin transportieren zu lassen; die unbemittelten Irrsinnigen, welche in Irrenhäuser der Provinz gebracht werden sollen; unbemittelte und kranke Personen von Distinktion, welche heimlich unterstützt werden. Unbemittelten, denen eine Badekur entweder in Madrid selbst oder außerhalb verordnet ist, oder welche Bäder zu Hause oder anderswo nehmen müssen, bezahlt die Brüderschaft die Kosten für diese Kuren.

Sie sorgt auch für die Ernährung der Kinder, wenn Krankheit oder Armut die Mutter außerstand setzen, ihr Kind selbst zu nähren, und zwar so lange es notwendig ist. In der an der Schwelle des Hauses stehenden Wiege werden Neugeborene ausgesetzt und sofort von den Brüdern in das Findelhaus gebracht, zugleich werden alle für die Kinder notwendigen Schritte getan.

Die Armen, welche durch die nächtlichen Patrouillen mitgenommen werden, werden in der „Zuflucht" aufgenommen, in der ihnen zunächst eine Mahlzeit und dann ein Bett geboten wird, in dem sie bis zum nächsten Morgen verbleiben können. Am Morgen werden sie nach Empfang eines Frühstücks entlassen. Die Arbeit und das Geld der Brüderschaft werden nicht nur für die obengenannten Zwecke verwendet, sondern alle Unglücklichen, die sich an die Brüderschaft wenden, werden in irgendeiner Weise unterstützt. Außerdem bringt die Brüderschaft in gut organisierter Weise die notwendige Hilfe bei Bränden und Unfällen auf Arbeitsstätten."

Die „Zuflucht" sorgt ganz besonders für den Kinderschutz, und zwar in zwei Richtungen: Fürsorge für Mütter und Fürsorge für Neugeborene.

Unbemittelte Frauen, die vor ihrer Entbindung stehen, werden durch die „Zuflucht" unterstützt, welche ihnen Almosen entweder durch der Brüderschaft nahestehende Personen oder durch die Brüder selbst zusendet. Diese letzteren sind gewöhnlich wohlhabend, da die Statuten verlangen, daß jeder, der in die Brüderschaft eintritt, ein gewisses Vermögen haben müsse, um zu vermeiden, daß die Brüderschaft ihn später zu unterstützen hat.

Die Brüder besuchen die Frauen, welche vor ihrer Niederkunft stehen, und geben ihnen außer den für sie bestimmten Beihilfen hygienische Ratschläge. Auch sorgen sie dafür, daß die Entbindung sich unter möglichst guten Umständen vollziehen kann.

Im Jahre 1910 hat die „Zuflucht" 927 Frauen unterstützt, und die Kosten dafür betrugen 4.825 Pesetas.

Unter der Eintrittspforte der „Zuflucht" befindet sich eine öffentliche Wiege, in die zu allen Zeiten des Tages und der Nacht Kinder niedergelegt werden können, welche von den Brüdern sofort ins Findelhaus gebracht werden. Dort wird gleich bei der Aufnahme alles getan, um sie zu identifizieren und ihnen ihren Zivilstand zu erhalten.

Eine besondere Sorge der Brüderschaft sind die Beihilfen zur Ernährung der Kinder im Hause ihrer Eltern. Die Statuten bestimmen folgendes:

Ein Hauptzweck der Brüderschaft ist, für die Ernährung von unbemittelten Eltern zu sorgen, wenn die Mutter aus Mangel an Mitteln die Ernährung nicht mehr fortsetzen kann. Die Erfahung hat gelehrt, daß diese Hilfe sehr notwendig ist und daß der Staat viel Vorteil davon hat (da ein großer Teil der Kinder auf diese Weise vom Tode errettet wird). Im jährlichen Budget der „Zuflucht" soll eine möglichst große Summe für diese Beihilfen festgesetzt werden, und bei der Verteilung des Geldes sollen folgende Regeln befolgt werden:

Art. 57. — Die Gesuche um derartige Unterstützung müssen von einer Bestätigung des Arztes, welcher die Frau behandelt, begleitet sein, in der er die Gründe angibt (Armut oder Krankheit), welche es der Frau unmöglich machen, ihr Kind zu nähren. Ist die vorgeschriebene Zahl der Unterstützten nicht vollzählig, also eine Unterstützung frei, so wird der Arzt der Brüderschaft in bezug auf die physische Notwendigkeit zu Rate gezogen, worauf das Schriftstück, in dem alle Ermittlungen verzeichnet sind, zwei Brüdern übergeben wird; diese haben sich dann um die soziale Lage der Antragsteller zu bekümmern und festzustellen, ob totale Armut vorliegt.

Art. 58. — Wenn auf diese Weise die Unterstützung bewilligt ist, so bezahlt der Majordomus der Brüderschaft das Unterstützungsgeld für den Unterhalt des Kindes derjenigen Person, welche für das Kind sorgt. Er läßt sich ebenfalls das Kind zeigen, um sich persönlich von seinem Zustand zu überzeugen, und der Majordomus hat von Zeit zu Zeit darüber Auskunft zu geben, ob das Kind in gutem Zustand ist und ob die Eltern immer noch arm sind. Solange dies der Fall ist, wird das Unterhaltsgeld für das Kind weiter bewilligt. Wenn die Umstände bessere geworden sind, wird das Unterhaltsgeld nicht mehr bezahlt, es entsteht dadurch eine Vakanz, und eine andere Person, die eine Eingabe macht, erhält die Unterstützung."

Auch heute noch wird diese Fürsorge in derselben Weise ausgeübt. Die Brüder selbst bringen die Unterstützungen in das Haus des Unterstützten, und zwar haben diese Unterstützungen gewöhnlich die Höhe von 15 Pesetas monatlich.

Während des Jahres 1910 betrug die Anzahl der unterstützten Kinder 402, und es sind daraus der „Zuflucht" 36 025 Pesetas Kosten entstanden.

Im Jahre 1733 wurde eine andere Institution zur Unterstützung der Mütter in dem Madrid gegründet „Die Brüderschaft der Hoffnung", gewöhnlich unter Namen „Brüderschaft der Todsünde"[1]) bekannt. Sie wurde in dem Kirchspiel von Saint Jean Baptiste durch verschiedene Kavaliere vom Dienste König Philipps V. eingerichtet. Diese durcheilten jede Nacht die Straßen von Madrid und sammelten Almosen, „um das Gute zu verbreiten und Messen für die Bekehrung von Personen lesen zu lassen, welche sich im Zustand der Todsünde befanden".

Die so gesammelten Almosen wurden für kirchliche Zeremonien verwendet, zur Erleichterung der Heirat für arme ungetraut zusammenlebende Paare und zur Unterhaltung des Asyls. Junge unverheiratete Mädchen konnten im Asyl bis zur Geburt ihres unehelichen Kindes Aufnahme finden, so daß die Schande für die Familie, der Skandal und oft auch das Verbrechen vermieden wurden und das Leben von vielen unschuldigen Wesen, die sonst zugrunde gegangen wären, gerettet wurde. Die Brüderschaft

---

[1]) Der volle Name der Institution, welcher deutlich den Stempel der damals in der Literatur allgemein herrschenden Schwulstigkeit trug, ist: „Heilige und Königliche Brüderschaft der allerheiligsten Jungfrau Maria der Hoffnung und des heiligen Eifers für das Heil der Seele."

richtete sich in der Straße del Rosal am Eingang des Platzes „los Mostenses"
auf ihrem eigenen Grundstück ein, wo sie heute noch funktioniert und auch
heute noch im selben Geiste strenger Frömmigkeit, der sie im achtzehnten Jahrhundert gründete, weiter arbeitet.

Niemand erfährt Namen und Stand der Unglücklichen, welche dort aufgenommen werden, und wenn diese außerdem noch Vorsichtsmaßregeln treffen
wollen, so haben sie die Erlaubnis, einen Schleier anzulegen, welcher ihr Gesicht
verbirgt. Während ihres Aufenthaltes im Hause bekommen sie einen christlichen Namen, welcher aber nicht derselbe ist wie der, den sie in der Welt getragen haben.

Die Neugeborenen werden im Findelhause untergebracht, wenn die Familie
sie nicht bei sich zu haben wünscht, und sie werden in eine Liste eingetragen,
welche ihre Identifizierung für später ermöglicht.

Zwei Witwen, die Vorsteherin und die Vizevorsteherin, stehen unter der
Direktion des Oberbruders, welcher gewöhnlich ein Adeliger ist[1]). Sie besorgen
die nötige Pflege der Neugeborenen und der Kinder.

Da das alte Gebäude in der Straße del Rosal sich schon in einem sehr
schlechten Zustand befindet, so beabsichtigt die Brüderschaft die Aufführung eines
neuen Gebäudes, welches an einem dazu passenden Platze aufgeführt und mit
allen für den Zweck des Hauses notwendigen Einrichtungen versehen werden soll.

Die „Inclusa" oder das Findelhaus in Madrid läßt sich bis zur alten Brüderschaft von „Unserer lieben Frau der Einsamkeit und der Schmerzen"
zurückführen. Diese Brüderschaft wurde in der Mitte des sechzehnten Jahrhunderts im Kloster de la Victoire gegründet; sie beschäftigte sich mit verschiedenen wohltätigen und anderen frommen Zwecken und war eine der reich-
sten der Hauptstadt. Im Jahre 1572 entschloß sich diese Brüderschaft, sich
der verlassenen Kinder anzunehmen, welche oft auf den Höfen und sogar im
Innern der Kirche gefunden wurden. Im Jahre 1586 wurde ein kleines Haus
als erster Zufluchtsort für diese Kinder geschaffen, welches im wesentlichen
Neugeborene aufnahm und seine Lokalitäten in der Puerta del Sol hatte. Man
hielt die Abkunft der Kinder vollständig geheim, damit die Frauen, welche
ihre Kinder aus falschen Ehr- oder Anstandsbegriffen verlassen wollten, nichts
zu fürchten hatten, wenn sie sie im Findelhause abgaben. Diese Gründung war
zunächst allgemein unter dem vulgären Namen „Inclusa" bekannt. Der Name
ist auf ein Andachtsbild der heiligen Jungfrau zurückzuführen, welches von
Enkuissen, einer holländischen Stadt, durch einen spanischen Soldaten
mitgebracht worden war. Im Anfange des neunzehnten Jahrhunderts wurde
die Inclusa nach der Galera Vieja (dem alten Soldatenviertel) in der gleichnamigen Straße verlegt, welche heute den Namen de Barbieri führt. Mehrere
Jahre nachher wurde sie definitiv nach ihrem jetzigen Gebäude in der Straße
Meson de Paredes tranferiert. Eine zweite Front des Gebäudes liegt an der
Straße de Embajadores. Über der Drehlade, in die die verlassenen Kinder gelegt werden, steht eine in den ärmeren Vierteln von Madrid sehr beliebte Inschrift: „Verlassen von meinen Eltern, nimmt mich die Wohltätigkeit auf".

Die Provinzialentbindungsanstalt und die Findelanstalt von Barcelona
sind auch alten Ursprungs. Zuerst war diese Anstalt eine Abteilung des Hospitals vom heiligen Kreuz, welches 1401 gegründet wurde, und wurde 1853 erst

---

[1]) Momentan ist in diesem Amte der Marquis de Montalbo.

selbständig. Zu dieser Zeit wurde sie in das Gebäude verlegt, in dem sie sich heute noch befindet. Wie dem Findelhaus in Madrid, ist auch ihm eine Gebäranstalt angegliedert und eine weitere Abteilung für verlassene Kinder, die entweder durch die Drehlade oder auch direkt eingeliefert werden. Auch andere Provinzen haben ihre Gebäranstalten und ihre Findelhäuser. Alle diese waren Gründungen der Frömmigkeit zu ungefähr derselben Zeit, wie die vorgenannten.

Die Regierung Karls III. (1759—1788) ist durch eine wirkliche Renaissance aller nationalen Energien in bezug auf die materiellen Interessen des Landes gekennzeichnet. Karl III. war ein gütiger und aufgeklärter Monarch. Seiner Umgebung gehörten Männer von großem Wissen, großer Tugend und Energie an. Es wurden damals in Spanien vorzügliche Reformen eingeführt, welche sicher die Nation auf eine ganz andere Höhe gebracht hätten, wenn sie fortgesetzt worden wären. Doch wurde durch die Unfähigkeit seines Nachfolgers, Karls IV. und durch die schweren Unruhen der französischen Invasion und des Unabhängigkeitskrieges die Bewegung aufgehalten und das Wiederaufblühen Spaniens um 100 Jahre verschoben. Karl III. gab der öffentlichen Wohlfahrtspflege die Richtung, welche heute überall als neu erachtet wird, das heißt die Ausnutzung der sozialen Werte mit Verhütung des Vagabundentums und des Lasters und die Hilfe für die wirklich Armen, unter denen wiederum die Kinder eine Hauptrolle spielen. In dem interessanten Dokument, welches den Titel trägt: „Regierung Karls III. und Instruktion für die Leitung der Staatsjunta", in welchem das ganze politische System dieser Regierung klargelegt ist, finden wir ganz besonders die Unterstützung der Kinder berücksichtigt.

„Was die Aufnahme verlassener Kinder anbetrifft — so sagt der König im Art. 64 — wird verordnet, daß man mehr Aufmerksamkeit und Eifer dieser Sache entgegenbringen soll als bisher, um zu verhindern, daß so viele unglückliche Wesen infolge der schlechten Methode, welche in den Findelhäusern vorherrscht, verloren gehen.

Man hat daran gedacht, die Kinder in derselben Stadt, in der sie gefunden werden, zu ernähren und groß zu ziehen. Durch höheren Befehl werden die Gemeindepfarrer angehalten, Ammen und Pflegemütter zu suchen, um sie zu bezahlen, so daß auf diese Weise der Verlust so vieler Kinder vermieden wird, der unvermeidbar ist, wenn man die Kinder in die Hauptstädte bringt und ihnen auf diese Weise die Nahrung entzieht, sie außerdem viele andere Entbehrungen leiden läßt und sie Vorurteilen unterwirft, welche auch in den Findelhäusern, in denen sie aufgenommen werden, vorherrschen."

Im nächsten Kapitel wird hinzugefügt: „Wenn man diese Gedanken praktisch ausführt, so wird es auch leicht sein, viele Mißstände zu vermeiden und die Möglichkeit zu schaffen, daß das Kind, welches einmal über seine erste Zeit hinweggekommen ist, von einem Bewohner der Stadt adoptiert und zur Arbeit angehalten werde, während in den Findelhäusern, wo sie in großer Zahl zusammenleben, ein absolutes Fehlen von passender Beschäftigung die Folge ist."

In der Tat wurden diese gesunden und fortschrittlichen Fürsorgeideen in die Praxis umgesetzt, und um die Kosten dafür aufzubringen, wurde der „Fondo Pio Beneficial" durch ein Breve des Papstes Pius VI. in Übereinstimmung mit dem König von Spanien geschaffen.

Der Fondo wurde durch einen Teil der geistlichen Benefizien (Probsteien, Stiftsherrnpfründen und andere geistlichen Pfründen) gedeckt. Die Einkünfte des Fondo pio betrugen während der ersten 8 Jahre ungefähr 10 Millionen Reales. Viele Fürsorgeinstitutionen im ganzen Lande lebten von diesem Fonds.

Zu dieser selben Zeit reorganisierten viele spanische Provinzen ihre verschiedenen Hospize, Findelhäuser, Gebäranstalten usw. Diese wurden von anderen alten Fürsorgeinstitutionen, welchen sie bis jetzt angehört hatten, getrennt; sie wurden selbständig gemacht und bekamen eine autonome Administration, in welcher meistens die beiden herrschenden Mächte, die Priester und die Laien vertreten waren, und zwar durch ihre Kapitel und ihre städtischen Körperschaften. Die Pflege der Kinder und Mütter wurde gewöhnlich durch fromme Frauen oder religiöse Vereinigungen ausgeführt. In dieser Beziehung standen die barmherzigen Schwestern von St. Vincent de Paul an hervorragender Stelle, nachdem ihr Orden in Spanien anerkannt worden war.

Sowohl Karl selbst wie auch seine Räte subventionierten das Werk. Große, aus dem königlichen Schatze angewiesene Summen waren für den Unterhalt der frommen Werke bestimmt. Mit ebenso unermüdlicher Freigebigkeit unterstützten die hohe Geistlichkeit und besonders die Bischöfe dieses Unternehmen. Sie gründeten Hospize zur Aufnahme verlassener Kinder, Gebäranstalten für arme Frauen, Hospize und Waisenhäuser, Lehranstalten und Schulen, Hospitäler für Waisen und verlassene Kinder, mit einem Wort kann man sagen, daß es kaum ein notwendiges Übel gab, das nicht durch sie erleichtert worden wäre. An dieser Stelle müssen wir den Kardinal Lorenzana (geboren in Leon) Erzbischof von Toledo, erwähnen, welcher in dieser Beziehung, wie auch durch sein ganzes Leben, ein Beispiel gab, das sicherlich auf viele hohe Geistliche Spaniens von großem Einfluß war.

Das neunzehnte Jahrhundert begann mit einer starken Tendenz des Staates, alle Schutzmaßregeln und sogar alle Maßregeln der Wohltätigkeit an sich zu ziehen, und es war dies gewissermaßen eine vorbereitende Periode für unsere heutigen modernen Kinderfürsorgeeinrichtungen. Das Gesetz vom 23. Januar 1822, welches durch den König Don Fernando VII. eingeführt wurde, enthält interessante Bestimmungen in bezug auf Kinderfürsorge. Das Gesetz schreibt vor, daß in jeder Provinz eine Gebäranstalt existieren muß, welche in drei Teile zerfällt: Eine Frauenabteilung für Schwangere, Gebärende und Wöchnerinnen, eine Abteilung für Neugeborene und Säuglinge und die dritte Abteilung für Kinder bis zu sechs Jahren. Der Artikel 42 erläutert die Zwecke der Frauenabteilung folgendermaßen: „Der Kindesmord soll vermieden werden, indem man die Ehre der Mütter rettet." Die folgenden Artikel schreiben absolute Geheimhaltung in bezug auf die Frauen der Abteilung vor, verbieten jede nähere Information über sie und setzen fest, daß die Tatsache der Entdeckung einer Frau auf dieser Abteilung nicht zu gesetzlichen Schritten gegen sie verwendet werden darf.

Für die Gesundheit und das Leben der Säuglinge werden alle nur möglichen Vorkehrungen getroffen. Das Gesetz zieht die Familienpflege unter Aufsicht der städtischen Behörden dem Aufenthalt in der Anstalt vor.

Die städtischen Behörden (Juntas), sagt der Artikel 56, haben alle Mittel anzuwenden, um für die verlassenen Kinder oder Findlinge gesunde und brave Pflegemütter zu finden, welche sie in ihrem eignen Hause auferziehen. Ferner enthält das Gesetz Bestimmungen über die Zukunft der in den öffentlichen Instituten auferzogenen Kinder und erlaubt auch der stillenden Pflegefrau, die Kinder später bei sich zu behalten, wenn sie das selbst wünschen und an der bisherigen Pflege kein Tadel gefunden werden kann. Der Artikel 57 regelt die Unterbringung dieser Kinder, indem er bestimmt, daß die verlassenen Kinder, welche die Pflegestellen verlassen haben, durch die Direktoren der Institutionen

oder die städtischen Fürsorgebehörden bei tüchtigen Bauern oder Handwerkern
untergebracht werden sollen.

„Die Findlinge und verlassenen Kinder, welche nicht durch ihre Eltern zurückgefordert werden, oder die Doppelwaisen können durch Personen von gutem Ruf,
welche imstande sind sie aufzuziehen, adoptiert werden. Diese Adoption geht im Sinne
der einschlägigen Gesetze vor sich, und die städtischen Juntas haben darüber zu bestimmen. Sie sind es auch, die darüber zu wachen haben, daß diese Adoptivkinder
keines ihrer Rechte verlieren. Wenn eine derartige Adoption aus irgendeinem Grunde
nicht mehr für das Kind vorteilhaft erscheint, so haben die Juntas das Recht, das
Kind wieder unter ihre Fürsorge zu stellen."

Dasselbe Gesetz schuf auch die Maisons de Secours, welche dazu bestimmt
sind, verlassene Waisen und Kinder aus den Gebäranstalten nach Vollendung
ihres sechsten Lebensjahres aufzunehmen. In bezug auf diese Kinder gilt dasselbe Prinzip, der Dezentralisation, das auch bei der Pflege maßgebend ist.
Der Artikel 75 verordnet,

„daß, sobald ein Kind den Elementarschulunterricht hinter sich hat, man dasselbe das Handwerk, die Kunst oder das Gewerbe ergreifen lassen soll, für welches
es sich am meisten eignet und das es sich selbst wählt. Man soll versuchen, den Unterricht in diesen Dingen außerhalb der Anstalt in irgendeiner Stadt der Provinz geben
zu lassen, oder wenn sich das nicht machen läßt, wird das Kind einem Lehrer in der
Anstalt selbst unterstellt. Dieselben Prinzipien werden bei den Mädchen angewendet."

Zuletzt versucht auch das Gesetz für die Verehelichung der Kinder zu
sorgen: „Wenn irgendein zu dem Hause gehörendes Individuum ein Mädchen,
das im Hause untergebracht ist, zu heiraten wünscht, so bekommt er zu seinen
Ersparnissen noch eine Gratifikation, deren Höhe sich nach dem Betragen des
Mädchens richtet."

In den letzten Jahren sind die Fortschritte des Säuglingsschutzes sowohl
in bezug auf die Gesetzgebung als auch auf die Anschauungen sehr große gewesen. Sie werden an anderer Stelle ausführlich geschildert.

Statistik der Säuglingssterblichkeit.

Von

Pedro Sangro y Ros de Olano - Madrid.

Die Statistik, welche über diesen Gegenstand existiert, ist sehr unvollkommen, denn sie umfaßt weder die Jahre vor 1900, noch die nach 1905 in
vollkommen deutlicher Weise. Einige Einzelheiten sind allerdings für diese
Jahre vorhanden, aber sie sind nicht in wissenschaftlicher Weise zusammengestellt, auch in ihrer Zuverlässigkeit nicht einwandsfrei, abgesehen davon, daß
sie nicht die ganze Nation umfassen.

Das geographische und statistische Institut, so wie es heute organisiert
ist, wird eine wichtige Mission erfüllen, soweit man dies aus den Resultaten
beurteilen kann, welche dieses Institut in seinen Enqueten über die Jahre
1900/1905 erreicht hat. Die hier folgende Zusammenstellung hat als Grundlage die Arbeiten, welche unter dem Titel „Natürliche Bewegung der spanischen Bevölkerung" erschienen sind.

Die Gesundheitsämter veröffentlichen ebenfalls seit 1908 eine gut zusammengestellte Statistik, wir können dieselbe jedoch hier nicht verwenden, weil sie

nur Monatsberichte darstellt, von denen bis jetzt nur ein Resümee von 1908 existiert.

Da die Berichte des geographischen und statistischen Institutes nur die Jahre 1900/1905 umfassen, so ist eine Beurteilung der Resultate des Kinderschutzgesetzes — es trat erst am 12. August 1904 in Kraft — nicht möglich.

Zunächst wollen wir die Zahlen für die Natalität Spaniens, wie sie sich aus den Volkszählungen ergeben, zusammenstellen.

Jahrgang	Volkszählung vom Januar	Geburten	Geburten auf 1000 Einwohner
1893	17 846 802	644 938	36,14
1894	17 903 574	632 538	35,33
1895	17 960 526	636 130	35,42
1896	18 017 660	654 796	36,34
1897	18 074 965	625 249	34,59
1898	18 132 475	612 288	33,77
1899	18 190 156	632 588	34,78
1900	18 248 020	627 848	34,41

Nach der Volkszählung in Spanien, welche am 31. Dezember 1910 in den Zentralprovinzen, mit Ausnahme der Besitzungen im Norden und an der West-küste von Afrika sowie im Golfe von Guinea, stattgefunden hat, beträgt die Einwohnerzahl 19 503 668 habitants de fait und 19 860 295 de droit.

Tabellarisch stellen sich die Zahlen des geographischen und statistischen Instituts für die Jahre 1900/1905 folgendermaßen dar:

Jahrgang	Zahl der Todesfälle	Zahl der Todesfälle von Kindern unter 1 Jahr	Zahl der Todesfälle von Kindern über 1 Jahr und unter 5 Jahren
1900	536 716	128 363	105 361
1901	517 578	120 957	104 665
1902	488 289	120 355	95 188
1903	470 387	110 982	94 151
1904	486 889	112 393	97 711
1905	491 369	108 199	99 682
Total:	2 991 228	701 249	596 758

Der jährliche Durchschnitt der Sterblichkeit der Kinder unter einem Jahr in der Zeit 1903/1905 beträgt 110 525, das entspricht einer Sterblich-keitsrate von 229⁰/₀₀.

Gleichfalls für die Jahre 1900/1905 gelten die folgenden Zahlen:

Jahrgang	Todesfälle der Kinder unter 1 Jahr	Lebendgeborene
1900	128 363	627 848
1901	120 957	650 649
1902	120 355	666 687
1903	110 982	685 265
1904	112 393	649 878
1905	108 199	670 651
Total:	701 249	3 950 978

Wenn man die Zahlen der Lebendgeborenen und die der Totgeborenen vergleicht, so erhält man folgende Resultate:

Absolute Zahlen:

Jahrgang	Lebendgeborene	Totgeborene	Total
1900	627 848	15 303	643 151
1901	650 649	15 603	666 252
1902	666 687	16 466	683 153
1903	685 265	18 303	703 568
1904	649 878	17 247	667 125
1905	670 651	17 407	688 058
Total:	3 950 978	100 329	4 051 307

Relative Zahlen:

	Durchschnitt der Jahre 1900/1905	Proportion auf 10000 Einwohner	Proportion auf 1000 Geburten
Totgeburten	16 721	8,90	25
Lebendgeburten und Totgeburten . . .	675 218	359,65	1,000

Die oben stehenden Zahlen führen zu folgenden Schlüssen:

daß die natürliche Bevölkerungsbewegung von Spanien für die Zukunft eine schnelle Volksvermehrung verspricht, welche nur durch die immer stärker werdende Auswanderung beeinträchtigt wird;

daß die Tendenz zu einer Abnahme der Sterblichkeit deutlich bemerkbar ist;

daß die Hauptursache der Höhe der Sterblichkeit in Spanien die Sterblichkeit der Kinder ist.

Diese Kindersterblichkeit ist geringer in den Hauptstädten als in der Provinz, was wahrscheinlich seine Ursache in der besseren ärztlichen Behandlung hat, mit welcher die Hauptorte der Provinz bevorzugt sind. Die relativen Zahlen für die Jahre 1900/1905 sind dafür ein evidenter Beweis:

Todesfälle im ersten Lebensjahre.
Jährlicher Durchschnitt:

Provinzen	Hauptstädte	Provinzen ohne Hauptstädte
5,594	606	4,988

Auf 1000 Einwohner:			Auf 1000 Sterbefälle:		
Provinzen	Hauptstädte	Provinzen ohne Hauptstädte	Provinzen	Hauptstädte	Provinzen ohne Hauptstädte
0,30	0,19	0,32	11	7	12

Die Feststellung der Sterblichkeit an einigen bestimmten Krankheiten ergibt für Spanien für die Jahre 1903/1905 folgendes Resultat:

Krankheiten	1903	1904	1905	Total	Jährlicher Durchschnitt	Sterblichkeit auf 1000 Einwohner
Typhus	8 164	8 397	7 158	23 719	7 906	0,42
Varizellen	4 699	2 859	2 740	10 298	3 433	0,18
Masern	9 989	9 770	13 763	33 522	11 174	0,59
Scharlach	1 011	978	1 046	3 035	1 012	0,05
Keuchhusten	4 551	4 559	4 386	13 496	4 485	0,24
Diphtherie und Krupp	4 751	3 823	3 524	12 098	4 033	0,21
Grippe	10 056	11 270	14 257	35 583	11 861	0,63
Lungentuberkulose	27 096	28 523	26 827	82 446	27 482	1,45
Meningitis	2 208	2 524	2 558	7 290	2 470	0,13
Pneumonie u. Bronchopneumonie	33 378	30 946	34 673	98 997	32 999	1,75
Summe:	108 303	110 269	111 664	330 236	110 079	5,82
Alle Todesursachen	470 387	486 889	491 369	1 448 645	482 882	25,55

Gegenwärtige Organisation des Mutter- und Kinderschutzes.

Von

Pedro Sangro y Ros de Olano.

Schutz durch Gesetzgebung und Verwaltung.

Die Gesetzgebung zum Schutze des Kindes und der Schutz, welchen diese durch die öffentliche Verwaltung gewährt, haben eine historische Entwicklung hinter sich, welche ein Ruhmesblatt in der Geschichte Spaniens bildet.

Auch in neuer Zeit haben sich die gesetzgebenden Körperschaften wiederholt mit der Frage beschäftigt. In der Legislaturperiode von 1878 legte Parra den Deputierten einen Gesetzesvorschlag, den Kinderschutz betreffend, vor; dieser wurde am 26. Juli 1878 Gesetz.

Ein zweiter Gesetzesvorschlag über den Schutz der Minderjährigen und Schwachsinnigen wurde während der Legislaturperiode von 1879/1880 durch Perier dem Senat vorgelegt.

Am 3. November 1899 reichte der Minister des Innern der Kommission für soziale Reformen einen Gesetzesvorschlag ein, welcher sich auf die gewohnheitsmäßig der Bettelei ergebenen oder durch ihre Eltern verlassenen Kinder bezog.

Ein anderer Gesetzesvorschlag, den Kinderschutz betreffend, wurde von Jimeno, während der Legislaturperiode von 1900/01 eingereicht.

Während der Legislaturperiode von 1903/04 wurden zwei Gesetze angenommen, eines über den Schutz der Kinder unter 10 Jahren, das andere über den Schutz der Kinder und der Jugendlichen, welche gewohnheitsmäßiger Bettelei ergeben oder von ihren Eltern verlassen waren.

Sehr bemerkenswert ist auf alle Fälle die Einleitung des Gesetzesvorschlages, welcher den Kammern durch den Minister Sanchez Guerra am 26. Januar 1904 eingereicht wurde, den die Kammern annahmen und welcher das fundamentale Gesetz vom 12. August 1904 wurde, welches heute noch Gültigkeit hat.

Die Gründe, welche den Vorschlag eines Spezialgesetzes motivierten, führt der Minister etwa in folgender Weise aus:

Das Problem des Kindes ist eines von jenen, welche mit größtem Recht die Aufmerksamkeit der Regierungen in Anspruch nehmen. Die Notwendigkeit, sich um ein solches Gesetz zu bekümmern, und die Wichtigkeit, welche seine Einführung haben wird, finden ihre Erklärung in der erschreckenden Sterblichkeit, durch welche die Nation in ihrem Reichtum und in ihrer Lebens- und Schaffenskraft geschädigt wird.

Die Menge der verlassenen Kinder wächst von Tag zu Tag, und ihre armselige Existenz bietet ihren Eltern und deren unwürdigen Vertretern eine traurige Gelegenheit zur schädlichsten Ausnützung, welche zu verfrühter industrieller Arbeit führt oder welche die wertvollen Schätze der Unschuld und der Reinheit in eine gemeine Handelsware verwandelt.

Es ist unmöglich, daß der Staat, wenn er seine juristische und soziale Mission erfüllen will, so schweres Übel unbeachtet lassen darf, gegen welches er im Gegenteil schnelle Hilfe finden muß, indem er Gesetze und Maßnahmen fördert und annimmt, von welchen mit Recht eine fühlbare Verbesserung zu erwarten ist. Schon seit einigen Jahren haben die lauten Forderungen der Arbeitermassen, welchen man aus Gründen des Rechts und aus sozialen Gründen Beachtung schenken muß, ihr Echo in unserer Legislatur gefunden.

Diejenigen, von welchen die Initiative ausging, daß man auf diese Forderungen achtete, haben sich für immer ein Recht auf ruhmvolles Gedenken erworben. Auch die Gerechtigkeit und Humanität verlangen gebieterisch, daß man das Kind, welches der Arbeiter der Zukunft sein wird, nicht aus den Augen verliert; und seine Schwäche allein schon sollte ein neuer Sporn sein, daß die Überwachung des Staates zugleich mit der sozialen Aktion ihm zu Hilfe kommt und ihm Schutz gewährt.

Der unterzeichnete Minister, welcher davon überzeugt ist, daß jedes Werk, welches nicht seine Stütze in der lebendigen Kraft des Staates sucht, lebensunfähig ist, will weder neue bureaukratische Ämter schaffen noch eine Reihe von Vorschriften ausgeben, welche nur theoretischen Wert haben. Er will vielmehr das Zusammenwirken aller Personen ermöglichen, welche das Beste des Vaterlandes wollen, welche in ihrem Herzen von Menschenliebe beseelt sind und welche Sinn für das traurige Schicksal der verlassenen Kindheit haben; zu diesem Zwecke bittet er um die wertvolle Hilfe der Kammern. Er möchte der edelmütigen Initiative der Personen und Vereinigungen, welche heute durch die gesetzlichen Schwierigkeiten in ihren großmütigen Bestrebungen gehemmt werden, neue Wege eröffnen.

Die väterliche Gewalt zeigt sich in verschiedenen Fällen als unüberwindlich, so daß es unmöglich ist, die Ausnutzung und die Schutzlosigkeit der Kinder zu verhindern. Die Eltern selbst verführen sie zu gewohnheitsmäßiger Bettelei und legen in ihre unschuldigen Seelen den Keim des Vagabundentums, des Lasters und des Verbrechens.

Es gibt keine Reglementierung des Ammenwesens, und infolgedessen ist das Gewerbe, welches der Gegenstand der schärfsten Überwachung sein sollte, wohl das freieste und das zwangsloseste im praktischen Leben. Die wenigen darauf bezüglichen Artikel des Gesetzbuches vermögen die Mißbräuche nicht zu hindern; die wohl auch zu nachsichtige Rechtsprechung macht die scharfe Ausnutzung dieser Artikel jedoch unmöglich.

Wir haben allerdings das Gesetz vom 26. Juni 1878 betreffend die Kinder, welche schwierige und gefährliche Arbeiten in öffentlichen Schaustellungen ausüben, und das Gesetz vom 13. Mai 1900, welches die Arbeit der Frauen und Kinder regelt. Obwohl man auf diese Gesetze nicht den alten Ausdruck unserer administrativen Literatur „Man gehorcht, aber man führt es nicht aus" anwenden kann, so wurden durch sie die realen Aufgaben eines wirklichen Kinderschutzgesetzes doch nicht erfüllt.

Die großen Erfolge, welche einige Auslandstaaten: Österreich, England, Deutschland, Frankreich mit ihrer Gesetzgebung erreicht haben, bilden einen Sporn und zugleich eine Ermutigung, ihr Vorgehen nach Maßgabe der Verschiedenheit der Verhältnisse und der Rasse nachzuahmen.

Diese Pflichten veranlassen den unterzeichneten Minister zu erklären, daß er nicht der erste ist, welcher Vorschläge macht, die in unserem Lande die Lösung des Problems des Kindes vorbereiten sollen. Er wünscht darauf hinzuweisen, welche Anerkennung die spanische Hygienegesellschaft in dieser Beziehung verdient. Auf Initiative von Dr. Tolosa Latour verhandelte man über den Gegenstand, welcher diesem Projekte zugrunde liegt, und welcher auch den Vorschlag, der dem Senate im April 1909 durch berühmte politische und medizinische Persönlichkeiten eingereicht wurde, veranlaßte.

Dies mag genügen, um die Tragweite dieses Gesetzesvorschlages zu verstehen, welcher die Ergänzung desjenigen bildet, der am 24. Juni des vorigen Jahres durch die Kammern angenommen wurde.

Es wäre unnötig, hier die Einzelheiten des Gesetzes zu detaillieren; die Gruppen von Kindern zu nennen, welche dadurch beschützt werden; die Personen, welchen der Schutz übergeben wird; die Organisation der Inspektionen und der Überwachung und deren Garantien. Andererseits wird von vornherein die Sache wohl sicher auf das Wohlwollen derjenigen zählen können, welche ein Urteil darüber zu fällen haben, und der unterzeichnete Minister zählt in bezug auf die weitere Entwicklung des Gesetzes auf die Weisheit der Kammern; er ist vollkommen davon überzeugt, daß der Vorschlag, welchen er ihnen zur wohlwollenden Betrachtung vorlegt, durch sie noch bedeutend verbessert wird.

Wie wir schon gesagt haben, wurde der Gesetzesvorschlag, auf den die vorstehende Vorrede sich bezieht, mit geringen Modifikationen angenommen und wurde so das Gesetz vom 12. August 1904.

Dieses grundlegende Gesetz wurde durch das Reglement vom 24. Januar 1908 und durch verschiedene Ausführungsbestimmungen näher bestimmt, von denen die wichtigsten hier folgen:

Königliches Dekret vom 24. Februar 1908, welches anordnet: daß

„außer denjenigen Dingen, welche unter die Kompetenz des Conseil supérieur, der Juntes provinciales und der lokalen Juntes für Säuglingsschutz gehören, werden diese Organisationen nach dem Artikel 6 des Gesetzes vom 12. August 1904 und des Reglements vom 24. Januar 1908 über alles Bestimmungen treffen, was sich auf die Vollstreckung der bestehenden Dispositionen bezieht, wie auch derjenigen, welche in Zukunft über die Bettelei im allgemeinen getroffen werden."

Königliches Dekret vom 28. Februar 1908, welches sich auf die Konstitution der Juntes für Säuglingsschutz bezieht.

Königliches Dekret vom 2. November 1908, betreffend den Dienst der Hilfsorgane des Säuglingsschutzes, behördliche Unterstützung und Hilfe.

Königliches Dekret vom 21. März 1909, durch welches beim Ministerium des Innern eine technisch-administrative Abteilung gegründet wird.

Königliche Dekrete vom 18. Januar und vom 8. Februar 1911 über den normalen Verlauf obengenannter Juntes und die Administration eines Fonds.

Königliche Dekrete, durch welche jährliche Preiskonkurrenzen ausgeschrieben werden für Taten des Kinderschutzes (Prämien für Pflegefrauen, Ärzte, Gesellschaften und Privatpersonen), für welche der Conseil supérieur 30% seiner Einnahmen verwendet.

Gezetz vom 12. August 1904.

I. Gegenstand und Tragweite des Gesetzes.

„Alle Kinder unter 10 Jahren fallen unter den Schutz, wie er von diesem Gesetz bestimmt ist."

Dieser Schutz umfaßt die physische und moralische Gesundheit des Kindes; die Überwachung derjenigen, welche in Pflege, in Krippen, Schulen, Werkstätten, Asylen untergebracht sind; es handelt sich im wesentlichen um alles, was direkt oder indirekt mit dem Leben des Kindes während des Zeitraumes obengenannter Periode zusammenhängt (Artikel 1 des Gesetzes und des Reglements).

Zum Zweck der Durchführung dessen, was in dem obenstehenden Paragraphen angeordnet ist, sind die Eltern und Vormünder, welche ihre Kinder oder Mündel zum Zwecke des Stillens oder der Pflege einer Person anvertrauen, welche nicht in ihrem eigenen Hause wohnt, verpflichtet, diese Tatsache in den ersten 3 Tagen der Lokalbehörde, welche durch gegenwärtiges Gesetz eingerichtet ist, mitzuteilen und ebenfalls beim Bürgermeister der Kommune davon Mitteilung zu machen, in welcher die Person, der das Kind anvertraut wurde, sich aufhält. Dieselbe Verpflichtung haben auch die Vorsteher von Entbindungsanstalten.

Es muß in der Anmeldung der Name und der Wohnort der Person angegeben sein, welcher das Kind anvertraut wurde, außerdem muß die Verantwortung übernommen werden, daß die Amme, wenn es sich um eine solche handelt, das vom Gesetz vorgeschriebene Buch führt. Jede Übertretung dieses Paragraphen wird mit einer Geldstrafe belegt. (Artikel 2 des Gesetzes.)

Der Kinderschutz wird in folgender Weise ausgeübt:
1. Schutz und Hilfe für die Schwangeren.
2. Reglementation und Überwachung der Pflegekinder.
3. Inspektion der Krippen, Schulen, Werkstätten, Schaustellungen und alles anderen Einschlägigen, bei denen Kinder permanent oder vorübergehend beschäftigt werden.
4. Nachforschung nach allen Mißhandlungen und Ausnützungen, denen Kinder mit oder ohne ihre Eltern ausgesetzt sind.
5. Feststellung und Verfolgung aller Verbrechen gegen Unmündige.
6. Schutz der moralisch verlassenen Kinder und Erziehung derselben.
7. Erziehung der unverbesserlichen Kinder und jugendlichen Verbrecher.
8. Schutz und Unterricht des abnormen Kindes.
9. Genaue Durchführung der bestehenden Kinderschutzgesetze.
10. Studium der ev. vorgeschlagenen gesetzlichen Kinderschutzmaßnahmen. Gründung einer internationalen Liga. (Artikel 2 des Reglements.)

II. Gesetzliche Kinderschutzorganisation — Conseil supérieur — Provinzial- und Lokalverbände für Kinderschutz.

Der Kinderschutz wird ausgeübt durch:

a) den Conseil supérieur für Kinderschutz, der im Ministerium des Innern unter dem Vorsitz des Ministers gebildet wird. Der Conseil supérieur kann sich in Sektionen teilen, um sich die Arbeit zu erleichtern,

b) Provinzialverbände unter Vorsitz des Präfekten,

c) Lokalverbände unter Vorsitz des Bürgermeisters (Artikel 3 des Gesetzes).

Der Conseil supérieur ist zusammengesetzt aus Mitgliedern ex officio und aus solchen, welche gewählt werden.

Mitglieder ex officio sind:

Der Bischof der Diözese, der Präfekt, der Präsident des Tribunals, der Präsident des Conseil supérieur. die Generalgesundheitsinspektoren und der Vizepräsident des Königl. Gesundheitsrates, welcher in Abwesenheit des Ministers als Präsident der Sitzungen fungiert.

Wählbare Mitglieder sind:

Ein Mitglied der Königl. Akademie der Medizin.

Ein Mitglied der Königl. Akademie der Moral- und politischen Wissenschaften.

Die Repräsentanten der spanischen Hygienegesellschaft der Königl. Akademie für Rechtswissenschaft und Rechtssprechung.

Die Repräsentanten des Verbandes der Dames d'Honneur et de Mérite.

Die Repräsentanten der Kinderschutzgesellschaft.

Die Repräsentanten der Société économique des amis du Pays.

Die Repräsentanten der Crèche de Jésus.

Die Repräsentanten der Dispensaire pour nourrissons.

Der Presseverband.

Außerdem haben Sitz und Stimme im Conseil supérieur 6 kompetente Privatpersonen, unter denen 2 Familienväter und 2 Arbeiter vertreten sein müssen.

Der Conseil hat aus seinen Mitgliedern einen geschäftsführenden Ausschuß zu wählen. (Artikel 4 des Gesetzes.)

Die Provinzialverbände für Kinderschutz werden sich ähnlich wie der Conseil supérieur konstituieren, ebenso die Lokalverbände; und wo dieses nicht ausführbar ist, haben sich die letzteren aus dem Bürgermeister, dem Pfarrer, dem Arzt und anderen geeigneten Personen des Ortes zu bilden. (Art. 5 des Gesetzes.)

Der Conseil und die Verbände haben folgende Pflichten zu erfüllen:

1. Überwachung der Kinder in fremder Pflege.
2. Überwachung der Ammen und Pflegefrauen.
3. Verteilung von Belohnungen an Ammen und an andere Personen, welche sich für den Kinderschutz Verdienste erworben haben.
4. Überwachung der Kinder unter 10 Jahren, die in Krippen, Asylen, Werkstätten usw. untergebracht sind.
5. Nachforschung über Herkunft und Lebensführung der vagabundierenden oder bettelnden Kinder unter 10 Jahren.
6. Überwachung der exakten Ausführung der Gesetzesbestimmungen vom 26. Juni 1878, vom 13. März 1900 und vom 21. Oktober 1903, ebenso wie aller Gesetze und Verwaltungsmaßnahmen, welche in bezug auf die Arbeit der Kinder bei öffentlichen Schaustellungen, in der Industrie, im Straßenhandel, in der gewohnheitsmäßigen Bettelei erteilt worden sind.
7. Abfassung von detaillierten Berichten an die königliche Regierung, welche die durch das Gesetz erreichten Resultate deutlich klar machen. (Art. 6 des Gesetzes.)

Bei Ausübung ihrer Funktionen werden die Mitglieder des Conseils und der Provinzial- und Lokalverbände, ebenso wie die Inspektoren, welche sie vertreten, durch die Behörden unterstützt.

Die Verbände sind der Verpflichtung enthoben, den sonst üblichen Vorschuß bei Gericht zu leisten, wenn sie gegen irgend jemanden gerichtlich wegen Verletzung des vorliegenden Gesetzes vorgehen. (Art. 7 des Gesetzes.)

Die Lokalverbände haben eine Liste von denjenigen Personen zu führen, welche Kinder in Pflege oder zum Stillen gegen Bezahlung annehmen. Sie haben den Ammen, welche Kinder annehmen, die im Artikel 8 des Gesetzes erwähnten Dokumente auszufertigen. Sie haben periodisch ihrem Provinzialverband, wie dieser dem Conseil supérieur, Rechenschaft zu geben über die den Ammen ausgehändigten Dokumente, ebenso wie über den Gesundheitszustand der Kinder, welche bei Mietsammen untergebracht sind.

Ebenso haben sie diese Kinder mit Hilfe städtisch angestellter Inspektoren zu überwachen. Sie haben ihrem Provinzialverband die Statistik einzuschicken, sowie auch alle Beobachtungen, welche zu dem Werke des Kinderschutzes dienlich sein können.

Die Lokalverbände können diejenigen Hilfspersonen vorschlagen, welche unter Aufsicht der Provinzialverbände für die Überwachung und Inspektion nötig sind, indem sie den Conseil supérieur von vorgenommenen Ernennungen verständigen. (Art. 33 des Reglements.)

Die Arbeit des Conseil supérieur und der Provinzial- und Lokalverbände teilt sich in 5 Abteilungen:
1. Kinderpflege und Säuglingsschutz.
2. Hygiene und Schutzerziehung.
3. Bettelei und Vagabondage.
4. Schutz- und Fürsorgeerziehung.
5. Gesetzgebung und Rechtsprechung.

Zur Ausführung der Funktionen des Conseil stehen folgende Mittel zur Verfügung:
1. Die jährlich im staatlichen Budget für diesen Zweck ausgeworfene Summe.
2. Die Einnahmen aus Publikationen, welche der Conseil supérieur veranstaltet.
3. Die Schenkungen und Subventionen, welche Privatpersonen oder Vereine in irgendeiner Form den Zwecken des Kinderschutzes zuwenden. (Art. 50 des Reglements.)
4. Der Conseil ist berechtigt, in Vertretung des Staates alle Erbschaften, Hinterlassenschaften oder Schenkungen anzunehmen, welche ihm für die einschlägigen Zwecke übergeben werden.
5. Der geschäftsführende Ausschuß hat ein jährliches Budget über Einnahmen und Ausgaben im voraus aufzustellen; ist dieses Budget von dem Conseil angenommen, so wird es durch den Minister des Innern als Präsidenten des Conseils bestätigt. (Art. 52 des Reglements.)

Vom Conseil supérieur sind bisher veröffentlicht worden:
Lois et dispositions en vigueur sur la protection à l'enfance. Madrid 1908.
Conseil supérieur de protection à l'enfance. (Législation du Conseil, Publications, Travaux récents, Auxiliaires, Juntes provinciales et locales.) Feuille de propagande.
Projet des règlements de la section de puériculture et première enfance, approuvé par le Conseil supérieur. Modèles imprimés.
Projet de colonies bienfaisantes de travail, par Son Excellence Mr. le Minitre de l'Intérieur Jean de la Cierva y Penafiel. Madrid 1909.
Premier et deuxième concours de prix pour actes de protection à l'enfance (1909). Antécédents, propositions, informations, enquêtes, etc. recueillis par le Secrétariat général. Madrid 1910. 2 Brochures.
Séance Royale d'inauguration de la Société Espagnole d'hygiène et distribution des prix du Conseil supérieur. (26. janvier 1910.)
Pro infancia. (Tome I, 1909; 384 pages. — Tome II, 1910; 592 pages.)
Loi de protection à l'enfance et règlement de puériculture. Madrid 1909.
L'action sociale et le délit enfantin belge, par Mr. Lazaro y Junquera. Madrid 1910.
Les maisons de correction pour jeunes gens et les colonies de bienfaisance à l'étranger, par M. Domingo de Alboraya. Madrid 1910.
Les tribunaux pour enfants. — Moyens de les implanter en Espagne, par Mr. Julian Juderias. Madrid 1910.

Es existieren jetzt 49 Provinzialverbände für Kinderschutz und ungefähr 6000 Lokalverbände. Unter den ersteren sind besonders wegen ihrer vorzüglichen und wichtigen Arbeiten **Barcelona, Cordoba, Santander, Zaragoza, Bilbao** und **Madrid** zu nennen.

Regelmäßige Einkünfte erwachsen diesen Verbänden aus einer Stempelsteuer (5%), die von den Billetts bei öffentlichen Veranstaltungen erhoben wird.

Hilfskräfte für den Kinderschutz.

Auf Vorschlag der Sektionen haben der Conseil und die Verbände das Recht, freiwillige und unbesoldete Hilfskräfte einzustellen. (Art. 41 des Reglements.)

Preise und Belohnungen.

Der Conseil wird die Vorschläge für die Preisverteilung prüfen und nach den Bestimmungen des § 4 des Art. 6 über das Kinderschutzgesetz seine Entscheidung treffen. (Art. 46 des Reglements.) Preise und Belohnungen können verteilt werden an:
1. Pflegefrauen, welche beweisen können, daß sie ihre eigenen wie die ihnen anvertrauten Kinder mit größtem Eifer gepflegt haben.

2. Die Lehrer, Ärzte und Vorsteher von Werkstätten und Fabriken oder andere
   Personen, welche durch ihre persönlichen Bemühungen oder durch eine große
   Propaganda die Bestrebungen im Sinne des Gesetzes wirksam unterstützt haben.
3. Die Gründer von Anstalten zur Unterstützung der Schwangeren, der Stillenden,
   der verlassenen, mißhandelten oder kranken Kinder. Die Gründer von Krippen,
   Asylen, Schulen, Sanatorien usw.
4. Die Personen, welche dem Conseil oder den Verbänden größere Geldmittel zum
   Zwecke des Kinderschutzes zuwenden.
5. Diejenigen Personen, welche besondere, dem Rat oder den Verbänden zugute kommende Dienste in bezug auf die Ausführung des Schutzgesetzes leisten. (Art. 46
   des Reglements.)

Die Preise bestehen aus goldenen und silbernen Medaillen und aus solchen aus Bronze
oder aus einem besonderen Diplom. In besonderen Fällen, wenn die Fonds dazu ausreichen,
können Geldprämien an die Pflegefrauen und sonstigen Bedürftigen verteilt werden, welche
durch ein notorisches persönliches Opfer dazu geholfen haben, wesentliche Punkte des
Kinderschutzes durchzuführen. Auch kann der Conseil den Akademien, welche einschlägige
Preise ausgesetzt haben oder auch an anderen Stellen, an denen Preise existieren, Vorschläge in bezug auf Personen, denen sie zukommen, machen.

Regelung des Ammenwesens.

Jede Frau, welche die Absicht hat Ammendienste zu tun, muß ein Dokument des
Lokalverbandes vorzeigen, in welchem folgende Punkte festgesetzt sind:
   a) Zivilstand der Amme.
   b) Gesundheitszustand und Leumund.
   c) Die Erlaubnis des Mannes, wenn sie verheiratet ist.
   d) Ein Geburtszeugnis ihres Kindes, um zu beweisen, daß dieses über 6 und unter
      10 Monaten alt ist oder ein Zeugnis, welches bestätigt, daß ihr Kind durch eine
      andere Frau ernährt wird.

Keine Frau, welche aus einer Gebäranstalt oder einem Hospital austritt, darf Amme
werden, ohne ein besonderes Zeugnis des Arztes des betreffenden Institutes, welches vom
Direktor unterzeichnet sein muß.

Alle diese Umstände werden in das Buch, welches jede Amme führen muß, eingetragen.
Sie hat dieses Buch dem städtischen Gesundheitsinspektor vorzulegen, und dieser hat jeden
Wohnungswechsel oder Ortswechsel darin einzutragen. Auch muß das Buch auf jedem
Bürgermeisteramt visiert werden. (Art. 8 des Gesetzes.) Die Ammenvermietungsbureaus
bedürfen einer besonderen Erlaubnis des Präfekten oder des Bürgermeisters der Ortschaft.
(Art. 9 des Gesetzes.)

Die Kinder, welche unter dieses Gesetz fallen, werden in bestimmten Zwischenräumen
durch einen Inspektionsarzt oder den Amtsarzt überwacht. (Art. 10 des Gesetzes.) Die
Direktoren von Wohltätigkeitsanstalten müssen alle Monate dem Conseil Rechenschaft
über die Zugänge und Abgänge, über die Ortsveränderungen oder den Tod der aufgenommenen Kinder ablegen; in letzterem Falle haben sie die Todesursache anzugeben.

Von der Entlassung, der Flucht oder dem Tod der aufgenommenen Kinder müssen
die Direktoren der Wohltätigkeitsanstalten binnen 24 Stunden Mitteilung machen. (Art. 11
des Gesetzes.)

Königl. Dekret vom 12. April 1910.

Das königl. Dekret, durch welches auch das nationale Institut für
Maternologie und Kinderschutz begründet wurde, besteht aus 66 Artikeln,
welche in 7 Kapitel eingeteilt sind und welche wir hier kurz resümieren
wollen:

I. Schutz der Schwangeren und der Stillenden.

Die stillenden Arbeiterinnen sind zu überwachen. Die Mutterschaftskassen in Fabriken
und Werkstätten sind zu begünstigen. Den stillenden Arbeiterinnen sind nach Möglichkeit
Preise und Beihilfen zu gewähren. Den bedürftigen schwangeren Frauen ist der Eintritt
in die Gebäranstalten zu erleichtern; die Gründung des internationalen Instituts für Maternologie ist möglichst zu fördern. Dieses Institut hat nach Art. 7 folgende Zwecke:
   a) Schutz und Belehrung der Mütter, der verheirateten sowohl wie der unverhei-
      rateten Mütter, sowohl derer, die ihr Kind stillen, als derjenigen, die Ammendienste
      leisten. Es sind ihnen alle nur möglichen Beihilfen zu gewähren, welche dazu

dienen können, den so oft durch Unwissenheit eintretenden Tod der Kinder zu verhüten.

b) Die Neugeborenen möglichst durch Schutz der bedürftigen Mütter, durch Wahl der Ammen, durch Erhebungen über den Gesundheitszustand der Kinder und Ammen zu schützen.

c) Eine Schule für Pflegerinnen zu gründen, in der die jungen Mädchen die Ernährung und Pflege des Kindes, die Zubereitung der Nahrung und die Anfertigung der Kleidung des Kindes lernen.

d) Milchkontrolle beim Produzenten und beim Verkäufer.

e) Studium der Maßnahmen, welche zu einer Reduktion des Milchpreises für die bedürftigen Kreise führen können.

Das Institut besteht aus einem Unterrichts- und technischen Personal, und es untersteht einem besonderen Reglement, welches vom Conseil bestimmt wird.

II. Inspektion und Beaufsichtigung.

Das königliche Dekret überträgt diesen Teil des Kinderschutzes dem Conseil, welcher ihn seinem technisch-akademischen Offize übergibt. Die Organe sind die Kinderschutzverbände und die Provinzialgesundheitsinspektoren. Auch werden in obenstehendem Dekret die Rechte und Pflichten bestimmt, welche das Kinderschutzgesetz den unbesoldeten Helfern, die dem Conseil und den Verbänden unterstehen, auferlegt. Der Conseil kann außer diesen unbesoldeten Helfern auch besoldete Helfer beider Geschlechter ernennen. Diese haben über die Schwangeren, über die bedürftigen Wöchnerinnen, über die Pflegekinder, über die Krippenkinder und über die in Asylen untergebrachten Waisen zu wachen.

III. Ammenwesen.

Das königliche Dekret ordnet an, daß jede Amme unter der Aufsicht des Conseils und der Verbände zu stehen hat.

Die Amme muß auf einem bestimmten Formular, das von dem Lokalverband ausgegeben wird, alle Details aufzeichnen, ihr Alter, Wohnung, das Alter ihres Kindes, Name der Person, der ihr eigenes Kind anvertraut ist. Sie kann erst als Amme gehen, wenn zwei Wochen seit ihrer Niederkunft verstrichen sind. Der Lokalverband schreibt auf einer Liste diese Tatsachen auf, ebenso wie das Signalement der Amme. Im Institut für Maternologie oder in einem der Laboratorien, welche im königlichen Dekret angeführt sind, wird die Analyse der Milch der Amme gemacht, und auf die Bescheinigung dieser Analyse hin wird der Amme ihr Buch ausgefertigt.

Die Frauen, denen die Pflege der Ammenkinder anvertraut ist, erhalten ebenfalls durch die Lokalverbände ein Buch, in welchem sie alle Besonderheiten des Kindes aufzuschreiben haben.

Die Verbände können das Gehalt der Ammen einziehen und es in der Weise, wie das von der Amme gewünscht wird, verwenden.

Das königliche Dekret handelt dann über die Anmerkungen, welche der Inspektor oder der Hausarzt in das Buch der Amme zu notieren hat, welche in Privathäusern untergebracht sind, vor allem Gründe, welche dazu führen könnten, der Amme ihr Buch zu entziehen (z. B. erwiesene Unfähigkeit zum Stillen wegen Milchmangels, wegen einer ansteckenden Krankheit, wegen Verlassens des Kindes mit ernsthafter Bedrohung von dessen Leben, Alkoholismus und Prostitution). Außerdem wird in dem königlichen Dekret die Verantwortlichkeit der Familien festgelegt, bei denen Ammen eingestellt sind. Besonders in bezug auf das Gesetz vom 12. April 1904. Es fixiert die Anforderungen, welche an eine Frau gestellt werden, die ein Pflegekind annimmt und ordnet die gegenseitige fünftägige Kündigungsfrist zwischen Amme und Herrschaft an.

IV. Ammenvermittlung.

Um ein Ammenvermittlungsbureau zu eröffnen, muß die Erlaubnis des Präfekts oder des Bürgermeisters eingeholt werden. Diese Erlaubnis wird ausgestellt nachdem dem Polizeipräsidium und den Verbänden davon Mitteilung gemacht worden ist und nach Anhörung des Inspektors.

Die Vermittlungsbureaus müssen einen Arzt halten, der den Gesundheitszustand in den Bureaus, den Gesundheitszustand der Ammen und alle anderen wichtigen Tatsachen feststellt.

Die Leiter der Vermittlungsbureaus müssen eine Abschrift des Reglements, die Lohntarife und alle anderen wichtigen einzelnen Listen in ihrem Hause haben. Sie haben des

weiteren eine Liste zu führen, deren Muster ihnen angegeben wird, und in welcher sie den
Eintritt und den Abgang der Ammen einzutragen haben. Die Ansuchen um Ammen sind
schriftlich einzureichen, auf ihnen ist der Gesundheitszustand des Kindes, für das die Amme
gesucht wird, anzugeben. Das königliche Dekret setzt die Art der Pflege für die Ammenkinder über 6 Monaten fest.

V. Krippen- und Kinderschutzhäuser.

Der Conseil und die Verbände überwachen alle Anstalten, welche für Säuglinge bestimmt sind. Diese Anstalten haben einen Arzt anzustellen, welcher für ihren hygienischen
und gesundheitlichen Zustand allein und absolut verantwortlich ist. Sie haben monatlich
die Aufnahmen und Abgänge anzumelden und über Aufenthalt und Betrieb alle interessierenden Angaben zu machen.

Der Conseil supérieur gibt über die Organisation solcher Anstalten sowohl in Spanien
wie auch im Auslande jede nur gewünschte Auskunft.

VI. Milchindustrie.

Die Hilfsinspektoren zeigen alle Fälle von Verfälschung oder Veränderung der Milch
an; der Conseil und die Verbände werden alle auf der Milch lastenden Steuern und Abgaben
zu verringern suchen.

Seinerseits wird das Institut für Maternologie die nötigen Arbeiten zur Erreichung
dieses Zweckes tun.

VII. Übergangsbestimmungen.

*   *   *

Außer diesen organisch zusammengefaßten Bestimmungen, welche wir
hier erwähnt haben, bestehen noch andere Gesetze und Ausführungsbestimmungen, welche Mutter und Kind schützen.

Als erste wäre wohl die Bestimmung über den Schulzwang anzuführen.
Das Strafgesetzbuch hat verschiedene Artikel, nach denen Kindesmord,
Verlassen der Kinder und andere Verbrechen gegen die physische und mora-
lische Gesundheit des Kindes auf das strengste bestraft werden.

Auch der Kinderschutz für die Kinder nach dem Säuglingsalter ist bei
uns in wünschenswerter Weise geregelt worden.

Das Gesetz vom 26. Juli 1878 betreffend gefährliche Kinderarbeiten
enthält Bestimmungen über die Beschäftigung von Kindern unter 16 Jahren
bei equilibristischen, akrobatischen oder sonstigen Schaustellungen.

Am 23. Juli 1903 trat das Gesetz über die Vagabondage und Bettelei
von Kindern unter 16 Jahren in Kraft.

Die Arbeiter-Gesetzgebung im engeren Sinne basiert auf dem
Gesetz vom 13. März 1900, auf dem Reglement dieses Gesetzes vom 13. März
1900 und auf andern Verordnungen, welche das Gesetz wie das Reglement
erklären und vervollständigen und von welchen wir später sprechen werden.

Das Gesetz über die Arbeit der Frauen und Kinder hat folgende
Bestimmungen:

Art. 1. Die Kinder beider Geschlechter, welche noch nicht ihr 10. Lebensjahr erreicht haben, dürfen zu keiner Arbeit zugezogen werden.

Art. 2. Es werden zur Arbeit Kinder beiderlei Geschlechts über 10 und unter 14 Jahren
zugelassen und zwar für eine Zeit, welche für die Industrie pro Tag nicht 6 Stunden, für
den Handel nicht 8 Stunden überschreitet, welche durch mindestens einstündige Unterbrechung der Beschäftigung verkürzt werden müssen. Die Lokal- und Provinzialverbände,
welche durch dieses Gesetz ins Leben gerufen werden, werden der Regierung Vorschläge
unterbreiten, auf welche Weise in den Orten, in denen der Arbeitstag bis jetzt über 11 Stunden für die Personen, welche für dieses Gesetz in Frage kommen, gedauert hat, die tägliche
Arbeitszeit auf 11 Stunden herabzusetzen ist.

Art. 4. Nachtarbeit ist Kindern unter 14 Jahren verboten.

Art. 6. Es ist verboten, Kinder unter 16 Jahren und unmündige Frauen in Werkstätten zu beschäftigen, in welchen Lesestoff, Annoncen, Gravuren, Malereien, Embleme,

Bilder oder andere Gegenstände, welche, ohne unter die Strafgesetze zu fallen, solcher Natur sind, daß sie die Moral verletzen könnten, verfertigt werden. Kindern unter 16 Jahren ist außerdem jede equilibristische Kraftproduktion bei öffentlichen Schaustellungen verboten.

Art. 8. Es sind 2 Stunden täglich, unbeschadet der Arbeitszeit, den Minderjährigen unter 14 Jahren zu gewähren, damit dieselben den Volksschulunterricht und Religionsunterricht empfangen können, falls sie denselben noch nicht absolviert haben. Dies hat jedesmal einzutreten, wenn eine Schule im Umkreis von 2 km Entfernung vom Arbeitslokal sich befindet.

Wenn sich nur in größerer Entfernung eine Schule befindet, so ist obligatorisch in den Industrieetablissements eine solche zu gründen, sobald dieses mehr als 20 Kinder beschäftigt.

In Fabriken dürfen Kinder 1 Jahr unter der durch dieses Gesetz fixierten Zeit beschäftigt werden, wenn bewiesen werden kann, daß dieselben lesen und schreiben können.

Art. 9[1]). Man darf die Frau während der ersten 3 Wochen nach ihrer Entbindung nicht beschäftigen. Wenn eine Arbeiterin kurz vor ihrer Entbindung plötzliche Unterbrechung ihrer Arbeit verlangt, so ist ihr ihr Platz von diesem Zeitpunkte an bis 3 Wochen nach ihrer Entbindung frei zu halten.

Die Frauen, welche ihre Kinder stillen, haben das Recht auf 1 Stunde pro Tag, welche auf Kosten des Arbeitgebers geht. Diese Stunde ist in zwei Perioden von je einer halben Stunde zu teilen, einer halben Stunde vormittags und einer halben Stunde nachmittags.

Die Frauen dürfen sich diejenige Zeit aussuchen, welche sie für die günstigste halten, ohne eine andere Formalität dabei zu befolgen, als den Arbeitsleiter beim ersten Tage ihrer Arbeitsannahme davon zu unterrichten.

Diese Stunde darf ihnen nicht vom Lohn abgezogen werden.

Art. 10. In der Industrie und im Handel können Kinder und junge Leute nicht beschäftigt werden, wenn sie nicht ihren Impfschein und ein anderes Zeugnis vorweisen, in dem attestiert ist, daß sie an keiner ansteckenden Krankheit leiden.

Das königliche Gesetz vom 18. Mai 1903 fixiert die Vormundschaft und die Korrektion des jugendlichen Verbrechers. Der Staat gibt selbst ein Beispiel in dieser Beziehung, indem er — nach dem Gesetz vom 4. Januar 1883 — dem Asyle für Besserungen und der Reformschule der Santa Rita für junge Leute seine moralische und materielle Hilfe gewährt. Er unterstützt außerdem die Besserungsschule von Alcalà, welche ausschließlich zur Ausführung von Verurteilungen aller Personen unter 20 Jahren bestimmt ist. Und die Reformschule sowohl wie das Korrektions-Asyl Vista-Alegre (Madrid) für junge Leute, welches sich noch im Bau befindet.

[1]) Dieser Artikel ist durch das Gesetz vom 8. Januar 1907 modifiziert worden:

Art. 9. Die Arbeit ist der Frau während der ersten 4—6 Wochen nach ihrer Entbindung verboten. Auf keinen Fall darf der erwähnte Termin unter 4 Wochen heruntergehen. 5 bis 6 Wochen hat diese Ruhezeit zu dauern, wenn durch ärztliches Zeugnis festgestellt wird, daß die Frau ohne Schaden für ihre Gesundheit die Arbeit nicht wieder aufnehmen kann.

Der Arbeitgeber hat während dieser Zeit der Arbeiterin ihren Platz frei zu halten. Die Frau, welche am 8. Monat ihrer Schwangerschaft angekommen ist, darf eine Unterbrechung ihrer Arbeit verlangen, welche ihr auf ärztliche Bescheinigung hin, wenn für sie notwendig, zu gewähren ist. In diesem Falle hat die Arbeiterin das Recht, daß ihr Platz ihr reserviert bleibt.

Frauen, welche ihre Kinder stillen, haben, um ihre Kinder zu stillen, das Recht auf 1 Stunde Zeit pro Tag, welche auf Verlust des Arbeitgebers geht. Diese Stunde wird in 2 Teile geteilt, jede von 30 Minuten, eine halbe Stunde während der Morgenarbeit, eine halbe Stunde während der Nachmittagsarbeit. Die Frauen können sich diese halben Stunden nach eigenem Wunsch wählen, ohne andere Formalität, als daß sie sie dem Arbeitsleiter anzuzeigen haben. Auf keinen Fall ist es erlaubt, diese Stunde, welche zum Zwecke des Stillens von der Arbeit abgezogen wird, den Frauen am Lohn abzuziehen. Wenn jedoch die Mutter es vorzieht und wenn ihr das Kind in die Fabrik oder in das Etablissement gebracht wird, so hat sie das Recht, ihre Stunde in 4 Perioden von je 15 Minuten zu teilen, 2 während des Vormittags und 2 während des Nachmittags. Wenn die Mutter jedoch längere Zeit braucht, um sich ihrem Kind während des Stillens zu widmen, so hat man ihr längere Zeit zu gewähren, und ihr einen Abzug vom Gehalt zu machen.

Das Institut national de Prévoyance arbeitet momentan an einem Gesetzesvorschlag einer Mutterschaftskasse für Arbeiterinnen.

Das Gesetz über die bedingungsweise Verurteilung vom 17. März 1900 wird von dem Tribunal bei Kindern angewandt, die über 9 und unter 15 Jahren sind und welche mit Bewußtsein gehandelt haben. Das Zivilgesetz regelt die Adoptionsfrage, die Afiliationsfrage, die Frage über die väterliche Gewalt und die Vormundschaft. An dieser Stelle ist es wohl von Interesse, zu bemerken, daß die Adoption in Spanien sehr häufig vorkommt.

Infolge des königlichen Dekrets vom 22. Januar 1910 existiert ein nationales Patronat für Taubstumme, für Blinde, für Abnorme und für deformierte Kinder. Dieses Patronat ist das höchste Vormundschafts- und Inspektionsorgan der Schulen für Abnorme, welche durch den Staat erhalten werden. Auch hat der Staat den Organen, welche am Ministerium des Innern sind, strenge Vorschriften erteilt, da die Sterblichkeit an Pocken und Diphtherie eine sehr hohe war.

Man hat das hygienische Institut Alphonse XIII. reorganisiert und man fühlt schon dessen Einfluß in serotherapeutischer und bakteriologischer Beziehung und in bezug auf die Impfung. Der Impfzwang wird immer strenger gehandhabt.

Zum Schluß dieses Artikels müssen noch zwei Personen erwähnt werden, denen der spanische Kinderschutz sehr viel verdankt, die eine, Dr. Manuel de Tolosa Latour, der Gründer des Seehospizes von Santa Clara in Chipiona, der Vater des jetzigen Gesetzes, der Sekretär des Conseil supérieur für Kinderschutz, der unermüdliche Apostel aller Arbeiten fürs Kind, der er viele Jahre seines arbeitsreichen Lebens gewidmet hat, der zweite ist der frühere Minister des Innern Jean de la Cierva y Peñafiel, dem wir die sanitäre Reorganisation Spaniens und die zähe Kampagne zur Ausführung der Hygienegesetze und der Kinderschutzgesetze verdanken.

Die kommunalen und städtischen Behörden unterhalten viele Anstalten für die verlassenen Kinder (Bewahranstalten, Asyle für Findlinge, Hospize, Krippen usw.). Außerdem erhält der Staat, abgesehen von den oben genannten Organisationen viele andere, welche indirekt mit dem Thema, welches uns hier beschäftigt, in Verbindung stehen wie z. B. Hospitäler.

Consultationen für Brustkinder und Gouttes de lait

(Consultorios de niños de pecho y gotas de leche).

Von

Dr. Rafael Ulecia y Cardona - Madrid.

Der Ursprung der Consultation ist nicht französisch, wie man allgemein annimmt, denn bevor in der Gebäranstalt der Charité in Paris durch Budin im Jahre 1892 eine Konsultation gegründet worden war, hatte Dr. Francisco Vidal Solares, ein cubanischer Arzt, der sich in Barcelona niedergelassen hatte, im „Hospital de niños pobres" in Barcelona im Jahre 1890 eine Consultation für Kinder gegründet, in der nicht nur die Kinder gewogen wurden, sondern in welcher auch den Müttern, die ihre Kinder nicht selbst stillen konnten, Milch kostenlos abgegeben wurde. (Dieses Datum kann in der Zeitschrift „La Medicina popular" vom 20. Juni 1890 und vom 10. Februar 1891 nachgelesen werden.)

Die Goutte de lait jedoch ist rein spanischen Ursprungs. Wir wollen hier die Entwicklung dieser Institution in Spanien verfolgen.

1902.

In diesem Jahre gründeten drei Professoren: Dr. Cardenal, Dr. Soler Fajarnés und Dr. Girona eine Goutte de lait von ganz eigenem Charakter, die recht gut eingerichtet war. In ihr wurde die Milch im Autoklav sterilisiert und dann zu verschiedenen Preisen an das Publikum abgegeben. Diese Goutte de lait existiert nicht mehr.

1903.

Im Juni dieses Jahres gründete die Provinzialbehörde von Bilbao eine Goutte de lait zum ausschließlichen Gebrauch der Kinder des Findelhauses. Die Milch wurde im Apparat „Hignette" sterilisiert.

Am 14. August desselben Jahres gründete der Rat von Barcelona in der Calle de Sepúlveda eine Goutte de lait, deren Vorstand Dr. Macaya und deren Hilfsärzte die Drs. Sirvent und Cosp waren.

Im April 1904 wurde die Anstalt in ein anderes besseres Lokal transferiert, und zwar in die Calle de Valldoncella und am 13. Januar 1907 wurde der Grundstein zu dem prachtvollen Gebäude gelegt, welches der Rat zur definitiven Unterbringung der Goutte de lait konstruiert hat; dieses Gebäude ist noch nicht ganz fertiggestellt.

* * *

Am 23. Dezember gründete der Rat von Bilbao eine Goutte de lait, welche erst unter der Direktion des Dr. Enrique Garcia Ancos stand und dann unter der von Dr. José Gorostiza. Ihr Betrieb läßt viel zu wünschen übrig, der Wohltätigkeitsverband beschäftigt sich aber jetzt mit ihrer Reorganisation.

Am 28. September des Jahres 1903 wurde in Gegenwart Ihrer Majestät der Königin Maria Cristina eine weitere Goutte de lait in San Sebastian eingeweiht. Diese ist durch die Provinzialbehörde und den Rat gegründet worden.

In dieser Goutte de lait wird maternisierte Milch ausgegeben und der Betrieb ist in ähnlicher Weise eingerichtet wie in der des Dr. Dufour in Fécamp.

1904.

Am 22. Januar wurde in Madrid die erste Consultation und Goutte de lait, welche unter meiner Direktion steht, eingeweiht. Dank der moralischen und materiellen Unterstützung der Königin Maria Cristina und der Freigebigkeit der Marquise von Casa-Torre, die mir alle pekuniären Schwierigkeiten erleichterte oder abnahm, gelang mir diese Gründung.

In dieser Goutte de lait gibt man im Apparat „Hignette" sterilisierte Milch zu verschiedenen Preisen aus: 0,10, 0,30, 0,65 und 1 Peseta. Außerdem existieren Freiplätze dort, von denen 6 durch die königliche Familie und 15 durch die städtischen Behörden vergeben werden, was genau der Höhe der Subventionen entspricht, welche sie der Consultation zukommen lassen.

Wir haben dort Beratungsstunden für Gesunde und Kranke eröffnet. Am Montag gehört die Consultation den Armen, am Dienstag den vermögenden und reichen Leuten, die der Anstalt die Summe gutschreiben, welche sie ihr zuwenden wollen. In beiden Consultationen, die sehr besucht sind, gibt man den Müttern Ratschläge in bezug auf die Pflege und Ernährung ihrer Kinder und wiegt sie wöchentlich, um ihre Entwicklung festzustellen. Der Mittwoch und Sonnabend gehört den Kindern, welche sterilisierte Milch aus der Anstalt beziehen, das heißt den Kindern der Goutte de lait. Man wiegt sie wöchentlich, man gibt den Müttern Ratschläge, man verabreicht ihnen außer unentgeltlicher Medizin Mehle, Kleider usw. Dienstag und Freitag wird Poliklinik abgehalten. Die Anstalt deckt alle ihre Kosten durch Subventionen, Geschenke, Subskriptionen, mit denen öffentliche und private Behörden und auch wohltätige Privatleute sie bedenken.

Jährlich publiziert Rafael Ulecia, der dirigierende Arzt der Anstalt, einen Bericht über dieselbe, in dem er Auskunft über die Beratungsstunden und den Stand ihrer Finanzen gibt.

* * *

Am 15. März dieses Jahres weihte Dr. Manuel Vilá in Tortosa (Tarragona) eine Consultation für Brustkinder ein. Diese wird täglich abgehalten. Den Müttern werden Ratschläge über Ernährung und Pflege ihrer Kinder gegeben, und die Kinder werden gewogen.

Im Mai gründete Dr. Joaquin Aguilar in Valencia eine Consultation für Brustkinder von etwas abweichendem Typus. Er gibt den Müttern Ratschläge, wiegt die Kinder, vermittelt Ammen und führt Milchanalysen aus.

* * *

Im Oktober gründete Dr. Andrés Martinez Vargas, Professor für Kinderkrankheiten an der Universität zu Barcelona, einer unserer berühmtesten Kinderärzte in Spanien, ein „Dispensaire für kranke Kinder" und eine Consultation für Brustkinder. Die Kinder werden gewogen, den Müttern werden Ratschläge erteilt.

Vargas hält auch von Zeit zu Zeit öffentliche Vorträge und veröffentlicht eine Fachzeitschrift „La medicina de los niños".

*   *
*

1905.

Am 1. Januar wurde im Asyl de San José in der Calle de O'Donnell in Madrid im Anschluß an das Findelhaus und die Gebäranstalt eine Goutte de lait gegründet. Man sterilisiert dort die Milch im Apparat „Hignette". Die Milch ist ausschließlich für die Kinder des Findelhauses bestimmt.

*   *
*

Am 10. April weihte die Stadt Logroño eine Goutte de lait ein. Die Mittel dazu hat die Stadt bereitgestellt. Barmherzige Schwestern führen den Betrieb.

Die Milch wird sterilisiert und den armen Kindern kostenlos verabreicht. Das übrige Publikum bezahlt 0,45 Peseta pro Liter. Außerdem wird maternisierte Milch zum Preise von 0.65 Peseta pro Liter dort verkauft.

*   *
*

Am 27. Mai wurde in Talavera de la Reina eine Goutte de lait eingeweiht. Der fakultative Dirigent ist der Bürgermeister der Stadt, Tomas Muñoz, auf dessen Initiative hin auch die Gründung zurückzuführen ist. Die Milch wird im Apparat „Hignette" sterilisiert. Der Verbrauch wird durch die Stadt Talavera gedeckt.

*   *
*

Im Juni gründete Dr. Enrique Alabern eine Consultation in Mahon (Balearen). Er macht Propaganda für diese Institution. er erregt das Interesse des Ateneo Científico Literario dieser Stadt und erreicht endlich in einer Sitzung vom 11. April 1906, daß man ein Reglement für den Betrieb annimmt und eine Consultation im unteren Stockwerk des Ateneo einrichtet. Die Milch wird im Apparat „Hignette" sterilisiert.

*   *
*

Am 14. August wurde in der Stadt Pamplona eine Consultation eingeweiht. Die Initiative ging von der katholischen Arbeitergesellschaft „La Conciliación" aus. Zweimal pro Woche hält Dr. Agustin Lazcano die Consultation ab. Er wiegt regelmäßig die Kinder, er gibt den Müttern Ratschläge und prämiiert diejenigen, die es verdienen, mit Gaben, welche aus Kleidern oder Windeln für die Kinder bestehen.

Anfangs war diese Consultation kaum einmal in der Woche besucht. Aber als die Mütter die guten Resultate, welche erreicht wurden, sahen, wuchs ihre Anzahl derart, daß man sich genötigt sah, eine zweite wöchentliche Consultation einzurichten.

*   *
*

Auf Initiative der Apotheker Tomás Bayod und Miguel Bel wurde in Zaragoza am 9. März in der Calle de Don Alfonso I., 8 eine Goutte de lait gegründet. Seit dem 1. Juni ist Dr. Zuloaga dirigierender Arzt der Goutte de lait. Die Goutte de lait wurde in die Calle de Romero 3 verlegt. Später wurde Dr. Miguel J. Alcrudo als Leiter der Goutte de lait angestellt, der auch dort Beratungstunden für Brustkinder abhielt.

1906.

Im Februar gründete in Sevilla Dr. Ciriaco Esteban im Verein mit Dr. José Román und Dr. Jerónimo Oliveras in primitivster Weise eine Consultation für Brustkinder in der Calle del Amor de Dios 28. Arme Mütter bekamen dort hygienische Ratschläge für die Pflege und Ernährung der Kinder und die Kinder werden gewogen. Auch wird jetzt sterilisierte Milch abgegeben. Von Tag zu Tag wird der Zulauf größer und Stadt und Private tragen zur Erhaltung der Consultation bei, welche sich in Sevilla größter Beliebtheit erfreut.

*   *
*

Am 4. März gründete Dr. Carlos Carazo, der einige Wochen bei mir in meiner Consultation gearbeitet hatte, eine Goutte de lait.

*   *
*

Am 16. April wurde in Vitoria, Hauptstadt von Alava, eine Goutte de lait durch die Stadt gegründet. Der jetzige dirigierende Arzt ist Dr. José Arana. Die Milch, die dort ausgegeben wird, ist maternisierte für Kinder bis zu 8 oder 9 Monaten und dann sterilisierte für die Kinder, welche die Anstalt besuchen. Wenn es besonders gewünscht wird, so wird auch sterilisierte Milch an andere Personen abgegeben.

*   *
*

Im August gründete in Jaca (5000 Einwohner) in der Provinz von Huesca der dortige Apotheker eine Goutte de lait. Er gab erst im Apparat „Schulz" sterilisierte Milch aus, jetzt benutzt er aber auch den Apparat „Hignette" zum Sterilisieren.

*   *
*

Am 25 November wurde in Malaga eine Consultation für Brustkinder mit Goutte de lait gegründet. Dort wird sterilisierte Ziegenmilch ausgegeben. Die Mütter erhalten Prämien, die ebenfalls aus Kleidern oder Windeln für ihre Kinder bestehen.

1907.

Am 1. Januar wurde durch Dr. Antonio Piñar eine Consultation für Brustkinder bei der Poliklinik des Socorro in der Calle de Tamayo 2 in Madrid eingerichtet. Am Mittwoch, Donnerstag und Sonnabend werden die Sprechstunden abgehalten. Die Mütter werden in der Pflege ihrer Kinder unterrichtet; die Kinder werden gewogen, um ihre Entwicklung zu verfolgen.

* * *

Am 5. Januar wurde mit großer Feierlichkeit in Palma de Mallorca (Balearische Inseln) eine Consultation für Brustkinder und eine Goutte de lait eingeweiht. Die Anstalt ist auf persönliche Initiative des Dr. José Mir entstanden, der auch dirigierender Arzt geworden ist.

Die Milch wird im Apparat „Hignette" sterilisiert. Der Betrieb untersteht wie in Madrid einem Damenkomitee. Die Mütter, die es verdienen, erhalten Prämien, bestehend aus Kleidern und Windeln für ihre Kinder.

In Santa Cruz de Tenerife (kanarische Inseln) benutzte Dr. Luis Comenge die Stellung, die ihm ein wissenschaftlicher Forschungsauftrag der Regierung gegeben hatte, um am 23. Januar eine Consultation mit Goutte de lait, unter dem Protektorat seiner Exzellenz des Capitan general, des Zivilgouverneurs und des Bürgermeisters und eines Damenkomitees stehend, zu gründen.

Es wird sterilisierte Milch ausgegeben. Der jetzige dirigierende Arzt ist Dr. José Sueiras, welcher von dem Apotheker Francisco Millan unterstützt wird, welch letzterer die Analysen auszuführen hat. (Diese Goutte de lait existiert nicht mehr.)

Am 20. März wurde in Santander eine Consultation mit Goutte de lait durch Initiative der Wohltätigkeitsinstitution Königin Victoria gegründet. Der Betrieb ist ähnlich wie in Madrid. Es wird sterilisierte Milch ausgegeben, und die Kinder werden wöchentlich gewogen. Es werden den Müttern Ratschläge erteilt und ein Merkblatt ausgegeben, welches dieselben Regeln enthält, wie das der Consultation in Madrid. Der jetzige dirigierende Arzt ist Dr. Mariano Morales, seine Assistenten sind: Dr. Eduardo Estrañi und Dr. Pablo Pereda.

* * *

Am 22. August weihte die Stadt Bilbao eine neue Goutte de lait ein, welche tadellos eingerichtet ist und besser funktioniert, als die erste primitive. Als Arzt funktioniert Dr. José Entrecanales.

1907.

Die Bruderschaft „Nuestra Sra. del Refugio y de la Piedad" in Zaragoza gründete eine Goutte de lait, welche im Oktober besagten Jahres ihren Betrieb eröffnete und der Dr. R. Lopez vorsteht.

* * *

In Santander gründete die Institution „Caridad Reina Victoria" eine Goutte de lait am 19. März. Ehrenpräsidentin ist Ihre Majestät die Königin und Ärzte sind die Drs. Mariano Morales und Eduardo Estrañi.

1908.

In Salamanca wurde durch die Initiative des Stadtverordneten José Garcia Tejado eine Goutte de lait eröffnet. Sie wurde am 11. Oktober eingeweiht. Ehrenpräsidentin ist die Königin; der dirigierende Arzt Dr. Hipólito Rodriguez Pinilla.

1909.

Im März wurde eine Consultation für Brustkinder durch Dr. Lino Porto gegründet. Man gibt dort den Müttern Ratschläge.

1910.

In Arjona in der Provinz Jaen wurde auf Initiative des Besitzers Francisco Serrano Navarro am 5. Januar eine Goutte de lait gegründet; dirigierender Arzt ist Dr. Antonio Parra.

* * *

In Utrera (Sevilla) wurde auf Initiative des Besitzers Fernando Florez im Juli eine Goutte de lait gegründet, deren dirigierender Arzt Dr. Antonio Parra ist.

* * *

In Valencia hat die Stadt eine Goutte de lait gegründet, welche am 1. Dezember eingeweiht wurde und deren dirigierender Arzt Dr. Joaquin Aguilar Jordan ist.

* * *

Die Stadt Valladolid hat auf Initiative ihres Bürgermeisters Sr. Romero eine Goutte de lait ins Leben gerufen, welche am 16. Januar eingeweiht wurde. Dirigierender Arzt ist Dr. José Garcia Conde.

* * *

Dies sind in großen Zügen die Geschichte und die Fortschritte der Gouttes de lait in Spanien. Diese Entwicklung wird nicht stille stehen, denn es wird auch in anderen Städten, wie Guadalajara, Zamora, Toledo usw. ständig gearbeitet, um diese Institution dort einzuführen und zu verbreiten.

Türkei.[1]

Von

J. B. Violi.

Öffentliche Wohlfahrtspflege in der Türkei.

Fürsorge für die ottomanischen Kinder.

Eine Arbeit über öffentliche Wohlfahrtspflege in der Türkei bietet sehr große Schwierigkeiten, da die Wohlfahrtspflege in der Türkei niemals ganz in den Händen der öffentlichen Behörden gelegen hat. Die tatsächliche Lage ist die, daß die öffentliche Wohlfahrtspflege des Teils der Bevölkerung, der nicht mohammedanischer Religion ist, durch die Religionsgemeinschaften geregelt wird, die an der Spitze den Obersten Rat haben. Dieser Rat ist teilweise aus Laienmitgliedern zusammengesetzt, welche durch die Bevölkerung erwählt werden, und teilweise aus kirchlichen Elementen, welche durch ihren Religionschef gewählt werden.

Was nun den historischen Teil[2] dieser Wohlfahrtspflege anbetrifft, so wollen wir, ohne bis zum Altertum zurückzugehen, nur sagen, daß die Byzantiner überall in Konstantinopel eine wohl organisierte und sehr entwickelte Armenpflege hatten, und zwar in allen Zweigen, in denen eine Armenpflege überhaupt ausgeführt werden kann. Interessant wird es auch noch sein, wenn wir hinzufügen, daß diese Armenpflege nicht nur von der Aktivität und dem Wohltätigkeitsgefühl der Geistlichkeit und der Privatleute abhing, sondern daß sie auch noch sehr gut durch spezielle Gesetzesbestimmungen geregelt war.[3]

Was nun die Osmanen, die Eroberer des byzantinischen Kaiserreiches, betrifft, so ist ihre Auffassung und die Geschichte ihrer Armenpflege von den fundamentalen Vorschriften des Korans, den arabischen Traditionen und auch in beschränktem Maße von dem Einfluß abhängig, den die vorhergehende Verwaltung auf die Eroberer naturgemäß ausüben mußte.

---

[1] Aus dem Französischen übersetzt von Emmy Keller-Schwangart.

[2] L'assistance publique en Turquie par le Dr. Limarakis directeur du dispensaire de la Société Philoptochos des dames grecques de Pera. — Revue Médico-Pharmaceutique No. du 30. Juin 1890.

[3] Siehe die Arbeiten der byzantinischen Autoren und der Kirchenväter und die Novellen der byzantinischen Kaiser betreffend öffentliche Armenpflege, genannt Novelle des Kaisers Phocas, welche die Monasteriën und die Hospize betrifft. Siehe Constantinople Christiania Liv IV Chap. 9. — Gustav Schlumberger: Revue Archéologique du moyen âge byzantin, Paris Octobre 1880, und von demselben Autor Histoire du Nicephore Phocas p. 390.

Als die Ottomanen Konstantinopel erobert hatten, ließ Mohammed II. in liberalster Weise dem besiegten Volke das Recht bei ihren Religionsangehörigen die Ausübung der Armenpflege zu leiten.

Später wurde dieses Recht auch den anderen nicht mohammedanischen Religionsgemeinschaften der Türkei verliehen. So hat sich jede Religionsgemeinschaft um ihre eigene Armenpflege bekümmert. Man hat also von Armenpflege und Kinderschutz bei den Mohammedanern und bei den Rajahs zu berichten. Letzteren Namen führen alle ottomanischen Untertanen, welche nicht mohammedanischer Religion sind, wie Griechen, Bulgaren, Armenier, Israeliten und außerdem die verschiedenen in der Türkei ansässigen Fremdenkolonien.

Öffentliche Armenpflege bei den Mohammedanern.

Die öffentliche Armenpflege hat doppelten Ursprung:
1. In den religiösen Vorschriften der Traditionen,
2. in den verschiedenen Gesetzesvorschriften, welche seit der Eroberung ausgegeben sind.

Unter den Vorschriften des Korans über die Wohltätigkeit, welche, wie man weiß, eine der Grundlagen der mohammedanischen Religion ist, findet man die Vorschrift, daß $1/_{40}$ aller Besitztümer jedes Gläubigen für die Armen bestimmt sein soll (Zekiat). Unter dem Kalifen Omar kam die Bestimmung heraus, daß diese Taxe in die Kassen einer jeden Provinz fließen solle, damit jede Provinz sich um ihre eigenen Armen kümmern könne.

Außerdem bestimmt das heilige Gesetz, daß jeder Gläubige über $1/_3$ seines Vermögens zugunsten frommer Werke verfügen soll. Tatsächlich haben die Sultane, die Mitglieder der kaiserlichen Familie und Privatleute eine große Zahl von Schenkungen gemacht, welche, wenn sie auch nach dem Wunsche der Geber verwaltet wurden, doch unter der Überwachung der Spezialgesetze und der Staatsverwaltung standen.

Anfangs wurde die Leitung und die Verwaltung dem Scheik-Ul-Islam übergeben; später wurden verschiedene Stiftungen von Mitgliedern der kaiserlichen Familie dem Dar-ul-Saadat-Cherifie-Agassi, dem Chef der Eunuchen, einem hohen Würdenträger des kaiserlichen Hofes, zur Verwaltung übergeben. Nachher wurde für die Verwaltung ein eigener Minister der frommen Stiftungen bestellt (Evkaf), da es zu schwierig wurde, auf diese Weise die Verwaltung richtig zu führen.

Die Stiftungen bestehen hauptsächlich aus Gründungen von Moscheen, denen philantropische Institutionen angeschlossen sind: verschiedene Lehrstiftungen (Medresses), Stiftungen zur Speisung Armer (Imaret), wo man alle Tage Suppe, Brot und jeden Donnerstag Reis mit Süssigkeiten (pilav-zerde) usw. austeilte. Moscheen mit Imaret existieren ungefähr in allen mohammedanischen Quartieren so viele, daß in den Städten wie auch auf den Dörfern ihr Betrieb gesichert ist. Dann kommen die Tekkes (eine Art Klöster), wo man den Armen Wohnung und Speisung gibt, die Hospitäler, die Asyle verschiedener Art (für Irre, Leprose, Greise, Invaliden). Außerdem befinden sich unter diesen Stiftungen noch die, die für die Gesamtheit bestimmt sind: Bäder, die für die Armen unentgeltlich sind, Wasserleitungen und Brunnen. Alle diese Gründungen werden durch die Zinsen der frommen Stiftungen erhalten (Evkaf). Tatsächlich bestimmt jeder Stifter zur Erhaltung seiner Gründung Kapitalien und vor allem Immobilien.

Die Verwaltung, welche durch das Ministerium Evkaf geleitet wird, ist in die Hände von Kuratoren (Mutevelli) gelegt, die in der Regel Nachkommen der Richter sind. Außerdem sind unter den verschiedenen Reformen, welche die Sultane eingeführt haben, Bestimmungen über die öffentliche Armenpflege, z. B. das städtische Gesetz über die ärztliche Hilfe, erlassen worden. In Städten und Dörfern, in jeder Gemeinde ist die ärztliche Hilfe im Domizil organisiert, ebenso auch die freie Abgabe von Medikamenten. Diese Kasse unterstützt auch die Armen und die Eltern, welche Zwillinge haben.

Unter der Regierung des Sultans Abdul Hamid II. nahm die öffentliche Armenpflege einen neuen Aufschwung, da man nicht nur die bereits existierenden Institutionen reformierte, sondern solche auch neu gründete[1]). Unter anderen Wohlfahrtsinstitutionen hat der Sultan auch permanente Kommissionen zum Zwecke schneller Hilfe eingerichtet. Hauptsächlich werden von diesen Kommissionen Beihilfen in Fällen von Bränden, Hungersnot, Erdbeben, Überschwemmungen usw. ausgeteilt. Auch ärztliche Kommissionen sind ins Leben gerufen worden, welche die Pflicht übernehmen, bei epidemischen Infektionskrankheiten Beihilfe zu leisten. Im Jahre 1893 wurde ein bakteriologisches Institut gegründet, um das Diphtherieserum zu liefern, und im Jahre 1887 wurde ein Institut gegründet, in dem die an Tollwut Leidenden versorgt wurden. Im Jahre 1896 wurden auf kaiserlichen Befehl ein Asyl für Bettler und eine Schule für Taubstumme und Blinde und außerdem einige Spezialschulen gegründet, welche unter der Direktion der verschiedenen Ministerien standen und in denen die Armen und Waisen unentgeltlich aufgenommen wurden.

Für die Gründung eines Waisenhauses und einer Krippe im Armenasyl von Konstantinopel stiftete der Sultan im Jahre 1896 eine große Summe, und hochgestellte Privatleute der Türkei folgten seinem Beispiel. Dieses war die erste von den Türken gemachte Gründung für verlassene Kinder. Man könnte sagen, daß bei den Mohammedanern keine Wohlfahrtsinstitutionen für illegitime Kinder existierten, weil das heilige Gesetz der Vaterschaft bei ihnen sehr ausgedehnt ist (Polygamie), so daß bei den Mohammedanern die große Frage der illegitimen Kinder als von selbst gelöst betrachtet werden kann.

Die unter dem Ministerium Evkaf stehende öffentliche Wohlfahrtspflege bezieht sich hauptsächlich auf die mohammedanischen Bedürftigen, während die von dem Sultan, der Regierung und den Gemeinden eingerichtete weder auf Rasse noch auf Religion Rücksicht nimmt. Im allgemeinen kann man sagen, daß die Privatwohltätigkeit einen wesentlichen Bestandteil des Lebens und der Sitten der Mohammedaner bildet. Die Unterstützung und Aufnahmewilligkeit Bedürftigen und Kranken gegenüber wird in allen mohammedanischen Kommunen in sehr nobler Weise durchgeführt.

Was nun aber die verlassenen Kinder anbetrifft, so war vor der oben genannten Epoche noch nichts für sie geschehen. Man behielt die schlechte Gewohnheit bei, an den Türen wohlhabender Familien, besonders solcher ohne Kinder, oder an den Türen der Kirchen und Klöster die illegitimen Neugeborenen auszusetzen.

Es waren alte Frauen, oft auch Hebammen, welche die Gebärenden bei sich aufnahmen und die sich zu diesem Dienste bereit erklärten. Oft fand man einen kleinen Zettel bei dem Kinde, auf welchem vermerkt war, ob es getauft sei oder ob es christlicher oder nichtchristlicher Herkunft sei. Gewöhnlich läuteten diese Frauen, wenn sie das Kind aussetzten, mehrmals hintereinander

---

[1]) Siehe Gaz. Méd. d'Orient 1903, Vortrag des Dr. Ritzo, bei Gelegenheit des 25jährigen Regierungsjubiläums des Sultan Abdul Hamid II.

an der Türe des Hauses oder der Kirche, um jemanden aufzuwecken, der das verlassene Kind aufnehmen könnte. Es kam vor, daß diese armen kleinen Wesen während einer ganzen Nacht den Unbilden des Wetters oder der Gefrässigkeit der Straßenhunde ausgesetzt blieben. Man setzte sie vorzugsweise in christlichen, sehr selten in mohammedanischen Vierteln aus. Die Polizei nahm diese Kinder oft auf und übergab sie im allgemeinen den Religionsgesellschaften oder auch einer mohammedanischen Familie, die sich dazu bereit erklärte. Dieser Stand der Dinge war ein sehr unregelmäßiger; denn da man nicht immer den Ursprung kennen konnte, so wurde ein Kind oft in einer Religion auferzogen, die durchaus nicht diejenige seiner Eltern war. Als der Sultan Abdul Hamid davon erfuhr, ordnete er an, daß eine Krippe gegründet werden sollte, in welcher alle armen verlassenen Kinder ohne Unterschied der Rasse und der Religion aufgenommen werden sollten, und ebenso ein Waisenhaus, in dem sie nach ihrer Religion aufgezogen werden sollten.

Diese Krippe und dieses Waisenhaus wurden in einem besonderen Gebäude auf den Hügeln von Chichli, innerhalb der Umfriedung des Armenasyls, aufgeführt.

Später im Jahre 1896, als der Sultan seine jüngste Tochter verloren hatte, gründete er auf seine Kosten und zu ihrem Andenken ein großes Hospital für Kinder. Mit dieser Aufgabe wurde sein Leibarzt Dr. Ibrahim Bey betraut, welcher von einer Reise nach Berlin mit den Plänen des Kaiser-und-Kaiserin-Friedrich-Kinderkrankenhauses zurückkehrte. Nachdem diese Pläne angenommen worden waren, wurde ein Kinderhospital in Chichli erbaut, welches den Namen Hospital Hamidie erhielt.

Diese drei Institutionen sind mehr oder weniger vorangekommen, je nach den Existenzmitteln, über welche jede von ihnen verfügen konnte. So ist z. B. das Armenasyl, in welchem die Krippen und das Waisenhaus eingerichtet worden waren, durch sehr kritische Zeiten hindurchgegangen. Man hatte ihm monatliche Zuschüsse und außerdem den Ertrag einer Steuer von 10 Paras (5 Centimen) auf die Durchgangsbillette aufs Land zugewiesen, aber diese Summe wurde nicht ganz für die Zwecke des Asyls ausgegeben oder die Chefs wandten sie schlecht an, so daß die im Armenasyl Untergebrachten und besonders die Säuglinge, von denen die meisten starben, oft zu leiden hatten.

Im Gegensatz dazu entwickelte sich das Hospital Hamidie auf vorzügliche Weise, da es zum Teil aus der Privatkasse des Sultans unterhalten wurde, welch letztere durch kaiserliche Ordre angewiesen war, jede Summe, die die Chefs verlangten, ihnen auch zur Verfügung zu stellen. Die Zahl der Ärzte ist stetig gewachsen, ebenso die der Abteilungen, der Laboratorien, der Pavillons, unter denen einer existiert, in welchem bis zu 3000 Kinder während des Bairamfestes auf Befehl und auf Kosten des Sultans beschnitten werden können. Alle Kinder wurden gut verpflegt und die Ärzte waren gut bezahlt. Dort wurde auch ein wenig verschwendet, während alle anderen Gesundheitsinstitutionen manchmal unter dem Mangel des absolut Notwendigen zu leiden hatten.

Mit der Revolution und Konstitution des 23. Juli 1909 wurden alle Renten der Hospitäler eingezogen, und alle öffentlichen Gesundheitsinstitutionen kamen in die Hände einer Administration, die den Namen „Verwaltung der öffentlichen Armenpflege" führt und die im Jahre 1910 gegründet worden ist. Die Leitung der öffentlichen Armenpflege, der einige 15 Institute, wie Hospitäler, Irrenasyle, Kliniken zur Beobachtung der Irren, Infektionsabteilungen, Lazarette usw. usw.. angehören, untersteht nach ihren Bestimmungen und Statuten einer Zentralverwaltung, welche ihrerseits unter einem Arzt (Generaldirektor) steht, dem ein aus 20 Mitgliedern zusammengesetzter Verwaltungsrat beigegeben ist: 8 Ärzte, 3 Kaufleute, 1 Chemiker, 1 Ingenieur, 1 Apotheker und 5 Mitglieder aus der Verwaltung verschiedener Bezirke der Stadt. Der Direktor, der aus den verschiedenen ärztlichen Mitgliedern gewählt und durch den Präfekten der Stadt bestätigt werden muß, bedarf der Sanktion der Hohen Pforte, Ministerium des Innern.

In diesen Wohlfahrtsinstituten, die von der öffentlichen Wohlfahrtspflege abhängen, werden unentgeltlich alle Bedürftigen, Kranken, Männer, Frauen, Kinder, Invaliden ottomanischer Nationalität ohne Unterschied der Rasse oder der Religion aufgenommen; auch zahlende Patienten finden in den Privatzimmern Aufnahme.

Die Leitung dieser Institution steht unter einem hervorragenden Arzte, dem Dr. Mouheddin Bey, welchem Dr. Ahmed Nourreddin Bey als Generalinspektor, einer der besten ottomanischen Ärzte, zur Seite steht.

Die Krippe besteht aus einem Gebäude, das inmitten eines Gartens gelegen ist. In ihm befinden sich zwei Säle zu je 20 Betten, ein Isolierzimmer mit 5 Betten, ein Krankensaal mit 5 Betten, ein Erholungssaal, ein Speisezimmer, ein Milchsterilisationsraum und ein Zimmer für die Aufseher. Der Betrieb läuft folgendermaßen: zwei Kinder entfallen auf eine Amme, vier auf ein Kindermädchen oder auf eine Frau. Bis zum vierten Lebensjahre behält man die Kinder, dann müssen sie ins Waisenhaus übersiedeln.

In dieser Krippe sind seit dem Jahre ihrer Gründung aufgenommen worden·

Jahr	Aufgenommen	Gestorben
1896	96	87
1897	148	124
1898	161	124
1899	187	156
1900	143	93
1901	152	84
1902	143	78
1903	155	76
1904	149	76
1905	134	75
1906	134	74
1907	159	75
1908	187	76
1909	213	73
1910	153	75
	2414	
Im März 1911	242	61

Die Krippe, in welcher alle Findlinge und einige arme Kinder aufgenommen werden, ist seit einiger Zeit regelmäßig im Betrieb. Die Krippe hat zwei türkische Ärzte, die den Tagesdienst mit Hilfe einer griechischen Krankenpflegerin leiten, und die darüber wachen, daß die Kinder sauber gehalten und gut ernährt werden. Da man keine Amme hat, werden die Kinder mit sterilisierter Milch künstlich ernährt.

Der Betrieb ist noch etwas primitiv; die Säle etwas klein. Es gibt noch keine richtige Einrichtung für die Sterilisation, für Bäder; die Säle und das Personal genügen nicht, um die Kinder, welche krank werden, richtig zu isolieren und zu pflegen, und so müssen diese oft bei den anderen bleiben. Trotzdem ist dies der einzige derartige Betrieb in der Türkei, und mit dem guten Willen, den der neue Oberarzt des Institutes Dr. Emin Bey zeigt, und der Beihilfe des Direktors der neuen öffentlichen Wohlfahrtspflege kann man hoffen, daß diese Krippe sich ständig verbessern wird. Man nimmt Neugeborene, Findlinge, Waisen, Kinder, deren Mutter oder deren beide Eltern unbekannt sind, des weiteren Kinder aus Familien, die gar keine Möglichkeit. sie aufzuziehen, haben, und hauptsächlich verlassene Kinder auf. Arme Eltern können ihre Neugeborenen verlassen, nachdem ihnen ein Zeugnis von dem Chef ihres Stadtviertels ausgehändigt worden ist.

Der Krippe ist ein Waisenhaus für Knaben und Mädchen angegliedert, in dem die Kinder vom vierten bis zum sechzehnten Lebensjahre Aufnahme finden.

Der Betrieb ist einfach: ein Kindermädchen für zehn Kinder. Die Kinder des Waisenhauses besuchen die Schule, welche im Asyl eingerichtet ist, um ihren Elementarunterricht und einen Unterricht in Handwerken dort zu erhalten. Wenn die Kinder ihren Unterricht beendet haben, so werden sie Lehrherrn übergeben, bei welchen sie die Tischlerei, Schusterei, Schlosserei, Nähen, Kochen usw. lernen können. Wenn sie in ihrem Handwerk genug gelernt haben, so sorgen sie für sich selbst. Einige werden von kinderlosen Familien adoptiert, andere werden in die Gießerei von Top-Hane oder in die Geschützfabrik, in die Militär-Werkstätten geschickt oder treten bei der Polizei oder bei den Dar-ul-Chefakat (Normalschulen) ein.

Kinderhospital (früher Hamidie).

Das Hospital wurde im Jahre 1898 durch den Sultan auf den Anhöhen von Chichli gegründet und erhielt den Namen „Hamidie". Die Unterhaltungskosten trägt die Präfektur der Stadt.

Das Hauptgebäude ist ein großes zweistöckiges Haus, in diesem liegen: das Dienstzimmer des Direktors, das Sekretariat, 3 Salons, die Dienstzimmer der Ärzte, die Apotheke, die Bibliothek, das Zimmer für den diensttuenden Arzt und die Moschee usw.; das alles ist sehr elegant und reich möbliert. Dieses Gebäude hat rechts und links je einen zweistöckigen Pavillon, der aber kleiner ist als das Hauptgebäude. Im rechten Pavillon befinden sich: zwei bakteriologische und chemische Laboratorien, ein photographisches Laboratorium. Im linken Pavillon liegen mehrere Isolierzimmer für Infektionskrankheiten. Dann besteht ein weiterer Pavillon für die Poliklinik, in welchem auch ein gynäkologischer, ein ophthalmologischer, ein laryngo- und pharyngologischer Saal und außerdem auch noch die Wartesäle liegen. Ein anderer großer Pavillon ist für die Beschneidung eingerichtet. Hinter diesen Gebäuden liegen sechs einstöckige Pavillons, welche in zwei Reihen, durch Rasenumgebungen isoliert, liegen und in denen mindestens 80 Kranke Unterkunft finden können. Davon sind drei chirurgische Pavillons, ein interner und einer für die Haut- und venerischen Krankheiten; in dem sechsten Pavillon liegen die Personalräume, die Küche, die Wäscherei, die Wäschezimmer usw. Hinter diesen Pavillons liegt ein Gebäude für die Heizung und Desinfektion. Der Operationssaal nimmt einen besondern Platz ein. In diesem Pavillon finden wir alle notwendigen Installationseinrichtungen, eiserne Sterilisatoren, Autoklaven, reiches Instrumentarium und zwei Operationstische, und zwar einen für die aseptischen (System Collin) und einen für die septischen Operationen. Der radiographische Saal enthält vorzügliche Apparate. Jeder Pavillon besitzt ein eigenes Klosett mit Wasserspülung und ein Bad.

Diese Gebäude stehen auf einem Komplex von 7000 qm inmitten eines großen Gartens.

Das ist das erste von den Türken gegründete Kinderhospital. Es existierte allerdings vorher noch ein anderes Institut, das internationale Hospital des heiligen Georg, aber dieses wurde im Jahre 1895 durch Dr. J. B. Violi gegründet.

Das Hospital Hamidie, welches mehr als 130 Betten hat, nimmt Kinder vom zweiten bis zehnten Lebensjahre auf. Man hat sie bei der Aufnahme in der Poliklinik vorzustellen und eine Erklärung des Polizeikommissars, des Gemeindevorstandes oder des Hodja (Pfarrer) seines Viertels mitzubringen. Im allgemeinen werden die Kinder der ottomanischen Schulen aufgenommen. Früher wurde der Dienst im Hospital von 24 Ärzten getan, jetzt sind es nur noch 12: der Leiter (Dr. Chevkat Bey, ein Bakteriologe), zwei Internisten mit zwei Assistenten, zwei Chirurgen mit zwei Assistenten, ein Radiograph, ein Otolaryngologe, ein Ophthalmologe, ein Arzt für Hautkrankheiten und ein Chemiker. Früher wurden alle Medikamente unentgeltlich in diesem Hospital abgegeben; jetzt wird das nur noch bei einigen sehr armen Kindern getan, da die Zuschüsse sich verringert haben, die die Regierung dem Hospital gewährt. 2500—3000 Kranke werden dort pro Jahr verpflegt. Man rechnet etwa 1,80 Fr. durchschnittlich auf jedes Kind.

Gebäranstalten.

Es existieren zwei Gebäranstalten. Eine dieser Gebäranstalten ist der medizinischen Schule angegliedert und liegt im Quartier von Kadirgalimani in Stambul. Sie wird durch den vorzüglichen Gynäkologen Professor Bessim Omer Bey geleitet. Die andere im Frauenhospital Hasseki, welches sich ebenfalls in Stambul befindet, wird von Professor Assaf Bey dirigiert. Illegitime Mütter und arme Frauen, welche nicht die Mittel haben, zu Hause zu entbinden, werden dort aufgenommen. Es wird dort tadellos aseptisch gearbeitet, so daß Puerperalinfektionen kaum vorkommen. Die Frauen nehmen ihre Kinder mit nach Hause, wenn sie die Anstalt verlassen. Die Kinder der illegitimen Mütter jedoch werden fast alle in die Krippe geschickt.

Verlassene Kinder.

Während der letzten fünf Jahre hat die Polizei in den christlichen Vierteln 460 und in den türkischen Vierteln 375 verlassene Kinder aufgenommen, welche in die Krippe des Armenasyls gebracht wurden. In den letzten drei Jahren wurden 5 Kinderleichen in der Stadt und ihrer Umgebung gefunden, von denen die Ärzte behaupteten, daß sie lebend geboren worden waren. Man hatte es also hier mit Kindesmord zu tun. Die Kindesmorde sind immerhin ziemlich selten, da die illegitimen Mütter die Möglichkeit haben, ihren Zustand zu verstecken und die Kinder unterzubringen. Da die Ärzte die Aborte nicht anmelden müssen, so sind diese an der Tagesordnung. Besonders die türkische Frau findet, wenn sie nicht so viele Kinder will, zuvorkommende Menschen, Hebammen, auch manchmal Ärzte, welche ihr zu Hilfe kommen.

Statistik der Geburten und Sterbefälle bei den Mohammedanern.

Es ist sehr schwer, bei den Mohammedanern die Zahl der Geburten festzustellen. Die Geburtsanmeldung in der Türkei ist nicht obligatorisch, und außerdem werden die Geburten nicht von der Zivilbehörde durch speziell für diesen Zweck angestellte Organe eingetragen, sondern in der Moschee.

Jedoch haben wir durch genaues Durchsehen der Kirchenregister und der Register der Moscheen die ungefähre Anzahl der Geburten der ottomanischen Kinder feststellen können, welche für das Jahr 1908 6404 und für das Jahr 1909 6592 betrug.

Die Sterblichkeitsstatistik, die wir von der Präfektur übermittelt erhalten haben, zeigt, in welcher Weise sich die Mortalität auf die verschiedenen Krankheiten in den Jahren 1908—1909 verteilt.

	Sterbefälle			
	im Jahre 1908		im Jahre 1909	
	von 0—1 Jahr	von 2—15 Jahren	von 0—1 Jahr	von 2—15 Jahren
Diphtherie	9	57	11	33
Enteritis	246	170	382	219
Cerebrospinalmeningitis . .	—	9	1	22
Herzkrankheiten	4	24	6	17
Keuchhusten	7	5	42	44
Masern	39	87	18	53
Scharlach	—	11	2	34
Schlechte Nährung	301	65	315	108
Respirationskrankheiten . .	612	519	495	476
Variola	135	84	19	12
Total:	1353	1031	1291	908

Totgeborene.

Im Jahre 1908 sind 278, im Jahre 1909 238 Totgeburten zu verzeichnen. Hauptsächlich sind es die ottomanischen Frauen, welche infolge ihrer Lebensweise und durch das Fehlen von Hebammen tote Kinder zur Welt bringen.

Im Jahre 1908 betrugen die Totgeburten mohammedanischer Religion 214 und 1909 176. Es folgen die Zahlen der Totgeburten bei den anderen Religionsgemeinschaften.

Jahr	Griechen	Armenier	Israeliten	Mohammedaner	Andere	Total
1908	32	12	20	214	0	278
1909	28	15	18	176	1	238

Impfinstitut.

Dieses Institut ist gegründet worden, um die Ausbreitung der Variola, die zum großen Teil dem Fehlen der Impfung zuzuschreiben ist, in der Stadt und in den Provinzen des Reiches einzuschränken. Zu diesem Zweck hat der Sultan Abdul Hamid im Jahre 1889 die Gründung einer Anstalt zur Gewinnung von Tiervaccine an der Medizinschule angeordnet. Diese Anstalt sollte unentgeltlich die benötigte Vaccine liefern. Bis dahin wurde die Vaccine der Präfektur der Stadt von der Anstalt geliefert, welche Dr. Violi im Jahre 1880 gegründet hatte und welche die erste war, die in der Türkei geschaffen wurde.

Die Variola ist nahezu verschwunden, dank der Menge frischen Pferdeserums, welches abgegeben wurde, und dank den Impfstationen und den vielen unentgeltlichen Impfungen und Wiederimpfungen, welche in den Schulen und in den Asylen mit dieser Vaccine gemacht wurden.

Heut wird bereits bei jeder Gelegenheit ein Impfschein verlangt, so daß die Impfung und Wiederimpfung sowohl durch das Gesetz wie auch tatsächlich obligatorisch geworden ist.

Die Impffrage ist durch Bestimmungen geregelt. Niemand kann ein öffentliches oder privates Amt übernehmen, in einem Regiment oder bei einer Behörde eintreten, wenn er nicht ein vorschriftsmäßig beglaubigtes Zeugnis über die stattgefundene erste und zweite Impfung vorzeigen kann. Kein Kind kann in eine Schule eintreten, wenn die Eltern es nicht vorher impfen lassen. Die dies nicht tun, haben 150 Piaster in Gold zu bezahlen. Diese Regeln werden nicht strikt durchgeführt und die Regierung hat noch keine Strafe für diejenigen verfügt, welche sich nicht impfen lassen.

Bakteriologisches Institut.

Dieses wurde hier auf Befehl des Sultans Hamid gegründet und wurde zuerst von Professor Nicolle geleitet, später von Professor Remlinger vom Institut Pasteur von Paris. Das Diphtherieserum, welches man gratis an die städtischen Ärzte von Konstantinopel und den Provinzen abgibt und das man dem Publikum verkauft, ist von großem Nutzen gewesen. 80% der Kindersterblichkeit sind dadurch verschwunden.

Seit zwei bis drei Jahren ist die Diphtherie eine Krankheit, der man in der Klientel nur mehr sehr selten begegnet.

Institut gegen Tollwut.

Dr. Zoeros Pascha leitete zuerst dieses Institut, dann Professor Remlinger und jetzt Dr. Simond in einem Speziallokal von Stambul.

Alle von tollen Hunden gebissenen Personen der Hauptstadt oder der Provinzen werden dort aufgenommen und unentgeltlich verpflegt. Unter diesen waren 15 Kinder, von denen drei der paralytischen Tollwut erlegen sind.

Öffentliche Fürsorge für die Kinder in den Provinzen des Ottomanischen Reiches.

Bagdad.

Vom italienischen Generalkonsul haben wir die allgemeine Geburts- und Sterbeliste von Bagdad erhalten. Es gibt dort keine Institution für Säuglinge oder für Waisen.

Religionsunterricht	Zahl der Einwohner nach Schätzung	Jahr 1909		Jahr 1910	
		Geburten	Todesfälle	Geburten	Todesfälle
Katholisch	300	5	—	8	2
Syrisch	1800	219	13	35	11
Chaldäisch	5000	101	45	99	31
Katholische Armenier .	360	8	3	11	1
Orthodox. Armenier . .	470	25	7	27	3
Israeliten	45 000	1800	450	1861	435

Beyrouth.

In Beyrouth besitzt das Zentralhaus der barmherzigen Schwestern von St. Vincent de Paul eine Poliklinik für kranke Kinder, ferner das Waisenhaus St. Joseph für Knaben und zwei Asyle für Knaben und Mädchen.

Die italienische Regierung hat ein Kinderasyl gegründet, welches am Tage von Knaben und Mädchen besucht wird, die dort ein Frühstück und Elementarunterricht bekommen. Findlinge sind sehr selten. Die wenigen, die es gibt, werden durch barmherzige Schwestern aufgenommen, welche sie in zwei Häuser schicken, die sie im Libanon besitzen. Sie werden dort durch Ammen vom Lande gestillt. In der katholischen Religionsgemeinschaft wurden 1909—1910 471 Kinder geboren; gestorben sind 114.

	Geburten:			Todesfälle von 1—5 Jahren:	
Knaben	Mädchen	Total	Knaben	Mädchen	Total
233	238	471	61	53	114

Samsum.

In der Stadt Samsum gibt es mehrere Schulen für Knaben und Mädchen. Die Griechen besitzen drei für Knaben und drei für Mädchen. Die katholischen Armenier eine für Mädchen. Die gregorianischen Armenier eine für Mädchen und eine für Knaben. Es gibt dort kein Waisenhaus.

Die Findlinge, die in geringer Anzahl vorhanden sind, werden durch die Kirchen bei Ammen untergebracht oder werden von den Familien behalten, die sie gefunden haben.

In den Jahren 1909—1910 sind in die Liste der griechischen Kirche eingetragen:

	Geburten:			Todesfälle bis zu 3 Jahren:		
Jahr	Knaben	Mädchen	Zusammen	Knaben	Mädchen	Zusammen
1909	149	151	300	22	20	42
1910	119	117	236	15	18	33

	Alter der Gestorbenen:				
Jahr	1. Jahr	2. Jahr	3. Jahr	4. Jahr	5. Jahr
1909	21	7	4	7	2
1910	10	10	7	3	2

Durch den italienischen Konsul in Samsum ist es mir möglich gemacht worden, die Geburten und Sterbezahlen für einen Teil der christlichen Bevölkerung der Stadt Samsum zu erhalten.

Jahr	Geburten			Todesfälle bis zu 5 Jahren		
	Knaben	Mädchen	Zusammen	Knaben	Mädchen	Zusammen
1908	345	360	705	65	70	135
1909	161	179	340	32	34	66
1910	179	181	360	35	37	72
Total:	685	720	1405	132	141	273

Smyrna.

Folgende Stastistik über Geburten und Mortalität während der Jahre 1909 und 1910 hat mir Herr Dr. Paleologes aus Smyrna übermittelt.

Geburten im Jahre 1909.

Knaben	Mädchen	Total	Totgeborene Knaben	Mädchen	Total
2147	2167	4314	509	514	1024

Todesursachen bei den Kindern während des Jahres 1909.

Krankheit	Alter			Total
	0—1 Jahr	1—3 Jahre	3—5 Jahre	
Enteritis	258	92	5	355
Respirationskrankheiten	109	60	23	192
Meningitis tuberculosa	25	36	23	84
Diphtheritis	1	12	1	14
Scharlach	—	—	—	—
Morbillen	1	—	—	1
Eklampsie	25	6	1	32
Pertussis	4	—	—	4
Lungentuberkulose	—	2	7	9
Hereditäre Syphilis	4	—	—	4
Knochenkrankheiten	—	2	1	3
Verschiedene Krankheiten	23	25	21	69
Totaufgefundene Kinder.	—	3	1	4
Variola	56	115	81	252
Total:	506	353	164	1023

im Jahre 1910.

Knaben	Geburten: Mädchen	Total	Knaben	Todesfälle: Mädchen	Total
2711	2814	5525	561	577	1138

Todesursachen der Kinder während des Jahres 1910.

Krankheit	Alter			Total
	0—1 Jahr	1—3 Jahre	3—5 Jahre	
Enteritis	315	111	20	446
Respirationskrankheiten	131	123	25	279
Meningitis tuberculosa	22	32	24	78
Diphtheritis	3	5	8	16
Morbillen	59	18	12	39
Scharlach	18	38	70	126
Eklampsie	27	6	3	36
Pertussis	8	3	2	13
Lungentuberkulose	1	3	4	8
Hereditäre Syphilis	—	1	—	1
Erysipel	—	1	—	1
Knochenkrankheiten	2	—	1	3
Verschiedene Krankheiten	21	41	21	83
Tot aufgefundene Kinder	3	3	3	9
Total:	560	385	193	1138

Was die Türken anbetrifft, so ist die Zahl der Geburten und der Sterbefälle vielleicht eine geringere. Diese geben den Behörden keine offizielle Nachricht im Falle der Geburt oder des Todes eines Kindes.

In Smyrna gibt es ein Waisenhaus, welches vor 40 Jahren von der türkischen Regierung gegründet wurde und in welchem ca. 200 Kinder jeder Religion Aufnahme finden. Außerdem besteht ein griechisches Waisenhaus für 100 Kinder (Knaben und Mädchen), ein italienisches, nach der Königin Elena benannt und für 20 italienische Mädchen bestimmt, sowie schließlich eine Krippe und ein Waisenhaus, welche vor 50 Jahren von den französischen Schwestern Sacré Coeur gegründet wurden und von ihnen geleitet werden und Knaben und Mädchen aufnehmen. Alle Findelkinder, welche in die Krippe aufgenommen werden, werden getauft. Wenn sie älter werden, werden sie dem Waisenhaus überwiesen. Die Findelkinder werden von den Schwestern in Pflege gegeben. Mortalität 45—50%. Eine griechische Krippe Sainte Fotini erhält 30 griechische Kinder, welche zu Ammen in Pflege gegeben werden. Mortalität 40—45%. Die armenischen sowie die israelitischen Religionsgemeinschaften geben die Kinder, welche verlassen sind oder die ihnen anvertraut werden, gleichfalls in Außenpflege.

Trebizonde.

Es existiert ein Waisenhaus mit Krippe unter der Leitung der Kapuziner, in dem man Kinder von der Geburt an aufnimmt und sie bis zum vierzehnten Lebensjahre behält. Man gibt die ausgesetzten Kinder gewöhnlich zu Ammen. Im Alter von zwei bis drei Jahren werden sie dann ins Waisenhaus gebracht.

247 Kinder sind in den Jahren von 1900—1910 in dem katholischen Kirchspiele getauft worden.

Geboren:			Gestorben:		
Knaben	Mädchen	Total	Knaben	Mädchen	Total
121	126	247	36	33	69

Die armenisch-gregorianische Kirchengemeinschaft hat kein Waisenhaus und keine Krippe. Die verlassenen Kinder sind sehr selten, 3 in 10 Jahren und werden auf Kosten der Kirche zu Ammen gebracht.

Statistik.

Jahr	Legitim geborene Kinder			Illegitim geborene Kinder			Mortalität		
	Knaben	Mädchen	Total	Knaben	Mädchen	Total	Knaben	Mädchen	Total
1900	23	28	51	—	—	—	4	3	7
1901	48	49	97	1	—	1	7	6	13
1902	31	20	51	—	—	—	6	5	11
1903	26	29	55	—	—	—	4	2	6
1904	22	23	45	—	1	1	4	3	7
1905	59	41	100	—	—	—	3	2	5
1906	31	46	77	—	—	—	7	6	13
1907	61	70	131	—	1	1	6	9	15
1908	58	62	120	—	—	—	4	5	9
1909	73	66	139	—	—	—	7	7	14
1910	64	74	138	—	—	—	8	7	15
Total:	496	508	1004	1	2	3	60	55	115

Armenisch-katholische Kirchengemeinschaft in Trebizonde. Die Schwestern von Mariä Himmelfahrt haben ein Waisenhaus eröffnet, in welchem sich 40 Mädchen befinden; dasselbe ist seit drei Jahren in Betrieb.

Die Geburten in der Kirchengemeinschaft in den Jahren 1900—1910 sind folgende:

Legitime Kinder:			Illegitime Kinder:			Sterbefälle von 1—5 Jahren:		
Knaben	Mädchen	Total	Knaben	Mädchen	Total	Knaben	Mädchen	Total
71	81	152	2	4	6	18	17	35

Die griechisch-orthodoxe Kirchengemeinschaft in Trebizonde besitzt 88 Schulen für Knaben und Mädchen, hat aber kein Asyl für kranke Kinder und auch keine Poliklinik.

Geburten und Sterbefälle der Kinder während der Jahre 1909 und 1910.

Geburten:			Sterbefälle von 1—5 Jahren:		
Knaben	Mädchen	Total	Knaben	Mädchen	Total
1021	1104	2125	106	109	215

Saloniki.

Durch die liebenswürdige Vermittlung des Generalkonsulats von Italien haben wir die Statistik der Geburten und Sterbefälle der Kinder vom ersten bis zum fünften Lebensjahre erhalten, welche aus den Registern der katholischen Kirche gezogen sind.

Jahr	Geburten			Sterbefälle von 1—5 Jahren		
	Knaben	Mädchen	Total	Knaben	Mädchen	Total
1906	32	41	73	7	5	12
1907	24	27	51	6	8	14
1908	32	33	65	8	7	15
1909	32	34	66	14	15	29
1910	31	33	64	9	11	20
Total	151	168	319	44	46	90

Die Griechen haben ein Waisenhaus, welches für Knaben und Mädchen sehr gut organisiert ist und seit 10 Jahren besteht.

Die Italiener haben auch im vorigen Jahre ein Waisenhaus im Garten des italienischen Hospitals errichtet, in welchem 20 Mädchen untergebracht sind.

Die Israeliten haben kürzlich ein Mädchenwaisenhaus eröffnet. In diesem Institut wachsen die Kinder auf, man gibt ihnen Unterricht und sie lernen ein Handwerk, bis man versucht, sie im Alter von 15 bis 18 Jahren unterzubringen.

Verlassene Kinder sind sehr selten, da die Majorität der Bevölkerung Israeliten sind. Sie werden durch die Kirchengemeinschaft bei Ammen untergebracht; wenn sie zwei bis drei Jahre alt sind, werden sie dem Waisenhaus überwiesen.

Es gibt sehr wenig Armenier und diese benutzen die allgemeinen Institutionen des Landes. Die kranken Kinder werden in den Ambulatorien der verschiedenen Hospitäler behandelt.

Öffentliche Wohlfahrtspflege bei den Griechen und den anderen Volksstämmen gleicher Religion im Ottomanischen Reiche und Fürsorge für orthodoxe Kinder.

Wie wir schon vorher gesagt, hat der Sieger dem Besiegten großmütig das Recht gelassen, seine öffentliche Wohlfahrtspflege selbst zu leiten. Bei den Griechen ist die oberste Leitung derselben dem ökumenischen Patriarchen und den anderen Patriarchen des Orients anvertraut, deren Erlasse vielfach von historischem Interesse sind. Auch heutzutage ist die Oberaufsicht der Wohlfahrtspflege bei den Griechen immer noch Sache der Patriarchen und der Bischöfe (Metropoliten) des Reiches, denen ein Laienbeirat zur Seite steht, dem erwählte Persönlichkeiten von anerkanntem Ruf angehören. In der Organisation der öffentlichen Wohlfahrtspflege ist überall das System der Dezentralisation vorherrschend, nach welchem die Kasse jeder einzelnen Kommune in ihrem Distrikt für die Anforderungen der Wohlfahrtspflege aufkommt. Bei den Griechen aber tritt das Kirchspiel an Stelle der Kommune. Unabhängig von der Einteilung der städtischen Behörden teilt sich bei den Griechen jede Stadt und jedes Dorf in Kirchspiele, welche den Namen der Kirche tragen, zu welcher sie gehören. Jedes dieser Kirchspiele hat die Pflicht, für den Unterhalt seiner Bewohner und für die Unterstützung seiner Bedürftigen und Kranken zu sorgen.

Die Einnahmequellen der Kirchspielkasse für Wohlfahrtszwecke sind: die Kollekten in den Kirchen, die Schenkungen und die außerordentlichen Beiträge.

Der Vorstand der Kirchspiele besteht aus Kuratoren, die in den Generalversammlungen des Kirchspiels gewählt und durch die Patriarchen und Bischöfe (Metropoliten) bestätigt werden. Die Kasse jedes Kirchspiels unterhält unentgeltliche Schulen, unterstützt — je nach ihren Mitteln — die Armen in ihren Bezirken, erhält und erzieht die Findlinge[1]) des Viertels, nimmt als verzinsliche Depots die Ersparnisse, hauptsächlich der Witwen und Waisen, an, verleiht Gelder, verteilt außerordentliche Gaben zu Ostern, zu Weihnachten und während des Winters und läßt diejenigen ihrer Einwohner, denen es nötig ist, in das Hospital oder das Zentralasyl überführen. Außerdem kümmern sich die Ephoren um die moralisch verlassenen und vagabundierenden Kinder ihres Bezirkes. In den Provinzen und Dörfern, in denen das System des Altenrates existiert, übt diese Autorität ihre Rechte gemeinsam mit den Ephoren aus.

Überall wo in den großen Städten wie: Konstantinopel, Smyrna, Saloniki, Metelin, Chio, Janina, Monastir, Sérès, Varua, Trébizonde usw. die Notwendigkeit sich gezeigt hat, zentrale Einrichtungen zu besitzen, sind dieselben durch Beiträge und Schenkungen gegründet worden. In Konstantinopel existieren nationale philanthropische Institute, welche in der Umgegend der Stadt, in Yédi-coulé, liegen und welche aus einem Hospital mit 400 Betten[2]), einem Irrenasyl für 450 Personen, einem Waisenhaus für 150 Waisen, einem Altenasyl usw. bestehen. In diese philanthropischen Institute werden manchmal die vagabundierenden oder moralisch verlassenen Kinder geschickt.

Ferner existiert der Verein „Philoptochos" der griechischen Damen von Pera (Konstatinopel), der sich mit allgemeiner Wohltätigkeit beschäftigt. Dieser Verein teilt sich in drei Sektionen:

1. allgemeine Unterstützung;
2. Unterstützung durch Arbeit (Arbeitsstuben für weibliche Arbeiten für 200 Arbeiterinnen);
3. ärztliche Unterstützung (Poliklinik, ärztliche Hilfe im Hause selbst, unentgeltliche Abgabe von Medikamenten, Verteilung von Fleisch und Milch).

---

[1]) Über die Findlinge der griechischen Kommune Pera siehe: Revue Médico-Pharmaceutique, September 1888, und den von uns verfaßten Bericht einer Kommission, welche 1888 ad hoc eingesetzt war.

[2]) Was die Hospitäler von Konstantinopel anbetrifft, siehe: Le Chevalier. Les hôpitaux de Constantinople, Paris 1885.

Außerdem existieren noch Vereine für gegenseitige Hilfe, welche von den Personen eines gleichen Landes oder einer gleichen Stadt organisiert werden, welche in Konstantinopel und in anderen großen Städten funktionieren und die Geld beisteuern, um die Schulen ihrer Heimatländer zu erhalten, z. B. Epirus, Thrakien usw.

Dies ist in großen Zügen die Organisation der öffentlichen Wohlfahrtspflege bei den Griechen und den anderen Völkern orthodoxer Religion des ottomanischen Reiches. In den Städten und Dörfern wird sie in ähnlicher Weise ausgeübt wie in der Hauptstadt. Es ist selbstverständlich, daß die Wohlfahrtspflege sich nach den Mitteln, welche jede Kommune besitzt, richtet. In einigen Orten, z. B. auf einigen Inseln des Archipels, ziehen die Ephoren und der Altenrat eine kleine Taxe für die Zwecke der Wohltätigkeit ein, und da die Bedürftigen der griechischen Bevölkerung jeden Tag wachsen, sieht man in Konstantinopel immer neue Vereine sich bilden, welche die neuen Wohltätigkeits-Institutionen durch die Beiträge ihrer Mitglieder und durch die Wohltätigkeitsfeste, die sie jedes Jahr veranstalten, erhalten.

Die Orthodoxen haben außer dem großen nationalen Hospital von Yédicoulé, in welchem Kinder von acht Jahren an aufgenommen werden, eine Organisation für Findlinge in Pera, ein Asyl für Mütter in Pera, ein großes Waisenhaus, welches auf den Hügeln der Insel Prinkipo errichtet ist und ein Waisenhaus auf der Insel Proti.

Griechisches Nationalhospital.

Die Gründung dieses Hospitals ist keine einheitliche. Das Etablissement führt seinen Ursprung auf fünf damals in Konstantinopel existierende Hospitäler zurück, deren eines, in dem Hofe der Kirche von Notre Dame in Egri-Kapou gelegen, aus dem Jahrhundert der Oberherrschaft stammt und einigen Irren und Unheilbaren als Zuflucht diente.

Die anderen vier Hospitäler waren:

1. Das Kloster St. Georg von den Glocken in Prinkipo;
2. das Kloster von Taxim, das an der Stelle gestanden hat, an der jetzt die Kirche der Trinität steht und das für Pestkranke bestimmt war;
3. das von Kemer-Alti, in welchem die wirklichen Kranken untergebracht wurden und welches vor nicht allzu langer Zeit demoliert wurde, da an der Stelle das Gebäude von Buyuk-Millet-Han aufgeführt werden sollte;
4. geht aus zwei Inschriften, welche heute den Brunnen des Haupthofes zieren, hervor, daß ein viertes Kloster durch das Syndikat der Gewürzkrämer, wenige Schritte von der goldenen Pforte gelegen, gegründet worden war, auf dem Platz, auf dem heute das Waisenhaus steht.

Das unter 4. genannte Hospital wurde durch einen Brand zerstört und im Jahre 1793 durch den Patriarchen Neophytos wieder neu aufgebaut und für die Pestkranken eingerichtet. Da jedoch die große Landstraße an den Mauern dieses Hospitals entlang lief, was mit seiner Bestimmung nicht gut vereinbar war, ordnete der Sultan Mahmud an, daß das Gebäude niederzulegen und auf einem großen Terrain einige 200 m entfernt wieder aufzuführen sei. Während des Neubaus, welcher zwei Jahre dauerte, schien es, als wenn jede Pestgefahr verschwunden sei, und so vereinigte man im Jahre 1839 alle Inwohner, welche in den obengenannten vier Klöstern untergebracht gewesen waren, in einem

Hause, indem man außer den wirklich Kranken und den Irren, einige Büßer und Büßerinnen, Waisen, Witwen, Greise, Sieche und Arme usw. aufnahm.

Im Jahre 1850 hatte der erste Patriarch die Absicht, wenigstens die kleinen Waisenkinder einer so wenig für sie geeigneten Nachbarschaft zu entziehen und wollte, um diese Absicht auszuführen, auf dem Komplex der 1850 konstruierten Gebäude ein neues Asyl gründen. Unglücklicherweise starb er zu früh, und seine Nachfolger bevölkerten die bestehenden Gebäude in ihren verschiedenen Teilen mit Waisen, Frauen, Greisen und Irren. Das war ja wohl nicht richtig, aber wenigstens wurde damals die elementarste Trennung der Inwohner durchgeführt, so daß wenigstens die körperlich Kranken von den körperlich Gesunden geschieden wurden; damit war der erste Anfang einer Organisation geschaffen.

Am Ende des Krimkrieges kaufte der Arzt des Hospitals, Dr. Valvi, alle Eisenbetten des englischen Hospitals von Scutari. Später riß er alle Umfassungsmauern früherer Zeiten, welche nicht mehr zu Recht bestanden, nieder. Er machte außerdem eine zweite Teilung unter den Inwohnern, indem er die internen und externen Krankheiten trennte. Er setzte es durch, daß ein Chirurg angestellt wurde, und organisierte einen regelmäßigen ärztlich-chirurgischen Dienst. Dadurch waren natürlich keineswegs die Anforderungen moderner Hygiene erfüllt: Das Meer warf an das dem Hospital nahegelegene Ufer Tierkadaver aus; es waren Sümpfe und außerdem das Schlachthaus von Véli-Zadé ganz in der Nähe. Immerhin aber war das Hospital im Fortschritt begriffen.

In den Jahren 1833—1859 betrug die Belegung der Anstalt 755—2987 Köpfe; in den Jahren 1853—1858 stieg die Zahl der Eingelieferten bedeutend. Nach 1870 kam man auf den Gedanken, eine Spezialabteilung für Sieche und Greise zu gründen. Man führte für diese ein Spezialgebäude auf der nach Balukli zu gelegenen Seite auf und man vergrößerte ihre Abteilung nach und nach und im Verhältnis zur Aufnahmezahl.

Im Jahre 1882 wurde eine weitere Teilung vorgenommen. In einem ad hoc gegründeten Gebäude wurden die Irren definitiv untergebracht.

Damals waren im Hospital 176 männliche und 87 weibliche Irre.

Die medizinischen und chirurgischen Abteilungen entwickelten sich analog und die Waisenabteilung, welche infolge all dieser Veränderungen endlich für die Waisen allein reserviert worden war, bevölkerte sich mehr und mehr. Ein Kuhstall, welcher 1882 erbaut worden war, lieferte den Kranken eine hygienische, tadellos reine, unabgerahmte und reichliche Milch. So hatten sich die Dinge also ständig besser gestaltet und das Hospital war im Fortschreiten begriffen, als das Erdbeben von 1894 allen diesen Bestrebungen ein Ende machte.

Vom Waisenhause, welches ein kolossales Steingebäude von 3 Stockwerken war, blieb und bleibt auch heute nichts mehr als eine Ruine, von der man kaum das Erdgeschoß benutzen kann. Viele Gebäude mußten niedergelegt werden. Die chirurgische Abteilung war furchtbar beschädigt. Die Summe von 5000 Pfund, welche für die Niederlegung der durch das Erdbeben untauglich gemachten Gebäude nötig war, kann allein schon einen Begriff von dem entsetzlichen Unglück geben.

Seitdem ist ein relativer Stillstand zu verzeichnen, denn bevor man wieder fortschreiten kann, muß man zunächst die Schäden wieder ausbessern. Unglücklicherweise sind die Einkünfte des Hospitals sehr gering im Verhältnis zu der Anzahl der Verpflegungsbedürftigen, im Verhältnis zu dem Elend, dem es Erleichterung zukommen lassen soll und dem Schaden, welchen es heilen soll (5—6000 Kranke pro Jahr).

Das Hospital muß 1200 Menschen pro Tag verpflegen: 400 Kranke, 400 Irre, 150 Sieche und Greise, 150 Waisen und ein Dienstpersonal von mehr als 150 Personen. Die kaiserliche Regierung schickt regelmäßig 90 kg Brot und 70 kg Fleisch dem Hospital zu. Sie befreit das Hospital von allen Steuern und Zolllasten; die übrigen Ausgaben werden durch die Einkünfte der Klöster, aus Kollekten, welche in allen griechischen Kirchen von Konstantinopel gesammelt werden, durch Beiträge und Schenkungen edler Wohltäter gedeckt. Diese Summen werden durch die vom Patriarchen von Konstantinopel zusammengesetzten Ausschüsse verwaltet.

Die Ärzteschaft setzt sich zusammen aus: 3 Chefärzten für interne Krankheiten, einem chirurgischen Chefarzt, einem Ophthalmologen, einem Nervenarzt, sowie einem Bakteriologen, außerdem 3 „chefs de chinique" und 6 Assistenten.

Reichen Wohltätern des Hospitals hat dieses auch die in der letzten Zeit aufgeführten und eingerichteten chirurgischen Säle, Operationssäle, die für Tuberkulose und Radiographie bestimmten Säle, die Poliklinik für äußere Krankheiten, eine musterhaft eingerichtete Apotheke, ein chemisches Laboratorium, Apparate zur Desinfektion und zur Sterilisation, alles nach dem neuesten System zu verdanken.

Société Philoptochos.

Dieser von griechischen Damen gegründete Verein hält in einem eignen Lokal und durch eigene Ärzte, deren Vorsteher der Dr. Antonacopoulo ist, unentgeltliche poliklinische Sprechstunden ab für die Armen der Stadt; zu diesen sind alle Kinder ohne Unterschied zugelassen. Außer der unentgeltlichen Konsultation selbst erhalten die Kranken Medikamente und wenn nötig auch Milch oder Fleisch. Die bei dem Verein angemeldeten Armen werden auch in ihrem eigenen Hause durch die Ärzte des Vereins besucht.

In den Jahren 1860—1910, in den 50 Jahren, seitdem die Gesellschaft besteht, sind 50 601 Kinder versorgt worden.

In der Impfabteilung, die unter Dr. Violi steht, der auch unentgeltlich die Lymphe liefert, sind 8311 Personen geimpft worden.

Fürsorge für Findlinge durch verschiedene griechisch-orthodoxe Kommunen von Konstantinopel.

Wir verdanken Fräulein Noémie A. Zoeros Pascha, der Präsidentin des Fräuleinkomitees für die Verbesserung des Schicksals der unterstützten Kinder, welche „Waisen der allerheiligsten Jungfrau" genannt werden, die Mitteilungen, welche hier über die interessante Poliklinik der unterstützten Kinder der griechischen Kommune von Pera folgen.

Die Findlinge griechischen Ursprungs wurden von Alters her in der Einfriedung der orthodoxen Kirchen ausgesetzt, wenn nicht ein bestimmter Zusammenhang oder der Wunsch einen wohltätigen Beschützer zu finden, die Veranlassung dazu gab, das Kind an der Tür von Privatleuten auszusetzen. Die Fürsorge für die unterstützten Kinder wurde in seiner heutigen Form durch den Dr. Spiridon C. Zavitziano, einen Korfioten, der mehrere Jahre in Konstantinopel praktizierte, im Jahre 1889 eingerichtet.

Dr. Zavitziano hat von vornherein das Familiensystem vorgezogen Jeder Findling mußte durch den leitenden Arzt im Laufe von 24 Stunden nach der Aussetzung bei einer Pflegefrau untergebracht werden. Diese Pflegemutter mußte vorher in einer Liste eingeschrieben sein, und eine der Damen mußte die Pflegestelle zur Feststellung des hygienischen Zustandes derselben besucht haben.

Die gleich nach der Aussetzung in das Register der Religionsgemeinschaft eingetragenen Findlinge sind von Rechtswegen ottomanische Untertanen. Sie werden zu gleicher Zeit auch noch in ein Spezialregister des ärztlichen Dienstes eingetragen, und für jeden wird ein Journalblatt angelegt, in dem die Matrikelnummer, der Name, das Datum der Aussetzung, das Aufnahmegewicht sowie andere irgend wie bemerkenswerte Besonderheiten notiert werden. Die Pflegemütter haben zweimal wöchentlich die Kinder dem Arzte vorzustellen. Dieser wiegt sie und verordnet das Notwendige für sie.

Krippen, im eigentlichen Sinne des Wortes, sind nicht vorhanden; ebenso wenig haben wir irgend ein Asyl. Man könnte höchstens unter diese Kategorie ein kleines Heim für Findlinge zählen, in dem etwa 15 Kinder im Alter von 5—15 Jahren untergebracht sind. Sie werden dort besonders gut verpflegt und erzogen, bis sie in die Lehre gegeben werden. Die Altersgrenze für die Selbständigkeit ist unter normalen Verhältnissen das siebzehnte Lebensjahr. Das Ziel dieser Anstalt ist im wesentlichen, die Adoption durch kinderlose Eltern zu befördern. Ungefähr 15 (15—20) pro Jahr werden auch wirklich adoptiert. Die Zahl der Aussetzungen beträgt ungefähr 30 pro Jahr. Siehe folgende Tabelle.

Jahrgang

| 1900 | ausgesetzt | 18 männliche, | 23 weibliche | = 41 gesamt |
| 1901 | „ | 15 „ | 18 „ | = 33 „ |

1902	vom Vorjahre verblieben	81,	ausgesetzt	24 männliche,	22 weibliche
1903	„	„	„	98,	„	14 „	16 „
1904	„	„	„	99,	„	20 „	12 „
1905	„	„	„	95,	„	21 „	23 „
1906	„	„	„	92,	„	17 „	13 „
1907	„	„	„	81,	„	20 „	14 „
1908	„	„	„	89,	„	22 „	12 „
1909	„	„	„	93,	„	16 „	20 „
1910	„	„	„	79,	„	18 „	10 „

Die Durchschnittsmortalität des Jahres 1910 beträgt 16%. Unter diesen sind zwei Säuglinge, welche fast sterbend eingeliefert wurden und zwei, welche ernste Zeichen von kongenitaler Syphilis zeigten. Die Durchschnittsmortalität der letzten 5 Jahre betrug 13%.

Die Fürsorge für die unverheirateten Mütter ist keine offizielle, aber in Ausnahmefällen wird alles getan, was für den Schutz der Mütter geschehen kann. Manche Frau hat nach einigen Jahren energischer Arbeit ihr Kind anerkennen und aus dem Findelhaus zu sich nehmen können.

Die Inspektion der Pflegemütter, die Bekleidung der Kinder, ihre Erziehung und andere derartige Dinge sind einem permanenten Komitee, bestehend aus drei Fräuleins, unterstellt. Sie werden durch eine Anzahl junger Mädchen, welche ihnen freiwillig assistieren, unterstützt.

Der tägliche ärztliche Dienst wird durch drei der berühmtesten Spezialisten ausgeführt, welche ihre Dienste unentgeltlich leisten.

Ein Verein, welcher zum Zwecke der Verbesserung des Schicksals der Findlinge im allgemeinen und im besondern für dieses Institut gegründet ist, erhebt aus den kommunalen Fonds 30 000 Fr., welche zur Bestreitung der verschiedenen Ausgaben (Bezahlung der Pflegemütter, etwa 16 Fr. pro Monat und pro Kind, Bekleidungskosten und Unterhaltungskosten des Heimes, Medikamente, Gehälter usw.) jährlich nötig sind.

Mütterasyl.

Im Jahre 1904 haben sich mehrere Damen von Pera unter der Leitung des Dr. Limarachis zu einem Komitee vereinigt und haben das Mütterasyl gegründet, dessen Ziel es ist, zu Hilfe zu kommen:

1. den ortsangehörigen verheirateten Frauen, welche während ihrer Niederkunft entweder pekuniärer oder ärztlicher Hilfe bedürfen;
2. den armen kranken oder nicht kranken Kindern bis zum Alter von 7 Jahren.

Die Hilfe für die Frauen erstreckt sich darauf, daß sie während ihrer Schwangerschaft untersucht und durch einen Spezialisten, den Dr. Mertzaris, überwacht werden. Wenn sie entbinden, schickt man ihnen eine Hebamme mit den Medikamenten und allem sonst Nötigen, auch Kinderwäsche usw. Ist die Entbindung nicht normal, so wird auch ein Arzt hingesendet. Die Frauen, welche sich bei der Institution eingeschrieben haben, müssen wirkliche Arme, der Hilfe bedürftig und gesetzlich verheiratet sein.

Im Mütterasyl werden populäre Vorträge während des ganzen Jahres gehalten, um Begriffe über Schwangerschafts- und Wochenbetthygiene und über die erste Pflege des Kindes zu verbreiten.

Die Hilfe für die gesunden Kinder wird in der Weise ausgeführt, daß das Damenkomitee eine Anzahl legitimer armer Kinder, am liebsten Waisen, in Pflege gibt, welche das Komitee bis zu dem oben erwähnten Alter von 7 Jahren in Pflege gibt.

Diese Kinder werden durch die Damen des Komitees und den Pädiater des Vereins überwacht, welcher sie zweimal im Monat besuchen und in ein Kontrollbuch den Gesundheitszustand eintragen muß. Die Damen besuchen die Kinder bei den Pflegemüttern mehrmals im Monat und konstatieren den Sauberkeitszustand des Kindes und der Wohnung der Pflegemütter. Nach dem vollendeten siebenten Lebensjahre werden die Kinder ihren nächsten Verwandten übergeben oder wenn sie keine solchen haben, einem anderen philanthropischen Verein überwiesen, der ihre Erziehung übernehmen kann. Gegenwärtig hat das Mütterasyl einige 30 Kinder in Pflege.

Was die kranken Kinder anbetrifft, so wird für diese jeden Tag eine poliklinische Sprechstunde abgehalten, in welcher auch unentgeltlich Medikamente und die nötige Milch verteilt wird. Wenn das Kind nicht imstande ist, die Sprechstunde zu besuchen, so hat der Arzt des Asyls die Pflicht das Kind aufzusuchen.

Die Sprechstunden, in welchen Kinder bis zu 8 Jahren zugelassen sind, sind ziemlich besucht und die Zahl der Besucher steigt von Jahr zu Jahr. So waren z. B. im Jahre 1906, dem Eröffnungsjahre der Sprechstunden, kaum einige zehn Kinder da, aber im Jahre 1907, als der Posten des Arztes dem Dr. Christos Dallas übertragen worden war, hatten wir 660 Besuche zu verzeichnen, im Jahre 1908 stieg die Zahl auf 1168, im Jahre 1909 auf 1949.

Im Laufe des Jahres 1910 war man gezwungen, einen Monat lang die Sprechstunde auszusetzen, dadurch ist die Frequenz auf 1604 zurückgegangen. Im laufenden Jahre (1911) ist die Besuchszahl ungefähr dieselbe.

Der Verein des Mutterasyls ist durch griechische Damen von Pera gegründet worden. Aber es herrschte dort immer der Wunsch, sich möglichst international auszugestalten und infolgedessen sind ihm auch Damen anderer Nationalität beigetreten. Ebenso sind auch die Kinder, welche in die Sprechstunde kommen, griechischen, türkischen, armenischen, israelitischen, katholischen Ursprungs und es wird kein Unterschied in bezug auf Abstammung und Religion gemacht.

Griechische Waisenhäuser auf den Prinzeninseln.

Die griechische Religionsgemeinschaft hat ein herrliches Gebäude auf den Hügeln der Insel Prinkipo am Marmarameer gekauft, um die Waisen, welche im Hospital von Yede-Koule stationiert waren, dort unterzubringen. In diesem neuen Gebäude sind mehr als 300 Kinder untergebracht, denen Elementarunterricht und dann ein Handwerk zugänglich gemacht werden. Wenn sie das Alter von 16—18 Jahren erreicht haben, werden sie entweder entlassen, wenn sie sich selbst Stellen suchen wollen oder man sucht ihnen gute Stellen. Diese Institution wird vom Patriarchen und einem Rat der Notablen der Nation erhalten, welche letztere jährlich ein Wohltätigkeitsfest zu gunsten der Waisen veranstalten.

Auf der Insel Proti ist vor 3 Jahren ein Waisenhaus errichtet worden, in dem 50 Mädchen untergebracht sind. Wir verdanken diese Institution dem Edelmut und der Freigiebigkeit des Herrn Alexander Siniosoglou, welcher die zur Gründung und Erhaltung notwendige Summe in seinem Testament zur Verfügung gestellt hatte. Aus den Registern der griechischen Kirchen von Pera, Galata und Ferikeuy haben wir die Geburten der in den letzten 5 Jahren getauften Kinder und die Mortalität der Kinder vom ersten bis zum fünften Lebensjahre herausgeschrieben.

Vergleich der Geburten und Sterbefälle in den Jahren 1906—1910 in Pera.

(Ausgezogen aus dem Register der griechischen Kirche von Pera.)

Jahr	Geburten			Todesfälle			Aborte
	Knaben	Mädchen	Gesamtzahl	Knaben	Mädchen	Gesamtzahl	
1906	310	326	636	91	87	178	55
1907	308	332	640	94	79	173	35
1908	318	332	650	89	87	176	41
1909	334	335	669	94	97	193	33
1910	310	339	649	100	71	171	35
Total:	1580	1664	3244	468	421	889	179

Griechische Kirche in Galata.

Jahr	Geburten			Todesfälle			Aborte
	Knaben	Mädchen	Gesamtzahl	Knaben	Mädchen	Gesamtzahl	
1906	151	157	308	44	45	89	19
1907	178	168	346	52	34	86	24
1908	138	177	315	63	32	95	16
1909	215	195	410	68	53	121	14
1910	159	181	340	53	42	95	17
Total:	841	878	1719	280	206	486	90

Griechische Kirche in Ferikeuy.

Jahr	Geburten			Todesfälle		
	Knaben	Mädchen	Gesamtzahl	Knaben	Mädchen	Gesamtzahl
1906	13	14	27	3	3	6
1907	11	7	18	2	2	4
1908	11	18	29	3	5	8
1909	25	27	52	10	7	17
1910	37	25	62	8	4	12
Total:	97	91	188	26	21	47

Die griechisch-orthodoxen Kinder, die griechische Untertanen sind, besuchen dieselbe Schule und werden in denselben Wohlfahrtsinstituten aufge-

nommen, welche auch für die griechisch-orthodoxen Kinder, welche ottomanische Untertanen, bestimmt sind.

Die katholischen Griechen (griechische sowohl wie ottomanische Untertanen) haben eine eigene Elementarschule für ihre Kinder, im übrigen aber
haben sie Anteil an allen Instituten des Landes.

Öffentliche Wohlfahrtspflege bei den gregorianischen Armeniern.

Die Armenpflege ist im System der der Griechen sehr ähnlich. Die Oberaufsicht wird durch die kirchlichen Behörden mit Unterstützung des Laienrates,
der aus armenischen Notablen, welche von der Nation ausgewählt sind, geführt.
Das Kirchspiel ist die Basis der Einteilung und wird von den Ephoren, welche
von den Bewohnern des Distriktes gewählt werden, geleitet. Überall wo die
Mittel es eben erlauben, werden philanthropische Zentralanstalten gegründet.
In Konstantinopel befinden sich die philanthropisch-armenischen Gründungen
in Yede-Koule (Hospital mit 150 Betten, Irrenasyl für 250 Personen, Waisenhaus, Altenasyl). Die Armenier haben auch Wohlfahrtsvereine und auch dort
wird privatim viel Geld für diese Zwecke gegeben.

Das armenisch-gregorianische Hospital Surp-Perchitche ist im Jahre 1834
in Yede-Koule, in der Nähe von Stambul, gegründet worden. Dort wurden
alle Kranken aufgenommen, welche bis zu seiner Gründung anderweitig —
zum Teil in Narli-Kapou, ein Teil im Taxim (Surp-Haroutieune) in der Nähe
der früheren französischen und griechischen Hospitäler — untergebracht waren.
Es sei bemerkt, daß es in gleicher Weise wie das griechische Hospital nicht nur
die Kranken, sondern auch die Waisen, Witwen, Armen, Siechen usw. aufnahm.

Ein Anfang von Organisation kam erst gegen das Jahr 1868 in die Sache.
Damals wurde dem Ephoren ein Rapport eingereicht, welcher zu etwas mehr
Interesse für die Sache führte. Damals gab es nur einen Isolierpavillon für
ansteckende Krankheiten, der früher für die Pestkranken in Betrieb gewesen
war, den Pavillon Surp-Agop.

Die wirklichen Reformen haben erst im Jahre 1891 eingesetzt. Damals
fing man an, die eingelieferten Fälle in chirurgische und interne zu teilen und
im Jahre 1892 wurden auch die Irren von den übrigen separiert. Jede Abteilung bekam einen Titulararzt und einen Assistenten. Die Frequenz, die im
Jahre 1880 nur 209 Personen gewesen war, ist damals sehr schnell auf 600 gestiegen und die Sterblichkeit hat bedeutend nachgelassen.

Im Jahre 1895 wurd eine besondere Abteilung für Otologie, Laryngologie und Oph-
thalmologie eingerichtet. Später wurde ein Pavillon für Chirurgie, für die Isolierung und für
die tägliche Poliklinik errichtet. Sogar venerische Krankheiten werden aufgenommen.
Ein Zahnarzt ist dem Hospital attachiert.

Jetzt besteht das Hospital aus verschiedenen Abteilungen, welche wir hier aufzählen
wollen: chirurgische, interne Krankheiten und Frauenkrankheiten (200 Betten), Idioten
und Irre (300 Betten), Sieche und Greise (200 Betten), Waisenhaus (300 Kinder), Büßer
(50 Betten), Werkstätte usw.

Wir wollen noch einige Worte über das Waisenhaus und die Werkstatt
sagen. Früher wurden die Waisen zusammen mit den anderen untergebracht.
Die Ärzte jeder Abteilung besuchten sie abwechselnd von Zeit zu Zeit. Jetzt
ist ein besonderer Arzt für das Waisenhaus angestellt. Die dort aufgenommenen
Waisen stammen hauptsächlich aus der Provinz. Ein sehr guter Elementar-
unterricht wird ihnen gegeben, in welchem türkisch, französisch, armenisch,
Geschichte, Religion, Geographie, Mathematik, Zeichnen, Schönschreiben,
Rechnen usw. enthalten ist. Außerdem nimmt man die Kinder als Schneider

Schuster, Weber und Tischler in die Lehre. Seit dem Jahre 1872 wird auch die Fabrikation von Kerzen betrieben und seit 1894 die Fabrikation des Zigarettenpapiers. Neben den Waisen haben auch die Greise und Armen, wenn sie dazu fähig sind und die Büßer ihren Platz in der Werkstatt. Das Waisenhaus nimmt einige 50 junge Studenten, welche in Konstantinopel studieren möchten, aber weder Unterkunft noch Mittel haben, auf. Analog mit der Entwicklung des Hospitals hat sich auch diejenige des Gebäudes, in dem es untergebracht ist, vollzogen. Bis 1892 war es aus Holz aufgeführt. Nach und nach wurde es abgerissen, um durch steinerne, gut lüftbare, gut beleuchtbare und vorzüglich eingerichtete Pavillons ersetzt zu werden. Von dem alten Holzbau steht heute nur noch als Provisorium die Kirche und ein kleiner Teil des Seitenflügels.

In den meisten unserer großen Hospitäler wird die Nahrung den Kranken auf kleinen Wärmewagen gebracht; Kalt- und Warmwasserzuleitung durch den Thermosiphon ist in allen Sälen angebracht. In allen Klosetten haben wir eine vorzügliche Wasserspülung und Chamberlainfilter.

Im Jahre 1898 ist die Hydrotherapie und das Telephon eingeführt worden. Die Patienten werden auf sehr bequemen Wagen von der Höhe der Betten transportiert. Eine sehr reichhaltige und abwechslungsreiche Bibliothek steht den Patienten zur Verfügung.

Man hat einen Desinfektionsapparat gekauft und die Waschküche, welche zu wünschen übrig ließ, neu eingerichtet. Außerdem sind Autoklaven für die Sterilisation der Verbände angeschafft worden.

Die Anstalt bekommt von der ottomanischen Regierung einen kleinen Zuschuß und außerdem geben die Kirchen und die reichen Armenier jährliche Schenkungen, um es zu erhalten. Da diese Summen aber nicht zur Erhaltung der Anstalt ausreichen, so wird jedes Jahr ein Wohltätigkeitsfest zu ihren Gunsten veranstaltet.

Waisenhäuser.

Außer dem Waisenhaus für Knaben, welches sich in der Umfriedung des Waisenhauses von Yede-Koule befindet, in dem die Kinder vom vierten oder fünften Lebensjahre an aufgenommen werden, existiert eine andere Anstalt dieser Art für Mädchen: in Haskeuy, einem Dorfe am Goldenen Horn. Dieses Waisenhaus für Mädchen ist durch eine wohltätige Armenierin, Fräulein S u r p u i M a i r a b e t, gegründet, welche es persönlich leitet. In diesem Waisenhaus sind 75 Mädchen untergebracht, welche Elementarunterricht, Nähen und häusliche Arbeiten lernen.

In letzter Zeit ist ein Waisenhaus für die Kinder der Eltern, welche Opfer des Massakers von Adana geworden sind, gegründet worden; die Kosten werden von der Nation getragen. Wir haben einige Damenkomitees, welche sich mit Wohlfahrtspflege beschäftigen und welche jährlich Wohltätigkeitsfeste zu gunsten der Schulen und Waisenhäuser für Knaben und Mädchen in der Hauptstadt wie in den Provinzen veranstalten.

Verlassene Kinder.

Die sehr seltenen Findlinge werden durch die armenischen Kirchen aufgenommen, welche sie in Pflege geben und durch die Komitees der Kirchen überwachen lassen. Wenn sie groß genug dazu sind, kommen sie, falls sie nicht von Familien adoptiert werden, ins Waisenhaus.

Die Statistik der Geburten und der Sterblichkeit vom ersten bis zum fünften Lebensjahre ist mir durch Vermittlung des Patriarchen zugänglich gemacht worden:

Geburten und Sterbefälle in den verschiedenen Kirchspielen von Konstantinopel in den letzten 5 Jahren.

Jahr	Geburten							
	Eheliche Kinder			Uneheliche Kinder			Verlassene Kinder	
	Knaben	Mädchen	Zusammen	Knaben	Mädchen	Zusammen	Knaben	Mädchen
1906	184	164	348	10	4	14	1	—
1907	161	183	344	10	3	13	—	—
1908	156	202	358	5	12	17	—	—
1909	159	157	316	9	10	19	—	—
1910	180	181	361	5	7	12	—	—
Total:	840	887	1727	39	36	75	1	—

Jahr	Todesfälle					
	Eheliche Kinder			Uneheliche Kinder		
	Knaben	Mädchen	Zusammen	Knaben	Mädchen	Zusammen
1906	23	14	37	—	2	2
1907	21	14	35	3	—	3
1908	17	7	24	—	2	2
1909	19	14	33	1	—	1
1910	13	22	35	—	—	—
Total:	03	71	164	4	4	8

Armenisch-katholisches Hospital von Sourp Agop.

Die katholischen Armenier besitzen ein Hospital in Pera auf der Promenade des Taxim. Dieses Hospital hat 60 Betten; man nimmt keine Kinder dort auf. Es ist sehr schön auf den Höhen von Taxim gelegen, läßt aber sonst viel zu wünschen übrig, da die Verwaltung sich wenig darum bekümmert und es vorzieht, die durch den Besitz des Hospitals ihm zufließenden Renten aufzuhäufen, anstatt das Hospital in einen Zustand zu versetzen, in dem es seinem Lande zur Ehre gereichen würde. Es existieren verschiedene Schulen für Knaben und Mädchen und bei den Schwestern der „unbefleckten Empfängnis" ein Waisenhaus für Knaben und Mädchen, welches durch die Almosen der Mitglieder der Religionsgemeinschaft und durch jährlich gegebene Wohltätigkeitsfeste erhalten wird.

Statistik der in den Kirchen von Pera und Galata getauften Kinder.

Jahr	Eheliche		Uneheliche		Todesfälle von 1—5 Jahren	
	Knaben	Mädchen	Knaben	Mädchen	Knaben	Mädchen
1906	27	27	2	2	7	3
1907	26	25	2	3	6	5
1908	28	23	1	1	7	6
1909	38	37	1	1	5	3
1910	37	26	2	3	5	3

Die protestantischen Armenier haben eine Mädchenschule in Scutari; im übrigen frequentieren sie die gregorianischen Institutionen.

Die katholischen, chaldäischen und syrischen Religionsgemeinschaften besitzen zwei Elementarschulen für Knaben und Mädchen. Um die Kinder aufzuziehen, sie zu pflegen wenn sie krank sind, benutzen sie die Institutionen des Landes.

Öffentliche Wohlfahrtspflege bei den Israeliten.

Diese Religionsgemeinschaft folgt ebenfalls im ganzen Ottomanischen Reiche der Einteilung nach Kirchspielen. Der Verwaltungsrat jeder Synagoge, welcher durch die Angehörigen des Kirchspiels erwählt wird, bekümmert sich um die Armen im Kirchspiel unter der Verwaltung der Rabbiner und des Oberrabbiners. In größeren Kirchspielen ist die öffentliche Behandlung durch Ärzte im Hause organisiert. In Konstantinopel wie auch in anderen großen Städten (Saloniki usw), in denen es viele Israeliten gibt, existieren philanthropische Zentralinstitute, welche durch Beiträge gegründet worden sind.

In Konstantinopel ist das Hospital von Galata zu erwähnen, in das die Regierung jeden Tag einige oks Brot und Fleisch schickt. Jedes Rabbinat hat eine Kasse, deren Fonds dazu verwendet werden, um unter den Armen zu Ostern ungesäuerte Brote auszuteilen und ihnen auch sonst im Notfalle Hilfe zukommen zu lassen. Die Israeliten haben auch Vereine für gegenseitige Hilfe und Wohltätigkeitsvereine. Der israelitische Universal-Verband gründete unentgeltliche Schulen für Knaben und Mädchen und unterstützte Kinder, die in die Lehre gegeben werden sollten.

Das Hospital Or-Ahaim in Galata.

Dieses Hospital liegt auf dem linken Ufer des Goldenen Horns und wurde durch die israelitische lokale Religionsgemeinschaft im Jahre 1898 mit der edelmütigen Beihilfe der Baronin Hirsch und anderer israelitischer Notabilitäten gegründet. Die Kinder werden dort vom siebenten Jahre an aufgenommen.

Das Hospital besitzt sehr schöne Säle für interne, chirurgische, Augen- und Hautkrankheiten, sowie einen Operationssaal. Der ärztliche Dienst wird unentgeltlich durch Ärzte von Ruf aus der Stadt ausgeübt. Tägliche Konsultationen, auch für Kinderkrankheiten, werden abgehalten. Eine Anzahl hervorragender israelitischer Damen gibt jährliche Beiträge, um das Hospital zu erhalten; außerdem wird jährlich ein Wohltätigkeitsfest veranstaltet.

Jedes israelitische Haus besitzt an seiner Mauer eine Sparbüchse, damit jeder jede Woche sein Opfer für die Armen und Kranken hineinlegen kann.

Waisenhaus der israelitischen Damen für Mädchen.

Erst jüngst ist in Chichli ein Waisenhaus für arme Mädchen gegründet worden, denen man eine Elementarausbildung zugänglich macht. Danach lernen sie eine für Mädchen passende Beschäftigung, die es ihnen möglich macht, ihren Lebensunterhalt selbst zu verdienen. In diesem Waisenhaus sind bereits 50 Mädchen untergebracht.

Die Israeliten deutscher Abkunft, welche ottomanische Untertanen sind, haben auch ihre Gesellschaft auf Gegenseitigkeit. Ein Damenkomitee gibt seit mehreren Jahren ein Wohltätigkeitsfest, um die Summe zusammenzubringen, die für die Gründung eines kleinen Hospitals nötig war, das jetzt bereits in Galata eingeweiht ist. Diese Damen sammeln und geben selbst jedes Jahr Summen, um das Hospital zu erhalten.

Die russischen Israeliten benutzen die bestehenden allgemeinen Gründungen oder das russische Hospital.

Im allgemeinen sind die hiesigen Juden sehr praktisch. Sie haben ein Hilfskomitee gegründet.

Übrigens haben sich die jungen Mädchen in jeder Kommune organisiert und geben Feste, um das notwendige Geld für die Bekleidung der Schulkinder aufzubringen. Man findet sehr selten israelitische Kinder in den Straßen ausgesetzt und die wenigen werden in der türkischen Krippe untergebracht.

Die Wohlfahrtsvereine der Damen verpflegen die Kinder und wenn sie krank werden, schicken sie sie in das internationale Kinderhospital von Chichli, wo sie bezahlen, um das ganze Jahr ein Bett in der Institution belegen zu können.

Israelitische Provinzhospitäler.

Die israelitische Religionsgemeinschaft unterhält ein Hospital in Saloniki, ein Hospital in Smyrna (Rotschild), ein Hospital in Jaffa und vier Hospitäler in Jerusalem (Rotschild, Amsterdam, Beth-Haholim und Juifs-polonais.)

Armenpflege bei den Fremden.

Die Armenpflege bei den Fremden liegt ob:
1. Institutionen der ausländischen Kolonien. Diese Institutionen werden durch die Konsuln und Gesandten protegiert.
2. Der katholischen und protestantischen religiösen Mission, welche zugleich von den kirchlichen und weltlichen Autoritäten abhängen.

In Konstantinopel wie auch in den Provinzen gibt es Schulen, Krippen, Asyle, Waisenhäuser, welche von den religiösen Missionen abhängen. Diese Institute sind Gründungen verschiedener katholischer[1]) und protestantischer, englischer und amerikanischer Missionen. Der Wirkungskreis dieser Anstalten erstreckt sich gewöhnlich auf die katholische und protestantische Bevölkerung der betreffenden Orte; man nimmt aber auch Arme auf, die anderen Religionen angehören.

Es sind auch noch andere Wohlfahrtsinstitutionen der fremden Kolonien vorhanden, welche von der Geistlichkeit verwaltet und von den Gesandtschaften[2]) und von Privatleuten unterstützt werden. Öffentliche Wohlfahrtspflege wird fast in allen Städten, in denen sich fremde Kolonien befinden, ausgeübt. Jedes Konsulat hat einen speziellen Fonds, um die Bedürftigen der Kolonie unterstützen zu können, und außerdem werden auch noch Vereine gegründet, welche dieselben Ziele verfolgen.

Die deutsche Kolonie besitzt eine große Schule für Knaben und Mädchen, sowie ein sehr schönes Hospital im Zentrum von Pera inmitten eines weiten Gartens, von welchem man einen Blick auf den Bosporus hat. Das Hospital besitzt gut geleitete chirurgische und interne Abteilungen; in letzter Zeit ist ein sehr schöner und mit allem Komfort eingerichteter Pavillon mit zwei Stockwerken für kranke Kinder aufgeführt worden. Der ärztliche Stab setzt sich zusammen aus zwei Oberärzten, einem Internisten und einem Chirurgen und drei Assistenten, von denen einer im Hospital wohnt. Das Hospital besitzt auch Infektionspavillons und eine radiographische Abteilung. Erst jüngst ist weiter dazu gekommen ein Pavillon für die Invaliden und eine kleine Krippe für Säuglinge, deren Eltern einen kleinen monatlichen Beitrag zu zahlen haben. (Ein ähnliches Hospital mit 80 Betten ist in Jerusalem in Betrieb.)

---

[1]) Über die katholischen Gründungen findet man interessante Details in einem Buche von Berlin „Geschichte der lateinischen Kirche in Konstantinopel" Paris. 1872.

[2]) Eine historische Notiz über die französischen öffentlichen Wohlfahrtsinstitutionen in Konstantinopel bringt Dr. Verollot (Gazette Mèdicale d'Orient, Août 1857).

Die englische Kolonie hat ein elegantes und reiches Hospital in Galata, welches hauptsächlich für kranke Seeleute gegründet wurde. Sie besitzt höhere Schulen für Mädchen und eine für Knaben. Unter der speziellen Protektion der Gesandtschaft hat die englische Kolonie einen internationalen Wohlfahrtsverein ,,Dorcas" gegründet, welcher Arme ohne Unterschied ihrer Nationalität oder Religion unterstützt. Kleine kranke Kinder, die dahin gebracht werden, werden nötigenfalls dem internationalen Kinderhospital überwiesen. Die Frauen werden bei der Entbindung unterstützt und eventuell in einer Entbindungsanstalt untergebracht.

Ein ähnliches Hospital mit 20 Betten ist in Smyrna in Betrieb; ein Hospital von 50 Betten und eine ophthalmologische Klinik funktionieren in Jerusalem und ein weiteres Hospital in Jaffa.

Die Amerikaner sind so gering an Zahl, daß sie es noch nicht notwendig gehabt haben, eine Unterrichtsanstalt oder eine Wohlfahrtsinstitution zu gründen. Sie unterhalten eine höhere Schule für Mädchen in Scutari und eine höhere Schule für Knaben in Roumelie-Hissard auf dem rechten Ufer des Bosporus.

Die österreichisch-ungarische Kolonie hat zwei Schulen für Knaben und Mädchen; ein Damenwohlfahrtsverein unterstützt die armen Kinder, um sie in die Schule zu schicken oder für ihre Pflege zu sorgen, wenn sie krank sind. Erst jüngst ist in Taxim, auf den Anhöhen von Pera, ein sehr schönes Hospital, welches in jeder Beziehung vollkommen ist, erbaut worden. Diese Gründung verdanken wir einem edelmütigen Wohltäter, welcher eine Stiftung von 700 000 Fr. machte. Diese Summe, zusammen mit dem Fonds, den die Wohlfahrtsgesellschaft Franz Joseph zu diesem Zwecke bereits gesammelt hatte, hat es ermöglicht, der Stadt ein Hospital ersten Ranges zu geben.

Die katholische Mission St. Georg von Gratz hat in Galata vor einigen Jahren eine Schule mit Internat für Knaben und Mädchen erbaut. In letzterer nimmt man Waisenmädchen von zwei Jahren an auf. Sie erhält für diesen Zweck eine pekuniäre Unterstützung von der Gesellschaft ,,Franz Joseph". Die Schwestern dieser Mission führen die Arbeit des Kinderhospitals fort, das Dr. Violi im Jahre 1895 gegründet hat. In diesem Hospital werden sowohl Kinder wie Erwachsene aufgenommen und man nimmt alle Krankheiten, Infektionskrankheiten und andere dort auf.

Die Bulgaren besitzen auch ein großes Hospital, welches auf den Hügeln von Chichli durch das bulgarische Exarchat aufgeführt wurde. Die es hat zu diesem Zwecke Stiftungen von bulgarischen Wohltätern erhalten. Man nimmt Kinder von 8 Jahren an dort auf. Der ärztliche Stab besteht aus 4 Ärzten, unter denen zwei Oberärzte, ein Chirurg und ein Internist, sind. Sie haben auch ein Waisenhaus und einige Schulen für Knaben und Mädchen.

Frankreich ist der erste Staat gewesen, der in unserm Lande sich der armen Kinder angenommen hat.

Die Kolonie besitzt ein großes Hospital (Stiftung Giffard) im Zentrum von Pera; dasselbe ist nach den besten Prinzipien eingerichtet. Wo heute das französische Hospital steht, befand sich seinerzeit draußen im freien Felde eine Baracke, in die man die Pestkranken brachte. An diesem Orte führte die Marseiller Handelskammer Anfang 1700 unter dem Namen Hôpital St. Louis einen bescheidenen Holzbau auf zu dem Zwecke, die kranken französischen Matrosen dort unterzubringen. 150 Jahre lang blieb die Anstalt in dieser einfachen und bescheidenen Form bestehen, bis sie im Jahre 1846 einen plötzlichen Aufschwung erlebte und von da ab hörte sie nicht mehr auf zu wachsen und sich auszudehnen, dank der Beihilfe der Regierung und dank den Schwestern von St. Vincent de Paul, welche nach Konstantinopel kamen und dieses Hospital übernahmen.

In den folgenden Jahren entwickelte sich die französische Kolonie von Konstantinopel in der Weise, wie wir sie heute sehen. Zuerst hatte man nur für durchreisende Matrosen zu sorgen, später dagegen trat die Aufgabe heran, für die Bevölkerung im allgemeinen zu sorgen. Vor ungefähr 20 Jahren hatte man allerdings einen kleinen chirurgischen Saal eingerichtet und später erbaute man einen kleinen isolierten Saal für Operationen; aber die neuen Verhältnisse verlangten mehr. Im Jahre 1893 wurde die Anstalt niedergelegt und auf dem Platze des alten defekten und ungenügenden Holzgebäudes entstand, was wir heute sehen, ein schönes Steinhaus, das allen den Anforderungen, die die Jetztzeit an dasselbe stellt, gewachsen ist. Man muß sagen, daß das neue Hospital wie es heute vor uns steht, allen Komfort und jeden modernen hygienischen Fortschritt in sich vereinigt, so daß es dazu geeignet ist, in bester Weise alle Bemühungen der Ärzte und Chirurgen zu unterstützen. In diesem Hospital sehen wir einen schönen Operationssaal und ein Röntgenzimmer. Die Kinder werden erst von einem gewissen Alter an aufgenommen. Der ärztliche Stab besteht aus zwei Oberärzten, einem Chirurgen und einem Internisten und aus mehreren Assistenten, welche aus der Türkei stammen, jedoch in Frankreich ihre Studienzeit zugebracht haben. Mehrere schöne Pavillons für chirurgische und interne Krankheiten sind vorhanden, ebenso Infektionspavillons. Jeden Tag wird Poliklinik dort abgehalten, sowohl für Erwachsene wie auch für Kinder.

Das Hôpital de la Paix datiert von der Zeit des Krimkrieges. Es ist durch Stiftungen vergrößert worden und es arbeiten dort Schwestern vom Orden St. Vicent de Paul. Es enthält ein großes Hospiz für Irre, ein Waisenhaus, in dem man die Knaben vom zweiten bis dritten Lebensjahre an aufnimmt.

Das Hôpital Geremia ist 1881 gegründet und in dem vom Apotheker Geremia, dessen Namen es trägt, hinterlassenen Gebäude eingerichtet worden. 1891 ist es in eine Ära des Fortschritts eingetreten durch den Bau eines neuen Flügels, welcher bereits ein Teil des zukünftig aufzuführenden Neubaus des ganzen Hospitals ist. In dieser Zeit gewann das Hospital vorzügliche Spezialisten, so daß es heute imstande ist, allen Bedürfnissen und Anforderungen derjenigen, welche es besuchen, gerecht zu werden. Am Ende des Jahres 1899 weihte man dort einen schönen Operationssaal ein. Monatlich kommen 100 bis 200 Personen in die Poliklinik dieses Hospitals. Die Kinder werden vom vierten Lebensjahre an aufgenommen. Es existiert eine ophthalmologische, eine laryngo-pharyngologische Abteilung und eine Abteilung für Nervenkrankheiten.

Weitere französische Hospitäler gibt es in der Provinz. Die Stadt Beyrouth besitzt ein französisches erstklassiges Hospital, welches zugleich auch die medizinische Schule bildet. Die französischen Religionsgemeinschaften von Jerusalem, Jaffa, Smyrna, Saloniki unterhalten ein Hospital und zwei Schwesternkliniken in Bethlehem und Jerusalem.

Die erste **Findlingsfürsorge** in Konstantinopel datiert vom Jahre 1840. In diesem Jahre nahmen sich die Schwestern von St. Vincent de Paul des Werkes

an und organisierten es. Vorher hatten die Pfarrer der Kirchspiele selbst die
verlassenen Kinder, welche sie am Eingange oder im Innern ihrer Kirchen gefunden hatten, in Pflege gegeben. Die barmherzigen Schwestern haben erst
die Kinder in die Anstalten aufgenommen und sie künstlich ernährt, dann
aber sind sie auf die Pflegefrauen wieder zurückgekommen. Sie haben gefunden,
daß sie durch die letztere Art und Weise die Mortalität bedeutend reduzieren.
Wenn die Kinder die Pflegefrauen verlassen, so werden die männlichen im Hôpital de la Paix für 10 Fr. pro Monat bis zum Alter von 12 Jahren auferzogen;
die weiblichen Kinder werden im Bebek am Bosporus durch die frommen
Schwestern für 10 Fr. im Monat ebenfalls bis zum Alter von 12 Jahren aufgezogen.

Vom zwölften Lebensjahre ab kommt die sogenannte „Krippe" (Findlingsfürsorge) nicht mehr für die Kosten der Erziehung der Kinder auf. Wenn
sie aus den obenbenannten Häusern austreten, was im Alter von 18—20 Jahren
geschieht, so bringt man Knaben und Mädchen in Stellungen unter und wacht
dann weiter über ihren moralischen Lebenswandel und ihre Führung. Die
Knaben lernen ein Handwerk wie: Schneiderei, Schreinerei, Schuhmacherei,
Gärtnerei usw. Diejenigen, welche gar keine Anlagen hierfür haben, werden als
Diener untergebracht. Wenn die jungen Leute und jungen Mädchen ohne Stellung sind, so können sie in das Haus zurückkommen, wo sie auferzogen sind, und
man bekümmert sich darum, sie wieder unterzubringen. Jedes Jahr werden
viele Kinder adoptiert. Manche werden auch von ihren Müttern, welche ihre
Kinder aus äußerster Not verlassen hatten, wieder reklamiert.

Oft findet man einen Zettel bei den verlassenen Kindern mit der Bemerkung, daß das Kind noch nicht getauft ist; manchmal, daß das größte Elend
der Grund war, warum es verlassen wurde. Manchmal auch, aber sehr selten,
findet man die Mitteilung, daß das Kind später wieder reklamiert werden würde.
Durchschnittlich kosten diese Kinder der Gründung, welche aus Vereinsdamen
besteht, wenig, weil in den Schwesternhäusern, in denen man sie aufziehen läßt,
die allgemeinen Kosten nicht gerechnet werden. Ein Spezialhaus für Findlinge
könnte unmöglich mit 10 Fr. pro Monat und Kind von der Zeit an, da es von
seinen Eltern verlassen ist bis zum zwölften Lebensjahre, auskommen.

Von 1888—1900 sind 1012 Kinder durch die Schwestern aufgenommen
und verpflegt worden. Darunter waren 402 Knaben und 610 Mädchen. Es sind
gestorben 681 Kinder, darunter 244 Knaben und 437 Mädchen; 159 sind durch
die Eltern reklamiert oder durch Personen, welche sie in Pflege hatten, adoptiert worden. Am Ende des Jahres 1910 waren bei den Schwestern noch 172
Kinder. Die Sterblichkeit betrug durchschnittlich 60%.

Tabelle
über die in der „ Krippe " in den letzten 5 Jahren
aufgenommenen Kinder.

Jahr	Aufgenommene Kinder			Gestorben		
	Knaben	Mädchen	Zusammen	Knaben	Mädchen	Zusammen
1906	25	27	52	19	14	33
1907	21	31	52	17	26	43
1908	17	20	37	9	11	20
1909	20	23	43	17	17	34
1910	13	20	33	7	11	18
Total:	96	121	217	69	79	148

Dieses für die Jugend sehr nützliche Werk wird durch ein Damenkomitee, welches eine monatliche Subskription bezahlt, erhalten. Auch gibt man jedes Jahr unter dem Protektorat der französischen Gesandtschaft ein Fest zugunsten der Institution. Verschiedene religiöse Gesellschaften in Frankreich zeichnen große jährliche Summen für die Unterhaltung dieser Gründung, und man muß sagen, daß die Schwestern mit Hilfe des sehr tätigen obersten Generals des Lazarus-Ordens, R. P. Lobry, sehr schöne Resultate erzielen[1]).

Der Mädchenschule von Galata haben die Schwestern von St. Vincent de Paul eine Poliklinik angegliedert, welche dreimal pro Woche stattfindet, und dort werden auch die armen Kinder geimpft.

Die italienische Kolonie hat ein Hospital, welches durch die Regierung und verschiedene Wohlfahrtsvereine, welche die Kranken und besonders die Kinder unterstützen, unterhalten wird. Das Hospital hat zwei Oberärzte, einen Chirurgen und einen Internisten, und diese werden durch Assistenten des Landes unterstützt. Das Hospital besitzt eine Abteilung für Augenkrankheiten, eine für Ohrenkrankheiten und eine für Geisteskrankheiten. Die Kinder werden vom siebenten Lebensjahre an dort aufgenommen. Das Hospital ist sehr schön auf den Hügeln von Galata gelegen. Die chirurgische Abteilung ist aufs beste und modernste ausgestattet. Es wird täglich Poliklinik abgehalten, welche infolge des guten Rufes der Ärzte sehr besucht ist; in der Poliklinik werden auch Kinder untersucht.

Die Wohlfahrtsgesellschaft unterstützt die Kranken und die Kinder. Vor drei Jahren trat auf die Initiative des italienischen Konsuls Ciapelli ein Damenkomitee ,,Pro-infancia" zusammen, welches aus den Damen der Wohlfahrtsinstitution besteht. Diese haben ein Mädchenwaisenhaus im Zentrum von Pera in einem eigens dafür konstruierten Gebäude gegründet.

Die Waisenknaben werden im Institut Bartolomeo Giustiniani in Chichli durch die Saleser Brüder aufgenommen; die Kosten werden aus dem Vermächtnis einer Wohltäterin gedeckt, welche die Stiftung dem Andenken ihres Gatten gewidmet hat. Auch die Regierung gibt einen kleinen Zuschuß.

Mit Hilfe und Unterstützung der Regierung ist in Saloniki und Smyrna ein italienisches Hospital gegründet worden, in welchem Kinder vom sechsten Lebensjahre an aufgenommen werden. Wie im hiesigen italienischen Hospital so wird auch dort morgens Poliklinik, auch für Kinder, abgehalten. Die italienische Regierung hat zwei Schulen für Knaben gegründet, welche unter Professoren aus dem Laienstande stehen, und zwei Mädchenschulen, welche von barmherzigen Schwestern geleitet werden. Es besteht auch ein Internat für junge Damen, welches die Schwestern leiten.

Russisches Hospital St. Nicolas. Im Jahre 1874 ist dasselbe gegründet worden. Man möchte aber glauben, daß es erst kurze Zeit besteht, so sauber und gut gehalten ist es. Es nimmt im Durchschnitt 350—400 Personen im Jahre auf. Es besitzt eine Poliklinik mit freier Medikamentenverteilung, in der mehr als 10 000 Personen pro Jahr unentgeltliche ärztliche Hilfe erhalten.

Schon seit langer Zeit existiert außerdem in Galata, schon vor der Gründung dieses Hospitals, eine Art von Gesundheitsstation, welche eine Poliklinik und ein Hospital besitzt und für die russischen Matrosen und Pilger bestimmt ist, welche nach den heiligen Orten wallfahren gehen. In diesem Hospital nimmt man Kinder vom zehnten Lebensjahre an auf.

---

[1]) Compte rendu de l'œuvre de la crèche 1910.

Ein vorzügliches russisches Hospital ist in Jerusalem und in Bethlehem in Betrieb.

Internationales Kinderhospital (früher St. Georg - Hospital). Dieses wurde durch einen Italiener, Dr. Violi im Jahre 1895 gegründet, welcher es auch leitete. Man nahm dort alle Kinder ohne Unterschied der Religion oder der Nationalität auf sowie auch die Mütter, wenn sie ihr Kind stillten.

Die österreichische Mission von St. Georg hatte die dazu notwendigen Räumlichkeiten vermietet. Um das Hospital erhalten zu können, hatte man verschiedene Mittel in Bewegung gesetzt (Subskriptionen, Kollekten, Bälle usw). Es waren Räume im Hospital vorhanden für die täglich stattfindende Poliklinik, für interne und chirurgische Krankheiten, für Augen-, Ohren-, Rachen- und Hautkrankheiten; Orthopädie, Elektrotherapie und schwedische Gymnastik wurden dort ebenfalls getrieben.

Die besten Spezialisten der Stadt leisteten unentgeltlich ihre Dienste. Der Pflegedienst lag in den Händen der Missionsschwestern, welche 2,30 Fr. pro Tag und Kopf erhielten.

Um diese Anstalt, in der die Armen unentgeltlich aufgenommen wurden, zu erhalten, gründete man einen internationalen Verein für Kinderschutz, den ersten, der in der Türkei gegründet wurde, und welchem als Patronin Frau Pansa, die Gattin des italienischen Gesandten und Lady Vincent, die Gattin des Direktors der Kaiserlich Ottomanischen Bank, vorstanden. Dr. Violi und die Damen traten als Verwaltungsrat zusammen; jedes Mitglied zahlte $^1/_2$ Ltq. (11 50 Fr.). Außerdem veranstaltete dieses Komitee Wohltätigkeitsfeste, um die Kosten des Hospitals zu decken und um so viel wie möglich die armen Kinder zu unterstützen. Von dieser Gründung an bis zum Jahre 1905 hatte der Hospitalsverein 225 Mitglieder, und im Ambulatorium und im Hospital waren 47 625 Kinder versorgt worden. Für Behandlung von Rachitis und Knochentuberkulose hatte die Großmut eines reichen Wohltäters, des Advokaten Mizzi, ein Hospiz auf der Insel Antigoni am Marmarameer im Juli 1901 gegründet, welches das erste Hospiz dieser Art war und in welchem innerhalb dreier Jahre 176 Kinder Aufnahme fanden.

Der Verein für Kinderschutz hatte außerdem an die armen Säuglinge und die bedürftigen Pflegemütter Milch ausgeteilt. Im großen und ganzen funktionierte die Sache sehr gut. Die Schulden waren bezahlt, und man hatte sogar 11 155 Fr. Ersparnisse, welche auf der Kaiserl. Ottomanischen Bank deponiert waren, und mit denen man das neue Hospiz vergrößern wollte. Da meldete plötzlich der Vorstand der Gratzer Schwesternschaft dem Verein, daß die Mission das Hospiz selbst leiten und besitzen wollte, da die von Wohltätern dem Hospital St. Georg geschenkte Summen der Mission gehörten. Das Komitee der internationalen Anstalt durfte ihrer Statuten wegen sich nicht einer bestimmten Nationalität unterwerfen, um so mehr als alle Kosten, Miete, Unterhalt und Behandlung der Kinder, den Schwestern bezahlt worden waren. Das Komitee konnte diesen Vorschlag nicht annehmen und entschied sich daher dafür, das Hospital anderswohin zu transferieren. Man fand einen sehr schönen Platz auf den Anhöhen von Chichli, und man nahm eine Anleihe auf, welche es möglich machte, die 35 Kinder, welche in Galata waren, dorthin zu verlegen, ohne daß auch nur einen einzigen Tag die Arbeit unterbrochen zu werden brauchte. Da die Mission den Schwestern verboten hatte, den Dienst weiter in dem Hospital zu übernehmen, so hat man Laienschwestern eingestellt, und in Pera wurde ein Ambulatorium errichtet, um jeden Tag die Kinder behandeln zu können, welche in die Konsultation gebracht wurden. Da man sah, daß die Anzahl der Kranken von Tag zu Tag zunahm, kaufte man ein Terrain neben dem ersten Gebäude und führte dort neue Krankensäle auf. Um die Pflege zu verbessern, ließ man aus Rom 11 Schwestern des Franziskanerordens verschiedener Nationalität kommen, welche, unterstützt durch die weltlichen Schwestern, die Pflege der kranken Kinder sehr gut ausführten. So war es am 18. März 1905, als alle im Hospital Befindlichen nach Chichli überführt wurden. Der ärztliche Stab verblieb derselbe, und das Hospital funktionierte in bedeutend verbesserter Weise in Chichli weiter in hygienischeren, luftigeren, eigens dafür konstruierten und ganz nach neuestem System errichteten Pavillons (insgesamt 70 Betten).

Die Mission versuchte das Werk zu hindern, indem sie eine unangenehme Konkurrenz im alten Gebäude, das schon einen großen Ruf durch die zehn Jahre lange vorzügliche Arbeit der Ärzte erlangt hatte, machte. Trotzdem schritt die internationale Kinderschutzgründung weiter fort und schreitet auch heute noch immer mehr und mehr weiter. Bis jetzt ist sie mehr als 1000 Kindern entweder im eigenen Hause oder im Hospital zu Hilfe gekommen. Durch die Sympathien, welche der Verein im Publikum sich errungen hat, und durch die Hilfe der Damen des diplomatischen Korps und der guten Gesellschaft von Pera verbessern und vergrößern sich die Einkünfte des Hospitals immer mehr; außerdem ist es auch noch durch gute Verwaltung dem Komitee möglich geworden, sich immer mehr zu vergrößern und infolgedessen auch ihre Leistungen zu erhöhen. So wird z. B. in einigen Jahren eine kleine Krippe mit 20 Betten eröffnet, damit die Säuglinge besser untergebracht und verpflegt werden können, als es jetzt der Fall sein kann.

Das System, Findlinge in Familien unterzubringen, hat eine sehr gute moralische und materielle Seite, da die heranwachsenden Kinder sich auf diese Weise an das Familienleben gewöhnen. In Europa hat das System auch dadurch einen sehr großen Erfolg, weil die Pflegemütter auf dem Lande in guter Luft wohnen. Aber hier, wo die Pflegemütter gewöhnlich arme Frauen an der Spitze großer Familien sind, welche ein einziges Zimmer in einem großen Hause bewohnen, das in wenig hygienischen Vierteln gelegen ist, und da diese Frauen 12 bis 15 Monate stillen, so ist das eben nicht dasselbe. Man muß wissen, daß diese armen Frauen sehr oft fortfahren, ihr eigenes Kind neben dem fremden zu stillen, da sie nicht die Mittel haben, um Milch zu kaufen und die monatliche Zahlung kaum genügend ist, auch nur die Miete für das Zimmer zu zahl n. Besonders im Winter herrscht in diesen Räumen eine sehr schlechte Luft. Außerdem können die Kinder der Pflegemütter, die schon die Schule besuchen, ansteckende Krankheiten mit nach Hause bringen, welche tödlich für den Säugling verlaufen. Unter diesen Verhältnissen ist das System der Krippen, besonde e s wenn diese auf dem Lande eingerichtet und durch Ärzte überwacht weiden, entschieden vorzuziehen[1]).

Die neue Gründung ist, wie wir gesagt haben, auf den Anhöhen von Chichli, das heißt im gesündesten Teile der Stadt, eingerichtet. Sie ist von jedem anderen Gebäude isoliert, was für ein Hospital von sehr großem Vorteil ist. Das Hospital besteht aus drei Hauptgebäuden: das eine Gebäude ist für die Poliklinik, Impfung, für die neueingelieferten Kinder, welche einige Tage dort in Beobachtung bleiben; das zweite Gebäude ist für kranke Kinder mit ihren Müttern, und das dritte Gebäude ist das Rekonvaleszentenheim, so daß die Genesenden ganz von den Kranken getrennt sind. Diese drei Häuser liegen in einem Garten von ungefähr 4000 qm Größe, in dem die Kinder sich in frischer Luft herumtreiben und so ihre Genesung beschleunigen können.

Große Erholungshallen, Refektorien, ein Operationssaal, welcher vorzüglich eingerichtet ist und allen Anforderungen der modernen Wissenschaft entspricht, schöne Säle

---

[1]) Compte rendu de le onzième exercice de la Société Internationale pour la Protection de l'enfance 1906.

für Massage, schwedische Gymnastik und Elektrotherapie mit ebenfalls neuen Einrichtungen, vervollständigen das Ganze.

Für die kalte Jahreszeit ist eine vorzügliche Heizvorrichtung vorhanden, welche es erlaubt, im Gebäude eine möglichst gleichmäßige Wärme aufrechtzuerhalten.

Man nimmt auch an Tuberkulose, Typhus, Meningitis, Influenza, Krupp, Bronchopneumonie und Diphtheritis leidende Kinder auf, aber man akzeptiert weder Scharlach noch Masern und Keuchhusten, da man keine genügende Isolierungsmöglichkeit für diese Krankheiten hat. Wenn sich zufällig bei einem bereits aufgenommenen Kinde eine der letztgenannten Krankheiten zeigt, so wird dasselbe in einem speziellen Raum untergebracht; aber im Prinzip nimmt man diese Krankheiten nicht auf, da man sich trotz der Isolierung vor Hospitalsepidemien fürchtet.

Dies ist das einzige Hospital, welches die Kinder von der Geburt an, entweder allein oder mit ihrer Mutter zusammen, aufnimmt. Die Armen werden unentgeltlich aufgenommen. Sie müssen erst ein Desinfektionsbad nehmen und das Beobachtungszimmer passieren; nach der Diagnose werden sie in die allgemeinen Krankenasyle gebracht.

Das Haupthaus für die kranken Kinder ist ausgezeichnet eingerichtet und zweistöckig. Im Untergeschoß steht der Ofen und der Termosiphon für die Bäder und die Depotzimmer. In der ersten Etage besitzt das Haus links und rechts je eine kleine Terrasse, zu welcher der Zugang über eine breite Haupttreppe geht. In der Fassade fällt uns zuerst der Ehreneingang auf, welcher zu einer großen Diele führt, rechts davon ist der Wartesaal, zwei Zimmer zum Isolieren der Kinder, ein großer Saal für Elektrotherapie und schwedische Gymnastik und links ein Zimmer für Behandlung, ein Bad, die Apotheke und Schwesternzimmer. In der Mitte der Diele befindet sich die Marmortreppe, welche zur zweiten Etage heraufführt. Im Zentrum liegt ein Speisesaal für die Kinder. Im zweiten Geschoß sind rechts drei chirurgische Zimmer, ein Milchsterilisationszimmer, ein Instrumentenzimmer, ein Operationssaal mit großen Fenstern und einem doppelt verglasten Oberlicht. Links Bäder für die Kranken, Duschen, Zimmer für die Kinder, die an Enteritis leiden, ein großer Saal für interne, nicht ansteckende Krankheiten, in der Mitte Speisesaal mit leichten gymnastischen Apparaten. Auf jeder Etage liegen zwei Klosetts mit tadelloser Wasserspülung. Der Fußboden besteht aus Zementplatten; im Operationssaal und im Saal für interne Krankheiten aber aus Granit. Die Fenster sind oben und unten zu öffnen, um die Räume gut lüften zu können. Besondere Vorrichtungen oben und unten erlauben die fortwährende Erneuerung der Luft; die Ecken der Zimmer sind abgerundet, um sie gut desinfizieren zu können. Die Krankenzimmer haben bis zur Höhe von zwei Metern einen Öl- und Firnisanstrich, so daß kein Staub an ihnen liegen bleiben kann. Die Wände des Operationssaals und der Bäder sind aus Gipsmörtel. Gewöhnlich sind die Säle mit vier bis fünf Kranken und der große Saal mit zwölf Kranken belegt. Es ist im großen und ganzen das Prinzip verfolgt, in jedem Moment jeden Saal sofort abschließen und so die darin befindlichen Kranken im Notfalle isolieren zu können. In den anderen Gebäuden finden wir auch Bäder und Erholungssäle für die Rekonvaleszenten im Erdgeschoß; im ersten Stock werden die Mütter mit ihren kranken Kindern aufgenommen, und im zweiten Stockwerk wird die Krippe eingerichtet werden.

Im neuen externen Gebäude werden die Schwesternzimmer, die Küche, die Wäscherei und eine große Terrasse untergebracht, ebenso wie auch ein zweiter Raum für die bereits abgestillten Kinder der Krippe. Es werden Ammen gehalten. Aber auch für tadellose Kuhmilch und Eselinnenmilch (2 Eselinnen werden gehalten) ist gesorgt.

Vor und nach der Operation werden die Kinder photographiert. Für Untersuchungen von Sputum, Fäces und Harn existiert ebenfalls ein kleines Laboratorium. Was die Radiographie anbetrifft, so tritt man deswegen mit der Privatanstalt des Dr. Engländer oder mit dem Hospital Hemidie in Chichli, die beide sich dazu bereit erklärt haben, in Verbindung. Im Ambulatorium vor Pera ist ein Saal für Massage, Elektrotherapie und schwedische Gymnastik vorhanden sowie auch ein bakteriologisches Laboratorium. Neun Ärzte sind ehrenamtlich dort angestellt. Durch Ausdauer und Energie und die Hilfe wohltätiger Personen ist es in den 15 Jahren Arbeit gelungen, eine für das Land sehr nützliche Institution zu schaffen. Die Lebensmöglichkeit des Werkes bestand darin, daß die Ärzte sich ehrenamtlich zur Mitarbeit bereit erklärt haben, und daß auch der Betrieb und die Pflege möglichst verbilligt worden ist, dadurch daß 13 Schwestern des Franziskanerordens die Pflege übernommen haben, welche bisher nur Beköstigung, Wohnung und kleine Geschenke erhalten haben. Diese Ersparnisse haben es möglich gemacht, die für den Dienst absolut notwendigen Ausgaben zu bestreiten und außerdem die Schulden, welche für die Gründung der Anstalt gemacht werden mußten, zu bezahlen.

Zum Schluß darf ich nicht vergessen zu erwähnen, daß der Sultan jedes Jahr eine wesentliche Summe als Geschenk zur Verfügung gestellt hat, daß der

König und die Königin Helena von Italien, ebenso wie die Königin Margarete von Italien, der Kaiser von Deutschland. der Papst sich in edelmütiger Weise der Anstalt angenommen haben, indem sie ihr entweder Geldsummen oder prachtvolle Gegenstände überwiesen haben, welche letztere dazu dienten, eine Wohltätigkeitslotterie zum Besten des Werkes zu organisieren.

Die italienische, griechische und bulgarische Regierung, die Kaiserlich Ottomanische Bank, der italienische Verein für Wohlfahrtspflege, der italienische Arbeiterverein, der israelitische Verein von Pera, die Vereine der israelitischen Damen, la Dorcas zahlen jährliche Beiträge, um ein Bett zur freien Disposition für ihre kranken Kinder zu haben. Auch hat der Verkauf von Zigarettenpapier zum Besten des Hospitals sehr hübsche Summen abgeworfen.

Seit dem Bestehen der Gründung haben 49 408 kranke Kinder 67 484 mal die Poliklinik besucht. Man hat im Hospital 2952 Kinder aufgenommen; die Verpflegungstage betrugen 82 839. 8154 Kinder sind mit 97 % Erfolg geimpft und 2718 mit 67 % Erfolg[1]) wiedergeimpft worden.

Zusammenstellung der Gelder, die für das im Jahre 1895 gegründete Hospital eingelaufen sind bis zum 30. April 1911.

	Einnahmen	Ausgaben	Übernahme
Am 30. April 1901	348 291,50	325 195,87	23 095,63
„ 30. April 1906	393 952,62	291 687,25	102 265,37
„ 30. April 1908	308 207,78	284 813,63	23 394,15
„ 30. April 1910	289 139,49	252 523,71	36 615,78
„ 30. April 1911	156 026,52	119 357,82	36 668,70
Gesamtsumme in Silberpiaster.	1 495 617,91	1 273 578,28	222 039,63
Gleich Frank	314 866,60	268 121,60	46 745,00

(1 Piaster gleich 22 Centimes.)

Impfinstitut errichtet von Dr. Violi.

Es war das erste Institut, welches (1880) im Ottomanischen Reiche gegründet wurde. Die Ottomanische, Bulgarische und Persische Regierung sagten ihre Unterstützung zu.

Im Institute wurden 117 011 Personen geimpft und 23 501 wiedergeimpft.

Man hat seit der Gründung 15 170 Tuben verbraucht, und man war sehr zufrieden mit der Qualität des Impfstoffes.

Kinder, welche im Kirchspiel St. Anton in Pera zwischen dem 1. und 5. Lebensjahre getauft worden sind.

	Geburten									Sterblichkeit		
Jahr	Legitime			Illegitime			Exposés			Legitime und illegitime		
	Kna-ben	Mäd-chen	Zu-sammen	Kna-ben	Mäd-chen	Zu-sammen	Kna-ben	Mäd-chen	Zu-sammen	Kna-ben	Mäd-chen	Zu-sammen
1900	43	55	98	2	4	6	3	3	6	9	11	20
1901	40	45	85	1	0	1	3	4	7	7	6	13
1902	42	30	72	1	4	5	4	8	12	8	10	18
1903	42	32	74	1	4	5	4	3	7	5	7	12
1904	50	34	84	3	4	6	4	4	8	6	7	13
1905	44	32	76	4	1	5	4	4	8	9	10	19
1906	33	42	75	—	1	1	5	3	8	15	10	25
1907	46	41	87	—	—	0	5	5	10	10	8	18
1908	45	39	84	2	1	3	2	2	4	7	7	14
1909	39	43	82	5	2	7	5	5	10	10	13	23
Zus.:	424	393	817	18	21	39	39	41	80	86	89	175

[1]) Compte rendu de l'année 1910—11.

Kinder, welche im Kirchspiel S. M. Draperie in Pera getauft worden sind.
Geburten.

Jahr	Legitime			Illegitime			Exposés		
	Knaben	Mädchen	Zusammen	Knaben	Mädchen	Zusammen	Knaben	Mädchen	Zusammen
1900	73	78	151	9	6	15	11	8	19
1901	78	81	159	7	7	14	7	8	15
1902	68	73	141	4	5	9	7	8	15
1903	98	71	169	8	7	15	5	10	15
1904	73	75	148	4	3	7	8	8	16
1905	75	75	150	6	6	12	9	8	17
1906	74	51	125	7	7	14	14	5	19
1907	61	73	134	6	1	7	5	6	11
1908	58	66	124	3	1	4	4	4	8
1909	64	55	119	4	3	7	9	9	18
1910	67	57	124	2	3	5	3	7	10
Zus.:	789	755	1544	60	49	109	82	81	163

Mortalität der Kinder vom ersten bis zum fünften Lebensjahre.

Jahr	Legitime			Illegitime			Exposés		
	Knaben	Mädchen	Zusammen	Knaben	Mädchen	Zusammen	Knaben	Mädchen	Zusammen
1900	15	14	29	0	1	1	9	7	16
1901	14	16	30	1	0	1	2	4	6
1902	22	15	37	0	4	4	5	2	7
1903	21	20	41	2	0	2	4	11	15
1904	20	22	42	2	0	2	4	6	10
1905	21	22	43	0	0	0	3	7	10
1906	16	13	29	1	1	2	15	3	18
1907	12	17	29	1	1	2	5	5	10
1908	16	13	29	1	0	1	2	6	8
1909	16	10	26	0	0	0	6	8	14
1910	6	5	11	0	0	0	3	5	8
Zus.:	179	167	346	8	7	15	58	64	122

Kinder, welche im Kirchspiel St. Peter in Galata in den Jahren 1900—1910 von 1—5 Jahren getauft worden sind.

Geburten						Sterblichkeit		
Legitime			Illegitime			Legitime und illegitime		
Knaben	Mädchen	Zusammen	Knaben	Mädchen	Zusammen	Knaben	Mädchen	Zusammen
316	324	640	7	11	18	91	73	164

Kinder, welche im Kirchspiel des Dorfes St. Stefan in den Jahren 1900—1910 zwischen dem ersten und fünften Lebensjahre getauft worden sind.

Geburten						Sterblichkeit		
Legitime			Illegitime			Legitime und Illegitime		
Knaben	Mädchen	Zusammen	Knaben	Mädchen	Zusammen	Knaben	Mädchen	Zusammen
52	41	93	3	1	4	3	5	8

Unsere Statistik über Geburten und Sterbefälle der Kinder in der Türkei zeigt uns, daß mehr Mädchen als Knaben geboren werden und daß trotzdem weniger Mädchen als Knaben sterben.

Verlag von Julius Springer in Berlin

Anfang Oktober 1912 erscheint:

Jahrbuch der Fürsorge

Herausgegeben

im Auftrage des Instituts für Gemeinwohl und der Zentrale für private Fürsorge in Frankfurt a. M.

vom

Archiv deutscher Berufsvormünder

Professor Dr. Klumker

Sechster Jahrgang. — Preis ca. M. 12.—.

Anfang Oktober 1912 erscheint:

Das Jugendgericht in Frankfurt a. M.

Bearbeitet von

Karl Allmenroeder, Amtsgerichtsrat, Jugendrichter, Frankfurt a. M., Dr. **Ludwig Becker,** Staatsanwaltschaftsrat, Staatsanwalt beim Jugendgericht, Frankfurt a. M., Dr. **Wilhelm Polligkeit,** Direktor der Zentrale für private Fürsorge, Frankfurt a. M., Professor Dr. **Heinrich Vogt,** Nervenarzt in Wiesbaden, früher Frankfurt a. M.

Herausgegeben von Professor Dr. **Berthold Freudenthal,** Frankfurt a. M.

Preis ca. M. 5.—; in Leinwand gebunden ca. M. 5.80.

Im Juni 1912 erschien:

Die Ursachen der jugendlichen Verwahrlosung und Kriminalität

Studien zur Frage: Milieu oder Anlage

von

Dr. Hans W. Gruhle

Heidelberg

Abhandlungen aus dem Gesamtgebiete der Kriminalpsychologie (Heidelberger Abhandlungen) herausgegeben von Geh. Hofrat Prof. Dr. K. von Lilienthal, Prof. Dr. F. Nissl, Prof. Dr. S. Schott, Prof. Dr. K. Wilmanns. Heft 1.)

Mit 23 Figuren im Text und 1 farbigen Tafel.

Preis M. 18.—; in Leinwand gebunden Preis M. 20.—.

Als 2. Heft der „Abhandlungen aus dem Gesamtgebiete der Kriminalpsychologie etc." befindet sich in Vorbereitung: **Lebensschicksale geisteskranker Strafgefangener.** Katamnestische Untersuchungen nach den Berichten L. Kirns über ehemalige Insassen der Zentralstrafanstalt Freiburg i. B. (1879—1886). Von **Dr. med. August Homburger,** Privatdozent, Arzt der Poliklinik an der psychiatrischen Universitätsklinik zu Heidelberg.

Verlag von Julius Springer in Berlin

Im Frühjahr 1912 erschien:

Die Psychologie des Verbrechens.

Eine Kritik

von

Dr. med. et phil. Max Kauffmann,

Privatdozent an der Universität Halle a. S.

Mit zahlreichen Porträts.

Preis M. 10.—; in Leinwand gebunden Preis M. 11.—.

Im Herbst 1912 erscheint:

Grundriß der sozialen Hygiene.

Von

Dr. med. Alfons Fischer,

Karlsruhe i. B.

Mit ca. 50 Textfiguren.

Preis ca. M. 8.—; in Leinwand gebunden ca. M. 9.—.

Im Frühjahr 1911 erschien:

Soziale Medizin.

Ein Lehrbuch für Ärzte, Studierende, Medizinal- und Verwaltungsbeamte, Sozialpolitiker, Behörden und Kommunen.

Von Dr. med. Walther Ewald,

Privatdozent der sozialen Medizin an der Akademie für Sozial- und Handelswissenschaften in Frankfurt a. M., Stadtarzt in Bremerhaven.

Erster Band: Mit 76 Textfiguren und 5 Karten.

Preis M. 18.—; in Halbleder gebunden M. 20.—.

Einleitung.

Der Begriff der sozialen Medizin. — Die Medizinalstatistik als Wissenschaft.

Erster Teil.

Die Bekämpfung der Seuchen und ihre gesetzlichen Grundlagen.

Die Epidemiologie als Grundlage der Seuchenbekämpfung.— Die gesetzlichen Grundlagen der Seuchenbekämpfung. — Die Pocken. — Pest. — Cholera. — Lepra. — Gelbfieber, Malaria, Fleckfieber, Rückfallfieber, Schlafkrankheit. — Trachom. — Kindbettfieber. — Milzbrand und Rotz, Trichinose und Tollwut. — Wurmkrankheit. — Masern, Scharlach, Keuchhusten und Diphterie. — Übertragbare Genickstarre und epidemische Kinderlähmung. — Typhus. — Paratyphus und Fisch-, Fleisch- und Wurstvergiftung. — Ruhr.

Zweiter Teil.

Die sonstigen Maßnahmen zur Bekämpfung der allgemeinen Sterblichkeit.

Säuglingssterblichkeit. — Stillgeschäft und Stillpropaganda. — Soziale Gesetzgebung und Stillgeschäft. — Gefahren der künstlichen Säuglingsnahrung. — Säuglingsgefährdung und soziale Lage der Eltern. — Fürsorge für uneheliche und verwaiste Säuglinge. — Organisation der Säuglingspflege. — Tuberkulose. — Verbreitung und Bekämpfung der Tuberkulose. — Alkoholismus. — Geschlechtskrankheiten.

Der zweite (Schluß-) Band, enthaltend die Maßnahmen zur Vorbeugung von Erkrankungen und Beseitigung der wirtschaftlichen Folgen der Krankheiten, erscheint im Sommer 1913.

Verlag von Julius Springer in Berlin.

Im Oktober 1912 erschien:

Jahrbuch der Fürsorge.

Herausgegeben im Auftrage des Instituts für Gemeinwohl und der
Zentrale für private Fürsorge in Frankfurt a. M.
vom Archiv deutscher Berufsvormünder,

Professor **Dr. Klumker.**

Sechster Jahrgang.

Preis M. 12.—.

Im Oktober 1912 erschien:

Das Jugendgericht in Frankfurt a. M.

Bearbeitet von

Karl Allmenröder
Amtsgerichtsrat, Jugendrichter, Frankfurt a. M.

Dr. Wilhelm Polligkeit
Direktor der Zentrale für private Fürsorge,
Frankfurt a. M.

Dr. Ludwig Becker
Staatsanwalt beim Jugendgericht,
Frankfurt a. M.

Dr. Heinrich Vogt
Professor, Nervenarzt in Wiesbaden,
früher in Frankfurt a. M.

Herausgegeben von

Dr. Berthold Freudenthal
Professor der Rechte an der Akademie, Frankfurt a. M.

Preis M. 6.—; in Leinwand gebunden M. 6.80.

Im Juni 1912 erschien:

Die Ursachen der jugendlichen Verwahrlosung und Kriminalität.

Studien zur Frage: **Milieu oder Anlage.**

Von **Dr. Hans W. Gruhle,**
Heidelberg.

(Abhandlungen aus dem Gesamtgebiete der Kriminalpsychologie [Heidelberger
Abhandlungen], herausgegeben von Geh. Hofrat Prof. **Dr. K. von Lilienthal,**
Prof. **Dr. F. Nissl,** Prof. **Dr. S. Schott,** Prof. **Dr. K. Wilmanns.** Heft 1.)

Mit 23 Figuren im Text und einer farbigen Tafel. 1912.

Preis M. 18.—; in Leinwand gebunden Preis M. 20.—.

Im Herbst 1912 erscheint:

Grundriß der sozialen Hygiene.

Von **Dr. med. Alfons Fischer,**
Karlsruhe i. B.

Mit ca. 50 Textfiguren. — Preis ca. M. 8.—; in Leinwand gebunden ca. M. 9.—.

Im Herbst 1911 erschien:

Soziale Medizin.

Ein Lehrbuch für Ärzte, Studierende, Medizinal- und Verwaltungsbeamte,
Sozialpolitiker, Behörden und Kommunen.

Von **Dr. med. Walther Ewald,**
Privatdozent der sozialen Medizin an der Akademie für Sozial- und Handelswissenschaften in Frankfurt a. M.,
Stadtarzt in Bremerhaven.

Erster Band.

Mit 76 Textfiguren und 5 Karten. — Preis M. 18.—; in Halbleder geb. M. 20.—.

Der zweite Band erscheint voraussichtlich im Frühjahr 1913.

Zu beziehen durch jede Buchhandlung.

Spamersche Buchdruckerei in Leipzig.

Printed in the United States
By Bookmasters